U0358844

《活体形态学（*VIVOMORPHOLOGY*）》的姐妹篇

当代医学影像误诊学

CONTEMPORARY MEDICAL IMAGING MISDIAGNOSIS

第六卷

VOLUME Ⅵ

总主编　巫北海

天津出版传媒集团
天津科学技术出版社

编者名单

总 主 编 巫北海 主任医师、教授、博士生导师（原第三军医大学第一附属医院，现陆军军医大学第一附属医院）

副总主编 刘 筠 主任医师、教授、博士生导师（天津南开大学人民医院）

刘昌华 副主任医师（厦门大学成功医院）

颜志平 主任医师、教授、硕士生导师（厦门弘爱医院）

吕维富 主任医师、教授、博士生导师（中国科学技术大学附属第一医院/安徽省立医院）

黄学全 主任医师、教授、博士生导师（陆军军医大学第一附属医院）

陈 伟 副主任医师、副教授、博士生导师（陆军军医大学第一附属医院）

韩 丹 主任医师、教授、博士生导师（昆明医科大学第一附属医院）

秦 伟 主任医师、教授、硕士生导师（重庆北部宽仁医院）

秦将均 主任医师、教授、硕士生导师（海南三亚中心医院/海南省第三人民医院）

邝 菲 副主任医师、副教授（厦门大学第一医院）

第一卷（颅脑与脊髓卷）主编 巫北海 颜志平 张伟国 黎海涛 陆 明 张晓宏

第二卷（面颈及多系统多部位疾病卷）主编 巫北海 刘 筠 韩 丹 秦 伟 唐 震

第三卷（胸心卷）主编 巫北海 吕维富 俞安乐 牟 玮 邱明国

第四卷（腹盆上卷）主编 巫北海 刘昌华 黄学全 秦将均 王 毅

第五卷（腹盆下卷）主编 巫北海 蔡 萍 邝 菲 周代全 薛跃辉 傅 绢

第六卷（肌骨及脊柱卷）主编 巫北海 陈 伟 汪庆华 刘士辰 胡荣惠

编写人员（按姓氏笔画为序）

马 奎 王 毅 邓 学 刘 筠 刘士辰 刘昌华 邝 菲 冯 浩 吕维富
牟 玮 伍宝忠 张伟国 张晓宏 陈 伟 陈丙丁 陈思敏 陈春梅 陈海燕
汪庆华 陆 明 杨利根 巫北海 巫登锦 肖贵玉 邱明国 周代全 林怀雄
林建坤 俞安乐 郑妙琼 秦 伟 秦将均 胡 雄 胡荣惠 韩 丹 唐 震
谢 斌 曾英琅 常 诚 黄学全 蔡 萍 郭春生 康绍磊 颜志平 傅 绢
黎海涛 薛跃辉

序

在62年的医疗实践中，个人深深体会到一个问题，作为临床影像诊断的医务工作者，日常工作中，为成千上万的患者诊断正确是理所应当的，没有人在意这些工作，但是如果出现误诊或漏诊，则将引起不小的震动，小则上级领导批评，大则引发医疗纠纷、医疗事故，甚至导致不良的社会影响，对于患者、医务工作者个人、医疗单位等都可能造成不必要的损失。

1996年，拙著《影像诊断中的误诊》问世后，许多读者来信称该书对于临床工作帮助甚大，但唯一的缺点是该书主要是文字，没有图像可供阅读，希望再版时增加内容和配以图像，以对临床工作更有益处。

误诊学是医学诊断学的一部分，它是一门专门研究诊断错误的学科，其内容涵盖甚广，既包括医学，又包括医学以外的许多学科。

作为《活体形态学（Vitomorphology）》的姐妹篇，《当代医学影像误诊学（Contemporary Medical Image Misdiagnosis）》也分为六卷：颅脑与脊髓卷、面颈与多系统多部位疾病卷、胸心卷、腹盆上卷、腹盆下卷、肌骨与脊柱卷。

《当代医学影像误诊学》是医学诊断学中专门研究影像诊断错误的专著，它既包括医学影像诊断学，又包括医学影像诊断学以外的许多学科；它主要讨论医学影像诊断中的误诊和漏诊，既有影像诊断学的丰富内容，又有许多相应临床各科的资料。

众所周知，作为影像诊断医生的我们，在多年临床工作中，诊断正确者成千上万，一点都记不住，可是，对误诊的病人却会牢牢记住一辈子，因为误诊给人的印象太深了，甚至于可以这样说，误诊给人的打击太重了。

误诊和漏诊在临床上的重要性是我们编写《当代医学影像误诊学》的动力，几十年来，我们一边工作，一边学习，一边收集资料，一边整理总结，一边深入研究、分析和编写，现在终于完成了这项艰巨的任务，呈送给同仁和读者们，由于我们才疏学浅，手边资料十分有限，难免存在许多错误和瑕疵，敬请同仁和读者们不吝批评和指正。

我们深知，医学影像的误诊学确实是一门很深奥的学问，涉及面十分广泛，而且相当有深度，从编写过程中我们学习到许多以往从未接触到的知识，真是长见识不少，这对提高我们的工作水平和质量十分有益。

本书编写时间跨度较大，长达三十余年，收集文献较多，由于出版规定参考文献篇幅有限，在此只能将5年内的外文文献和8年内的中华系列杂志文献列出,参考的绝大多数文献都无法一一列出,敬请各位作者鉴谅,在此谨致谢意。

由于作者们才疏学浅,对医学影像学的学习和研究甚感力不从心,对诊断思维的深入研究更是欠缺,加之收集资料范围有限,今冒昧将点滴学习和研究的经验和体会整理成册,与同仁们进行学术交流,因此,本书多有不当之处,衷心希望各地同仁和读者不吝批评指正。

致谢:本书编写历时甚长,编写过程中得到了全国各地多位老师的大力支持和热情关怀,学生有幸登门拜见多位老师,老师们不厌其烦地介绍他们亲身经历的误诊病例,并对误诊的教训和经验进行归纳和总结,昔日谆谆教诲,至今仍历历在目,在此,请允许学生向众多老师致谢:荣独山、汪绍训、朱大成、邹仲、左立梁、孔庆德、郭庆林、江海寿、杨竞飞、王其源、刘国相、周成刚、陈官玺、刘承志、魏大藻、刘玉清、吴恩惠、王云钊、曹来宾、兰宝森、蔡锡类、贾雨辰、郭俊渊、陈种、和毓天。

在本书的编写过程中,得到了厦门大学成功医院领导及医学影像科同仁们的大力支持,在此一并致谢。

巫北海

谨识于厦门

2020年9月

Preface

In the past 62 years of medical practice, I, as a medical professional dealing with radiological diagnostics, recognize that making correct diagnoses for thousands of patients in our routine work has been taken for granted. Nobody cares about our daily activities. However, if we make a misdiagnosis or overlook a diagnosis, an unneglectable shock triggered by our mistake would be initiated around our working environment. If the consequence of misdiagnosis is not serious, we may just incur fierce criticism from our administration and related parties. If serious, we will be involved in disputes of malpractice and law sues and the mistakes we made even may directly lead to medical accidents. Furthermore, the impacts given rise from our mistakes on our society would be negative, causing unnecessary losses to the patients, medical personnel and hospitals.

After my book Misdiagnosis in Imaging Diagnostics was published in 1996, I successively received positive feedbacks from the readers. They stated that the book was helpful for their clinical work. However, one obvious drawback in that book was that it only had character descriptions but had no medical images as illustrations. The readers hope more character contents and medical images could be added in the upcoming edition. It is expected that supplemented contents and medical images will be more beneficial to their clinical practice.

Misdiagnosis is a part of medical diagnostics. It is a discipline that specializes in studying diagnostic mistakes, covering a wide range of topics in medicine as well as in many other non-medical fields.

As a sibling of serial works Vitomorphology, Contemporary Medical Image Misdiagnosis also composes of six volumes: Cranial and Spinal Cord, Face, Neck and Diseases in Multi-systems and Multi-locations, Heart and Thorax, Abdomen and Pelvis I, Abdomen and Pelvis II, and Musculoskeletal and Spine.

Contemporary Medical Image Misdiagnosis is a series of works that specialize in studying mistakes of imaging diagnosis in medical diagnostics. This series of books cover but are not limited to medical-imaging diagnostics, instead, the books also cover extensive information in other specialties of clinical medicine. This series of books discussed misdiagnosis and overlook of diagnosis in imaging diagnosis, containing affluent contents in diagnostic radiology as well as in a variety of other relevant clinical specialties.

It is known that we, radiologists, can't remember correct diagnoses we had made for thousands of cases in the past years. However, if we make mistakes in diagnosis, we will keep the misdiagnosed cases in mind for life because misdiagnosis gives us impression too deeply to be forgotten. In another word, we will be severely injured by the misdiagnosis.

That misdiagnosis and overlook are clinically important motivates us to work on this series of books Contemporary Medical Image Misdiagnosis. During the past decades, while we were working and studying, we collected clinical data, and organized and summarized those raw materials. In the meantime, we did researches and analyses on the data we accumulated and then started writing. After continuously hard working for decades, we eventually completed this mission which seemed to be impossible at the very beginning and we are pleasant to present the works to our fellow colleagues and readers today. Since we can't be experts in all fields the works involved in, and the data and references in our hands can't cover everywhere in details, our works, more or less, are unable to be free of drawbacks and mistakes. Additionally, our ability in studying medical imaging may not always help reach our goals and furthermore, we might be short of further study on diagnostic logics. Regardless of those excuses, we still daringly accomplished this series of books with our experiences accumulated in our long term of studies and researches in attempt to deal with academic exchanges with our fellow colleagues and readers. Therefore, we sincerely welcome that our fellow colleagues and readers feel free to express their critics and advices on this series of books.

We deeply recognize that misdiagnosis in the field of radiological diagnostics is indeed a discipline of sciences. It involves a lot of fields and its contents are extensive in scope and depth. Meanwhile, we were also filled of knowledge which was unknown to us before. We really learnt a lot during working on the books, which is beneficial to improve the quality of our daily clinical work.

The timeframe we spent on this series of books spanned more than 30 years. During the period, huge amount of references were searched and collected. Due to the limited space of reference listing, only abroad literature published five years ago and the Chinese national journals of medicine published eight years ago were listed in this series of books. We would specifically pay our apology to the authors whose publications had been referenced but had no chances to be listed in this series of books, meanwhile, we would like to express our sincere respect and gratitude to them.

Acknowledgement: It spanned long time for us to edit this series of books, during which we have been blessed to receive the generous supports and warmhearted cares from many well-known senior academic experts in radiology nationwide. I was honored to have chances to meet some of them. They had done a lot of work in abstracting and summarizing the lessons they learnt from their past clinical practice and always patiently shared their own experiencing misdiagnoses with me. With their mentoring opinions and advices being so deeply impressed in my mind, I feel that our conversations, which have past years and even decades, just took place minutes ago. On behalf of my fellow authors in this series of books, I would like to cordially express our gratitude to them whose names are listed as follows: Rong Dushan(荣独山), Wang Shaoxun(汪绍训), Zhu Dacheng(朱大成), Zou Zhong(邹仲), Zuo Liliang(左立梁), Kong Qingde(孔庆德), Guo Qinglin(郭庆林), Jiang Haishou(江海寿), Yang Jingfei(杨竞飞), Wang Qiyuan(王其源), Liu Guoxiang(刘国相), Zhou Chenggang(周成刚), Chen Guanxi(陈官玺), Liu Chengzhi(刘承志), Wei Dazao(魏大藻), Liu Yuqing(刘玉清), Wu Enhui(吴恩惠), Wang Yunzhao(王云钊), Cao Laibin(曹来宾), Lan Baosen(兰宝森), Cai Xinei(蔡锡类), Jia Yuchen(贾雨辰), Guo Junyuan(郭俊渊), Chen Zhong(陈种), and Ho Yutian(和毓天).

In the process of writing this book, I am grateful for the strong support of the leaders of Xiamen University Hospital and colleagues in the medical imaging department.

Beihai Wu, Professor
At Xiamen, Fujian, China
In September 2020

前　　言

影像诊断学误诊对临床学科的影响

我们不敢奢谈医学的误诊问题，因身处医学影像诊断学，只是临床医学的一部分，在此谨讨论分析影像诊断中的误诊和漏诊问题，至于涉及影像诊断的临床科室和临床病理学的有关误诊的问题，我们也进行了一些研究，在本书有关章节向读者逐一介绍，也许对有关科室的临床工作有所帮助。

影像诊断与临床

关于影像诊断学与临床医学的关系问题讨论甚多。我们认为，说影像诊断引导临床诊断不合适，将医学影像科室说成是辅助科室，不仅不符合实际情况，而且早已过时。影像诊断学对于临床医学不是指导，也不是领导、辅助、辅导，是侦察、是检查、是寻找、是探索症状与体征的根源，是分辨体内正常与异常，区别生理情况与病理表现，辨别病灶的部位、大小、范围及性质等。

我们大力提倡影像诊断学工作者与临床各科及病理学工作者合作进行科学研究，一起筹划、申报、完成同一课题，一起分析研究、撰写文章，使影像诊断与临床及病理结合更为紧密，更好地减少和避免出现误诊和漏诊。

关于临床医师的职责

临床医师申请影像诊断时，申请单上寥寥数语，未能提供病人主要的症状及体征。这种简单、潦草一是对病人不负责，二是浪费影像诊断的资源。影像诊断医师毫无重点地读片，浪费观察、分析、研究图像的时间，不但导致诊断质量明显降低，以致造成误诊和漏诊，还会耽误诊断的时间，这在临床上屡见不鲜。

我们认为，临床各科的医师应正确认识自己应尽的职责，应认真研究病人的症状和体征，倾听病人的主诉，重点扼要地填写影像诊断申请单，让不在门诊坐诊和病房查房的影像诊断医师基本了解病人的情况，重点地观察、分析、研究可能产生症状和体征的部位，这对减少和避免误诊和漏诊十分重要。

诊断的个性化

临床和中医诊断的个性化，与病人直接接触，深入了解病情、病史、症状和体征，再做出诊断，进行个性化的治疗，可能会比我们不接触病人即做出诊断的误诊少许多！如何在影像诊断中应用这类个性化原则？真值得研究！在此，我们不得不联想到临床科室医生的职责，如果临床医生能够真正做到尽职尽责，尽量多给予病人的信息资料，对于减少和避免影像诊断误诊将起到十分重要的作用。

不断更新知识，防止误诊与漏诊

努力学习新的知识是避免和减少误诊的最重要、最行之有效的方法和途径。不断更新知识，扩大知识面，广开思路，对防止误诊与漏诊十分有用！本书在有关章节对近期出现的影像组学、精准医学、人工智能等，以及近年影像诊断的新理论、新技术、新仪器等作了简要介绍，力图帮助读者更新有关方面的认识和了解。

新式仪器或新技术与活体形态学研究

对新式仪器或新技术钻研不够，过于迷信、盲从，导致误诊。例如PET等影像技术手段，对于“异常”的发现过于敏感或敏感性过高，常造成过度诊断。

由于新的影像诊断技术问世不久，人们积累的临床经验相对不足，或对正常与异常间差别掌握较差，对正常标准研究少，了解肤浅，认识不清，直接影响诊断的能力和诊断的水平。如何区分正常与异常？这就要求活体形态学进一步深入研究，这也是我们当年编写《活体形态学》的初衷。

影像诊断各项诊断技术的通力协作是减少误诊的基础

目前，在一所普通的综合医院，医学影像科一个科室的固定资产占全院固定资产总额的30%左右，是高科技，也是高成本。各项影像诊断手段虽然都是独自工作，各项影像诊断手段和技术理应通力协作，尊重兄弟科室，扬长避短，发挥各自优势，合力最大，经常讨论、协商、会诊，形成比较一致的诊断意见，对提高影像诊断水平十分重要，这对院内院外都是这样。然而，纵观近三十年临床影像诊断工作，一些医院的临床经验证明，影像诊断各项手段之间不协作是导致影像诊断误诊的一大原因。

影像诊断与病理

目前，免疫组织化学检测是病理学诊断金标准，它有无误诊的可能？标本的采集，观测的准确性，选择检测的项目是否合适，如何结合临床，如何结合影像等问题都值得我们深入学习和分析研究。

为了确保影像诊断的正确性，本书中所介绍的病例都是经过手术病理证实的，如无病理证实者都属于淘汰之列。我们认为，对于影像诊断的研究，应该有病理的证实，千万不要用影像证实影像，对于部分杂志上发表的一些文章中的病例要辨证地看，有的是经过病理证实的，有的却不一定经过病理证实，只是滥竽充数而已。

关于肿瘤分类的一些思考

四肢短骨的软骨瘤，根据组织学检查可能有恶性征象，但临床上此种肿瘤很少有恶性发展者；反之，扁骨或长骨的软骨瘤，从显微镜下的组织表现为良性，而发展为恶性者却甚多。

还有长骨的骨软骨瘤或软骨瘤，临床表现确已恶性变，且有转移，而显微镜下的组织学改变仍不明显。因此，对骨软骨瘤或软骨瘤恶变而来的骨软骨肉瘤或软骨肉瘤的病理诊断，必须密切结合临床和影像学表现。

子宫肌瘤一直划归良性肿瘤，可是有的子宫肌瘤却可沿着血管转移到其他部位，这种生物学行为是恶性？还是良性？

这里提出一个问题，就是如何处理病理组织学观察与病变的生物学行为之间的关系，因此，单纯按照组织细胞学表现称良性、恶性似有不妥之处。

关于“四结合”的临床诊断模式的建议

实践是检验真理的唯一标准，在与疾病的斗争中，诊断治疗是否正确？检验的唯一标准是疗效，诊断错误者疗效绝对不可能满意，疗效满意就是检验临床影像学诊断是否正确的唯一标准。

临床诊断金标准的讨论一直在进行。普遍认为，临床诊断的金标准以前是病理诊断，长期临床实践告诉我们，临床诊断的金标准，应为临床、影像、病理和疗效追踪随访四个方面的资料适当结合起来分析研究的结果（简称“四结合”），才更为正确，更符合病人的实际情况。

建议国内一些杂志放开对“个案报告”的字数的限制

国外一些杂志的“个案报告”深受读者的欢迎，因为那些个案报告不只是简单地报告一个病例，而是通过一个病例具体情况报告一类新发现的疾病；或是通过一个病例深入分析研究某种疾病的误诊和漏诊；或是通过一个病例深入浅出地讨论临床和影像诊断对某种疾病的诊断和治疗的新的动向；或是通过一个病例全面系统地综述全球对该类疾病的研究进展和趋势……。此类个案报告，无字数的限制，让作者畅所欲言，讨论十分深入细致，让读者受益匪浅。反观国内一些杂志对“个案报告”的字数的限制十分严格，我们建议应放开限制，让作者畅所欲言，深入讨论。

怎样阅读本书

我们建议读者阅读本书的方法是：在临床上有需要分析和研究的病例时，按照病人影像表现的异常征象所在的器官和组织，查阅有关章节；然后再按拟诊的可能性，及可能性的大与小，分别查阅该章节内该疾病的有关部分，这样就可以事半功倍地取得效果。自然，如果你有时间愿意将本书通读，然后再用上述方法查阅，那效果更好。

在学习和研究误诊学期间，我们发现一些疾病可以出现在多个系统，多个器官和某个器官的多个部位,导致误诊和诊断困难。我们特地将多系统多器官疾病尽可能集中在一起,安排于本书面颈与多系统多部位疾病卷进行介绍和讨论,作为该卷的第二部分内容,以供读者参考。但对每一种病常见部位、常见器官,则在该常见部位、常见器官另写一章或一节,更为具体、详细,这样全书合成一体,互相呼应,更有利于读者在临床实践中查阅。

病理学与影像诊断关系十分密切,病理学基本知识的了解,对于影像诊断十分必要,非常重要,尤其是免疫组织化学检测对疾病的最后诊断所起的决定性作用,更应让现代的影像诊断医生有所初步了解,我们专门在本书面颈与多系统多部位疾病卷作一简介,作为该卷的第三部分。

随着现代科技的飞跃发展,现代医学进展也非常迅速,作为影像诊断医生,知识更新是每天的必修课,近期出现的影像组学、精准医学、人工智能等,我们安排在本书面颈与多系统多部位疾病卷第四部分进行简要的介绍,只能起到扫盲的作用。该部分还介绍了一些规范及专家共识。

《当代医学影像误诊学》讨论内容非常广泛,前言与总论的内容十分庞杂,但限于前言与总论篇幅有限,只能扼要地提纲挈领地进行简要的介绍,有关前言与总论内容的更详细的介绍和讨论,集中安排在本书面颈与多系统多部位疾病卷,作为该卷的第五部分内容,欢迎同仁和读者们参阅并提出宝贵意见。

有关活体形态学的资料,请查阅科学出版社 2006 年出版,巫北海总主编《活体形态学》第一版各卷,在此不再赘述。

Forward

Misdiagnosis in radiology and its Impacts on disciplines of clinical medicine.

It might be beyond the scope of this series of books to discuss the diagnostic errors in medical sciences since diagnostic radiology is just a discipline of clinical medicine. However, we are focusing on discussing and analyzing the misdiagnosis and overlook of diagnosis in imaging diagnosis. We also analyzed and discussed misdiagnosis caused by other clinical disciplines including pathology, which is closely relevant to imaging diagnosis, hoping benefit our colleagues in other clinical departments.

Radiological diagnostics and clinical medicine

There have been a myriad of discussions regarding the relationship between radiology and clinical medicine. From our standpoint of view, diagnostic imaging should not be improperly treated as guiding discipline over other clinical disciplines in diagnosis, nor is it just an auxiliary branch of clinical medicine, a misperception, which had existed for a while and was outdated now. Diagnostic radiology does not function as a guideline for clinical medicine, nor does it bear features of leadership, auxiliary and consultancy. Instead, it is an approach to explore sources of symptoms and signs, identify normality and abnormality in human anatomy, differentiate physiological and pathological manifestations in the body, disclose location, size, scope and nature of a lesion and so forth.

We strongly encourage radiologists to work with physicians in other clinical departments and pathologists to practice clinical medicine and scientific research in a collaborative manner, including drafting proposals and applying for research funding on the same subjects and sharing data analyses and research results, a way of cooperation, which is able to establish a closer link between radiology and other clinical disciplines as well as pathology to reduce and avoid misdiagnosis and overlook of any lesions.

Responsibilities of clinical physicians in imaging diagnosis

It is not a good practice for clinical physicians to request diagnostic imaging assessment with no basically required information regarding signs and symptoms from the patients. Simplicity of imaging request forms which have no detailed main description regarding the symptoms and signs is irresponsible for the patients and wastes sources of imaging study. Radiologists have no focus in reading, which is time-consuming in observing, analyzing and studying the images, resulting in poor quality of imaging diagnosis, even bringing about misdiagnosis and overlook. As a result, processing of clinical diagnosis could be delayed. Unfortunately, it is not individual case in the clinical practice.

We do believe that clinical physicians should bear full awareness of their responsibilities when requesting imaging examinations. They should tell radiologists main findings they collect from their patients as much as possible. By this way, radiologists, who don't meet the patients in person, still are knowledgeable of cases, being able to focus on potential locations of lesions which are possibly implicated by the symptoms and signs. It is very important for reducing and avoiding misdiagnosis and overlook.

Individualization of diagnosis

Doctors of the traditional Chinese medicine make diagnosis by directly contacting patients via a cascade of process which consists of 4 steps, i.e. wang-wen-wen-qie (Literally they are observation, auscultation and olfaction, inquiry as well as pulse feeling and palpation, respectively). They exhaustively collect medical history, symptoms and signs from their patients and make individualized treatment plans. Their misdiagnosis ratio could be prospectively lower than ours, probably because radiologists don't directly obtain information from the patients. It is remarkably worthy of studying how to apply the principle of individualization in imaging diagnosis. Thus, it reiterates responsibilities from the clinicians. Should the clinicians provide us the information of the patients as in detail as they can when requesting imaging examinations, it would be much more helpful for us to reduce and avoid radiological misdiagnosis.

Prevention of misdiagnosis and overlook via knowledge update

The most significant and efficient method and approach to reduce and avoid misdiagnosis and overlook are to diligently update our knowledge. In order to reach this goal, we need to continuously learn new technologies, broaden our scope of view on other clinical specialties and establish closer communications with other clinical departments. In the relevant chapters of this series of books, we briefly introduce recently developed edging-cut technologies such as radiomics, precision medicine, and artificial intelligence, as well as new imaging theories, new techniques, and the-state-of-art equipment in imaging diagnosis in an effort to help readers refresh their understanding and knowledge.

Innovative equipment, new technologies and research on vitomorphology

If we lack fully understanding of unique features each of innovative equipment or new techniques possesses or if we are over confident to depend upon those latest developed technologies, misdiagnosis still may occur. For instance, overdiagnoses are coming out from time to time when detected "abnormalities" result from oversensitivity produced by imaging approaches such as PET, etc.

Along with advent of innovative imaging approaches, continuous education of radiologists may not be timely in pace of development of new imaging technologies. With less experience, or poor recognition between normality and abnormality, or insufficiency of study on standards of normality, or lack of deep understanding, or incapacity of judgement, our capability in imaging diagnosis could be impacted. How to tell normality vs. abnormality? An opportunity for further study has been brought to the vitomorphology.

Basics of reducing and avoiding misdiagnosis upon comprehensive collaboration of various diagnostic imaging techniques

At present, in a general hospital, the fixed assets for a department of radiology usually account for about 30 percent of the total fixed assets of the hospital. Diagnostic imaging is an advanced technology but expensive in cost. Various imaging techniques are working independently but they should be collaboratively and fully used in order to take the advantages and avoid disadvantages each of them possesses. In clinical work, we should pay respect to our colleagues in other clinical departments and make full use of each other's advantages to maximize efficiency in diagnosis and treatment. We, radiologists and clinicians in correspondent departments, should take an active engagement by academic conferences, discussions and consultations. Eventually we are able to reach consents upon diagnoses. It would magnificently help improve quality of radiological diagnosis, a model of cooperation, which not only should be used in internal consultations in a hospital but also in any other consultations among hospitals. However, throughout the past 30 years of clinical practice in imaging diagnosis, our lessons are that lack of effective collaboration among imaging diagnostic techniques in some hospitals is a major cause of imaging misdiagnosis.

Radiological diagnosis and pathology

At present, immunohistochemistry testing is the golden standard for pathological diagnosis. Is it possible for a misdiagnosis made by this technique? Is every procedure, including the collection of specimens, the accuracy of observation, and the suitability of the applied techniques, appropriate? How to combine the pathological observation with clinical data and imaging data? To answer those questions, we need to do further broad investigations and studies.

In order to ensure the accuracy of the image diagnosis, the diagnoses of cases illustrated in this series of books all had been confirmed by pathological testing. Those with no pathological results were all excluded. We believe that the imaging diagnosis must be supported by the pathological testing. It is extremely inappropriate to confirm an imaging diagnosis with another imaging techniques. When we go over literature, we need to read with a dialectical view because cases in some of articles had been confirmed with pathological evidences, whereas some of others might not but just made up numbers in amount.

Thoughts on Tumor Classifications

The chondroma in the short bones of the four limbs may have malignant signs on histological examination, but clinically those tumors rarely witness malignant development. On the contrast, the chondroma in the flat or long bones appears benign under the microscope but many of cases evolve to malignant stages.

Furthermore, osteochondroma or chondroma located in long bones clinically may manifest as malignancy because metastases in remote organs already occur, but histologically, malignant signs under microscope are still not obvious. Therefore, pathologically diagnosing osteochondrosarcoma or chondrosarcoma cancerated from osteochondroma or chondroma should reference clinical manifestations and imaging findings.

Hysteromyoma has been classified as benign tumor, but in some cases, the tumors can be transferred along the blood vessels to other sites. Biologically, is this kind of behavior malignant or still benign?

Therefore a question is raised on how to deal with the relationship between pathological-histological observations and the biological behaviors of lesions. As the result of fact, it appears to be inappropriate to judge benign or malignancy only simply based on histological cytology.

Suggestions on the four-in-one model of clinical diagnosis

Practice is the sole criterion for judging true or false. Are a diagnosis and a treatment plan correct in the battle against illness? Treatment effectiveness is the sole criterion for judging the accuracy of diagnosis and intervention. Incorrect diagnosis absolutely is unable to produce satisfying treatment effectiveness. Satisfying therapeutic effectiveness is the only criterion for judging the accuracy of clinical diagnosis, in which, diagnostic radiology plays a role.

Discussions on the golden standard of clinical diagnoses continuously are ongoing. In the past, it was generally believed that the golden standard for clinical diagnoses was pathological testing. Nevertheless, long term of clinical practice indicates that the golden standard of clinical diagnoses could be regarded as a combination of results obtained from analyses and studies via clinical examination, imaging diagnosis, pathological testing as well as therapeutic follow-up (Briefly called Four-in-One model). The description of the golden standard based on acknowledgement of Four-in-One model appears to be more accurate and therefor, more realistic in clinical medicine.

Suggestion for restriction of word count on "Case Report" by domestic journals

"Case Report" in some oversea journals is very popularly welcome by readers, because "Case Report" not only simply reports cases, but by analyzing and studying a typical individual case, it may lead to find new entities of diseases, or it may investigate misdiagnosis and overlook on a certain category of diseases, or it may explore the new trend of diagnosis and treatment made by clinical methods and radiology on a type of diseases, or it may systematically illustrate the development status and trend of global researches on the same species of diseases and so on.

"Case Report" in abroad journals has no restriction on number of words. The authors are able to fully express their opinions. Discussions in "Case Report" cover broad scope of topics, which much better benefits the readers.

On the other hand, some domestic journals have strict limitation on word count. We suggest the limitation on word count should be lifted and the authors are allowed for making full discussions on reported cases in scope and depth.

How to read this series of books

We would recommend some tips on how to read this series of books: Whenever clinically needed in analyzing and studying cases, the readers are able to search for correspondent chapters based on tissues and organs where abnormal imaging findings are located at, and then read relevant sessions of the diseases in that specific chapter based on impression of potential diagnoses and priority of possibilities. Thus, the readers may double efficiently obtain information they are searching for. Absolutely, it is recommended for readers to go over all the chapters of this series of books and then employ the tips suggested above.

While doing analyses and studies on misdiagnosis, we found that some diseases could occur in multiple systems, multiple organs and multiple sites within a certain of organ, leading to difficulty in making diagnosis and even resulting in misdiagnosis. We specifically tried our best to collect those diseases which involve in multi-systems and multi-organs in one book, Volume of the Face and the Neck, particularly arranging them as the second part of the volume for readers' references. However, for common locations and organs of the diseases, more detailed description and discussion in specific chapter or section can be found in volumes which cover the locations and organs the diseases are commonly located at. By doing so, all the volumes of this series of books are consistently integrated and reciprocally cited each other, which is more productive for the readers to search for literature in clinical practice.

The relationship between pathology and radiological diagnostics is very close. Understanding the basics of pathology in imaging diagnosis is necessary and important. Specifically, the decisive role immunohistochemical testing plays in finalizing diagnoses of diseases requires radiologists be knowledgeable in this field. We particularly brief the immunohistochemical technology which has been arranged in the third part of the Volume of the Face and Neck.

With the rapid development of modern sciences and technologies, the progress of modern medicine is also very speedy. As radiologists, updating our knowledge should be our daily requirement. Regarding the recent advent of radiomics, precision medicine and artificial intelligence, we arranged the topics in the fourth part of the Volume of the Face and Neck. Since our introductory contents are very concise, it is just elementary for our readers' awareness of those new imaging technologies.

The spectrum of discussion on misdiagnosis is very extensive. The information contained in the Preface and the Executive Summary is giant in amount and complex in structure. However, due to the limitation of space for the Preface and the Executive Summary, we are only able to synopsize hot spots of misdiagnosis. More detailed description and discussion about the contents mentioned here have been arranged as the fifth part of the Volume of Face and Neck. We sincerely welcome the feedbacks and comments from our readers.

With regard to detailed information on vitomorphology, please refer to the first edition of Vitomorphology edited by Professor Beihai Wu and published by Science Publishing House, China in 2006.

总论一　医学影像误诊研究

与前人比较，我们这一代是相当幸运的，赶上了前所未有的好时代，科技发展突飞猛进，知识大爆炸，信息交流活动日新月异，信息种类之多，信息量之大，传送速度之快，真让人喘不过气来，影像诊断技术的飞跃，更让人力不从心，我们的先辈、同辈、晚辈都忙于学习、研究影像诊断的新技术、新设备在临床的应用和科研教学，成了影像诊断各方面的专家，在影像诊断的进步和诊断水平的提升做出了傲人的成绩。

随着影像诊断的新技术、新设备的引进和广泛应用，临床上一些问题逐渐暴露出来：检查技术的规范化，各个疾病诊断标准的建立，正常与异常的鉴别，健康与疾病的划界，亚健康情况的出现，过度诊断和过度治疗的发现，误诊和漏诊的情况都是我们必须面对的问题。

误诊、漏诊研究相当复杂

我们在工作中发现，日常临床工作中所遇到的疾病大约有 80% 是教科书上写的典型表现，工作一段时间后，不少医生都可胜任诊断，其诊断的准确性也较高；另外 20% 左右的疾病没有教科书上描写的那么典型和简单，准确地对其诊断存在着一定的难度，常常导致误诊，这就是误诊学研究的主要内容；在典型疾病中有时出现漏诊，其原因有时颇耐人寻味；在常见疾病中偶尔见到十分少见的表现，也给诊断带来相当困难；在少见疾病中时不时表现为教科书上的典型表现，引起诊断混淆；在临床工作中，经常暗藏着诊断陷阱，导致误诊与漏诊。凡此等等，都是误诊学应该研究的对象。

由于误诊和漏诊的研究是一类相当复杂的问题，涉及的内容的深度远比以往想象的深刻，误诊和漏诊的原因是多方面的，多层次的，且涉及面十分广泛，因此《当代医学影像误诊学》研究和讨论的内容甚为丰富多彩：既有误诊原因的分析，又有鉴别诊断的内容；既有误诊、漏诊的经验教训介绍，又有防止误诊、漏诊的理论性研究；既有诊断思维的研究，又有知识更新的信息；既有活体形态学的研究，又有发育变异的表现；既有影像检查技术的进展，又有影像诊断研究的学术总结；既有临床常见症状、体征的观察分析，又有病理学、免疫组织化学的研究简介；既有少见疾病影像学表现，又有常见疾病的不典型征象；既有按照断面影像分卷、分章讨论，又有各个生理解剖系统疾病的分析；既有各个系统特有疾病的研究，又有多系统多部位疾病的介绍。本书不是一般的诊断学教科书，而是适用于临床工作的参考书，本着有话则长，无话则短的原则进行撰写和编纂。

国内、外对误诊的研究

造成误诊的原因有很多,国内、外学者研究不少,但专著不多,而且都是从单一的角度进行研究和分析,例如:有的从发育变异入手,专门研究导致误诊的发育变异,尤其是骨骼系统的发育变异,国内也有译本;有的从检查手段入手,专门研究影像检查中因机器设备和检查技术不当引起的各类伪影,专业期刊中不断有文章发表;有的从影像诊断的思维分析方法研究入手,还在专业期刊上辟专栏进行讨论;有的地方专业学会学术活动每次都讨论误诊病例,但报告的多,讨论分析的少,多只是以吸收错误的教训而告终;不少作者对误诊都感兴趣,许多专业期刊的个案报告都是此类内容,只不过一些作者诚实地承认对该病例发生了误诊,一些作者却碍于情面,放不下架子,不提误诊这两个字,只提经验教训一笔带过。

在研究误诊学时,我们发现,在临床工作中,对待误诊的态度真是千奇百怪:有的老实承认错误,仔细分析研究导致错误的原因,认真总结经验教训,写出研究误诊的文章,诊断水平不断提高;有的医生避重就轻,称"太忙,我只看了一眼"不负责任的推脱;有的主任在科室内是"权威",当有人告诉他出现误诊时,他只是一笑置之,立刻转移话题,从不总结经验,故步自封,当有人追究责任时,则推给下级医生,自己永远都是"正确"的。

活体形态学研究

现代影像学的发展给我们研究活体形态学提供了前所未有的条件,研究活体形态学是时代给我们的要求,临床影像诊断医生应加大研究活体形态学的力度,这是临床影像诊断医生工作的主要研究范围之一,活体的功能、形态学研究应该是将来工作的重点。

我们一直认为,临床诊断标准的建立——金标准是活体研究而非尸体研究。每个人青壮年时期健康的活体形态学表现,可作为该个体的正常活体形态学最佳标准,可用它来检查和发现该个体患病早期出现的轻微异常,这是早期发现疾病较好的方法。因此,可以这样说,个人青壮年时期健康的活体形态学资料是检查和发现该个体患病的早期表现的最佳标准。

本书讨论活体形态学的具体内容有:关于发育变异;活体研究与非活体研究;对发育变异与先天异常的认识;变异的观点——先天发育与后天发育;关于影像诊断的个性化;正常与异常;动态生理与影像诊断的误诊;医学生物学的发展;活体的动态观察;从目前情况看,活体形态学的研究任重而道远。

诊断方法研究

对于诊断方法的研究,本书着重指出,影像诊断报告务必要留有余地。关于循证放射学和循证医学的出现和进展,我们进行了深入介绍。在影像诊断中,一定要注意保证正确诊断必需的时间。我们对于避免误诊的思维方法研究、误诊与鉴别诊断、影像诊断中的讨论、综合影像检查和诊断试验研究等也作了讨论。

影像诊断报告务必要留有余地，我们告诉读者关于四点注意事项：影像诊断应有自知之明；关于文责自负；现代问题，人人都是专家，见仁见智；放射科医生应该如何在现代环境下进行工作。希望在临床工作中，尽量减少和避免误诊和漏诊的出现。

本书还着重讨论放射科医生的视野问题，内容包括：放射科医生的视野必须超越影像；影像征象的定义；影像征象的特点；影像征象的分类；基本功训练点滴；知识更新与诊断标准。

常见共性征象的研究与分析

常见的有共性的 CT 或 / 和 MRI 征象的研究与分析，包括：颅脑及脊髓占位、脑病、脑白质疾病、癫痫、痴呆、面颈部病变、颅颈连接区病变、颈胸连接区病变、肺门包块、肺门与纵隔区域的淋巴结肿大、孤立性肺结节、肺磨玻璃密度影、肺肿块、弥漫性肺疾病、慢性阻塞性肺病与通气障碍、乳腺癌、冠状动脉疾病、胸腹连接区病变、肝占位、黄疸、胆胰管十二指肠连接区疾病、门静脉疾病、上腹包块、血尿、腹腔积液、腹膜外间隙疾病、妊娠与胎儿病变、软组织疾病、骨肿瘤及肿瘤样病变、脊柱占位性病变、骨质疏松、骨髓疾病的分析与鉴别诊断。

影像学技术

影像学技术不当造成的误诊有：不同影像手段选择应用程序的研究，投照因素不正确，投照角度不准确，伪影出现的识别和造成伪影的原因的认识，扫描序列选择和组合的应用不恰当，CT 三维重建技术不当，对不同技术（如 CT 与 MR）的诊断标准及诊断能力的评价与其评价的年代关系甚为密切，因为近年技术进步相当快速，如不注意此点，难免出现一些完全可能避免的误诊和分析意见。

相关学科与医学影像学

在相关学科与医学影像学通力合作方面，本书详细介绍了相关学科与医学影像学；手术学科对医学影像学的依赖性越来越高；医学影像学科自身的发展；医学影像学信息系统的发展；携手兄弟科室共同发展；影像诊断与临床；观察者的差异；CT 肺动脉成像之肺动脉栓塞的影像诊断读片者间的一致性研究；影像诊断各项诊断技术的通力协作是减少误诊的基础。

规范及与误诊学相关的部分资料

本书详细介绍了目前我们可以收集到的有关规范、专家共识及诊断标准，并对新的设备与检查技术的进展作了讨论，关于新近出现的影像组学、精准医学和人工智能有关资料，本书不仅介绍，而且还建议读者更深入地学习和研究。

关于病理学检查的认识

我们认为应当重视临床病理的工作和科学研究，欢迎临床病理医生到影像科室指导工作，还讨论了：病理误导与误诊；关于临床诊断金标准的认识；关于病理证实的问题；关于病理报告与误诊；临床生物学行为和组织病理表现。

影像学诊断质量评价和管理

在影像诊断学中十分重要的一个问题是影像学诊断质量评价和管理,本书对此作了比较详尽的介绍,首先简介关于影像学诊断质量评价和管理问题的重要性,并对医学生物学的发展;我国医学影像学的发展;开展影像诊断的质量保证诸多事项进行必要的讨论。

此外,本书在有关章节内,还对下述问题分别进行了详尽的研究和讨论。

影像变化与临床症状:颈椎序列及颈椎椎间盘的研究,活体的功能变化与机械的观察的矛盾,有的椎间盘膨出明显,可见突出,却一点症状都没有;有的症状明显,却未见膨出和突出;可见临床症状与膨出和突出的关系值得研究,也说明具体有无临床症状,其中还有其他许多因素在起作用。

对于误诊与病变的发现问题:我们着重强调指出,只有熟悉正常才能发现异常,并对阴影的意义,对疾病的早期发现、早期诊断,及关于读片的程序进行了深入讨论。

动态观察:在讨论动态观察与影像诊断的误诊时,除了简单扼要地分析研究身体各部位的动态观察与影像诊断的误诊以外,本书着重强调指出,一定要注意检查时间与观察的时间的差异。

影像诊断学近来的发展:本书介绍了不少疾病影像诊断研究的进展,一些检查技术及扫描序列的研究,新近发现的疾病或综合征的影像诊断学表现。

本书不是一般的诊断学教科书,而是适用于临床工作的参考书,适用于临床影像诊断医务工作者、临床各科医生、医学院校学生阅读,有利于扩大知识面,增加信息量,是有关临床影像诊断继续教育和自学较好的参考资料。

Pandect Ⅰ Study on Misdiagnosis (Medical Imaging)

Executive Summary

We are much more blessed than our last generation because we catch up an unprecedented era, during which, science and technology are developing speedily. Intellectuality and knowledge are explosively increasing. The activities of information exchange keep changing at daily base. We are experiencing shortness of breath when we have to deal with the information which is numerous in categories, giant in amount as well as fast in velocity of transmission. Facing speedy development of new technologies and the-state-of-art equipment, we are worry about that our capability in imaging diagnosis may not be able to confront the challenges. Our pioneers, peers and younger generation all are busy in learning and studying those new imaging technologies and equipment which are successively employed in clinical practice, research and teaching. They grew up to become professional experts in imaging diagnostics. We are proud of their accomplishment in improving accuracy and quality of imaging diagnosis.

Along with applications of innovative techniques and equipment in radiological diagnostics, some clinical problems gradually are surfacing, including standardization of examination procedures, establishment of diagnostic criterion for individual disease, differentiation between normality and abnormality, discrimination between healthy status and morbidity, appearance of sub-healthy status, discoveries of overdiagnosis and overtreatment as well as misdiagnosis and overlook of diagnosis, all of them need to be resolved.

Complexity in studying misdiagnosis and overlook of diagnosis

We found that 80% of diseases clinically manifest as typically described in the textbooks and are able to be diagnosed by most of physicians who already have had some clinical experiences. The ratio of diagnostic accuracy on those diseases is relatively high. Nevertheless, the manifestations of remaining percentage of diseases are not so straightforward and typical as appeared in the textbooks, bringing about difficulty in diagnosis and even leading to misdiagnosis. As a result of fact, it gives rise to a research subject for misdiagnosis. Clinically, some of typical diseases sometimes are overlooked. We need to explore the reasons why we miss the diagnoses. Sometimes, unusual manifestations may occur in typical diseases, bringing about difficulty for diagnosis, too. Meanwhile, classic manifestations described in the textbooks could be seen in non-typical diseases, causing confusion in diagnosis. The traps of diagnosis are hidden in clinical practice from time to time, leading to misdiagnosis and overlook. All of these phenomena constitute subjects the misdiagnosis is studied on.

Since misdiagnosis and overlook are complicated, the meaning of the involved contents in scope and depth is beyond what we imagined before. Misdiagnosis and overlook may result from varying causes and may occur at multi-levels of diagnostic processing. With touching each of aspects in diagnostic radiology, the topics discussed and studied in Contemporary Medical Image Misdiagnosis are diverse and plentiful, which involve in analyses on causes of misdiagnosis as well as differential diagnosis, demonstration of lessons and experiences from misdiagnosis and overlook as well as theoretical research how to prevent them, study on diagnostic logics as well as information of knowledge update, research on vitomorphology as well as findings of developmental anomaly, the latest progress of imaging technologies as well as academic summarization of researches on imaging diagnostics, observation and analysis on clinically typical symptoms and signs as well as introduction on the progress of immunohistochemical technique, discussion about sectional imaging by separate chapters and volumes as well as analysis on the diseases by their physiological and pathological systems, study on special diseases by systems as well as introduction on diseases which appear in multi-systems and multi-sites in one system, etc. This series of books are not general textbooks in diagnosis but reference books which are citable in clinical work. The books are edited based on the principles that describe topics as fully as possible if needed and just brief them if no details are required.

Domestic and abroad studies on misdiagnosis

Misdiagnosis could be brought about by varying causes. A number of domestic and abroad scholars had done researches on it, but a few of specific works on the topic had been published, almost all of them conducted studies and analyses from a single of viewpoint. Some abroad researchers, for instance, started with developmental anomaly, focusing on developmental anomaly which gives rise to misdiagnosis, specifically on developmental anomaly in skeletal system. Their research reports in Chinese version were published in domestic publications. Some started with procedures of examinations, specializing in a variety of artificial imaging resulting from inappropriate use of facilities and procedures during the imaging examinations. Their publications continuously appear in journals. Some began with the methods of logic analysis in imaging diagnosis, opening forums on the topics in special columns of academic journals. Discussions on misdiagnosed cases almost exclusively appear in academic seminars and conferences, but most of them were just case reports with little exploration and analysis in depth, ending up with a conclusion that lessons should be learnt from the mistakes.

A lot of authors expressed interest in misdiagnosis and case reports published in academic journals almost were about the topic related. However, only some of authors honestly confessed that they mistakenly diagnosed the cases, whereas some of others embarrassedly never mentioned "misdiagnosis" but just concluded that the lessons must be learnt from the reported cases.

When studying misdiagnosis, we found that the people's attitudes toward misdiagnosis were strangely diverse in clinical practice. Some of them honestly accepted the facts that they made mistakes. They carefully studied possible causes which resulted in the misdiagnosis and seriously thought of lessons they experienced. And they published research reports of the cases and had quality of their diagnosis improved. Some didn't willingly touch key factors in misdiagnosis and irresponsibly gave their excuses, for instance, "too busy to carefully deal with the case". Some ones who were in leadership positions in the departments were absolutely "authoritative" in making diagnosis. When being aware of mistakes they made, they dismissed with smile and skipped the topic. They never recalled lessons they experienced. They stopped at what they learnt, which might be outdated years ago and were self-constrained. When being blamed of responsibility, they exclusively attributed the charges to others whom they supervised and kept themselves "correct" forever.

Study on vitomorphology

Development of modern imaging provides us with unprecedented conditions to study vitomorphology. We are given of an accountability for studying vitomorphology by the era we are currently in. Radiologists should pay much more efforts to the research of vitomorphology, which will be one of our major research subjects. Study on functions and morphologies of live bodies will be emphasized in our future work.

We always believe that the establishment of clinical diagnostic criterion, golden standard, should be dependent upon study on live bodies rather than on cadavers. Everyone's healthy vitomorphological findings in 30s of adulthood could be regarded as optimal reference standard of normal vitomorphology for the individual body, which could be employed to examine and find any subtle early stage of abnormality in the individual body in future. It is a better solution to find early stage of diseases. Therefore, it is reasonably to state that information of healthy vitomorphology in the adulthood is the best standard for examining and detecting early stage of morbidity which occurs in the individual body.

The following contents in this series of books which will be discussed in detail include developmental anomaly, study on live bodes and cadavers, recognition on developmental anomaly and congenital anomaly, standpoint of view on anomaly – congenital development and acquired development, individualization of diagnostic imaging, normality and abnormality, dynamic physiology and misdiagnosis in imaging diagnostics, the progress of medical biology, dynamic observation on live bodies, etc. All in all, we have a lot of work to do and a long way to go in vitomorphology.

Study on diagnostic approaches

Regarding study on diagnostic approaches, we highlighted that the diagnostic reports of imaging should be necessarily conservative for conclusions. We also introduced the latest progress of evidence-based radiology and evidence-based medicine in depth. In order to make correct imaging diagnosis, enough time should be guaranteed. We also discussed study on logic thinking how to avoid misdiagnosis, misdiagnosis vs. differential diagnosis, forums in imaging diagnosis, combined examinations of imaging approaches as well as study on diagnostic experiment.

We are trying to tell our readers that conclusions of imaging diagnosis should necessarily be conservative and attention should be paid to the following four aspects: It is out of question that diagnostic imaging is important in clinical diagnoses, but radiologists also should clearly recognize its own limitations; We are responsible for what are recorded in the imaging reports; With regard to existed problems in the modern society, everyone is professionally able to make their own annotation from their standpoints of view and how radiologists should implement their work under modern environment. We hope that we always try our best to decrease and avoid misdiagnosis and overlook in our clinical work.

In this series of books, we specially emphasized radiologists' scope of view, which always should be beyond the imaging. We also discussed definitions, features and categories the imaging signs possess, tips of basic training and knowledge update as well as diagnostic criteria.

Study and analysis on common generality of imaging signs

Study and analysis on common generality of signs displayed on CT and/or MRI cover the following diseases: Occupying lesions in brain and spinal cord, encephalopathy, white matter diseases, epilepsy, dementia, lesions in face and cervix, Lesions in junction of cranium and cervix, Lesions in junction of cervix and thorax, masses in hilus pulmonis, enlargement of lymph nodes in hilar and mediastinal areas, solitary pulmonary nodules, ground-glass like density shadow in lungs, masses in lungs, diffuse pulmonary diseases, chronic obstructive pulmonary diseases and dysfunction of ventilation, breast cancer, coronary artery disease, Lesions in junction of thorax and abdomen, occupying lesions in liver, jaundice, lesions in junction of biliary-pancreatic duct and duodenum, lesions in portal vein, masses in upper abdomen, hematuria, ascites, lesions in extraperitoneal space, Lesions in pregnancy and fetus, lesions in soft tissues, tumors and tumor-like lesions in bones, occupying lesions in spine, osteoporosis, analysis and differential diagnosis on lesions in bone marrow.

Imaging techniques

Misdiagnosis due to inappropriate application of imaging techniques includes incorrectly selected procedures of imaging approaches, incorrect projection and inaccurate angles of projection, identification of artificial shadows and unawareness of causes for the shadows, improperly selected scanning sequences, inappropriate 3D-reconstruction of CT. Evaluation on diagnostic criteria and ability of different imaging approaches such as CT, MRI, etc. is closely in correlation with time when the evaluation had been completed. Since the progress of techniques is very fast in the recent years, if neglect the facts, it is hard for us to avoid misdiagnosis and incorrect analytic opinions which originally are avoidable.

Relevant disciplines and medical imaging

With regard to collaboration among clinical specialties, this series of books introduced relevant disciplines and medical imaging, increased dependency of surgical specialties upon medical imaging, development of medical imaging as well as development of information system on the imaging's own, collaborative development with other specialties, imaging diagnostics and clinical medicine, differences among observers, study on consensus among readers with regard to imaging diagnosis of pulmonary artery thrombosis on CT imaging of pulmonary artery. Full collaboration among a variety of imaging approaches is basic in decreasing misdiagnosis.

Standard and information relevant to misdiagnosis

This series of books described in details about standard, experts' consensus and diagnostic criteria and discussed the progressive status of innovative equipment and techniques. In term of latest developed radiomics, precision medicine and artificial intelligence, we not only had description but also suggested readers to do further investigation and research.

Recognition on pathological testing

We are emphasizing the importance of clinical pathology and its scientific research, and always welcome pathologists to come to departments of diagnostic radiology for consultations and guidance. We also discussed pathology and misdiagnosis, pathological misleading and misdiagnosis, recognition on golden standard of clinical diagnosis, pathological evidences and clinically biological behaviors vs. histologically pathological manifestations.

Quality assurance and management of imaging diagnostics

An important issue in radiology is the quality assurance and management of imaging diagnostics, which had been fully detailed in this series of books. First of all, we emphasized why they were important, and then necessarily discussed the development of medical biology, domestic development of medical imaging and how to implement quality assurance of imaging diagnostics, etc.

Additionally, the following topics also had been fully discussed and studied in correspondent chapters of the books.

Radiological manifestations vs. clinical symptoms: We studied the sequence of cervical spine and cervical intervertebral discs, discrepancy between functional changes of live bodies and mechanical observation. We found that in some cases, herniation of intervertebral disc was obvious and protrusion was clearly displayed, but the patients had no symptoms at all. Whereas some demonstrated very obvious symptoms, but no herniation of intervertebral disc was seen. Obviously, it deserves further study on the relationship between clinical symptoms and extrusion or herniation. Meanwhile, it indicates that existence of clinical symptoms lies on many other factors.

Misdiagnosis vs. discovery of morbidity: We reiterate that only normality has been well recognized, can abnormality be detected. We also discussed in depth significance of shadows, early detection and diagnosis of diseases as well as procedures of image reading.

Dynamic observation: When discussing dynamic observation vs. imaging misdiagnosis, we briefly analyzed and studied dynamic observation on organs and systems. In addition, we specifically emphasized lapse between time of examination and time of observation.

The latest development of diagnostic radiology: In this series of books, we introduced the latest research progress of imaging diagnostics on a number of diseases, exploration on techniques of examination and scanning sequences along with the radiological manifestations of newly discovered diseases and syndromes.

This series of books are not general textbooks in diagnosis but reference books which are citable in clinical work. So the objects our books are edited for are radiologists, physicians in clinical departments and medical students. They are beneficiary in broadening scope of knowledge and obtaining additional information. Therefore, this series of books are good tutorials in continuous education and self-learning.

总论二　客观评价人工智能在医学影像学中的作用

在过去几十年间,计算机科学有了快速的发展,给人工智能(AI)的开发带来了前所未有的机遇。随着卷积神经网络(CNN)在2012年的引入,使得深度学习(DL)升级到更高台阶,其结果就是人工智能在医学影像领域日益地活跃起来。

深度学习算法不需要事先预设的资料,它可以通过训练数据集学习,而训练数据集可以是来自研究机构或医院多年积累起来的样本,或是来自已经构建起来的对公众开放的数据库。在训练期间,深度学习算法从样本提取特征和参数,然后构建模型。模型要经过验证数据集的评估,如有必要,其参数会得到修订。训练和验证的连续迭代,可以使算法得到最佳化,从而避免过度拟合。训练完成后,测试数据集会用于确认模型的分类,准确及泛化能力。除了两端的输入和输出,居于中间的层次及处理过程都是看不见的,被称作为隐藏层,或黑匣子。

人工智能在处理医学影像中的优势

接受训练后,借助强大的计算能力,人工智能能够在短时间内处理数据繁杂的图像,并能从正常人体解剖中辨识出异常。于是,人工智能有可能把医学影像医生从繁重的工作中解脱出来。这些医学影像医生每天花费大量时间在海量的医学影像中试图寻找异常。这样他们可以专注于病灶的分析与判断。大量研究报告显示,人工智能在检测病灶及做出鉴别诊断方面的能力能够达到高年资放射科医生的水平。于是人工智能有助于帮助低年资医学影像医生改善他们的诊断质量。对于肺癌的早期检测,卷积神经网络积分也能达到现有积分模型的水平,如像Brock模型等。但在假阴性判断方面,卷积神经网络积分系统优于Brock模型。卷积神经网络还能增强现有的影像诊断辅助设施的执行能力,如像计算机辅助检测(CADe)、计算机辅助诊断(CADx)及计算机辅助容积测量(CADv)等。卷积神经网络还能使影像组学(Radiomics)技术得以升级换代。

人工智能的局限性与减少和避免误诊

在医学影像中,人工智能对于良、恶性病灶的鉴别诊断及预测的高准确率已经有了广泛的报道,但同时它的一些局限性也引起了人们的注意。

首先,为了训练的目的,卷积神经网络需要大量的数据来学习,从中提取各种不同的影像特征。如果数据集来自一家研究机构及它的协作单位,所包含的病种总是有限的。对公众开放的数据库也难以解决这个问题,因为在设计之初,这些不同来源的数据集的组合彼此之间难以保持高度一致。有了组合数据集,病种是增加了,但基于这些组合数据集的模型难以避免地带有偏差。

其次,人工智能在胸部放射学有着令人鼓舞的应用,其成就主要聚焦在肺部结节。然而,如果结节过大(直径 >5cm),或者邻近胸膜,或者晚期肿瘤已经侵犯到了相邻结构,人工智能检测病灶的能力显著下降,于是导致误诊。

再其次,人工智能在检测病灶的假阳性率也是不能忽略的。文献中有报道指出,人工智能的假阳性率可以高达 41%,其构成包括肺异常膨出症(dystelectases)、肺内血管、肺门钙化淋巴结、肋骨、呼吸伪影等。

在知悉人工智能的优势及局限性后,我们认识到人工智能在医学影像的临床应用方面的确有着光明的前景,但目前仍然在继续开发中。人工智能所接受的训练过程其实也就是医学影像医生经历过的。这就解释了人工智能的诊断能力只是与高年资放射科医生的水平相当,还未实现超越。虽然人工智能有其独特的能力测量医学影像上密度及信号的细微差别,而这些细微差别有时是人的肉眼所不能感知的,它甚至可以直接去利用在扫描时获取的原始数据,但这些技术所提供的帮助仍然是有限的。因此,当我们在临床和研究工作中应用人工智能的时候,时刻警惕它的局限性,在某种特定情况下,例如假阳性、晚期肿瘤等,随时准备人为的干预。

Pandect Ⅱ Objectively Evaluate the Role of artificial intelligence in Medical Imaging

In the past decades, the computer science has been experiencing a speedy progress. It brings about an unprecedented chance to the development of artificial intelligence (AI). With convolutional neural network (CNN) introduced in 2012, deep learning (DL) has been escalated to a higher level. As a fact of result, exploration and study of AI in medical imaging are increasingly active.

Deep learning algorithms do not require an intermediate feature extraction or preprocessed data. It is able to learn from training data set assigned from examples and/or from existing tremendous amount of data accumulated in the institutes and hospitals in the past years or from publicly available databases. During training, the DL algorithms abstract features and parameters, and then establishes the models. The models will be evaluated by validation data set and parameters for the models get tuned if needed. Successive iterations of training and validation may be performed to optimize the algorithms and avoid overfitting. After the training is completed, testing data set is used to confirm the models' performance of classifications, accuracy and generalizability. The whole processing experiences input of imaging, convolutional layer, pooling layer, flatten, fully connected layer and output of classification. Except input and output, all those layers and processes are invisible. So those invisible structures also are called hidden layers or black box.

Advantages of AI in Processing Medical Images

After training, with powerful computation, AI is able to deal with huge amount of images in short time and discriminate abnormalities from normal human anatomy. So it is possible for AI to free medical image doctor from spending a lot of time on a sea of images at daily work in searching for abnormalities and let them pay special attentions to analyze and judge the lesions. A lot of studies have showed that capability of AI in detecting lesions and making differential diagnosis could reach the level of senior medical image doctor. Thus, AI is useful to help junior medical image doctor improve their quality of diagnosis. With respect to early detection of lung cancer, CNN score are at the lever of existing models like Brock model, etc. but CNN score is superior to Brock model in false negative. CNN is able to improve performance for existing auxiliary utilities of imaging diagnosis, such as, computer-aided detection (CADe), computer-aided diagnosis (CADx), computer-aided detection of volume (CADv), etc. and escalate Radiomics technology.

Limitations of AI Versus Misdiagnosis

While the high accuracy of AI in differentiating and predicting benign and malignant lesions are widely reported, some limitations also have been noticed. First of all, CNN needs to learn from a large amount of data for the purpose of training and then is able to abstract a variety of imaging features from the training. If dataset comes from one institute and its collaboration institutes, the categories of diseases are always limited after all. Publicly available databases can't resolve this issue either because if combination of datasets from diverse resources is unable to be consistent each other in designs, the models based on the combined datasets could be inevitably biased.

Secondly, while AI encouragingly displays its application in chest radiology, its achievements are mainly focusing on pulmonary nodules. However, if nodules are too large in size (>5cm) or their locations contact pleura or the advanced tumors invades structures adjacent to the lung, the capability of AI in detecting lesions could be remarkably decreased. Thus misdiagnosis would take place.

Thirdly, the false-positive rate of AI in detecting lesions also is not negligible. In the literature, it was reported that false-positive of AI could be as high as 41%, among which are dystelectases, intrapulmonary vessels, hilar calcified lymph nodes, detection of ribs, and a breathing artifact.

Being aware of advantages and limitations of AI, we realize that AI indeed displays promising future in the clinical application of medical imaging but currently is still under development. The training processing AI received actually is what medical image doctor experienced. It may explain that diagnostic capability of AI has not been beyond but is just equivalent to senior medical image doctor. Though AI has its unique ability to measure the minute differences of densities and signals which may not be discerned by human's eyes, and it even is able to directly use raw data acquired from scanning, the assistance provided by these technologies is still limited. Therefore, while we make use of AI in study and clinical work, we should be alert to its limitations and be prepare to manual intervention anytime under certain circumstances, such as false-positive, advanced tumore, etc.

全书总目录

第一卷(颅脑与脊髓卷)

第二卷(面颈及多系统多部位疾病卷)

第三卷(胸心卷)

第四卷(腹盆上卷)

第五卷(腹盆下卷)

第六卷（肌骨及脊柱卷）

第六卷　肌骨及脊柱卷目录

第一篇　软组织疾病

第二篇　骨与骨肿瘤一般情况

第三篇　骨肿瘤及肿瘤样病变

第四篇 关节疾病

第五篇 脊柱占位性病变

第六篇 脊柱关节病和脊柱炎症

第七篇 关于椎间盘

第八篇　脊柱各段疾病

第九篇　软骨疾病

第十篇 骨与软骨损伤

第十一篇 关于骨髓

第十二篇 四肢疾病

第十三篇　上肢及肩带

第十四篇 下肢与骨盆

第十六篇　小儿肌骨与脊柱

第十七篇　肌骨遗传代谢性疾病和先天异常

第十八篇　骨关节炎症

第十九篇　骨质疏松症

第二十篇　肌骨系统其他疾病

第一篇　软组织疾病

第一章　软组织肿瘤与影像学检查

第一节　软组织肿瘤 MRI 征象

MRI 具有良好的软组织分辨率和多方位扫描的特点，在显示病变形态、范围及组织来源方面有其独特优势，能够准确区分脂肪、出血、囊变等，有利于病变的定性诊断。但 MRI 鉴别良、恶性软组织肿瘤的特异性仍存在争议，Moulton 等（1995）认为其特异性约为 76%~90%，但另一些学者认为其特异性极低，且大部分 MRI 征象在鉴别诊断中没有特异性。

（1）囊壁特征：恶性软组织肿瘤及神经鞘瘤等部分良性肿瘤内易发生囊变、坏死，当囊壁边界清晰、薄而均匀，且其内信号均匀时，良性可能性极大。良性肿瘤的囊壁通常不强化或均匀强化；当囊壁厚、不均匀、有多发分隔或壁结节时，提示恶性可能，增强后有实性强化或囊壁不均匀强化。

（2）侵袭性特点：侵袭性特点包括跨越肌包膜、周围脂肪间隙浸润、周围神经血管束受侵和邻近骨质受侵四项，是肿瘤恶性程度的重要评价指标之一，也是恶性肿瘤的分期标准。只有恶性肿瘤和呈侵蚀性生长的中间性肿瘤才有突破或穿越天然屏障向周围生长的能力。

Daniel 等（2009）认为侵袭性特点是恶性肿瘤灵敏性和特异性最高的征象。一组研究中，该征象在两组肿瘤间差异有统计学意义。结合统计学分析和侵袭性特点出现的病理学因素，可以认为侵袭性特点能够提示恶性肿瘤的发生。值得注意的是，部分恶性肿瘤的侵袭性表现不明显，如纤维肉瘤、黏液纤维肉瘤、脂肪肉瘤，纤维 / 肌成纤维细胞源性肿瘤恶性程度低，可能是其侵袭性不明显的原因，分化良好型脂肪肉瘤由于假包膜完整而限制了其侵袭性。

（3）强化方式：Van der Woude 等（1998）认为动态增强扫描在软组织、良恶性肿瘤的鉴别中有重要意义，Tuncbilek 等（2005）描述良、恶性肿瘤动态增强扫描的不同强化特点，恶性肿瘤呈早期、快速、边缘 - 中心向心强化，强化程度明显；良性肿瘤强化较迟，呈弥漫性强化，且强化程度不明显，其原因为恶性肿瘤间质内压高且边缘带含有丰富血管，而良性肿瘤呈低灌注，且细胞间隙较大。该组研究中向心性强化方式对软组织肿瘤潜在恶性诊断的灵敏度、特异度分别为 43%、77%，但两种强化方式在两组肿瘤中不具有统计学差异，可能与该项研究并未完全按照标准动态增强扫描技术进行有关。

（4）肿瘤直径：病变直径与其良、恶性有一定相关性。Hussein & Smith（2005）在既往研究中认为，仅 5% 的良性肿瘤直径大于 5 cm，Datir 等（2008）对 571 例软组织肿瘤的 MR 研究结果持赞同意见，并发现仅 10% 的恶性肿瘤直径小于 5 cm。Daniel 等（2009）认为病变直径大于 6 cm 时恶性可能性大。但一组研究中两种肿瘤直径均大于 6 cm，且两组间无统计学差异，其原因除恶性肿瘤生长迅速外，还可能与该组大多为深部肿瘤，位置隐匿，只有在瘤体较大、出现症状时才被发觉有关。

（5）信号特征：Pang & Hughes（2003）认为信号混杂是恶性软组织肿瘤的特点之一，并描述了恶性肿瘤从 T_1WI 较均匀信号向 T_2WI 明显不均匀信号的转变过程。一组研究显示信号混杂在两组肿瘤的 MRI 表现中有广泛的重叠性，其原因为软组织肿瘤起源于间充质细胞，后者可分化成多种细胞，良、恶性肿瘤成分均多样化，除肿瘤实质外，还包括纤维组织、骨组织、软骨组织、钙化及骨化等间质成分，有时还伴坏死、囊变、出血。

（6）瘤周水肿：瘤周水肿是瘤体刺激周边组织产生的反应，水肿明显说明炎性反应强烈。一些学者认为瘤周水肿多为恶性肿瘤的征象，良性肿瘤仅在非特异性炎症、外伤出血时才出现,一组研究认为瘤周水肿在两组肿瘤间差异无统计学意义,Daniel等(2009)的研究也支持这一观点。

综上所述,MRI在显示软组织肿瘤部位、大小、范围、实质成分及出血、坏死区等方面具有显著作用,除囊壁特征和侵袭性特点外,肿块大小、信号均匀性、强化方式等常见MRI征象在软组织肿瘤的定性诊断均缺乏特异性。

第二节 软组织肿瘤良、恶性鉴别的一些讨论

要获得软组织肿瘤理想的治疗效果取决于首次治疗的正确性和彻底性,只有这样才能有效地控制局部复发和远处转移,并最大限度地保存机体功能。因此,早期诊断和早期治疗尤为关键,而早期诊断的重要内容之一就是对软组织肿瘤的良、恶性作出判断,为临床治疗提供前瞻性的依据。

CT具有良好的空间和密度分辨率,对软组织肿瘤的发现十分有利,可明确病变范围,并显示肿瘤的空间关系。综合多种CT征象有助于确定肿瘤的组织类型,可对肿瘤的良、恶性作出较准确的判断。一般来说,软组织良性肿瘤体积较小,形态较规则,边界清晰,密度均匀,一般不侵犯周围组织。软组织恶性肿瘤体积较大,形态多不规则,密度不均匀,内部常有出血、坏死、囊变,边界多不清晰,常侵犯周围组织,尤其是大血管和主要神经,瘤周常有水肿。

(1)良性肿瘤:一组20例良性肿瘤中,17例体积较小,15例与周围组织分界清晰,14例密度均匀,12例形态规则,呈圆形或类圆形,结果表明大部分病灶符合软组织良性肿瘤的CT典型表现。3例纤维瘤和1例神经鞘瘤体积较大,其中1例纤维瘤与臀大肌界限欠清晰,CT误诊为恶性肿瘤,1例体积较大的神经鞘瘤位于盆腔,与直肠左侧壁关系密切,CT误诊为间质瘤。密度不均匀的肿瘤主要见于神经源性肿瘤,瘤内见囊变及钙化,增强扫描明显不均匀强化,符合神经源性肿瘤的典型CT表现。该组中,4例血管瘤边界均不清晰,其中1例蔓状血管瘤位于手背肌肉间隙,呈弥漫性生长,密度不均匀,可见点状钙化,增强扫描呈“蚯蚓”状强化。在软组织良性肿瘤中,具有弥漫性生长特征的多为血管瘤,也可见于纤维瘤和韧带状瘤。对于弥漫性肿瘤,需排除非肿瘤性病变,如出血和炎症。此外,尚需与恶性肿瘤鉴别,瘤周水肿及周围组织侵犯是诊断恶性的重要征象,但血管瘤较特征性的CT表现足以与其他弥漫性病变鉴别。

(2)恶性肿瘤:该组20例恶性肿瘤中,所有病灶体积均较大,17例与周围组织界限不清或侵犯周围组织,16例形态不规则或呈分叶状,13例密度不均匀,内见出血、坏死或钙化,结果表明绝大部分病灶符合软组织恶性肿瘤的CT典型表现。

根据软组织恶性肿瘤的生物学特征和肿瘤细胞的特异性特点,恶性软组织肿瘤尽管种类繁多,大体形态和组织形态各具特征,但其生长和发展的规律基本相同。软组织恶性肿瘤的生长呈离心式膨胀性增大,对周围组织主要是推压,而不浸润。

由于肿瘤内部各部位生长差异性较大,肿瘤形态往往不规则或呈分叶状,常伴有出血、坏死、囊变或钙化。随着肿瘤体积的逐渐增大,其周围的正常组织常被挤压,呈分层排列,形成致密的受压带,这些受压的细胞逐渐萎缩,形成一层纤维包膜将肿瘤包裹,即假包膜,使肿块呈现出一个似有边界的肿瘤。假包膜CT表现为低密度,且厚薄不均,此征象与肿瘤的恶性程度有关。有研究认为肿瘤周围低密度带是阻断肿瘤向周边组织浸润的屏障,且低密度带越厚,阻止肿瘤浸润的能力越强,肿瘤的恶性程度也越低。

该组1例分化良好型脂肪肉瘤大部分界限清晰,内见条状分隔,CT值-40~-106 HU,股动脉与股静脉受压移位,相邻骨质结构未见异常,CT误诊为脂肪瘤;1例恶性纤维组织细胞瘤,密度均匀,与背阔肌界限尚清晰,CT误诊为良性肿瘤。

当肿瘤的恶性程度高且生长迅速,在其受压区周围出现组织反应现象,即组织水肿,新血管增生的肉芽样“反应区”,该区在CT上表现为密度不均且分界不清。当肿瘤突破“反应区”后常伴有对周围组织的侵犯,包括周围软组织、骨组织、血管和神经,CT表现为肿瘤与周围组织分界不清晰,这是手术不易彻底切除的主要原因,而造成复发和转移的因素均与不能完全切除有关。该组大部分恶性肿瘤(17/20)与周围组织界限不清或侵犯周围组织,表明该CT征象是提示恶性的可靠征象。

一句话，虽然单一的 CT 征象不能准确地鉴别软组织肿瘤的良、恶性，但综合多种 CT 征象则能明显提高鉴别诊断的准确性。CT 能明确软组织肿瘤的特征、范围以及肿瘤与周围组织的关系，对软组织肿瘤的诊断和鉴别诊断有重要价值。

第三节　膝滑膜软骨瘤病病例

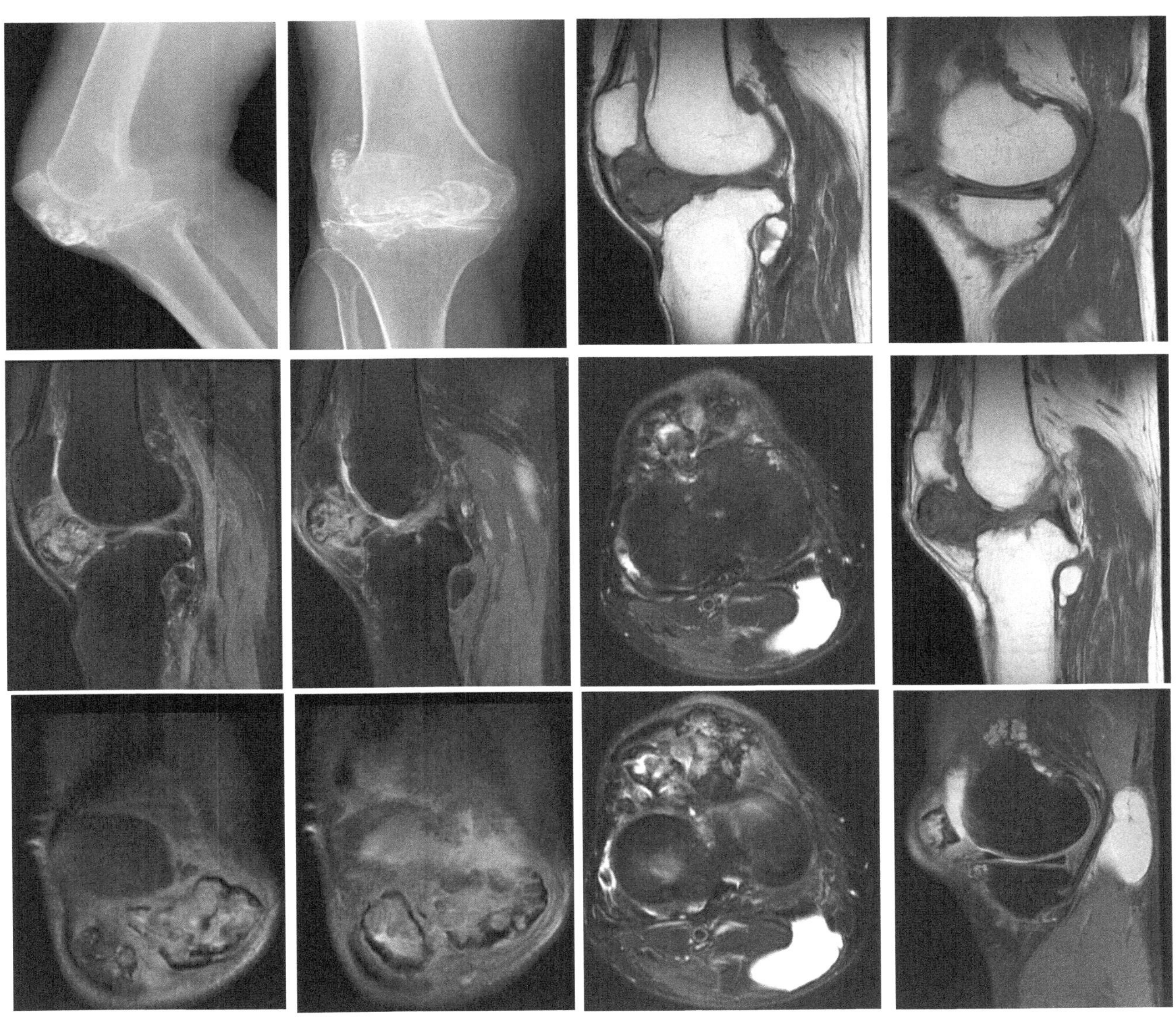

图 1-1-1　膝滑膜软骨瘤病

患者，女，66 岁。发现右腘窝肿物 1 年余入院。

病理检查：右膝骨瘤切除标本：灰白色不规则组织一堆，总体积 7 cm × 6 cm × 2.5 cm，质偏硬。右膝滑膜切除标本：灰褐色碎组织一堆，总体积 1 cm × 1 cm × 0.4 cm。病理诊断：右膝骨瘤切除标本：结合临床及影像学检查，符合滑膜软骨瘤病。右膝滑膜切除标本：滑膜组织呈慢性炎及绒毛状增生，小灶可见破碎的软骨组织。

第二章 纤维源性软组织肿瘤

第一节 三种纤维组织源性肿瘤

侵袭性纤维瘤病、恶性纤维组织细胞瘤和黏液纤维肉瘤均为成纤维组织来源的软组织肿瘤，三者共同的临床特点为病灶质地较韧，影像学见瘤体内数量不同的线样或条索状低密度或低信号影，增强扫描轻度或无明显强化，病理基础为无血供的致密胶原纤维。

三种肿瘤的血供均较丰富，增强扫描实性部分均呈中~重度强化。由于组织成分和生物学行为的不同，三者又具有各自不同的影像学特点。

恶性纤维组织细胞瘤好发于中老年人，女性多于男性。好发部位依次为四肢、躯干的骨骼肌或邻近筋膜处，其次为腹膜后、腹腔，少数发生于颅内、头颈部。病因尚不明确。

肿瘤常位于深部组织(肌肉)内，呈团块状或不规则形，边缘多结节状改变，肿瘤恶性程度高，呈浸润性生长，无包膜，常包绕邻近血管，引起邻近骨质破坏。影像上可见病灶边界不清，无明显包膜，周围组织可见大片状水肿带。镜下由于细胞呈多形性改变，有向组织细胞和成纤维细胞分化的能力。

因此，病灶实性部分密度/信号混杂，CT呈等低混杂密度，T_1WI呈等低信号，T_2WI上若瘤体以组织细胞为主，细胞含水量高，则呈高信号，以纤维成分为主呈等信号。肿瘤内及周边常伴囊变、坏死、黏液样变、出血病灶，T_1WI、T_2WI信号混杂，若囊变呈长T_1、长T_2信号，则亚急性出血呈短T_1、长T_2信号，陈旧性出血含有含铁血黄素，T_2WI呈低信号。增强扫描肿瘤实性部分呈中~重度欠均匀强化。

鉴别诊断：

侵袭性纤维瘤病、恶性纤维组织细胞瘤和黏液纤维肉瘤均为肌肉或肌腱膜起源的纤维组织肿瘤，侵袭性纤维瘤病、黏液纤维肉瘤常需与神经鞘瘤、肌内黏液瘤及胸膜外孤立性纤维瘤鉴别。恶性纤维组织细胞瘤则需与其他间叶组织来源的恶性肿瘤进行鉴别。

(1)神经鞘瘤：神经鞘瘤位于肌肉间隙内，沿神经走行方向生长，边界清，常伴囊变、出血，与侵袭性纤维瘤病无囊变、坏死不同，也无黏液纤维肉瘤的黏液样基质成分，可与之鉴别。

(2)肌内黏液瘤：肌内黏液瘤好发于老年人，多位于大腿肌肉间隙，呈浸润性生长，但其为良性肿瘤，切除后不复发。肿瘤内主要为黏液成分，缺少胶原纤维，T_2WI呈明显均匀高信号，增强扫描不强化，可与之鉴别。

(3)孤立性纤维瘤：孤立性纤维瘤是一种少见的梭形细胞软组织肿瘤，起源于表达CD34抗原的树突状间质细胞，常见于脏层胸膜、腹膜区。肿瘤呈膨胀性生长，病灶内亦富含胶原纤维，但病灶边缘常可见假包膜，且囊变、出血常见，部分病灶内可见钙化或骨化，较此处三种肿瘤无包膜、无钙化的特点，可与之鉴别。

恶性纤维组织细胞瘤与其他间叶组织来源的恶性肿瘤一样，影像学表现无特异性，病灶边界不清，其内密度/信号不均匀，周围水肿区明显，鉴别常较困难。恶性纤维组织细胞瘤多见于中老年人，质地硬实，常位于深部肌肉内，囊变、坏死多见，钙化、骨化少见，其内可见条索状胶原纤维的低密度或低信号影，有一定的鉴别意义。

第二节　左大腿软组织多形性恶性纤维组织细胞肉瘤/未分化高级别多形性肉瘤病例

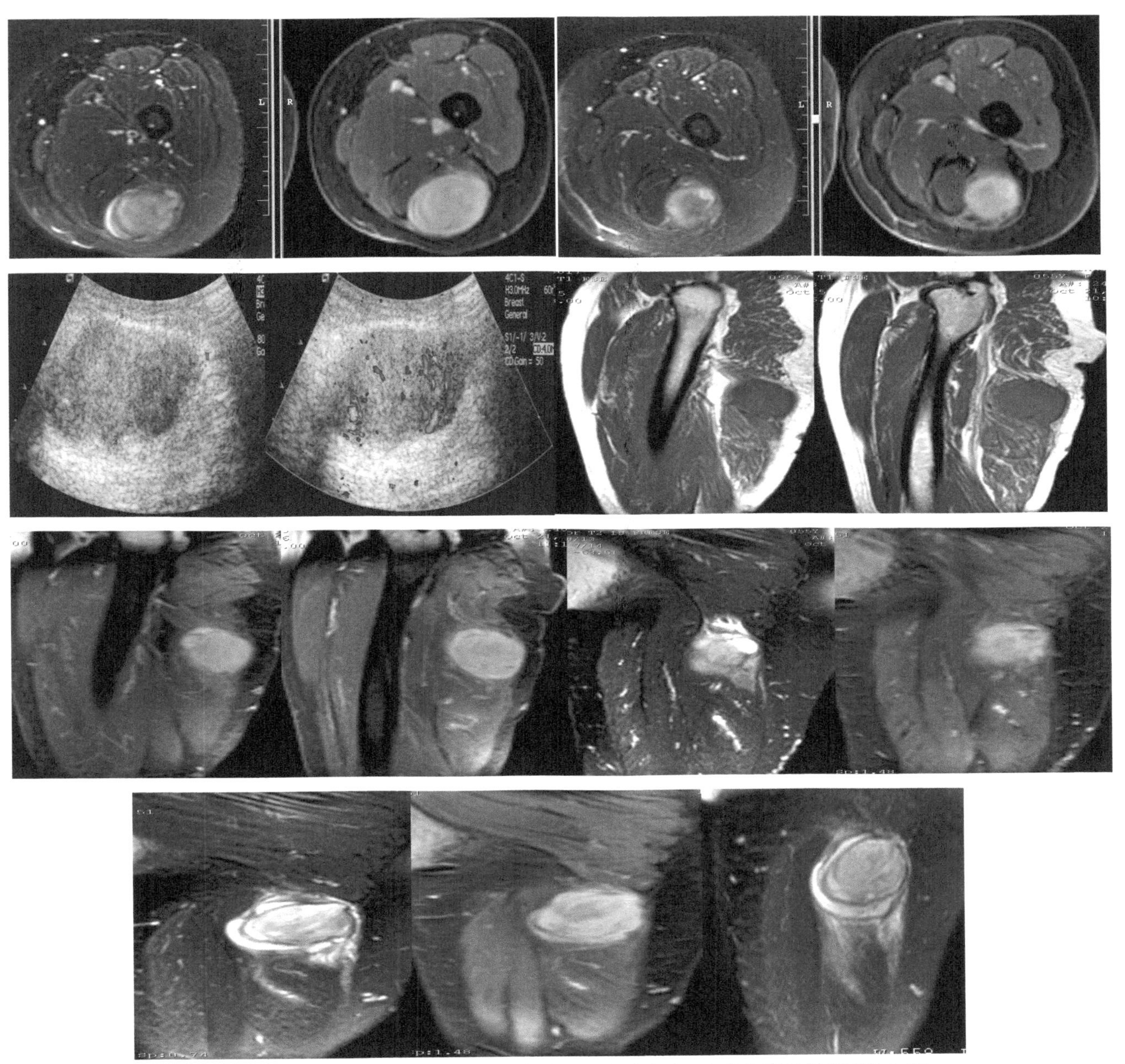

图 1-2-1　左大腿软组织多形性恶性纤维组织细胞肉瘤/未分化高级别多形性肉瘤

患者，女，55 岁。发现左大腿肿物 3 个月入院。

超声检查印象：左侧大腿背侧肌层内实性占位。

手术所见：肿瘤组织位于股二头肌肌膜表面，深筋膜的深面，肿瘤组织与深筋膜之间无粘连；肿瘤两端见肌膜等结缔组织增生、肥厚，形成系带，与肿瘤组织包膜牢固粘连；肿瘤的基底部与筋膜紧密粘连；肿瘤组织周围的包膜完整，与周围的软组织分界清晰，未见明显浸润。

病理检查：左大腿软组织肿块切除标本：灰褐色结节肿物一枚，体积 7.0 cm × 5.0 cm × 3.5 cm，切面灰白淡黄相间，有光泽，似鱼肉样。中间质中，周边质软，大部分有包膜。常规病理诊断：左大腿软组织肿块切除标本：左大腿软组织恶性肿瘤，待免疫组化确定具体类型。

免疫组化检测：阳性：MSA，VIM，CD99，CD68，CD163，CK，EMA，Bcl-2，myoglobin，Actin，desmin，Ki-67（>30%）；阴性：CD34，myoD1，SMA，S-100，HMB45。免疫组化诊断：免疫组化检测结果支持软组织多形性恶性纤维组织细胞肉瘤／未分化高级别多形性肉瘤。

第三节　左肩背部隆突性皮肤纤维肉瘤病例

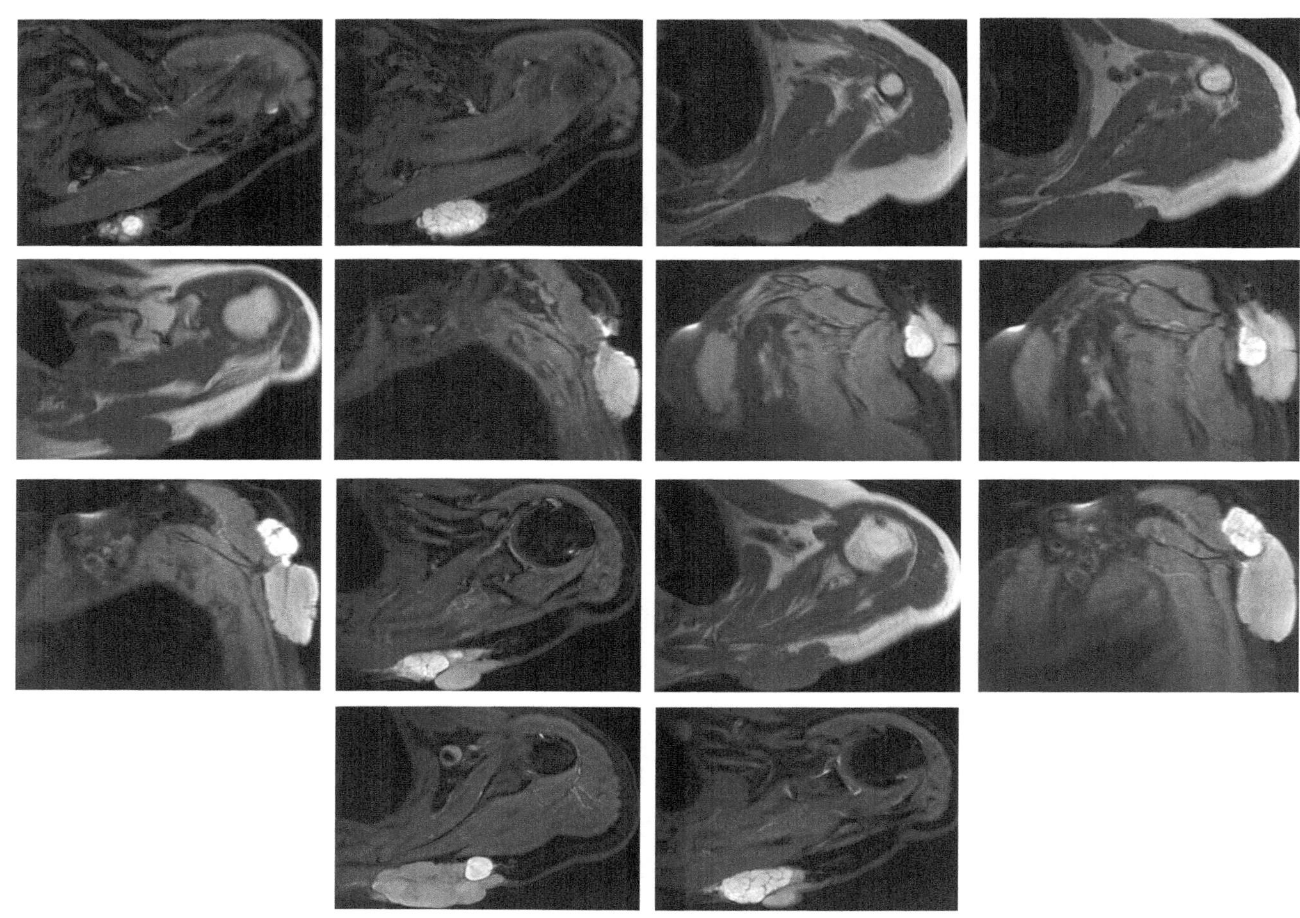

图 1-2-2　左肩背部隆突性皮肤纤维肉瘤

患者，女，61 岁。左肩背部肿物反复复发伴增大 12 年，曾 3 次手术切除，均复发。

病理检查：冰冻病理：背部肿瘤：带皮组织一块，大小 14 cm×11.5 cm×4 cm，皮肤面积 14 cm×11.5 cm，皮肤中央见一不规则隆起，大小 8 cm×5.5 cm，高出皮肤面积 2 cm，隆起物切面灰白质中，与周围界清，其余切面灰黄质软。冰冻病理诊断：背部肿瘤扩大切除标本：其上、下、左、右及基底切缘均为阴性。常规病理诊断：左肩背部梭形细胞肿瘤，考虑为隆突性皮肤纤维肉瘤，待免疫组化进一步确诊。

免疫组化检测：阳性：Vimentin（+++），β-Catenin（++），CD68（+++），CD163（++），SMA（+），Ki67（约 10%），CD99（+）；阴性：CD34，H-caldesmon，S-100。免疫组化诊断：左肩背部梭形细胞肿瘤，符合隆突性皮肤纤维肉瘤。

第四节 促结缔组织增生性成纤维细胞瘤和侵袭性纤维瘤病

促结缔组织增生性成纤维细胞瘤和侵袭性纤维瘤病均为纤维来源的软组织肿瘤。前者又称胶原纤维瘤，是一种良性肿瘤，由 Evans(1995)第 1 次描述，目前在放射学文献上仅有少数病例报道。该肿瘤在临床及影像表现上常与具有浸润性生长特性的侵袭性纤维瘤病相似。有学者回顾性分析 4 例促结缔组织增生性成纤维细胞瘤以及同时期类似部位的 3 例侵袭性纤维瘤病的 CT 及 MRI 表现，并与病理对照，以期提高对这两类肿瘤的认识。

一、临床表现

促结缔组织增生性成纤维细胞瘤患者多为成年人，平均年龄约为 50 岁左右，男性多见，女性患者仅占 25%，一组 4 例均为 50 岁的男性患者，临床上表现为局部缓慢生长的无痛性肿块，以上臂、肩部和前臂最多见，其次可见于头颈部、下肢、足踝及腹壁，也有腓骨、甲状腺和滑膜来源的报道。多为较大的孤立性病变，半数以上发生在皮下，部分可位于肌肉间，该组 4 例均位于肌肉间。肿瘤生长缓慢，由于含有很多胶原纤维而使肿瘤较硬。侵袭性纤维瘤病好发于女性，可发生在任何年龄组，以 20~40 岁为高发年龄，60~69 岁为又一好发年龄。最常见发生部位为腹壁，其次为腹壁外和腹内，腹壁外肿瘤好发于颈肩区、胸壁、背部和下肢。临床以扪及质硬肿块而来就诊。

二、病理学

促结缔组织增生性成纤维细胞瘤为纤维源性良性软组织肿瘤，大体上边界多清楚，无包膜或部分被覆 1 层纤维性假包膜，镜下则无包膜，可浸润皮下脂肪组织或骨骼肌。肿瘤由稀疏的梭形或星形成纤维细胞和大量致密的胶原纤维组成。

侵袭性纤维瘤病，又称韧带样瘤、肌腱膜纤维瘤病，属于组织学形态良性而生物学行为恶性的纤维组织肿瘤。起源于肌腱膜，组织形态为分化好的纤维组织和少量胶原，无变性坏死，极少有丝分裂及异型性表现，但肿瘤没有包膜，边界不清，呈浸润性生长，肿瘤组织中常含有被浸润的肌肉组织，肿瘤切除不净，极易复发。

三、影像学研究

该组 4 例促结缔组织增生性成纤维细胞瘤均发生在颈部肌肉间，表现为肌间隙中的类圆形占位，周围肌肉组织被推移，肿块内无坏死及钙化改变，周围骨质未见破坏。CT 上肿块边界清晰或部分清晰，无包膜可见。密度欠均匀，以低密度改变为主，可夹杂有少许等密度区，增强扫描肿瘤强化不明显，表现与增强前一致。

MRI 上肿块信号不均匀，以等信号改变为主；边界清晰或部分清晰，邻近的肌肉组织表现为推移改变。肿瘤在 T_1WI 上为等或等低信号，T_2WI 以等低或等高信号为主，增强后肿块强化不明显，信号仍欠均匀，与文献报道大体相似。

与病理对照显示：促结缔组织增生性成纤维细胞瘤含有的丰富胶原和不丰富的肿瘤细胞是其在 MR 各加权像上表现为较低信号的原因，其中在 T_1WI、T_2WI 及 MR 增强扫描上均为更低信号的部分区域，病理上局部为胶原较为集中处，此区域在 CT 上密度常较肿瘤其他区域密度要高；而其他区域则是由肿瘤细胞和胶原弥散分布所组成。整个肿瘤血供不甚丰富。肿瘤无包膜，影像上的包膜样改变是由于周围的间质受压所引起的。

因此，CT 上表现为较低密度，MRI 上 T_1WI、T_2WI 及增强扫描上均主要表现为等信号肌肉间隙中的占位，同时伴有结节状低或略高的信号，伴包膜样改变，周围肌肉见推移，无论 CT 或 MR 的增强扫描，肿块强化均不明显，是促结缔组织增生性成纤维细胞瘤较特征性的影像表现。

侵袭性纤维瘤病为源于肌肉而非肌间隙的占位。肿瘤常起源于某一肌腱膜，逐步侵犯此肌纤维束，可同时累及相邻的几块肌肉。该组 3 例均来源于颈部或肩部肌肉组织，单块肌肉组织受累的 1 例，多块肌肉累及的 2 例。沿着肌纤维走向呈长梭形改变。

CT 显示肿瘤边界不清晰，平扫为均匀等密度。有学者曾分析侵袭性纤维瘤病的 CT 表现，显示肿瘤平扫为均匀等密度，增强后略强化且密度不均匀，见有小梁状、条状和圆形的低密度区分散其间，这些低密度区与原肌纤维走向一致，病理证实为肿瘤浸润过程中残存的肌肉岛；肿瘤的周边常见爪样浸润正常肌肉岛的表现。该组 2 例仅行 CT 平扫，表现为肌肉来源的占位，密度均匀。

MRI 表现较有特征，肿块信号大体均匀，T_1WI 为等信号，T_2WI 为介于脂肪和肌肉之间的混杂信号，增强后肿瘤明显强化，边界不规则改变及肌肉累及情况在 T_2WI 及增强后显示十分明确，尤其在沿肌纤维走向上的浸润改变显示更为清晰，表现为高信号的肿瘤中见条索状的低信号影，以及在病灶的上下两端呈爪样浸润改变。

与病理对照显示肿瘤源于肌肉与受累及的肌肉密不可分，肿瘤细胞非常丰富，而胶原纤维则较促结缔组织增生性成纤维细胞瘤要少见且分散，其中 MRI 表现为条索状的低信号区域即是肿瘤组织中残存的肌肉纤维岛。

就这两类疾病来说，CT 特征没有 MRI 明显，CT 上两者无论在平扫或增强表现上均大致呈等密度，欠均匀改变。对于一个较大的肿瘤来说，为肌肉间或肌肉起源的判断有时有一定的困难。而 MRI 由于有很好的软组织分辨率，结合多平面成像，有利于显示两者的特征。肿瘤的起源显示清晰，信号改变差异也一目了然。促结缔组织增生性成纤维细胞瘤在 T_1WI、T_2WI 及增强扫描上均为较低信号，肿瘤无明显强化，边界大部分清晰；而侵袭性纤维瘤病则表现为 T_1WI 低信号、T_2WI 较高信号，肿瘤强化明显，边界多不规则呈爪样浸润改变。两者虽都为纤维来源软组织肿瘤，但影像完全不同，这与其各自的病理基础不同密切相关。

四、鉴别诊断

（1）神经鞘瘤：促结缔组织增生性成纤维细胞瘤由于发生在肌肉间隙中，常与同样也发生在此的神经鞘瘤鉴别。神经鞘瘤边界清楚。病理上因有典型的 Antoni A 区、Antoni B 区、少量的胶原和陈旧性出血而在 CT 增强上表现典型，常呈均匀低密度背景上的团状高密度改变或弥漫点状改变。MR 上的信号改变由于更敏感，容易受较多因素影响，反不如 CT 表现特征。

（2）横纹肌肉瘤：肌肉或肌腱膜起源的侵袭性纤维瘤病常要与横纹肌肉瘤作出鉴别。横纹肌肉瘤好发生在 15 岁以下儿童，头颈部是最常见发生部位。CT 平扫为密度均匀的等密度肿块，增强时与周围肌肉强化大体一致，无坏死改变，肿瘤容易浸润周围的骨结构和肌间隙；MRI 在 T_1WI 上为等肌肉信号，T_2WI 为略高或高信号，增强后信号略高于周围肌肉组织的信号，边界不清晰，信号不均匀，周围组织浸润改变明显，不同于本研究所述的 2 个病变。

其他常见的颈部病变，如肿大淋巴结、脂肪瘤以及腮裂囊肿、淋巴管瘤等病变由于各有各的特点，一般不会与该组的 2 个病变相混淆。

第五节　大腿成年型纤维肉瘤病例

病例，女，45 岁。右膝外侧疼痛 1 年，发现局部包块 3 个月入院。

影像诊断：良性肿瘤，神经鞘瘤，腱鞘囊肿。

手术所见：见筋膜下软组织包块，为脂肪样组织，有包膜但不完整，质软，移动度差。

病理检查：右大腿下段包块切除标本：灰褐色软组织一堆，总体积 3 cm × 3 cm × 1.3 cm，切面灰白，质中。常规病理诊断：右大腿下段包块切除标本：梭形细胞肿瘤，待做免疫组化检测进一步明确肿瘤类型。

免疫组化检测：阳性：Vim，CD56，CD99，NSE（局灶），Ki-67（约 10%）；阴性：S-100，NF，GFAP，CD34，Bcl-2，Actin，SMA，Desmin，CK（P），EMA。免疫组化诊断：右大腿下段包块切除标本：免疫组化结果符合成年型纤维肉瘤，建议扩大切除。

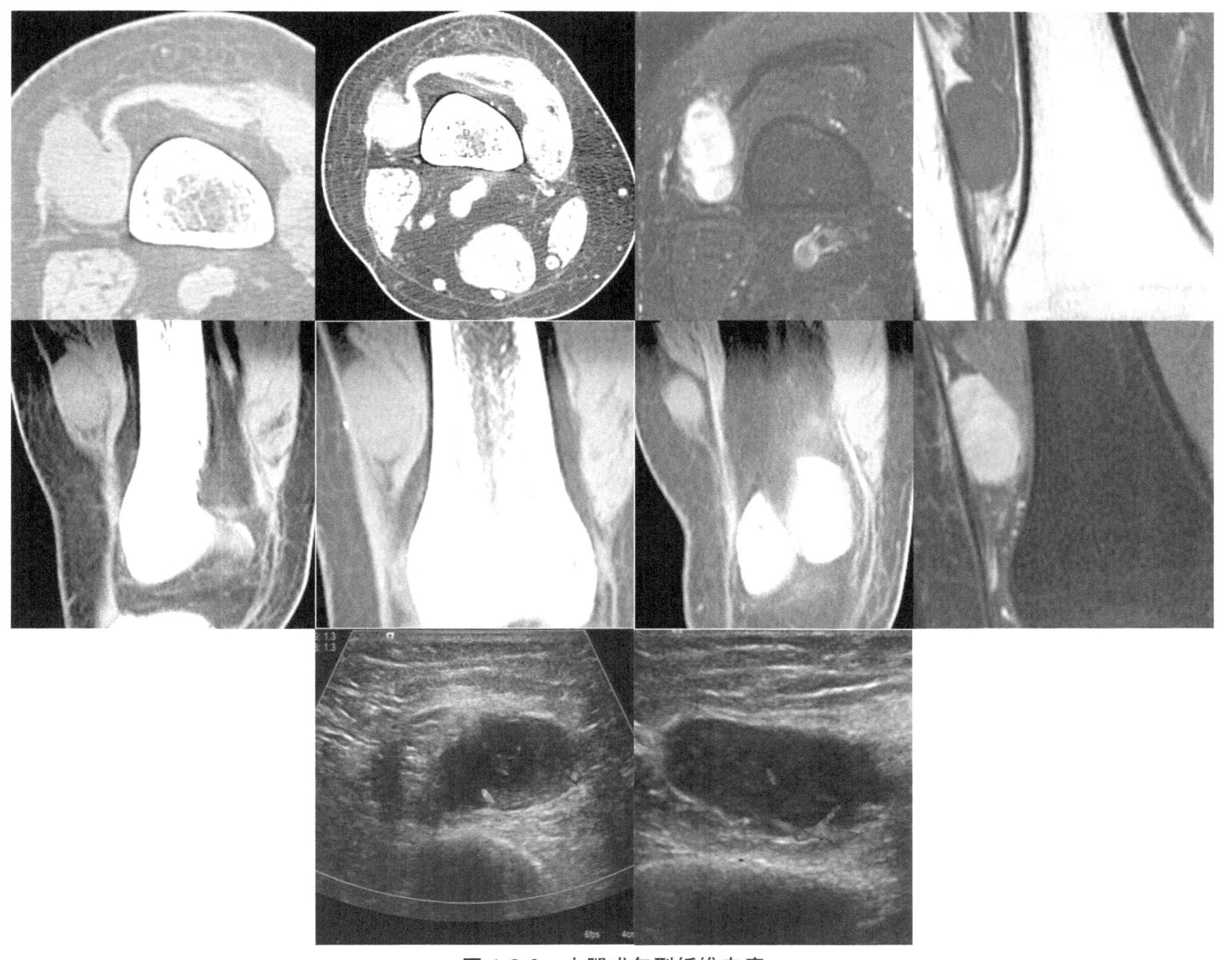

图 1-2-3　大腿成年型纤维肉瘤

第六节　软组织恶性黑色素瘤

软组织恶性黑色素瘤，又名透明细胞肉瘤，是一种具有黑色素细胞分化特征的软组织肉瘤，典型病变累及肌腱和腱膜，其中 2/3 患者在组织学上均与黑色素小体有关。

一、命名及组织学起源

Enzinger（1965）以透明细胞肉瘤这一名称描述了该肿瘤，因其多发于青少年及中年肢体远端的肌腱和腱膜，称之为肌腱和腱膜的透明细胞肉瘤（CCS）。后因该肿瘤免疫组织化学特征类似于恶性黑色素瘤，Chung 等（1983）将该肿瘤命名为软组织恶性黑色素瘤，这两个名称沿用至今。

WHO《软组织肿瘤分类》（2002）中所用为“软组织透明细胞肉瘤”，并将其列入“分类不确定的恶性肿瘤”。早期根据其常发生于腱鞘和腱膜，并在形态学上表现为梭形细胞排列呈腺样结构，似滑膜肿瘤的双相分化，电镜观察发现与滑膜肉瘤类似的腺体和丝状伪足，而认为肌腱和腱膜的透明细胞肉瘤是滑膜肉瘤的一个亚型。

随着免疫组化技术的进一步发展，该肿瘤起源于神经外胚层的观点被提出。因为在该肿瘤的组织中常常能检测到一种代表神经鞘细胞来源的 S-100 蛋白和黑色素细胞的标志物 HMB-45 阳性，这些标记能说明软组织恶性黑色素瘤不是来源于上皮细胞,更不是来源于滑膜组织。这种肿瘤含有黑色素和/或含有黑色素前体物质,虽然它具有产生黑色素的能力,但其临床表现完全不同于普通的黑色素瘤:一是透明细胞肉瘤位置深,多侵犯肌腱或者腱膜组织;二是不侵犯皮肤组织;三是细胞多呈梭形聚集。将该肿瘤分为有色素型(黑色素神经外胚层型)及无色素型(滑膜型)2 种,将无色素者归入滑膜肉瘤。目前,软组织恶性黑色素瘤的组织来源尚未最后定论,大多数学者倾向于它是起源于神经嵴,发生于肌腱、腱膜的一种特殊类型的恶性肿瘤。

二、病理学

恶性软组织黑色素瘤典型病理学表现为肿瘤细胞均匀一致,呈巢样或束样。肿瘤细胞呈多角形或梭形,有丰富的嗜酸性或透明胞质,核团空泡状,有明显核仁,可见纤维间隔,并勾画出肿瘤细胞巢。免疫组化 S-100 染色强阳性是该病显著特征。

分子遗传学研究发现,对于软组织肉瘤肿瘤的异型性,不仅仅体现在临床表现及形态学上,也体现在基因方面。细胞遗传学发现:染色体 t(12; 22)(q13; q12)移位是软组织恶性黑色素瘤所特有的现象,而在皮肤恶性黑色素瘤内没有这种改变。

三、临床表现

患者起病一般很隐匿,表现为生长缓慢、逐渐增大的肿块,往往无其他症状,到较大时才引起疼痛和压痛。多发于青少年,发病高峰年龄在 20~40 岁,以女性稍多见。四肢是最主要发病部位(90%~95%),约 40% 肿瘤位于足/踝部。一般位置比较深,并常与腱膜及肌腱相连。远端的深部软组织多见,常与肌腱和腱膜相毗邻,易复发和转移。

有学者对 1998—2009 年间中文文献进行回顾统计分析,30 例患者经病理证实为软组织恶性黑色素瘤,男 13 例,女 17 例,2 例多发,余均为单发,下肢 7 例,上肢 8 例,腋下 4 例,腹股沟 2 例,颅面部 3 例,左侧椎旁、左髂部、骶尾部、左侧咽旁、右臀肌、左锁骨区臂丛、肩部、咽旁各 1 例。肿瘤位于深部软组织,与肌腱、肌膜相连,与皮肤无明显联系。症状和体征:患者均以发现局部肿块为主诉就诊,部分患者(17 例)伴有局部疼痛和触压痛。从发现肿块到就诊时间为 1 个月至 5 年不等,平均 1.2 年。

发生于骨内的软组织恶性黑色素瘤更为少见,Zhang 等(2005)曾报道 1 例 25 岁男性。Hersekli 等(2005)与 Rocco & de Chiara(2009)分别报道肋骨、胸骨 1 例。van Akkooi 等(2006)报道哨兵淋巴结的转移对透明细胞肉瘤的诊断有一定的意义。

四、影像学研究

由于软组织恶性黑色素瘤相当罕见,未见相关文献对其影像学特点的详细描述,仅见部分病例报道及其他资料有少许介绍。

一例患者病变位于左侧大腿后内侧大收肌肌腱附着处走行区,并以此为核心包绕股骨干大半周长,局部累及左侧股骨髓腔及大收肌。形态上,本病患者病变呈巢样分布,并能清晰见到其内放射样分布线条样长 T_1、短 T_2 信号影,邻近左侧股骨髓腔及大收肌内见片状长 T_2 及 STIR 高信号影。

结合软组织恶性黑色素瘤病理方面文献报道,再回顾该例的 MRI 特征,该组学者认为肿瘤信号不均匀,T_1WI 信号稍高于肌肉信号,内见线条样纤维分隔影,病变形态呈巢样改变或许就是软组织恶性黑色素瘤的影像学特征性表现,这不难从肿瘤细胞的组成、排列及生物学行为中得到合理的解释:肿瘤细胞排列呈巢样,在梭形或多角形细胞间散在分布胞质丰富、强嗜酸性的细胞,其内可见放射样纤维间隔影;肿瘤恶性程度高,容易侵犯邻近长骨,且极易发生远处转移。

五、鉴别诊断

软组织恶性黑色素瘤是一少见而又高度恶性肿瘤,尽管影像学及其他相关检查有一定的特征性,但仍与滑膜肉瘤、纤维肉瘤较难鉴别,尤其是滑膜肉瘤,其最后诊断仍然依靠病理和免疫组化。但影像学检查在肿瘤解剖部位、累及范围、内部成分结构、供血情况、恶性程度判断及患者预后等方面有着其他检查远远不能比拟的优势。

第七节 右上臂孤立性纤维性肿瘤病例

患者,女,48 岁。2 年前无意中发现右上臂局部一软组织包块,无压痛及红肿,不影响上肢活动,患者未行诊治,后包块逐渐增大，频繁活动后偶有右手指麻木不适，病程中无畏寒、发热、胸闷等不适。昨日我院行超声检查提示：右上臂肌层内实性占位，性质待定。

查体：右上臂下段桡侧可见软组织稍突起，可触及一约 4 cm × 5 cm × 6 cm 大小软组织包块，质韧，边界不甚清楚、光滑，轻压痛，右手各指活动、感觉及末梢血如常。

手术所见：见肿瘤组织位于深筋膜深面，与周围组织分界不甚清楚，有部分包膜，未侵蚀骨组织；肿瘤质地软，色泽青紫，外观呈菜花样，无明显搏动感。将瘤体完整切除，见肿瘤大小约 70 mm × 40 mm × 50 mm，打开肿瘤见鱼肉样组织。

病理检查：结节样肿物一块，大小为 6 cm × 4 cm × 3 cm，切面灰白，质中。常规病理诊断：右上臂外侧肿物标本：梭形细胞肿瘤，待免疫组化进一步明确诊断。

免疫组化检测：阳性：CD34，Vimentin，CD99，Bcl-2，VG 染色，Ki-67（+，<1%）；阴性：S-100，CD57，CD117，DOG-1，Actin，CK（P），NF，F8，CD31，EMA，SMA，MyoD1，Calponin，Desmin，HMB45，P63。免疫组化诊断：右上臂外侧肿物标本：孤立性纤维性肿瘤。

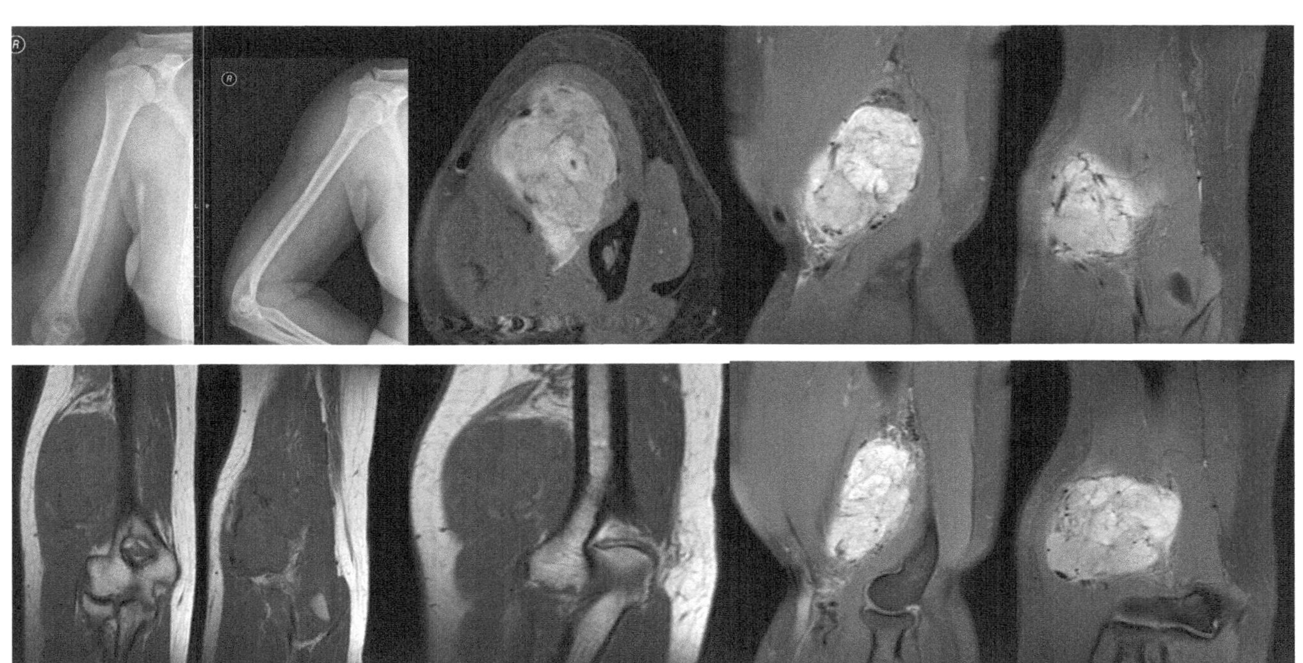

图 1-2-4　右上臂孤立性纤维性肿瘤

第八节　腘窝钙化性纤维性肿瘤病例

患者，男，41 岁。右腘窝无痛性包块 10 天入院。CT 诊断：右侧股骨头下段混杂密度肿块影性质待定，骨化性纤维瘤？血管瘤？建议进一步检查。

MRI 诊断：右侧腘窝肌间隙占位，考虑：色素沉着绒毛结节性滑膜炎，纤维瘤？建议增强扫描。

病理检查：右腘窝包块切除标本：结节样肿物一块，体积 7.5 cm × 7 cm × 4.5 cm，表面光滑，切面灰白淡红，呈编织状，质韧，包膜完整。病理诊断：右腘窝包块切除标本：初步诊断钙化性纤维性肿瘤，待免疫组化检测进一步证实。

免疫组化检测：阳性：VIM，Ki-67（<1%）；阴性：Actin，SMA，DES，CD34，CD31，CK（P），ALK，S-100，NF。免疫组化诊断：右腘窝包块切除标本：钙化性纤维性肿瘤。

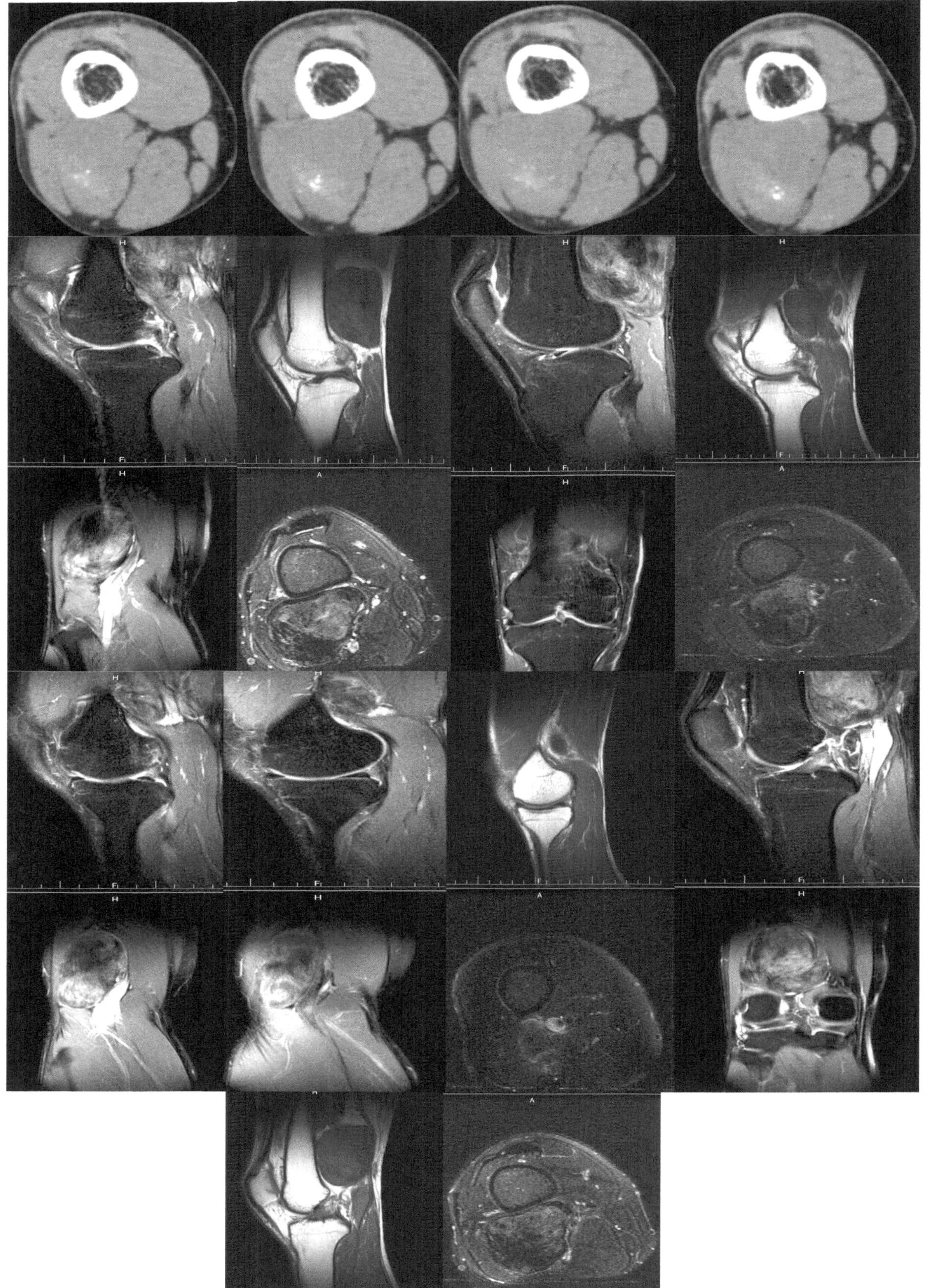

图 1-2-5　腘窝钙化性纤维性肿瘤

第三章　滑膜肉瘤

第一节　滑膜肉瘤的肺转移类似于肉芽肿

滑膜肉瘤是软组织的少见肿瘤，主要出现于四肢、肢带，倾向于局灶性复发和转移到肺，预后一般较差。有研究报告在放疗以后可长期缓解。原发性肿瘤的钙化大概见于 30% 的病人，钙化性肺转移甚为少见。

Zollikofer 等（1980）报告一例此病的肺转移灶的钙化，3 个钙化的肺结节，出现于原发性肿瘤切除术后 9 年，每个结节钙化表现不同，皆伪似良性病变，一个类似错构瘤，另二个类似肉芽肿。

一个肺结节的钙化，表现为中心性靶征或玉米花，通常考虑为良性，诸如结核、错构瘤、球霉菌病及类风湿性关节炎等；另外，还有可能为周围性肺癌吞噬一个钙化的肉芽肿，骨肉瘤或软骨肉瘤的钙化性转移，甲状腺癌或卵巢癌转移中的砂状瘤体形成，以及乳腺的胶状癌中的黏液质钙化等。

该学者的病例，右中肺结节稍分叶，边界锐利，含匍行性钙化，类似良性错构瘤，超过 3 年的慢性生长也符合于错构瘤，另二结节类似于钙化的肉芽肿。错构瘤与钙化肉芽肿并存，Metys（1967）指出此情况占他报告病例的 30%。

第二节　少见病例误诊报告：T_3 椎体附件滑膜肉瘤

滑膜肉瘤是一种并不罕见的软组织恶性肿瘤，发病率约占软组织恶性肿瘤的 7%~10%。但发生于椎体附件的非常少见。

在影像学研究中，X 线诊断较困难，易误诊，甚至难以定性。

CT 是 X 线检查的补充，在 CT 横断面上可显示肿块和邻近关节的关系，对判断肿瘤与范围和发现微小钙化及骨皮质的侵蚀有帮助，但仍缺乏特异性。

MRI 是软组织肿瘤最好的影像学检查方法，对软组织肿瘤的定位、定性及分期具有重要的参考价值。T_1WI 表现为混杂信号，其内的坏死灶及钙化表现为低信号，出血灶表现为高信号，肿瘤实质通常为等信号；T_2WI 表现为以高信号为主的混杂信号，可出现三重信号，即等低信号、稍高信号和明显高信号，肿瘤内陈旧性出血含铁血黄素沉着和钙化表现为低信号，稍高信号为肿瘤的实质部分，明显高信号为肿瘤的大块坏死及新鲜出血灶，但该表现并不是所有的滑膜肉瘤都出现，Gd-DTPA 增强扫描呈不均匀强化。

发生于四肢的滑膜肉瘤，尤其是单纯的软组织肿块，有包膜，边缘清晰，极易误诊为良性肿瘤，肿块小呈结节状，甚至被误诊为腱鞘囊肿。该例患者病灶位于 T_3 椎体附件，十分少见，术前误诊。该病的最后确诊仍然依赖病理，尤其是免疫组化和电镜检查。

第三节 大腿滑膜肉瘤病例

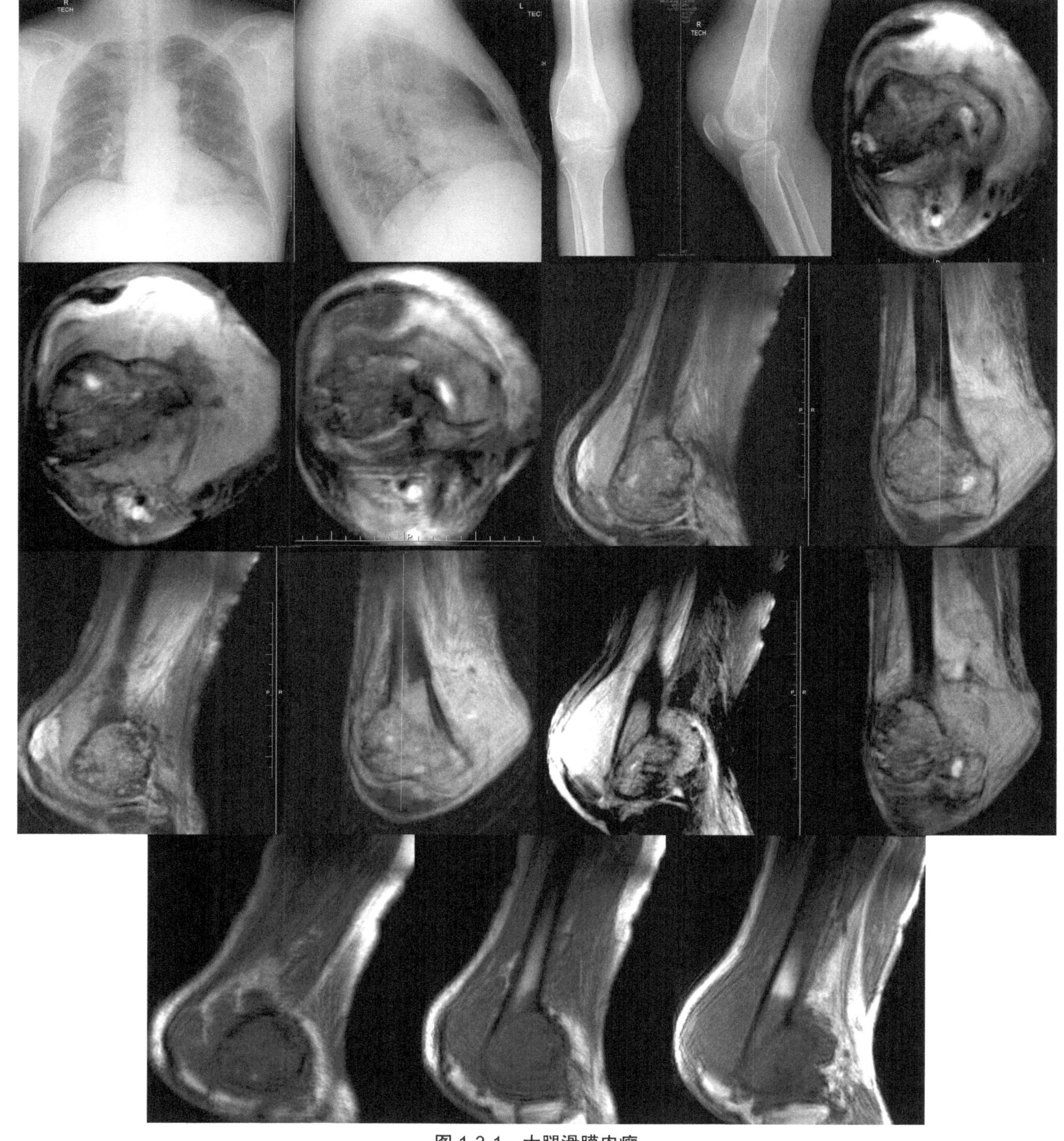

图 1-3-1 大腿滑膜肉瘤

患者,男,45 岁。发现右膝部肿胀、疼痛 3 月余入院。短期内右膝肿胀明显,内侧局部可见一软组织包块。局部皮温升高,下肢远端水肿。

病理检查:右大腿下段肿物切除标本:软组织肿瘤:灰白

色碎组织一堆，体积 3 cm × 2 cm × 4 cm，切面灰白易碎。骨组织肿瘤：灰白灰褐色不规则组织一堆，体积 2.5 cm × 1.5 cm × 0.8 cm，切面灰褐，质中，其中有少许骨组织。常规病理诊断：右股骨干骺端肿瘤及软组织肿瘤活检：高级别肉瘤，待免疫组化进一步明确。

免疫组化检测：阳性：VIM，CK（P），CK8，CK18，P63（散在），CD99，S-100（散在），SMA，NSE；阴性：CK19，CgA，SYN，CK5/6，EMA，Actin，Des，CD34，HMB45，MelanA，CD57，NF，λ，κ，GFAP，CD68，CD163，Calretinin。免疫组化诊断：右大腿下段肿物切除标本：免疫组化结果支持滑膜肉瘤。

第四节　滑膜肉瘤术后复发

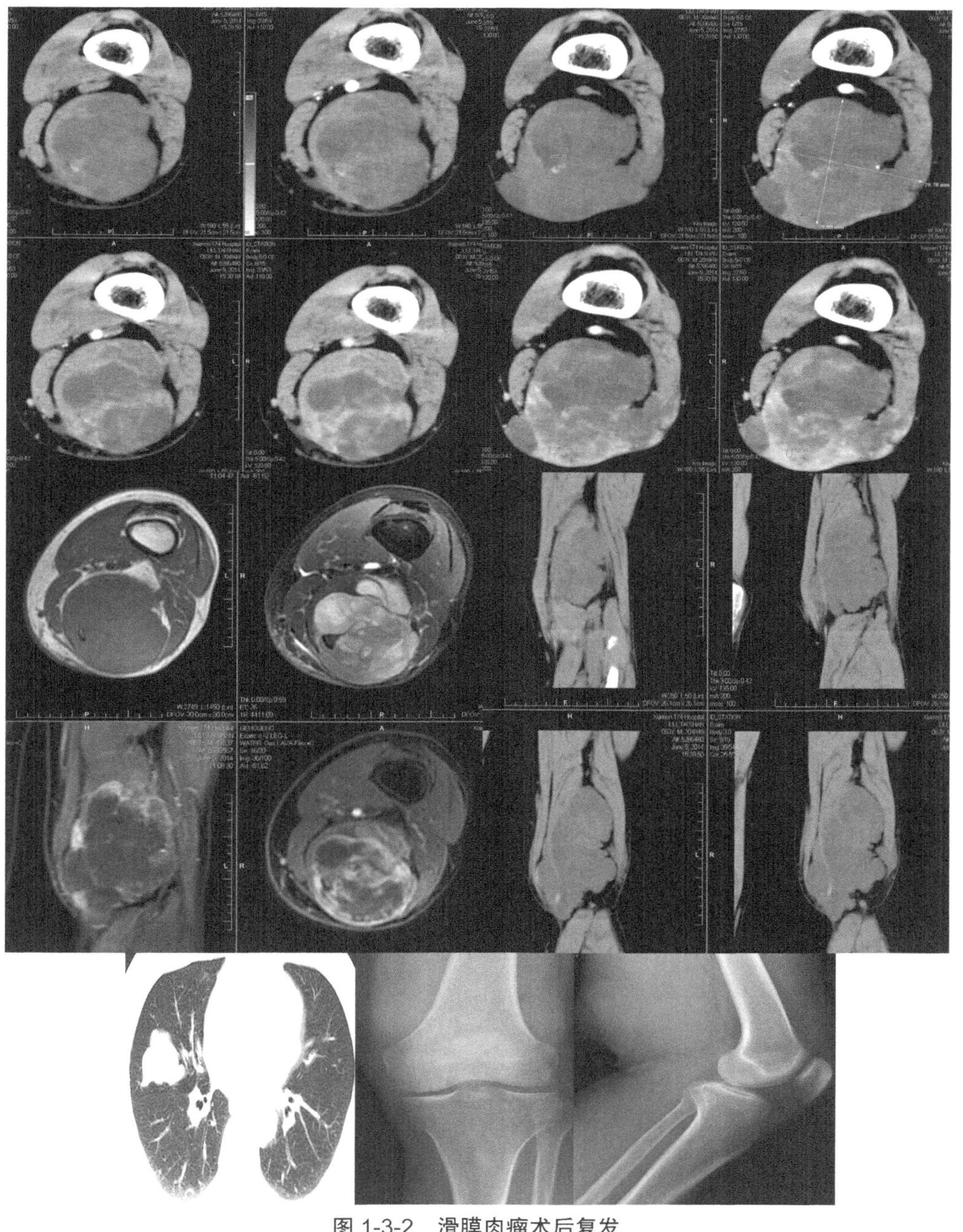

图 1-3-2　滑膜肉瘤术后复发

患者,男,63岁。因左膝后方滑膜肉瘤术后复发3月入院。查体:一般情况良好,心肺未闻明显异常。左大腿下段、腘窝上方见一肿物,约13 cm×10 cm大小,局部皮温稍高,充血,轻度压痛,中部可见破溃后形成的结痂,无渗血、渗液等;未见有皮肤瘘管等,包块质地韧,表面凹凸不平,与周围软组织分界不清,活动度差;患肢踝放射等生理反射正常存在,病理征阴性,肌力、浅感觉等均正常,末梢血运良好。

第五节　四肢滑膜肉瘤的MRI误诊讨论

滑膜肉瘤并非来自滑膜细胞,而是由未分化间叶细胞发生的具有滑膜分化特点的恶性肿瘤,占所有原发恶性软组织肿瘤的10%。滑膜肉瘤可以发生在很多部位,包括头颈部、腹膜后以及纵隔,但最常发生在四肢,一般发生在关节旁,与腱鞘、滑囊及关节囊关系密切。滑膜肉瘤预后不佳,5年生存率约为50%~60%。有学者认为发生于四肢的滑膜肉瘤的患者预后较发生在其他部位者要好。

滑膜肉瘤是第四位最常见的软组织肉瘤,好发于青壮年。在儿童和青少年滑膜肉瘤是除横纹肌肉瘤外最常见的恶性软组织肿瘤。一组10例中有3例首次就诊时年龄在18岁以下,占30%。滑膜肉瘤男性发病率高于女性;下肢的滑膜肉瘤患者远较发生在上肢者多见。

该组中3/10例病变发生在手足部。Kirby等(1989)的研究指出滑膜肉瘤是足部最常见的恶性软组织肿瘤。

(1)无转移存活时间:该组病例显示,在临床上,滑膜肉瘤患者多以发现肿块为主诉就诊,可伴或不伴有疼痛,病史可从几周到10余年不等,部分病例在发现肿块前有局部疼痛。体检肿块可有或无压痛,局部皮肤一般无红肿。该组病例在就诊期间均未发现转移,文献报道滑膜肉瘤最常转移的部位依次为肺、淋巴结和骨。该组3例复发者中,2例为多次复发,病史长达10余年,但均未发生转移,其中1例在手部,1例在小腿,提示在膝、肘关节远侧的滑膜肉瘤可有较长的无转移存活时间。

(2)肿瘤与骨:滑膜肉瘤与邻近骨骼关系密切,Jones等(1993)报道50%的病变与邻近骨相接触,21%的病变使邻近骨变细或侵犯髓腔。Blacksin等(1997)则报道33%的病例破坏邻近骨质。该组中27%的病灶直接接触邻近骨质,36%的病灶破坏邻近骨质。

滑膜肉瘤与骨的这种关系可能是因为滑膜肉瘤主要发生在关节旁,靠近骨端,且相对于肢体中部,此处的软组织相对较薄的缘故。虽然多数滑膜肉瘤靠近关节,但位于关节内者不多,该组中仅1例侵犯关节。

该组四肢滑膜肉瘤在MRI上大都表现为位置深在、内有分隔、边缘呈分叶状、边界清楚或不清的肿物,周围可有或无水肿。病灶信号多不均匀,出血以及坏死或囊变较常见,在T_1WI上与肌肉相比以及在T_2WI上与脂肪相比常可见高、等、低信号,有时在T_2WI还可见液-液平面。增强扫描肿瘤多表现为显著且不均匀的强化。

(3)信号不均匀:滑膜肉瘤不均匀的信号特点反映其内实性、囊性、纤维性、坏死和出血成分混合存在的状况。该组病例中在MRI上显示有分隔、出血以及坏死或囊变的病灶分别占91%、64%和55%。

Jones等(1993)报道35%的滑膜肉瘤在T_2WI上表现为混杂存在的三重信号。这包括与液体相似的高信号成分,稍高于脂肪或与其相仿的中等强度信号,以及与纤维组织相似的低信号成分。

该组中在T_2WI上出现上述三重信号的病灶达64%,出现液-液平面者占27%,同时有55%的病例在T_1WI相对于肌肉呈高、等、低的三重信号。MRI上混杂信号及液-液平面的表现并不是滑膜肉瘤所特有的,还见于恶性纤维组织细胞瘤等病变,但结合患者的年龄、病灶的部位等资料有助于滑膜肉瘤的诊断。

(4)3例误诊:滑膜肉瘤并非总是信号明显不均,较小的病变(直径小于5 cm)相对较大病变的信号多较均匀,这在T_1WI上表现得尤其明显,而且边界清楚,周围无明显水肿,类似良性病变,易被误诊。Blacksin等(1997)认为约1/3直径小于5 cm的滑膜肉瘤有良性特征。该组2例直径未超过5 cm的原发病灶均被误诊为良性肿瘤。

另外该组1例复发患者,在大腿上有2个病灶,信号较均匀,类似血肿。其病灶多发可能与在外院误诊为血管瘤，手术切除不彻底及局部瘤细胞种植有关。

总之，四肢滑膜肉瘤常见于青壮年，位置深在，多在关节旁，常与邻近骨骼相接触或对其破坏。MRI 上肿瘤信号不均，分隔、坏死、出血较常见，在 T_1WI 上与肌肉相比以及在 T_2WI 上与脂肪相比常可见高、等、低信号，增强扫描肿瘤多表现为显著且不均匀强化。当看到具有上述临床和影像学特点的肿物时，应考虑滑膜肉瘤的可能。但值得注意的是有些较小的滑膜肉瘤信号相对均匀，边界清楚，可类似良性病变，在临床工作中要注意鉴别。

第四章 腺泡状软组织肉瘤

第一节 腺泡状软组织肉瘤

腺泡状软组织肉瘤是一种分化方向尚不明确的恶性肿瘤,非常少见,占全部软组织肉瘤的不足1%。首先由 Christopherson 等(1952)报道并命名,是一种临床和形态学具有显著特征的软组织肉瘤。本病多发生于软组织内,也可原发于骨,但其起源一直存在争议, WHO(2004)软组织肿瘤分类中,仍将其纳入组织来源不明确的恶性软组织肿瘤。

它通常表现为生长缓慢的无痛性肿物,几乎不引起功能障碍,由于缺乏相关症状,肿瘤常被忽视,很多患者以肿瘤肺转移或脑转移为首发症状。因为它与常见良性血管源性肿瘤有相似的临床表现和影像特征,容易被误诊为血管瘤和动静脉畸形,延误早期诊断和治疗。

一、病理学

病理上以瘤巢形成腺泡状结构、丰富的胞质、大量的血窦以及囊变为其特征。典型的腺泡状软组织肉瘤在大体病理上表现为边界清晰或不清晰、无包膜或部分可见包膜的软组织肿块,肿瘤周围常可见大量增宽、迂曲的血管。切面呈灰白或红褐色鱼肉状,质软、易碎,肿瘤体积较大时,常有大面积的坏死和出血。

镜下肿瘤由排列成“器官样”或“腺泡样”的瘤细胞巢组成;肿瘤表现差异较小,其一致性也是肿瘤的特征之一;肿瘤细胞被大量薄壁的血管窦包绕,呈腺泡状或巢团状排列,提示肿瘤血供丰富;肿瘤细胞间分界清晰,胞核较小,胞质丰富、嗜伊红淡染; PAS 及 TFE 阳性反应。肿瘤边缘常可见到大量扩张的静脉,可能是由肿瘤中的多发动静脉瘘所造成;脉管浸润常见,可能是肿瘤容易发生早期转移的原因。

二、遗传学

细胞遗传学研究发现,腺泡状软组织肉瘤患者存在特异性的染色体 17 号编码区非平衡易位 t(X;17)(p11;q25),它连接 ASPL 基因的 17q25 的 N 段与 Xp11 转录因子 E3 的 C 端,这 2 种融合的基因导致了 2 种显著的聚变转录,即 ASPL-TFE3 表型 1 和表型 2。

三、临床表现

腺泡状软组织肉瘤非常罕见,占全部软组织肉瘤的 0.5%~0.9%。女性比男性多见,好发年龄在15~35 岁,其发病机制不明确,危险因子包括放射线、遗传因子和化学性致癌物质。腺泡状软组织肉瘤可发生在身体的任何部位,肿瘤通常发生在上肢或下肢,尤以下肢居多,其他特殊部位如腹膜后、乳腺、胸腹壁、口腔、眶内等偶有发生;幼儿和青少年,肿瘤通常发生在头颈区,眼眶和舌是最常见的部位;腺泡状软组织肉瘤还可发生于骨、纵隔和子宫。

腺泡状软组织肉瘤在临床上多表现为局部无痛性、质软的软组织包块,生长缓慢,但它经常在病程早期肺转移和脑转移的发生率很高,一些患者(6%~25%)在明确诊断时已发生转移,以肺部转移最为多见,其次是脑、肝和骨。大多数学者认为早期发现后广泛切除是治疗腺泡状软组织肉瘤的关键,其整体预后较差。

四、影像学研究

影像学上,X 线检查可以发现有无骨质破坏、骨膜反应以及有无肺转移。

CT 表现无特异性,多表现为边界清晰、密度欠均匀软组织肿块，密度一般较肌肉低，邻近骨质有破坏，若肿瘤发生坏死，则可见中央低密度区；当病变发生于骨骼时，表现为溶骨性骨质破坏，并伴有软组织肿块形成。增强扫描通常明显不均匀强化。

MRI 检查所见与组织学检查所见有很好的相关性，文献报道腺泡状软组织肉瘤具有典型的 MRI 表现，T_1WI 及 T_2WI 呈高信号，伴有多发的瘤内外流空信号。在 T_1WI 上肿瘤高信号区可能是瘤内外的缓慢血流。在 T_2WI 上一些扭曲的高信号和明显强化区可能是缓慢血流，组织学检查可以发现瘤内外膨大的静脉，肿瘤内多发的迂曲流空信号可能是快速血流，这些在腺泡状软组织肉瘤经常见到。Chen 等（2006）及 Pang 等（2001）报道腺泡状软组织肉瘤在 T_1WI 可呈等信号，一组 2 例肿瘤在 T_1WI 呈等信号，T_2WI 呈高信号，伴有瘤内外流空血管影。

增强后肿瘤不均匀明显强化也是腺泡状软组织肉瘤的一个特点，强化区是由于瘤内或瘤周的缓慢血流，与病理上瘤内外扩张的静脉以及血窦相对应。

MRI 影像上肿瘤的边界反映肿瘤的浸润性，MRI 能清楚显示肿瘤的 T_2WI 瘤周高信号影征象。文献报道，T_2WI 瘤周高信号影是鉴别软组织肿瘤良、恶性的一个较可靠的征象，瘤周高信号影的出现提示瘤周有肿瘤细胞浸润，肿瘤的恶性程度高。一组 1 例肿瘤可见 T_2WI 瘤周高信号影征，且 T_2WI 瘤周高信号影增强后明显强化。

腺泡状软组织肉瘤在 T_2WI 及 DWI 上呈高信号，ADC 值图示肿瘤实质的扩散极慢且与肌肉相似。镜下发现实质内存在大量网状纤维分隔、粗大致密的胶原索条、胞质内丰富的颗粒物质以及散落分布的紧密细胞巢，这些都起到了明显约束水分子运动的作用。

电镜下腺泡状软组织肉瘤胞质内存有界膜的结晶，理论上可以预见这种带膜大分子物质必然也会抑制水分子的扩散运动。肿瘤包膜组织结构疏松，血窦丰富、细胞外间隙松散且无网状纤维分隔，使 ADC 值图对包膜的显示更清晰。

T_2WI 上可见纤细的低信号分隔可能是肿瘤内粗大致密的胶原条索所致；病灶内及其周围的流空信号以及明显强化说明该瘤血供丰富；瘤体中央 ADC 值图呈高信号且无强化，符合坏死水分子扩散快的特点。腺泡状软组织肉瘤的 MRI 表现缺乏特异性，具备以下条件者需考虑该病：临床症状及体征轻微；肿瘤呈等 T_1、长 T_2 信号，DWI 呈高信号，肿瘤实质扩散与肌肉相似；边界较清楚，有完整或不完整的强化包膜；丰富的流空血管；肿瘤内合并囊变、坏死。最终确诊需依靠病理。

五、鉴别诊断

原发于骨的腺泡状软组织肉瘤与起源于软组织腺泡状软组织肉瘤的骨侵犯难以鉴别。典型的腺泡状软组织肉瘤在 T_1WI 及 T_2WI 呈高信号，伴有多发的瘤内外流空信号，但需要与肌肉内血管瘤、动静脉畸形、透明细胞肉瘤、滑膜肉瘤及恶性纤维组织细胞瘤等鉴别。

（1）肌肉内血管瘤：T_1WI 呈不均匀等信号或略高信号，T_2WI 及 STIR 呈不均匀条索状高信号伴扭曲成团的血管为特征。

（2）动静脉畸形：只有血管成分缺乏肿瘤固体组织成分，在 T_1WI 及 T_2WI 多为低信号不规则迂曲扩张的流空血管影。

（3）透明细胞肉瘤：好发于青壮年四肢远端，尤其是足及踝部，在组织学上由黑色素细胞分化，黑色素细胞能缩短 T_1 及 T_2 时间，在 T_1WI 及 T_2WI 呈高信号，但缺少血管流空信号。

（4）滑膜肉瘤：好发于青壮年，四肢邻近关节和腱鞘部位的软组织内分叶状肿块，邻近骨质常有破坏，多数有钙化，关节间隙不受侵为特点。

（5）恶性纤维组织细胞瘤：多为发生于中老年人四肢及躯干、部位较深的巨大软组织肿块，边界较清，瘤内可见分隔、囊变及出血。

原发于脊柱的腺泡状软组织肉瘤主要应与其他溶骨性恶性肿瘤相鉴别，如外周型原始神经外胚层肿瘤、转移瘤、骨巨细胞瘤等。

总之，发生在年轻人四肢深部软组织、生长缓慢的肿块，T_1WI 呈等或高信号，T_2WI 呈高信号，伴有多发的瘤内外血管流空信号，增强后不均匀明显强化时，要考虑到腺泡状软组织肉瘤的可能。

第二节　左大腿腺泡状软组织肉瘤术后复发

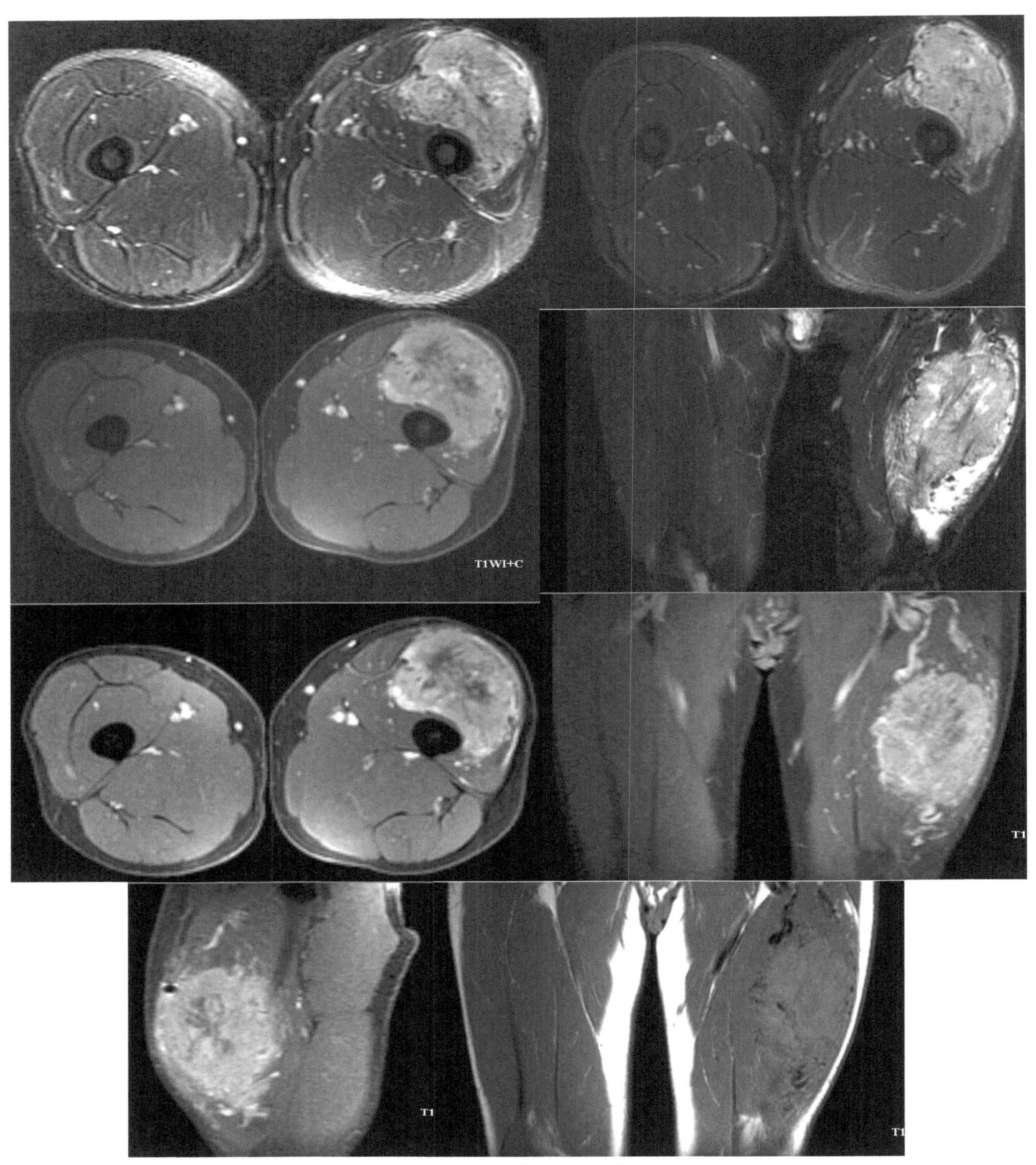

图 1-4-1　左大腿腺泡状软组织肉瘤术后复发

病例，男，49 岁。左大腿肿物 27 年余，术后再发化疗后 3 周入院。患者因“左大腿肿物渐进性肿大 20 年”于 7 年前就诊我院肿瘤科，查 MRI 提示：“左侧大腿肿块，约 5.5 cm × 10 cm × 7.5 cm，考虑神经纤维瘤”，并于当年在硬膜外麻醉下行“左大腿软组织肿瘤切除术”，术后病理示：“左大腿软组织腺泡状横纹肌肉瘤”，术后恢复可，患者拒绝进一步放、化疗后自行出院。

近 7 年来患者感左大腿肿物仍渐进性生长，局部无红肿、发热，站立久后稍感肿物胀痛不适，伴左下肢酸麻感，1 月前就诊我院行 MRI 检查示：“左侧大腿中段肿瘤术后复发，约 7.1 cm × 8.2 cm × 11.7 cm，边缘浅分叶，边界不清，周围见多条迂曲粗大血管影”，入住我院骨三科，考虑患者肿瘤恶性程度高，瘤体大，与周围血管、神经浸润，手术切除困难大，遂转入肿瘤科给予行 1 周期的“IA”方案术前辅助化疗（异环磷酰胺 2g D1-5，表柔比星 80mg D1+40mg D2），过程顺利，无明显不良反应。上周患者再行 1 周期的“IA”方案术前辅助化疗（用药同前），过程顺利，无明显不良反应。现患者为求复查及进一步治疗再次就诊，门诊遂拟“左大腿肿瘤术后复发”收住入院。

自上次出院以来，患者一般情况可，精神、睡眠、饮食可，大小便正常，站立久仍稍感肿物胀痛不适，不向他处放射，伴轻度左下肢酸麻感，休息后症状可缓解，无肢体活动障碍，无畏冷、发热，无恶心、呕吐等不适，体重无明显改变。

MRI：左侧大腿中上段股外侧肌间隙内可见一个长梭形软组织肿块影，边缘浅分叶，大小约 8.2 cm × 19 cm × 7.8 cm，T_1WI 略高信号，T_2WI 压脂不均匀高信号边界不清，肌间隙模糊。左侧股骨形态正常，未见骨质缺损。增强扫描：肿块实质部分明显强化呈高信号，中央坏死区无强化呈低信号，边界不清楚，周围可见多条迂曲粗大血管影。MRI 诊断：左侧大腿肿瘤术后复发。

手术所见：左大腿前外侧皮下一大包块，约 10 cm 宽、20 cm 长，肿块质中，与周围界限不清，大致位于股外侧肌。病理检查：灰褐色软组织一块，体积 16.5 cm × 10.5 cm × 7 cm，切面可见一结节面积 7.5 cm × 5 cm，切面灰白淡黄，细腻，质软，与周边组织界限尚清。常规病理诊断：左大腿肿瘤切除标本：本病需与腺泡状软组织肉瘤鉴别，待做免疫组化检测进一步确诊。免疫组化检测：阳性：Vim，CD68，α-sarcomeric，Actin（血管壁平滑肌），SMA（血管壁平滑肌）；阴性：MyoD1，Myoglobin，Desmin，CK（P）。免疫组化诊断：左大腿肿瘤切除标本：免疫组化结果支持腺泡状软组织肉瘤。

第三节　右肩腺泡状软组织肉瘤

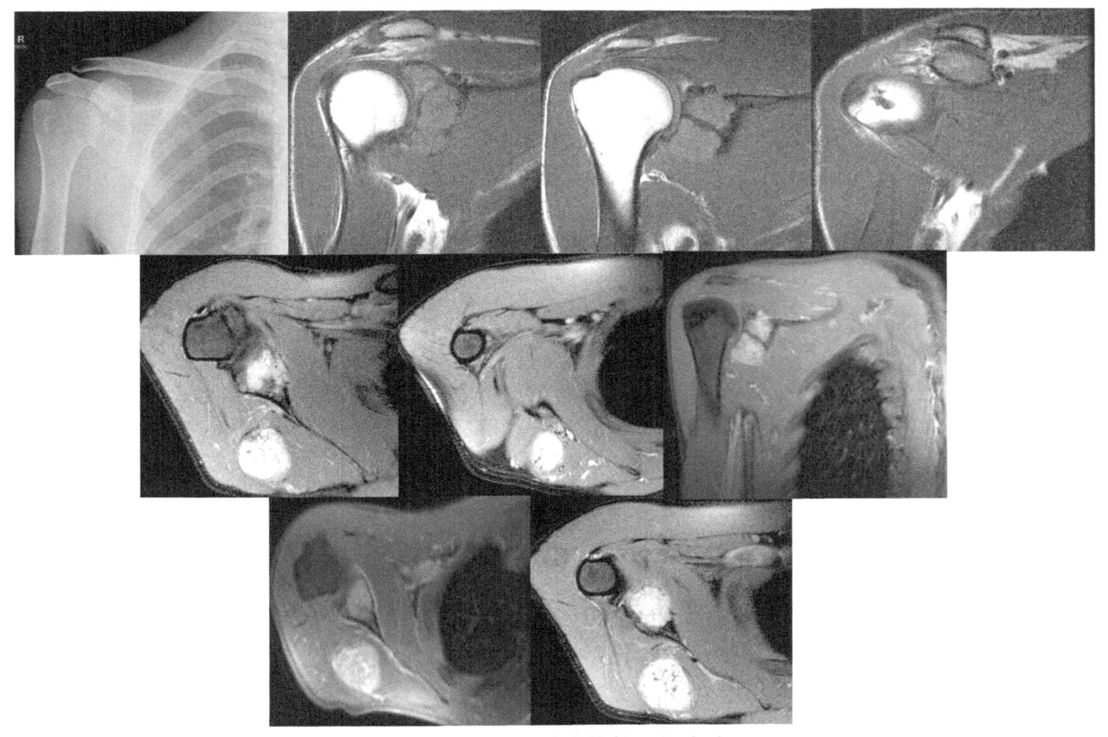

图 1-4-2　右肩腺泡状软组织肉瘤

男，29岁,缘于10年前患者无明显诱因出现右肩关节疼痛,以夜间睡觉明显,症状反复。

手术所见:术中见冈下肌内有一约4 cm×4 cm×5 cm大小的包块,包囊完整,血运丰富,未见神经伴行,沿包膜完整剥离包块,暴露肩胛盂及肩胛骨,后侧肩胛骨骨质完整,凿开部分骨质,面积约3 cm×2 cm,见肩胛骨内较硬的组织增生,前方骨质破裂,刮除组织,术中出血较多,用吸收性明胶海绵及骨蜡止血,填充异体骨。

病理诊断:间叶性恶性肿瘤,建议免疫组化进一步分型。免疫组化诊断:腺泡状软组织肉瘤。

第四节 大腿腺泡状软组织肉瘤

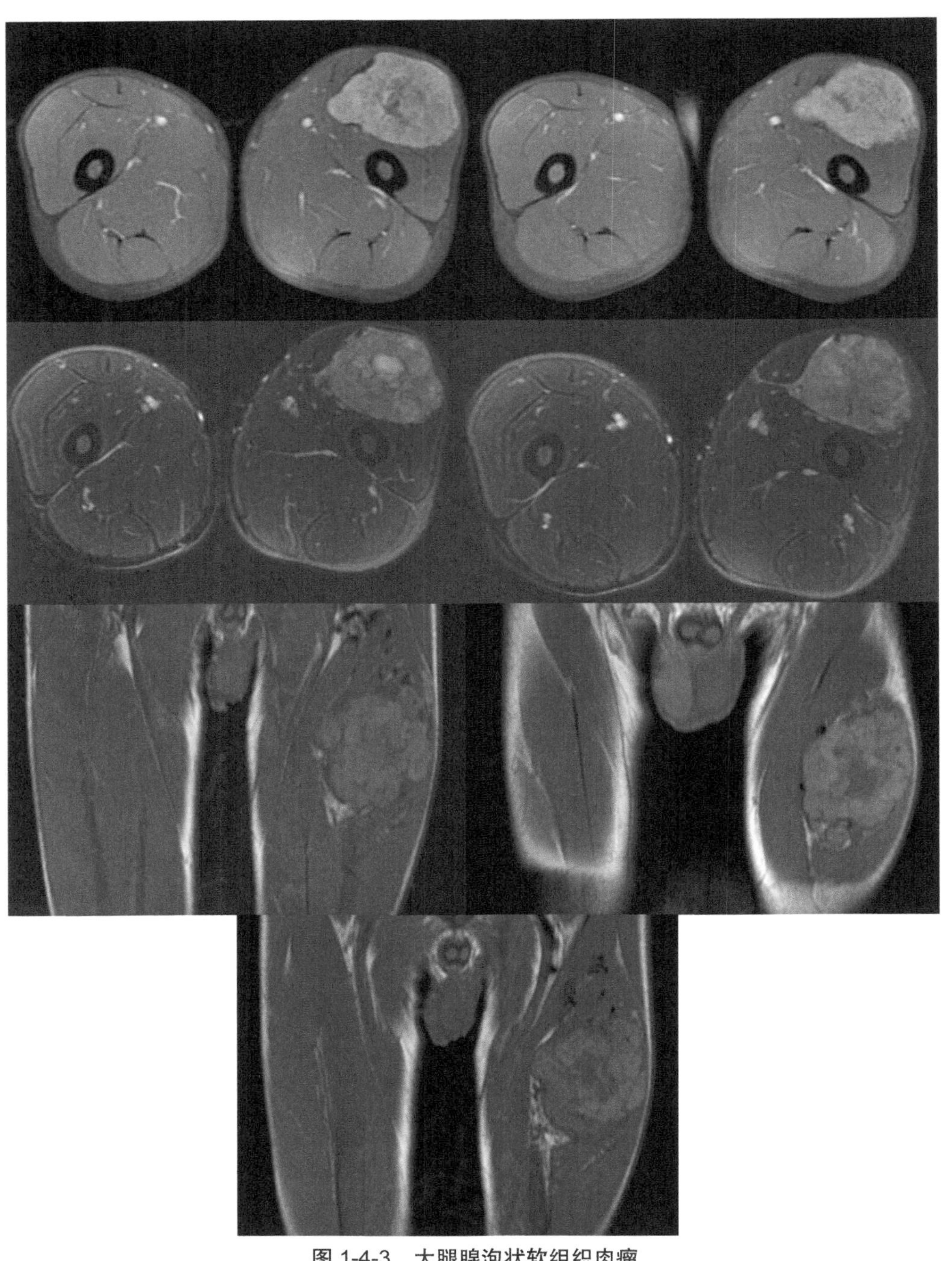

图 1-4-3 大腿腺泡状软组织肉瘤

患者，男，42 岁。左大腿肿物 20 年，伴肿物胀痛及左下肢酸麻感 1 年入院。查体四肢无畸形，活动自如，肌力及肌张力正常，无感觉障碍及过敏，左大腿前面中部局限性隆起一包块约 8 cm × 10 cm，质地硬，肿物皮温无升高，表面光滑，边界不清楚，无明显压痛，活动度差。

手术所见：左大腿前外侧皮下一大包块，约 10 cm 宽，20 cm 长，肿块质中，与周围界限不清。

病理检查：灰褐色软组织一块，体积 16.5 cm × 10.5 cm × 7 cm，切面可见一结节面积 7.5cm × 5cm，切面灰白浅黄，细腻，质软，与周边组织界限尚清。免疫组化检测：阳性：Vim，CD68，α-sarcomeric，Actin（血管壁平滑肌），SMA（血管壁平滑肌）；阴性：MyoD1，Myoglobin，Desmin，CK（P）。免疫组化诊断：左大腿肿瘤切除标本：免疫组化结果支持腺泡状软组织肉瘤。

第五章　软组织脂肪类肿瘤

第一节　软组织脂肪肉瘤

脂肪肉瘤是软组织肉瘤中最常见的恶性肿瘤之一,发病率在恶性纤维组织细胞瘤之后居第二位,占所有软组织肉瘤的 10%~35%。肿瘤起源于原始间充质细胞,因肿瘤内含有已分化的脂肪成分而得名。

一、分型

WHO(2002)软组织肿瘤分类将脂肪肉瘤分为 5 种类型:分化良好型(高分化型)、黏液型(黏液样/圆形细胞型)、去分化型、多形型和混合型。分化良好型又包括脂肪瘤样型、硬化型、炎症型、梭形细胞型。脂肪肉瘤的组织学多样性造成其影像学表现差异很大,部分软组织脂肪肉瘤术前诊断困难,容易误诊。最常见的为分化良好型,发病率为 50%,其他亚型发病率分别为黏液型 20%~50%,多形型 5%~15%,去分化型 10%,混合型 5%~12%。

某院同期经手术病理证实为脂肪肉瘤的 46 例次中,腹膜后占 35%(16/46),大腿占 33%(15/46);发病率分别为黏液型 48%(22/46),分化良好型 33%(15/46),混合型 11%(5/46),多形型 4%(2/46),去分化型 4%(2/46)。

脂肪肉瘤的不同组织学亚型,具有不同的肿瘤生物学行为。分化良好型脂肪肉瘤及黏液性脂肪肉瘤属低度恶性肿瘤,5 年生存率达 90%;去分化型、圆形细胞型及多形型脂肪肉瘤属高度恶性,极易复发和转移,5 年生存率分别为 75%、60%、30%~50%。

有报告认为脂肪肉瘤在复发过程中还存在亚型相互转化的问题。一组 2 例复发均出现了亚型转化,1 例黏液型复发为混合型(分化良好型部分黏液、多形型),1 例曾行 4 次手术及 2 次化疗,第 1 次手术病理类型为梭形细胞型,后复发 2 次为黏液型,最近 1 次复发类型为多形型。另有 2 例患者数年前曾有脂肪瘤手术病史。本组复发病例均发生了亚型转化,且恶性程度较前增加。

二、病理学

分化良好型最常见,约占 50%,主要病理特点是 75% 以上的成分由比较成熟的脂肪细胞组成,同时含有脂肪母细胞、异型脂肪细胞、增厚或结节样纤维分隔及厚壁血管,脂肪含量高,恶性度低,很少发生转移。黏液型是第二常见的类型,约占 20%~50%,黏液型与圆细胞型曾经是两个独立的亚型,WHO(2002)分类将二者并作一类,合称为黏液型脂肪肉瘤,因其同时含有黏液样成分和圆细胞成分,又称为黏液型 - 圆细胞型脂肪肉瘤。

病理上,肿瘤由 3 种成分组成:原始间叶细胞到不同分化阶段的脂肪母细胞、丛状分支状的毛细血管、含黏多糖的黏液样基质,水分含量高。肿瘤密度根据脂肪细胞分化的程度、黏液及纤维组织成分的不同而密度各异,病变实性成分较多者呈稍低于肌肉密度或等于肌肉密度,含黏液成分较多者,病变密度接近于水。瘤中圆细胞成分越多,恶性程度越高,越易发生转移,该型易发生肺外转移。

多形型是最少见的亚型,多发生于 50 岁以上,表现为生长迅速的软组织肿块,由两种成分构成:恶性纺锤样纤维组织细胞瘤和上皮样多形性脂肪肉瘤,其恶性程度最高,极易发生复发和肺转移。多形型脂肪肉瘤病理特点是散在的多泡状脂肪母细胞,细胞质内常见到无特异性的嗜酸性小球或小滴。该型恶性程度高,具有组织学的高度间变及肿瘤的高分级特点,与其他亚型相比,该亚型较少含有成熟的脂肪成分。一组 1 例表现为软组织密度肿块,内无脂肪成分,使其影像学定性诊断困难。

去分化型脂肪肉瘤病理为双向分化的脂肪肉瘤，部分为脂肪分化型，部分为非脂肪性的肉瘤成分，这些成分多数类似于恶性纤维组织细胞瘤，少数为纤维肉瘤、横纹肌肉瘤样，甚至骨肉瘤、软骨肉瘤样。去分化型向单一成分分化者占 76%，向多种成分分化者占 24%。

混合型脂肪肉瘤为各种亚型的不同组合，可见上述各型脂肪肉瘤表现。

三、临床表现

脂肪肉瘤主要发生于成年人，发病高峰年龄在 40~60 岁，肿瘤很少发生于儿童，男女发病率大致相等，临床起病隐匿，通常表现为缓慢生长的无痛性包块。

脂肪肉瘤是成人较为常见的软组织恶性肿瘤，66%~75% 发生于四肢，以股部深部最为多见，一组 12 例均发生于深部软组织，75% 发生于股部。男女发病率相近，好发年龄 40~60 岁，该组发病中位年龄为 50 岁。脂肪肉瘤多发生在深部软组织内，可起源于肌筋膜或深部血管丰富的部位，后腹膜和下肢是 2 个极其好发的部位。手术切除是脂肪肉瘤的主要治疗方法，但术后复发率较高，一些学者报道，术后 2 年复发率达 61. 9%，患者多数 2 年内复发。

四、影像学研究

由于脂肪肉瘤临床起病隐匿，CT 是其主要检查手段。同时，鉴于其病理学类型多样且恶性程度不同，因此深入了解不同类型脂肪肉瘤 CT 表现特点，提高其诊断率，对临床术前诊断及预后具有重要意义。

（1）分化良好型：分化良好型脂肪肉瘤病理上含有较多相对成熟的脂肪组织，其脂肪含量常占肿瘤组织的 75% 以上，故 CT 平扫大部分为脂肪密度，与脂肪瘤相似，但该型脂肪肉瘤内常见不规则增厚的纤维结缔组织间隔甚或大块纤维结缔组织硬结。其中脂肪瘤样型由于血供不丰富，增强后仅见间隔强化；硬化型因含有较多纤维性胶原，增强后轻中度强化，延迟后强化更明显。一组脂肪瘤样型增强后间隔强化，硬化型早期硬结节不强化，延迟期 CT 值增加约 10~20 HU，术后病理证实为纤维结缔组织与上述表现基本一致。

分化良好型脂肪肉瘤 65%~75% 发生于下肢深部软组织，其次是腹膜后，典型 MRI 表现为以脂肪信号为主的肿块，非脂肪成分表现为厚度大于等于 2 mm 的分隔和范围小于 2 cm 的局灶性结节或片状非脂肪信号区，在增强 MRI 上呈中度或明显强化，肿块边界清楚，推压周围结构，无明显侵袭性。脂肪成分大于 75% 是本型的特征性表现。

（2）黏液型：黏液型脂肪肉瘤 75%~80% 发生于下肢深部，影像学表现取决于其黏液样成分和圆细胞成分含量的多少。以黏液样成分为主型，在 MRI 上多表现为长 T_1、长 T_2 信号，甚至类似囊性改变。黏液型脂肪母细胞聚集的区域为脂肪信号，但其脂肪含量多小于 10%，表现为花边样、线样脂肪信号或微小的脂肪结节。

肿瘤中的圆细胞成分影像表现缺乏特异性，信号不均匀，一组中 3 例信号混杂，1 例伴坏死和出血，可能与圆细胞含量较多有关。圆细胞成分越多，恶性程度越高，边界一般不清楚，有一定的侵袭性，一组 1 例侵犯邻近骨皮质，2 例与股动静脉和神经分界不清。

黏液样成分含有丰富的毛细血管，故增强扫描呈明显强化，而圆细胞成分强化亦较为明显。一组腕部 1 例和腹膜后 1 例黏液型术前曾多次误诊为囊肿，回顾性读片发现腹膜后 1 例增强后肿块内见絮状强化，可与囊肿鉴别。一组 5 例中 1 例伴有骨质破坏，2 例发生腹股沟淋巴结转移，随访 4 例中 2 例复发。该型发病年龄较小，以股部中部和腘窝多见。

（3）多形型：多形型脂肪肉瘤 56% 发生于下肢，其次是上肢，该组中有 1 例发生于肩部。本型缺乏特异的影像学表现，边界不清，信号混杂。本型脂肪含量极少，局灶性脂肪因混有恶性非脂肪细胞而在 T_1WI 上呈略低于皮下脂肪的不典型信号，一组 4 例均未见明确脂肪信号。肿瘤中的非脂肪成分在 T_1WI 上呈中等信号，T_2WI 上呈中等或高信号。一组 4 例，有 3 例复发，未见转移。一组 2 例伴坏死，2 例伴有出血，3 例伴有周围肌肉水肿。

（4）去分化型：CT 表现有一定的特点，表现为脂肪瘤样和 / 或黏液样组织中出现一明显强化的软组织肿块，可有坏死和囊性变。一组 2 例去分化脂肪肉瘤可见上述典型表现，1 例增强后软组织团块持续不均匀强化，延迟期强化增加最大达 100 HU，内可见较多坏死。去分化型 90% 由分化良好型转变而来，具有双向性，含有分化良好的脂肪肉瘤成分和去分化成分，即非脂肪肉瘤的肉瘤成分，其中 90% 为高度恶性的纤维肉瘤和恶性纤维组织细胞瘤,约41%复发,15%~20%可发生转移,常见转移部位是肺。好发于腹膜后,其次是下肢深部,MRI上表现为局灶性、结节样非脂肪区,范围一般大于1 cm。一组1例以恶性纤维组织细胞瘤成分为主,伴有邻近骨皮质侵蚀。一组1例脂肪成分小于10%,肿瘤大部分由非脂肪成分构成。

(5)混合型:混合型脂肪肉瘤约占所有脂肪肉瘤的5%~12%,含有以上几种亚型的特征,发病年龄较大,最常见于腹膜后。一组1例以脂肪密度为主,1例以液性密度为主,另2例以软组织密度为主,内混杂有不同比例的脂肪及水样密度。

值得一提的是:一组有2例混合型出现了大块无定形钙化灶,这与脂肪细胞去分化,产生骨软骨化生有关,且预示着肿瘤预后不良。一组2例伴有钙化者病理为分化良好型伴部分黏液性,虽然病理为低级别脂肪肉瘤的混合,但病灶增强后实质部分显著强化,强烈提示肿瘤内部血供十分丰富,具有恶性特征。

在上述各型脂肪肉瘤中,分化良好型和以黏液样成分为主的黏液型在影像学上有一定的特征性,前者脂肪成分含量最多,后者水分含量最多,信号轻度不均匀,边界清楚或相对清楚,一般不具有侵袭性。而去分化型、以圆细胞成分为主的黏液型和多形型恶性程度高,影像学表现不具有特异性,信号呈中度或明显不均匀,边界不清楚或相对清楚,具有一定的侵袭性,含有成熟脂肪成分时有提示意义。混合型脂肪肉瘤具有以上几种亚型的影像表现。

五、鉴别诊断

分化良好型需与脂肪瘤鉴别。

脂肪瘤:常位于表浅部位,含有大量的脂肪成分,边界清楚,信号均匀,间隔一般小于2 mm,增强扫描不强化或轻至中度强化。

以黏液样成分为主的黏液型需与肌内黏液瘤、软骨样脂肪瘤、伴有黏液变性的神经源性肿瘤、恶性纤维组织细胞瘤的黏液性变异、黏液性胚胎性横纹肌肉瘤相鉴别。

(1)肌内黏液瘤:肌内黏液瘤常无完整的包膜,常可见周围肌肉萎缩、反应性的脂肪沉积和瘤周水肿,多无明显强化。

(2)软骨样脂肪瘤:软骨样脂肪瘤常见钙化,在X线片和CT上容易显示,有助于鉴别。

(3)伴有黏液变性的神经源性肿瘤:伴有黏液变性的神经源性肿瘤无脂肪成分,含有黏液性变成分及区域性的肿瘤实质,后者在T_1WI上呈略低信号,在T_2WI上呈较高信号,好发于较大的神经干,常位于肌间隙内,呈纺锤形。

(4)恶性纤维组织细胞瘤:恶性纤维组织细胞瘤的黏液性变异含有黏液组织,但多无脂肪成分,并有近似等信号的其他成分。

(5)黏液性胚胎性横纹肌肉瘤:黏液性胚胎性横纹肌肉瘤常见于婴幼儿,好发于头颈部、眼眶、泌尿生殖道,无脂肪组织。

分化差的脂肪肉瘤应与良性脂肪性肿瘤、畸胎瘤、恶性神经鞘膜瘤、滑膜肉瘤鉴别。

(1)脂肪瘤、脂肪母细胞瘤等:脂肪瘤、脂肪母细胞瘤相对较小,位置表浅,以脂肪成分为主。

(2)畸胎瘤:畸胎瘤多位于骶尾部,含3个胚层组织,病变内可见脂肪、液体及实性成分,如出现骨骼或牙齿可以确诊。

(3)恶性神经鞘瘤:恶性神经鞘瘤常累及较大的神经干并有相应的神经症状,中央区多见坏死。

(4)滑膜肉瘤:滑膜肉瘤多发生于邻近关节部位。

其他软组织肿瘤,如多形型横纹肌肉瘤、恶性纤维组织细胞瘤、纤维肉瘤等影像学表现缺乏特异性,难以与分化差的脂肪肉瘤鉴别。MRI能够清晰显示软组织肿瘤的范围,反映肿瘤内部的组织学成分,是软组织脂肪肉瘤的最佳影像学检查手段。根据MRI表现可以推测脂肪肉瘤的病理类型和恶性程度,为预后和治疗提供重要信息。

综上所述,脂肪肉瘤组织学的多样性决定了影像学的多样性,不同亚型的影像学表现具有其一定的特点。对各种病理类型脂肪肉瘤的形态、密度及强化特点等进行归纳总结有利于提高影像定性诊断能力,对临床制订手术方案及预后评估具有指导意义。

第二节　左上臂圆细胞脂肪肉瘤

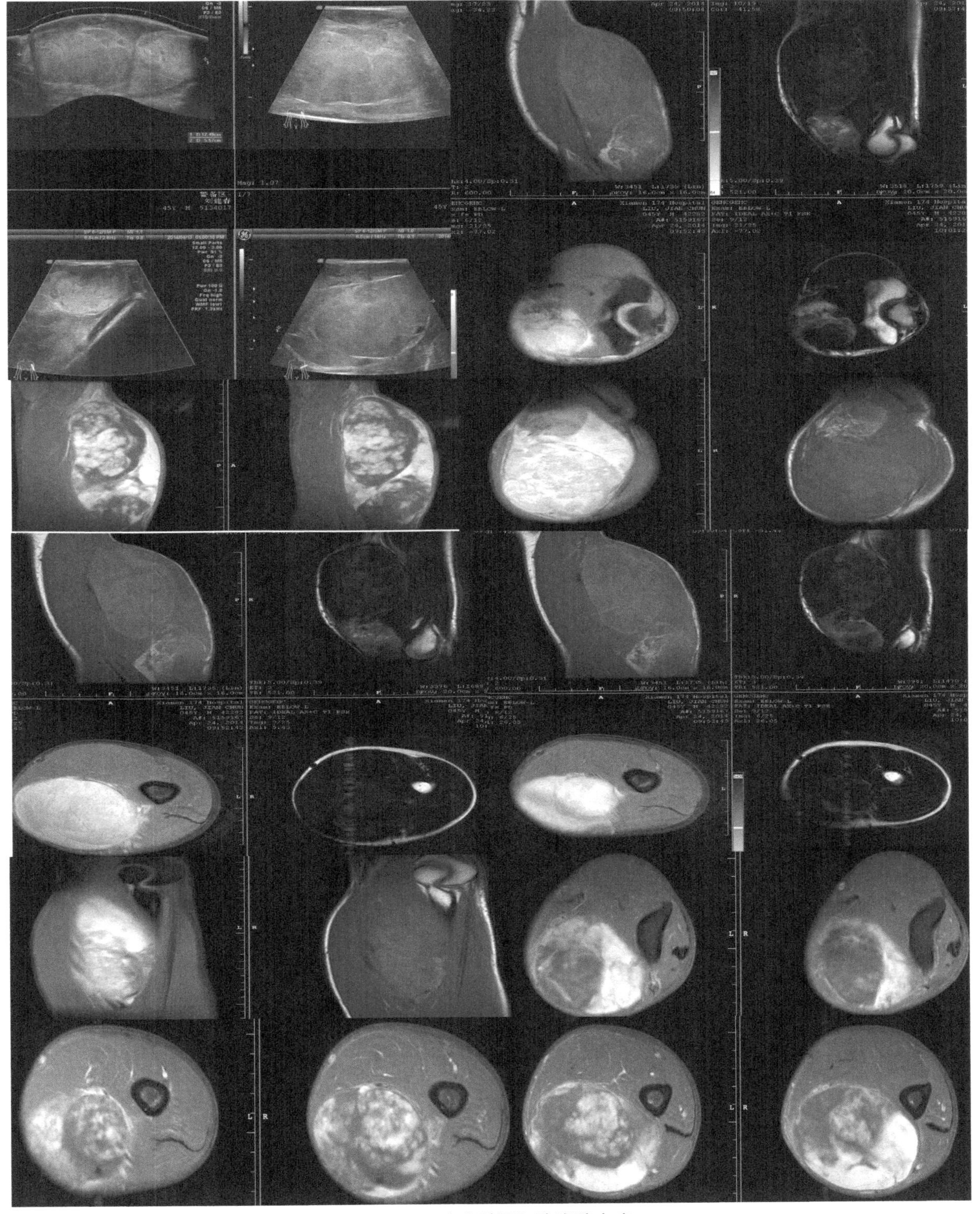

图 1-5-1　左上臂圆细胞脂肪肉瘤

患者,男,45 岁。左上臂软组织包块发年余,突发增大 4 月入院。

手术所见:左上臂内侧间隙见一大小约 15 cm × 7 cm × 6 cm 实性肿物,质地韧,包膜完整,其前表面可见正中神经纵跨,神经被挤压呈薄片状,外侧紧邻肱动脉,后内侧紧邻尺神经。右大腿软组织肿物位于皮下,大小约 5 cm × 4 cm,呈分叶状,为脂肪样组织。

病理检查:左上臂肿物切除标本:肾样肿物一块,大小 13.0 cm × 8.5 cm × 7.0 cm,包膜完整,临床已剖开,切面呈多结节状,淡黄灰白夹杂,质地软硬不等。右大腿肿物切除标本:淡黄色组织一块,大小 4.0 cm × 3.0 cm × 1.5 cm,包膜完整,切面淡黄,质软。常规病理诊断:左上臂肿物切除标本:左上臂间叶性肿瘤,倾向恶性,类型待定,建议做免疫组化进一步明确诊断。右大腿肿物切除标本:右大腿脂肪组织肿瘤。

免疫组化检测:阳性:Vimentin,S-100,Ki-67(+,约 5%);阴性:CK-P,CD34,EMA,Bcl-2,CD68,Desmin。免疫组化诊断:左上臂肿物切除标本:免疫组化结果支持左上臂圆细胞脂肪肉瘤。肿瘤中局部分化较好,并见小灶骨与软骨分化。右大腿肿物切除标本:脂肪瘤。

第三节 左大腿肌内脂肪瘤

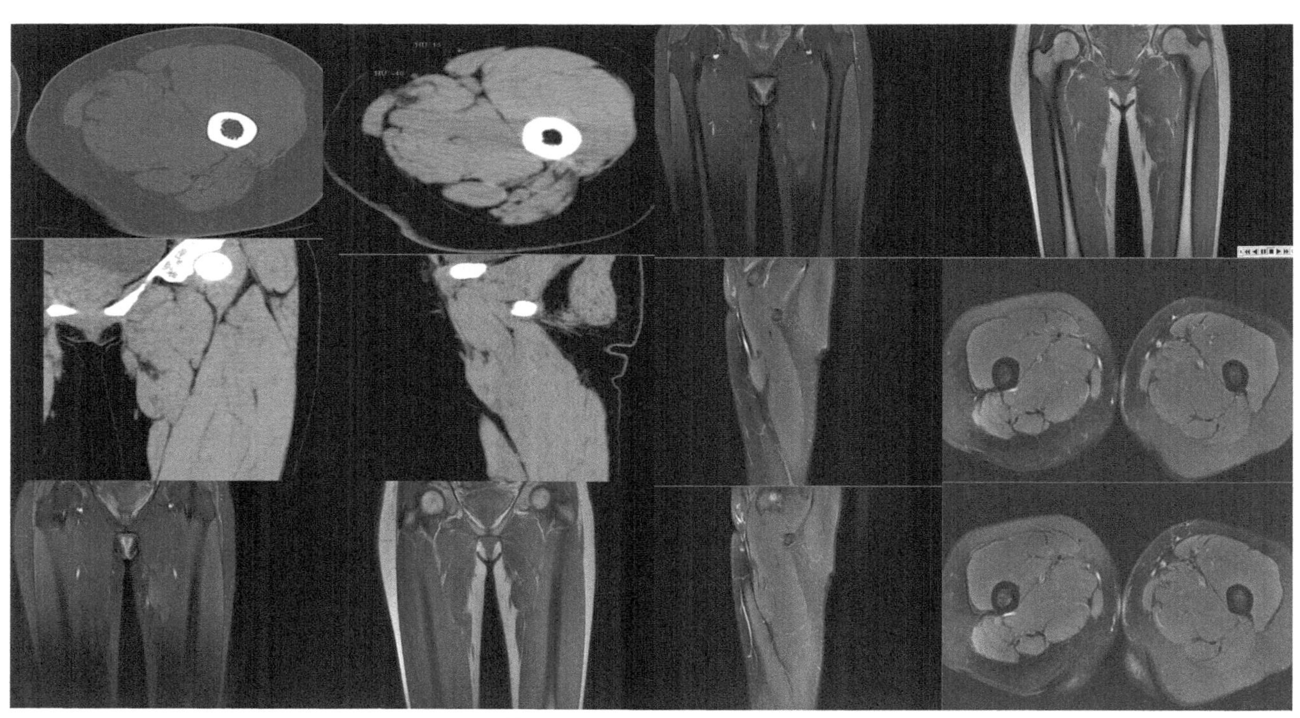

图 1-5-2 左大腿肌内脂肪瘤

患者,女性,30 岁。发现左大腿内侧包块 6 个月余入院。

手术所见:术中见左大腿内侧包块位于内收肌肌腹内,界限不清,质中,如瘢痕组织。

病理检查:左大腿内收肌包块切除标本:灰褐色组织一块,大小 3.4 cm × 2.2 cm × 1.7 cm,切面灰白灰褐,质韧。病理诊断:左大腿内收肌包块切除标本:横纹肌组织中见散在灶性脂肪组织浸润,可考虑肌内脂肪瘤。

第六章　软组织其他类型肉瘤

第一节　骨外尤文肉瘤及误诊分析

尤文肉瘤，又称未分化网状细胞瘤，原发于骨髓内的原始细胞，是常见的骨恶性肿瘤，是一类骨和软组织较常见的高度恶性小圆细胞肿瘤。目前尤文肉瘤已被公认是一种独立的骨肿瘤，但对其来源和性质仍存在分歧。

尤文肉瘤家族：尤文肉瘤家族包括：骨尤文肉瘤、骨外尤文肉瘤、原始神经外胚层瘤（PNET）和胸壁原始神经外胚层瘤。尤文肉瘤常见于儿童、青少年，属神经外胚层起源肿瘤，由 Ewing（1921）首先报道。

大部分尤文肉瘤发生于骨骼，好发于 10~20 岁青年，男性多于女性。骨尤文肉瘤好发于红骨髓活动的部位，常见的原发部位有肢体近端、肋骨、骨盆和椎骨。典型 X 线表现为骨干或干骺端骨质破坏较广泛，呈“虫蚀”样，可有“葱皮”样骨膜反应及软组织肿块。

骨外尤文肉瘤是组织形态与骨肉瘤相似而发生于软组织中的一种极高度恶性小圆形细胞肿瘤，由 Angervall & Enzinger（1975）报道了首例起源于软组织的尤文肉瘤。骨外尤文肉瘤较为少见，仅占肉瘤类的 1%，转移率高，预后差。多数见于躯干、四肢和中轴软组织（包括脊柱旁、腹膜后腔和胸壁），极少数发生于肾脏、输尿管、膀胱、脾、前列腺、睾丸、卵巢、阴道、子宫、消化道及大脑等。

一、病理学

骨外尤文肉瘤的病因尚不清楚，但某些因素如放射性因素已被证实易诱发此类恶性肿瘤。许多遗传因素目前也认为可致骨外尤文肉瘤。

长期以来关于骨外尤文肉瘤的来源存在争议，一种倾向间叶或结缔组织，另一种倾向原始神经外胚层的脊细胞。现在更多研究证实骨外尤文肉瘤与外周型原始神经外胚层肿瘤（pPNET）同属 Ewing/pPNET 肿瘤家族，该肿瘤谱系同源于原始神经干细胞，具有向原始间叶或神经不同方向分化的特点，免疫组织化学 CD99 强阳性表达为其特征，Vim 亦多为阳性。

骨外尤文肉瘤组织学改变与骨尤文肉瘤相同，为均匀一致的小圆形细胞，切面上可见典型的“鱼肉”样改变，常可见到液化、坏死和出血区域，可累及神经、脊髓，导致感觉、运动障碍。免疫组织化学 CD99 呈阳性。

二、临床表现

骨外尤文肉瘤临床与形态特征、预后和治疗与骨的尤文肉瘤十分相似。好发于 10~30 岁，较骨尤文肉瘤发病年龄略大，男女比例为 1.2:1。

发病部位多为躯干，以脊柱旁及腹膜后软组织较常见，亦可发生在下肢、椎管内、颜面、鼻窦旁、胸壁、纵隔、乳腺、肝肾等少见部位，和尤文肉瘤常发生在下肢粗大长管状骨不同。好发部位较深，生长较快，常无痛感，症状出现时间一般少于 1 年，转移率高，预后差。该病恶性程度高，早期可经血行转移至肺或骨等脏器，亦可局部淋巴结转移，生存时间在 6 年之内，5 年生存率不足 20%。主要临床症状为进行性疼痛和局部包块，可伴局部红肿、发热，白细胞计数增高，血沉加快等，少数病例早期仅以局部包块就诊。

本病预后差,但对放疗很敏感。目前多主张放疗、手术、多药性化疗联合应用。

三、影像学研究

典型的尤文肉瘤要满足以下几个条件:5~25岁;原发部位最常发生在四肢长骨的骨干/干骺端的骨髓腔及扁骨的骨髓腔,再穿透皮质,形成软组织肿块,并侵犯周围组织;临床症状类似骨髓炎,以疼痛、发热和白细胞计数增高为主要特点。骨质破坏主要为虫蚀状或片状骨质破坏,层状、葱皮样或放射状骨膜反应,有时形成骨膜三角。

骨外尤文肉瘤的影像表现主要有:肿瘤位置常较深,边界不清,呈不规则分叶状团块,即使肿瘤与邻近骨骼关系密切也很少有直接的骨质破坏或增生,亦不伴骨膜反应。CT平扫多表现为不均匀软组织肿块,中心坏死呈不规则的类蜂窝状低密度。CT图像上常呈分叶状肿块,密度不均,可坏死、液化等。肿瘤内常无瘤骨成分,钙化亦罕见。增强扫描肿瘤早期不均匀明显强化,延迟后呈相对等密度。MRI表现为T_1WI不均匀低至等信号,T_2WI不均匀中至高信号,增强后不均匀强化。发生于闭孔、椎间孔等解剖孔道旁的一些骨外尤文肉瘤多表现为穿越孔道而不伴有孔道的破坏、扩张,而此类孔道多有神经通过,哑铃状结构少见;发生在鼻窦旁及咽旁间隙的骨外尤文肉瘤由于邻近的窦壁及筛板骨质菲薄,表现为肿块周围骨质膨胀性受压改变,亦可见骨质破坏及邻近组织的蔓延侵犯。

四、分型

尤文肉瘤的分期分型直接影响临床的治疗方案和患者的预后。一些学者根据一般骨关节肿瘤的分型,结合尤文肉瘤的CT表现,将病变分为:Ⅰ型,骨尤文肉瘤,病损局限于骨内;Ⅱ型,骨尤文肉瘤突破骨皮质外缘,灶边界较清晰,未侵及周围组织器官或相邻关节;Ⅲ型,骨外尤文肉瘤,边界较为清晰孤立;Ⅳ型,骨尤文肉瘤侵犯周围组织器官或相邻关节或骨外尤文肉瘤侵犯相邻骨、脏器;Ⅴ型,出现远处转移。

尤文肉瘤易发生转移,通常转移至肺和骨。但是肺转移、骨转移或是合并肺和骨转移的病人初诊中仅大约25%能够被发现。因此,可以认为,一旦确认或考虑到骨尤文肉瘤诊断的病例,应同时行胸部影像学检查及骨扫描。

肿瘤大小是影响预后的一个重要因素,预后与肿瘤直径关系密切。国外学者发现,当骨外尤文肉瘤肿瘤直径大于5 cm时,75%的病人生存期小于1年。而CT轴位图像及多平面重建图像可明确测量出肿瘤的各种径线,有些后处理软件更可方便测量出肿瘤的体积,为临床治疗及预后提供依据。CT可在术后及放、化疗后随访中及时评价治疗效果和了解有无转移。有研究表明,放疗后尤文肉瘤的坏死与患者的生存率有明显相关性,而CT增强扫描可清晰显示出肿瘤的坏死面积。尤文肉瘤的CT表现多样化,典型征象较少,但在尤文肉瘤的诊断中仍有重要应用价值,对临床治疗及手术方案的选择及术后、放化疗后的随访有重要意义。

三维重建技术在尤文肉瘤诊断中的运用:常规CT轴位扫描图像有清晰分辨组织密度差异及相邻组织结构关系的能力,但其图像缺乏整体连续性,Z轴上的解剖关系不易理解。MSCT螺旋扫描后的二、三维重建很好地解决了这个问题,多平面重建(MPR)可显示肿瘤在多种切面上的生长及侵犯情况,特别是管状骨的矢状面及冠状面重建清楚显示出肿瘤沿骨髓腔的漫延,该组资料有3例在多平面重建图像上清楚显示出了骨膜三角。表面遮盖重建(SSD)、容积重建(VR)显示更为直观,有利于临床医师的直观理解和制定手术计划。

五、误诊分析

尤文肉瘤术前确诊率较低,骨外尤文肉瘤误诊率更高,一些作者注意到,有文献表明,国内大医院1996—2004年内对骨外尤文肉瘤术前诊断明确率为零。故而,提高对尤文肉瘤,特别是骨外尤文肉瘤的认识,以及了解CT所表现出的丰富征象,可提高诊断和鉴别诊断的能力。一组21例资料中,术前能做出较明确诊断的较为典型的尤文肉瘤仅为8例,占资料总数的38%。

分析不典型尤文肉瘤容易误导术前诊断的主要原因如下。

(1)临床病史误导:该组资料中1例股骨尤文肉瘤的患者已在外院确诊为非霍奇金淋巴瘤2年,而另1例13岁骨外尤文肉瘤患者主诉为渐增大的无痛性肿块10年,从而导致X线平片及CT术前误诊;症状、体征不典型,无疼痛、发热等典型表现;

(2)年龄不在好发段内,该组资料除1例57岁、1例32岁、1例3岁,其余18例有13例位于

9~19 岁之间，5 例位于 20~29 岁之间，与文献报道的尤文肉瘤好发年龄段基本相符，但位于好发年龄段以外的患者在临床工作中很少考虑到尤文肉瘤；年龄因素只是建立诊断诸因素之一，不宜过于看重年龄的“限制”；

（3）病变部位不典型，如骨外尤文肉瘤或发生在上颌骨、椎体等部位的骨尤文肉瘤；骨膜反应不明显；无骨破坏或骨破坏不明显者；骨质硬化较明显者及瘤体内有较多残留骨者，一些文献报道根据病变骨质增生硬化的多少分为硬化型、溶骨型及混合型，其中骨质增生硬化较为明显的硬化型较难与成骨性肿瘤鉴别，而瘤体内的残留骨，特别是随着肿瘤生长被推移至骨轮廓以外的残骨片也较容易误认为是骨肉瘤的瘤骨；合并其他病变，该组资料中 1 例跖骨尤文肉瘤的 9 岁患者合并了慢性化脓性骨髓炎，从而导致了临床及影像表现均不典型。

六、鉴别诊断

（1）外周性原始神经外胚叶肿瘤（pPNET）：尤文肉瘤与外周性原始神经外胚叶肿瘤有共同的神经外胚层起源，病理形态也相似，但两者也有一定临床、影像表现差异，外周性原始神经外胚叶肿瘤起病较隐匿，平均发病年龄较尤文肉瘤高，发生于骨外的比例也较尤文肉瘤为高，发生于骨的外周性原始神经外胚叶肿瘤位于躯干骨多于管状骨，而累及骨的外周性原始神经外胚叶肿瘤多表现为溶骨性破坏，较少出现骨的硬化反应及骨膜反应。

（2）骨肉瘤：当肿瘤以成骨破坏为主，表现出大量团块状棉花絮状肿瘤骨和肿瘤性钙化形成，见于软组织内并致髓腔部分闭锁时，较易与尤文肉瘤鉴别。

（3）骨髓炎：急性骨髓炎病程短，感染症状明显，周围软组织肿胀，但无肿块；慢性骨髓炎骨皮质不规则增厚，骨质硬化，有死骨，同样无软组织肿块。

（4）骨结核：病程长、症状轻，可低热，长骨干骺端结核常侵犯骺板，而尤文肉瘤较少侵犯骨骺，且骨结核可形成骨旁脓肿，但无肿块，可有泥沙样死骨。

（5）骨转移瘤：患者年龄多为中老年，多可发现原发灶。

（6）骨非霍奇金淋巴瘤：少见，好发于中年人，以溶骨性破坏为主，无骨膜反应或少骨膜反应。此外，骨外尤文肉瘤还需与其他来源肉瘤、脓肿、神经源性肿瘤或相邻器官来源肿瘤等鉴别，最终诊断需依靠病理和免疫组织化学。

第二节　深部软组织多形性平滑肌肉瘤

患者，女，52 岁。腰痛伴右下肢疼痛 1 个月余入院。

手术所见：肿物呈鱼肉样，突破腰$_5$椎体右侧后皮质，至椎管，肿物大部分位于椎管腹侧，向下深入到骶孔，与周围硬膜囊、前纵韧带粘连，向外侧侵犯椎弓根及横突，逐段切除肿物，取部分肿物送冰冻切片，行病理检查。

病理检查：第一次送检：腰$_5$椎体见少量异形细胞，可疑为软组织恶性肿瘤；第二次送检椎体肿瘤：软组织肉瘤，具体类型待定。病理诊断：腰$_5$椎体旁肿瘤及附件骨组织切除标本：结合冰冻病理报告，诊断为深部软组织多形性平滑肌肉瘤，侵犯椎体及椎管内骨髓。

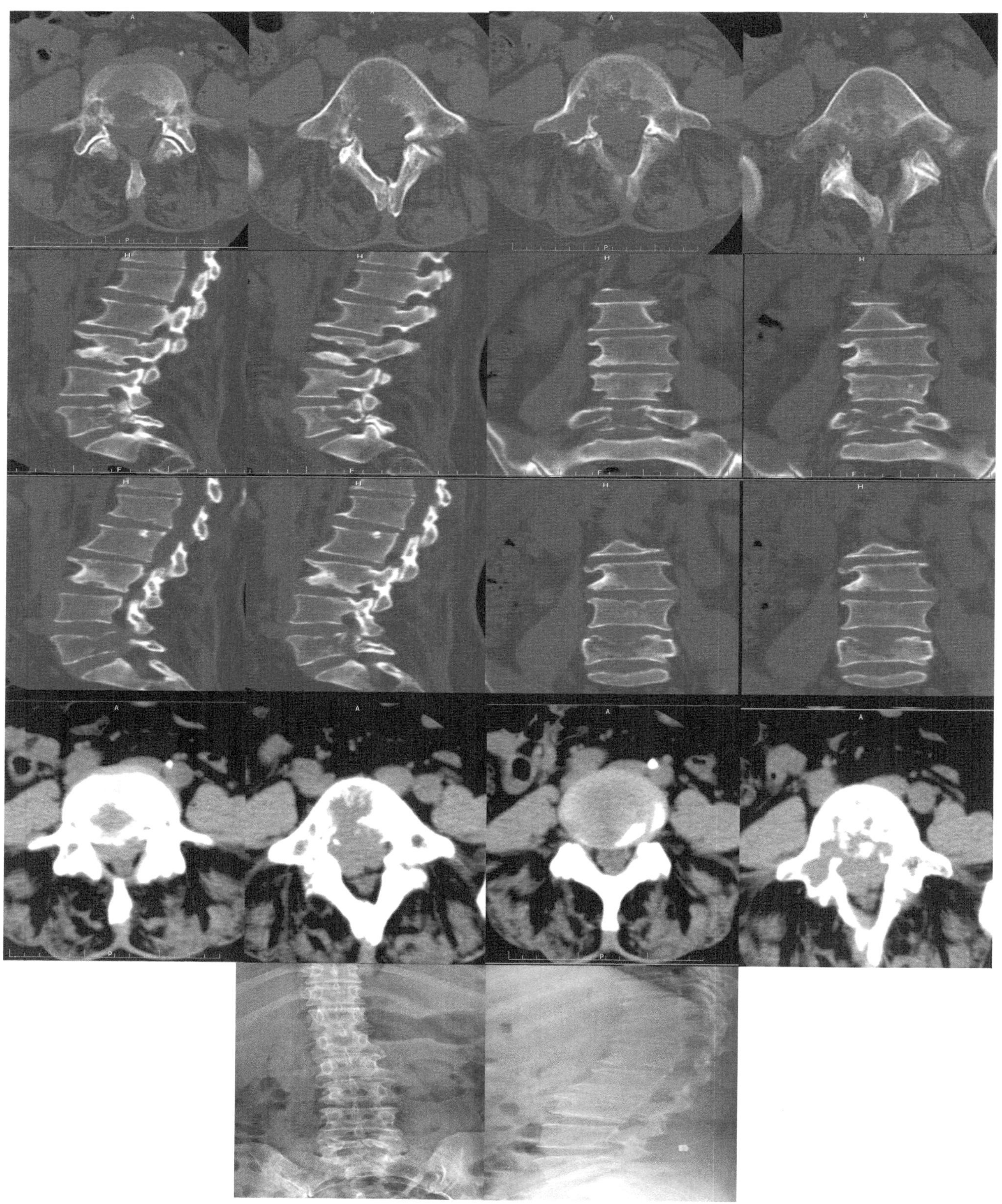

图 1-6-1 深部软组织多形性平滑肌肉瘤

第三节　骶前髓样肉瘤

髓样肉瘤是一种罕见的发生于髓外，由未成熟的髓样细胞构成的局限性肿块，其特点是骨或骨髓外局部瘤细胞大量浸润形成实质性肿瘤，曾称绿色瘤、粒细胞肉瘤、髓原始细胞肉瘤、绿色白血病、髓外白血病等。

Allen（1811）首次报道描述了一种绿色的肿瘤累及眼眶，故命名为绿色瘤。该绿色是因肿瘤细胞含髓过氧化物酶暴露于紫外线之故。该肿瘤约30%不呈绿色，因此，Rappaport（1966）将其更名为粒细胞肉瘤。WHO（2001）将该肿瘤命名为髓系肉瘤。

髓样肉瘤大多伴发于急性髓系白血病，Guermazi等（2002）报道儿童的发病率是成人的两倍以上，性别方面则无显著差异。髓样肉瘤可发生于身体的任何部位，最好发于眼眶和皮下软组织，此外还有侵及鼻旁窦、淋巴结、脊椎骨、胸骨、颅骨、胸膜、肺、乳腺、甲状腺、唾液腺、大脑、睾丸、小肠及阑尾等部位的报道。

髓样肉瘤在CT上多表现为近似于肌肉密度的软组织密度肿块，MRI其一般表现为等T_1、等T_2信号，注入对比剂后肿块可见较均匀强化，部分肿块虽体积较大，但发生坏死、囊变者并不多见。

尽管影像学检查对髓样肉瘤的诊断具有一定的临床意义，但活检是诊断髓样肉瘤的重要手段。高倍镜下，组成髓样肉瘤的白血病细胞分化程度不等，胞体一般呈圆形或不规则形；胞核大，未分化细胞胞核呈圆形，或不规则形、折叠，分化较好的细胞胞核则有切迹；染色质较淋巴瘤细胞细，核仁通常明显；如在胞质中发现Auer小体，更有利于髓样肉瘤的诊断。过氧化物酶（MPO）是骨髓系细胞群的特异性标记，而在淋巴系细胞上则不表达，因其高度的敏感性和特异性，近年来一直被认为是绿色瘤的标记。

综上所述，髓样肉瘤影像学检查定性困难，诊断主要依靠病理细胞学和免疫组织化学。积极的全身联合化疗、局部手术及放疗有利于改善不良预后。有条件者，最好行造血干细胞移植。

第七章　软组织淋巴瘤

肌肉原发非霍奇金淋巴瘤

淋巴瘤可分为单纯淋巴结病变、单纯结外病变、结外伴结内病变。肌肉淋巴瘤为极少见的结外淋巴瘤,可分为原发和继发2大类,其中,原发更为罕见。

原发肌肉淋巴瘤的影像诊断标准包括:①既往无淋巴瘤病史;②组织病理学证实为肌肉淋巴瘤;③CT等检查未发现其他部位淋巴瘤;④肌肉病变早于或范围大于骨骼病变;⑤邻近肿瘤的骨骼表现为边缘侵蚀性改变等。

一、病理学

原发肌肉淋巴瘤好发于四肢尤其是大腿及上肢部位,即肩关节和髋关节周围。继发性肌肉淋巴瘤多有其他部位淋巴瘤病史,以腰大肌、髂肌等常见。实际工作中,首次诊断肌肉淋巴瘤时,原发和继发多难以判定。无论原发还是继发性肌肉淋巴瘤,非霍奇金淋巴瘤占大多数,霍奇金淋巴瘤少见。大体病理方面,原发性肌肉淋巴瘤为巨大软组织肿瘤,质硬。镜下见肌肉淋巴瘤为典型小细胞肿瘤,多为单一细胞为主堆积,浸润生长形成软组织团块,因此,肿瘤没有包膜;瘤内伴有少量间质形成和少许坏死。

二、临床表现

原发性肌肉淋巴瘤各年龄段均可发生,但以中老年人多见。临床表现为局部疼痛,肿胀或全身不适,可伴有发热、消瘦,部分患者可无自觉症状。原发性肌肉淋巴瘤和继发性肌肉淋巴瘤影像表现相仿。

三、影像学研究

原发性肌肉淋巴瘤多起源于与骨骼关系密切的深部肌肉,常侵犯多个解剖肌腔隙,并突到皮下,部分肿瘤甚至从深部肌群浸润至皮肤。与大多数肌肉恶性肿瘤不同,肌肉淋巴瘤形态不规则,境界很不清楚,瘤内常见固有解剖结构,如增粗的肌纤维、肌腱和肌间脂肪的残留。CT显示肌肉呈弥漫性增大,密度与邻近肌肉相仿,密度比较均匀,边界清楚或毛糙。肌肉淋巴瘤体积虽较大,但占位效应不明显,仍保留原肌肉的大致外形,因此,可根据肌肉的解剖位置判断出病变起源的肌肉。近1/3肌肉淋巴瘤沿着神经血管束侵犯。PET/CT显示肌肉淋巴瘤为高代谢,PET/CT对肌肉淋巴瘤的术后或放、化疗的随访有价值。

(1)MR平扫:MRI显示的肌肉淋巴瘤形态不规则,肿瘤与邻近正常结构相互交织;部分肿瘤邻近可见水肿,以T_2WI脂肪抑制最容易显示。与邻近肌肉相比,肌肉淋巴瘤T_1WI呈等信号、略高信号或略低信号,信号较为均匀,病灶边缘常见肌腱形成线条状低信号,以及脂肪形成的线条状高信号;T_2WI呈轻度或中度高信号,信号均匀,但信号强度低于绝大多数软组织恶性肿瘤,对诊断有一定的提示性。T_2WI病灶边缘也可见肌腱形成的线条状低信号,以及脂肪形成的线条状高信号。T_2WI有利于显示病灶内坏死(高信号)。

与类似大小的其他恶性肿瘤相比,肌肉淋巴瘤信号较均匀,坏死范围小,因此,有学者用“密实”来形容淋巴瘤。肌肉淋巴瘤T_2WI脂肪抑制序列呈显著高信号,此序列能更清楚地显示病灶与邻近结构的关系。原发肌肉淋巴瘤可侵犯邻近骨骼,多表现为边缘性侵蚀改变,骨髓内可出现较大范围水肿。区别伴有巨大软组织肿块的原发骨骼淋巴瘤和原发肌肉淋巴瘤,诊断标准中应注意局部骨骼的侵犯情况,原发肌肉淋巴瘤骨骼破坏为边缘侵蚀性,而原发骨骼淋巴瘤骨骼破坏为中心性。

(2)MRI增强:与大多数外周结外淋巴瘤为少血供肿瘤不同,原发性肌肉淋巴瘤血供较为丰富,增强扫描呈明显强化。尽管肿瘤很大,肌肉淋巴瘤强化相对均匀弥漫,即使出现不强化坏死区,坏死区一般很小。动态增强肌肉淋巴瘤呈进行性延迟强化,动脉期明显强化,实质期持续强化。除了显示肿瘤的血液动力学外,增强扫描有助于显示肿瘤与邻近肌肉的境界，有助于显示邻近肿大淋巴结。肌肉淋巴瘤可伴邻近淋巴结异常增大，强化较为均匀。其中，邻近非引流区淋巴结的增大对诊断有定性价值。

MRI 具有很高的组织分辨率，不仅可准确确定病变的位置、大小和范围，确定骨骼的受侵程度，还可区分肿瘤的骨髓侵犯和骨髓水肿，为肌肉淋巴瘤的诊断、分期和治疗后随访提供准确信息。肌肉淋巴瘤细胞密集度高，富含液体的间质成分少，因而CT 平扫和增强扫描显示肿瘤密度均匀增高，T_1WI 信号与肌肉相仿，T_2WI 信号低于其他恶性软组织肿瘤，MR DWI 为高信号。肌肉淋巴瘤团块可见丰富小血管，故动脉期呈中度强化，实质期持续强化。由于肌肉淋巴瘤以单细胞为主堆积、浸润生长，瘤细胞与肌纤维及肌腱穿插分布，肿瘤内可见正常形态的肌纤维和肌腱，以肿瘤的边缘最为明显。

四、鉴别诊断

（1）外周型原始神经外胚瘤：外周型原始神经外胚瘤与肌肉淋巴瘤同属小细胞肿瘤，好发部位相似，但外周型原始神经外胚瘤多见于儿童或青少年，肿瘤形态较肌肉淋巴瘤更不规则，境界更不清楚，囊变坏死显著，强化更明显且不均匀。

（2）恶性纤维组织细胞瘤：恶性纤维组织细胞瘤 MR T_2WI 与肌肉淋巴瘤相似，但恶性纤维组织细胞瘤多呈圆形或椭圆形，坏死、囊变显著，增强扫描强化显著。

（3）原发肌肉淋巴瘤：原发肌肉淋巴瘤起源于深部肌肉并浸润至皮下，常侵犯多个解剖肌腔隙，肿瘤占位效应较轻，瘤内常见增粗的肌纤维、肌腱和肌间脂肪等固有解剖结构，肌肉外形依稀可以辨认，部分肿瘤沿着神经血管束浸润。T_1WI 呈等、低信号，T_2WI 呈略高信号或高信号，T_2WI 信号强度低于绝大多数软组织恶性肿瘤；增强扫描呈中度强化，强化均匀、弥漫。邻近的骨骼多表现为边缘侵蚀性改变，骨髓内可出现较大范围的水肿区。

第八章 侵袭性纤维瘤病

第一节 侵袭性纤维瘤病简况

侵袭性纤维瘤病是一种具有侵袭性生长方式及高复发率的少见软组织肿瘤，是发生于肌肉、腱膜和深筋膜而富于胶原成分的纤维组织肿瘤，是一种低度恶性肿瘤。该肿瘤组织学上表现为良性，而生物学行为却呈侵袭性，因而在临床上常被误诊。

侵袭性纤维瘤病，由 Muller(1838)首次提出并命名，因其显示正常的有丝分裂、不转移的特点，一般认为组织学上属良性肿瘤，但该病具备部分的恶性肿瘤征象：局部呈浸润性生长，具有侵袭性，无包膜，手术切除后易复发，通常无转移。WHO(2002)的软组织和骨肿瘤的病理学和遗传学分类中将其定义为发生于深部软组织的克隆性成纤维细胞增生，具有浸润性生长、局部复发倾向和无转移能力的特点。

本病可发生于全身各处，好发于腹部外(肩部、胸壁、背部、大腿、头颈部及乳腺等)，其次为腹壁和腹部。侵袭性纤维瘤病发病率占软组织肿瘤的 3%，占所有肿瘤的 0.03%，年发病率仅为 0.002‰~0.005‰。

侵袭性纤维瘤病名称甚多，诸如：韧带样瘤、硬纤维瘤、韧带样型纤维瘤、腹外韧带样瘤、纤维瘤病、肌腱膜纤维瘤病、瘤样纤维组织增生等，由增生的成纤维细胞、成肌纤维细胞及胶原纤维组成，包括一组组织病理学结构相似的肿瘤。目前命名尚不统一，多数文献倾向于侵袭性纤维瘤病这一名称。

第二节 腹部外侵袭性纤维瘤病

发生在腹部外的侵袭性纤维瘤病，多见于年轻人，发病高峰年龄为 25~35 岁，发生在四肢的侵袭性纤维瘤病约占 70%，其他发病部位有肩部、胸壁及后背、大腿、颈部、膝关节等。常为浸润性生长，沿肌肉、腱膜方向，生长迅速，肿瘤较大。

一组 15 例资料显示的好发部位依次为四肢、臀部、腹壁、头颈部及腹盆腔。腹壁外纤维瘤病、腹壁纤维瘤病与腹腔内和肠系膜纤维瘤病的比例为 73.3∶13.3∶13.3。

一、病理学

侵袭性纤维瘤病常起源于肌肉肌腱附着处，境界不清，部分有假包膜，一般大于 5 cm，质地较硬，切面粗糙苍白，有螺旋状纤维性纹理，似瘢痕组织。组织学上梭形的成纤维细胞和肌成纤维细胞排列成束状，埋在大量的细胞外胶原内，细胞外胶原不同程度出现瘢痕样胶原纤维，其内含有显著扩张的裂隙状血管。

二、临床表现

本病可发生于全身各处，好发于腹部外及腹壁。本病可见于任何年龄，好发于儿童及 35 岁以下成人，以女性多见。一组 20 例亦是女性多见，男女比例 7∶13。

临床症状隐匿，常无意中发现躯干或四肢不能推动且无波动及压痛的边界不清的硬性肿块，或肿块增大而引起并发症时才就诊。

三、影像学研究

发生在四肢软组织的侵袭性纤维瘤病体积往往较大，多呈不规则形或分叶状，边缘呈“爪样”浸润周围肌肉、组织，并可包绕神经、血管，甚至破坏邻近骨质。此征象在多例腹部外侵袭性纤维瘤病中得到了证实。

侵袭性纤维瘤病常跨解剖间隙生长，粘连、包绕神经、血管，侵犯肌肉、骨骼。一些学者观察到病灶周围肌肉被肿瘤组织“蚕食”所形成的“爪”样改变。此征象在腹外侵袭性纤维瘤病患者中出现，与病理所见一致，病理镜下常观察到瘤周边界不清，浸润邻近肌肉，梭形成纤维细胞束与肌肉交错相间。因肿瘤主要沿肌肉纤维走行呈纵向生长，故此表现在CT上一般沿肌肉走行的长轴位重组图像较易观察到。

另一种较典型的CT表现是腹外侵袭性纤维瘤病压迫、侵犯邻近骨骼所形成的“碟”形皮质缺损或“叶”状改变。一组3例累及骨骼者均同时具有良、恶性肿瘤两种表现，即良性肿瘤对骨骼造成的压迫凹陷、硬化边的形成，以及恶性肿瘤侵蚀骨皮质造成的破坏。

侵袭性纤维瘤病CT表现多样，取决于肿块的成分，与肌肉密度相比，肿块可表现为低、等或稍高密度，但肿瘤密度大多均匀，其内无钙化或液化坏死区。肿瘤可较大，肿块多与邻近肌肉分界不清，增强后病灶呈均匀或不均匀强化，以均匀强化为主，强化程度为中至高度。

（1）MRI：肿瘤不同时期表现不同，侵袭性纤维瘤病MRI上有特征性但并无特异性表现。信号不均匀的软组织肿块，T_2WI上与脂肪信号相近，或略低于皮下脂肪，T_1WI上与肌肉信号相似，纤维成分增加时瘤内可见条带状T_1WI及T_2WI上低信号区域。

侵袭性纤维瘤病边界清晰或不清晰，部分患者肿瘤可浸润或包绕附近神经血管束。发生于肢体的侵袭性纤维瘤病可以侵犯邻近的骨质。MRI增强扫描肿瘤多表现为中至高度强化，但约10%侵袭性纤维瘤病未见实质强化。

侵袭性纤维瘤病可单发或多发，肿块呈梭形或不规则形，部分界限较清晰，有假包膜，部分形态不规则，边缘呈爪状，T_1WI上呈等信号或稍低信号，内含不同比例的条状、小圆形或斑片状低信号，在T_2WI和脂肪抑制相上呈不同比例的高、低混杂信号，部分肿块边缘见线状低信号带，增强时肿块不均匀强化等。一组2例患者MRI功能成像均显示了良性肿瘤的特征，即ADC值较高，动态增强扫描呈持续上升型。Bhandari等（2012）亦认为DCE-MRI所得曲线以持续上升型多见，其可以反映侵袭性纤维瘤病的生物学行为。

邻近正常的肌纤维间条索状脂肪影增多未见文献报道，一般认为这征象提示肿瘤生长过程中对周围肌肉组织的压迫推移，导致肌肉的萎缩，亦有文献报道邻近骨可以受侵。

（2）MRI与病理相关性：侵袭性纤维瘤病主要由成束状交织的梭形成纤维细胞和不等量的致密胶原组织构成，不同的病例、同一病灶内不同部位，梭形成纤维细胞和胶原组织的比例有所不同，MRI多序列的扫描程序可真实地反映病灶的组织学构成。

因病灶内成纤维细胞和胶原组织比例的不同可使信号发生改变，以细胞为主而胶原成分少的病灶在T_1WI上与肌肉相比可呈低信号，在T_2WI上呈高信号；以胶原成分为主而细胞成分少的病灶在T_1WI和T_2WI上则均呈略低信号。

浸润性生长或复发的病灶其细胞成分常多于胶原成分。一组中唯一1例术后没有复发的，是T_2WI上低信号比例最高的1例，也就是说肿瘤内胶原纤维成分最多的1例，所以该组作者亦推测侵袭性纤维瘤病中以成纤维细胞和肌成纤维细胞为主者易复发，以胶原纤维成分为主者不易复发。

总之，由于侵袭性纤维瘤病临床症状隐匿，影像学表现有一定的特征性，但缺乏特异性，术前明确诊断困难，确诊仍需依赖病理及免疫组化检查。但MRI能显示侵袭性纤维瘤病病灶的部位和累及的范围，能明确病灶起源及与周围组织关系，为手术提供依据。由于侵袭性纤维瘤病有恶性潜能，可出现复发，MRI还可作为术后随访和疗效观察的有效手段。

四、鉴别诊断

腹外病变多发生于四肢、颈肩、胸背或臀部等骨骼肌，形态多样，当肿瘤具有与骨骼肌常见的良、恶性肿瘤如神经源性肿瘤、巨细胞瘤、纤维肉瘤、恶性纤维组织细胞瘤等的典型表现时，需考虑到本病可能。

发生在腹部外的侵袭性纤维瘤病需与软组织肿瘤（如纤维肉瘤、脂肪肉瘤等）鉴别。靠近关节的侵袭性纤维瘤病还需与腱鞘巨细胞瘤鉴别,后者多呈轻度强化。

CT 和 MRI 检查对于评估肿块位置、大小、范围及与周围结构的关系具有重要价值,但侵袭性纤维瘤病的 CT、MRI 表现复杂,有时呈现与软组织肉瘤类似的 CT、MRI 改变,例如肿瘤边界不清,信号不均匀,包绕神经血管束,侵犯邻近骨质。

但侵袭性纤维瘤病大多呈梭形,无囊变坏死区,瘤内见 T_1WI、T_2WI 均呈低信号的片状或条带状区,这些征象具有一定特征,结合患者年龄,外科手术史和影像表现综合分析有助于侵袭性纤维瘤病正确诊断,术前影像学检出同时有助于病理取材及临床预后的正确评估。

第三节　误诊病例简介:囊实性侵袭性纤维瘤病与血肿

侵袭性纤维瘤病是位于深部软组织内的成纤维细胞克隆增生性病变,以浸润性生长和易于局部复发为特征,但不转移。

侵袭性纤维瘤病的 MRI 表现:① T_1WI 呈等或略高信号;② T_2WI 呈混杂信号, STIR 多为明显高信号。在各序列图像中,多数病灶内见致密胶原纤维形成的低信号区。

其强化方式多样,多数肿瘤表现为中等程度以上强化,致密胶原纤维多无明显强化。少部分肿瘤轻度强化,多无坏死。动态增强扫描肿瘤多呈持续性强化,强化持续时间长。肿瘤强化方式及程度与瘤内血管、细胞密集度和致密胶原纤维的分布有关。

有学者报告一例病变因为肿瘤出血呈囊实性,术后回顾 MRI 图像发现,肿瘤实性部分具有侵袭性纤维瘤病的 MRI 表现特征,囊性部分呈长 T_1、长 T_2 信号。

该例术前 MRI 误诊为血肿,可能有以下原因:①因为侵袭性纤维瘤病出血罕见,故文献报道囊实性侵袭性纤维瘤病少见,对其认识不足;②分析该病例时只注重病变的囊性部分,忽略了实性部分,而实性部分恰恰具有侵袭性纤维瘤病 MRI 表现的特征;③没有结合病史。该例患者无外伤史,故出现软组织血肿可能性不大。

第四节　右上臂侵袭性纤维瘤病病例

患者,男, 25 岁,发现右上臂肿物一年余,急剧肿大一月。右上臂下段内侧可见明显肿胀,可见包块,未见皮肤充血、瘘管等。皮肤温度如常,局部触及包块质地硬,表面光滑,与周围软组织分界不清,活动度一般,无明显粘连;包块有轻度压痛,未向他处有放射痛。

病理检查:右上臂包块切除标本:灰褐色软组织 2 块,总体积 11 cm × 6 cm × 4.5 cm,切面灰白,呈编织状,质韧。右肱骨病灶骨皮质切除标本:灰褐色组织 4 枚,大小 1.3 cm × 1 cm × 0.3 cm。常规病理诊断:右上臂包块切除标本:梭形细胞肿瘤,侵犯骨骼肌,侵袭性纤维瘤病为首选,待做免疫组化检测进一步确定。右肱骨病灶骨皮质切除标本:少量破碎的成熟骨及骨骼肌间可见肿瘤组织穿插生长。

免疫组化检测:阳性: Vim,Catenin-β,Calponin,SMA(部分), Actin, S-100(散在), Ki-67(+,约 5%);阴性: CD57, MyoD1。免疫组化诊断:右上臂包块切除标本:免疫组化结果支持侵袭性纤维瘤病侵犯骨骼肌及肱骨骨皮质。

4 个月后病理检查:右上臂肿物切除标本:灰白色组织两块,大小分别为 5 cm × 3 cm × 3 cm 和 3 cm × 2.5 cm × 1.5 cm,切面均灰白质中。病理诊断:右上臂肿物切除标本:符合侵袭性纤维瘤病术后复发。

一年半后再次手术后病理检查:右上臂包块切除标本:灰褐色肿物一块,大小 5 cm × 4 cm × 3.5 cm,切面灰白,质中偏韧。另见灰褐色组织一块,大小 3.5 cm × 2 cm × 1 cm,切面灰白灰褐,质中偏韧。常规病理诊断:右上臂包块切除标本:初步诊断侵袭性纤维瘤病,待做免疫组化检测进一步证实。免疫组化检测:阳性: Vim, Catenin-β, SMA(部分+), Actin(灶+), S-100(散在+), Ki-67(+,约 5%);阴性: H-caldesmon, Desmin。免疫组化诊断:右上臂包块切除标本:结合临床病史及免疫组化检测结果,符合侵袭性纤维瘤病术后复发。复旦大学附属肿瘤医院会诊结果:(右上臂)侵袭性纤维瘤病,大小 5 cm × 4 cm × 3.5 cm 及 3.5 cm × 2 cm × 1 cm。

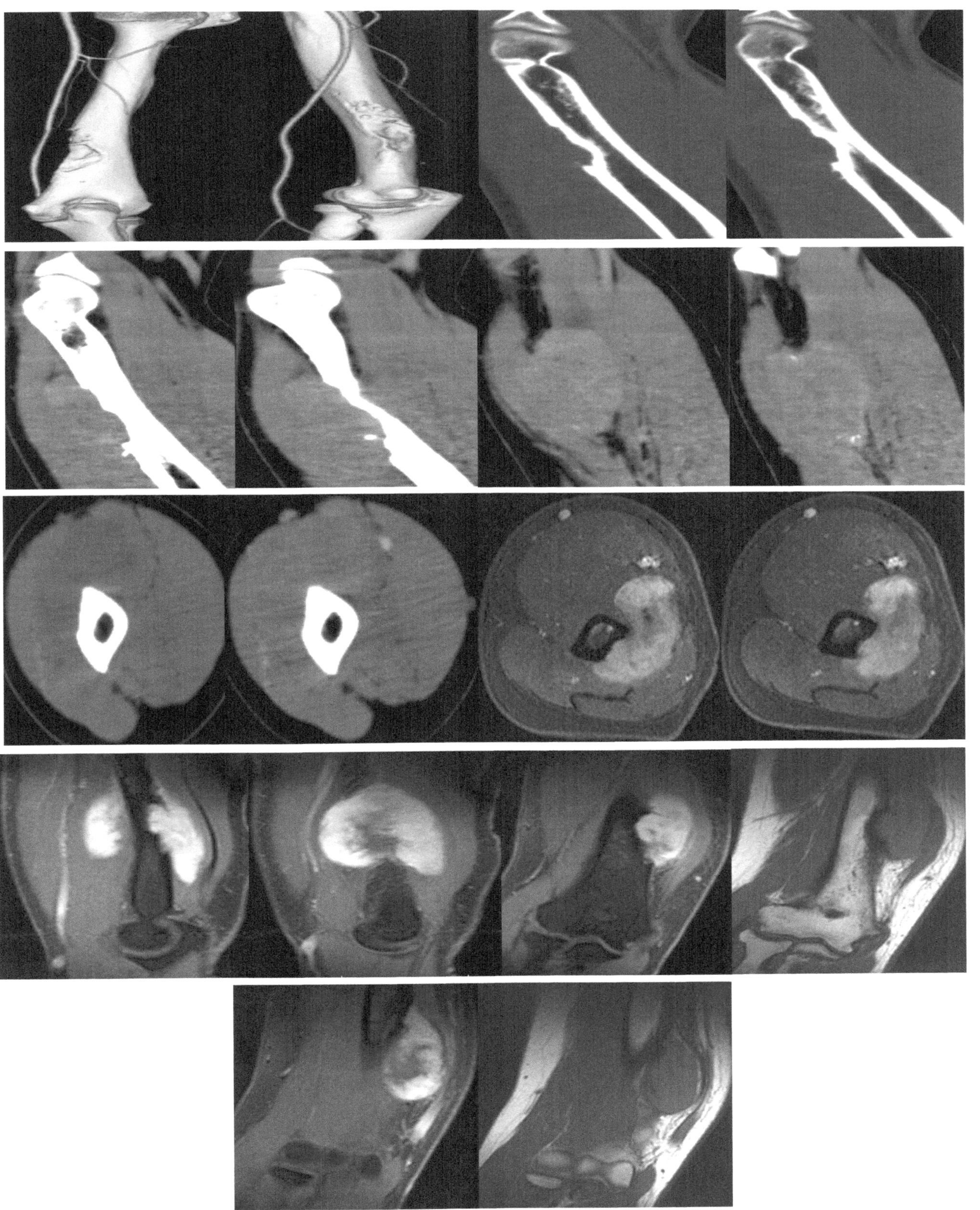

图 1-8-1　右上臂侵袭性纤维瘤病

第九章　黏液样软组织肿瘤

黏液样软组织肿瘤并不是指某一特定疾病,而是指含有大量细胞外黏液基质为特征的一组软组织肿瘤性病变。

在第 4 版软组织和骨肿瘤的 WHO(2013)分类中,命名中明确带有"黏液"字样的软组织肿瘤包括黏液样脂肪肉瘤、黏液样炎性成纤维细胞肉瘤、黏液纤维肉瘤、低级别纤维黏液样肉瘤、皮肤神经鞘黏液瘤、肢端纤维黏液瘤、肌内黏液瘤、关节旁黏液瘤、深部("侵袭性")血管黏液瘤、骨化性纤维黏液样肿瘤和骨外黏液样软骨肉瘤,这些肿瘤都归属于黏液样软组织肿瘤。

除上述肿瘤外,某些软组织肿瘤虽然命名中不带有"黏液"字样,但其内部常富含细胞外黏液基质或可发生明显的黏液变性,故也常被归属于黏液性软组织肿瘤之列,包括腱鞘囊肿、神经源性肿瘤(神经鞘瘤、神经束膜瘤、神经纤维瘤、节细胞神经瘤)、结节性筋膜炎、葡萄簇型横纹肌肉瘤、平滑肌肉瘤等。

加强黏液样软组织肿瘤的影像研究对于软组织肿瘤的诊断具有积极意义:首先,影像特征可以帮助识别软组织肿瘤内的大量细胞外黏液样基质,从而缩小鉴别诊断范围。由于细胞外黏液样基质富含水分,平扫表现类似囊肿或坏死,在超声上表现为无回声或低回声, CT 上表现为低密度, MRI T_1WI 低信号、T_2WI 明显高信号。在 CT 增强或 MR 增强扫描中,富含黏液基质的区域动脉期一般轻度强化或不强化,静脉期和延时期则呈渐进性的不均匀强化。增强扫描非常有利于细胞外黏液样基质与囊肿、肿瘤内囊变或坏死的鉴别,后者通常不强化;其次,病灶内黏液样基质的多寡一定程度上可帮助判定肿瘤的良、恶性。有大量黏液形成的肿瘤是瘤细胞分化成熟的一个特征,该肿瘤多为良性或低度恶性。

黏液样软组织肿瘤的影像表现形式多样,取决于肿瘤内黏液基质、肿瘤细胞、毛细血管及胶原纤维的构成比和分布特征。不过,有些黏液样软组织肿瘤还是具有一些容易识别的影像特征。软组织腱鞘囊肿见于关节内或关节周围,常为边界清晰的分叶状囊性肿物,增强扫描边缘强化或边缘和间隔强化,其影像表现与滑膜囊肿非常相似。

肌肉内黏液瘤的内部一般为均匀的黏液样物质,65%~89% 病灶的上极或下极可出现特征性的脂肪边缘(代表肌肉萎缩), 79%~100% 病灶周围肌肉内可出现水肿,后两者在 MRI 中非常容易发现。神经源性肿瘤常为梭形,其两端可见进入、穿出的神经干, 58% 的神经纤维瘤和 15% 的神经鞘瘤于 T_2WI 可形成靶征,即病灶中心低信号(胶原含量高)、病灶周边呈高信号(黏液含量高)。

黏液样脂肪肉瘤最显著的影像特征是内部含有脂肪,通过 MRI 可以确认。深部("侵袭性")血管黏液瘤的内部在 T_2WI 和增强后图像中常出现特征性的旋涡征。肿物内部出现软骨源性钙化常提示骨外黏液样软骨肉瘤,而肿瘤边缘的不完全骨化则常提示骨化性纤维黏液样肿瘤。需要强调,作为影像科医师,不要过于夸大影像对软组织肿瘤良、恶性判断以及定性诊断的能力。基于目前的影像学水平,影像虽可准确显示黏液样软组织肿瘤的部位、大小、范围、形态、内部结构及周边情况,但定性诊断总体还是比较困难,最终诊断经常还是需要基于病理学。

第十章　腱鞘巨细胞瘤

第一节　误诊病例简介：弥漫性腱鞘巨细胞瘤伴腹膜后肿块与腹膜后脂肪肉瘤病例

弥漫性腱鞘巨细胞瘤，也称为关节外弥漫性色素性绒毛结节性滑膜炎，表现为近关节区逐渐增大的软组织肿块，可累及或不累及关节，好发于膝、踝、足等关节，髋关节少见。本病患者年龄较轻，30~40岁为高峰期，女性略多于男性，起病隐匿，肿瘤生长缓慢，疼痛并不常见，与创伤有一定关系。

弥漫性腱鞘巨细胞瘤多呈圆形或卵圆形肿块，部分呈分叶状，可有包膜，一般沿骨骼肌分布，该例病灶沿髂腰肌上下走行，上达腹膜后腰大肌，下至股四头肌，其内可见囊性灶及分隔，实属少见。弥漫性腱鞘巨细胞瘤的核分裂象一般小于5个/10HPF，病理性核分裂象罕见，一例未见核分裂象。免疫组化有助于弥漫性腱鞘巨细胞瘤的诊断，该例CD68(+)、Vimentin(+)，与文献报道一致。

该例CT误诊为腹膜后脂肪肉瘤，基于以下两个原因：一是脂肪肉瘤为腹膜后最好发肿瘤之一；二是数月前该院一例类似征象患者术后病理诊断为腹膜后脂肪肉瘤。在术前研究该病例的病情时，如果对临床病史（肿块40余年）足够重视，仔细分析影像学表现（病灶位于关节囊周围沿骨骼肌分布），应该可以考虑到弥漫性腱鞘巨细胞瘤的可能性。

附：具体病例资料：患者，男，60岁，左腹股沟区渐进性肿块40余年，半年前无明显诱因出现左下肢麻木伴肿胀，无疼痛，无肢体活动受限，1个月前B超检查提示左侧盆腔及左侧腹股沟区肿物，未予特殊处理，渐感上述症状加重。患者发病以来精神、食欲、睡眠差，大小便少，体力、体重正常。既往有高血压病史，否认手术、过敏史。查体：T 36.5℃，P 80次/分，R 19次/分；BP 140/90 mmHg；神清，精神可。左侧盆腔及腹股沟区可触及大小分别为5 cm×7 cm×3 cm及6 cm×5 cm×5 cm肿块，边界清，活动欠佳。生理反射存在，病理反射未引出。术前诊断：腹膜后肿瘤。

CT检查：左侧腹膜后、盆腔及腹股沟区可见巨大囊实性肿块，体积约14.4 cm×11.4 cm×23.5 cm（最大左右径×前后径×上下径），囊性部分见多条分隔，实性部分密度欠均匀，CT值25~40 HU，增强扫描实性部分呈轻至中度不均匀强化。肿块边界清晰，可见包膜，左侧髂、股动静脉受压向内、前侧推移，左髂骨及股骨未见明显骨质破坏征象。CT诊断：腹膜后肿瘤，考虑为脂肪肉瘤。

手术：肿瘤位于腹膜后，上极位于左肾下方，下极经腹股沟管进入股四头肌内，病变累及左侧腰大肌、髂腰肌、髋关节囊及股四头肌，未侵犯髋关节腔，逐步将粘连肌肉组织剥离，完整分离肿瘤，发现其根部位于左髋关节囊内，切除肿瘤，重建腹股沟管。

病理检查：肿瘤镜检可见被覆增生的滑膜上皮，其下梭形成纤维细胞中可见灶性组织细胞伴色素沉着，多核巨细胞伴淋巴细胞、浆细胞浸润，部分缺血坏死，病理性核分裂未见。免疫组化：CD68(+)、LY(-)、CK(-)、Vimentin(+)、CD117(-)、CD34(-)、SMA(-)、S-100(-)。病理诊断：弥漫性腱鞘巨细胞瘤。

第二节　右足第3趾腱鞘巨细胞瘤

患者，女，24岁。发现右足第3趾包块10年余。患者缘于10年前无意中发现右足第3趾一肿物，当时呈黄豆大小，无特殊不适，随着时间推移，肿物逐渐增大，现呈葡萄大小，患者一般情况好，无午后低热、夜间盗汗、咳嗽等不适，大小便正常。查体:右足第 3 趾肥大,皮肤完整,皮下可扪及葡萄样大小肿物,质软,表面光滑,边界清楚,不可推动,局部压痛轻微,右足第 3 趾感觉、血运良好,各趾间关节活动稍受限。

手术所见:见右足第 3 趾近、中节趾骨旁多发团块结节状肿物,呈淡黄色。

病理检查:右足肿瘤切除标本:灰白色碎组织一堆,总体积 3 cm × 1.5 cm × 1 cm,切面灰白灰黄,质中。病理诊断:右足肿瘤切除标本:腱鞘巨细胞瘤。

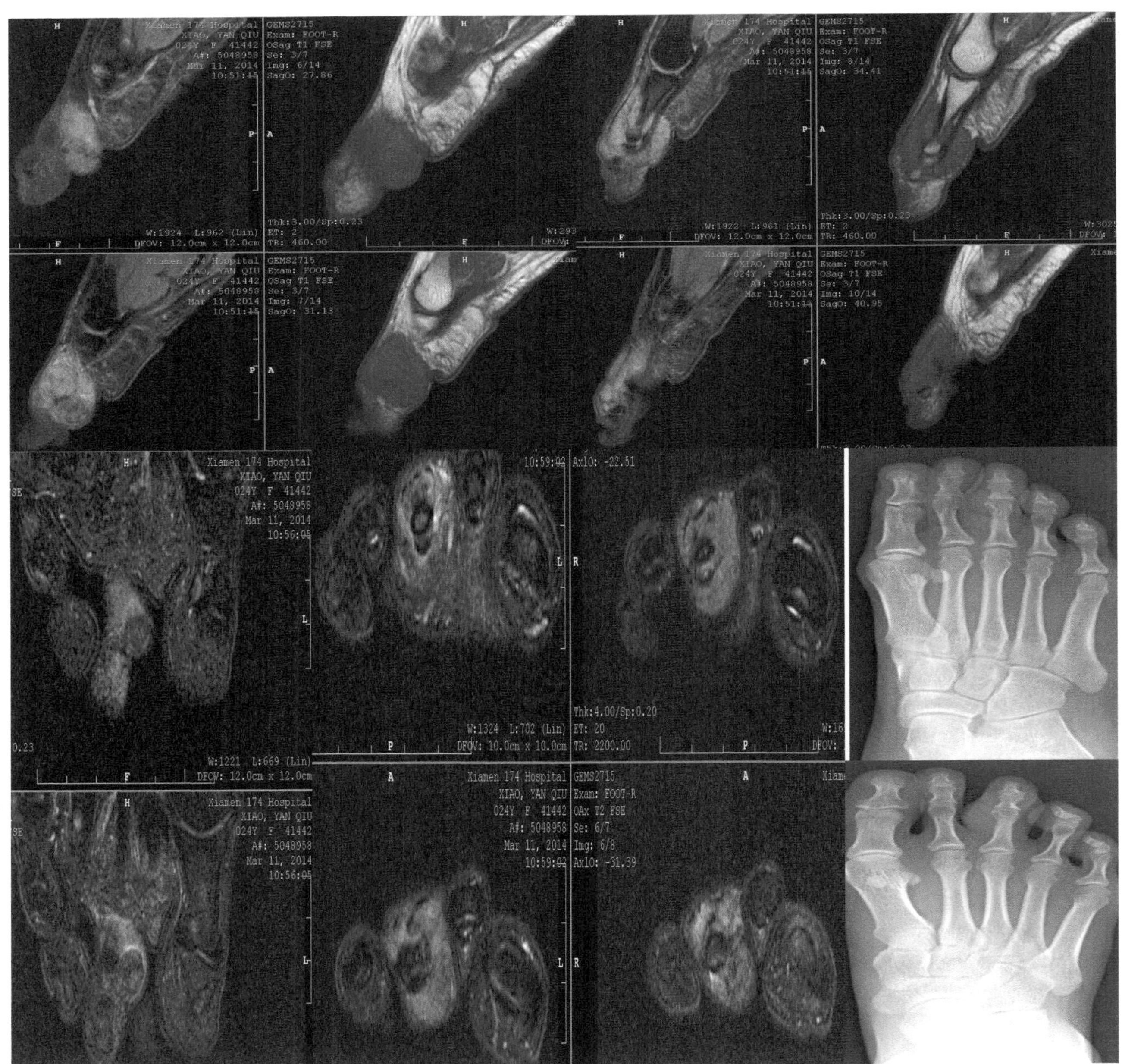

图 1-10-1 右足第 3 趾腱鞘巨细胞瘤

第三节　右腕腱鞘巨细胞瘤

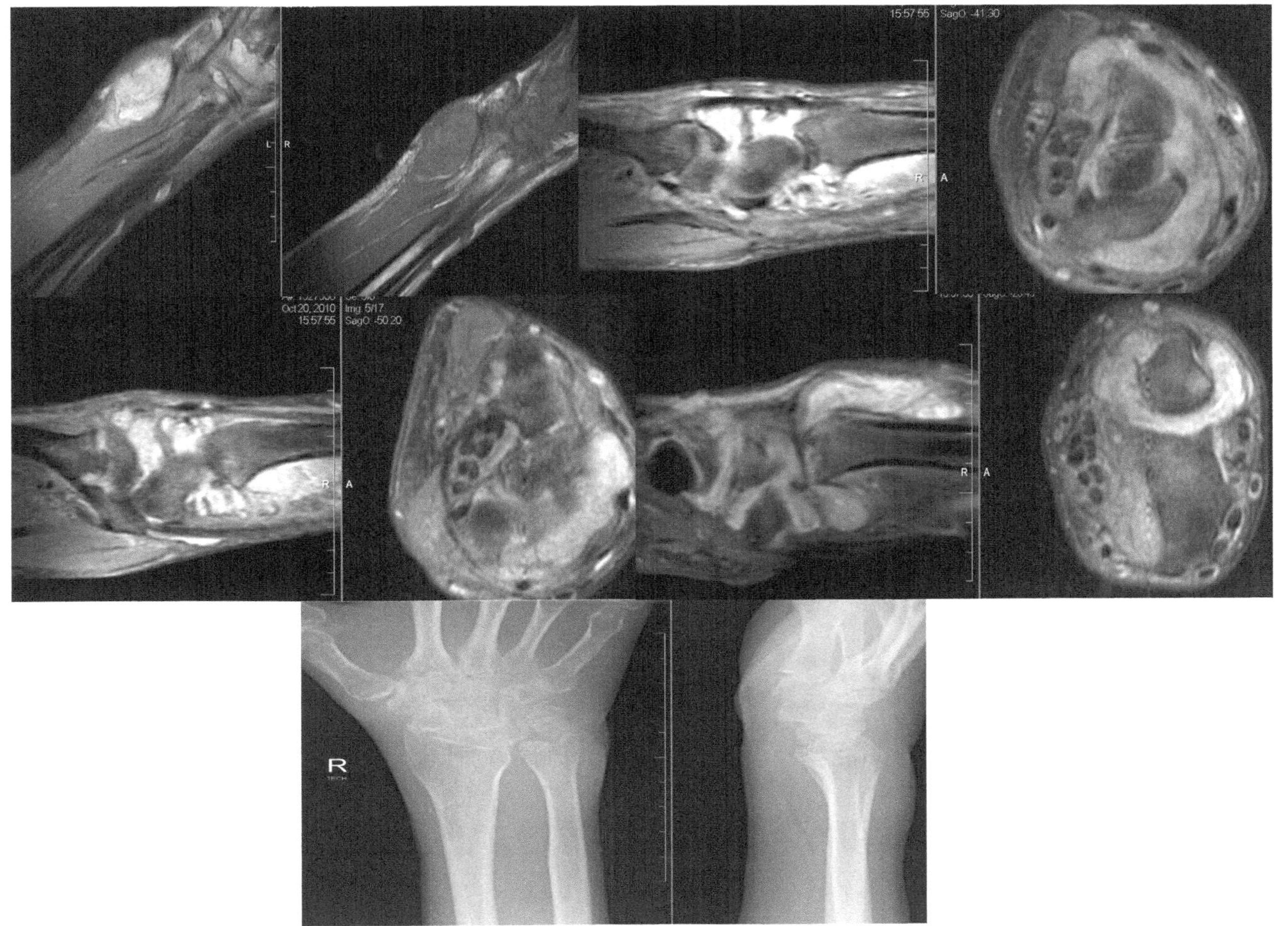

图 1-10-2　右腕腱鞘巨细胞瘤

患者,男,46 岁。发现右腕包块 1 年余。

DR:右腕关节形态正常,骨皮质连续,未见骨折线,桡骨远关近关节面见一囊样低密区,边缘尚清晰,软组织肿胀,腕关节在位。

MRI:右侧腕关节腔及前臂远端肌间隙内滑膜不规则增厚,部分呈结节状突起,T_1WI 低信号,T_2WI 压脂高低混杂信号,边界不清楚,关节腔内可见积液,以尺侧明显呈囊状突起,右侧腕骨及尺桡骨远端可见多个大小不等的骨质缺损影。

病理检查:灰白灰褐不规则组织 5 块,总体积 5.5 cm × 5.5 cm × 3 cm,切面灰白,实性,分叶状,质韧,无包膜。病理诊断:右腕肿块标本:绒毛和滑膜上皮增生,大量淋巴、浆细胞浸润,有较多嗜中性和嗜酸性粒细胞浸润伴坏死灶,绒毛中见含铁血黄素沉着。本例为色素性绒毛结节性滑囊炎,又称腱鞘巨细胞瘤,弥漫型。本病属良性但易复发,位于关节内复发率 18%~46%,切除干净后可放疗。

第四节　右手掌根部腱鞘囊肿伴多核巨细胞反应及异物性肉芽肿形成

患者,男, 48 岁。因右手掌肿物 5 月入院。查体:右侧手掌近腕关节处可触及一大小约 2.0 cm × 1.0 cm 肿物,质韧,边界尚清,活动度尚可,无压痛,右侧手掌运动、感觉功能无异常。第一次手术后一月左右,右腕部原切口近端再次出现约花生米大小肿块,患者要求手术治疗。

手术所见:右手掌根部肿块约 3 cm×4 cm 大小,界清,肿块蒂部与掌长肌肌腱腱鞘相连,内容物为灰白色果冻样胶质物,完整分离肿块。病理检查:右手掌根部囊性肿物切除标本:灰白色组织一块,大小 1.6 cm×1.5 cm×0.5 cm。病理诊断:右手掌根部囊性肿物切除标本:符合腱鞘囊肿。

47 天后第二次手术所见:右手掌根部肿块约 2 cm×2 cm 大小,界清,肿块蒂部与掌长肌肌腱腱鞘相连,内容物为灰白色果冻样胶质物,完整分离肿块。第二次病理检查:右腕部掌侧肿物切除标本:灰白色组织 3 块,总体积 2.5 cm×1.0 cm×0.6 cm。病理诊断:右腕部掌侧肿物切除标本:腱鞘囊肿,伴多核巨细胞反应及异物性肉芽肿形成。

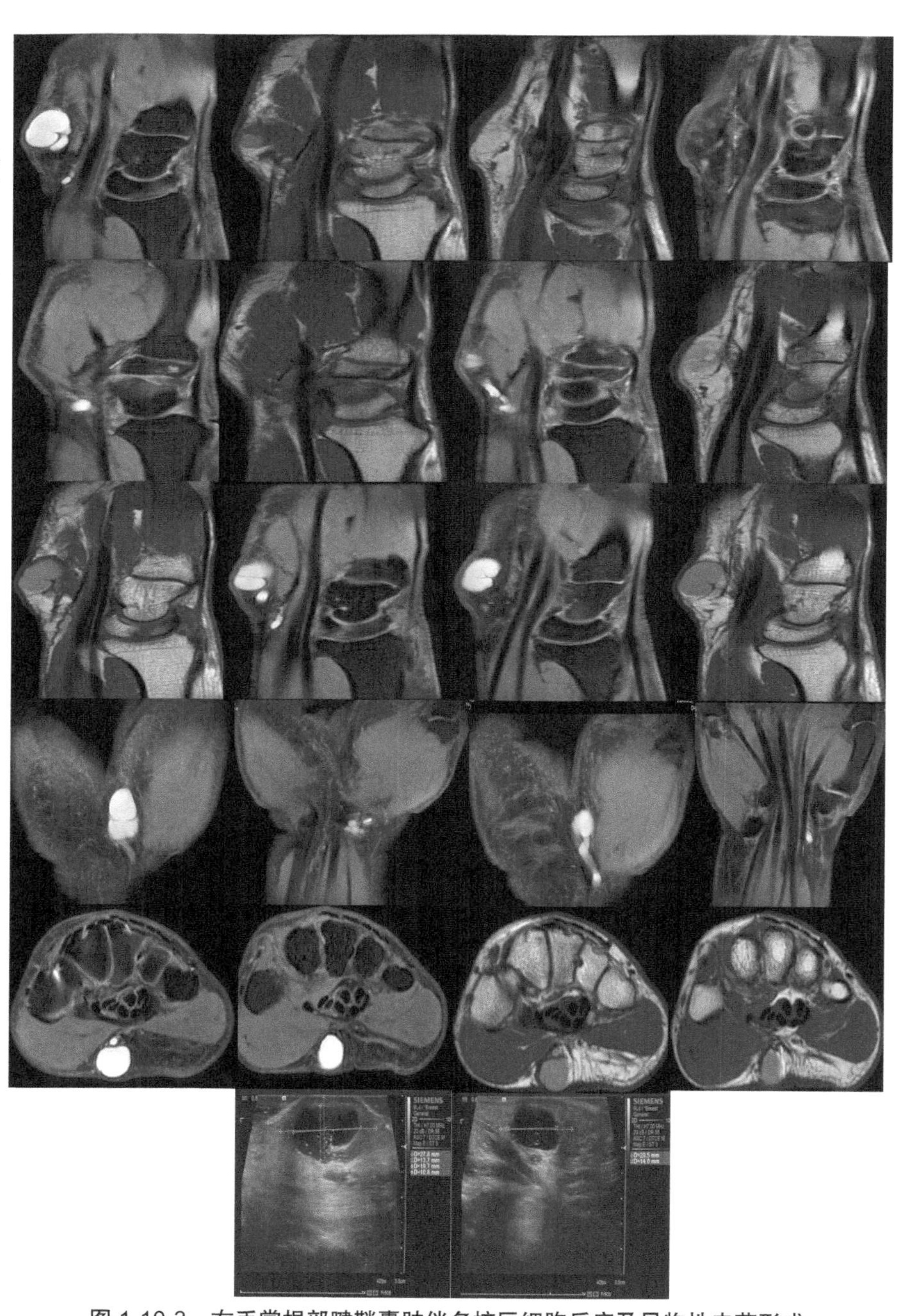

图 1-10-3 右手掌根部腱鞘囊肿伴多核巨细胞反应及异物性肉芽形成

第五节　右膝关节腔腱鞘巨细胞瘤

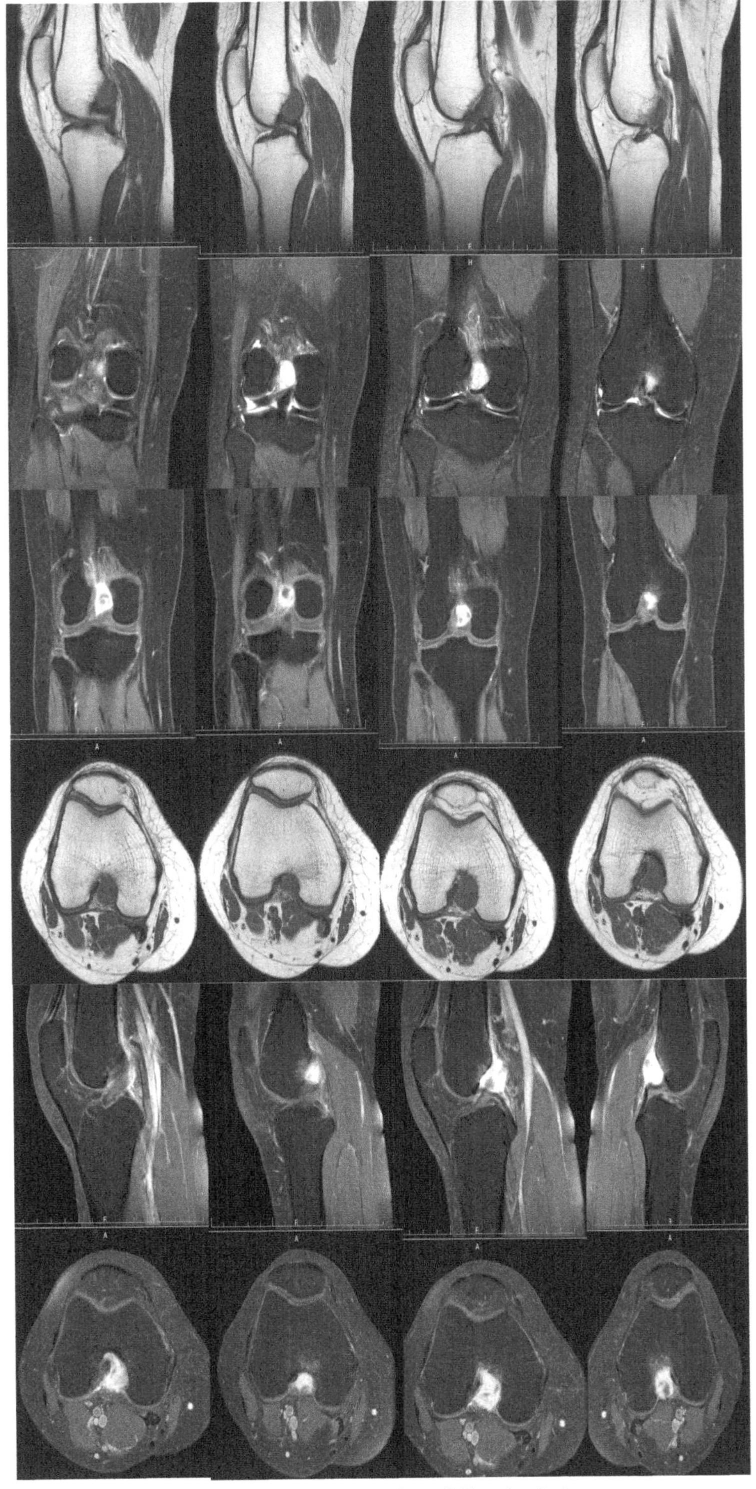

图 1-10-4　右膝关节腔腱鞘巨细胞瘤

患者,女,38 岁。

手术所见:内侧半月板后角边缘毛糙,无明显断裂及翻转,外侧半月板及前、后交叉韧带完整,关节软骨无明显破损,滑膜轻度增生,后交叉韧带上方见棕黄色孤立滑膜样肿块,边界清楚。病理检查:右膝关节腔肿物切除标本:灰白色碎组织数块,总体积 2.5 cm × 2 cm × 1 cm,切面灰白质韧。病理诊断:右膝关节腔肿物切除标本:腱鞘巨细胞瘤。

第六节 左踝包块及左踝内侧滑膜腱鞘巨细胞瘤

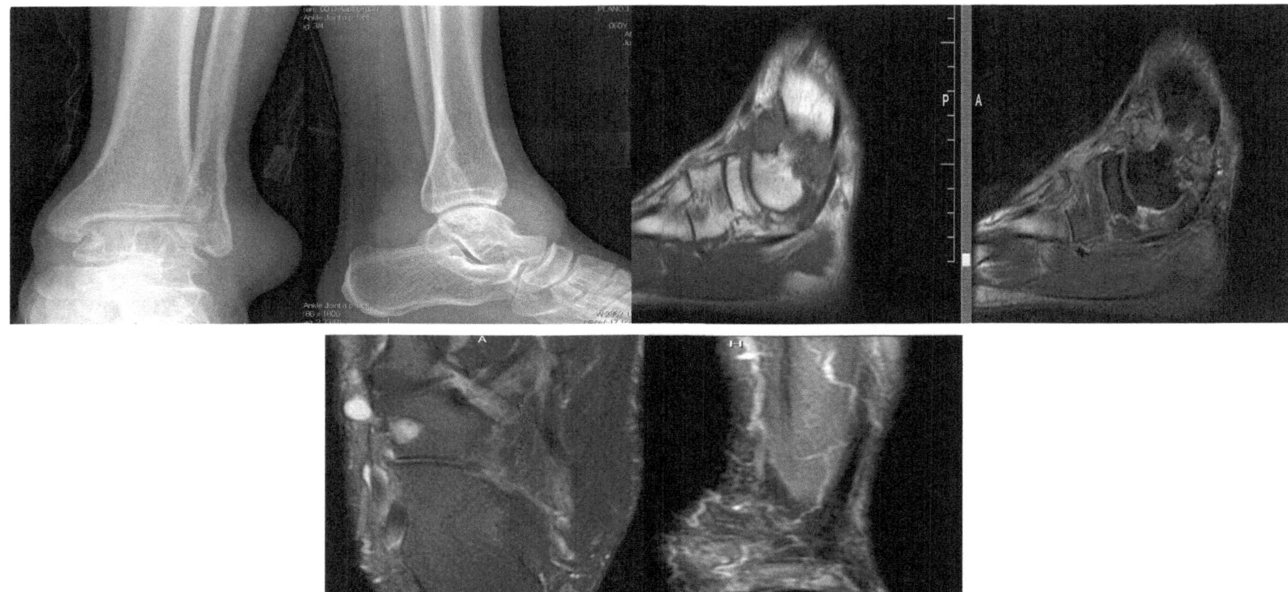

图 1-10-5 左踝包块及左踝内侧滑膜腱鞘巨细胞瘤

患者,男性,60 岁。左踝关节肿痛 12 年近日加剧入院。

病理检查:左踝关节包块切除标本:灰黄组织一堆,总体积 7 cm × 7 cm × 2.5 cm,其中最大者大小为 5 cm × 4 cm × 2.5 cm,切面灰白灰黄,呈多结节状,质中偏韧。左踝内侧滑膜组织切除标本:灰黄组织一堆,总体积 8 cm × 5 cm × 1.5 cm,其中可见数枚结节样肿物,切面均灰白质韧。其余部分切面灰黄,质中偏软。病理诊断:左踝包块及左踝内侧滑膜均为腱鞘巨细胞瘤。

第十一章 软组织血管瘤和血管畸形

第一节 软组织血管瘤和血管畸形的异同

血管瘤和血管畸形是软组织常见的良性血管疾病,据统计,占所有良性占位病变7%左右。两者发病机制不清,有学者认为血管瘤是血管形成因子与抑制因子平衡失调,引起内皮细胞增生,导致血管瘤形成。血管畸形可能是胚胎期一些血管母细胞与发育血管网脱离,形成血管畸形。两类疾病的生物学特性、生长规律、治疗方法及预后均不相同。由于部分病例在发病部位、临床表现,甚至影像学上有诸多相似之处,因而临床上常将两者混为一谈。

一、先天性血管包块

Virchow(1863)将先天性血管包块病变通称为"血管瘤",根据外表形态特征将之分为毛细血管瘤、海绵状血管瘤以及蔓状血管瘤,这种分型虽然直观,但没有反映病变的本质特征,导致治疗困难。

Mul1ken & Glowacki(1982)根据生物学特征将之分为血管瘤和血管畸形两大类疾病,血管畸形又分为毛细血管型、静脉型、动脉型以及混合型。

血管瘤以内皮细胞增生为特征;血管畸形以血管异常扩张、狭窄与沟通为特征。血管瘤在1岁以内有快速增长期,称增殖期,1岁以上进入消退期,10岁时90%可以自行消退;血管畸形生长缓慢,但其终生生长。

血管瘤由于生长速度快,易溃破,引起大出血,危及生命;血管畸形常致残。

在治疗上血管瘤以非外科手术为主,而血管畸形以外科手术为主。治愈后血管瘤不易复发,而血管畸形术后易复发。

血管瘤、血管畸形发生在皮肤时,临床各具特征,诊断容易,当其发生部位较深时,仅表现为局部隆起,两类疾病鉴别困难,需做辅助检查,进行鉴别诊断。

二、血管瘤

一组资料显示大部分血管瘤 T_1WI 表现为不均匀等信号(等信号是指等于肌肉信号),少部分表现为高、等混杂信号,仅2例表现为均匀等信号,Vilanova 等(2004)认为小毛细血管瘤 MRI 显示均匀信号强度,该组病例 T_2WI 所有病例未见均匀信号强度。

血管瘤 T_2WI 呈较高信号,接近脂肪信号,而血管畸形明显高于脂肪信号,这与 Meyer 等(1991)的观点相符。在形态上血管瘤25例显示条状低信号分隔形成多边形、椭圆形、不规则形或"胃小区、胃小沟"样网格状改变,少部分肿瘤边缘呈花瓣状或分叶状,对此形成原因,一些学者对血管瘤病理进行了研究。

大体组织色灰红、质韧,有小叶状突起,表面光滑,边界清楚,无包膜,切面呈实质状,压迫后不退缩。光镜下增殖期血管内皮细胞肥大,不同程度的增生,在增生活跃处血管腔不明显,在增生不活跃处可以看到小的血管腔,它们被纤细的纤维组织分隔,形成小叶状结构,Burrows 等(1983)通过X线造影表现,提出在血管瘤退化期有小叶结构,而一组病理显示,增殖期、退化期均形成小叶结构,分隔的纤维组织可形成环状也可不形成环状。营养血管位于小叶的中央也有位于小叶间纤维组织内,引流静脉位于小叶周边纤维组织内。消退期内皮细胞减少,血管腔扩张或闭合,血管周、叶间和叶内纤维、脂肪沉积逐渐增多,最后被纤维组织及脂肪组织所代替。

由此可见,血管瘤 T_2WI 呈较高信号的原因,是由于血管瘤是增殖的内皮细胞团,血管瘤呈网格状外观，病理基础是肿瘤组织被纤维组织分隔形成肿瘤小叶所造成的，脂肪层内血管瘤呈花边状分叶状是由肿瘤小叶突起形成的。

在血管瘤退化期 Meyer 等（1991）描述 MRI 在梯度回波序列血管瘤内及周围可见高信号粗大的血管影，这与病理所见相符。一组资料极少数病例血管瘤周围可见粗大的血管影，原因是由于血管瘤的供血动脉、引流静脉所引起。

血管瘤、血管畸形组织有血管成分和非血管成分，非血管成分包括：纤维组织、平滑肌、脂肪、血栓、钙化、软骨及骨组织。Buetow 等（1990）认为毛细血管瘤非血管组织远少于其他类型，特别是脂肪组织，一组资料病理充分证实了这个观点，并且 MRI 表现也符合他的论断。

三、血管畸形

血管畸形 MRI 表现，T_1WI 一半病例表现为高、等混杂信号，少于一半病例表现为不均匀等信号，仅极少病例表现为均匀等信号。T_2WI 毛细血管畸形表现为均匀信号，而静脉型、动脉畸形、混合型畸形均表现为高低不等混杂信号，病理基础是由于血管成分以及多种非血管成分引起的，并且大部分病例病变内显示畸形血管的圆形血管、血管湖影，高于周围脂肪信号，血管畸形呈高信号的原因，是因为血液滞留在扩张的静脉血管湖里所形成的，这是与血管瘤鉴别的重要方面。

四、强化方式

血管瘤、血管畸形少数病例病变区均可出现 T_1WI 显示点条状等信号，T_2WI 显示点条状高信号影，是血管瘤、血管畸形内小血管所形成的。在血管瘤、血管畸形中均有动 - 静脉瘘病例，MRI 表现为病变区内 T_1WI、T_2WI 均可见血管流空效应。

在增强扫描上，血管畸形表现为强弱不等的不均匀强化；血管瘤增强，显示被线状低信号分隔的分块状、片状明显强化，有学者认为血管瘤呈均匀强化，一组资料显示血管瘤强化呈分块状，在一块内是均匀的。血管瘤、血管畸形强化方式明显不同。

一些学者对血管瘤和血管畸形 MRI 表现及病理表现进行对照研究，提出血管瘤 T_2WI 呈较高信号、网格状改变；分块状明显强化，是血管瘤 MRI 较为特征性病变；血管畸形 T_2WI 呈以高信号为主高低不等混杂信号，不均匀强化，两类疾病在 MRI 各具特征。

五、血管畸形的分类

人们发现过去很多被称为“血管瘤”的疾病，实际上是血管畸形，如既往的命名法中的葡萄酒色斑、海绵状血管瘤、血管淋巴管瘤和淋巴管瘤以及动、静脉瘤在目前分类中分别属于毛细血管畸形、静脉畸形、淋巴管畸形和动静脉畸形。

六、病理学根据

血管瘤是以内皮细胞增生为特征的肿瘤，而血管畸形不是新生物，其病程中内皮细胞的增生率正常，它是血管形态发生的错误，表现为各种管腔的异常。

表 1-11-1 国际脉管性疾病研究学会关于血管瘤与脉管畸形的新分类

脉管肿瘤	脉管畸形		
	低流量 脉管畸形	高流量 脉管畸形	复杂混合性 脉管畸形
婴幼儿血管瘤 先天性血管瘤（RICH 和 NICH） 丛状血管瘤（伴或不伴 Kasabac-Merritt 综合征） 卡波西形血管内皮瘤（伴或不伴 Kasabac-Merritt 综合征） 梭状细胞血管内皮瘤 少见血管内皮瘤（上皮样血管内皮瘤，混合性血管内皮瘤，网状血管内皮瘤，多形性血管内皮瘤，血管内乳头状血管内皮瘤，淋巴管内皮肉瘤） 皮肤获得性血管肿瘤（化脓性肉芽肿，靶样含铁血黄素沉积性血管瘤，肾小球样血管瘤，微静脉型血管瘤等）	毛细血管畸形 葡萄酒色斑 毛细血管扩张 血管角皮瘤 静脉畸形 普通单发静脉畸形 蓝色橡皮奶头样痣 家族性皮肤黏膜静脉畸形 血管球瘤 Maffucci 综合征 淋巴管畸形	动脉畸形 动静脉瘘 动静脉畸形	CVM，CLM，LVM，CLAM，AVM-LM，CM-AVM

第二节　海绵状血管瘤

请详见本书 本卷 第十六篇 第五章 第八　节 软组织海绵状血管瘤。

第三节　左手掌肌间蔓状血管瘤，伴血栓形成与机化

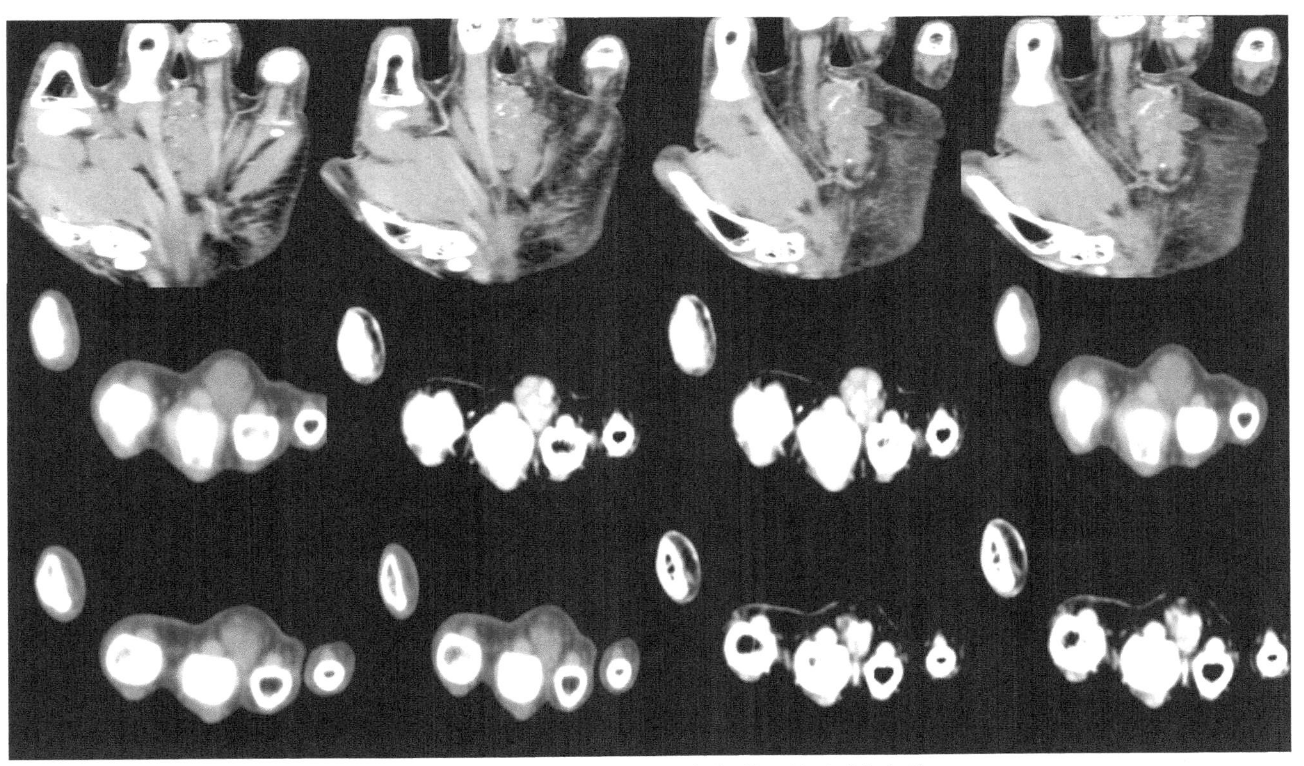

图 1-11-1　左手掌肌间蔓状血管瘤，伴血栓形成与机化

患者，男，22 岁。CT：左手掌侧第 3、4 掌指关节处肌腱及肌间隙内见一大小约 1.4 cm × 1.5 cm × 3.2 cm 条状软组织密度影，平扫 CT 值 56HU，内见小斑点状钙化，边界尚清楚，增强扫描动脉期轻度强化，CT 值 64HU，静脉期及延迟期进一步强化，CT 值 75HU，内可见较多强化的血管影，邻近掌指骨骨质未见明显异常。手术后病理诊断：左手掌肌间蔓状血管瘤，伴血栓形成与机化。

第四节　静脉性血管瘤伴血栓形成

患者，女，41 岁。肘及前臂外伤后肿痛 2 周。

CT 怀疑为肌肉间血肿，MRI 诊断滑膜骨软骨瘤病，手术病理证实为静脉性血管瘤伴血栓形成。结节样肿物三个，切面暗红质软。

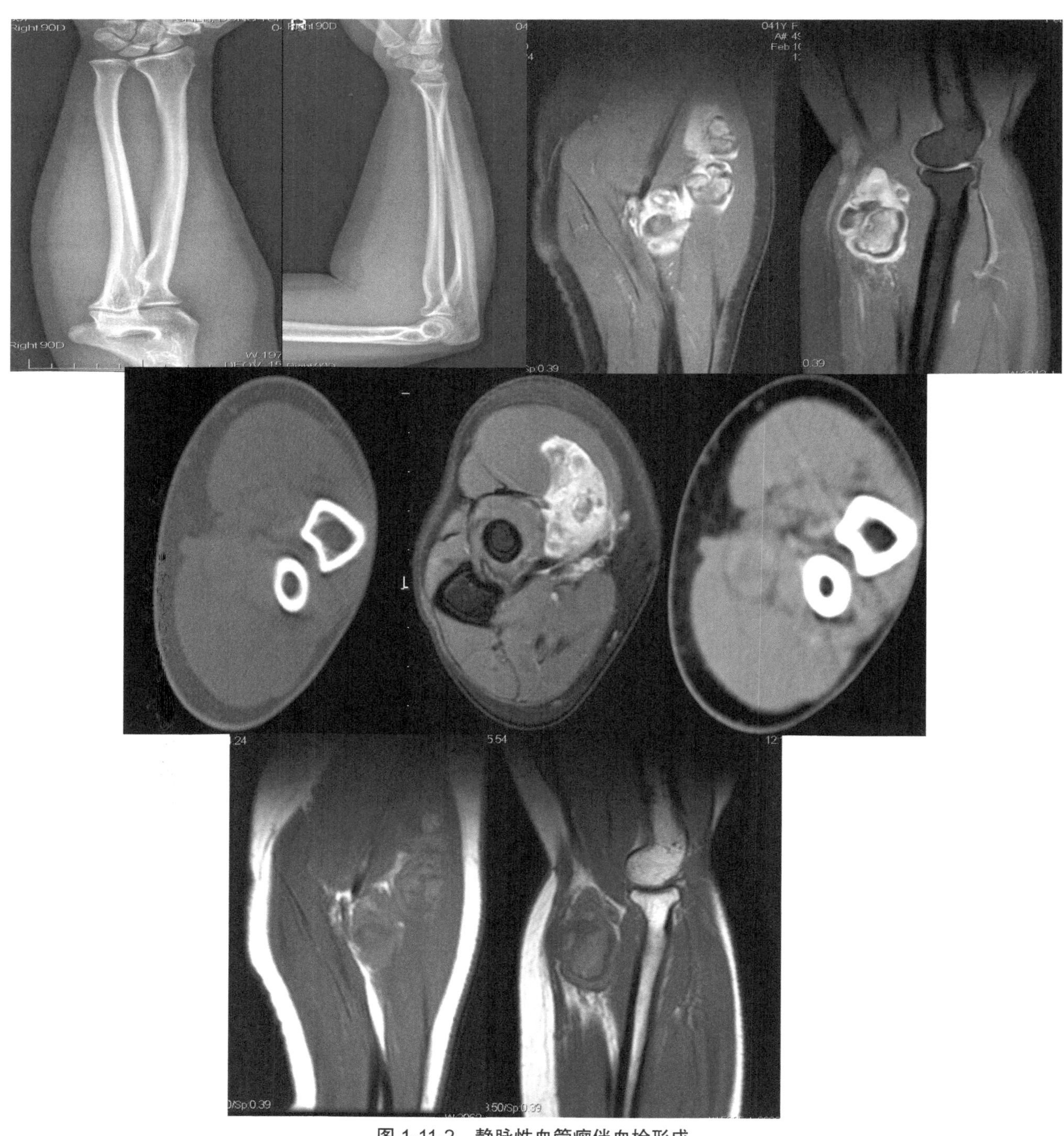

图 1-11-2　静脉性血管瘤伴血栓形成

第十二章　软组织神经源性肿瘤

第一节　误诊病例简介：腰部巨大丛状神经鞘瘤与良性纤维瘤

丛状神经鞘瘤为神经鞘瘤的少见亚型之一。临床极少见，国内报道少且仅见2例个案报道。该病发病率约占神经鞘瘤的5%，发病年龄为50天~84岁，文献报道的病例发病年龄均较小。有研究者报告一例为65岁老年男性，因肿块区皮肤破溃而就诊，但该患者5岁时因外伤偶然发现腰部肿块，局部无不适且随年龄增长而增大，故可以断定该例发病时年龄亦为幼年，至少5岁发病。

丛状神经鞘瘤多发生于躯干，其次为头、颈和上肢等部位的真皮和皮下，呈多丛状或多结节状生长，边界清楚。肿瘤亦可发生于深部软组织内，其他少见部位如舌、包皮、阴蒂和阴唇等国内外亦可见个案报道。极少数丛状神经鞘瘤可伴有Ⅰ型、Ⅱ型神经纤维瘤病、神经鞘瘤病及脑膜瘤。

瘤体直径多为0.5~6.0 cm，切面呈灰白或黄褐色，质中至质韧不等，该例术后肿瘤切面呈灰白、灰红色，最大径约8 cm，实属少见。丛状神经鞘瘤镜下由多发结节构成，结节间界限清楚，由胶原纤维和神经束膜组成的包膜包绕，大多数结节为Antoni A区结构形态，梭形瘤细胞呈短束状或交错束状排列，不时可见核呈栅栏状排列或Vervcay小体形成。

免疫组化：瘤细胞呈S-100蛋白弥漫性强阳性，包绕结节的包膜呈EMA阳性，S-100蛋白阴性。该例病理下观察到肿瘤部分区域瘤细胞丰富，免疫表达为SMA(-)，CD68(-)，S-100(++)，NSE(+)。

丛状神经鞘瘤临床报道极少，该例CT表现为腰部皮肤与皮下脂肪之间孤立性椭圆形软组织密度肿块影，其内密度均匀一致，未见坏死、液化、钙化等异常密度影；该例位于筋膜层以上，CT上肿块与周围组织界限清楚，与术中所见一致。遗憾的是术前考虑此为普通的良性纤维瘤而未行CT增强或MRI检查。

良性丛状神经鞘瘤需与婴儿和儿童丛状恶性外周神经鞘膜瘤相鉴别，病理下最明显的特征是瘤细胞呈丛状(多结节状)或交织束状排列，肿瘤一般较小，平均直径为3 cm，位于皮下。良性丛状神经鞘瘤罕见于成人，但该例为老年患者，病史长达60年且无恶性征象，故从临床病史及手术结果分析该例为良性。

关于良、恶性丛状神经鞘瘤的鉴别及手术切除术后复发和是否恶变等问题均存在较多分歧，该例病理下所见的情况结合肿瘤表面皮肤溃烂等表现，病理科医师建议随访复查。该例术后随访3个月，术区伤口甲级愈合，无不适，未见复发征象。

第二节　左大腿恶性周围神经鞘瘤

患者，男，76岁。左大腿肿瘤切除术后1年，再发10月入院。

手术所见：术中见肿物位于左大腿前侧根部，直径约13cm，呈囊性，边界不清晰，与周边组织结构界限不明显。病理检查：左大腿肿物切除标本：灰红色组织一块，大小6.5 cm×5.7 cm×3.8 cm，切面呈多囊性，部分囊腔内含暗红色液体，部分囊腔内见乳头状突起。常规病理诊断：左大腿肿物切除标本：恶性间叶组织来源肿瘤，待做免疫组化检测进一步明确肿物类型。

免疫组化检测：阳性：S-100，Vimentin，CD99(弱+)，

LCA（淋巴细胞 +），CD20（B 淋巴细胞 +），CD3（T 淋巴细胞 +），Ki-67（+，约 40%）；阴性：CK-P，EMA，MyoD1，CD10，CD31，CD34，NF，NSE，CD57，Actin，Desmin，SMA，H-caldesmon，HMB45，MelanA。免疫组化诊断：左大腿肿物切除标本：恶性周围神经鞘膜瘤。

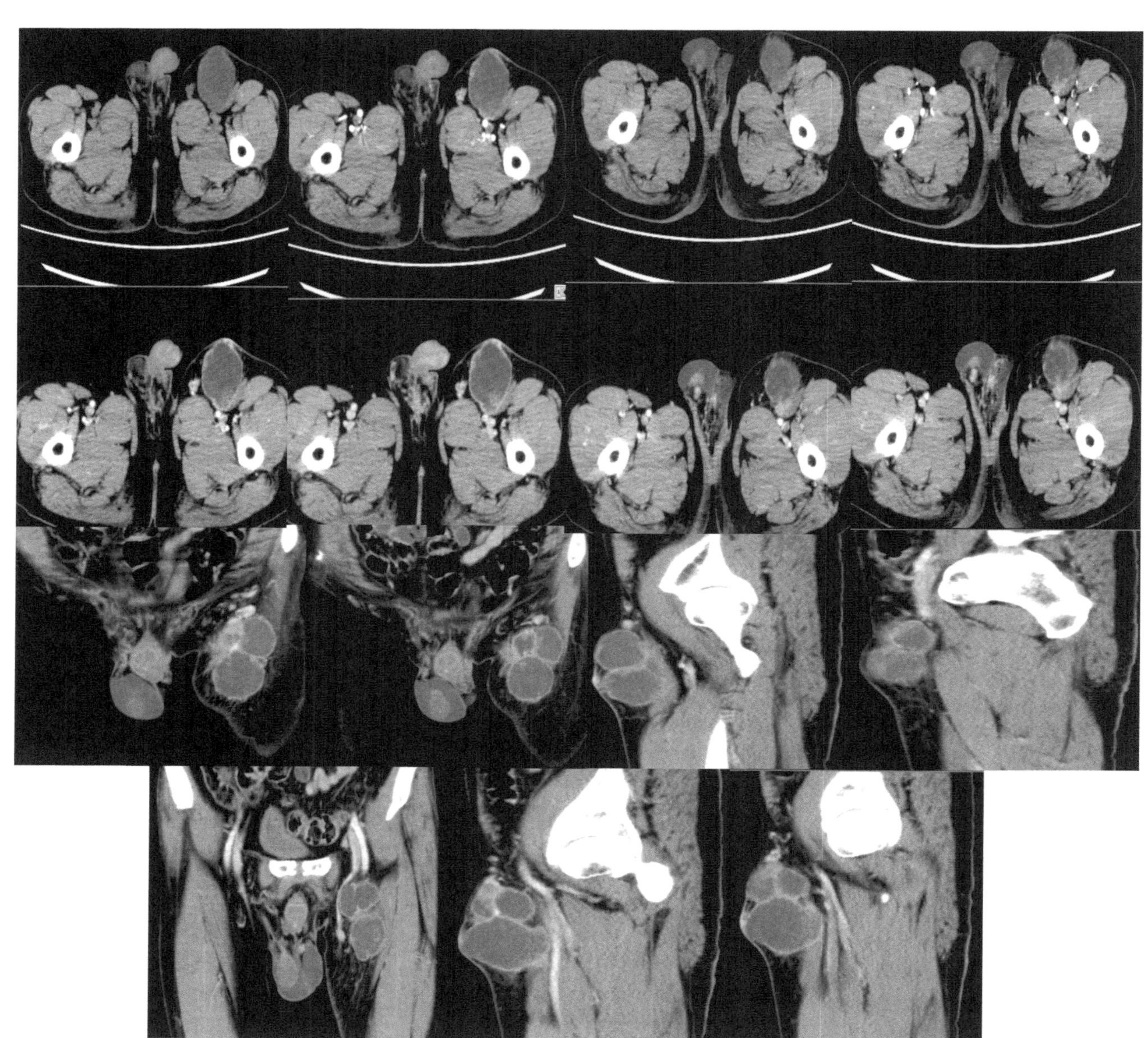

图 1-12-1 左大腿恶性周围神经鞘瘤

第三节 左腰大肌神经鞘瘤

患者，女，27 岁。因检查发现左腰大肌占位 1 月余入院。

手术所见：腰大肌内部可见一约 5 cm × 4 cm × 4 cm 大小，黄色、质韧软组织肿瘤，包膜完整。

病理检查：结节状肿物一块，4 cm × 3.5 cm × 2.8 cm，切面灰白，质中，境界较清。病理诊断：左侧腰大肌肿物切除标本：梭形细胞肿瘤，待做免疫组化检测进一步明确诊断。免疫组化检测：阳性：S-100，Vimentin，Nestin，Ki-67（+，约 1%）；阴性：EMA，CK（P），Actin，Calponin，SMA，CD117，CD34，NF。

免疫组化诊断：左侧腰大肌肿物切除标本：神经鞘瘤。

腰大肌神经鞘瘤（schwannoma of psoas muscle，SPM）是指位于腰椎间孔外侧腰大肌区的神经鞘瘤，临床较少见。发病年龄以30~50岁多见，生长缓慢，肿瘤较大时才出现临床症状，主要为神经根及邻近器官受压的症状，术前难以作出准确的定性诊断。

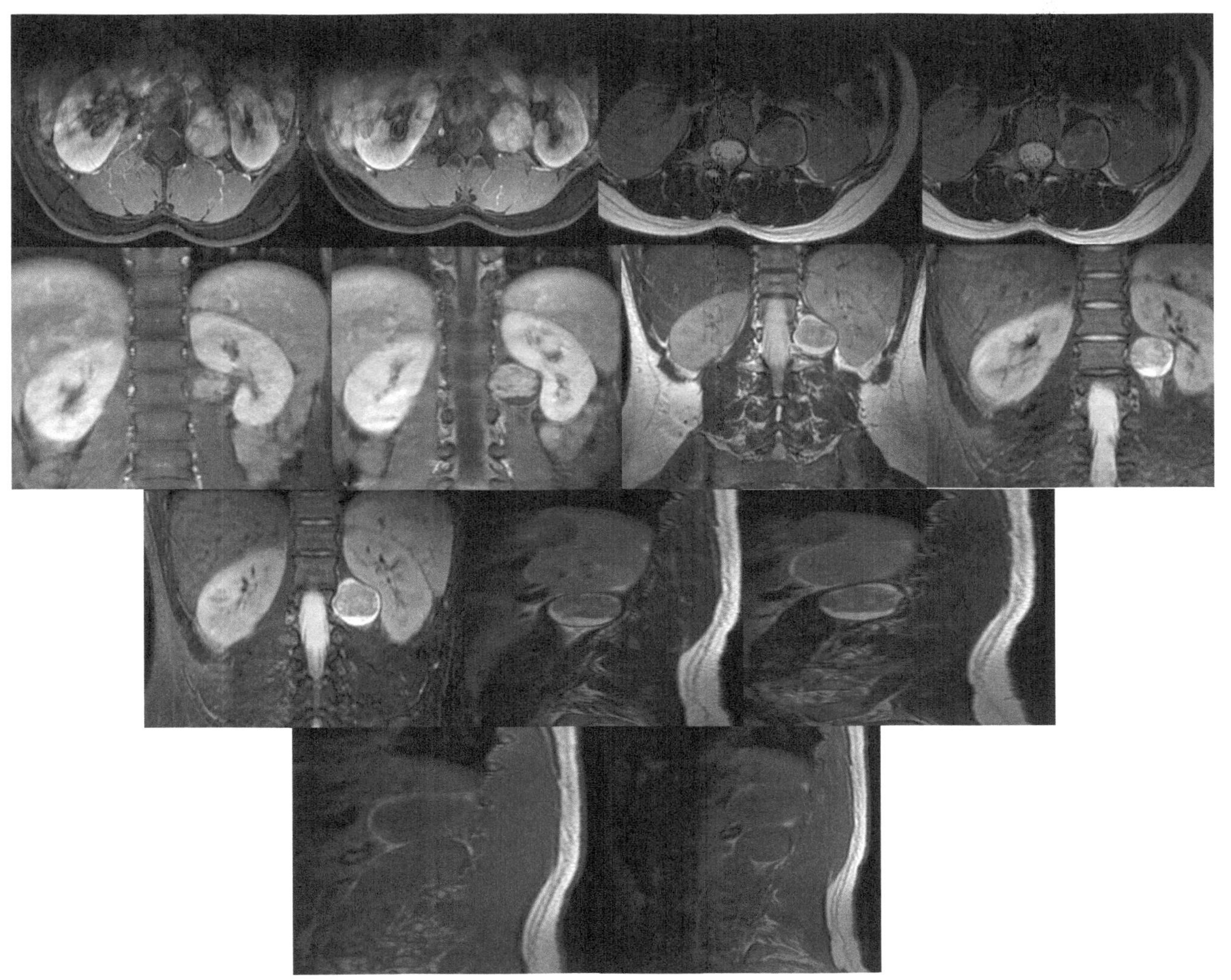

图 1-12-2　左腰大肌神经鞘瘤

第四节　左上臂神经鞘瘤

患者，女，45岁。发现左上臂肿物1年，伴左上肢麻木感。

手术所见：肿物与桡神经走向一致，将桡神经包绕，小心将其外膜切开，仔细剥离肿物，将肿物完整剥离后送检病理，因外膜与桡神经粘连紧密，不予以处理，将其外膜缝合一针。病理检查：结节样肿物一块，大小1.6 cm×1.1 cm×0.6 cm，切面灰白质中，包膜完整。病理诊断：左上臂肿物切除标本：神经鞘瘤。

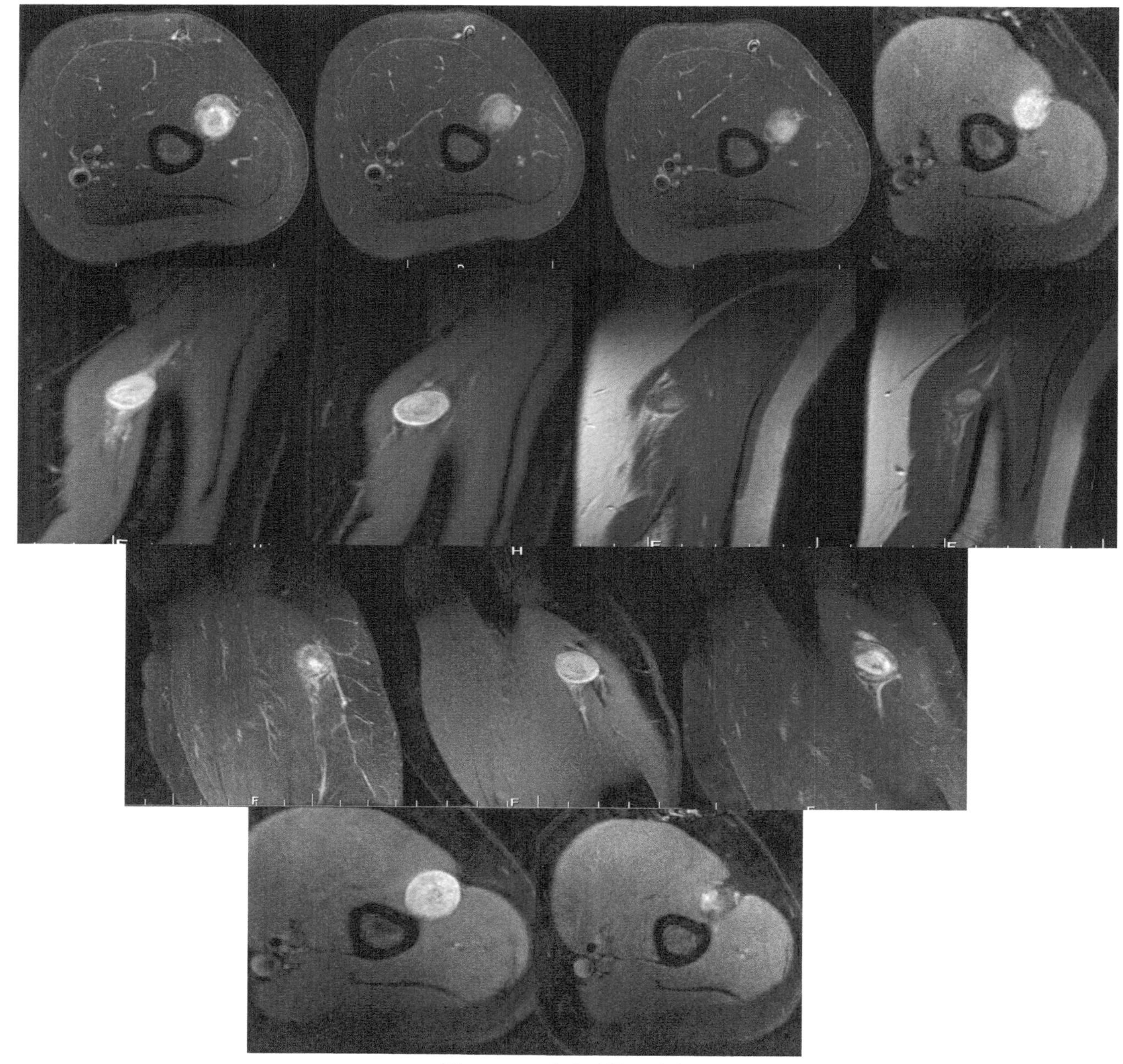

图 1-12-3　左上臂神经鞘瘤

第五节　象皮肿样神经纤维瘤病恶变

神经纤维瘤病是 1 种少见的常染色体显性遗传性疾病，由定位于第 17 号染色体长臂的基因突变所致，其发生率为 1/3000。肿瘤起源于神经上皮组织，常累及多胚层及间充质组织，可伴有神经纤维肉瘤改变。约 5%~13% 的神经纤维瘤病可恶变，表现为静止多年的肿物突然迅速增长，范围扩大。临床上有 2 种类型，即神经纤维瘤病Ⅰ型(NF1，周围型)和Ⅱ型(NF2，中枢型)。神经纤维瘤病Ⅰ型常伴有骨骼、皮肤及软组织的各种异常，脊柱侧弯是神经纤维瘤病Ⅰ型最常见的骨骼表现，发生率为 10%~ 60%。神经纤维瘤病Ⅱ型一般无骨骼改变。

神经纤维瘤病Ⅰ型约有 25%~50% 有家族史，而无家族史者，其显著的自发突变率约为 50%。该肿瘤多于幼儿时发病，肿瘤随年龄增长，多沿神经走行分布，呈结节及皮赘样外观，质软，少者数十个，多者数百个，由于累及多脏器、多器官，可致骨骼畸形及运动障碍。

一、临床表现

象皮肿样神经纤维瘤病是神经纤维瘤病中的罕见类型，其产生的原因是神经外胚层和中胚层发育不良，导致中胚层发源的软组织过度增生，但引起肢体显著肥大和肿大是罕见的。该病是 1 种进展性畸形，是由神经纤维黏液样组织肿瘤样过度增生，神经膜细胞和神经周围成纤维细胞二者的增生形成的弥漫性软组织团块。临床上，象皮肿样病变局部异常增生肥大、形状十分怪异。

二、影像学研究

X 线可见与骨邻近的神经纤维瘤压迫、侵蚀骨质，使其表面形成切迹或缺损，缺损边缘骨质硬化。脊柱侧弯伴后凸，好发于下胸椎。长管状骨内神经纤维瘤可引起囊性膨胀性病变，多在干骺端内，为单发或多发。CT 检查有很高的密度分辨率，在诊断骨质病变上有着不可替代的优越性，MSCT 三维重组技术可以从各个角度观察病变，弥补 CT 平扫及 X 线检查的不足，为疾病的诊断提供更多信息。有研究者报告病例，临床及影像表现典型，并且股骨侵蚀破坏相当严重，亦属少见，同时臀部瘤体已经恶变，虽行髋关节离断术，其预后较差。

第六节　误诊病例简介：神经纤维瘤病与黏液脂肪肉瘤

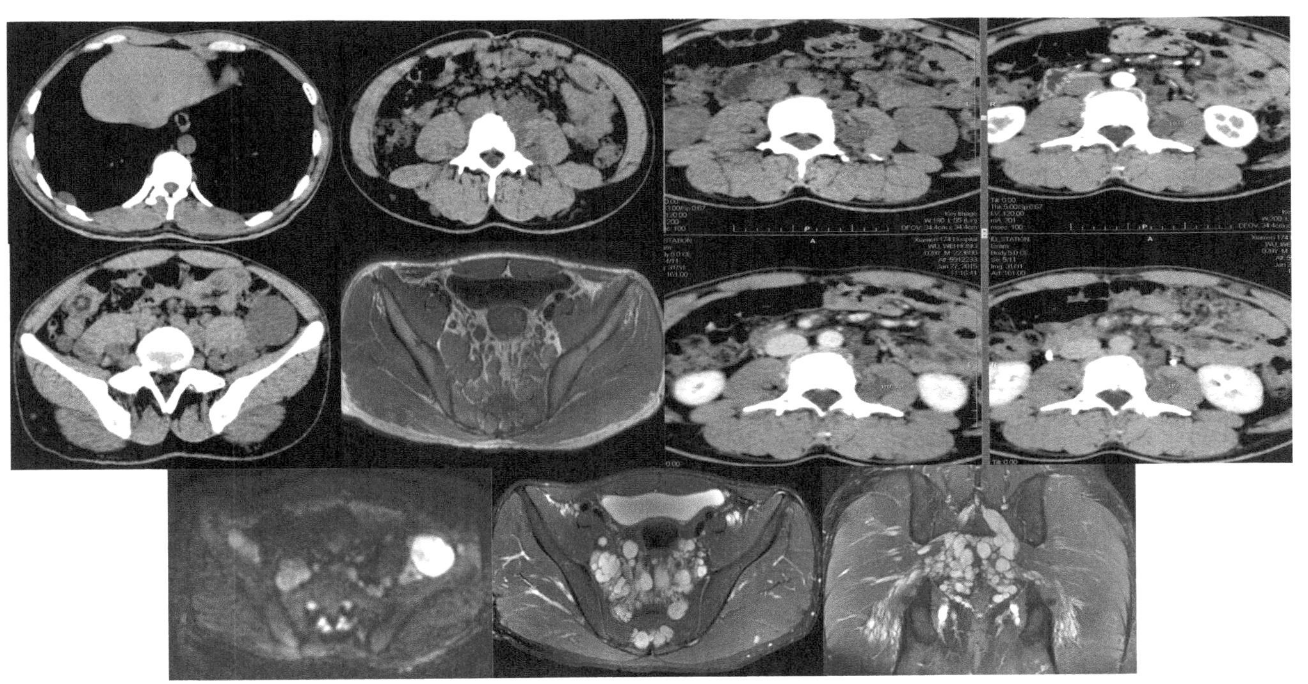

图 1-12-4　神经纤维瘤病与黏液脂肪肉瘤

患者，男，29 岁。腹痛 3 天，加重伴解黑便 1 天入院。现病史：缘于 3 天前无明显诱因出现中上腹部闷痛，呈阵发性，休息后可缓解，无恶心、呕吐，无反酸、嗳气，无解黑便、血便，未予重视；1 天前腹痛加重，出现解黑色稀糊状便，共 3 次，每次量约 100ml，伴头晕、乏力，无恶心、呕吐，无心慌、气短，无发热等不适，就诊我院。

CT：胸壁、腹壁、腹腔、腹膜后、盆腔及骶管见多发病灶，考虑黏液脂肪肉瘤？建议 MRI 进一步检查。MRI：盆腔及双侧大腿肌间隙多发占位，性质待查，建议进一步检查；盆腔多发肿大淋巴结。

追问病史发现：患者胸部、腹部皮肤可见散在疣状突起；患者母亲、姥姥、大姨、大舅均有类似病史。

病理检查：右侧大腿外侧包块切除标本：扁圆形肿物一块，大小 3.3 cm × 1.6 cm × 0.3 cm，切面灰白，质中。常规病理诊断:右侧大腿外侧包块切除标本:梭形细胞肿瘤,待免疫组化进一步明确诊断。

免疫组化检测:阳性:S-100,Vimentin,Ⅳ胶原纤维,NF(局灶+),CD31(血管内皮+),CD34(血管内皮+),Ki-67(+,约1%);阴性:PAS,SMA,CD57,EMA,Calponin,Actin,Desmin。免疫组化诊断:右侧大腿外侧包块切险标本:神经纤维瘤。

第七节 左上臂下段神经鞘瘤

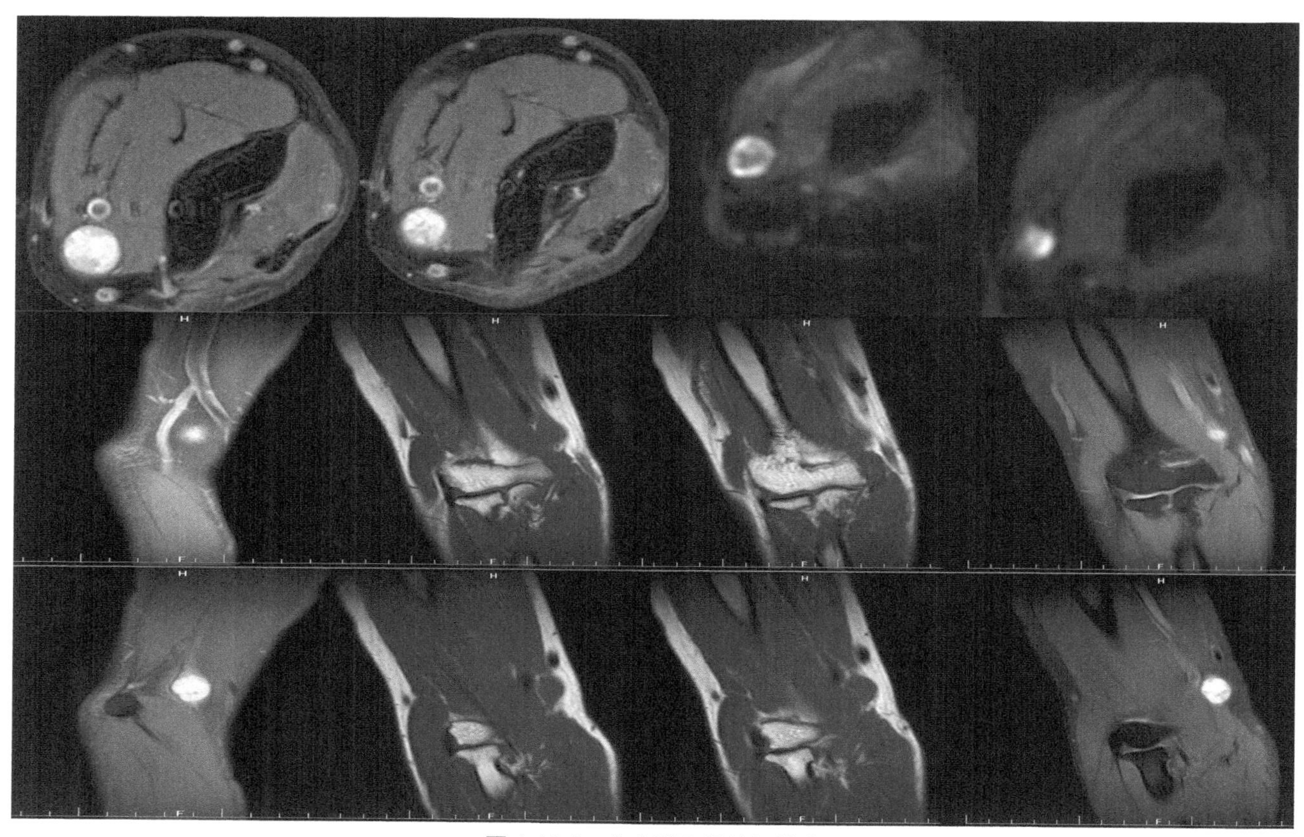

图 1-12-5 左上臂下段神经鞘瘤

患者,男,45岁。因发现左肘部肿块半年,伴左手指麻木入院,无明确外伤史。查体:左上臂下段内侧皮肤无破损,无窦道,皮温正常,皮下可触及一大小约1.5 cm×2 cm的包块,包块质韧,边界清楚,可推动,有压痛并伴左手第2~4指麻木,无液波感,左手各指运动及末梢血运好。

病理检查:灰白及淡黄色软组织一块,总体积1.7 cm×1.4 cm×0.5 cm,切面淡黄灰白,质中,似有包膜。常规病理诊断:左上臂切除标本:初步考虑外周神经源性肿瘤,待做免疫组化检测进一步明确肿瘤类型。免疫组化诊断:左上臂切除标本:结合免疫组化检测结果,诊断为神经鞘瘤。

第十三章　软组织其他类型肿瘤

第一节　软组织多形性透明变性血管扩张性肿瘤

软组织多形性透明变性血管扩张性肿瘤（PHAT）由Smith等（1996）首先报道，该肿瘤是一种比较罕见的低度恶性软组织肿瘤。

一、病理学

1. 组织起源　多形性透明变性血管扩张性肿瘤的组织起源目前尚不清楚，有学者将其称为起源未定的交界性软组织肿瘤。Groisman等（2000）的免疫组化研究结果排除了内皮、神经、组织细胞和肌源性来源，他们认为这些肿瘤细胞是未分化的原始间叶细胞，可能与间质成纤维细胞有关。Matsumoto & Yamamoto（2002）通过电镜发现肿瘤细胞胞质内有中间丝，也提示该肿瘤起源于间质成纤维细胞。

2. 大体病理学　肿块呈圆形或卵圆形，部分呈分叶状，大多数有较完整包膜，部分边缘呈浸润性生长，将周围正常组织裹入肿瘤组织之中。少数病例肿瘤周围边界清楚，有纤维性假包膜。瘤组织多彩状，褐色到棕褐色，部分呈灰白色，常有灶性出血或囊性变。

该例呈分叶状的卵圆形肿块，有较完整而菲薄的包膜。病理提示肿块部分质脆，可能是肿瘤中明显透明样变性的血管壁、血管周围及瘤细胞之间的基质。

3. 组织病理学　实际上，软组织多形性透明变性血管扩张性肿瘤这一描述性名称已说明了该肿瘤的组织学特点。镜下显示3个特征性的形态学改变，扩张性的薄壁血管呈簇状分布，血管腔大小不等，散在性分布于肿瘤内，扩张的血管内衬梭形内皮细胞，有或无红细胞，有时血管腔内可见有血栓；血管壁、血管周围及瘤细胞之间的基质明显透明样变性，围绕管壁形成“套袖”，并同时向周围肿瘤组织延伸，其本质是无定形嗜酸性物质，由胶原纤维组成；呈片状或条索状分布于扩张性血管之间的多形性瘤细胞，胞质丰富，核多形性，深染，核内可见胞质假包涵体，似恶性纤维组织细胞瘤，但核分裂象罕见，核分裂象不超过3个/50 HPF。

4. 免疫组织化学检查　免疫表型及流式细胞术显示肿瘤细胞Vim弥漫强阳性，CD34半数病例阳性，CD99、FX Ⅲ a及VEGF阳性，S-100蛋白阴性，上皮和非上皮标记阴性，Ki-67（MB）0.2%~3.5%肿瘤细胞阳性，增殖活性较低。

二、临床表现

国内外文献报道的68例多形性透明变性血管扩张性肿瘤主要见于成年女性，绝大多数（63例）位于皮下组织中，3例发生于下肢深部肌肉组织内，1例发生于颊黏膜，1例位于后腹膜腔内。多数患者临床表现为局部缓慢生长的肿块，病程从2个月至38年不等。肿瘤大小0.3~19.7 cm不等。有33%~50%临床复发，其中有病例多次复发，但尚未发现转移，符合低度恶性肿瘤的临床特点。有学者报告一例患者位于右颈部肌肉间隙内，肿块活动度差，是因为肿块位置较深，术后2年未见复发。

三、影像学研究

有学者报告一例发生部位在右颈部肌间隙内，其CT表现具有一定的特征性，与病理表现对照发现其CT表现是有其病理基础的。多数多形性透明变性血管扩张性肿瘤病例有包膜但不完整，肿瘤边缘可见浸润性生长，少数也可见完整包膜。该病例病理检查也可见较完整包膜但是菲薄，故在CT上未能显示。病灶明显强化的区域是呈簇状分布的扩张性血管,因此其强化程度接近血管强化程度,而呈不规则未见明显强化的条片状低密度影,为透明样变性的血管壁和血管周围的基质;明显强化区域与未强化区域的分界清晰锐利,这2点都不同于神经鞘瘤斑驳样强化的CT表现。

四、鉴别诊断

(1)神经鞘瘤:多形性透明变性血管扩张性肿瘤是一种由明显血管组成的梭形细胞肿瘤,兼有神经鞘瘤和恶性纤维组织细胞瘤的一些特征,因此。多形性透明变性血管扩张性肿瘤首先要与神经鞘瘤鉴别。多形性透明变性血管扩张性肿瘤大多有包膜但菲薄,CT上不能显示,病灶边缘呈分叶状,部分可见边缘浸润性生长。神经鞘瘤在CT上包膜显示较明显,呈边缘光整、内部密度不均匀的圆形或类圆形肿块,增强后呈斑驳状强化,强化程度低于血管强化值,强化区与非强化区分界较模糊。镜下一般有典型的Antoni A区和Antoni B区,免疫组化提示瘤细胞S-100蛋白(+),可与多形性透明变性血管扩张性肿瘤鉴别。

(2)恶性纤维组织细胞瘤:恶性纤维组织细胞瘤是一种高度恶性软组织肿瘤,多位于下肢肌间隙内或腹膜后腔。在CT上恶性纤维组织细胞瘤呈边界不清的分叶状的肿块,平扫稍低于肌肉密度,肿瘤内出血和囊变则为高密度或低密度,增强后实性部分强化较明显,但低于血管强化程度,坏死区无强化。而多形性透明变性血管扩张性肿瘤边界清楚,其强化区CT值达血管强化程度,低密度区是透明变性的基质,而不是坏死区,与恶性纤维组织细胞瘤不同。病理上尽管多形性透明变性血管扩张性肿瘤的瘤细胞呈多形性,甚至可出现核异型性的瘤巨细胞,与恶性纤维组织细胞瘤相似,但核分裂象及肿瘤性坏死罕见,肿瘤细胞的核增殖指数不高,这些有助于与恶性纤维组织细胞瘤鉴别。

近年文献陆续报道了一些新的软组织肿瘤类型,这些新病种的发现,使以前一些不认识或误诊为其他肿瘤的病变得到了重新认识和纠正,多形性透明变性血管扩张性肿瘤便是其中之一。通过复习文献了解到,多形性透明变性血管扩张性肿瘤具有明显特征性的病理表现,而有学者发现多形性透明变性血管扩张性肿瘤的CT表现也具有一定的特征性,熟悉这一软组织新病种的CT表现及病理特征对避免误诊其他类似病变、指导治疗和判断预后具有重要意义。

第二节 左上臂血管平滑肌瘤

患者,女,33岁。左上臂下段桡侧软组织肿块10年,伴疼痛1年,皮肤颜色无明显改变。彩超:左上臂下段桡侧实质性肿块。

手术所见:皮下组织内见一实性约2.5 cm×1.5 cm略椭圆形包块,质稍硬,周围可见少许血管,与部分皮神经粘连,与肌肉及周围软组织界限清楚,包膜完整。病理诊断:左上臂血管平滑肌瘤。

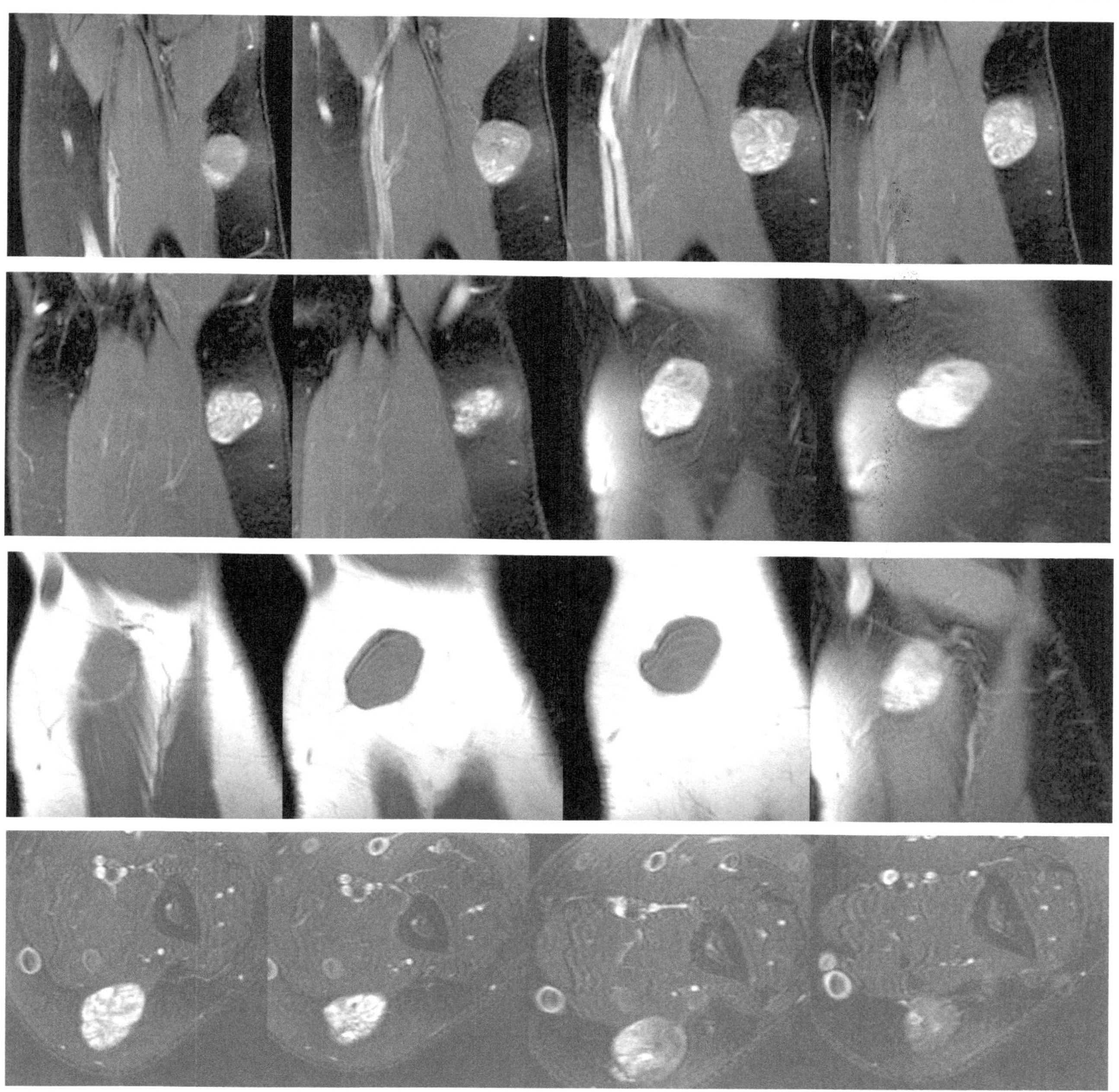

图 1-13-1　左上臂血管平滑肌瘤

第三节 左肘部良性间叶肿瘤

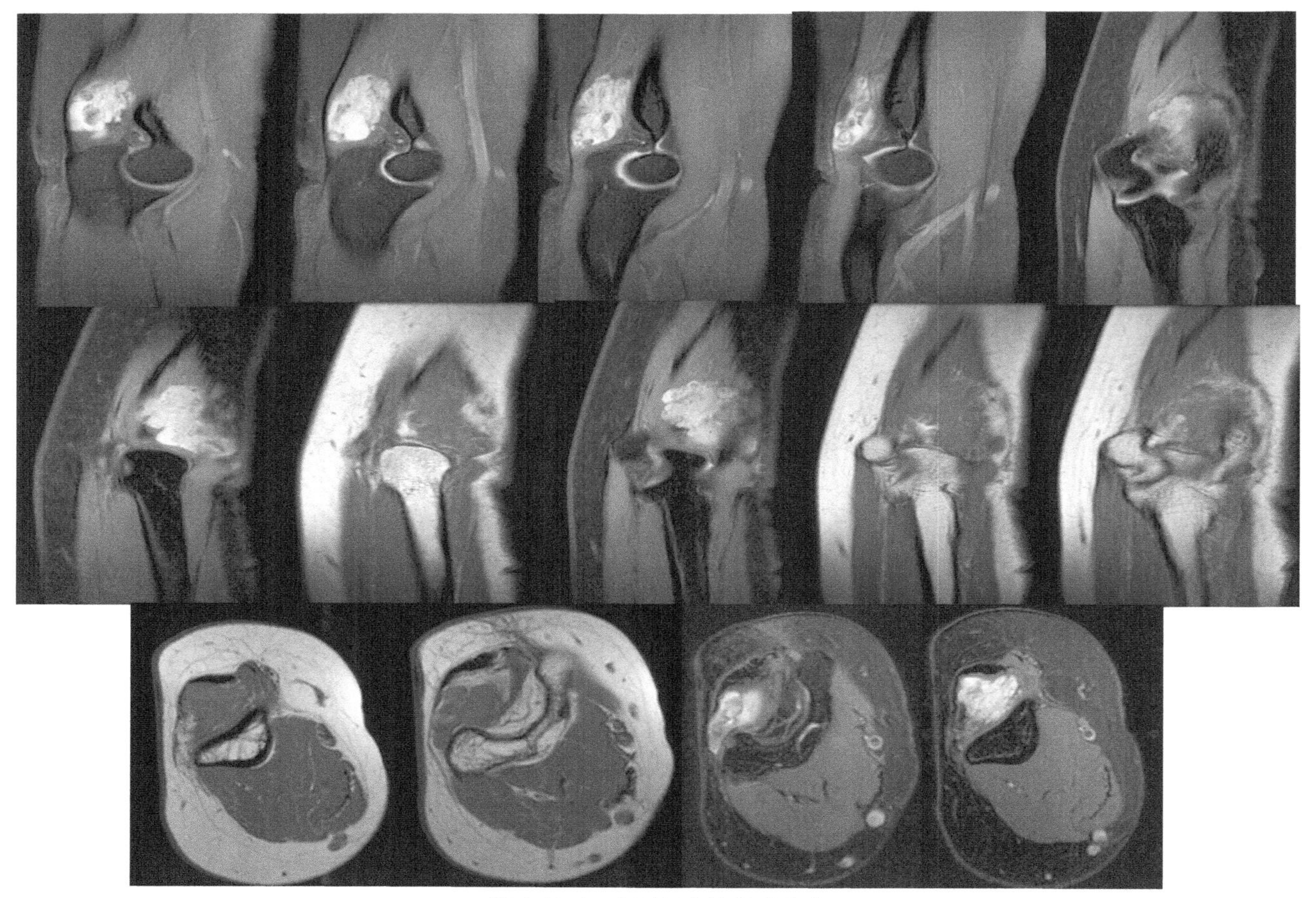

图 1-13-2 左肘部良性间叶肿瘤

患者,女,29岁。因左肘后疼痛1年余,发现左肘后肿物5个月入院。左肘后外侧可见一长约1.5 cm切口瘢痕,可见少许瘢痕增生,局部色素沉着,压痛,其下方皮下可扪及一1.5 cm×3 cm大小不规则肿物,压痛,无放射痛,质稍硬,活动性好,与周围组织界限欠清楚,左肘关节活动无受限,末梢血运、感觉正常。彩超提示:"左肘关节皮下肌层内可见一混合回声区,大小约31 mm×12 mm,边界欠清晰,形态不规则,其内可见较丰富血流信号,性质待定"。

手术所见:取左肘部软组织肿瘤表面纵行切口,长约5 cm。依次切开皮肤、皮下组织及深筋膜。钝性分离后探查见:左肘部肱三头肌下可见一软组织肿瘤,大小约2.5 cm×1.5 cm×4 cm,质中,无搏动感,无神经组织包绕其中,界限不清,其间混杂有血凝块等组织。病理检查:左肘部肿物切除标本:暗褐色组织一块,大小3.5 cm×2.5 cm×1.2 cm,切面灰黄暗褐色,质中。病理诊断:左肘部肿物切除标本:良性间叶肿瘤。待做免疫组化检测进一步明确肿瘤类型。

第四节 竖脊肌淀粉样瘤

Moonis等(1999)报道淀粉样变性中,组织内沉积的均为无细胞性、不溶性蛋白质样物,含水量少,淀粉样蛋白结构形式为反向平行的β_2折片,呈纤维状,具有相对长的T_1和较短的T_2时间。Bardin等

(2004)指出淀粉样瘤结构与肌肉的肌纤维紧密排列相似,淀粉样变性信号在所有 MR 序列上均与肌肉的信号相近。

因此肌肉淀粉样瘤的 MRI 表现有一定的特征性,即在 T_1WI、T_2WI 上呈等或略低信号,与周围肌肉信号基本相仿,由于淀粉样蛋白沉积在血管壁周围、血管的内皮下,造成血管壁固有结构的破坏,使钆(Gd)类对比剂通过血管内皮进入病灶,因此钆喷替酸葡甲胺(Gd-DTPA)增强扫描可见不同程度的强化,而肌肉淀粉样瘤多数比周围肌肉强化明显。

一例竖脊肌淀粉样瘤 MR T_1WI 和 T_2WI 均以等信号为主,且与周围肌肉信号一致, Gd-DTPA 增强病灶呈明显强化,且强化幅度明显高于肌肉,基本特征与文献报道一致。

另外,肿瘤内部信号不均匀,可能与少量钙质沉积及囊变有关。

第五节　四肢软组织肿瘤及肿瘤样病变

请详见本书 本卷 第十二篇 第六章 第一节 四肢软组织肿瘤及肿瘤样病变。

第六节　双侧臀部表皮样囊肿

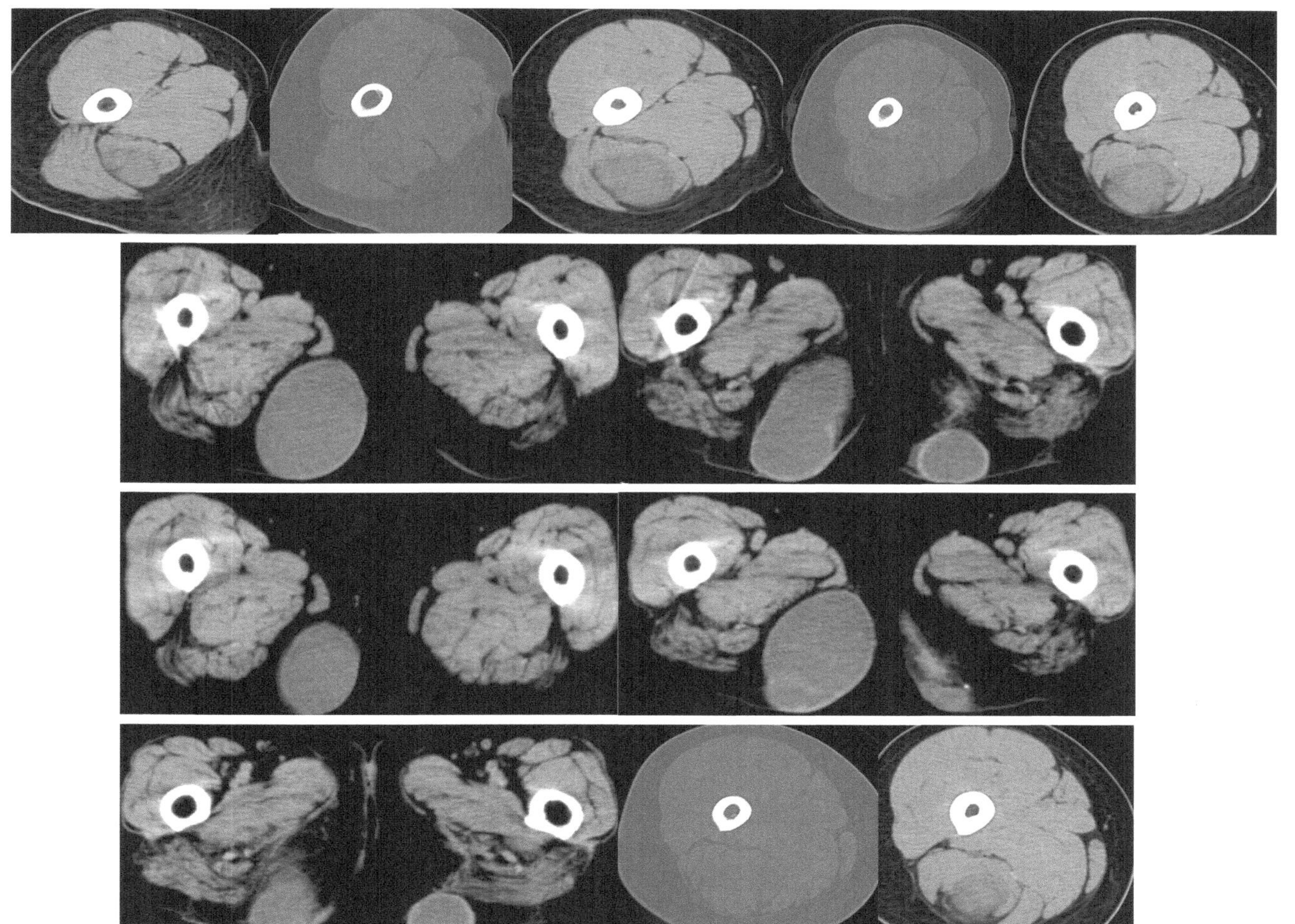

图 1-13-3　双侧臀部表皮样囊肿

患者,女，78岁。缘于4年前患者无意发现右侧臀部肿物,大小如核桃,肿物局部无疼痛及压痛,肿物大小时有变化,偶有消失,后肿物逐渐增大,并出现局部轻度胀痛不适,现肿物增大至馒头大小,触压疼痛明显。2年前左侧臀部出现与右侧相同性质肿物,肿物两年来增大至鸡蛋大小。病程中患者无发热,无午后低热、夜间盗汗,无胸闷、气促、无心悸、呼吸困难等症状。

CT:双侧臀部皮下均见椭圆形囊性肿块影,边缘光整,包膜完整,厚薄较均等,以右侧较大,大小约8 cm×5.7 cm×7.5cm,其内见条片状稍高密度影,平扫CT值23~48HU,增强扫描中心部不强化,包膜轻度强化。左侧肿块大小约3.9 cm×3.0 cm×4.5cm,其内密度较均匀,增强扫描中心部不强化,包膜轻度强化,内下缘另见一椭圆形小囊与之相邻,大小约1.1 cm×0.6cm。

病理检查:右侧囊性肿物一个,内含油脂,内壁光滑,诊断意见:右侧臀部表皮囊肿伴胆固醇结晶。左侧臀部两大小不一囊性肿块,大者囊内充满灰白色豆渣样物质,小者囊内充满油脂样物质。诊断意见:左侧臀部囊性肿物,大者为表皮囊肿,小者脂性囊肿。

皮样囊肿,表皮囊肿或表皮样囊肿为胚胎发育时期残留于组织中的上皮细胞发展而形成的囊肿。后者也可以由于损伤手术使上皮细胞植入而形成。

皮样囊肿囊壁较厚,由皮肤及皮肤附属器(如汗腺、毛囊等)组成,囊腔内有脱落的皮脂腺、上皮细胞、毛发和汗腺等结构。

表皮样囊肿囊壁不含皮肤附属器,囊腔内为由鳞状上皮角化蛋白层状脱屑构成的干酪样物质。

表皮样囊肿的CT密度与瘤内各种成分的含量、比例有关。内容物以脂类物质为主时,密度一般较低;角化物成分较多或瘤内含有钙化、出血时密度则偏高。肿瘤密度不均匀的原因可能是病变内含有细胞碎屑或胆固醇结晶物质。

第七节 肩部软组织肿瘤及肿瘤样病变

请详见本书 本卷 第十三篇 第一章 第一节 肩部软组织肿瘤及肿瘤样病变。

第八节 误诊病例简介:右大腿错构瘤与神经纤维瘤

病例,女，22岁,发现右臀部一肿物1月余,稍有增大,伴右下肢麻木,大小约10 cm×5cm,界清,活动度差。CT平扫:右股骨形态正常,骨皮质连续,骨质密度均匀,未见明显骨质增生及破坏、缺损,右侧髋关节、膝关节大小、形态正常,骨质完整无破坏。右侧大腿上段臀大肌下缘半腱肌半膜肌肌间隙内可见一低密度团块影,边界不清楚,内部密度欠均匀,可见条状低密度影，CT值19~32 HU,大小4 cm×4.9 cm,周围肌肉受推压。MRI:右侧大腿半腱肌后缘及其肌间隙内可见1个梭形异常信号影,大小约4.1 cm×5.1 cm×15 cm，T_1WI等低信号，T_2WI以高信号为主,其内散在条状低信号,增强扫描肿块明显不均匀强化,边界清楚,周边可见多条迂曲增粗的血管影,以下缘明显,肌间隙变窄,邻近肌肉受推压,软组织未见明显肿胀,皮下脂肪间隙清楚。MRI诊断:右侧大腿上段占位,考虑:神经纤维瘤,侵袭性纤维瘤?

手术所见:右大腿后方皮下见一包块大小约4 cm×3 cm×3 cm,质韧,边界尚清楚,表面光滑,为纤维组织。病理检查:右大腿肿物切除标本:灰褐色组织一块,大小9 cm×5 cm×4 cm,送检前已剖开,切面灰白灰褐,质中偏韧,包膜较完整。右大腿肿物包膜切除标本:灰黄灰褐色组织一块,大小4.5 cm×2.5 cm×0.8 cm,切面灰黄灰褐质软。病理诊断:右大腿包块为错构瘤(毛细血管、海绵状血管成分为主,并有脂肪组织和骨骼肌成分混合)。送检的包膜为纤维脂肪组织。

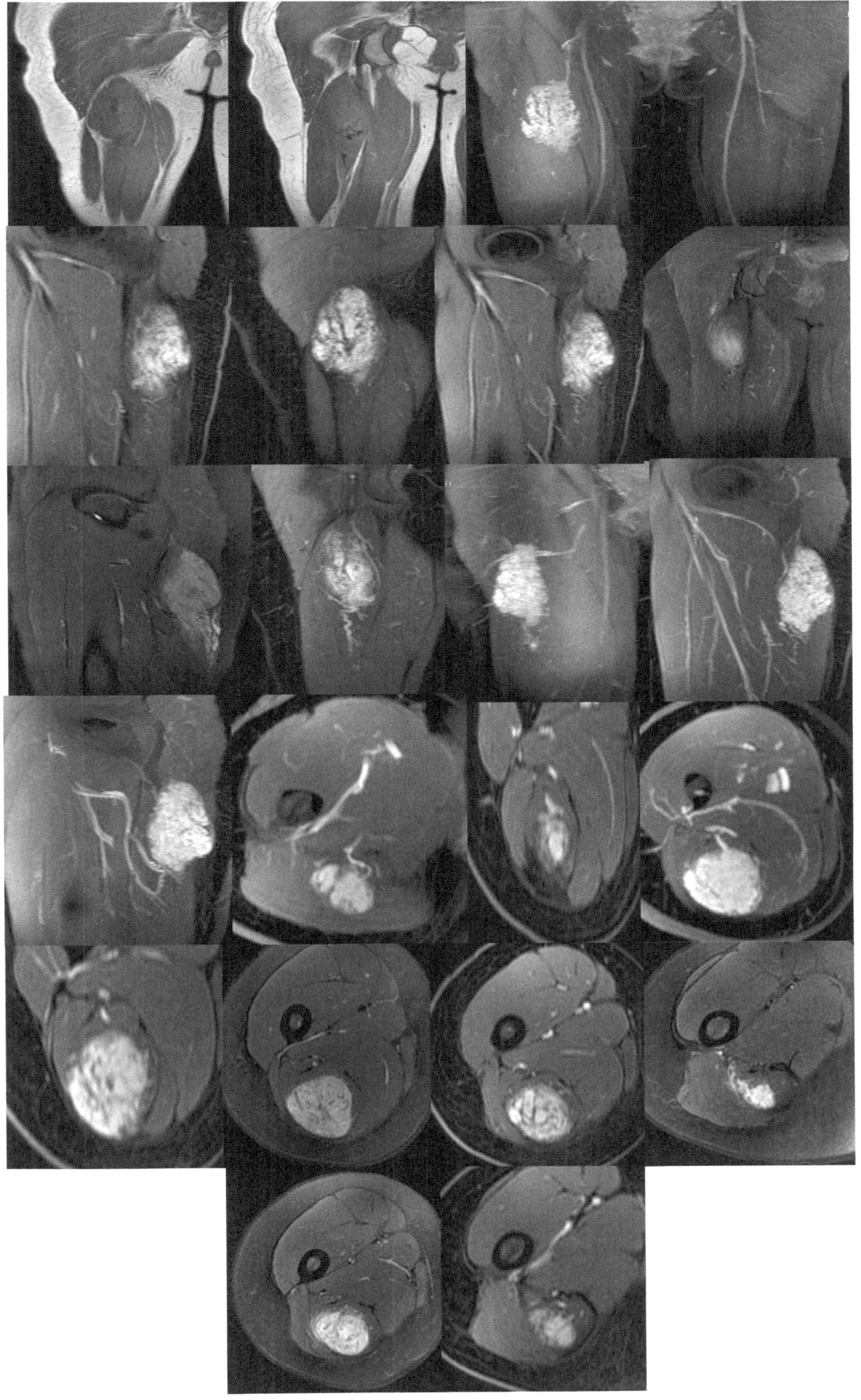

图 1-13-4　右大腿错构瘤与神经纤维瘤

第十四章 肌炎

特发性炎性肌病

特发性炎性肌病是一组以炎症性骨骼肌病为特征的自身免疫性疾病,临床上最常见的类型是多发性肌炎和皮肌炎。MRI,尤其是 STIR 序列在炎性肌病中的应用价值已得到认同。在 STIR 序列上炎症区表现为高信号,虽然炎性病变程度越重 STIR 序列信号强度越高,但凭肉眼在 STIR 序列上评价病变严重程度则存在明显的主观性,且无法对炎症进行定量描述,对治疗后炎症的轻度改善可能难以评价。

T_2 图(T_2-mapping)可以测量组织的 T_2 弛豫时间,当肌肉存在炎症时,其内含水量会增加,且肌肉水肿程度可有效反映炎症程度,而含水量增加会使其 T_2 弛豫时间延长,故通过测量肌肉 T_2 弛豫时间可判断肌肉内是否存在急性炎症,同时对炎症程度进行有效量化。

一、临床表现

特发性炎性肌病是一组以肌肉自身免疫性炎症为特征的异质性疾病群。多发性肌炎和皮肌炎是临床最常见的类型。该组疾病目前尚无统一的诊断标准。

临床常用的是 Bohan & Peter(1975)提出的诊断标准,即临床表现为对称性的近端肌无力,实验室特点是肌酸肌酶(CK)水平升高和肌电图呈肌原性损害,病理学改变有肌纤维变性、坏死和炎性细胞浸润。

二、影像学研究

近年来,随着影像检查和诊断技术的发展,尤其是 MRI 的日益推广,MRI 在特发性炎性肌病中的应用价值受到临床医师的广泛认可。国际肌炎评估和临床研究组(IMACS)提出 MRI 检查发现肌肉炎症可替代临床表现或实验室检查作为一条诊断标准。

多发性肌炎/皮肌炎患者肌肉 MRI 改变包括急性炎症改变和晚期炎症后遗改变。

急性炎症改变病理学表现为肌间隙、肌束内和小血管周围炎性细胞浸润,结果致病变区含水量增加,依据炎症累及部位表现为肌肉水肿、肌筋膜炎和皮肤及皮下组织水肿。肌肉炎症在脂肪抑制 T_2WI 或 STIR 序列上表现为肌肉内弥漫的片状高信号。

晚期炎症后遗改变主要是肌肉萎缩和伴随的脂肪浸润。MRI 不但可以发现肌肉、筋膜及皮下脂肪组织的炎症改变, T_1WI 还可以评价肌肉脂肪浸润、肌肉萎缩等改变。

MRI 可以评价整个肌群的受累情况。有文献报道使用全身 MRI 检查可更全面评价肌肉受累情况。肌肉活检是炎性肌病诊断的重要依据,但其取材部位有限。而在 MRI 引导下活检,可做到有的放矢,明显提高肌肉活检阳性率。

MRI 不但有助于多发性肌炎及皮肌炎的诊断,还可监测疾病进展及评价治疗效果。特发性炎性肌病的临床特征和严重程度多变,因此,疾病随访评价有一定的困难。MRI 作为一种无创性检查,可重复性好,其价值越来越受到临床医师的公认。

T_2 图,即 T_2 时间的定量,是肌肉骨骼系统 MRI 技术之一,对肌肉组织的生理及病理生理均具有重要的诊断参考意义。目前临床最为普遍接受的 T_2 值测量方法是采用以 CPMG 序列为基础的多回波自旋回波序列进行测量,并以单指数衰减模型获得组织的 T_2 值。

一项研究将这种方法用于测量多发性肌炎及皮肌炎患者大腿肌肉的 T_2 值。结果表明,肌炎活动期患者的大腿肌肉 T_2 值明显高于肌炎稳定期患者及对照组。这与多发性肌炎/皮肌炎患者急性炎症的病理改变一致:肌肉急性炎性水肿导致病变区含水量增加,从而使 T_2 时间延长,即 T_2 值增高。

并且 T_2 值可有效量化肌肉炎症水肿程度,轻度炎症水肿时 T_2 值轻度增高,重度炎症水肿时 T_2 值明显增高。炎性肌病患者肌肉 T_2 值与肌力和肌功能等临床评价指标有很好的相关性,表明肌肉 T_2 值可以作为定量评价特发性炎性肌病活动度的一个客观指标。

T_2 图的另一个潜在应用价值在于评判病变的活动程度，肌炎活动期受累肌肉内含水量增高，T_2 值延长，而肌炎非活动期肌肉水肿消失，其肌肉 T_2 值恢复正常。而判断肌炎是否处于活动期对指导临床是否继续进行治疗有重要价值，可避免因过度治疗而造成的副反应，同时可有效防止因过早停止治疗而导致病情复发。

该项研究 A 组炎症活动期患者中有 3 例患者在激素治疗后 1 个月临床症状有轻微改善，血清肌酶降低。复查 MRI，STIR 序列仍可见高信号，肉眼观察难以判断信号的变化，而 T_2 图显示肌肉 T_2 值下降。虽然该项研究中复查例数较少，尚无法进行统计分析，但这在一定程度上说明 T_2 值或许可以精确评价治疗后肌肉炎症的改善，对于患者的疗效观察及指导临床制定合理治疗方案有潜在价值。

该项研究结果表明，活动性肌炎患者的肌肉 T_2 值与血清肌酸肌酶水平没有相关性，与文献报道一致。血清肌酸肌酶检测简单、方便，但活动期肌炎患者血清肌酸肌酶水平可正常，因此血清肌酸肌酶水平正常并不能排除肌炎。同时血清肌酸肌酶水平升高亦可见于非肌炎患者。该项研究 A 组炎症活动期患者中就有 3 例肌酸肌酶水平正常，STIR 序列上肌肉内可见异常高信号，T_2 图测量肌肉 T_2 时间延长。

此外，C 组中有 4 例患者肌酸肌酶水平增高，该 4 例患者最终分别确诊为系统性红斑狼疮、特发性肌酶增高、药源性肌病和未分化结缔组织病。此 4 例中 STIR 序列肌肉中均未见异常高信号，同时肌肉 T_2 值并没有明显增高。有学者认为 MRI 能更好地反映多发性肌炎及皮肌炎患者肌力改善情况，较血清肌酸肌酶有更高的敏感性。

部分有肌肉脂肪浸润的患者测量肌肉 T_2 值时可能会受到脂肪信号的影响。因此该组作者在该项研究中注意结合常规扫描的 T_1WI 序列，测量时尽量将 ROI 避开脂肪的干扰。但对于严重肌肉萎缩及脂肪浸润的患者，T_2 值测量则可能会受到较大的影响。

综上所述，肌肉 MRI 检查是一种敏感、无创、高效的影像学诊断方法，不但可显示非特异性炎症性肌病患者骨骼肌炎性水肿、肌肉萎缩及脂肪浸润、替代等病理改变，使用 T_2 图测量肌肉 T_2 时间还可做定量分析，在炎性肌病的诊断、评价病变活动度、疗效评估、指导临床合理治疗方面有很高的应用价值。

附：具体研究资料：将大腿肌肉分为三群：前群（股直肌、股内侧肌、股中间肌、股外侧肌）、内群（股薄肌、大收肌）及后群（股二头肌、半腱肌、半膜肌）。以每组肌群中 STIR 序列显示信号最高的区域为观察区，测量 T_2-mapping 序列中对应区域 T_2 值。将两侧大腿三组肌群 T_2 值的均值作为该患者肌肉的 T_2 值。测量 T_2 值时注意避开脂肪浸润区。

第十五章　骨化性肌炎和增生性肌炎

第一节　进行性骨化性肌炎

进行性骨化性肌炎是一种遗传性进行性结缔组织疾病,为常染色体显性遗传,临床罕见,印度报告较多,我国1979~2008年间约有60多例患者见诸文献,以骨科报告较多,影像学报告较少。本病又称为进行性骨化性纤维发育不良,发病率极低,约为1/200万,由Patin(1648)首先描述1例患者为“枯树枝样人”,而后Munchmeyer首先报道此病,故又称为Munchmeyer病, Von Busch(1868)命名为骨化性肌炎,属常染色体显性遗传型疾病。

一、发病机制

在异位骨化的病理机制中,需具备4个因素,必须要有激发事件;有来自损伤点的信号,即骨形态发生蛋白4,它能有效地诱导胚胎期未分化的间叶细胞转化为含骨髓、软骨和结缔组织的骨关节系统;须提供一种间叶细胞,只要有间叶细胞存在,就有可能发生;须有持续产生异位骨结构的适当环境。

因此,进行性骨化性肌炎的发生除了内在遗传性因素、特定发生部位外,外环境的刺激也是一个重要的因素。一组24例资料中基本都可以追查到发病的诱因,包括轻度外伤、产伤、感染、手术等因素可刺激诱发软组织骨化发生。部分没有追查到原因的,推测可能是受伤较轻微,患者忽略或者是患者太小,无法回忆和说清楚。

目前认为,骨形态发生蛋白4(BMP-4)及其mRNA与进行性骨化性肌炎有关。进行性骨化性肌炎患者的成淋巴细胞和病变区细胞中可见骨形态发生蛋白4的过度表达,导致骨形态发生蛋白4与骨形态发生蛋白拮抗体共同形成的调节骨骼生长的时间性和空间性负反馈调节系统紊乱,从而形成突发性、失控的异位骨化,并伴有其他先天发育异常。

二、病理学

该病病因尚不明确,但有研究认为与结缔组织某些遗传方面的缺陷有关,而引起继发性软组织内的钙化或骨化,属常染色体显性遗传病,并且发现这些异位的骨化与骨形态发生蛋白4有关, Shafritz等(1996)已找到相关证据。其病理早期为肌肉及皮下组织的结节状肿胀,后期有胶原纤维增生,形成纤维性结节,随后发生钙盐沉着及骨化。镜下可见排列紊乱的骨小梁,其间为致密的胶原纤维,未见炎症反应。该病目前尚无特效药物治疗。

三、临床表现

本病多在儿童期出现,男多于女。异位骨化易出现在四肢带肌、脊柱旁肌,关节囊、韧带和足底筋膜常受累。发展方向是由躯体中轴到四肢,由头到足,由四肢近端到远端,由背侧到腹侧。且异位骨化多为双侧对称性。

主要特点是自幼儿期即出现自上而下的横纹肌纤维间、肌腱、韧带、腱鞘和筋膜等的进行性骨化,累及脊柱韧带时出现脊柱侧弯。同时伴其他先天性发育异常,最常出现的是手、足骨先天性畸形,如指骨短小、并指、阙如或掌骨缩短等。

多处对称性骨发育异常、多发异位骨化、多发性骨软骨瘤,各项血清学检查正常。多处骨发育异常表现在双侧对称性拇指(趾)短小外翻、手指弯曲畸形,大骨骺、宽股骨颈等。

多发异位骨化多发生于肌腱、韧带、筋膜、横纹肌等,可由外伤、感染、手术等诱发骨化并加速,异位骨化由近端向远端、由中轴骨向四肢发展,累及颈部肌群、咽肌、背肌等,少有累及腹壁软组织、膈肌等,但文献报道1例妊娠合并进行性骨化性肌炎发现腹直肌变硬，子宫肌层变硬；还可伴有其他少见发育畸形，一些学者报道发现伴有动脉导管未闭1例。

另据统计，伴有多发性骨软骨瘤者约占60%，伴颈椎融合畸形约占3%，血清碱性磷酸酶、血液生化、肾功、甲状旁腺激素水平均在正常范围内。

病变早期为软组织肿痛，继而出现包块，随病程进展局部软组织内包块逐渐变硬、变大，局部肌肉僵硬挛缩，关节功能受限甚至丧失，病变也可累及听小骨致听力传导丧失，下颌关节功能受累可导致不能进食而全身衰竭，轻微创伤或劳累、穿刺等可诱发异位骨化，或加剧关节功能受限，患者最终多死于肺部感染或多器官衰竭。

一例发病部位最早位于膝关节内侧软组织，不同于以往报道的首先发生于颈背部软组织。患儿出生后即发现头皮软组织肿胀，并随时间延长逐渐变硬，双侧拇趾对称性短小、外翻畸形应首先考虑到本病可能，实际中未能明确诊断，与本病的发生率低及临床医生对本病认识不足有关。该例未发现颈椎的融合畸形。应注意的是应该避免外伤或磕碰，不宜对其进行诊断性穿刺或手术切除治疗。

四、影像学研究

X线检查时，在病变钙化前常无特征性表现，不利于早期发现及诊断，在钙化后可发现病变区软组织内的斑点、条形或不规则形钙化，呈斜行片状、条状或球形，后逐渐骨化，柱状骨化组织代替了肌腱、筋膜、韧带等；CT可反映病变部位的软组织肿胀、与骨骼有关的异位骨化、骨骼畸形等，故较X线较早发现病变；MRI能早期发现软组织内信号异常，但不具特征性。Hagiwara等(2003)报道T_1WI、T_2WI均表现为斑片状、条状高与极低混杂信号影，T_2WI-SPAIR可更清晰地反映病变情况，因病变周围脂肪组织被抑制而突出显示病变区域的极低信号区，表示局部骨化组织。

影像特点为多中心进行性的异位骨化，手足短管状骨的先天性畸形，脊柱强直和发育不良。当异位骨化急性期过后，软组织内出现X线可见的点条状或不规则钙质沉着，以后密度逐渐增高、范围扩大，沿肌束、肌腱或韧带分布。

Hagiwara等(2003)报道T_1WI、T_2WI均表现为斑片状、条状高与极低混杂信号影，T_2WI-SPAIR可更清晰地反映病变情况，因病变周围脂肪组织被抑制而突出显示病变区域的极低信号区，表示局部骨化组织。

一例左大腿后外侧、小腿后侧及左足底深筋膜明显增厚，伴条片状及点状长T_1短T_2信号区，增强后未见异常强化。另外此患者自幼年期发病，通过多种影像检查显示双手、足及下肢肌腱、韧带走行区大量钙化，其中右腓骨中段骨间膜附着处絮状钙化呈“山羊胡须”样，与文献报道相似。并伴有双手掌指骨短小畸形。

本病病变发展无法阻止，病情及肢体关节功能障碍的严重程度难以预测，与性别、发病年龄、起病部位均无相关性。预后不良。手术可解除关节活动障碍，但手术刺激可形成新的异位骨化，应尽量避免。

本病诊断经详细追问病史并查体，早期发现发育畸形或软组织内异位骨化，结合影像学特征性表现，不难诊断。但是，如不能认识本病，较易误诊，曾有误诊为淋巴结炎及结节性筋膜炎者各1例的报道。

五、鉴别诊断

本病在钙化发生前应与皮肌炎鉴别，钙化发生后应与局限性骨化性肌炎、弥漫性钙质沉着症、多发性骨软骨瘤等病鉴别。

1. 皮肌炎　皮肌炎一般分为4类：多发性肌炎、局限性肌炎、伴肿瘤的肌炎、不伴肌病的皮肌炎，为横纹肌内的局限性或多发性炎症，MRI T_2WI-SAPIR表现为肌纤维内的异常高信号，而血清尿肌酸显著升高，其肌内钙化极少见，多表现为沿肌纤维走行分布，肌电图的特征性肌原性损害有助于诊断，病理改变为肌纤维变性和血管周围、间质内炎性病变，常不伴有骨发育畸形，而进行性骨化性肌炎的血清学检查多在正常范围并伴有多发对称性骨发育畸形。

2. 局限性骨化性肌炎　局限性骨化性肌炎多与创伤有关，局灶性发病，几周后出现斑点片状钙化，预后良好，进行性骨化性肌炎可发生于任何部位，并有由近及远、由中轴骨向四肢骨发展的特点。

3. 继发性骨化性肌炎　进行性骨化性肌炎的发生除了内在遗传性因素、特定发生部位外，外环境的刺激也是一个重要的因素。这种特点需要与继发性骨化性肌炎相鉴别，后者常常是外伤后导致局部血肿形成，没有完全吸收，出现机化和钙化后所致。这种外伤一方面力量较大，有明确的严重外伤史，甚至合并骨折；另一方面病灶部位与外伤部位相一致，不存在进行性加重及病灶部位转移的特点。

4. 弥漫性钙质沉着症　弥漫性钙质沉着症表现为全身广泛皮肤、皮下软组织及浅肌层肌肉钙化，多分布在躯干及四肢，钙化环绕于四肢及躯干浅表，似壳状包裹，呈“石膏绷带征”，有家族遗传史、先天性缺陷倾向、高磷血症，随病程进展可有渐进性消瘦或发育不良，而进行性骨化性肌炎皮下包块可有反复大小变化，一般无血清学改变，或仅有碱性磷酸酶和轻度升高。

5. 多发性骨软骨瘤　多发性骨软骨瘤为先天性骨骺发育异常，常累及软骨化骨的骨骼系统，以多发性外生性骨疣为特征性的家族性遗传性常染色体显性遗传病，不累及膜内化骨，但不伴有其他软组织内的多发骨化及指（趾）骨的发育畸形。

第二节　假恶性骨化性肌炎

奇异的软组织内钙化是X线诊断大夫十分感兴趣的征象，常常需要鉴别它们是良性或恶性病变。Ogilvie-Harris & Fornasier（1980）研究26例没有创伤而有骨化性肌炎的病人，约四分之三的患者皆在30岁以下，均有软组织包块，轻微疼痛和红斑。由于包块不再继续发展，一般于发病56天后疼痛停止。发病后第2~3周左右，X线片上可见不透光的毛丛状包块，较局限，包块中央密度较低，包块周围与透光线影及邻近骨皮质分开。有4例包块附近有葱皮样骨膜反应，核素骨扫描示该区示踪剂吸收增强。

该研究者称此类局限性异位新骨形成且无创伤史者为假恶性骨化性肌炎，由于它既是异位骨化，又无创伤病史，并且间叶组织迅速增生分化形成骨质，临床和X线诊断都易将之误诊为肉瘤。对此类病变，针刺活检有一定禁忌，因为如果活检标本含有组织只来自于包块中心的增殖区带，则可作出错误的组织学诊断，导致不必要的处理。

熟悉本症的临床、X线和病理学特征，加深对本症的认识甚为必要。

第三节　纤维骨性假瘤

纤维骨性假瘤，又名软组织假恶性骨性肿瘤、骨外局灶性非肿瘤性骨和软骨形成、局限性骨化性肌炎、创伤性骨化性肌炎。

纤维骨性假瘤是一种局灶性、自限性、修复性病变，由细胞丰富的反应性纤维组织和骨构成。它生长迅速，细胞丰富且有异型性，分裂活跃，临床上经常被怀疑为恶性病变，是一种典型的软组织假肉瘤。

第十六章　软组织损伤

第一节　肌损伤

肌肉损伤可分为：外伤性，如猛力肌肉收缩、挤压、震荡或产伤等；物理性损伤包括电击伤、烧伤、放射损伤；病理性肌坏死见于血管疾患或糖尿病引起的肌梗死。

肌肉用力收缩可导致肌肉撕裂。外力挤压、重砸可导致横纹肌溶解。穿透性损伤将导致肌纤维形成瘢痕。强烈的肌肉收缩，如足球运动员股四头肌损伤，称为股四头肌僵痛。广泛的肌损伤常失去肌肉的收缩功能。病理性肌梗死还可造成肌筋膜下水肿。外伤性肌损伤亦可导致肌筋膜间积液。

一、临床表现

肌肉损伤后常引起局部疼痛、肿胀、压痛，有时触到硬块。疼痛的程度与肌内水肿和肌酸激酶的形成有直接联系。迟发性肌肉疼痛，如爬山后或频繁用力后数小时或数天后疼痛，为迟发性肌疼痛。

二、分度

肌肉撕裂可分为轻、中、重度，少数肌纤维撕裂为轻度，近一半肌损伤为中度，大部肌损伤或多肌损伤为重度。

三、分期

损伤2周以内者为早（急性）期，除了局部疼痛外，可触及肿块。损伤后2~5个月为中（亚急性）期，1~3年者为晚（慢性）期，中晚期受损肌肉走向萎缩，邻近肌肉则代偿肥大。

四、影像学研究

X线平片根据伤情只能显示局部软组织肿胀。如损伤的肌肉内有出血或血肿，X线平片可显示局部相对密度增高，但不能明确指出哪个肌肉受损。

肌肉损伤最好的诊断方法是MRI，应用T_1WI、T_2WI和STIR序列，都能显示肌肉受损的解剖部位和范围。肌肉内的出血或血肿由于它特有的生理学过程，故MRI表现多样。

亚急性期，低磁场MR成像T_1WI表现：血肿周围有一个低信号环，中心为高信号，T_2WI呈高信号。高磁场则T_2WI血肿周围呈高信号，而中心呈低信号。

Arthur根据文献统计49例肌肉撕裂，MRI表现：急性期，T_1WI 25例呈高信号，11例呈低信号，13例等信号。T_2WI有8例呈低信号，41例呈高信号。晚期，T_1WI有34例均为高信号，T_2WI 49例均为高信号。总之，肌肉损伤MRI的信号变化，则根据低场和高场而有区别，不是固定不变的。

第二节　左大腿假性动脉瘤

患者，男性，25岁。发现左大腿肿胀、酸胀4月入院。患者缘于4月前左大腿后侧外伤后出现左下肢肿胀，于外院治疗，此后发现大腿内侧肿胀不消，并有增大趋势，久行后左股骨下段酸痛不适。

专科情况：神清，平路步态基本正常，左大腿下段内侧肿胀明显，约20 cm×20 cm，大腿皮肤完整，后侧见横行刀伤瘢痕,见明显静脉充血、怒张,未见瘘管等;局部皮温稍高,触之包块质偏硬,与皮肤、基底组织较为固定,未扪及明显搏动感,轻压痛,膝关节活动无明显受限。

手术所见:在侧股动脉远段搏动良好,腘动脉近段闭塞,闭塞腘动脉远端未及搏动,管壁增厚,管腔尚通畅;腘部内侧可见静脉扩张。

病理检查:左下肢假性动脉瘤切除标本灰褐色软组织一块,大小 7 cm × 5 cm × 2 cm,壁厚 0.2~0.8 cm。

病理诊断:左下肢假性动脉瘤切除标本:镜下可见宽厚的血管壁样结构呈凝固性坏死,但结构模糊不清,结合临床病史,可符合假性动脉瘤的病理学改变。

假性动脉瘤虽在四肢血管伤的晚期并发症中占有相当大的比例,但在临床上并不常见。此病典型的临床表现常为局部可触及搏动性包块及收缩期震颤;可闻及收缩期血管杂音等。一般无肢体严重缺血表现。

由于部分病例临床表现不典型或由于其他原因容易误诊,并且常因误诊而草率切开、造成大出血等严重后果。临床常见误诊原因:瘤体积血块多,致瘤体壁厚实,而动脉破口小,瘤体内腔小,故常不表现出明显的搏动感;肢体显著肿胀,皮肤紧绷,加上大量积血凝块,也可导致搏动感不明显,甚至听诊时也难以闻及收缩期血管杂音。

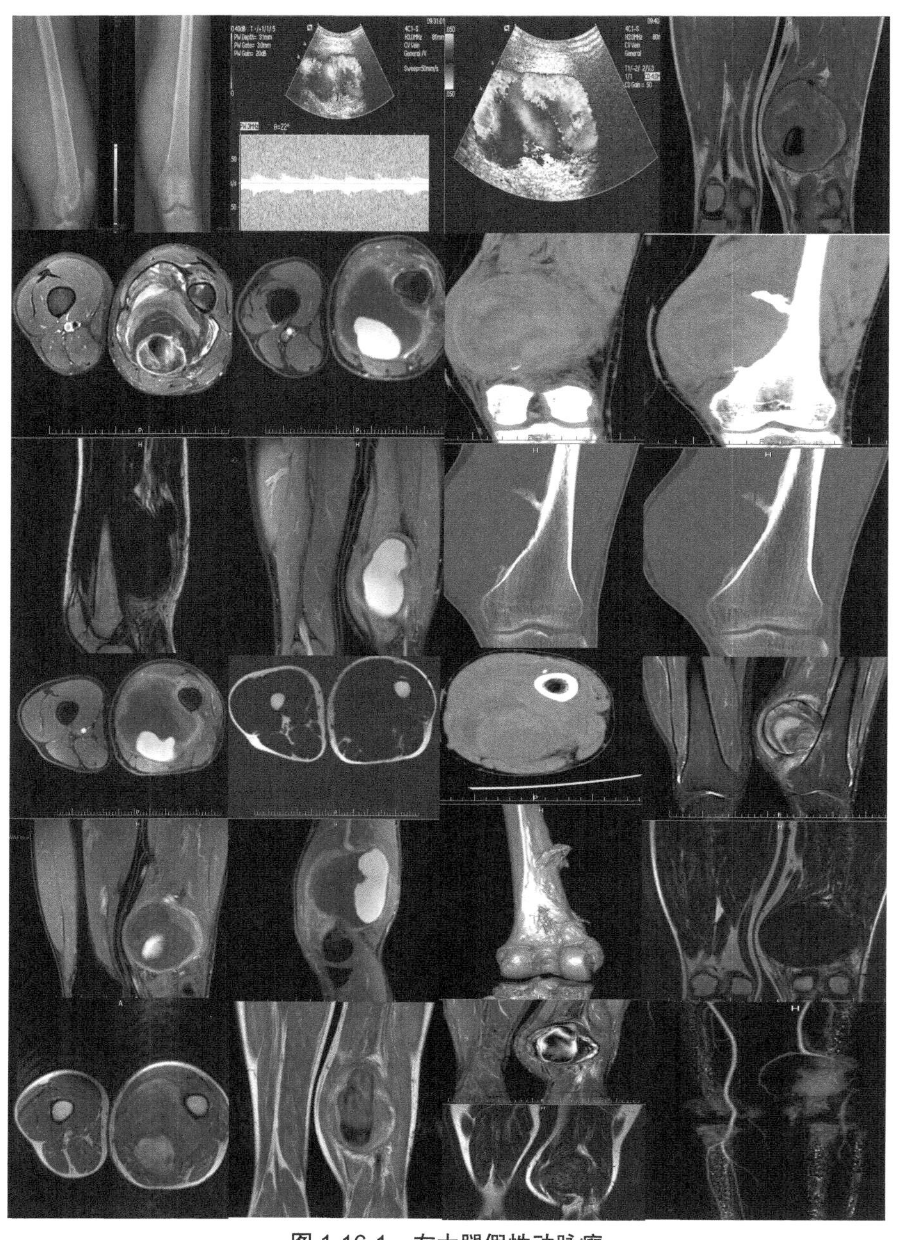

图 1-16-1 左大腿假性动脉瘤

第十七章　筋膜炎症

结节性筋膜炎

结节性筋膜炎是一种相对少见的成纤维细胞及成肌纤维细胞良性增殖性肿瘤样疾病。既往被称为浸润性筋膜炎、皮下假肉瘤样纤维瘤病、假肉瘤性筋膜炎、假肉瘤性纤维瘤病及增生性筋膜炎等。结节性筋膜炎组织学具有假肉瘤的特征。通常发生在皮下组织，发生于深部肌肉的病变因生长较快且无感染的证据，影像及临床常将之误诊为软组织恶性肿瘤。

一、病理学

病因不明，现多认为其是与外伤有关的反应性疾病或染色体异常。

大体病理表现为黄褐色到灰白色无包膜圆形或卵圆形肿块，一般分为皮下型、肌间型和肌内型三种，以皮下型最多见，发病率是后两者的3~10倍。

组织学表现为梭形、未成熟的成纤维细胞及数量多变的成熟双折射胶原构成。成纤维细胞排列为不规则束状，常伴有少量网状网硬蛋白。细胞核内常见有丝分裂象而无异型分裂象。病灶基质内常可见大量疏松的黏液成分、血管结构，修复组织及炎性反应区。

组织学基于细胞外基质的含量分为黏液型、细胞型和纤维型3个亚型。有报道提出组织学类型与病变发展的不同阶段有关，病变越是早期阶段，往往含有较多的细胞和黏液成分，而病变越是趋于成熟，则含有越多的纤维成分。然而两者间的联系并未得到广泛的认同。

二、临床表现

结节性筋膜炎可发生于任何年龄，20~40岁的中青年最为常见，20岁以下发病者不到20%，而70岁以上者少见（约为5%），男女发病比例无明显差异。

无种族性别差异。病程2个月左右，多为单发病灶，1~2周内迅速长大，常伴疼痛或触痛，多发者罕见。病灶大小一般不超过2cm，最大直径可为0.5~10.0 cm不等，通常小于4.0 cm。

常见的临床表现为单发快速生长的肿块，常伴有疼痛及触痛。少见表现为肿块压迫周围神经引起的麻木、感觉异常及放射性疼痛。结节性筋膜炎可发生于全身各部位，最常见的部位是上肢（约占48%），尤其是前臂掌侧，其次为躯干（约占20%）、头颈部（约占15%~20%）、下肢（约占15%）。一组9例中，5例发生于下肢，2例发生于腹部，2例发生于外耳道皮下，无发生于上肢的病例。究其原因与临床对该病的处理方式有关。

发生于上肢的病变多为表浅的皮下型病变，病灶多较小，临床多采取直接手术切除或穿刺活检后手术的方式，该类患者很少行影像检查。而发生于其他部位如下肢或腹壁病变多较深在、病灶较大，或解剖部位复杂如外耳道，多需借助影像检查观察病灶情况。而该组在分析该院所有手术病理确诊的患者中，同样显示上肢最为常见。

三、临床分型

结节性筋膜炎根据解剖部位可分为3个亚型：皮下型、肌内型及筋膜型。其中皮下型最为常见，是其他类型的3~10倍，常表现为皮下结节。肌内型因肿块较大、部位较深且边界不清，临床及影像学表现均与软组织恶性肿瘤相似。筋膜型表现为沿筋膜面弥漫生长的肿块。少见类型尚有血管内型及皮内型。一组9例中5例下肢病变，其中有3例为肌内型，2例腹部病灶均为肌内型，2例下肢及2例外耳道病灶均为部位表浅的皮下型，无筋膜型病例。

四、影像学研究

CT和MRI上结节性筋膜炎常表现为部位表浅且边界相对清晰的软组织肿块，部位深在的病变多为肌内型，肿块常较大，边界不清。

尽管组织学为良性，临床及组织学行为均表现为侵袭性特征。病变可侵犯及破坏邻近组织,包括骨骼。一组 9 例中, 3 例下肢肌内型肿块和 1 例背部肿块与周围肌肉分界清晰, 1 例腹前壁腹直肌鞘内肿块及 4 例皮下型肿块与周围结构分界不清。1 例位于外耳道的病例肿块较大,累及中耳鼓室,邻近骨壁及外耳道均见骨质吸收征象,类似中耳胆脂瘤,但肿块是由外耳道皮下延伸至中耳,可资鉴别。余病例未见邻近骨质受累征象。

增强扫描结节性筋膜炎可出现多种强化程度,但文献报道显示多为中、重度强化,此与结节性筋膜炎的组织学类型密切相关。研究显示细胞密集型病例常具有丰富的毛细血管网,增强扫描可出现显著强化。

该组的下肢肌内型病变中, 2 例病灶较大(直径 >5.0 cm),均可见周围包膜样结构,于横断面 T_2WI 显示清晰,增强扫描可见线样包膜强化,但在术中及组织学大体标本并未见包膜样结构。推测影像所见的包膜样结构为病灶的假包膜,因肌内型肿块病灶较大,且位于肌肉之间,肿块生长较快,推压周围组织形成边界清晰的假包膜,增强扫描亦可见强化。此征象也可作为该病良性肿瘤样病变的证据,亦可作为同其他软组织恶性肿瘤的鉴别征象。

Kim 等(2006)报道 7 例发生于头颈部的结节性筋膜炎中,有 2 例为部分或完全囊性病灶。但该组的 9 例均为实性肿块,未见囊变征象, 1 例下肢肌内型肿块于 T_2WI 显示类似于囊样信号,但增强扫描仍为实性强化,考虑为细胞密集或富含黏液基质区。该研究者分析病变囊变可能与发病的部位有关,但因发病部位散在且病例较少,尚有待进一步证实。

本病 MRI 表现为稍短 / 等 T_1 信号,长 T_2 信号,信号差异与病灶内细胞构成胶原和包浆的含量和细胞外水分含量及血管化程度有关,增强后呈不均匀环形强化。

肌内型结节性筋膜炎多呈浸润性生长, MRI 表现类似于恶性肿瘤,而肌间型类似于炎性肿块。黏液型和细胞型结节性筋膜炎在 T_1WI 上稍高于肌肉信号, T_2WI 稍高于脂肪信号,而纤维型在任何序列上都低于周围脂肪信号。T_2WI 上显示的病灶中央高信号区域,组织学上很可能是黏液或成纤维细胞和肌成纤维细胞增生活跃带。

Wang 等(2002)在结节性筋膜炎患者中观察到"反靶征",表现为 T_2WI 上病灶外周低信号,中央高信号,而增强后表现为环形强化,组织学上见病灶中央含有更多的细胞外基质。结节性筋膜炎可见"筋膜尾征",表现为病灶沿筋膜呈线样延伸,增强后见强化。

结节性筋膜炎的 MRI 信号强度可反映出病灶细胞构成的变化、胶原的含量、胞质的含量、细胞外间隙水分以及毛细血管的含量。较多报道均揭示了病灶 T_2WI 信号强度的变化与组织学类型之间的关系。一般来说,黏液型及细胞型病变在 T_1WI 与肌肉信号相等,而在 T_2WI 信号显著高于肌肉信号,可类似于脂肪组织信号,纤维型病变的信号在任何序列均低于周围肌肉信号。一组 5 例行 MRI 检查的下肢病例中 3 例于 T_1WI 及 T_2W1 分别为等信号及显著高信号,增强扫描呈明显不均匀强化,组织病理学显示病变富含细胞及黏液成分, 2 例在 T_1WI 及 T_2W1 分别为等信号及稍高信号,增强扫描呈轻度均匀强化,组织学显示病灶富含大量的胶原及细胞成分,为纤维型。

五、鉴别诊断

结节性筋膜炎应与神经纤维瘤、恶性纤维组织细胞瘤及炎性成肌纤维细胞瘤等软组织肿瘤鉴别,因其影像表现相对缺乏特异性,影像诊断应密切结合临床。

(1)神经纤维瘤:神经纤维瘤与结节性筋膜炎影像表现相似,但前者生长缓慢,多无症状,密度及信号多均匀。

(2)恶性纤维组织细胞瘤:恶性纤维组织细胞瘤多见于 50 岁左右的老年人,肿瘤多有坏死、囊变、出血,信号混杂,在 T_2WI 常可显示瘤周肌肉水肿。

(3)炎性成肌纤维细胞瘤:炎性成肌纤维细胞瘤一般多见于儿童及青少年,可有发热, T_2WI 信号多不均匀,增强扫描多呈明显强化。

(4)骨化性肌炎:肌内型病变尚需与骨化性肌炎鉴别。骨化性肌炎常见于男性青少年,临床上常有外伤史,局部皮温增高等,影像可见肿块内钙化征象。

此外,伴有骨质破坏的外耳道结节性筋膜炎还需与中耳癌鉴别,后者多为多发虫蚀状骨质破坏,与结节性筋膜炎不难鉴别。

结节性筋膜炎需经组织学确诊,理想的治疗方式为局部手术切除病灶，切除后的病变极少复发。另外，有报道显示结节性筋膜炎具有自限性的病程，主张局部穿刺活检确诊后先不予以手术切除，可观察数周。局部注射类固醇激素后病灶逐渐消退也见报道。

第十八章　软组织钙化

第一节　肿瘤样钙化

肿瘤样钙化少见，WHO(1994)软组织肿瘤的组织学分类命名为肿瘤样钙化，归属良性肿瘤。

一、名称

本病以往名称较多，诸如：瘤样钙盐沉积症、肿瘤样钙质沉积症、肿瘤样钙质异常沉积症、脂肪钙化肉芽肿、钙化性滑囊炎、钙化胶原溶解病、钙化性内皮病、钙化性肉芽肿、Kikuyu 滑囊等。

二、发病机制

肿瘤样钙化是一种少见的良性病变，病因不明，发病机制不清。目前较认同的是钙磷代谢异常学说，即先天性或后天性高血磷、高维生素 D 血症刺激滑囊、骨髓、血管、皮肤、网膜等细胞外基质囊泡，引起相关组织羟磷灰石的肿瘤样钙质沉积。一些学者认为，病灶处存在大量壁菲薄、通透性高的毛细血管，血液往复循环于其中时携来丰富的钙及磷酸根离子。

三、病理学

大体标本见病变多为厚薄不均；不规则破碎的囊壁；肿块一般直径 1~24 cm；质地象皮样，无包膜，可扩展到附近肌肉或肌腱；肿块切面见致密的纤维组织网，其间含黄灰色钙质，呈面糊状或白色粉笔样或乳白色牙膏样或牛奶状液体，触之有沙砾感，易洗去不规则的囊腔。组织病理学可分为活动期和非活动期。活动期肿块中央为无定形的颗粒性钙化物，边缘为增生的巨噬细胞、破骨细胞样巨细胞及慢性炎症细胞；非活动期仅有钙化物质，周围绕以纤维组织，有时钙化形成的砂粒样团块呈同心圆状排列，似寄生虫卵，于钙化区和胶原中有 PAS 阳性物质，在吞噬钙化的细胞质中也有 PAS 阳性颗粒存在。

四、临床表现

多数是在 20 岁前发病，男性多于女性；2/3 有家族倾向，一般为同胞兄弟姐妹受累，未发现父母遗传给子女；常无自觉症状，偶尔发生局部疼痛或触痛；主要发病部位在髋部后外方，肩部外上方及后下方，肘关节后上方，腘窝等关节旁伸侧，以邻近关节部位软组织中出现大小不等结节状肿块为特征。碱性磷酸酶增高，易误诊为肿瘤。

五、影像学研究

X 线检查及 CT 扫描表现为圆形或椭圆形浓密钙化团块，分叶状钙化团块大小不一，内有纤维性间隔存在，常呈多个结节状密度增高影，钙化团块不累及骨骼和关节。

一些病例发生于足部，影像学表现与文献所述并不相同，有的病例出现足跖骨骨质吸收，病变区有广泛散在钙质浓影。CT 示病灶位于软组织内，与骨质无直接关系，局部软组织轻微受压，病灶为长圆形、圆形、不规则形的高密度影；大小不等的钙化结节集结而成的团块状影，有分叶；CT 值 83~100 HU，增强不强化，类似骨化性肌炎。有的病例病灶紧贴骶骨，类似骶骨软骨瘤。肿瘤样钙化其囊壁的血供在形成或进展时血运可能较丰富，DSA 可清楚观察到其丰富动脉供血。一些学者报告一例长期维持性血液透析患者，左肘部肿瘤样钙化进展速度较快，且有明显疼痛，与相关文献报道的肿瘤样钙化一般呈缓慢生长的无痛性肿块，往往较慢不相符，可能与该例病变丰富血流相关；该病例在术中发现瘤体有完整“包膜”(DSA 及病理均证实)亦与既往报道不符合。故而该组学者认为在肾功能衰竭,长期维持血透患者中发生肿瘤样钙化时多与钙化性防御有关。

分析该例患者,长期维持性血液透析,其甲状旁腺激素高出正常约 80~90 倍,但血钙、血磷正常,可能与长期透析时口服补钙药物有关;病变多发累及肘、肩、膝甚至主动脉,与钙化性防御中瘤样钙化及血管钙化的影像改变及临床较相符合。

肿瘤样钙化的诊断主要依据影像学和组织病理学检查。临床有高危因素,大关节附近的包块;影像学表现为不规则分叶状钙化肿块,形如“卵石、桑葚”样,典型病例有“流注征”。病理上有纤维分隔组成囊壁,囊内有无定形的钙化颗粒。

六、鉴别诊断

肿瘤样钙化应与局限性骨化性肌炎、结核病灶钙化等鉴别。有时因为肿块巨大而误诊为恶性肿瘤。诊断时还应注意与其他类型的皮肤钙沉着症相鉴别。

第二节　足肿瘤样钙质异常沉积症

肿瘤样钙质异常沉积症罕见, WHO(1994)软组织肿瘤的组织学分类命名为“肿瘤样钙化”,归属良性肿瘤,一些学者将此类病称为肿瘤样钙质沉积症。该病发病机制不清,多发生于 20 岁以前,主要发病部位在髋部后外方,肩部外上方及后下方,肘关节后上方,腘窝等关节旁伸侧,以邻近关节部位软组织中出现大小不等结节状肿块为特征, X 线表现圆形或椭圆形浓密钙化团块,分叶状钙化团块大小不一,内有纤维性间隔存在,常呈多个结节状密度增高影,钙化团块不累及骨与关节。

一例发生于足部,少见,X 线表现与文献所述并不相同,此例以右足跖骨骨质吸收,病变区有广泛散在钙质浓影为特征。本病应与局限性骨化性肌炎、结核病灶钙化等相鉴别,治疗以手术切除为主,以防止复发。

第三节　臀部巨大软组织包膜钙化脂肪瘤

脂肪瘤是一种由成熟脂肪细胞构成的良性肿瘤,最常见的部位为背、肩、颈、臀及四肢近端的皮下组织和腹膜后,一般生长缓慢,如一例病史长达 8 年之久。患者无明显不适,随着肿瘤增大,可产生压迫症状。脂肪瘤常有一薄层纤维包膜,呈扁平或分叶状,边缘清晰,质软,而该例质硬,系包膜钙化所致。

脂肪瘤包膜钙化,原因不明,相关的文献亦较少提及,可能与脂肪瘤存在时间的长短有关。CT 对脂肪瘤多数能确诊。当脂肪瘤出现包膜不规则钙化时应与发生于软组织内的错构瘤、畸胎瘤和分化良好型脂肪肉瘤相鉴别。

第四节　臀部多次肌肉注射后钙化

此类情况在临床 CT 扫描时,经常可以见到,表现为肌肉注射处皮下及肌肉内多发性点状及结节状钙化,形状不规则,一般无临床症状。

第五节 慢性肾功能不全的钙盐沉积症

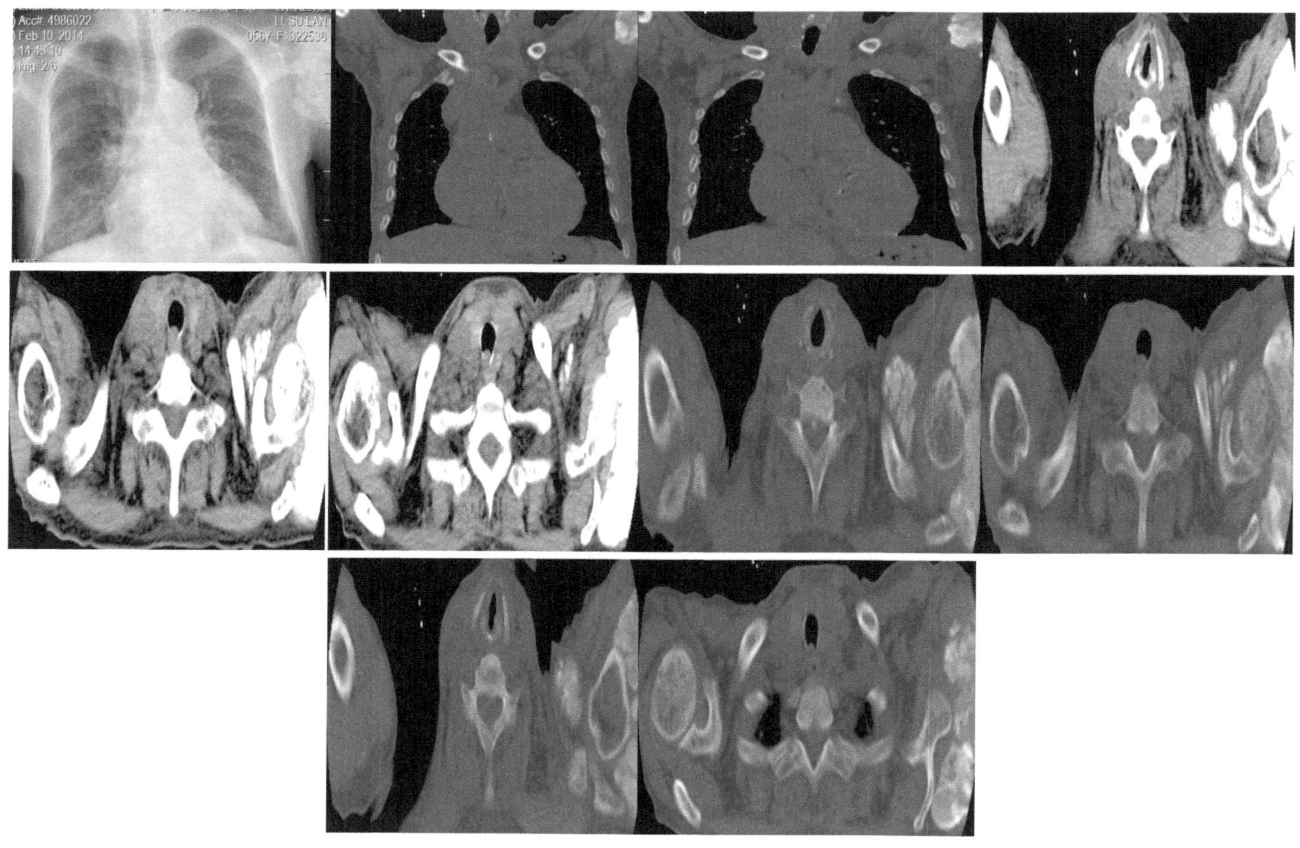

图 1-18-1 慢性肾功能不全的钙盐沉积症

患者,女,56 岁。慢性肾功能不全 10 余年,8 年前开始透析治疗至今,现为尿毒症期。

第十九章　肌营养不良

进行性肌营养不良

进行性肌营养不良是一组遗传性肌肉变性疾病，临床特征主要为缓慢进行性加重的对称性肌无力和肌萎缩，无感觉障碍。虽然进行性肌营养不良临床亚型较多，但各亚型具有类似的电生理、组织病理学特点。MRI 在软组织和神经组织成像中的独特优势为进行性肌营养不良的诊断提供了良好的手段。

不同亚型的进行性肌营养不良具有不同的遗传方式，假肥大型、肢带型进行性肌营养不良为常染色体隐性遗传，远端型、面肩肱型及眼咽型进行性肌营养不良为常染色体显性遗传。而相同亚型进行性肌营养不良致病基因亦不同，从而导致不同类型进行性肌营养不良在临床及影像学改变上存在一定的差异。

一组 11 例进行性肌营养不良患者的 MRI 表现显示 10 例缝匠肌和股薄肌不受累或最后受累，且脂肪取代较少，该组作者推测缝匠肌和股薄肌不受累或者最后受累的特征可能对诊断进行性肌营养不良有一定帮助。

一、肌肉脂肪化

肌肉脂肪化分级标准：正常人肌肉脂肪化为 0 级；增多的脂肪呈条索或树芽状，肌肉脂肪化程度小于 10% 为 1 级；肌肉脂肪化呈网格状，或融合呈斑片状，脂肪化程度大于 10%，小于 40% 为 2 级；肌肉脂肪化弥漫呈片，或脂肪化程度大于 40%，小于 70% 为 3 级；肌肉完全为脂肪取代，肌纤维形态消失，或脂肪化大于 70% 为 4 级。

一组进行性肌营养不良在 T_1WI 上呈等、高混杂信号（等信号的肌肉组织和高信号的脂肪组织），7/11 例在压脂 T_2WI 上呈等信号（等信号的肌肉组织和被抑制的脂肪组织），提示部分肌肉为脂肪取代；4/11 例在压脂 T_2WI 上呈高信号提示病变处于急性期（肌肉水肿），因压脂 T_2WI 上脂肪信号被抑制，水肿信号更明显。

二、鉴别诊断

慢性肌炎：临床上进行性肌营养不良主要需与慢性肌炎相鉴别，二者均为慢性病程，肌肉均可水肿、萎缩，均有肌细胞坏死，炎性细胞浸润，普通病理诊断有时难以鉴别，二次病理免疫组化及基因检查因费用高昂难以开展。

一些学者对比该院同时期经临床、病理活检及免疫组化诊断为慢性肌炎的 13 例患者的 MRI 表现发现，进行性肌营养不良水肿不累及皮肤，水肿与脂肪取代程度不同步（肌肉水肿程度相对脂肪取代程度轻），而慢性肌炎水肿可累及皮肤，也可以局限于肌肉组织，水肿常较重，脂肪取代较轻，甚者可出现斑片状液化坏死，炎性浸润可累及肌间结缔组织，股薄肌、缝匠肌等均可累及。临床上慢性肌炎患者多以肌痛就诊。

三、多发性脂肪瘤

多发性脂肪瘤也可表现为短 T_1、长 T_2 信号，压脂 T_2WI 脂肪信号被抑制，但其局部软组织肿胀较明显，呈明显占位性改变，脂肪信号呈团状改变，与进行性肌营养不良脂肪替代呈束及片状改变不同，另外多发性脂肪瘤常有边界，冠状面及矢状面等多平面扫描有助于二者鉴别。

单纯依靠影像学改变鉴别进行性肌营养不良与其他神经肌肉接头疾病和肌肉疾病有一定难度，需结合临床其他检查。如强直性肌营养不良，影像学也可表现为脂肪替代，但肌电图表现为肌强直样放电，有秃顶、内分泌及代谢改变等多系统受累表现，辅以基因检测多易鉴别。总之，在 MRI 上，缝匠肌和股薄肌脂肪替代回避现象及皮肤无水肿对进行性肌营养不良有提示诊断作用，但需结合临床排除其他神经、肌肉、软组织疾病。该组样本量较小，对进行性肌营养不良的特征描述缺乏统计学证据，尚需在今后的工作中搜集更多可靠数据加以完善证实。

第二十章 其他类型肌病

腰肌与臀肌及其诊断陷阱

一、腰肌

腰大肌呈梭形起自 T_{12} 和上 4 或 5 个腰椎横突,沿腰椎外侧下行,跨过骨盆入口前缘,并入髂肌后,行于腹股沟韧带下方,止于股骨小转子。腰大肌的大小与病人年龄及其运动程度有关,但在 L_5~S_1 水平肌肉最为粗大。在这些区域腰大肌有形态几近圆形(L_4~S_1),在腰大肌与其后的腰方肌或其下方的髂肌之间可形成潜在的隐窝。在大多数的个体中,这些潜在的隐窝被肾后间隙的脂肪所充填。不过,在腹膜后脂肪极少的个体中,腹腔向中后部伸展,进入此间隙形成腰后隐窝,小肠能凸入其中。

髂肌起自髂窝,沿腰大肌外侧下行。它受上 4 对腰神经的分支支配。腰大肌上端走行于膈肌弓状韧带的下方,这样从纵隔到臀股之间就有一条潜在的通道。在接受髋部手术或患有骨性关节炎的成年病人中,有时可见到腰大肌萎缩。当它彻底萎缩时,正常或萎缩的肌肉都不应该被误认为肿块。另外,腰大肌也可发生不同程度的脂肪浸润,这也是造成误诊的原因之一。

腰小肌起自 T_{12} 和 L_1 椎体外侧面,紧邻腰大肌前方。不过,它在走行过程中迅速演变为扁而长的肌腱附着于髂耻粗隆处。该肌可在大约 40% 的个体中双侧或单侧显示。偶尔在 CT 轴面像上,可在有限的几个层面上见到腰大肌、腰小肌分离,不要将其误认为腹膜后淋巴结。梨状肌起自骶骨前面和髋结节韧带,止于股骨大转子。临床上常由于其轴面图像上的左右不对称而引起误诊,原因可能与病人的体位不正,或与单侧肌肉萎缩有关。

闭孔内肌起自闭孔内面,止于股骨大转子的内侧面,通常双侧对称,有时,运动员闭孔内肌可表现为肥大。

转子和髂腰肌滑液囊:围绕股骨大转子有三个滑液囊,臀中、小肌滑液囊在大转子前方将其肌腱与大转子分隔开;臀大肌之滑液囊较大,它在后面将大转子与此肌肉分开。如果滑液囊不扩大,则 CT 图像上一般不显示,滑液囊炎病人中可见到此囊扩张。

另外,在无症状的病人中也可能见到此囊。这时,不要误认为囊性肿瘤、淋巴结肿大、血肿、脓肿或淋巴管瘤。

髂腰肌滑液囊是围绕髋关节最大的滑液囊,它位于髂腰肌腱后面,髋关节前方,股血管的外侧。在 CT 或 MRI 图像上,髂腰肌滑液囊的扩张易被误认为腹股沟疝、股疝、肿瘤、淋巴结、血肿、脓肿或动脉瘤。

二、臀肌

在盆腔,下腹壁的肌肉起支撑盆腔的前面和上外侧份的作用,后组骨盆肌包括臀肌(臀大肌、臀中肌和臀小肌)、竖脊肌、髂腰肌、梨状肌和闭孔内、外肌。

臀大肌起源范围较广,它起自髂骨外表面,髂嵴、尾骨和骶结节韧带,其远端止于股骨之臀肌粗隆与髂胫束,受臀下神经支配(L_5~S_2)。

臀中肌和臀小肌起自髂骨外表面,止于股骨大转子,受臀上神经支配(L_4~S_1)。尽管这些肌肉通常左右对称,但当一侧髋关节或下肢异常时,可表现为同侧肌萎缩。不对称的臀肌萎缩可累及其中一块或全部,如果同时伴有脂肪浸润,不要误认为是含脂肪的肿瘤。

三、腰肌间隙

令人吃惊的是在解剖学和放射学文献中都没有提到腰肌间隙构造,此间隙构造最初被认为是肌群中央接合处的标志。不但可根据 CT 的低密度、超声波的强回声特征,而且还可根据 MRI 断层在充满脂肪的间隙构造上的信号强度推断出组织性质。

毫无疑问,通过这种不同程度贯穿肌肉的间隙就有形成腰肌内脓肿的可能性。同表面的肌肉筋膜一样,此间隙起到液体扩展到骨盆的导轨的作用。

与此相关，Mueller 及其同事(1984)讨论了经髂肌来源的脓肿，向上穿破髂腰筋膜后扩散入腰肌的可能性。

在60例非选择性、无腰肌病变病人的比较检查中(30例CT检查，20例超声检查，10例MRI断层检查)都能证实这些间隙的存在。它们被脂肪填充，不同程度地在肌腹区内两侧对称地以腹侧外侧方向横贯肌肉截面。与腰肌筋膜一样，这些间隙在后腹膜脓肿扩散时起导轨作用，而且很少形成局限于肌肉内部的腰肌内脓肿。

四、关于腰大肌的诊断陷阱

腰大肌是常规放射线、腹部和盆腔CT的一重要标志，其边界节段性阙如或轮廓改变是一重要发现。正常腰大肌可误认为肿块，如病理性淋巴结肿大，相反，因两侧不对称，腰大肌异常可与淋巴结病混淆。

该学者认为，腰大肌变细是一良性发育变异，不应与局部病理性改变或慢性退行性神经肌肉的疾病混淆。X线征象与临床症状的相关性非常重要：若偶然发现腰肌肥大，也许会认为是发育变异；如伴存腹痛，则需进一步检查，以摒除炎性肿块、脓肿或肿瘤，CT扫描有助于正确诊断。

五、两侧腰大肌不对称

在CT横断图像上，有的男性青年可见到一侧腰大肌较对侧丰满，两侧呈现不对称，丰满侧腰大肌前分还可呈分叶状，同侧输尿管走行也较对侧向外移位，这是发育变异，不应误作病理表现。在国人，一般皆是右侧腰大肌较左侧为大，个别惯用左手和左脚的人，左侧反较右侧为大。

输尿管上段内移一般被视作非常健壮的人髂腰肌肥大的一种发育变异。

第二十一章　软组织其他疾病

第一节　必须重视软组织疾病的影像学研究

在常规胸部、腹部、盆腔CT和MRI检查中。软组织和骨组织往往不被重视,甚至常被疏忽。CT对显示正常的解剖结构和许多骨的病理变化有重要作用,而MRI对软组织异常有更好的空间分辨力。重视胸、腹、盆腔的发育变异和误诊一直是完整的影像评估不可分割的一部分。我们认为,必须重视软组织疾病的影像学研究,对软组织正常结构的全面了解和对非病理变化以及正常变异的重视可使我们尽可能地避免误诊。

胸廓、腹部与盆腔、四肢各部分有关软组织的一些内容除本篇介绍以外,其余内容请详见本书各卷各有关章节。

第二节　误诊病例简介:体部血肿

部分体部自发性血肿CT和MRI表现非常类似于肿瘤,甚至类似恶性肿瘤。如果不对临床病史及影像资料作全面认真仔细的分析,往往导致误诊。

1. 腹膜后血肿　腹膜后血肿最常见来自肾脏、胰腺、十二指肠以及后腹膜大血管。较大血肿机械压迫可造成腹胀和肌紧张,以及压痛、反跳痛等腹膜刺激征。腹膜后血肿因临床缺乏特征性表现,很难与腹膜炎及其他急腹症鉴别,容易误诊和漏诊。一例腹膜后血肿术前MRI和CT诊断与手术不符,其原因有:肿块巨大,肾脏被肿块推移;CT平扫后腹膜实质性肿块呈软组织密度,并且忽略了肿块实质成分MRI和CT增强扫描不强化,仅病灶边缘MRI有强化的特点;对临床病史了解不够,忽视了临床发病急的特点。

该例血肿MRI信号基本处于亚急性血肿初期(3天后),红细胞内形成了正铁血红蛋白,这种蛋白具有较强的顺磁性,导致T_1加权图像血肿外围出现高信号,而T_2不受细胞内正铁血红蛋白影响呈等信号。血肿边缘区强化是由于血肿包膜内纤维细胞增生及周围毛细血管形成所致。血肿的CT密度与出血后到检查时的时间长短有关,CT所见的等密度其实包含血凝块、新的出血及陈旧出血等多种成分,依靠CT值是不能区分的。该例腹膜后血肿MRI检查易与肿瘤出血混淆,MRI多个方位未见病灶对周围间隙侵犯,与肿瘤侵袭性特征不符。

腹膜后间隙间质组织来源的肉瘤可呈分叶状,在肿块较大时往往中央出现坏死区,且增强后有不均匀强化,CT鉴别不难。该例腹膜后血肿向前隆起,将后腹膜顶向腹壁,右肾及十二指肠水平段变形迁移,这些CT征象均提示该例腹膜后血肿为重度血肿,临床应积极手术探查。

2. 胸壁血肿　最常发生于外伤,也可来自凝血系统疾病、血管炎的病例或抗凝剂使用过久。急性血肿CT值高,亚急性血肿呈等密度,慢性血肿可呈等低密度,甚至囊性密度。时间长的血肿壁一般较厚,由纤维组织构成,缺乏内皮细胞,常伴有弧形或累及整个囊壁的钙化,易与邻近结构形成紧密粘连,血肿长得很大时可明显推压邻近器官,但注射对比剂后肿块无强化。一例胸壁血肿需要鉴别的是起源于周围神经的神经鞘瘤和胸壁结核。

良性的胸壁神经鞘瘤通常界限相对清楚,肿块较大时强化的实质成分内有明显坏死囊变区,肿瘤偶可见囊壁及囊内钙化,邻近肋骨下缘往往受压形成切迹,可伴肋骨骨质增生、硬化。胸壁结核往往继发于肺内原发结核灶,如感染肋间淋巴结,则破溃后形成胸壁冷脓肿,有时会穿破肋间隙至皮下,如感染肋骨则引起结核性骨髓炎。胸壁结核肋骨呈溶骨性破坏,骨皮质断裂模糊,亦可呈膨胀改变。肋间肿块多呈梭形,增强扫描病灶边缘强化,有时中央液化区有钙盐沉着。该例胸壁血肿肿块较大,CT 骨窗可见肋骨受推压,肋间隙增宽,病灶周围肋骨骨质无明显异常,血肿内条带状稍高密度影 CT 值达 50HU 以上,可能包含有新鲜血液成分,对诊断有提示作用。

3. 盆壁血肿　盆壁静脉丛丰富,盆腔也是自发性血肿好发部位。一例左髋臼内侧血肿 MRI 信号符合急性血肿的特征，T_2 加权图像出现中心部低信号源于血肿内磁化率差异,即细胞内外铁的不均匀分布造成体素磁化率不一致，T_2 时间缩短；T_1 时间不受此影响,T_1 急性血肿呈等信号。2 日后再作 CT 平扫,加之 CT 模糊效应,此血肿在 CT 上变为等密度,无外伤病史或有肿瘤病史时容易被误诊为软组织恶性肿瘤或转移灶,而 MRI 因血肿内血红蛋白的演变导致磁共振信号变化可帮助我们对血肿的性质作推测。

4. 椎管内硬膜外血肿　椎管内硬膜外血肿一般认为是静脉血管破裂出血所致,由于硬膜外静脉血管丛没有瓣膜,当腹腔或胸腔压力增加时,容易造成硬膜外静脉血管破裂出血。但也有研究认为硬膜外血肿为动脉出血所致,因为硬脊膜有着丰富的动脉网,动脉破裂形成血肿似乎更能解释硬膜外血肿临床进展迅速的特点。脊柱硬膜外血肿的基本影像表现为硬膜外脂肪间隙消失,被血肿替代,血肿与邻近的椎体骨结构直接相连,导致硬膜囊受压变形。

一例血肿位于椎管后侧,呈纵向双凸形,这可能是硬膜外后外侧间隙较为宽敞,有利于血肿纵向蔓延。脊髓腹侧硬脊膜与椎体粘连紧密,活动空间少,不易形成血肿,且前外侧两边有神经根出入椎间孔更不利于血肿蔓延。硬膜下血肿与邻近的椎体骨结构不直接相连,而是隔着受压的硬膜外脂肪间隙,两者鉴别的关键在于硬膜囊、硬膜外脂肪间隙的观察。

该例椎管内硬膜外血肿还应与椎管内淋巴瘤、脊膜瘤相鉴别,两者 T_1 加权均可呈等信号,T_2 呈等、稍高信号,但淋巴瘤临床大多逐渐出现运动和感觉障碍,肿瘤常呈环状包绕硬膜囊,病灶轻到中度强化,邻近椎体骨质有时可见侵蚀。

脊膜瘤最常见于胸段和枕大孔附近,当肿瘤内伴有钙化时两者信号不均质,增强扫描病灶呈显著强化,与本病不难鉴别。该例椎管内硬膜外血肿临床突发下身瘫痪,MRI 检查 T_1 等信号、T_2 等夹杂少量稍低信号,增强扫描无强化符合急性血肿的信号特点。硬膜外血肿形成后,硬膜外间隙有限,脊髓在短时间内难以适应血肿压迫,较早就会出现脊髓功能损害,如处理不及时,往往导致脊髓功能不可逆损伤。该例硬膜外血肿术后给予一个月支持治疗后,复查 MRI 仍可见脊髓圆锥有肿胀改变。

体部早期血肿往往不同于颅内新鲜血肿的高密度，CT 平扫常是等密度,部分区域可夹杂稍高或稍低密度,该组 CT 平扫血块 CT 值范围为 28~58 HU,可能的解释是:体部血肿由于呼吸运动和肠蠕动的因素加快了新鲜血块的溶解，CT 值偏低;肝脾组织的 CT 值往往高于脑组织(CT 值 40 HU 左右),对比下腹腔血肿呈相对等密度;体部 CT 扫描窗宽(250~400 HU)远比头颅扫描的窗宽(80~90 HU)要宽得多,灰度等级增宽减低了对比度。

该组 MRI 信号也符合血肿的演变规律,急性期表现为等 T_1、短或等 T_2 信号,亚急性期 T_1 血肿外围出现高信号，T_2 呈等、稍低信号。该组 4 例血肿无论何期增强后实质成分均无强化表现,这是血肿最为典型的 CT 和 MRI 征象。另外,该组 2 例血肿(腹膜后及椎管内血肿)均为急性起病,符合急性血肿的临床发病特点。

一些学者认为 48 小时内急性血肿 GRE T_2*WI 呈低信号，DWI 表现为中心低信号、周围有高信号环,可弥补常规 MRI 对急性血肿缺乏特征性表现的不足,但关键是要在常规扫描中认识到血肿早期的信号特点,才有可能加做 GRE T_2*WI、DWI 等扫描序列。

小结该组误诊教训,十分重要的一点是结合临床较差,这是值得我们认真吸取的。

第三节 CT能谱成像在消除金属移植物伪影的应用价值

一、CT成像中金属移植物伪影产生的机制

CT成像中所选择管电压只是一个峰值电压,实际表达为一连续kV值的混合电压,产生的X线光子也是由不同能量的光子构成,在经过密度较高的物质衰减后,低能量的光子比高能量的光子被衰减吸收得更多,因此透过物体的X线光子被"硬化",最终在致密物体附近产生暗影或条纹影,因此使图像质量明显减低,甚至无法诊断。

二、CT成像硬化伪影的影响因素

(1)CT图像上的金属伪影与kV值、管电流、螺距有关,kV值越高,X线穿透金属物的能力越强。增加管电流可以增加X线穿过金属的能力。降低螺距可增加数据的采集量,从而降低硬化伪影,在其他条件固定的情况下,随探测器排数的增加,放射状伪影随之减少。(2)与金属的成分、金属移植物的形状、位置及图像重建参数有关。金属的密度越低、对X线衰减越低,伪影越小。几种常见移植物中,塑料、钛类合金、不锈钢、钴-铬合金的硬化伪影依次增大。另外金属物的几何形状也有影响,伪影的范围与金属物横断面的面积有关,应尽量将金属移植物长轴垂直于扫描平面,使之产生最小的横断面积。CT扫描前最好了解清楚所用材料的种类,可以调整扫描参数,以便使伪影最小化,而尽量减少辐射剂量。(3)图像重建参数也影响伪影大小,应用标准、平滑重建滤过函数最佳,尤其对于较致密的金属移植物。

多平面重建图像可以选择厚层平均法,层厚增加可降低金属伪影。增加宽窗到3000~4000 HU、窗位到800HU,能降低金属伪影,有助于金属周围结构的观察。

三、单能量CT图像消除伪影的原理和效果

在能谱成像扫描时,应用80、140 kVp在0.5 ms内快速交替切换,通过计算解析出不同的单能图像(40~140千电子伏特(keV)共101个连续keV能量图),即每幅图像对应101个keV值的单能图像。通常CT扫描中所应用的kVp是给予X线管的能量上限,所产生的X线能量包含了1个很宽的范围,而keV则是X线的固定单能量值,因此可在这其中选择伪影较低的单能图像重组3D图像。

通过实际的应用,能谱成像明显消除或降低了金属移植物伪影,改善了图像质量,因此对于这类受检者的手术后评价具有明显积极的意义。

一组病例结果提示,在不同部位、不同体积大小的金属移植物,其最佳keV各不相同,伪影指数越小则伪影消除效果越明显。在高keV条件下,金属伪影消除效果较明显,如人工股骨头在接近140 keV条件下金属伪影明显降低,但是根据该组病例的初步观察,140 keV的图像软组织层次对比欠佳,对肌肉等软组织的显示在65 keV较好。

故需要对金属移植物硬化伪影消除效果进行权衡,既可明显降低伪影,又可兼顾邻近骨骼及其他软组织结构的显示,必要时与外科医师共同协商,确定最佳的keV值。

CT能谱成像中,最终有效剂量较高,应用该序列扫描时,kVp值、mas值为内设默认值,不可更改,因此若想降低剂量,只能通过增加螺距、加快X线管旋转速度、减少扫描范围的办法降低剂量。而这样处理又可能会影响图像的信噪比。在实际应用过程中应该以解决临床问题为主要目标,同时要关注能谱扫描中的X线有效剂量。

第四节 左前臂下段急慢性滑膜炎伴脓肿及周围炎性肉芽肿形成

患者,女,40岁。左腕部包块2年,增大疼痛1周入院。

病理检查:囊性肿物一枚,大小3cm×2cm×1cm,切开见囊内含土黄色物质,囊壁厚0.3~0.4cm。另见灰白色不规则组织两块,总大小2 cm×1.5 cm×0.5cm。病理诊断:急慢性滑膜炎伴脓肿及周围炎性肉芽肿形成,部分坏死区可疑真菌感染,待组织化学进一步明确。

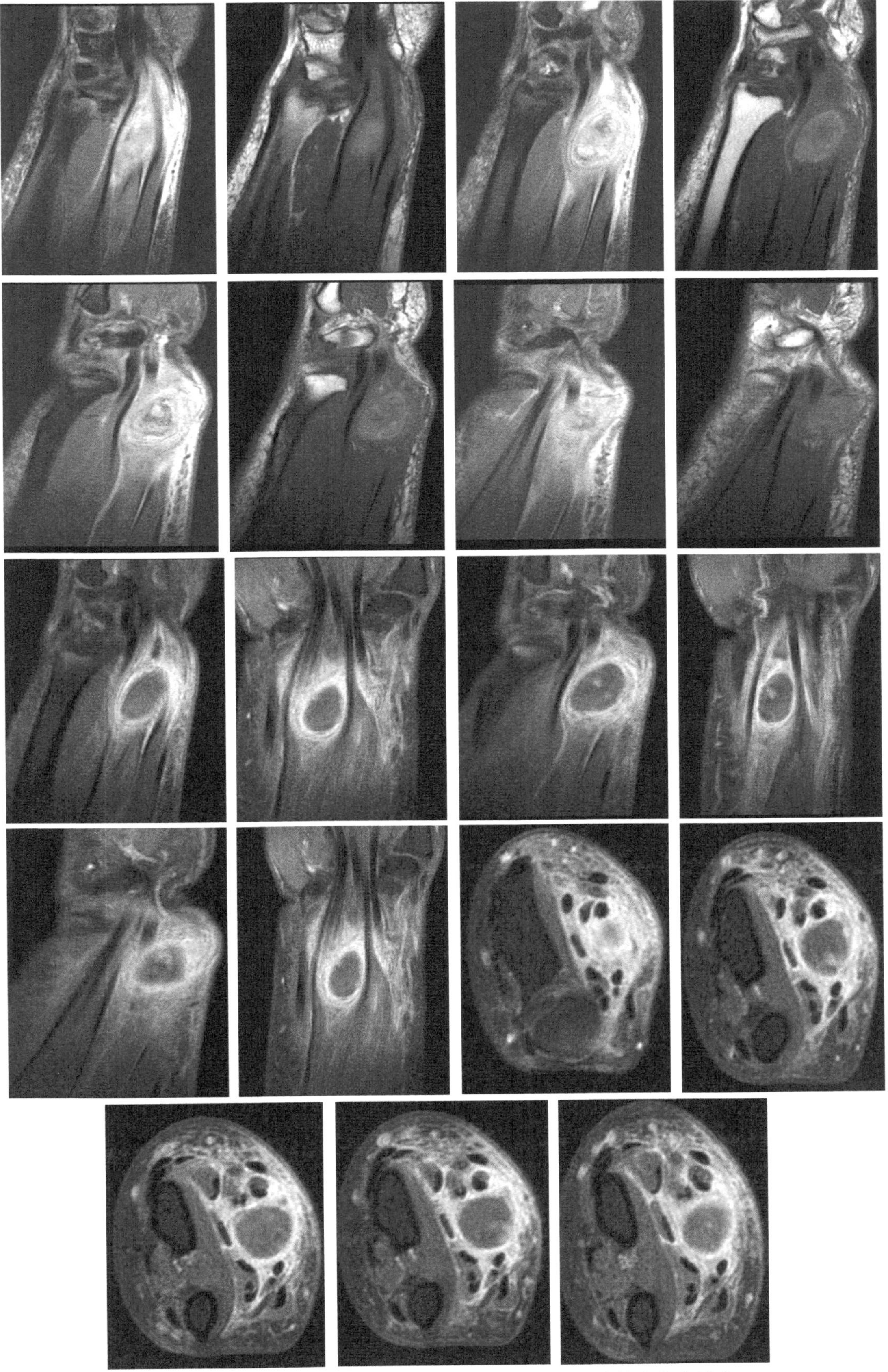

图 1-21-1　左前臂下段急慢性滑膜炎伴脓肿及周围炎性肉芽肿形成

第五节 诊断陷阱:软组织木片埋置导致骨和软组织病变

当牙签或其他木片埋置于软组织中,可出现慢性刺激,伴存继发感染,导致骨与软组织出现变化,造成假性肿瘤或骨髓炎样病变。此种情况常为延误性诊断。异物埋置史可能因患者记忆模糊而未能提供。然而,当出现下述X线征象的时候:①深部软组织增厚或肿胀;②骨膜新骨反应;③骨质溶解或增生,而又是迁延性软组织感染患者,不论有无引流窦道,都可能提示有慢性异物埋置的情况。手术探查与异物摘除是必须的,如异物不去除,炎症不会好转,如去除异物,临床表现和X线征象都将逐渐消失。

第六节 血友病性肌骨假肿瘤

血友病性肌骨假肿瘤,是血友病患者的骨骼及其周围的肌肉反复出血而形成的一种可累及骨组织的瘤样病变,又称血友病性囊肿、血友病性假瘤、血友病性假肿瘤。发生率仅占严重血友病患者的1%~2%,为血友病一种少见而严重的并发症。由于对该病的临床及影像特点缺乏认识,多误诊为骨肿瘤或肿瘤样病变。该病由Starker(1918)首先描述。

临床上A、B型血友病中,A型患者发生假肿瘤最多,B型少见。肌骨发生假肿瘤患者年龄多见于30~50岁。

患者因凝血因子缺乏程度不同,其病情也不同。轻型患者的凝血因子水平为20%~60%,患者平时无症状,仅在外伤或手术时出血较多。中度者凝血因子水平为5%~10%,手术或外伤后出血过多。重型者凝血因子水平为1%~5%,常在轻度外伤后即出血不止或自发出血。重型血友 病除可引起关节病变外,还可引起血友病假性肿瘤。

另有研究者报告,血友病根据凝血因子活性程度(相当于健康人的百分比),分为:轻型(5%~25%)、中型(1%~5%)、重型(低于1%)。轻型患者出血少见,中、重型患者外伤后可引起肌骨出血或反复出血,发生假肿瘤或血囊肿。

血友病性肌骨假肿瘤一般为无痛性肿块,并逐渐长大,质地较硬,附着于深部肌肉或骨质。好发于四肢长骨,以股骨下端最常见。

一、病理学

血友病性肌骨假肿瘤是在血友病的基础上,无明显原因或轻微的外伤即可造成,骨内或软骨下反复出血不止引起骨质吸收或囊变所致。

发病机制目前尚不甚清楚,形成机制可能是:关节内积血向关节外延伸;持续骨内出血、血肿致骨质压力性坏死;骨膜下血肿使骨膜剥离,骨皮质血供障碍,发生广泛性坏死;软组织血肿,产生皮质外压改变;软组织或骨膜下出血及骨皮质和骨髓内出血导致继发性骨压迫、破骨与新骨形成有关。一般认为血友病性肌骨假肿瘤发生率的高低取决于骨内出血次数、出血量和骨内压力的高低。反复的骨膜下、软组织、骨内、关节内出血是血友病性肌骨假肿瘤的病理性基础。病理上假瘤囊壁为骨或纤维组织,内为凝固血块或陈旧血液。

二、临床表现

血友病性肌骨假肿瘤多数发病于青壮年,多有间隔几个月或数年、程度不同的创伤史。通常主诉为局部疼痛和软组织肿胀,其内为陈旧性血性液体或小血块。实验室检查常用简易凝血活酶生成试验(此方法能确诊和定型)。假肿瘤可发生在身体骨骼任何部位,好发部位为股骨及股部软组织,髂骨和指骨次之,亦见于胫骨、尺骨、桡骨、跟骨、颌骨及相应部位软组织。骨盆及下肢骨发生率远较脊柱骨及上肢骨、头颅骨多见,四肢骨远较躯干骨多见,可能与四肢骨负重、活动多、易受损伤有关。

临床上,四肢部位出现无痛性肿块,逐渐增大,触之可有囊性感,个别可有骨性硬度;若有外伤,为局部出现疼痛为主和逐渐增大的软组织肿胀或肿块,一般为慢性过程,数月至数年不等;患部常常明显增粗,皮肤颜色可有加深,瘀斑,部分出现发亮,皮温升高。偶有病理骨折；关节型或离关节较近者可出现关节肿胀和功能障碍。行穿刺活检检查，可抽出陈旧性和新鲜血性液体。部分患者有自幼出血史或贫血史。

实验室检查凝血时间延长，Ⅷ、Ⅸ凝血因子减少，凝血因子活性明显降低。部分凝血活酶时间明显延长，凝血酶原时间一般正常。凝血因子活性测定是重要的检验指标。Brant & Jordan（1972）认为，功能性凝血因子水平低于 5% 就会偶发自发性出血。

在临床，认识血友病假肿瘤对疾病的鉴别诊断很有帮助，遇到类似骨肿瘤的 X 线表现时，应想到血友病假肿瘤的可能，避免盲目穿刺、出血不止而导致严重后果。

三、肌骨假肿瘤分型

Sim & Hong（1996）和 Park & Ryu（2004）根据血友病肌骨假肿瘤发生部位分为 3 型：

1. Ⅰ型　肌间型。肌肉出血。

2. Ⅱ型　骨膜下型。骨膜下出血，多见于长管状骨骨干的骨膜下，以股骨、胫骨多见，骨膜下出血可侵蚀其下的骨质，造成大的压迫性溶骨性骨质破坏，易引起病理性骨折，同时可引起骨膜反应，骨膜骨化后表现为骨干旁弧形隆起的线状致密影，与骨干相交成锐角，有些骨膜反应类似恶性骨肿瘤的骨膜三角（Codman 三角）。

3. Ⅲ型　骨内型。系骨内出血压迫，在骨髓内形成囊状透亮区，可出现多数骨嵴，周围骨皮质明显变薄扩张，甚至中断，可膨胀如动脉瘤样骨囊肿，囊肿在骨膜的境界锐利清楚，并可有光滑的硬化边缘。

一项研究根据不同部位肌骨假肿瘤具体影像学表现，便于总结分析将其分为溶骨型、骨膨胀型、骨膜增生型，软组织内型、关节型，并对相应影像学表现的发生机制进行讨论。

（1）骨溶骨型：由于骨内出血量较大或短时间内反复出血，骨内压力迅速增大，造成骨质受压吸收，来不及修复所致；部分骨膜增生可形成残存弧形骨壳，整个病变呈吹气的球形。骨膨胀型由于骨内慢性出血所致，随着骨内压力增大，近血肿侧骨质吸收和远侧骨质（骨膜）增生，出现骨骼膨胀，皮质变薄或缺失，有时血肿突破皮质形成软组织内血肿，外周常形成有一定厚度纤维包膜；膨胀区内骨间隔是由于相邻出血灶之间正常间叶细胞增生化骨所致。骨膜增生型，由于骨膜下出血，骨膜翘起直接受到刺激，骨膜内层成骨细胞迅速反应增生形成多发刺状、骨针样影，方向可与骨皮质垂直或有一定倾斜角度；若反复出血血肿增大，增生骨膜可出现破损，成骨膜三角样改变。

（2）软组织内型：外伤使肌肉内血管破裂，病变常较大，与肌内血管较粗有一定关系，肌间隙和皮下发生率低，皮下病变常较小，呈现卫星灶表现。肌间隙内病灶有时较大，有流动感。往往软组织内呈现多灶，大小不一，出血时间长短不一，有急性、亚急性、慢性和陈旧性出血。造成大量纤维组织增生，软组织变硬。部分病例破溃形成窦道，出现感染，久治不愈。

一组 1 例臀部软组织大血肿破溃 6 年，反复流血水，混杂脓性分泌物，多次手术均未能控制。

（3）关节型：由骨端出血累及关节，骨性关节面缺损或缺失；或关节内反复出血，关节囊内压力增大和关节内正常滑液环境破坏，造成软骨损伤和骨质吸收破坏，使关节骨端正常结构消失，关节畸形，功能丧失。患部骨质疏松常由于血肿压迫供血动脉和回流静脉所致，患肢疼痛活动减少也是原因之一。

四、影像学研究

1.X 线检查　血友病性肌骨假肿瘤一般为单发，常发生于大关节或松质骨区，长骨的病变常伴有骨膜反应，骨膜增厚，也可出现骨膜掀起、破坏形成骨膜三角。

软组织血肿所致的肿块样阴影轮廓清楚、密度高，其内可见不规则网状钙化或斑状或点状钙化，并可伴发病理性骨折。对于肌间型，除非有钙化或骨化，常规 X 线很难发现包块。

骨质改变表现为受累骨髓腔扩大，皮质膨胀变薄，其内见多房囊状透亮骨质破坏影，边界清楚，内有粗大骨嵴；深层骨质出现虫蚀或溶骨样破坏，但有骨性间隔、钙化纹及钙化斑。

伴有侵蚀破坏时易发生病理性骨折，且不易愈合。病变早期常表现为干骺端局灶性骨质疏松和骨破坏，后期可有骨硬化。

骨膜增生骨化可呈弧线状、袖口状或三角形，酷似恶性肿瘤的骨膜反应，血友病病人如出现骨膜反应，应警惕血友病假肿瘤形成的可能；慢性骨膜下血肿使相邻骨皮质受压呈弧形压迹或缺损。

2.CT　CT 更有利于显示骨内改变的细节，可明确、清楚地显示软组织肿块(血肿)的大小、边界、范围和病灶内钙化、骨质破坏的程度以及X线平片上几乎不能显示的“泥沙”样钙化(或含铁血黄素)。对于骨皮质及骨膜反映增生敏感。软组织血肿根据其不同时期、密度差异在CT像上也能很好显示。重组图像可清晰显示周围神经血管的毗邻关系。对于治疗方法的选择和明确治疗范围有重要参考和提示价值。一组搜集的血友病假瘤患者均行MSCT检查,不同于之前一些文献,之前文献主要以常规X线检查为主要手段, MSCT及重建图像可以更清楚地显示病变的细节和周围神经血管的毗邻关系。

3.MRI　MRI能更好地反映血友病性肌骨假肿瘤的病理特征,且能动态观察治疗的改变,特别是血肿包裹张力的减退。血肿信号强度是不同出血阶段分解代谢的反应,显示假瘤发展的特点。一般在T_1WI和T_2WI上,其中心均有不均质的低和高信号区,代表不同时期的血液成分改变。如急性出血期,细胞内的去氧血红蛋白在T_1WI上表现为等信号,而T_2WI为低信号。浸润性病灶在T_1WI上为低信号,在T_2WI上为均匀的高信号。

在假肿瘤巨大或骨质破坏严重的病例,病变区T_1WI、T_2WI、短恢复时间反转恢复(STIR)序列像上均显示为混杂信号。MRI在显示血友病细胞与正常骨髓组织的构成比例以及在显示骨髓的浸润程度上有较高的诊断价值。由于出血常沿骨干长轴发展,所以干骺端及髓腔内病变远长于骨皮质的破坏范围。

五、不同分型的表现

血友病性肌骨假肿瘤可以发生在软组织、骨内、骨膜下,影像学表现多种多样,在不同部位有相应特点,与出血时间长短,出血次数(或频率)及出血量大小有关。按不同分型可见影像表现归纳为以下几点。

(1)骨内溶骨型:骨质完全溶解破坏,骨结构消失,与软组织融合呈球状,边界不清;内无明显钙化和骨化;靠近关节,可累及或掩盖关节。此型以管状骨多见。

(2)骨膨胀型:骨质不同程度膨胀性改变,可有粗大骨间隔;局部皮质变薄或增厚;皮质局部缺损或向外翘起,与软组织一起形成较大肿块;肿块内有不同程度高密度区或钙化斑。长骨和不规则骨均可见。

(3)骨膜增生型:骨膜下血肿刺激骨膜增生,呈刺状和针状;个别骨膜新生骨可破坏,出现骨膜三角样改变;皮质受压变薄或消失。

(4)软组织内型:沿肌肉走行方向呈椭圆形或梭形肿块,多在肌肉内,可在肌间隙或皮下脂肪内,肌间隙内假肿瘤有“流动感”。可出现一个或几个较大肿块,周围有一些小的“卫星灶”。骨皮质受压变薄,骨干变得粗细不均;多数肿块密度不均,CT值高低不一,边缘可清晰,有包膜;T_1WI上病变不同部位呈低、等、高信号, T_2WI和PD抑脂像上混杂信号更明显,部分肿块可相连;肌肉、肌间隙及皮下脂肪组织常受压变形。部分病侧周围出现水肿, MRI上呈典型T_1WI低信号, T_2WI和FLAIR高信号,此型常伴有范围不同骨内出血。

(5)关节型:骨端较大呈囊样膨胀骨质破坏,骨性关节面受累及,出现塌陷或结构消失;正常关节错位、结构消失,关节肿胀。此型与血友病性骨关节炎表现不同,后者表现为关节形态尚存在,骨端肥大增生,骨性关节面不整,间隙变窄,股骨髁间窝增大和加深,可有软骨下小囊样改变,常没有明显骨质破坏和关节结构部分或全部消失表现。

六、鉴别诊断

轻型血友病性肌骨假肿瘤患者或单发病变患者,且无出血病史,在临床上容易被误诊。血友病性肌骨假肿瘤应与骨肉瘤、纤维肉瘤、恶性纤维组织细胞瘤、转移瘤、骨巨细胞瘤、良性骨囊肿、骨髓炎鉴别。

(1)骨肉瘤:骨肉瘤无家族史,无出血史,常有瘤骨、强烈骨膜反应,骨质破坏区无膨胀,可有软组织肿块及皮温高,然而病程短,进展快可与血友病鉴别。

(2)骨囊肿:骨囊肿为骨干偏一端、中心性、轻度膨胀、纵轴走行囊样骨缺损,边界清楚,无软组织肿块和三角形骨膜反应;

(3)骨巨细胞瘤:在骨巨细胞瘤,骨端偏心性、膨胀性、边界不清溶骨破坏,多有骨嵴。

(4)动脉瘤样骨囊肿:动脉瘤样骨囊肿一般偏心、膨胀明显,皮质变薄,髓腔侧常有硬化。

(5)纤维结构不良:在囊样纤维结构不良,常有磨玻璃样密度,钙化,边缘硬化等多种征象并存。

(6)骨髓炎:骨髓炎有发热流脓,无巨大肿块影。

误诊原因往往是单凭影像学某项检查或缺乏病史以及对本病变缺乏认识造成。对资料做综合分析是减少误诊较好的方法。熟悉血友病性肌骨假肿瘤的影像学特征，结合临床资料，尤其是家族病史、发病于男性及凝血时间延长可提示血友病性肌骨假肿瘤的诊断。

第二篇　骨与骨肿瘤一般情况

第一章　骨肿瘤及肿瘤样病变分类

第一节　WHO 第 4 版骨肿瘤分类Ⅲ

WHO 第 4 版骨肿瘤分类Ⅲ(表 2-1-1,后文简称“第 4 版”)于 2013 年出版,主编仍由 WHO 第 3 版骨肿瘤分类(后文简称“第 3 版”)的主编 Fletcher 担任,第 4 版在 2002 年第 3 版的框架和基础上有了一些变动。

一组学者对其疾病分类的变动和知识的更新试做归纳分析,将新增的疾病从定义、流行病学、发病部位以及临床和影像特征等方面逐一介绍,以加深临床医师对其理解和认识,以便在临床工作中正确的应用。

第 4 版与第 3 版整体比较:第 4 版将骨肿瘤分类精简为 12 类,将第 3 版中“尤文肉瘤 / 原始神经外胚层肿瘤”“神经源性肿瘤”和“关节病变”这三类删除(具体变动见下文),相对于第 3 版的 15 类,整体框架上显得更加简洁。

第 4 版一个重大的变动是参照 2002 年 WHO 第 3 版软组织肿瘤分类,根据生物学潜能的不同将骨肿瘤分为良性、中间型(局部侵袭性或偶见转移型)和恶性 3 个级别。尽管目前世界上有多种肿瘤分级方法,但 3 级分级系统似乎是应用最广泛的。其定义介绍如下。

1. 良性　大多数良性骨肿瘤不会发生局部复发。确实复发者肿瘤也不具备破坏性,几乎都可经完全局部切除或刮除而治愈。

2. 中间型

(1)中间型(局部侵袭性):此类骨肿瘤经常发生局部复发,呈浸润性和局部破坏性生长。肿瘤无转移潜能,但常规需要采用切除边缘正常组织的广泛切除术式,或者局部应用佐剂来确保控制病情。该分类的典型代表是Ⅰ级软骨肉瘤。

(2)中间型(偶见转移型):此类肿瘤常有局部侵袭性(如上述),但除此之外,偶尔有些肿瘤有明确的远处转移能力。其转移风险小于 2%,且根据组织形态学不能有效预测其转移潜能。这些肿瘤一般转移到肺脏。该分类的典型代表是骨巨细胞瘤。

3. 恶性　除了具备局部破坏性生长和复发潜能,恶性骨肿瘤(即骨的肉瘤)有重大远处转移的风险。根据不同的组织学分类和分级,转移的概率从 20% 到几乎 100% 不等。有些组织学上的低级别肉瘤的转移风险仅为 2%~10%,但这些肿瘤局部复发后可能肿瘤级别增高,因此远处播散的风险提高(如软骨肉瘤和骨膜型骨肉瘤)。

按肿瘤具体分类介绍其变动。

(1)软骨源性肿瘤:新增了“骨软骨黏液瘤”“甲下外生骨疣”和“奇异性骨旁骨软骨瘤样增生”3 种疾病,将“关节病变”纲中唯一的病变滑膜软骨瘤病移至该类中,因其组织学表现和生长情况均显示软骨源性。软骨瘤分类中删去了多发性软骨瘤病,因其与肿瘤综合征中的“内生软骨瘤病:Ollier 病和 Maffucci 综合征”相重复。软骨肉瘤中的“中心型,原发型,继发型”和“周围型”这两型重新组合并根据核大小,核染色,细胞密集程度和核分裂象等指标分级,分别命名为“非典型软骨样肿瘤 / 软骨肉瘤Ⅰ级”和“软骨肉瘤(Ⅱ级,Ⅲ级)”。

(2)骨软骨黏液瘤:一种少见的、良性、有时具局部侵袭性的肿瘤,其产生软骨基质和骨基质,伴广泛黏液变。大约 1% 伴发于 Carney 综合征(一种常染色体显性肿瘤易感性综合征)。发病年龄跨度大,部分为先天性病变。可发生于筛骨,鼻甲和胫骨。该病表现为无痛性肿块,常因 Carney 综合征行骨骼筛检而被发现,可呈破坏性生长,其症状和预后取决于累及的部位。影像上表现为良性病变,但也有呈局部侵袭性并侵犯周围软组织的报道。

(3)甲下外生骨疣:一种累及远端指骨/趾骨的骨软骨瘤样增生。好发于10~30岁,男性居多。最好发于第一趾骨,其余趾骨和指骨罕有累及。临床表现为肿胀和疼痛,有时伴皮肤溃疡形成。影像上表现为可见骨小梁的外生性病变。受累骨的皮质和髓质并不与病变相通。大体检查病变由软骨帽和骨柄构成。

(4)奇异性骨旁骨软骨瘤样增生:又称Nora病,是一种累及骨表面的骨软骨瘤样增生,大多累及手足的近端小骨,约25%发生于长骨。最好发于20~40岁。肿胀伴不伴疼痛是其典型临床表现。影像上表现为依附于骨皮质的边界清楚的钙化性肿块,与骨软骨瘤不同之处在于该病不与受累骨的皮髓质相通。大体检查病变由大量分叶状的软骨帽和一个骨柄构成。

(5)骨源性肿瘤:第3版将骨瘤删除时即存在许多对于骨瘤是否为真性肿瘤的争议,2011年出版的《Rosai and Ackerman's外科病理学》仍将骨瘤归于骨肿瘤分类中,第4版将骨瘤重新归入肿瘤分类。

(6)纤维组织细胞性肿瘤:将恶性纤维组织细胞瘤删除,并更名为"骨的未分化高级别多形性肉瘤",归于杂类肿瘤;良性纤维组织细胞瘤更名为"良性纤维组织细胞瘤/非骨化纤维瘤"。第3版将非骨化纤维瘤剔除后,引起许多争议和疑问,现已证明良性纤维组织细胞瘤和非骨化纤维瘤病理上是一致的,二者镜下无法区分,只能通过临床和影像特点鉴别。前者40%发生于长骨的非干骺端,25%发生于骨盆,尤其是髂骨。后者绝大多数发生于下肢长骨干骺端,尤其是股骨远端和胫骨的近端和远端。

表2-1-1 WHO骨肿瘤分类(2013年,第4版,中英文对照)

英文名	中文名	国际疾病分类号
1.CHONDROGENIC TUMOURS	软骨源性肿瘤	
Benign	良性	
Osteochondroma	骨软骨瘤	9210/0
Chondroma	软骨瘤	9220/0
Enchondroma	内生软骨瘤	9220/0
Periosteal chondroma	骨膜软骨瘤	9221/0
Osteochondromyxoma	骨软骨黏液瘤	9211/0*

续表

Subungual exostosis	甲下外生骨疣	9213/0*
Bizarre parosteal osteochondromatous proliferation	奇异性骨旁骨软骨瘤样增生	9212/0*
Synovial chondromatosis	滑膜软骨瘤病	9220/0*
Intermediate(locally aggressive)	中间型(局部侵袭性)	
Chondromyxoid fibroma	软骨黏液样纤维瘤	9241/0
Atypical caflilaginous tumour/Chondrosarcoma grade Ⅰ	非典型软骨样肿瘤/软骨肉瘤Ⅰ级	9222/1*
Intermediate(rarely metastasizing)	中间型(偶见转移型)	
Chondroblastoma	成软骨细胞瘤	9230/1*
Malignant	恶性	
Chondrosarcoma Grade Ⅱ, grade Ⅲ	软骨肉瘤Ⅱ级,Ⅲ级	9220/3
Dedifferentiated chondrosarcoma	去分化型软骨肉瘤	9243/3
Mesenchymal chondrosarcoma	间叶型软骨肉瘤	9240/3
Clear cell chondrosarcoma	透明细胞型软骨肉瘤	9242/3
2.OSTEOGENIC TUMOURS	骨源性肿瘤	
Benign	良性	
Osteoma	骨瘤	9180/0
Osteoid osteoma	骨样骨瘤	9190/0
Intermediate(locally aggressive)	中间型(局部侵袭性)	
Osteoblastoma	成骨细胞瘤	9220/0
Malignant	恶性	
Low-grade central osteosarcoma	低级别中心性骨肉瘤	9187/3
Conventional osteosarcoma	传统型骨肉瘤	9180/3
Chondroblastic osteosarcoma	成软骨型骨肉瘤	9181/3
Fibroblastic osteosarcoma	成纤维型骨肉瘤	9182/3
Osteoblastic osteosarcoma	成骨型骨肉瘤	9180/3
Telangiectatic osteosarcoma	毛细血管扩张型骨肉瘤	9183/3
Small cell osteosarcoma	小细胞型骨肉瘤	9185/3
Secondar osteosarcoma	继发型骨肉瘤	9184/3
Parosteal osteosarcoma	骨旁型骨肉瘤	9192/3
Periosteal osteosarcoma	骨膜型骨肉瘤	9193/3
High-grade surface osteosarcoma	高级别表面骨肉瘤	9194/3

续表

3.FIBROGENIC TUMOURS	纤维源性肿瘤	
Intermediate (locally aggressive)	中间型(局部侵袭性)	
Desmoplastic fibroma of bone	骨的促结缔组织增生性纤维瘤	8823/1*
Malignant	恶性	
Fibrosarcoma of bone	骨的纤维肉瘤	8810/3
4.FIBROHISTIOCYTIC TUMOURS	纤维组织细胞性肿瘤	
Benign fibrous histiocytoma/ Non-ossifying fibroma	良性纤维组织细胞瘤 / 非骨化纤维瘤	8830/0
5.HAEMATOPOIETIC NEO-PLASMS	造血系统肿瘤	
Malignant	恶性	
Plasma cell myeloma	浆细胞骨髓瘤	9732/3
Solitary plasmacytoma of bone	骨的孤立性浆细胞瘤	9731/3
Primary non-Hodgkin lymphoma of bone	骨的原发非霍奇金淋巴瘤	9591/3
6.OSTEOCLASTIC GIANT CELL RICH TUMOURS	富含破骨巨细胞的肿瘤	
Benign	良性	
Giant cell lesion of the small bones	小骨的巨细胞病变	
Intermediate (locally aggressive, rarely metastasizing)	中间型(局部侵袭性,偶见转移型)	
Giant cell tumour of bone	骨巨细胞瘤	9250/1
Malignant	恶性	
Malignancy in giant cell tumour of bone	恶性骨巨细胞瘤	9250/3
7.NOTOCHORDAL TUMOURS	脊索组织肿瘤	
Benign	良性	
Benign notochordal tumour	良性脊索组织肿瘤	9370/0*
Malignant	恶性	
Chordoma	脊索瘤	9370/3
8.VASCULAR TUMOURS	血管肿瘤	
Benign	良性	
Haemangioma	血管瘤	9120/0
Intermediate (locally aggressive, rarely metastasizing)	中间型(局部侵袭性,偶见转移型)	
Epithelioid haemangioma	上皮样血管瘤	9125/0
Malignant	恶性	
Epithelioid haemangioendothelioma	上皮样血管内皮瘤	9133/3

续表

Angiosarcoma	血管肉瘤	9120/3
9.MYOGEMC TUMOURS	肌源性肿瘤	
Benign	良性	
Leiomyoma of bone	骨的平滑肌瘤	8890/0
Malignant	恶性	
Leiomyosarcoma of bone	骨的平滑肌肉瘤	8890/3
10.LIPOGENIC TUMOURS	脂肪源性肿瘤	
Benin	良性	
Lipoma of bone	骨的脂肪瘤	8850/0
Malignant	恶性	
Liposarcoma of bone	骨的脂肪肉瘤	8850/3
11.TUMOURS OF UNDEFINED NEOPLASTIC NATURE	未明确肿瘤性质的肿瘤	
Benign	良性	
Simple bone cyst	单纯性骨囊肿	
Fibrous dysplasia	纤维结构不良	8818/0 *
Osteofibrous dysplasia	骨性纤维结构不良	
Chondromesenchymal hamartoma	软骨间叶性错构瘤	
Rosai-Dorfman disease	Rosai-Dorfman 病	
Intermediate (locally aggressive)	中间型(局部侵袭性)	
Aneurysmal bone cyst	动脉瘤样骨囊肿	9260/0
Langerhans cell histiocytosis	朗格汉斯细胞组织细胞增生症	
Monostotic	单骨型	9752/1*
Polystotic	多骨型	9753/1*
Erdheim-Chester disease	Erdheim- Chester 病	
12.MISCELLANEOUS TUMOURS	杂类肿瘤	
Ewing sarcoma	尤文肉瘤	9364/3
Adamantinoma	釉质瘤	9261/3
Undifferentiated high-grade pleomorphic sarcoma of bone	骨的未分化高级别多形性肉瘤	8830/3

注:①生物学行为编码:/0 表示良性肿瘤;/1 表示未特别指出的、交界性的或行为不确定的;/2 表示原位癌和Ⅲ级上皮内瘤变;/3 表示恶性肿瘤。②带"*"的新编码由 IARC/WHO 的 ICD-O 委员会于 2012 年通过。

(7)尤文肉瘤 / 原始神经外胚层肿瘤:这一类被删除,将该类中唯一的尤文肉瘤归于杂类肿瘤中。

(8)造血系统肿瘤:新增了"骨的孤立性浆细胞瘤(SPB)"。相比于浆细胞骨髓瘤(PCM),其定义为单中心发病、伴局部骨质破坏而无系统性累及的病变,两者均为骨髓源性浆细胞的克隆性肿瘤性增生形成的肿瘤。骨的孤立性浆细胞瘤发病年龄小于浆细胞骨髓瘤,中位发病年龄为 55 岁,男女发病比为 2∶1。骨的孤立性浆细胞瘤最常发生于脊柱,是脊柱最常见的原发肿瘤,约占其 30%;其次好发于肋骨、颅骨、骨盆和股骨。

骨的孤立性浆细胞瘤诊断标准:①血清和/或尿中无或仅有少量 M 蛋白;②仅有单发骨质破坏;③无其他骨髓受累;④骨骼检查正常;⑤除骨的孤立性病变无其他终末器官受损。

(9)巨细胞肿瘤:更名为"富含破骨巨细胞的肿瘤"。该类中新增了"小骨的巨细胞病变",又叫"巨细胞修复性肉芽肿",该病在第 3 版被删除,现又回归骨肿瘤分类。

该病是一种发生于手足小骨的非常罕见的纤维组织性肿瘤样变,表现为出血、含铁血黄素沉积、巨细胞的不规则沉积和反应性骨形成。最好发于 20 岁以内,超过半数发生于 30 岁之前,无性别差异。病变最好发于手足小骨,掌指骨和跖趾骨较腕骨和跗骨发病率更高,临床主要表现为疼痛和肿胀。影像上表现为干骺端或骨干边界清楚的溶骨性、膨胀性病变,偶尔延伸到骨骺,骺板未愈合时不会累及骨骺。骨膜反应常见,囊变少见。该病需与甲旁亢棕色瘤鉴别。

(10)脊索组织肿瘤:新增了"良性脊索组织肿瘤",是一种显示脊索样分化的良性肿瘤。目前尚无大宗病例报道,故发病率未知。该病发生于颅骨基底部、椎体和骶尾骨,极少数病例发生于软组织。迄今为止,唯一的一项尸检研究于 11. 5% 的斜坡,5% 的颈椎,2% 的腰椎和 12% 的骶尾椎发现存在该病,胸椎未见该病的存在。该病大多为偶发,充满椎体的和较大的病变会产生临床症状,该病转化为脊索瘤的概率非常低。

(11)血管肿瘤:新增了"上皮样血管瘤"和"上皮样血管内皮瘤"。

①上皮样血管瘤。一种具有内皮细胞表型和上皮样形态的局部侵袭性肿瘤。发病率低,发病年龄 0~90 岁不等,平均 35 岁,男女发病比例 1.4∶1。该病常发生于长管状骨(40%),下肢远端(18%),扁骨(18%),脊椎(16%)和手的小骨(8%)。大约 18%~25% 的肿瘤为多发,呈区域性分布。患者一般因受累区域疼痛就诊,偶然发现者少见。影像上表现为边界清楚的溶骨性、有时呈膨胀性的多房肿块,有时可能侵犯骨皮质并延伸至软组织。

②上皮样血管内皮瘤。一种低到中间级别的恶性肿瘤,包含具有内皮细胞表型和上皮样形态的肿瘤细胞和透明的、软骨样的、嗜碱性基质。该病罕见,患病率小于 $1/10^6$。发病年龄 0~80 岁不等,大多发生于 10~30 岁。任何骨均可发病,50%~60% 发生于长管状骨,特别是下肢骨,其次为骨盆、肋骨和脊柱。50%~64% 为单骨多发或多骨多发,多骨多发者倾向于局限于一个解剖部位。患者常因局部肿痛就诊,有时也可无症状。影像上表现为边界清楚或不清楚的溶骨性病变,可呈膨胀性并侵蚀骨皮质。

(12)神经源性肿瘤:继第 3 版将"神经纤维瘤"删除后,第 4 版将该类中唯一的"神经鞘瘤"亦删除。从而完全将"神经源性肿瘤"从骨肿瘤分类中删除。

(13)杂类肿瘤:如前所述,将尤文肉瘤和未分化高级别多形性肉瘤移入该类。同时将转移性恶性肿瘤删除。

(14)未明确肿瘤性质的肿瘤:第 3 版中的"杂类病变"本版更名为"未明确肿瘤性质的肿瘤"。新增了"Rosai-Dorfman 病",将"胸壁错构瘤"更名为"软骨间叶性错构瘤"。同时将朗格汉斯细胞组织细胞增生症分为"单骨型"和"多骨型"两型。

Rosai-Dorfman 病是一种组织细胞增生性疾病,又称"窦组织细胞增生伴巨淋巴结病"。该病罕见,常表现为淋巴结病变,约 2%~10% 的人有骨骼累及,骨原发者罕见,发病年龄 3~65 岁(平均 27 岁),发病率男女无差别。该病最好发于长骨干骺端和颅面骨,大多数单发,20% 可能累及多骨。患者常表现为局部疼痛。影像上表现为边界清楚、溶骨性、有时呈膨胀性的多房肿块。少数患者会伴有皮质增厚和骨膜反应。

(15)纤维源性肿瘤、肌源性肿瘤和脂肪源性肿瘤:这三类肿瘤未做改动。

小结:历经 11 年,WHO 出版了第 4 版骨肿瘤分类,整体框架上较第 3 版更为简洁,除去新增加的几类疾病,第 3 版被删除的几类疾病又重新回归。这反映了医学的持续进步和人们对疾病认识的不断更新,因篇幅有限,还有许多值得学习的细节就不在此一一详述。当然,本版分类也不是完美无缺的,需要在临床工作中去应用和印证,最大限度实现其指导价值。

第二节　骨肿瘤与年龄

绝大多数骨肿瘤好发于某个特定的年龄段，病人的年龄是重要的临床线索。基本上可分为三个年龄段：20岁以下；20~40岁；40岁以上。

1. 20岁以下：

（1）良性：纤维性骨皮质缺损，非骨化性纤维瘤，骨样骨瘤，单纯性骨囊肿，动脉瘤样骨囊肿，软骨母细胞瘤，骨母细胞瘤，内生软骨瘤，软骨黏液样纤维瘤，骨纤维发育异常，纤维结构不良，朗格汉斯细胞组织细胞增生症；

（2）恶性：尤文肉瘤，骨肉瘤，白血病，神经母细胞瘤骨转移，以及少见的横纹肌样肉瘤，视网膜母细胞瘤，何杰金淋巴瘤的骨转移 5 岁以下骨恶性肿瘤多为神经母细胞瘤骨转移。

2. 20~40岁：

（1）良性：骨巨细胞瘤，内生软骨瘤，软骨母细胞瘤，骨样骨瘤，软骨黏液样纤维瘤，纤维结构不良；

（2）恶性：骨肉瘤（骨膜型），骨纤维肉瘤，造釉细胞瘤。

3. 40岁以上：

（1）良性：畸形性骨炎，纤维结构不良；

（2）恶性：软骨肉瘤，恶性纤维组织细胞瘤，继发性骨肉瘤，非霍奇金淋巴瘤，转移性骨肿瘤，骨髓瘤，脊索瘤。

第二章 骨及骨肿瘤检查技术

第一节 MRI 成像伪影

磁场不均所致的 MRI 伪影:当读出梯度在磁场中不能产生有秩序的变化时,就会出现伪影。

组织界面:骨与软组织间的界面可导致局部磁场的变化以及组织共振频率和信号的变化。脊椎骨小梁处可出现磁场敏感性差异,这可引起信号的相位离散,还可以在梯度回波扫描中出现斑点状的低信号。SE 序列 T_1WI 图像中,骨骼的信号比 GRE 序列图像中信号更高,这是因为 SE 序列对磁场的不均匀性更不敏感所致。

不完全性脂肪饱和:空气 - 脂肪界面可导致磁场的变化,这可引起脂类中的质子有一个共振频率,但这种共振频率与饱和脉冲序列时的共振频率并不一致,因而脂质表现为高信号。

铁磁性伪影:铁磁性伪影由大的铁磁性物质引起,磁敏感性即一个物质产生的磁场强度与施加的外在磁场产生的磁场强度的比率。大的敏感性物质可引起外磁场中局部静磁场不均匀。这种伪影导致沿着频率编码方向出现空间及信号扭曲,通常表现为周边信号增高的信号缺失区。不锈钢产生的伪影要比钛产生的伪影大得多。在 GRE 图像上铁磁性伪影要比常规 SE 及快速 SE 序列明显,小带宽、大像素、长回波时间、高场强 MRI 时铁磁性伪影更大。在 MRI 检查中,铁磁性物质除了引起伪影外,还会出现危险,如可能的话, MRI 检查时应把它们去除。但是,不少难以去除的金属物有时也会遇到,脊柱固定棒就是常见的问题,其他金属物可以是弹片或下腔静脉滤器。通过 Eddy 电流产生,非铁磁性物体也可引起相似的伪影。在 CT 检查中,金属伪影呈硬线束状。

化学位移:化学位移是结合在不同化合物上的氢原子核的共振频率存在显著差异所致。化学位移错误登录伪影是由脂肪和水中质子不同的共振频率而引起,导致频率编码方向上水 - 脂肪界面信号强度的假性移位。这将引起 MRI 上脂肪或水的空间采集错误。因为 MRI 系统与水中质子的共振频率一致,脂肪被错误采集。应用小带宽和高场强磁场 MRI 时错误登录伪影更明显,而脂肪抑制技术和小带宽技术联合应用则可减少化学位移伪影。椎间联结处有一个脂肪 - 水交界面,因此,化学位移错误登录可在脊柱矢状面上见到,引起椎体终板到相对椎体终板的信号强度的假性位移。后纵韧带可由于化学位移错误登录伪影而显示模糊,类似于撕裂。改变相位及频率编码轴可避免化学位移伪影。

脂肪诱导的化学位移伪影:在磁场中,当读出梯度不能产生一个有顺序的变化时就会出现此伪影,这是因为不是所有组织的磁化都均匀一致地以一种方式对比产生反应。由于计算机仅能对射频频率的允许变化进行评估,一些组织将发生空间上的位移。脂肪的常见伪影称之为化学位移或是错误登录伪影。脂质中的质子比水中的质子共振频率低,运动较慢的脂肪中的质子在频率编码方向上被错误采集,而与之相关的水中质子仍在频率编码方向,脂质被水中质子置换形成一个信号缺乏区,而脂质和水质子部分重叠区呈高信号,在高场强 MRI 上这种伪影更为明显。脊柱 MRI 时,椎体中的脂肪能引起化学位移伪影。当频率编码为前后方向时,椎间盘的边缘显示正常;但当频率编码为下上方向时,即脊柱化学位移脂肪成像,将可出现下位椎体终板较厚的低信号带,上位椎体终板几乎完全不能显示。

运动伪影:运动伪影的信号可高可低,运动伪影发生在相位编码方向,并且可导致结构模糊。结构模糊可以发生在任何方向,引起空间信号分散。当一组织结构在相位编码间变化位置时，就会导致模糊。组织结构信号在它运动范围的上方显示，引起边缘清晰度降低。伪影是一种结构噪声，由周期性信号强度或相位移动变化引起，若用一个不断变化的周期性频率，将重复出现这种伪影。伪影可在整幅图像上见到，即在穿过相位编码方向上出现伪影。使用周期性运动的可变脉冲，沿着相位编码轴方向会出现信号错误标记，表现为条纹状伪影。

颈椎的运动伪影通常由吞咽运动引起；胸椎的运动伪影来源于呼吸运动及心脏和主动脉的搏动。运动伪影沿着相位编码轴方向排列，在脊柱部位通常呈前后方向。运动伪影可导致CT重建图像的严重扭曲。在轴面CT图像上，运动伪影也可以产生难以解释的图像。

血管伪影：正常主动脉内为快速搏动的动脉层流血，这种血流的多种鬼影将导致水平方向上的多层面带状伪影，一般认为这与成像中的相位移动有关。使用对比剂后，这种伪影更加明显，但应用上下方向的饱和脉冲可把这种伪影降低到最低程度，因为这种序列可以防止对比剂进一步放大来自血流的血管搏动伪影。

脑脊液搏动伪影：椎管上下方向脑脊液的搏动可以引起平行于相位编码方向上的伪影，类似于血管畸形MRI表现。使用呼吸门控可减少运动伪影，也可使用假门控、屏气以及呼吸抑制方法来减少伪影。此外，尚可在运动着的结构和器官上方叠加预饱和带。近来认为，利用与头尾方向一致的相位编码梯度所获得的MRI矢状面图像可阻止来自于椎管的运动伪影。因脑脊液在椎管中的位置不同，可引起脑脊液信号强度的不同。在椎管狭窄病人，狭窄平面上方自由流动的脑脊液会出现轻度的信号丢失，而狭窄平面下方淤滞的脑脊液会出现脑脊液信号增高。当对腰椎间盘进行成角成像时，可能出现饱和伪影。当有严重腰椎前凸时，倾斜切面可在腰椎后部部分重叠。这种饱和的结果可引起脊柱旁软组织处的线样低信号，这种伪影甚至可以使椎管内病变漏诊。可使用小倾斜角成像或横断面成像解决这一问题。

流动相关增强效应使流动的液体产生反常增强。由于常规脉冲序列在一个时间间隔内使用多个重复脉冲，组织的纵向磁化不能得到完全恢复，故来自静止自旋质子的最终信号小于纵向磁化能够完全恢复的状况。在成像范围外，流动的自旋质子并未受到射频脉冲的激励，这些充分磁化的质子较静止自旋质子产生更强的信号。运动的质子被饱和，然后由静止充分磁化的自旋质子快速置换。这样流动液体信号较静止组织信号更高。流动相关增强效应引起血流及脑脊液信号增高。流动相关增强效应在短TR、短TE扫描序列上最明显，在这种序列上静止的脑脊液呈低信号。此时，流动相关增强可与脊髓外的病变相似，并可导致脑脊液与脊髓之间的对比减小。为避免反常增强，应在其上方叠加一个预饱和脉冲。

当两种结构或者不同信号的解剖界面被包括在同一体素中时，就会出现部分容积效应，导致这一体素内的信号强度平均化。这种假性信号强度的增加或减少可使病变漏诊或误诊。部分容积效应可出现假肿瘤的表现或导致低对比度的结构或病变的遗漏。在层厚和层间距增加时部分容积效应更明显，因此，选择薄层扫描或减小体素扫描均可减少部分容积效应的影响。部分容积效应若出现在椎体或椎间盘处，可与骨髓置换相混淆，反之亦然。脊柱侧弯也会增加部分容积效应。在CT检查时，部分容积效应可获得相邻的两种不同密度组织的平均密度图像。

继发于记录（protocol）错误的伪影：①黏合（coherence）伪影。见饱和伪影；②射频界面伪影。为电子板的静电导致的伪影；③遮蔽（shading）伪影。离开线圈的射频磁场快速降低，可引起图像亮度的逐渐下降；④射频波的遗漏。从发射装置到接收装置的射频波遗漏（拉链伪影），此种伪影通过图像的中心并平行于相位编码方向；⑤折叠伪影，即包绕伪影。扫描野外的组织受激励，其组织信号重叠在扫描野内的组织上。包绕伪影在扫描野小于被成像部位大小时才出现，这将引起MRI信号模-数转换过程中出现错误。这种伪影常出现在图像的对侧。当在扫描野外采样时，高频信号将被数字化成相反相位极性的低频信号。在目前的MRI设备上选择小扫描野，并使用上方采集技术能减少这种伪影的发生。折叠伪影出现在选择层面和相位编码方向（二维成像上）以及层面分割方向上（三维成像）。折叠伪影出现在脊柱扫描时，上部脊柱的影像会出现在下部脊柱的图像中。这可能导致脊柱及其邻近组织病变漏诊。增加扫描野和增加相位编码步级可避免折叠伪影；⑥截断伪影（Gibbs现象）。截断伪影出现在高组织对比的界面处，如在椎间连结处以及脑脊液与脊髓界面处。这种伪影表现为中心性高低信号强度不同的条形阴影,自高对比界面两侧的相位编码方向上延伸。增加高对比界面的距离可减小截断伪影。

截断伪影可由于二维傅立叶转换的失败而引起,此时可以在高对比界面处引起信号强度的改变,常常发生真实信号强度的高估与低估。在颈椎,截断伪影可形成类似脊髓空洞的表现,该伪影是由于高对比脊髓脑脊液界面正负脉冲信号强度总和的结果。T_1WI 上对脊髓中心信号强度的低估和 T_2WI 信号强度的高估导致矢状面上头、尾侧方向脊髓的高信号和低信号。这种假空洞伪影在 T_1WI、T_2WI 上非常像真正的脊髓空洞。

截断伪影可以通过减少像素大小(通过增加相位编码步级的数目或缩小扫描野的方法)来减小,或转换相位和频率编码方向。图像重建前对原始数据滤波或者应用图像重建的交替方法均可减小截断伪影。

其他伪影:①鉴别,MRI 检查时有时可见到难以用技术原因解释的少见的高信号伪影;②大扫描野边缘的不完全性脂肪饱和,利用大扫描野扫描脊柱时,扫描野上端脊椎内的脂肪可不被抑制。在这个区域,被饱和的水取代了脂肪,引起脊髓信号丢失。

第二节 误诊病例简介:右胫骨血管扩张型骨肉瘤与软骨黏液样纤维瘤

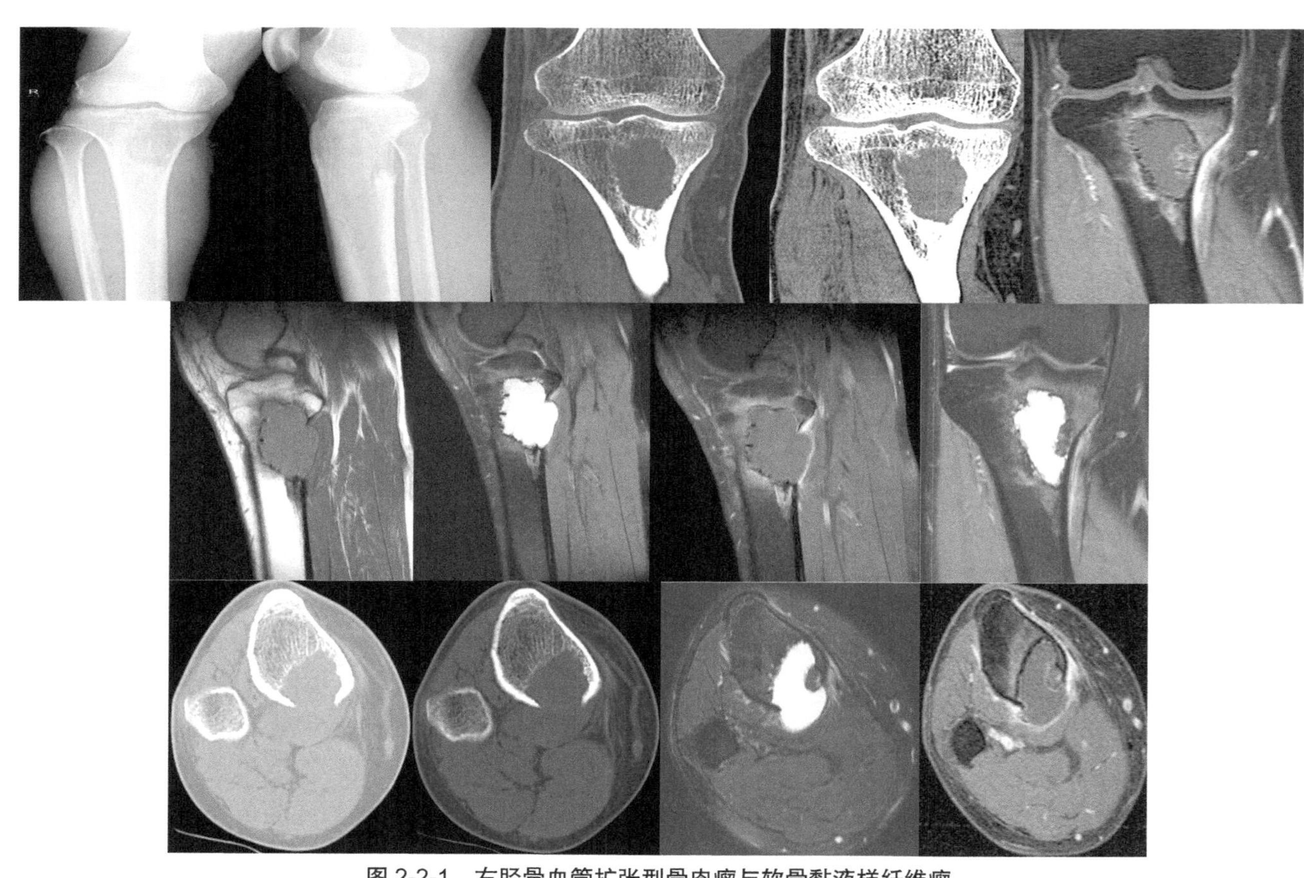

图 2-2-1 右胫骨血管扩张型骨肉瘤与软骨黏液样纤维瘤

病例,男,31 岁。右小腿上段胀痛不适 5 月余,加重 2 月余入院。缘于 5 月前,患者无明显诱因,出现右小腿上段疼痛,疼痛呈钝痛,于小腿活动时加重明显,无向远端放射,坐下或卧床休息时可缓解,但负重行走后可感胀痛不适加重。自 2 月前,患肢疼痛明显加重。

查体:右小腿皮温皮色正常,未及明显肿块,右胫骨近端压痛阴性，叩击痛阳性。DR 诊断：恶性骨肿瘤。CT 诊断：侵袭性纤维瘤？ MRI 诊断：软骨黏液样纤维瘤？

手术所见：右胫骨近端内侧一约 7 cm × 5 cm × 3 cm 空腔，内含暗红色血性液体，腔壁可见一薄层细小陈旧性血管血栓，腔壁骨质稍硬化，后壁骨质缺损，后壁软组织未见明显侵犯，腔上壁距离胫骨平台关节面约 0.8cm。病理检查：右胫骨病灶切除标本：大体所见：棕褐色碎组织一堆，大小 9 cm × 8 cm × 3.5 cm，切面棕褐，易碎，另见梭形皮肤组织一块，大小 5.5 cm × 1.7 cm × 1.5 cm，切面灰褐，质偏韧。镜下所见：右胫骨病灶切除标本：肿瘤细胞异型性显著，病理性核分裂象易见，伴大量坏死、新鲜出血及陈旧性出血，待做免疫组化检测进一步探讨。

免疫组化检测：阳性：Vim、CD68、CD163（部分）、S-100（部分）、CD99、CD31（部分）、CD34（血管）、F8（血管）、SMA（散在）、Ki-67（约 30%）；阴性：Actin、Desmin、Myoglobin、MyoD1、CK（P）、CK（H）、CK（L）、EMA。免疫组化诊断：右胫骨病灶切除标本：骨的恶性肿瘤（血管扩张型骨肉瘤可能性大）。

第三节　胫骨黄色瘤

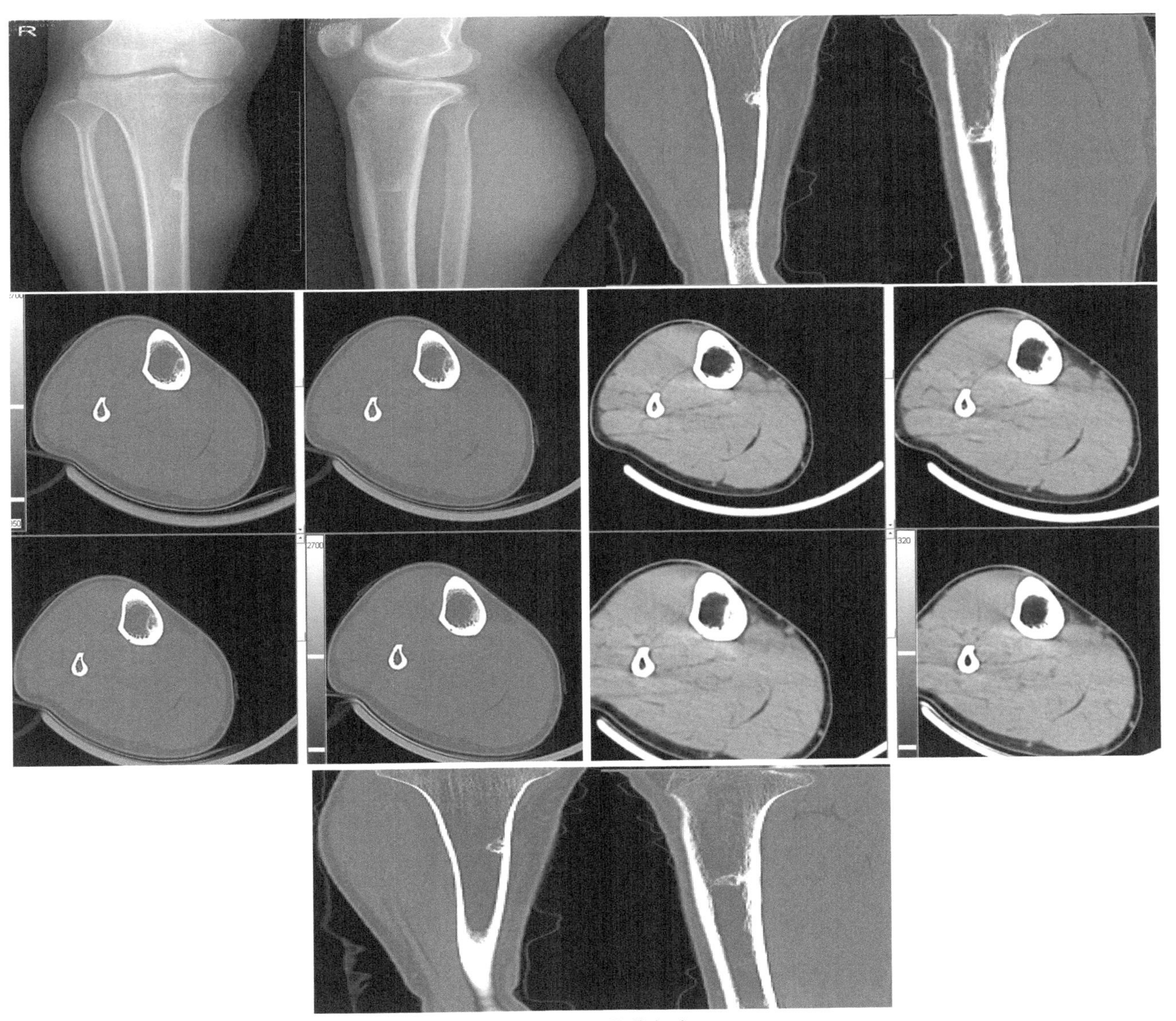

图 2-2-2　胫骨黄色瘤

患者,男,19 岁。缘于 1 月前,跑步后出现右小腿内侧疼痛,呈钝痛,反复发作,以久站、劳累后明显,起初未引起重视,未行特殊处理。此后症状较前加重,疼痛无向其他地方放射,无红肿,无畏寒、发热不适。

手术所见:右胫骨上段后内侧皮质下黄白色病变组织,边界尚清,周围骨质硬化,未见明显骨质破坏,无异常分泌物。病理检查:右胫骨病灶切除标本:碎骨组织一堆,总体积 2 cm × 1.2 cm × 0.4 cm,质硬。右胫骨病灶切除标本:骨皮质增厚,髓腔处见泡沫样细胞及纤维组织增生,并见裂隙状胆固醇结晶。病理诊断:符合黄色瘤。

第三章　常见骨关节疾病诊断陷阱及误诊简介

第一节　非肿瘤性疾病误诊为骨肿瘤

1. 类似原发骨肿瘤的膝关节弥漫性绒毛结节性滑膜炎　Jergesen 等(1978)报告伴有骨质破坏的膝关节绒毛结节性滑膜炎。一例右膝关节间歇性疼痛肿胀 6 年,起初 X 线片未见骨质异常,后在胫骨近端出现大片溶骨改变, X 线诊断巨细胞瘤,活检亦然,切除胫骨近端手术病理方确诊为绒毛结节性滑膜炎。另一例小腿近侧肿痛多次急性发作, X 线片示腓骨近端及邻近胫骨溶骨性变化,认为起源于腓骨近端的巨细胞瘤软组织蔓延至胫骨,活检确诊为本病。本病之局部大面积骨破坏少见,出现骨破坏时则可见近关节骨的囊状区。临床未怀疑本病时常难以诊断。恰当的诊断可避免不必要的根治术。

2. 股骨头的缺血性坏死类似软骨母细胞瘤　股骨头缺血性坏死病因甚多, Edeiken 等(1967)指出常见有四类:①栓塞;②动脉壁疾病;③骨附近的疾病伴血管的损害;④创伤。

Martel & Sitterley(1969)发现他们病人 75% 以前曾接受系统的类固醇治疗。骨崩解的范围依赖于病变的部位与时间。此病的 X 线征象为小梁式的斑驳,不同程度的疏松与硬化,软骨下边缘断裂和/或软骨下板的压迫。

McCollum 等(1970)在其组织学比较研究中,见到硬化继发于压迫或是沿着股骨头小梁铺设新骨,分散的囊状区域乃继发于死骨的吸收与纤维组织的代替。Gohel 等(1973)报告 2 例本病伴存硬化边缘。X 线表现酷似软骨母细胞瘤,若不留心,则易误诊。 后者是良性骨肿瘤,发生于骨骺软骨,常见于 30 岁以下男性,约 50% 可见钙化,常见硬化边缘,可延伸进入干骺,为卵圆形或圆形,最长径一般在 7 cm 以内, 它常偏心。

3. 伪似恶性病变的耻骨创伤后异常　在常规骨折随访期间诊断很少出现问题。但如果在愈合期才发现骨折,则偶可产生诊断困难。老人在家里摔跤后易发生局限于耻骨支或坐骨支的骨折,因为闭孔为一坚硬的骨性环,此种骨折多为稳定型。

4. 放射科医生可能在几方面遇到困难　X 线照片可能不是在骨折当时获得;创伤病史暂时未问出;在愈合期才初次发现骨折并伴不同程度的溶解与硬化,可能提示为一恶性病变伴病理性骨折;在受伤后立刻拍摄的照片,位于坐耻联接处的轻微骨折易于遗漏,或只拍摄髋关节照片,孤立的耻骨骨折则可能被漏诊;更甚者,有一病人,起初显示骨折,追踪片示骨质溶解区扩大,可提示为一恶性病变,再追踪片又可显示病变的慢性痊愈。

病理诊断医生出现诊断困难在于临床与放射诊断医生对病变诊断均无把握时所取的活检;迅速形成的原始骨痂示大片软骨区,排列混乱的膜性骨结构引起混淆;由于修复引起的明显的细胞增殖与恶性病变鉴别可能困难,在骨肉瘤尤甚。Goergen 等(1978)报告 3 例病人,并就创伤后骨质过度溶解的有关原因进行讨论。

5. 成骨不全的增殖性骨痂形成伪似骨肉瘤　成骨不全症股骨骨折后,明显的骨痂增殖可延伸到大腿的整个软组织和肌肉区内,在股骨周围形成包块,不穿过关节间隙, X 线表现常可误诊为骨肉瘤。Banta 等(1977)报告此类病案 2 例,并回顾复习文献 23 例,其中 3 例进行截肢, 6 例劝告做截肢术。成骨不全症可出现真正的骨肉瘤,活检十分必需。

6. 血管造影时,肌肉坏死可伪似恶性肿瘤　Margulis & Murphy(1958)指出无菌的软组织坏死可表现为恶性肿瘤的血管造影征象。Gronner(1972)报告 1 例男性青年,血管造影示右腘窝区有一血管丰富的包块,考虑为恶性肿瘤,手术病理证实为一缺血性肌肉包块。临床上表现为右小腿严重疼痛,腓肠肌部肿胀,分析为深处血栓性静脉炎。

按照 Strickland(1959)的标准该病例血管造影表现符合病理血管,即血管无目的地分布,走行紊乱,口径不逐渐缩小。肌肉损伤压迫引起局部组织缺氧,使血管通透性增加,转而产生对比剂的泄漏,血管造影片呈现"肿瘤染色",同时,新生血管企图在缺血区域周围形成再血管化,这些新生血管可分布紊乱,宛如病理血管。四肢包块的血管造影检查有助于术前正确诊断,再现血管的结构,确定活检的最佳位置。组织学诊断对四肢病变细节的了解十分重要,正确诊断常可避免截肢。

第二节 骨肿瘤伴发症状引起的误诊

Hershey & Lansden(1972)报告 2 例骨软骨瘤刺穿邻近动脉引起假性动脉瘤,这是骨软骨瘤十分少见的并发症,这在年轻的好动的男性病人较多。当其发现位于膝的后部时,应予预防性手术切除。

我们在 1969 年发现一例遗传性多发性骨软骨瘤老年患者,因大便困难,指肛触及硬块,外院诊断为直肠癌辗转于几所医院,计划来院做直肠癌切除手术,普通外科术前常规钡灌肠检查方发现是一菜花状巨型骨肿瘤几乎占据整个盆腔,多轴位观察和照片证实该骨肿瘤起自左侧坐骨棘,遂转科至骨科进行骨肿瘤切除术,最后,手术病理证实诊断为多发性遗传性骨软骨瘤病。

第三节 骨骼及骨髓是活生生的组织

虽然看见骨骼感觉它似乎又硬又冷,但骨骼却是活生生的组织,这常常被人们忽略,在讨论骨关节疾病的影像诊断时更是如此。它的再生功能伴随着我们整个一生,我们随时都可能外伤和骨折,此时即可清楚观察到骨骼是如何慢慢地获得新生的。

骨骼属于结缔组织,它的细胞表层发生了矿化,使它变硬。

人类的骨骼和其他脊椎动物一样,有 4 大基本功能。第一大功能就是支撑着我们的身体。骨骼的结构能够抵御地心引力,使人体保持直立和完整。第二大功能是像铠甲一样保护着大脑、心脏和消化系统等柔软的器官。骨骼的第三大功能是与肌肉一道充当运动器官的杠杆。但骨骼最重要,也是最容易被人们忽视的第四大功能来自于它作为活组织的特性。

骨骼不但能支撑、保护和运动,还是骨髓红细胞生成和钙代谢等重要过程的催化剂。正是这个复杂的生化反应网使我们的骨骼和整个肌体得以健康成长。骨骼新陈代谢的稳定性发生任何失衡现象都会引发严重的疾病。

近年研究发现,在骨骼与骨髓中存在可化身为体内细胞的全能细胞。

第四节 骨梗死病例

患者,女,31 岁。右膝关节疼痛伴弹响数年;治疗皮肤病服用激素类药物多年。

发生在干骺端和骨干的局灶性或弥漫性骨细胞及骨髓细胞的缺血性坏死即为骨梗死。骨梗死易累及四肢长骨的松质骨部分,是血供不足所致的弥散性灶性骨质坏死,主要是由于减压病、镰状细胞贫血、动脉硬化等病所致的骨内血管气栓、血栓、痉挛、压迫和狭窄,使骨供血不足而出现骨梗死。

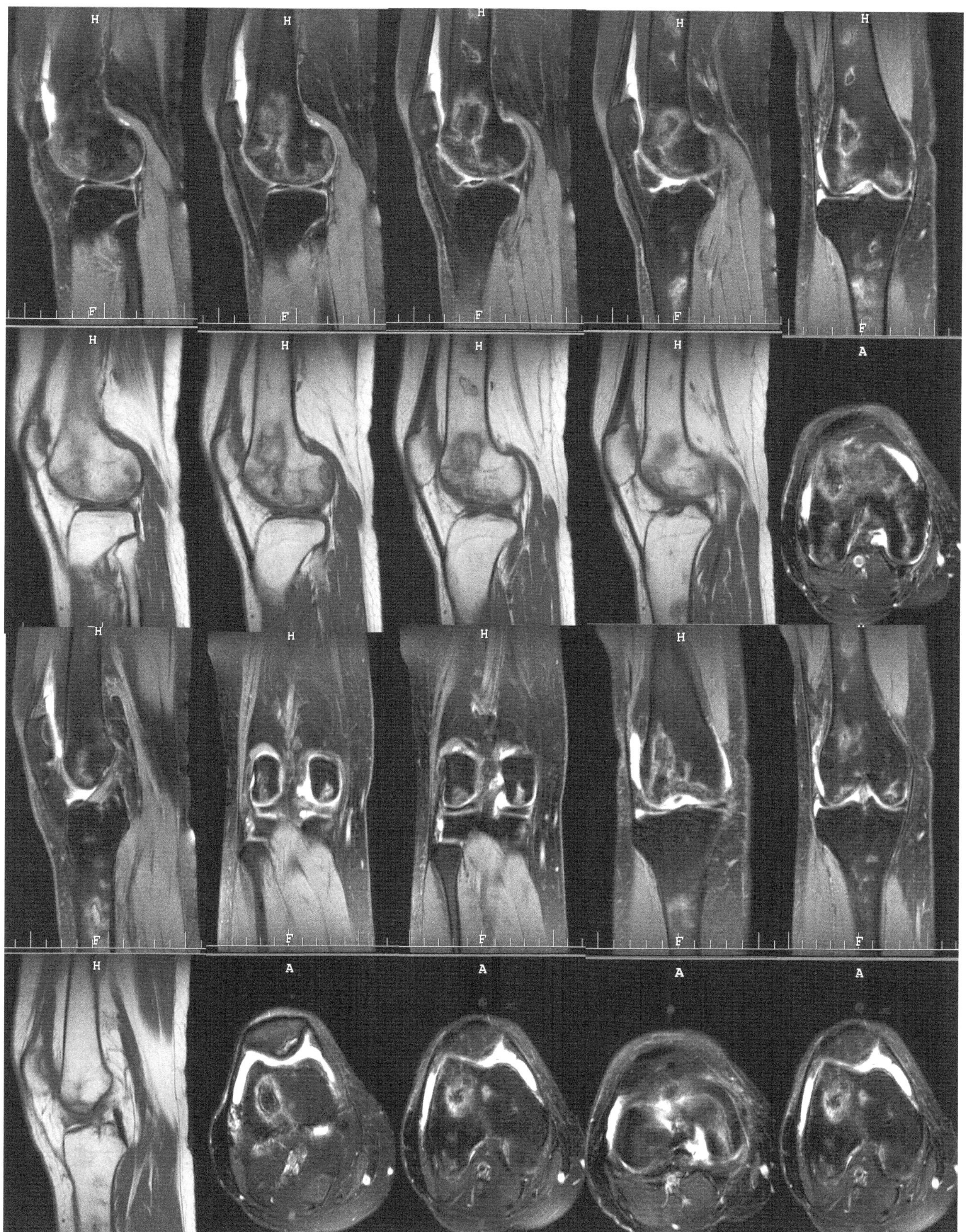

图 2-3-1　骨梗死病例

第五节　肿瘤病变间的误诊

1. 类似尤文肉瘤的小细胞骨肉瘤　骨肉瘤根据X线和组织学标准可分为十一种。Sim等（1979）报告一组24例特殊类型骨肉瘤，细胞极小，组织学上可类似尤文肉瘤。区别这些小细胞骨肉瘤和尤文肉瘤很重要，因为骨肉瘤通常对放射线不敏感，治疗时选择根治术和化疗。该组病例X线表现都是恶性肿瘤，有的类似尤文肉瘤，病变范围均较大，都有皮质破坏，19例犯及长骨。小细胞骨肉瘤病人年龄范围较尤文肉瘤和典型骨肉瘤病人大，约半数大于30岁。常有早期转移。组织学检查细胞小而圆，在同一肿瘤中组织学表现有一范围，有的类似尤文肉瘤，有的容易诊断为骨肉瘤。小细胞骨肉瘤在临床上是否与一般骨肉瘤不同，尚未确定，但将其与尤文肉瘤分开是重要的，这样，才能给予合适的治疗。

2. 骨巨细胞瘤的误诊　骨巨细胞瘤是一局部破坏性大、生长活跃的肿瘤，多发生在21~40岁，好发于四肢长骨骨端。X线表现在病变初期为骨端松质骨内偏心性溶骨破坏，肿瘤蔓延破坏整个骨端并产生不同程度的骨质膨胀。除病理骨折外，一般无骨膜反应。

以往认为骨巨细胞瘤典型X线表现为皂泡状改变，实际上只见于部分病例，不少病例主要为溶骨性变化。骨折、手术和放疗后可使X线表现发生改变。典型者诊断不难，不典型者误诊屡见不鲜，可误认为尤文肉瘤、溶骨性骨肉瘤、多房性骨囊肿等。

3. 副神经节瘤类似原发性肋骨肿瘤　Smalley等（1977）报告一例7岁女孩胸部出现肿瘤，该肿瘤直径约7 cm左右，X线表现为原发性肋骨肿瘤之膨大与破坏，术前诊断为肋骨原发肿瘤，手术病理证实却是缺乏嗜铬细胞的副神经节瘤。

4. 成骨细胞瘤的变化　Dalinka & Chunn（1972）报告1例17岁少女第11胸椎椎体与右椎弓呈现溶骨性扩张破坏性病变，临床表现为下背痛与下肢软弱无力，下肢萎缩与不随意性肌束收缩。脊髓造影示第11胸椎平面完全性硬膜外梗阻。手术标本组织学诊断成骨细胞瘤伴病变中灶性骨肉瘤侵犯。减压椎板切除术后5个月，病人再出现完全性脊髓截断，再次手术组织学标本诊断为骨肉瘤。这是文献上成骨细胞瘤（osteoblastoma）自发性地变成骨肉瘤的第三例报告。因此引起疑问：成骨细胞瘤究竟是良性肿瘤，还是恶性肿瘤的先兆？

第六节　右上臂孤立性纤维性肿瘤

患者，女，48岁。2年前无意中发现右上臂局部一软组织包块，无压痛及红肿，不影响上肢活动，患者未行诊治，后包块逐渐增大，频繁活动后偶有右手指麻木不适。查体：右上臂下段桡侧可见软组织稍突起，皮温皮色正常，未见红肿或静脉怒张等，可触及一约4 cm × 5 cm × 6 cm大小软组织包块，质韧，边界不甚清楚、光滑，轻压痛，右手各指活动、感觉及末梢血运正常。

手术所见：见肿瘤组织位于深筋膜深面，与周围组织组织分界不甚清楚，有部分包膜，未侵蚀骨组织；肿瘤质地软，色泽青紫，外观呈菜花样，无明显搏动感。将瘤体完整切除，见肿瘤大小约70 mm × 40 mm × 50 mm，打开肿瘤见鱼肉样组织。

病理检查：结节样肿物一块，大小为6 cm × 4 cm × 3 cm，切面灰白，质中。常规病理诊断：右上臂外侧肿物标本：梭形细胞肿瘤，待免疫组化进一步明确诊断。免疫组化检测：阳性：CD34，Vimentin，CD99，Bcl-2，VG染色，Ki-67（+，<1%）；阴性：S-100，CD57，CD117，DOG-1，Actin，CK（P），NF，F8，CD31，EMA，SMA，MyoD1，Calponin，Desmin，HMB45，P63。免疫组化诊断：右上臂外侧肿物标本：孤立性纤维性肿瘤。

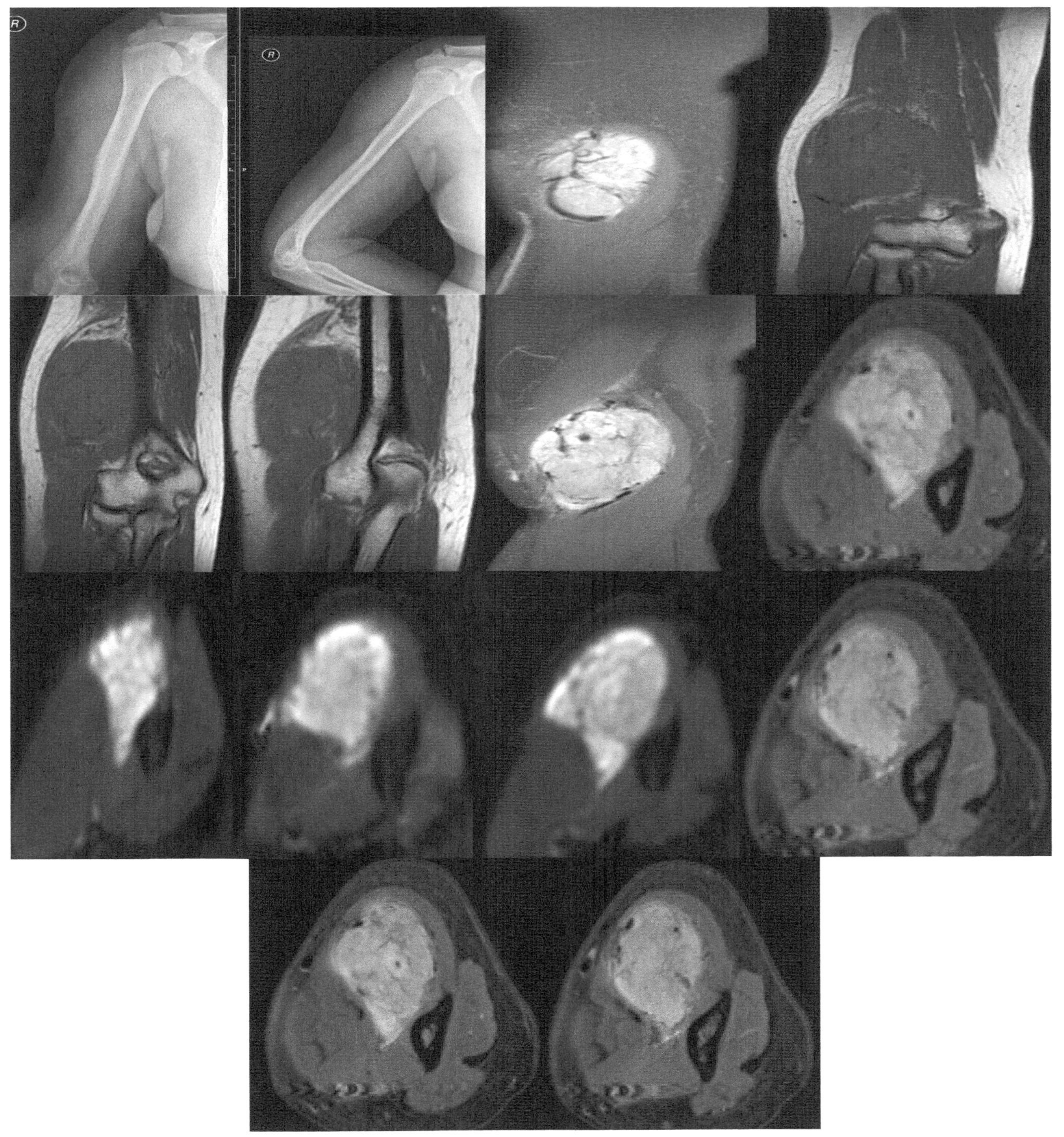

图 2-3-2　右上臂孤立性纤维性肿瘤

第七节　骨内腱鞘囊肿病例集锦

骨内腱鞘囊肿是一种少见的骨内良性病变，多见于髋、膝、踝和肘等关节，发生于腕骨者罕见。

骨内腱鞘囊肿，又称邻关节骨囊肿，Hicks(1956)首先使用“骨内腱鞘囊肿”来描述这一病变，WHO(1972)正式命名,定义为:“邻关节软骨下的良性囊性病变,为纤维组织构成的多房性病变伴广泛的黏液样变;影像学表现为边界清晰、周边硬化的溶骨性囊性病变”。

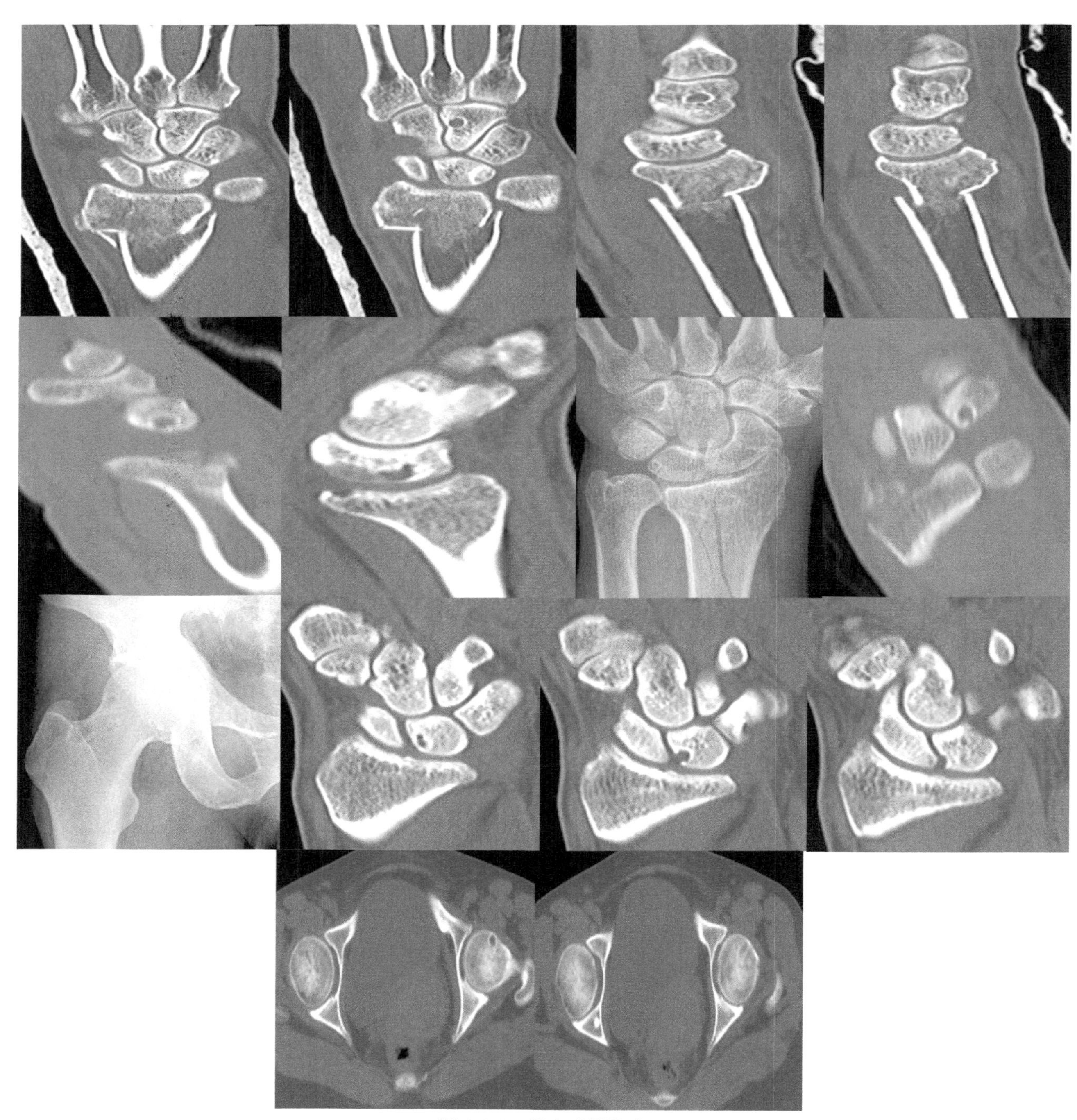

图 2-3-3 骨内腱鞘囊肿

第八节 骨髓水肿和软组织水肿

骨肿瘤与瘤样病变周围可发生反应性改变,包括骨髓水肿、软组织水肿、关节积液和骨质硬化等。

MRI 对组织的分辨率高,对骨髓和软组织信号改变非常敏感,可提供 X 线平片和 CT 难以显示的信息,如骨髓水肿和软组织水肿。骨髓水肿和软组织水肿不是某种特殊的病症,而是某些疾病的伴随征象,可见于多种疾病:炎症、创伤、肿瘤和瘤样病变、坏死等。

一、发生机制

骨髓水肿是骨髓对应力或损伤的反应。在化学介质的介导下,骨髓毛细血管内血流动力学改变,血管壁通透性增加,导致毛细血管渗出,液体积聚在骨髓细胞外间隙,则引起骨髓水肿。因红骨髓内血管较多,骨髓水肿主要发生在红骨髓丰富的部位,如长骨干骺、椎体松质骨、腕骨、跗骨等。根据骨髓水肿形成机制不同,将其分为多血性、充血性、肿瘤源性及外伤性,其中创伤是骨髓水肿最常见的原因。

良、恶性骨髓水肿在镜下均为正常骨髓,无肿瘤细胞浸润。Crim 等(1990)报道成骨细胞瘤骨髓水肿和软组织水肿的镜下所见:细胞间可见水肿液、纤维增生、慢性炎性细胞;细菌培养未见细菌、结核和霉菌等,这更支持此类良性肿瘤瘤周水肿为炎性反应。

良性骨肿瘤与瘤样病变及恶性骨肿瘤骨髓水肿和软组织水肿的差异:良性骨肿瘤与瘤样病变及恶性骨肿瘤均可伴随骨髓水肿和软组织水肿。一项 99 例的研究结果显示,两组骨髓水肿和软组织水肿的总发生率分别为 42.4% 和 51.5%,因此骨肿瘤与瘤样病变的软组织水肿较骨髓水肿更多见,与 Kroon 等(1994)的报道一致。

良性骨肿瘤与瘤样病变骨髓水肿出现率大于恶性肿瘤,与 Kroon 等(1994)、Van der Woude & Egmont-Petersen(2001)的结果一致。前者最常见于成软骨细胞瘤、嗜酸性肉芽肿、骨样骨瘤、骨巨细胞瘤等,后者多见于骨肉瘤、软骨肉瘤、尤文肉瘤、转移瘤等。

良性骨髓水肿范围明显大于恶性骨髓水肿,与 James 等(2008)报道一致。良性组发病年龄较小,这可能是良性骨髓水肿范围大于恶性骨髓水肿的原因之一。该研究两组间软组织水肿和关节积液出现率均无明显差异。

部分学者认为软组织水肿更常见于恶性肿瘤,原因可能为恶性肿瘤骨质破坏,累及软组织,而良性肿瘤局限于受累骨骼不累及软组织。但该项研究良性骨肿瘤与瘤样病变软组织水肿出现率与恶性肿瘤相当,只是其范围略小于恶性肿瘤。

该项研究结果显示,良性骨肿瘤与瘤样病变的骨髓水肿和软组织水肿出现率相当,而恶性骨肿瘤的软组织水肿发生率较骨髓水肿高,可能与恶性肿瘤容易引起骨质破坏累及软组织,而软组织对刺激的反应较剧烈有关。

二、影像学研究

各种原因引起的瘤周水肿,在 MRI 上表现相同。该项研究资料显示,骨髓水肿在 T_1WI 上为低至中等信号,脂肪抑制 T_2WI 上为高信号,但在 T_2WI 上可为低、等、高信号,与 Kanberoglu 等(2005)的报道相一致。但许多学者认为骨髓水肿在 T_2WI 上为高信号,可能与所用机器型号及病变所处时期有关。

该项研究中良、恶性组骨髓水肿及软组织水肿皆呈均匀强化。Gd-DTPA 在血管内随血液流动,很快进入细胞外间隙,多血管和高灌注状态引起细胞外间质内 Gd-DTPA 增多,从而影响了水肿区域质子弛豫时间。因为水肿的骨髓比肿瘤组织更均匀,因此其强化程度较均匀。该项研究结果显示,成软骨细胞瘤(4/6)、骨样骨瘤(3/3)、嗜酸性肉芽肿(2/8)和骨巨细胞瘤(1/8)的骨髓水肿区域在 X 线平片和 / 或 CT 上可见骨质硬化,与 Kanberoglu 等(2005)报道相一致。另外分别有 1 例骨肉瘤和 1 例尤文肉瘤见此现象。骨质硬化和 / 或骨髓水肿均可引起 T_1WI 上信号降低,但二者对 T_2WI 信号影响不同,前者使其信号强度降低,后者则增加。

虽然骨质硬化引起 T_2WI 上信号强度降低,但因为局部存在水肿,在脂肪抑制 T_2WI 上仍为高信号。局部信号强度与骨质硬化程度呈反比,硬化明显区域,信号强度较低,反之,则增高。因此,离病灶越近,X 线平片和 / 或 CT 上密度越高,MRI 脂肪抑制像上信号强度越低;离病灶越远,X 线平片和 / 或 CT 上密度越低,但信号强度越高。

在所有影像检查手段当中,只有 MRI 能显示骨髓水肿。虽然 ECT 上骨髓水肿可呈放射性浓聚区,但 ECT 分辨率差,骨髓水肿与病灶无法区分,因此 ECT 显示骨髓水肿特异性较差。X 线平片和 CT 无法显示骨髓水肿,只能显示骨髓水肿区域的骨质硬化。

MR 脂肪抑制技术是发现骨髓水肿不可或缺的

手段。平扫时,骨髓及软组织内的脂肪在 T_2WI 上均呈高信号,而骨髓水肿和软组织水肿呈相对低信号,脂肪的高信号常掩盖水肿的低信号。增强扫描时,Gd-DTPA 引起短 T_1 效应,骨髓水肿和软组织水肿区域信号增高,与脂肪的高信号无法区分。应用脂肪抑制术后,软组织和髓腔内的脂肪信号明显下降,而增强的水肿信号并不降低,因而能清晰显示骨髓水肿和软组织水肿。

1. 该研究不足之处　该研究中骨髓水肿、软组织水肿等瘤周反应均为影像学上的概念,缺乏相应病理证实,需要进一步研究来明确骨髓水肿、软组织水肿区域有无肿瘤浸润,进而确定肿瘤边界。另外,因扫描方位有限,测量层面不一定显示瘤周水肿的最大径,导致测量误差。

2. 容易引起误诊的陷阱　骨髓水肿和软组织水肿的存在可导致病灶边界不清,被误为是肿瘤浸润,引起高估病灶范围和侵袭性、肿瘤分期错误、活检取材不准甚至误诊和漏诊,尤其见于骨样骨瘤等病灶较小但瘤周水肿非常明显的情况。

骨髓水肿和软组织水肿的存在也有它有利的一面,因其位于病灶周围,所以有助于确定病灶位置,可反应病灶的新旧程度,监测治疗效果。

在诊断伴有骨髓水肿和软组织水肿的疾病过程中,要认识到 MRI 征象的低特异性,与其他临床资料结合,全面、准确地评价这一非常常见而有用的征象,从而拓宽鉴别诊断范围,更加准确地诊断肌肉骨骼系统疾病。

第九节　左肱骨外科颈骨岛

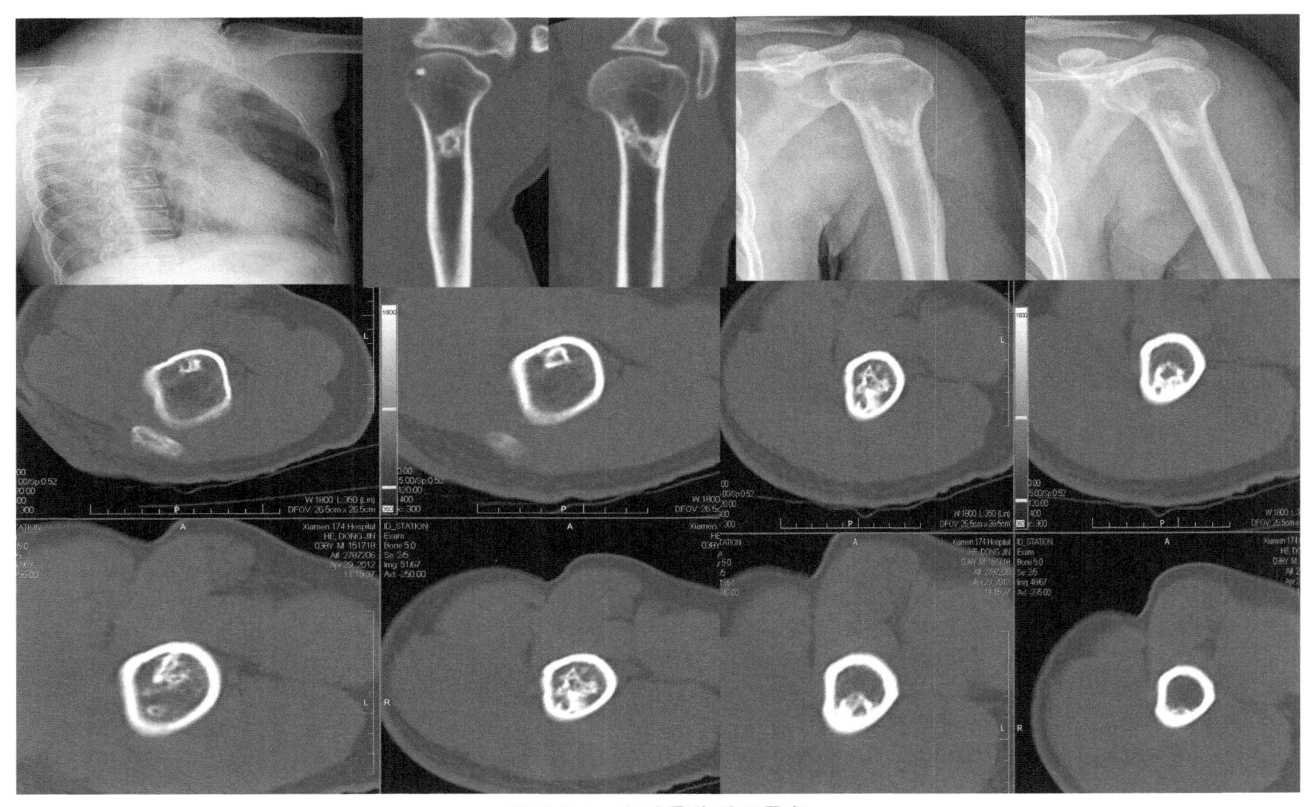

图 2-3-4　左肱骨外科颈骨岛

患者,男,39 岁。胸部外伤后 1 天,行胸部正斜位片发现左肱骨骨质异常改变。

病理诊断:左肱骨外科颈标本:标本显示成熟骨组织,符合骨岛。

第十节　骨关节核素检查常见的混淆影像

1. 关于骨核素检查药物　骨关节放射性核素检查药物的配制以往甚为困难，目前由于有了效能优良的设备和示踪剂配制后可在数小时内居于稳定状态，此类困难已明显减少。

2. 由于骨核素检查药物质量不佳而引起的伪影一般有三类表现：①游离的锝进入唾液腺、甲状腺和胃肠道，引起该处显像；②锝的胶体形式可使网状内皮系统和肾脏显像；③放射性核素药物通过肝脏的吸收，而途径胆系排泄出来。

3. 药物注入间质　在注射核素药物时，如发生药物外渗，药物可进入淋巴管，从影像看，十分可能误认为该处骨骼内有示踪剂蓄积，如不了解此类情况，即可导致误诊。在大多数情况下，以侧位 显像常能清楚显示出药物位于软组织间质内，乃使问题迎刃而解。

4. 药物进入受伤处　骨核素检查示踪剂常可滞积于身体内急性血肿处与已愈合的瘢痕中，当该影显示正重叠于骨骼时，则可引起误诊。认真观察骨的显像和详细询问患者的病史，常有助于减少混淆。

5. 骨显像时肝的放射性　在骨核素显像时，如见肝脏也现显像，大概有下述几个原因：①以往曾作肝脏核素显像，间隙期过短，药物尚未完全衰变；②肝脏患病，肝内钙化，诸如结肠粘液腺癌的肝内转移常难摒除；③放射性核素药物胶体形成而限局于肝内；④存在游离性的过锝酸盐，且为结肠内存放射性所证明。

放射性核素药物生物性分布与正常情况不同，一般考虑因素有三：①医源性原因；②核素示踪剂配制不良；③病人病变。

6. 血管钙化　在 40 岁以上的人极为常见血管钙化，在 X 线照片上一般甚难看见，而骨核素检查的示踪剂却常可沉积于血管钙化处，因其特征性的部位，又最常见于股血管，一般两侧对称，故易于认识。但值得注意，放射性核素标记的血池常可误认为血管钙化。

7. 胸膜渗出　文献已有报告，骨核素检查示踪剂之一(methylence diphosphonate)可沉积于胸膜渗出处，它多蓄积于胸膜腔积液中的非细胞性成分内，在直立位扫描时，可见其胸腔积液沉积于低垂的部位。

8. 骨核素检查时胃肠内的放射性　有时，在骨核素显像时，胃肠道内可见示踪剂，这也是核素药物通常的生物性分布的 改变，常常表示该类示踪剂中游离的过锝酸盐占有相当大的比例。同时，在骨内的示踪剂蓄积不甚丰富，亦表明该类示踪剂质量欠优。

9. 骨核素显像时腹部示踪剂阙如　有研究者报告，在骨 ^{99m}Tc 核素显像时，腹部与盆腔内由于肠道内残存钡剂，使该区示踪剂蓄积困难，而显像缺损，有碍腰脊柱与骨盆骨质的显像，待钡剂排空后再显像，可见腰骶推及骨盆显示良好。

另外，^{67}镓骨核素显像时，它可蓄积于手术切口处。但因其部位表浅，用斜位或侧位显像常可摒除此类混淆。

第十一节　容易被误认为病变的一些正常结构

一、囊状透亮区

包括：桡骨粗隆，肱骨大结节，跖骨透亮区，锁骨上孔，第五指中节营养动脉孔，距骨窦。

1. 桡骨粗隆　由于该处皮质较薄，且海绵骨多，在 X 线侧位片上与骨干重叠时，可表现为圆形透亮区，颇似骨囊肿。但正位照片上，却表现为正常，说明它不是立体影像，而是二维影像，为该粗隆的轴位影像。

2. 肱骨大结节　由于该处皮质较薄，且松质骨多，由于投照关系可出现外形规则的类圆形囊状透亮区，其边界隐约可见；但变换投照体位，或改变投照角度，即显示透亮区消失，骨质结构正常。不改变体位的 CT 扫描图像显示骨质结构如常。

3. 跖骨透亮区　一些研究者发现，在 X 线检查中，跖骨各部可出现大小不一的透亮区，边界规则但不锐利也不清晰,变换投照体位,或改变投照角度,即显示透亮区消失。无症状。

4. 滋养动脉孔　在骨骼X线照片中,常常可见到滋养动脉孔,例如:腓骨中下段骨干内小圆形透亮区,一般较小,边界清楚、规则、光滑和锐利,在CT常规扫描图像上可见边缘清楚的骨质缺损,而在三维重建图像上,则清楚显示出滋养动脉途经的管道。

5. 锁骨上孔　为锁骨滋养动脉形成的孔道,一般位于锁骨上缘,为较小的类圆形透亮区,边界清楚、锐利。

6. 第五指中节营养动脉孔　表现类圆形透亮区,边界清楚,略显硬化。无临床症状。

7. 跟骨窦　为跟骨体部常见的囊状透亮区,极似骨囊肿,在临床上,如不注意则被误认为骨囊肿。跟骨窦内可见散在骨小梁,边界不清楚,轮廓模糊,看不见硬化的边缘。

二、骨质突起

包括:距骨嘴,跟骨棘,胫骨粗隆,锁骨-喙突粗隆。

1. 距骨嘴　为距骨上缘鸟嘴样骨性突起,为正常结构,非为病变。

2. 跟骨棘　亦为正常结构。典型的婴儿短暂性发育性跟骨棘,如粗短骨刺状,位于跟骨底部,一般1~2岁可自然消失。

3. 胫骨粗隆　在膝关节前后位或轻度外旋时的X线照片上,胫骨粗隆可显示为胫骨外侧皮质旁丘状骨质突起,容易被误诊为病理性骨瘤,实则为正常结构。

4. 锁骨-喙突粗隆　有时,突起锁骨-喙突粗隆与肩胛骨喙突可形成骨桥状融合,还可形成假关节,称为锁骨-喙突假关节。一般无临床症状,为正常结构。

5. 腓肠小骨　位于股骨下端股骨髁后方小骨。

三、骨质凹陷

包括:锁骨菱形窝,股骨髁间窝,股骨头圆韧带窝,骶髂关节旁沟。

1. 锁骨菱形窝　在X线后前位胸片上,锁骨菱形窝为锁骨胸骨端下缘一个半弧形的骨质凹陷,一般轮廓清楚,边缘不光滑,它是肋锁韧带(菱形韧带)的附着处,深浅不一。不要误认为骨质破坏。

2. 股骨髁间窝　在膝关节正位X线照片上,有的少年儿童股骨髁间窝表现为凹陷深而宽,其轮廓清楚,边缘光滑完整,不可误为病变。

3. 股骨头圆韧带窝　在髋关节正位照片上,有的圆韧带窝显示为边缘欠光滑欠规则的骨质凹陷,极似骨质缺损,如不注意,即可误诊。变换投照体位,或改变投照角度,即显示为正常骨质结构。

4. 骶髂关节旁沟　解剖学上称耳前沟,位于小骨盆腔后缘,为骶髂韧带附着的地方,也是女性骨盆特征之一,此切迹有时也可出现于骶髂关节的骶骨侧。骨盆正位X线照片上,它显示为骶髂关节下方髂骨侧,半圆形或浅弧形切迹,轮廓清楚,边缘光滑锐利,其形态大小和位置两侧一般对称,也有不对称的,切不可误认为病理性骨质缺损。

四、骨质裂纹

包括:末节指骨爪粗隆处透亮线,尺骨滋养动脉,肱骨内上髁骨骺线,四肢长骨两端其他骨骺线,伪影等。

1. 末节指骨爪粗隆处透亮线　不同位置X线照片,可见末节指骨爪粗隆处出现斜行的长短不一的透亮细线,此为正常结构,不是骨折。无临床症状。

2. 尺骨滋养动脉　在尺桡骨X线检查时,有时可见到尺骨中段有从内下向外上走行的,穿过皮质的透亮线,边界可见但不清楚,这是尺骨滋养动脉穿过皮质形成的裂隙,不可误为骨折。

3. 肱骨内上髁骨骺线　有时,在少年或儿童肘部正位X线片上可见到肱骨内上髁骨骺线,它表现为内上髁处半弧形线形透亮影,边界可见且有时不规则,无临床症状。

4. 四肢长骨两端其他骨骺线　在少年或儿童X线检查四肢长骨时,一定要熟识这些骨骺线,它们都为弧形或半弧形线形透亮影,边界可见,且有时不甚规则,粗细不均匀,无临床症状,不可误认为骨折线。

5. 伪影　有时腰椎外伤X线检查时,腹部肠道气体与腰椎横突重叠,可形成腰椎横突影的斜行透亮线状影,如不注意可能被误认为横突骨折,此时认真分辨图像的构造和形成,可见肠道气体可延伸到横突影之外,实为气体重叠引起的伪影。

第三篇　骨肿瘤及肿瘤样病变

第一章　骨软骨瘤

第一节　少见部位骨软骨瘤

良性骨肿瘤中最常见者为骨软骨瘤，其生长缓慢，多数患者无明显临床症状，可发生于任何软骨内化骨的骨骼，好发于长骨干骺端，以股骨远端及胫骨近端最常见，其次为肱骨、腓骨和扁骨。

一、病理学

骨软骨瘤，又称外生骨疣，是软骨化骨中最常见的肿瘤，其发病率约占良性骨肿瘤的 38.5%，占全部骨肿瘤的 12%。该肿瘤可分单发性和多发性两种：典型的单发性骨软骨瘤多见于长骨干骺端，呈背向关节面生长的骨性凸起；多发性骨软骨瘤为常染色体显性遗传疾病，常合并骨骼发育异常，好发于膝关节及踝关节，多为两侧对称性，可引起骨骼发育障碍，进而形成四肢长骨短缩或弯曲畸形。

病理上，骨软骨瘤包括：骨质构成瘤体；透明软骨构成瘤顶端的帽盖；在帽盖外侧由纤维组织构成的包膜。瘤体的骨质是由松质骨和薄的皮质构成，与母骨的骨质相连。软骨帽通过钙化和骨化而产生瘤体的骨质。

儿童期，软骨帽覆盖整个骨软骨瘤顶部，是一种类似婴儿软骨的白到亮蓝色的透明软骨，其厚度为数毫米至 1 cm；成人期，软骨帽呈凹凸不平的残留物，厚约 3~5 mm，根据肿瘤软骨帽的厚度及外形的改变，对判定单发骨软骨瘤是否发生恶性变有一定价值。

二、临床表现

肿瘤可压迫邻近肌腱、血管、神经及内脏器官而产生相应症状。一些学者报告一组 17 例少见部位骨软骨瘤，包含：距骨 5 例，颈椎 4 例（含附件 3 例、寰椎前弓 1 例），耻骨 2 例，顶骨、颞骨、颧骨、鞍底、锁骨及跟骨各 1 例。该组病例均为单发性骨软骨瘤，3 例可触及包块，发生于鞍底及椎管者出现相应的神经症状。

三、影像学研究

骨软骨瘤常见的典型 X 线征象一般为附着于母骨的骨性突起，通过“骨蒂”或“广基”与母骨相连且其皮质及髓质与母骨的皮质及髓腔相互移行，“带蒂型”表面光滑或呈结节状，“广基型”呈“球”状或“菜花”状。肿瘤顶部可见线条状或“菜花”状的软骨组织，此为软骨帽，其厚度随患者年龄的增长而逐渐减小，由于其密度相对较低，在 X 线平片上常常不能完整显示。

一组骨软骨瘤 X 线平片表现基本符合上述征象，仅有 1 例位于顶骨者其瘤体密度高，切线位显示肿瘤与顶骨间宽约 0.16 cm 的透光带，误诊为致密性骨瘤。该组学者认为切线位中半圆形瘤体实为巨大软骨帽的钙化，其后方隐约见“瘤蒂”，导致误诊的原因是由于成像方位问题及诊断者的疏忽。因此，诊断少见部位骨软骨瘤时，在 X 线平片出现疑问时，应进行多种影像检查综合分析。

X 线平片对位于脊柱骨软骨瘤的范围及有无恶性变的诊断价值有限，而 CT 通过横断面及重组图像可观察到病变的全貌，所以 CT 是椎弓骨软骨瘤术前诊断的最佳检查方法。该组 1 例发生在 C_2 椎体棘突及椎板者，X 线平片仅显示棘突稍呈膨胀样骨质改变，在 CT 横断面图像上，瘤体呈宽基底与枢椎后弓相连，其骨皮质、髓腔与母骨的移行及“菜花”状的软骨帽均清晰显示。

发生于耻骨的骨软骨瘤非常罕见，该组 1 例位于耻骨者（44 岁），以下腹包块入院，其软骨帽呈

“菜花”状，X线平片及X线断层融合图像均确诊，未误诊为闭孔周围的肌腱和韧带的钙化或骨化；另1例位于跟骨者(47岁)，肿瘤垂直于跟骨向足底部生长，其“菜花”状软骨帽边界模糊，周缘肿胀的软组织内部似见斑片状高密度影。上述2例均应进一步排除肿瘤是否出现恶性变。

骨软骨瘤恶变常表现为：肿瘤倍增时间减短；软骨帽明显增厚；短期内瘤周出现大量“云絮”状、“花环”状钙化或骨化；侵犯邻近骨质；形成瘤周软组织肿块；出现远处转移。CT横断面图像及术后病理结果认为上述2例均未出现恶性变。

该组学者认为X线平片误诊位于跟骨的肿瘤出现恶变与肿瘤发生的部位及生长方向密切相关，发生在跟骨且面向足底生长的骨软骨瘤，由于处于承重位，可引起软骨帽碎裂，周缘软组织由于经常的压迫可引起肿胀，斑片状的软骨碎片及肿胀的软组织常易误诊为该肿瘤向软骨肉瘤或骨肉瘤恶变。距骨、髑骨及颞骨均为骨软骨瘤少发部位，但通过CT的各种扫描层面及三维重组图像，基本能确诊。

由于肿瘤皮质及钙化的软骨帽缺乏流动氢质子，MRI不能清晰地显示骨性肿瘤的形态结构，但能清晰显示对瘤周神经血管组织及器官的受压情况，并且对肿瘤是否出现恶变可早期诊断。在MRI像上，一般多认为钙化表现为长T_1、短T_2信号，部分骨软骨瘤的软骨帽可出现钙化，且在MRI上的信号表现繁杂，此征象可能与钙化的组成成分相关。

Littrell等(2004)对174例骨软骨瘤软骨帽内的钙化表现进行总结后发现有66 %的病例发生钙化，20%的病例T_2WI上为高信号，22%的病例T_1WI、T_2WI上均为低信号，24%的病例呈高低混杂信号。

该组行MRI检查的5例中，2例位于左侧锁骨胸骨端及鞍区的软骨帽表现为长T_1、长T_2信号。增强扫描软骨帽可出现线样、不均匀带状、甚至不规则块状中等样的强化，该组4例行增强扫描，3例肿瘤周边及中心呈不均匀轻度强化，1例呈不均匀明显强化。

位于鞍区的骨软骨瘤十分罕见，部分学者认为胚胎发育时期，颅底骨是软骨内成骨，因而发生于鞍区的骨软骨瘤是残余软骨细胞遗留所致。在MRI检查中，若在此部位发现具有软骨成分的肿瘤，应考虑到骨软骨瘤的可能，可多方位、多层面观察是否具有骨软骨瘤的一些特征性的征象。

综上所述，骨软骨瘤是最常见的良性骨肿瘤，对于少见部位的骨软骨瘤，通过综合运用多种影像检查方法基本可以确诊，并且在一定程度上能够判断肿瘤有无恶变。

第二节　髂骨外生性骨软骨瘤病例

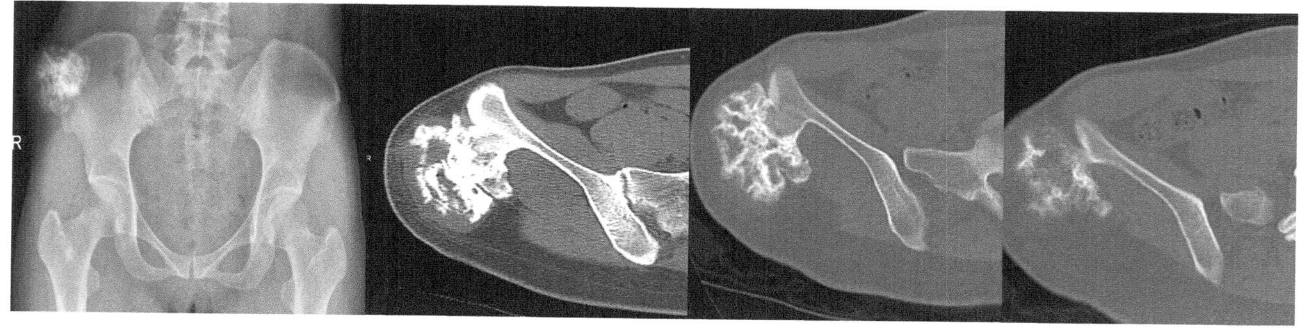

图3-1-1　髂骨外生性骨软骨瘤

患者，女，34岁。因发现右髂骨无痛性肿物9年入院。

手术所见：右髂骨翼髂前上棘上方髂嵴处一骨性突起，与周围骨质相连续，突起表面类似软骨，将其外膜完全剥离，骨刀于其基底部完整凿除骨性突起送病理。

病理检查：右髂骨肿物切除标本：骨样组织一块，大小7 cm × 5.5 cm × 5.5 cm，切面灰白，质硬，脱钙。病理诊断：右髂骨肿物切除标本：骨软骨瘤，软骨成分丰富。

第三节　骨外骨软骨瘤

骨软骨瘤是最常见的良性肿瘤，但发生于骨骼以外的组织和器官的骨外骨软骨瘤则十分罕见，文献上多为个案报告。骨软骨瘤多发生于青少年，10~50 岁发病约占 80%。男女无明显差别。凡长管状骨均可发生，下肢约占半数，股骨下端和胫骨下端最为多见。

骨外骨软骨瘤作为骨软骨瘤特殊分型，是一种十分少见的良性骨肿瘤，起源于生长骺板的移位或迷走的软骨。也有学者认为，骨膜纤维组织的发育障碍是主要病因，病变发生于肌肉及皮下组织，与骨无连接。

一、病理学

一般认为此瘤系由成纤维细胞化生而来，即成纤维细胞化生为软骨母细胞和骨母细胞，然后演变成骨软骨瘤。病理学上，肉眼观察，呈圆形或不规则形骨性肿块，切面可见肿瘤呈 3 层结构：包膜，表面为纤维组织包膜；透明软骨层，位于包膜下；中心部，为松质骨及骨髓组织。骨软骨瘤呈丘状突起或为带蒂的肿物，直径为 1~10 cm。肿瘤表面高低不平。剥去骨膜，见玻璃软骨的软骨帽，蓝白色。年龄越小，软骨帽越厚，约 1~3 mm。瘤体内部为松质骨，其基底与干骺部的松质骨相连。瘤体较大的，与附近肌肉、肌腱摩擦后，在其顶部可产生滑囊。小儿骨软骨瘤，显微镜下宛如另一骨端，只是没有二次骨化中心。纤维化的髓腔中含有钙化的软骨。瘤体内的骨髓中脂肪组织丰富。瘤体的增长是靠软骨帽深层的软骨化骨的作用。患儿发育成熟，瘤体停止生长。

二、影像学研究

皮下组织或肌肉组织内不均匀高密度肿块影；肿瘤呈圆形、椭圆形或不规则形；瘤体外有一层骨皮质包绕，使肿瘤境界很清楚；瘤体内可见数量不等的软骨透亮区和斑点状环状钙化和粗细不等排列紊乱的骨小梁；多体位多角度观察，可见肿瘤与邻近骨骼不相连。骨外骨软骨瘤由软骨内成骨方式生长，内含骨、软骨以及纤维结缔组织三种结构。其骨化成分同附着骨相连续，无明显分界，顶端覆盖的透明软骨帽较骨细胞的排列与正常骺软骨相似，年龄越小越厚，一般厚度 1~11 mm。X 线检查可作为骨外骨软骨瘤的首选检查，它可准确显示病变位置、数量、大小、形态、邻近组织形态改变等。

三、鉴别诊断

骨外骨软骨瘤影像诊断应注意与软组织骨瘤，骨化性肌炎及软组织内有钙化的软骨瘤相鉴别，位于关节附近者应与滑膜骨软骨瘤病相鉴别，这些疾病影像学鉴别诊断有一定困难，最终有赖病理检查确诊。

第四节　误诊病例简介：左股骨下段内生性软骨瘤与骨梗死

病例，男，42 岁。左膝关节疼痛 6 月入院。CT 诊断：左股骨下段中央不规则低密度灶，考虑偏良性病变，骨梗死？请结合临床。

手术所见：电钻开窗去除股骨外侧皮质，尽量刮净股骨下段病灶。见病灶为松质骨样组织，质软脆，其间混杂有少许白色沙粒样组织，边界不甚明确。将病灶送病理检查。病理检查：左股骨下段肿物送检标本：碎骨一堆，总体积 3 cm × 3 cm × 0.4 cm；脱钙。病理诊断：左股骨下段肿物送检标本为破碎的成熟性骨与软骨组织，结合临床和影像学检查，可符合内生性软骨瘤。

误诊分析：本例 CT 平扫左股骨下段中央见不规则低密度灶，边缘硬化，骨皮质连续，未见骨膜反应及软组织肿块；由于对于本病与骨梗死的鉴别诊断不够了解，该病灶边缘有明显硬化，而骨梗死病灶周围一般无明显硬化，故基本上可排除骨梗死。再根据该病灶密度特点及发病部位，诊断内生软骨瘤不难。

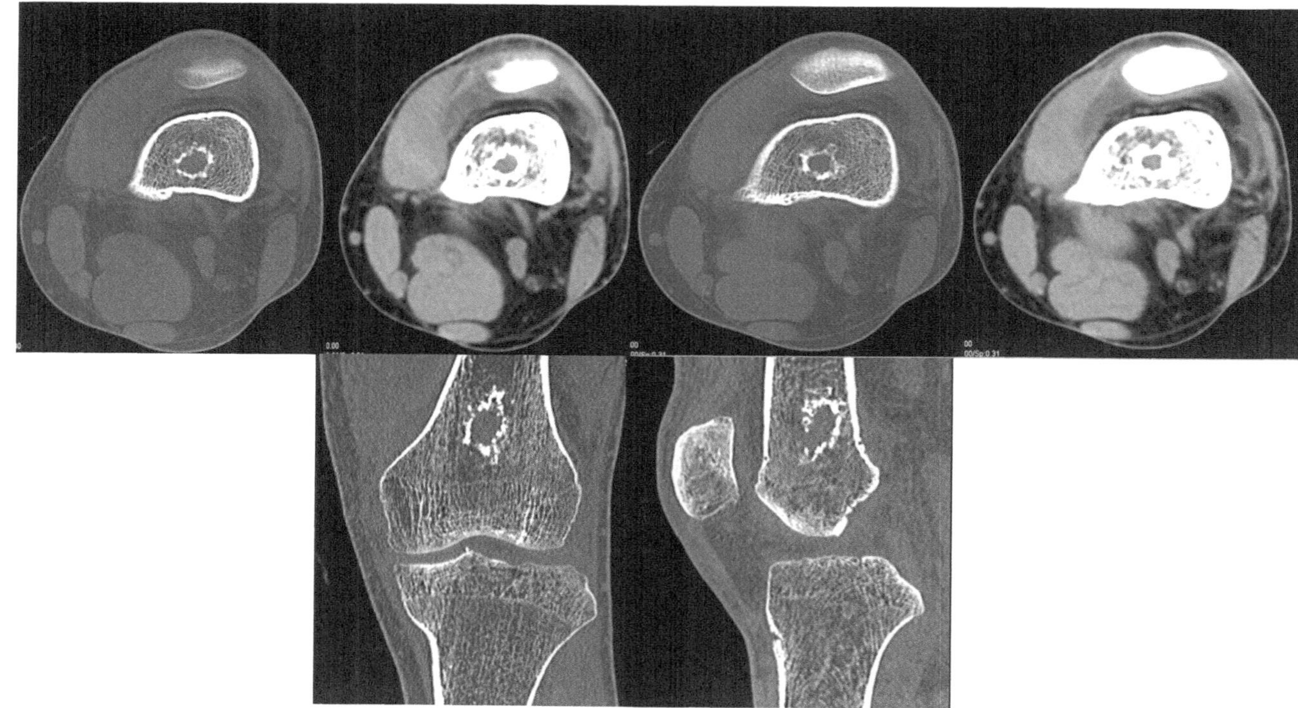

图 3-1-2　左股骨下段内生性软骨瘤与骨梗死

第二章 软骨类肿瘤

第一节 单发性内生软骨瘤

软骨瘤是来源于软骨内化骨的较常见良性骨肿瘤。内生软骨瘤任何年龄可发病，分单发型和多发型，单发型多见。

一、病理学

根据肿瘤发生的部位，分为起自髓腔的内生型，起自皮质的外生型和起自骨膜或结缔组织的皮质旁型。亦可将后2型统称外生型。

Jaffe & Lichtenstein(1943)提出一种理论认为内生软骨瘤是由于胚胎性组织残留或正常的骺板软骨细胞部分移位到干骺端引起。这个关于内生软骨瘤起源的理论至今仍被广泛接受。随着继续的生长，这些正常的软骨细胞增生并异位于干骺端骨髓脂肪内同时发生软骨内成骨。这种从正常软骨细胞过度增生到程序性死亡也许表现的不是瘤形成而是局部或广泛的发育异常。

内生软骨瘤基因的研究认为，Ihh-PTHrP途径在正常的软骨内骨发育及调节生长板软骨细胞的增殖分化中起着关键性作用，PTHrP-Ⅰ型受体突变在转基因鼠体内激活Ihh信号被证实是内生软骨瘤发生的原因。单发内生软骨瘤是一个主要为透明软骨的良性肿瘤，累及单个骨的骨髓腔。有2个非常明显的组织学特点反映了它的起源和缓慢生长，即“良性软骨岛模式”(软骨瘤被骨髓脂肪区分离)和“软骨瘤包绕模式”(一些典型的软骨小瘤部分或完全被板层骨包绕)，这2种模式在内生软骨瘤的细胞病理学诊断是十分重要的。

内生软骨瘤的另一个组织学特点是侵犯不活跃或骨髓浸润，并有明确的分界。绝大多数内生软骨瘤起源于骺板，然后与之分离，这解释了为什么95%~98%的病例发现于干骺端及骨干，大约只有2%~5%发生于骨骺的次级骨化中心。

二、临床表现

内生软骨瘤任何年龄可发病，常见于20~40岁，儿童少见，也可见于老年人。分单发型和多发型，单发型多见，男女比例相等。病程缓慢，无全身症状，可因局部肿块、疼痛、肿胀、畸形和病理骨折而被发现。少数有恶变。

单发性内生软骨瘤临床上男性略多于女性，年龄范围常在6~61岁，病程经过缓慢，症状多不明显，局部肿胀呈梭形或球形，不痛或有轻微隐痛，患者多因肿块逐渐长大，引起畸形及压迫症状或发生骨折而就诊。

好发部位为四肢短管状骨，50%发生于手、足，其中90%发生在手，实际上手是唯一好发部位。足及长骨较少见，偶见于肋骨、胸骨、骨盆、颅底、脊椎和颜面骨等。

三、影像学研究

内生软骨瘤病变发生常开始于干骺端，随骨的生长而逐渐移向骨干。病变发生部位不同，影像学表现也不一样。

(1)掌、指骨：发生在掌指骨相应的X线表现为局部膨胀，出现圆、椭圆形透光区，无骨膜反应；骨皮质破坏变薄；病灶区密度呈云雾或磨玻璃状改变；斑片状钙化或骨化；少数有多个小囊状改变及骨性分隔，其中囊状透亮区内的钙化影被认为是诊断内生软骨瘤的主要依据。由于一些数毫米大小软骨小瘤与内侧骨皮质接触，缓慢生长可导致局部骨皮质呈扇贝样变薄。一组11例中，有7例发生在掌指骨病变，均位于近关节处，符合内生软骨瘤典型表现，受累骨无恶变，X 线平片检查对本病大多数可做出定性诊断与鉴别诊断。

(2)长骨:发生四肢长骨干骺端病病变较少见且征象不典型,需进一步行 CT 或 MRI 检查，X 线平片显示肿瘤内钙化有一定的局限性,CT 则能清晰显示病灶内钙化及分布,特别是对细小钙化点及在显示细微的应力骨折情况比 MR 有优势。MRI 在 T_1WI 呈低 ~ 等信号,透明软骨瘤含水丰富,所以 T_2 明显高信号,局部钙化呈低信号。

有学者曾报道一组发生在四肢长骨干骺端内生软骨瘤(33 例),好发部位依次为肱骨近端、股骨远端。大部分患者症状表现为疼痛,多数病灶边界清楚,有硬化边,中心性生长。平均最大长径为 1.1~4.9 cm。另有学者报告一组 4 例发生于四肢长骨,发病部位及大小与上述文献报道相近。肱骨 1 例病变发生在肱骨近端髓腔处,病变区局限独立,周围分界欠清楚,除不规则钙化影外,无其他异常征象,无论从临床表现还是从 X 线表现都不典型。1 例股骨远端病变 CT 扫描可见髓腔内软组织密度影充填,混有点片状钙化,应为软骨瘤组织成分;发生胫骨近胫骨平台的病灶范围最广达 3 cm × 6 cm,有不规则薄层硬化边,以中心性生长为主,向骨干或骨髓扩散,病骨皮质无明显变薄,瘤灶内多见斑点、块状钙化。脂肪抑制序列含水的软骨瘤组织呈明显的高信号。

一组病例发生在股骨的内生软骨瘤,中央病灶区及周围散在小颗粒状瘤结节在 T_2WI 均可见低信号带包绕是否为板层骨有待进一步研究。

四、鉴别诊断

(1)软骨肉瘤:内生软骨瘤往往与低度恶性的软骨肉瘤很难鉴别,文献统计如果有软组织肿块,骨膜反应,骨骺和干骺端的骨皮质破坏,骨皮质增厚,病灶范围大于 4 cm 则提示软骨肉瘤的可能性大。

(2)软骨母细胞瘤:发生在骨骺的内生软骨瘤常在周围有一薄层硬化边包绕,因而有时会被误诊为软骨母细胞瘤,软骨母细胞瘤有着相同的特征并在骨骺的发病率约是内生软骨瘤的 10 倍以上。

(3)骨髓梗死:长骨的内生软骨瘤应与骨髓梗死相鉴别,长管状骨的骨梗死 X 线平片表现为呈圆形、椭圆形或不规则形状的硬化斑状影,排列成串或呈散在性分布,少数呈蜿蜒走行之条纹状钙化,所产生的钙化一般从外周到中央,边界相对欠清。

在 MRI 表现上骨梗死颇具特征性,急性期和亚急性期在 T_1WI 像上,骨梗死灶的中央和周围的正常骨髓组织呈中等信号或略低信号,而梗死灶的边缘为迂曲匍行的低信号带。在 T_2WI 像上,中央部分的信号强度仍可和相邻的骨髓组织相仿或略高,而周缘可呈迂曲的高信号带。这种病灶边缘信号的 T_1WI 与 T_2WI 像改变和病灶边缘的充血水肿的病理基础相符合,与内生软骨瘤病灶周边 T_1WI 和 T_2WI 均为低信号带有所区别。在慢性期因骨骼局部缺血而产生坏死,继而纤维化和钙化，T_1WI 和 T_2WI 图像均为低信号区。

内生软骨瘤在 X 线平片上具有一定特征性,CT 可进一步精确地确定病变在骨内的位置,与骨髓腔的分界,以及骨皮质受累情况，MRI 可显示病变的软骨性软组织组成部分,脂肪抑制序列可更好地显示软骨瘤成分。

第二节　右股骨下段髓内内生性软骨瘤病例

患者,男，25 岁。反复双膝关节肿痛、活动受限 4 年,加重 3 个月入院。

病理检查:右股骨髓内占位切除标本:灰褐淡黄碎组织一堆,大小 3 cm × 3 cm × 1 cm。右股骨肿物切除标本:灰白透明组织一堆,较破碎,大小 4 cm × 3 cm × 1 cm,质脆。病理诊断:右股骨下段髓内占位切除标本:内生性软骨瘤。鉴于长骨的软骨瘤较少见,软骨细胞较密,建议定期随访。

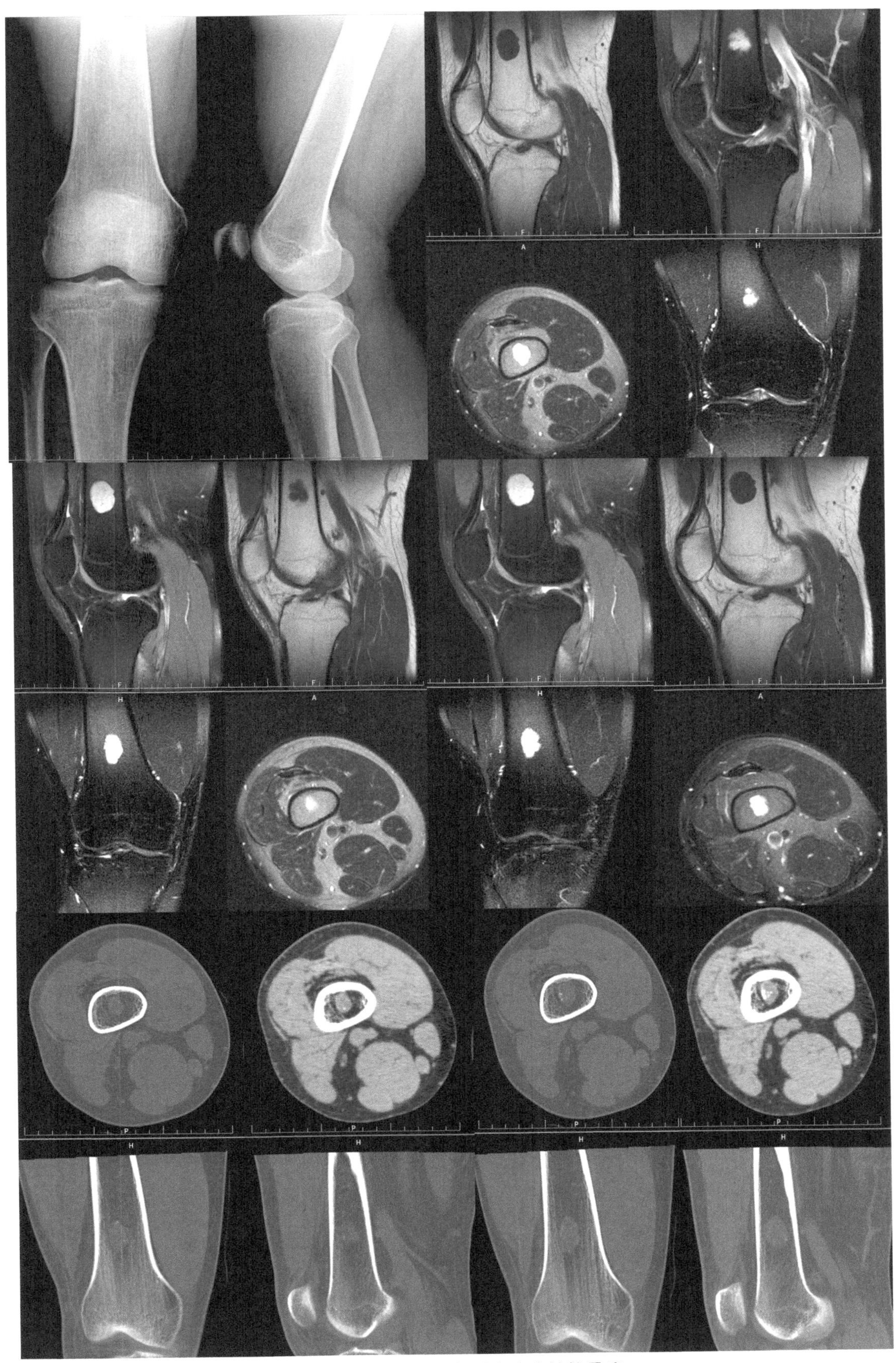

图 3-2-1　右股骨下段髓内内生性软骨瘤

第三节 非典型部位软骨母细胞瘤

详见于本书 本卷 第九篇 第三章 第五节 非典型部位软骨母细胞瘤。

第四节 软骨母细胞瘤与 MRI

详见于本书 本卷 第九篇 第三章 第二节 软骨母细胞瘤与 MRI。

第五节 右足跟骨多发性内生性软骨瘤

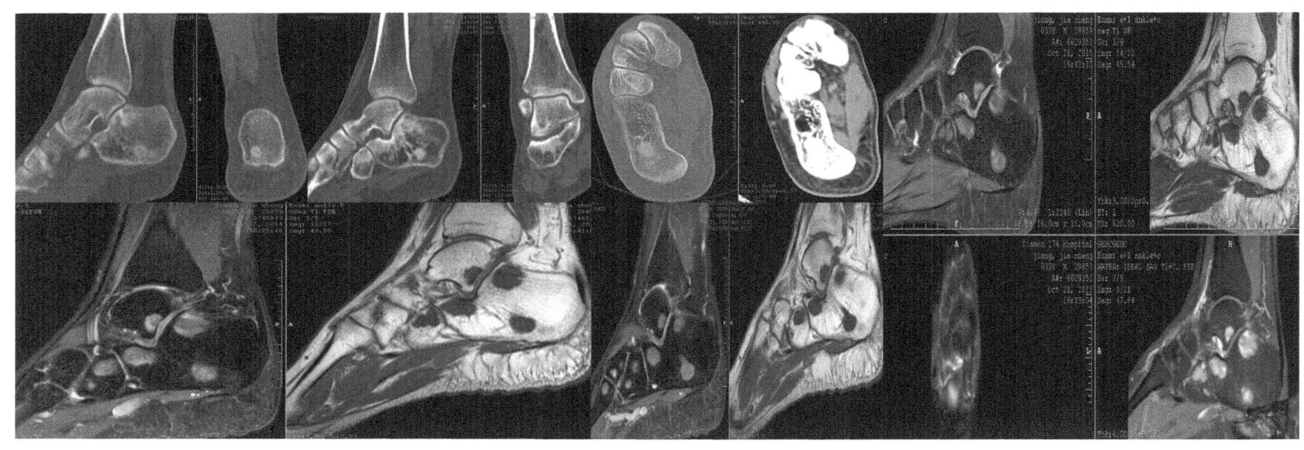

图 3-2-2 右足跟骨多发性内生性软骨瘤

患者,男,33 岁。右足疼痛 7 年余近日加重入院。

手术所见:从跟骨后缘骨皮质开槽,直至显露出瘤腔病灶,颜色呈淡蓝色软骨组织,刮除彻底后送病理活检,考虑骨缺损明显,给予植入 2g 同种异体松质骨条,C 形臂 X 线机透视见骨填充完好。

病理检查:右跟骨肿瘤组织标本:灰白色组织一堆,总体积 0.7 cm × 0.5 cm × 0.2 cm。病理诊断:右跟骨肿瘤组织标本:镜下所见为软骨和骨组织,局部软骨细胞较丰富。结合影像及临床,考虑为内生性软骨瘤。

第六节 皮质旁软骨瘤

皮质旁软骨瘤,又称骨膜软骨瘤,是一种缓慢生长的、位于皮质表面的骨膜下或骨膜中的良性软骨瘤。起源于骨膜或骨膜下结缔组织,可侵犯骨皮质,但不进入骨髓腔。

一、病理学

未成熟的软骨细胞占肿瘤的主要成分。

二、临床表现

其发病男女比例为 2∶1,各年龄组均有报道,但多数发病在 30 岁以下青年或成年人。病史一般较长,数年至数十年不等,发展缓慢。主要症状及体征是长期存在局部肿胀或发现不规则硬块,生长缓慢,轻度至中度间歇性疼痛或酸痛。本病好发于长管骨干骺-骨干交界处,占 79%,手、足骨骼发病为 25%。

三、影像学研究

肿瘤居皮质之外而又紧邻皮质,常较小(1~3cm);常为宽基底软组织肿块与周围软组织分界可清可不清;肿块压迫其下方骨皮质,形成浅碟状或弧形凹陷,但不穿破骨皮质向髓腔扩展;基底部可见硬化缘;骨缺损区与皮质交界处多有三角形骨膜新骨;缺损区内常有散在的斑点状或环状钙化;有时肿瘤表面或边缘出现薄层完整或不完整的硬骨壳,并与三角形骨膜新骨的外侧角相延续。

四、鉴别诊断

应与其他生长于骨皮质表面的肿瘤和类肿瘤样病变鉴别。

(1)皮质旁骨肉瘤:皮质旁骨肉瘤通常较大,常见邻近软组织肿块,尽管两种肿瘤都可见皮质表面凹陷,但皮质旁骨肉瘤好发于股骨远端后部,可侵及皮质下进入骨髓腔、瘤体基底部钙化和骨化致密,向周边逐渐减少,变淡而消失。

(2)色素沉着性绒毛结节样滑膜炎、外伤性骨化性肌炎:皮质旁软骨瘤影像上可见增厚的滑膜形成分叶状软组织块影,对关节附近骨骼形成外压性硬化缘,但软组织内无钙化。色素沉着性绒毛结节样滑膜炎、外伤性骨化性肌炎常有外伤史,局部软组织肿块内骨化多沿骨干排列,并与附近骨不相连,两者间可显示一透亮间隙。

第七节　软骨黏液样纤维瘤

详见于本书 本卷 第九篇 第四章　软骨黏液样纤维瘤。

第八节　中心型Ⅰ级软骨肉瘤和内生软骨瘤鉴别诊断

详见本书 本卷 本篇 第三章 第二节　中心型Ⅰ级软骨肉瘤和内生软骨瘤鉴别诊断。

第九节　左肱骨内生性软骨瘤

患者,女,36 岁。左侧乳腺癌术后,近日患者常规肿瘤术后复查行 ECT 检查发现:左肱骨上端局部骨代谢活跃。

病理诊断:左肱骨近端骨肿瘤活检标本:破碎的软骨组织及骨组织,软骨成分偏多,骨髓中造血细胞大致正常,局部淋巴样细胞偏多。切片中未见明显异常。请结合手术及影像学检查所见。如标本取自骨髓腔内,可否考虑内生性软骨瘤。

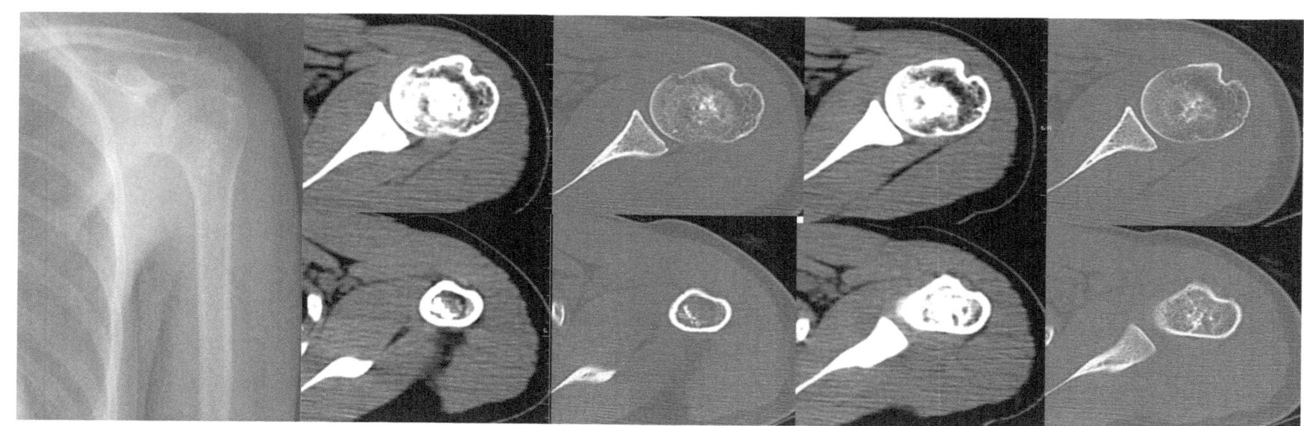

图 3-2-3　左肱骨内生性软骨瘤

第三章　软骨肉瘤

第一节　软骨肉瘤

详见本书 本卷 第九篇 第五章 第一节 软骨肉瘤。

第二节　中心型Ⅰ级软骨肉瘤和内生软骨瘤鉴别诊断

软骨肉瘤的患病率在骨恶性肿瘤中居第2位，而其中的中心型软骨肉瘤占50%以上。中心型软骨肉瘤好发于长骨，70%为Ⅰ级软骨肉瘤；内生软骨瘤虽然多见于短骨，但仍有20%~30%的患者发生于长骨。

治疗中心型Ⅰ级软骨肉瘤必须行节段性切除术，而内生软骨瘤则可进行随访或行肿瘤刮除术。两者的显微镜下病理表现相似，都具有“软骨包骨”的形态，软骨分化均较为成熟。在临床病理工作中，因手术方式及取材部位，有10%~50%的中心型Ⅰ级软骨肉瘤可能被误诊为良性内生软骨瘤。因此，术前影像检查对治疗方案的选择及术后病理诊断具有重要的参考价值。发生于长骨的内生软骨瘤在X线片上一般不同于短骨内生软骨瘤的典型表现，需对两者的影像表现进行鉴别。

以往有学者观察中心型Ⅰ级软骨肉瘤和内生软骨瘤患者的影像表现，但检查方法多陈旧，且患病部位不一致。因此，一项课题对发生于长骨的2组患者进行观察。

一、X线片的鉴别诊断价值

与发生于掌（跖）骨和指（趾）骨等短管状骨的同类肿瘤不同，生长于长骨的中心性内生软骨瘤通常无硬化边，也无骨皮质菲薄、膨胀的表现，但肿瘤范围更为广泛，内部斑片状和簇状骨化更显著。其原因可能与长骨髓腔较短骨髓腔大有关。中心型Ⅰ级软骨肉瘤由于为低级别肉瘤，侵袭能力低，组织学表现与内生软骨瘤相似，也表现为长骨髓腔内较大范围的斑片状和簇状骨化。由于恶性程度不高，溶骨活动和成骨活动都不剧烈，在X线片上无明确的范围和边界。

Geirnaerdt等（1997）采用X线片对两者进行鉴别，认为病变长度大于5 cm是中心型Ⅰ级软骨肉瘤的可靠征象，但约50%的患者病变长度为2~5 cm，故长度大于2 cm的病变需每年进行复查。X线片对发生于长骨的内生软骨瘤和中心型Ⅰ级软骨肉瘤鉴别价值有限。

二、MR的鉴别诊断价值

1. 具有鉴别诊断价值的征象

（1）病变位置：中心型Ⅰ级软骨肉瘤更易发生于软骨成骨活跃的部位骨端和干骺端，而内生软骨瘤可能由残留于骨髓腔内的一些成软骨细胞分化向间充质细胞发展所致，发病位置更靠近骨端。

（2）破坏骨皮质：中心型Ⅰ级软骨肉瘤显微镜下最具特征的表现是对皮质的侵犯。MR图像可以清晰显示出中心型Ⅰ级软骨肉瘤对皮质的破坏，而内生软骨瘤生长缓慢，无侵袭性的生物学特性，对皮质的影响以压迫为主，很少造成皮质破坏。

（3）软组织肿块：仅见于中心型Ⅰ级软骨肉瘤，且出现软组织肿块突破皮质必然伴随皮质的破坏，对于两者的鉴别有重要意义。MR图像上显示软组织肿块仅为局部小片皮质缺损,在X线片上未能显示。一项研究中的18例中心型Ⅰ级软骨肉瘤中,仅2例可见软组织肿块,说明这一征象缺乏普遍性,可能与肿瘤生长缓慢和发生部位有关。管状骨的骨内膜和骨外膜均有丰富的神经末梢,对髓腔内压力升高反应敏感,当肿瘤引发持续性不适或疼痛后,患者较早就诊,因而在出现软组织肿块前就发现了病变。

(4)肿瘤周围髓腔内的异常信号:可能由于肿瘤对血管的压迫(或侵袭)以及肿瘤引起的炎性反应所导致。中心型Ⅰ级软骨肉瘤较内生软骨瘤侵袭性强,生长也较后者迅速,而且某些区域细胞异型性可能较大,导致周围骨髓出现缺血或充血表现。

2. 不具有鉴别诊断价值的征象

(1)是否跨越骺线:骨骺与干骺端闭合前的骺线很少被肿瘤跨越,尤其是良性肿瘤。闭合后骺线内的软骨组织和生发中心已经消失,骨小梁和小梁间隙已贯穿骺线,对肿瘤的阻挡作用减弱,但仍然具有阻挡作用。因此,2组患者中都仅有少数患者肿瘤跨越骺线。

(2)病变长度是否大于5 cm:该项研究结果显示,2组患者的肿瘤中,多数长度大于5 cm。该项结果与Geirnaerdt等(1997)的结果不符,其原因与Geirnaerdt等(1997)的研究中采用X线片观察,部分内生软骨瘤在X线片上缺乏清晰的边界(13例,37%),测量发生偏差造成统计失准导致。

(3)是否边缘清晰:2组患者的肿瘤边缘清晰的发生率差异无统计学意义,其原因可能主要与中心型Ⅰ级软骨肉瘤缓慢生长的低侵袭性造成多数肿瘤边界清晰有关;而内生软骨瘤由于髓腔内结缔组织增生反应和成骨反应较弱,少数肿瘤与髓腔分界不清也是导致此项征象差异无统计学意义的原因。

(4)其他征象:分叶状外观、边缘包绕黄骨髓、内部T_2WI多分隔样结构、骨化、增强后周边花环样强化和内部环形强化为中心型Ⅰ级软骨肉瘤和内生软骨瘤在MR图像上的普遍共有特征,与2种肿瘤的病理表现相似有关。

第三节 含软骨基质型肉瘤与成骨型或成纤维型骨肉瘤的比较

详见于本书 本卷 第九篇 第五章 第六节 含软骨基质型肉瘤与成骨型或成纤维型骨肉瘤的比较。

第四节 诊断陷阱:骨膜软骨瘤与软骨肉瘤

骨膜软骨瘤是一少见的良性软骨肿瘤,发生于骨膜下,延伸到骨皮质,X线诊断如不留心,可误诊为软骨肉瘤。

本病常见于年轻人,无性别差异,多见于手足小骨。皮质常呈现碟形侵蚀,此特征与更常见的内生软骨瘤有所不同,尽管二者皆常犯及指骨。本病可连续生长,越过骺线,而引起是否为恶性的怀疑。本病以其体积相对较小,特征性不明显的骨皮质碟形侵蚀,反应性骨质靠近缺损区边缘,良性组织学表现等与软骨肉瘤区别。

第五节　左股骨远段软骨肉瘤(Ⅲ级)与骨巨细胞瘤病例

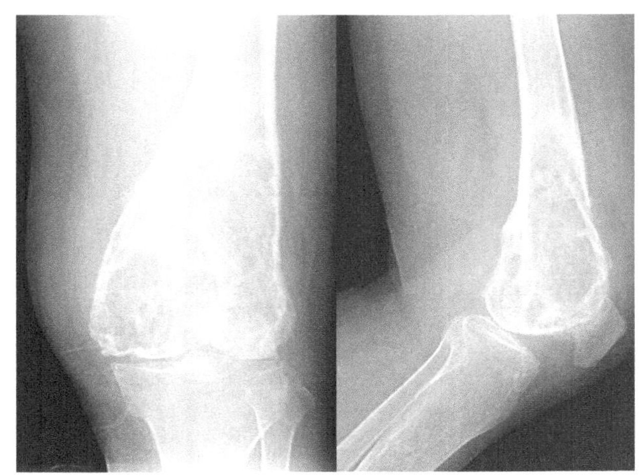

图 3-3-1　左股骨远段软骨肉瘤(Ⅲ级)与骨巨细胞瘤

患者,女,57 岁。左膝肿痛伴活动受限 5 年,加重 1 年入院。患者 5 年前曾于外院诊断为左股骨下段骨肿瘤并行手术治疗,术后病理诊断骨巨细胞瘤(图 3-3-1)。

11-07X 线片示:左股骨下段骨质密度不均匀,呈多发性肥皂泡样改变,大小不等,呈膨胀性改变,左股骨下段外侧骨皮质不连续,余骨质变薄,未见明显骨膜反应,软组织未见明显包块影,考虑左股骨下段良性骨肿瘤,骨巨细胞瘤可能性大(图 3-3-2)。

11-13 病理检查:左股骨下段良性肿瘤活检标本:灰白暗褐碎组织一堆,体积 5 cm×4 cm×1 cm,切面灰白,灰褐,质中。病理诊断:左股骨下段良性肿瘤活检标本:见大小不等、形态不一的软骨岛,有孤立或相连排列,间质出血明显,其中可见一些间质由脂肪细胞和纤维组织组成。软骨岛的软骨细胞无明显异型,有的区域可见软骨化骨,有的区域软骨岛退变。取材 4 处均未见多核巨细胞和间质细胞。故本例难以诊断。建议:借第一次外院手术的病理切片或重取病灶中心区的瘤组织。

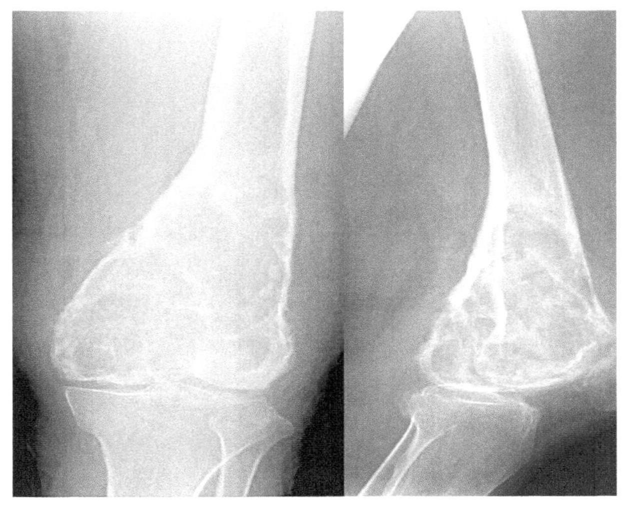

图 3-3-2　11-17X 线照片

12-03 病理检查:左股骨远端切除标本:总体积 18 cm×10 cm×7 cm,骨表面附着有软组织,在股骨后髁内侧距关节面 4 cm 处有一隆起型病灶,大小 4 cm×4 cm×2 cm,切面呈灰白色有点状出血,质中,股骨内髁前方软骨退变严重有虫蛀样改变。切面淡黄皂泡样改变,大小 9.5 cm×4.5 cm。另见胫骨平台面内外侧半月板退变严重,大小 8 cm×5 cm×2.5 cm。病理诊断:左股骨远段软骨肉瘤(Ⅲ级)已破坏骨皮质侵入软组织。

第六节　骨外间叶型软骨肉瘤

详见本书 本卷 第九篇 第五章 第五节 骨外间叶型软骨肉瘤。

第四章 骨母细胞瘤

第一节 良性骨母细胞瘤与误诊

骨母细胞瘤,又称成骨细胞瘤,发生于脊椎者最为多见,影像征象相对具有特征性,诊断正确率较高,而发生于其他部位者,因其征象不典型及对该病认识不够,极易出现误诊。

一些学者报告一组 5 例良性骨母细胞瘤,分别被临床和影像诊断误诊为骨巨细胞瘤 2 例(跟骨);成软骨细胞瘤(距骨)、动脉瘤样骨囊肿(髌骨)、滑膜病变(腓骨下段)各 1 例。

一、病理学

良性骨母细胞瘤的组织学表现有 3 大特征:丰富的骨母细胞;间质有丰富的血管;丰富的骨样组织互相连接成条索状,其中有不同程度的钙盐沉积形成骨小梁,骨小梁排列规则。镜下可见肿瘤由血供丰富的结缔组织基质及其中的大量成骨细胞及巨细胞构成,可形成骨样组织及骨组织,血供丰富。

二、临床表现

骨母细胞瘤是一种少见的骨肿瘤,占原发性骨肿瘤的 1%,男女发病约为 2∶1,发病年龄大多在 30 岁以下,可发生于任何部位的骨组织,以脊椎附件多见(占 30%~44%),其他还可见于四肢管状骨远端、手足骨、颅骨、肩胛骨、肋骨、髌骨、颌骨和骨盆。骨母细胞瘤有良、恶性之分,良性骨母细胞瘤具有侵袭性生长的特征,并且可恶变,通常采用手术切除,但 10%~15% 的骨母细胞瘤术后可复发,多次复发易恶变,所以术后应密切随访。

三、影像学研究

良性骨母细胞瘤最常发生于椎体附件,如颈椎的横突或棘突,影像表现为囊状膨胀性低密度区,边缘清晰,骨皮质可变薄甚至断裂,病灶周围出现清楚的薄壳状钙化为特征,肿瘤内斑点状或大片状钙化或骨化对诊断帮助较大。

误诊分析:脊椎外骨母细胞瘤的影像相对无特征性,既可表现为单纯骨质破坏,无明显膨胀性生长,其内无钙化 / 骨化,周围亦无硬化边;又可表现为囊状膨胀性骨质破坏,其内可见分隔,极易造成误诊。该组病例中,发生于跟骨者,病变主要呈第 1 种情况,影像征象无特征性,只能提示良性病变,难以进一步定性。回顾观察误诊病例,虽然病例本身有诸多不典型之处,但未能准确分析其影像特点及过分依赖某一征象及临床病史是导致误诊的另一原因。该组发生于距骨的病变,只因发病部位不典型,即使考虑到病变内点状、斑片状高密度影是骨化或钙化,但依然首先考虑软骨类肿瘤。

另外,该组发生于髌骨的患者,因病人有外伤史,加之病变呈多囊样改变,首先想到常见的动脉瘤样骨囊肿,而没有仔细分析其影像征象,如其内的斑片状高密度影如何解释。

此外,病变检查方法的选择对疾病的诊断亦很重要:普通平片检查由于前后重叠的关系,对显示病变范围及细节不如 CT 清晰;虽然 MRI 被公认为在骨及软组织影像的显示上是最有价值的,但是在骨的细微成分分析方面缺乏优势,它不能识别骨肿瘤内的散在点状钙化,对骨皮质的破坏显示不如 CT 清晰;另外, MRI 有高估肿瘤范围的倾向。CT 能更清晰显示骨破坏的数目和显示肿瘤与邻近骨性组织的解剖关系。所以,对骨母细胞瘤的影像诊断方法来说,CT 应作为术前首选,MRI 可作为辅助性的检查手段。

该组一例发生于腓骨下段的病灶,由于没有做

CT 检查，对病灶边缘的定性一直存在争议，而且，MRI 似乎扩大了病变的范围，相邻胫骨信号亦欠均匀，从而导致了误诊的发生。

鉴别诊断：

分析肿瘤与周围结构的关系，邻近组织均呈受压、推移改变，未见明显软组织肿块及骨膜反应，基本符合良性骨肿瘤的基本特征，主要需与下列良性或低度恶性肿瘤相鉴别。

（1）骨巨细胞瘤：骨巨细胞瘤发病年龄为 20~40 岁，膨胀显著，皂泡样变为典型表现，中心多无斑点状钙化，边缘多无硬化。该组发生于跟骨的 2 例均误诊为骨巨细胞瘤，可能是结合年龄、部位及病变无硬化边等特征而误诊。

（2）成软骨细胞瘤：成软骨细胞瘤好发于 10~20 岁，多见于长骨骨骺或干骺端软骨部位，肿瘤内有骨小梁，晚期钙化沉着呈砂粒样。该组发生于距骨的病例误诊为成软骨细胞瘤，可能是看到肿瘤内有斑点状钙化而误诊。

（3）动脉瘤样骨囊肿：动脉瘤样骨囊肿好发于 30 岁以下的青年人，男性发病率稍高，病变多累及长骨干骺端和脊柱，分为原发性和继发性 2 种。典型 X 线表现为膨胀性、溶骨性改变，中间有粗细不等的小梁分隔，病变呈蜂窝状，和正常骨分界清楚并有增生硬化完整的骨壳。该组发生于髌骨的病例误诊原因是对其影像学特征分析不透彻及该患者有外伤史。

总之，骨母细胞瘤可以发生于任何年龄，任何部位；在脊椎以外的部位，结合认真透彻的影像学分析，应想到本病的可能性，它的正确诊断有赖于临床、影像学检查方法相结合，细致综合的分析能提高本病的术前诊断率。

第二节　骨母细胞瘤和软骨母细胞瘤的异同

骨母细胞瘤和软骨母细胞瘤两者除典型的发病部位外，有很多方面表现相似，如都好发于青少年（30 岁以内）；影像学上都表现为膨胀性低密度病灶，都可以合并动脉瘤样骨囊肿，故两者在诊断和鉴别诊断上有一定的难度。

一、病理学

骨母细胞具有较大的生长趋势，肿瘤的直径多在 2cm 以上，无明显包壳。病理检查可见瘤组织中有大量的骨母细胞、骨样组织和血管纤维间质。肿瘤血管丰富，体积较大的可见局部出血和囊性变，肉芽组织样生长，有时形成继发性动脉瘤样骨囊肿。镜下见肿瘤组织由大量增殖的骨母细胞、分化成熟的骨小梁、排列规则的骨样组织和富含血管的间质构成。瘤组织围绕骨小梁排列，在横切面上呈菊花样，瘤细胞无明显异型。

软骨母细胞瘤大体病理表现为分叶状肿块，多呈灰色，质地松脆，内有沙粒状钙化，可有出血、坏死及囊性变。镜下主要由胚胎性软骨母细胞和多核巨细胞组成。组织内可有软骨样基质形成的格子样钙化，具有诊断意义。合并动脉瘤样骨囊肿时病灶内可见许多大小不等的海绵样血腔组成，腔内充满流动的血液，此为与单纯肿瘤出血、坏死、囊变的主要区别，可有含铁血黄素沉着和组织凝固坏死。

二、影像学研究

骨母细胞瘤 X 线表现主要为溶骨膨胀性破坏，边界多较清楚，可见其内有钙化斑点和索条状钙化；骨破坏区的骨壳可不完整。可伴少量骨膜反应。溶骨破坏区内见不规则粗糙骨脊或散在骨化、钙化影，可以认为是骨母细胞瘤的特点。部分病例中可见反应性硬化和实性骨膜反应。如果病变导致骨皮质断裂可形成软组织肿块，肿块内有散在的不规则的斑点状钙化。增强扫描中等度不均匀强化。肿瘤内的钙化或骨化呈斑点状、斑片状或团块状，T_1WI 为低信号，T_2WI 为低或等信号，病灶边缘骨质增生硬化带在 T_1WI 及 T_2WI 均为低信号环圈。增强扫描有不同程度强化。

软骨母细胞瘤影像学上表现为类圆形低密度骨质破坏区，病变多较局限，边缘清楚，可见硬化边，病灶内有不同程度散在斑点状高密度钙化影。病变穿破骨皮质时可形成软组织肿块，位于干骺端时，可有骨膜反应，邻近骨质可轻度膨胀。早期多无钙化，偶见小点状、片状或环状钙化，晚期可见密度增高或广泛斑点状、片状、团块状钙化。增强扫描时病灶呈不同程度强化。

三、诊断和鉴别诊断

(1)骨母细胞瘤应注意与下列良性或低度恶性肿瘤相鉴别:①骨巨细胞瘤;②软骨母细胞瘤;③动脉瘤样骨囊肿;④骨样骨瘤;⑤骨肉瘤;⑥骨纤维结构不良;⑦血管瘤。

(2)软骨母细胞瘤需要鉴别的病变有:①骨巨细胞瘤;②原发动脉癌样骨囊肿;③软骨黏液纤维瘤;④嗜酸性肉芽肿;⑤内生软骨瘤;⑥骨结核。

第五章　骨肉瘤

第一节　骨旁骨肉瘤

骨旁骨肉瘤，又名近皮质骨肉瘤，骨旁型骨源性肉瘤，比一般髓内骨肉瘤预后良好。

骨旁骨肉瘤较少见，仅占所有骨肉瘤的4%~5%，股骨下端及胫骨上端为其好发部位，股骨远端后侧面占60%以上，约22%患者可伴有髓内累及。

一、病理学

组织学上多数骨旁骨肉瘤瘤细胞似成纤维细胞，有/无轻度异型性，即Broder Ⅰ级；少数原发病例和复发肿瘤的细胞密度、异形性可有所增加，即Broder Ⅱ级；但核分裂现象仍不多见，容易被误诊为良性纤维性病变。约46%的病例有周围软组织浸润，约16%的病例可发生去分化，既可表现为原发肿瘤，也可发生在复发性病变。

二、影像学研究

X线所见与病理成分有密切关系，分化程度、数量及分布的不同决定X线表现的不同。有学者根据X线表现将其分为4型：硬化型、发团型、骨块型及混合型，一组病例有3型。另有学者提出两种类型：一型为良性，但有潜在恶性趋势；另一型开始即有高度恶性。通常认为CT检查对于确定肿瘤的髓内扩散的范围颇有价值。Orcutt等（1981）介绍一例骨旁骨肉瘤，呈现海绵骨和皮质骨的反应性非肿瘤状缺损，被CT误诊为肿瘤髓内扩散。骨旁型肿瘤的发展趋势是环绕骨干，传统的X线诊断对髓外的侵犯的了解无能为力，CT扫描对此也有一定限度，在儿童，在成人均是如此。

三、鉴别诊断

（1）发生在股骨干的骨旁骨肉瘤主要应与骨化性肌炎鉴别：骨化性肌炎好发于青年男性，主要发生在软组织内，常有局部外伤史。影像学特点是骨化自外周向中央发展，骨旁骨肉瘤则自中央开始骨化。

（2）发生在股骨下端者主要应与骨软骨瘤恶变鉴别：骨软骨瘤临床上多表现为无痛的质硬肿物，皮髓质多与其下方的正常骨组织相延续，肿瘤多有蒂并呈分叶状。骨旁骨肉瘤早期无髓腔受累，故无髓腔相通的情况，即使后期髓腔受累，也可在CT上看到骨皮质破坏及髓腔内密度不均。另外，还须与骨外骨肉瘤鉴别，后者是软组织的成骨肉瘤，与骨骼结构无解剖上的联系，影像学特点是有骨膜反应，而瘤体中无钙化，呈现软组织块影。

总之，本病最突出的X线特征是肿瘤基底部与骨皮质相连，沿骨干向外突出生长，其余近骨干部与骨皮质之间有1~3 mm透亮线或称“线样征”，但仅30%的病例可出现，据此可诊断骨旁骨肉瘤，但无此征者也不能除外。CT密度分辨率明显高于平片，可显示肿瘤的纵向浸润范围及软组织受累情况，增强扫描能判断周围血管是否受侵，对手术方案的制定有重要意义。

第二节　病理误诊病例简介：胫骨血管扩张型骨肉瘤与动脉瘤样骨囊肿半年观察

患者，男，31岁。右小腿上段胀痛不适5月余，加重2月余入院。查体：右小腿皮温皮色正常，未及明显肿块，右胫骨近端无压痛,有叩击痛。

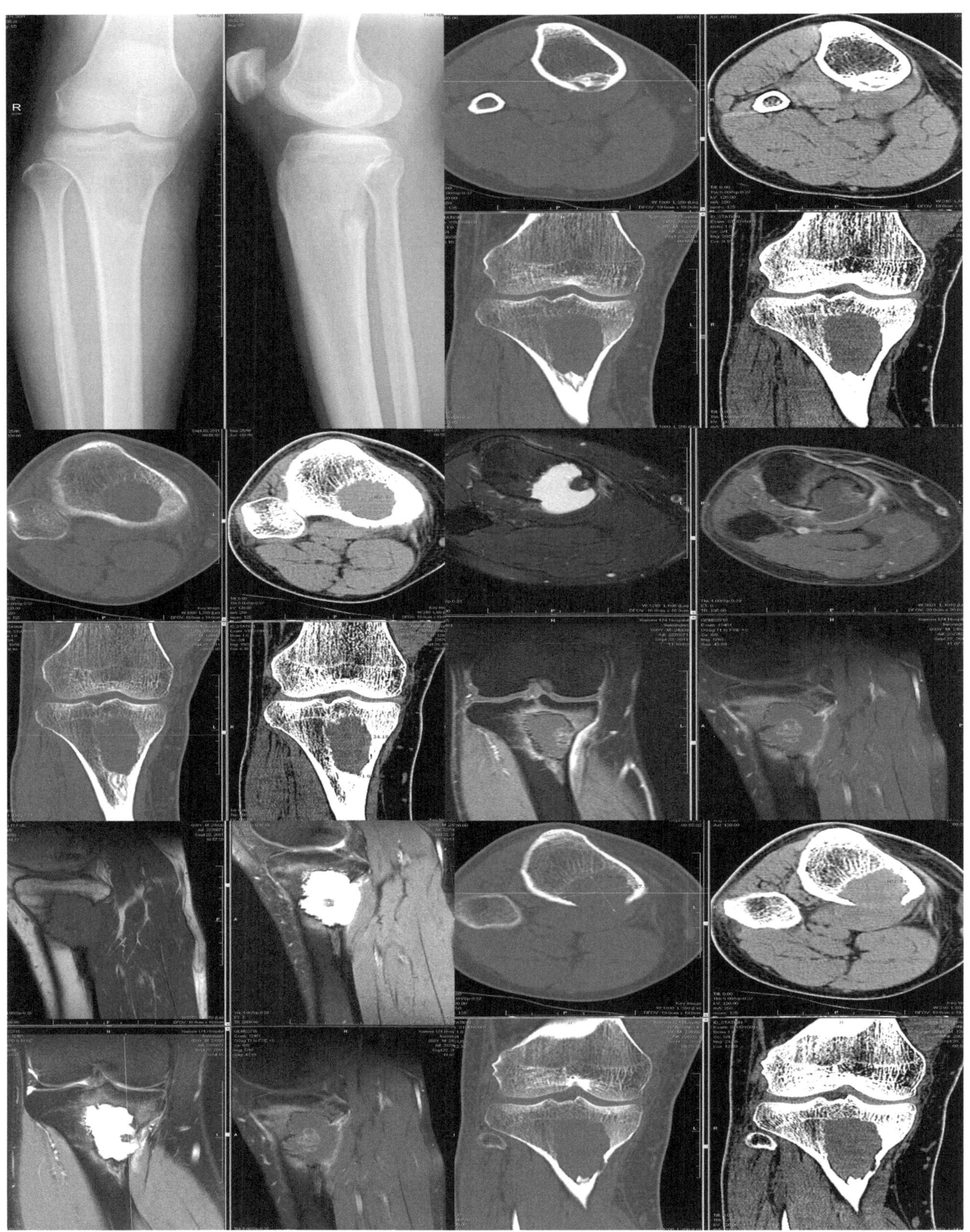

图 3-5-1　胫骨血管扩张型骨肉瘤与动脉瘤样骨囊肿半年观察

当年 9-20，CT：右胫骨上段占位，考虑偏恶性肿瘤可能：侵袭性纤维瘤？纤维性恶性肿瘤？溶骨性骨肉瘤？建议进一步检查。当年 9-22，MRI：右侧胫骨上段占位，考虑软骨黏液样纤维瘤？恶变可能。当年 10-18，DR：右胫骨上段占位，考虑恶性骨肿瘤，请进一步检查。

病理诊断：（当年 10-2 手术小标本）右胫骨上段肿物切除标本：骨组织未见明显异常，软组织中见出血，少量骨小梁及较多肌肉组织与少量脂肪。主要病变为纤维组织增生，含铁血黄素沉积及多核巨细胞反应。请结合影像学检查，考虑是否符合动脉瘤样骨囊肿。

病理检查：（当年 10-2 手术根治标本）灰褐色不规则组织一堆，体积 4.5 cm × 4.0 cm × 2.0 cm，切面灰白灰褐，质中，其中有少许骨样组织，质硬。病理诊断：（右胫骨近端）炎性肉芽组织及瘢痕组织，并见少量成熟骨组织，骨髓纤维脂肪组织中少量慢性炎细胞浸润，符合肿瘤切除后修复性改变。

（次年 4-30）病理检查：右胫骨病灶根治切除标本：棕褐色碎组织一堆，大小 9 cm × 8 cm × 3.5 cm，切面棕褐，易碎，另见梭形皮肤组织一块，大小 5.5 cm × 1.7 cm × 1.5 cm，切面灰褐，质偏韧。病理诊断：右胫骨病灶根治切除标本：肿瘤细胞异型性显著，病理性核分裂易见，伴大量坏死、新鲜出血和陈旧出血，待做免疫组化检测进一步探讨；另见一块皮肤组织，真皮深处见炎性肉芽组织形成及纤维组织增生，周围伴新鲜出血和陈旧出血。

（次年 5-6）病理检查：右胫骨病灶切除标本：骨的恶性肿瘤（血管扩张型骨肉瘤可能性大）。

（次年 5-20）病理检查：右小腿上段软组织病灶切除标本：软组织病变，符合慢性包裹性脓肿。

纵观本病例的整个诊治过程，我们发现，起初影像诊断怀疑为恶性肿瘤，可是手术病理诊断为动脉瘤样骨囊肿；术后 5 月，患者又以再次发现包块 3 月入院，遂于 3-7 在腰硬联合麻醉下行右胫骨上段动脉瘤样骨囊肿术后血肿清除髂骨植骨术，术后病理检查：见锻带样结构较明显，另见有实块区。均有较多的多核巨细胞、成纤维细胞及纤维组织和毛细血管穿插其中，尚见含铁血黄素的陈旧性出血和新鲜血凝块，结合病史为复发。鉴于核分裂较多，有散在的异型细胞，建议临床密切随访。术后出现右小腿切口愈合不良，渗液，遂于 3-20 在腰麻下行右胫骨动脉瘤样骨囊肿术后切口不愈合清创缝合术。患者放射治疗 2 周，病情未见明显改善，患者自觉效果欠佳，右小腿仍肿痛，要求再次手术治疗，并于 4-28 在腰硬联合麻醉下行右胫骨上段动脉瘤样骨囊肿病灶清除髂骨异体骨植骨术。

我们建议临床、影像、病理、追踪四结合的诊断模式，在此例患者的病程中得到了支持，反复几次手术及病理所见，说明最初病理诊断出现了问题，影像诊断的意见得到了证实，影像看大体，病理看细微，二者各自扬长避短，密切结合起来，再与临床表现紧密联系，追踪再看诊断治疗的效果，这样四方面的信息结合在一起，就可以减少和避免许多误诊误治，这就是我们的临床经验，仅供同仁们和读者们参考。

第三节　股骨粗隆骨肉瘤（骨母细胞型）

患者，女，51 岁。摔伤 4 月，左髋酸痛 2 月，加重 8 天入院。缘于 4 月前，患者不慎摔倒，左髋部着地，当时无明显不适，未行诊治，并继续从事体力劳动。2 个月后，左髋部开始出现酸痛，尚能行走。并于 1 个月前就诊于外院，X 线检查示：腰椎生理曲度平直，腰$_5$-骶$_1$椎间隙明显变窄；骨盆平片未见明显异常。未行何处置。近 8 天来，患者左髋部疼痛症状明显加重，无法站立及行走。为求进一步诊治，今日就诊我院，门诊 X 线检查示：左侧股骨粗隆间骨皮质连续性中断，见多发不规则异常透亮线影，断端锐利，成角，小转子稍分离。余骨盆诸骨骨皮质连续，骨质密度均匀。双侧骶髂关节对称，双侧髋关节在位。腰椎骨质增生。遂拟“左股骨粗隆骨折”收治住院。发病以来，患者精神、睡眠、饮食可，无午后低热，无夜间盗汗，大、小便正常，体重无明显减轻。

手术所见：取左股骨粗隆部纵纵切口约 15 cm，切开皮肤、皮下组织、深筋膜，暴露粗隆顶点及股骨粗隆部。见左股骨粗隆部粉碎性骨折，断端错位，断端及髓腔见部分鱼肉样组织，周围骨破坏缺损。将断端及髓腔内病灶组织彻底清除并送病理检查，经大量生理盐水反复冲洗后，复位骨折端并予以维持，于粗隆顶点开口，插入导针，探查在髓腔，扩髓后，选用大博公司 PFNA 系统，安装瞄准器，复位骨折断端，调整颈干角及前倾角，插入 9 mm × 240 mm 主钉，克氏针电钻钻入股骨颈，电透下见位置良好，扩孔、测深，选 90 mm 螺旋刀片敲入股骨颈，在瞄准器下电钻钻孔、测深，拧入远端交锁静态钉。然后于断端骨缺损部位填充异体骨。再次予 C 臂机透视，确认骨折端复位满意，内固定牢固。最后予生理盐水冲洗术野，全面止血，缝合各层，包扎伤口。

病理检查：左股骨粗隆骨折端病灶活检标本：灰褐色碎组织一堆，总体积 6 cm × 6 cm × 2 cm，其中含少量骨性成分。

病理诊断：左股骨粗隆骨折端病灶活检标本：送检组织全取，镜下示为破碎的骨骼肌、宿主骨、软组织及骨性成分伴梗死及凝固性坏死，其中可见宿主骨骨质破坏，多区域见花边样或网格样骨样组织形成，其间并见多量上皮样、卵圆形、梭形、不规则形及多核的异型细胞，病理性核分裂象易见，灶区还可见疑似肿瘤性软骨成分，结合临床病史及影像学检查，骨肉瘤待排，建议送检外院专家会诊。南京军区南京总院病理会诊后考虑为骨肉瘤（骨母细胞型）。

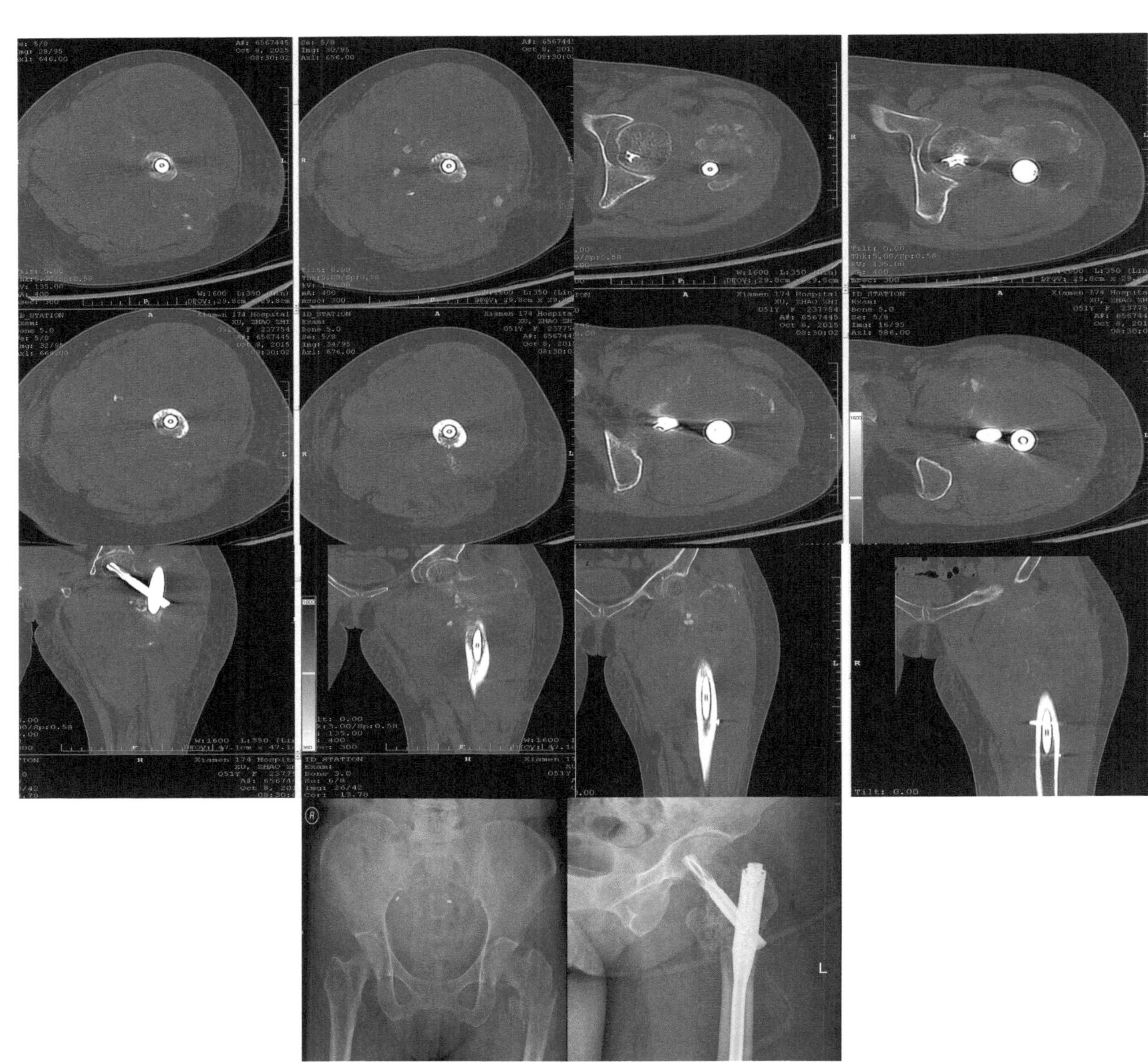

图 3-5-2　股骨粗隆骨肉瘤（骨母细胞型）

第四节　胫骨骨旁骨肉瘤，低级别

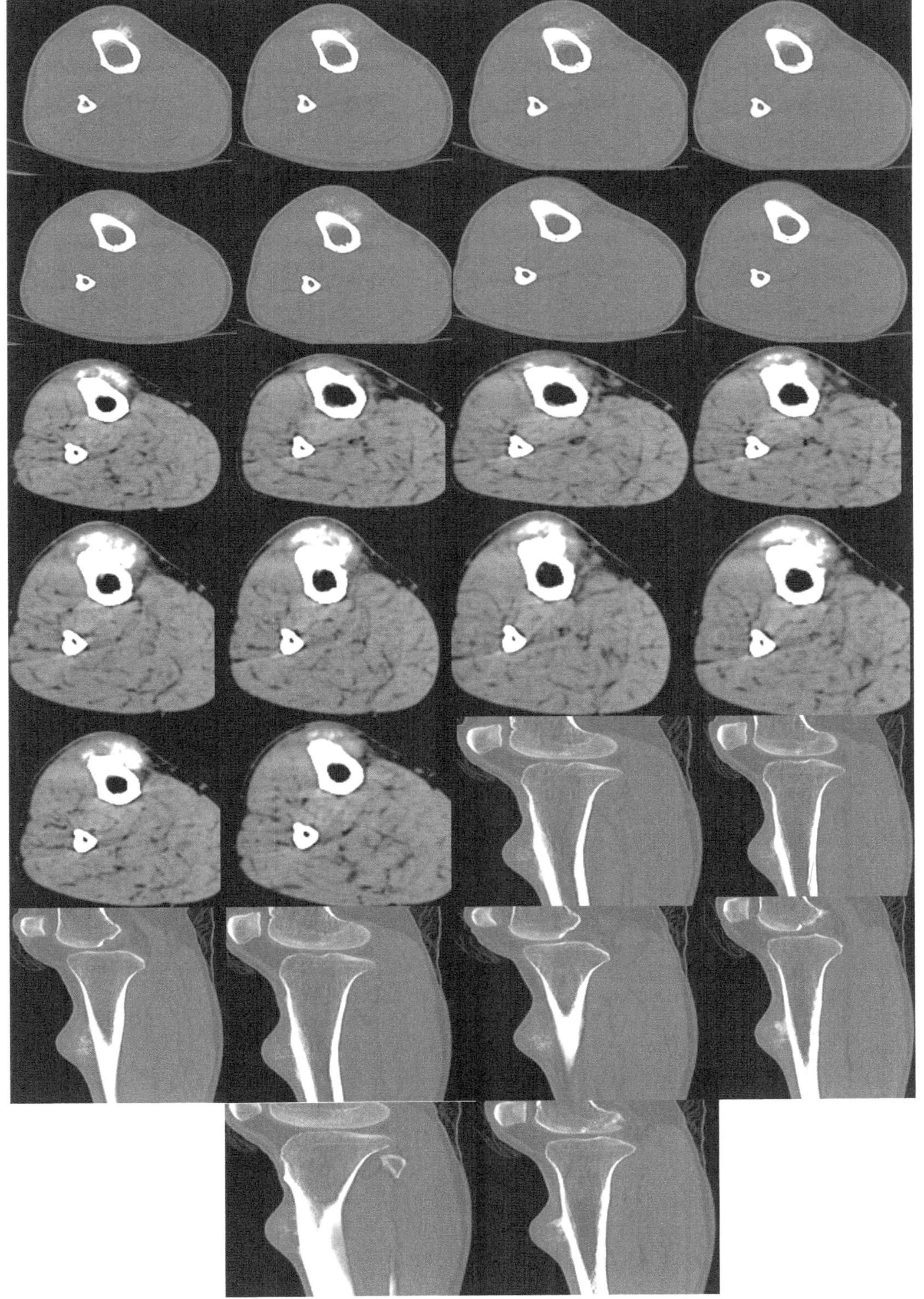

图 3-5-3　胫骨骨旁骨肉瘤，低级别

患者,男,55 岁。因发现右小腿肿物 2 年余入院。查体:右胫骨上段可见一 6 cm × 5 cm 包块,无法推动,质地硬,与周围软组织分界清晰,患肢膝、踝放射等生理反射正常存在,病理征阴性,肌力、浅感觉等均正常,末梢血运良好。无明显外伤史。

手术所见:麻醉成功后,摸得右胫骨中段内侧肿物突起后,以其为中心取纵行切口,长约 10 cm,依次切开皮肤、皮下组织及筋膜等,切开骨膜,术中见右胫骨中段一约 5 cm × 4 cm 大小肿物,突出于胫骨骨膜表面,骨膜完整,突起表面类似骨痂样物;骨刀于其基底部完整凿除骨性突起送病理。

病理检查:右胫骨中上段骨膜外肿块切除标本:灰褐色组织及骨样组织一堆,总体积 7.5 cm × 7.5 cm × 1.6 cm,其中最大者大小 7.5 cm × 5 cm × 1.6 cm,切面灰白,质硬,脱钙。病理诊断:右胫骨中上段骨膜外肿块切除标本:右胫骨中上段骨膜外肿瘤,表面有薄层纤维包膜覆盖,包膜下方肿瘤略呈分叶状结构。瘤细胞呈梭形或多边形,逐渐移行为骨小梁及软骨成分。骨小梁大致平行,附有骨母细胞;软骨中细胞轻度增生,部分软骨骨化。各种细胞异型均不明显,局部细胞丰富,偶见核分裂象。倾向为骨旁骨肉瘤,低级别(低度恶性)。请结合临床及影像学考虑。建议免疫组化标记协助诊断。

第五节　左大腿软骨母细胞型骨肉瘤

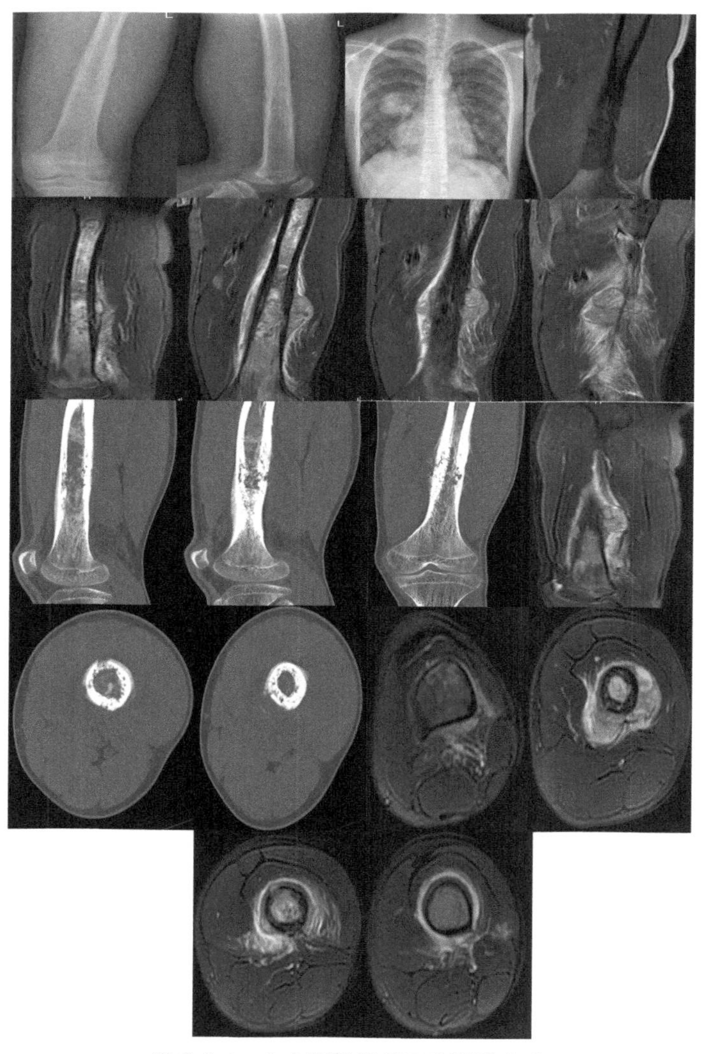

图 3-5-4　左大腿软骨母细胞型骨肉瘤

患者，男，16 岁。左大腿疼痛 3 周体检左大腿占位入院。

病理检查：左股骨中下段肿瘤活检标本：暗褐色组织一堆，大小共 2 cm×1 cm×0.5 cm。病理诊断：左股骨中下段肿瘤活检标本：软骨母细胞型骨肉瘤。外院会诊：左股骨中下段肿瘤活检标本：为恶性肿瘤，结合影像资料，符合成骨肉瘤（普通型）。

第六节　骨肉瘤骨膜异常

骨膜是紧贴骨表面的套状结构，将骨与周围软组织分开，其外层为纤维层，内层为细胞形成层，其间还有过渡层。Sharpey 纤维自骨膜伸入骨皮质，使骨膜与骨皮质紧密相连，不易分离。成人骨膜与骨皮质结合紧密，而儿童骨膜与骨皮质结合较松弛。

静止的骨膜含较少的细胞成分，主要为成熟的纤维组织。当处于骨生长发育期或骨膜受到病理刺激时则会反应性增生，主要表现为细胞形成层的细胞肥大、增殖，血管增生、扩张，骨样组织形成及钙盐沉着，直至新生骨小梁形成。另外，在病理情况下，纤维层可由骨膜周围软组织如筋膜、脂肪和肌肉组织化生而得到补充、增厚。

MRI 具有极高的软组织分辨能力，可显示骨膜的各种病理异常。

1. 骨膜异常的类型　一项研究通过分析 128 例骨肉瘤骨膜异常的 X 线片、CT 及 MRI 表现，并根据 14 例骨肉瘤骨膜异常的影像表现及其与病理大体、大切片和定位取材常规切片的对照研究，表明 CT 和 MRI，特别是后者，可以显示 X 线平片不能显示的骨膜异常。

不少学者认为，在现代影像诊断手段早已超出 X 线诊断范畴的情况下，如仍将各种病变引起的骨膜异常笼统称为骨膜反应或骨膜新生骨，是不能正确地反映其病理过程和影像所见的。有必要对基于 X 线片表现的骨膜异常分类进一步细化，即增加基于 CT、MRI 上可显示的骨膜异常，从而形成新的对骨膜异常的影像分类：①骨膜反应：骨膜水肿、无骨膜新生骨形成的骨膜破坏及骨膜增厚；②骨膜新生骨：线状、层状、垂直放射状及混合型。

即：将各种骨膜的病理改变统称为骨膜异常，将传统的骨膜反应称为骨膜新生骨，而将无骨膜新生骨形成的骨膜异常称为骨膜反应。

2. 各种骨膜异常的影像表现及其病理基础

1）MRI 上能显示的骨膜异常

（1）骨膜水肿：水肿的骨膜无明显增厚，在 T2WI 及脂肪抑制 T_2WI 上显示清楚。骨膜水肿常发生于肿瘤邻近的骨膜，范围大小不一。骨膜水肿引起的原因可能主要是充血性水肿，即肿瘤周围组织血运增加，导致邻近软组织及骨膜长期充血而致水肿。其支持点有：骨膜水肿发生于肿瘤邻近的骨膜，但水肿的骨膜与骨皮质破坏和软组织肿块不一定直接相邻；骨膜水肿常与邻近软组织水肿并存，信号一致，在 DWI 上，随 b 值增高其信号呈逐渐相对减低。而软组织水肿形成的原因普遍认为是充血性水肿；病理上证实水肿的骨膜无肿瘤组织浸润，仍为正常的纤维组织，仅表现为组织结构较疏松。

（2）无骨膜新生骨的骨膜破坏：骨膜对肿瘤的生长有一定的阻挡作用，早期骨膜可保持完整；但随着肿瘤的发展，肿瘤细胞可浸润、破坏尚未及产生新生骨的骨膜，并进一步从破坏的骨膜处侵入周围脂肪、肌肉内。骨膜破坏可发生于未掀起或被掀起的骨膜。

在 MRI 上，通过细致观察骨膜的形态是否完整、信号是否异常及骨膜轮廓外是否有肿瘤组织可确定有无骨膜破坏。肿瘤侵犯、破坏骨膜是肿瘤细胞沿穿过骨膜的血管浸润所致。

2）CT 和 MRI 均可显示的骨膜异常：CT 和 MRI 可显示骨膜掀起、增厚。骨膜增厚见于被肿瘤掀起的骨膜。引起骨膜增厚的原因可能是骨膜内层细胞形成层在病理组织刺激下增殖，并血管增生、扩张和骨样组织形成。

Bruce & Ragsdale（1981）认为，病理情况下，骨膜纤维层外的软组织可化生成骨膜组织，可能是骨膜增厚的原因之一。增厚的骨膜在 CT 上显示为中等密度，与肿瘤组织密度相近而不易分辨，这可以解释该组病例中，CT 发现骨膜增厚不及 MRI 敏感的原因。后期，随着肿瘤发展，肿瘤细胞可在骨膜内浸润，则引起骨膜破坏。

3）X 线片、CT 及 MRI 均可显示的骨膜异常

（1）线状及层状骨膜新生骨：线状骨膜新生骨

与层状骨膜新生骨的形成机制相同,而层状骨膜新生骨开始时表现为线状骨膜新生骨。其形成机制可能主要为肿瘤破坏骨皮质后沿骨膜下浸润,刺激骨膜内层细胞形成层增生、骨样组织形成,继而形成新生骨小梁。病理上,在线状骨膜新生骨及层状骨膜新生骨的最内层与骨皮质间多数情况下可见肿瘤组织,形成X线片及CT上的透亮间隙,而在MRI上,其信号与肿瘤组织一致,其强化形式也与肿瘤主体一致。

因CT的空间分辨率不及平片,故CT对层状骨膜新生骨各层间分界的显示不如X线片清晰。层状骨膜新生骨早期各层骨膜新生骨间并无肿瘤浸润,而是疏松的结缔组织和增生、扩张的血管,故在T_2WI上信号较高;后期肿瘤侵犯、破坏骨膜新生骨,于各层间可有肿瘤细胞浸润,T_2WI上信号与肿瘤主体一致。

(2)垂直放射状骨膜新生骨:垂直放射状骨膜新生骨总是位于骨皮质及被肿瘤掀起的骨膜之间,且其附着的骨皮质总有程度不一的骨质破坏。此类骨膜新生骨形成机制可能是肿瘤掀起骨膜后,骨膜新生骨沿着骨膜与骨皮质间的Sharpey纤维和垂直走行的血管分布。

位于病变中心及邻近骨皮质的骨膜新生骨形成较早,故在X线片及CT上此类骨膜新生骨越靠近病变中心其密度越高、针状影越长,而远离病变中心则其密度越低、针状影越短。针状影间总是充填肿瘤组织。在切除标本的X线片及病理上,可见此类骨膜新生骨并不是如临床常规影像显示的单纯呈放射状,而是纵横交错的骨小梁排列如蜂窝状。临床常规X线片及CT扫描时平行于X线束方向的骨膜新生骨显示清晰,其他方向的新生骨则显示不清而使骨膜新生骨呈垂直或放射状影像。

(3)骨肉瘤骨膜异常的特点 该组研究结果显示,绝大多数患者均有骨膜水肿,表明肿瘤局部呈充血状态。骨膜增厚也较常见。无新生骨的骨膜破坏多见于进展期的骨肉瘤,提示骨肉瘤有较强的侵袭性。骨肉瘤的骨膜新生骨表现多样,但以线状骨膜新生骨多见。

第七节 多发性骨肉瘤

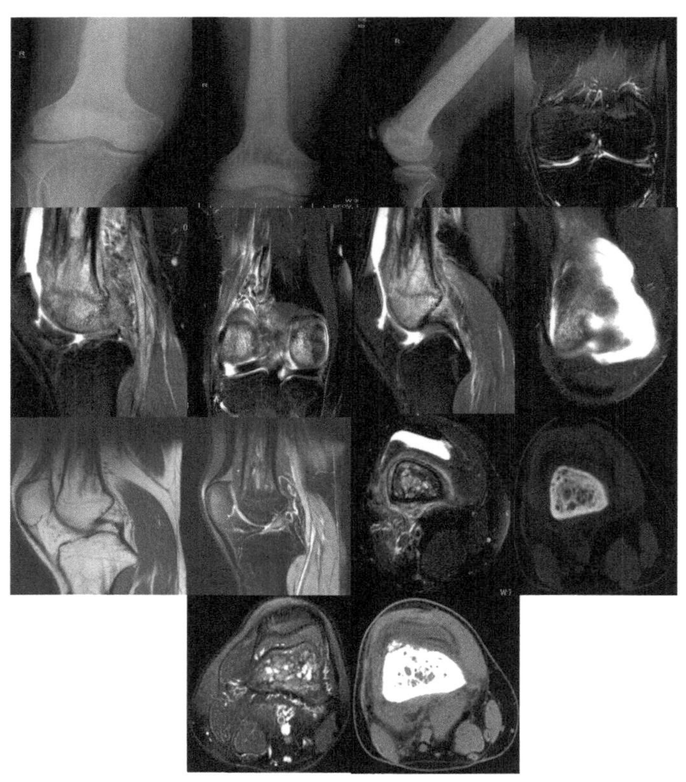

图 3-5-5 多发性骨肉瘤

患者,男,21 岁。右膝肿痛 4 月入院。

关节镜手术记录:切开增厚骨膜,予外侧皮质开窗,见髓内有似肉芽组织、松脆骨质填充,取皮质、髓内组织及周围软组织送病理检查。

本院病理报告:骨肉瘤。该病例到北京肿瘤医院行“右股骨远端骨肿瘤瘤段切除 + 肿瘤性人工关节置换术”,术后病理示“成骨性骨肉瘤,大部分肿瘤细胞坏死”。

第八节　右股骨骨肉瘤

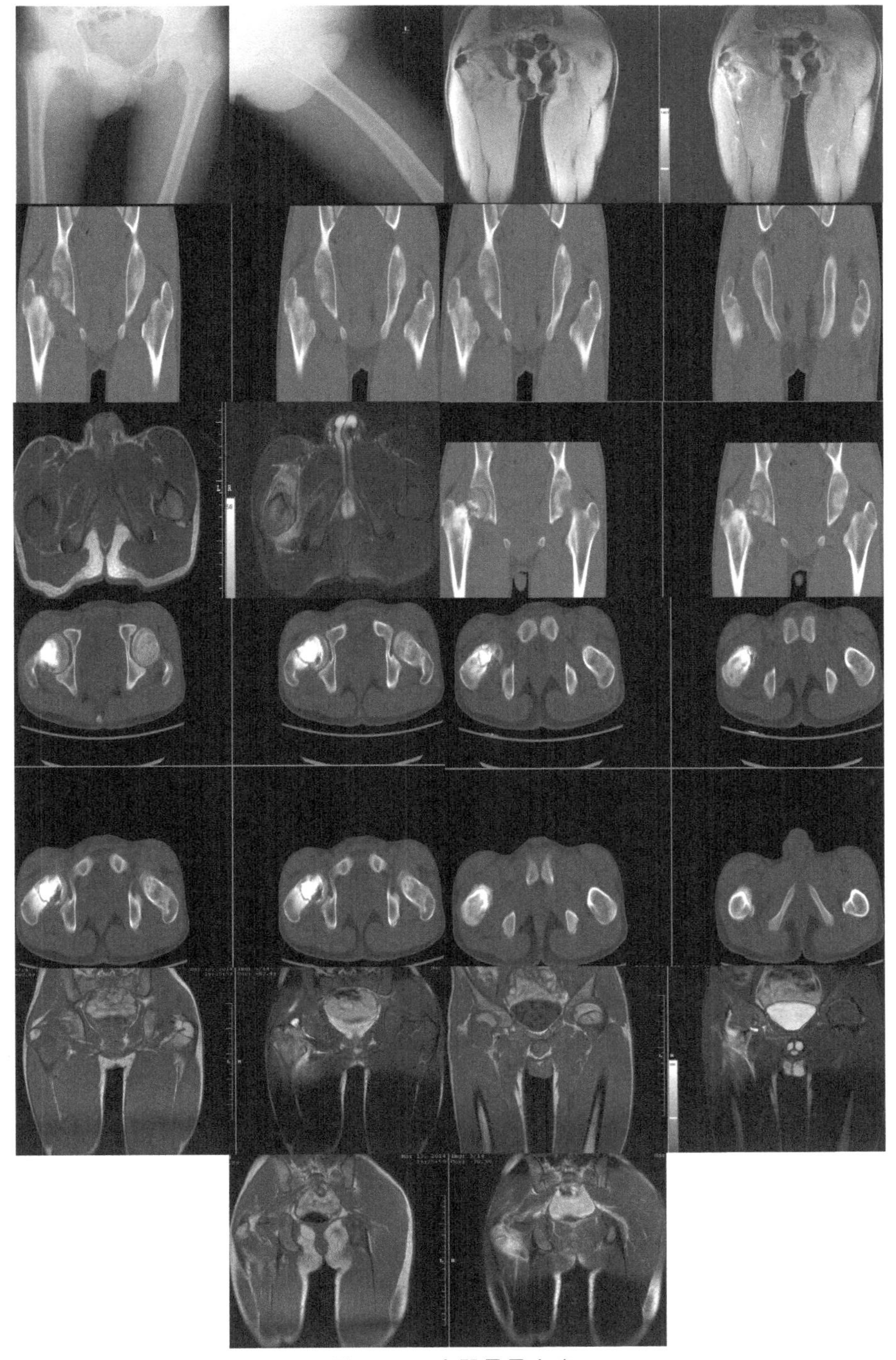

图 3-5-6　右股骨骨肉瘤

患者,男,16 岁。

病理检查:右股骨上段病灶肉芽组织:灰褐色碎组织一堆,总体积 3 cm × 3 cm × 0.6 cm。右股骨颈前方骨组织:破碎骨组织一堆,总体积 2 cm × 2 cm × 0.6 cm,脱钙。

病理诊断:右股骨上段病灶肉芽组织及右股骨颈前方骨组织活检标本:肉芽组织伴大量组织坏死,局部区域可见梭形异型细胞,考虑骨肉瘤,待免疫组化进一步明确诊断。右股骨颈隧道骨组织活检标本:镜下仅见微量的骨组织、软骨组织及纤维组织。

第六章 尤文肉瘤/外周型原始神经外胚层肿瘤

第一节 尤文肉瘤误诊分析

一组21例资料术前能做出较明确诊断的较为典型的尤文肉瘤仅为8例，占资料总数的38%。分析不典型尤文肉瘤容易误导术前诊断的主要原因如下。

（1）临床病史误导：一组资料中1例股骨尤文肉瘤的患者已在外院确诊为非何杰金氏淋巴瘤2年，而另1例13岁骨外尤文肉瘤患者主诉为渐增大的无痛性肿块10年，从而导致X线平片及CT术前误诊。

（2）症状、体征不典型，无疼痛、发热等典型表现。

（3）年龄不在好发段内，一组21例资料中，除1例57岁、1例32岁、1例3岁，其余18例有13例位于9~19岁之间，5例位于20~29岁之间，与文献报道的尤文肉瘤好发年龄段基本相符，但位于好发年龄段以外的患者在临床工作中很少考虑到尤文肉瘤。

（4）病变部位不典型，如骨外尤文肉瘤或发生在上颌骨、椎体等部位的骨尤文肉瘤；骨膜反应不明显；无骨破坏或骨破坏不明显者。

（5）骨质硬化较明显者及瘤体内有较多残留骨者，一些文献报道根据病变骨质增生硬化的多少分为硬化型、溶骨型及混合型，其中骨质增生硬化较为明显的硬化型，较难与成骨性肿瘤鉴别，而瘤体内的残留骨，特别是随着肿瘤生长被推移至骨轮廓以外的残骨片也较容易误认为是骨肉瘤的瘤骨。

（6）合并其他病变，该组资料中1例跖骨尤文肉瘤的9岁患者就合并了慢性化脓性骨髓炎，从而导致了临床及影像表现均不典型。

第二节 类似尤文肉瘤的小细胞骨肉瘤

骨肉瘤根据X线和组织学标准可分为十一种。Sim等（1979）报告一组24例特殊类型骨肉瘤，细胞极小，组织学上可类似尤文肉瘤。区别这些小细胞骨肉瘤和尤文肉瘤很重要，因为骨肉瘤通常对放射线不敏感，治疗时选择根治术和化疗。该组病例X线表现都是恶性肿瘤，有的类似尤文肉瘤，病变范围均较大，都有皮质破坏，19例犯及长骨。

小细胞骨肉瘤病人年龄范围较尤文肉瘤和典型骨肉瘤病人为大，约半数大于30岁。常有早期转移。组织学检查细胞小而圆，在同一肿瘤中组织学表现有一范围，有的类似尤文肉瘤，有的容易诊断为骨肉瘤。

小细胞骨肉瘤在临床上是否与一般骨肉瘤不同，尚未确定，但将其与尤文肉瘤分开是重要的，这样，才能给予合适的治疗。

第三节　原始神经外胚层肿瘤伴骨小梁反应性增生

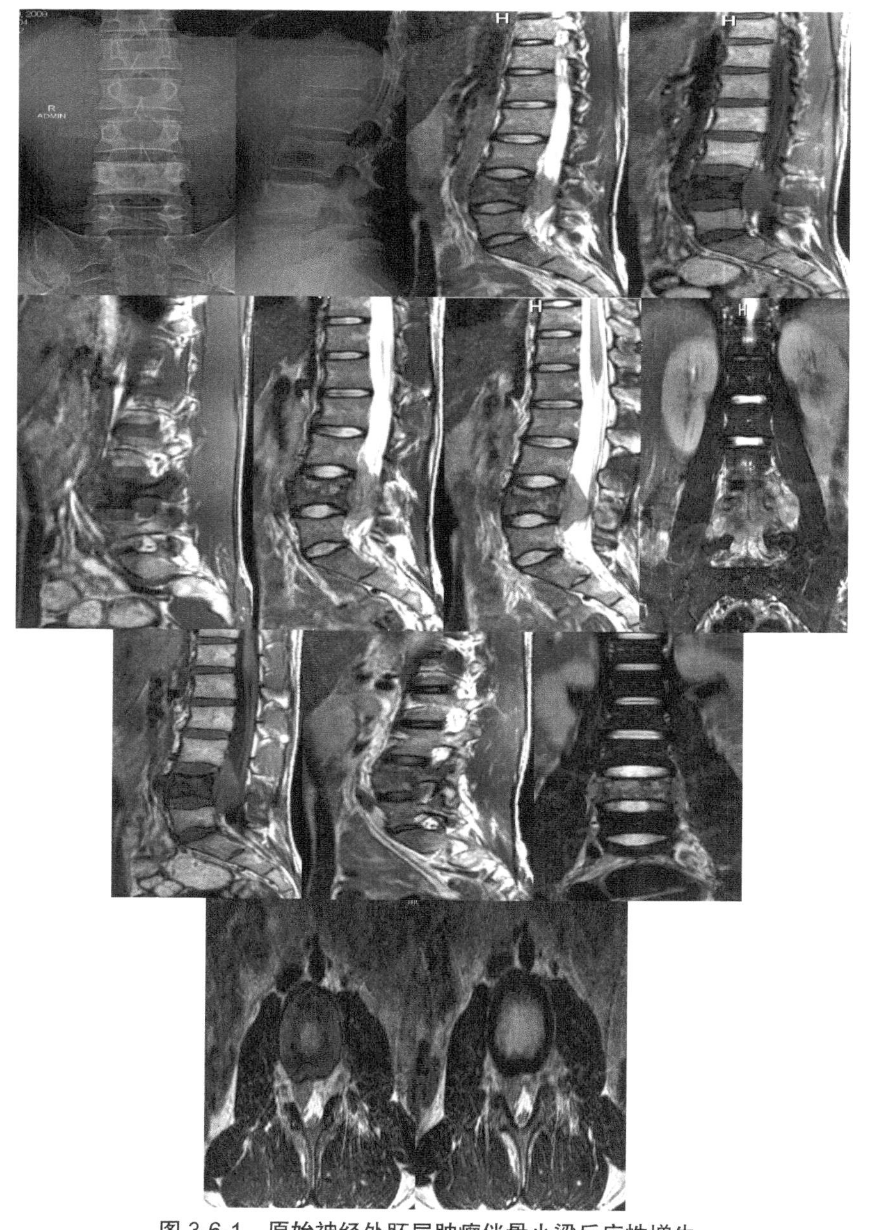

图 3-6-1　原始神经外胚层肿瘤伴骨小梁反应性增生

患者,男, 27 岁。腰痛伴双下肢放射痛 4 月余入院。患者于 4 月前无明显诱因腰部疼痛,疼痛为慢性钝痛,沿腰背部、臀部放射,改变体位、负重时加重,以午夜后疼痛最重,有午夜低热盗汗,进行性消瘦,体重减轻不详,既往有肺结核病史。

查体: L_4、L_5 棘突间及椎旁压痛及叩击痛(+),向双下肢放射;腰部活动度:前屈 50°、背伸 20°,左侧屈 20°、右侧屈 20°;双下肢痛温觉等浅感觉减退;膝腱反射:左(++),右(+),病理反射未引出;直腿抬高试验:左 70°,右 50°;血沉 5 mm/h,结核杆菌抗体(-)。

术后病理诊断:原始神经外胚层肿瘤伴骨小梁反应性增生。

第七章　骨髓瘤

第一节　脊柱外骨孤立性浆细胞瘤的影像表现及误诊分析

骨孤立性浆细胞瘤是指单发的、起源于骨髓组织的浆细胞单克隆性增殖所形成的实体肿瘤，好发于中轴骨，其他部位较少见。目前国内外关于骨孤立性浆细胞瘤影像学表现的文献报道主要见于脊柱，其他部位骨孤立性浆细胞瘤报道较少。

一、病理学

骨孤立性浆细胞瘤是起源于骨髓的单发浆细胞瘤，约占浆细胞肿瘤的3%~5%，男女比例约2∶1，发病年龄中位数约为55岁。骨孤立性浆细胞瘤可发生于任何部位的骨骼，但以中轴骨骼，尤其是脊椎多见，约20%的骨孤立性浆细胞瘤发生于其他不规则骨，如肋骨、胸骨、锁骨和肩胛骨。

二、临床表现

骨孤立性浆细胞瘤临床表现缺乏特异性，最常见症状是受累骨骨质破坏所引起的疼痛，当肿瘤发生于脊柱时可有脊髓或神经根压迫症状，严重者可出现瘫痪，发生于颅底时则可能会出现颅神经麻痹症状。该组男性15例，女性7例，平均53岁。22例患者以局部疼痛为主，其中4例颅骨病变患者中，2例出现颅神经麻痹症状。

三、诊断标准

目前公认的骨孤立性浆细胞瘤诊断标准为英国血液学标准化委员会／英国骨髓瘤协会指南工作组推荐的诊断标准：①浆细胞克隆性增殖导致的单一骨质破坏区；②其他部位骨髓细胞形态学检查和骨髓活检正常（浆细胞比例小于5%）；③ECT全身骨显像证实为单一病灶；④无浆细胞疾病引起的贫血、高血钙或肾功能损害；⑤血清或尿单克隆免疫球蛋白缺乏或低下（若大于20 g/L要考虑多发性骨髓瘤）；⑥脊柱MRI检查没有发现局部病变外的其他病灶。一组22例患者均符合以上诊断标准。

四、影像学研究

骨孤立性浆细胞瘤的影像学表现以脊柱骨孤立性浆细胞瘤的报道最多，而发生于脊柱以外部位骨孤立性浆细胞瘤的影像学报道较少。该组22例病灶位于肋骨7例，颅骨4例，坐骨、肱骨、股骨各2例，锁骨、胸骨、掌骨、髂骨、腓骨各1例。

影像学表现较一致：呈膨胀性、溶骨性骨质破坏；边界较清，边缘见弧形压迹，无明显硬化边，病灶内骨嵴常见，无钙化；骨皮质变薄、中断，肿瘤局部突破骨皮质向外侵犯，呈伪足状，有学者称之为“伪足征”，此征象提示肿瘤具有一定侵袭性，可作为同良性骨肿瘤的鉴别征象；大部分病灶未见明显骨膜反应，1例位于股骨者可见不规则轻度骨膜反应，该例肿瘤较大，病程长达19个月，骨质破坏区周围软组织明显肿胀，推测其骨膜反应与肿瘤长期刺激及周围软组织炎症有关。

与肌肉或脑实质信号相比，行MRI检查的14例病灶实性成分T_1WI、T2WI均表现为稍高信号，增强后明显强化。该信号特点及强化方式与一些作者的报道一致，具有一定特征性，可与大多数骨肿瘤相鉴别；肿瘤周围骨髓无水肿征象，邻近软组织肿块少见，可能与骨孤立性浆细胞瘤侵袭性较低、生长较为缓慢有关。

五、误诊分析

该组22例脊柱外骨孤立性浆细胞瘤中，有14例术前影像学定性误诊，误诊率较高，其中5例误诊为淋巴瘤，4 例误诊为骨巨细胞瘤，2 例误诊为纤维肉瘤，2 例误诊为转移瘤，1 例误诊为脊索瘤。

该组误诊为淋巴瘤的 5 例骨孤立性浆细胞瘤位于不规则骨及短管状骨，该部位骨孤立性浆细胞瘤与淋巴瘤鉴别较为困难，确诊需要依靠病理及免疫组化检查。两者均表现为溶骨性骨质破坏，骨皮质破坏中断，MRI 以稍短 T_1、稍长 T_2 信号为主，增强明显强化。淋巴瘤临床症状轻微而局部病灶明显，骨皮质破坏相对轻而周围软组织肿块较大，往往超过骨质破坏区，骨质硬化及骨膜反应较骨孤立性浆细胞瘤常见。

误诊为骨巨细胞瘤者，2 例位于肋骨，1 例位于颅骨，1 例位于锁骨。4 例病灶均表现为膨胀性、溶骨性骨质破坏，病灶内见骨嵴，呈“皂泡状”改变，边界清楚，无骨质硬化及骨膜反应，与骨巨细胞瘤有相似之处。但仔细观察分析，可以发现 4 例病灶均发生于中老年人，骨皮质均破坏中断，MRI 信号特征亦与骨巨细胞瘤（T_1WI 低信号、T_2WI 高信号为主）不同。因此，结合临床资料，仔细分析其影像学表现，骨孤立性浆细胞瘤不难与骨巨细胞瘤鉴别。

2 例误诊为纤维肉瘤的骨孤立性浆细胞瘤位于长骨，为纤维肉瘤的好发部位。2 例病灶均为轻度膨胀性、溶骨性骨质破坏，无骨质硬化及骨膜反应，边界清楚。纤维肉瘤虽然也具有上述表现，但是纤维肉瘤患者发病年龄相对骨孤立性浆细胞瘤年轻，骨质破坏区边界模糊，周围常伴有明显软组织肿块，MRI 信号特点也与骨孤立性浆细胞瘤不同，T_1WI 多为低信号，T_2WI 因分化程度不同，可呈高信号、低信号或混杂信号。

2 例误诊为转移瘤者均有原发肿瘤病史。单发转移瘤无特异性影像特点，可与骨孤立性浆细胞瘤表现相似，鉴别诊断难度大，常需病理活检才能鉴别。

误诊为脊索瘤者位于颅底蝶枕骨交界处，该部位骨孤立性浆细胞瘤术前易误诊为脊索瘤，两者均表现为局限性溶骨性骨质破坏。然而，颅底脊索瘤与骨孤立性浆细胞瘤的 MRI 信号特点、CT 密度特点有所不同。由于脊索瘤内含有胶样物质、黏液物质和钙化等成分，常伴坏死、出血，MRI、CT 图像多表现为混杂密度或信号。

总之，脊柱外骨孤立性浆细胞瘤的影像表现有一定特征，特别是其 MRI 信号特点有助于与其他骨肿瘤进行鉴别。正确认识骨孤立性浆细胞瘤的影像学表现，可以减少误诊，避免不必要的手术。

附：具体研究资料：14 例术前影像学检查报告误诊，其中误诊为淋巴瘤 5 例（坐骨 2 例，髂骨、掌骨及肋骨各 1 例），骨巨细胞瘤 4 例（肋骨 2 例，颅骨与锁骨各 1 例），纤维肉瘤 2 例（股骨和肱骨各 1 例），转移瘤 2 例（胸骨和肋骨各 1 例），脊索瘤 1 例（位于斜坡）。

第二节 多发骨髓瘤与骨转移瘤

详见本书 本卷 本篇 第十二章 第二节 多发骨髓瘤与骨转移瘤。

第三节 浆细胞瘤

一、病理学

浆细胞瘤是以浆细胞异常增生为特征的恶性肿瘤。其来源于骨髓造血组织，可累及任何部位骨，但最常累及脊椎，尤其是胸椎。临床上通常分为浆细胞性骨髓瘤，髓外浆细胞瘤和骨孤立性浆细胞瘤三类。

WHO 将骨孤立性浆细胞瘤和髓外浆细胞瘤统称为孤立性浆细胞瘤，骨孤立性浆细胞瘤在临床上较为少见，仅占浆细胞肿瘤的 5%~10%，髓外浆细胞瘤小于 4%。骨孤立性浆细胞瘤好发于脊椎、骨盆、锁骨、肩胛骨、股骨、肋骨、颅骨等部位。

因骨孤立性浆细胞瘤其影像学表现缺乏特征性，早期病例易漏诊，临床误诊率高，且确诊多依靠病理检查。多数骨孤立性浆细胞瘤患者主要表现为单一骨骼破坏病灶。

病理学分级 骨孤立性浆细胞瘤按瘤细胞分化程度分为三级：Ⅰ级，瘤细胞分化高，似正常浆细胞，

异型性不明显；Ⅱ级，瘤细胞异型性明显，核分裂可见；Ⅲ级，瘤细胞大小不一，核分裂多见，异型性十分明显，可见多核或多核巨瘤细胞。

在免疫表型方面，对骨孤立性浆细胞瘤诊断较有帮助的是 κ 或 λ 的克隆表达，文献报道孤立性浆细胞瘤多呈 λ 阳性表达。免疫组化示均为轻链限制性，均表达 CD79a。重链染色以 IgG、IgM 阳性多见，而 IgA、IgD、IgE 阳性较少见。

二、临床表现

骨孤立性浆细胞瘤男性多于女性，好发年龄为 50 岁以内。一般认为骨孤立性浆细胞瘤属于低度恶性肿瘤，病程缓慢，预后较多发性骨髓瘤好，因此鉴别多发性骨髓瘤与骨孤立性浆细胞瘤对于临床的治疗和判断预后均具有重要的意义。骨孤立性浆细胞瘤最常见症状是疼痛，也可表现为脊髓或根性压迫症状。

三、诊断标准

单克隆性浆细胞增生导致的单一骨质破坏；骨髓活检正常；无因浆细胞病造成的贫血、高钙血症或肾功能损害；血清或尿液单克隆免疫球蛋白缺乏或水平低下（若大于 20g/l，则可疑为多发性骨髓瘤）；MRI 未发现有其他病灶。

四、影像学研究

X 线表现为单发、膨胀性、不规则骨质破坏，破坏区通常较大，边界清楚，呈囊状，其中可见粗糙或细小骨性间隔，如皂泡或蜂窝状，骨皮质膨大变薄，无明显骨膜反应。CT 可见骨质膨胀，边界清楚，常突破骨皮质，在附近形成软组织肿块。膨胀程度差异大。磁共振上表现为长 T_1 长 T_2 信号，信号不均匀。MRI 可清楚显示病变侵犯骨皮质和周围的软组织。发生于椎体、肋骨、肩胛骨等中轴骨及邻近骨的病灶诊断相对容易。发生于四肢骨、面颅骨的病灶诊断较难。有些病灶与淋巴瘤表现非常相似。分化差的骨孤立性浆细胞瘤可以呈恶性表现，与转移瘤鉴别困难。

（1）与多发性骨髓瘤的关系：多发性骨髓瘤在 X 线片上呈多发性圆形、椭圆形、鼠咬状溶骨性骨质破坏，直径数毫米至 2 cm，而骨孤立性浆细胞瘤的特征为较大的分隔多房状骨质破坏；多发性骨髓瘤的发病率是骨孤立性浆细胞瘤的 16 倍；MRI 可发现 26% 的隐匿性骨孤立性浆细胞瘤患者，所以，MRI 应作为骨孤立性浆细胞瘤检查的常规。MRI 其他部位阴性者，预后较好。

（2）PET 在诊断中的应用：PET 检查可以发现隐匿性病灶，有时改变了诊断，如从诊断骨孤立性浆细胞瘤到诊断多发性骨髓瘤。PET 有时可以发现 CT 和 MRI 漏诊的病灶。有条件的情况下，对于诊断骨孤立性浆细胞瘤的患者应进行 PET 检查。如发现破坏严重，进展快的病灶，应特别注意全身观察，PET 是必要的。

五、鉴别诊断

骨孤立性浆细胞瘤考虑鉴别诊断时，应包括：转移瘤、淋巴瘤、纤维组织细胞瘤 / 恶性纤维组织细胞瘤、骨巨细胞瘤、硬纤维瘤病、神经纤维瘤、外周型原始神经外胚层肿瘤等。

总之，当骨盆组成骨出现无外伤性疼痛、病灶略呈膨胀性改变、周围骨皮质变薄且有明显强化等征象，且其他部位骨骼无异常改变时，应考虑到骨孤立性浆细胞瘤的可能性，建议完善相关检查，以免造成误诊和漏诊。

六、存在的问题

Ⅰ、Ⅱ、Ⅲ级浆细胞瘤与转化为多发性骨髓瘤的关系，比例究竟如何，尚待研究。现行的诊断标准有不完善之处，如 MRI 未发现其他病灶，是否就是真的没有病灶？这可能造成预后的差异。髓外浆细胞瘤与骨孤立性浆细胞瘤的关系，髓外浆细胞瘤 / 骨孤立性浆细胞瘤与淋巴瘤的关系尚无确切的定论。

第四节　髓外浆细胞瘤

在髓外浆细胞瘤，原发灶多位于鼻腔、鼻旁窦和鼻咽部、扁桃体及眼眶，其次见于舌、喉、甲状腺、肾上腺、脾、肺、皮肤、胃肠道、睾丸等器官。常表现为单一软组织肿块，预后较骨孤立性浆细胞瘤好，进展为多发性骨髓瘤及远处复发风险远低于骨孤立性浆细胞瘤。

第八章 骨淋巴瘤

第一节 原发性非霍奇金淋巴瘤的骨侵犯

恶性淋巴瘤以原发于淋巴结最多见，结外恶性淋巴瘤以消化道最常见，而骨原发性恶性淋巴瘤较少见，绝大多数为非霍奇金淋巴瘤，霍奇金病罕见。其发病年龄与分布部位，报道不一。因临床及影像表现缺乏特征性，所以术前诊断比较困难，确诊需靠病理及免疫组化检查。男性发病多于女性，男女比例为(1.2~1.6)：1，40岁左右为发病高峰年龄，好发部位为骨盆、脊柱、股骨等。病变多为单发病灶，也可多发。

目前公认的骨原发性恶性淋巴瘤诊断标准由Cooley等(1950)首先提出。开始时只侵犯单一骨骼，病理学上明确诊断淋巴瘤，在初次发病时病变只有局部转移，或者原发性肿瘤在发现至少6个月以后才出现转移。原发性非霍奇金淋巴瘤免疫表型绝大多数来源于B细胞型大细胞、小细胞或大小细胞混合性淋巴瘤，少数为T细胞型。

一、影像学研究

X线检查简单易行，且费用低，是诊断骨骼疾病的最常用的方法，仍应作为首选。传统X线片基本上都能发现病灶，但对原发性非霍奇金淋巴瘤早期病变及其内部结构和软组织的显示有较大局限性。而CT、MRI检查能弥补平片上述缺点，提供更为丰富的诊断信息，特别对骨解剖部位复杂重叠多而X线片显示困难的区域具有更高的诊断价值。

原发性非霍奇金淋巴瘤的X线片表现与CT表现大致相仿，主要有5种类型：①硬化型，表现为骨质密度均匀或不均匀增高；②浸润型，表现为虫蚀样、筛孔状浸润性骨质破坏，部分呈小斑片状破坏，破坏区边缘不清，部分边缘有轻度硬化，骨皮质变薄；③溶骨型，表现为片状溶骨性破坏，边缘清晰，病灶区可见残留骨嵴，周围骨皮质变薄，部分缺损，部分有不规则硬化；④囊状膨胀型，表现为囊状、明显膨胀性骨质破坏，皮质菲薄，其内可见细小分隔；⑤混合型，增强扫描病灶及软组织肿块有不同程度强化。

一组9例主要表现为前三种类型，其X线片与CT主要特点表现：①病灶骨质破坏范围相对较广泛，而骨皮质破坏的范围相对小；②骨膜反应较轻微(1/9例)，甚至无明显骨膜反应(8/9例)；③软组织肿块，且往往较大。

该组8例原发性非霍奇金淋巴瘤行MRI检查，也具有相对特征性MRI表现。

1. 病灶形态 该组8例原发性非霍奇金淋巴瘤多表现为不同形态的多发灶状、斑片状或块状改变，未见特征性形态学改变，有文献报道骨淋巴瘤在骨髓内有形成结节和肿块的趋势，这种形态学改变可能有助于鉴别诊断。

2. 信号特点 该组所有病灶T_2WI均呈等信号(5/8)或稍高信号(3/8)，主要由于病理上淋巴瘤瘤体的细胞成分多，间质少，因而水分含量相对较少，因此决定大多数淋巴瘤T_2WI信号不会太高，多呈等或稍高信号，偶呈高信号；T_1WI多呈稍低或等信号。

但Lawrence等(1998)通过27例骨原发性淋巴瘤的MRI与病理学对照研究后认为骨原发性淋巴瘤T_2WI的信号改变可为高、中、低信号及不均匀信号，且以不均匀信号为主，占63%，同时发现病灶的信号和病变内的纤维化无关。

3. 强化特点 该组病例病灶大多数呈斑片状均匀或不均匀较为明显强化，部分呈轻度强化。但也有学者认为淋巴瘤血供不丰富，瘤灶主要由大量均匀的瘤细胞组成，供对比剂分布的细胞外间隙较少，病灶轻至中度强化；

4. 软组织肿块　病灶周围常有相对较大的软组织肿块形成，常包绕病骨周围生长，肿块往往大于骨侵犯的范围，即骨皮质破坏的范围相对小而软组织肿块相对较大，甚至部分骨质破坏不明显，软组织肿块也可较大，其原因可能为淋巴瘤易在软组织内呈弥漫性浸润生长所致。发生于脊柱原发性非霍奇金淋巴瘤可引起椎旁软组织肿块，多呈梭形，且范围较广，椎管内侵犯多位于髓外硬膜外，且有包绕脊髓呈纵形生长的趋势，但邻近椎间盘形态及信号一般显示正常，这点能与脊柱结核相鉴别。

尽管 MRI 的多层次、多方位、多参数的成像带来更为丰富的诊断信息，有利于术前定性诊断、制订手术方案和估计手术风险，尤其显示病灶对脊髓或颅内有无侵犯具有独特价值，X 线片甚至 CT 都无法显示，但 MRI 对显示病灶区骨骼改变、骨皮质侵蚀及骨膜反应等情况不如 X 线、CT 直观。

二、鉴别诊断

本病单发者需与尤文肉瘤、恶性纤维组织细胞瘤等鉴别；多发者需与转移瘤、白血病骨髓浸润、骨髓瘤等鉴别。

（1）尤文肉瘤：尤文肉瘤好发于 10~25 岁的青少年，患者往往有发热、白细胞增高等全身症状，骨破坏呈筛孔样，骨膜反应明显，多呈葱皮样骨膜反应；本病好发于 40 岁左右中年人，一般全身症状轻或无，病程长，骨膜反应较轻。

（2）骨恶性纤维组织细胞瘤：骨恶性纤维组织细胞瘤呈斑片状骨破坏区，轮廓多光整，似良性病变，部分破坏区见云絮样钙化影；本病骨破坏边缘多不规则、模糊且多伴硬化，但无钙化。

（3）转移瘤：转移瘤常有明确原发肿瘤，软组织肿块常较局限，溶骨性转移瘤骨破坏边缘多无硬化，而本病常伴硬化。

（4）白血病骨髓浸润：白血病骨髓浸润常有明确白血病病史，多分布于红骨髓区，呈弥漫性浸润表现多见，MRI 信号多无特异性。骨髓瘤好发年龄较大，多呈穿凿样骨破坏，边缘清晰，周围无硬化，多有广泛骨质疏松。

总之，CT、MRI 对原发性非霍奇金淋巴瘤诊断较 X 线片有优势，能准确评价原发性非霍奇金淋巴瘤发病部位及与邻近结构的关系，不仅有助于病变的定位、定性，而且在临床术前准备及术后疗效判断等方面有着重要的作用。尽管 CT、MRI 对于原发性非霍奇金淋巴瘤的诊断敏感度较高，但特异性不高，综合影像学检查能提高诊断符合率，必要时做穿刺活检以明确诊断。

第二节　腰椎霍奇金淋巴瘤（混合细胞型）

病例，男，25 岁。腰部疼痛半年，放射至双大腿疼痛近 3 个月入院。

病理检查：腰椎体 + 腰大肌周围肿物切除标本：常规病理诊断：为富于嗜酸粒细胞的炎性增生性病变，不能排除组织细胞增生症，待免疫组化进一步诊断。免疫组化检测：阳性：CD45Ro（膜 / 浆，+++，反性细胞阳性），Ki-67（核，5%），CD68（浆，+++），CD20（浆，+），CD1a（膜 / 浆，+，散在阳性），CD3（浆，+++），CD57（浆，+，散在），CD30（浆，+，大细胞阳性），CD15（浆，+++，大细胞阳性），CD2（浆，++，反应细胞阳性），EMA（浆，散在少量阳性大细胞）；阴性：CK，CD79a，S-100，CD21，ALK，EBV，PMA-5。原位杂交：EBER 阴性。注：上述检测中阳性加号的意义：无着色为阴性，<25% 肿瘤细胞着色为（+），26%~50% 为（++），51%~75% 为（+++），>75% 为（++++）。ER，PR，P53，Ki-67 计肿瘤细胞核阳性率。免疫组化断：腰椎体 + 腰大肌周围肿物切除标本：符合何杰金淋巴瘤（混合细胞型）。

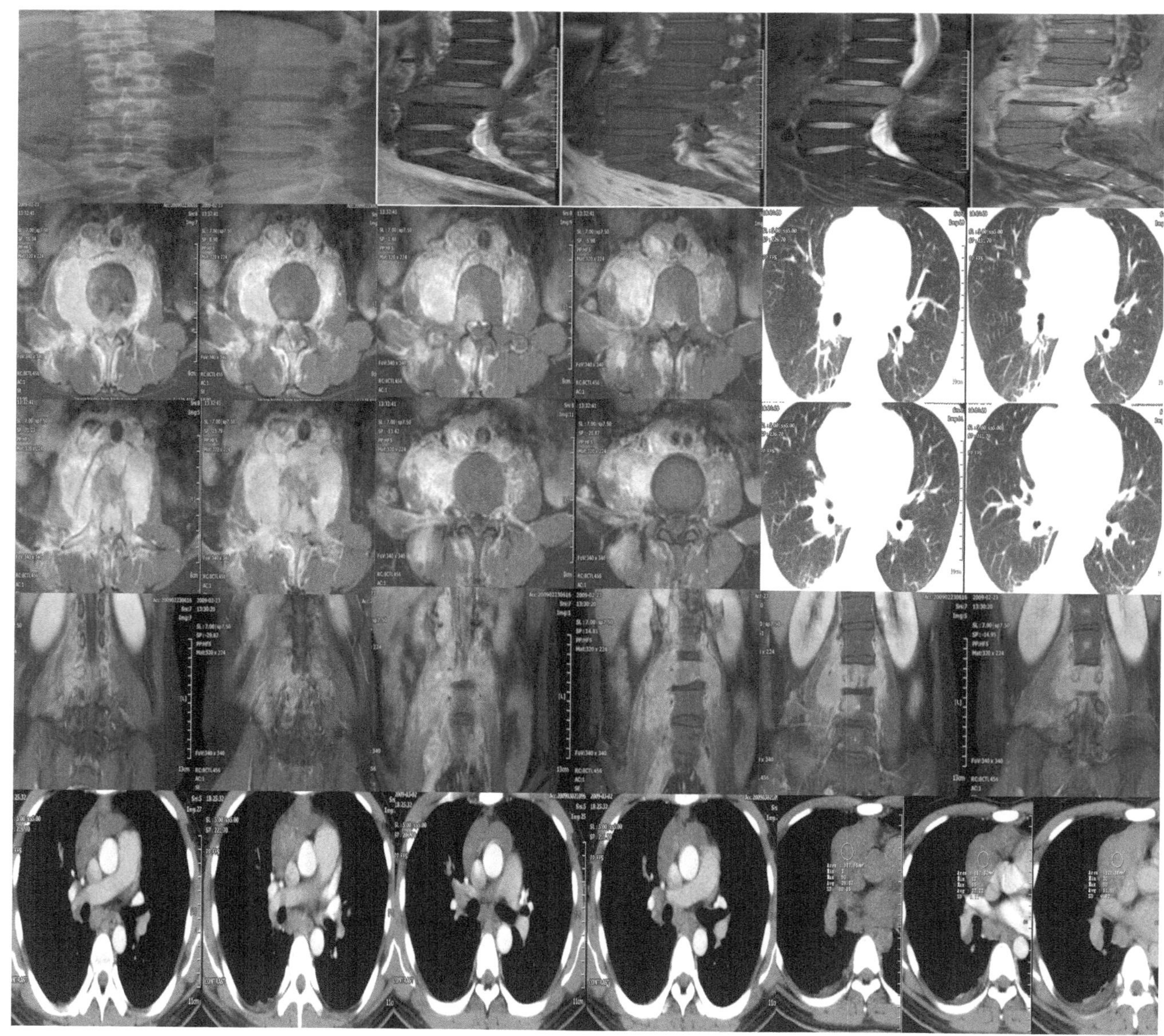

图 3-8-1 腰椎霍奇金淋巴瘤（混合细胞型）

第三节 原发性骨网状细胞肉瘤

原发性骨网状细胞肉瘤由 Parker & Jackson（1939）首先报告 17 例，而且这些病例曾误诊为尤文肉瘤、何杰金氏病、淋巴瘤、骨肉瘤和炎症等。

一项研究 11 例在病理学检查前也均误诊为尤文肉瘤、骨纤维肉瘤、骨转移瘤、骨髓炎等，1 例肋骨病变误为嗜酸性肉芽肿，1 例桡骨近端病变误为骨囊肿。

一些学者为了和其他系统网状细胞肉瘤区别，提出本病的诊断标准，包括：原发肿瘤位于某一单骨；肿瘤经病理学证实；肿瘤本身不是转移性肿瘤，在局部症状出现后才发生所属淋巴结及远处骨骼或肺转移。

一、病理学

病理表现肿瘤的发展可分为 3 种类型：局限于骨内（骨皮质完整）；对称性生长并在骨外形成肿

块;偏心性向骨外生长。镜下肿瘤细胞主要由未分化或低分化型网状细胞构成,有丰富的网状纤维,细胞中不含糖原。

二、临床表现

本病多发于男性,男女之比约为 2∶1~3∶1,发病年龄多见于成人,以 30~50 岁多见。病程较尤文氏瘤缓慢,全身情况较其他恶性骨肿瘤为好,主要症状为局部肿胀和疼痛,早期呈间歇性类风湿样疼痛,以致很多病例曾有按类风湿治疗的病史。实验室检查血沉增快者 5 例,其他无明显异常。长管状骨、扁平骨及椎骨好发。长管状骨以股骨、胫骨及肱骨多见,病变多在干骺端,扁平骨中以肩胛骨好发。

三、影像学研究

影像学表现主要为溶骨性破坏,肿瘤本身无成骨作用,有时病变区夹杂有残存的未完全破坏的骨组织,呈“溶冰状”表现。肿瘤的范围广泛,而骨质破坏相对较轻这一征象在其他恶性骨肿瘤是很少见的。长管状骨破坏区骨质可有轻微膨胀性改变,扁平骨膨胀性改变明显。骨膜本身不产生反应,多在合并病理性骨折或骨质破坏穿破骨皮质时可产生少量骨膜反应。骨皮质破坏后,肿瘤可穿破到骨外产生软组织肿块,界限不清,内无瘤骨或骨化现象。

尽管本病影像学表现无独特的征象,但对长管状骨的广泛性溶骨性破坏应想到此病的可能性。位于扁平骨的该肿瘤诊断比较困难。

四、鉴别诊断

本病影像学无特征性表现,主要易与下列肿瘤相混淆。

(1)尤文肉瘤:发病年龄多在 5~15 岁之间,可有发热及白细胞增高等类似炎症的症状,可早期转移至肺或其他骨骼,好发于长骨骨干,骨膜反应显著,常呈葱皮状或袖口状或可有放射状骨针。

(2)骨肉瘤:发病年龄较早,有较多在 20 岁左右,进展快,病变范围较局限,若发现特征性软组织肿块内瘤骨和明显的骨膜反应可资鉴别。

(3)骨纤维肉瘤:骨纤维肉瘤平均发病年龄较高,病程缓慢,虽为溶骨性破坏,但范围一般不及网状细胞肉瘤广泛。

(4)骨转移瘤:癌转移灶常累及数骨,软组织肿块及骨膜反应不明显,如有骨膜反应则多为垂直方向。扁平骨的网状细胞肉瘤有时难以与转移瘤或骨髓瘤相区别。

(5)继发性网状细胞肉瘤:淋巴结发生的网状细胞肉瘤累及骨骼者称为继发性网状细胞肉瘤,为可侵犯多骨的溶骨性破坏。在长骨中呈多发椭圆形骨缺损,边界清楚,有时溶骨性病变与骨质硬化混合存在。

原发性骨网状细胞肉瘤的诊断要点可概括为:成人多见,男多于女,多单发,病程缓慢,预后较其他恶性骨肿瘤为好。主要症状为局部疼痛,一般无全身症状。典型的 X 线表现为长骨干骺端髓腔内纯溶骨性破坏,一般无骨膜反应,对放射治疗高度敏感。只要将 X 线表现与临床密切结合,部分病例可以得出诊断,故 X 线检查对此病具有一定的诊断价值。当然,最后确诊有赖于病理学检查。

第四节　左股骨下端弥漫性大 B 细胞淋巴瘤(非生发中心 B 细胞样型)

患者,女,63 岁。左膝疼痛、肿胀、活动受限 1 月入院。

手术所见:取股骨内髁切口,切开皮肤及皮下组织,长约 1.5 cm,暴露股骨内髁,用 7 mm 电钻钻孔,刮勺刮除部分髓腔内组织送活检,见髓腔内组织呈肉芽样变。

病理检查:左股骨下端髓内组织活检标本:灰褐色碎组织一堆,体积 2 cm × 2 cm × 0.4 cm。免疫组化检测:阳性:CD20,CD79α,LCA,CD5,Bcl-6,MUM1,Ki-67(约 80%);阴性:CD10,CD3,CD45R0,CD7,CD38,CD138,κ 链,λ 链,CD99,TTF-1,NSE,Vim,EMA,CK(P),CK7,CK20,Villin,CD23,TdT。免疫组化诊断:左股骨下端髓内组织活检标本:免疫组化结果符合弥漫性大 B 细胞淋巴瘤(非生发中心 B 细胞样型)。

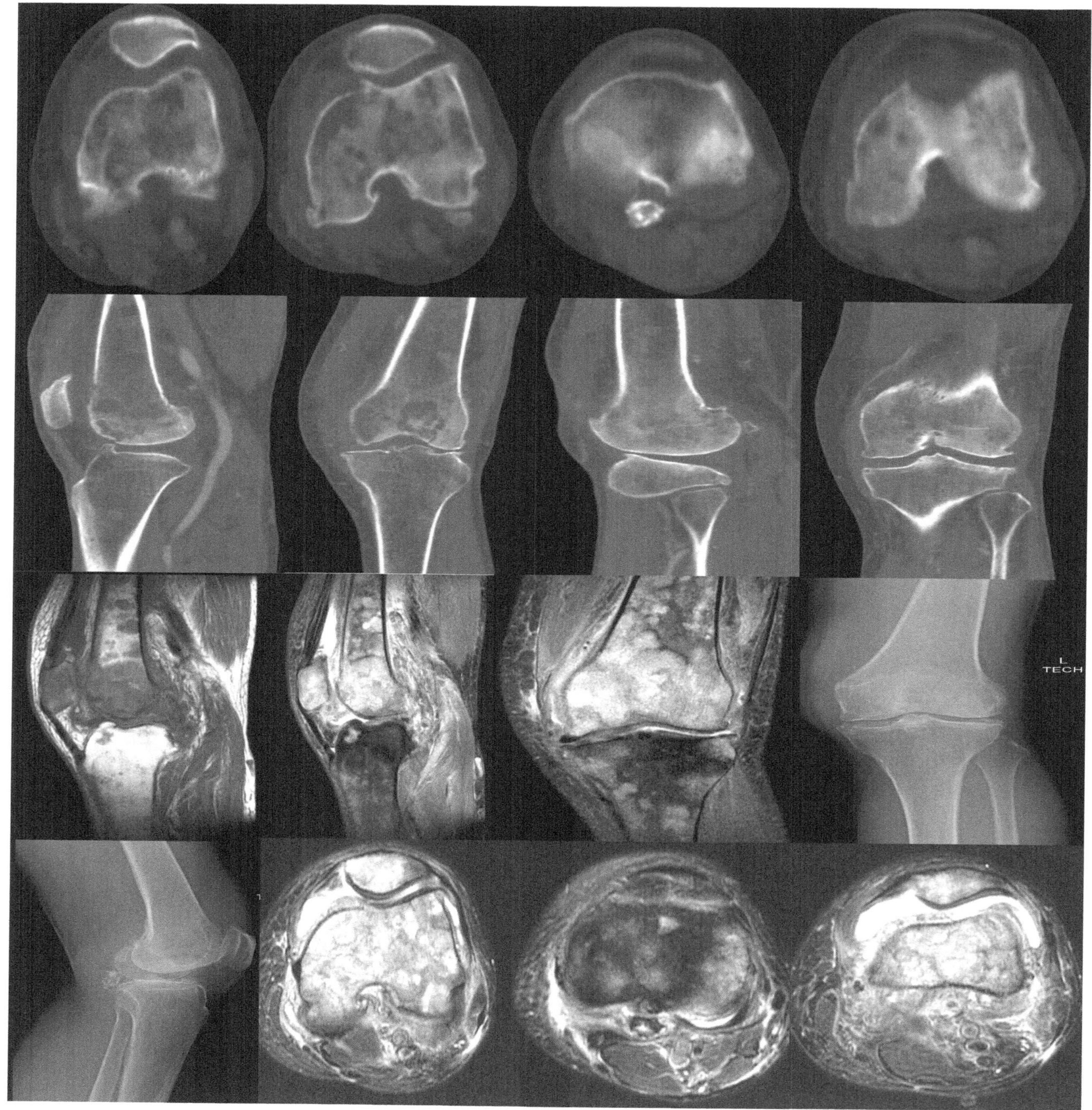

图 3-8-2　左股骨下端弥漫性大 B 细胞淋巴瘤(非生发中心 B 细胞样型)

第五节　误诊病例分析:膝弥漫性大 B 细胞淋巴瘤

病例,女,61 岁。反复左膝肿痛 2 月入院。

手术所见:刮勺刮除部分髓腔内组织送活检,见髓腔内组织呈肉芽样变。病理检查:免疫组化检测:阳性:CD20、CD79α、LCA、CD5、Bcl-6、MUM1、Ki-67(约 80%);阴性:CD10、CD3、CD45R0、CD7、CD38、CD138、κ 链、λ 链、CD99、TTF-1、NSE、Vim、EMA、CK(P)、CK7、CK20、Villin、CD23、

TdT）。免疫组化检测结果符合弥漫性大 B 细胞淋巴瘤。

误诊分析：本病例以膝关节为中心多骨同时累及，在诊断思路上较易朝着关节退行性疾病或关节感染性疾病的方向分析，尤其是髌骨的累及，更让诊断者未将骨肿瘤放在第一考虑范围内，而骨皮质无中断、缺乏骨膜反应及软组织肿块表现，仅股骨下段周围软组织肿胀，又进一步将该病例的诊断分析远离恶性骨肿瘤，导致误诊。然而该病例年龄 61 岁，X 线检查显示骨质破坏轻，CT 检查显示多灶性侵蚀性骨质破坏，而 MRI 显示病变范围较广泛，则强烈提示可能为淋巴瘤。

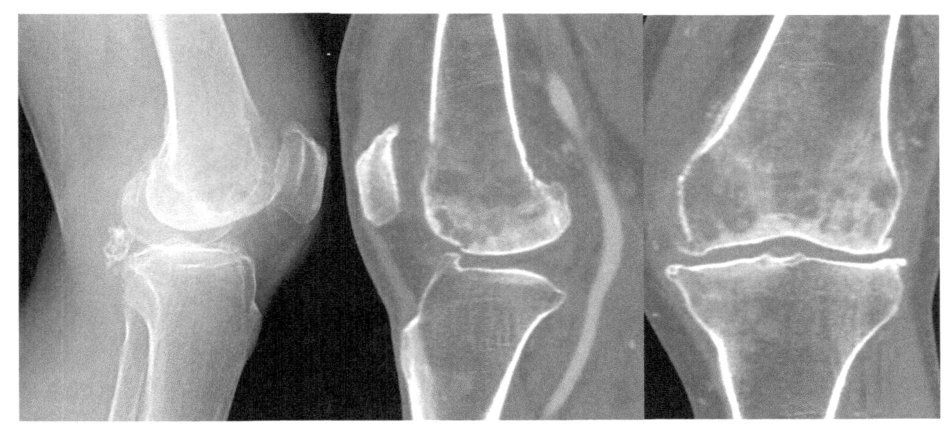

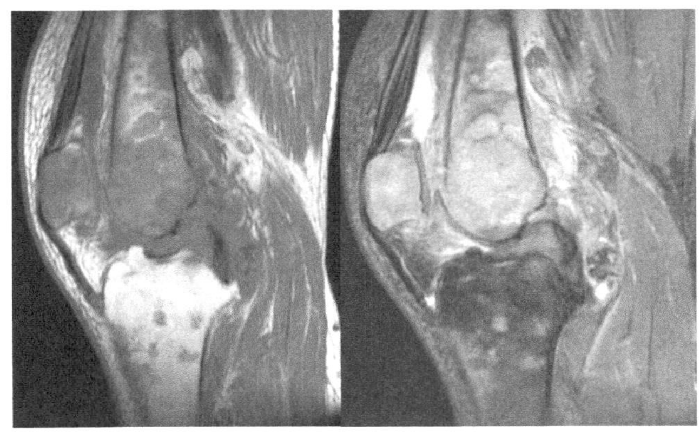

图 3-8-3　膝弥漫性大 B 细胞淋巴瘤

第九章 骨巨细胞瘤

第一节 非管状骨骨巨细胞瘤误诊分析

骨巨细胞瘤是一种较为常见的原发性骨肿瘤,大部分病例根据其好发年龄、部位及典型影像学表现等,X线平片即可确诊。然而,发生在非管状骨(不规则骨和扁骨)的骨巨细胞瘤相对少见,影像学表现常不典型,在诊断上具有一定的难度,常有误诊。

骨巨细胞瘤为常见骨肿瘤,在人体任何骨骼均可发生,最常见于长管状骨的骨端,而短管状骨、扁骨及不规则骨较少发病。它也可发生于髂骨、下颌骨,发生于脊柱、肋骨少见,而发生于距骨、跟骨、髌骨者则罕见。

一、病理学

在我国骨巨细胞瘤占骨肿瘤的10%~15%,高于欧美国家报道的5%~8%,好发于20~40岁的青壮年,国内外大宗资料报道约75%~90%发生在长管状骨,其余10%~15%发生在短管状骨、扁骨和不规则骨。管状骨以股骨远端及胫骨近端多见,大部分病例诊断较易。而发生在非管状骨(扁骨和不规则骨)的骨巨细胞瘤属少见部位,且解剖较为复杂,或因周围组织结构相互重叠影响,易造成漏诊或误诊。

有学者认为本病是起源于骨髓腔的间叶组织,生长活跃,对骨质呈侵蚀性破坏。主要有单核基质细胞和多核巨细胞组成。

二、临床表现

发生在不规则持重骨者有着不同的临床表现。发生在跟、距骨者,只要稍有轻度外伤就会引起肿痛,一般对症治疗只能暂时缓解疼痛。这可能是由于跟、距骨是全身持重骨中活动度较大的关节骨,要在活动中接受全身的重量。所以在病变的早期稍有轻度外伤就会引起明显的疼痛,而且对症处理后仍会出现负重活动时疼痛。故发生在跟、距骨的巨细胞瘤临床症状比其他骨骼处出现的要早且易被发现。而发生在椎体者,其主要临床表现是早期间歇性的腰背部隐痛、不适,可持续3~6个月。个别病例出现脊柱后凸才到医院就诊,X线检查正侧位片示椎体已呈压缩塌陷改变。发生在髌骨及肋骨者主要临床表现是间歇性的疼痛、不适,少数可触及包块,也可以在偶然的检查机会中被发现。

三、影像学研究

CT能克服检查部位重叠的影响,更清晰地显示破坏区的位置、范围、病灶内部结构、与周围组织的关系等。在细微病变如液-液平面、骨嵴、钙化、骨皮质变薄、中断等的检出明显优于X线平片。CT还可清晰显示病灶与周围结构的关系,有无骨膜反应及软组织肿块形成等,在非管状骨肿瘤的诊断上具有不可替代的作用。

而MRI具有良好的软组织分辨率,除了能清楚显示病灶与毗邻组织的关系外,在显示肿瘤的位置、大小范围及神经受压程度、判断骨髓腔及周围软组织的侵犯、软组织肿块的形成、关节腔的累及等方面优于CT,故必要时还需行MRI进行鉴别诊断。

MRI不足之处在于对钙化及骨皮质、骨嵴的显示不及CT和X线平片敏感,因此未能完全替代CT检查。在一组病例中,有4例同时采用了上述3种影像学检查技术,有3例诊断准确,1例合并动脉瘤样骨囊肿仅诊断为骨巨细胞瘤。

本病发生在长管状骨骨端时其X线表现上主要是膨胀性破坏,皮质菲薄。破坏呈横向发展。并有典型的“皂泡”影,破坏区内见有粗大的骨嵴。故诊断时并不困难。

非管状骨骨巨细胞瘤的影像学表现与长管状骨大致相仿，表现为囊状膨胀性骨质破坏或溶骨性骨质破坏，部分病灶内见骨嵴，多不贯穿病灶。病灶内无钙化，边缘清楚或模糊，少有硬化边。病变骨有不同程度的膨胀，骨壳完整或残缺；可形成局限性软组织肿块；病灶内可有液 - 液平面。

发生在扁骨及不规则骨的巨细胞瘤在 X 线表现上虽与长管状骨有着一定相同的特征，即呈膨胀性破坏，皮质变薄。不同之处是膨胀性破坏区内有细小的骨嵴或无骨嵴，往往无“皂泡”影。破坏的横向发展无长管状骨者明显，其横径往往是等于或小于纵径，所以缺乏特征性表现，误诊率很高。

与长管状骨骨巨细胞瘤相比，肿瘤位于不规则骨者病灶膨胀程度较长管状骨轻，皂泡状改变不明显，而溶骨性改变更显著，尤其当病变发生在脊椎时，这种表现更为明显。

一组 4 例位于颅骨及骨盆的病灶膨胀均明显，位于颅骨的病灶向颅内膨胀，膨胀病灶边缘多有完整或断缺的薄骨壳。

发生于骨盆的病灶也像长管状骨一样具有邻关节的特点，一组位于髂骨者 2 例，1 例位于骶髂关节髂侧关节面下，1 例邻近髋关节，病变可跨关节侵犯。

3 例发生在髌骨者，拍片检查时呈膨胀性破坏，其内无骨嵴及“皂泡”影，在 CT 扫描检查时有 2 例可见到少许细小的骨嵴。3 例均误诊为髌骨骨囊肿。所以在诊断时应与骨囊肿、结核性骨气臌、单发性骨髓瘤相鉴别。

发生于不典型部位的骨巨细胞瘤较少见，一组 1 例发生于颞骨的骨巨细胞瘤，病变膨胀，溶骨性破坏，其内密度均匀，CT 值约为 40 HU，可见线样不完整骨壳，无其他特征性表现。

骨巨细胞瘤由于血供丰富，增强扫描时肿瘤实性部分及纤维间隔多明显强化，部分病例出现较典型的“皂泡征”。

不少学者认为，非管状骨骨巨细胞瘤由于病变少见、部位特殊且缺少特征性表现，其肿瘤富血供特征对该肿瘤的影像诊断具有很大帮助，CT 宜行常规平扫加增强扫描，在影像后处理上应常规行多平面重建及容积再现技术，以更直观显示病变全貌及血供情况。

MRI 由于对软组织分辨率较高，可行选择性增强扫描，以更准确地观察肿瘤内部强化程度及软组织侵犯情况，有助于与其他肿瘤进行鉴别，同时为临床下一步治疗提供参考依据。

对特殊部位的膨胀性破坏，皮质变薄，破坏区内见有细小骨嵴者应考虑本病的可能性。

四、鉴别诊断

在非管状骨发生的骨巨细胞瘤表现不典型时，应注意与以下病变鉴别。

（1）动脉瘤样骨囊肿：动脉瘤样骨囊肿以椎骨及扁骨多见，表现为偏心性膨胀性骨破坏，骨皮质明显变薄或消融，X 线上与骨巨细胞瘤相似，易误诊为后者。但大约 80% 的动脉瘤样骨囊肿发生在 20 岁以下，CT 和 MRI 可发现多个液 - 液平面，且病变以囊性病灶为主，实性成分很少，膨胀较明显；而后者发病年龄相对较大，一般无液 - 液平面形成，即使出现，数目也较少。但有少部分骨巨细胞瘤合并动脉瘤样骨囊肿者应予以注意。1 例 17 岁女性患者，病灶位于坐骨体邻近骶髂关节髂骨面，内有液 - 液平面，并呈典型的皂泡状改变，影像学诊断为骨巨细胞瘤，病理诊断为骨巨细胞瘤合并动脉瘤样骨囊肿。因此，年龄在 20 岁以下患者，如病灶皂泡征明显，内有液 - 液平面者，应考虑有无合并动脉瘤样骨囊肿可能。

（2）脊索瘤：当病灶位于颅底或骶椎时需与脊索瘤鉴别。脊索瘤好发年龄为 50~60 岁，肿块较大而不规则，多数病例可在破坏区内见散在分布的斑片状钙化影，囊变及分隔改变少见，可与骨巨细胞瘤相鉴别。

（3）嗜酸细胞性肉芽肿：在嗜酸细胞性肉芽肿，当其表现为溶骨性骨质破坏，周边无硬化时可与骨巨细胞瘤相似，但前者好发于儿童和青少年，发生在脊柱时常仅累及椎体，很少累及附件，椎体溶骨性破坏后极易呈现显著楔形压缩或扁平如钱币状，一般不形成明显肿块，肿块内一般亦见不到钙化灶，增强后强化不明显，如合并颅骨特征性的“地图样”骨质破坏或长骨破坏则更易鉴别。

（4）单发骨髓瘤：骨髓瘤约 5% 的患者为单发，表现为溶骨性破坏，没有反应性骨质硬化边，50~70 岁多见，约 40%~60% 患者尿中有本 - 周蛋白尿，常见弥漫性骨质疏松，在脊柱一般表现为椎体的骨质破坏，椎弓一般不受累。

附：具体病例资料：一组 13 例少见部位骨巨细胞瘤误诊

分析:该组X线平片检查诊断符合率为15%(2/13),CT扫描检查诊断符合率为50%(5/10)。13例中含:椎体4例,肋骨3例,髌骨3例,跟骨2例,距骨1例。13例中11例X线平片误诊——椎体:结核2例,血管瘤1例,骨髓瘤1例;肋骨:骨囊肿2例,髌骨:骨囊肿3例;跟骨:骨囊肿1例,结核性骨气臌1例。正确诊断为骨巨细胞瘤2例:肋骨与距骨各1例。10例中5例CT误诊——囊肿4例:髌骨3例,跟骨1例;椎体结核1例。正确诊断为巨细胞瘤5例:椎体2例,距骨、跟骨、肋骨各1例。此外,有肋骨2例及椎体1例未行CT检查。

第二节　左股骨颈及股骨头骨巨细胞瘤(Ⅰ级)

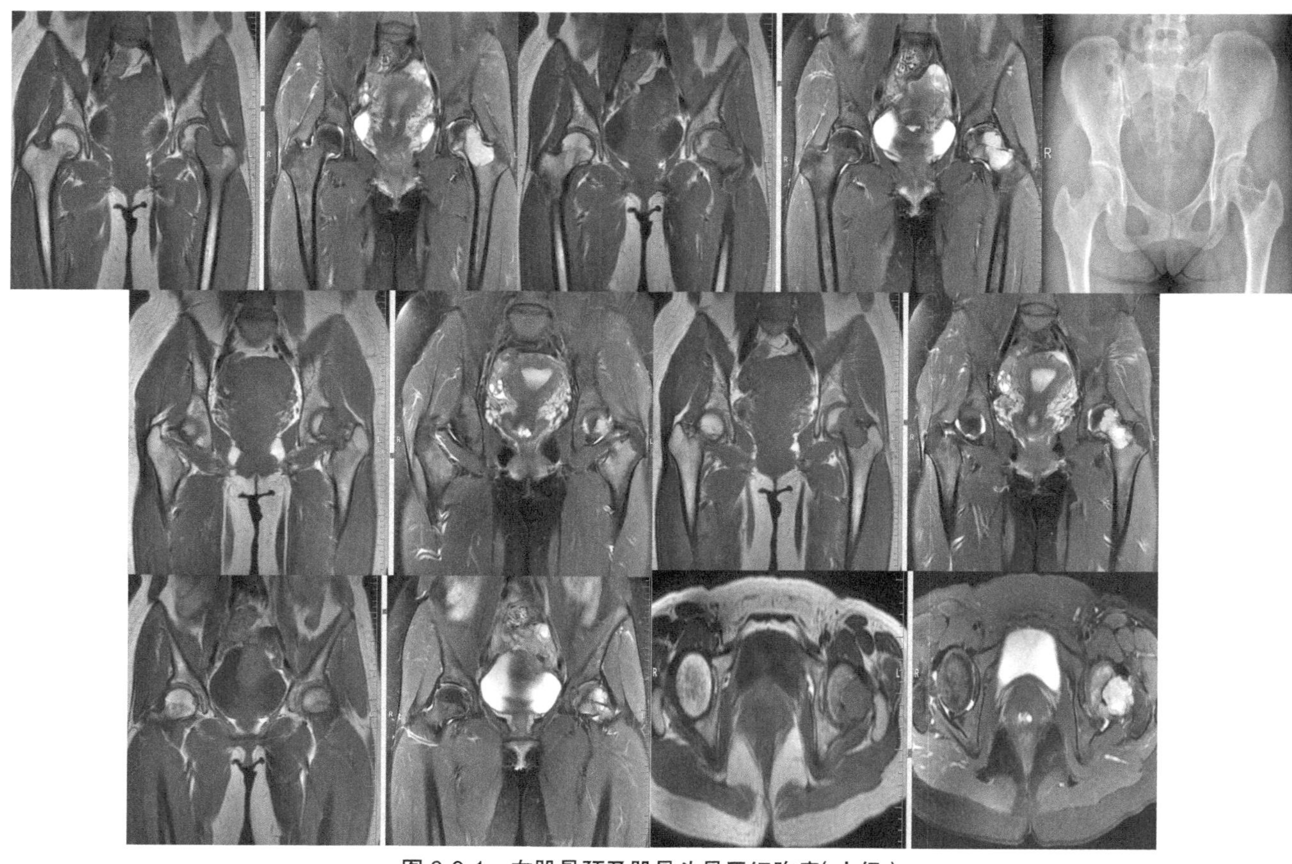

图3-9-1　左股骨颈及股骨头骨巨细胞瘤(Ⅰ级)

患者,女,39岁。因左髋部酸痛伴活动受限半年入院。外院CT提示:左股骨头及股骨颈见囊性密度影,不规则,边界清晰,骨皮质连续,并见囊性分隔,髋关节在位。

手术所见:探查见左侧股骨颈及股骨头处骨肿瘤组织,骨皮质菲薄,尚未明显突破骨皮质,见股骨颈及股骨头下均被骨肿瘤组织包裹,肿瘤组织为偏黄色鱼肉样软组织,部分分割空泡状。

病理检查:左股骨颈及股骨头肿瘤切除标本:灰黄暗褐色碎组织一堆,总体积5 cm×4 cm×1 cm,切面灰白灰黄,质软,其中可见一块骨组织,大小1 cm×1 cm×1 cm。常规病理诊断:左股骨颈及股骨头肿瘤切除标本:骨巨细胞瘤(Ⅰ级)。

免疫组化检测:阳性:P63,CD68,CD163,Vim,PAS染色,Ki-67(+,约10%);阴性:CK(P),S-100,CD1α,P53,Actin,Desmin。免疫组化诊断:左股骨颈及股骨头肿瘤切除标本:免疫组化结果,符合骨巨细胞瘤(Ⅰ级)。

第三节　左桡骨骨巨细胞瘤

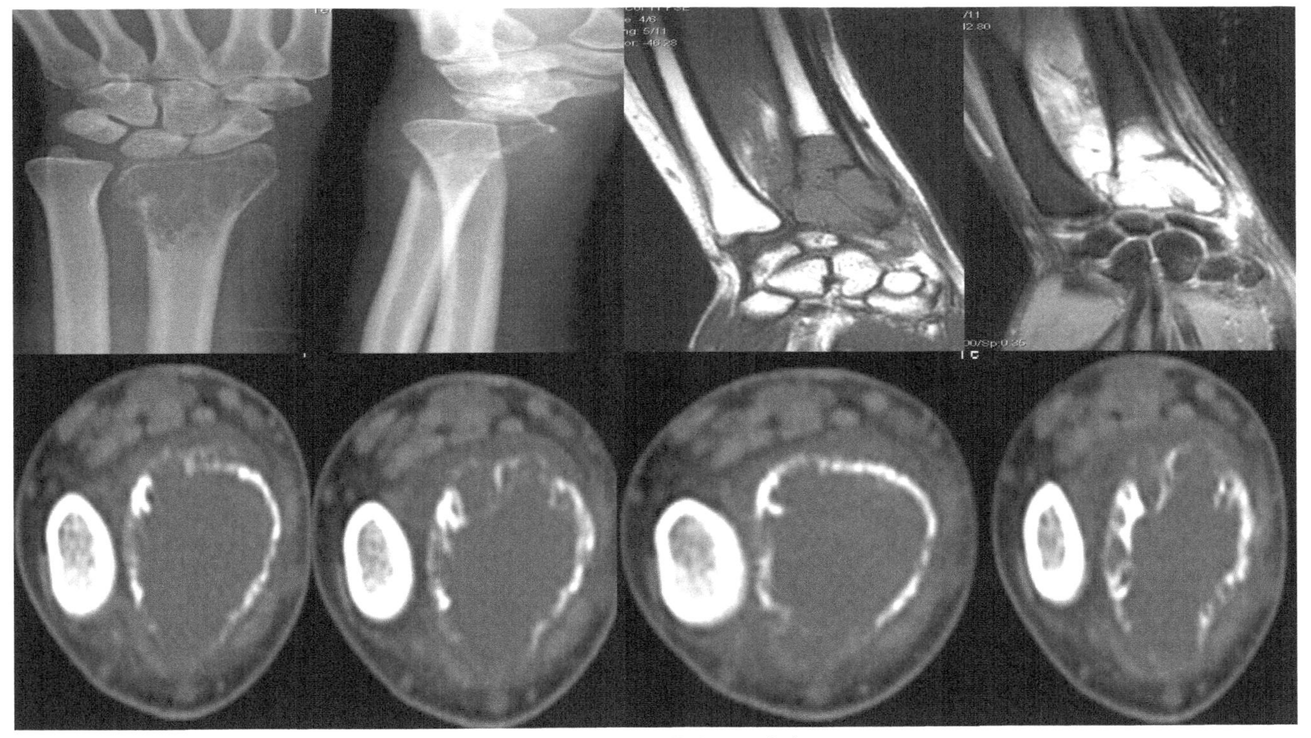

图 3-9-2　左桡骨骨巨细胞瘤

患者，女，29 岁。1 年前左前臂轻微碰伤后感觉酸胀不适、无力，10 个月前发觉左腕部逐渐肿胀。

手术所见：暴露桡骨病灶桡侧、掌侧及背侧，见桡骨远端骨皮质破坏、断裂，内见淡红色松脆的肉芽组织，侵犯皮质破坏处的软组织。

病理诊断：左桡骨骨巨细胞瘤。

骨巨细胞瘤是一种起源于非成骨性间叶组织的常见骨肿瘤，约占良性骨肿瘤的 18.4%。发病年龄以 20~40 岁多见，男女无差异。发病部位为长骨骨端，骨骺闭合前可发生于干骺端。最常见部位为股骨下端、胫骨上端、桡骨下端，占 60%~70%。恶变率 15%。

组织学分级：一级（良性）；二级（生长活跃性）；三级（恶性）：一级：骨端偏心性膨胀性皂泡样囊状破坏区；骨皮质变薄完整，未见皮质中断，无骨膜反应。二级：肿瘤高度膨胀，破坏骨皮质，致变薄的骨皮质中断，甚至局部缺损，并形成软组织肿块；软组织肿块边缘光滑，境界清晰，一般无骨膜反应。三级：广泛虫蚀样骨破坏，骨质结构模糊或消失，骨皮质溶解并残缺不全，局部形成巨大软组织肿块；浸润性生长，软组织肿块与周围结构之间边界模糊不清，肿块大于骨病灶范围；局部见层状骨膜反应，且于皮质残缺部骨膜中断消失，形成袖口征，即骨膜三角（柯氏三角）。

第四节　左桡骨远端骨巨细胞瘤

患者，男，15 岁。外伤致左腕疼痛一月入院。

手术所见：于左桡骨背侧膨大处做一长约 2 cm 纵行切开，依次切开皮肤、皮下，剥离至骨膜，骨刀凿开一 0.6 cm × 0.5 cm 窗口，其内流出淡黄色水样液体，刮取骨质及肿瘤腔内容物送病理检查。病理检查：灰黄色碎组织一堆，总体积 2 cm × 1.5 cm × 0.4 cm，部分质硬。病理诊断：左桡骨远端病变符合骨巨细胞瘤。

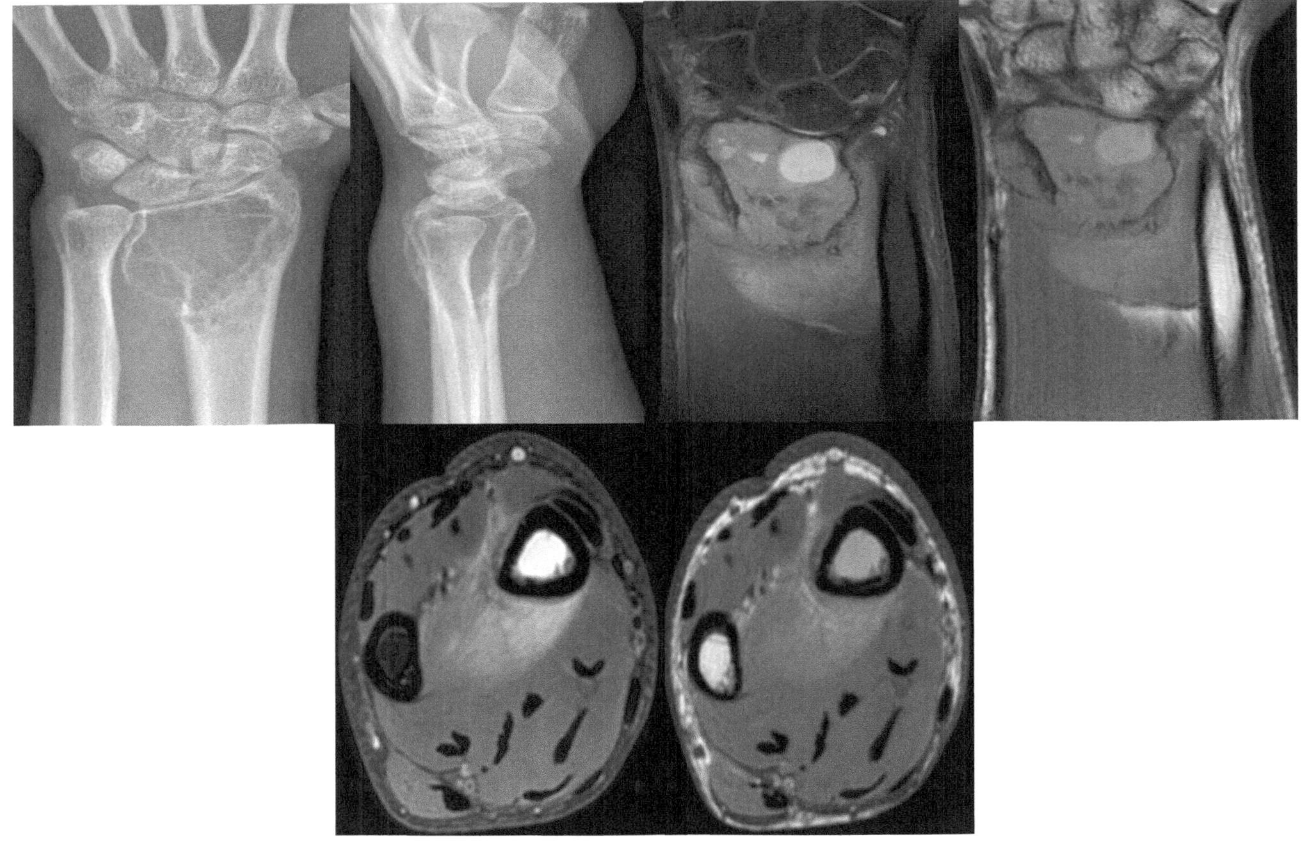

图 3-9-3 左桡骨远端骨巨细胞瘤

第五节 胸 8 椎体骨巨细胞瘤

患者,男, 39 岁,胸背部酸痛 1 个月余,加重半个月入院。1 月前患者突感整个胸背部发紧并酸痛不适,自行休息始终未见缓解。半月前患者自感胸部疼痛加重,且疼痛区域集中在胸椎骨上,在劳累后更甚。

手术所见:沿椎旁完整将胸 8 椎体切除,切除下椎体成压缩状,压缩超过二分之一,椎间盘内髓核组织基本正常,椎体边缘未见明显骨质破坏,切开椎体后见椎体内为软组织及部分骨质混杂,颜色为肉色,质较韧。

病理诊断:胸 8 椎体骨巨细胞瘤。

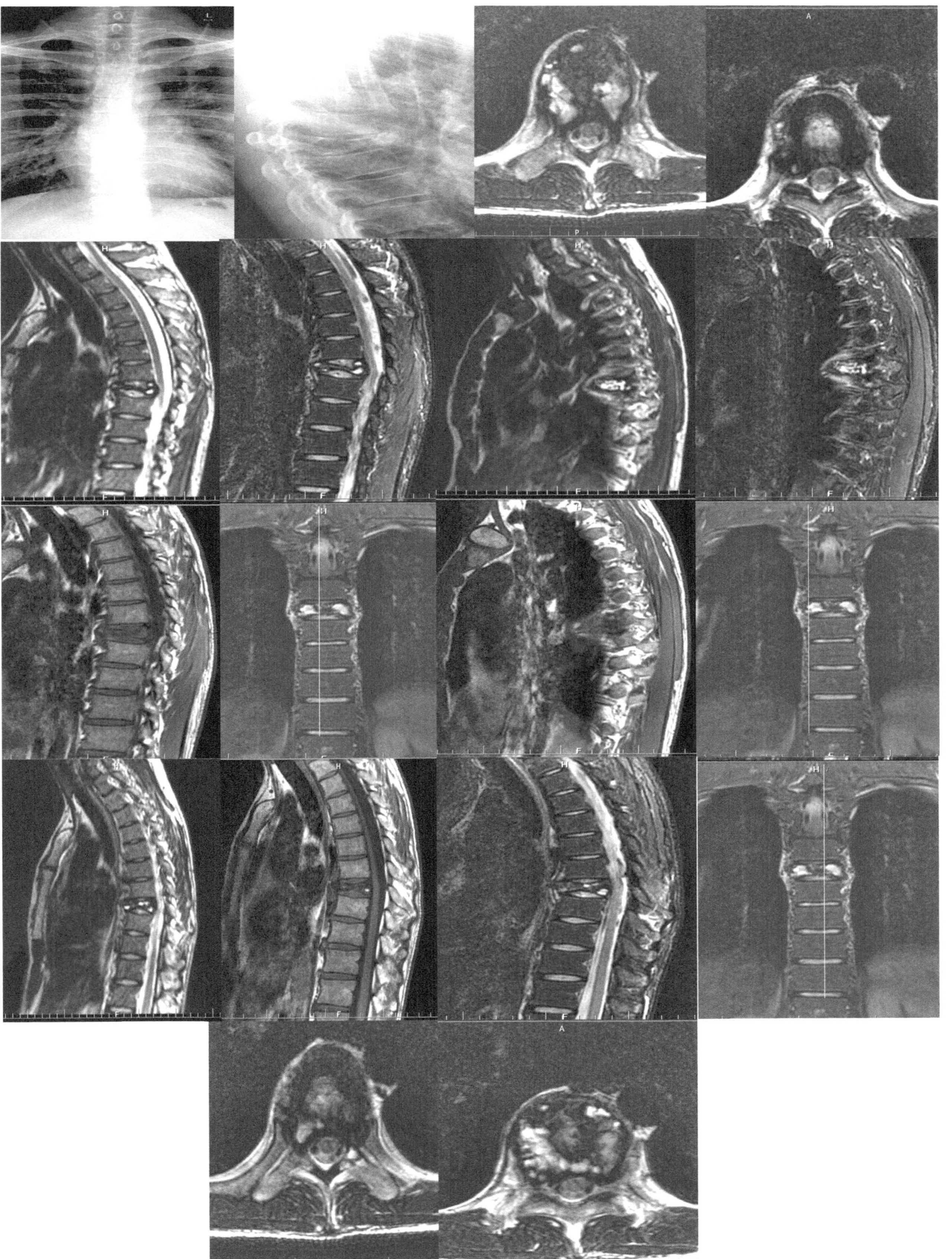

图 3-9-4　胸 8 椎体骨巨细胞瘤

第六节　左股骨颈骨巨细胞瘤伴病理性骨折

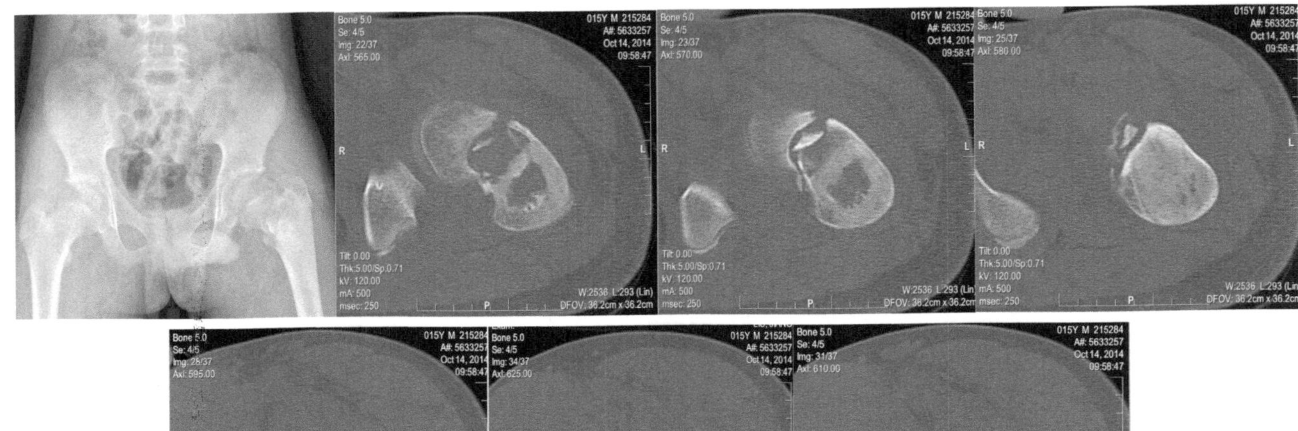

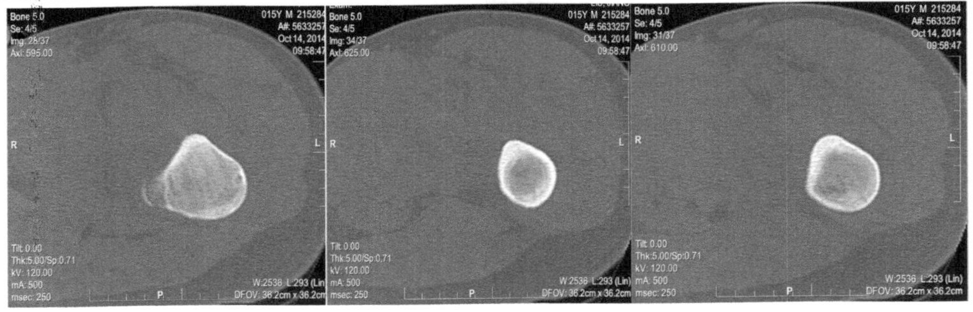

图 3-9-5　左股骨颈骨巨细胞瘤伴病理性骨折

患者,男,15 岁,摔伤致左髋部疼痛、活动受限 8 小时。于外院 X 线片示:左股骨病理性骨折。为进一步诊疗入住我院。

手术所见:左侧股骨颈骨折,断端移位分离明显,用刮匙刮除两端囊腔,刮除部分骨组织苍白、变性。再将骨折维持复位,用 5 枚克氏针自不同角度固定骨折断端。骨折断端及空腔处植入 4g 人工骨,吸收性明胶海绵覆盖植骨处,修补关节囊,依次缝合深筋膜及皮肤组织。

病理检查:左髋部骨肿物刮除标本:灰褐色碎组织一堆,总体积 4.8 cm × 4.5 cm × 1.2 cm,部分质硬,脱钙。常规病理诊断:左髋部骨肿物刮除标本:破碎骨与软骨组织,局部纤维组织增生及编织骨形成,有骨母细胞附着;局部多核巨细胞增生并可见小灶性泡沫细胞。上述表现提示骨巨细胞瘤或纤维结构不良,需做免疫组化检测协助鉴别。

免疫组化检测:阳性:Vimentin,CD68,Ki67(局部约 20%),P53(约 20%);阴性:Collagen,S-100,P63。免疫组化诊断:左髋部骨肿物刮除标本:破碎骨与软骨组织,局部多核巨细胞及单核基质细胞增生,多核巨细胞分布较均匀,局部纤维组织增生及编织骨形成,有骨母细胞附着;并可见小灶性泡沫细胞。结合免疫组化,上述单核基质细胞及多核巨细胞可考虑为肿瘤成分,符合骨巨细胞瘤,编织骨可能为骨折后(10 天)反应性新生骨,不完全排除纤维结构不良。注:送检病灶刮除标本,组织破碎,肿瘤成分较少且欠典型,此两者病变亦可有重叠。请结合临床及影像学检查考虑。鉴于单核基质细胞均表达组织细胞标记,且 Ki67 及 P53 均有较高的阳性表达率约 20%,支持骨巨细胞瘤,并提示有低度恶性潜能,建议密切随访。

第十章　骨血管源性肿瘤

第一节　骨血管源性肿瘤

一、发病情况

骨血管源性肿瘤中，骨血管瘤为最常见，它起源于血管的良性肿瘤，由来自中胚叶异常增生的毛细血管型或海绵状血管型的新生血管组成。骨血管瘤是发生于骨内的原发性良性血管错构性病变，由来自中胚叶异常增生的毛细血管型或海绵状血管型的新生血管所组成。其病因未明，可发生于任何年龄，男女差异不明显。骨血管源性肿瘤的发病率各家报道不一。

WHO 统计：骨血管瘤占原发性骨肿瘤的0.85%，占良性骨肿瘤的 1.89%；骨血管肉瘤占原发性骨肿瘤的 0.23%。占恶性骨肿瘤的 0.43%；血管内皮瘤占原发性骨肿瘤的 0.28%，占恶性骨肿瘤的0.52%。1963 年有学者报告 4 例骨血管瘤，并复习了有关国外文献，自 1942 年以来，美国仅 12 例报告。过去认为骨血管瘤发病率低，事实上并非如此。有作者在 2154 例尸检中发现脊柱血管瘤发病率高达 12%。但是，病理解剖学的发现并不是所有的人在生前都有症状，因而，有人把大部分没有症状，改变轻微的病例认为是局部血管的曲张。

二、病理学

骨血管瘤在组织学上是由保持胚胎特性的成血管细胞发展而来，以血管的瘤样畸形、薄壁的毛细血管或大血管增生、管腔扩大及血性窦腔形成为特点。因此，在不同部位的骨内基本影像学表现相似，但有所差异。肿瘤在骨小梁内穿行，部分骨小梁受压吸收、破坏，残留的小梁为适应压力，代偿性增粗，则表现为纵形排列或网眼状。若肿瘤或血窦较大，其周围骨小梁破坏消失，表现为囊状或多囊状。

（1）骨血管瘤病：为一种先天性疾患，即骨的多发性血管瘤，病变广泛，可侵及软组织，甚至内脏。有学者根据是否合并内脏血管瘤而分为 3 类，Ⅰ，骨血管瘤不合并内脏的骨血管瘤；Ⅱ，骨血管瘤合并内脏的骨血管瘤（良性）；Ⅲ，骨血管瘤合并内脏的骨血管瘤（恶性）。

该组病例发生于右侧肱骨及右侧第 1~3 肋骨，并且病变周围形成软组织包块，经手术病理证实软组织内并发海绵状血管瘤形成。

（2）骨血管肉瘤：为恶性骨肿瘤，以大量形成肿瘤性新生血管为其基本改变，可见恶性内皮细胞高度增殖并有恶性倾向。病变的影像学特点与组织学恶性程度相一致：低度恶性表现为局限性骨质溶解破坏，边界清晰，其内可见残存骨小梁；而高度恶性无小梁间隔，呈片状不规则溶骨性骨质破坏，边界不清；骨皮质略膨胀呈“皂泡状”通常为中度恶性。一组病例中 2 例属于高度恶性，术后短期内发生肺及纵隔转移，预后差，1 例属于中度恶性。

（3）骨血管内皮瘤：是介于骨血管瘤和骨血管肉瘤之间的一个中间类型，常为低度恶性，肿瘤特点为实性细胞条索和血管内皮细胞，血管腔被增生的内皮细胞充填，呈实性细胞索条或仅有很少的管腔。骨组织由于供血减少，骨小梁破坏、吸收，呈不规则溶骨性骨质破坏。

三、临床表现

一组 23 例中，男 12 例，女 11 例。年龄 22~85 岁，平均 42 岁。病程长短不一，发生于脊柱的病程较长，达 4 年，而发生于肋骨病程较短，仅 6 d。23 例中单发者 20 例，多发者 3 例。症状与体征依据发病部位不同，症状轻重各异。23 例中，13 例有局部疼痛伴软组织包块;伴神经根痛、感觉障碍 1 例,9 例无自觉症状,因检查其他疾病偶然发现的。该组 10 例经手术病理证实包括骨血管肉瘤 3 例(颅骨、颈椎、骶椎各 1 例),骨血管内皮瘤(胫骨)1 例。4 例恶性骨血管瘤中有 2 例术后发生肺及纵隔转移。海绵状血管瘤病 1 例,骨海绵状血管瘤 5 例(肋骨、耻骨、颅骨、髂骨和椎体各 1 例)。13 例脊椎骨血管瘤影像表现典型,其中 9 例无自觉症状,偶然发现,未行手术治疗,追踪观察。

四、影像学研究

随着影像学的进展,CT 及 MRI 广泛应用于临床,密度分辨率提高了,使骨血管瘤的检出率有所上升。过去轻微改变的病例 X 线片难以发现,现在 CT 或 MRI,尤其是 MRI,就能发现。国内外有关文献报道逐渐增多。MRI 不仅可以显示较大和典型的病变,对于 X 线平片难以发现的较小的病变和难以鉴别的非典型血管源性肿瘤均可以明确显示而正确诊断。由于 MRI 的矢状面检查有显示较大范围的能力,因此容易发现多发椎体血管源性肿瘤。尤为重要的是 MRI 可显示肿瘤与周围软组织的关系,特别对于发生于脊柱的病变,可以显示脊髓或马尾及神经根有无压迫,对于分析临床症状有重要意义。一组 15 例脊椎血管瘤病例中有 5 例 X 线表现正常及 2 例 CT 显示正常者,均为 MRI 检出。

骨血管肉瘤影像学研究:该组病例中颅骨、颈椎、骶椎骨血管肉瘤各 1 例,均为多发。头颅:颅骨内外板变薄,骨质密度广泛减低,其内可见多囊状透光区。发生于颈椎者较为特殊,表现为病变范围较广,累及多椎体及附件,椎体骨质密度减低、破坏,并有硬化,附件部分骨质破坏。胫骨血管内皮瘤 1 例,平片基本表现为片状或不规则状溶骨性破坏,病变边缘模糊,与正常骨组织分界不清,其内可见残留的骨小梁。4 例骨血管肉瘤均经手术及病理证实,其中 2 例术后短期内发生肺及纵隔转移。

五、鉴别诊断

骨血管源性肿瘤中,骨血管瘤占大多数,一组约占 82.6%(19/23),且影像学表现较典型,一般诊断不难,该组只有 2 例分别误诊为骨巨细胞瘤和纤维结构不良。

骨血管肉瘤较少见,该组约占 17.4%,且影像学表现不典型,无特征性,一般诊断较难。一组 4 例中 2 例误诊,分别误为脊索瘤和纤维结构不良,2 例未定性。因此有时候本病需与骨巨细胞瘤、纤维结构不良、骨肉瘤、脊索瘤等相鉴别。可从发病年龄、部位、病变形态、边缘、内部结构、病程经过、临床症状以及脏器有无原发灶等加以全面考虑。恶性血管瘤最后诊断常需要借助活检。

附:具体研究资料:骨血管来源的肿瘤较少见。它包括骨血管瘤和血管肉瘤。有作者收集骨血管源性肿瘤 23 例,其中 10 例经手术及病理证实。23 例中,男 12 例,女 11 例。年龄 22~85 岁,平均 42 岁。病程长短不一,发生于脊柱的病程较长,达 4 年,而发生于肋骨病程较短,仅 6 d。23 例中单发者 20 例,多发者 3 例。症状与体征依据发病部位不同,症状轻重各异。23 例中,13 例有局部疼痛伴软组织包块;伴神经根痛、感觉障碍 1 例,9 例无自觉症状,因检查其他疾病偶然发现的。10 例经手术病理证实包括骨血管肉瘤 3 例(颅骨、颈椎、骶椎各 1 例),骨血管内皮瘤(胫骨)1 例。4 例恶性骨血管瘤中有 2 例术后发生肺及纵隔转移。海绵状血管瘤病 1 例,骨海绵状血管瘤 5 例(肋骨、耻骨、颅骨、髂骨和椎体各 1 例),13 例脊椎骨血管瘤影像表现典型,其中 9 例无自觉症状,偶然发现,未行手术治疗,追踪观察。

不同部位骨血管瘤影像学表现:脊柱 15 例(第 3 颈椎、第 6、8、10 胸椎及骶椎各 1 例,第 11 及 12 胸椎、第 1、2、3 腰椎各 2 例):15 例中,包含胸椎 7 例、腰椎 6 例、颈椎及骶椎各 1 例,其中累及多个椎体 2 例。影像学表现典型:8 例 X 线表现为松质骨结构吸收部分消失,残存骨小梁增粗呈“栅栏状”改变。椎体外形 14 例保持正常,其中有 1 例楔形变,5 例 X 线表现正常,均为 MRI 检出;6 例 CT 表现为椎体呈网眼状,残留的骨小梁增粗增大,CT 值约 50 HU,2 例 CT 表现正常;10 例 MRI 表现为椎体内出现等 T1、长 T2、SPIR 高信号。扁骨(肋骨、髂骨、耻骨各 1 例):该组中发生于肋骨 1 例,表现为膨胀性骨质破坏,其内呈丝瓜瓤样,曾被误诊为骨纤维异常增殖症。发生于耻骨 1 例,CT 表现溶骨性骨质破坏,边缘硬化,并软组织块与周围肌肉分界不清。MRI 表现:等 T1、长 T2 及 SPIR 高信号,病变主要累及右侧大收肌与闭孔外肌,注射对比剂后,病变呈轻度强化。发生于髂骨 1 例平片及 CT 表现为溶骨性骨质破坏,边缘硬化,CT 还显示软组织包块及静脉石,得以确诊。3 例扁骨骨血管瘤均经手术及病理证实为海绵状血管瘤,其中 1 例还行动脉栓塞治疗。长骨(肱骨、股骨、胫骨)3 例:该组中发生于右肱骨及左股骨各 1 例。X 线表现为骨皮质变薄,其内可见粗细不等的骨小梁,呈小囊状及长条形溶骨性破坏。前者为多发性伴有肋骨病变,并行 CT 检查,表现为肱骨中上段骨小梁增粗,纵横交错,髓腔呈网格状,CT 值约为 10 HU。颅骨 2 例:1 例,平片基本表现为片状或不规则状溶骨性破坏、局部软组织包块和放射状骨针改变。手术及病理证实为海绵状血管瘤。

第二节　左环指血管球瘤病例

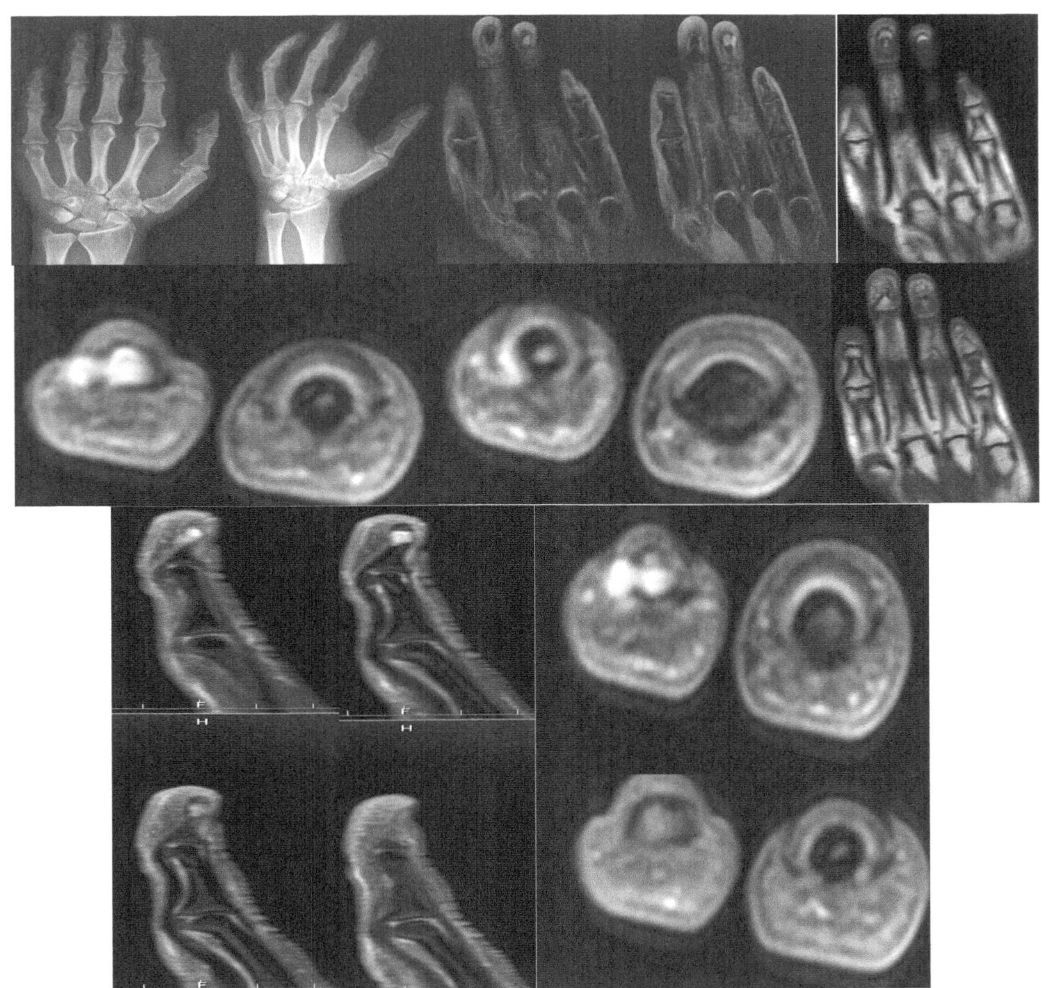

图 3-10-1　左环指血管球瘤

患者，女，36 岁。反复左手第 4 指甲下疼痛 4 年余入院。缘于 4 年前无明显诱因开始出现左手第 4 指甲下疼痛，伴少许酸胀疼痛，天气骤变时，疼痛明显；左手第 4 指甲下偏尺侧可见小范围紫色区域，指甲压痛强阳性，手指活动度良好，末梢感觉及血运正常。

手术所见：于甲床尺侧缘纵向切开，向指骨尺侧分离，见指骨缘脂肪样组织似稍韧，无明确界线，予清除。末节指骨尺侧见约 3mm × 2mm 骨质缺损，指骨末节远端呈空腔样改变，其内为黄色脂肪样组织。予小心刮除送病理检查。

病理检查：左环指病灶切除标本：灰白色碎组织一堆，总体积 0.5 cm × 0.3 cm × 0.2 cm。常规病理诊断：左环指病灶切除标本：血管球瘤。

免疫组化检测：阳性：SMA，H-Caldesmon，Vimentin，Collagen Ⅳ，CD34，Calponin，PAS；阴性：S-100，CK-P，Desmin，CD31。免疫组化诊断：左环指病灶切除标本：符合血管球瘤。注：本例免疫组化标记符合血管球瘤。MRI 显示左手第四指末节指骨远端髓腔及骨皮质外异常信号影，亦考虑血管球瘤可能。血管球瘤有时可造成溶骨性缺损，但很少累及骨髓腔。建议临床随访，必要时外地会诊。

第十一章 骨脂肪类肿瘤

原发性骨内脂肪肉瘤

脂肪肉瘤是最常见的软组织肉瘤，约占所有恶性间充质肿瘤的20%，而原发性骨内脂肪肉瘤则十分罕见，约占所有骨肿瘤的0.03%。自Stewart(1931)首次报道3例以来，至今国外英文杂志报道23例，国内文献自1994年至2012年共报道9例，均为个例报道。原发性骨内脂肪肉瘤起源于原始间充质细胞，脂肪瘤并不能恶变为脂肪肉瘤。诊断本病必须满足2个条件：首先，肿瘤必须起源于骨内，没有其他部位病灶；其次，组织学肿瘤含脂肪母细胞。

一、病理学

WHO(2002)将脂肪肉瘤分为5型：分化良好型、黏液型、多形型、去分化型和混合型。各型的共同特点是有不同分化程度的脂肪母细胞。软组织脂肪肉瘤中，分化良好型是最常见的类型，其次为黏液样型，多形性型是最少见的类型。

骨内脂肪肉瘤文献报道太少，目前尚无较大样本的统计。9例中，黏液型4例、混合型2例、分化良好型1例、去分化型1例、1例分型不详，未见多形型。本病大体病理表现为骨内软组织肿块，侵袭性生长，无包膜，有时可见分叶状，可伴有出血、坏死，可破坏骨皮质，侵入周围软组织，分化差者呈灰白色或鱼肉样。

二、临床表现

本病可见于任何年龄，男性多于女性，成年人多于青少年。国内文献9例中男7例，女2例，年龄10~82岁，中位年龄39岁。好发生于四肢长骨，也可见于不规则骨，9例中股骨远端2例、胫骨近端2例、髂骨2例、骶尾骨2例、颞骨1例。

临床症状有疼痛、肿胀、活动受限，可有局部压痛和叩痛，可出现软组织肿块。个别病例无任何临床症状，为外伤骨折后影像检查偶然发现，可能为肿瘤的早期阶段。本病的治疗以手术为主，行骨组织段切或截肢，术后辅以放射治疗可预防局部复发。分化良好型恶性程度低，很少远处转移，可局部复发；黏液型圆细胞成分增多恶性度增加，很少发生远处转移，但容易复发，有明显的肺外转移的倾向；多形性型恶性程度最高，常转移至肺。

三、影像学研究

本病影像表现常无特征性，应与转移瘤、骨肉瘤等鉴别。多表现为侵袭性生长，有时可以发现脂肪成分，对骨脂肪肉瘤诊断有重要意义，确诊需靠病理学检查。

X线平片常表现为溶骨性骨质破坏，边缘模糊，周围可见骨质硬化，有时可出现散在斑片状钙化或骨化，为骨或软骨化生，骨皮质常被破坏，多无骨膜反应。9例中除1例颞骨病变外(文献中无骨窗图片，也未详细描述)其余8例均呈溶骨性破坏，1例病变边缘硬化，只有1例可见骨膜反应及骨膜三角(Codman三角)。

CT平扫病灶类似于周围肌肉的低密度，肿瘤内可有更低密度的脂肪成分，即“瘤区脂肪征”，具有诊断意义。9例中3例可见脂肪成分(2例黏液样型，1例高分化型)，4例可见钙化或骨化(3例黏液样型，1例分型不详)。

增强扫描可呈不均匀强化，MRI的T_1WI呈高低混杂信号或不均匀高信号；T_2WI呈高信号，脂肪抑制序列T_1WI高信号区变为低信号，为脂肪成分。钙化或骨化在T_1WI和T_2WI均为低信号。黏液成分在T_1WI和T_2WI均呈高信号，脂肪抑制序列仍呈高信号。

第十二章　转移性骨肿瘤

第一节　关于转移性骨肿瘤的误诊

1. 恶性骨髓硬化类似转移性骨肿瘤　恶性骨髓硬化，即骨髓硬化的急性变型，它表现为周围血象中的贫血、白细胞及血小板减少，骨髓母细胞减少，但无脾及淋巴结肿大。Wood 等（1949）讨论 3 例快速进行性贫血性疾病，其特征为贫血与周围循环出现骨髓母细胞与正母红细胞，缺乏淋巴结肿大与脾肿大，伴存骨髓纤维化与骨质硬化。Peison & Benisch（1977）报告 1 例此类疾病女患者，临床与 X 线都误诊为乳癌的骨转移。

2. 类似骨样骨瘤的淋巴上皮癌成骨性转移　Abedelwahab & Norman（1982）报告 1 例 51 岁男性病人，右髋及大腿严重疼痛，为来自于鼻咽部淋巴上皮癌的成骨性转移。临床与 X 线表现皆类似于骨样骨瘤，显示为丰富的反应性骨质增生形成的纺锤形骨皮质增厚，围绕着边界不清的透 X 线的股骨近端。6 月后 X 线片见骨质进一步破坏与硬化。取自髓腔的活检材料示与淋巴上皮癌一致的低分化鳞癌。两年前曾对病人的淋巴上皮癌做过放疗，当时考虑已治愈。淋巴上皮癌约有 13% 的病例有骨转移，溶骨性转移多于成骨性转移。

3. 类似原发性骨肿瘤的骨转移癌　骨骼是癌瘤转移部位之一，几与肺、肝同样常见。骨转移性肿瘤可为溶骨型或成骨型，病灶常多发，好犯及脊椎、骨盆、肋骨或股骨、肱骨近端及颅骨。X 线诊断一般无问题，但有时可误诊为原发性骨肿瘤。转移癌突出地在骨骼某处出现首发症状，肿块有的很大，可掩盖原发瘤的临床征象，或根本没有原发瘤的表现。

转移癌 X 线表现有的类似于某些原发性骨肿瘤。骨转移癌可出现骨质增生与放射状骨针而类似成骨肉瘤。放射性骨针并非成骨肉瘤独有的特征，它不仅见于尤文肉瘤、软骨肉瘤、转移瘤、脑膜瘤，而且见于骨梅毒、慢性骨髓炎及慢性溶血性贫血。从骨转移瘤的 X 线表现来推断原发肿瘤的来源，一般是困难的。骨转移瘤很少见于肘及膝关节以远肢体。出现骨转移，不一定肺与肝也有转移病灶存留。

第二节　多发骨髓瘤与骨转移瘤

多发骨髓瘤与骨转移瘤均属恶性肿瘤，二者对人类生命威胁极大，因此对于这两种疾病的正确诊断，以期更为准确地为临床治疗提供可靠的指导依据显得尤为重要。然而，多发骨髓瘤与骨转移瘤的临床及影像学表现相似，易混淆，尤其对于骨转移瘤病人未发现原发肿瘤患者，鉴别更加困难。此处对于二者的临床表现、病理、实验室检查及影像学表现等方面的相似之处及异常特征进行归纳、总结，进一步加深对二者的认识，提高此两种疾病的诊断率。

一、病理及病因

1. 多发骨髓瘤　多发骨髓瘤是一种起源于骨髓浆细胞的恶性克隆性细胞肿瘤，通常引起单克隆免疫球蛋白的大量过度生成。占全部恶性肿瘤的 1%，约占血液系统恶性肿瘤的 10%。瘤细胞可分为浆细胞型和网状细胞型，有时两型混杂存在。目前大多按照免疫学方法分型，分为分泌型和非分泌型两型，前者占 90% 以上。多发骨髓瘤的病因尚不明确,近年研究发现 C-myc 基因重组,部分有高水平的 Hras 基因蛋白质产物,可能与本病发生有关。

2. *骨转移瘤* 骨转移瘤是骨外其他器官、组织的恶性肿瘤,包括癌、肉瘤和其他恶性病变转移至骨而发病。骨骼是最容易发生转移的器官。乳腺癌、肺癌、前列腺癌、肾癌及甲状腺癌最容易发生骨转移。乳腺癌及前列腺癌骨转移的发病率最高。80% 的骨转移癌是由这两种癌转移而来。已经发现在乳腺癌患者中转移癌的发病率与肿瘤能产生甲状旁腺素相关肽、甾体激素受体阳性及是否分化良好具有一定相关性。然而前列腺癌却相反,骨转移的发生与低分化肿瘤关系密切。肿瘤发生骨转移的途径主要是血行转移。与多发骨髓瘤相同,瘤灶也多位于红骨髓丰富的部位。

二、临床表现

1. *多发骨髓瘤* 多发骨髓瘤好发于 40 岁以上,男、女比例约为 2∶1,常见的临床表现是骨髓瘤细胞对骨骼和其他组织器官的浸润与破坏所引起的:①骨痛(背部或肋骨)伴或不伴继发性骨折或感染;②髓外浸润(以肝、脾、淋巴结和肾脏多见);③神经症状以胸腰椎破坏压缩,压迫脊髓所导致截瘫最为多见,其次为神经根损害。此外,尚有血浆蛋白异常引起的感染和高黏滞性综合征、出血倾向及肾功能损害。目前的研究结果表明,15%~30% 的病人存在高钙血症以及因肾集合管中单克隆轻链沉积导致的肾功能不全。10% 的病人表现为其他症状。在无症状患者中,这种疾病往往是因为贫血或高蛋白血症的实验室结果而偶然发现的。

2. *骨转移瘤* 骨转移瘤多见于老年人,以 51~60 岁居多,男女发生率因原发肿瘤的类型而异,但总体而言,多数报告以男性为多。骨转移瘤的临床表现主要是疼痛,常在夜间加重。

疼痛分为生物性的及机械性的,生物性的疼痛是由于肿瘤细胞局部释放的细胞因子及化学介质刺激骨膜及骨内的神经所致;而在 10% 的癌症患者中,脊柱不稳定是引起骨痛的原因,这种疼痛是机械性的,患者只有在平躺的时候感到舒服,任何活动都会造成剧烈的疼痛。

其次,骨转移瘤患者还可出现病理性骨折,转移性骨破坏降低了骨的负荷能力,最初导致骨小梁断裂发生微骨折,随后骨的完整性丧失。肋骨骨折和椎体塌陷是最常见的,最终导致椎体高度减少,脊柱后凸和一定程度的肺限制性疾病。当癌症患者出现背痛时,在脊柱平片上就可以发现异常,它提示可能发生的脊髓受压。在这种情况下,60% 以上的患者可以发现脊髓造影异常或在磁共振成像发现硬膜外病变。

骨髓瘤与骨转移瘤的鉴别,除了影像学表现外,很重要的一点是注意密切联系临床,二者的临床表现务必要认真考虑,结合起来分析研究,这样,鉴别诊断就上了一个档次,看得更高、更宽一点,诊断也更为准确。

三、实验室检查

1. *多发骨髓瘤* 多发骨髓瘤的标志是在血清或尿液中发现由异常浆细胞产生的单克隆蛋白 -M 蛋白(monoclonal protein),75% 患者血清蛋白电泳可见一染色浓而密集、单峰突起的 M 蛋白。使用免疫固定及免疫电泳等更为敏感的技术,99% 患者的血清或尿液中可以发现 M 蛋白。按 M 蛋白的性质不同,可把骨髓瘤分为不同类型。

据国外学者统计,IgG 型约占 60%,IgA 型约占 25%,IgD 和 IgM 型均约为 1%,轻链疾病占 20%。对于疑似病人,除骨骼的影像学检查外,骨髓穿刺活性也是必不可少的。骨髓标本需进行浆细胞标记指数及细胞遗传学分析。诊断多发骨髓瘤的最低标准是在随机的骨髓活检标本中异常浆细胞不少于 10% 且血浆 M 蛋白大于 3g/dL 和 / 或 24h 尿液 M 蛋白总量大于 1g。此外,β2-M 蛋白和 C- 反应蛋白水平是提示预后的重要指标。

2. *骨转移瘤* 溶骨性转移时,可以发现血钙升高,然而这并不特异,因为肺鳞状细胞癌、乳腺和肾脏腺癌和一些血液系统恶性肿瘤(尤其是多发骨髓瘤和淋巴瘤)也都可以有此异常;当发生成骨转移时,血清碱性磷酸酶升高,前列腺癌骨转移时,酸性磷酸酶升高。

病灶局部病理学检查:骨转移瘤除原发疾病的病理改变外,均可见成骨细胞和破骨细胞同时增多,而多发骨髓瘤仅见破骨细胞增多。

四、影像学研究

影像学方面的检查主要是骨骼的普通 X 线片、CT 及核素骨扫描。近年来,骨髓的 MRI 可以直接观察到骨髓中的肿瘤实体。对骨髓疾病的直接观察可以对病变范围进行评估和疗效进行评价。

好发部位：多发骨髓瘤易发生在颅骨，占85%，其次为胸骨、骨盆和下颌骨，最后为四肢骨；骨转移瘤易侵犯骨盆，占73%，其次为胸骨、脊柱、四肢骨、颅骨，最后为下颌骨。

1. X线表现　骨转移瘤的X线表现可分为溶骨型、成骨型和混合型。以溶骨型多见。多发骨髓瘤主要与溶骨型骨转移瘤相鉴别。多发骨髓瘤骨破坏如钻孔样，边界清晰、锐利，而骨转移瘤的骨破坏边界较模糊且形态不规则。

颅骨破坏及破坏病灶为单发或多发，对多发骨髓瘤或骨转移瘤有重要价值。多发骨髓瘤骨破坏数量较多，范围较广，大小相近。而骨转移瘤则相对稀少，大小不一，差别很大。当下颌骨发生破坏时，应首先考虑多发骨髓瘤。当脊柱发生破坏时，多发骨髓瘤易累及椎弓，不侵犯椎体、附件，并且不能越过椎间盘向邻近部位扩展，其邻近的椎间隙无任何变化。脊柱的骨转移瘤则表现为椎体广泛性破坏，常因承重而压扁，但椎间隙多保持完整，椎弓根多受侵蚀、破坏。多发骨髓瘤穿破骨质向骨外浸润时，常伴有软组织肿块，而骨转移瘤一般无软组织肿块。

2. CT表现　这两种疾病的膨胀性骨破坏在平片上均可显示为骨缺损及软组织肿块影，但CT表现有如下差别：多发骨髓瘤膨胀程度可非常明显，病变部位骨小梁消失，为密度均匀边缘清楚的软组织替代，残留骨壳排列规则，对邻近软组织仅为压迫性改变。病理学上膨胀病变处全部由骨髓瘤细胞构成，骨髓瘤细胞刺激破骨细胞增生，抑制成骨细胞，因而呈现上述多发骨髓瘤典型膨胀性骨破坏的CT表现。而骨转移瘤膨胀程度轻微，对邻近软组织呈浸润性改变，于病变范围内见不规则的斑点状高密度的残留骨和/或肿瘤骨。

多发骨髓瘤的骨破坏往往均可见圆形及类圆形病灶，病灶边缘大多清楚，即所谓穿凿状的骨破坏，大小多在0.5~1.5 cm范围。其特点与多发骨髓瘤灶性或弥漫性生长方式为主有关。而骨转移瘤是浸润性生长，多为溶骨性或/和混合性骨破坏，病灶边缘多不清楚，大小差别可很大，常可见到骨质广泛破坏。

3. MRI表现　MRI不仅能显示骨髓的正常生理变化，还能较早发现骨髓的病理变化，MRI是目前唯一能够直观、清晰地显示骨髓形态结构的检查方法。

骨髓瘤的骨破坏或骨髓浸润区在T_1WI上呈边界清楚的低信号，多位于中轴骨与四肢骨近端。病变弥漫时，为多发散在低信号，分布于高信号的骨髓背景内，呈特征性的“椒盐状”改变，T_2WI上呈高信号，STIR序列由于脂肪信号被抑制，病灶高信号较T_2WI更明显，大多数转移瘤也表现为长T_1长T_2信号，但转移瘤的MRI表现呈更粗大颗粒状或块状均匀异常信号。T_1Wl标准的SE序列因显示正常黄骨髓为高信号，而病变通常由于水含量增多于T_1WI呈低信号，二者有明显对比，此点在转移瘤中尤为突出。而多发骨髓瘤由于广泛骨髓浸润，其正常黄骨髓残留较少，因而缺乏对比。

多发骨髓瘤局灶型骨破坏大多呈圆形及类圆形，大小多在0.5~3.0 cm范围内，并在T_2WI呈现中央等信号，病灶周围低信号环绕，压脂像对局灶性病灶显示较为清晰，由于转移瘤病灶周围骨小梁破坏时部分黏液和其他细胞结构充填所致含水量较多，在T_2WI上转移灶周围（但常不一致）常有一条状高信号环包绕（晕征），Schweitzer等研究表明：晕征的敏感度为75%，特异度为99.1%，准确度为86%，所以它的出现常高度提示转移瘤。全身MR检查对于肿瘤分期非常可行，而且具有较高的敏感性和特异性，尤其对于肝脏和骨的转移灶的发现要优于传统的检查方法。骨闪烁法和磁共振检查结果的主要误差在于骨损伤的解剖部位。全身MR成像发现颅骨及肋骨的转移并不多见，却发现大量的脊柱、骨盆及股骨转移。

4. ECT　骨显像的高度敏感性，使其在寻找恶性肿瘤骨转移方面具有独特而重要的诊断价值。据报道，对骨转移癌检出率达94.3%，而X线仅为60%。一般可早于X线检查3~6个月，甚至18个月发现病灶。目前已列为临床首选的检查方法，成为核医学诊断的优势之一。但是其特异性不高，在与其他病变进行鉴别时仍需结合临床及其他检查结果。目前临床常用的骨显像剂是99mTc标记的磷酸盐和膦酸盐两大类。

核医学的骨髓显像不仅能直接显示全身骨髓的分布，而且能显示身体各部位骨髓造血功能的变化，是研究骨髓功能和诊治造血系统疾病的重要辅助手段。骨髓显像所用显像剂与骨显像不同，多采用放射性胶体，如99mTc-硫胶体和99mTc-植酸钠或放射性铁作为显像剂。由于多发骨髓瘤病灶在骨髓内散在分布，因此胶体骨髓显像有半数患者在中心骨髓可出现多处放射性缺损区，而外周骨髓较普遍扩张,比骨显像的灵敏度更高。

五、预后

文献报道多发骨髓瘤患者的中位生存时间是2~3 年, 15%~25% 的患者可能存活 5 年,骨髓瘤的预后与很多因素相关,可能血清 β2 微球蛋白和 C 反应蛋白是最有用的独立因素。血清 β2 微球蛋白和 C 反应蛋白水平较高的患者的中位生存时间只有 6 个月,而水平较低的患者可以生存 54 个月。乳腺癌骨转移患者的中位生存时间是首次发现骨转移后 20 个月与非小细胞肺癌发生骨转移后的存活时间(3~6 个月)有显著的不同。而前列腺癌的临床过程也相对较长,在体力状态较好且仅限于中轴骨受累的男性患者中,通过雌激素阻断控制病情后,疾病的中位持续时间是 4 年。

综上所述,多发骨髓瘤与转移癌在临床表现及影像学表现上虽有相近之处,但二者之间仍有一定区别。通过仔细观察影像表现再结合临床,对二者诊断的准确性会有进一步的提高。

第三节 转移瘤与多发性骨髓瘤

多发性骨髓瘤是浆细胞异常增生的恶性肿瘤。骨髓内有浆细胞(或称骨髓瘤细胞)的克隆性增殖,引起溶骨性骨骼破坏,血清出现单克隆免疫球蛋白,正常的多克隆免疫球蛋白合成受抑,尿内出现本周蛋白,最后导致贫血和肾功能损害。

一、病因和发病机制

病因尚不明确。有学者认为人类 8 型疱疹病毒参与了骨髓瘤的发生。目前认为骨髓瘤细胞起源于 B 记忆细胞或幼浆细胞。进展性骨髓瘤患者骨髓中 IL-6 异常升高,认为 IL-6 是骨髓瘤细胞的生长因子,促进了骨髓瘤细胞的增生,抑制骨髓瘤细胞的凋亡。

二、临床表现

(1)骨髓瘤细胞对骨骼和其他组织器官的浸润与破坏所引起的临床表现:骨骼疼痛和破坏;髓外浸润;贫血表现。

(2)血浆蛋白异常引起的临床表现:感染、肾功能损害、高黏滞综合征、出血倾向、淀粉样变性和雷诺现象。多发性骨髓瘤在全部肿瘤中占 1%、占血液学肿瘤的 10%。中、日等国发病率低,有报告为 0.6/10 万,欧美为 2~9/10 万老年,男性高发。在美国,多发性骨髓瘤已超过白血病成为仅次于淋巴瘤的第二位血液系统高发肿瘤。诊断时的中位年龄为 60 岁,40 岁以下发病很罕见。男女之比约为 3∶2。

三、预后

(1)自然病程:3~6 个月;

(2)MP 方案:3 年左右;

(3)骨髓移植:移植物抗宿主反应。

多发性骨髓瘤诊断依据:①骨髓中浆细胞大于 15%,或者组织活检有浆细胞的证据;②血清中有大量异常 M 蛋白或尿中本周蛋白 1g/24h;③无其他原因的溶骨损害或广泛的骨质疏松。

诊断 IgM 型时一定要具备上述三项;仅有①、③两项者属不分泌型;仅有①、②两项者须除外反应性浆细胞增多及意义未明单克隆免疫球蛋白血症(MGUS)。

四、影像学表现

1.X 线表现 (1)正常:约 10% 临床确诊病例,X 线表现为正常;(2)骨质疏松:好发部位的局部骨质疏松;(3)多发性骨质破坏:穿凿状、蜂窝状、鼠咬状、皂泡状、蛋壳样;(4)骨质硬化:很少见,治疗后较多出现;(5)软组织改变:病变周围可出现,胸膜下可出现,不跨越椎间隙。

2.CT 表现 基本与 X 线相似

3.MRI 表现 长 T_1、长 T_2 信号改变。

1. 多发性骨髓瘤影像诊断注意 首先依靠临床及检验,一定要有临床证据(浆细胞大于 15%,骨髓穿刺,尿蛋白等);患者以老年人为主,年轻人基本不考虑;病变的部位是有红骨髓的地方,老年人四肢骨关节病灶基本不考虑;骨髓瘤是一种血液系统疾病,影像诊断医生在此应该认识到位。

2. 多发性骨髓瘤鉴别诊断

(1)反应性浆细胞增多症:由慢性炎症、伤寒、系统性红斑狼疮、肝硬化、转移癌等引起。浆细胞一般不超过 15%，且无形态异常。

（2）巨球蛋白血症：本病系骨髓中淋巴样浆细胞大量克隆性增生所致，M 蛋白为 IgM，无骨质破坏。

（3）意义未明的单克隆免疫球蛋白血症：除有 M蛋白外并无临床表现，即无骨骼病变，骨髓中浆细胞增多也不明显。反应性单克隆免疫球蛋白增多症。骨病变还需与骨的转移性肿瘤、老年性骨质疏松、肾小管酸中毒及甲状旁腺功能亢进症鉴别。

3. 多发性骨髓瘤影像诊断鉴别诊断

（1）骨的转移性肿瘤：骨的转移性肿瘤可以有肺、四肢骨关节的病变，而骨髓瘤很少或基本没有，怀疑骨髓瘤时应进行临床检验检查。

（2）老年骨质疏松：骨髓 MRI 信号改变不明显，结节状改变不明显，临床检验可排除。

（3）骨巨细胞瘤：膨胀性改变，肢端较多。骨髓瘤不膨胀或较轻。

（4）其他病变：不能鉴别时，做检验。

第十三章　动脉瘤样骨囊肿和骨囊肿

第一节　骨骺侵袭性骨母细胞瘤并动脉瘤样骨囊肿

骨母细胞瘤起源于成骨性结缔组织,好发于脊柱附件,其次是管状骨的骨端或骨干,以股骨、胫骨多见,也有发生于扁骨及骨外组织者。此病好发于青少年,发病年龄多在30岁以下,病程缓慢,但生长活跃,侵袭性骨母细胞瘤,也称恶性骨母细胞瘤,是骨母细胞瘤的一种,多发生于四肢、脊柱,低度恶性,其组织学特点为肿瘤内有丰富的异型骨母细胞,呈上皮样,有破骨细胞性骨质吸收,间质由丰富的血管和纤维结缔组织组成,形成不规则的骨小梁。恶性骨母细胞瘤合并动脉瘤样骨囊肿少见。恶性骨母细胞瘤占恶性骨肿瘤的0.52%,发病年龄较大,一般在30岁以上,病程较长,疼痛持续性加重,肿瘤呈侵袭性生长。

一、影像学研究

影像学表现为骨破坏区边缘模糊,病灶内有钙化,骨化影减少或模糊等恶性肿瘤征象。

二、鉴别诊断

(1)内生软骨瘤:内生软骨瘤骨破坏区内虽常可见钙化,但多见于成人的短管状骨,发生于长骨者,病变多位于干骺端并向骨干方向发展。

(2)骨骺、干骺结核:骨骺、干骺结核多位于骨骺或跨干骺,病变多小且无膨胀,无硬化边,病灶内的钙化常密度较高,也可见细小死骨,邻近骨质常有骨质疏松。

(3)骨巨细胞瘤:骨巨细胞瘤多发生于20~40岁,位于骨端、关节面下,多呈偏心性、横向生长,破坏区呈典型的皂泡状,骨间距较细且均匀,无骨膜反应及骨质硬化现象。

(4)骨母细胞瘤:骨母细胞瘤骨质膨胀较明显,骨硬化较轻,常有钙化、骨化,有时有硬化边。

该病例是发生于股骨骨骺,呈局限性骨质破坏,边缘可见硬化变,其内可见点状钙化,未见骨膜反应及软组织包块,病理证实为侵袭性骨母细胞瘤并动脉瘤样骨囊肿。

第二节　软骨黏液样纤维瘤合并动脉瘤样骨囊肿

患者,男,30岁。因右小腿上段胀痛不适5月余,加重2月入院。

病理检查:右胫骨上段肿物切除标本:灰褐色不规则组织一堆,体积4.5 cm × 4.0 cm × 2.0 cm,切面灰白灰褐,质中,其中有少许骨样组织,质硬。

病理诊断:骨组织未见明显异常,软组织中见出血,少量骨小梁及较多肌肉组织与少量脂肪。主要病变为纤维组织增生,含铁血黄素沉积及多核巨细胞反应。请结合影像学检查,考虑是否符合动脉瘤样骨囊肿,怀疑合并软骨黏液样纤维瘤。

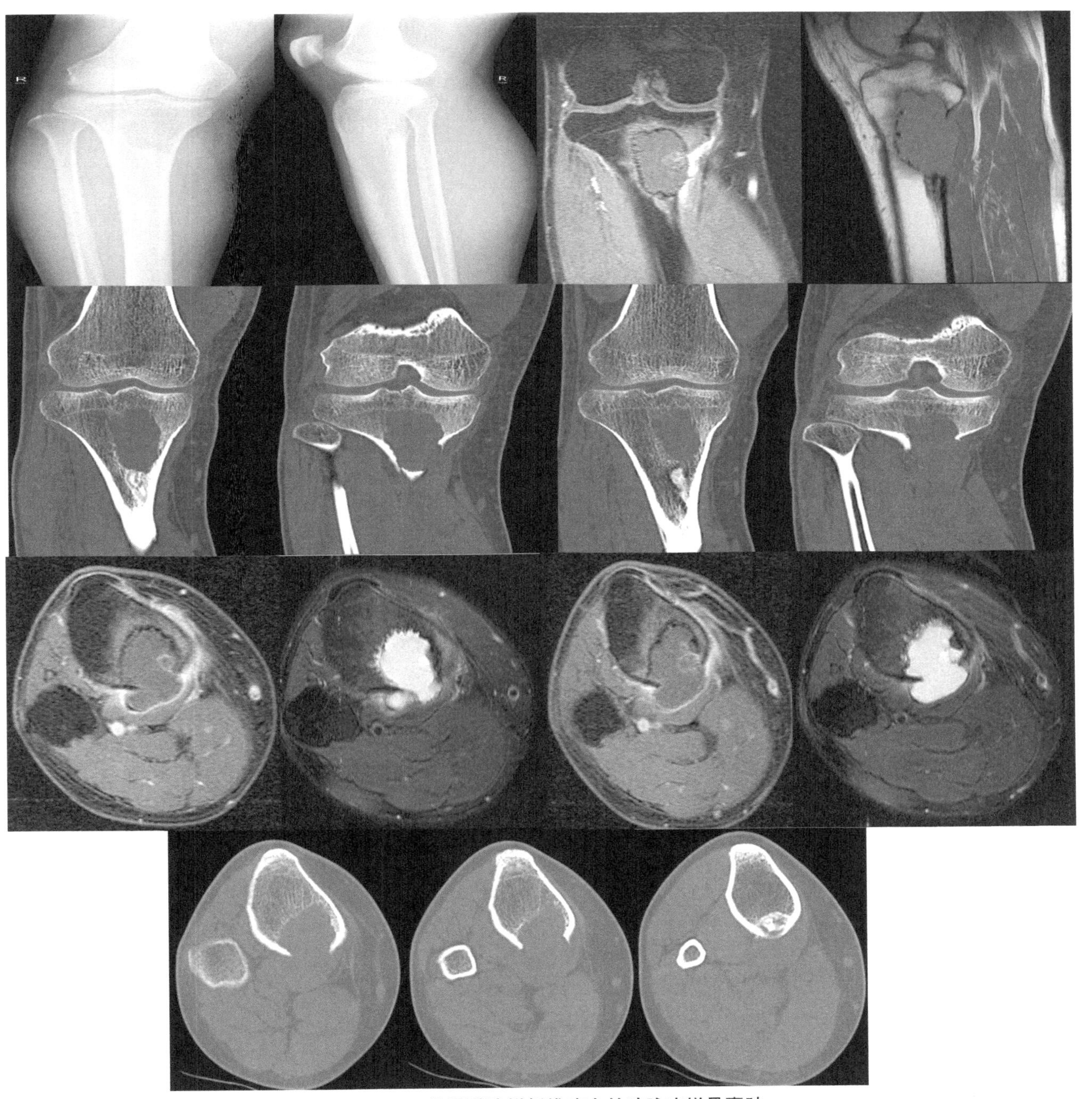

图 3-13-1 软骨黏液样纤维瘤合并动脉瘤样骨囊肿

第三节 髂骨孤立性骨囊肿

患者,女，50岁。因右臀部疼痛3年入院。于1月前因疼痛剧烈就诊于外院,行CT、MRI检查提示:右侧髂骨多发囊性改变,双侧骶髂关节炎性改变。手术所见:见髂骨病变为多发性形状不规则囊性改变,骨嵴向囊内突出,局部破入盆腔,与周围边界尚清楚,未见明显异常组织,检查刮除囊壁至新鲜血液渗出。

病理检查:骨组织一堆,总体积4 cm×3 cm×0.7 cm,另见破碎灰褐色组织一堆,总体积2.5 cm×2 cm×0.7 cm。脱钙。病理诊断:右髂骨病变符合孤立性骨囊肿。

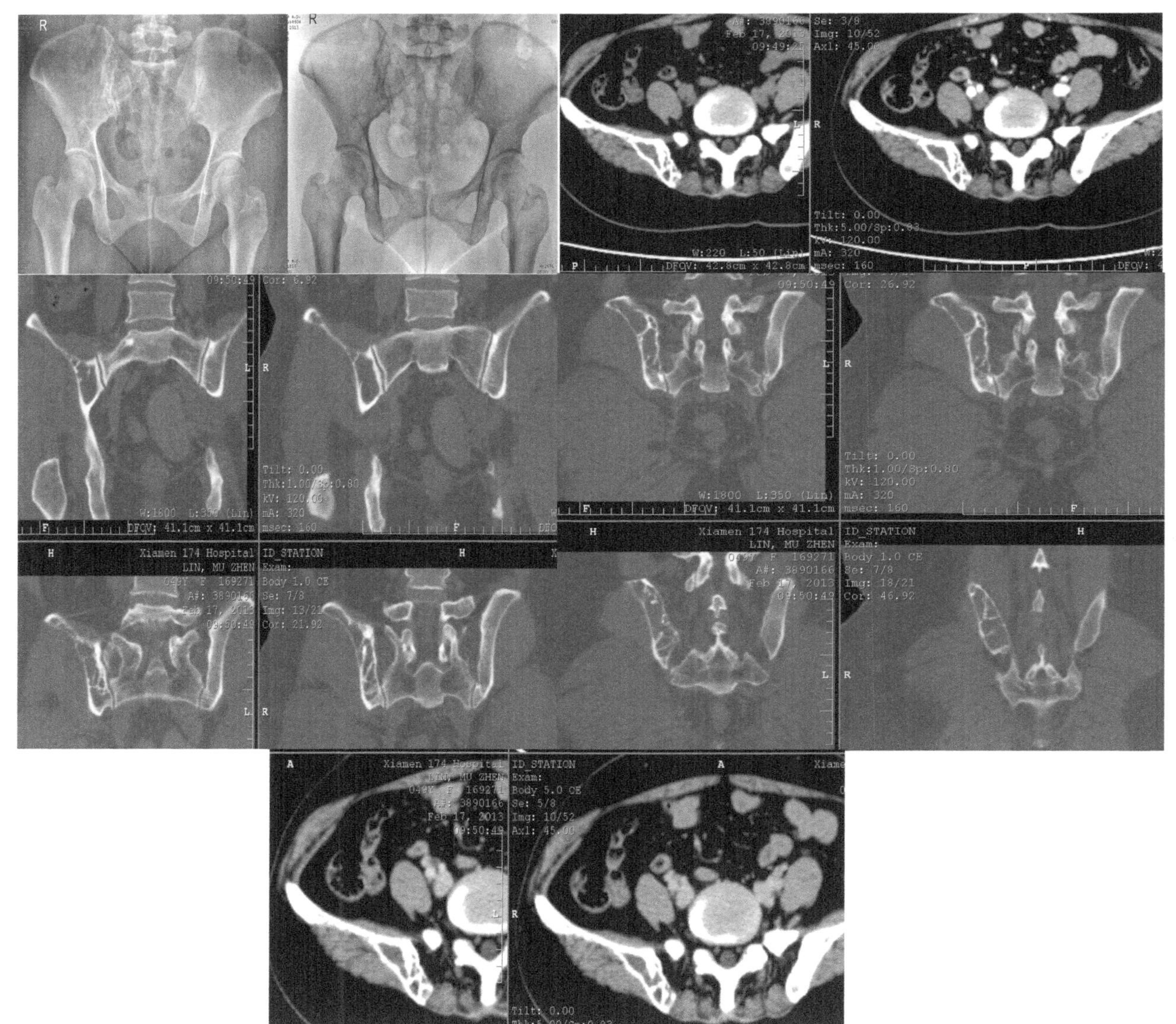

图 3-13-2 髂骨孤立性骨囊肿

第四节 跟骨动脉瘤样骨囊肿

患者,男,25 岁。左足肿痛 1 年余,足外背侧软组织肿胀明显,伴有压痛。手术所见:跟骨外侧骨皮质菲薄,骨凿轻轻即凿开,可见直径约 2.5 cm 空腔,内有较多暗红色液体流出,用刮匙刮出较多似血管床样软组织,充分刮除至正常骨组织外露。

病理检查:左跟骨病变标本:灰褐色碎组织一堆,体积 3 cm×2 cm×1.2 cm,其中含有骨组织。

病理诊断:左跟骨病变符合动脉瘤样骨囊肿。注:标本中多块组织类似骨巨细胞瘤,故不排除继发性之可能,建议临床随诊。

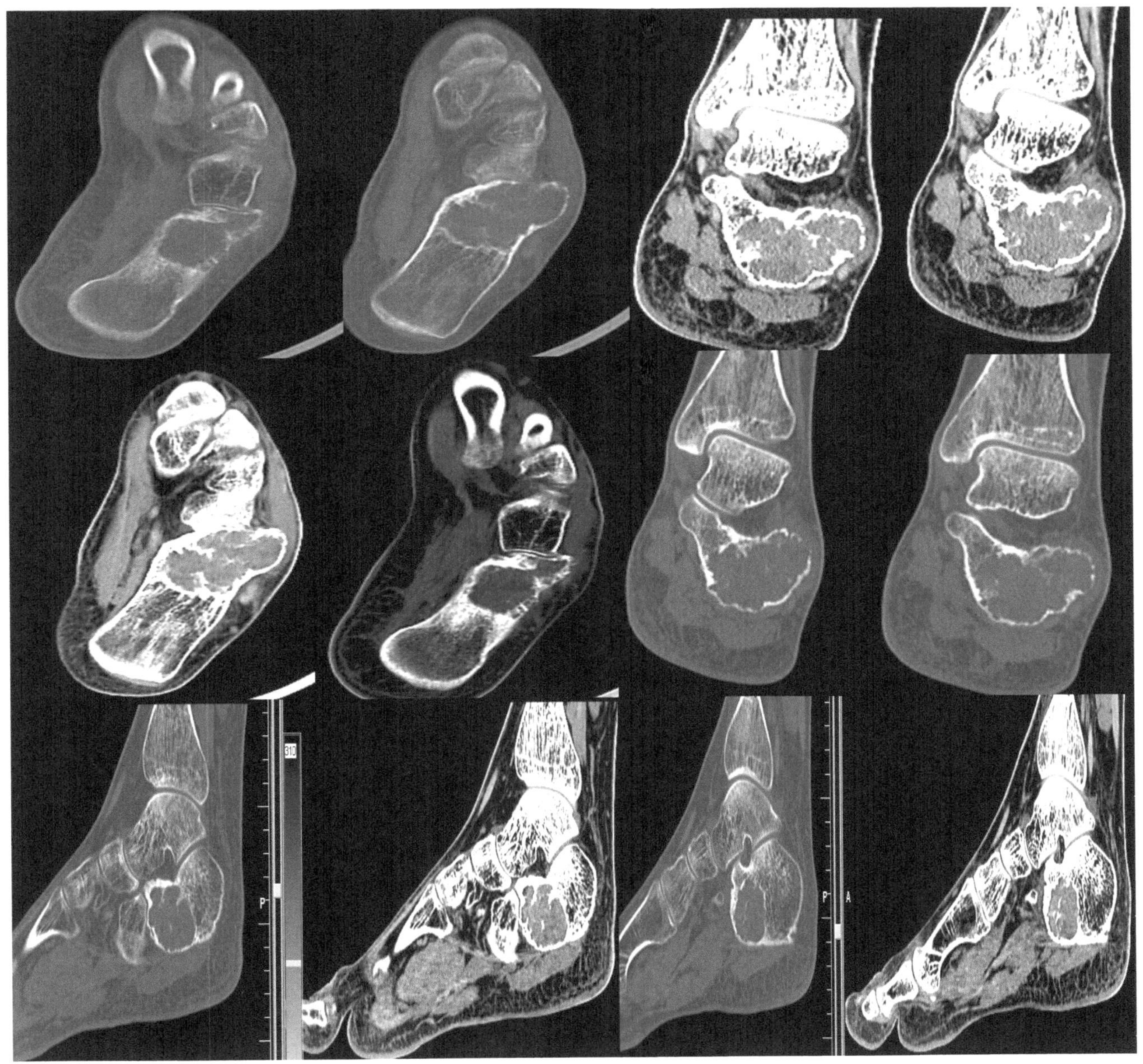

图 3-13-3　跟骨动脉瘤样骨囊肿

第五节　第 4 跖骨动脉瘤样骨囊肿

患者，男，24 岁。右足外侧膨隆一年，疼痛加重半年入院。

病理检查：右足第 4 跖骨骨肿瘤穿刺活检标本：暗红色组织一堆，总体积 2.3 cm × 2.0 cm × 0.8 cm。病理诊断：右足第 4 跖骨骨肿瘤穿刺活检标本：镜下见大量血凝块中少数细胞团，难以诊断，建议再次送检。

病理检查：右足第 4 跖骨骨肿瘤刮除标本：灰褐色碎组织一堆，总体积 1.0 cm × 0.8 cm × 0.3 cm。病理诊断：镜下可见出血的裂隙和囊腔、纤维组织、骨组织及大量的多核巨细胞，组织表面可见囊壁形成，诊断首选动脉瘤样骨囊肿。但刮除组织少且形态不典型，仍需结合临床及影像学进一步排除骨巨细胞瘤。

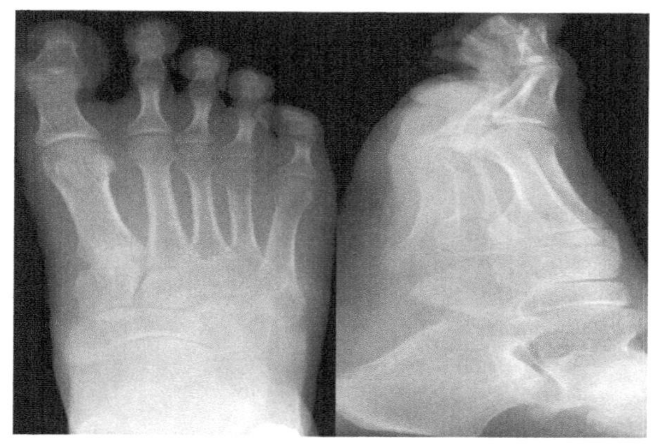

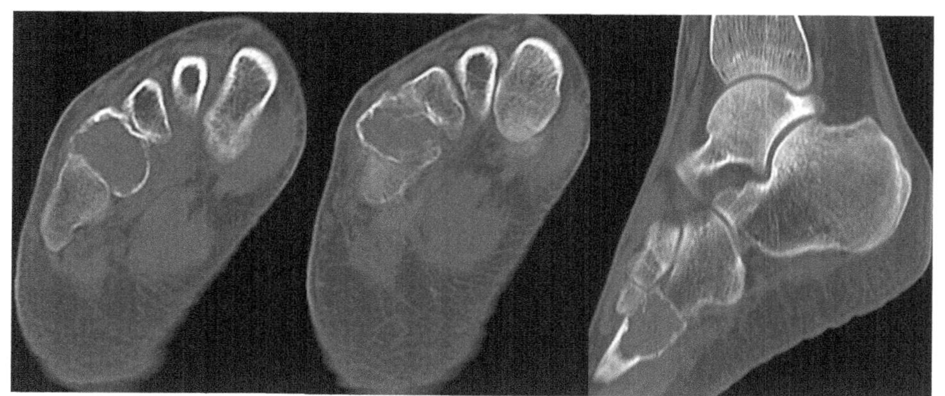

图 3-13-4　第 4 跖骨动脉瘤样骨囊肿

第六节　骨化性纤维瘤伴动脉瘤样骨囊肿

骨化性纤维瘤和动脉瘤样骨囊肿是 2 种独立的良性疾病，分别占全部骨新生物 2.5% 和 1.5%。骨化性纤维瘤好发于筛窦、上颌窦等颅面部骨质，而动脉瘤样骨囊肿在颅面部骨质的发生率仅为 4%。虽然后者有 23%~35% 的病例与其他骨肿瘤或病变相伴发，但伴发骨化性纤维瘤的鲜有报道。

骨化性纤维瘤和动脉瘤样骨囊肿的发病原因均不明确，1 个共同的可能致病诱因为外伤，均多见于青少年期。骨化性纤维瘤在年龄较低的患儿生长较快，侵袭性明显，而动脉瘤样骨囊肿同样具有局部破坏性强的特点，两者在影像上表现为膨胀性生长的囊实性肿物。

CT 显示肿物呈分叶状，边缘光滑清晰，邻近骨质菲薄，不连续。实性部分呈不均匀的高密度影，其不均匀性与局部的骨化小体的数量有关，囊性部分边缘清晰，有大小不等的弧形压迹。MRI 显示肿物边界更清晰，囊性部分由多个囊腔组成，增强扫描可以清晰地显示囊间分隔的强化，各囊腔内信号不等，与出血时间的长短有关。MR 增强扫描还可以看到肿物周围厚薄不均的骨壳，由成熟板状骨形成。

该病例影像表现需要与鼻腔、鼻旁窦的恶性肿瘤相鉴别，诊断需要靠病理。影像检查的价值在于观察肿瘤的位置、范围、周围结构受累情况及进行随访复查。

第七节　左侧股骨颈及大粗隆骨囊肿

病例，男，21 岁。因发现左股骨粗隆处骨质破坏 1 月余入院。外院 X 线检查：左侧股骨粗隆及股骨颈上外侧缘可见骨质破坏，为囊状轻度膨胀骨质吸收破坏，囊内可见大小不一分隔，边缘可见硬化边，未见明显骨膜反应，关节在位。

手术所见：探查见股骨颈及股骨粗隆处骨质破坏处大部分为空腔，未见明显肉芽样肿瘤组织，仅见少部分软组织刮出，将刮出组织送病理检查。

病理检查：左股骨骨肿瘤组织刮除标本：灰褐色碎组织一堆，总体积 2.5 cm × 1.5 cm × 1 cm。病理诊断：左股骨骨肿瘤组织刮除标本：镜下见碎骨、少量纤维脂肪及骨骼肌组织，未见明显肿瘤组织成分，结合临床及影像学考虑为骨囊肿。

误诊分析：X 线检查考虑骨巨细胞瘤，原因是误认为该病变沿股骨颈纵轴生长，但仔细考虑该病灶其长轴与骨干方向一致，显示为基底部在骨板骺侧的截头圆锥体，骨巨细胞瘤完全穿透骨皮质且明显呈膨胀性生长呈皂泡样改变，常累及骨骺，但本病未累及骨骺，本病呈多囊分隔状改变；考虑非骨化纤维瘤，但非骨化纤维瘤多与骨骺板有一定的距离，病变多较小，本病距骨骺板较近，且病变稍大。

MR 考虑为动脉瘤样骨囊肿，但动脉瘤样骨囊肿在扁骨如椎体、骨盆及肩胛骨发病的机会多一些，且可穿透骨皮质包壳，本病未穿透骨皮质。动脉瘤样骨囊肿具有中等侵蚀性，其周围轮廓模糊不清呈虫蛀状，其骨皮质常膨胀如气球状，本病未见明显侵蚀性及虫蛀样改变，呈多房囊性改变。因此在股骨上端邻近大粗隆骨骺处遇见多房囊性病灶且未明显穿透骨皮质时应考虑到多房骨囊肿的可能。

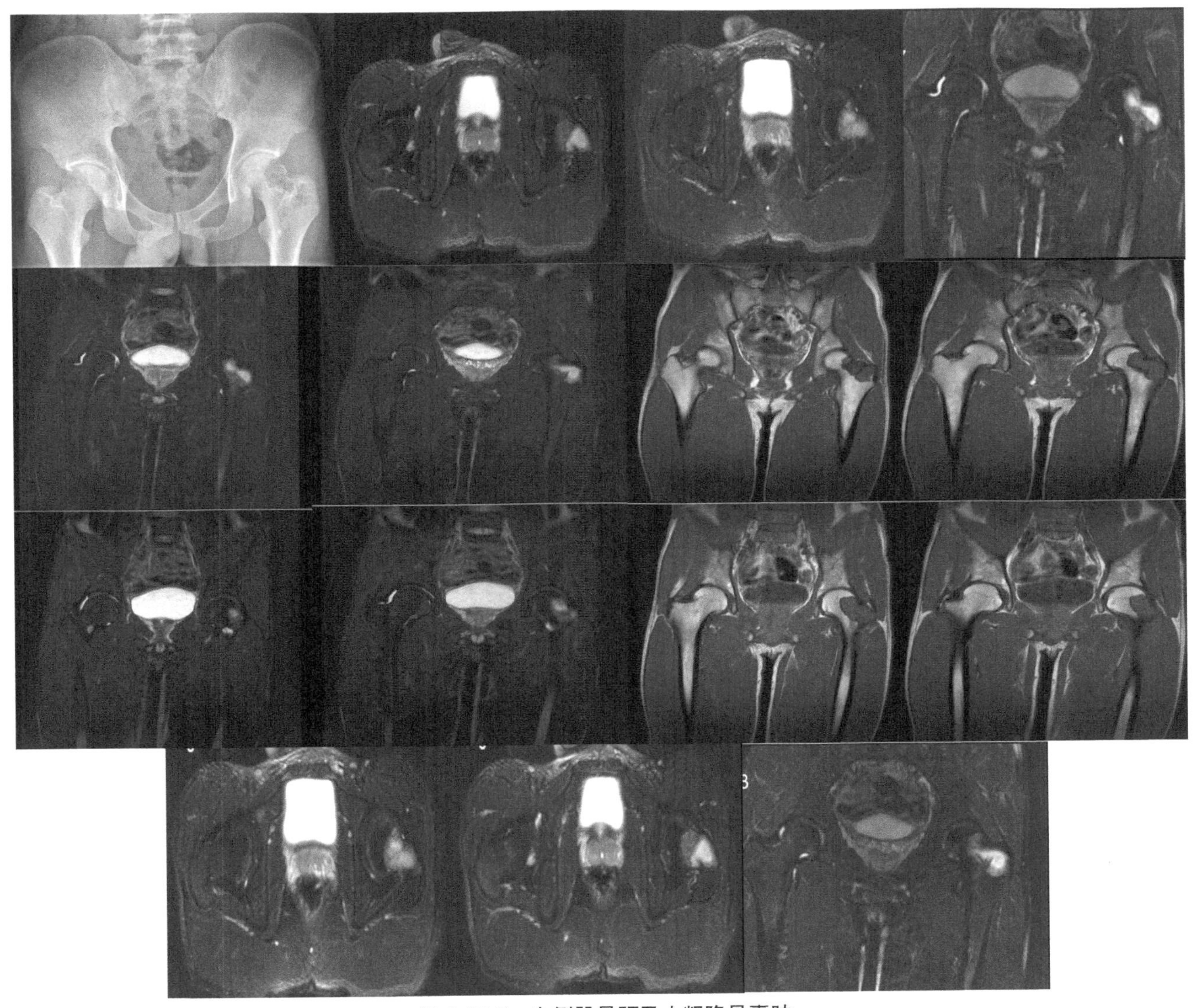

图 3-13-5　左侧股骨颈及大粗隆骨囊肿

第八节　距骨动脉瘤样骨囊肿

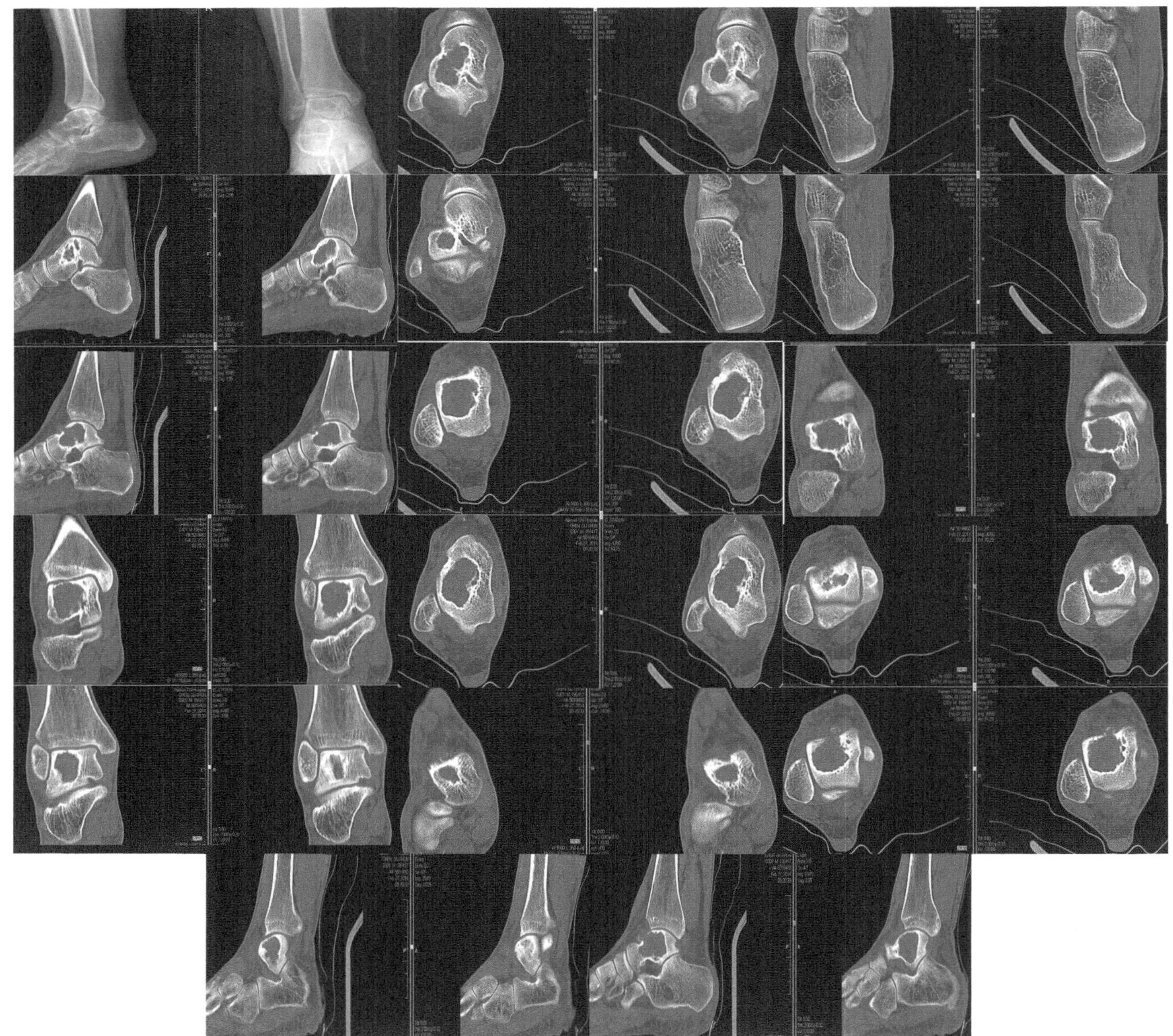

图 3-13-6　距骨动脉瘤样骨囊肿

患者，男，21 岁。因右踝关节疼痛、活动受限 2 个月余入院。外院 X 线片检查提示：右距骨见一较大椭圆形透亮影，边界清楚，余骨质未见明显异常。CT 检查提示：右距骨见一低密度灶，大小约 2.4 cm × 2.2 cm × 2.1 cm，边缘硬化，局部骨质吸收、变薄。

手术所见：从前、外侧关节面交界靠近舟骨处用电钻将距骨皮质钻透，有明显突破感，见大量暗红色血性流出，可见距骨体部、颈部均为骨肿瘤腔，瘤壁硬化，内见淡黄色肉芽样骨肿瘤组织，伴大量暗红色血性液体，将肿瘤组织彻底刮除。

病理检查：距骨肿物切除标本：灰褐色碎组织一堆，大小约 3 cm × 3 cm × 1 cm。病理诊断：距骨肿物切除标本：结合临床病史，影像学检查及组织学图像，符合动脉瘤样骨囊肿。

第十四章　骨纤维源性肿瘤和肿瘤样病变

第一节　骨良性纤维组织细胞瘤误诊分析简介

在影像学上，骨良性纤维组织细胞瘤呈良性骨肿瘤表现，但具有一定的侵袭性，在影像学上却缺乏明显的诊断特征，一组 9 例良性纤维组织细胞瘤在术前均被误诊，该组学者根据该组病例的影像学表现，对其影像表现进行简要分析。

在 X 线平片中囊状膨胀性骨质破坏是良性纤维组织细胞瘤的主要影像表现，可表现为单囊状破坏，亦可呈多房状改变，边界清楚，周围可见薄厚不均、连续或间断性的硬化边，瘤内可见线带状分隔影，无钙化、骨化，病灶周围无骨膜反应。当膨胀明显时，骨皮质可断裂，在修复过程中可出现骨膜增生现象。

该组 1 例 2 岁患儿，可见明显的层状骨膜增生，该组学者认为是病理性骨折导致修复性的骨膜增厚，由于考虑到年龄，术前此例被误诊为嗜酸性肉芽肿。

有文献报道，位于四肢长骨的良性纤维组织细胞瘤多位于干骺端松质骨内，可侵及骨端，甚至破坏关节面，呈中心性或偏心性生长，而发生在长骨骨干者则位于皮质骨内，表现为边界清楚的沿骨长轴的椭圆形或长条形透亮区。

该组病例无论是位于干骺端还是位于骨干者，其膨胀破坏方向完全与文献报道相符，此种破坏方向的差异是由于病灶起自骨髓腔，在其发展过程中受到周围正常骨组织的限制，长骨骨干骨皮质较干骺端骨皮质厚，可使其横向生长受到更多的限制。X 线平片中多可在肿瘤内见到残存骨嵴及骨间隔，此为骨质破坏不完全所致。

骨良性纤维组织细胞瘤的侵袭性在四肢长骨中表现为“扇贝”样皮质吸收区，皮质变薄，该组有 4 例可较明显的见到此征象，但其边界清晰，硬化边明显，无骨膜反应，亦无软组织肿块，未见任何恶性征象，因此术前对其良恶性的判定并未出现偏差。

第二节 骨良性纤维组织细胞瘤三病例

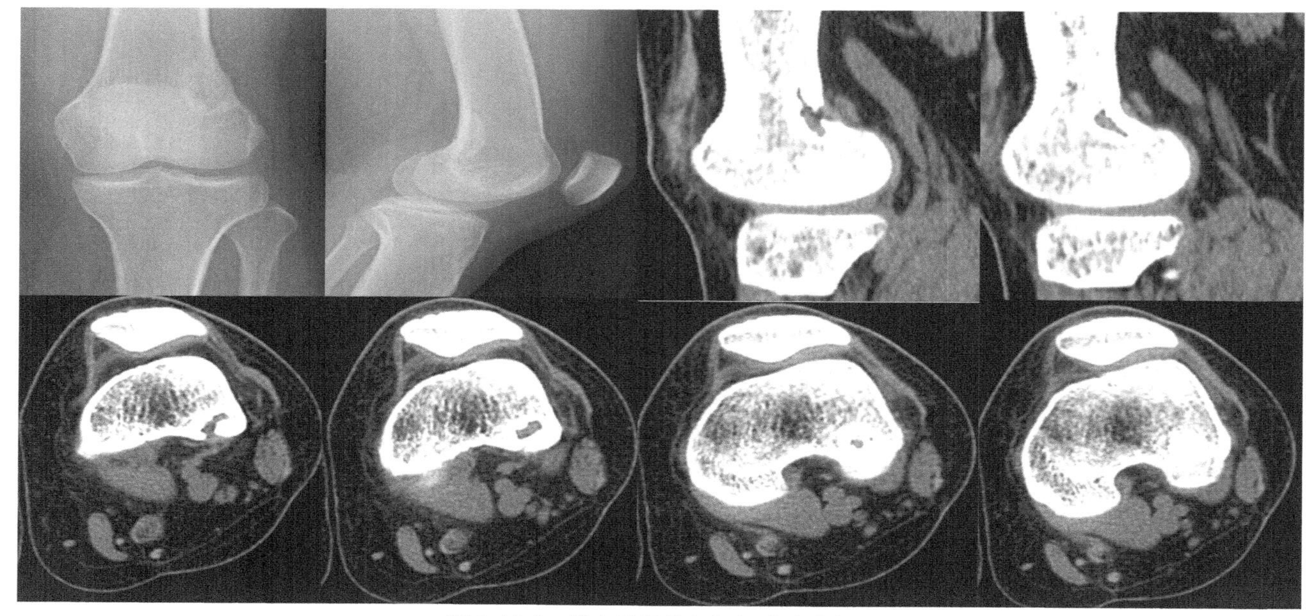

图 3-14-1 骨良性纤维组织细胞瘤病例 1

病例 1,女，24 岁。反复左膝关节酸痛 1 个月入院。术后病理诊断:(左股骨)纤维组织细胞瘤。

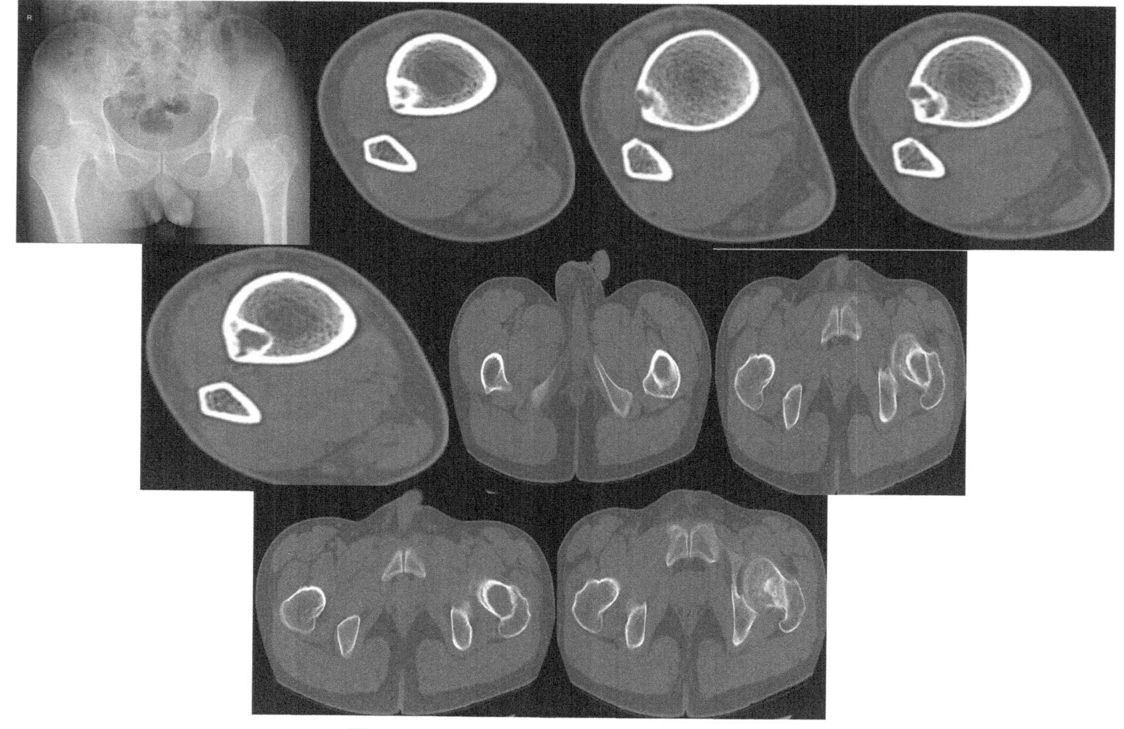

图 3-14-2 骨良性纤维组织细胞瘤病例 2

病例 2，男，35 岁。体检时发现左股骨粗隆处骨肿块 2 天入院。肿块如鸡蛋大小。

术后病理检查：左股骨大粗隆处肿物切除标本：土黄色不规则碎组织一堆，总体积 5.5 cm × 4 cm × 0.7 cm。病理诊断：（左股骨大粗隆处）纤维组织细胞瘤。

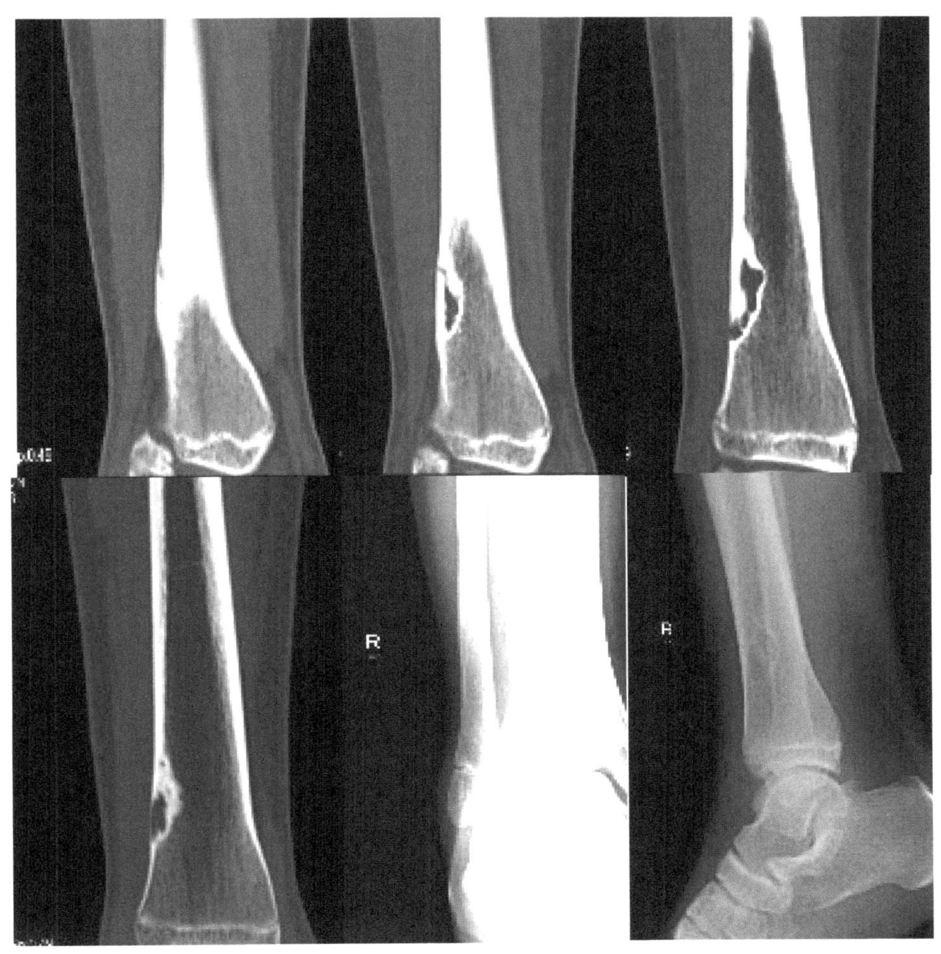

图 3-14-3　骨良性纤维组织细胞瘤病例 3

病例 3，男，16 岁。右踝关节扭伤 1 天入院。

术后病理检查：右胫骨下段骨肿瘤切除标本：灰白淡黄碎组织一堆，大小 2 cm × 2 cm × 0.5 cm，部分为骨样组织。病理诊断：右胫骨下段骨肿瘤切除标本：为良性肿瘤，首先考虑良性纤维组织细胞瘤，但不排除骨化性纤维瘤，请结合临床及影像学作诊断。

表 14-2-1　本病常用鉴别诊断简表

	骨良性纤维组织细胞瘤	非骨化性纤维瘤	骨巨细胞瘤
好发年龄	15~60 岁，以 30 岁以上成人多见	青少年，8~20 岁居多，男多于女	20~40 岁
好发部位	股骨、胫腓骨干骺端及骨端	四肢长骨，常位于干骺端以下，随年龄增长而移向骨干，局限于长骨的干骺端，部分位于皮质内，与骨皮质关系密切	长骨骨端突出部位，骨骺未翕合前发生于干骺端
临床表现	病史较长。表现为局部疼痛，劳累后加重，少数患者合并患肢功能障碍，可复发	发病缓慢，症状轻微，有自愈倾向	良性，病程缓慢，早期局部麻木、酸胀或间歇性隐痛，病程进展出现关节活动受限恶性，疼痛剧烈，关节活动受限，全身症状明显

续表

	骨良性纤维组织细胞瘤	非骨化性纤维瘤	骨巨细胞瘤
影像表现	病灶起自骨髓腔,表现为境界清楚的中心性或偏心性骨质破坏,单房或多房,可轻微膨胀。其内密度较均匀,本病主要表现为地图状骨质破坏,边有硬化环。无骨膜反应及软组织肿块,常可见骨性分隔。CT 显示病灶内为软组织密度,可有残存骨小梁及骨嵴	单房或多房,圆形、卵圆形或分叶状透亮区,常有硬化边,肿瘤局部骨皮质大多向外膨胀变薄,可部分或完全中断,无骨膜反应及软组织肿块	皂泡样改变。几乎均发生于骨端,偏心性、膨胀性生长明显,边缘无硬化,横径超过纵径,骨皮质变薄,很少引起骨皮质破坏。横向生长趋势

第三节　三种骨纤维源性肿瘤

骨的非骨化性纤维瘤、硬纤维瘤和纤维肉瘤均起源于骨的纤维组织。骨的非骨化性纤维瘤是少见的良性骨肿瘤,占原发性骨肿瘤的 1.1%;骨纤维肉瘤是骨原发性恶性肿瘤非常少见的一种,WHO(2002)公布骨纤维肉瘤发病率约为原发性恶性骨肿瘤的 5%;硬纤维瘤在病理上为良性表现,临床上具有侵袭性生长和极易复发的特性,但不发生转移,硬纤维瘤占原发骨肿瘤的 0.28%。三者生物学行为不同,治疗方案不同。

一、病理学

非骨化性纤维瘤是一种源自成熟的骨髓结缔组织的良性肿瘤,肿瘤主要成分为梭形结缔组织细胞,细胞间由不等量的胶原纤维组织构成。

骨硬纤维瘤,又称骨侵袭性纤维瘤、骨韧带样纤维瘤、骨成纤维性纤维瘤,是由轻度异型梭形细胞产生丰富的胶原纤维为特征的良性肿瘤。

纤维肉瘤为一成纤维结缔组织恶性梭形细胞肿瘤,胶原纤维含量不等。

三者均为纤维组织肿瘤,不伴有软骨、骨或骨样组织形成,均好发于四肢长管状骨干骺端,尤以股骨下端及胫骨上端最为多见。三者病程均发展缓慢,易合并病理骨折。术前鉴别诊断较为困难,可以从 X 线、CT、MRI 分析三者的鉴别诊断。

二、影像学研究

1.X 线和 CT 鉴别诊断　非骨化性纤维瘤大部分病例病变呈偏心性。少部分病例病变呈中心性。病灶长轴与骨干一致,呈囊状骨破坏,其内可见纤细骨嵴,骨嵴边缘清晰,病灶膨胀生长,皮质可变薄呈蛋壳样,骨壳可局限性缺失,病变边缘清晰,呈波浪状,部分病例显示硬化边。以髓腔侧为明显。

硬纤维瘤部分病例病变呈中心性,部分病例病变呈偏心性,部分病例呈囊状骨破坏,部分病例呈溶骨性破坏,囊状骨破坏,呈膨胀生长,其内可见粗大骨嵴,骨嵴边缘模糊,有学者描述为呈树根状、向软组织延伸呈根须状,且伴有软组织肿块,具有一定特征性,病变边缘模糊、不甚规则。

纤维肉瘤表现为囊状破坏和溶骨性破坏,纤维肉瘤囊状破坏为肿瘤细胞分化较好者,病变不膨胀,边缘不规则,少数病例边缘可见硬化;肿瘤细胞分化不良者,表现为溶骨性破坏,边缘模糊,不规则,破坏区大小不一,部分骨轮廓消失,部分病例伴有软组织肿块。

2.MRI 鉴别诊断　非骨化性纤维瘤、硬纤维瘤和纤维肉瘤 MRIT_1WI 均呈不均匀等、低信号,T_2WI 均呈较高、低混杂信号,较高信号中可见条状、片状低信号。肿瘤细胞成分 T_1WI 呈等信号,T_2WI 呈较高信号,高于肌肉信号,低于脂肪信号,纤维部分 T_1WI、T_2WI 均呈低信号。非骨化性纤维瘤和纤维肉瘤 T_1WI、T_2WI 低信号范围小呈局灶状,由于硬纤维瘤含有大量丰富的胶原纤维,T_1WI、T_2WI 低信号呈大片状,部分病例纤维部分占病变的 75% 以上,较为特征。一组病例显示,长骨部分病例非骨化性纤维瘤肿瘤外骨髓侧骨质可见带样稍长 T_1、稍长 T_2 信号,脂肪抑制序列呈高信号,考虑为瘤周水肿所致。

由于纤维肉瘤肿块内可见囊变坏死,T_2WI 部分病例可显示高信号,高于脂肪信号。非骨化性纤维瘤和硬纤维瘤肿块内未见囊变坏死,T_2WI 未见高信号。非骨化性纤维瘤 MR 增强病变呈不均匀显著强化,病变骨壳内肿瘤外围可见环形强化。

X 线、CT、MRI 能反映骨的非骨化性纤维瘤、硬纤维瘤和纤维肉瘤的特征，影像学对它们的鉴别诊断有重要价值：①当X线、CT表现为骨偏心性、囊状膨胀性破坏，其内可见纤细骨嵴，病变边界清晰，边缘可呈硬化边，MR T_1WI、T_2WI均显示局灶状低信号，诊断要考虑非骨化性纤维瘤；②当X线、CT表现为骨囊状膨胀性破坏，可显示硬化边，或溶骨破坏，边缘模糊、不甚规则，破坏区内显示粗大骨嵴，MR T_1W1、T_2WI显示大片状低信号，诊断要考虑硬纤维瘤；③当X线、CT表现为不膨胀的囊状破坏，或溶骨破坏，骨轮廓消失，边缘不规则，MR T_1WI、T_2WI显示局灶状低信号，T_2WI可见高信号，诊断要考虑骨纤维肉瘤。

第四节　膝部成年型纤维肉瘤

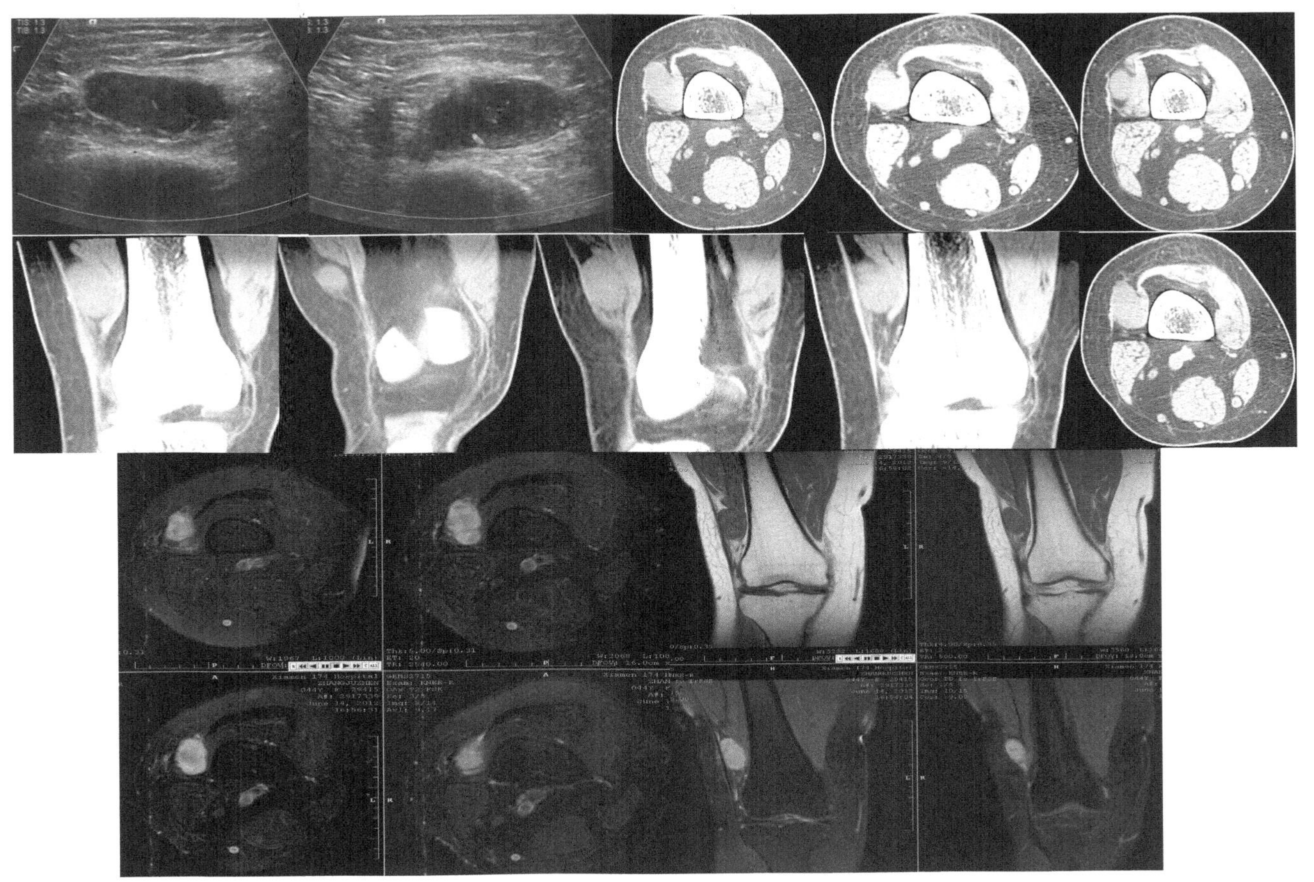

图3-14-4　膝部成年型纤维肉瘤

患者，女，44岁。右膝外侧疼痛1年，发现局部包块3个月入院。缘于1年前，患者无明显诱因出现右膝外侧疼痛，以上下楼梯时明显，3个月前出现包块。查体：右大腿下端外侧皮下可触及1软组织包块，大小约3 cm×3 cm，质软，移动度差，与周围组织境界不清，压痛明显，右膝活动自如，Tinel征(-)，右足各趾感觉、运动及末梢血运正常。

超声检查：右侧大腿下段外侧皮下软组织内可见一混合回声团块，大小3.0 cm×1.6 cm，边界尚清晰，形态欠规则，CDFI：其内可见血流信号。

手术所见：见筋膜下软组织包块，为脂肪样组织，有包膜，但不完整，质软，移动度差。

病理检查：右大腿下段包块切除标本：灰褐色软组织一堆，总体积3 cm×3 cm×1.3 cm，切面灰白，质中。常规病理诊断：右大腿下段包块切除标本：梭形细胞肿瘤，待做免疫组化检测进一步明确肿瘤类型。

免疫组化检测：阳性：Vim，CD56，CD99，NSE(局灶)，Ki-67(约10%)；阴性：S-100，NF，GFAP，CD34，Bcl-2，Actin，SMA，Desmin，CK(P)，EMA)。免疫组化诊断：右大腿下段

包块切除标本:考虑成年型纤维肉瘤,建议扩大切除。

第五节　误诊病例简介:左肱骨纤维结构不良与动脉瘤样骨囊肿伴病理性骨折

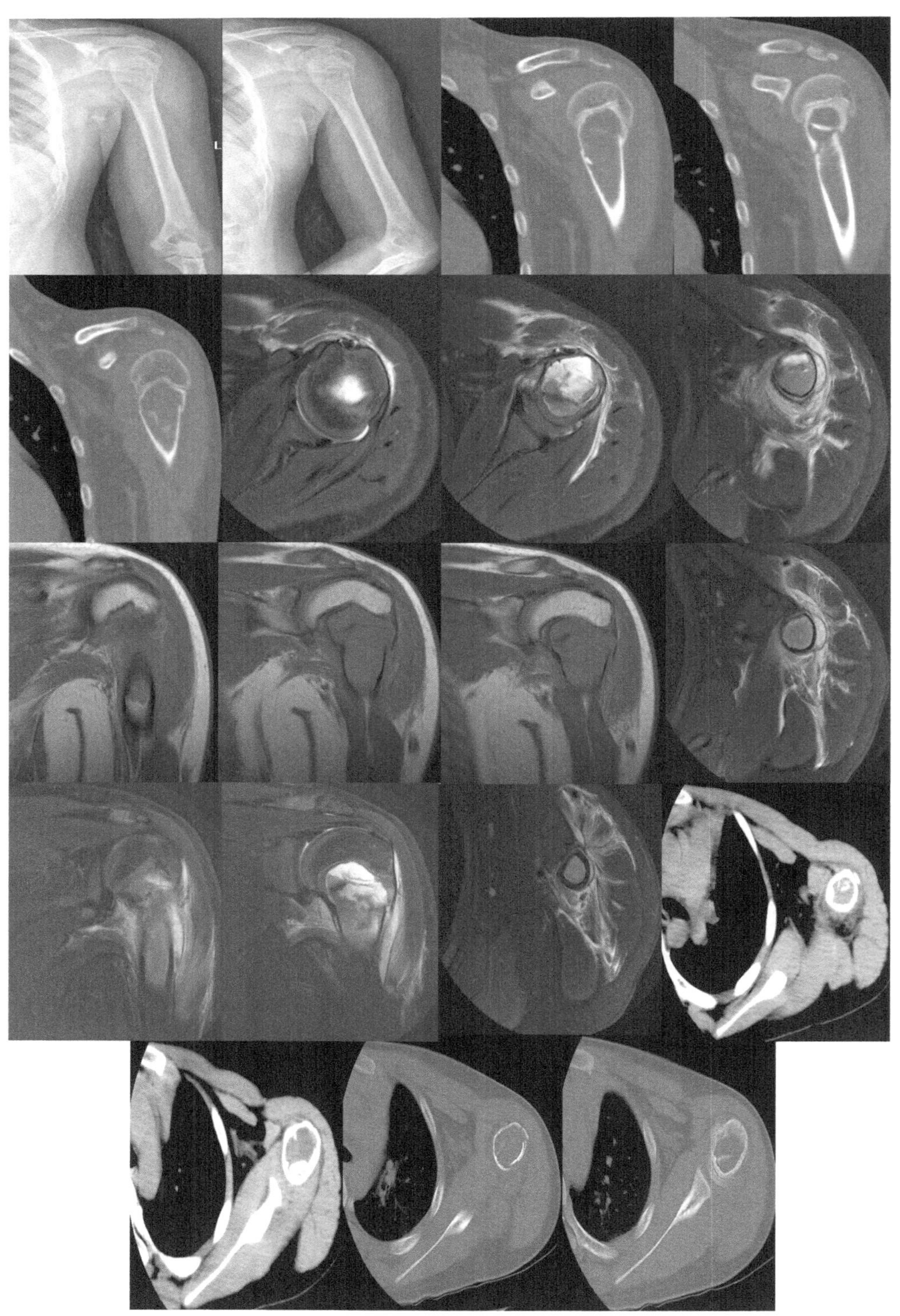

图 3-14-5　左肱骨纤维结构不良与动脉瘤样骨囊肿伴病理性骨折

患者，男，15 岁。外伤后左肩部肿胀、疼痛，活动受限 5 小时入院。

CT：左肱骨近端及外科颈粉碎性骨折，断端错位、成角；左肱骨上段骨皮质变薄，呈囊腔样改变，原因？病理骨折？请结合临床；左肩关节积血，软组织肿胀。

MRI：左侧肱骨上段及干骺端囊性占位，考虑动脉瘤样骨囊肿伴病理性骨折。

病理检查：左肱骨近端肿瘤切除标本：灰褐色组织两块，总体积 3 cm × 2 cm × 0.7 cm，部分为骨组织。

病理诊断：左肱骨近端切除标本：纤维结构不良，建议切除后复查及随访。

第六节　胫骨纤维结构不良

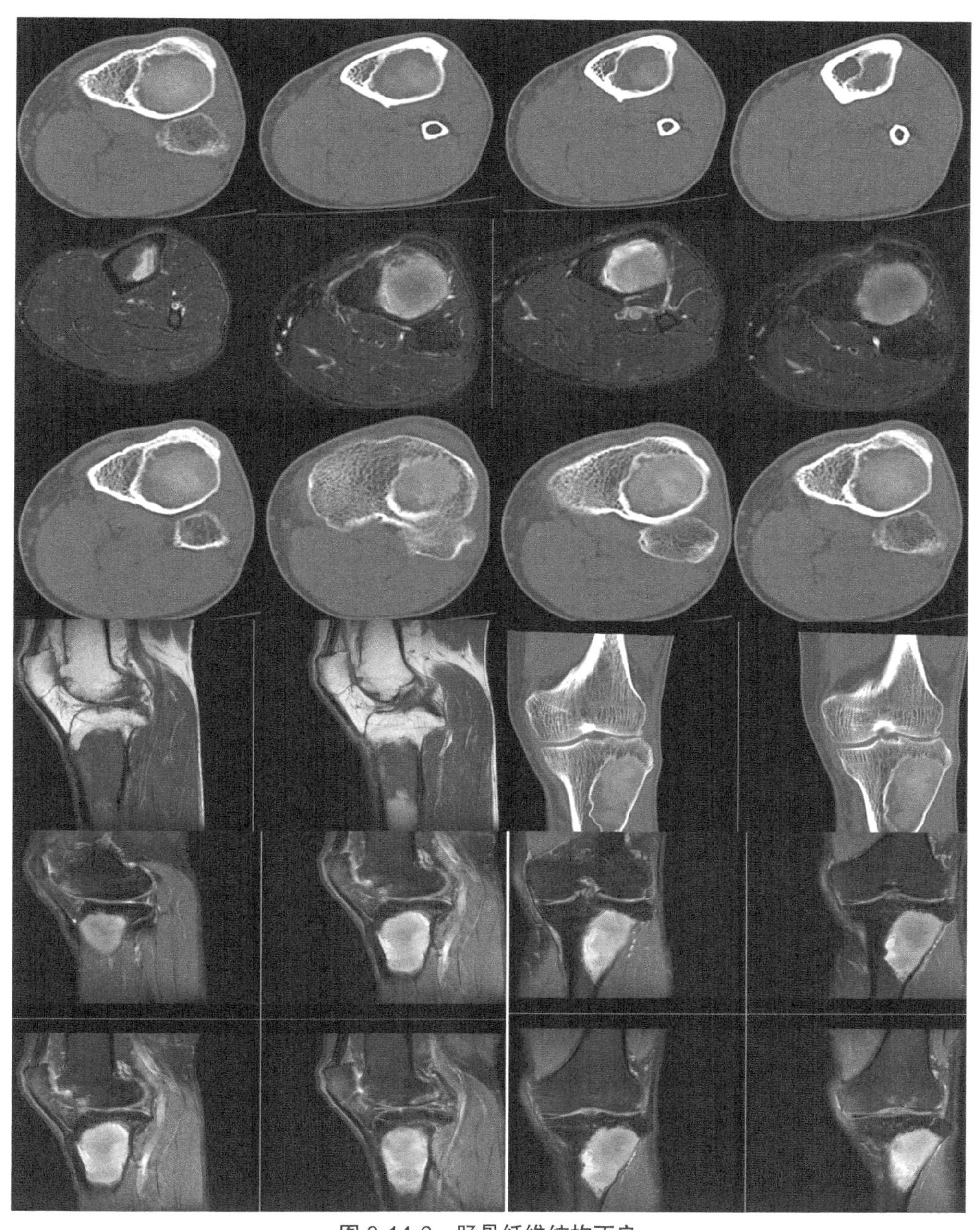

图 3-14-6　胫骨纤维结构不良

患者,男,58岁。因左膝关节酸痛3年入院,左膝关节稍肿胀,局部未见瘘管、溃疡等,膝皮温正常,膝关节间隙外侧明显压痛。

病理诊断:结合临床、影像学检查及组织学图像,符合纤维结构不良(骨纤维异常增殖症)。

第七节 左侧肱骨纤维结构不良

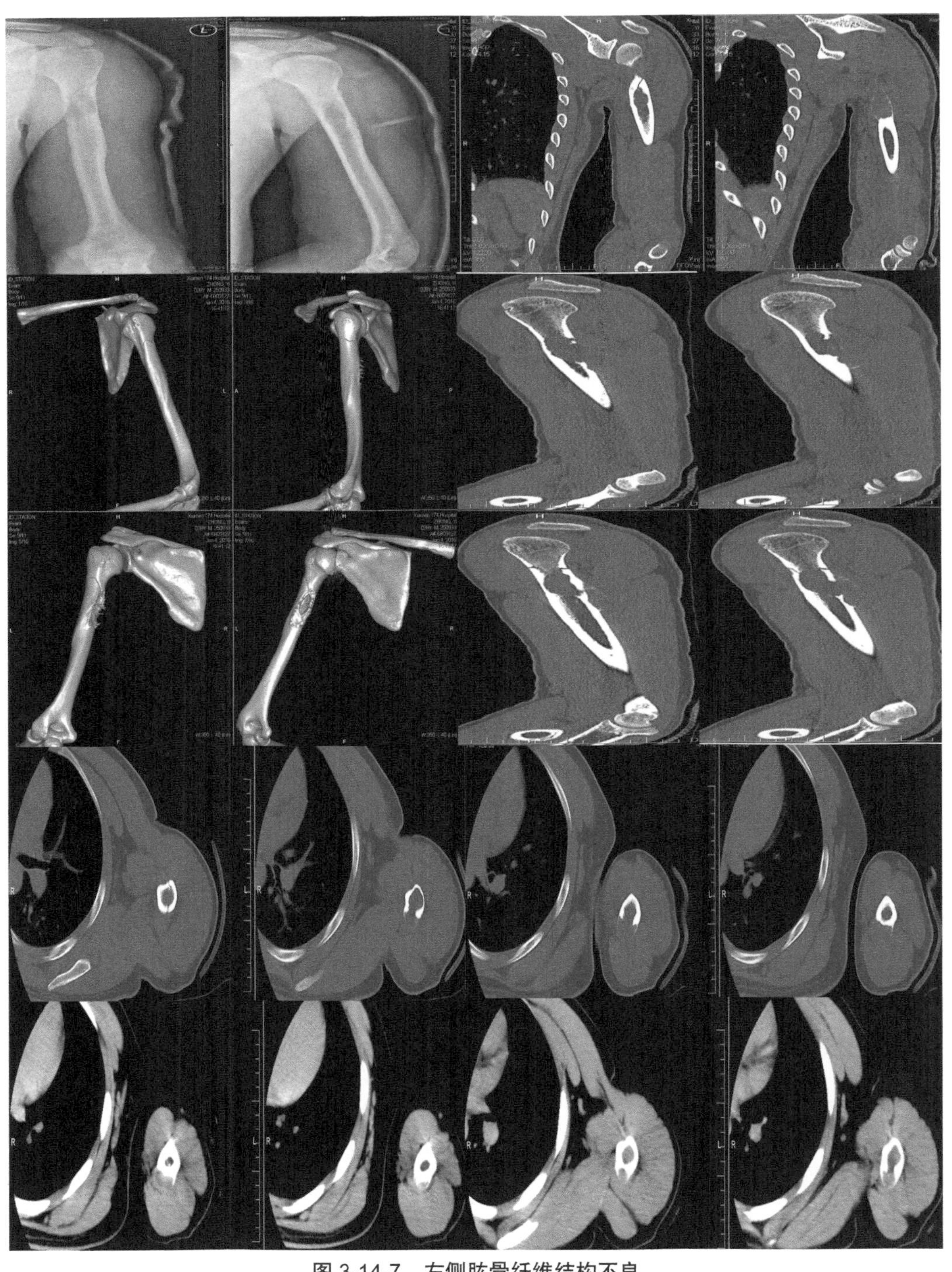

图 3-14-7 左侧肱骨纤维结构不良

患者，男，28岁。缘于昨日18时许，因不慎摔伤致左上臂肿胀、疼痛，活动受限。受伤当时无昏迷及呕吐，无头痛及胸腹部疼痛，无心悸、气促、胸闷、呼吸困难、大汗淋漓等。由家属送至外院行X线检查示：左肱骨近端骨折，近端见囊性变。急诊检查后拟左肱骨病理性骨折收住入院。

手术所见：显露肱骨上段，见肱骨骨折，断端位置尚可，内侧骨质隆起，部分骨皮质缺损2.8 cm × 1.0 cm；于前侧骨质钻孔，开窗，显露骨质缺损区囊腔，见腔内为肉芽样肿物，表面淡黄，从骨质缺损处延续至内侧软组织相连，刮匙彻底清除囊腔及其内容物，腔内骨质硬化明显，结构不规则。

病理检查：灰白色不规则组织一堆，总体积3.5 cm × 3 cm × 1.5 cm，切面灰白，质中。病理诊断：左肱骨肿瘤，主要由梭形细胞（纤维性成分）及骨样组织构成，可符合纤维结构不良。注：纤维结构不良少见于肱骨，且本例病变不够典型。其中局部梭形细胞丰富，可见少数多核巨细胞和泡沫细胞；骨样组织呈区域性分布，其中部分为成熟骨，可见骨母细胞及黏合线及钙化。请结合影像学检查进行鉴别（如非骨化性纤维瘤等）并注意随访。

第八节　纤维结构不良环形硬化边

纤维结构不良，是一种骨的良性肿瘤样病变，多见于年轻人。一般将其X线表现归结为：囊状膨胀性改变，“磨玻璃”样改变，“丝瓜瓤”样改变及“地图”样或“虫蚀”样改变。

纤维结构不良较常见，在良性骨肿瘤和肿瘤样病变中占8.8%。是最常见的骨肿瘤样病变，占48.2%。其X线特征性的表现主要分为囊状膨胀性改变、“磨玻璃”样改变、“丝瓜瓤”样改变及“地图”样或“虫蚀”样改变四种。一些学者认为病变骨皮质“V”形切迹亦为纤维结构不良的特征性征象。

按发病病灶，纤维结构不良分为单骨型和多骨型。在日常工作中发现，单骨型纤维结构不良病灶周围骨皮质之内，有时可见到完整的硬化边。一组62例单发纤维结构不良中发现17例（占27.4%）。在CT图像上其与周围的皮质共同构成双环样外观，可以暂称为“双环征”。

在文献中，也有提及病灶周围硬化边的，认为是反应性骨硬化。病灶中央则可以有软骨成分，且软骨成分可以钙化或骨化。环形硬化边在纤维结构不良中如此高的发生率，对其深入认识，必将有助于疾病的诊断。分析该组病例中的所有环形边征象，有一个共同的特点就是硬化边呈环形且连续完整，虽然厚薄不均匀，但是总体上都体现为较厚的明确的硬化。然而也有其不同之处就是该组纤维结构不良硬化边的致密程度有一定的差异，部分硬化边呈明显的致密带；部分则表现为较疏松的多层硬化边。

该组对1例进行了影像组织病理对照研究、显示环形硬化边为成熟的骨组织，这符合以前文献中认为是反应性骨硬化的推断；此例病灶中央有不规则的高密度影，环形硬化边与高密度影之间为软组织密度，组织学为密集的胶原纤维之间散布着不成熟的编织骨，是典型的纤维结构不良组织学表现；病灶中央高密度影为胶原组织变性伴钙盐沉积。以前文献描述纤维结构不良病灶中央高密度影为软骨成分钙化或骨化所致。

单骨型纤维结构不良好发部位主要为肋骨、股骨近端、颅面骨和胫骨等。而该组发现有硬化边的纤维结构不良病灶多位于股骨颈及股骨粗隆间（13例），仅3例位于髂骨，1例位于股骨远端。

在肿瘤或肿瘤样病变中，除了纤维结构不良有明显的环形硬化边，骨囊肿、非骨化性纤维瘤、软骨母细胞瘤、软骨黏液样纤维瘤、动脉瘤样骨囊肿、嗜酸性肉芽肿及牙骨质瘤有类似硬化边，但这些病的硬化边与纤维结构不良的硬化边有一定的差异，纤维结构不良病灶较大，最大径在2.4~8.0cm之间；病灶内可以有钙化，即使是非钙化部分其密度亦较高，CT值在32~260 HU之间，大部分在80 HU以上；硬化边呈环形常较厚且致密，局部可以菲薄而呈多层样，厚度约0.5~10 mm不等；紧邻的局部骨皮质可增厚或变薄。

综上所述，X线平片或CT扫描见单骨单灶病变，边缘清楚，有明显的环形硬化边，并位于骨皮质内，应考虑到纤维结构不良可能。如果病灶较大，硬化边较厚和致密，病灶内CT值高，特别是超过80 HU者，或其中见到明显的钙化或骨化则纤维结构不良的可能性更大。

第九节 股骨颈纤维结构不良

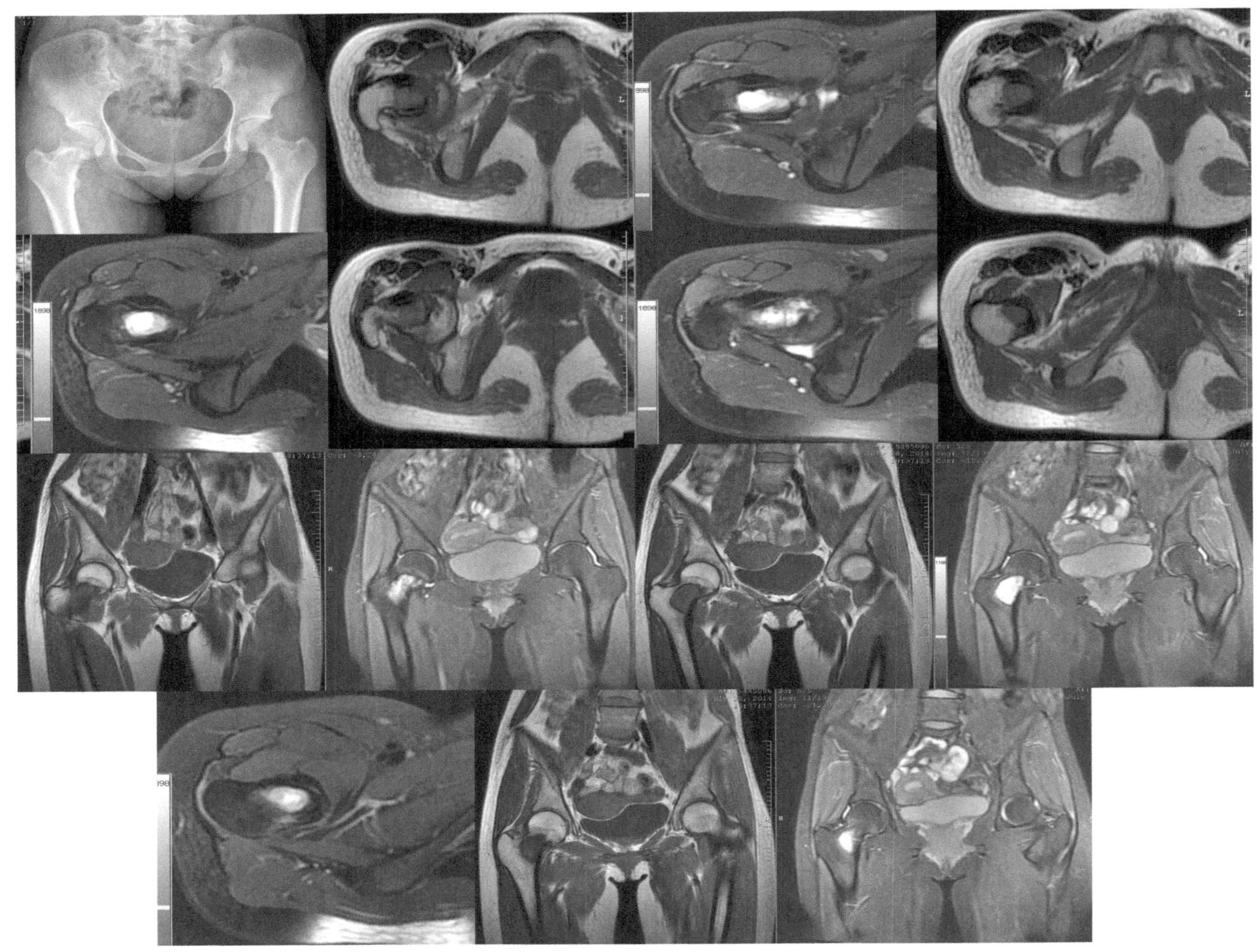

图 3-14-8 股骨颈纤维结构不良

患者,女,21 岁。因右髋部酸胀、乏力 2 月入院。

手术所见:暴露右髋关节囊,纵行切开关节囊,暴露股骨颈内侧,克氏针定位骨肿瘤所在,局部钻孔,形成一约 2 cm×2 cm 皮质骨片,取下骨片,见股骨颈内白色肉芽组织,取出白色肉芽组织,局部形成一约 4 cm×2 cm 空腔,刮匙刮除囊腔壁硬化的骨质。

病理诊断:右股骨颈纤维结构不良。

第十节　左股骨近端非骨化性纤维瘤

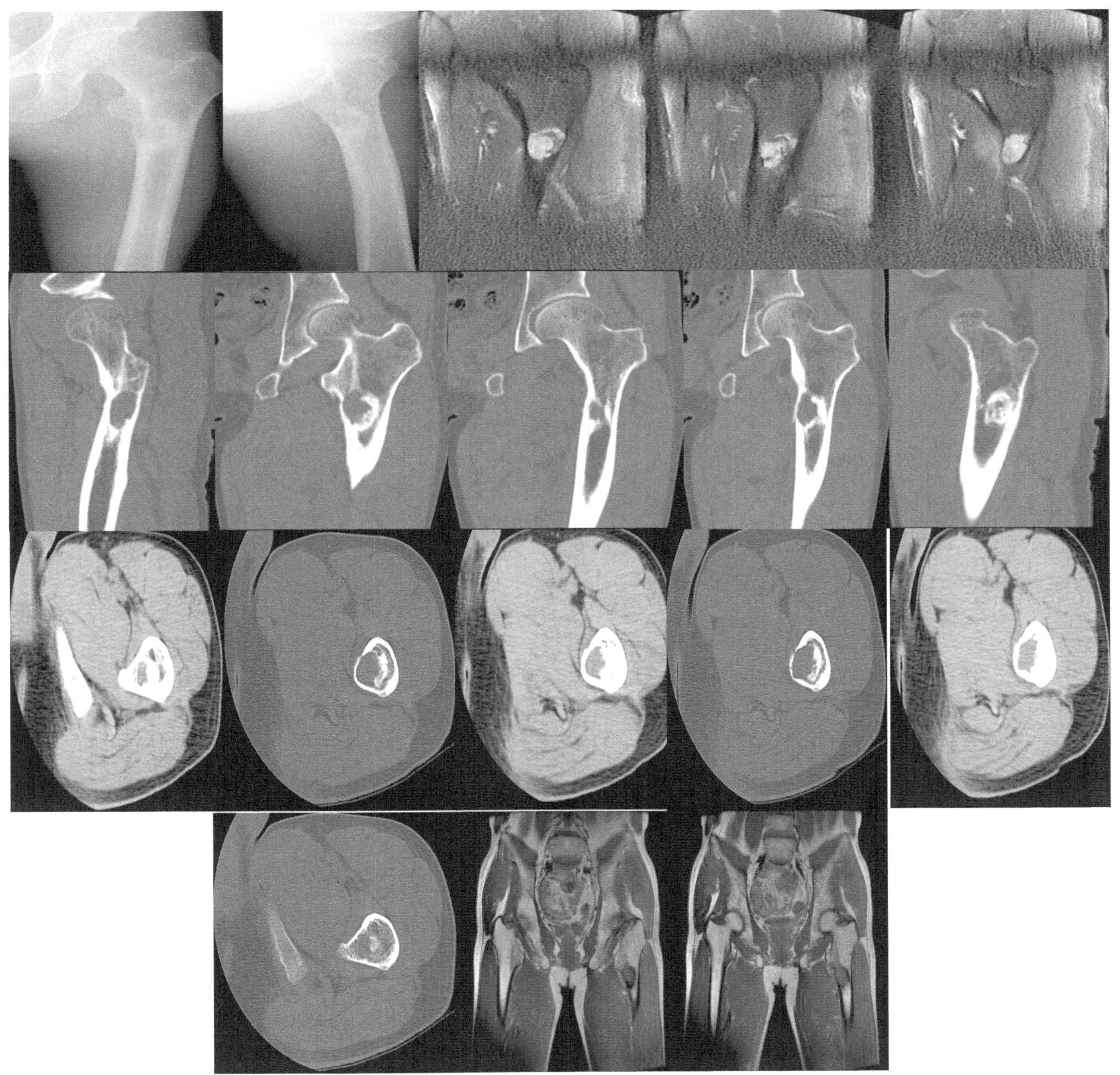

图 3-14-9　左股骨近端非骨化性纤维瘤

患者，男，42 岁。手术所见：左股骨近端髓腔内见一约 1.5 cm × 2 cm × 3 cm 大小骨质硬化腔，内含大量鱼肉样、肉芽组织样软组织，囊壁骨质明显硬化、完整。

病理检查：左股骨近端骨肿块切除标本：灰黄灰褐色肿物一堆，总体积 4 cm × 3 cm × 1 cm，其中含少量碎骨组织，其余组织切面灰白质中。病理诊断：考虑左股骨近端骨肿瘤为非骨化性纤维瘤。

非骨化性纤维瘤为骨结缔组织源性良性肿瘤，无成骨活动,故命名冠以“非骨化性”。骨骼发育成熟时,有可能自行消失。本病好发于青少年,男略多于女,以 8~20 岁多见。

第十一节　胫骨非骨化性纤维瘤

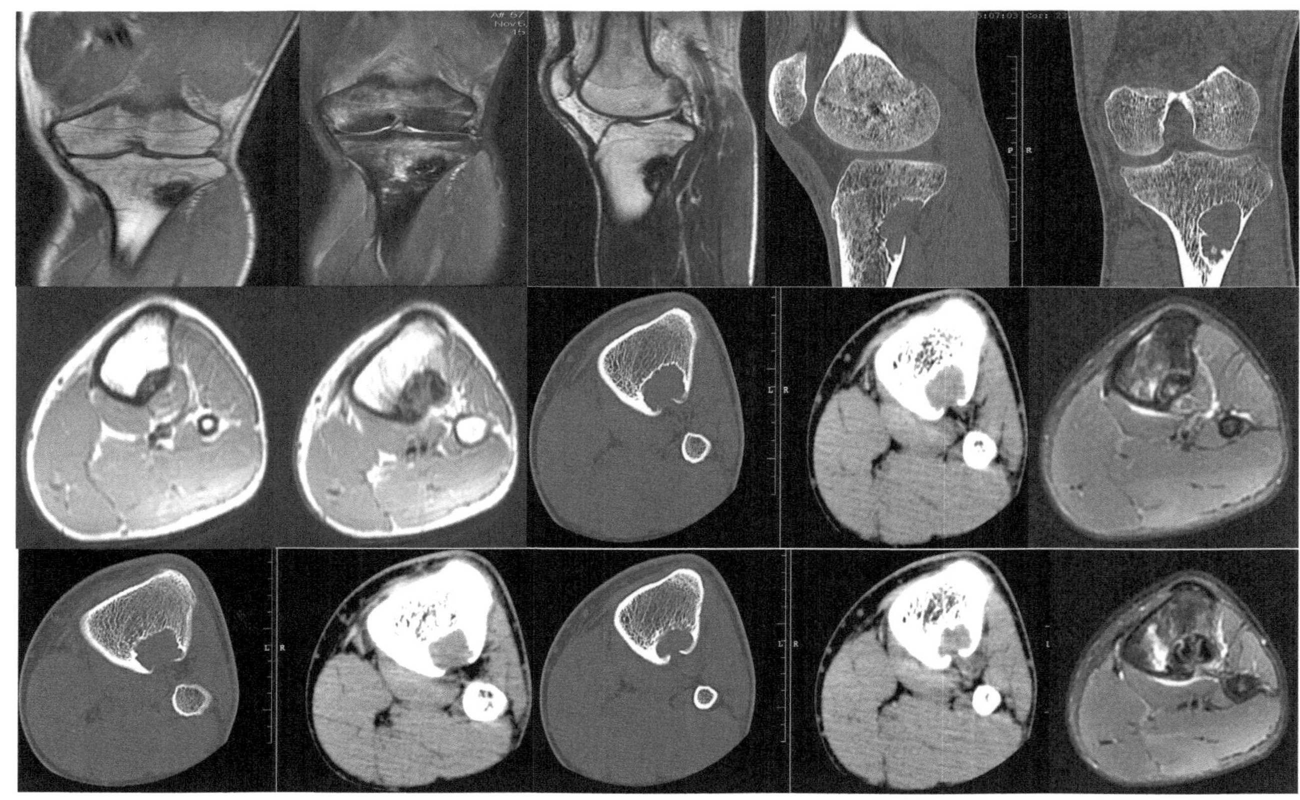

图 3-14-10　胫骨非骨化性纤维瘤

患者,男,17 岁。左膝部运动后疼痛 1 月入院。

术所见:暴露胫骨上段外侧骨囊肿处骨膜,骨刀开一大小约 2 cm × 2 cm 骨窗,用刮匙彻底刮除囊内变性骨组织,见囊腔大小约 2 cm × 3 cm × 5cm,囊腔内可见肉样组织及囊液。

病理检查:左侧胫骨上段肿物刮除标本:灰褐色碎组织一堆,总体积 4 cm × 2 cm × 1.5 cm,其中含碎骨组织,质偏硬。

免疫组化检测:阳性: Vimentin, P63(散在 +), SMA(弱 +), CD68(部分 +), CD163(部分 +), Ki-67(+, <10%);阴性: CK(P), Actin, Desmin, CD34。免疫组化诊断:左侧胫骨上段肿物刮除标本:结合免疫组化检测结果、组织学图像、临床及影像学检查,符合非骨化性纤维瘤,建议刮除后复查。

第十二节　左侧股骨外侧髁非骨化性纤维瘤

患者,女, 44 岁。反复左膝疼痛 30 年,再发加重 1 周入院。

手术所见:见病灶位于股骨外侧髁,表面上附增厚之“骨膜”,与周围软组织界限不清,病灶向股骨髁骨质压迫进入骨质,内容为黄色清亮黏性液体,病灶组织为暗红色肉芽样组织,与骨组织界限清楚,局部骨质硬化。切除增厚之“骨膜”、刮除病灶内肉芽样组织和咬除病灶与骨交界处组织送病理检查。完整刮除病灶。

病理检查：左膝骨病灶切除标本：灰红色碎组织一堆，总体积 2 cm × 2 cm × 0.6 cm。左膝病灶与骨交界处切除标本：灰白色及暗红色碎组织一堆，总体积 1.5 cm × 1 cm × 0.4 cm。左膝包块外包膜切除标本：灰红色组织一堆，总体积 3 cm × 2 cm × 0.8 cm。

病理诊断：左膝骨病灶切除标本：镜下可见肉芽组织形成及纤维组织增生，间质可见多量淋巴细胞、浆细胞、中性粒细胞浸润及泡沫细胞聚集。左膝病灶与骨交界处切除标本：镜下可见碎骨及死骨片周围被增生的纤维组织包绕。左膝包块外包膜切除标本：镜下可见滑膜组织慢性炎并呈绒毛状增生，周围纤维组织增生，间质可见多量淋巴细胞、浆细胞、中性粒细胞浸润及泡沫细胞聚集。左膝骨病灶为非骨化性纤维瘤，请结合临床。

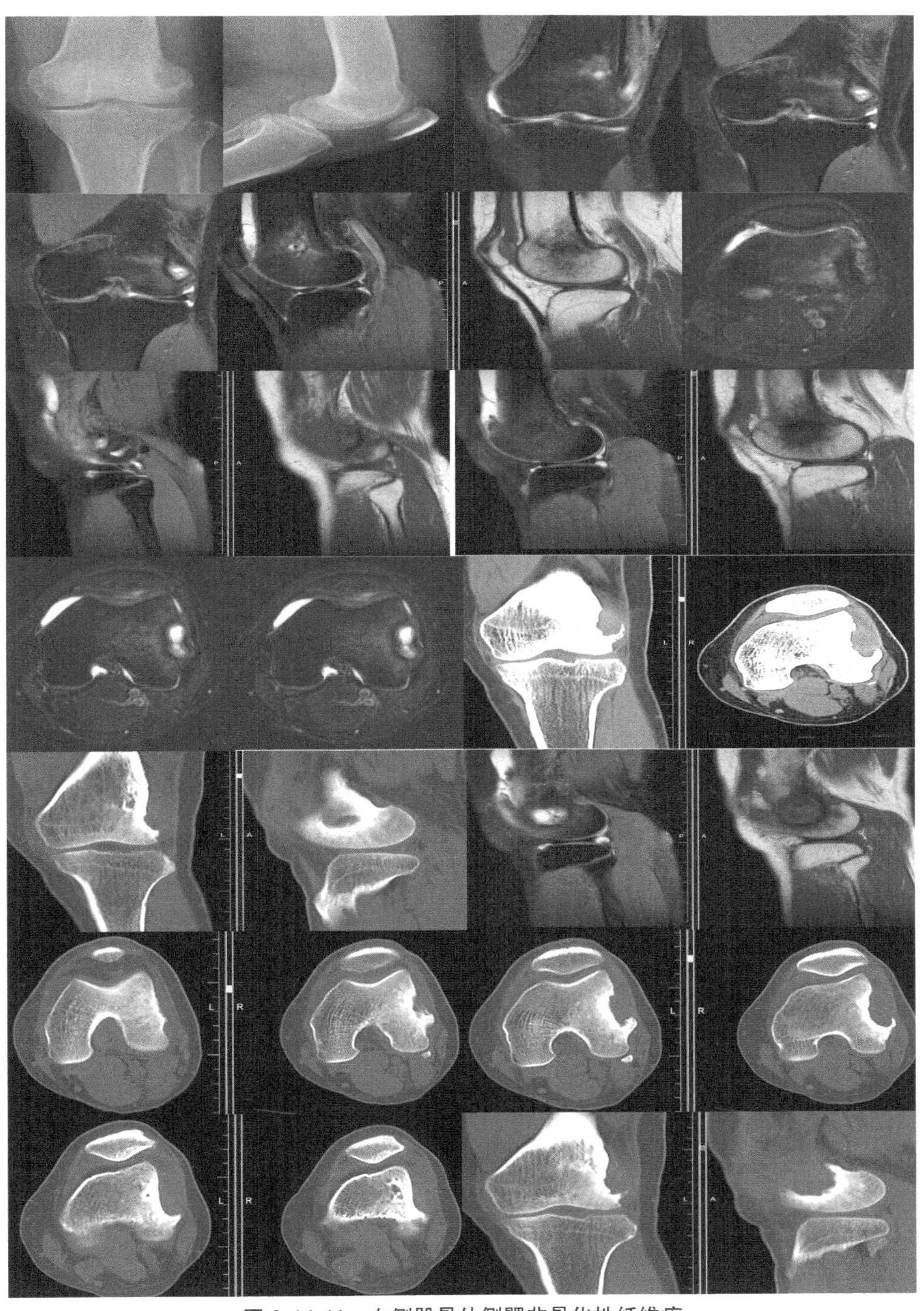

图 3-14-11　左侧股骨外侧髁非骨化性纤维瘤

第十三节 愈合期非骨化性纤维瘤误诊分析

部分非骨化性纤维瘤病例能够自发性愈合。愈合期或愈合型非骨化性纤维瘤由于已演化为硬化性病变,给影像诊断和病理诊断带来困惑。

一组学者报告2例行外科手术治疗者,术前分别误诊为纤维结构不良和硬化性骨髓炎。术中见病变主要为骨组织,非成骨组织很少。组织学显示:束状排列的梭形成纤维细胞及泡沫细胞和淋巴细胞,纤维组织呈席纹状结构,大量成熟的骨小梁和板层骨形成。其中1例病理最初误诊为纤维结构不良,另1例病理曾报告“纤维组织细胞瘤伴骨质增生”,但最终经病理会诊确认为愈合期非骨化性纤维瘤。

非骨化性纤维瘤自愈的过程:关于纤维性骨皮质缺损的愈合形式文献报道有2种,一种是纤维性病变较小,缺损被新生成骨填补后,经骨塑形不留任何痕迹。另一种情况是,病变较大、新骨生成过多,最终以斑块状硬化灶长久存在。而非骨化性纤维瘤的自愈多为后一种形式。Yochum & Rowe(1996)认为大多数非骨化性纤维瘤可在4~5年中通过新生骨的填充达到自发性愈合。另有学者指出非骨化性纤维瘤的愈合是通过骨硬化而最终消失,由于自愈过程一般在青春期完成,故30岁以上的成人很少见到本病的原形。

一、影像学研究

非骨化性纤维瘤是指病变自行发生骨硬化而处于相对静止状态。病例观察表明,非骨化性纤维瘤通过边缘硬化带的扩大而逐渐填充缺损区,硬化后的病变将长久存在。

病理上愈合型非骨化性纤维瘤表现为局部骨质增生、骨皮质重建,镜下见纤维组织呈席纹状结构,增生的板层骨形成。影像学上愈合型表现为边缘清楚的硬化性病变,尚未完全愈合的非骨化性纤维瘤在病灶中心留有透光区。有学者认为,非骨化性纤维瘤骨硬化区大于透光区即可称为愈合期非骨化性纤维瘤,病灶完全硬化的称为愈合型非骨化性纤维瘤。

愈合期或愈合型非骨化性纤维瘤仍保持病灶长轴与骨干一致、基底朝向皮质的形态特点。硬化灶内缘常有波浪状起伏,但骨皮质表面一般光滑整齐,无明显膨突。

CT横断扫描显示与皮质相连向髓腔突出的半圆形硬化灶,酷似内生骨瘤。但结合平片或做三维重建能够观察病变的形态特征,中心存有透光区的愈合期非骨化性纤维瘤在CT上显示病变内的低密度区位于髓腔侧,周围被骨硬化包绕。

二、鉴别诊断

愈合期非骨化性纤维瘤应与硬化性纤维结构不良、骨化性纤维瘤、低毒力感染、陈旧性骨梗死、骨瘤或骨岛等鉴别。

对非愈合期非骨化性纤维瘤,若患者年龄小,在正侧位片上病变横径均小于患骨横径50%,则发生病理骨折的可能性较小,一般也不考虑进行手术干预。可做定期随访观察。

第十四节 骨纤维结构不良和纤维结构不良对比

病例1:男,14岁。因车祸致右小腿上段肿痛、活动受限2小时入院。查体:右小腿上段稍肿胀,皮肤无破溃,局部皮温不高,有压痛,可触及骨擦感及闻及骨擦音,有纵轴叩击痛。

术后病理诊断:(右胫骨上段)骨纤维结构不良。

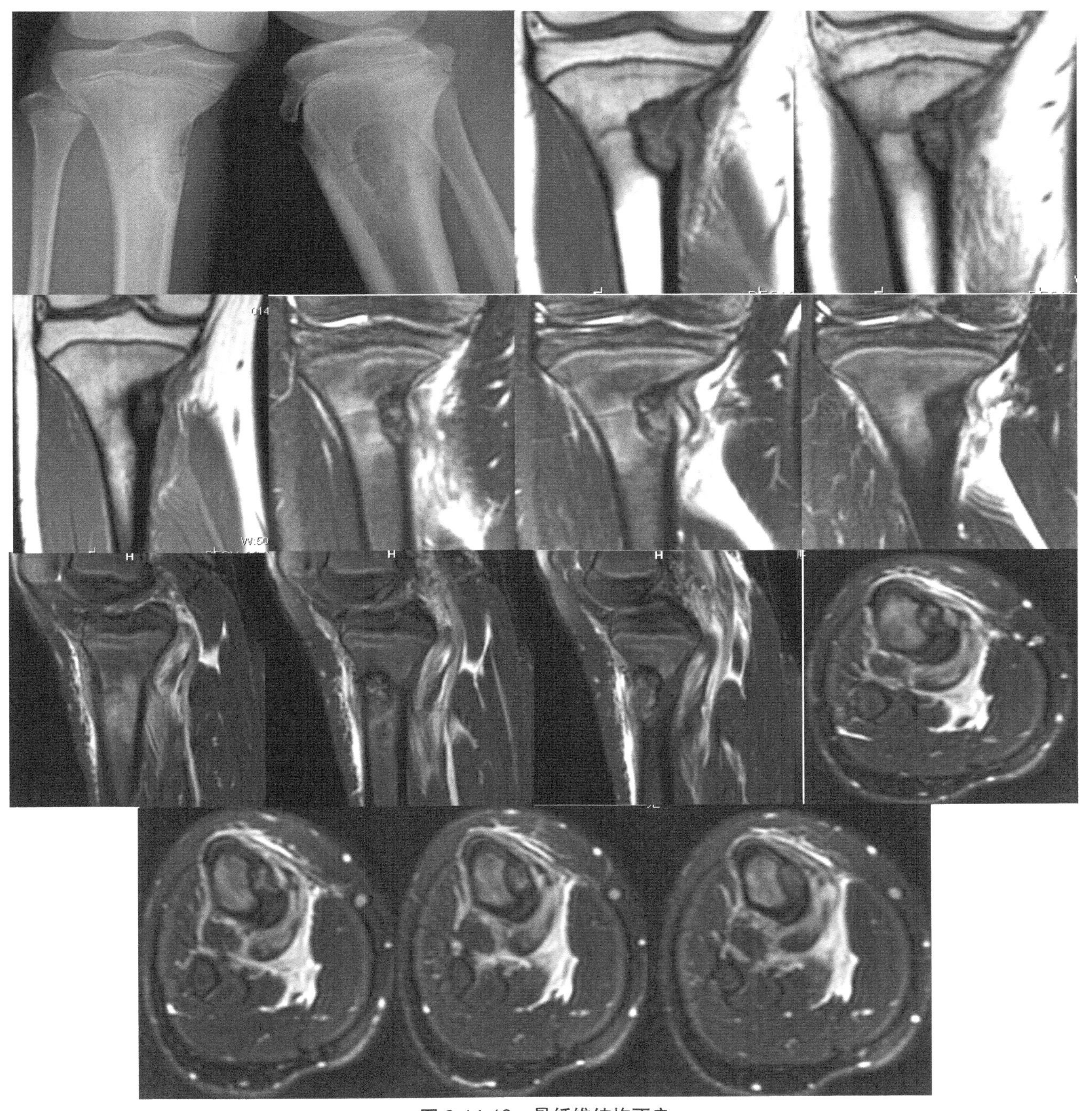

图 3-14-12 骨纤维结构不良

病例 2:男，36 岁。因肾结石行骨盆 CT 发现左股骨占位。查体:局部皮肤完好,未扪及包块,无压痛,左髋活动良好。术后病理诊断:(右股骨上段)纤维结构不良。

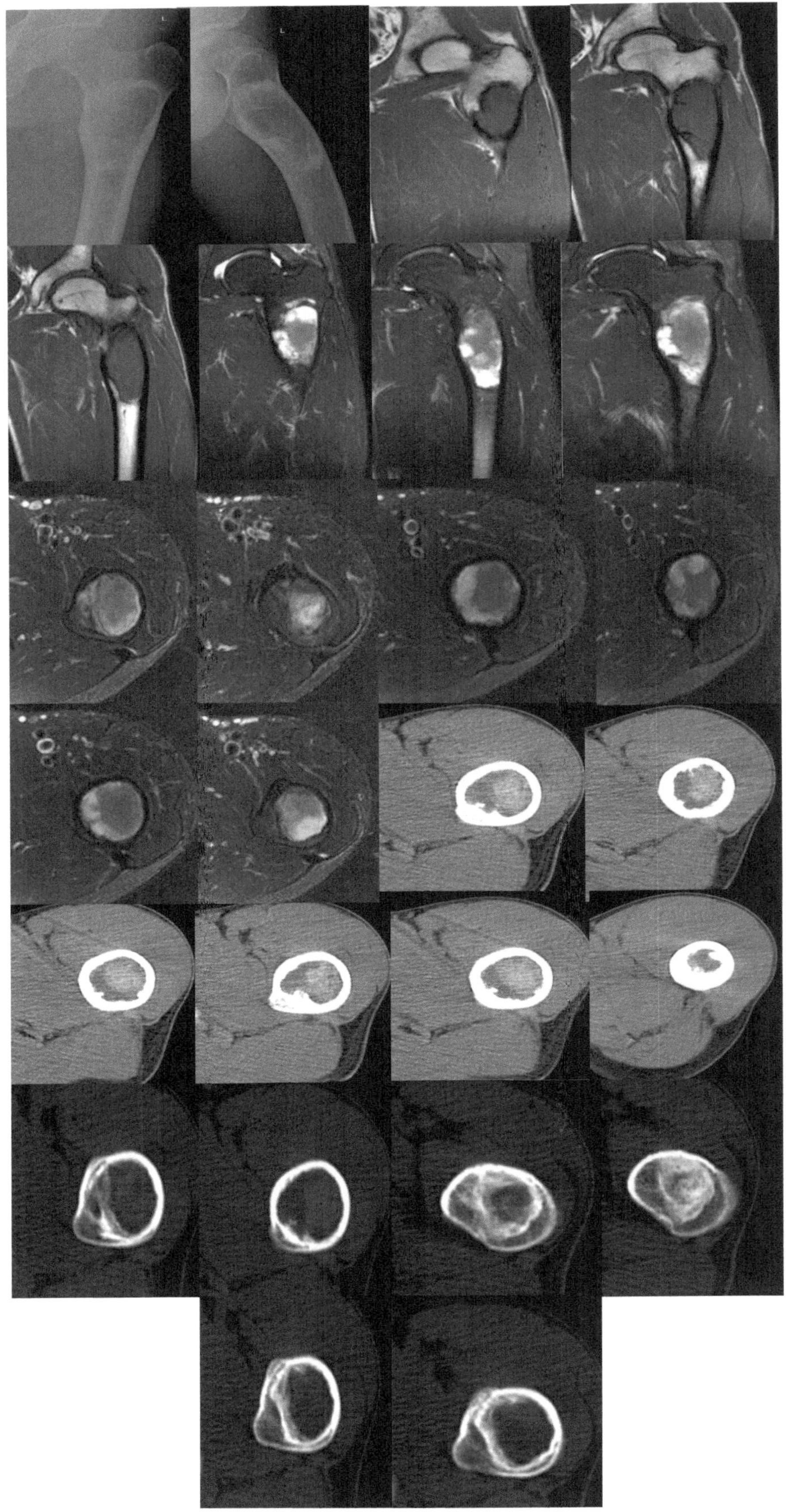

图 3-14-13　纤维结构不良

第十五章　骨朗格汉斯组织细胞增生症

骨嗜酸细胞性肉芽肿及误诊分析

骨嗜酸细胞性肉芽肿是以骨骼损坏为主或局限于骨的一种良性、局限性的朗格汉斯细胞增生症，以骨内局灶性朗格汉斯细胞增生聚集伴周围嗜酸性粒细胞、中性粒细胞、淋巴细胞及破骨巨细胞浸润等病理表现为特征，其临床表现和影像学表现复杂多样，常易误诊为骨良、恶性肿瘤、骨髓炎及结核等。

一、临床表现

骨嗜酸细胞性肉芽肿是朗格汉斯细胞增生症中最常见的一种，约占70%，以骨内局灶性朗格汉斯细胞增生聚集伴周围嗜酸性粒细胞、淋巴细胞及破骨细胞浸润为病理特征的一种良性骨肿瘤样病变，可引起孤立性或多发性骨质破坏，一般临床症状轻、具有自限自愈的修复过程、病变多发且此起彼伏的特点。

本病病因不明，现多认为是一种原发性免疫调节缺陷性疾病。国内报道本病多发生于20岁以前，男性多见，男女之比为2.5∶1，一组27例病例中，男21例，女6例，20岁以内患者17例，与文献报道相符。本病临床表现多较轻微，多无明显全身症状，可表现为患处局部疼痛、酸胀、活动受限，该组中有3例外伤后患处疼痛剧烈，1例颅骨病变，表现为烦渴、多尿、多饮，3例为其他检查时偶然发现。实验室检查部分病例嗜酸性粒细胞、中性粒细胞计数下降，红细胞沉降率上升。

二、影像学研究

有关骨嗜酸细胞性肉芽肿的组织细胞来源，以前认为来源于网状内皮细胞系统，现多认为来源于单核巨噬细胞系统，其在组织病理表现上具有炎性肉芽肿的类似特征。肉芽肿发生于骨髓腔，侵蚀骨皮质，使肿块膨胀，也可突破骨皮质累及软组织，因而骨嗜酸细胞性肉芽肿同时具有肿瘤的生物学行为所形成的影像学特征，主要表现为以溶骨性破坏为特征，由骨内发展至骨外浸透骨膜出现的软组织肿块。

1. 参考骨关节病理学将本病分为3个阶段　Ⅰ期急性炎症浸润期、Ⅱ期肉芽肿期、Ⅲ期修复期，其病变发展过程符合炎症的基本病变过程，即炎症充血渗出 - 肉芽肿形成 - 纤维化修复。

2. 其病变发展的三个阶段相应的MRI表现主要为　病变初期病灶内血管充血扩张，嗜酸性粒细胞附壁流出，朗格汉斯细胞散在分布，破骨细胞聚集，骨髓出现坏死、溶解，病灶内含水量不断增多，该组4例病变初期患者MRI表现为形态不规则的斑片状溶骨性骨破坏，边缘欠清，T_1WI呈低信号，T_2WI呈不均匀高信号，STIR序列呈明显高信号，LAVA动态增强扫描早期病灶呈边缘环状明显强化，中间坏死部分强化不明显，周围骨髓及肌肉组织水肿和强化明显。

随着病情的发展，病灶内朗格汉斯细胞成片聚集，周围伴有大量炎性细胞，肉芽肿形成，由于此期病变进展迅速，病变常突破骨皮质形成周围软组织肿块，但肿块一般较小。该组14例肉芽肿期患者表现为类圆形骨质破坏，边界清楚、较规则，部分病例病变突破局部骨皮质形成周围软组织肿块，骨髓腔稍膨胀扩大，周围骨髓及软组织水肿明显，T_1WI呈稍低信号，T_2WI呈低于周围骨髓的稍高信号，STIR序列呈高信号，LAVA动态增强扫描可见病灶及皮质旁软组织肿块。周围骨质明显持续性强化呈"袖套"征，周围软组织强化也较明显。

随着人体自我修复、炎症减退，病灶内朗格汉斯细胞明显减少，周围伴少量嗜酸粒细胞、淋巴细胞及大量骨纤维成分；该组中9例修复期患者表现为不规则斑片状骨破坏，边界欠光整，病灶边缘硬化、中间伴分隔，MRI信号混杂，T_1WI呈等或稍低信号，T_2WI呈等或稍高信号，STIR序列呈不均匀稍高信号，周围软组织水肿不明显，动态增强早期可见病灶强化不明显，随着时间延迟病灶逐渐呈环状或分隔状不均匀强化。

该组病例中有6例出现骨膜反应，其中1例出现在Ⅰ期病例中，5例出现在Ⅱ期病例中，而修复期未见1例出现骨膜反应，认为骨膜反应可能是由于急性炎症刺激而引起的骨膜反应性增生所致，是病变进展期的特征性表现。

该组Ⅰ、Ⅱ期18例病例中有11例增强扫描病灶及皮质旁软组织肿块、周围骨髓明显强化，呈“袖套”征，与有关学者报道“袖套”征是骨嗜酸细胞性肉芽肿的特征性表现相吻合。9例病灶边缘可见不同程度硬化，中间可见不均匀分隔，是由于修复期肉芽肿边缘骨小梁增生及中间不均匀纤维化、骨化所致。

3. 比较影像学　骨嗜酸细胞性肉芽肿的X线表现常取决于病变的部位及所处的阶段，通常表现为边界清楚的溶骨性骨破坏，边缘可有硬化边形成，病灶可轻度膨胀，长骨病变急性期常伴有少量骨膜反应。CT检查对病变骨皮质侵犯程度、病灶内死骨及病变修复期纤维间隔或骨间隔的形成的显示有较高价值，而由于本病骨外软组织肿块常相对骨内病灶小，CT显示常不如MRI清楚。MRI具有较高的软组织分辨力，特别是STIR序列能使周围正常的骨髓及软组织内的脂肪高信号受到抑制而清晰显示骨内病灶及周围软组织肿块的范围，根据STIR及LAVA动态增强扫描的各期信号变化，能够客观反映出病变不同分期内的生物学行为及病理学特征，对病变的诊断及分期比X线和CT更有优势。

三、鉴别诊断

由于骨嗜酸细胞性肉芽肿同时具有肿瘤和炎症的双重特征，故其影像学表现具有多样性和易变性，尽管其某些特征性表现可提示诊断，但部分病例仍难与骨肉瘤、骨髓炎以及骨结核相鉴别。

1. 骨肉瘤　主要表现为骨质破坏和瘤骨形成，两者可交替存在，肿瘤内常伴有出血、坏死，骨膜反应明显，常呈放射状，肿瘤常破坏骨皮质向周围形成不均质的软组织肿块，肿瘤常侵犯周围软组织及邻近骨质，动态增强扫描肿瘤呈早期边缘强化和中心延迟填充，这种特殊的强化方式也有助于两者鉴别。

2. 骨嗜酸细胞性肉芽肿急性期和修复期需与急、慢性骨髓炎相鉴别

（1）急性骨髓炎：常引起患处明显红、肿、热、痛等局部症状及患者寒战、高热等全身中毒症状，周围软组织肿胀明显，骨质破坏以溶骨性破坏为主，伴明显骨膜反应、死骨形成，病变破坏骨皮质但不引起周围软组织肿块；

（2）慢性骨髓炎：有急性炎症病史，骨质破坏周围常有明显骨质增生、硬化。

3. 骨结核　呈溶骨性骨质破坏伴周围骨质增生硬化及葱皮样骨膜反应，一般没有死骨形成，周围可形成冷脓肿但无软组织肿块，增强扫描骨质破坏区强化常不明显。

四、误诊分析

该项研究者认为，该组病例中术前误诊为肿瘤性病变11/27例，主要原因是对本病各时期的影像学表现认识不足。因此，熟悉本病的MRI特征性表现，结合X线、CT表现特点及本病的临床资料，有助于本病的诊断。

本病属于良性病变，可由单骨破坏发展为多骨破坏或自限自愈，病灶大或多发病例可通过手术刮除以及小剂量放射治疗而治愈，病灶小、单发病例或处于恢复期的病例不经治疗也可自愈，MRI诊断及分期可以减少许多不必要的外科手术及放射治疗，在本病的诊断与治疗中具有重要的临床意义。

第十六章　关于恶性骨肿瘤

第一节　骨肿瘤在MR图像上显示的恶性征象

恶性与良性骨肿瘤的外科处理原则完全不同，因而骨肿瘤术前良、恶性鉴别诊断具有重要的临床价值。一项研究通过MR征象与病理学大体病理、镜下表现对照研究，探讨骨肿瘤在MR图像上显示的恶性征象，即找出能明确界定恶性骨肿瘤的特异性的MR征象。

1. 骨内异常信号合并骨外实性软组织肿块　骨肿瘤MR信号不同反映了组织成分的差异，但良、恶性骨肿瘤都可有钙化骨化或出血坏死现象存在而表现信号混杂，缺乏特异性。单纯依靠MR信号鉴别骨肿瘤良、恶性困难很大。但良性骨肿瘤生长缓慢，多局限于骨内，骨皮质受压吸收并周围新骨形成膨胀性包壳，很少形成周围软组织内肿块。恶性肿瘤的浸润常迅速大量增殖形成团块并向骨外延伸。在一项研究中，骨内异常信号合并骨外实性软组织肿块98.7%(74/75)出现于恶性骨肿瘤，证明了这一征象对恶性骨肿瘤诊断的重要性和可靠性。

2. 放射状骨膜反应　放射状骨膜反应的形成机制可能是肿瘤掀起骨膜后，骨膜新生骨沿着骨膜与骨皮质间的Sharpey纤维和垂直走行的血管分布，形成垂直于骨长轴的放射状骨膜反应或骨针，绝大多数情况下见于恶性骨肿瘤，如：骨肉瘤，骨转移瘤，恶性纤维组织细胞瘤，原始神经外胚层肿瘤等；少数情况下可见于一些良性骨病变，如颅骨血管瘤，一些贫血性病变在颅骨的表现。骨膜三角是增生的骨膜被快速生长的病变组织破坏穿破中断，形成的断端三角形的形态改变，提示病变进展迅速，在排除了其他急性进展的病变(如急性骨髓炎)之后应考虑恶性肿瘤。该项研究中放射状骨膜反应与骨膜三角96.2%(51/53)出现于恶性骨肿瘤，仅3.8%(2/53)出现于良性骨肿瘤(骨血管瘤)。

3. 边界清楚与否　虽有些恶性骨肿瘤呈浸润性生长而在MR上边界模糊，但也有些有假包膜形成而边界清晰。虽然良性骨肿瘤多呈膨胀性生长而边界清楚，但有些如骨血管瘤呈浸润性生长且无包膜形成而边界不清。因此，边界清楚与否，良、恶性骨肿瘤有很大重叠，不能以此判断良、恶性。该研究表明，MR显示边界清楚的骨肿瘤中，48.5%(63/130)为恶性，51.5%(67/130)为良性。良、恶性骨肿瘤MR表现边界清楚的比例无显著性差别。

4. 关于扩散　DWI反映的是扩散敏感梯度场方向上的扩散运动。细胞密度越高，生物膜结构对水分子扩散的限制越明显，DWI信号越高。DWI上的信号强度不仅与受检组织ADC值有关系，而且与组织的血流灌注和T_2穿透效应有关。DWI信号强度正比于T_2值，当受检组织的T_2值明显增高，可能造成扩散受限的假阳性表现。良、恶性肿瘤内部的成分均可很复杂，都可有出血坏死和细胞毒性水肿，细胞致密程度及血流灌注多少均可不一致，诸多因素造成了良、恶性肿瘤的DWI信号有很大重叠，缺乏特异性，DWI高信号并非多见于恶性肿瘤。正如该项研究显示，DWI高信号51.7%(62/120)出现于恶性骨肿瘤，48.3%(58/120)出现于良性骨肿瘤，两者无统计学意义上的差异，DWI高信号对良、恶性骨肿瘤鉴别无提示作用。

5. 骨肿瘤周围水肿　骨肿瘤周围水肿包括周围骨髓水肿和软组织水肿。恶性骨肿瘤的周围水肿可能由肿瘤浸润或周围组织血流灌注及细胞通透性的改变引起。良性肿瘤如骨样骨瘤产生前列腺素，引起周围骨及软组织炎性反应而表现水肿；有同样表现的还有软骨母细胞瘤、骨母细胞瘤等。该项研究中周围水肿68.7%(79/115)出现于恶性骨肿瘤，

31.3%(36/115)出现于良性骨肿瘤。以恶性骨肿瘤周围水肿居多。

6. *肿瘤骨* 肿瘤骨是由肿瘤产生的不成熟骨组织,内无正常骨小梁结构,形态不规则,密度或高或低于正常骨。一般高密度的肿瘤骨分化相对较好,较淡密度者分化较差。肿瘤骨内由于含水及氢质子较少,在MR各序列上多表现低信号,难与其他低信号的组织成分如纤维成分、钙化、含铁血黄素等鉴别,显示率不如CT,甚至X线平片。肿瘤骨只见于恶性骨肿瘤,但不限于骨肉瘤。该项研究MR显示肿瘤骨7例,均见于恶性骨肿瘤(骨肉瘤3例,尤文肉瘤2例,骨转移瘤1例,原始神经外胚层肿瘤1例)。

综上所述,骨内异常信号合并周围实性软组织肿块是骨肿瘤的可靠恶性征象。放射状骨膜反应或针状瘤骨、骨膜三角强烈提示恶性骨肿瘤。骨及周围软组织内水肿信号多见于恶性骨肿瘤但不仅见于恶性骨肿瘤。良、恶性肿瘤均常见DWI高信号。骨肿瘤信号边界清楚与否对良、恶性鉴别意义不大。肿瘤骨虽仅见于恶性骨肿瘤,但在MR多难以显示。

第二节 恶性骨肿瘤骨膜异常

传统“骨膜反应”是骨关节病变的常见征象之一,只有在受到刺激的骨膜产生反应性增生并具有足够的钙盐沉着及骨膜新生骨形成后,这种征象才能在X线平片和CT上显示,而对早期钙化不明显的骨膜变化则不能显示。磁共振成像具有极高的软组织分辨力及任意方向成像的能力,可显示无明显骨膜新生骨的骨膜异常改变,如骨膜水肿、骨膜增厚、骨膜破坏等。为了区别无骨膜新生骨的骨膜异常和有骨膜新生骨形成的骨膜异常,一些学者提出,以“骨膜新生骨”表示传统的“骨膜反应”,而以“骨膜反应”代表只有在MRI上能显示的骨膜水肿、骨膜破坏和MRI、CT上可显示的骨膜增厚,而“骨膜异常”包括骨膜反应和骨膜新生骨两种病理改变。

对骨膜异常,特别是无明显骨化的骨膜改变研究不多,国内外也只有零星报道并只是在文中提及,未见专文论述,也未对其病理基础进行深入的研究。也未见骨膜异常的影像学与病理研究报道,只有少量有关应力性骨折等病变的骨膜新生骨的病例分析。

一些学者通过对恶性骨肿瘤骨膜异常的影像学观察,分析其在X线平片、CT和MRI上的表现,并通过与病理大切片及局部定位取材常规切片进行对照分析,探讨恶性骨肿瘤骨膜异常的病理基础、发生发展规律及其临床意义。

(一)骨膜异常的病理基础及分类

骨膜是紧贴骨表面的套状结构,将骨与周围软组织分开,其外层为纤维层,内层为细胞形成层,其间还有过渡层。Sharpey纤维自骨膜伸入骨皮质,使骨膜与骨皮质紧密相连,不易分离。成人骨膜与骨皮质结合紧密,而儿童骨膜与骨皮质结合较松弛。静止的骨膜含较少的细胞成分,主要为成熟的纤维组织。

当处于骨生长发育期或骨膜受到病理刺激时则会反应增生,主要表现为细胞形成层的细胞肥大、增殖,血管增生、扩张,骨样组织形成及钙盐沉着,直至新生骨小梁形成。另外,在病理情况下,纤维层可由骨膜周围软组织如筋膜、脂肪和肌肉组织化生而得到补充、增厚。

(二)各种骨膜异常的影像学表现及其病理基础

1.MRI上能显示的骨膜反应

骨膜水肿:表现为骨膜无明显增厚,骨膜水肿在T_1WI为低信号,与低信号的骨皮质不易区分,T_2WI特别是脂肪抑制T_2WI上呈线状高信号,紧贴骨皮质,增强扫描明显强化。骨膜水肿常发生于肿瘤邻近的骨膜,范围不一。骨膜水肿引起的原因可能主要是充血性水肿,即肿瘤周围组织血运增加,导致邻近软组织及骨膜长期充血而致水肿。

其支持点有:①骨膜水肿发生于肿瘤邻近的骨膜,但水肿的骨膜与骨皮质破坏和软组织肿块不一定直接相邻;②骨膜水肿常与邻近软组织水肿并存,信号一致,在DWI上,随b值增高其信号呈逐渐相对减低。而软组织水肿形成的原因普遍认为是充血性水肿;③病理上证实水肿的骨膜无肿瘤组织浸润,仍为正常的纤维组织,仅表现为组织结构疏松。

2. *无骨膜新生骨的骨膜破坏* 肿瘤掀起骨膜,可引起骨膜增厚,早期骨膜可保持完整。但随着肿瘤的发展,肿瘤细胞可浸润、破坏骨膜,骨膜失去正常形态，被肿瘤组织替代，肿瘤自破坏的骨膜处侵入周围脂肪、肌肉内。肿瘤可在骨膜外包绕骨膜生长，使骨膜包埋于肿瘤组织中，但部分骨膜信号及镜下所见仍无明显异常。骨膜破坏在大体标本上显示形态不完整或消失，与软组织肿块不易分辨，镜下显示骨膜部位被肿瘤细胞浸润。肿瘤侵犯、破坏骨膜是肿瘤细胞沿穿过骨膜的血管浸润所致。

3.CT 和 MRI 可显示的骨膜反应　骨膜增厚：见于被肿瘤掀起的骨膜，最先引起骨膜增厚的原因应为骨膜内层细胞形成层在病理组织刺激下增殖，并血管增生、扩张和骨样组织形成。增厚的骨膜在 CT 上显示为中等密度，如有骨化则呈高密度。如增厚的骨膜与肿瘤组织密度一致时，则 CT 不易分辨，这可以解释 CT 发现骨膜增厚不及 MRI 敏感的原因。T_1WI 上增厚的骨膜与软组织信号近似，T_2WI 上内层呈较高信号，与软组织肿块相接，外层呈低信号，厚薄较均匀。增强扫描，增厚的骨膜明显强化。病理上显示内层细胞增多及骨样组织形成，可有不成熟的骨膜新生骨，外层为纤维组织，无肿瘤细胞浸润。一些学者认为，病理情况下，骨膜纤维层外的软组织可化生成骨膜组织，可能也是骨膜增厚的原因之一。后期，随着肿瘤发展，肿瘤细胞可在骨膜内浸润，也可引起骨膜增厚，此时，增厚的骨膜在 T_2WI 上呈较高信号，厚薄不均。病理镜下于骨膜内可见肿瘤细胞灶性或弥漫浸润。

4. 平片、CT 及 MRI 均可显示的骨膜新生骨　线状及层状骨膜新生骨：线状骨膜新生骨与层状骨膜新生骨的形成机制相同，而层状骨膜新生骨开始时表现为线状骨膜新生骨。其形成机制可能主要为肿瘤破坏骨皮质后沿骨膜下浸润，刺激骨膜内层细胞形成层增生、骨样组织形成，继而形成新生骨小梁。线状骨膜新生骨在平片上表现为线状高密度影，但密度较骨皮质低，有的只表现为淡薄高密度影。线状高密度影与皮质间存在透亮间隙。

线状骨膜新生骨在 CT 上表现为围绕骨皮质的环形、半环形线状高密度影，中间部分与骨皮质间亦有薄层透亮间隙。层状骨膜新生骨则表现为多层洋葱皮状高密度影，其最内侧层与骨皮质间有透亮间隙，多层骨膜新生骨的各层粗细较均匀。CT 对各层间分界的显示不如平片上清晰。线状、层状骨膜新生骨两端与皮质相连或不连。层状骨膜新生骨早期各层骨膜新生骨间并无肿瘤浸润，而是疏松的结缔组织和增生、扩张的血管，在 T_2WI 上信号较高。后期肿瘤侵犯、破坏骨膜新生骨，于各层间可有肿瘤细胞浸润，T_2WI 上信号与肿瘤主体一致，增强扫描骨膜新生骨强化不明显，层状骨膜间肿瘤组织或非肿瘤组织均见明显强化。

5. 垂直放射状骨膜新生骨　垂直放射状骨膜新生骨总是位于骨皮质及被肿瘤掀起的骨膜之间，且其附着的骨皮质总有程度不一的骨质破坏。此类骨膜新生骨形成机制可能是肿瘤掀起骨膜后，骨膜新生骨沿着骨膜与骨皮质间的 Sharpey 纤维和垂直走行的血管分布。位于病变中心及邻近骨皮质的骨膜新生骨形成较早，故平片及 CT 上此类骨膜新生骨越近病变中心其密度越高、针状影越长，而远离病变中心则其密度越低、针状影越短。

针状影间总是充填肿瘤组织，呈软组织密度或信号，增强扫描明显强化。文献报道，在切除标本的 X 线照片及病理上，可见此类骨膜新生骨并不是如临床常规影像学显示的单纯放射状，而是纵横交错的骨小梁排列如蜂窝状。

临床常规 X 线照片及 CT 扫描时，平行于 X 线束方向的骨膜新生骨显示清晰，其他方向的新生骨则显示不清而使骨膜新生骨呈垂直或放射状影像。放射状的针状影在病理上为新生的骨小梁，其间可见明显的肿瘤浸润。

6. 混合型骨膜新生骨　混合型骨膜新生骨为两种或两种以上的骨膜新生骨混合存在而构成，多为线状骨膜新生骨与垂直放射状骨膜新生骨混合和层状骨膜新生骨与垂直放射状骨膜新生骨混合。7.

7. 骨膜新生骨破坏及骨膜三角（Codman 三角）　虽然 X 线平片、CT 均可显示骨膜新生骨，但要判断有无骨膜新生骨破坏，则须动态观察骨膜新生骨的改变，即原有的骨膜新生骨经复查后减少或消失，可确定为骨膜新生骨破坏。骨膜三角由 Ribbert（1914）首次描述。是骨膜掀起后形成的骨膜新生骨被病变破坏后残存部分，往往位于骨病变两端的皮质旁。

（三）骨膜异常的类型

CT 和 MRI，特别是后者，可以显示 X 线平片不能显示的骨膜异常。故一般认为，在现代影像学诊断手段早已超出 X 线诊断范畴的情况下，如仍将各种病变引起的骨膜异常笼统称为骨膜反应或骨膜新生骨是不能正确地反映病理过程和影像学所见的。有必要对基于 X 线平片表现的骨膜异常分类进一步细化，即增加基于 CT、MRI 上可显示的骨膜异常,从而形成新的对骨膜异常的影像学分类。

(1)骨膜反应:包括MRI能显示而平片、CT不能显示的骨膜异常,即骨膜水肿、无骨膜新生骨的骨膜破坏,和CT、MRI能显示而平片不能显示骨膜异常,即骨膜增厚。

(2)骨膜新生骨:平片、CT及MRI均能显示。根据骨膜新生骨的形态特征,将骨膜新生骨分为实性条状骨膜新生骨(平片、CT上,其与骨皮质之间无透亮间隙,可为薄层或较厚的高密度影,较厚时外缘常呈波浪状)、线状或层状(平片、CT上,其与骨皮质间有透亮间隙)及垂直、阳光放射状骨膜新生骨。根据骨膜新生骨是否完整又它们分为连续性骨膜新生骨和断续性骨膜新生骨,后者多为前者被侵蚀、中断所形成,可形成骨膜三角。

第三节　股骨下端恶性间叶性肿瘤病例

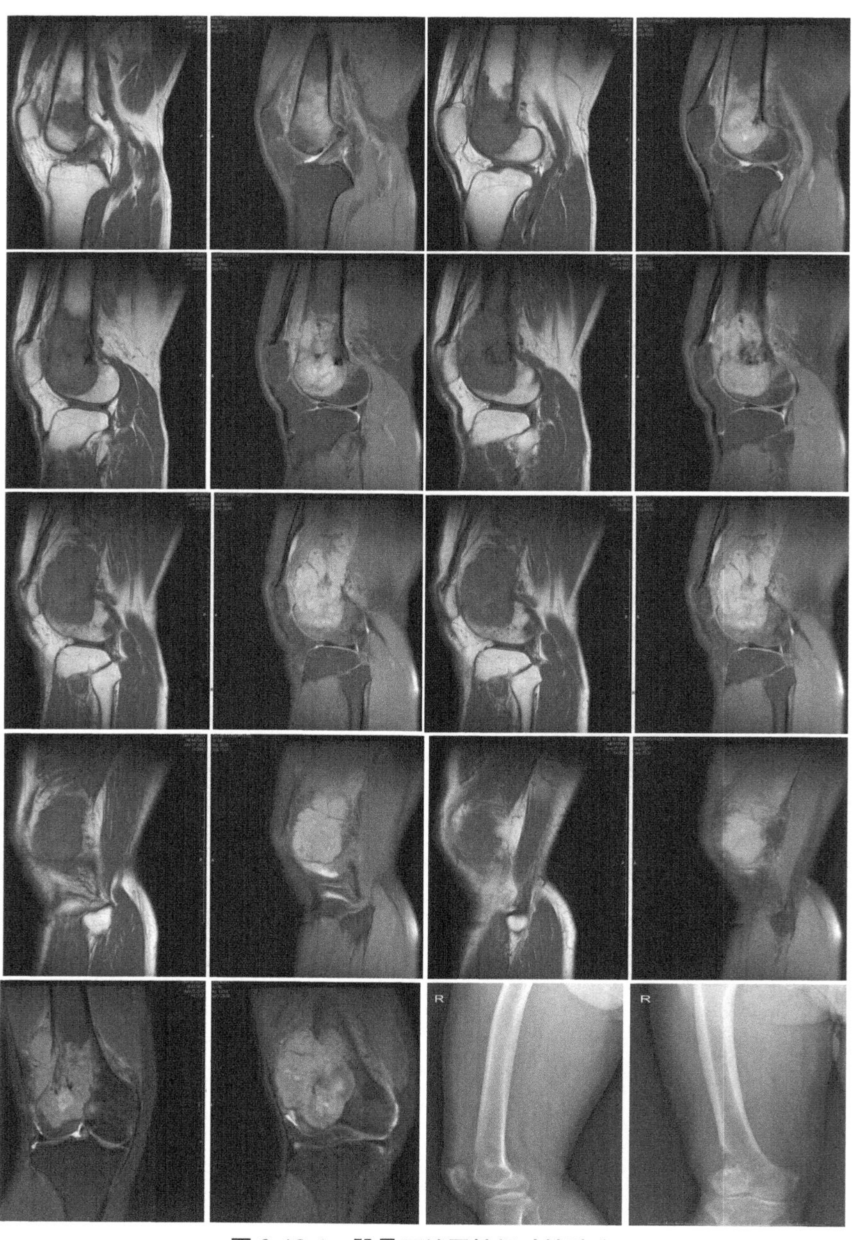

图3-16-1　股骨下端恶性间叶性肿瘤

患者，男，56岁。发现右膝上段肿物伴酸痛半年入院。缘于半年前患者无明显诱因出现右膝酸痛，以上下楼梯时明显，并在局部可扪及一稍凸起体表的骨性包块，呈缓慢增大；慢性酸痛，在站立、行走及激烈活动时加重，坐下或卧床休息时可明显缓解。X线平片：右股骨下段外侧髁部骨质破坏，骨皮质中断，部分骨质缺损，边缘模糊，上缘见一骨皮质翘起，见不规则骨质破坏低密区，周围可见软组织肿块影。

病理检查：右股骨下段肿瘤穿刺活检标本：结合临床病史及影像学诊断，符合恶性间叶性肿瘤。（注：本例为穿刺性标本，因送检组织局限且甚少，难以判定是否为骨原发性肿瘤，且无法作免疫组化检测。）

第四节　恶性骨肿瘤与骨感染性病变的鉴别和 ^{31}P-MRS

恶性骨肿瘤与骨感染性病变的鉴别一直是困扰临床的一大难题。MRI、常规X线的应用对两者的鉴别诊断率已明显提高，但其定性诊断的特异性欠佳。

一项研究对比MRI与 ^{31}P MRS的检查结果发现，单独依靠MRI或 ^{31}P-MRS均难以大幅度提高骨良、恶性病变的诊断率，但将两种技术联合起来，20例恶性骨肿瘤中18例提示恶性，22例炎症中19例提示良性，从而大大提高了病变正确诊断率。

1. 正常骨骼、肌肉磷谱特点　对照组32名志愿者，39个检测部位数据显示，正常四肢骨及软组织 ^{31}P波谱静息状态下表现为规则的7个主峰，低能磷酸盐（LEP=PME+PDE+Pi）含量较低，而磷酸肌酸（PCr）与三磷酸腺苷（ATP）含量丰富，且总波谱信噪比很高，后处理简单。

研究中，该学者分别对骨组织和肌组织进行了测量，发现骨组织磷酸肌酸、三磷酸腺苷绝对值含量较肌肉组织减低，但各成分所占总波谱的比值几乎一致。认为该现象可能为邻近肌肉组织对骨组织的信号污染所致。

2. 恶性骨肿瘤组磷谱特征　恶性骨肿瘤改变最显著的指标是磷酸单酯（PME）、磷酸二酯（PDE）及其相关代谢物比值，众多研究显示，组织中磷酸单酯含量增加，说明细胞膜磷脂合成代谢旺盛，细胞增殖、生长加快，常提示恶性肿瘤的存在。在对脑肿瘤、乳腺恶性肿瘤、肝脏等体部肿瘤的研究发现恶性肿瘤磷酸单酯及磷酸二酯明显高于正常组织，而经过治疗后发现磷酸单酯峰改变最明显，很多研究者将磷酸单酯/β-三磷酸腺苷作为治疗随访的观察指标。

在该组20例恶性骨肿瘤中磷酸单酯/β-三磷酸腺苷均值明显高于正常对照组和炎症组，因此，该作者认为磷酸单酯的相关指标，可以作为鉴别骨恶性肿瘤与感染类病变（包括急、慢性骨髓炎和骨结核）的特异性指标，但有待更多的病例来证实。有作者将磷酸单酯/β-三磷酸腺苷比值的1.8倍作为鉴别良、恶性肿瘤的标准，诊断恶性肿块的敏感性达88.89%，特异性为94.12%。

该实验中还伴有磷酸二酯、无机磷（Pi）相关指标的升高。磷酸二酯的升高标志着细胞膜的降解和破坏率增加，有学者认为磷酸二酯与细胞衰老有关，将磷酸二酯/三磷酸腺苷比值用来表示保持胞膜完整性的能力，对骨肉瘤、软组织肉瘤和乳腺肿瘤的研究也发现磷酸二酯有不同程度上升；也有研究发现在肝脏和脑肿瘤中磷酸二酯是减低的，这可能与肿瘤的生长方式、血供以及组织本身磷酸二酯含量有关。此外，该组15例波谱中在-11.0~-13.0 ppm位移区间内均能发现1个异常突起的共振峰，而对照组中很少发现，该峰是否与恶性骨肿瘤的特异性代谢相关，有待进一步研究，也不排除杂波信号影响的可能。

3. 骨感染性病变的磷谱特征　该组中急、慢性骨髓炎和骨结核，不同于恶性骨肿瘤组和对照组最显著的指标是磷酸二酯、无机磷及其相关比值的升高，同时伴有高能磷酸盐磷酸肌酸和三磷酸腺苷的降低，而磷酸单酯并不升高。考虑原因为炎症病变导致肌肉组织萎缩、软组织水肿、坏死，使得磷酸肌酸值进行性降低，磷酸二酯峰升高，高能磷酸盐消耗增加，细胞质中二磷酸腺苷和无机磷升高。该组22例患者的磷酸二酯、无机磷相关比值较恶性肿瘤组轻度增高，但原因尚不清楚，也可能是样本较小所致。此外，由于炎症病变并不引起细胞膜的高代谢，故磷酸单酯在该组中升高并不明显。因此，该学认为磷酸二酯、无机磷的增加，高能磷酸盐的耗竭以及磷酸单酯的不显著增加是鉴别骨炎症性病变的重要特征。

4. 细胞内 pH 值 不同病变组织细胞内 pH 值的改变有利于良、恶性病变的定性分析。根据无机磷相对于磷酸肌酸的化学位移可以计算出细胞内 pH 值。它们的峰值与磷酸肌酸之间的化学位移分别为 3.3ppm 和 5.7 ppm，无机磷化学位移为这 2 种离子相对浓度的平均权重，可以作为 pH 值敏感的指示剂。恶性骨肿瘤组 pH 值均值明显高于正常对照组和炎症组。细胞内 pH 值升高有学者认为与细胞生长刺激有关，由于肿瘤增殖细胞的分解代谢，导致 Na+/H+ 交换激活。该研究中恶性骨肿瘤和炎症组 pH 值均升高，但前者升高更显著，因此，可以认为该指标也可能成为鉴别炎症病变的又一特征。

5. 病变组织的能量代谢 ^{31}P MRS 除了能监测细胞膜代谢状况，细胞内 pH 值变化，还能监测肿瘤细胞能量状态。对非霍奇金淋巴瘤和头颈部恶性肿瘤的研究发现，MRS 还能进行肿瘤治疗效果监测和预后评估。该组中高能磷酸盐的降低在恶性骨肿瘤组和炎症组均表现显著，磷酸肌酸被认为是组织能量代谢状态的一个敏感指标，为了保证组织三磷酸腺苷的供给，其改变往往先于三磷酸腺苷。在恶性肿瘤中磷酸肌酸降低与细胞迅速增殖而致能量衰竭和缺血有关，反映了肿块血供的减少和缺氧的增加。而炎症组的磷酸肌酸降低，考虑为炎症病变导致肌肉组织萎缩、软组织水肿、坏死、脓肿形成所致，使得磷酸肌酸储备降低，而炎症反应本身使高能磷酸盐消耗增加。

三磷酸腺苷是机体能量代谢过程中直接供能的化合物，只有 β- 三磷酸腺苷峰被认为是代表三磷酸腺苷水平的可靠指标，所以该组选用 β- 三磷酸腺苷和总 ^{31}P 代谢物（$T^{31}P=PME+PDE+Pi+PCr+\gamma ATP+\alpha ATP+\beta ATP$）作为研究的对照物计算其他代谢物含量相对比值，以防止因某一代谢物浓度波动过大而影响其他代谢物的测量。

有学者将磷酸肌酸 / 无机磷、三磷酸腺苷 / 无机磷作为肿瘤组织的生物能态，以其衡量组织的能量状态和含氧量，从而对肿瘤组织进行治疗检测和预后评估，认为在许多软组织肿瘤中，低能和乏氧状态与肿瘤的恶性程度直接相关。

该研究主要总结了磷酸肌酸 /$T^{31}P$ 和三磷酸腺苷 /$T^{31}P$ 比值变化，发现恶性肿瘤组和炎症组较对照组均有显著下降，但彼此间差异不明显，说明两者均属于高消耗性疾病，而无机磷 /β- 三磷酸腺苷在炎症组升高更显著，提示炎症组急性期耗能更高，符合炎症的病理生理改变，但由于样本量小，有待进一步研究。

MRS 是分子影像学发展过程中的一项重要课题，可以无创地研究机体代谢及众多生化指标。在常规 X 线和 MRI 的基础上，增加 MRS 扫描序列，有利于获得更多定性诊断的信息，尤其是在骨恶性肿瘤和炎症性病变的鉴别中，有助于早期确诊病变，指导治疗。然而，MRS 技术仍然存在许多问题亟待解决：目前，临床使用的绝大多数 MR 仪场强仍然不算高，使 MRS 信噪比难以大幅度提升；精确的定位技术有待进一步提高，如感兴趣区以外的信号污染仍然存在，使波谱稳定性和可重复性欠佳；深部病灶尚难进行磷谱检测。

总之，更高级后处理软件技术的发展，MRS 必将成为临床影像学的一项重要检查方法。

第五节 诊断陷阱：血管造影时肌肉坏死可伪似恶性肿瘤

Margulis & Murphy（1958）指出无菌的软组织坏死可表现为恶性肿瘤的血管造影征象。Gronner（1972）报告 1 例男性青年，血管造影示右腘窝区有一血管丰富的包块，考虑为恶性肿瘤，手术病理证实为一缺血性肌肉包块。临床上表现为右小腿严重疼痛，腓肠肌部肿胀，分析为深处血栓性静脉炎。

按照 Strickland（1959）的标准，该病例血管造影表现符合病理血管，即血管无目的地分布，走行紊乱，口径不逐渐缩小。肌肉损伤压迫引起局部组织缺氧，使血管通透性增加，转而产生对比剂的泄漏，血管造影片呈现“肿瘤染色”，同时，新生血管企图在缺血区域周围形成再血管化，这些新生血管可分布紊乱，宛如病理血管。

四肢包块的血管造影检查有助于术前正确诊断，再现血管的结构，确定活检的最佳位置。组织学诊断对四肢病变细节的了解十分重要，正确诊断常可避免截肢。

第十七章　其他类型恶性骨肿瘤

第一节　原发性骨恶性纤维组织细胞瘤

恶性纤维组织细胞瘤在20世纪60年代发现并命名，几乎占据了成人恶性间叶组织肿瘤的40%。它是软组织肉瘤中最常见的类型，好发年龄50~70岁，发病原因不明，可发生于身体的各个器官、组织，主要好发于四肢、躯干、后腹膜等部位，呈浸润性生长，术后容易复发。而原发于骨的恶性纤维组织细胞瘤较少见。骨恶性纤维组织细胞瘤由Feldman（1972）首次报道，为少见的骨恶性肿瘤，占原发恶性骨肿瘤的2.2%~3.17%，因其组织学结构复杂，临床上无特异症状，易与其他类型的恶性肿瘤混淆，术前容易误诊。

本病组织起源一直存在争议，分别有组织细胞源性、成纤维细胞源性、原始间叶细胞源性3大学说。目前倾向于认为是组织细胞起源的恶性肿瘤，与良性纤维组织细胞瘤和骨巨细胞瘤归于一类。它可累及全身骨骼，但以长管状骨的干骺端或骨端多见，尤以股骨，胫骨最为多见。

一、临床表现

按发病来源，骨恶性纤维组织细胞瘤被分为原发性和继发性，前者占原发恶性骨肿瘤的2.2%~3.17%，继发性较原发性少见。本病多为原发，也可继发于骨梗死、骨内脂肪瘤、纤维结构不良、Paget病、放疗和关节替换。原发性骨恶性纤维组织细胞瘤男性多于女性，各年龄段均可发病，国外报道多见于中老年，平均年龄45岁；国内报道多见于中青年，平均年龄35岁。骨恶性纤维组织细胞瘤发病年龄呈双峰模式分布，第一高峰在20~30岁，第二高峰在50~70岁。男性多见。病变常为单发，偶可多发。发病部位以长骨干骺端或骨端多见，尤其是股骨下端和胫骨上端，亦可见于脊柱、扁骨、颅骨等。临床病程多缓慢，可持续数月至数年。临床症状主要为局部疼痛、肿胀、功能障碍及病理性骨折等表现，大多数可触及肿块。多为钝痛，程度较轻。一般全身情况较好，无明显恶病质表现。

二、影像学表现

一些学者将本病某些病例的影像表现归纳为以下几点：溶骨性骨质破坏为主，此型多见。骨破坏区内无钙化或瘤骨，病变边界多不清晰，无明显骨膜反应；囊状骨质破坏，此型较少见。囊状骨质破坏边界较清晰，轻度膨胀性生长，周边可见轻度硬化，局部骨皮质可不连续，骨质破坏区内可见点状或团絮状钙化影，无明显软组织肿块及骨膜反应；骨质破坏轻，而软组织肿块巨大，此型多见于扁骨和长骨骨干；骨干大范围虫蚀样骨质破坏为主，邻近组织可有不同程度肿胀，可见少许骨膜反应。此种影像表现的骨恶性纤维组织细胞瘤临床较少见，与良性肿瘤不易鉴别，术前定性诊断较难。

1.MRI　国内外文献报道的骨骼恶性纤维组织细胞瘤影像表现差异很大，对不同检查技术的价值尤其MRI的诊断价值争议也大。一组病例T_1WI多表现为低信号或等信号，境界清楚。T_2WI以低信号、等信号和高信号并存最为常见，与Link等（1998）报道相似，但与Nakayama等（1997）报道的多数病灶为高信号不同。再分析病理所见发现，MR T_2WI等、低信号除了与肿瘤内骨化、钙化和含铁血黄素有关外，主要原因还有3点：①细胞排列密集，富含水分的细胞间质少；②成纤维细胞细胞质少（含水少）；③胶原纤维本身为低信号。偶尔瘤内可见流空的血管影。本病绝大多数位于长管状骨，少数位于颅面骨和肋骨，极少数位于椎间盘或乳腺。

多为单发,极少数多发。大多数恶性纤维组织细胞瘤位于下肢,其中,发生于股骨者超过50%。一组管状骨恶性纤维组织细胞瘤多位于骨端或相当于儿童长骨干骺段的部位,少数位于骨干。位于骨端者很少达到软骨下骨性关节面,与骨巨细胞瘤不同。

本病各年龄段长骨的干骺端和骨干均可发病,干骺端较多见,一组病例发病部位以股骨多见(78%),邻近干骺端,其影像学表现主要为骨质破坏及软组织包块,由于病理上瘤细胞的多样性,肿瘤内成分复杂,可见囊变区及出血灶, MRI信号亦较复杂。

一组观察显示在T_1WI上肿瘤呈中等信号或低信号, T_2WI和STIR序列髓腔内病变主体以低信号为主,结合病理T_2WI上低信号部分表示纤维性病变,主要由致密胶原纤维构成,细胞成分较少,高信号区表示基质中含有成纤维细胞以及其他类型细胞等较多的细胞成分。而病变突破骨皮质后形成的软组织肿块,信号均较髓腔内病变混杂,与正常骨组织分界清晰。

原发性骨恶性纤维组织细胞瘤的影像学表现十分复杂,几乎具有原发性恶性骨肿瘤的所有征象。

(1)骨质破坏:是原发性骨恶性纤维组织细胞瘤的主要影像表现,其形态与病变发生部位有一定的相关性。破坏区边缘清楚锐利或模糊,可有硬化边。骨皮质破坏呈局限性,合并骨折时骨皮质断裂。肿瘤多呈偏心生长,以溶骨性骨质破坏多见,境界较清楚,部分伴有轻微硬化边缘;少数为虫噬状或浸润性骨质破坏,境界不清。肿瘤密度较为均匀,内可见少许骨性分隔、骨化和钙化。多数病灶邻近骨皮质中断,但骨膜反应少见。对照影像与病理图片,肿瘤境界清楚,有轻微硬化边缘与大体病理肿瘤呈多结节样或假性包裹样有关,提示肿瘤具有轻度膨胀性生长的习性。

(2)软组织肿块:软组织肿块是原发性骨恶性纤维组织细胞瘤的常见表现,特点是肿块较大,范围大于骨破坏区。有学者认为原发性骨恶性纤维组织细胞瘤软组织肿块内无瘤骨或钙化,并作为与骨肉瘤、软骨肉瘤的鉴别依据之一。但部分学者在肿块内观察到了钙化。因此原发性骨恶性纤维组织细胞瘤的软组织肿块可以出现钙化,其原因可能与肿块囊性坏死有关。CT多表现为境界较清楚的低密度肿块,密度与肌肉相仿,多数肿瘤密度较均匀,内可见残留骨分隔,骨化和钙化少见。对照CT图像与病理图片,影像表现与病理上主要由成纤维细胞和组织细胞密集排列,坏死、成骨和钙化少见有关。CT在显示肿瘤内部细微结构、骨皮质完整性、轻度的骨膜增生及软组织肿块等方面有一定优势。

文献报道骨骼恶性纤维组织细胞瘤软组织肿块常见且肿块巨大,一组软组织肿块较常见,但范围和体积都较小,分析发现,肿块的大小可能与病人就诊早迟有关。

(3)低信号环及伪足样突起:尽管为恶性肿瘤,肿瘤边缘常见类似于良性肿瘤的低信号环,然而,在环的外侧,常见伪足样或结节状突起,以T_1WI和增强T_1WI为著。低信号环反映肿瘤生长缓慢,周边胶原纤维和骨质硬化;伪足样和结节状突起反映肿瘤向邻近浸润,提示肿瘤的恶性特征。影像所见与大体病理描述一致。平扫和增强T_1WI显示的低信号环及伪足样突起,不仅对诊断有提示性,还可准确显示肿瘤境界,指导手术方案的制定。

(4)骨性间隔(骨嵴):骨性间隔是原发性骨恶性纤维组织细胞瘤的特征性表现,对诊断帮助较大。表现为骨破坏区内走向不定的多发骨性分隔,特点是粗大或粗细不一,多见于长骨骨端或干骺部病变,病理证实为正常骨组织。因此认为骨性间隔为病变破坏骨骼时残留的骨组织,可能与病变多中心破坏有关。

(5)硬化及钙化:有学者认为原发性骨恶性纤维组织细胞瘤不具备产生肿瘤骨的能力,病变在病理和影像学上不应该出现瘤骨和钙化。随着MR技术日趋成熟,通过辨别肿瘤不同组织成分各自的信号特点,对诊断有很大帮助。结合该组组织病理,骨骼恶性纤维组织细胞瘤骨化、钙化等少见, MRI信号主要取决于成纤维细胞、组织细胞以及胶原纤维等软组织成分,其中, T_2WI信号偏低常见于组织细胞来源肿瘤和纤维来源肿瘤,其他恶性肿瘤很少见,有利于缩小诊断和鉴别的范围。

一组病例中,均未见肿瘤骨、钙化灶及骨膜反应,有文献报道病变骨内及边缘部分和软组织肿块内见到点状、斑团状硬化及钙化影,该组认为恶性纤维组织细胞瘤病理上无瘤性成骨现象,影像上应该没有硬化、钙化及肿瘤骨存在,有学者认为其可能与肿瘤胶原成分化生有关,尚有待于观察更多病例进一步证实。

但不少学者在骨质破坏区内见到钙化和边缘骨硬化,并认为散在于骨破坏区内的硬化及钙化可能与肿瘤胶原成分化生有关，边缘骨硬化可能是反应性骨增生。骨恶性纤维组织细胞瘤大体多有出血、坏死，因此骨破坏区内的钙化也可能与肿瘤出血坏死有关。

目前大多数学者认为骨恶性纤维组织细胞瘤的组织起源是原始间叶细胞向组织样细胞及成纤维细胞分化的结果，因此骨恶性纤维组织细胞瘤不具备产生肿瘤骨的能力，影像表现中不应出现瘤骨或钙化，但临床观察发现，部分病例中可见到明显钙化，关于其钙化形成的原因，可能与肿瘤胶原成分化生有关或继发于放疗后的骨梗死。

（1）骨膜反应：部分病例合并病理学骨折，在骨折处可观察到平行状骨膜反应，未发生骨折者均未观察到骨膜反应。因此认为原发性骨恶性纤维组织细胞瘤骨膜反应非常少见，常出现在病理性骨折后。

（2）增强扫描：骨恶性纤维组织细胞瘤多为富血供肿瘤，增强 MRI 呈明显强化，动态扫描呈进行性延迟强化；除了坏死、出血、钙化、残留分隔外，多数肿瘤强化较为均匀，与有的文献报道多数肿瘤强化不均匀、少数强化均匀不同。强化均匀与病理上细胞密集排列，坏死、成骨和钙化少见有关。骨恶性纤维组织细胞瘤强化显著且强化相对均匀，该征象在其他骨恶性肿瘤中也很少见。

（3）参考征象：长骨的恶性纤维组织细胞瘤影像表现缺乏特征性，与其他原发的软组织恶性肿瘤鉴别困难，确诊主要依靠病理学免疫组化诊断。但如发病部位影像学表现为无钙化信号不均匀骨质破坏伴发软组织肿块，尤其病变 T_2WI 内有低信号显示，要考虑到本病。

MRI 可明确显示肿瘤的发病部位、内部结构、其与相邻结构的解剖关系，对于近关节病变，观察关节面是否受侵犯以及病变是否侵犯关节内，有独特优势。MRI 对追踪观察肿瘤的复发、转移情况，对临床确定治疗方案及评估治疗效果均具有重要价值。

三、鉴别诊断

超过骨破坏范围的软组织肿块、破坏区内粗细不一的骨嵴、骨膜反应少见以及中老年发病是本病的诊断与鉴别诊断要点。

骨恶性纤维组织细胞瘤被认为是一种独立的骨肿瘤类型，由于骨恶性纤维组织细胞瘤组织结构复杂，在临床、病理、影像表现方面没有单一的特征性改变，易混同于其他类型恶性肿瘤，如溶骨性骨肉瘤，转移癌，骨纤维肉瘤。

发生于长骨骨端的本病应与溶骨型骨肉瘤、骨巨细胞瘤鉴别；发生于长骨骨干的本病应与尤文肉瘤鉴别。

（1）溶骨性骨肉瘤：溶骨型骨肉瘤，青少年多见，病程短，疼痛明显，骨皮质破坏严重，骨膜反应多而明显，骨膜三角及软组织内肿瘤骨常见；溶骨性骨肉瘤与本病比较，其信号更为复杂，出血、坏死及囊变发生更为多见，软组织肿块与骨髓腔内病变信号较为一致。

（2）骨纤维肉瘤：骨纤维肉瘤好发于四肢长管状骨的骨干或干骺端，多呈浸润性或溶骨性骨质破坏，骨质破坏呈大片状，边缘模糊，很少发生硬化，瘤内可见残留的条状骨，境界不清，一般无骨膜反应或轻度骨膜反应，可形成软组织肿块；T_2WI 信号及强化与肿瘤分化有关。骨纤维肉瘤其起源亦为纤维组织，影像学从病变大小、信号及软组织肿块几个方面与本病鉴别较为困难，主要依靠病理确诊。

（3）尤文肉瘤：尤文肉瘤常见于少年儿童，常有发热及白细胞升高，骨皮质呈筛孔样或花边样缺损，可见广泛葱皮样骨膜反应。

（4）骨肉瘤：骨肉瘤的发病年龄明显小于恶性纤维组织细胞瘤，骨膜增生几乎见于绝大多数患者，肿瘤内和软组织内成骨常见，软组织肿块巨大，T_2WI 信号极为混杂，动态增强扫描肿瘤周边首先强化，逐步向内充填，且强化很不均匀。

（5）转移瘤：转移瘤与本病相比较，其病变大小较为局限，信号较单一、均匀，边界清晰，软组织包块较小。

（6）骨巨细胞瘤：骨恶性纤维组织细胞瘤好发于骨端或干骺端，偏心，病灶内可见残余分隔，与骨巨细胞瘤生物学行为类似；MR T_1WI、T_2WI 及动态增强等信号改变也与骨巨细胞瘤相仿，基于此，可以认同 Resnick（2002）关于骨骼恶性纤维组织细胞瘤起源于组织细胞，与巨细胞瘤同源的观点。

骨巨细胞瘤多见于青壮年，病变多从骨端开始，呈偏心性分房状膨胀性骨质破坏，边界清晰，膨胀性破坏明显，皮质菲薄，少有骨硬化，骨嵴细而均一，无骨膜反应，无软组织肿块；骨巨细胞瘤常突到软骨下骨性关节面，一般无硬化边缘，皮质多变薄并膨出，在 MR T_2WI 多数表现为高信号，胆碱波谱分析可作为鉴别良恶性的标记物。

(7)骨囊肿:骨囊肿,多见于青少年,好发于骨干或于骺端,病变长轴与骨干一致,骨干膨胀较轻,边界清楚,无硬化,无骨膜反应,病变区无钙化,无软组织肿块。

原发性骨恶性纤维组织细胞瘤的影像学缺乏特异性表现,术前确诊有一定困难,但影像检查是必须的。可以认为,长骨骨端或干骺部偏侧性溶骨性骨质破坏、大于骨破坏范围的软组织肿块及骨膜反应少见是原发性骨恶性纤维组织细胞瘤的基本影像特点,骨破坏区内粗细不一的骨嵴是原发性骨恶性纤维组织细胞瘤的特征性表现,有助于诊断与鉴别诊断,但确诊有赖于病理组织学及免疫组化检查。

第二节 骶尾脊索瘤病例

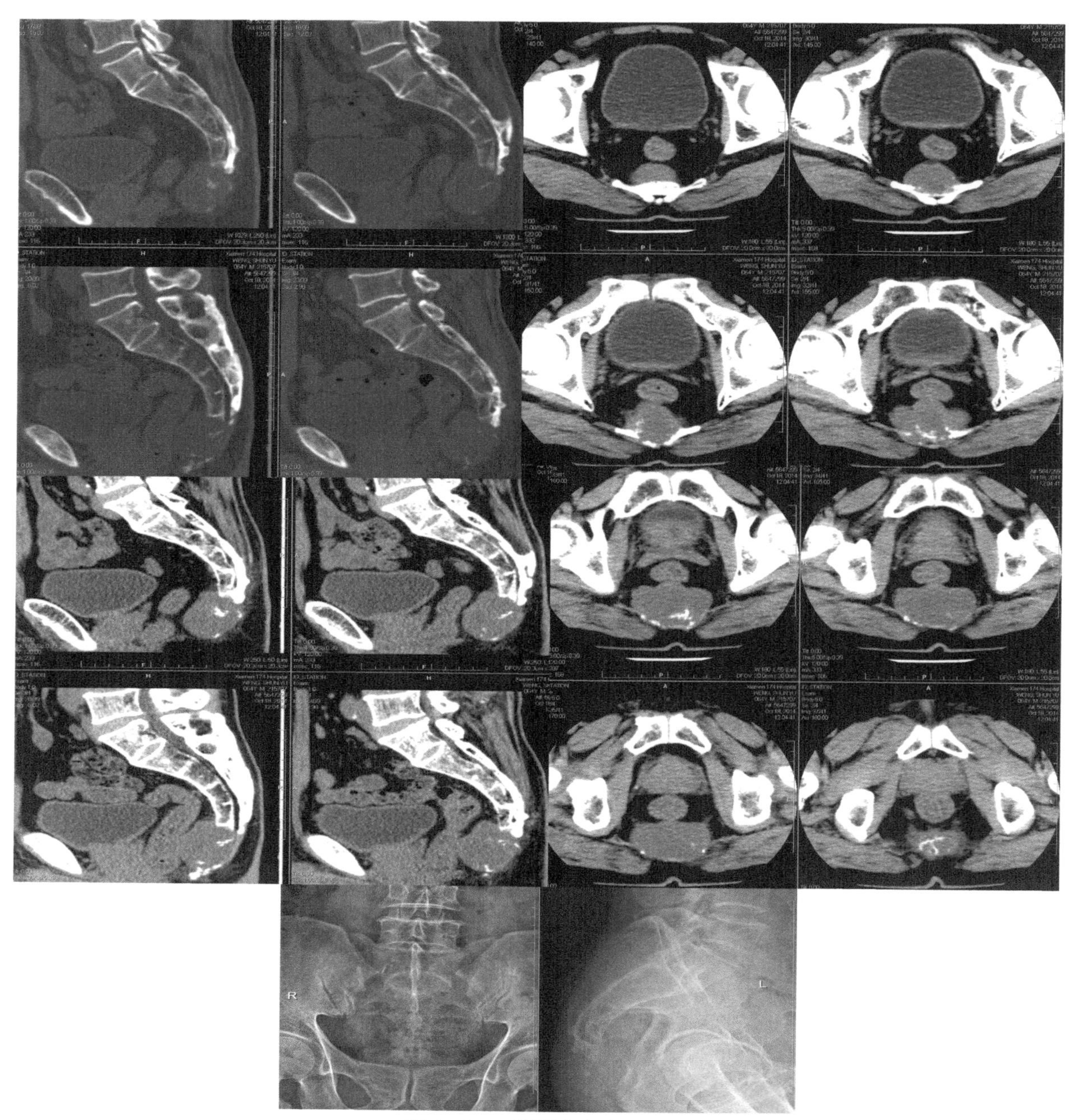

图 3-17-1 骶尾脊索瘤病例

患者，男，63 岁。诉 4 月前即感觉骶尾部疼痛不适，刚开始较轻，未引起患者重视，近来疼痛有加重趋势。昨日就诊我院行放射检查提示：骶尾部占位。门诊遂以骶尾部肿瘤收住院。

手术所见：术中见肿瘤位于骶 4 水平，大小约 7 cm × 7 cm，再次 C 臂 X 线机透视证明骶 4 定位准确，自骶 4 水平将骶 4 以下连同尾骨切除，术中采用椎板咬骨钳将骶 4 椎板及棘突完全咬除，使椎管充分显露并完全切断骶 4 后，可将尾骨连同肿瘤组织一并完整切除，见肿瘤组织似鱼肉状。术后分离切开肿瘤组织，见包膜较完整，实体肿瘤组织似鱼肉状，术后送病理检查。

病理检查：骨组织一块，大小 7 cm × 2 cm × 2 cm，表面附着不规则软组织肿物，大小 3.3 cm × 2 cm × 0.8 cm，切面灰白，呈鱼肉状，质软，与周围界限不清，有部分包膜，并可见肿物侵犯骶尾部椎骨骨质。常规病理诊断：骶尾部肿瘤切除标本：由上皮样细胞及黏液样物质构成，伴出血坏死。待免疫组化进一步诊断。免疫组化检测：阳性：CK(P)，CK(L)，EMA，Vimentin，Ki-67(+，约 20%)；阴性：S-100，Collagen。免疫组化诊断：结合免疫组化检测结果，诊断为脊索瘤，并见瘤组织侵犯周围软组织及骶尾部椎骨骨质与骨髓。

第三节 骶骨平滑肌肉瘤

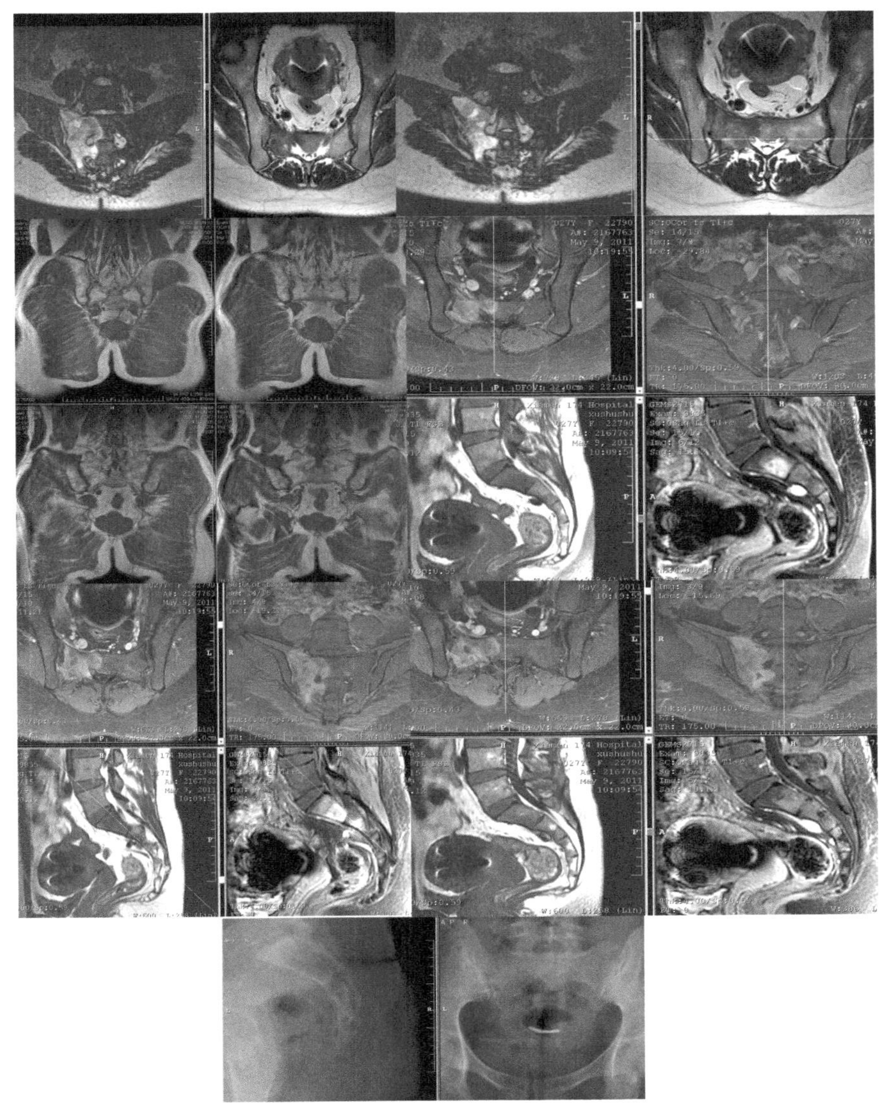

图 3-17-2 骶骨平滑肌肉瘤

患者,女,27岁。因腰骶部反复酸痛1年,加重半年入院。

病理检查:常规病理诊断:骶骨肿瘤切除标本:间叶性恶性肿瘤,待免疫组化进一步明确其类型。免疫组化检测:阳性:Actin,SMA,DES,CD68,VIM,Calponin,Ki-67(10%);阴性:S-100,CD138,NF,CK(P)。免疫组化诊断:骶骨肿瘤切除标本,免疫组化检测支持平滑肌肉瘤。

第十八章　其他骨肿瘤及假肿瘤

第一节　非肿瘤性疾病误诊为骨肿瘤

1. 成骨不全的增殖性骨痂形成伪似骨肉瘤　成骨不全症股骨骨折后，明显的骨痂增殖可延伸到大腿的整个软组织和肌肉区内，在股骨周围形成包块，不穿过关节间隙，X线表现常可误诊为骨肉瘤。Banta等（1977）报告此类病案2例，并回顾复习文献23例，其中3例进行截肢，6例劝告做截肢术。成骨不全症可出现真正的骨肉瘤，活检十分必需。

2. 血管造影时，肌肉坏死可伪似恶性肿瘤　Margulis & Murphy（1958）指出无菌的软组织坏死可表现为恶性肿瘤的血管造影征象。Gronner（1972）报告1例男性青年，血管造影示右腘窝区有一血管丰富的包块，考虑为恶性肿瘤，手术病理证实为一缺血性肌肉包块。临床上表现为右小腿严重疼痛，腓肠肌部肿胀，分析为深处血栓性静脉炎。

按照Strickland（1959）的标准该病例血管造影表现符合病理血管，即血管无目的地分布，走行紊乱，口径不逐渐缩小。肌肉损伤压迫引起局部组织缺氧，使血管通透性增加，转而产生对比剂的泄漏，血管造影片呈现“肿瘤染色”，同时，新生血管企图在缺血区域周围形成再血管化，这些新生血管可分布紊乱，宛如病理血管。四肢包块的血管造影检查有助于术前正确诊断，再现血管的结构，确定活检的最佳位置。组织学诊断对四肢病变细节的了解十分重要，正确诊断常可避免截肢。

第二节　假性骨肿瘤

1. 植物刺引起的假性骨肿瘤　植物刺，诸如玫瑰、山楂、枣椰、丝阑、黄梅与李树的刺，刺入人体可产生骨的溶解性病变与骨膜反应，通常为小儿的足、手及腓骨等容易受伤的部位。刺伤后4~16周可能为一静止期，然后出现疼痛与肿胀，使人注意到患病。X线照片如以骨膜反应为显著特征时，X线征象颇类似尤文肉瘤与骨样骨瘤。Gerle（1971）报告此类病例并作了文献回顾。

2. 木片埋置导致骨和软组织病变　详见本书 本卷 第一篇 第二十一章 第五节 诊断陷阱：软组织木片埋置导致骨和软组织病变。

3. 创伤后假性血管瘤引起的假性骨肿瘤　创伤后假性动脉瘤是一包裹的搏动性血肿，通过动脉壁的一个破裂处与动脉腔交通，一般为穿透伤所引起的动脉撕裂的结果，它可压迫邻近骨质致糜烂，甚至边界清楚的溶骨性改变。如果病人骨骼有骨质疏松，此种压迫性侵蚀可更为严重。X线表现可类似纤维肉瘤或其他恶性肿瘤，但边缘清楚又不支持后者。血友病性假肿瘤可为病史所除外。动脉瘤性骨囊肿可出现于以前创伤区，一般为偏心性干骺端膨胀性病变且伴薄的边缘，也与本症有别。

Halpern & Freiberger（1970）报告1例16岁少年，左胫骨骨折3年之后出现囊状纤维性病变伴病理骨折，胫前动脉造影见为假性动脉瘤所致。Welch & Gilula（1977）报告1例创伤后假性动脉瘤造成股骨的假性骨肿瘤。术前正确诊断十分重要，因为手术程序中血管的处理甚为关键。

4. 假脂肪瘤　足内弓的皮下脂肪常常被纤维束

分隔成局限性脂肪块，而形似脂肪瘤。此种表现发生率高，形态有特征性，部位典型，据此可避免将其和皮下脂肪瘤相混淆。

5. 纱布瘤　纱布瘤（Gossypiboma）是一种医源性少见病，术语源于拉丁文“gossypium”（意思：棉植物）和斯瓦黑利语“boma”（意思：“隐藏的地方”），系手术过程中残留在人体内的医用纱布所形成的肿瘤样病变。好发于腹、盆腔，胸腔及颅腔等具有腔隙的外科手术部位。大腿软组织内纱布瘤少见。有学者报告一例的临床无炎症及瘘管形成的症状，其形成的机制依 Olnick 等描述 2 种类型之一，属于无菌性纤维化；另一类型系术后早期，常合并继发细菌感染和瘘管形成的渗出性炎症。

由于无菌性纤维化可有较长的临床潜伏期，及大腿软组织深厚，使异物瘤易于隐藏，该例临床潜伏期达 4 年之久。潜伏期的久远，使被检者淡忘述及术史，致使临床易于误诊。

该例常规 X 线片表现右大腿巨大软组织肿块伴骨质破坏，酷似软组织恶性肿瘤。回顾性分析 CT/MR 表现，发现具有特征性，即肿块虽侵蚀骨质，但边缘骨质增生硬化，且呈有包膜、境界清楚的囊实性软组织肿块，其内大部分为液性密度和信号，病灶内存在条带状、漩涡高密度和低信号影，与手术病理对照为残留的多层折叠纱布条。这与一些学者所描述的腹部纱布瘤 MR 表现类似。

某些学者报道纱布瘤内部信号多样。而囊液富血清伴高蛋白的浓聚物、T_1WI/T_2WI 均为高信号，T_1WI/T_2WI 均为低信号的中心则主要为棉织物伴很少的液体纱布多层折叠、反应性肉芽组织和纤维增生等成分。

诊断时须注意与其他软组织肿块鉴别，除特征性“飘带征”表现外，锯齿状的内壁轮廓很少见于其他肿瘤，再者动态增强扫描纱布瘤可见包膜的强化而内部没有增强，与真性肿瘤不同。总之，软组织纱布瘤虽罕见，但对于局部有手术疤痕的软组织肿瘤鉴别诊断时，应想到本病可能，特征性影像表现具有术前定性诊断价值。认识纱布瘤诊断的重要性在于其治疗策略的制订，可以避免误诊而行不必要放疗和化疗。

第三节　假恶性病变

1. 软组织的假恶性成骨肿瘤　Chaplin & Harrison（1972）报告 2 例软组织的假恶性成骨性肿瘤，确诊为软组织肿瘤，组织学上中心呈肉瘤状改变，伴以成熟骨质的周围性侵犯，提示病因学可能是软组织炎症。1 例出现自发性退化，即改变了肿瘤的假恶性性质。该作者复习文献共报告 21 例。

2. 畸形性骨炎的假恶性病变　Bowdman 等（1975）报告 2 例骨骼病变分布广泛的畸形性骨炎，其下肢病变起初都曾误诊为恶性病变。1 例股骨远端以骨膜为 基础的局灶性包块重叠于硬化期的畸形性骨炎上。包块活检示畸形性骨炎而无新生物。X 线照片随访 2 年，包块无变化。另 1 例胫骨中段病变，观察 4 年见病变已趋向硬化。

第四节　血友病性假肿瘤

详见本书 本卷 第一篇 第二十一章 第六节 血友病性肌骨假肿瘤。

第五节　乙型血友病患者盆腔双侧假肿瘤

Christmas 病，即乙型血友病，为一种先天性出血素质，在临床上类似典型的 A 型血友病，为遗传性，其特征为第 9 因子（亦称 Christmas factor）缺乏，导致内在凝血激素形成受损。也称作 Hemophilia B。Forbes 等（1974）报告 1 例本病患者，为 27 岁男性，严重第 9 因子缺乏，盆腔出现双侧假性肿瘤。一侧最初出现于 9 岁时，16 岁时对侧亦受犯，一侧髂骨翼糜烂极类似骨肉瘤的 X 线表现。超声检查显示为不同回声的无明确边缘的两个相当硬的结构。^{87m}Si、^{99m}Tc 显像示双侧假肿瘤均吸收核素，类似骨肉瘤的核素表现。手术病理证实为本病。

第十九章　骨肿瘤及肿瘤样病变简介

第一节　骨肿瘤及肿瘤样病变诊断分析简介

一、年龄

有些肿瘤好发于特定年龄组,因此,患者年龄在诊断中甚为重要。例如:骨巨细胞瘤多数发生于生长板愈合之后，20 岁以前很少发生;动脉瘤样骨囊肿多见于 20 岁之前,这与骨巨细胞瘤刚刚相反;单纯性骨囊肿在骨成熟前几乎只发生于长骨;朗格汉斯细胞组织细胞增生症肉芽肿多见于 10 岁之前;原发性骨肉瘤好发于青少年。骨髓瘤及骨转移瘤一般发生于 40~50 岁以后。

二、部位

一些肿瘤有好发于特定骨和特定部位的倾向:骨巨细胞瘤好发于长骨关节端紧靠关节面;软骨母细胞瘤好发于长骨成熟前骨骺;骨肉瘤好发于长骨干骺部;骨旁型骨肉瘤好发于股骨下段,靠近腘窝处，30 岁左右多见。软骨黏液纤维瘤好发于胫骨上段;骨髓瘤发生于红骨髓部位之中轴骨;单纯性骨囊肿位于长骨中心位置;动脉瘤样骨囊肿、软骨黏液纤维瘤、非骨化性纤维瘤、骨巨细胞瘤多偏心生长。

三、长骨常见中心位置的骨肿瘤

(1)单发性骨囊肿,内生软骨瘤,纤维结构不良。

(2)长骨常见偏心性位置骨肿瘤和肿瘤样病变:骨巨细胞瘤,非骨化性纤维瘤,动脉瘤样骨囊肿,软骨黏液样纤维瘤,纤维皮质缺损,骨样骨瘤,骨母细胞瘤,皮质脓肿,皮质转移瘤,血管瘤病,骨纤维结核不良。

四、单发或多发

一般为单发;多发者良性多见于骨软骨瘤、内生软骨瘤、纤维结构不良、朗格汉斯细胞组织细胞增生症肉芽肿及血管瘤病等;恶性者见于骨髓瘤、转移瘤和淋巴瘤。

五、病灶边缘

此征象确定病变快速生长或缓慢生长,很重要。生长慢的良性肿瘤边缘锐利,常有薄的硬化边,如骨囊肿、非骨化性纤维瘤等,如果不是菲薄边缘而是很厚的逐渐过渡到正常骨的硬化带,这不是肿瘤,而是炎症的特点。生长稍快的良性肿瘤,边缘清楚但无硬化,如骨巨细胞瘤、动脉瘤样骨囊肿;生长快且具侵袭性者,边缘不清且呈虫蚀状或渗透状,这对恶性肿瘤有定性意义。

六、骨基质类型

骨基质,即肿瘤特征性的组织成分(包括类骨、骨、软骨、黏液和胶原物质等)，X 线检查只能显示成骨与钙化的软骨。成骨者,良性表现为有规则性和结构性的骨小梁(骨纹理);恶性表现为无结构的绒毛、棉团和云絮状高密度影,称为肿瘤骨,这是诊断骨肉瘤的重要依据。软骨钙化则表现为爆米花、点状、弧状或小环状钙化,根据此表现可推断为软骨来源肿瘤。

囊肿 X 线表现为无结构的透光区(MRI 可推断其成分)。骨纤维组织、其他细胞成分、无钙化的软骨，X 线检查都不能显示。正常骨组织对肿瘤组织的破坏可出现修复反应，这种修复硬化改变是反应骨，而不是肿瘤骨，二者意义不同。

七、破坏类型

骨破坏不仅是肿瘤细胞直接作用，也有肿瘤增大压迫及正常破骨细胞破骨作用等综合因素的后果。破坏类型可反映肿瘤生长的速度和方式，表现有地图状、虫蚀状和渗透状几种类型。地图状为均匀一致破坏，边缘清楚，是慢性生长良性肿瘤典型表现。虫蚀状是小的多发不规则葡萄状；渗透状为不清楚，细的斑点影；这两种类型是生长迅速，且具侵袭浸润性生长特点的恶性征象。急性骨髓炎也可出现此征，要注意区别。

八、软组织

有软组织肿块几乎恒定表明为侵袭性病变。良性的软骨母细胞瘤、骨巨细胞瘤、动脉瘤样骨囊肿有时也可出现小的软组织肿块，然而，大的软组织肿块可认为是恶性肿瘤的重要标志。大的软组织肿块，却只有小的骨质破坏，则表示骨质破坏是继发受侵犯。常见骨膜生长的骨肿瘤：骨膜骨母细胞瘤，骨膜软骨瘤，骨膜骨瘤，骨旁骨肉瘤，骨膜骨肉瘤。

以上内容是骨肿瘤诊断和鉴别诊断的重要素材，应全面整体运用，不要以偏概全，不能根据某一、二点便下结论，只有综合全面分析才可推导出正确的诊断意见。

第二节　良、恶性肿瘤的鉴别诊断

关于良、恶性肿瘤的鉴别诊断，有学者总结为以下七个方面。

（1）生长特性：良性往往为膨胀性生长；恶性为侵袭浸润生长。

（2）病变边界：良性边界清楚，有或无硬化边，骨皮质变薄；恶性边界不清，呈虫蚀状、渗透状，骨皮质有侵蚀破坏。

（3）内部结构：有成骨者，良性可见有规则性和结构性骨小梁；恶性为无结构之绒毛、棉团或云絮状高密度影（肿瘤骨）。有软骨成分者，良性钙化软骨规则清晰；恶性表现为模糊、不规则。

（4）骨膜反应：良性一般无骨膜反应，如果有骨膜反应，亦为连续性，较光整；恶性者则为断续性骨膜反应。

（5）软组织情况：良性少有软组织肿块；恶性常有软组织肿块，且边界不清，其内可见肿瘤骨或软骨。

（6）生长速度：良性生长速度慢（个别例外，动脉瘤样骨囊肿短期可发展很大）；恶性者生长速度快。

（7）转移：良性无转移；恶性者转移到肺或骨。

第四篇　关节疾病

第一章　滑膜

第一节　四肢滑膜肉瘤

滑膜肉瘤并非来自滑膜细胞，而是由未分化间叶细胞发生的具有滑膜分化特点的恶性肿瘤，占所有原发恶性软组织肿瘤的 10%。滑膜肉瘤可以发生在很多部位，包括头颈部、腹膜后以及纵隔，但最常发生在四肢，一般发生在关节旁，与腱鞘、滑囊及关节囊关系密切。滑膜肉瘤预后不佳，5 年生存率约为 50%~60%。有学者认为发生于四肢的滑膜肉瘤的预后较发生在其他部位者要好。

一、临床表现

滑膜肉瘤是第四位最常见的软组织肉瘤，好发于青壮年。在儿童和青少年滑膜肉瘤是除横纹肌肉瘤外最常见的恶性软组织肿瘤。一组 10 例中有 3 例首次就诊时年龄在 18 岁以下，占 30%。滑膜肉瘤男性发病率高于女性；下肢的滑膜肉瘤远较发生在上肢者多见。另外，该组中 3 例病变发生在手足部。Kirby 等（1989）的研究指出滑膜肉瘤是足部最常见的恶性软组织肿瘤。该组病例显示，在临床上，滑膜肉瘤患者多以发现肿块为主诉就诊，可伴或不伴有疼痛，病史可从几周到 10 余年不等，部分病例在发现肿块前有局部疼痛。体检肿块可有或无压痛，局部皮肤一般无红肿。该组病例在就诊期间均未发现转移，文献报道滑膜肉瘤最常转移的部位依次为肺、淋巴结和骨。

另外，该组 3 例复发者中，2 例为多次复发，病史长达 10 余年，但均未发生转移，其中 1 例在手部，1 例在小腿，提示在膝、肘关节远侧的滑膜肉瘤可有较长的无转移存活时间。

滑膜肉瘤多与邻近骨骼关系密切，Jones 等（1993）报道 50% 的病变与邻近骨相接触，21% 的病变使邻近骨变细或侵犯髓腔。Blacksin 等（1997）则报道 33% 的病例破坏邻近骨质。该组中 27% 的病灶直接接触邻近骨质，36% 的病灶破坏邻近骨质。滑膜肉瘤与骨的这种关系可能是因为滑膜肉瘤主要发生在关节旁，靠近骨端，且相对于肢体中部，此处的软组织相对较薄的缘故。虽然多数滑膜肉瘤靠近关节，但位于关节内者不多，该组中仅 1 例侵犯关节。

二、影像学研究

该组四肢滑膜肉瘤在 MRI 上大都表现为位置深在、内有分隔、边缘呈分叶状、边界清楚或不清的肿物，周围可有或无水肿。病灶信号多不均匀，出血以及坏死或囊变较常见，在 T_1WI 上与肌肉相比以及在 T_2WI 上与脂肪相比常可见高、等、低信号，有时在 T_2WI 还可见液 - 液平面。增强扫描肿瘤多表现为显著且不均匀的强化。

滑膜肉瘤不均匀的信号特点反映其内实性、囊性、纤维性、坏死和出血成分混合存在的状况。该组中在 MRI 上显示有分隔、出血以及坏死或囊变的病灶分别占 91%、64% 和 55%。Jones 等（1993）报道 35% 的滑膜肉瘤在 T_2WI 上表现为混杂存在的三重信号。这包括与液体相似的高信号成分，稍高于脂肪或与其相仿的中等强度信号，以及与纤维组织相似的低信号成分。该组中在 T_2WI 上出现上述三重信号的病灶达 64%，出现液 - 液平面者占 27%，同时有 55% 的病例在 T_1WI 相对于肌肉呈高、等、低的三重信号。MRI 上混杂信号及液 - 液平面的表现并不是滑膜肉瘤所特有的，还见于恶性纤维组织细胞瘤等病变，但结合患者的年龄、病灶的部位等资料有助于滑膜肉瘤的诊断。

滑膜肉瘤并非总是信号明显不均，较小的病变

（直径小于 5 cm）相对较大病变的信号多较均匀，这在 T_1WI 上表现得尤其明显，而且边界清楚，周围无明显水肿，类似良性病变，易被误诊。Blacksin 等（1997）认为约 1/3 直径小于 5 cm 的滑膜肉瘤有良性特征。该组 2 例直径未超过 5 cm 的原发病灶均被误诊为良性肿瘤。

另外该组 1 例复发患者，在大腿上有 2 个病灶，信号较均匀，类似血肿。其病灶多发可能与在外院误诊为血管瘤，手术切除不彻底及局部瘤细胞种植有关。

总之，四肢滑膜肉瘤常见于青壮年，位置深在，多在关节旁，常与邻近骨骼相接触或对其破坏。MRI 上肿瘤信号不均，分隔、坏死、出血较常见，在 T_1WI 上与肌肉相比以及在 T_2WI 上与脂肪相比常可见高、等、低信号，增强扫描肿瘤多表现为显著且不均匀强化。当看到具有上述临床和影像学特点的肿物时，应考虑滑膜肉瘤的可能。但值得注意的是有些较小的滑膜肉瘤信号相对均匀，边界清楚，可类似良性病变，在临床工作中要注意鉴别。

第二节　诊断陷阱：转子和髂腰肌滑液囊

围绕股骨大转子有三个滑液囊，臀中、小肌滑液囊在大转子前方将其肌腱与大转子分隔开；臀大肌之滑液囊较大，它在后面将大转子与此肌肉分开。

如果滑液囊不扩大，则 CT 图像上一般不显示，滑液囊炎病人中可见到此囊扩张，另外，在无症状的病人中也可能见到此囊。这时，不要误为囊性肿瘤、淋巴结肿大、血肿、脓肿或淋巴管瘤。髂腰肌滑液囊是围绕髋关节最大的滑液囊，它位于髂腰肌腱后面，髋关节前方，股血管的外侧。在 CT 或 MRI 图像上，髂腰肌滑液囊的扩张易被误认为腹股沟疝、股疝、肿瘤、淋巴结、血肿、脓肿或动脉瘤。

第三节　误诊病例简介：右膝滑膜软骨瘤病与肌腱囊肿

患者，女，59 岁。右膝关节外侧包块 5 年入院。患者于 5 年前无明显诱因发现右膝外侧鸽蛋大小包块。无疼痛等不适，未引起在意。近 1 年来，发现右膝外侧包块增大到鸡蛋大小。且感觉酸痛不适。今来院门诊拟“肌腱囊肿”收住入院。

手术所见：右膝外侧包块大小约 3 cm×2 cm×2 cm 大小，内为关节液及软骨样组织。包块与周围软组织界限不清，基底部与上胫腓关节相连。

病理检查：右膝外侧包块切除标本：带皮组织一块，大小 4.5 cm×4 cm×3 cm，表面皮肤面积 4.5 cm×2.2 cm，皮下可触及灰白色结节状软骨样组织，大小约 4 cm×3.8 cm×2.8cm，切面灰白，质脆，边界尚清。病理诊断：右膝外侧包块切除标本：符合滑膜软骨瘤病，建议切除后复查。

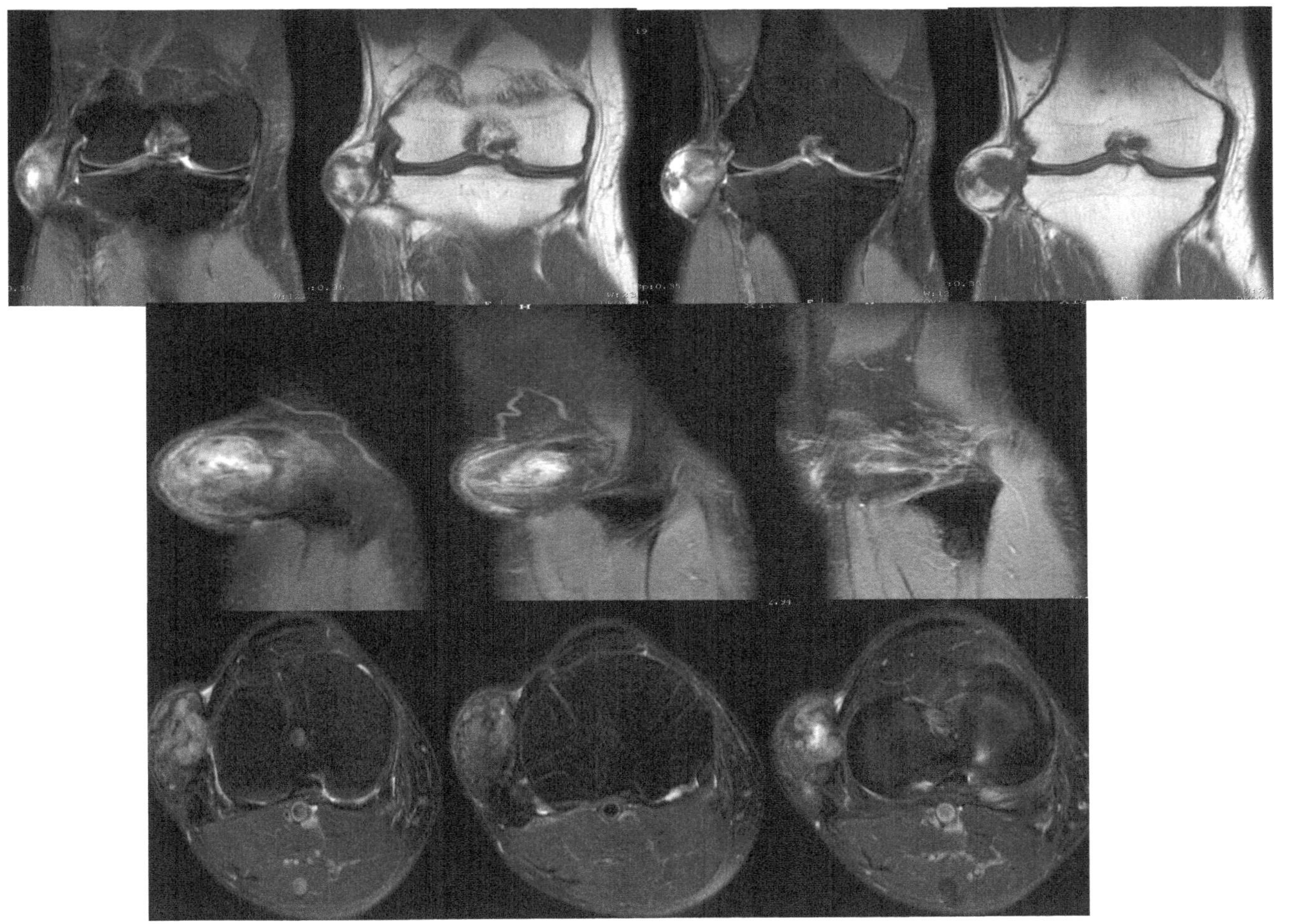

图 4-1-1　右膝滑膜软骨瘤病与肌腱囊肿

第四节　原发性滑膜骨软骨瘤病

原发性滑膜骨软骨瘤病是一种比较少见的、常常单关节受累的慢性滑膜病变，可发生在关节滑膜、滑囊或腱鞘，特征性的表现是在滑膜上形成多发骨软骨小体(结节)，可钙化或骨化，也可脱落，形成关节内单发或多发的悬垂体与游离体。虽属自限性疾病，但游离体长期刺激可引起关节软骨磨损、退变，关节肿痛及不同程度的功能障碍，所以许多患者需要手术治疗。

一、病理学

原发性滑膜骨软骨瘤病的病因至今不明，现多认为系滑膜具有潜在的造骨功能，当其受到各种刺激后，可化生为软骨或骨组织。软骨结节在滑液内膜发展，能够在滑膜上通过细蒂延伸至关节内。如果营养完备，那么这些结节会通过软骨内骨化为骨结构，否则会在关节内断裂变成游离体。游离体的营养来自滑液，增殖会继续。游离体也能通过重新依附增厚的滑膜而重新形成新的血供并成骨。大多数结节外层有纤维，其内为软骨组织，部分结节的软骨组织内可见钙化或骨化组织。软骨型结节单纯由软骨组织形成，影像上表现为均匀中等密度、中等信号或类似软骨信号及稍低回声。钙化型结节病理上为软骨组织内出现不同程度的钙化灶，对应着影像上所见的高密度灶、混杂低信号及强回声。骨化型结节为软骨组织中心区出现骨化，其内可见骨小梁及骨髓组织，骨髓组织呈不均匀脂肪髓密度(信号)及偏强回声，骨小梁呈环(弧)状高密度、低信号及高回声，可伴声影。混合型兼具钙化型和骨化型的特点。

二、影像学研究

(1)X 线检查:在 X 线平片上表现为关节周围大小不一的圆形、卵圆形、结节状、斑点状、团块状、石榴籽状或不规则形边缘较光滑的高密度致密影或环(弧)状影。软骨型结节由于呈中等密度影均未显示。钙化型结节表现为均匀或不均匀的钙质样高密度影;骨化型结节多表现为钙质样高密度环(弧)状影,其内呈不均匀脂肪髓样密度;混合型结节表现为混杂钙质样高密度影。继发性骨关节病表现为关节间隙变窄、骨质增生、骨质侵蚀吸收等。

约有 70%~95% 的原发性滑膜骨软骨瘤病患者表现为关节内多发钙化结节,典型者呈环(弧)状钙化或呈"靶样"。这是结节内软骨小叶钙化或骨化,占 2/3,另外 1/3 没有钙化是软骨型结节,在平片上不能显示。55% 的患者关节内有 5 个以上钙化结节,有的可分布于全关节,特点为数目众多,形态相似。其他常见表现主要有关节积液及外源性骨侵蚀。

(2)CT:关节囊、滑囊及腱鞘内可见边缘光滑的大小不一、数量不等的类圆形、结节状、不规则形、石榴籽状及分叶状结节,以类圆形最多,次为结节状、石榴籽状。软骨型小结节由于太小(小于 6 mm)且与关节囊液体呈等密度而难以显示。软骨型大结节(大于等于 6 mm)表现为类圆形或分叶状均匀软组织密度结节影;钙化型结节表现为结节状或团块状钙质样高密度影;骨化型结节表现为钙质样高密度环(弧)状影,其中央区呈不均匀的脂肪髓样密度;混合型结节表现为钙质样高密度影及脂肪髓样低密度影并存。CT 表现与 X 线平片表现相似,但对较小的钙化结节尤其是隐蔽部位小结节显示敏感。缺点是对早期较小的软骨型结节显示率较低。

(3)MR:可显示滑膜不均匀性增厚及关节囊积液,滑膜表面及关节腔内见大小不一、数量不等的结节,呈圆形、卵圆形、结节状及不规则状,边缘光滑。软骨型结节的信号在各序列上均呈中等信号或与关节软骨信号相似,表现为增厚的滑膜内或滑膜表面低 - 中信号结节,大多数并存其他类型结节;钙化型结节在各序列上均见结节内存在混杂的无信号或低信号区;骨化型结节的基质信号在各序列上均类似脂肪髓信号,结节周边常可见低信号环(弧)状影;混合型结节内混有多少不等的低信号及脂肪髓信号;各类型结节在 DWI 上均呈低信号;增强扫描显示结节内无强化,当结节与滑膜相连时其边缘可有少许强化。最常见的 MRI 表现是在 T_1WI 上呈分叶状、均匀等或长 T_1 信号(与肌肉信号相似或略低)、T_2WI 呈高信号,以及所有序列上的灶状低信号区。第 2 种常见表现是结节的基质在各序列上均与关节软骨信号相等或接近。第 3 种表现是结节的基质在各序列上均与脂肪髓信号相等或接近,结节周边可见低信号环(弧)状影。少数也可兼具 1、3 型的特点,为混合型。结节内无强化,仅边缘可有少许强化。其他 MRI 表现包括:关节囊积液、滑膜增厚、骨质侵蚀等。

(4)超声检查:可显示滑膜不均匀性增厚、关节囊积液,滑膜内软骨结节表现为类圆形低回声结节,滑膜表面软骨结节表现为以蒂相连漂浮于液体内的结节状偏强回声并可随探头压迫而移位变形或摆动,关节腔内软骨结节呈类圆形或分叶状中或偏高回声结节,均并存其他类型结节;钙化型结节表现为中等回声结节内见多少不一的斑点状及团块状强回声;骨化型结节表现为偏强或强回声团或仅见结节近侧弧条形强回声,后方回声衰减或见明显声影;混合型结节兼具钙化型和骨化型的特点;当结节周围有积液时探头推移可见移动。

当结节周围有液体或位置较表浅时如在髌上囊区显示效果较好,当结节周围没有液体或位置深在、有骨骼遮挡时(如位于髋关节间隙、膝关节髁间窝区)显示效果较差甚或见不到。

超声表现为关节囊积液、滑膜不均匀性增厚及关节囊内单发或多发类圆形结节。最常见的结节是中等回声结节内见斑点状及团块状强回声,其次是在滑膜内见类圆形低回声结节或在滑膜表面见以蒂相连的偏强回声结节,结节亦可呈偏强或强回声团或仅见近侧弧条形强回声并伴后方声影;当游离体结节周围有积液时,探头推移结节可移动;结节内无血流信号,当结节与滑膜相连时团块周边可有点条状血流信号。

第五节　误诊病例简介：膝滑膜软骨瘤病与色素沉着绒毛结节性滑膜炎伴关节积液

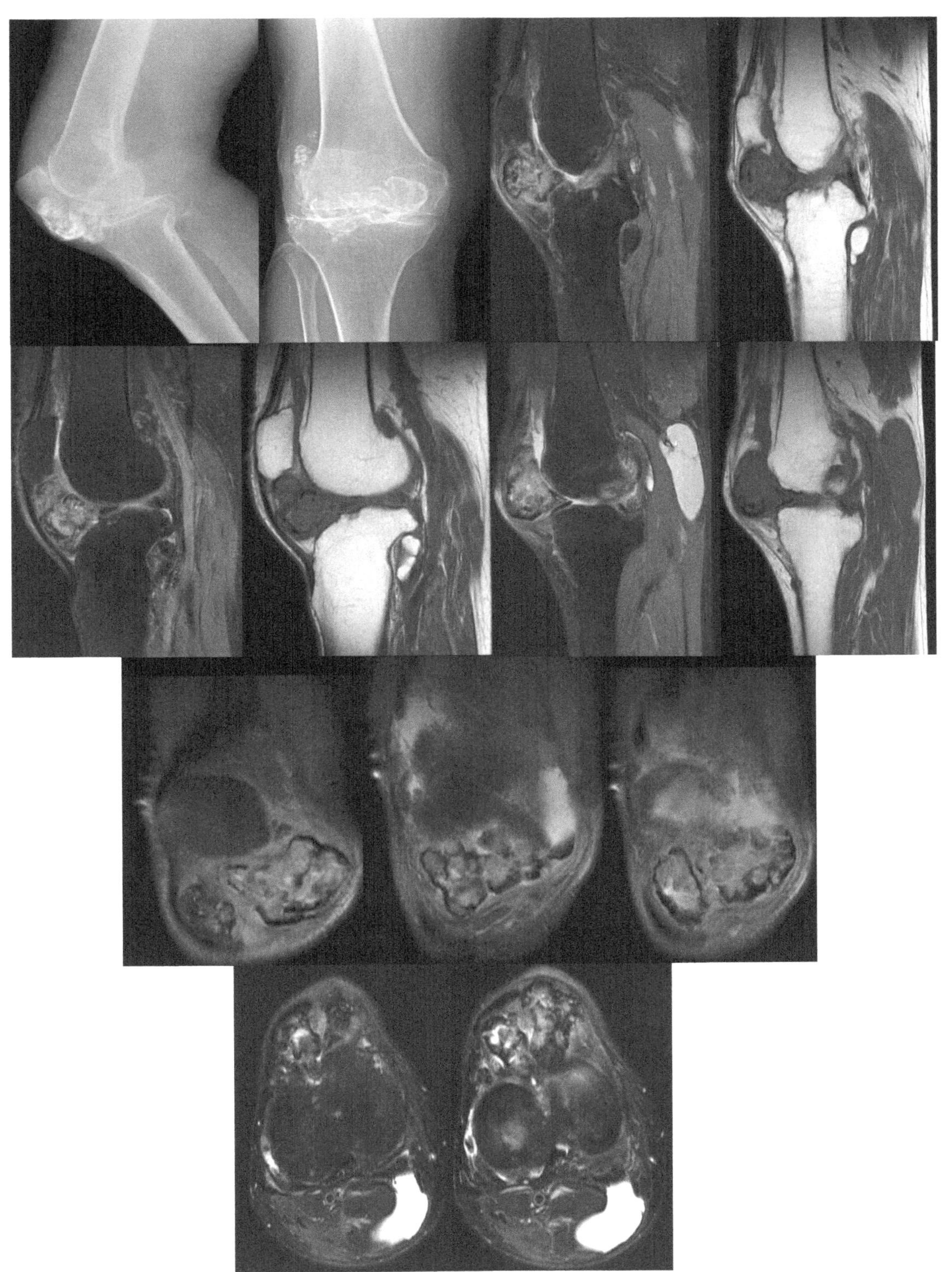

图 4-1-2　膝滑膜软骨瘤病与色素沉着绒毛结节性滑膜炎伴关节积液

患者,女,66 岁。发现右腘窝肿物 1 年余入院。

MRI 诊断:右膝关节色素沉着绒毛结节性滑膜炎伴关节积液;右膝外侧半月板前后角退行性变;右侧腘窝囊肿。

手术所见:显露部分皮下滑膜软骨瘤,彻底予以切除,取出 3 块直径约 2 cm 球形滑膜软骨瘤。术中探查见:患膝滑膜组织增生明显,外侧半月板前角破裂,关节软骨面损伤严重,散在大量碎屑样滑膜软骨瘤组织,前后交叉韧带完整。

病理检查:右膝骨瘤切除标本:灰白色不规则组织一堆,总体积 7 cm×6 cm×2.5 cm,质偏硬。右膝滑膜切除标本:灰褐色碎组织一堆,总体积 1 cm×1 cm×0.4 cm。病理诊断:右膝骨瘤切除标本:结合临床及影像学检查,符合滑膜软骨瘤病。右膝滑膜切除标本:滑膜组织呈慢性炎及绒毛状增生,小灶可见破碎的软骨组织。

第二章　关节软骨

MR T_2 弛豫率和 T_2 图及信号强度测量与早期关节软骨病变

关节软骨是组成活动关节关节面的有弹性的负重组织，可减轻关节反复滑动中关节面的摩擦，具有润滑及耐磨损的特性，并且还吸收机械性震荡，传导负重至软骨下骨。

关节软骨主要由大量细胞外基质与散在分布其中的高度特异性细胞（软骨细胞）组成。基质的主要成分是水、蛋白多糖与胶原，少量的糖蛋白与其他蛋白。这些成分一起构成了关节软骨组织独特而复杂的结构与力学特性。

1. 骨关节病　骨关节病是一种以关节软骨损伤和骨质增生为特点的非炎症性常见病，正常关节面负荷区的改变导致关节不稳，正常关节面的接触机制发生变化，首先损伤关节软骨，关节创伤也常伴有关节软骨的损伤，继发骨关节病。发病多在 50 岁以上。主要累及承重的大关节如膝、髋关节、脊柱及远端指间关节。X 线、CT 检查有特征，但主要是软骨病损后骨质增生等的继发改变，而 MR 在关节软骨的显示上有独特的价值，便于早期发现病变。

病理上是以早期软骨纤绒样变，中期软骨丢失、负重关节面糜烂，晚期出现关节软骨缺损脱落、软骨下骨硬化、小囊变、骨赘、关节内游离体等为特征。

由于软骨的早期退变始于其生化成分的改变。细胞外基质中蛋白多糖的丢失是其首发改变。软骨退变时蛋白多糖丢失、胶原网架断裂，聚集的蛋白多糖散开，暴露更多的阴离子使 Na+ 和水进入软骨基质，引起软骨肿胀，最终可发生碎裂脱落。

2. 骨关节炎　骨关节炎关节软骨的蛋白多糖含量是减少的，而且是和疾病的严重程度成正比。在骨性关节炎的病理过程中，有许多因素导致蛋白多糖的破坏，首先是机械因素，过度集中的应力，使软骨细胞的表型改变，细胞功能的丧失最终导致蛋白多糖的大量丢失。

其次是许多酶参与了蛋白多糖降解过程，在降解过程中会激活一些细胞活性因子，都会直接或间接的促进蛋白多糖的降解。

这些因素共同作用导致骨关节炎时蛋白多糖从基质中迅速丢失，且骨关节炎不同时期糖胺聚糖含量均明显低于正常组，尽管有时发现软骨完整性尚保持，但此时软骨的基质中因胶原损害，组织水合增加，相对糖胺聚糖含量会明显减少。从而导致了蛋白多糖降解，这一现象在骨关节炎中晚期表现更为明显。因此，蛋白多糖是保持关节软骨富有弹性和抗压特性的重要的基质成分，它的丢失直接导致关节软骨的变性及破坏等更严重的结果。

3.MRI　MR 信号反映的是质子和大分子的相互作用，并受组织内在结构的影响。因此组织生化成分的改变会导致 MR 信号的改变，这便是测量 MR 改变可发现早期软骨退变的基础。这里主要介绍弛豫率的测定和 T_2 量化图、MR 对比剂间接增强测量关节软骨的信号变化判断关节软骨的早期退行性变。

（1）T_2 弛豫率的测定和 T_2 量化图：弛豫率的测量是量化评估软骨 T_1、T_2 的改变，关节软骨各层由于水含量、胶原纤维的方向和 3D 结构的不同，T_2 弛豫率亦不同。

正常人的 T_2 弛豫时间从软骨下骨到关节表面，在软骨下骨附近略微降低之后呈逐渐升高趋势。关节软骨的 T_2 弛豫时间直接与水的含量有关，T_2 弛豫时间与软骨中水分的含量呈正相关而与蛋白多糖的浓度成反比。因此，T_2 值的变化能反应软骨退变早期水的活动性和大分子成分的变化。

关节软骨退变早期，蛋白多糖和黏多糖成分减少，增加了基质中水的含量及其在软骨中的活动度，导致 T_2 弛豫时间延长，而使 T_2 值曲线及 T_2 图的信号发生改变。

由于具有缩短 T_2 效应的大量胶原排列的高度有序性，关节软骨的 T_2 值非常短。T_2 弛豫率的测定和 T_2 量化图的 MR 扫描方法是在同一层面用一个很长的回波链测量其信号的衰减的过程，并根据其数值变化绘出 T_2 量化图。

T_2 弛豫率的测定和 T_2 量化图可以了解外伤后关节软骨损伤的水分子和蛋白多糖成分的变化。亦可检测出软骨退变早期蛋白多糖成分及水分子变化的程度。有作者报告一组骨关节病的患者的 T_2 量化图，从图的颜色的变化可明显地看出软骨病变的程度的变化。正常关节软骨 T_2 量化图基本上为红色，从表面到深层为逐渐略变浅，而病变的软骨则颜色不均或为黄绿色。测量其 T_2 弛豫率的变化还可量化判断病变的程度。

（2）MR 对比剂间接增强关节软骨信号的测量：利用 MR 对比剂间接增强测量关节软骨的信号变化判断关节软骨的早期退行性变，有学者报告一组动物试验结果表明：在关节软骨的信号强度改变方面，关节软骨退变的最早期，即仅为蛋白多糖的轻度减少期，影像学形态方面还没有发生变化，但所测得的 MR 3D-FS-SPGR 信号强度的改变就已经发生了变化，所以利用增强及延迟 MR 扫描监测关节软骨早期退变是可行的。

实验材料为 20 只新西兰大白兔，随机分为 A、B、C、D、E 5 组。A 组兔右膝关节腔注入 0.2 ml 木瓜蛋白酶溶液（含木瓜蛋白酶 5U）作为处理组，左膝关节腔内注入 0.2 ml 不含木瓜蛋白酶的稀释液作为对照组。B、C、D 组于第 1、4、7 天在右膝关节腔内分 3 次注入木瓜蛋白酶，每次均为 0.2 ml，左膝关节腔内注入 0.2ml 不含木瓜蛋白酶的稀释液作为对照组。E 组不做任何处理，作为空白对照组。

（3）MR 扫描：MR 平扫后，再通过兔耳缘静脉注入马根维显后进行即刻、2 小时、4 小时 MR 扫描。扫描结束后，将兔于麻醉后处死，取下其双侧膝关节，10% 甲醛浸泡，脱钙处理。然后以矢状面将膝关节切成 1.5 cm 厚的组织块，其方向与 MRI 方向一致，石蜡包埋切片，以苏木伊 - 伊红染色观察软骨细胞的变化，阿尔新兰染色观察蛋白多糖的含量变化。

（4）观察内容：分别于平扫、注入对比剂后即刻、2 小时及 4 小时的图像上进行测量，关节软骨信号强度在 SE-T_1WI 及 3D-FS-SPGR 图像上测量，方法为在股骨外髁的前中后 3 个不同部位测量，取其平均值，并测量腘窝处软组织信号强度，得出其二者信号强度的比值（SIR）。并与病理组织学检查对照。组内因素 $F=7.961$ $P=0.000<0.05$；交互因素 $F=2.481$ $P=0.001<0.05$；组间因素 $F=2.259$ $P=0.037<0.05$。

4. 研究的组织学检查与影像对照表明　在关节软骨的信号强度改变方面，关节软骨退变的最早期，即仅为蛋白多糖的轻度减少期，影像学形态方面还没有发生变化，但所测得的 MR 3D-FS-SPGR 信号强度的改变就已经发生了变化。

在关节软骨退变的早期、中期，MR 增强及延迟扫描 MR 信号的测量也是有意义的，随着退变程度的加深，意义就越明显，到了中期关节软骨退变时，蛋白多糖几乎全部丢失，对比剂的阴离子就可以大量的渗透入关节软骨内，但由于对比剂阴离子是通过扩散渗透的方式进入关节软骨，因此强化速度较慢，而关节软骨周围的软组织内含有丰富的血管，强化速度较快。在延迟扫描时，对比剂退出也较快，于是就产生了在软骨退变时延迟 2 小时，关节软骨强化信号强度与周围软组织信号强度比值是扫描过程中最高的。

增强后 4 小时所表现出来的软骨的小点状低信号影，可能是因为当关节软骨的退变不仅是蛋白多糖的减少，而且包括周围胶原纤维的断裂时，由于 Gd-DTPA2- 进入蛋白多糖减少区域时无法稳定，在延迟扫描中，其退出关节软骨的速度较周围软骨快，因此产生了信号上的差异。在病理切片上所反映的关节软骨退变晚期的软骨缺损在 MRI 平扫时就可以显示清晰，关节软骨基质在晚期退变时蛋白多糖的分布、胶原的含量、交联程度及排列方式方面的不同有关。实验表明，对于早期软骨退变，静脉注入钆对比剂的 MRI 增强及延迟扫描所测得的关节软骨信号强度的比值可以发生变化，其变化程度的定量标准仍需要进一步确定。

第三章　骨性关节炎

第一节　骨性关节炎与关节软骨的退行性变

骨性关节炎是影响人们行走、导致生活质量降低的常见疾病，而其主要的发病基础之一是关节软骨的退行性变。传统的 MR 扫描序列，能良好显示关节软骨厚度、体积以及软骨的断裂、撕脱，具有成像速度较快、信噪比和空间分辨率较高的特点，但对于关节软骨退变发生形态学改变前的情况不能良好显示。

随着 MR 技术的发展，一些研究关节软骨生化组成的新技术正陆续开发。$T_{1\rho}$ 成像技术是一种显示蛋白多糖的分子影像技术，用于检测软骨中蛋白多糖的丢失；T_2 图（T_2 mapping）则主要是反映软骨内水分及胶原纤维类型、排列方式的改变。既往大量研究已表明 T_2 图能反映关节软骨内水含量、胶原纤维的方向及其各向异性变化的影响，该序列的临床价值已得到较大肯定。$T_{1\rho}$ 成像技术的应用已有部分报道。一项研究以 T_2 图序列作为对比，了解 $T_{1\rho}$ 与 T_2 值的相关性，以期探讨 $T_{1\rho}$ 序列对关节软骨退变的临床应用价值。

（1）$T_{1\rho}$ 临床应用价值与成像原理：正常膝关节软骨主要由软骨细胞及细胞外基质构成，其中细胞外基质包含了水、Ⅱ型胶原和蛋白多糖等成分。蛋白多糖主要由氨基葡聚糖构成，它与胶原纤维（特别是Ⅱ型）形成混合物以维持一稳定的环境。水含量从表层逐渐减少，蛋白多糖含量正好相反，呈逐渐增加趋势，即放射层软骨细胞数量比表层及过渡层高。

$T_{1\rho}$ 成像对蛋白多糖含量的变化具有非常高的敏感性和特异性。蛋白多糖含量下降与 $T_{1\rho}$ 值延长之间存在较强的相关性，故正常深层软骨的 $T_{1\rho}$ 值低于浅层软骨。临床可利用 $T_{1\rho}$ 成像用于标记软骨蛋白多糖分布，作为一种了解软骨生化结构的有效方法。

一组研究显示髌骨、股骨浅层软骨的 $T_{1\rho}$ 值高于深层软骨，两者间具有统计学差异。这与一项研究结果基本符合，关节软骨从深层至浅层值 $T_{1\rho}$ 逐渐升高与关节软骨的组织结构有关。$T_{1\rho}$ 成像技术主要是基于自旋锁定（SL）技术，用于评价处于脉冲磁场中的组织的自旋弛豫值。$T_{1\rho}$ 反映了软骨细胞的结合水与其周围环境的缓慢运动，当细胞外基质改变，$T_{1\rho}$ 值发生变化，主要与基质内蛋白多糖含量密切相关，故 $T_{1\rho}$ 成像对关节软骨内蛋白多糖的丢失具有良好的敏感性和特异性。

目前较常采用的方法是在标准快速自旋回波序列前加用自旋锁定的预脉冲进行预磁化。$T_{1\rho}$ 对生物组织尤其是对软骨的成像原理至今尚不明确。Borthakur & Reddy（2010）等研究表明，$T_{1\rho}$ 弛豫时间受蛋白多糖侧链的羟基（-OH）和氨基（-NH）的影响。也有学者认为 $T_{1\rho}$ 弛豫时间与场强强度相关。Mlynarik 等（2004）则认为，对于 3.0 T 以下的磁场，$T_{1\rho}$ 值变化主要取决于处于自旋中软骨的偶极相互作用。只有在高磁场 MR（如 7.0 T）氢交换才影响磁场梯度再分布。目前国内外对 $T_{1\rho}$ 序列的研究多是采用了 1.5 T 或 3.0 T 磁体。

（2）骨性关节炎与 $T_{1\rho}$ 值关系：关节软骨组织学分析显示在骨性关节炎早期，主要表现为软骨中的蛋白多糖的丢失、水含量的改变以及软骨分子水平的改变，而软骨的厚度及体积无明显变化，形态学上无法发现早期软骨病变。从病理生理的研究基础上表明骨性关节炎的关节软骨的修复是在软骨下骨的上部生长软骨绒毛，这些新生的绒毛束可以越过骨表面，形成新的软骨覆盖于关节表面，即关节软骨胶原纤维化或称之为软骨纤维修复。新生软骨多由Ⅰ

型胶原组成，内所含蛋白多糖的含量很少。

该组测量数据显示骨性关节炎组的 $T_{1\rho}$ 值较对照组明显升高，差异有统计学意义，与 Bolbos 等（2008）的研究结果相符，这支持先前软骨早期退变是由于软骨中的蛋白多糖的丢失、软骨组织内细胞环境的改变从而导致 $T_{1\rho}$ 值增加。而重度退变的关节已发展到膝关节间隙明显狭窄，狭窄部分的关节软骨大部分甚至完全磨损，残留的关节软骨形态不规整，$T_{1\rho}$ 图出现异常色阶。该项研究中因骨性关节炎组病例数有限，没有探讨随着退变程度的加重 $T_{1\rho}$ 值是否增加。Zhao 等（2010）对膝关节不同程度退变患者进行研究调查表明：软骨退变与 $T_{1\rho}$ 值密切相关，且随着退变程度的加重 $T_{1\rho}$ 值逐渐增加。

关节镜一直被认为是评价关节软骨的"金标准"，但其有创伤性、不能观察关节软骨内部情况以及发现早期退变。常规 MRI 检查也只能显示关节软骨发生形态学改变后的情况。$T_{1\rho}$ 能反映软骨内生化成分的改变，有望能早期发现Ⅰ～Ⅱ级病变，早于关节镜及常规 MRI 的发现。但对于Ⅰ～Ⅱ级的软骨退变，往往无临床手术治疗指征，无法获得病理学或组织学对比结果，仅凭借临床或影像学资料间接诊断。该组研究将 MR $T_{1\rho}$ 图所见与关节镜图像进行对比发现，对Ⅲ～Ⅳ期骨性关节炎的病变显示较为明确，两者结果基本相符。

由于膝关节软骨难于取得病理标本，无法获得患者的病理结果与影像检查资料相对比，一些学者对经胰蛋白酶消化的离体猪髌骨软骨标本行 $T_{1\rho}$ 成像扫描，以期探讨早期骨性关节炎的关节软骨中蛋白多糖的减少与 $T_{1\rho}$ 值的关系。研究结果显示，消化组中软骨表层的 $T_{1\rho}$ 值增加，这提示 $T_{1\rho}$ 成像技术是一个有效的探测软骨生化早期改变的影像学指标，有希望用于早期骨性关节炎的量化诊断和监测骨性关节炎的疾病发展过程。

（3）$T_{1\rho}$、T_2 图的相关性分析：既往研究已证实软骨浅层、深层之间的 T_2 值是有差异的。在胶原纤维排列高度有序的区域，如软骨深部的放射层，T_2 图弛豫时间就短；而胶原纤维排列较松散的区域，如软骨的浅表层，就具有长 T_2 值和较低的双折射现象。

同时骨性关节炎患者膝关节软骨的 T_2 值较正常人膝关节软骨的 T_2 值高，主要是骨性关节炎患者关节软骨中胶原破坏和胶原纤维排列改变，软骨中水分增加所致。这也正提示在骨性关节炎早期关节软骨形态学尚未发生改变前，即可通过 T_2 图诊断软骨的早期退变。

假设 $T_{1\rho}$、T_2 图这两参数能互补性诊断软骨内大分子的变化。为了研究这两参数空间分布关系，引入了 Z-score 这个概念。随着软骨退变不断进展，出现关节软骨中水分的增加、软骨内蛋白多糖的大量丢失以及胶原纤维方向和各向异性改变，骨性关节炎患者的 $T_{1\rho}$、T_2 图平均 Z 值明显高于正常组。

为有效评价退变软骨患者的各区域的差异性，对各区域软骨进行单独计算发现，骨性关节炎组的髌骨内侧份及股骨各区域软骨 Z-score 相关系数高于正常组，而在髌骨中间及外侧份则相反。股骨的相关系数高于髌骨区域，可能是由于在骨性关节炎发展过程中胫骨 - 股骨关节受力较重，往往其软骨退变较髌骨 - 股骨关节更为严重。

在早期软骨的软骨退变阶段，$T_{1\rho}$ 主要对软骨内蛋白多糖的丢失敏感，而 T_2 图则是对软骨胶原成分丢失和胶原纤维方向改变敏感，所以早期软骨退变时，$T_{1\rho}$、T_2 图两者间相关性降低，如该项研究中表明的髌骨相关性低于股骨区域。而当软骨退变发展到一定阶段，$T_{1\rho}$、T_2 图值均与蛋白多糖的丢失、软骨的重建以及水分子的流动性增加相关，致使 $T_{1\rho}$、T_2 图之间的相关性升高。

总之，MRI $T_{1\rho}$ 成像技术可用于评价关节软骨生物组织构成，对膝关节软骨退变早期的诊断具有初步临床指导价值。采用 T_2 图序列对比，在进一步证实 $T_{1\rho}$ 的临床应用价值的同时，也发现 $T_{1\rho}$ 与 T_2 值间具有一定的相关性，当骨性关节炎患者的 T_2 值升高的同时，$T_{1\rho}$ 值也相应升高，但两者反映的是软骨内不同生化成分的改变。T_2 图反映的是软骨内水分及胶原纤维类型、排列方式的改变，而 $T_{1\rho}$ 则反映的是软骨内蛋白多糖的变化。这两项成像技术有望能有效的、互补的诊断早期软骨退变，为临床诊断、治疗提供重要参考信息。

第二节　人工智能在骨关节炎影像诊断中的研究

骨关节炎（OA）以关节软骨退变为主要特征，但早期变化表现在分子水平，中晚期才会出现宏观结构改变，如软骨退变、骨赘形成、软骨下骨改变等，损害关节正常功能，并可伴有关节疼痛等症状。影像检查是确定骨关节炎改变的重要工具，其中以X线和MRI最为常用，可用于骨关节炎的诊断；近来CT也被用于骨关节炎的影像研究。影像研究容易受到图像复杂、数量庞大以及医师主观性的影响，而人工智能（AI）可提高影像数据处理效率，实现自动化和标准化，可用于骨关节炎分析，具有为患者提供精准医疗服务的潜力。

（1）骨关节炎影像公共数据库：高质量、已标记的数据是机器学习的基础，通常的做法是将可用的数据划分为3个子集，即训练集、验证集和测试集，分别用于训练和优化神经网络的参数，监控模型的性能和最终评估、报告模型的性能。在此过程中需要大量的数据，公共数据库为研究人员开发、测试和评价研究结果提供了共同的平台。

目前骨关节炎影像领域的公共数据库仍较为有限，最常用的是骨关节炎创始（osteoarthritis initiative，OAI）以及多中心骨关节炎研究（multicenter osteoarthritis study，MOST）数据库。骨关节炎创始数据库研究共招募4796例患者，年龄45~79岁，其中女性占58.0%。数据库记录了参与者膝关节骨关节炎的生物化学、遗传和影像数据，主要为X线检查和MRI图像以及相应的半定量评分和定量测量结果，为研究膝骨关节炎发生发展的危险因素和自然史提供了资料。

多中心骨关节炎研究在社区人群中招募了3026例年龄在50~79岁之间患有骨关节炎或有较高骨关节炎风险者，其中女性占60.0%。数据库记录了参与者膝关节骨关节炎的危险因素、疾病特点、临床结局以及影像数据，主要为随访的X线和MR图像以及相应的半定量评分和定量测量结果，为研究生物力学、骨关节结构和营养因素在膝骨关节炎的放射学和症状中的作用提供了资料。同时，队列髋和膝（cohort hip & cohort knee，CHECK）、膝关节影像分割2010（segmentation of knee images 2010，SKI10）以及肌骨放射影像（musculoskeletal radiographs，MURA）数据库也常被用于骨关节炎及肌肉骨骼系统影像研究中。

（2）膝关节MR图像自动分割：X线检查和MRI是诊断和评估骨关节炎主要的影像方法，MRI能够提供更丰富的信息。为了从MR图像中提取骨关节炎的特征，有必要分割软骨与骨。自动软骨分割方法包括基于模型、基于图集、基于图与图割的算法等。同时，机器学习也被用于解决图像分割问题，已提出了利用k最近邻算法完成软骨的自动分割及使用支持向量机算法同时使用多个MRI序列来解决分割问题的方法。

Prasoon等（2013）较早使用深度学习来解决膝关节骨与软骨的分割问题。其研究集成3个正交二维卷积神经网络提出了一种多平面软骨分割方法，在114个膝关节MR图像中的测试显示，评价其胫骨软骨分割准确性的Dice相似性系数（dice similarity coefficient，DSC）可达0.8249。一些作者使用膝关节影像分割2010数据库训练V型网络和Inception网络2种深度神经网络，在临床患者膝关节MR图像中的测试结果显示，骨骼分割的DSC高于0.90，软骨分割的DSC也超过0.70，实现了高于手工标注的性能。

Liu等（2018）及Ambellan等（2019）则整合了卷积神经网络与其他机器学习算法，进一步提高了膝关节骨与软骨分割的效率和准确性，以较低的计算成本实现了高精度、可重复的分割。除了骨与软骨之外，还有学者关注到了膝关节其他结构的自动分割。Tack等（2018）组合了二维及三维卷积神经网络与三维统计形状模型，实现了对膝关节半月板的分割，内、外侧半月板分割的DSC分别达到0.838和0.889。Norman等（2018）使用二维U型卷积神经网络实现了对膝关节软骨及半月板的自动分割，软骨分割的DSC在0.770~0.878，内、外侧半月板分割的DSC分别为0.753和0.809，软骨体积和厚度的分割精度与手动分割相当。

Zhou等（2018）结合了深度卷积神经网络以及其他机器学习算法使骨骼、肌肉和其他非特定组织分割的DSC高于0.9，软骨、半月板、股四头肌和髌腱等结构分割的DSC为0.8~0.9。

目前的膝关节MR图像自动分割主要基于卷积神经网络，并常通过与其他机器学习算法结合以实现在足够短的时间内提供准确的分割结果，便于在骨关节炎研究中常规使用。

致力于膝关节所有组织自动分割的研究也已开展，为后续研究提供了技术支持。进一步的研究则把关注点放在了这些分割方法在其他解剖部位应用的可行性。

（3）基于人工智能的骨关节炎辅助诊断评估：X线检查是骨关节炎诊断中最常用的影像方法，通常使用凯尔格伦-劳伦斯（Kellgren-Lawrence，K-L）分级系统评估；而依据MRI的半定量评分体系能更好地发现、评估骨关节炎发生发展的过程，评价疗效。然而，由于人眼易于疲劳，当图像数量过大时，往往遗漏部分信息，同时人工评分带有主观性。因此，基于X线检查和MRI的骨关节炎辅助诊断评估系统应运而生。

基于X线检查的骨关节炎自动诊断系统的研究中，最早的数据量仅有数百例，但研究部位涉及手、脊柱、膝等多个部位。而随着骨关节炎影像数据库的建立，研究逐渐集中到膝、髋关节。深度学习使得处理数千例患者的图像成为可能，诊断系统的效能也有了明显提高。

Xue等（2017）使用420幅骨盆X线检查训练和测试深度卷积神经网络，使其对髋关节骨关节炎诊断的敏感度达95.0%、准确度达92.8%，相当于经验丰富的医师水平。

Tiulpin等（2018）使用多中心骨关节炎研究数据库训练深度孪生卷积神经网络，以骨关节炎创始数据库测试的结果显示，其ROC曲线下面积（AUC）为0.93，诊断一致性高于医师平均水平。Norman等（2019）使用骨关节炎创始数据库训练和测试密集卷积网络，对正常及不同程度膝关节骨关节炎分类的敏感度为68.9%~86.0%，特异度为83.8%~99.1%。这些系统能辅助医师诊断骨关节炎，减轻工作强度。

近来Brahim等（2019）基于骨关节炎创始数据库使用机器学习开发了完整的计算机辅助诊断系统，使膝关节骨关节炎早期诊断准确率达82.98%、灵敏度达87.15%、特异度达80.65%，还能避免摄片因素对诊断的影响。MR图像能为骨关节炎诊断提供更多的信息，自动化的分级评估系统能够减少繁重的评分工作，半定量或定量地评估疾病的状态和进展情况。较早的研究首先使用传统的机器学习算法实现了对于骨关节炎的辅助诊断。

Wu等（2014）使用径向基神经网络分类，检测了46个膝关节MR图像，早期诊断骨关节炎的准确度达75%，其中训练集和正常膝关节的准确度达100%。

Ashinsky等（2015）使用基于层次特征提取及形态学算法检测了19例患者的膝关节MR图像，对软骨退化状态分类的准确度可达86%，可用于骨关节炎的临床检测和分级。

随后的研究则将深度学习方法引入了骨关节炎的辅助诊断及鉴别诊断中。

Liu等（2018）对175例膝关节疼痛患者的MR图像分别以2个二维卷积神经网络实现了软骨的自动分割和自动诊断，同一组放射科医师训练的2个模型的AUC分别为0.917和0.914，且一致性较好，可用于鉴别软骨退变和急性软骨损伤。

Pedoia等（2019）使用二维U型卷积神经网络自动分割软骨和半月板、三维卷积神经网络自动检测其病变，评估1478例不同阶段骨关节炎、前交叉韧带损伤以及重建后患者的结果显示，系统能识别半月板和髌骨软骨病变，并能对严重程度进行分类。

Bien等（2018）使用卷积神经网络开发的膝关节MRI辅助诊断系统，能进一步鉴别包括骨关节炎在内的异常表现、前交叉韧带撕裂以及半月板撕裂，诊断相当于普通放射科医师水平。

（4）基于人工智能的骨关节炎预测模型：骨关节炎诊疗需要识别和筛选出最可能从治疗中获益的患者。为此，需要建立医学预测模型精确分析患者个体数据，以预测其患病风险和疾病预后。较早的模型主要基于传统的统计方法建立，难以处理大量的影像数据，因此预测效果欠佳。随着机器学习的兴起，影像数据也被纳入到骨关节炎预测模型之中，使预测效果有了较大的提升。Kinds等（2012）和Kerkhof等（2014）使用传统的统计方法建立的模型已经充分说明了影像数据对于骨关节炎预测的价值。Yoo等（2016）最早将机器学习引入骨关节炎预测模型中，比较了基于患者临床数据的评分系统结合人工神经网络模型的性能，内部验证显示对于骨关节炎的预测性能有明显改善，使用骨关节炎创始数据的外部验证印证了这一结果。

Lazzarini等（2017）使用随机森林法建立了基于临床数据和X线检查等信息的预测模型，预测中年肥胖女性 30 个月后发生骨关节炎的 AUC 大于 0.731，还发现 X 线检查较临床数据对于预测更有价值。Minciullo 等（2018）同样使用随机森林法建立了基于 X 线检查的膝关节疼痛预测模型，手工标注 X 线检查特征时模型的 AUC 为 0.739，使用全自动 X 线图像分析时的性能与之相当。MRI 的引入进一步提高了模型的应用价值，Ashinsky 等（2017）使用加权邻域距离算法建立了基于 MRI 的模型，预测患者进展为症状性骨关节炎的准确度达 75%。Du 等（2018）则使用了 4 种机器学习算法开发了基于 MRI 的模型，发现人工神经网络预测 K-L 分级和外侧关节间隙变窄定义的骨关节炎性能最佳，AUC 分别为 0.761 和 0.695；随机森林法预测内侧关节间隙变窄定义的骨关节炎性能最佳，AUC 为 0.785，提示内侧关节间隙能提供更多骨关节炎相关信息。在骨关节炎预测模型中引入人工智能以及影像数据，不仅可提高预测性能，还能对骨关节炎发生发展的机制提供线索。

问题与展望：虽然人工智能在骨关节炎影像中的研究已取得了长足进展，但远不及肿瘤、神经等热门领域，仍然存在许多不足，主要如下。

（1）中国影像数据库容量不足：目前虽然已经出现了一些公开的骨关节炎以及肌肉骨骼影像数据库，但数据库的容量较为有限，如膝关节影像分割 2010 数据库仅收录了 150 个膝关节 MR 图像。同时公共数据库样本绝大多数来自欧美人群，目前尚未出现以中国或亚洲人群为主的大型骨关节炎或肌肉骨骼影像数据库。在此基础上开发的辅助诊断系统或预测模型并不完全适合中国人群，研究面临数据瓶颈。因此，构建以中国人为研究对象的数据库具有重要意义。

（2）图像分割与后处理尚不完善：骨关节炎是一种全器官疾病，但目前的研究主要集中于膝关节软骨与骨的分割，仅有少量研究关注到了膝关节的其他结构，如半月板、肌肉、韧带等。下一阶段有必要将膝关节视为一个整体开展研究，实现膝关节所有组织的自动分割。同时，还需进一步探索膝关节人工智能图像分割方法在其他解剖部位应用的可行性。

（3）软件距临床应用还有距离：虽然目前已经基于影像以及其他临床信息开发出了骨关节炎辅助诊断以及预测的人工智能模型，但并无真正在临床推广应用的产品。此外，目前基于影像的人工智能还不能很好整合影像与病史、体征、实验室检查以及其他检查信息，综合判断以提高诊断的准确率，供临床决策参考。今后的研究需要跨学科的医师、跨专业的理工科研工作者进行深入而广泛的合作，开发真正能够用于临床诊断和鉴别诊断的模型，形成有生命力的产品。人工智能在影像中的应用在大量高质量的数据、高性能的计算机硬件以及云储存的支持下成为可能。人工智能能快速、准确地解读医学图像，变革医学影像诊断模式，与其他领域的人工智能应用一起推动精准医疗的发展。

第四章 结核性关节炎

第一节 关节滑膜结核

一、病理学

关节滑膜结核是结核杆菌经血行首先侵及关节滑膜,引起滑膜充血、水肿、纤维增生并进而形成结核性肉芽组织,可伴有纤维素性渗出液和干酪样坏死,此期可持续数月至1年以上。病变发展,滑膜肉芽组织侵蚀关节软骨,并进一步侵入关节下骨质,亦可从关节囊附着部位侵入骨内。

二、临床表现

因结核性渗出液中无蛋白水解酶,故已分离的关节软骨仍能长时间存在,因而关节间隙狭窄多见于晚期。关节疼痛和肿胀为常见的早期症状,病程较缓慢,活动期可伴有低热、盗汗等症状。肿胀的关节皮温不高,皮肤苍白。

三、影像学研究

MRI不仅对软组织的分辨率高,对病变组织的信号变化也非常敏感,因而能全面地显示关节滑膜结核的病理改变。滑膜炎和关节积液是滑膜结核最多见且为早期出现的症状,其液体信号常出现在关节囊或腱鞘区。

早期充血肿胀的滑膜,表现为滑膜增厚、膨隆或呈扭曲的条状,在T_1WI上呈低信号,T_2WI呈稍高信号。当病变进展,滑膜形成结核性肉芽组织时,可见增厚的滑膜呈结节状、团块状,由于同时有纤维组织增生和干酪样坏死,故其MRI表现取决于病变的成分,在T_1WI上多表现为低信号,在T_2WI上可为不均匀高信号或中等及偏低信号,干酪样坏死在T_2WI上常为较低信号。上述信号特点较其他滑膜性病变具有一定的特征性。

病变累及关节软骨时,可见软骨正常层次模糊、变薄、毛糙、连续性中断,部分或大部分缺损,同时伴有信号异常,主要是T_1WI信号不均匀减低。该组有5例仅表现为T_1WI信号减低,而未见明显的形态改变,说明MRI对关节软骨早期侵蚀敏感。

当滑膜肉芽组织侵入软骨下骨质时,可在软骨下或关节骨端显示小圆形或小片状的不均匀长T_1、长T_2信号,部分可见与关节内增生的滑膜相连续。骨质破坏区有干酪性小脓肿形成时,呈边界清楚、均匀无结构的长T_1、长T_2信号。上述病变在T_2WI脂肪饱和序列上均呈明显高信号。

滑膜结核邻近的骨端可有长T_1、长T_2信号的骨髓水肿区,组织学检查骨髓水肿区显示液体渗出和炎性细胞浸润,但当有广泛性或局部的"地图"样水肿区域出现时,提示有骨感染,该组2例糖尿病合并滑膜结核患者,可见沿骨端向骨干蔓延的大范围骨髓水肿,合并周围软组织弥漫性肿胀,信号异常,考虑与糖尿病患者抵抗力低下,合并骨感染有关。

一组7/13例行MR增强扫描,示增厚的滑膜有不同程度强化;5例于增厚的滑膜内可见1处或多处环形强化,环形强化区大部分对应于平扫所见的滑膜内散布的囊状或片状稍长T_1、明显长T_2信号区,结合手术所见,大部分为关节滑膜囊隐窝积液(积脓)或关节周围滑囊的扩张并滑膜增厚,充血肥厚的滑膜明显强化,与不强化的囊内积液形成鲜明对比。3例于关节囊外组织间隙内见多处环形强化,壁较厚,为结核性脓肿形成。

四、鉴别诊断

该组13例,X线平片诊断正确4例,MRI诊断正确11例。其中1例膝关节滑膜结核误诊为单纯性滑膜炎，1 例踝关节滑膜结核误诊为色素沉着绒毛结节性滑膜炎。

1. *色素沉着绒毛结节性滑膜炎*　色素沉着绒毛结节性滑膜炎的滑膜增厚，以结节状、团块为常见，与滑膜结核常见的呈扭曲的条带状、团块状混杂有一定区别。后者在 T_1WI 呈低信号，T_2WI 呈稍高信号或不均匀高信号，此信号特征具有一定诊断价值；前者在 T_1WI、T_2WI 上大部分为等、低信号，且增厚的滑膜内因有含铁血黄素沉着，故常可见到特异性的结节状或点状长 T_1、短 T_2 信号，滑膜结核则无；而滑膜结核常有邻近骨端的骨髓水肿，色素沉着绒毛结节性滑膜炎一般没有。

2. *另外尚需鉴别的有类风湿性关节炎和滑膜骨软骨瘤病*

（1）类风湿性关节炎：类风湿性关节炎常为多个关节对称性受累，滑膜为弥漫性增厚，呈长 T_1、长 T_2 信号，关节间隙因关节软骨较早破坏出现狭窄，此为鉴别要点。

（2）滑膜骨软骨瘤病：滑膜骨软骨瘤病的滑膜增厚较轻，但其关节囊内可见多发的结节信号，易误诊为结节状增厚的滑膜，但由于其大部分为骨化或钙化灶，故在 SE 序列上呈低信号，并且关节积液不明显，常无骨髓水肿。以上需要与滑膜结核鉴别的病变一般不会在关节腔及周围软组织出现脓肿，平扫如果不能明确，可通过增强扫描证实。

X 线平片仍是关节病变的常规检查方法，具有不可替代的作用。MRI 的多方位扫描可清晰显示关节区除钙化、死骨以外的所有结构，对于显示关节周围软组织、滑膜、软骨病变的范围、程度及细节较 CT 更为敏感清晰，对骨髓信号改变的敏感性也高于 CT，早期即发现骨的炎性反应或骨髓水肿，在滑膜结核的诊断方面意义重大。

正确认识滑膜结核病理变化所对应的 MR 信号，结合正确的多平面扫描序列，并注意与相关病变进行鉴别，必要时补充其他影像资料，可对大部分关节滑膜结核进行早期诊断和鉴别诊断。

第二节　左膝关节结核伴炎性肉芽组织形成

患者，男，60 岁。左膝红肿、破溃、流脓 1 个月余入院。今门诊以“化脓性关节炎”收治入院。入院检查 X 线、CT 均提示双肺结核。

手术所见：患膝关节腔内有较多脓液，关节腔与膝下方两窦道口相通；全关节内有大量脓苔或脓性分泌物、组织，半月板、侧副韧带，交叉韧带、滑膜组织及关节软骨均被侵蚀；半月板及前交叉韧带糜烂；胫骨髁和股骨髁软骨大部分缺损，剩余部分软骨与软骨下松质骨分离；髌骨明显增生，关节面大部分缺损；缺损面有大量脓苔附着；胫骨髁与股骨髁对位欠佳、不稳。

病理检查：左膝关节病变切除标本：灰褐色碎组织一堆，总体积 8 cm × 7.5 cm × 2 cm。病理诊断：左膝关节病变切除标本：慢性肉芽肿性炎，符合结核伴炎性肉芽组织形成。建议临床做结核病相关检查进一步确诊。

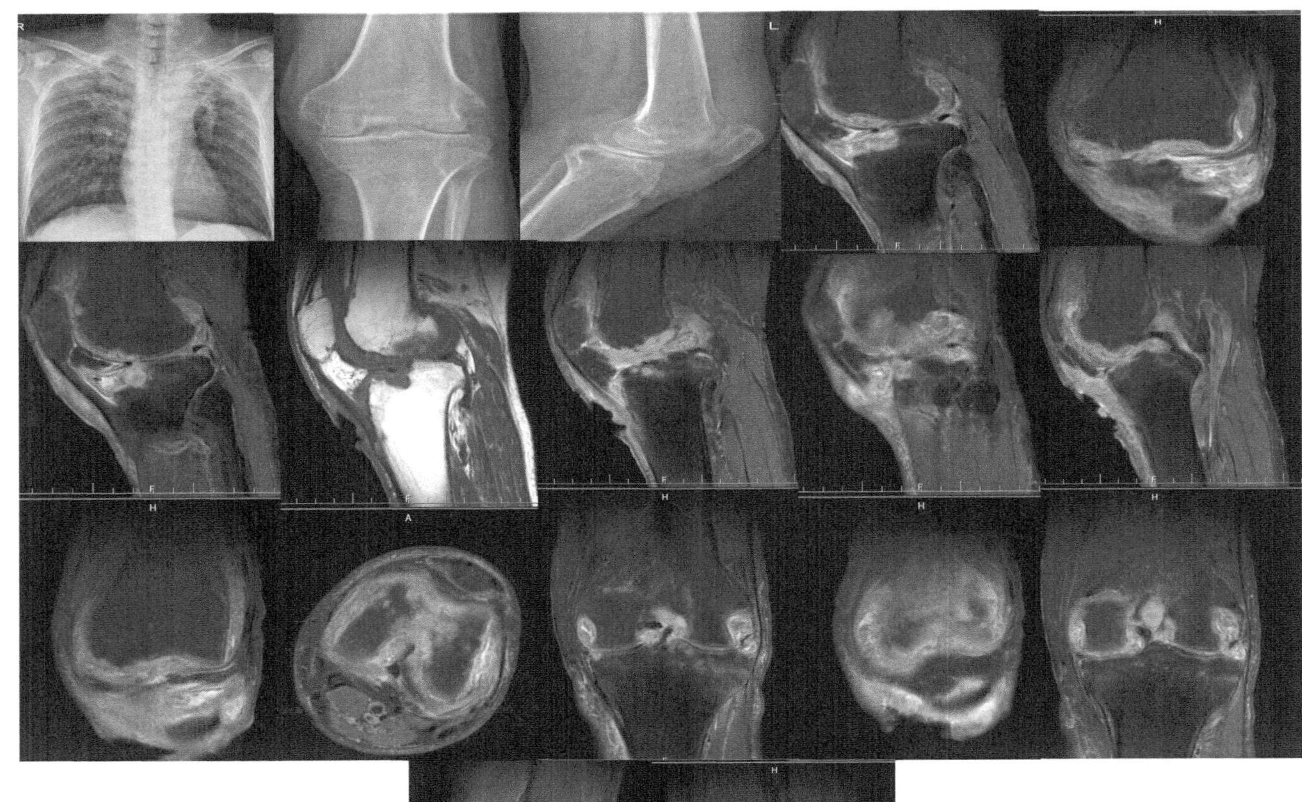

图 4-4-1 左膝关节结核伴炎性肉芽组织形成

第五章　血友病性骨关节病

血友病是一组家族遗传性凝血因子缺乏症，较少见，发生率约为2~3/10万。

根据缺乏的凝血因子不同分为血友病A（第Ⅷ因子缺乏或抗血友病球蛋白缺乏）、血友病B（第Ⅸ因子缺乏）和血友病C（第Ⅺ因子缺乏或凝血活酶生成障碍）三型。A型和B型为X性染色体隐性遗传，临床表现极相似，由女性遗传，男性发病，患者有明显的骨与关节出血倾向；C型为常染色体显性遗传，男女都可以发病，病例少见，出血较轻，很少累及骨与关节。3型中以血友病A发病率最高，B型次之，C型最低，其比例约为40：6：4。另有作者报告，A型占80%以上，B型占12%~15%，C型占5%~8%。

一、血友病主要诊断标准

男性，有或无家族史，小于2岁或童年以后发病，关节、肌肉、深部组织出血，自发或轻微外伤即见渗血不止；Ⅷ/Ⅸ凝血因子减少，凝血时间延长，活化部分凝血活酶时间（APTT）延长，FⅧ/Ⅸ：C活性减低。

血友病性骨关节病是指血友病关节内出血侵蚀关节致关节肿胀、结构损害，甚至关节强直、畸形的一种关节疾病。血友病性骨关节病的发病率国外报告为60%~95%，国内报告为80.3%。关节出血是A、B两型血友病的特征之一，而C型少有骨关节受累。出血好发于负重关节，以膝关节最常见，其次为肘关节和踝关节。

二、病理学

血友病性骨关节病的基本特点为关节内自发性或轻微外伤后出血，初发的少量出血可被完全吸收而不留痕迹，但长期反复大量的出血将导致滑膜、关节软骨以及软骨下骨质的一系列病理改变，甚至出现关节强直、畸形。一般将本病的病理过程分为3期。

（1）单纯积血期：关节内出血、积血及关节内压上升，引起滑膜增厚和关节囊肿胀；关节结构基本保持正常。

（2）全关节炎期：主要特点是关节内反复出血，而出血又不能很快被吸收，引起骨质疏松，滑膜增厚；进而关节软骨侵蚀、吸收、关节软骨下囊性变，关节间隙狭窄，股骨髁间窝增宽、加深，关节面粗糙。

（3）修复期：关节内积血逐渐吸收，炎症逐渐消退，轻者关节功能慢慢恢复，重者继发骨性关节病或遗留关节强直、畸形。

由于患者自发病到就诊间隔的时间不等，关节出血的次数和程度不同，个体间关节的病理改变存在着差异。血友病假肿瘤是血友病的一种少见并发症，发生率为1%~2%，其发生与血友病的关节内积血向关节旁延伸、软组织或骨膜下出血及骨皮质和髓腔内出血导致继发性骨压迫、破坏及新骨形成有关。

三、临床表现

血友病性骨关节病常出现在容易受伤和承重的四肢大关节，以膝关节受累最多，其次为肘、踝、髋关节，肩和腕关节较少受侵犯，与这些关节活动度大容易受伤有关。

一组20例共累及45个关节，其中膝关节25个，肘关节9个，踝关节8个，髋关节3个；1例病变累及颅骨骨质，很少见文献报道。一组16例全部为男性，A型血友病15例，B型1例。一组12例中也有1例病变累及颅骨骨质，发生在眼眶外下壁。

关节出血为血友病的特有症状，同一个关节反复出血，导致炎性滑膜的肥厚，进而引起软骨的进行性退化，最终导致血友病性骨关节病。全身各关节均可累及，但以膝关节、肘关节、踝关节、髋关节、肩关节最为常见。

根据发病部位可分为3型：肌间型、骨膜下型、骨内型。骨膜下型最常见，多见于长管状骨骨干骨膜下,以股骨、胫骨多见。一般为无痛性肿块,并逐渐长大,质地较硬,附着于深部肌肉或骨质。

四、影像学研究

本病X线表现与病理变化密切相关。均由骨与关节内出血所致,关节出血较骨内出血多见。早期急性关节内出血与一般关节腔积液所致关节囊和周围软组织肿胀相仿。由于滑膜增厚并有含铁血黄素甚至钙化斑块沉积于关节囊,其密度一般较关节积液为高。

增厚的滑膜先侵蚀关节边缘的软骨,然后逐渐向关节中央部分蔓延,形成边界清楚的地图样、大片软骨破坏。关节软骨破坏后,关节间隙变窄,关节面尚光整。由于关节内长期积血压迫,关节面变平。病变进一步发展,关节面骨质破坏而毛糙不齐,但界限分明,关节面的边缘常有继发性骨赘增生。关节损坏严重者可有关节脱位、半脱位和关节纤维性或骨性强直。在生长发育期关节反复出血,长骨骺骨化中心提前出现,骨骺发育亦较快,并提前与干骺端融合。骨骺发育过大,且往往不匀称,其内侧或外侧可更大,从而形成关节外翻或内翻畸形。这种变化以膝关节外翻最明显。由于膝关节积血位于十字韧带周围,关节腔内压力增加,关节软骨营养障碍引起中央部软骨破坏,致股骨髁间窝增宽、增深,如深碟样或“火山口”状,这些征象具有特征性。血友病性假肿瘤系指血友病患者的骨骼及其周围的肌肉反复出血而形成的一种可累及骨组织的瘤样肿物,发生率仅占严重血友病患者1%~2%。

1.X线检查 X线表现为软组织肿胀;邻近区域的骨质破坏;骨膜掀起新骨形成;软组织阴影内有钙化或骨化斑点。伴有侵蚀破坏时易发生病理性骨折,且不易愈合。血友病X线表现具有多样性,其中骨端骨骺增大变方、骨干变细,股骨髁间窝增宽、加深,髌骨成方形和血友病假肿瘤表现具有特征性。影像学表现归纳如下。

(1)关节囊软组织肿胀:早期关节滑膜出血进入关节腔内使关节囊肿胀,关节间隙增宽。反复多次出血,关节内积血不能完全吸收,含铁血黄素沉着,刺激滑膜增殖、增厚和关节囊纤维组织增生、增厚。又因废用常伴肌肉萎缩使关节囊软组织在X线上表现为高密度影,甚至为软组织肿块影。有时尚可见血块机化后形成的钙化斑或骨化性肌炎。

(2)关节间隙及关节软骨改变:出血早期可见关节间隙增宽。出血晚期及炎症期,由于反复出血滑膜绒毛受侵蚀,又因承重和损伤使关节软骨损伤,软骨损伤后继发退行性骨关节改变,则可见关节腔狭窄,关节面凹凸不平,关节强直。X线表现为关节间隙不规则变窄,关节面增生硬化,边缘唇样骨质增生,骨性关节面下囊性变等。

(3)骨骺或骨端过度发育增大变方:在骨骼生长发育期关节出血,因长期充血使骨骼生长发育加快和增生肥大,骨骺提前出现,也可与干骺提前愈合,骨骺、干骺端增宽变方。这是血友病性骨关节病的一个特征性改变。

(4)骨性关节面改变:可表现为骨性关节面凹凸不平。主要是由于关节软骨被增生的滑膜所侵蚀破坏,关节软骨坏死所致。

(5)股骨髁间窝及鹰嘴窝变宽加深:由于膝关节中部软骨薄弱,关节内反复出血、积血,特别是十字韧带周围的出血,造成关节内压增高和含铁血黄素的侵蚀,使关节软骨营养障碍引起中央部软骨破坏,致股骨髁间窝增宽加深,肘关节内出血也会引起尺骨鹰嘴窝增宽加深,这些X线表现是血友病性骨关节病的又一特征性改变,对诊断很有帮助。

(6)方形髌骨:由于髌骨生长提早停止,使髌骨的长径变短,横径相对加宽,前后径增宽而成方形。髌骨比率(髌骨长径与横径之比)>2,同时可出现髌骨后缘不规则致密和破坏,对诊断有重要价值。

(7)骨内囊肿样变和软组织内钙化:囊肿样变是骨内出血血肿形成,长期压迫使松质骨吸收的结果。出血后的血肿钙化,并可形成骨化性肌炎。

(8)血友病性肌骨假肿瘤:请详见本书 本卷 第一篇 第二十一章 第六节 血友病性肌骨假肿瘤。

普通X线仅显示早期关节囊肿胀与密度增高和中晚期的骨关节改变,但对滑膜和软骨的改变不如CT和MRI,对于血友病关节病变中骨侵蚀及关节面下囊肿的检出率MRI和CT大致相仿。不少学者研究MRI对血友病性骨关节病诊断的价值,他们通过研究后指出,MRI对于显示骨髓水肿、关节内出血以及滑膜增厚优势明显。所以MRI检查可作为对X线征象不明确或怀疑有血友病性关节炎患者的补充检查手段。

2.MRI 根据病理过程血友病性骨关节病可分为早、中、晚三期,三期的主要区别是关节积血时间长短、关节损害程度及炎症反应轻重。早期仅为关节内积血，由于出血时间较短，T_1WI 血肿为低信号或等信号，T_2WI 为高信号。中期关节内反复出血、出血范围扩大、程度加重，关节腔、骨骼或周围肌肉内积聚不同时期的血肿，T_1WI 表现为略高信号或混杂信号、T_2WI 表现为高信号或混杂信号；该期关节炎症反应明显，滑膜、关节囊有明显肿胀；关节内血肿压迫、侵蚀，致使关节结构损害，如关节软骨、骨性关节面破坏、吸收，关节结构紊乱，骨骺增大，股骨髁间窝增宽、变深等。晚期即修复期，血肿为陈旧性，内有较多的含铁血黄素颗粒，T_1WI、T_2WI 均表现为以低信号为主的混杂信号，甚至全为低信号；炎症逐渐消退，滑膜、关节囊、肌肉、韧带肿胀减轻，甚至萎缩、退化；由于关节受损、关节受力改变，常继发骨性关节病或遗留畸形。

血友病假肿瘤易误诊为骨肿瘤，结合实验室检查及患者有严重的关节和软组织血肿、出血，可资鉴别。

血友病的诊断依据是实验室检查，影像学检查的目的是估计血友病性骨关节病的病损程度，对疾病进行分期。世界血友病联盟矫形委员会推荐的放射学积分方法是根据血友病性骨关节病的 X 线表现对疾病分期，MRI 分期与该积分方法有良好的一致性，但与 X 线积分法相比，MRI 能够获得更多的影像信息，因此，MRI 对血友病性骨关节病的病损程度及疾病分期能更早、更精确地做出评估，MRI 分期与病理分期具有很好的相关性。

五、鉴别诊断

血友病性骨关节病诊断时，急性期应与浆液性、化脓性或其他出血性关节炎鉴别。慢性期与结核性、类风湿性关节炎、痛风性关节炎和退行性骨关节病有相似之处，但它们从好发年龄、好发部位及实验室检查、X 线表现等方面均有别于血友病。化脓性骨关节炎累及一个或少数关节，局部持续红、肿、热、痛的炎症表现，有全身中毒症状，常规异常；风湿性关节炎常累及四肢小关节，无出血史，血沉较快；退行性骨关节病年龄较大，骨质增生明显。血友病性假肿瘤应与骨肉瘤、骨囊肿等鉴别。

血友病性骨关节病根据临床表现和影像学改变，诸如关节组成骨之发育加速、股骨髁间窝增宽和加深、关节面变平及破坏区的界限分明等都相对较特殊，结合性别、出血史和血液化验，可以初步诊断，实验室检查发现缺乏凝血因子Ⅷ、Ⅸ更可以明确诊断。

影像学检查能清楚地显示急慢性积血、滑膜增生、软骨侵蚀、韧带肿胀及退变、骨质囊变和破坏吸收，能真实反映血友病性骨关节病的病理变化，对本病的早期诊断、疾病分期、指导临床治疗均具有重要的意义，还可作为同位素治疗疗效评价和随访的依据。

第六章　其他类型关节病

神经营养性关节病

一、病理学

病理上,由于关节的反复损伤,关节软骨变性并逐渐碎裂或脱落,形成“关节鼠”。关节软骨可完全剥离,暴露的软骨下骨质发生坏死、骨折和反应性增生硬化,骨端边缘骨赘形成。骨赘的再骨折和软骨脱落,在关节腔内形成块状死骨和软骨碎屑。

病变区血管增生、扩张,破骨细胞增多并活性增强,吸收破坏骨端组织,使关节崩解。关节囊肥厚明显,滑膜组织充血并呈“绒毛”状增生。关节囊内常有较多积液,可能为滑膜的机械性损伤所致。有时关节囊内可出现积血或感染积脓,二者又会使关节囊和滑膜增厚更明显。由于慢性损伤刺激,关节邻近的肌肉和肌膜可有异位骨化及滑囊积液。

二、临床表现

神经营养性关节病多见于40~60岁男性,可累及任何关节,常见于承重关节和多活动关节,常为单发,少数可累及多个关节。病程长短不一。在中枢性或周围性神经疾病所致的感觉障碍基础上,反复的关节创伤导致本病的发生。由于仅是感觉神经障碍,而运动神经并不受侵犯,受累关节没有疼痛感或疼痛较轻,而表现为无力、肿胀、畸形和活动过度,可半脱位或脱位。

三、影像学研究

(1)X线片上,可分为增生型和吸收型。增生型表现为受累骨明显增生硬化,较大骨赘形成,关节间隙狭窄,关节周围软组织肿胀;吸收型以骨端破坏吸收为主,有时残端平齐如手术切除,关节周围见软组织肿胀及多发小而锐利的碎骨片。关节破坏很明显,破坏程度和患者的自觉症状不一致,上述表现为本病的特点。

(2)MRI上,早期,关节以积液为主,关节软骨变性、毛糙不整齐,甚至有缺损。继而,关节软骨破碎、脱落,形成游离体,T_2WI示高信号的关节积液中散在不规则低信号。

软骨下骨增生硬化,骨端边缘大量骨赘形成,呈长T_1、短T_2信号。病变发展为骨赘断裂和骨端碎裂、崩解,关节结构消失。关节囊和滑膜组织增生肥厚显著,并呈乳头状突起,表现为长T_1、混杂长T_2信号。关节周围软组织明显肿胀。横断面上,残端骨干和其附着的肉芽组织被周围大量关节积液环绕,似水湾中的孤岛,称之为“孤岛征”,为典型MRI表现。

有研究者报告一例为吸收型,表现较典型。结合临床表现轻微、关节破坏严重应该想到本病可能,加之记录病程经过的前后3次X线片及特征性MRI表现,可以做出诊断,临床手术及病理也证实本诊断。神经营养性关节病需与特发性骨溶解症、退行性骨关节病、滑膜肿瘤等鉴别。

第七章　关节炎症

第一节　强直性脊柱炎

详见本书本卷第六篇 第二章 强直性脊柱炎。

第二节　类风湿性关节炎简介

请详见本书 面颈与多系统多部位疾病卷 第二部分 第七篇 第一章 类风湿性关节炎。

第三节　化脓性关节炎

化脓性关节炎是常见的细菌性感染性疾患。其病理表现为关节软组织肿胀，软组织和关节腔内有脓液，关节结构纯属破坏过程，滑膜组织呈炎性反应。

早期关节软骨破坏如未能及时诊治，则病变扩展到软骨下骨质，骨质破坏，骨端坏死和破坏，为肉芽组织代替，之后炎性组织构成纤维组织，骨质增生硬化，关节骨性强直。

化脓性关节炎早期影像学表现为关节周围软组织肿胀，关节间隙增宽，关节骨结构呈充血性骨质疏松。当关节渗液（或脓液）大量时，可出现关节半脱位。如早期炎症阶段未能控制，炎症扩散到软骨下骨质，关节软骨破坏，关节间隙变窄，骨破坏常见于关节承重部位，这不同于结核性关节炎。这时深部骨质出现斑点状脱钙区，关节邻近可见骨膜反应，这是亚急性感染的征象。晚期修复征象为骨质增生硬化，严重者骨小梁通过两骨端关节面，呈骨性强直。MRI 可显示化脓性关节炎急性期表现，如关节渗液、关节软骨破坏、关节软骨下骨髓水肿等，这有利于及时治疗。

第四节　色素沉着绒毛结节性滑膜炎

详见本书 本卷 第十五篇 第八章 第六节 膝关节色素沉着绒毛结节性滑膜炎。

第五节　痛风

请详见本书 本卷 第十七篇 第二章 痛风。

第八章　有关关节的疾病及影像学检查

第一节　邻关节骨囊肿

邻关节骨囊肿,又称骨内腱鞘囊肿,是一种少见的邻近关节软骨下骨内良性囊肿,由纤维组织构成的多发性病变,伴有广泛的黏液样变,是一种较常见的良性病变。

过去邻关节骨囊肿被认为是一种少见的疾病,命名较为多样,曾被称为骨滑膜囊肿、关节旁骨囊肿、骨内腱鞘囊肿、骨内黏液囊肿或腱鞘囊肿所致的骨缺损等。

WHO(1972)正式将其命名为“邻关节骨囊肿(骨内腱鞘囊肿)”:邻近关节软骨下的良性囊肿,由纤维组织构成的多房状的黏液样变。放射学上表现为边界清晰边缘有硬化带的溶骨性病变。近年来,影像学设备、技术发展很快,为邻关节骨囊肿的检出提供了更多检查手段,使得邻关节骨囊肿病例报道数已有明显增加。

一、病理学

邻关节骨囊肿的发病机制尚无统一意见。主要有以下几种学说。

(1)外伤学说:骨的表面受到机械性压迫和反复轻微外伤导致髓内血运障碍,发生病灶性缺血性坏死,继而成纤维细胞增殖、变性,纤维结缔组织黏液性改变,形成囊肿;外伤及骨折后,滑膜经外伤性缺损的关节软骨疝入骨内。

(2)软组织侵入学说:推测此病发生于骨膜,形成骨膜腱鞘囊肿使骨皮质受压、吸收并侵入骨内而形成。

(3)髓内组织化生学说:认为囊壁为滑膜组织,骨内成纤维细胞化生、增殖,并分泌积聚大量粘蛋白,压迫相邻骨质,形成囊肿;血运障碍致骨质发生黏液变性。

(4)滑液漏出学说:认为外伤造成关节软骨面小裂隙,关节液渗入软骨下形成囊肿。

Kambolis 等(1973)认为软组织内腱鞘囊肿的渗透是邻关节骨囊肿的一个重要成因。

Schajowicz 等(1979)将由骨外腱鞘囊肿穿透至骨内形成囊肿称为穿透型。病变仅见于骨内,无软组织腱鞘囊肿称为原发型。一组 17 例属原发型,3 例见细小裂隙与关节腔相通,但未见软组织内腱鞘囊肿,该组 2 例有陈旧性外伤史,8 例因外伤摄片偶然发现。

一些学者认为其可能是由外伤或局部缺血引起。有学者认为由骨内发展到骨外的可能性较大。一组 54 例中有 8 例有外伤史。该组患者病变多位于关节的承重部位,可以认为承重部位关节软骨长期磨损、变薄和轻微外伤导致关节软骨损伤,形成小的裂隙,滑膜组织及关节液渗透形成邻关节骨囊肿。

一组病例中,17 例进行了 MRI 检查,16 例显示病灶与关节腔相通;19 例进行了 CT 检查,12 例显示病灶邻近关节面的骨皮质中断。因此,可以认为软组织内腱鞘囊肿的渗透是邻关节骨囊肿的一个重要成因。

邻关节骨囊肿在影像学上表现为边界清晰的边缘有硬化的溶骨性病变,其病理改变与软组织腱鞘囊肿相同,囊壁为缺乏血管组织的纤维组织或胶原纤维,散在少量成纤维细胞,内衬不连续的扁平细胞,有时可见结缔组织黏液样变性,并有纤维包膜。

肉眼下,纤维组织包膜厚薄不均,囊内充满黏稠的白、黄色胶胨样物。液体浓缩干枯、蛋白组织释出氮气可形成囊内真空现象。囊腔包膜由束状胶原纤维构成,有少量成纤维细胞,覆盖囊腔内面为扁平细胞,似滑膜,但不见连续的滑膜层。

二、临床表现

邻关节骨囊肿好发于 20~40 岁，年龄跨度在 14~73 岁。多数文献报道男性发病多于女性，也有学者统计男女发病率相似该组患者年龄 17~72 岁，平均 48 岁，比文献报道稍大；男性少于女性。骨内腱鞘囊肿的发病部位，文献报道以髋、膝、踝和腕关节为好发部位，病灶通常为单个，但多发性和对称性病灶也常见报道。病变部多在关节软骨下骨骺 - 干骺区的非负重的松质骨内，下肢多于上肢，以股骨头、颈、髋臼及股骨上下端最为多见。上肢以腕骨多见，Magee 等（1995）报道在无法解释的腕痛患者中，约 4% 存在邻关节骨囊肿。一些学者报告一组 36 例，5 例为多发性；27 例位于髋关节，胫骨 5 例，距骨和腕骨各 4 例，趾骨 1 例。一组 54 例病变多位于距骨和胫骨远端，其次为胫骨近端、股骨远端和髋臼，与一些文献报道不相符。该组发病年龄较大，部位以距骨和胫骨远端为主，在膝关节和踝关节病变主要位于关节内侧，其原因不明，推测可能内侧负重多，关节软骨磨损变薄，轻微外伤易导致关节软骨损伤，为病变形成提供通道。

该病主要症状为局部钝痛，活动后加重，病程通常较长，但程度轻微，常不被重视，查体一般无明显发现，有时有局部轻压痛。Schajowicz 等（1979）以骨内病变是否与软组织腱鞘囊肿相通将本病分为 2 型：穿透型，即有软组织肿块或腱鞘囊肿形成，该型临床上少见，常有明显疼痛。特发型，临床上大部分病例属此类，仅表现为轻度关节疼痛，甚至无明显症状，少数患者可有外伤史。一组 54 例大多数属于特发型，15 例为穿透型。

三、影像学研究

文献对骨内腱鞘囊肿的 X 线片和 CT 表现有比较一致的描述，病灶通常呈境界清楚的圆形或类圆形透亮区，有完整的硬化边，邻近关节面，但一般骨性关节面保持完整，部分病例边界呈花瓣状，其内可见细小气体密度影或粗细不均的条状骨性间隔，病灶内多为液性密度，CT 值 20~60 HU，亦可为液体、气体或软组织混合密度，并可显示液气平面或液 - 液平面，穿透型骨内腱鞘囊肿则借助裂隙与关节腔相通，增强扫描无强化。一组 22 个病灶中 18 个病灶边界清晰，有完整硬化边，3 个病灶通过裂隙与关节腔相通，10 个病灶内见粗细不均的条状骨性间隔，呈花瓣状改变。

邻关节骨囊肿影像表现为邻近关节的圆形或卵圆形境界清楚的溶骨病变，直径 1~5 cm，常呈偏心性分布，皮质膨胀变薄，可有小的裂隙或缺失。一般小的为单房，大的可为多房性改变，周边环绕硬化缘，囊壁可有骨嵴和斑状硬化。一组病变直径约为 0.6~4.0 cm，10 例为多房状，其内可见骨嵴或骨性分隔，15 例近关节而的骨皮质断裂。

CT 表现为病灶位于关节软骨下，呈单房或多房，边缘可见硬化，CT 值可为软组织密度、液体密度或气体密度（CT 值从 -700~50 HU）。超过半数的患者可见骨皮质中断，增强扫描病灶环形强化，三维重组显示病灶与关节腔相通，均未见骨膜反应及软组织团块。邻关节囊肿因囊内容物常为黏稠液体或胶胨样物质，在 CT 上多数病变显示为软组织密度，但一旦发现囊内液体或气体密度，则是本病特征。

CT 扫描可清晰显示病灶及其周围组织的情况、病灶内部结构，通过 CT 值的测定可了解病灶内容物的性质，并且可以通过三维重组多方位地显示病灶及其与关节腔的关系。由于三维重组多采用光滑重组，因此 MSCT 的多层面重组技术更有利于关节面裂隙的显示。该组行 CT 检查的 30 例病变中 14 例关节面的骨皮质断裂。

邻关节骨囊肿的 MR 特征具有诊断价值。MRI 检查可多方位显示邻关节骨囊肿病灶及其周围组织，可清晰显示病灶与邻近关节的关系，并且可以通过多序列中病灶内部信号的异常变化来推断病灶内容物的性质。

原发性邻关节骨囊肿的 MRI 表现为圆形或不规则的边缘硬化病灶，可见间隔形成，病灶与关节腔相通，T_1WI 为低信号或偏低信号，T_2WI 为高信号或混杂偏高信号。囊内可出现液 - 液平面，Grey 等（1997）报道 1 例在 MRI 上有液 - 液平面的邻关节囊肿，认为其形成机制是囊液为混合成分所致。

MRI 表现为多有边缘厚薄不一骨皮质样长 T_1、短 T_2 信号硬化边，脂肪抑制 T_2WI 其周围偶可显示斑片状高信号，囊腔内因所含成分不同，可呈长 T_1、长 T_2 水样信号，长 T_1、短 T_2 纤维组织信号，长 T_1、短 T_2 气体信号或混合存在，增强扫描显示病灶环形增强。

四、鉴别诊断

按照发病年龄、临床特点及影像表现，本病的诊断并不困难,但有时要与邻关节的软骨瘤、骨巨细胞瘤、动脉瘤样骨囊肿、成软骨细胞瘤、良性纤维组织细胞瘤、骨内的绒毛结节样滑膜炎、骨关节病性囊变等相鉴别。

(1)软骨肿瘤:软骨肿瘤的病变区内常有点状或环状钙化,骨膜软骨瘤有较明显的钙化,且发病年龄相对较小。

(2)动脉瘤样骨囊肿和骨巨细胞瘤:动脉瘤样骨囊肿和骨巨细胞瘤的病变范围较广泛、骨质明显膨胀、骨皮质变薄,骨关节病性囊变常伴有关节间隙变窄、关节面的持重部位上、下病灶对应等征象。骨巨细胞瘤膨胀明显,不与关节腔相通。动脉瘤样骨囊肿和骨巨细胞瘤常呈偏心性膨胀性生长,可见皂泡样改变,无明显硬化边,CT 多见液-液平面,MR T_1WI 呈较均匀的低等信号,T_2WI 呈不均匀高信号。

(3)孤立性骨囊肿:孤立性骨囊肿好发于长骨干骺端,发病年龄低,病变范围大,无明显硬化区,CT 值较低,常见病理性骨折,骨片陷落征对明确诊断该病有帮助。单纯性骨囊肿内部无间隔,且不与关节腔相通。

(4)骨母细胞瘤和软骨母细胞瘤:骨母细胞瘤和软骨母细胞瘤一般好发于青少年,偏心性生长,膨胀较轻,硬化边不明显,其内有不同程度的钙化。

(5)急性骨膜下血肿:在急性骨膜下血肿,患者有外伤病史及病变周围软组织的损伤,血肿内含物也随时间而变化,T_1WI 及 T_2WI、STIR 的信号亦随之发生变化。

骨关节炎囊性变所形成的囊肿:骨关节炎囊性变所形成的囊肿与邻关节骨囊肿的病理学表现相同,且邻关节骨囊肿可引起骨关节炎,因此鉴别较为困难。若病变部位仅一个囊肿且关节炎较轻,考虑为邻关节骨囊肿;若病变部位有多个囊肿,对侧部位亦有囊肿性病变,则考虑为骨关节炎囊性变;若已有严重骨关节炎则鉴别无意义。

CT 和 MRI 检查可多方位显示病灶和周围组织,可清晰的显示病灶和邻近关节的关系,并且可以通过测 CT 值和 MRI 多序列中病灶内部信号的异常变化来推断病灶内容物的性质,结合临床和影像学表现,骨内腱鞘囊肿能作出正确的诊断和鉴别诊断,尤其是病灶内有细小气体密度影和通过裂隙与关节腔相通者。

第二节 四肢关节易误诊的籽骨与副骨

1. *籽骨与副骨发生机制* 籽骨是附着于骨骼肌腱、韧带中发育而来的小骨块。髌骨是人体内最大的籽骨,人体最多的籽骨部位是手部,国人在第一掌骨远端可见籽骨,其余部位籽骨较少见。副骨是某一骨骼的多个骨化中线在发育中未合并,以致形成多一块或几块骨,或由额外独立的骨化中心发育而来,副骨也有与附近骨质联合的趋向,最常见的是副舟骨,可与舟骨联合形成巨大舟骨。人体足部副骨最多见。籽骨和副骨均表现为骨旁的小骨块,有完整的骨皮质和其内的松质骨,轮廓光整,在切线位时,与周围骨的分界清晰。籽骨和副骨本无病理意义,但在有外伤史的情况下,容易误诊为撕脱性骨折。

2. *足、踝部易误诊的副骨* 由于足、踝部的副骨种类多且分布较广泛,因此在临床上其误诊率最高,一组足、踝部副骨中副舟骨最多见,其次是副骰骨,两者约占足、踝部副骨的 55.1%,而在足、踝部副骨中易误诊的是距上骨、腓下骨与插入骨。

副舟骨位于舟骨内侧,是舟骨结节独立的化骨点,常与软骨和舟骨连接,大多双侧对称。骨块大小该组最小者 0.31 cm × 0.30 cm,最大者 1.53 cm × 0.84 cm,平均约 1.02 cm × 0.90 cm,小的形状多呈圆形或椭圆形,大的外形多呈三角形,个别呈不规则形,且与舟骨相连,好似舟骨一部分从而形成巨大舟骨。副骰骨位于骰骨外侧缘,大多双侧对称。骨块大小该组最小者 0.16 cm × 0.12 cm,最大者 1.24 cm × 0.68 cm,平均约 0.60 cm × 0.37 cm,呈圆形、椭圆形、三角形,大多数呈圆形或椭圆形,该组多数呈长椭圆形,个别呈长条形,边缘光整。

跗三角骨由附加化骨点形成,位于距骨后下部,是由距骨后突独立骨化中心骨化而来,大多两侧对称。该组骨块大小最小者 0.29 cm × 0.30 cm,最大者 1.54 cm × 1.25 cm,平均 0.86 cm × 0.74 cm,呈圆形、椭圆形、半圆形、三角形,但以圆形及椭圆形多见,基底与距骨后缘相切,边缘光整,骨皮质光整。插入骨位于外踝与距骨之间。该组骨块大小最小者

0.23 cm×0.46 cm，最大者 0.70 cm×0.63 cm，平均 0.42 cm×0.46 cm，大多呈圆形或类圆形，周围圆钝，边缘皮质密度较高。腓下骨位于腓骨外踝下端，大多双侧对称。该组骨块大小最小者 0.43 cm×0.38 cm，最大者 0.84 cm×0.77 cm，平均 0.63 cm×0.58 cm，呈圆形、椭圆形。

舟上骨位于舟骨后上缘，可与舟骨缘形成压迹，骨块较小，大多两侧对称，可与舟骨相连，骨皮质光整。距上骨位于距骨前上缘，可与距骨缘形成压迹，骨块较小，圆形多见，边缘光整，大多数与距骨相连。舟骨上骨与距骨上骨侧位片或斜位片可显示。

该组病例可反映出足、踝部副骨有一定的好发部位，可为足、踝部副骨与足、踝部撕脱骨折的鉴别提供依据。

3. 其他四肢易误诊的籽骨　髋臼小骨位于髋臼外侧缘，14~18 岁时髋臼外缘出现多余的化骨核，呈圆形、三角形，骨块大小该组最大者 0.5 cm×0.25 cm，最小者 0.13 cm×0.12 cm，平均 0.24 cm×0.16 cm。膝关节二分髌骨位于膝关节后方、髌骨上缘，髌骨是人体最大的籽骨，可由多个化骨核愈合而成，在儿童期可能呈不规则颗粒状，当下半部化骨核愈合，上部可能另外出现一个，后来又逐渐与下半部愈合，如果不愈合就可形成“二分髌骨”。外形呈三角形、椭圆形，骨块大小该组最大者 1.80 cm×1.53 cm，最小者 0.84 cm×0.41 cm，平均 1.17 cm×0.90 cm。腓骨小头籽骨位于腓骨小头正上方，较罕见，该组共 2 例，呈椭圆形，大小分别为 0.32cm×0.54 cm 和 0.48 cm×0.56 cm。肘部籽骨（肘髌骨）位于肘关节后方、尺骨鹰嘴上方，是由于尺骨鹰嘴二次化骨未与尺骨融合留在肱三头肌内的籽骨，多呈椭圆形，骨块大小该组最大者 1.04 cm×1.87 cm，最小者 0.48 cm×0.32 cm，平均 0.74 cm×0.51 cm。

4. 四肢关节易误诊的籽骨、副骨与撕脱骨折的鉴别　籽骨与副骨一般边缘光滑，周围皮质密度较高，皮质光整，附近骨质结构完整，具有对称性，X 线随诊形态及位置不会发生改变，一般不会引起疼痛。但个别患者由于一些局部肌肉的扭伤而引起副骨的移位，或由于机械外力的作用使副骨摩擦软组织导致滑囊炎和肌腱炎，甚至由于长期慢性磨损可与附近正常骨质形成假关节从而产生创伤性关节炎可引起疼痛。而骨折一般具有明确的外伤史，附近软组织肿胀明显，疼痛症状明显，断端锐利，皮质断裂，不具有对称性，X 线随诊形态及位置可发生移位。而籽骨与副骨本身也可在外伤的情况下发生骨折，但极罕见，需与籽骨、副骨的不规则骨化区别。总之，人体四肢关节易误诊的籽骨与副骨具有一定的好发部位及 X 线特征。全面了解对于降低临床误诊率有重要的意义。

第五篇　脊柱占位性病变

第一章　脊柱肿瘤

第一节　表现为溶骨性骨质破坏的原发椎体肿瘤

原发于脊柱椎体上的肿瘤，在影像学上许多表现相似之处，在诊断和鉴别诊断中有一定的困难，此处将一些表现为溶骨性骨质破坏的原发性肿瘤进行归纳总结，以提高对其影像学表现上的认识，避免误诊。

（1）椎体血管瘤：患血管瘤的椎体，形态可正常或变形（压缩骨折）；内见低密度骨质破坏，并同时可见粗大骨小梁；MR 信号多样性（脂肪、血管、出血、间质水肿）；增强扫描，中等度～明显强化（血供丰富）；病变椎体周围形成软组织肿块影；可累及椎弓根、附件，椎管内侵犯和脊髓压迫。

（2）椎体尤文骨肉瘤 / 原始神经外胚层肿瘤：在椎体尤文肉瘤 / 原始神经外胚层肿瘤，椎体明显呈溶骨性骨质破坏，伴有周围软组织肿块，密度（信号）不均匀，强化较明显；好发中青年。

（3）椎体骨母细胞瘤：椎体骨母细胞瘤一般表现为局限性膨胀性囊状骨质破坏，骨皮质变薄甚至断裂，病灶周围出现清楚的薄壳，肿瘤内可以有斑点状或索状钙化或骨化结构；增强扫描，因肿瘤实性组织部分血供丰富而明显强化，钙化、骨化部分无强化，表现为肿瘤内斑点状或小片状不强化低信号影，有一定特征性。

（4）椎体孤立性浆细胞瘤：椎体孤立性浆细胞瘤常见于中老年人群（55~65 岁）、病程长，影像学表现骨质疏松，溶骨性、虫蚀样骨破坏，周围可见增生硬化。

（5）椎体内生骨软骨瘤 / 软骨肉瘤：在椎体内生骨软骨瘤 / 软骨肉瘤，常见影像学表现为明显溶骨性破坏，X 线检查或 / 和 CT 上表现为低密度，MR 上软骨成分在 T_2WI 上呈明亮高信号为其特点，易形成软组织肿块，肿瘤内常可见钙化或骨化成分。

（6）椎体骨巨细胞瘤：椎体骨巨细胞瘤原发于胸椎者少见，多为膨胀性生长，病灶内少有钙化或骨化。

（7）椎体朗格汉斯细胞组织细胞增生症：椎体朗格汉斯细胞组织细胞增生症好发于青少年，以胸椎多见，病变椎体呈溶骨性或囊状骨质破坏，扁平椎体是该病特点，但多见于青少年，成人椎体正常或楔形。椎间盘不受累及。

（8）青少年的脊椎肉样瘤病：青少年肉样瘤病可见于全身各器官，肺门淋巴结为发病最多的部位，累及肺实质较少，约 11%~29% 累及骨骼，常为手足小骨，表 现为腕、跗或远侧指趾骨的单发或多发的骨密度降低区或穿凿样改变。脊椎肉样瘤病极为少见，如不认识，常误诊。

一些学者报告 2 例青少年病人，同时复习文献中的 6 例（5 例成人，1 例少年）。6 例有背痛，而手足部病变却无症状。脊柱病变表现为原发性溶骨性破坏，有的病灶有硬化边缘，可出现椎间隙狭窄及椎旁包块。该作者 2 例中，1 例为弥漫性病变，累及颈、胸及腰椎，1 例则局限于下胸椎。

本症的诊断主要是结合非干酪性肉芽肿的特征性病史排除其他肉芽肿疾病。凡疑及本病者均须想到结核、化脓性骨髓炎、霉菌性感染、霍奇金病及转移性病变。淋巴结及骨组织活检是确诊本病的根据。

第二节 有关脊柱骨肿瘤的一些资料

脊柱骨肿瘤基本表现:骨质异常(常以骨质破坏为主)± 椎旁软组织肿物。

一般骨改变不以椎间隙(或关节)为中心;一般不伴有相邻椎间隙的明显狭窄;一般不伴存相邻椎间盘的破坏。而感染性疾病则表现为:椎间隙狭窄、椎间盘破坏或变性;骨质破坏常以椎间隙为中心,且有椎旁脓肿形成。

1. 考虑患者的年龄因素 小于30岁:多为良性病变;恶性(尤文肉瘤/PNET,神经母细胞瘤转移,白血病浸润)少见。大于30岁:恶性多见,转移瘤最常见;良性(血管瘤,骨巨细胞瘤)

2. 病变以椎体分布为主者 恶性多见:转移瘤;骨髓瘤/浆细胞瘤;淋巴瘤;脊索瘤:骶尾部、颅颈连接区、C2/C3椎体。良性病变:血管瘤,嗜酸性肉芽肿,骨巨细胞瘤。

嗜酸性肉芽肿,表现为儿童/青少年的扁平椎,无硬化,有或无肿物,椎间盘不累及,椎弓在X线平片一般看不见累及,但CT常显示有部分累及。

3. 病变以椎弓分布为主者 良性多见:骨样骨瘤,骨母细胞瘤,动脉瘤样骨囊肿,骨软骨瘤。骨软骨瘤,表现为以椎弓病变为主,病变与母骨的延续(皮质骨、骨髓腔),软骨帽钙化。

4. 多发脊柱骨肿瘤 多个脊椎或同一脊椎内出现多个独立的病灶:转移瘤,骨髓瘤,淋巴瘤,骨岛,血管瘤,嗜酸性肉芽肿。充分发挥利用各种影像学技术的优势判断是否为多发病变:核素骨扫描,MR FS T_2WI或SE T_1WI,或增强后FS SE T_1WI。

5. 具有小圆形细胞肿瘤特征 典型影像学特征:不同形式骨质破坏,尤其以虫蚀状及浸润性为特征;软组织肿物相对较软,蔓延广泛(尤其沿脊柱长轴的蔓延)。恶性:尤文肉瘤/PNET(儿童、青少年),淋巴瘤(青壮年),多发性骨髓瘤(中老年)。良性:嗜酸性肉芽肿。

6. 单发脊柱病变的良、恶性

(1)良性:膨胀性骨质破坏,边缘清晰(伴或不伴硬化边),一般无软组织侵犯(骨巨细胞瘤、动脉瘤样骨囊肿、侵袭性血管瘤、嗜酸性肉芽肿)。嗜酸性肉芽肿大片骨质破坏的影像学表现有时可特别类似恶性肿瘤,值得注意。骨巨细胞瘤容易穿破骨包壳,形成椎旁软组织肿物,伪似恶性肿瘤。骨母细胞瘤/动脉瘤样骨囊肿/侵袭性血管瘤也可形成椎旁软组织肿物,类似恶性。

(2)恶性:虫蚀状、斑片状或浸润性骨质破坏,边界不清,伴软组织侵犯。

7. 关于肿瘤基质的性质 成骨性:肿瘤产生骨样组织基质或骨基质,如骨样骨瘤、骨母细胞瘤,成骨肉瘤(少见)。肿瘤内部出现骨样组织基质或骨基质,X线平片和CT可显示骨基质(肿瘤骨):骨质破坏(软组织肿物)内部的高密度影(斑片状、云雾状、棉絮状、斑块状、象牙质样),无正常骨小梁结构。软骨源性:肿瘤产生软骨样基质,如软骨肉瘤、骨软骨瘤、软骨母细胞瘤(少见)。肿瘤内部出现软骨样基质:X线平片和CT可显示软骨样基持的特征性钙化,即骨质破坏(软组织肿物)内的环形、弧形、颗粒状、斑点状、斑片状钙化;软骨小叶含水量较高,在MR T_2WI呈明显高信号;增强扫描时,软骨小叶不强化,但小叶间隔和肿瘤外周包膜强化。

8. 其他性质 CT图像上磨玻璃密度基质为纤维结构不良。肿瘤内部以出血性液体积聚为主的多囊性改变为动脉瘤样骨囊肿的特征。MRI显示内部含有脂肪,强烈提示良性,如血管瘤、纤维结构不良、畸形性骨炎等。CT显示肿瘤内部网格状/蜂窝状钙化,可能为血管瘤,单发性浆细胞瘤,极少为淋巴瘤或转移瘤。

第三节 炎症性肌成纤维细胞瘤病例

患者,男,66岁,外院发现纵隔占位,来我院进一步检查治疗。

病理检查:免疫组化:阳性:SMA、CD99、CD34(血管),CD3(反应性),CD45R0(反应性),CD20(反应性),CD79α(反应性),MUM1,S-100(散在),Ki-67(约15%);阴性:CK(P),CK(H),CK(L),EMA,TTF-1,CgA,Syn,bcl-6,CD10, bcl-2，CD21，CD35，CD15，CD30，S-100，PAS染色，抗酸染色，EBV。病理诊断："后纵隔肿物活检标本"结合组织学图像、免疫组化及多种特殊染色结果，可符合炎性肌成纤维细胞肿瘤，同时请临床检测血清结核杆菌情况。

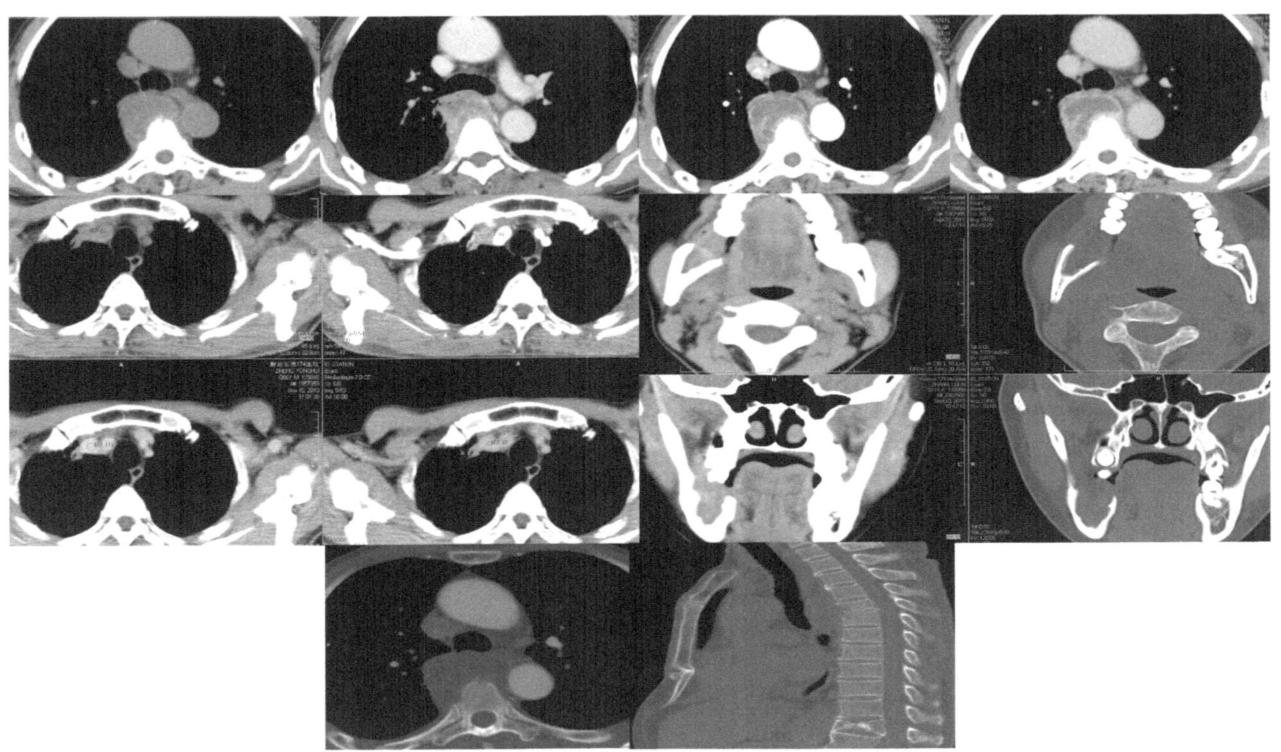

图 5-1-1　炎症性肌成纤维细胞瘤病例

第二章　脊柱转移瘤

脊柱是转移性骨肿瘤的好发部位,这与成人红骨髓集中分布在脊性等中轴骨有关。脊柱转移瘤的基本影像学表现是椎骨骨质破坏,以溶骨性破坏多见,常伴椎旁软组织肿块形成。

一、脊柱转移瘤分型

传统分为3型:成骨性转移、溶骨性转移和混合性转移。转移性病变在骨髓腔里生长,通过破骨和成骨活动,进行骨的重建,由于破骨和成骨的相对程度不同,可导致各种肿瘤骨转移类型的差异,在两种重建过程中的相对关系确定了成骨性转移或溶骨性转移或混合性转移。一般以溶骨性转移为多见。易发生转移的椎体是腰、胸椎,一组212节被累及椎体中,腰胸椎196节,占92.4%。

二、脊柱转移瘤的来源

一组病例中,原发瘤为肺癌的有36例,占56.3%,这可能与肺癌的高发病率、高转移率有关。一组16例成骨性转移中,肺癌13例,占81.3%,且肺癌脊柱转移多发生于胸椎,因此发现单纯胸椎成骨性转移应首先考虑来源于肺癌。大部分肺癌的脊柱转移都呈溶骨性破坏。该组病例中分别有肺癌、肝癌、甲状腺癌、肾癌、前列腺癌、鼻咽癌等发生了溶骨性转移,因此判断其来源是比较困难的。肺癌、肝癌的脊柱转移多为溶骨性,且肺癌和肝癌是常见的恶性肿瘤。因此可以认为,溶骨性脊柱转移瘤可首先考虑来源于肺癌和肝癌,其次是甲状腺癌和肾癌。甲状腺癌和肾癌的骨转移常为囊状膨胀性骨质破坏,周围可有硬化,有的病例在多发的囊状溶骨区内有骨性间隔,可有助鉴别。

混合性转移以肺癌、前列腺癌和鼻咽癌多见。后2种癌的转移多出现在腰骶椎,此可与肺癌鉴别。脊柱转移瘤的原发肿瘤大多数为癌,所以寻找原发瘤主要应从各种癌中寻找,但单从CT表现来推测原发癌的类型是有一定困难的,应结合临床、实验室检查等多方面考虑,但仍有很多病人至死都未找到原发瘤。

三、影像学研究

关于椎弓根征:椎弓根征是平片诊断脊柱转移瘤的重要依据,曾被认为是脊柱转移瘤的早期表现,CT的应用对这一观点提出了挑战。CT显示椎弓根破坏是肿瘤从椎体直接向后侵犯椎弓根的结果。一组66个转移椎骨,椎体破坏100%,椎弓根破坏53%(35/66),椎板、横突和棘突破坏少见,仅11%,所有椎骨中未见到仅椎弓根破坏而椎体正常者。

椎骨转移的特征是肿瘤集中侵犯椎体,自椎体向后呈明显递减趋势,说明脊柱转移瘤最早发生在椎体而不在椎弓根,椎体转移瘤是椎弓根破坏乃至椎板、横突、棘突破坏的基础。该组CT资料说明,椎体病变引起椎弓根破坏有一定的特征,表现在全椎破坏的肿瘤以破坏双侧椎弓根为著;而偏侧破坏的则集中侵犯椎体患侧椎弓根,健侧椎弓根前缘椎体骨质完整,这也说明脊柱转移瘤最早发生在椎体,并以最近距离原则向后侵犯椎弓根。

从微转移灶(病灶最大径3~7 mm,呈类圆形或小片状,为多发、散在分布)在椎骨的分布规律证实,发生转移的最初阶段,肿瘤首先转移至椎体,而罕至椎弓根。

该组资料显示,CT检测脊椎椎体破坏和椎弓根破坏较X线平片灵敏。X线平片检出率低,主要是X线平片密度分辨率低,且受椎体骨质重叠及其前后软组织遮挡的影响,椎体破坏需达一定程度,平片上才可见椎体密度改变。实验研究证实,椎体骨质破坏,骨量损失要超过50%~70%, X线平片才能显示椎体异常。由此可见,平片上椎体破坏,应认为是转移瘤的较晚期X线表现。

CT观察椎体不受骨质和软组织重叠的影响,较平片更准确、更客观,尤其在观察有广泛大片骨质破坏的转移瘤时,CT的优势尤为显著。平片椎弓根征之所以较椎体破坏多见，是得益于椎弓根的特殊结构：相对较厚的骨皮质包绕松质骨，在前后位片上形成良好的密度对比。但椎弓根征的有无不能反映椎弓根松质骨是否异常，CT 能明确显示椎弓根骨皮质和骨松质的病变，弥补了 X 线平片的不足。

脊柱转移瘤最早发生在椎体，平片椎弓根征是椎体病变直接侵犯椎弓根骨皮质的结果。在极少数转移瘤或可同时出现在椎体和椎弓根，该组仅 1 例，占总共 66 个椎体的 1.5%，但这种情况仅见于微转移灶。微转移病灶的总体分布规律仍是集中在椎体，由于病灶小且位于松质骨内，其平片椎弓根征呈阴性。因此，椎弓根征阳性意味着椎体已有相当的破坏。

平片椎体破坏率明显低于 CT，椎弓根征不能充分反映椎弓根改变，对可疑脊柱转移瘤，即使平片表现正常，也须作 CT 检查以明确脊椎情况。尽管如此，该组的平片、CT 对照结果显示，22 个平片椎弓根征阳性的脊椎，平片发现 12 个椎体破坏，而在 CT 图像上，所有椎体均已破坏，说明平片椎弓根征在提示椎体破坏上有十分肯定的意义，仍不失为平片诊断脊柱转移瘤的一个重要征象。

（1）椎骨破坏：脊柱转移瘤多见于高龄患者，已知原发瘤病史结合 CT 图像上椎骨破坏，诊断不难。但对未知原发肿瘤者，CT 诊断转移瘤需注意椎骨的特征性改变。集中侵犯椎体为脊柱转移瘤的一个特征性 CT 影像，在所有病变脊椎中，无一例椎体正常，凡椎弓根征阳性者，必有椎体破坏。

（2）椎旁软组织肿块：椎旁软组织肿块也是脊柱转移瘤的另一特征，肿块大而向周围浸润，增强扫描肿块多无明显强化，可能是脊柱转移瘤相对少血供所致。该组 25 例患者因胸背痛行 CT 检查发现椎体破坏诊为转移瘤，经进一步检查，23 例找到了原发肿瘤。

四、鉴别诊断

诊断脊柱转移瘤需排除脊椎结核和多发性骨髓瘤。一组 66 例椎骨转移瘤报告，有 8 例转移瘤误诊为结核，5 例结核误为转移瘤，3 例多发性骨髓瘤误为转移瘤。三者均以侵犯胸椎最多，病变部位无鉴别价值。

1. 脊柱转移瘤需与下列疾病鉴别

（1）多发性骨髓瘤：多发性骨髓瘤多见于中、老年人，血清中异球蛋白和尿中本周蛋白增高。椎体呈穿凿状、钻孔状骨质破坏，椎旁软组织肿块少见，不累及椎间隙。病灶边缘可见环形高密度硬化灶。椎间盘一般保持完整。

椎弓根破坏为脊椎多发性骨髓瘤的一常见征象，一组椎弓根征阳性率高达 70%，因此椎弓根征的有无不能作为鉴别椎骨转移瘤与多发性骨髓瘤的依据。与转移瘤相比，多发性骨髓瘤椎旁软组织肿块相对轻微，肿瘤以椎骨内破坏为主，椎外侵犯少见，而转移瘤多有明显的椎外软组织侵犯。椎板、横突、棘突等附件破坏常见于多发性骨髓瘤，而在转移瘤中少见，这可能与多发性骨髓瘤早期侵犯椎骨骨髓有关，鉴别时，应注意观察椎弓根后方附件的改变。

（2）转移瘤与结核：脊柱结核多见于儿童及青年，有全身中毒症状。椎体骨质破坏，有多数小死骨，有时呈拧碎的饼干屑样改变。多侵犯椎体的前中部。易形成椎旁脓肿。常侵及相邻椎间盘引起椎间隙狭窄。

椎体的破坏特征有助转移瘤与结核的鉴别，结核以侵犯前半椎多见，一组资料占 46%，而转移瘤未见仅破坏前半椎的。Algra 等（1992）有类似发现，他们总结的 95 个椎骨转移瘤，仅发现 1 个椎骨病变局限在前半椎体，而 78% 的椎体都被完全破坏。二者的椎弓根征阳性率虽有显著差别，但该组资料显示，脊椎结核在全椎体破坏情况下，均合并有椎弓根破坏，因此单纯椎弓根征不能作为鉴别的依据。

二者椎旁软组织肿块形态差异可资鉴别，结核可见钙化，而转移瘤则未见钙化，增强扫描上的强化环系脓肿壁强化的结果，在活动性结核出现率高达 63%（12/19），为一特征性表现。

2. 下列几种少见病也需要注意鉴别

（1）骨淋巴瘤：骨淋巴瘤呈溶骨性破坏，常为虫蚀样和斑点状损害，可伴有软组织肿块，病灶及周边骨组织常可见范围较大的骨质疏松区。

（2）黄色瘤：黄色瘤多发生于 3~5 岁儿童，CT 表现为多发的骨质破坏，边缘光整，典型者呈地图状改变。临床有 3 大症状：头部肿块、尿崩和突眼。

（3）脊柱甲状旁腺亢进棕色瘤：脊柱甲状旁腺亢进棕色瘤呈溶骨性囊性病变，边缘可有骨硬化，椎体呈双凹变形。全身骨显像：骨组织异常反射性浓聚，呈超级显像，骨代谢活跃，考虑为代谢性疾病。

（4）容易与骨转移混淆的几种情况：单侧椎弓

肥大:在先天性或后天性椎弓根或椎板缺损时,可引起对侧椎弓代偿性肥大,当此肥大在 CT 观察甚为明显时,则表示对侧缺损多为慢性,绝非急性骨折损伤。此椎弓肥大有时 X 线平片也可见及,如不注意,可将此肥大且密度增加的椎弓误为转移性疾病。

(5)类肉癌病的少见骨质硬化改变:类肉瘤病骨质改变典型 X 线表现为囊性变和手足小骨的花边状粗大小梁。此病少见侵犯颅骨、脊柱、骨盆及长骨。有学者总结文献资料发现,本病可有少见的骨质硬化改变,从而佯似骨母细胞瘤的转移。本病犯及脊柱少,零星报道称主要累及椎体,椎体无明显压缩,椎间隙保存,椎弓根如常,这些较特征性的表现均有别于感染性脊柱炎等疾患。

转移癌引起腰大肌骨化与钙化:Lisbona 等(1972)报告 1 例 65 岁女性病人,下背痛和腰痛,5 年前因肾盂浸润型移行细胞癌作肾切除,以后出现下肢进行性水肿,造影发现下腔静脉不全梗阻。双侧腰大肌钙化与骨化在平片上清晰可见。手术证实腰大肌为肿瘤腹膜后转移浸润,组织学检查见 X 线片上的钙化区实为显著的异位骨质形成,为低分化癌所致。

第三章　脊柱恶性肿瘤

第一节　椎体骨原发性淋巴瘤

骨原发性淋巴瘤是指起源于骨髓淋巴组织而无其他系统病灶，多为非霍奇金淋巴瘤，且多数为大细胞型。本病临床少见，其典型表现为局部钝痛和肿胀。可发生于任何骨骼，但多数文献报道其好发部位为下肢的长管状骨，Michael & Mark(1993)报道的246例中，发生于长管状骨者占66%，而发生在脊柱椎体者相对更少见，后者几乎均为非霍奇金淋巴瘤。

一、病理学

骨原发性淋巴瘤表现为肿瘤细胞在髓腔内浸润性生长，破坏相邻的骨小梁后在松质骨内形成局灶性或团块状骨质缺损区；若侵及皮质，可沿哈佛氏管蔓延，使邻近骨板吸收，穿破骨皮质后在软组织内形成肿块。大体病理学上瘤体外观柔软呈鲜红色；光镜下其组织学表现多样，其典型表现为细小的淋巴细胞和较大的组织细胞混合生长，瘤细胞多呈圆形、卵圆形和多形性，胞质嗜碱性，边界清楚。大多数淋巴瘤是由不同亚型的淋巴样细胞组成，可处于不同的分化阶段。

二、临床表现

椎体的淋巴瘤视其累及程度和范围可表现为脊髓压迫症和/或神经根受压症状和体征，严重者可致瘫痪。

三、影像学研究

普通X线平片不易发现本病的早期改变，而CT对早期病变的显示较普通X线平片敏感。对中晚期病变，两者均可显示其骨质破坏和软组织肿块，CT显示病变较普通X线平片更详细全面，但缺乏特异性。血管造影示瘤体血供较丰富，核素显像病变区呈放射性浓聚区。MRI对本病的显示具有一定特点，T_1WI多呈低信号，T_2WI可呈低、等或稍高信号(有囊变坏死时)。T_2WI多为低、等信号的病理学基础是瘤细胞多为单一细胞为主的堆积，局部形成软组织肿块，因其细胞密集程度高，而富含液体的间质成分少，所以比大多数其他原发恶性肿瘤T_2WI信号低。因此，当T_2WI上病灶呈低、等信号时，可考虑骨淋巴瘤的诊断。但最终确诊尚需依赖病理和免疫组织化学检查。

四、鉴别诊断

在鉴别诊断上需与椎体骨巨细胞瘤、嗜酸性肉芽肿、椎体单发转移瘤和骨髓瘤等鉴别。

第二节　椎体尤文肉瘤

尤文肉瘤是发生在青少年的原发性恶性肿瘤，常发生在长骨及骨盆。发生在椎体上的比较罕见，有学者报告3例，其中胸椎、腰椎、骶椎各1例。

一、临床表现

它们有以下几个特点：3例均为青少年，13~17

岁。男 1 例,女 2 例。病程比较短,1~3 个月。例 1、3 都有发热史。体温在 38℃以上。白细胞及中性粒细胞升高。3 例均有不同程度神经压迫症状。

二、影像学研究

X 线平片示 3 例椎体均呈不均匀的骨质破坏,密度稍高,有硬化。另有学者报道的 1 例椎体尤文肉瘤则以单纯溶骨性破坏为主。3 例均无椎间隙变窄。2 例椎旁软组织仅示肿胀,1 例可见明显的软组织肿物。CT 检查可清楚地显示骨质破坏的范围及软组织肿胀或肿物。MRI 显示病变呈长 T_1、长 T_2 不均匀信号,更清楚的显示病变的范围。3 例椎体尤文肉瘤的临床及影像部分特征除未见骨膜反应之外,均与长骨的尤文肉瘤相似。

综上所述,虽然以上临床及影像部分特征符合常见部位尤文肉瘤,但发生在椎体比较罕见,因此容易造成术前误诊。有学者报道 1 例椎体尤文肉瘤术前被误诊为血管瘤、结核。

该学者指出,综合该组 3 例临床及影像学表现提示,如果青少年患者,临床上有发热,白细胞增高,椎体有不均匀性骨质破坏,宜考虑有此病的可能。

第四章　脊柱其他肿瘤及肿瘤样病变

第一节　脊柱血管瘤

脊柱血管瘤是一种常见的脊柱病变，约占所有脊柱肿瘤的2%~3%，尸检发现率约为10%~12%，可发生于任何年龄。绝大多数脊柱血管瘤无临床症状，无须处理；约3.4%的脊柱血管瘤进展为有临床症状，并且在妊娠期可急速进展，需要治疗。脊柱血管瘤诊断的主要依据是影像学检查和术后病理检查，全面了解脊柱血管瘤的典型影像表现及少见征象是术前诊断脊柱血管瘤的重要基础，同时还可评价病变的侵袭性，为临床治疗方案的选择和预后评估提供帮助。

一、骨血管肿瘤分类

WHO（2002）骨肿瘤分类将骨血管肿瘤分为2大类：血管瘤和相关病变，包括海绵状血管瘤、毛细血管瘤、组织细胞型血管瘤、静脉血管瘤及血管瘤病；血管肉瘤。

二、临床表现

疼痛是本病最常见的表现，可合并不同程度的脊髓或神经压迫症状。

脊柱血管瘤根据临床特点分为3类：①无症状血管瘤，多数在查体时被偶然发现；②局部症状性血管瘤，仅有腰背部疼痛等局部症状；③侵袭性血管瘤，是指血管瘤呈侵袭性生长，造成椎体、椎弓根或椎板的膨胀性生长，破坏骨皮质或形成椎旁软组织肿块，可压迫脊髓和神经根，产生肢体疼痛、麻木、无力甚至瘫痪等表现，妊娠期可急速进展。

一组29例症状性脊柱血管瘤患者的临床表现包括了局部疼痛和神经根、脊髓压迫症状，其中局部症状性血管瘤7例，侵袭性血管瘤22例，有1例女性患者在妊娠第9周时出现双下肢无力，1个月内进展至不全瘫痪。

三、影像学研究

（1）X线检查：脊柱血管瘤的X线特征性表现是椎体成栅栏状，可见平行、稀疏、增粗的纵行条纹状骨小梁，部分水平骨小梁也可增粗而成网状阴影，有时可呈蜂窝状外观。椎体外形大多正常或向周围轻度膨胀，有时椎体可压缩变扁或呈楔形，椎间隙正常。X线平片简单易行、费用低，但其对骨皮质是否完整、软组织肿块侵犯范围等细节特点的显示不足。CT具有较高的骨和软组织分辨力，结合重建图像可更全面的显示病变特点。

（2）CT：CT对脊柱血管瘤病变的骨质破坏特点、范围、形态的显示明显优于X线平片。侵袭性血管瘤在CT上的典型表现为病变累及大部分或全部椎体，不同程度的累及椎弓根、椎板、横突、棘突及椎小关节；骨质破坏呈溶骨性，边界清晰或不清晰，可见不同程度的骨小梁增粗、密度增高及周围骨质硬化，残留的骨小梁交织呈栅栏样、网格状或蜂窝状；椎体或附件呈轻度膨胀性改变，骨皮质不完整，软组织肿块呈窄带状或半球形侵至椎旁、椎管内，周围组织受推挤移位或侵犯，压迫脊髓及神经根；椎体不压缩或压缩程度较轻。

增强扫描病变明显均匀强化，个别病例可见坏死不强化区。有些病例在椎旁或椎管内的软组织肿块内可见斑点状或斑片状的高密度骨化，甚至形成骨壳样改变；病变发生于胸椎连续多个椎体时可同时侵犯邻近肋骨。有些不典型血管瘤可表现为椎体内局灶性纯溶骨性骨质破坏，不对称累及双侧椎弓根、椎板等附件结构，边界不清，骨皮质大块缺损，软组织肿块侵至椎管内外，难于与浆细胞瘤或转移瘤等恶性肿痛鉴别,但骨质破坏区内可见少许增粗骨小梁或密度增高的残留骨嵴,周围常可见不同程度的骨质硬化。

(3)MRI:MRI不仅可以更敏感的显示肿瘤软组织肿块侵犯的范围、特征以及脊髓和神经根受压的情况,还对血管瘤内的脂肪成分敏感。血管瘤的瘤体部分在MRI上表现为长 T_1 长 T_2 信号,在 T_1WI、T_2WI上均呈高信号的脊柱血管瘤含有较多的脂肪基质,一般呈静止性,临床表现相对稳定,预后较好。在 T_1WI上呈低信号、T_2WI上呈高信号的血管瘤含有较多的血管成分,临床上常表现出侵袭性,易产生脊髓或神经根的压迫症状。脊柱恶性血管肿瘤完全可以有上述表现,但多发病变常见,纯溶骨性骨质破坏性改变常见。总之,脊柱症状性血管瘤的CT、MRI表现具有一定特征性,仔细分析常可正确诊断,不典型病例需进行活检。

四、病变分布节段

文献报道脊柱血管瘤病变多见于胸椎,约占80%,其次是颈椎和腰椎,骶尾椎少见,可侵犯椎体的一部分或全部或累及多个椎体。该组有单发病变22例,多发病变7例,其中累及胸椎的16例,累及颈椎的8例,累及腰椎的6例,累及骶椎的1例。

五、病变发生部位

脊柱血管瘤可单发或多发,多位于椎体,可向椎弓根、椎板和棘突蔓延,甚至进入椎管内。该组29例脊柱症状性血管瘤均同时累及椎体及附件结构,以累及椎体的大部分甚至全部者居多。病变累及椎体面积>1/2者为26例(26/29),其中累及全部椎体者22例(22/29);病变累及椎体面积<1/2者3例(3/29)。

六、骨质破坏

该组29例脊柱症状性血管瘤均表现为溶骨性骨质破坏,可见不同程度的残留骨小梁增粗、密度增高(25/29)及周围骨质硬化(27/29),残留的骨小梁交织呈栅栏样(11/29)、网格状或蜂窝状(19/29),在CT轴位图像上呈“圆点征”或“蜂窝征”。该组大多数病变椎体或附件可见轻度膨胀性改变(23/29)、骨皮质不完整(27/29)和椎体不同程度压缩(20/29)。当椎体发生病理性骨折、出现椎体塌陷时,可失去其特征性表现。

七、软组织肿块

相关研究表明,脊柱血管瘤的椎旁软组织肿块是由于肿瘤向脊柱旁延伸或出血形成的。该组全部病例均可见椎旁软组织肿块局限于病变脊椎层面内,推移邻近组织,不同程度地压迫脊髓或神经根。其中5例(5/29)病变的椎旁软组织肿块内可见斑片状钙化,考虑与血管瘤破裂、骨膜下出血等情况下形成的血肿机化、钙化有关。

八、脊柱症状性血管瘤的神经损害可由以下原因引起

椎体或椎弓根的膨胀扩大,导致椎管变形狭窄;肿瘤的硬膜外延伸;受累椎体的压缩性骨折;肿瘤出血。

总之,病变的CT表现是脊柱症状性血管瘤术前诊断的主要依据。当病变在CT上表现为累及大部分或全部椎体的溶骨性骨质破坏,其内残留骨小梁增粗呈蜂窝样、栅栏样时,常提示本病的诊断。病变区膨胀性改变、骨皮质不完整、椎管内外软组织肿块、椎体压缩骨折等征象为症状性脊柱血管瘤的诊断提供必要的佐证,对临床治疗方案选择有重要意义。

第二节 脊柱骨巨细胞瘤

脊柱骨巨细胞瘤是一种相对少见的肿瘤,占全部骨巨细胞瘤的2.7%~6.5%,其中以骶骨好发,发生于骶骨以上可动脊柱(指骶骨以上可以活动的脊柱)的骨巨细胞瘤少见。

一、临床表现

可动脊柱骨巨细胞是一种相对少见肿瘤,发生频率以胸椎、颈椎和腰椎依次递减,一组病例中以位于胸椎者多见,颈椎和腰椎相同。就男女发病率而

言，骨巨细胞瘤女性较男性略多见，发病年龄20~40岁，文献报道可动脊柱的骨巨细胞瘤发病年龄较四肢的小且以女性更常见。

二、影像学研究

MRI具有良好的软组织和空间分辨率，在一定程度上可反映病变的组成成分，因而在诊断中发挥着重要作用。脊柱骨巨细胞组成成分多样，总体来说可分为实质部分和间质部分。实质部分其主要组成成分是大量的单核细胞和多核巨细胞，而间质成分的多样性明显，可见成纤维细胞和纤维细胞，也可见数量不等的骨化、钙化、纤维化，同时骨巨细胞瘤容易合并出血，往往可见到含铁血黄素沉积，肿瘤实质和间质比例及组成成分的多样性是导致骨巨细胞瘤信号多样的重要因素。

T_2WI骨巨细胞瘤与其他肿瘤偏高信号不同，中等或偏低信号是脊柱骨巨细胞瘤相对特征性的表现，据文献报道高达63%~96%具有此种信号特点。该研究52.4%(11/21)的肿瘤呈等或低信号，较文献报道的要少。究其原因，主要由于骨巨细胞瘤容易发生囊变、坏死或出血导致肿瘤信号混杂。有学者认为导致肿瘤信号减低的主要原因在于纤维化、骨化和含铁血黄素沉积，通过影像与病理对照首次发现肿瘤内部存在的钙化是导致肿瘤信号减低的另一个原因，14%(3/21)的肿瘤镜下可见钙化；一些作者也发现在椎旁软组织内部或周边存在钙化。脊柱骨巨细胞瘤T2WI表现为混杂信号者较多见，该研究中高达38.1%(8/21)的肿瘤呈混杂信号。由于骨巨细胞瘤是一种血运较丰富的肿瘤，一旦出现血供异常，肿瘤容易发生出血、坏死。该组有4例伴液-液平面形成，液-液平面虽然不是动脉瘤样骨囊肿特异征象，但多见于此种疾病，需与之鉴别。动脉瘤样骨囊肿发病年龄较骨巨细胞瘤要小，发病部位以后部附件多见。经与病理对照发现伴液-液平面形成的骨巨细胞瘤其肿瘤内部血管成分较丰富，伴发的出血是形成液-液平面的主要原因。骨巨细胞瘤是一种比较容易继发动脉瘤样骨囊肿的疾病，据文献报道39%巨细胞瘤可伴发。

脊柱骨巨细胞瘤部分还可呈稍高信号，相对少见，需与转移瘤等鉴别，该组仅2例，经与病理对照分析，肿瘤内部以丰富的细胞成分为主，内部未见含铁血黄素沉积、钙化、骨化等成分。转移瘤通常有原发肿瘤病史且常多发，发病部位二者有相似之处，但转移瘤以附件受累更常见，骨巨细胞瘤以椎体受累更常见，骨质膨胀性破坏较明显。

有研究认为可动脊柱骨巨细胞瘤内部低信号分隔也较有特征性，该组6例可见此征象，可能主要与增粗的骨小梁、纤维分隔或含铁血黄素沉积有关。此征象在血管瘤和浆细胞瘤也可见，需与之鉴别。T_2WI有重要鉴别诊断意义，骨巨细胞瘤以等低信号为主，而与上述两种肿瘤呈高信号不同。

部分肿瘤边缘可见假包膜形成，主要与周围反应性纤维组织增生有关，该组仅1例可见此征象。与其他学者报道不一致，究其原因可能与部位不同有关，发生在四肢的骨巨细胞瘤周围低信号假包膜形成概率比较大，而发生在可动脊柱的容易突破骨皮质(该组13例肿瘤完全突破骨皮质)，周围形成低信号假包膜较少见。

脊柱骨巨细胞瘤的增强也有一定特点，增强扫描一方面可清晰显示肿瘤范围，另一方面可评估肿瘤血运情况，该组有16例行MRI增强扫描，9例呈不均匀明显强化，6例均呈明显均匀强化，1例呈轻度强化，增强扫描肿瘤强化程度的差异主要与肿瘤间质内小血管和血窦数量存在差异有关，小血管和血窦数量多则强化明显。肿瘤内部坏死、囊变导致增强扫描呈不均匀强化。

总之，骨巨细胞瘤MRI表现具有一定特点，T_2WI以等或低信号为主，纤维化、骨化、钙化和含铁血黄素沉积是导致信号减低的主要原因；混杂信号也相对多见，主要与伴发的囊变或坏死、出血有关；当肿瘤不伴纤维化、骨化、钙化和含铁血黄素沉积而以丰富的细胞成分为主的肿瘤呈稍高信号相对少见；肿瘤内部可见低信号分隔，椎旁软组织肿块形成多见。增强扫描呈明显均匀或不均匀强化，少数强化不明显，强化程度取决于肿瘤间质小血管和血窦数量。

第三节　腰大肌内神经鞘瘤

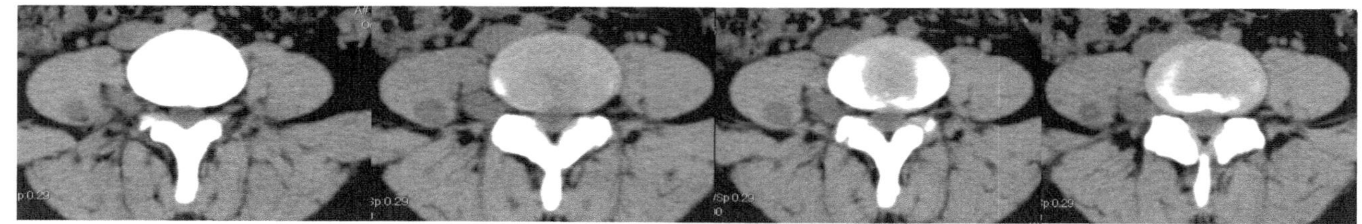

图 5-4-1　腰大肌内神经鞘瘤

患者,女性, 43 岁,腰骶部酸痛伴下肢麻木 5 年余,加重十余天。

手术所见:腰大肌内部可见一约 0.8 cm×0.6 cm×0.5 cm 大小白色、质韧软组织肿瘤,包裹神经,腰大肌后侧可见一串珠样、多发的白色、质韧软组织肿瘤,大小约 0.2 cm×0.2 cm×0.3 cm 至 0.8 cm×0.6 cm×0.5 cm 左右,包裹神经;肿瘤组织与神经粘连紧密,无法剥离。术后病理诊断:腰部腰大肌内神经鞘瘤。

第四节　皮肤-脊膜-脊椎血管瘤病

皮肤-脊膜-脊椎血管瘤病,又称 Cobb 综合征,由 Cobb(1915)最早描述而得名。此前, Berenbruch(1890)曾有过椎体血管瘤合并相应体节皮肤多发血管瘤病的报道。

该病是一种较罕见的先天性非遗传性疾病,一般无家族史,男性略多于女性,多数于儿童或青年时期出现神经系统症状。本病文献报道较少,据文献检索,截至 1999 年国外仅报告 29 例,国内报道 3 例。Soeda 等(2003)又报道 1 例。有学者(2005)搜集 2 例,均为男性,发病年龄分别为 22 岁、13 岁。

一、病理学

由于胚胎发育的缘故,人类的椎体、脊髓及肌肉皮肤的血供呈节段性分布,来自各节段的背外侧动脉。因此,某个节段血管发育异常可以累及相应节段的皮肤、椎体、脊髓、脊膜、神经根甚至肌肉和内脏,此即本病的病理基础和特征。病变包括动静脉畸形和动静脉瘘。该组 2 例患者均为多节段发病,累及皮肤、椎体、脊膜、神经根和肌肉,脊髓、内脏无受累。

二、临床表现

皮肤-脊膜-脊椎血管瘤病临床表现包括 3 个方面。

(1)脊髓症状:包括蛛网膜下隙出血、脊髓内出血及神经根刺激症状。系椎体、脊髓血管畸形及扩张的硬膜外静脉丛压迫脊髓所致。

(2)表皮症状:血管瘤。

(3)脊柱症状:为椎管内神经根硬膜血管瘤、椎体血管瘤以及椎旁血管瘤压迫脊髓引起的症状。该组 2 例患者均无蛛网膜下隙出血、脊髓内出血,但都出现脊髓受压症状、表皮血管瘤和椎体椎旁血管瘤、血管畸形。其中例 2 行椎管内手术后皮肤血管瘤颜色明显变淡,似说明皮肤血管瘤与椎管内血管病变有相同的供血动脉。

三、影像学研究

本病影像学表现主要包括椎体血管瘤、椎旁及椎管内(包括脊膜、脊髓)血管性病变、皮肤内脏血管瘤。X 线平片可无阳性发现,有时可见椎体、附件骨质破坏及血管钙化影。Soeda 等(2003)报道的 1 例显示椎管增宽。脊髓造影检查虽可见椎管狭窄、椎管内充盈缺损等征象,但因该方法有创且具有副作用,现已很少使用。

CT 和 MRI 有助于判断病变延伸的范围,且 MRI 优于 CT,可以显示畸形血管、血管瘤,甚至供血动脉。椎体血管瘤 CT 典型表现为椎体骨质呈网眼状改变，骨小梁粗大，其间有低密度灶，可见栅栏征；MRI 表现依据成分不同而不同，大多数 T_1WI 及 T_2WI 都呈高信号，增强扫描可有强化。该组 2 例椎体血管瘤均为多发，CT 表现典型，冠状面、矢状面重建呈栅栏状，骨小梁间呈低密度灶，CT 值为负值，提示为脂肪组织；T_1WI 呈略高、高信号，T_2WI 呈高信号，增强扫描呈轻度强化。

椎旁、椎管内血管性病变 CT 表现为软组织密度，以增强扫描显示最佳；MRI 多表现为混杂信号，可见流空征象。该组 2 例术前 CT 均未发现病变，可能与扫描部位及未行增强扫描有关；MRI 显示病变都位于脊髓外：1 例位于硬膜外，DSA 及手术证实为动静脉畸形；另 1 例位于硬膜下，DSA 及手术显示为动静脉瘘并动静脉畸形。T_1WI 显示病灶与脊髓呈等信号，邻近椎管内脂肪高信号消失，脊髓受压，T_2WI 病变呈略高信号，并见异常血管流空现象，未能分辨供血动脉。

该组 2 例未发现内脏受累征象。例 1 于 T_2WI 可见背部皮肤及皮下软组织内出现不规则高信号，并高出皮肤表面。皮肤 - 脊膜 - 脊椎血管瘤病可合并其他发育畸形，如绳状终丝、椎管内脂肪瘤等。该组 2 例患者 DSA 显示病变供血动脉来自肋间动脉、肋下动脉，

一些学者认为皮肤 - 脊膜 - 脊椎血管瘤病并非如同文献报道的那样少见，改善成像技术及图像质量可以提高该病的诊断率。

不少学者认为，除上述因素外，诊断者是否了解该病的临床及影像诊断知识是更为重要的另一个因素，工作中一旦遇到同节段出现椎体血管瘤、椎旁及椎管内（包括脊膜、脊髓）较弥漫病变（尤其有流空效应出现）时，应注意相应节段皮肤、皮下组织及内脏有无病变并查看病人皮肤，如果有皮肤血管瘤，则应怀疑皮肤 - 脊膜 - 脊椎血管瘤病的可能，进一步行 DSA 检查明确诊断。

第五节　成骨细胞瘤的变化

Dalinka & Chunn（1972）报告 1 例 17 岁少女第 11 胸椎椎体与右椎弓呈现溶骨性扩张破坏性病变，临床表现为下背痛与下肢软弱无力，下肢萎缩与不随意性肌束收缩。

脊髓造影示第 11 胸椎平面完全性硬膜外梗阻。手术标本组织学诊断成骨细胞瘤伴病变中灶性骨肉瘤侵犯。

减压椎板切除术后 5 月，病人再出现完全性脊髓截断，再次手术组织学标本诊断为骨肉瘤。这是文献上成骨细胞瘤（osteoblastoma）自发性地变成骨肉瘤的第三例报告。因此引起疑问：成骨细胞瘤究竟是良性肿瘤，还是恶性肿瘤的先兆？

第六节　误诊病例简介：骨巨细胞瘤与脊柱结核

患者，男，30 岁。反复胸背部酸痛 4 天入院。X 线检查怀疑脊柱结核。MRI：胸椎生理曲度减小，椎体前后缘连续性中断，T_7、T_9 椎体边缘可见明显骨质增生，T_8 椎体明显压缩变扁呈楔形变，且椎体内见斑片状异常信号影，T_1WI 呈低信号，T_2WI 压脂为不均匀明显高信号，椎旁软组织稍增厚，椎体稍后突致局部骨性椎管略变窄，脊髓稍受压，髓内未见明显异常信号影，$T_{7/8}$ 及 $T_{8/9}$ 椎间隙不狭窄，间盘结构清楚。MRI 诊断：T_8 椎体病理性骨折，考虑肿瘤（血管瘤或骨髓瘤），结核？ 术后病理诊断：T_8 椎体骨巨细胞瘤。

第七节 硬脊膜外脓肿与海绵状淋巴管瘤

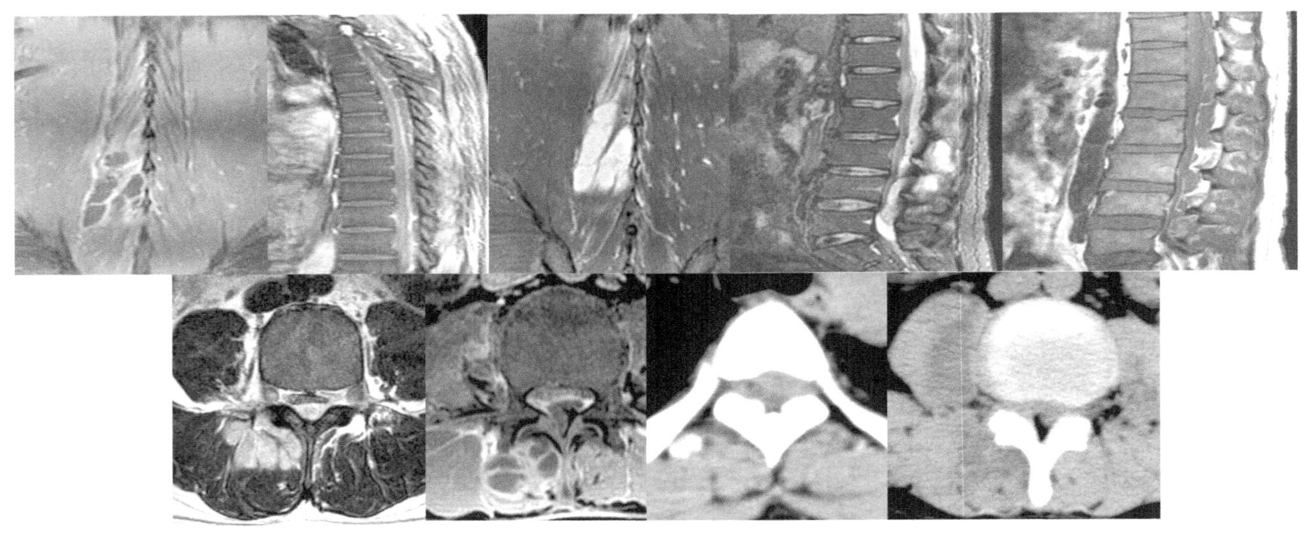

图 5-4-2 硬脊膜外脓肿与海绵状淋巴管瘤

病例，男，40 岁。腰痛一周，双下肢无力 3 天加重半天入院。影像诊断意见：海绵状淋巴管瘤。

手术所见：见 L2~5 右侧椎旁肌肉大量黄色脓性分泌物流出，伴大量炎性肉芽组织。见硬脊膜外大量脓液，部分炎性肉芽组织形成，硬膜外脂肪组织基本消失，主要位于硬膜外囊右侧。

病理检查：（送检右腰 2~5 椎旁脓性组织）见大量淋巴、浆细胞和中性粒细胞浸润至骨骼肌和脂肪组织中，骨骼肌变性解离，有炎性肉芽组织和纤维组织增生。病理诊断：慢性脓肿。

硬脊膜外脓肿多由血源性感染、附近组织炎症蔓延及直接种植所引起。近年来，随着针灸、封闭、穿刺及手术等介入手段的增多，医源性感染的机会也在增加。因硬膜外腔背外侧充满疏松结缔组织和静脉丛，病原菌在硬膜外间隙内扩散形成蜂窝组织炎，最终形成脓肿，上下可延及数个脊髓节段。

MRI 检查能显示椎管内病变的位置、范围或 / 和皮肤窦道与脓肿的关系，是首选的检查方法。脓肿多呈长 T_1、长 T_2 不规则信号影，增强检查脓肿壁及分隔明显强化，中心区无强化。

本病例影像学误诊为海绵状淋巴管瘤，其诊断思路是病变发生于胸腰椎大范围的椎管内外，影像表现为较均匀的囊性病变，壁及分隔厚薄较均匀，与文献报到的海绵状淋巴管瘤较相像。分析此次误诊，发现以下几个问题：只依据影像来诊断疾病，影像诊断脱离临床，未收集临床资料及实验室检查，对其提供的感染证据完全未采用；未能动态分析影像资料，从最早的 MRI 平扫到 2 天后的 MRI 增强扫描，再到 1 周后的 CT 平扫，右侧腰大肌的病灶显著增大，明显提示非肿瘤性病变，工作中却未注意前后检查认真对照复查；脊柱及椎间盘密度、信号均匀、病变周围软组织未见明显水肿、病灶囊壁均匀且较非薄，对本病例感染性病变的诊断提供了负面依据。

第八节 脊椎纤维结构不良

脊椎纤维结构不良，由 Lichtenstein（1938）首先命名，其病理变化是发育异常的骨髓腔为纤维组织所代替。可发生于任何骨骼，可单发或多发，单独发生于脊椎者甚为少见。Sambasivan（2008）统计仅有 26 例，其中 11 例发生于颈椎。多发性纤维结构不良侵犯脊椎者较少（1%~4%）。单独发生于椎体者，年龄较大，多见于成人。

临床症状为相应脊椎节段的持续性钝痛，在发展到一定程度后似乎有良好的自限性，少数可向椎管内延伸压迫脊髓，引起神经症状。本病好发于颈椎，椎体受侵的机会较多，可以同时发生于多个椎体。

影像学表现

发生于脊椎的纤维结构不良不同于四肢骨的表现。有学者分析5例胸腰椎纤维结构不良的影像学特征，认为：X线表现为圆形或椭圆形囊状低密度影，有清晰的硬化带与周围正常骨组织间隔，无"磨玻璃"征象。CT表现为类圆形低密度影，边界清晰，边缘有完整骨质硬化带，骨皮质略微变薄，但连续性未有破坏。MRI表现为 T_1WI 中均匀长 T_1 信号，T_2WI 中病灶呈混杂偏低信号，在 T_1WI、T_2WI 及质子像中病灶周围均有较完整的低或极低信号环状带；增强扫描时病灶信号明显强化。

综合文献可以看出，脊椎纤维结构不良的表现有别于四肢长骨的分类，从病变发生的部位上，可分为椎体型、附件型和混合型。从病变的大体形态，可分为以下5型。

（1）结构紊乱型：椎体小梁紊乱、密度不均，少有"磨玻璃"征象。

（2）偏框型：破坏区边缘清楚，有硬化，位于椎体一侧，不同于畸形性骨炎上下对称的"框架征"。

（3）囊性破坏型：最为多见，大小不等囊腔，Albright综合征常为多囊性。

（4）增生型：以骨质增生硬化为主，甚为少见。

（5）混合型：各型表现的不同程度的混合，更为少见。

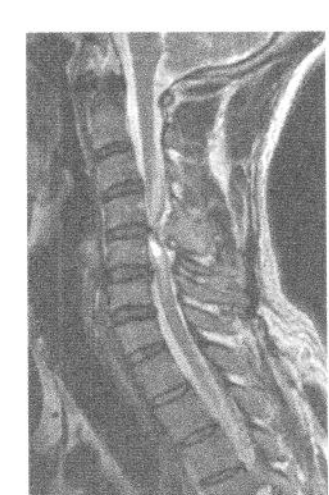

←C4棘突纤维结构不良

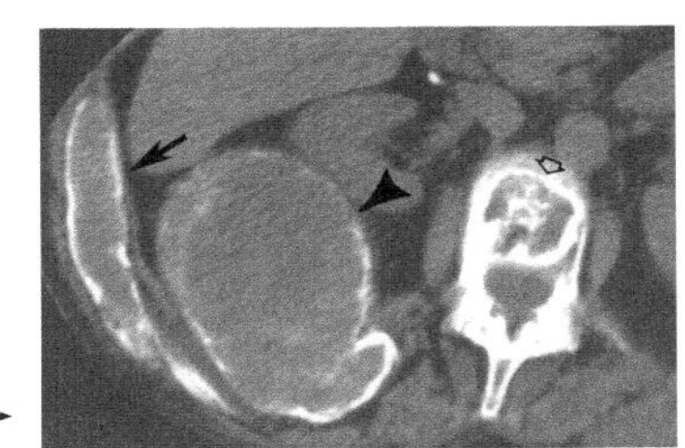

椎体、横突及肋骨纤维结构不良→

图5-4-3 脊椎纤维结构不良

第六篇
脊柱关节病和脊柱炎症

第一章　脊柱关节病

第一节　脊柱关节病

脊柱关节病，也称血清阴性脊柱关节病，是包括强直性脊柱炎、银屑病关节炎、肠炎性关节病、瑞特(Reiter)综合征、反应性关节炎以及未分化性脊柱关节病等在内的一大组疾病，是慢性、进展性致残性疾病。

一、临床表现

病变往往首先累及骶髂关节，继而累及脊柱和髋关节。脊柱关节病多数表现为炎性腰背痛、晨僵与活动受限，其临床表现缺乏特异性，难与机械性损伤所致腰腿痛鉴别；患者症状可间断性发作和缓解，缺乏特异性实验室检查；X线检查作为主要的影像学诊断方法，但在病灶早期阶段多不伴有X线平片或CT所能显示的慢性骨的形态和密度改变；加之非专科医师往往对该病认识相对不足，上述诸多因素导致其早期诊断困难，往往延误诊断。

Collantes等(2007)在对西班牙1379例脊柱关节病患者的调查研究中发现，从患者首次出现临床症状到确诊之间的时间间隔(诊断延误)平均为6.5年，20.6%的患者超过了10年；1379例中包含842例强直性脊柱炎患者和205例未分化性脊柱关节病患者，两者平均诊断延误分别在8年和4.5年。Carette等(1983)在一项纵向研究中发现81%的强直性脊柱炎患者在发病10年内脊柱活动能力明显降低，约40%患者出现严重的脊柱活动受限，病变达到强直性脊柱炎修订的“纽约诊断标准”时患者将面临终生的进行性骨结构破坏和疼痛、生活质量下降，甚至活动功能丧失。早期诊断、早期治疗是改善预后的关键。

二、影像学研究

随着MRI的普及、扫描速度的提升和新的扫描序列的开发，近年来MRI在脊柱关节病诊断中的作用越来越受到关注。MRI有高的软组织分辨率，除可显示脊柱关节病骨结构改变外，还可清晰显示X线平片和CT不能显示的软骨、滑膜、骨髓和肌腱改变，可在骨密度和形态改变之前，显示骨髓水肿、滑膜炎等急性炎性改变，是目前发现脊柱和骶髂关节炎症最敏感的方法，急性炎症在STIR上表现为明显的高信号，静脉注入对比剂后脂肪抑制T_1WI病灶区明显强化。同时短期治疗后炎性改变的减轻易被MRI显示。MRI在脊柱关节病早期诊断、确定病变累及范围和程度、疗效评估等方面具有临床应用前景。

1. *脊柱关节病脊柱受累的早期MRI表现*　脊柱关节病病变自腰骶开始逐渐向上蔓延，脊柱是除骶髂关节外脊柱关节病最容易累及的部位。一组38例脊柱关节病中21例(55.3%)存在脊柱异常MRI表现，主要表现为炎症和新骨形成。早期改变MRI表现为脊柱炎症，急性炎症表现为伴或不伴侵蚀改变的骨髓水肿，T_1WI上呈低或略低信号，T_2WI和STIR上呈高信号，静脉注射对比剂后脂肪抑制T_1WI相应区域明显强化；慢性炎症因炎症修复后脂肪沉积，沉积的脂肪于T_1WI和T_2WI上均为高信号，STIR上脂肪高信号被抑制，静脉注射对比剂后脂肪抑制T_1WI病灶无明显强化。

2. 依据病变发生于脊柱的不同位置分为椎体炎、椎间盘炎、脊椎关节炎、韧带起止点炎

(1)椎体炎:椎体炎为前、后纵韧带在椎体和间盘附着处炎症,发生于椎体四角中的一角或多角,发生于前角病灶,又称 Romanus 病灶。病灶修复时出现硬化性骨质增生,急性或慢性椎体炎伴皮质和髓质的破坏和重建导致椎体重塑形,椎体前缘的凹陷消失致椎体呈方形。

(2)椎间盘炎:椎间盘炎(又称 Andersson 病灶),病灶累及椎间盘和椎体上、下缘邻近椎间盘的终板, MRI 显示伴骨髓水肿、脂肪沉积和硬化的终板破坏。椎间盘炎依据病灶累及部位分为 3 种类型:Ⅰ型病变累及椎体、椎间盘连接部的中心部分,该部分由软骨和终板覆盖,此类型表现与各种原因所致的雪莫结节表现相似。MRI 表现为局部终板破坏伴骨内间盘疝和反应性终板改变。其表现与病变的存在时间长短有关,在相对急性阶段可见骨髓水肿,此时增强扫描可见骨髓强化;Ⅱ型病变累及椎体椎间盘连接的周围部分,此部分无软骨终板覆盖,病变被认为是骨质疏松、脊柱后突和雪莫结节多种因素共同作用的结果;Ⅲ型病变同时累及中间和周围部分,此类型往往见于进展晚期病例。

(3)脊椎关节炎:脊椎关节炎表现为炎症累及椎小关节、肋椎关节、肋横突关节,相应部位出现骨髓水肿。

(4)韧带起止点炎:韧带起止点炎累及棘上韧带、脊椎间韧带和黄韧带。

3. 两种疾病脊柱累及率和各脊椎单元炎性病变发生率比较　强直性脊柱炎是脊柱关节病的原型,在脊柱关节病中所占比例最大;未分化性脊柱关节病是指脊柱关节病中无银屑病关节炎、肠炎性关节病、瑞特综合征等所特有的病史和临床表现,同时又未达到强直性脊柱炎诊断标准的病例,是病变的相对早期阶段,随病变进展绝大多数未分化性脊柱关节病患者在 10 年内可达到强直性脊柱炎修订后的纽约诊断标准。

一组 38 例脊柱关节病中包括强直性脊柱炎和未分化性脊柱关节病各 19 例。19 例强直性脊柱炎患者中 14 例脊柱 MRI 上显示炎性病变,而 19 例未分化性脊柱关节病患者中 7 例脊柱 MRI 有异常改变,两者脊柱受累率差异有统计学意义。

各脊椎单元中炎性病变易累及胸腰椎交界区,以 $T_{12}L_1$ 最高(39.5%, 15/38);其次为 $L_{1/2}$, $L_{2/3}$, $L_{3/4}$ 和 $T_{11/12}$ 脊椎单元,炎性病变发生率依次为 28.9%(11/38)、28.9%(11/38)、28.9%(11/38)和 26.3%(10/38),$T_{12}L_1$、$L_{1/2}$、$L_{2/3}$、$L_{3/4}$ 和 $T_{11/12}$ 脊椎单元间炎性病变发生率差异无统计学意义($P>0.05$);$T_{12}L_1$ 脊椎单元炎性病变发生率明显高于 $T_{8/9}$、$T_{9/10}$、$T_{10/11}$、$L_{4/5}$、L_5S_1 脊椎单元($P<0.05$)。

MRI 可清晰显示脊柱关节病患者的早期脊柱急、慢性炎性改变,急性炎症表现为伴或不伴有侵蚀性骨质破坏的骨髓水肿,慢性炎症主要表现为侵蚀性骨质破坏和脂肪沉积;病变易累及胸腰椎交界区,在 T_8~S_1 范围内病变累及 $T_{12}L_1$ 脊椎单元频率最高。

第二节　脊柱某些发育变异及诊断陷阱

儿童肌骨系统发育成熟之前,存在着大量的发育变化及变异,可能会与病理性改变混淆。

1. 椎体软骨结合　根据椎体的胚胎学知识可以理解椎体的发育变化。椎骨由椎体和椎弓三个原发骨化中心构成,在婴幼儿期逐渐骨化并融合,但其遗迹仍可以看到,表现为椎体 - 椎弓根结合部的斜行对称透亮区。这些透亮区在较大儿童仍可以看到,并可能有一硬化缘。

2. 椎体后部血管沟　椎体后部血管沟表现为椎体后部的密度减低区,它是椎体营养动脉和静脉的出入口。它的表现可以酷似椎体的溶骨性病变。

3. 硬膜外静脉丛　硬膜外间隙含脂肪组织,其内有丰富的静脉丛。在低密度脂肪组织的衬托下,可以看到静脉丛,很像椎管内的占位病变。但静脉注射对比剂后,硬膜外静脉丛的强化情况与周围其他血管相似。

4. 骶椎软骨结合　骶尾椎的发育成熟是一个复杂的过程,它包括 50~60 个骶骨及 8 个尾骨骨化中心融合过程,这个过程直到 30 岁才完成。轴面 CT 图像上,这些骨化中心之间的生长板融合处可以不对称而类似骨折线。

5. 脊柱及脊旁软组织　颈椎棘突通常分叉,低位颈椎有或无外侧结节。横突孔也可有变异,在椎动脉较粗大的一侧,横突孔亦可较大。C_7 横突孔可

以阙如，亦可见副横突孔。

齿状突常向后倾斜，它可发生于寰椎的前弓，也可不与枢椎相连（齿状突小骨），易误认为骨折。齿状突甚至可阙如。

颈椎还可以发生一些异常的融合，寰椎部分或全部与枕骨融合或与枢椎融合，寰枕融合可与寰枢关节半脱位并存，亦可合并 C_2~C_3 融合。在婴幼儿，寰椎正常的椎弓联合不应误诊为 Jefferson 骨折。颈椎部分或全部融合可导致融合平面上下椎体的损伤，这是因为椎体融合处对外来的应力（如突然减速）缺乏生理性的缓冲所致。寰椎其他的一些发育变异还包括前、后弓的不全骨化。颈椎的横突及肋突有多种变异。偶尔，下位颈椎发出颈肋。

半椎体畸形可见于整个脊柱，还可与邻近脊椎融合；其他先天性异常包括蝴蝶椎以及椎弓根或椎板的发育不良或阙如。为了代偿因病侧椎弓根或椎板发育不良所致的对侧椎弓的压力增加，对侧的椎弓可以肥大。在普通 X 线平片上可表现为椎弓根密度增高，很像转移瘤。

骶尾骨在数目及大小上均可发生变异。雪莫结节为椎间盘疝入椎体终板所致，这在 MRI 图像上显示更为清楚，可误诊为转移瘤。转移瘤与雪莫结节不同，雪莫结节位于椎间隙邻近椎体的边缘，典型表现为中心透光区而周围有一边缘清楚的硬化带。曾见报道 1 例"隧道式雪莫结节"，椎体上下的雪莫结节贯通椎体，产生一纵向贯穿整个椎体的通道。

青年驼背症（Schcuermann 病）时，椎体终板异常软化，可导致多平面的雪莫结节的出现以及脊椎的压缩。偶尔，在轴面图像上计数椎体较为困难，一个解决方法是参考有编号线条与轴面图像一致的定位像，将其在 CT 定位像或是 MRI 矢状面图像上进行计数，但若病人在扫描定位像或扫描轴面图像时有移动，其椎体平面可能弄错。

还有其他一些误区，如在 CT 图像上，自颈椎中下部向颈胸连接区扫描，常规是将第 1 肋附着的椎骨认为是 T_1，但是，颈肋则可导致椎骨误数，这种情况在仔细观察胸部后前位 X 线胸片或 CT 定位像就可避免。

腰椎的异常融合可以导致椎体计数错误。移行椎见于骶椎的部分或全部腰化，或腰椎的部分或全部骶化，常可引起椎体、椎间盘及腰骶椎病变计数错误。

一些学者提出了以几个脊柱 MRI 正确确定脊椎平面的建议，如果有一包括齿状突的大范围的定位像，就十分明确了。每个椎体的位置可以通过观察相邻解剖结构如肺动脉来确定。但若使用前部预饱和带以减少搏动伪影时，这些结构就可能模糊。用一大视野 MRI 体线圈或用表面线圈成像时，在特定椎体体表处放置一标记物（如维生素 D 胶囊），再用电子游标标示，便可准确地定出椎体的位置。

旁矢状面 MRI 图像上，位于膈脚和下腔静脉间的右肾动脉相当于 $L_{1\sim2}$ 椎间盘水平（仅 86% 的正确率），但有学者认为此方法不可靠。在诊断报告中将脊柱准确定位十分重要。

6. 脊柱后部附件　隐性脊柱裂是脊柱后部的不全融合所致，常见于骶椎，可以是一种正常变异。其他变异包括 L_5 和 S_1 横突间假关节形成，这种情况常伴有移行椎。椎管直径也有变异，例如 C_4 平面颈椎管前后径为 13~22 mm，13 mm 以下为该处椎管狭窄，可伴有椎弓根短缩。椎间小关节缺损或椎板骨折可引起椎骨滑脱（脊椎前移）。MRI 轴面图像可能不能显示，但在 CT 轴面图像上，可以诊断脊椎骨滑脱。若仍不能诊断，可参考矢状面重建图像。通常在定位像上即可确定是否有脊柱前移。矢状及旁矢状面 MRI 是评价脊椎滑脱的最好方法。由于骨赘部分容积效应的影响可导致脊椎前移的假象。此外，骨硬化累及附件也可造成发育缺陷的假象。

7. 退行性半脱位假性滑脱和脊椎前移（真性滑脱）的鉴别　退行性半脱位，也称为假性脊椎滑脱，椎管直径通常会减小。在脊柱滑脱时，由于椎弓峡部缺损，椎管的直径可保持不变，在矢状面上可见神经孔（椎间孔）变窄。

第二章 强直性脊柱炎

强直性脊柱炎是以骶髂关节炎及中轴关节病变为特征的慢性炎性脊柱关节病,属于血清阴性脊柱关节病的一个亚型。在我国其患病率在0.3%左右,多发生于青少年男性,男女比例约5∶1,有明显的家族性发病倾向。强直性脊柱炎是一种主要累及骶髂关节和脊柱等中轴关节的慢性自身免疫性疾病,属于血清阴性脊柱关节病的一个亚型。该病好发于男性,发病高峰年龄为20~30岁,40岁以上及8岁以下的人群很少发病。

一、影像学研究

强直性脊柱炎最早侵犯骶髂关节,随病变进展逐渐上行性侵及脊柱,X线平片及CT对早期受累骨及关节病变显示不敏感。而MRI对显示关节滑膜及受累骨的急、慢性炎症比平片及CT效果显著。强直性脊柱炎早期症状不典型,从出现症状到确诊往往需要数年时间,容易延误诊疗的最佳时机。

影像学检查方法包括X线平片、CT、MRI,可以不同程度反映出软骨异常、骨髓水肿、侵蚀、硬化,关节间隙狭窄、关节边缘模糊、骨刺、完全或不完全的骨性融合等表现。这些影像学异常,直接反映强直性脊柱炎所造成的组织器官的病理形态学改变,是诊断、分级及评分的重要依据。X线检查:X线平片是诊断强直性脊柱炎的基本检查方法,基本检查方式为骨盆正位及腰椎正侧位。平片的价值在于:①较高的空间分辨力,对典型的强直性脊柱炎(3级与4级)能做出肯定诊断;②费用低,接受射线量少,可同时观察多个部位。但平片对早期病变敏感性低,次于MRI与CT。

目前平片评价骶髂关节较多采用1984年的纽约标准,将骶髂关节分为5级:0级,正常;Ⅰ级,可疑变化;Ⅱ级,轻度异常,可见局限性侵蚀、硬化,但关节间隙无变化;Ⅲ级,明显异常,为中度或进展性骶髂关节炎,伴侵蚀、硬化、关节间隙增宽或狭窄,或部分强直;Ⅳ级,严重异常,完全性关节强直。

此外,还有SASSS和BASRI评分系统,以后者的评估价值较受认可,但其未对胸椎进行评价。Braun等(2004)在试验的基础上得出新Berlin评分标准,并证明此标准与BASRI评分系统有很好的相关性。此评分系统目的是评价强直性脊柱炎患者脊柱的慢性改变,并且与MRI上分级相统一,分为6级:0级正常无变化;1级可疑有硬化;2级轻微的侵蚀和或有方椎;3级单一的韧带骨赘形成和或较严重的侵蚀;4级韧带骨赘形成≥2个或脊椎炎或椎间盘炎;5级骨桥形成;6级骨性融合。

(一)CT

CT在诊断强直性脊柱炎尤其是骶髂关节病变的价值上已经得到普遍的认同,其价值有:①有较高的空间分辨力和密度分辨力,有利于观察骶髂关节软骨下骨板的微小改变;②清晰显示关节间隙便于测量;③对平片疑诊病变,CT可排除或肯定诊断,对于早期骨病变、椎小关节、椎体骨折及椎管狭窄程度的评价CT可能是最好的方法;④便于随访比较,有利于观察治疗效果。

有学者认为骶髂关节CT检查有利于强直性脊柱炎的早期诊断和鉴别诊断,CT随访可用于判定强直性脊柱炎的疗效。但CT不能显示软骨的病变,故在疾病早期(骶髂关节未发生形态学改变时)存在一定局限。近年来部分学者认为用高分辨CT检查骶髂关节,可能提高对疾病的检出率。有作者认为,高分辨力CT能更早地发现髂骨侧关节面轻度硬化、毛糙、皮质中断、斑块状脱钙及微小囊变。另有作者报道骶髂关节CT的侵蚀和硬化的表现与临床下背疼痛、僵硬及睡眠障碍呈正相关,且较实验室检查更能敏感的反映疾病处于活动期。

疾病的进展,部分患者会累及肺部引起肺纤维性改变。Maghraoui等(2004)研究表明胸片显示正常的强直性脊柱炎患者在HRCT上可显示肺部异常,同时在这部分患者当中大部分无呼吸系统的症状。

（二）MRI

1. 扫描序列

（1）快速自旋回波序列（FSE）：FSE是常用的脉冲序列。在T_1WI和T_2WI上可以识别关节软骨，并能显示软骨缺损和大体的形态变化。T_1WI常用来评价骨髓结构的变化，可清楚显示解剖结构。T_2WI显示关节积液较好，可以增强软骨与关节积液的反差。

（2）脂肪抑制序列（FS）：脂肪抑制序列成像能更好地显示正常关节、软骨及软骨病变，且T_1WI脂肪抑制序列没有化学位移伪影。最常用的脂肪抑制序列是化学位移饱和技术，软骨病变表现为低信号影。另一种脂肪抑制技术是快速翻转恢复序列（STIR），关节软骨表现为中等信号，与高信号的滑液对比明显，能较好地显示软骨病变。骨髓水肿在STIR序列上表现为高信号，而正常骨髓的信号相对较低，STIR序列可以很好地观察急性炎症的变化。

2. 动态增强MR　动态增强MRI为目前诊断早期强直性脊柱炎骶髂关节炎和椎体骨炎最常用且价值最大的检查方法。由于炎症部位血供丰富，同时对比剂分子扩散进入间质，T_1WI增强扫描受累部位可见强化。STIR序列和增强检查都可以显示急性炎症。Baraliakos等（2005）对38例强直性脊柱炎病人行MRI扫描，对比STIR序列和T_1WI增强扫描，发现两者在评估脊柱的炎症方面均有效。

3.MRI评分　MRI在早期评价软骨病变方面的优势已经得到证实，关节旁骨水肿、软骨的异常改变及骨髓内脂肪沉积，可作为强直性脊柱炎的骶髂关节炎早期诊断方法。Inanc等（2005）认为对于有炎性下腰痛病史的脊柱关节病患者，骶髂关节平片显示正常或不确定时，MRI是显示骶髂关节急慢性病变最敏感的检查手段。

骶髂关节旁水肿样信号尚可作为判断病变是否处于活动期的影像学指标。但有学者对82例炎性腰背痛或不对称性下肢滑膜炎患者的骶髂关节MRI扫描及病理结果进行分析比较，得出MRI对早期骶髂关节炎诊断的敏感性、特异度分别为69%和41%，说明MRI有一定的敏感性，但特异性不高，临床应用要慎重考虑。Puhakka等（2004）认为MRI对早前脊柱关节病患者的骶髂关节的炎性及破坏性改变可以显示，但与临床表现无相关性，同时HLA-B27阳性患者的骶髂关节病变比HLA-B27阴性者要严重。

此外，MRI还可确诊强直性脊柱炎并发骨折、假性关节炎和硬脑膜、软组织韧带改变的疾病。对于估计炎症活动性或疗效评定及随访，动态MRI有X线平片和CT均不可及之优势。常用的序列有：STIR序列，T_1的脂肪抑制序列，Gd-DTPA后T_1自旋回波序列。

国外学者提出不同的评分标准以评价强直性脊柱炎的急慢性改变，Braun等（1996）提出了一种MRI评分方法用于急性和慢性变化的评估。①活动指标：0（正常）增强<25%；A（中度骶髂关节炎）增强30%~80%；B（严重骶髂关节炎）增强>80%；②慢性指标：0分，正常；1分，较少不确定的变化；2分，≤2处侵蚀、硬化；3分，2处侵蚀，少于1/4的关节强直；4分，关节强直。有学者在试验的基础上得出一套标准，其基于STIR序列上骨髓水肿信号增加来评价强直性脊柱炎骶髂关节炎活动期改变；Braun等（2004）在试验的基础上得出新Berlin评分标准，此标准主要是评价脊柱的慢性改变。但目前强直性脊柱炎的MRI表现尚未成为诊断强直性脊柱炎的一个正式标准。

1）强直性脊柱炎骶髂关节MRI评分：强直性脊柱炎骶髂关节MRI表现的评分系统不断发展。强直性脊柱炎骶髂关节的MRI评分方法包括Leeds、Berlin、SPARCC。

（1）Leeds评分方法：每个骶髂关节被分为4个象限（上部髂骨、下部髂骨、上部骶骨、下部骶骨），按每个象限的骨髓水肿范围评分，0分：正常；1分：骨髓水肿<25%；2分：25%≤骨髓水肿≤75%；3分：骨髓水肿>75%。

（2）Berlin评分方法：按每个骶髂关节髂骨面和骶骨面的骨髓水肿范围评分，0分：正常；1分：骨髓水肿<25%；2分：25%≤骨髓水肿≤50%：3分：骨髓水肿>50%。

（3）新的评分方法为加拿大脊柱关节病研究协会系统制定，即SPARCC。STIR序列上，每个骶髂关节象限，信号正常为0分，信号增强为1分。在双侧骶髂关节冠状位层面上，最高可达8分。相同层面上，每个信号增强的关节被额外多加1分，同样，关节面信号增强深度超过1cm也被额外多加1分。因此，一个冠状层面最高的评分，是12分，SPARCC评分方法是对6个连续冠状位层面进行评分，最高可达72分。

2）强直性脊柱炎脊柱MRI评分：目前脊柱

MRI 活动性炎症的评分方法包括 ASspiMRI-a、Berlin、SPARCC。

（1）ASspiMRI-a 评分系统（AS spine MRI-activity）将颈$_2$至骶$_1$共 23 个椎体单位的每一个单位进行量化评价。每个椎体单位指从上一个椎体中间部分到下一个椎体中间部分，包括椎间盘和相邻的 2 个半椎体。按 0~6 分进行活动性评分，其中骨髓水肿（1~3 分）和伴随的骨侵蚀（4~6 分）。0 分：正常；1 分：骨髓水肿≤ 25% 椎体单位；2 分：骨髓水肿≤ 50% 椎体单位；3 分：骨髓水肿 >50% 椎体单位；4 分：骨髓水肿和骨侵蚀≤ 25% 椎体单位；5 分：骨髓水肿和骨侵蚀≤ 50% 椎体单位；6 分：骨髓水肿和骨侵蚀 >50% 椎体单位，最高可达 138 分。此评分系统对 3~6 个月病情的变化是可靠且敏感的。到目前为止，在临床实践中此方法使用最为广泛。

（2）Berlin 评分方法是 ASspiMRI-a 评分系统的改良方法，其不考虑骨侵蚀的评分，最高达 69 分。

（3）SPARCC 是目前最常用的评价强直性脊柱炎表现的方法。此方法将每一个椎体单位四等分，在连续的 3 个矢状面上进行评估（正常为 0 分，异常为 1 分），若象限内的病变信号强度或病变深度在 1 cm 以上，则再加 1 分，每个椎体单位在此评分方法中最高可达 18 分。与 ASspiMRI-a 不同，SPARCC 评分方法只在 STIR 序列上选取受累最严重的 6 个椎体单位进行评分，最高可达 108 分。此方法在观察者间的一致性很好且它对抗肿瘤坏死因子药物 24 周治疗后疗效评估较好。

4.MRI 表现

1. 骶髂关节炎　骶髂关节由骶骨与髂骨耳状面构成，包括关节滑膜部（滑膜部）和韧带连接部（韧带部），滑膜部位于关节的前下部，表面有软骨覆盖，在骨盆正位片上占据关节下 1/2~2/3，韧带部位于骶粗隆和髂粗隆之间，占据关节后上部。关节面嵌合紧密，呈裂隙状，关节液较少。骶侧关节面覆盖的软骨为较厚的透明软骨，而髂侧面为较薄的纤维软骨，因此，骶髂关节的髂侧面最易受累。正常骶髂关节的关节软骨和髂、骶两侧骨皮质在 MRI 表现为“低信号 - 中等信号 - 低信号”的 3 层平行线状结构，各层线状结构大体上连续且粗细均匀。

骶髂关节炎的 MRI 表现包括关节软骨的异常、骨质侵蚀、骨质硬化、骨髓内水肿和脂肪沉积。关节软骨异常发生率最高，T_1WI 呈中等信号的软骨层被各种不同的混杂信号取代，线状结构增粗、扭曲、中断、缺失。发生骨质侵蚀时，原为低信号的关节两侧皮质信号增强，甚至可累及皮质旁的骨髓，侵蚀常在髂骨侧的前下方较为明显，导致关节间隙假性增宽。关节面下骨质硬化在 T_1WI 和 T_2WI 上均呈低信号。骨髓水肿表现为 T_2WI 和 STIR 上信号不同程度增高。骨髓脂肪沉积 T_1WI 上呈高信号，STIR 上呈低信号。早期骶髂关节炎 MRI 包括结构异常和活动性炎症所致的信号异常，尤其是软骨异常及关节旁骨髓水肿，被认为是最早期的改变之一。

2. 脊柱的 MRI 表现　强直性脊柱炎累及脊柱表现为椎体炎边角病灶、椎间盘炎、滑膜关节炎、肌腱韧带附着部炎、韧带骨赘与骨性强直及不完全骨折。目前认为 MRI 是发现脊柱活动性炎症的金标准。

（1）椎体炎边角病灶（Romanus 病灶）：即发生于椎体前后缘的椎体骨炎。急性期 MRI 表现为椎体前后缘上下边角 T_1WI 呈低信号，抑脂 T_2WI 信号增高，代表骨髓水肿，这种病灶椎体前缘明显多于后缘。椎体骨炎是强直性脊柱炎的一个典型征象。从表面上看骨炎是一个炎性过程，实际上它代表的是以椎体椎间盘连接部位的附丽病及伴随的骨侵蚀、硬化和韧带骨赘为特征的一种非炎症性反应。受侵蚀的椎体前面的凹面变平直，甚至凸起，形成“方形”。

早期脊椎受累，平片及 CT 表现正常，但在骨侵蚀或随后出现的修复之前，只有 MRI 能显示早期脊椎受累的部位、范围及程度。Baraliakos 等（2005）研究表明，强直性脊柱炎者 MRI 上胸椎与腰椎炎性病变的比例分别为 74% 和 24%，胸椎是脊柱中最容易受累的部位。Goh 等（2008）的研究也有相似的结论，胸、腰椎炎性病变的比例分别为 53% 和 35%。慢性期由于病变区脂肪沉积，MRI 上 T_1WI 和 T_2WI 信号均增高。

（2）椎间盘炎（Anderson 病灶）：即相邻椎体终板不规则侵蚀硬化，表现为受累椎间盘上方或 / 和下方相对应的椎体信号异常，T_1WI 低信号，抑脂 T_2WI 高信号。慢性期 T_1WI 信号均增高。椎间盘炎可继发椎体的不完全骨折，也称 Anderson 骨折，多由轻微创伤引起，与强直性脊柱炎所致的骨质疏松和强直有关。

（3）滑膜关节炎：包括椎小关节、肋椎关节、肋横突关节的炎症，MRI 表现为受累关节间隙模糊，呈长 T_1、长 T_2 信号改变。

（4）肌腱韧带附着部炎：最容易受累的是棘间韧带和棘上韧带，抑脂 T_2WI 呈高信号，增强 T_1WI 病灶明显强化。

（5）韧带骨赘与骨性强直：椎体炎边角病灶可导致椎体前方韧带骨赘形成，它是指两个邻近椎体间形成骨桥，是强直性脊柱炎的特征性表现。韧带骨赘不同于骨质增生，是因为它们最初的方向不是水平的，而是垂直的。骨性强直可以发生于椎体的边缘或中心，由于肋椎关节和肋横突关节强直，使胸廓活动度减小。

3.MRI 在强直性脊柱炎诊断中的作用　平片仍是观察强直性脊柱炎脊柱慢性炎症的首选方法。Hermann 等（2005）对强直性脊柱炎病人的脊柱 MRI 与平片对比，结果表明平片在显示韧带骨化方面比 MRI 优越，显示骨性强直两者均较好，而对其他病灶的显示均以 MRI 优越。MRI 可以发现平片、骨扫描阴性的脊柱炎症。在强直性脊柱炎的早期阶段，只有 MRI 的 STIR 序列和 T_1WI 增强扫描才能发现急性期的骶髂关节炎和脊柱炎。

Wittram 等（1996）对强直性脊柱炎病人骶髂关节炎的 MRI 与 CT 进行对比，在早期 CT 未发现皮质骨破坏和软骨下硬化，而在 STIR 序列中软骨下骨髓信号增高，表明骨髓水肿，MRI 较 CT 敏感。用动态增强 MRI 检查，可发现骶髂关节炎软骨下骨板 1 mm 的侵蚀，还能检测出关节囊、关节旁骨髓炎症等早期表现。与 CT 相比，MRI 检测骨质硬化、侵蚀等的敏感性和特异性明显提高。Bollow 等（1996）用动态增强 MRI 对骶髂关节炎进行量化评估，计算增强因子和增强斜率。①增强因子 <20% 且增强斜率 <10%（平曲线）：无炎症；②增强因子 >20% 且增强斜率 >10%（中度升高曲线）：隐性或慢性炎症；③增强因子 >90% 且增强斜率 >40%（陡高曲线）：严重炎症。定量评估有利于炎症活动度、严重程度及疗效的比较，使 MRI 成为目前临床早期强直性脊柱炎诊断及随访的最佳影像学手段。

4. 近来使用的 MRI 技术

（1）扩散加权成像（DWI）：DWI 是一种相对比较新的 MRI 技术，由于外界不同生物组织中水质子的任意移动而产生影像对比。因为炎症使低信号的细胞外水与高信号的细胞内水的比例发生改变，故这种成像方法被证明是一种有效的诊断技术。水扩散进入组织的定量分析需要测量表观扩散系数（ADC）。一项研究采用 DWI 技术对急性强直性脊柱炎肌腱韧带附着部炎和骨炎的不同治疗效果进行了评估，骨炎在 DWI 上表现为高信号，说明扩散加强，这是由于较多的含水物质进入没有水分限制的细胞外间隙。MRI 参数值的下降，炎性活动的恢复在一定意义上与抗炎药物的作用减低有关，即便如此，微小的炎症活动在 DWI 上的表现仍很显著。脊柱 DWI 检查主要的局限性在于病人生理活动和实际磁化率感应的变化所诱导的成像伪影。因此用足够的空间分辨力和合理的采集时间获得较好的扩散影像是非常有意义的。

（2）全身 MRI：它是近几年引进的对传统 MRI 进行改良的一种新技术，可以在 30 min 内对整个脊柱进行扫描而不需要改变病人体位或人工更换线圈。它的空间分辨力与标准的 MRI 相似。Weber 等（2007）对 10 例可疑早期强直性脊柱炎病人与 10 例确诊强直性脊柱炎病人进行了全身 MRI 研究，它可以提供早期和晚期强直性脊柱炎病人整个脊柱病变的特征性表现。这种技术有助于强直性脊柱炎的早期诊断和对整个脊柱炎症程度进行客观性评估。

5. 目前强直性脊柱炎诊断中存在的问题

（1）诊断的思维误区。强直性脊柱炎起病隐蔽，症状复杂，误诊、漏诊率报道较多，原因主要因为在其诊断上存在一些思维误区：①病变认识不全，重视中轴病变，忽略外周关节病变，尤其幼年型强直性脊柱炎易误诊为少关节型幼年类风湿性关节炎；②过分依赖 HLA-B27，将此作为确诊的强支持依据；③过分强调性别差异，忽视女性发病比例，且女性患者发病症状、起病缓、外周症状明显；④忽略老年发病患者。

（2）早前诊断成为当前最主要的问题。众所周知，放射学骶髂关节炎的确立是确诊强直性脊柱炎诊断的关键。迄今通用的强直性脊柱炎诊断标准（1984 年修正后的纽约诊断标准）要求存在肯定的放射学骶髂关节炎，即双侧≥ 2 级或单侧≥ 3 级骶髂关节炎才可诊断，即骶髂关节要存在形态学上的变化（局限性骨侵蚀、硬化）。而此时炎症早已存在相当长的时间，有研究指出，放射学上能够看得出的骶髂关节炎一般要比临床症状晚 5~10 年。

因此，强直性脊柱炎早期诊断的目标，应该是在骶髂关节形态学变化以前（即放射学上骶髂关节 0 级和 1 级改变）进行诊断。MRI 虽然能显示早前软骨的改变，但因其特异性不高，应用方面还有待于研究。骶髂关节穿刺活检是证实有无炎症存在的“金标准”,但是强直性脊柱炎和其他脊柱关节病的骶髂关节的组织学变化有何异同也缺乏研究。ESSG标准(1991年)与Amor标准(1990年)虽较修订的纽约标准(1984年)敏感性高,但均不能作为诊断标准应用,而不过是对脊柱关节病病人起分类的作用。

二、鉴别诊断

由于强直性脊柱炎早期影像表现缺乏特异性,故对疑似病人应该更密切的结合病史和体查、实验室检查等以排除其他疾病(类风湿性关节炎,致密性骨炎,腰椎间盘突出等)。

(1)类风湿性关节炎(RS):类风湿因子(+),女性多见,以侵犯外周小关节为主。脊柱病变多自上而下,先侵犯颈椎。幼年型强直性脊柱炎由于其发病时常从外周关节开始,主要表现非对称性下肢大关节炎、足跟痛及肌腱炎,腰背痛少见,极似幼年类风湿性关节炎,易误诊为少关节型幼年类风湿性关节炎。

(2)致密性骨炎:国内外对致密性骨炎的认识尚未一致,国外学者多将其作为骶髂关节的“正常变异”,其病因不明,可能有异常压力作为诱因,病理检查仅为受累部位骨量增多,骨质致密,而骶髂关节间隙正常,无骶髂关节炎存在。进程为自限性,多发生于青年经产妇。

有报道6例X线平片诊断的致密性骨炎中,后均证实为脊柱关节病。故对X线平片诊断的致密性骨炎应慎重,疑似脊柱关节病病例应进一步检查,并按ESSG标准除外之。ECT或MRI检查对致密性骨炎疑似病例诊断有一定帮助。

(3)腰椎间盘突出症:多数腰椎间盘突出症起病较急或有明确的外伤史,表现为腰痛及单侧坐骨神经痛,且呈慢性和复发性特点,下肢直腿抬高试验阳性,CT检查能帮助正确诊断。CT对腰椎间盘突出症诊断率较高,但存在假阳性和假阴性问题。腰椎间盘突出症不会伴有其他关节肿痛症状,骨盆平片或骶髂关节CT扫描没有骶髂关节炎表现,容易将两者分辨开。

MRI检查可以很好地显示强直性脊柱炎的关节滑膜及受累骨的急、慢性炎症,对强直性脊柱炎的早期诊断非常重要,为临床早期治疗提供依据。由于MRI检查费用高、扫描时间长,使得该项检查受到一定程度的制约。随着影像技术的发展,MRI在强直性脊柱炎的早期诊断及病情与疗效的评估方面的应用将会越来越广泛。

第三章　脊柱结核

第一节　单椎体结核与单椎体转移瘤

临床表现：单椎体结核多见于中青年，较罕见，发病时间短，血沉较慢，临床症状不明显。脊柱也是肿瘤转移的好发部位，尸检椎体转移的发生率为70%左右。单椎体结核与单椎体转移瘤均表现为椎体的骨质破坏、椎旁肿物、椎间盘多都正常，无明显的临床特征，给临床诊断带来困难。

影像学研究

（1）发病部位：脊柱结核多累及椎体前中部，转移瘤多累及椎体后部及附件。一组16例单椎体结核患者附件结构均正常，14例破坏局限于椎体前中部；一组17例单椎体转移瘤中14例位于椎体后部，附件受累13例。因此发病部位的差异，尤其是附件是否受累，在单椎体结核与单椎体转移瘤的鉴别诊断中具有重要价值。

（2）椎体骨质破坏情况：两者均可表现为侵蚀溶解、增生硬化或两者并存。通过对该组病例CT表现的分析，结合二者病理基础，可以认为两者在骨破坏方式和椎体轮廓改变上没有明显的差别。单椎体结核在骨破坏的同时常有死骨、病灶边缘硬化及骨膜反应存在，而单椎体转移瘤少有上述表现，上述差异经卡方检验 $P<0.001$，可作为二者椎体破坏表现的鉴别点。

（3）椎间盘破坏情况：文献报道椎间盘形态改变与否可作为脊柱结核和脊柱转移瘤的重要鉴别点。该组病例二者均少侵及椎间盘，虽存有差异，但无统计学意义，与文献报道基本一致。

（4）椎旁肿块情况：单椎体结核可形成椎旁脓肿，常可伴有钙化，CT增强扫描多为边缘强化。单椎体转移瘤椎旁肿块是骨转移灶向周围蔓延的结果，范围较局限，少有钙化，CT增强扫描可见明显强化。

第二节　误诊病例简介：胸腰椎附件区结核与转移瘤

脊柱结核常好发于青年人及儿童，男性略多于女性，其中腰椎发病率最高，胸椎次之，均由血行感染而引起，多继发于肺结核或胸膜结核，结核病灶多在椎体且多在其前方发生，而首先即累及棘突、椎板等附件者甚少。

脊柱结核患者多有慢性局部疼痛史，严重时活动受限，患椎叩击痛阳性，可有结核病史，部分患者PPD阳性。

影像学表现具有一定的特征性：相邻椎体中、前部可呈溶骨性、成骨性或混合性骨质破坏，由于重力作用病椎可发生变形与压缩，椎间隙可变窄，椎旁软组织肿胀或脓肿形成，肿块干酪样坏死物周围范围广泛，其内部缺乏血供，增强扫描出现多个形态不规则的厚壁环状强化，内为液化坏死物质。

脊柱结核的诊断不难，但该例临床症状不典型且肺部结核病变不在其好发部位，CT、MRI表现为椎弓根、椎板以及棘突等附件区的骨质破坏，椎旁软组织肿块，增强扫描呈边缘强化，椎间隙未见明显改变，PET/CT考虑转移瘤。因此，诊断存在一定的难度。

脊柱转移瘤主要表现为疼痛，起病伊始多为局部间歇性疼痛，逐渐变为持续性剧痛，夜间尤甚。二者的临床症状无明显特异性，影像学检查显得尤为重要。脊柱结核附件区受累者较为罕见，而转移瘤附件受累的比例却很高。椎间盘破坏、消失，同样是脊柱结核与脊柱转移瘤的鉴别点，其在脊柱结核中发病率较高，而转移瘤却不会有椎间盘的改变。转移瘤侵犯椎旁形成软组织肿块，肿块多较小而局限，呈分叶状，一般不超过邻近正常椎体，增强扫描不规则强化。

PET/CT 作为目前肿瘤诊断先进的设备，将功能显像与解剖定位合二为一，理论上在鉴别病灶的良恶性上有较高的敏感性与准确性，但不能过分依赖。因 PET/CT 主要是利用 ^{18}F-FDG 作为示踪剂来显示活体生物活动的医学影像学技术，由于恶性病变组织与正常组织葡萄糖代谢不同，PET 显示肿瘤部位的 FDG 摄取明显高于周围组织，可使得恶性组织显像，从而做出诊断。

但 FDG 并不是一种肿瘤特异示踪剂，增殖性或以增殖性为主的结核病变中含有大量的上皮细胞、朗格汉斯巨细胞和淋巴细胞等，这些细胞代谢旺盛，摄取 FDG 较高，因此 FDG-PET 存在一定的假阳性。同时诊断者的操作经验及其对影像的解释也是原因之一。

总之，脊椎附件区结核诊断有一定的难度，易与脊椎转移瘤相混淆，尤其是当肺部有结核病变但不典型时，极易误诊为肺癌脊椎骨转移（该例即如此）。但该例患者年仅 28 岁，故影像诊断要密切结合临床。PET/CT 敏感性虽强，但其特异性具有一定的局限性。因此，需结合其他影像学检查，综合分析，最后做出正确诊断。

第四章　脊柱化脓性感染

第一节　脊柱化脓性感染

一、病理学

脊柱化脓性感染（PAI）是一种相对少见的可导致严重并发症的疾患，约占全身骨骼化脓性感染的1%~9%，主要致病菌为金黄色葡萄球菌（60%）和大肠杆菌（30%），其他少见菌属有链球菌、沙门氏菌、假单胞菌及念珠菌等，可表现为化脓性脊椎炎、化脓性椎间盘炎、硬膜外脓肿和化脓性小关节感染。化脓性脊椎炎，又称脊椎化脓性骨髓炎，好发于青壮年，多原发于软骨终板区域，主要侵犯椎体；化脓性椎间盘炎主要侵犯椎间盘，相邻椎体上下缘常受累；硬膜外脓肿可继发于椎体及椎间盘的感染，也可原发于硬膜外组织；化脓性小关节感染很少见，国外文献 1972—2003 年共报道了 32 例化脓性小关节感染。

二、临床表现

脊柱化脓性感染可原发也可继发，原发性者多见于儿童，继发性者多见于脊柱或椎间盘手术、免疫力低下及其他部位严重感染等，临床多数起病隐匿，主要临床表现为不同程度的发热，局部疼痛、深压痛和叩击痛，脊柱活动受限和神经系统疾病的临床表现。

实验室检查表现为白细胞升高，血沉增快。一组 19 例中，有 12 例患者有血沉增高，11 例（占 57.9%）有脊柱和椎间盘手术史，9 例有不同程度的发热表现，4 例（占 21.1%）有免疫抑制剂使用史，提示脊柱和椎间盘手术史是引起脊柱化脓性感染的重要原因。

三、影像学研究

与 X 线片和 CT 相比较，MRI 具有较高的软组织分辨力，对显示椎间盘病变、椎管内病变和椎旁软组织改变具有明显优势，同时 MRI 对于骨髓病变的显示很敏感，所以 MRI 是评价脊柱感染的首选检查方法，MRI 对脊柱感染的诊断符合率达 95%。

在该组病例中，2 例术前误诊为结核，其余 17 例（占 89.5%）均诊断脊柱化脓性感染，硬膜外脓肿、脊髓受压的程度和脊柱韧带的破坏术前评估和术后手术结果基本一致，提示 MRI 对脊柱化脓性感染的定性和定位诊断的符合率都很高。

该组病例中 5 例化脓性脊椎炎和椎间盘炎合并存在，9 例伴有硬膜外脓肿，提示化脓性脊椎炎、化脓性椎间盘炎和硬膜外脓肿常常可以合并存在，其原因可能是由于化脓性感染的破坏蔓延和椎体、间盘和椎管内结构以及脊柱韧带的解剖结构密切相关。

1. 化脓性脊椎炎的 MRI 的征象　早期病变常始于椎体前部软骨终板下，表现为相邻椎体的上下缘条片状长 T_1 异常信号。该组病例未见此表现，其原因可能为早期症状隐匿，患者未及时就诊；病变进展，椎体破坏加重，呈混杂稍长 T_1 稍长 T_2 异常信号，而椎体塌陷和变形不明显。该组病例仅见 2 例椎体轻度变扁。

分析其原因可能是椎体破坏的同时，化脓性感染刺激成骨，椎体承重结构改变不明显；由于椎体不完全破坏，破坏区有小脓肿、肉芽组织增生和成骨反应等改变，椎体常呈混杂信号；感染可侵犯椎间盘、韧带、硬膜外组织、椎旁软组织和相邻椎体,出现相应部位组织肿胀破坏及脓肿形成。该组病例中有5例为该期患者,可能和该期临床症状明显而且严重,就诊率高有关。文献报道感染性脊柱炎患者,未感染的椎体在MRI上的信号会发生反应性改变,主要表现为T_1WI信号减低,T_2WI和STIR信号增高。增强扫描发生不同程度的强化,其原因可能是感染过程中白细胞产生和释放一些刺激因子。该组病例中未进行信号强度的相关测量,未见肉眼可见的非感染椎体的反应性信号改变。

2. 化脓性椎间盘炎的MRI征象　椎间盘变扁、破裂、变小或消失,边缘不整。破坏间盘呈长T_1低信号、长T_2高信号或短T_2低信号;相邻的上下椎体的软骨终板及邻近的椎体有不同程度的受累,表现为部分或整个椎体信号异常,多呈长T_1、长T_2信号,椎体可轻度压缩变扁;椎旁软组织肿胀,T_1WI呈等信号或稍高信号或混杂信号,T_2WI呈混杂高信号椎旁软组织及椎管内可有脓肿形成,呈等或长T_1,长T_2信号。增强扫描,破坏的椎间盘、椎旁肿胀的软组织及椎旁和脓肿壁发生强化。

3. 硬膜外脓肿的MRI征象　血行感染的硬脊膜外脓肿好发于T_4~L_2的背侧硬膜外腔,累及范围较广泛;合并骨髓炎或椎间盘炎者脓肿多位于颈或腰骶椎管内前方,范围较局限。早期硬膜外组织充血、水肿,呈稍长T_1长T_2信号,可有小脓肿形成,呈长T_1、长T_2信号,增强扫描,充血水肿区强化,小脓肿的壁厚,与充血水肿区不易区分,脓腔表现为小灶状无强化的低信号;病变进展,大的脓腔形成,呈等或长T_1长T_2信号,病变内可有脂肪信号残存。增强扫描脓肿壁和硬膜下的炎性组织强化,邻近硬膜囊肿胀,T_2WI信号增高,增强扫描有强化。

四、鉴别诊断

需要与化脓性脊柱感染鉴别的主要疾病有脊柱结核、布氏菌感染性脊柱炎、脊柱退行性变和肿瘤性病变。

(1)脊柱结核:脊柱结核常有结核病史,胸腰椎多见,进展缓慢。临床有低热、乏力、盗汗等全身表现,常多个椎体受累,椎体破坏塌陷明显,可有脊柱畸形,椎体终板和椎间盘可破坏,信号不均匀,椎间隙狭窄或消失,椎旁脓肿常很明显,在韧带下蔓延,常达两个以上椎体。增强扫描脓肿壁呈薄而均匀的强化。

(2)布氏菌感染性脊柱炎:布氏菌感染性脊柱炎是人畜共患病,有牧区生活史,临床有弛张型低热、全身游走性肌肉及大关节痛、补体结合试验和抗人球蛋白试验阳性。布氏杆菌可侵及脊柱的任何部位,以腰椎居多,尤以L_4发病率最高。椎体病变呈多发性边缘虫蚀样骨质破坏,破坏灶边缘可有硬化,一般无死骨和椎体压缩,小关节可破坏,关节间隙狭窄,甚至发生骨性强直。椎间盘炎表现为椎间隙狭窄,但椎体终板无破坏,脊柱韧带进行性钙化,椎旁可有脓肿形成。

(3)脊柱退行性变:脊柱退行性变多见于老年人,骨质疏松骨小梁发生微骨折、终板破坏可导致骨髓水肿,类似感染的表现,临床多无感染的表现,症状相对较轻,椎体无破坏表现。增强扫描强化不明显,椎旁无脓肿形成。

MRI对于显示病变和定性诊断具有重要价值,仔细鉴别一般可以做出准确诊断。

第二节　诊断陷阱:脊椎骨髓炎

脊椎骨髓炎典型表现是累及两个相邻的椎体及其间的椎间盘。

脊椎骨髓炎一直都是临床诊断的一个难题。它以非特异性症状(低热、无力及体重减轻等)为主,其病史常使人疑及特殊性感染,抗生素的暂时疗效更增加了此一诊断的可能性。

在临床上,病人可因继发性椎旁脓肿而产生症状,甚至出现发热、背痛、脊柱压痛,可却仍然误诊。

本病的诱因包括药物成瘾、尿系感染时的器械检查,由其他原因引起的菌血症或以往背部曾施行手术。金黄色葡萄球菌是最常见的病原菌。

诊断应由影像学检查及从血液或病灶中分离出致病菌做出。

第三节　破裂的腹主动脉瘤类似化脓性脊柱炎

腰椎X线照片常常能有助于确定亚急性或慢性下腰部不适的病因。Choplin(1982)报告1例腹主动脉瘤破裂造成椎体与椎间隙的破坏，酷似化脓性脊柱炎的X线表现。

引起下腰部不适的原因多来自于腰椎、腹膜后、尿生殖系或胃肠道的疾病，临床病史与体检及适当的X线检查可弄清大多数病人的病因。

在化脓性脊柱炎，X线平片可见椎间盘狭窄、邻近皮质变薄，如感染未被控制，椎间隙及邻近两端椎体的前2/3可被毁坏；8~12周后，可出现硬化性新骨，脊柱附近可见软组织包块，如病人疼痛，而X线平片正常或轻度异常，核素显像有助于确定此类败血症的部位。

腹主动脉瘤破裂X线片在75%~80%的病人的动脉瘤壁上可见曲线状钙化，腹主动脉瘤引起椎体侵蚀较少见，最多见于7%的患者。椎体侵蚀一般涉及椎体前1/3~2/3，通常边缘光滑，椎间隙保存；如果两个或更多椎体受累，脊柱前缘可呈现海扇状。而化脓性脊柱炎，椎间盘与椎体的毁坏和溶骨表现为边界不清，边缘也不规则。

与椎体溶骨或与硬化伴存的椎间隙狭窄的鉴别诊断包括：化脓性和肉芽肿性感染、类肉瘤病、创伤、变性性椎间盘病、神经性关节病、类风湿性关节炎、血液检查阴性的脊椎关节病、焦磷酸钙二羟化物结晶沉着病及黑尿病。X线检查所见能确定前四种病，病史对确诊甚为重要，感染性疾病、类肉瘤与创伤可伴存椎旁包块，异常征象进展迅速趋于排除变性退行性椎间盘病；后五种病几乎总是多部位出现，而患者一般只具其本来疾病的症状与体征。

第五章 布氏菌病脊椎炎

布氏菌病脊椎炎及误诊分析

布氏菌病,又名马耳他热(Malta fever)、地中海弛张热、波浪热,是由布氏杆菌引起人畜共患的传染的变态反应性疾病,是一种地方性流行性全身性疾病,好发于牧区人群。布氏菌病近年来出现上升趋势,甚至局部地区有暴发,主要是因为畜牧业发展迅速,未经检疫牧畜增多,加之人群防疫知识缺乏等。布氏菌病是一种反复发作性菌血症,可累及多个器官,临床对该病认识不足,容易误诊。此病常侵袭脊柱引起脊柱炎,在临床和常规影像检查中同化脓性脊椎炎、结核性脊椎炎有很多相似之处,容易导致误诊和误治。

一、流行病学

布氏菌病系地方病,较少见,多发生在东北和西北牧区,主要为3类人群感染,即在农牧区有病畜接触史人员;与含菌培养标本接触的实验室工作人员;饮用过未经消毒灭菌达标的乳品或牛羊肉人群。近年来城市人群发病率有所增高,也有因食用涮牛、羊肉而致病的报道。该病最易侵犯脊柱,其流行病学已经从一个主要是职业相关性疾病,变成一个主要由食用或接触病菌污染食物引起的疾病,即成为食源性疾病。

有报道病菌污染环境后形成气溶胶,可以通过呼吸道进入人体发生感染。个别病例否认羊、牛、猪接触史,但其邻居养羊,考虑即是此种情况。人与人之间传播极为罕见。

二、病因

布氏杆菌分牛型、羊型及猪型,主要通过破溃皮肤、黏膜或污染的食物传播给人类。布氏杆菌是一种细胞内寄生菌,可随单核-巨噬细胞扩散到全身各个部位,而不能完全被清除。布氏菌病是一种反复发作性菌血症,人与病畜接触或食用病畜的乳汁或肉而受感染,易转为慢性,累及多个器官,临床上较常见的是肝、脾、淋巴结、骨关节及神经系统。

三、病理学

在布氏菌病慢性期有特异的肉芽组织增生,肉芽肿由类上皮细胞、吞噬细胞及淋巴细胞组成,形成关节炎、骨膜炎和骨髓炎,骨质破坏伴增生、硬化。病理检查镜下可见病变区组织细胞增生,增殖性结节和肉芽肿形成,而骨髓腔内肉芽组织增生,其内单核细胞、淋巴细胞、中性粒细胞、嗜酸性细胞浸润,可见成片类上皮细胞组成的结节性病灶。

四、临床表现

布氏杆菌可侵犯全身各系统,如肝、脾、骨髓、淋巴结、骨、关节、神经及生殖系统等。临床表现复杂多变,常见长期发热、多汗、关节疼痛、肝脾肿大,但缺乏特异性。据统计骨关节受累较常见。尤其是慢性患者,可达76.09%。患者常因发热、多汗、关节痛或持续腰背痛就诊,因临床对该病认识不清,影像学表现除骨破坏外,常有关节间隙(或椎间隙)狭窄,容易误诊为结核。有学者报道布氏菌病22例误诊分析中,误诊率达85%。一组10例,6例术前均诊断为腰椎结核,4例因其为牧民,结合椎间隙狭窄并关节面硬化,考虑到布氏菌病。10例均经实验室检查确诊。

本病累及腰椎最多,以$L_{3、4}$常见,颈椎以$C_{5、6}$多见,未见胸椎病变,考虑可能与$L_{3、4}$及$C_{5、6}$处于脊柱一定曲度处,受重明显、活动多有关。该组无单发椎体病灶,除1例连续三个椎体节段发病外,其他均为连续两椎体节段发病,而无跳跃性病灶。

主要临床表现:弛张型低热、乏力、盗汗、食欲不振、贫血;伴有其他脏器感染,以呼吸系统和生殖系统感染为多,肝脾淋巴结肿大;多发性、游走性全身肌肉和大关节痛,腰椎受侵最常见;持续性腰痛及下背痛,局部压痛、叩击痛,伴相应神经根放射痛或脊髓受压症状,肌肉痉挛,但无脊柱后凸畸形,较少形成腰大肌脓肿,脊柱活动受限,常处于固定姿势,极少因硬膜外脓肿而致截瘫；实验室检查：病原体分离、试管凝集试验、补体结合试验、抗人球蛋白试验阳性。

五、影像学研究

（一）X 线表现

1. 椎体炎　边缘型骨质破坏最常见，病灶呈多灶性，多侵害 1~2 个椎体上缘，少数为 3 个椎体。早期表现为小骨质稀疏灶，数周后出现骨质缺损病灶，较大的病灶呈“岛屿状”。病灶呈软组织密度，未见死骨，边缘清晰锐利，呈不规则虫蚀状破坏或刀锯样外观，后期周围骨硬化，增生形成骨刺，呈鸟嘴状向外或邻近椎体缘伸展，形成骨桥。椎体中心亦可被侵犯，通常椎体中心病灶迅速硬化，不形成深部骨质破坏缺损，以后逐渐被新生骨代替，无椎体压缩征象。

2. 椎小关节炎　多发生于邻近病变椎体，椎小关节关节面不规则破坏、硬化，关节间隙进行性变窄，以至于消失，病变一般局限于 1~2 个小关节，也可表现为继发性增生性关节炎，产生骨性强直，数个关节同时受侵。腰大肌脓肿不常见，病变可单独侵犯椎小关节或椎体。

3. 脊椎韧带钙化　以下腰椎多见，表现为自下而上逐渐发展的前后纵韧带呈索条状钙化影。

4. 椎间盘炎　早期椎间隙狭窄，密度增高，但椎体终板无破坏倾向。

（二）CT 表现

1. 骨改变　骨破坏灶多为不超过 5 mm 直径的多发、类圆形低密度灶，骨小梁粗大紊乱，结构不清，破坏灶边缘有明显程度不等的增生硬化带，多分布在椎体边缘，新生骨中又见新破坏灶，少数见于椎体中心，椎小关节亦见类似改变，邻近椎体密度普遍增高，无死骨及椎弓根破坏。

2. 椎间盘改变　椎体破坏均伴有相邻的椎间隙狭窄，椎间盘破坏，CT 表现为等密度影，是椎间盘破坏的同时常伴随大量纤维组织增生的结果，骨关节面增生硬化。

3. 椎旁脓肿　椎旁软组织影均与椎体破坏区相连，形态不规则，界限清楚，推压邻近的腰大肌。文献报道布氏病极少发生寒性脓肿，一组有 11/16 例椎体破坏平面的两侧腰大肌增宽，其内有脓肿形成，脓肿内无钙化灶，脓肿不超过病变椎体长度，无脓肿流注的直接征象，周围脂肪间隙清楚。

4. 骨膜改变　椎体骨膜肥厚，由中间向两侧膨出，使椎体呈斑驳状不均匀密度增高，梭状变形，椎体边缘骨膜增生肥厚钙化，形成“唇状”骨赘，新生骨赘加上其间的破坏灶构成“花边椎”之特征性表现，但钙化的骨膜和椎体间仍清晰可辨。相邻椎体骨赘连结形成椎体侧方融合。有时横突的骨膜表现为横突顶部帽状增厚。

5. 韧带改变　主要表现在前纵韧带和棘间韧带钙化。

（三）MRI 表现

病变早期以炎性充血水肿为主，含水量增加，但无明显骨质破坏，椎体形态无变化，故椎体呈较均匀长 T_1、长 T_2 信号。之后出现骨破坏与骨修复并存，椎体骨质破坏多为小灶，以病变椎间盘相邻的椎体边缘多见，呈不规则虫蚀状，而椎体中央未见明显大块骨质破坏及游离死骨。同时可见骨质增生，多为唇样骨赘，但未见明显骨桥连接。

病变椎体形态无明显变化，未见塌陷，更未见压缩变扁所致脊柱后凸成角畸形，结核性脊椎炎则可见此种情况。一组均为中老年患者，可合并脊椎退行性变，感染布氏杆菌前椎体可能已有轻度凹陷，故对椎体形态变化的判断应参照其他邻近椎体才更有意义。

病变椎体 T_1WI 低信号相对均匀，T_2WI 信号复杂多变，呈欠均匀的低、等信号或欠均匀的等、高信号或低等高混杂信号，对应 STIR 序列均为欠均匀高信号。

T_2WI 未呈均一高信号初步考虑是由于正常骨髓背景 T_2WI 呈中高信号，而疾病所致高信号淹没于其中，而且由于病变一定阶段骨质增生硬化致 T_2WI 信号减低或骨质破坏与增生并存，故未显示明显均一高信号。STIR 序列抑制了脂肪的干扰，故病变显示明显高信号。因此 STIR 较 T_2WI 能更敏感地发现病灶。对于发现病灶的敏感性依次是 STIR 高于 T_1WI，T_1WI 高于 T_2WI（一组观察到 T_1WI 低信号相对均匀，而 T_2WI 信号复杂多变，而 T_1WI 较 T_2WI 相对更易发现病灶）。MRI 可以早期发现骨和周围累及的软组织有信号异常，椎间隙狭窄，椎体呈不均匀信号，并发现椎管内硬膜外脓肿、破坏的椎间盘或炎性肉芽组织突入椎管或后纵韧带钙化，使相应平面脊髓受压。

一组椎间盘变窄 7 例，信号变化也不显著，T_1WI 均呈等信号（与邻近椎间盘比较），椎间盘变窄的 7 例中 5 例 T_2WI 呈等信号（与邻近椎间盘比较），2 例 T_2WI 呈不均匀高信号。该组患者均为中老年人，易合并不同程度的脊椎退行性变，故参照邻近椎间盘更有意义。

一组 16 例均有椎管外软组织受累，双侧腰大肌不同程度肿胀，并可受压外移，腰大肌及椎管前方软组织信号不均，内可见多少不等大小不等的脓腔，脓腔壁厚薄不均匀强化是较突出的特点。腰椎椎管外软组织受累较颈椎明显，可能是后者椎管周围间隙狭小限制炎症的蔓延。Akman 等（2003）认为在 MRI 上脓肿边缘的增强信号提示脊柱结核。然而，另组结果显示都有脓肿边缘增强信号，但布氏杆菌性脊椎炎硬膜外脓肿发生率极罕见，其特征是没有明显的局部组织反应，而脊柱结核则相反，这一点与 Pina 等（2001）报道相一致。

布氏杆菌性脊椎炎 MRI 特点是厚而不规则增强的脓肿壁和界限不清脊柱旁异常信号，T_1WI 呈低信号，T_2WI 为高信号，至骨破坏明显时，T_2WI 高信号，压脂像椎体、间盘、附件及椎管内呈不均匀高信号。

Pina 等（2001）认为硬膜外脓肿发生率仅为 1~2/10000，其特征是没有明显的局部组织反应。该组 10 例（10/16，62.5%）有不同程度的椎管内硬膜外脓肿形成，而且椎体及椎体周围软组织均有明显的信号异常，与一些文献不符。考虑如下可能：收集的病例处于不同的病程阶段；误诊误治对病变的自然进程产生不同的影响；布氏杆菌已产生变异。

布氏杆菌性脊椎炎脓肿范围较小，一般不超过病变椎体节段，腔内脓液量与整个脓肿比相对较小，一般不出现像结核性脊椎炎那样较大范围的脓肿流注。一些病例所见椎管内硬膜外脓腔与脓壁 T_2WI 均为高信号，无法区分，而增强扫描可清晰显示不规则的脓壁，增强扫描是与其他感染性疾病鉴别必不可少的手段。椎管硬膜外脓肿可致脊髓受压水肿增粗，呈稍长 T_1、稍长 T_2 信号，也不除外已合并细菌直接感染脊髓或内毒素作用脊髓所致脊髓异常。

六、鉴别诊断

1. 结核性脊椎炎　一般起病隐匿，病程长，多有肺结核等相关病史。胸椎或胸腰椎多见，可呈跳跃性分布。椎体破坏变形较明显，可有不同程度的脊柱后突成角畸形，椎间盘破坏也相对严重，病变椎体信号不均匀程度较明显。寒性脓肿范围较大，一般超过 2 个椎体节段，呈较大范围的流注，脓肿壁薄而光滑，增强扫描多呈环形强化。

2. 化脓性脊椎炎　起病相对急，发展快，可有白细胞计数明显增高，较快出现脊椎疼痛及相应神经症状。腰椎多见。一般无椎体塌陷等明显破坏变形，不出现脊柱后突成角畸形，但累及附件机会增多。椎体边缘及中部均可出现骨质破坏。增强扫描病变椎体较均匀强化。周围软组织受累范围小，边缘模糊，较少形成脓肿，受累软组织强化较均匀或呈斑片状强化。

3. 脊椎转移瘤　多见于老年人，多有原发灶。椎间盘一般不受累，而椎体及附件易受累，椎体受累多呈跳跃性的多个节段而非连续的两个。局部肿块呈软组织信号，而非液性信号。

4. 脊椎体退行性变　很多患者（该组有 6 例临床医师初步诊断腰椎退行性变而进行 MRI 检查）初次就诊临床怀疑椎间盘突出等腰椎退行性变而进行 MRI 检查。腰椎退行性变也可有椎体、椎间盘形态及信号异常等改变。退变的椎间盘由于失水 T_2WI 信号减低（为较均匀的减低），椎间隙不同程度的变窄。椎体为邻近变性间盘的上位椎体下缘及下位椎体上缘楔形或条片状异常信号，可呈长 T_1、长 T_2，短 T_1、长 T_2，长 T_1、短 T_2 信号。无椎管内脓肿，椎管周围软组织无异常信号。

七、误诊讨论

一组病例从发病到确诊最长者达 9 个月，平均 4 个月，长期误诊的主要原因为：①临床及影像医师对布氏菌病的认识不足；②流行病学资料询问不详细，特别是接触史、职业、饮食习惯及流行地区等；③临床表现多样化且不典型，如热型不典型。

由于布氏杆菌性脊椎炎可压迫脊髓及神经根，引起运动感觉障碍、肌萎缩等严重后果。延误诊治转为慢性，治疗更为困难。误诊误治给患者带来不必要甚至有害的治疗。故早诊断早治疗显得尤为重要。

MRI 对骨质破坏及修复的显示不如 CT 直观明显，这是一不足，但出现骨修复已非病程早期，对于早期椎体骨髓异常信号的显示 MRI 尤其是 STIR 序列明显优于 X 线、CT，MRI 能更早地发现脊椎异常变化；并且能较 CT 更早更清晰地发现脊髓是否受累及其范围，而常规 X 线无法显示脊髓；MRI 有很高的软组织分辨率，且任意角度成像，较 CT、X 线能更清晰地显示脓肿及周围软组织的受累情况，这都是 MRI 的优势。鉴于以上及流行病学特点和相关临床检查，大多数布氏杆菌性脊椎炎不难确诊。

作为影像诊断医师，当患者初次就诊检查 MRI，临床申请单填写简单、实验室检查资料尚不完整时，遇到类似结核性脊椎炎、化脓性脊椎炎的患者应想到布氏杆菌性脊椎炎的可能，仔细分析影像资料，结合其流行病学接触史、实验室检查等，以减少该病的误诊、漏诊。

总之，椎体破坏、椎间隙狭窄同时结合患者来之牧区，应考虑布氏菌病的可能，如有椎体硬化，无椎旁脓肿，诊断则不困难。目前布氏菌病的确诊仍有赖于布氏菌凝集试验、补体结合试验或血培养布氏菌，近来出现了一种新的检查方法滴金免疫渗滤检测布氏菌技术，据报道敏感度和特异度为 95%、98% 以上，且 3 min 出报告。

需注意的是布氏菌病亦可累及其他部位的骨关节，如骶髂关节、长骨、髋、膝、肩关节等，特点亦是骨破坏同时有骨硬化，一般无软组织脓肿。

第六章　先天性梅毒

先天性梅毒感染多在妊娠 4 个月后,可于新生儿期、婴儿期和儿童期发病,2 岁以内发病者称早期先天性梅毒,2 岁以后发病者称晚期先天性梅毒。一组 11 例病例发病平均时间约 15.2 d,均属早期先天性梅毒。

骨骼是梅毒最常累及的组织之一,并非先天性梅毒患儿均有骨骼损害,骨骼病变只是其中一种突出的局部表现。该组患儿约 91% 出现骨损害。

一、早期先天性梅毒的主要病理改变及临床表现

皮肤和黏膜的广泛大疱样或大片状剥脱性皮炎;内脏病变表现为淋巴细胞和浆细胞浸润、动脉内膜炎、间质弥漫性纤维组织增生和发育不良等,如有肝、脾肿大表现,胰腺、心肌亦可受累,肺可呈弥漫纤维化,间质血管床减少而呈灰白色(故称白色肺炎),因其质韧而有弹性,似树胶状,故又称树胶肿。另有骨损害,腹胀,贫血、血小板减少,眼部异常及肢体活动障碍,马鞍鼻,硬腭穿孔等临床表现,因此为多器官感染性疾病。

二、影像学研究

早期先天性骨梅毒的 X 线诊断:骨骼 X 线检查在新生儿先天性骨梅毒的诊断中非常重要。主要表现为干骺端骨软骨炎、骨膜炎、骨炎或骨髓炎,轻者局限于 2~3 个骨,重者侵及所有四肢长骨干骺端,以肱骨、股骨、胫腓骨较常累及。干骺端炎是其主要的、最为早期的 X 线表现;梅毒螺旋体聚积于骨骺软骨中,严重损害软骨的骨化过程,肉芽组织形成伸入骨软骨内使干骺端发生破坏并取代正常骨组织,骨小梁被溶解、破坏,最终致使骨骺与干骺端分开、间隙增宽,干骺端与骨骺间平而直的正常界限被宽且呈锯齿状灰白带替代。该组 11 例中 10 例出现干骺端炎的表现,出现率达约 91%;干骺端炎最早征象是先期钙化带增厚致密,厚约 3 mm,是软骨基质钙化增强的结果,不是梅毒的特征性表现。

病变严重时,在白线之下可出现一宽而均匀的骨质稀疏带,表现为横行透亮带,不仅是梅毒肉芽组织破坏所致,也是正常成骨细胞和破骨细胞活动被抑制而引起软骨化骨障碍和营养障碍的结果。本病较有特征性的表现为发生在两侧胫骨近端内侧的干骺端骨质破坏,呈对称性分布,即所谓的 Wimberger 征,较为少见,该组病例仅出现 1 例,相对应之两侧股骨下端同侧常同时有骨稀疏区;另外干骺端破坏易致病理性骨折,使骨骺板和骨骺移位,或断端嵌顿。

骨膜炎亦为骨梅毒较为常见的表现,与梅毒螺旋体对骨干的刺激有关,增厚的骨膜呈单层或多层线样致密影,呈平行于骨皮质的线条样改变,该组病例出现率达 82%,随着病情的发展及转归,可持续至感染和骨破坏消失后数月之久,吸收常需要 1 年以上;骨干炎较少见,为梅毒螺旋体侵入骨干所致,表现为弥漫或局限虫蚀样骨质稀疏、硬化区,境界模糊,骨干梭形膨大;骨膜炎和骨干炎多随着干骺端炎的发展而出现;该组病例未见 1 例病变累及骨骺,这可能与婴儿长骨骨化中心出现少、骺板软骨对梅毒螺旋体有一定的防御性有关。

结合对该组病例的观察及以往文献报道,总结早期先天性骨梅毒有以下 X 线特点:①病变基本对称分布,病变范围广泛;②好发于长骨,干骺端为最早受侵犯部位;③干骺端先期钙化致密增厚带下横行透亮影;④无普遍性骨质疏松,从不累及骨骺。

三、早期先天性骨梅毒的鉴别诊断

(1)坏血病:通常发生于 7~18 个月的人工喂养儿。骨骺边缘钙化带增厚,中心骨质疏松,形成“指环征”或 Wimberger 环。

(2)化脓性骨髓炎:母亲无性病史,有发热、红肿热痛等明显全身中毒症状和功能障碍,骨质不同程度破坏及增生,缺乏对称性,病变相对较局限。梅

毒血清学检查阴性。

(3)佝偻病:多在6个月以上发现,一般早期临床上出现一系列神经症状如多汗、易激动,夜惊、啼哭。早期骨改变主要在腕部尺桡骨发生骨骺线改变而全身骨改变不明显。愈合期临时钙化带重新出现,密度逐步增高增厚需鉴别。

综上所述,一般认为先天性梅毒患儿的临床表现具有非特异性,对出现不明原因的黄疸伴肝功能损害、面色青紫伴气促、皮疹等表现,特别是父母有性病史的患儿要考虑本病。

由于我国临床血清学检查并未普及至基层,四肢长骨X线摄片具有重要的诊断意义,有学者提出,长骨X线摄片应作为评估新生儿先天性梅毒的一种重要手段。

该组11例父母均有梅毒史且梅毒血清学检查阳性,患儿骨骼X线摄片均出现不同程度骨损害,因此可以认为,对于临床无症状或症状不典型而父母有梅毒病史患儿做四肢长骨X线摄片是必要的,临床出现症状且梅毒血清学检查阳性的患儿需进一步证实亦需摄X线平片;X线检查简单、方便、射线量少,不仅能及时发现梅毒骨侵犯的部位、程度,还能够为临床提供方便、及时、有效的参考依据,有利于临床早发现、早诊断、早治疗,减少病死率,因此目前可作为常规检查方法。

第七篇　关于椎间盘

第一章　椎间盘突出与椎间盘损伤

第一节　俯卧过屈位腰椎检查与腰椎间盘突出症

腰椎间盘突出症是骨科的常见病、多发病，但病因复杂，发病机制未完全清楚，给正确治疗带来了一定的难度。目前，治疗方法主要有手术治疗、非手术治疗及介于两者之间的微创治疗［如经皮腰椎间盘髓核摘除术（PLD）］，但手术切除术和微创术后尚存在一定的复发率，分析其原因主要是对腰椎间盘突出症的认识还不够全面和深入。一些学者通过总结多年对腰椎间盘突出症的影像学诊断和经皮腰椎间盘髓核摘除术的经验体会，认为俯卧过屈位腰椎 CT 或 MR 检查对进一步认识腰椎间盘突出症具有重要的临床意义。

1. 俯卧过屈位腰椎 CT、MR 检查　仰卧位 CT 检查能显示腰椎间盘突出的直接征象，如能进行突出椎间盘的分型、显示椎间盘有无钙化及髓核是否游离等，对治疗方法的选择具有非常重要的作用，因此，是腰椎间盘突出症的主要检查方法。

MRI 具有较高的组织分辨率，能显示椎间盘的透明软骨终板、髓核和纤维环，因此，MRI 不仅能显示腰椎间盘突出的直接征象，而且还能显示腰椎间盘的退变程度，如髓核的脱水和纤维化程度、纤维环的破裂状况等，对腰椎间盘退变的诊断和鉴别诊断及治疗方法的确定具有非常重要的临床意义，因此，是腰椎间盘突出症的重要检查方法。但如同过伸、过屈位脊柱摄片对临床有重要意义一样，俯卧过屈位腰椎 CT、MR 检查对腰椎间盘突出症具有非常重要的作用。

2. 对腰椎间盘突出症的再认识　两种情况要求对腰椎间盘突出症需要再认识，一是有些患者术前 CT 明确腰椎间盘突出症，而术中却看不到突出的椎间盘，其原因与手术采用俯卧过屈位使突出椎间盘回复有关。二是随着微创术的广泛应用，日益积累的经验发现术后复发与椎间盘纤维环完全破裂、突出物与硬膜囊粘连、固定，髓核嵌顿及老化程度等因素有密切的关系。因此，认识腰椎间盘突出症不能停留在静态，而是应该从动态的角度去认识。

3. 对腰椎间盘突出症的认识更深入　通过俯卧过屈位腰椎 CT、MR 检查，对腰椎间盘突出的认识更深入，主要表现为更深入认识腰椎间盘突出症的分型：一组 1200 例资料显示腰椎间盘突出症的类型对经皮腰椎间盘髓核摘除术的疗效具有非常密切的关系，包容型腰椎间盘突出症的优良率为 99.2%（825/832），粘连型腰椎间盘突出症的优良率为 13/25，而破裂型腰椎间盘突出症的优良率只有 1/11。

4. 更深入认识腰椎间盘髓核的老化程度　有学者指出髓核老化程度的正确判断对选择治疗方案有一定的作用，当髓核纤维化程度较轻时，因具有一定的可动性，可进行经皮腰椎间盘髓核摘除术或溶核术，当髓核纤维化程度较重，甚至钙化时，则应是经皮腰椎间盘髓核摘除术的禁忌证。椎间盘造影 CT 被认为是判断髓核老化程度的较好方法，但具有损伤性和椎间盘感染的风险。该组资料提示 2 个体位的 CT 检查是判断髓核老化度比较简易且无创伤的方法，通过观察椎间盘突出物外形、大小，后缘角度等变化来推测髓核的老化度。髓核越老化，2 个体位 CT 显示椎间盘突出物的变化度越小，反之，髓核老化越轻，其椎间盘突出物的变化越大。

5. 经皮腰椎间盘髓核摘除术选择病例客观指标　提高经皮腰椎间盘髓核摘除术的临床疗效，最关键是适应证的选择，根据经皮腰椎间盘髓核摘除术的治疗原理，椎间盘内减压和突出物的回复是直接影响疗效的两个主要因素。虽然经皮腰椎间盘髓核摘除术能直接起到椎间盘内减压作用,但突出部分的回复,除了需要椎间盘内压力下降外,还需要其他因素的密切配合,如髓核的老化程度、纤维环及后纵韧带的完整性等。

有学者根据一些临床体征与疗效的对照研究,认为以下 2 个指标可供术前选择病例时进行参考:①轴位牵拉健侧下肢状态下,患侧直腿抬高时坐骨神经牵拉痛减轻者行经皮腰椎间盘髓核摘除术治疗的疗效优于牵拉痛仍存在或加重者;②下蹲抱膝前曲时患侧下肢放射痛减轻或立位前曲时下肢疼痛减轻,同时背伸时疼痛仍然存在或略有加重者,这类患者的经皮腰椎间盘髓核摘除术疗效高。

该组认为上述文献所述的 2 个指标是患者的主观感觉,即临床体征,而该组提出的俯卧过屈位腰椎 CT 或 MRI 检查是患者的客观影像表现,即客观指标。

分析其产生的机制其实是相似的,即如果椎间盘髓核老化程度轻,纤维环及后纵韧带完整性尚好,腰椎俯卧过屈位或前屈曲位时,后纵韧带拉紧,椎间盘后部前移,黄韧带张力增高,因而椎管扩大,同时,增宽的腰椎间隙产生椎间盘内负压,有利于突出物的回缩,从而使受压的神经根呈相对松弛状态。此时,患者下肢放射痛症状减轻,俯卧过屈位腰椎 CT、MRI 显示突出椎间盘有不同程度的回复,否则突出的椎间盘组织回缩可能性较小,经皮腰椎间盘髓核摘除术的疗效则不佳。

总之,俯卧过屈位腰椎 CT、MRI 检查可作为经皮腰椎间盘髓核摘除术选择病例的客观指标,对深入认识腰椎间盘突出症具有重要的临床意义。

第二节 腰椎间盘突出髓核游离

椎间盘突出为颈椎和腰椎的常见病、多发病,其髓核游离相对少见,仅占椎间盘突出的 2%~5%,而且极易漏诊误诊,延误治疗,增加病人痛苦。

腰椎间盘突出是引起临床上腰腿痛的常见病因之一,而髓核游离型腰椎间盘突出是其中较为特殊的类型,患者临床症状较重、体征明显,游离髓核具有隐蔽性,常规 CT 扫描容易漏诊,MRI 具备多方位成像的特点,对游离髓核的走行方向能清晰地显示定位,从而为临床手术方案的制定提供了指导性的作用。

一、病理学

腰椎间盘突出多见于青壮年人,男多于女,这可能与男性担负更多的体力劳动有关,也可能与外伤有关。腰椎间盘突出的病理类型分为膨出、突出、脱出及游离型 4 种,其中游离型椎间盘突出临床上较为少见,相对其他类型比较特殊,属于椎间盘损伤性疝出。

对椎间盘突出的病理分型,命名较多,但实际大同小异,主要依据纤维环的破裂程度分为凸起型:内层纤维环破裂,外层完整;破裂型:纤维环完全破裂;游离型:纤维环完全破裂,髓核游离入椎管内。

二、临床表现

椎间盘突出髓核游离的临床表现更为突出,椎间盘突出髓核游离影像学表现为突出的髓核碎片与椎间盘呈细颈相连,或完全不相连,向上或向下游离。临床上通常分为急性疝出游离和慢性疝出游离,急性疝出者常常由于纤维环断裂,部分髓核或髓核整体突出游离椎管内;慢性疝出者是因为椎间盘疝出后在重力作用下以及硬膜搏动缓慢长期刺激下,髓核脱离椎间盘游离椎管内,甚至可以突破硬膜进入蛛网膜下隙及神经根袖内。

临床表现以慢性坐骨神经痛为特征,也可无阳性体征,有时出现椎旁或下肢肌肉萎缩,直腿抬高试验阳性,腰神经压迫试验阳性。Schellinger 等(1990)报告,碎片向上游离占 45%,向下游离占 45%,双向者占 10%,并认为椎间盘游离的路径是由硬膜外间隙的解剖决定的,在椎管内上下方的硬膜外间隙解剖是一样的;Williams 等(1980)报道向上游离占 78%,并认为向上游走趋势大于向下趋势;一组 23 例中向上游离仅占 26%(6/23),而向下游离占 74%(17/23),明显与该文献有异,其原因待查。椎间盘碎片游走从机会上是相等的,但由于发生髓核游离后人体直立位时间较长，由于髓核碎片重力的作用，在临床中游离碎片向下的机会比向上的多。

三、影像学研究

游离髓核通常位于腰椎管硬膜外间隙前部，表现为圆形、椭圆形及条带形；一组 24 例游离髓核呈圆形和椭圆形者占 87.50%。髓核生化成分包括水分、胶原、蛋白多糖，因此正常情况下髓核在 T_1WI 上呈等信号、在 T_2WI 呈稍高信号，T_2 快速反转恢复脂肪抑制序列呈高信号，当髓核中的水分及蛋白多糖的含量减少、胶原含量增加时，髓核的 MRI 信号强度会降低，尤其在 T_2 快速反转恢复脂肪抑制序列像上信号强度降低，呈稍低信号，该组有 11/24 例为此表现，说明髓核产生了变性和退变，该组病例在 T_1WI 上呈等信号（95.83%），在 T_2WI 和 T_2 快速反转恢复脂肪抑制序列上呈等、稍低信号占 100%，信号明显下降，MRI 信号具有一定的特征。

游离髓核的 MRI 表现与病理上有明显的特点。游离髓核于 T_1WI、T_2WI 均呈低信号者，边缘清晰（7/23），手术及病理发现游离髓核与黄韧带、硬膜囊或神经根鞘粘连较轻，周围纤维组织较少炎性反应轻微；T_1WI 呈低或等信号、T_2WI 呈中央低信号周围高信号或均为高信号者（13/23），与周围组织粘连程度明显加重，纤维组织增生及炎性反应明显，手术中很难剥离，且后纵韧带撕裂者较多（4/12），其中 8 例神经根明显水肿增粗，周围炎性反应明显；该组中 3/23 例于 T_1WI 呈稍高信号，T_2WI 上呈等信号，增强检查无强化者，手术发现其大部分为纤维组织增生，与周围组织粘连较轻，病理学认为在纤维环破裂的基础上，髓核内的糖蛋白和 β- 蛋白质等物质引起硬脊膜的炎性反应，最终造成纤维组织增生。

该组 2/23 例病史均在 1 年以上，MRI 表现与病理相符，因此对 T_2WI 上游离髓核信号增高且边缘毛糙者，其炎性反应明显粘连也较著，可为手术治疗提供一定的参考。

增强扫描髓核中央部分无强化，边缘呈环状强化，这是由于髓核长期突出后刺激周围组织，产生炎性肉芽组织增生包绕所致，其强化程度不等，24 例组中 12 例呈轻中等强化，1 例重度强化，均呈环形强化（13/13），表明环形强化是一特征。

矢状位 T_1WI、T_2WI 及 T_2 快速反转恢复脂肪抑制序列均可清晰地显示后纵韧带呈“弧线”形受压，形成“尾状征”，部分游离髓核甚至可以造成后纵韧带断裂，受压的“弧线”形低信号消失，其上下缘见卷缩的后纵韧带残端；游离髓核与椎体椎间盘可完全脱离，也可与椎体椎间盘线状相连，当游离髓核完全脱离时，可借助游离髓核与残留髓核同信号、相应椎间隙变窄，或“尾状征”等征象，判定游离髓核的椎体椎间盘。

横轴位 T_2WI 游离髓核占据硬膜外间隙前部，同侧的蛛网膜下隙及硬膜囊受压变形，硬膜外间隙的脂肪、马尾神经及脊神经受压移位。

四、比较影像学

髓核游离型腰椎间盘突出由于游离髓核的炎性刺激和自身免疫反应等因素往往导致受累神经根充血、水肿，患者腰腿痛等临床症状较重，大多数需要手术治疗，并应早期手术解除对神经根的压迫，如果处理过晚，神经长期受压迫，则相应的功能难以完全恢复。24 例组中，髓核游离型腰椎间盘突出多位于 $L_{4/5}$ 及 L_5/S_1 处（95.83%），容易向上下方向游离（79.17%），和其他学者的报道基本一致。

常规 CT 扫描对向上或向下游离髓核往往缺乏完整的显示或不能显示，容易被常规横断面成像的 CT 漏诊，从而延误病情耽误治疗；而常规 MRI 扫描采用的是矢状位、横轴位扫描，因此 MRI 对游离髓核不仅可以精确地定位，而且还能对游离髓核完整地清晰显示，提供了准确的术前定位诊断和定性诊断，避免了误诊和漏诊，为手术方法的选择提供了有力的依据。

游离髓核多数向椎管左、右侧后方移动，容易压迫椎管而引起较重的临床症状，因此，在临床症状重，即使 CT 检查为阴性，也应进一步做 MRI 检查。再者根据游离髓核的 MRI 表现做术前分型，可以达到腰椎间盘突出术中病理分型的效果，从而对手术疗效分级起到术前评估的作用。

五、鉴别诊断

游离碎片应与椎管内肿瘤（如神经源性肿瘤、脊膜瘤等）或血肿鉴别，游离碎片信号有一定的特点，T_2WI 上中间部分绝大多数为低信号，呈等信号者注射对比剂无强化；前者边缘多不规则，无椎体、椎板及小关节破坏，椎间孔扩大等改变，仔细分析平扫信号特点多能明确诊断。

游离髓核的 MRI 信号常常与椎体椎间盘或相

邻椎间盘同信号或稍低信号，和椎管内肿瘤或血肿MRI信号存在差异；游离髓核常伴有供体椎间隙变窄、髓核空虚、椎间盘变性、椎体终板炎等征象，而椎体、椎小关节的骨质破坏、椎间孔扩大常为椎管内肿瘤的伴随征象。

增强扫描游离髓核中心不强化，其髓核边缘呈环状强化，而血肿不强化，神经源性肿瘤、脊膜瘤常常呈持久性均匀性或不均匀性明显强化；神经源性肿瘤可呈哑铃状改变，脊膜瘤强化可出现“硬脊膜尾征”；动态观察，急性期的游离髓核在6个月以后有自行吸收缩小的可能性，而椎管内肿瘤会增大。

第三节 假性椎间盘突出表现

可以引起假性椎间盘突出表现的情况有：瘢痕、骨刺、后纵韧带钙化、脊椎滑脱、神经根联体畸形、神经瘤、施旺细胞瘤、Tarlov 囊肿、硬膜外脓肿和硬膜外血肿。Tarlov 囊肿可以表现为膨胀性病变或转移瘤。术后稍长一段时间，通常能见到硬膜外的软组织肿块，这些软组织肿块可能为突出的椎间盘、肉芽组织、纤维组织，或是它们的混合物。有一些 MRI 征象有助于把它们区分开来，但是，这些 MRI 征象均有例外，在得出任何一个结论之前都需要结合病人的临床情况。

在 T_2WI 图像上，肉芽组织和纤维化的信号通常高于脱出的椎间盘物质，但是脱出的椎间盘碎片可在 T_2WI 呈高信号而类似于炎性组织。成熟纤维化组织在 T_2WI 上信号降低，这是因为细胞外间隙所占的比例减少所致。脱出的椎间盘碎片常有占位效应。而硬膜外纤维化或者表现为邻近组织无变化，或表现为特征性的邻近组织收缩。然而，占位效应也可发生于肉芽组织或纤维化病变。椎间盘无血管，因而不会强化，而术后炎性组织有血管可明显强化。但在静脉注射钆对比剂后 20 min 或更长些时间，脱出的椎间盘在 MRI 图像上可以出现强化表现。术后 20 年，硬膜外纤维化局部仍可出现强化。

手术后 9 个月内，强化最为明显，以后强化减低，此时易与椎间盘突出术后复发混淆。利用脂肪抑制序列 T_1WI 增强扫描可发现硬膜外纤维化的轻微强化。还可对兴趣区进行信号强度测量，并与增强前扫描对比，一般应先平扫后增强，否则可能会导致诊断错误。

怎样区分复发的椎间盘与瘢痕：注射对比剂后，瘢痕组织显示均匀强化，而复发的椎间盘显示为周边强化。前部瘢痕仍有血管，强化可持续多年。后部的瘢痕发生纤维化，几个月后强化就明显下降。瘢痕持续强化，可引起脊膜囊收缩，也可有占位效应，还可与椎间盘相连。在未手术的脱出椎间盘周围偶可见到瘢痕，瘢痕也可见于脊柱或椎间盘术后局部以及 I 型椎体终板退变者。

复发的椎间盘突出在注射对比剂后 20 min 内无强化，在延迟的图像中可能会有强化，因此，在注射对比剂后 20 min 内完成扫描相当重要。一般来说，无论是否手术，所有的椎间盘都有一些瘢痕包绕。影像学上鉴别复发椎间盘突出和瘢痕组织的正确率，已从 1983 年 CT 脊髓造影时的 83%，升至 1993 年使用高分辨增强 MRI 检查时的几乎 100%。

鉴别瘢痕组织和椎间盘突出的难点：部分原因可能是部分容积效应所致，例如椎间盘突出较小而瘢痕较大。椎间盘内血管形成以及对比剂注射后的时间均影响瘢痕组织与椎间盘突出的鉴别。

第二章　椎间盘退行性变

第一节　无症状志愿者腰椎间盘MRI改变及其临床意义

腰腿痛是临床上的常见症状，其原发病因较多，椎间盘病变只是其中一种较主要的因素，椎间盘髓核的退变、各种类型的纤维环撕裂、椎间盘突出或脱出是引起下腰痛和坐骨神经痛的经典致痛机制。但在无症状人群中也有报道发现腰椎间盘异常（例如椎间盘退变、突出或脱出），这促使人们对椎间盘病变的确切临床意义产生了质疑，是否所有的椎间盘异常（例如椎间盘退变、突出或脱出）都会导致神经根的损害或引起相应临床症状，这是目前临床诊治腰腿痛的重点和难点。

1. 腰椎间盘退变、膨出、突出　椎间盘退变、膨出是一种常见的生理老化过程，缺乏体育运动、长期夜间作业是引起椎间盘退变和进展的重要危险因素，而且随着年龄的增长，椎间盘膨出的发生率也随之增加。在无腰腿痛或坐骨神经痛的人群中，脊髓造影、CT、椎间盘造影以及MRI图像上也可发现椎间盘异常。Jensen等（1994）对98名20~80岁无症状人群进行了研究，发现MRI检出52%椎间盘膨出，27%椎间盘突出。而在Boos等（1995）的MRI研究中85%无症状人群发现椎间盘退变，63%发现椎间盘突出。

在一项研究的40名无症状志愿者中，75%的志愿者发现腰椎间盘退变，45%发现椎间盘膨出，22.5%发现椎间盘突出。该研究与上述其他学者的研究结果不尽相同，这可能与研究对象的年龄分布不同有关。该组40岁以上无症状志愿者椎间盘退变、膨出、突出的发生率高达100%、70%、40%，提示腰腿痛患者MRI上发现的腰椎间盘退变、膨出以及突出也可能只是一种偶然发现，并不一定是引起患者症状的原因。

Borenstein等（2001）对67名无症状志愿者进行了长达7年的随访研究，其结果也表明无症状人群中MRI发现的各种椎间盘异常改变不能预测下腰痛的发生。因此可以认为腰腿痛患者MRI上发现的腰椎间盘退变、膨出以及突出可能并没有多少临床意义，在决定是否进行手术治疗时应当慎重，应密切结合患者的临床症状、体征，参考其他检查结果，以确定患者真正的致痛原因。

2. 腰椎间盘纤维环撕裂　在后纵韧带以及纤维环中存在大量躯体以及自主神经末梢。如果纤维环发生撕裂，髓核内的酸性代谢产物会激惹这些神经末梢，引起腰腿痛。通过尸体病理解剖与MRI检查结果的对照研究发现MRI可准确地评估纤维环撕裂，其表现为在矢状位T_2WI上纤维环出现高信号强度区（high-intensity zone，HIZ）。高信号强度区与患者的疼痛症状有关，伴有高信号强度区的椎间盘在椎间盘造影检查过程中可诱发疼痛复制反应。

在Aprill & Bogduk（1992）的研究中发现高信号强度区对评估椎间盘造影诱发疼痛复制反应的阳性预测值为86%，Schellhas等（1996）也发现87%伴有高信号强度区的椎间盘在椎间盘造影检查中可诱发疼痛复制反应。因而高信号强度区即椎间盘撕裂是诊断椎间盘源性下腰痛的可靠标志。但在无症状人群中也存在椎间盘撕裂改变，Stadnik等（1998）研究的36名无症状人群中有17名（47%）检出高信号强度区。另组40名无症状志愿者中仅有5名（12.5%）检出高信号强度区，与Jensen等（1994）的研究结果类似。在无症状人群中也可检出高信号强度区，这对纤维环撕裂的致痛机制提出了挑战，提示纤维环撕裂与患者的疼痛症状之间并不存在确切的相关性，在临床工作中对纤维环撕裂这一征象进行解释时应当慎重，MRI发现的纤维环高信号强度区可能并不一定引起临床症状,Ricketson 等(1996)的研究结果也证实这一观点。

3. 腰椎间盘脱出、游离、神经根受压 Weishaupt 等(1998)对 60 名无症状人群进行了腰椎 MRI 检查,发现 11 名(18%)椎间盘脱出,仅 1 名(2%)神经根受压,没有发现椎间盘髓核游离者。Jensen 等(1994)对 98 名 20~80 岁无症状人群进行了研究,发现椎间盘脱出仅占 1%。在该组中仅发现 1 名椎间盘脱出,没有观察到神经根受压或椎间盘髓核游离者。以上研究均表明:腰椎间盘脱出、髓核游离、神经根受压在无症状人群中均非常少见。

Boos 等(1995)对有症状以及无症状人群进行了严格的配对对照研究,发现无症状人群椎间盘脱出以及神经根受累检出率分别为 13% 和 22%,而有症状人群分别为 35% 和 83%,两者具有统计学意义,从而进一步证实:椎间盘脱出以及神经根受压这两种征象与下腰痛、坐骨神经痛有关,这与 Stadnik 等(1998)的研究结果一致。因而椎间盘脱出、髓核游离或神经根受累很可能为引起腰腿痛患者症状的原因,对病变椎间盘进行治疗可取得良好的效果。

总之,在无症状人群中 MRI 发现椎间盘退变、膨出、突出或纤维环撕裂较常见,这些椎间盘病变没有临床病理意义,并不引起疼痛。腰腿痛患者 MRI 上发现的腰椎间盘退变、膨出、突出或纤维环撕裂可能也只是一种偶然发现,并不一定是引起患者症状的原因,在决定是否进行手术治疗时应当慎重。无症状人群椎间盘脱出、髓核游离以及神经根受压较罕见,因而很可能是腰腿痛患者致痛的根源。

第二节 无症状志愿者腰椎间盘 MRI 定量测量

腰椎间盘 Pfirrmann 分级评价

基于腰椎间盘矢状位 T_2WI,有学者提出了不同的分级方法用于在体评价腰椎间盘退变,其中 Pfirrmann(2001)分级标准主要基于矢状位 T_2WI 髓核信号的改变,髓核与纤维环的界限以及椎间隙高度的改变将椎间盘分为 5 级(表),是目前公认的标准,被广泛应用于腰椎间盘的研究和临床工作中。根据 Pfirrmann 分级标准(表),将该组 185 个椎间盘分为 4 级:Ⅰ级 37 个,Ⅱ级 82 个,Ⅲ级 36 个,Ⅳ级 30 个,Ⅴ级 0 个。

表 7-2-1 Pfirrmann 椎间盘退变分级

分级	髓核结构	髓核与纤维环界限	信号	间盘高度
Ⅰ级	均匀,亮白	清晰	高信号,与脑脊液相似	正常
Ⅱ级	不均匀,伴有或不伴有水平走行的低信号带不清晰	清晰	高信号,与脑脊液相似	正常
Ⅲ级	不均匀,灰色	不清晰	中等信号	正常至轻度减低
Ⅳ级	不均匀,灰色至黑色	消失	中等信号至低信号	正常至中度减低
Ⅴ级	不均匀,黑色	消失	低信号	椎间隙狭窄

腰椎间盘髓核是由水合凝胶样物质构成,含水量较多,胶原蛋白占干重的 25%,蛋白聚糖占干重的 50%;相反,纤维环主要由胶原蛋白构成,约占干重的 67%,蛋白聚糖浓度较低。T_2 弛豫时间是一种定量的客观指标,增加水分或蛋白聚糖的浓度可以使 T_2 弛豫时间升高,而增加胶原含量或破坏椎间盘完整性可以使 T_2 弛豫时间减低,文献报道,椎间盘早期退变中最重要的生化学改变是蛋白聚糖和水分的丢失,因此能够引起椎间盘 T_2 弛豫时间的变化。Niinimaki 等(2009)认为Ⅰ、Ⅱ级椎间盘为正常椎间盘,也有人只认可Ⅰ级为正常椎间盘。一些作者认为Ⅰ、Ⅱ级椎间盘属正常椎间盘,但Ⅱ级涵盖正常和早期退变的椎间盘。

Tertti 等(1991)在人类尸体标本上测量正常腰椎间盘髓核平均 T_2 弛豫时间为(114 ± 33)ms,有退变的椎间盘平均 T_2 弛豫时间为(50 ± 18)ms,非常接近另一组的测量结果,(Ⅰ、Ⅱ级椎间盘为正常椎间盘,Ⅲ、Ⅳ级为退变椎间盘)。

Marinelli 等(2010)测量了 20 名有症状的患者腰椎间盘髓核 T_2 平均值:Ⅱ级为 108 ms,Ⅲ级 69 ms,Ⅳ级 54 ms,Ⅴ级 53 ms,略低于该组的结果,推测与此组选择无症状志愿者的研究对象有关,因为有研究显示椎间盘突出的人群中,有症状者髓核 T_2 弛豫时间低于无症状者髓核 T_2 弛豫时间;其次,该研究和其他研究相似均无Ⅰ级椎间盘,因此没有探

讨 T_2 弛豫时间能否反映早期椎间盘退变时的差异。

该研究以健康志愿者为研究对象，发现腰椎间盘髓核平均 T_2 弛豫时间随分级增高而降低，各级之间均有统计学显著性差异，所以测量髓核 T_2 弛豫时间不仅能够反映腰椎间盘年龄相关性退变，更重要的是具有潜在早期评价腰椎间盘年龄相关性退变的能力。

正常腰椎间盘纤维环 T_2 弛豫时间低于退变的纤维环，这是因为退变椎间盘纤维环含水量增多，同时伴有胶原蛋白各向异性的消失，即纤维环结构的破坏。

该组腰椎间盘纤维环各分级前后缘 T_2 平均值随分级的增高未见明显变化，各级之间统计学均未见显著性差异与前期研究结果一致。因此，测量腰椎间盘纤维环 T_2 弛豫时间不能评价椎间盘的退变。

随着年龄增长，腰椎间盘存在不同程度的退变，而髓核 T_2 弛豫时间能够反映这种变化。因此，MRI 横向弛豫时间测量可以作为一种潜在的、无创性、早期定量评价年龄与腰椎间盘退变程度的手段。

第三章 钙化性椎间盘病

第一节 成人椎间盘钙化

严重的椎间盘变质性病变可佯似感染或转移性病变，CT图像上可见椎体无破坏性病变,骨皮质完整，两侧椎旁软组织无异常,即有助于前者的诊断。椎间盘钙化在CT扫描图像上表现为碎裂及不规则的高密度病灶,连续几个层面观察则可发现实为钙化的椎间盘,每一层面只显示其一部分。钙化的椎间盘可伸进椎体,即钙化的许氏结节;钙化椎间盘还可疝入中央管。在成人,椎间盘钙化被认为属于变性,而在儿童,椎间盘钙化的原因尚待明确。

老人的椎间盘钙化一般是持久不变,无症状,局限于纤维环内,虽然椎间盘钙化的病因,已解释为外伤、炎症、高维生素D、钙代谢改变,及组织黄变症等。椎间盘真空现象常见于间盘变性，而不应解释为继发于感染。在X线表现上,髓核钙化位于椎间盘中心部位,可呈圆形、卵圆形或菱形;环状纤维钙化则常位于前面、上面和下面,或前后周围。有症状者通常为髓核钙化,而环状纤维钙化一般无症状出现。

第二节 褐黄病

一、病理学

褐黄病是一种少见的遗传性代谢缺陷疾病。因缺乏尿黑酸氧化酶,体内苯丙氨酸和酪氨酸的代谢中间产物尿黑酸不能分解为终末产物,因此血和尿中尿黑酸过多,引起黑色素在软组织(纤维软骨、软骨、纤维组织、肌腱、大血管内膜、心脏瓣膜和腱索、肾、脑和脊髓的硬膜等)中沉积。色素沉积于软骨使其发黑,失掉弹性,变脆、易脱落。

二、临床表现

巩膜、皮肤呈褐黄色,耳鼻呈蓝色(软骨色素沉着),尿黑酸尿(新排出的尿液颜色正常,放置后变为黑色),多发性关节炎。男性发病年龄40岁左右,女性为40~50岁,男女发病率之比约为2:1。

三、影像学研究

晚期并发关节面硬化、关节面下囊变及骨赘形成。大约50%病例有关节改变,最常见部位是脊椎和肩关节。脊椎表现为椎体骨质疏松和椎间盘普遍性钙化,椎间隙变窄,晚期患者椎体边缘可见骨刺,前纵韧带呈断续的点状钙化,老年患者可出现脊柱强直;肩关节表现为关节间隙变窄,关节盂硬化、骨赘形成,肱骨头变扁,关节周围见小点状钙化。

四、鉴别诊断

(1)强直性脊柱炎:多见于青年男性,病变多自两侧骶髂关节下2/3处向上蔓延,逐渐侵及腰椎和胸椎,先是骨质疏松,小关节模糊、变窄、甚至消失,而后椎间盘连同椎旁韧带广泛骨化,骨化薄而平,“竹节椎”是其典型X线表现。

(2)脊柱退行性骨关节病:椎体边缘增生、硬化,可有真空现象,可形成“骨桥”,椎间隙狭窄,骨质疏松,可见许莫氏结节,无广泛的前纵韧带钙化,椎间盘退行性变时可出现纤维环和髓核钙化,可没有褐黄病钙化那么广泛。

（3）弥漫性特发性骨质增生症：多见于老年人，可无症状或轻度活动障碍，韧带骨化厚而浓密，呈波浪形，以前纵韧带骨化为著，常累及4个椎体以上。椎间隙高度正常，无明显的椎间盘退变。小关节和骶髂关节正常。

（4）氟骨症：除骨质增生及韧带骨化外，椎间盘也可发生钙化。但患者可有氟斑牙，骨质密度普遍增高、骨硬化（以脊柱、骨盆、肋骨为著），骨间膜钙化（多见于尺桡骨、胫腓骨和闭孔周围）。侵袭骨组织时可有双眼疼痛。

第四章 椎间盘其他疾病

第一节 诊断陷阱:雪莫结节与转移

在 CT 横断图像上,雪莫结节表现颇具特征,即中心不同程度的低密度区,周围环以骨质硬化,其位置紧邻椎间隙;而转移性病灶(以前列腺癌为例)则中心高密度周围密度较低。此种典型表现鉴别不难。偶尔,CT 检查可见此二类病灶同存,鉴别困难,认真观察上下层面的图像,详查病史,密切追踪随访,观察其动态变化,皆有助于鉴别诊断。雪莫结节为椎间盘疝入椎体终板所致,这在 MRI 图像上显示更为清楚,可误认为转移瘤。转移瘤与雪莫结节不同,雪莫结节位于椎间隙邻近椎体的边缘,典型表现为中心透光区而周围有一边缘清楚的硬化带。曾见报道 1 例"隧道式雪莫结节",椎体上下的雪莫结节贯通椎体,产生一纵向贯穿整个椎体的通道。

在 Scheuermann 病(青年驼背症)时,椎体终板异常软化,可导致多平面的雪莫结节的出现以及脊椎的压缩。另外,椎体的压缩性骨折在 CT 横断扫描时可表现为奇形怪状,而伪似感染或转移性破坏,追查病史,补以 X 线照片常有助于诊断。

第二节 关于椎间盘的几个诊断陷阱

1. 脊柱弯曲与假椎间盘 由于脊柱侧弯时,椎间盘平面与扫描层面常呈斜角,故可见到假性外侧椎间盘疝的影像。第 5 腰椎 ~ 第 1 骶椎椎间盘正常即突向后方,在显著脊柱前凸时,能使广泛的椎间盘突出,CT 横断扫描时可见第 5 腰椎 ~ 第 1 骶椎的假性椎间盘。鞘囊之间的硬膜外脂肪清楚可见,说明真正椎间盘是正常的。

2. 后纵韧带钙化与游离的椎间盘碎片 后纵韧带钙化在 X 线平片上常难发现,而 CT 横断扫描则容易清楚见及,矢状重建图像观察最为满意。横断图像上,后纵韧带钙化不应误为游离的椎间盘碎片或骨赘,后纵韧带钙化常上下延伸见于多个层面,这独特的征象有助于鉴别诊断。据文献报告,后纵韧带钙化出现于弥漫性特发性骨肥大症病人,约占该病患者总数的 25%。

3. 椎间真空裂隙与真空椎间盘 在脊柱脊髓 CT 横断扫描时,偶尔可发现软骨下空气密度影伴似椎间盘真空现象,侧位 X 线片常可见椎体变扁,软骨下有透光条带影与软骨面平行,称作椎间真空裂隙,标志该椎体为无菌坏死,而排除转移性病变。

另外,在有椎间盘真空现象的病人 CT 横断扫描时,偶尔可见中央管内也有气体,考虑为椎间盘软骨环有缺损,让气体从中漏至中央管,而并不一定就揭示有髓核疝存在。

第八篇　脊柱各段疾病

第一章　脊椎各部疾病

第一节　单个椎体改变

椎骨组成脊柱,脊柱是人体躯干的主轴。它负荷着体重,进行活动的支柱,一旦病变侵袭,不仅给患者带来疾苦,丧失劳动能力,甚至危及患者生命,若能早日诊断。妥善处理。利于患者早日恢复健康,参加工作,提供很大的帮助。

一、常见先天发育畸形和发育变异的单个椎体改变

1. 棘突裂　亦称脊柱裂,因两侧椎弓根未融合在棘突区产生不同程度的裂隙。椎板部分或全部缺损,棘突畸形或阙如,以下部腰椎和上部骶骨为多见。就椎管内容物有无疝出即可分为隐性棘突裂和显性棘突裂两种,其表现:隐性棘突裂最常见,其椎体缺损较小,少有临床症状,仅在影像学检查中发现椎体中央有边缘光整透光区,外表皮肤可有陷窝,色素沉着,脂肪瘤或丛毛等。显性棘突裂有脊膜膨出,在影像学图像上有边界光整圆形、类圆形囊状软组织阴影,质地柔软,可有明显神经症状。

2. 半椎体　半椎体畸形可见于整个脊柱,还可与邻近脊椎融合;通常为一侧生骨节的间叶细胞发育障碍或不向背侧和中线侧移位,而对称发育和移动正常,则可以构成半椎体畸形。在刚出生时影像学检查可见半椎体较正常椎体小,呈圆形或椭圆形偏向中线一侧。当逐渐成熟后,由负重的影响,圆形或椭圆形椎体逐渐变楔形,边缘光整,半椎体本身单位体积内的骨量不减少,可致脊柱倾斜侧弯。

3. 蝴蝶椎　由椎体中央有脊索或脊索周围隔残存,沿矢状面分布时,则形成椎体矢状裂隙。正位见椎体中央变细或阙如,形成由两个尖端相对的楔形,好像蝴蝶两翼,故称“蝴蝶椎”。侧位片见椎体仍呈方形,若伴有冠状裂隙和前半椎体阙如或发育不良存在,在侧位片显示椎体前狭后宽,或椎体前半阙如呈楔形或椎体前,后宽中央狭“蝶结形”。

4. 永存骨骺椎　亦称椎体额外三角骨。侧位在椎体前上缘见边缘整齐锐利,酷似撕脱骨片。结合临床追踪检查易于骨折鉴别。

二、骨软骨炎致单椎体改变

1. 椎体骨软骨炎伴压缩　亦称银元扁平椎。本病为侵犯椎体原发骨化中心所致,有不同程度的背痛,可引起驼背或后凸畸形。X线表现为单各椎体萎陷和密度增高,椎体前后径稍增加形如银元状的“一”字,名为“银元椎”或“扁平椎”。成年患者也可以部分性压缩呈楔形状。如合并髓核突入椎体,可表现为椎间隙轻度狭窄,椎体上或下缘可有半弧形压迹。

2. 椎体骺板骨软骨炎　又称“青年驼背病”“休门氏病”。曾认为是椎体继发骨化中心的骨骺板受破坏损伤而局部缺血坏死所致。引起骨骺板坏死和椎体的负荷发生变更、软骨板前段生长延迟,使椎体呈楔形。本病常引起青年驼背,故称“青年驼背症”。常有背部疲劳感。影像学表现较为特征:常发生在下胸椎或上腰椎,见椎体前部上、下缘毛糙不规则或有凹迹,也可发生椎体一侧边缘,见到骺板骨化中心增白和碎裂。

3. 延迟性损伤性脊柱炎　亦称库姆病,椎体多次受伤,常发生在胸、腰段椎骨,椎体边缘增生硬化,间隙正常,可有“许莫结节”压迫突入椎体,以致椎体上、下缘有小凹迹,呈圆顶状不同程度的骨质硬化边。

三、外伤性单椎体改变

外伤性压缩骨折　病人常有剧烈的外伤史,椎体压缩具有正常的骨结构及正常宽度的椎间隙。X线表现压缩的椎体常呈楔形,由于压缩部松质骨骨小梁上、下相嵌插,常造成密度较浓的横行带状影。在陈旧性的压缩骨折除椎体呈楔形变外,带状增白阴影消失,受累椎体上、下缘可出现唇样骨赘。结合临床诊断一般并不困难,但需与广泛性脱钙的压缩骨折鉴别。

由于内分泌疾患,营养缺乏病、血液病、药源性等因全身性骨质疏松脱钙所致的椎体压缩骨折成普遍性骨质疏松,可无明显外伤史或仅有轻度的外伤史,椎体呈均匀变扁或楔形变,有时椎体上、下缘呈双凹状,形如"鱼椎"。结合临床可予鉴别,较为困难时,可做血钙、磷测定和分层摄影有助于诊断。

四、外压性侵蚀单椎体改变

1. 主动脉瘤侵蚀　表现为椎体前缘边界光滑的骨缺损,椎间隙不变,常无椎体上、下压缩改变,如果同时动脉瘤壁钙化及其舒张移动有周围血管症,此诊断不困难。

2. 髓核突入椎体　侧位常见椎体上或下缘有绿豆大小弧形或半弧形骨缺损,有硬化边界而无椎体压缩变形。严重时可致椎间隙狭窄,甚似脊椎结核,分层摄影有利鉴别。

3. 椎管内肿瘤侵蚀椎体后缘　椎管内神经鞘瘤和神经纤维瘤等椎管内肿瘤,可致椎体后缘凹陷弧形前移,好似括弧状,压迹可光滑,也可呈波浪状及残缺不齐的骨质破坏吸收或局限硬化边,可根据肿瘤性质有所相应的影像学表现。

五、有骨质破坏的单椎体改变

1. 椎体原发恶性肿瘤　单个椎体的溶骨、成骨、混合型的骨质改变,同时侵犯椎弓根和引起椎体病理压缩。影像学表现有时与单个椎体转移性病变无异。常见骨髓瘤,霍奇金病、骨肉瘤、软骨肉瘤、脊索瘤、恶性巨细胞瘤、尤文肉瘤等。发病率远较转移性肿瘤为低,如骨髓瘤呈明显脱钙和压缩,其他骨骼常有表现。如颅骨呈穿凿样骨质缺损。骨肉瘤有椎体骨骨膜反应,软组织肿块及瘤骨形成。如椎体旁有肿大淋巴结块影常提示霍奇金病。尤文肉瘤可致椎体呈不对称楔形状变,时有波浪状椎体边缘,附件破坏,椎旁软组织呈梭状,能发现各自特征影像学表现对诊断原发恶性肿瘤有一定帮助。

2. 椎体良性肿瘤　椎体压缩可由于良性肿瘤所致,通常有巨细胞瘤、骨囊肿、软骨瘤、纤维瘤、血管瘤、肉芽肿等破坏造成。年龄上往往比原发恶性肿瘤年轻,病变常有比较清楚的边缘,可侵及附件,有时有骨膨胀性改变,也可不发生椎体压缩。如果同时找到各自特征性影像学表现,对诊断有一定的帮助,如巨细胞瘤:见骨破坏边界清楚,其中有骨性间隔,骨皮质有膨胀性改变。

3. 椎体血管瘤　病变椎体骨小梁广泛吸收,出现"栅栏状"粗糙小梁。

4. 骨囊肿　呈清亮的囊状略有膨隆透亮区。

5. 软骨瘤　椎体内可见有圆形透明阴影,其内有砂粒状钙化骨,周围有硬化圈。

6. 嗜酸性肉芽肿　多发生在青少年,椎体早期出现破坏压缩呈楔形或呈扁平椎,在其他扁骨上,如头颅骨可出现"地图样"骨质缺损,晚期有"半岛骨"等典型改变,这对分析病变性质更有利。

7. 转移性骨肿瘤　发病年龄较大,出现单个椎体骨质破坏,呈溶骨性边界不清,有时常侵及椎弓根,造成椎体均匀压缩或偶尔楔状压缩而致邻近椎间隙增宽,有时除有明显骨质破坏外也可伴有骨质增生的混合型椎体。有的椎体骨结构紊乱,密度增浓似絮状或象牙状骨性椎体,酷似骨肉瘤在长骨表现,故而需和原发性骨肿瘤鉴别。椎体转移瘤除有椎体骨破坏和压缩性改变外,有时有轻度椎旁软组织阴影。如同时伴有髓核突入椎体时,则出现椎体间隙狭窄征象,需与椎体炎症结核鉴别。椎体转移瘤病变繁杂,表现各式各样。除可查到原发恶性肿瘤被证实,亦可尚未发现,所以我们应该行多方面检查,综合分析,慎重诊断。

8. 骨质增生的单个椎体改变　病变椎体密度不减低、不压缩、大小改变不明显,如某些转移瘤,前列腺和乳腺癌等椎体转移。

9. 霍奇金病　影像学表现与增生型骨转移无异,偶尔可致单个椎体密度增高呈硬化型改变,椎体侧缘有时可见骨膜反应,最后诊断要靠活检证实。

10. 畸形性骨炎　常有单一椎体密度增高而不甚均匀,骨小梁形态不规则,结构粗糙,椎体可较正常椎体增宽,椎体周缘出现密度增浓犹如"方框"。结合颅骨成棉花团状增高影对诊断畸形骨炎有一定价值。

11. 低度硬化型骨髓炎　低度硬化型骨髓炎可引起单个椎体骨质增生，椎间隙狭窄不显著，常见较明显骨唇样骨赘生成。

六、骨质破坏合并椎间隙狭窄单椎体改变

1. 脊柱结核　此病多发青少年，多为血行感染而产生，椎体骨破坏压缩，合并有椎间隙狭窄或消失，常为脊柱结核所致，根据病灶发生的部位：如椎体中心型、边缘型、韧带型及附件型的病理演变不同，其影像学表现亦有所相应的不同。

2. 总观上椎体结核影像学表现有　椎体骨破坏或伴有压缩；椎间隙变窄；显著的椎旁脓肿。病变尚未累及椎间隙者，应仔细和其他单个椎体破坏病变鉴别，有时结核病变仅侵犯椎弓或其他附件，称之附件结核。其影像学表现为：骨质破坏仅涉及椎体的附件，可破坏椎弓根或扩展到肋骨近端，常导致肋横突关节病理脱位。常出现明显的椎旁脓肿，常不出现椎间隙狭窄及椎体变形。故要与转移性肿瘤等鉴别，前者椎旁脓肿较大。

椎骨是属于骨骼系统一部分，几乎所有骨病均可发生在椎骨，各种骨病的特征可在椎骨上表现出来，如外伤、炎症、骨肿瘤及骨肿瘤样病变，营养代谢障碍等疾病都可在椎骨上表现，容易引起椎骨病理压缩，躯干短缩，造成病变椎体骨结构混乱，给诊断带来一定困难。

单个椎体骨受破坏，无压痛，无间隙狭窄，常以肿瘤性病变或肉芽肿为多见。

单个椎体骨破坏压缩合并椎间隙狭窄或消失，常为感染性病变，尤以结核为常见。

单个椎体骨质增生，无椎间隙狭窄，常见成骨型转移肿瘤，有时可以是霍奇金病，骨肉瘤、骨髓瘤、恶性淋巴瘤，偶尔可为畸形性骨炎等。

单个椎体压缩性改变，无椎间隙狭窄，依据是否存在正常骨结构而可初步判断其病变性质。有正常椎间隙和正常骨密度的压缩椎体，常提示外伤性压缩性骨折。

如果该椎体本身已被破坏侵蚀而呈密度减低，骨小梁溶化则为病理性压缩性骨折，提示为转移瘤，原发恶性肿瘤、肉芽肿或良性骨肿瘤等。

椎骨压缩后，骨破坏区的详细结构往往难以分辨，除拍常规正侧位或左右斜位还需使用 CT 扫描以进一步揭示骨破坏情况和椎旁软组织改变，对分析病变性质有帮助，但还需密切结合临床病史、年龄、实验室资料综合分析，甚至依靠活检才能最后得出正确的诊断。

第二节　椎体终板骨软骨炎

详见本书 本卷 第七篇 第四章 第二节 椎体终板骨软骨炎。

第三节　椎体终板退行性变

椎间盘退行性变时脊椎也有变化，如与椎间盘相接触的椎体终板的变化。在脊柱 MRI 图像上，终板退行性变其骨髓变化可分为三个阶段，或称为三型改变：Ⅰ型退行性变为 T_1WI 上终板信号降低，T_2WI 上信号升高，钆对比剂增强扫描时会有强化，这些改变由水肿和/或肉芽组织引起。还可见椎间盘不同程度变薄，提示骨髓水肿和感染。这类退行性病变与脊柱感染的区分较为困难。Ⅱ型退行性变继发于终板脂肪变，T_1WI 信号增高，代表脂肪性退变，T_2WI 为中等信号强度（比 T_1WI 信号低）。Ⅲ型退行性变是终板硬化，从而导致所有 MRI 序列上均呈低信号。可见脊椎滑脱及脊椎前移。

终板的这些改变可以使用动态观察序列性检查将之与其他严重疾病相区分，伴发的椎间盘退行性变或椎间盘突出也有助于鉴别终板退变或脊柱疾病。

另有学者简要归纳椎体终板退行性变骨髓变化 MRI 表现为，Ⅰ型：水肿，T_1WI 信号降低，T_2WI 信号增加；Ⅱ型：脂肪变，T_1WI 上信号增加，T_2WI 上信号也增加，但信号强度低于 T_1WI；Ⅲ型：硬化型改变，

T_1WI、T_2WI 上信号均降低。

第四节 椎小关节与腰背痛

腰背痛在中老年人群中的发病率很高,给社会、卫生保健系统及患者日常生活带来很大的负担,成为当代社会的一个重要医疗问题。腰背痛可以来源于腰椎的任何一部分结构,除常见的椎间盘疝出这类病因外,小关节源性腰背痛也越来越引起大家的重视。

Joel Goldthwait(1911)首次提出,关节突关节可能是腰背痛的一个重要病因, Ghormely(1933)第1次使用了“小关节综合征”这一名词。关节突关节是脊柱中唯一的滑膜关节,随着年龄、慢性损伤、超负荷承重等因素,它也会经历严重的退行性改变,发生骨性关节炎。有研究证明,在慢性腰背痛患者中,小关节源性的占到15%~45%。

影像学研究

X线、CT、MRI都可以显示腰椎椎小关节的结构。正位平片上由于组织重叠,其诊断价值有限;在斜位片上,可以较清楚显示上、下关节突关节面和关节间隙的变化,具有一定诊断意义,但其对早期骨性关节炎的改变不够敏感。CT图像上,椎小关节的骨性结构和周围软组织有很高的对比度,可以更清楚地显示退行性改变。

一些学者对94例椎小关节病的CT表现进行归纳,总结出了5项主要征象:①关节增生肥大及骨赘形成;②关节间隙狭窄或宽窄不等;③关节间隙内真空现象;④关节囊肥厚或钙化;⑤关节不稳。说明CT扫描对椎小关节退变检出具有重要意义。

另有学者收集分析63例腰椎椎小关节退变的CT与临床体征资料,指出诊治椎间盘病变时,应注意椎小关节的退变。

MRI对周围软组织病变诊断优于CT,但是MRI对关节突骨皮质的边界、钙化及软骨的变薄不够敏感。椎小关节渗出、积液在MRI图像上显示清晰,研究表明这种改变与退变性脊柱前滑脱、腰椎节段不稳有一定的相关性。MRI压脂序列可以显示关节突骨髓水肿、渗出、关节周围高信号,而疼痛症状和这些特征表现是密切相关的。

椎小关节滑膜囊肿在CT和MRI上均可清楚显示,以MRI为佳,常见于L_4~L_5水平,它可以突入椎管压迫神经根,产生与椎间盘突出相类似的症状。它的发生机制是:椎小关节发生退变后,关节囊变的薄弱或出现缺损,关节内容物疝出,导致囊肿形成,这种囊肿与邻近的椎小关节腔相通,囊壁内衬滑膜。腱鞘囊肿、黄韧带囊肿也可发生于椎小关节旁,这三者难以鉴别。

核医学检查在椎小关节病变的诊断上也有了新的探索。Carstensen等(2011)在1例病例报告中,成功地运用3D SPECT/CT成像对椎小关节病变进行了准确的诊断和解剖定位, SPECT/CT图像上,退变的椎小关节显示较高的放射性浓聚,与CT图像表现相一致。

在Koh等(2011)的一项研究中,选取了33例可疑有椎小关节病变的病人进行SPECT检查,将病人分为SPECT阳性组(28例)和SPECT阴性组(5例),给予内侧支神经阻滞治疗,结果发现SPECT阳性组的病人的VAS得分要比对照组明显减小。所以SPECT检查对椎小关节疾病较敏感,并可以给治疗提供参考。

Kettler & Wilke(2006)对颈腰椎间盘和椎小关节的分级系统进行了归纳,在12个分级系统中,推荐了2个用于腰椎椎小关节的临床分级。其中1个是Pathria分级系统,利用斜位X线片、CT图像来区别正常和退变的椎小关节,评价标准包括关节间隙、增生、硬化和骨赘4方面。另外一种是Weishaupt分级系统,同时参考CT和MRI图像,评价标准类似于Pathria分级系统,将腰椎椎小关节分为0~3四个级别。

第五节 成人椎小关节退变

腰椎椎小关节，亦称关节突关节，或椎间小关节，虽然此关节运动幅度很小，但系真正的可动关节，是每个椎体之间的动态链接，维持脊柱的稳定与活动，关节突外有韧带附着。

在腰背痛、腿痛的研究中，不少学者指出，腰椎椎小关节病变在病因学中起着非常重要的作用，然而，在临床上却常常被忽略，导致许多误诊误治，值得我们认真对待。

通过几十年的临床实践，深深体会到，应当重视成人椎小关节退变在腰痛、腿痛患者发病机制中的地位。早在20世纪，Ghormley(1933)就将小关节退变伴腰痛及腿痛者命名为小关节面综合征。

1. *腰椎椎小关节退变的病理与CT表现* 腰骶椎先天结构排列异常或椎间盘退变后可导致椎小关节退变，早期病理表现为椎小关节囊滑膜炎，继而关节囊松弛，关节软骨侵蚀，表现为间隙变窄、关节突增大、关节面变形；椎小关节脱位时可出现关节面错位，间隙增宽。这种病理改变导致的脊柱不稳，可使周围组织内气体被挤压进入关节内的空虚处，形成关节内透亮区(关节真空)。后期，关节囊滑膜纤维化、钙化，又限制了关节的活动幅度。

2. *腰腿痛与腰椎椎小关节退变的关系* 腰椎椎小关节退变早期，因关节囊滑膜炎而产生刺激性腰痛，关节突压痛，关节囊松弛后导致关节突活动幅度大，继发关节半脱位，甚至椎体滑移引起腰痛。椎小关节突增生肥大，可引起侧隐窝和椎间孔狭窄；侧隐窝狭窄导致神经根被压迫，表现出下肢放射痛，此时若伴有椎间盘突出或膨出，即会将重点转移至椎间盘，忽视椎小关节的因素，这样，即使手术切除突出的椎间盘，往往肢体症状改善并不理想，误诊导致误治，病人症状仍无改善。

关节突变尖、关节囊钙化、黄韧带肥厚时，尽管椎管前后径无明显缩小，但其有效空间变小，斜径小，致使硬膜囊被挤压变形，产生腰部酸痛及下肢无力感觉。关节突、关节面毛糙不光整，关节间隙变窄，关节囊钙化均可导致椎小关节的可动性更小，脊柱运动时就会激惹椎小关节产生机械性疼痛。关节真空致关节不稳，在腰部运动时，关节突的滑动就会刺激神经根产生症状。螺旋CT扫描可准确地显示腰椎椎小关节的形态结构及异常改变，是其较佳的检查方法。对早期或轻度的退变发现率高，对伴随腰椎间盘膨出，髓核突出，侧隐窝狭窄和退变后导致椎管狭窄，黄韧带肥厚、钙化、关节囊内“真空征”等均可一次性检查，做出评价。因此，当慢性腰腿痛的患者运动后疼痛加重时，需全面综合分析，诊治椎间盘病变时，要注意观察腰椎小关节的异常表现，要结合CT骨窗和软组织窗仔细分析，提高对腰椎小关节退变的诊断率，揭示其与临床表现的相关联系，为临床的诊断和治疗提供更多的信息。

第六节 骨刺和邻近椎小关节的气体

脊柱CT横断扫描时，偶尔在神经孔区见到双侧对称性的骨性隆凸，再作矢状重建图像，可发现它是来自于小关节间部分的骨刺，伸入神经孔，这是正常发育变异，尚未见及报告有症状者。Grogan等(1982)讨论了这个问题。有时此类骨刺源于椎弓根上，只横断图像难以定位，矢状重建有助于定位。Schulz等(1984)报告，在CT横断扫描中，偶尔可见邻近椎小关节处有气体存在。分析这是从真空的椎小关节中逸出的气体，考虑是滑液囊肿内的氮气，此类椎小关节一般均可见到变质性的骨质变化。

第七节 脊柱旁肌群和椎旁软组织影像的诊断陷阱

背侧肌群分为浅、中、深三组。浅组肌群起运动肩胛骨的作用，中组参与呼吸功能，深组肌群主要起伸展脊柱作用。浅组肌群包括斜方肌、竖脊肌、肩胛提肌和大小菱形肌。中组肌群主要是前锯肌。后组为竖脊肌群（从内侧到外侧），由多裂肌、半棘肌和最长肌构成。这些肌肉受颈部、上胸部发出的神经以及副神经的分支支配。其不对称性通常由脊柱侧弯所致，并伴有脂肪浸润。有后外侧胸廓切开手术史者可有单侧竖脊肌萎缩，也可同时伴有前锯肌萎缩。膈肌裂孔疝容易与胸段脊柱前方的囊性或坏死性肿块混淆；下腰椎区疝易与椎旁肿块性病变混淆，椎旁软组织炎性病变易与此区域的肿瘤混淆，结核也可与肿瘤表现相似。

有时颈椎软组织内可有类风湿性关节炎的血管翳组织形成的假肿瘤，这种由反应性炎性组织形成的假肿瘤可伴有慢性脊椎半脱位。

MRI 扫描时，正常的椎旁软组织可误认为肿块，其中一个例子就是显著的腰升静脉，因为此静脉内血流较慢，表现为中等信号强度，类似于软组织。流动敏感的梯度回波序列（GRE）有助于证实流动的血液。

与之相似，一个显著的奇静脉或半奇静脉同样可以与肿块或肿大淋巴结混淆。

X 线平片上，闭合的食管以及椎前的脂肪可与椎前软组织肿块混淆。

在 MRI 图像上，围绕在枢椎齿状突上部的纤维脂肪组织可被误认为是椎前软组织病变。

椎旁软组织可发生脂肪变，其在 T_1WI 上表现为局灶性或弥漫性的高信号。其中的一个原因是截瘫或者慢性失用性脂肪置换所致。椎旁脂肪过多症可见于长期类固醇激素治疗、肾上腺肿瘤和肾上腺增生的病人。

第八节　左腰大肌神经鞘瘤病例

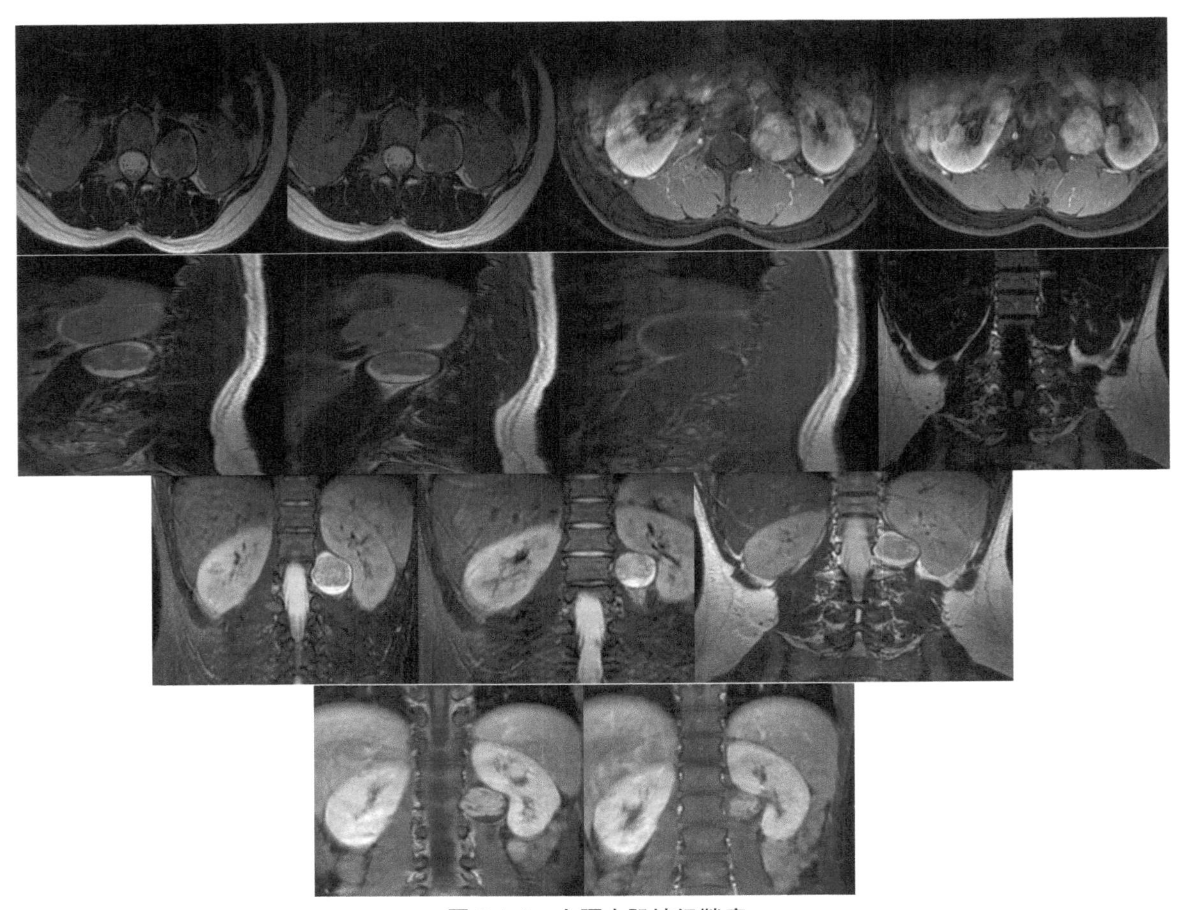

图 8-1-1　左腰大肌神经鞘瘤

患者，女，27岁。因检查发现左腰大肌占位1月余入院。缘于1月前患者因腰酸就诊外院CT检查提示左腰大肌占位。

手术所见：腰大肌内部可见一约5 cm×4 cm×4 cm大小，黄色、质韧软组织肿瘤，包膜完整；将其完整剥离，送病理。

病理检查：结节状肿物一块，4 cm×3.5 cm×2.8 cm，切面灰白，质中，境界较清。病理诊断：左侧腰大肌肿物切除标本：梭形细胞肿瘤，待做免疫组化检测进一步明确诊断。免疫组化检测：阳性：S-100，Vimentin，Nestin，Ki-67（+，约1%）；阴性：EMA，CK（P），Actin，Calponin，SMA，CD117，CD34，NF。免疫组化诊断：左侧腰大肌肿物切除标本：神经鞘瘤。

第九节　手术后的脊柱

1. 手术后改变　脊柱手术后改变包括脊柱前移、椎管狭窄、椎间孔狭窄、蛛网膜炎、感染、出血、神经损伤、硬膜外纤维化、椎间盘突出术后复发以及手术错误。

2. 髓核化学溶解术　利用木瓜凝乳蛋白酶进行髓核化学溶解时，在MRI图像上有特征性的改变，治疗后的椎间盘在T_2WI上信号极低，高度也会减低。治疗后2周内均可见到椎间盘信号降低；大约2年后，又恢复到治疗前的表现，这时已经形成瘢痕。

3. 椎间盘摘除术　椎间盘摘除术后，常见到的是T_1WI椎间盘弥漫性信号降低以及椎间盘后部边缘T_2WI信号增高。术后早期椎间盘手术局部液体积聚，后来被肉芽组织取代，增强扫描可有强化。这有别于术后椎间盘炎，后者在T_2WI上椎间盘信号增高，并且邻近的椎体终板可以强化。与术前的MRI图像比较，和Ⅰ型椎体终板退变有相似之处。至少术后1个月内，椎间盘与术前表现相似；在术后2~6个月，假阳性的表现会减少。术后水肿或/和出血的存在，可表现为椎间盘处明显突出。实际上，椎间盘摘除术后立即做MRI以检查残留椎间盘的存在，其价值是有限的，但作为一个基础资料以便随访时比较则是重要的。

4. 骨髓移植　已行骨髓移植的病人，T_1WI图像上骨髓信号会增高。像其他的分散高信号病灶一样，易与感染及肿瘤混淆。

5. 外科术后永存性假性椎间盘突出的表现　20%的椎间盘突出病人术后短期复查能发现有椎间盘突出的影像学表现，这是因为术后早期肉芽组织反应所致，极似椎间盘突出，事实上是假性椎间盘突出。在10%的病人中，术后强化影像可能显示异常，并且还可以出现类似Ⅱ型椎体终板退变的改变，但实际上病人正常。

6. 术后硬膜外以及脊柱旁软组织的改变　可能有术后假性脊膜膨出，若在手术部位施行了脂肪填塞，则在硬膜外间隙内可见到脂肪积聚，这易与硬膜外血肿中正铁血红蛋白所致的T_1WI高信号混淆。在椎板切除术局部，吸收性明胶海绵或甲基丙烯酸甲酯可以产生信号不均而类似脓肿的信号改变。脊柱旁的肌肉组织在术后也可有异常表现，组织内的空气表现为无信号影，水肿及出血在T_2WI上信号增高，不但术后不久脊柱旁的肌肉MRI平扫可表现异常，而且还可有异常强化。

7.X线脊髓造影术　以往曾做过脊髓造影检查在体内仍有碘苯酯残留的病人，可表现为T_1WI上高信号，这是因为碘苯酯含有脂质成分所致，这易与一些硬膜内病变如脂肪瘤、出血和皮样囊肿混淆。因其内的脂质成分，残存碘苯酯的周围可以出现化学位移伪影，在梯度回波图像上，残留的碘苯酯相对于脑脊液呈低信号，这种表现可与硬膜内外病变混淆，也可与磁敏感性伪影或流动伪影混淆。

8. 椎板间的间隙类似椎板切除术后缺损　CT图像上，偶尔明显可见椎板间的间隙，酷似椎板切除术后的缺损，但黄韧带的清晰可见，及软组织的对称表现皆否定后者。有学者认为间或术后病例黄韧带也表现完整，但手术史却不可否认，而可资鉴别。

9. 术后纤维化　在CT横断扫描图像上，术后纤维化通常表现为软组织包块，其密度增加有时难以察觉，有时可高于鞘囊，而椎间盘碎片密度也可高于鞘囊，故有时难于将术后纤维化与椎间盘碎片分辨开来。术后纤维化常常造成硬膜外脂肪的不清楚，这是本症的特征。有作者认为术后纤维化密度高于鞘囊，但又比椎间盘碎片的密度低，从而可资鉴别，事实上，这在有时极难察知。

第十节 成像伪影

为正确认识脊柱影像,需要全面了解正常脊柱的相关知识。正常脊柱的限定及成像方式与每个病人的特殊性有关,比如正常发育变异在 CT 和 MRI 图像上有各自的特殊表现。此外,这种表现除与所用的 MRI 序列有关外,还与观察的切面位置(如横轴面、重建的矢状面、冠状面或三维重建 CT)有关。另外,尚必须熟悉各种脊柱或成像技术上的特殊伪影。偶尔,影像学上也可能将一良性、静止的结构误为病变。

1. *磁场不均所致的 MRI 伪影* 当读出梯度在磁场中不能产生有秩序的变化时,就会出现伪影。

2. *组织界面* 骨与软组织间的界面可导致局部磁场的变化以及组织共振频率和信号的变化。脊椎骨小梁处可出现磁场敏感性差异,这可引起信号的相位离散,还可以在梯度回波扫描中出现斑点状的低信号。SE 序列 T_1WI 图像中,骨骼的信号比 GRE 序列图像中信号更高,这是因为 SE 序列对磁场的不均匀性更不敏感所致。

3. *不完全性脂肪饱和* 空气 - 脂肪界面可导致磁场的变化,这可引起脂类中的质子有一个共振频率,但这种共振频率与饱和脉冲序列时的共振频率并不一致,因而脂质表现为高信号。

4. *铁磁性伪影* 铁磁性伪影由大的铁磁性物质引起,磁敏感性即一个物质产生的磁场强度与施加的外在磁场产生的磁场强度的比率。大的敏感性物质可引起外磁场中局部静磁场不均匀。这种伪影导致沿着频率编码方向出现空间及信号扭曲,通常表现为周边信号增高的信号缺失区。不锈钢产生的伪影要比钛产生的伪影大得多。在 GRE 图像上铁磁性伪影要比常规 SE 及快速 SE 序列明显,小带宽、大像素、长回波时间、高场强 MRI 时铁磁性伪影更大。在 MRI 检查中,铁磁性物质除了引起伪影外,还会出现危险,如可能的话, MRI 检查时应把它们去除。但是,不少难以去除的金属物有时也会遇到,脊柱固定棒就是常见的问题,其他金属物可以是弹片或下腔静脉滤器。通过 Eddy 电流产生,非铁磁性物体也可引起相似的伪影。在 CT 检查中,金属伪影呈硬线束状。

5. *化学位移* 化学位移是结合在不同化合物上的氢原子核的共振频率存在显著差异所致。化学位移错误登录伪影是由脂肪和水中质子不同的共振频率而引起,导致频率编码方向上水 - 脂肪界面信号强度的假性移位。这将引起 MRI 上脂肪或水的空间采集错误。因为 MRI 系统与水中质子的共振频率一致,脂肪被错误采集。应用小带宽和高场强磁场 MRI 时错误登录伪影更明显,而脂肪抑制技术和小带宽技术联合应用则可减少化学位移伪影。椎间联结处有一个脂肪 - 水交界面,因此,化学位移错误登录可在脊柱矢状面上见到,引起椎体终板到相对椎体终板的信号强度的假性位移。后纵韧带可由于化学位移错误登录伪影而显示模糊,类似于撕裂。改变相位及频率编码轴可避免化学位移伪影。

6. *脂肪诱导的化学位移伪影* 在磁场中,当读出梯度不能产生一个有顺序的变化时就会出现此伪影,这是因为不是所有组织的磁化都均匀一致地以一种方式对比产生反应。由于计算机仅能对射频频率的允许变化进行评估,一些组织将发生空间上的位移。脂肪的常见伪影称之为化学位移或是错误登录伪影。脂质中的质子比水中的质子共振频率低,运动较慢的脂肪中的质子在频率编码方向上被错误采集,而与之相关的水中质子仍在频率编码方向,脂质被水中质子置换形成一个信号缺乏区,而脂质和水质子部分重叠区呈高信号,在高场强 MRI 上这种伪影更为明显。脊柱 MRI 成像时,椎体中的脂肪能引起化学位移伪影。当频率编码为前后方向时,椎间盘的边缘显示正常;但当频率编码为下上方向时,即脊柱化学位移脂肪成像,将可出现下位椎体终板较厚的低信号带,上位椎体终板几乎完全不能显示。

7. *运动伪影* 运动伪影的信号可高可低,运动伪影发生在相位编码方向,并且可导致结构模糊。结构模糊可以发生在任何方向,引起空间信号分散。当一组织结构在相位编码间变化位置时,就会导致模糊。组织结构信号在它运动范围的上方显示,引起边缘清晰度降低。伪影是一种结构噪声,由周期性信号强度或相位移动变化引起,若用一个不断变化的周期性频率,将重复出现这种伪影。伪影可在整幅图像上见到,即在穿过相位编码方向上出现伪影。使用周期性运动的可变脉冲,沿着相位编码轴方向会出现信号错误标记,表现为条纹状伪影。

颈椎的运动伪影通常由吞咽运动引起;胸椎的运动伪影来源于呼吸运动及心脏和主动脉的搏动。运动伪影沿着相位编码轴方向排列,在脊柱部位通常呈前后方向。运动伪影可导致CT重建图像的严重扭曲。在轴面CT图像上,运动伪影也可以产生难以解释的图像。

8. 血管伪影　正常主动脉内为快速搏动的动脉层流血,这种血流的多种鬼影将导致水平方向上的多层面带状伪影,一般认为这与成像中的相位移动有关。使用对比剂后,这种伪影更加明显,但应用上下方向的饱和脉冲可把这种伪影减低到最低程度,因为这种序列可以防止对比剂进一步放大来自血流的血管搏动伪影。

9. 脑脊液搏动伪影　椎管上下方向脑脊液的搏动可以引起平行于相位编码方向上的伪影,类似于血管畸形MRI表现。使用呼吸门控可减少运动伪影,也可使用假门控、屏气以及呼吸抑制方法来减少伪影。此外,尚可在运动着的结构和器官上方叠加预饱和带。近来认为,利用与头尾方向一致的相位编码梯度所获得的MRI矢状面图像可阻止来自于椎管的运动伪影。因脑脊液在椎管中的位置不同,可引起脑脊液信号强度的不同。在椎管狭窄病人,狭窄平面上方自由流动的脑脊液会出现轻度的信号丢失,而狭窄平面下方淤滞的脑脊液会出现脑脊液信号增高。

当对腰椎间盘进行成角成像时,可能出现饱和伪影。当有严重腰椎前凸时,倾斜切面可在腰椎后部部分重叠。这种饱和的结果可引起脊柱旁软组织处的线样低信号,这种伪影甚至可以使椎管内病变漏诊。可使用小倾斜角成像或横断面成像解决这一问题。

流动相关增强效应使流动的液体产生反常增强。由于常规脉冲序列在一个时间间隔内使用多个重复脉冲,组织的纵向磁化不能得到完全恢复,故来自静止自旋质子的最终信号小于纵向磁化能够完全恢复的状况。在成像范围外,流动的自旋质子并未受到射频脉冲的激励,这些充分磁化的质子较静止自旋质子产生更强的信号。运动的质子被饱和,然后由静止充分磁化的自旋质子快速置换。这样流动液体信号较静止组织信号更高。流动相关增强效应引起血流及脑脊液信号增高。流动相关增强效应在短TR、短TE扫描序列上最明显,在这种序列上静止的脑脊液呈低信号。此时,流动相关增强可与脊髓外的病变相似,并可导致脑脊液与脊髓之间的对比减小。为避免反常增强,应在其上方叠加一个预饱和脉冲。

当两种结构或者不同信号的解剖界面被包括在同一体素中时,就会出现部分容积效应,导致这一体素内的信号强度平均化。这种假性信号强度的增加或减少可使病变漏诊或误诊。部分容积效应可出现假肿瘤的表现或导致低对比度结构或病变的遗漏。在层厚和层间距增加时部分容积效应更明显,因此,选择薄层扫描或减小体素扫描均可减少部分容积效应的影响。

部分容积效应若出现在椎体或椎间盘处,可与骨髓置换相混淆,反之亦然。脊柱侧弯也会增加部分容积效应。在CT检查时,部分容积效应可获得相邻的两种不同密度组织的平均密度图像。

10. 继发于记录错误的伪影

(1)黏合伪影:见饱和伪影。射频界面伪影:为电子板的静电导致的伪影。遮蔽伪影:离开线圈的射频磁场快速降低,可引起图像亮度的逐渐下降。射频波的遗漏:从发射装置到接收装置的射频波遗漏(拉链伪影),此种伪影通过图像的中心并平行于相位编码方向。

(2)折叠伪影:即包绕伪影。扫描野外的组织受激励,其组织信号重叠在扫描野内的组织上。包绕伪影在扫描野小于被成像部位大小时才出现,这将引起MRI信号模-数转换过程中出现错误。这种伪影常出现在图像的对侧。当在扫描野外采样时,高频信号将被数字化成相反相位极性的低频信号。在目前的MRI设备上选择小扫描野,并使用上方采集技术能减少这种伪影的发生。折叠伪影出现在选择层面和相位编码方向(二维成像上)以及层面分割方向上(三维成像)。折叠伪影出现在脊柱扫描时,上部脊柱的影像会出现在下部脊柱的图像中。这可能导致脊柱及其邻近组织病变漏诊。增加扫描野和增加相位编码步级可避免折叠伪影。

(3)截断伪影(Gibbs现象):截断伪影出现在高组织对比的界面处,如在椎间连结处以及脑脊液与脊髓界面处。这种伪影表现为中心性高低信号强度不同的条形阴影,自高对比界面两侧的相位编码方向上延伸。增加高对比界面的距离可减小截断伪影。

截断伪影可由于二维傅立叶转换的失败而引

起,此时可以在高对比界面处引起信号强度的改变,常常发生真实信号强度的高估与低估。在颈椎,截断伪影可形成类似脊髓空洞的表现,该伪影是由于高对比脊髓脑脊液界面正负脉冲信号强度总和的结果。T_1WI 上对脊髓中心信号强度的低估和 T_2WI 信号强度的高估导致矢状面上头、尾侧方向脊髓的高信号和低信号。这种假空洞伪影在 T_1WI、T_2WI 上非常像真正的脊髓空洞。

截断伪影可以通过减少像素大小(通过增加相位编码步级的数目或缩小扫描野的方法)来减小,或转换相位和频率编码方向。图像重建前对原始数据滤波或者应用图像重建的交替方法均可减小截断伪影。MRI 检查时有时可见到难以用技术原因解释的少见的高信号伪影。

大扫描野边缘的不完全性脂肪饱和:利用大扫描野扫描脊柱时,扫描野上端脊椎内的脂肪可不被抑制。在这个区域,被饱和的水取代了脂肪,引起脊髓信号丢失。

第十一节　CT 扫描技术欠佳导致误诊

1. *关于扫描层面*　在脊柱与脊髓的 CT 横断扫描中,如扫描层面计划不周,常可漏诊。有的扫描计划只注意椎间盘层面及其上下层面的扫描检查,层面间隔过宽,常导致椎间盘与上下椎间盘之间过大的空隙中,漏掉游离的骨折片及椎管狭窄的显示,造成误诊。

在 CT 横断扫描中,有时出现椎管狭窄测量不可靠的现象,这与扫描层面的选择关系密切。有的机器测量指示器标示椎管前后径低于正常值下限,但并无椎管狭窄的症状,仔细观察可发现鞘囊较小,此时椎管稍小则可不出现症状,如见鞘囊呈球形,硬膜外脂肪清楚显示,则更是如此。相反,有的病人有典型的椎管狭窄症状,但 CT 测量椎管大小如常,认真观察可能见到该层面硬膜外脂肪已不清楚,在其上或下层面多可见中央管与神经成分大小不呈比例,神经根与鞘囊常大于正常,这就解释了临床症状。椎管骨性测量正常,但有神经根与鞘囊不相称的肿大,从而引起临床症状。不了解层面对此的影响,不认识骨结构与软组织异常皆可引起症状,只看骨性测量,则容易导致误诊。

2. *不同窗位对椎管大小测量的影响*　同一病人,同一层面,同一 CT 机横断扫描椎管,在软组织窗位测量椎管常常偏小,而换用骨窗测量,椎管并不狭小。Ullrich 等(1980)著文详细讨论了这方面的情况。

3. *部分容积效应引起的误诊*　在脊柱与脊髓 CT 横断扫描时,椎弓根的部分容积效应可导致出现假性椎间盘影像,仔细观察下一层面的结构常可排除此类误诊。由于部分容积效应,在椎板与小关节连接处层面扫描,有时可见到椎板类似骨赘形成;在椎板边缘层面扫描,椎板有的可伪似黄韧带钙化。认真分析上、下层面的图像,不难认识此类伪影。

4. *活动性伪影*　有学者报告,在脊柱脊髓 CT 检查时,经一侧神经孔进行斜行影像重建时,偶尔可出现活动性伪影。有的表现为一明显的骨刺伸入神经孔,有的表现为骨赘或钙化的椎间盘侵占神经孔,在行影像重建时认识此类伪影至关重要,这直接影响诊断准确率。真正的骨性病变理应在 CT 横断图像上清楚可见,因此,切记不要忘记和忽略观察源图像。

5. *椎小关节的伪影*　在部分 CT 机,偶尔,在腰段脊髓冠状面影像重建时,可见一密度增高区,从两侧凸向脊髓腔,为椎小关节的伪影。关于椎小关节之间的伪影,有作者指出,可见其横过鞘囊,从而使鞘囊前分密度相当增加而超过后份,类似一大的椎间盘突出,值得注意。椎小关节伪影还可使联合神经根在横断 CT 图像上表现密度明显增高,佯似游离的椎间盘碎片。

6. *椎弓骨板不规则*　在 CT 横断扫描脊柱脊髓图像上,椎管周围椎板偶尔可出现不规则的表现,有的靠近椎小关节,考虑为关节囊附着处所致;有的靠近棘突(在胸椎较多见),多为椎板与棘突连接处,均不应误为异常。

7. *扩大的腰升静脉*　有学者发现,在肝脏水平下腔静脉梗阻的患儿,CT 扫描发现两侧椎旁包块,大小对称,增强扫描证实为双侧扩大的腰升静脉。

8. *腰椎硬膜外静脉造影时静脉不恒定显影*　在腰椎硬膜外静脉造影中,常可见硬膜外静脉的假性闭塞,一些学者报告其发生率可高达 30%,而给硬膜外静脉造影诊断设下危险的陷阱。以前未显影的静脉随后显现，或以往显影的静脉在进一步反复检查时未再显示，皆称假性闭塞。对硬膜外静脉造影的观察不宜过于简化，因为造影当时的静脉血液动力学常不可预知，加之静脉的发育变异，常使导管插入困难；并且，质量优良的静脉造影片，有时要正确解释、辨别是否异常，也常难令人满意。不同的作者已报告经股腰部硬膜外静脉造影在发现腰椎间盘疝的正确性为86%~97%，假阳性为0%~4%。有作者指出，腰部硬膜外静脉造影和脊髓造影是相互依赖的两种方法，由于脊髓造影用途广泛，宜将之作为评价怀疑椎间盘疾病的初期影像检查方法。脊髓造影时加以CT检查，所得信息更多，已为不少作者推荐用于临床。

9. 骨盆　髋部的髂腰肌囊可因继发于滑膜炎或滑囊炎而产生积液肿胀，它可向上延伸进入盆腔呈现为一可触及的肿块。Hantman等（1982）报告1例超声在骨盆前部发现一囊性肿块，从膀胱一直伸延到骨盆侧壁。临床怀疑为继发于类风湿性关节炎引起的滑膜囊肿，用关节造影进一步研究，才发现是髂腰肌囊肿大。这是骨盆超声检查囊性肿块的一少见原因，如不注意，势必导致误诊。

第二章 颈椎疾病

第一节 关于颈椎间盘退变

正常椎间盘主要由中央的髓核、外周层状的纤维环及上下软骨终板组成,无血管及神经,营养成分主要通过扩散获取。髓核主要含有大量的软骨样细胞、Ⅱ型胶原纤维(无定形排列,相对各向同性)、高的蛋白聚糖(强的亲水性)及大量水分。纤维环主要含有成纤维细胞样细胞、Ⅰ型胶原纤维(同心圆排列)、低的蛋白聚糖及少量水分。

正常颈椎间盘结构具有一定的弹性和抗压能力,维持椎间盘的高度和头颈部的正常活动。随着年龄的增长,椎间盘逐渐发生不可逆退变,如生活习惯、肥胖、吸烟及职业等因素加速其退变的进程。椎间盘退变时髓核的Ⅱ型胶原纤维减少,蛋白聚糖减少,水分减少,而Ⅰ型胶原纤维增加,从而引起椎间盘信号、结构及形态的改变。

目前,针对颈椎间盘退变的分级国内外尚无统一标准。颈椎间盘 Miyazaki 分级标准是 Miyazaki 等(2008)综合 MR 矢状位 T_2WI 上椎间盘髓核的信号、结构、纤维环与髓核的分界及椎间盘高度 4 个方面提出的颈椎间盘退变分级标准,其级别越高表示椎间盘退变程度越重。该分级标准在研究者内及研究者间的一致性较好,是目前应用于颈椎间盘退变分级可靠性较高的 MRI 分级方法。

Christe 等(2005)通过分析骨赘形成、椎间盘高度、椎间盘脱垂、纤维环撕裂等对椎间盘退变进行评分,但其研究发现 MRI 对纤维环的撕裂诊断并不准确,其与显微镜下椎间盘组织病理学改变有一定差距。

Kolstad 等(2005)将 MRI 上髓核信号、椎间盘脱垂及邻近椎体的骨髓信号 3 个指标组成 A-L 的椎间盘退变分级系统,但该评分系统相对复杂。

另外,临床上亦有部分学者使用腰椎 Firrman 分级来评价颈椎间盘退变程度,但尚无相关研究评价其稳定性及诊断效能。因此一项研究选择 Miyazaki 分级标准评价颈椎间盘退变相对可靠、易行。

Miyazaki 分级是基于常规 MRI 图像评估椎间盘退变程度,对于分析椎间盘退变的分子生物学改变具有一定的局限性。DTI 成像能够显示微观水平上水分子的扩散速率及方向,在定量评估椎间盘退变具有一定的优势。ADC 值表示水分子的扩散速率,FA 值则表示水分子扩散的各向异性分数。椎间盘髓核由于含有大量的水分,其 ADC 值较高;大量Ⅱ型胶原纤维不定性排列,相对各向同性, FA 值较低。当其发生退变时,Ⅱ型胶原纤维减少,蛋白聚糖减少,水分含量减少,ADC 值下降,FA 值升高。

目前, DWI 已被许多学者应用于腰椎间盘退变的定量研究,而颈椎 DWI 由于受周围磁化率不均、脑脊液搏动、呼吸吞咽运动等因素的干扰,图像质量受到一定的影响。

近年来,随着 MRI 技术的不断优化,颈椎 DWI 的研究逐渐增多,使得应用 ADC 值、FA 值定量评估颈椎间盘的退变程度成为可能。

该项研究结果显示不同颈椎间盘 Miyazaki 分级的 ADC 值、FA 值差异有统计学意义,且随着退变程度的加重, Miyazaki 分级越高, ADC 值降低, FA 值升高。该项研究结果与文献报道的腰椎间盘退变与 DWI 研究结果类似。该项研究颈椎间盘扩散值的改变与其退变的分子生物学改变相对应,颈椎间盘退变越重,Ⅱ型胶原纤维含量越少,蛋白聚糖减少,水分子含量越少,ADC 值下降,FA 值升高。

除Ⅱ级与Ⅲ级椎间盘外,其他各级椎间盘两两之间 ADC 值、FA 值差异均有统计学意义,说明Ⅱ级与Ⅲ级椎间盘 ADC 值、FA 值具有一定的重叠。这可能与早期椎间盘退变时Ⅱ型胶原纤维发生短暂补偿性产生增加相关，说明ADC值、FA值能够反映椎间盘Ⅱ型胶原纤维及水分的含量，在一定程度上定量评估颈椎间盘的退变程度。

ADC值、FA值作为DTI的两个量化指标，两者具有非常密切的负相关关系。在判断正常与退变椎间盘时，ADC值的ROC曲线下面积较FA值大，敏感性及特异性比FA值高，说明ADC值在判断正常与退变颈椎间盘的诊断价值要比FA值高。

在不同形态的颈椎间盘ADC值、FA值的比较中发现突出颈椎间盘比无膨出/突出的ADC值降低，FA值升高，但无膨出/突出与膨出、膨出与突出之间的ADC值、FA值变化差异无统计学意义。

这与Niu等（2011）在腰椎间盘扩散研究结果（膨出比无膨出/突出、突出比无膨出/突出的腰椎间盘ADC值低，而膨出与突出的腰椎间盘ADC值无差异）部分类似，说明突出椎间盘退变程度相对较重。

另外，研究显示膨出、突出的颈椎间盘与无膨出/突出的颈椎间盘的ADC值、FA值存在部分重叠，说明膨出、突出的颈椎间盘并不代表其椎间盘的退变程度一定很重。

ADC值、FA值反映的是椎间盘分子生物学的改变，特别是椎间盘水平含量的变化及内部微结构的改变，而膨出、突出是椎间盘形态学上的改变。ADC值、FA值能够定量判断膨出、突出的颈椎间盘的退变程度，这为临床上对于膨出、突出的颈椎间盘治疗方法的选择有一定的提示作用。

在该项研究中，由于Miyazaki分级Ⅴ级椎间盘只有1个，组内样本量太少，未能列入统计学分析，因此无法获得Ⅴ级退变椎间盘的ADC值、FA值的变化特点，这是该项研究的局限之处，但同时也说明颈椎间盘塌陷的发生率相对较低，这有望在下一步的研究中通过扩大样本量做进一步分析。

该项研究结果显示随着颈椎间盘退变程度的加重，ADC值降低，FA值升高。不同退变分级椎间盘的ADC值、FA值的变化能够反映其退变发生的分子生物学改变，从而定量评估椎间盘退变程度，且ADC值较FA值诊断价值高。

第二节　MRI扩散张量成像与脊髓型“颈椎病”

脊髓型“颈椎病”是常见病和多发病，多见于中老年人，但近年来表现出年轻化的趋势。根据脊髓型“颈椎病”的发病过程与自然史的研究，70%~80%的患者具有进行性加重的特点。因此，早期准确诊断颈髓损伤及损伤程度，对于脊髓型“颈椎病”患者的治疗和预后具有重要意义。常规MRI检查主要依据颈髓形态及信号改变做出诊断，对轻度颈髓变性及细微结构、功能的改变无法评价，且不能进行定量分析，常常低估颈髓损伤的程度。

MRI扩散张量成像（DTI）作为一种定量分析技术，目前主要用于脑部疾病的研究。由于颈髓体积小，加之周围脑脊液波动、血管搏动、呼吸及吞咽动作等造成的运动伪影、周围骨质的磁敏感伪影，限制了DTI在颈髓的研究及临床应用。一项研究利用3.0 T磁共振扫描仪探讨脊髓型“颈椎病”患者颈髓的各向异性及扩散特征。

DTI是依赖水分子的布朗运动来反映生物体的细微结构信息，定量评价细微结构的内源性特征。DTT是目前唯一能显示活体纤维束结构的成像技术。

DTI的参数较多，其中应用最多的是ADC、FA、λ_1、λ_2、λ_3值。ADC值反映水分子在各个方向上的平均扩散能力，不受各向异性的影响，反映分子的整体扩散能力和扩散阻力的整体情况；ADC值越大，说明水分子的整体扩散能力越强；反之，则越弱。

FA值是扩散张量的各向异性成分与整个扩散张量的比值，反映白质纤维束对水分子扩散的限制以及髓鞘化程度。FA值无量纲，取值范围在0~1之间。当FA值趋近于1时，各向异性最大，趋近于0时，各向同性最大；FA值可以较好地反映水分子扩散的各向异性。

一项研究结果显示正常成人同一层面颈髓的扩散及各向异性特点无显著性别差异。$C_{2/3}$~$C_{5/6}$椎间盘层面颈髓各参数值差异无统计学意义，说明所研究颈髓内分子的扩散能力及扩散各向异性基本相同。3个年龄组间颈髓各参数值差异无统计学意义，说明颈髓的扩散及各向异性特点无显著年龄差异。λ_1值与λ_2、λ_3值有统计学差异，λ_2、λ_3值无统计学差异，$\lambda_1>\lambda_2+\lambda_3$，说明分子沿颈髓长轴($\lambda_1$ 方向)的扩散强度明显大于沿前后径和左右径(λ_2、λ_3 方向)的扩散强度，而后两者的扩散强度基本相同，表明颈髓的各向异性很强，呈沿长轴方向的圆柱状扩散。DTT 显示颈髓呈上下方向均匀一致的红色。

文献报道 ADC 值为(0.87~2.26)$\times 10^{-3}$ mm^2/s，FA 值为 0.61~0.83，而关于 λ_1、λ_2、λ_3 值鲜有报道。该项研究测得正常颈髓 ADC、FA 值介于文献报道的正常值范围内。

对照组与 A 组间各参数值差异无统计学意义，提示单纯硬膜囊受压时相应层面颈髓神经细胞膜和髓鞘结构保持完整，微结构没有破坏，水分子扩散强度和各向异性无显著改变。

对照组与 B 组间各参数值差异有统计学意义，B 组的 ADC、λ_2、λ_3 值大于对照组，FA、λ_1 值小于对照组；各参数图示受压颈髓内均可见异常信号，而 B 组颈髓 T_2WI 信号无异常，表明 DTI 能发现常规 MRI 所发现不了的颈髓早期轻度的损伤改变。

对照组与 C 组间各参数值差异有统计学意义，C 组的 ADC、λ_2、λ_3 值大于对照组，FA、λ_1 值小于对照组，C 组颈髓内均可见 T_2WI 高信号，各参数图示颈髓内均可见明显异常信号，说明 C 组受压部位颈髓内水分子的扩散强度和各向异性均较对照组发生了显著改变。

任意两实验组间各参数值差异有统计学意义，且从 A 组到 C 组，ADC、λ_2、λ_3 值呈升高趋势，FA、λ_1 值呈降低趋势，提示随着颈髓损伤程度的加重，髓鞘崩解增多、轴浆外流加重、细胞外间隙增加明显，水分子的整体扩散能力增强，局部各向异性降低，各向同性增加，从而导致 ADC、λ_2、λ_3 值升高，FA、λ_1 值降低。因此认为 ADC、FA、λ_1、λ_2、λ_3 值改变的程度可以反映脊髓损伤的程度。

纤维束成像清晰、直观地显示了各实验组颈髓纤维束受压损伤情况，表现为不同程度的弧形压迹、变形、移位、纤维稀疏，部分可见纤维束中断征象。

总之，DTI 作为一种定量分析技术，也是目前唯一可以无创性清晰、直观显示白质纤维束的方法，是一种可对白质纤维组织进行定量评价的独特方法，有助于进一步了解神经系统纤维构成、连接情况。相信随着 MRI 软硬件的不断发展，颈髓 DTI 技术将会得到广泛应用。

第三节　脊髓型“颈椎病”

由于颈椎结构的退变而引起对脊髓和 / 或支配脊髓血管的压迫、导致不同程度的脊髓功能障碍称之为脊髓型“颈椎病”。脊髓型“颈椎病”是中年以上脊髓功能障碍最常见的原因，颈椎椎间盘的退行性变为脊髓型“颈椎病”基本病理基础。随着退变的进展，椎体后缘骨赘形成、椎间的连接结构(椎间盘、后纵韧带、黄韧带、钩椎关节等)在长期异常应力作用下变性和增生均可突入椎管，使脊髓周围的有效空间减小、血供受阻。椎管退变内容物除对颈髓产生直接压迫外，通过压迫脊髓前动脉或沟动脉使脊髓缺血缺氧而受损是产生脊髓型“颈椎病”重要的因素。对脊髓型“颈椎病”大量自然史的追踪研究表明，本病总体是呈进行性加重的退行性疾病。Clark(1988)报道 120 例，认为本病一旦出现脊髓功能障碍则就不可能完全恢复正常，尤其是运动障碍是永久性的并随时间的延长而加重；有学者分析 188 例脊髓型“颈椎病”，其中 82% 由于病程较长，即使彻底减压脊髓功能也多呈不可逆性损害，手术疗效差，所以脊髓型“颈椎病”的早期诊断和早期治疗显得尤为重要。

颈椎管内退变结构的动态性致压作用：通过改变头颈部体位而检出的动态 Hoffmann 阳性体征是临床早期诊断脊髓型“颈椎病”的重要指标，此乃说明颈椎管内诸退变结构在动态状态下可较静态更早期地发生对脊髓神经根的压迫作用。

1. 骨性椎管　临床证实发育性颈椎管狭窄是引发脊髓型“颈椎病”的原因和基础之一，故骨性椎管矢状面的大小是以往评判脊髓型“颈椎病”主要的影像学和临床指标(一般认为颈椎管的正常下限则应是 11 mm 左右)；之后的学者发现椎管与椎体矢径的比值(Pavlov 比值，正常为 1 左右)是判断颈椎管大小更可靠准确的指标，Pavlov 等(1987)认为如比值在 0.80~0.85，则脊髓型“颈椎病”发生可能性增大，如果在 0.50~0.75，则脊髓型“颈椎病”必然发生。

正常颈椎管矢径在伸屈运动时会有变化，前屈位最大，自然位次之，后伸位最小。一组病例未测量骨性椎管的大小，但活体动态 MRI 显示，前屈位时随着前屈弧度的加大，椎管前壁的增生骨赘、椎体滑脱等可形成对脊髓较自然位明显加重的压迫征象；此外，该组病例观察到如伴有颈段脊柱生理弧度异常，尤其是形成反弓者在前屈位时更易形成椎管狭小和脊髓压迫。后伸位时增生骨赘或滑脱椎体，同样可对脊髓形成较自然位明显的压迫作用。该组病例显示，椎管的后壁结构除黄韧带因素外，椎小关节的增生和滑移也可在后伸运动时产生前压作用。

2. 硬膜囊　上述骨性椎管矢径大小仅有相对的临床意义，对脊髓而言，更重要的是它的代偿空间硬膜囊的大小。活体 MRI 观察硬膜囊前和囊后间隙的大小在 T_2WI 矢状面较为直观。正常人伸屈运动时，硬膜囊的矢径在前屈时大于自然位，自然位又大于后伸位，这种变化在动态 MRI 中得到证实，且以 $C_{5\sim6}$、$C_{6\sim7}$、和 $C_{4\sim5}$ 最为明显。而对于“颈椎病”患者，该组病例提示硬膜囊前间隙在前屈和后伸时都较中位（自然位）狭小，而囊后间隙主要在后伸位时变小。近年来也有学者研究测定椎管横断面积（CSAC）和硬膜囊横截面积（CSADS）及其动态变化，研究指出各层面的椎管横断面积，前屈位均较伸展位增大，而过伸位椎管横断面积可缩小 11%~16%。

3. 椎间盘　颈椎的退变常较早地发生于椎间盘，通常在脊髓型“颈椎病”患者椎间盘突出是脊髓受压的主要原因。退变椎间盘在伸或屈活动时，均可较自然位突出程度加重；该组前屈位和后伸位时椎间盘突出较自然位加重者，分别达 51.78%（29/56）和 28.37%（16/56），这主要是因为前屈运动时，髓核内压有明显的增高，椎间间隙内压应力加大，髓核易向后推移；而后伸位时变性的纤维环松弛，使纤维环和髓核也易向后突出。但该组病例观察到椎间盘在伸屈时突出加重的程度并不很明显，突出椎间盘主要是与增生骨赘、后纵韧带等结构在间隙平面混合形成较自然位更明显的脊髓前压作用（被称之为“动态叠加作用”）。

4. 黄韧带　黄韧带是体内弹性纤维比例最高的结构（高达 80% 左右），正常人由于特殊的预张力作用，黄韧带在前屈拉长、后伸回缩时不至于皱折凸入椎管。“颈椎病”患者由于黄韧带退变增厚，弹性明显减低，在过伸位时不易缩短而发生折曲，从后部突入椎管而压迫脊髓神经根。黄韧带这种动态的后伸致压作用在该组病例中得到了很好的证实和显示，同时发现后部黄韧带的折凸如与脊髓前方的椎间盘突出等致压因素可共同构成对脊髓前后方的“钳压作用”，而这往往对脊髓型“颈椎病”患者脊髓形成的最严重的压迫作用，该组 8 例 T_2WI 出现髓内高信号提示脊髓受压变性的都是出现在脊髓前后方有钳压作用的平面。

5. 后纵韧带　“颈椎病”患者合并颈椎后纵韧带骨化症（OPLL）临床并不少见，而颈椎后纵韧带骨化症最严重的结果正是导致脊髓病。有作者报道 45 例颈椎后纵韧带骨化症中 7 例（15.6%）脊髓损害且均症状较重。该组 60 例“颈椎病”中 21 例（35%）出现后纵韧带增厚。动态 MRI 显示，连续分节型颈椎后纵韧带骨化症者，可构成非椎管连接平面脊髓前方的主要致压因素，且与增生骨赘类似，它对脊髓的动态压迫损害主要体现在前屈位时。

6. 椎体不稳　脊髓型“颈椎病”的脊髓压迫损伤机制中，退行性变引起的椎间关节不稳、椎体滑脱，近来越来越被学者所重视，更有学者提出“压迫”和“不稳定”是脊髓型“颈椎病”的 2 个不可缺少的因素。活体 MR 动态扫描较 X 线侧位片的优势，在于它可观察动态性椎体滑移以及由此而形成的动态性脊髓压迫（一般认为椎间水平的动态位移达到 2.5 mm 即可导致脊髓致压改变）。有学者注意到不同病例前屈和后伸位都可加重滑脱的程度，而在加重滑脱的相反体位上往往则可减轻甚可消除椎体的滑移，这在该组的 7 例前屈位时出现颈脊柱生理弧度曲线折断者中体现明显，这种动态性曲线折断也是椎体不稳的重要 MRI 表现征象。发现颈椎椎体不稳、滑脱导致的脊髓致压征象作者认为是 MRI 早期诊断脊髓型“颈椎病”的指标之一。

7. 脊髓的动态性受压损伤　观察正常人颈椎伸屈运动时，脊髓自身的形态大小也会有所改变（脊髓长度在屈曲时将伸长，后伸时将缩短，同时脊髓的横截面也会随之变化，前屈拉长变细，后伸折叠变粗），但因变化幅度较小且有硬膜囊的缓冲间隙而影响不大，同时脊髓也不会因椎管生理性动态矢径的改变而受压。脊髓型“颈椎病”的发生则是“颈椎病”患者椎管内前述诸退变结构长期对脊髓形成慢性脊髓损伤的结果。

（1）前屈运动：随着脊柱弧度的加大，椎体后缘增生骨赘、退变突出的椎间盘组织和增厚骨化的后纵韧带（它们常常又可形成混合性突出物）等将进一步向椎管内后凸。一方面可直接压迫脊髓（“前压效应”);另一方面脊髓受两侧齿状韧带和神经根袖的固定作用,而阻挡脊髓受压后移,这种侧方固定的作用产生“锚固效应”而使脊髓两侧牵引力异常增高,加大脊髓的损伤,影响脊髓的血供(提供65%~70%血供的脊髓前动脉恰位于脊髓正中矢状位,易受前方压迫缺血,故脊髓型“颈椎病”患者多表现为各种形式的前脊髓综合征)。

(2)后伸运动:后伸运动时椎管矢径变小,横截面积减少(可达11%~16%),但相应平面脊髓面积可增加9%~17%,在有效空间已变小的椎管内,突出的椎间盘组织、骨赘和肥厚的后纵韧带从前方,而增厚皱折前凸的黄韧带从后方,共同形成对脊髓前、后方的致压作用(“钳夹效应”)。反复伸屈运动的这些机械性损伤都将引起脊髓微血管的损坏,刺激软脊膜交感神经引起供血血管的痉挛栓塞,使脊髓发生缺血缺氧,导致和加重脊髓的不可逆损伤。

8.*MRI动态扫描* 实际工作中临床和影像学检查对脊髓型“颈椎病”的判断往往会出现不一致的现象。通过对该组病例动态分析,体会到这正是由于传统的MR静态扫描仅仅静态地显示了退变结构的形态而忽略了它们的动力学压迫,即对动态致病作用的揭示,通过动态成像揭示出退变结构在静态下没有显示出的对脊髓的压迫作用,也正是该项研究颈椎MR运动扫描对脊髓型“颈椎病”早期诊断的意义和作用。

脊髓损伤的产生不仅仅取决于椎管大小和椎间盘突出的程度等,动态MRI显示已发生退行性改变的某些结构,只有在动态状态下才产生对脊髓有致病意义的压迫作用,并引起相应的临床症状;而某些静态显示轻微的退变结构,在动态的状况下将会对脊髓产生主要的致压损害作用,且在动态时还会产生相互叠加效果的致压损害作用。

MR动态扫描对脊髓型“颈椎病”的临床治疗方案制定和手术途径的选择,也将起到很大的帮助。脊髓型“颈椎病”动态MR扫描对致病作用的揭示,也可使医生可以帮助和指导患者纠正不良姿势(如长期低头伏案工作),改变他们不利的工作和生活习惯,从而起到减轻症状,延续病程(减缓致病因素对脊髓的压迫)的作用。

由于颈椎是3轴6自由度的联合运动结构,并受到重力的影响,该组仅讨论了颈椎在矢状前后位单轴方向的运动改变,今后将进一步研究颈椎在旋转状态和头颈部加压状态下的MRI动态变化。

第四节 “颈椎病”的CTA

1. *发病机制* “颈椎病”的发病机制并不十分清楚。颈椎位于较为固定的胸椎和有一定重量的头颅之间,活动度大,容易产生劳损。一般认为,“颈椎病”的发病是多种因素共同作用的结果。按目前的了解,“颈椎病”发病机制有如下几种。

(1)机械性压迫学说:分为静态压迫和动态压迫两种因素。从静态性压迫因素方面来看,椎间盘变性从20岁就可能开始,30岁以后出现颈椎间盘退行性改变,随着其累积性损伤,可使其退变加重致使椎间盘的纤维环变性、肿胀、断裂,使裂隙形成,导致椎间盘膨出或突出,纤维环的耐牵伸等能力下降,椎间隙变窄,椎体间产生异常活动使椎体上、下缘韧带附着处产生牵拉性骨赘,这些骨赘和突出的椎间盘突入椎管压迫脊髓或神经根,产生相应症状。

(2)颈椎不稳定:如上所述,颈椎退行性变造成颈椎节段间不稳,颈椎屈、伸活动时,脊髓在椎体后缘骨赘上反复摩擦,脊髓微小创伤的积累导致脊髓病理损害。另外,颈椎退行性变导致的不稳定,椎间关节的活动度增加可引起脊髓侧方动脉及其分支的痉挛,也刺激颈椎交感神经反射性引起动脉痉挛,导致脊髓局部供血差。

(3)椎动脉病变:①钩椎关节增生和肥大的关节突关节直接压迫椎动脉造成椎动脉的扭曲、狭窄等改变;②颈椎失稳刺激椎动脉周围交感神经而引起椎基动脉及其分支的挛缩;③颈椎横突孔骨性狭窄或先天发育纤细;④椎动脉本身的退变硬化所产生的自身原发性病变。

2. *影像学研究* 目前对“颈椎病”的影像检查方法有X线平片、CT、磁共振等。X线平片仅仅能观察椎体序列、曲度以及椎间隙、椎体骨性结构的变化以及韧带钙化。磁共振能观察椎间盘、神经根、脊髓、韧带的变化,但对骨性结构的细微改变不如CT;单纯的颈部磁共振MRA对椎动脉显示尚可,对颈椎骨性结构、椎间盘、神经根、脊髓、韧带欠佳。

一项研究经过对60例“颈椎病”患者的颈部CTA图像分析，一方面从“颈椎骨性结构、椎间盘、软组织”的病变征象，可以得出有利于诊断“神经根型颈椎病”、“脊髓型颈椎病”的影像依据；该组有20例符合“神经根型颈椎病”，与临床诊断符合率100%；有19例符合“脊髓型颈椎病”，与临床诊断符合率为95%。另外观察“椎动脉、颈椎钩突关节、横突孔压迫椎动脉”的病变征象，可以得出有利于诊断“椎动脉型颈椎病”的影像依据；该组有16例符合“椎动脉型颈椎病”，与临床诊断符合率为80%。

经过观察分析认为，颈部CTA检查可以从椎动脉病变、颈椎骨性和软组织病变几方面寻找异常征象，这几方面的异常征象都是引起“颈椎病”的因素，也就是说一次颈部CTA检查可以同时获得“神经根型颈椎病、脊髓型颈椎病、椎动脉型颈椎病”的诊断信息，能为“颈椎病”的诊断提供有力的影像学依据。

既往对颈部CTA的关注多局限在颈部血管病变，忽视了骨性结构、椎间盘、神经根、脊髓以及邻近软组织的影像变化。其实影像学发展至今，CT检查已经不再是仅仅能观察某种疾病的单一器官异常征象，还很有可能在为这一疾病做检查时观察到更多的关于这一疾病的相关结构的异常征象，原因是CT扫描范围宽；比如颈部CTA，它不仅提供了颈部血管的征象，也把血管周围骨性结构、颈椎序列曲度、椎间盘、脊髓、神经根、邻近软组织纳入扫描范围内，所有这些结构的异常改变，都有可能引起“颈椎病”。

不少学者呼吁，在给患者观察颈部CTA图像时，也应同时观察颈椎骨性结构、椎间盘、脊髓、神经根和周围软组织的异常征象，及时为患者做出准确、全面的诊断，力争缩短患者就诊的时间，避免耽误病情。

第五节　颈椎动态影像学检查

所谓“颈椎病”，属于常见病，是颈椎间盘退变致失稳及继发骨关节增生肥大，引起相应临床症状的一组疾病。不少研究显示在无症状人群中颈椎间盘组织的退变程度与年龄呈正相关，但椎间盘后突出造成脊髓受压有时不一定出现临床症状，因此“颈椎病”与颈椎失稳间的关系已经越来越受到研究者们的重视。

颈椎稳定性的丧失可加重“颈椎病”的临床症状和体征，作为颈椎最小运动单位即脊椎功能单位包括相邻椎体、椎间盘和韧带，这些组织的退变（椎间盘退变、椎体骨赘形成及韧带肥厚）是脊髓致压的主要因素。此处讨论动态影像学检查，特别是动态MRI的临床应用，以便更好地理解颈椎功能单位稳定性与所谓“颈椎病”间的内在联系，有助于临床医师合理解释病人的症状和体征，并制定合理的治疗方案。

1. 颈椎稳定性的判定标准　传统上采用White测量法，在X线侧位片上于被测相邻两椎体的下缘各做一条水平直线，两直线相交成角即椎体角度位移；被测椎体后缘相对其下一椎体的水平移位距离即椎体水平位移，椎间水平位移大于3.5 mm，角位移相对于邻近椎间角位移大于11°被认为颈椎失稳。White等（1987）对椎间功能单位角位移测量修正为相邻上方椎体上终板面与下方椎体下终板面的成角即Cobb角，反映维持脊椎基本单位稳定性；以颈$_{2\sim7}$Cobb角反映下段颈椎的整体排列。无论脊椎功能单位还是颈$_{2\sim7}$的Cobb角，其评价指标为Cobb角<0°为前凸，0°≤Cobb角<5°为曲度变直，Cobb角≥5°为后凸，没有确定Cobb角的正常值范围，仅仅反映不同研究者报道的各组病例的脊椎功能单位或颈椎整体活动度的变化，与对照组间是否存在统计学意义，研究认为角位移指标评价颈椎稳定性更有价值，目前已被广泛应用于评价颈椎整体活动度及颈椎功能单位活动度。

2. 常规动态计算机X线摄影（CR）检查　目前多种影像学检查，如X线平片、CT、CT椎管成像（CTM）、MRI等已广泛应用于所谓“颈椎病”的诊断，而动态影像观察的是，颈椎功能位（矢状屈-伸位）活动范围的极限，或接近极限时影像改变，对全面分析颈椎功能状态、判定产生“颈椎病”症状的病变责任节段，以及指导临床治疗重要的应用价值。

Wang等（2006）应用颈椎动态X线片与颈椎MRI横向研究发现，伴有严重椎间盘退变的“颈椎病”者其椎间盘退变出现在颈$_{4/5}$、颈$_{5/6}$及颈$_{6/7}$水平,同时合并椎体缘及钩椎关节的增生,其中71.4%出现节段性不稳;而在不伴有严重椎间盘退变的病人中22.7%出现节段性不稳,两者间差异具有统计学意义;但两组病例中颈椎整体活动度分别为41.3°±10.83°和44.7°±10.18°,两者间差异无统计学意义。由于X线检查方便、经济,故在临床最为常用,特别是CR的广泛应用不仅提高了影像质量,其多种图像后处理功能为临床进行有效、精确的测量分析及随诊提供了帮助。虽然White指标被广泛应用,但有研究发现该指标在所谓"颈椎病"病人与无症状者间有部分重叠,因此建议将过伸、过屈位角位移之和与滑移之和作为诊断标准,提出正常组颈$_{2/3}$、颈$_{3/4}$、颈$_{4/5}$、颈$_{5/6}$水平的角位移之和及滑移之和的"95%数值范围"分别为<15.95°、<18.11°、<19.04°、<20.03°和<3.25 mm、<2.73 mm、<3.09 mm、<1.89 mm。由于个体差异、摄片放大率不同等因素的干扰,测量误差仍不可避免。

3. *动态MRI检查* 动态X线片只能观察到椎体间相对异常位移,不能观察到这种位移所造成的脊髓受压程度及对神经根的影响,判定椎间盘、后纵韧带及黄韧带退变造成的脊髓压迫情况亦是盲区。动力位MRI作为无电离辐射、无创性的检查技术,在显示颈椎的稳定性及椎间盘的形态结构改变、脊髓受压及损伤程度等方面具有显著的优势,特别适用于定量研究脊椎稳定性与椎间盘退变间的关系。

4. *检查方法* 仰卧位或坐位检查,采用MRI专用颈部运动支架,但因设备的限制而少有应用。目前动态MRI检查多采用仰卧位,通过增减后枕部高度的方法调节颈部屈-伸角度。首先在头下垫专用垫枕,使颈屈曲,其下颌尽量达胸骨,行过屈位T_2WI扫描;然后在肩下垫专用垫枕,使颈尽量后伸,行过伸位T_2WI扫描。

5. *椎间盘退变分级方法* 颈椎退变最早发生于椎间盘,椎间盘组织早期退变可引起脊椎功能单位失稳,出现一系列的临床症状和体征。目前认为引起椎间盘退变的主要原因是机械损伤、营养障碍及遗传学影响,机械性负重致椎间盘退变取决于强度、频率及持续时间,椎间盘退变后由于椎间盘内蛋白聚糖及水分的丢失而在T_2WI上显示信号减低,椎间盘退变的比例随年龄增长而增加。

6. *在T2WI上椎间盘退行性变被分为5级* Ⅰ级,髓核一致性高信号,信号均匀;Ⅱ级,髓核高信号,信号不均,中心出现水平带状低信号影,Ⅰ级与Ⅱ级均示髓核与纤维环界限清晰,椎间盘高度正常;Ⅲ级,髓核呈中等信号,灰色或黑色,髓核与纤维环界限不清,椎间盘高度正常或降低;Ⅳ级和Ⅴ级髓核均呈低信号,髓核信号不均匀呈灰黑信号,髓核与纤维环的界限消失,Ⅳ级椎间盘高度减低亦可正常,但Ⅴ级椎间盘塌陷。

Morishita等(2008)将中立位颈椎矢状T_2WI的椎间盘信号改变分为3级:Ⅰ级,椎间盘信号、高度正常,无椎间盘突出;Ⅱ级,椎间盘呈中等或低信号,椎间盘高度正常或降低,伴有或不伴椎间盘突出;Ⅲ级,为椎间盘低信号,椎间盘高度减低或塌陷,且伴有椎间盘突出和椎体缘骨刺。在此基础上该研究者又提出4级分级法:Ⅰ级与Ⅱ级影像表现同前,将原Ⅲ级椎间盘病变分为2级,即Ⅲ级显示为椎间盘高度下降,Ⅳ级出现椎间盘塌陷,并伴有椎间盘突出和椎体缘骨刺。

7. *动态MRI对脊椎功能单位稳定性的应用价值* Miyazaki等(2008)认为椎间盘退变从Ⅱ级发展到Ⅲ级,脊椎水平位移的程度增加,Ⅴ级椎间盘退变水平位移程度显著减小;而同一水平角位移在Ⅰ~Ⅳ级间无显著性差异,但在Ⅴ级椎间盘退变中,水平位移和角位移均明显减小,提示颈椎间盘严重退变时颈椎运动幅度反而减小,其中颈$_{4/5}$、颈$_{5/6}$水平于Ⅳ级椎间盘退变时,水平位移和角位移分别为(1.32±0.89)mm、(1.42±1.38)mm和10.56°±6.65°、10.01°±7.87°,而于Ⅴ级椎间盘退变时分别为(0.88±0.59)mm、(0.90±0.70)mm和6.62°±4.53°、6.27°±4.40°,两者差异具有统计学意义。颈椎生理曲度改变无论后凸退变及过度前凸,应力点均位于颈$_{4/5}$、颈$_{5/6}$水平,特别是颈$_{5/6}$水平,因此在颈椎间盘退变早期因受负荷最大而最先出现退变,但在严重的椎间盘退变时椎间的活动度反而减低,甚至强直。

Morishita等(2008)将病例按Ⅲ级椎管狭窄及Ⅲ级椎间盘退变分组,通过颈椎动态MRI研究进一步证实了颈$_{5/6}$水平椎间活动度于Ⅱ级椎间盘退变时随椎管狭窄程度增加而减低(24.27°±12.17°、22.36°±9.22°、11.53°±5.05°),于Ⅲ级椎间盘退变时则活动度一致性减低,其间无明显差异(19.99°±10.82°、20.00°±11.71°、19.94°±13.07°)。因此认为在严重椎间盘退变及椎管狭窄节段通过相邻椎体缘、椎弓关节骨质增生,重建局部稳定性,限制功能单位活动度间接保护脊髓,但同时发现上方水平的椎间功能单位活动度增加。

目前的动态MRI研究均关注于颈椎退变的病人，正常人群的椎间功能单位的活动度范围的测定值尚未见报道。

8. 颈椎过屈位与过伸位MRI：Muhle等（1998）将颈椎管狭窄在MRI上改变分为4级　0级，蛛网膜下隙前后缘均无压迫；1级，蛛网膜下隙前和/或后间隙轻度狭窄；2级，蛛网膜下隙前和/或后间隙完全消失；3级，蛛网膜下隙前和/或后间隙完全消失且脊髓前和/或后方受压，提示功能性脊髓撞击（嵌压效应）。

并据此依据颈椎动态MRI将所谓“颈椎病”分为4期：Ⅰ期，椎间盘源性阶段，表现为椎间盘变性、椎间盘突出而无椎体骨质增生，蛛网膜下隙间隙可狭窄但于屈-伸位无脊髓受压；Ⅱ期，伴随Ⅰ期表现合并椎体骨质增生，过屈-过伸位可出现脊髓前方受压，但脊髓后方无压迫；Ⅲ期，除Ⅱ期表现外还伴有颈椎节段性活动受限及继发邻近脊椎功能单位失稳、显示椎间盘突出、骨赘或椎间滑移造成的脊髓前方受压或黄韧带退变形成的脊髓后方的压迫即钳压效应或称功能性脊髓撞击；Ⅳ期，即脊髓型颈椎病，出现一个或多个节段的脊髓撞击，颈髓内显示异常信号。

颈椎脊椎功能单位的主动和被动活动度差异很小，动态MRI具有良好可重复性，于过伸位脊髓撞击的发生率（27%，22/81）显著高于过屈位（5%，4/81）时，故认为过伸位检查的临床意义更大。因受到动态致压因素的影响，在颈椎过伸-过屈检查中过伸位可提高功能性脊髓撞击的检出率得到研究证实，并经进一步研究提出，在颈椎屈-伸动态运动中脊髓撞击发生的可能性与颈$_7$水平椎管矢状径大小及颈椎退变的程度有关，若颈$_7$水平椎管矢状径<10 mm或颈椎退变到Ⅲ期，则过伸位MRI可将脊髓撞击诊断的预测值从31%提高到79%。

9. 动态CT椎管成像（CTM）　CT椎管成像作为椎管狭窄程度判定的辅助检查手段，因过高的电离辐射及对比剂过敏的存在，使此项检查应用较少。常规动态CT椎管成像检查方法为在椎管内硬膜下腔注入非离子型对比剂10 ml并于30 min后行颈椎功能位（过屈-过伸）CT扫描，然后于工作站行矢状或冠状重组进行分析，CT椎管成像可清晰显示椎体、脊髓、神经根、蛛网膜下隙及邻近结构。

Yamazaki等（2006）研究的15例病人中6例出现多节段脊髓撞击而行椎板减压术；5例因单段动态影像改变或椎体外侧骨赘行前路融合术；4例椎间盘单纯退变，动态影像改变轻微而采取保守治疗。因此对于顽固性颈痛、无法长时间耐受检查体位而不能行动态MRI检查的病人，动态CT椎管成像是最佳选择，不仅能缩短检查时间而且对于显示椎体骨质及钙化病灶有明显优势，可为临床医生确定治疗方案提供决定性信息。

10. 动态影像学检查在所谓“颈椎病”术后的应用　颈椎后路多节段脊髓受压行后路椎板减压已广泛应用于临床，应用动态MRI比较分析“颈椎病”术前和术后脊髓受压的动态变化，认为后方的直接减压及脊髓后移减轻了前方致压因素对脊髓的影响。椎板减压后脊髓的自由活动空间增大，在不同功能体位下术后脊髓后移的程度与临床症状间无显著相关，病人术后的功能恢复与年龄、病程、脊髓受累严重程度及颈椎的排列情况有关。

前路颈椎间盘摘除植骨融合术（ACDF）亦可获得满意的疗效，Hida等（2008）对146例前路颈椎间盘摘除植骨融合术病人5年随访显示，96%的病人对治疗效果满意。但术后颈椎活动受到一定的限制，由于邻近椎间盘应力增加而加速其椎间盘的退变。

Hilibrand等（1999）在前路颈椎间盘摘除植骨融合术后病人10年随访中发现每年约新增2.9%病人出现邻近融合脊椎功能单位的退变，这种因椎间融合而加速邻近椎间盘退变的现象已引起临床医生的广泛关注。

如何在手术减压解除病人症状和体征的同时维持颈椎的正常生理曲度、保持颈椎的活动度和稳定性、恢复或接近正常颈椎间盘的生物力学特点、防止邻近椎间盘退变加速是人们研究的热点，2002年提出了人工椎间盘治疗方案。

应用人工颈椎间盘治疗已取得了良好的效果，Kim等（2008）对47例55个行Bryan人工椎间盘放置的病人分别于术后1.5、3、6、9、18个月直至33个月后进行动态X线检查显示术前颈椎存在生理前凸的病人中36%于术后仍然存在颈椎生理前凸，随时间延长，存在颈椎生理前凸的病人可达86%。术前颈椎后凸的病人约33%于术后恢复生理曲度，提示此术式的临床效果良好。

Kim等（2009）对54例行前路颈椎间盘摘除植骨融合术和51例行Bryan人工椎间盘放置的病人分别随访19个月和20个月，并比较其颈椎动态

CR 片,结果显示 Bryan 人工椎间盘放置在减缓邻近椎间盘退变方面优于前路颈椎间盘摘除植骨融合术。

总之,所谓"颈椎病"属于退行性疾病范畴,而颈椎失稳是颈椎退变过程中的一个重要阶段,因而不容忽视,应用动态影像学检查(主要是动力位 CR 和动态 MRI)可以更好地观察不同体位下颈椎的稳定性,进一步理解颈椎失稳与"颈椎病"间的内在联系,判定病人的症状和体征所对应的病变责任节段,有助于制定出合理的指导治疗方案及有效判定"颈椎病"术后的颈椎椎间功能单位的活动度。

第六节　颈椎发育变异与诊断陷阱

颈椎发育变异及先天畸形并不罕见,尤以颈肋、融椎及蝴蝶椎出现率高,但颈椎横突间形成假关节少见。

1. 横突前结节　骨发生于中胚层的间充质,约从胚胎第 8 周开始,成骨过程有两种,即膜内成骨和软骨内成骨,颈椎生长发育属于后者。颈椎骨突较多,生长发育过程中除第 1、2 颈椎外,先后至少出现 11 个骨化核,成骨过程复杂。

发育完全的颈椎双侧横突末端前方各有一骨性隆起,为横突前结节,正常情况下,仅第 6 颈椎横突前结节发育较大,解剖学上称其为颈动脉结节。

2. 横突前结节假关节　由于颈椎横突间距小,当椎体相邻横突前结节过度发育时,即会相互贴近形成假关节。过度发育的横突前结节在生长过程中均会受到对方的阻挡,使其在毗邻侧生长受限,同时横突前结节解剖部位特殊,在生长过程中向内、向后又分别受到椎体及横突的限制,二者只能平行地向前、外侧延伸。故此期形成之假关节'关节'面较平直,间隙宽窄较均匀一致等,常能突出于脊椎前方。

该结构形成部位无重要的组织、器官,不会出现邻近组织压迫症状,构成病理情况,应属发育变异的范畴。此变异正位所见应与椎小关节的增生相鉴别,侧位及斜位观察构成'关节'的骨质结构常常突出于椎体前方,且与相邻椎体横突关系密切,具有特征性。

3. 横突　第 3、4 颈椎横突间有时形成骨性关节,有时曾被诊断为骨软骨瘤,在正位颈椎片和 CT 扫描图像上都可清楚见到。在颈椎斜位片上,有作者报告一侧 38 岁男性第 6、7 横突骨化中心未融合。颈椎侧位照片有时可见椎体前方重叠一条片或团块致密影,细看其结构为骨质结构,似由椎体伸出,实际上,此为正常颈椎横突阴影重叠于椎体所致。有时仅某一椎可出现此影,有时为连续数椎均同样表现,而使颈椎椎体前方形象发生改变。再补摄颈椎斜位片,可见该影为横突前结节构成,此横突只不过较常见者略长大而已。

4. 横突正常延长的各种表现　在颈椎斜位片上,第 5、6 颈椎横突正常延长,可在椎体前方造成异常表现。有时横突前结节表现为椎体前方的骨质突起;有时巨大横突在椎体前方表现形似幼稚的肋骨样;在侧位片上,有时横突长且肥大,重叠于椎体上造成局限性密度增高。在颈椎正、侧位片上,第 5 颈椎横突前结节延长,导致第 5、6 颈椎横突之间异常的假关节形成,重叠于横突上及椎体前部或椎体前方。有时还可伴存两个椎体的不完全分节。在颈椎侧位片上,第 5 颈椎横突延长,重叠于该椎体前缘前方,导致第 5 颈椎假性骨折。在标准侧位片上,该阴影则不明显。

5. 横突孔变异　扩大的横突孔。有学者报告用阿米培克 CT 扫描,在第 7 颈椎平面可见大的左侧横突孔,几乎为对侧两倍大。第 7 颈椎横突孔的大小和数目可有相当的变异,此孔可以单个、双个或三个。当一侧出现一个以上的孔时,通常椎动脉通过较大的孔,而椎旁静脉通过另一个。此孔扩大也可能为病理性的,此刻,椎动脉引起的脊柱动静脉畸形的可能性则应予以考虑。横突孔也可有变异,在椎动脉较粗大的一侧,横突孔亦可较大。C_7 横突孔可以阙如,亦可见副横突孔。颈椎的横突及肋突有多种变异。偶尔,下位颈椎发出颈肋。

在 CT 图像上,有时可以见到某一颈椎的横突孔闭合不全,其裂口处边缘光滑锐利。

6. 神经孔　使用钆对比剂增强 MRI 扫描,背侧脊神经节可以强化,颈椎间孔内的静脉丛也可强化,这有助于鉴别神经孔(椎间孔)处小的椎间盘突出。滑液囊肿可以延伸到神经孔,迂曲的椎动脉也可侵入神经孔。

7. 关于颈椎椎体　在颈椎侧位片上，各颈椎椎体的大小可出现变化，并不一定都是一样大小，有时个别椎体还可异常地变高，其高度约等于或高于相邻椎体的1.5倍。

颈椎椎体之间可存在小骨，可能为韧带钙化。在颈椎侧位片上，青少年的颈椎椎体形态正常可呈楔形，不要误认为压缩性骨折。有时某一椎体楔形变明显，其他椎体变化不大，也不可误为压缩性骨折，此时，结合临床的表现及病史十分重要。

有学者报告一例54岁女性正常永久性第3颈椎楔形，其第2颈椎棘突底部稍后于第1、3颈椎，这是正常的发育变异，也可见于儿童，不要与半脱位混淆。在成人，第3、4、5颈椎也可存在永久性楔形，但这种楔形的程度一般很轻。

8. 脊索残迹　有学者报告2例颈椎的脊索残迹，分别表现为第2~4颈椎和第2~6颈椎椎体下缘向上凹陷，其凹陷的程度、位置、形状大致相同，有的椎体上缘也出现凹陷。

9. 颈椎生理性半脱位　有学者报告29岁孕妇屈曲位侧位片上第2/3、3/4颈椎生理性半脱位，据认为可能与激素释放有关。一些作者分别报告9、13、17岁男孩在屈曲位颈椎侧位片上，明显的第2/3、3/4、4/5颈椎向前的生理性半脱位，此时椎板线都是完整的。一般在中立位显示都是正常的排列。

10. 颈椎序列与曲度

（1）颈椎序列的改变：颈椎侧位片上，有学者指出，脊柱前凸曲度消失，在8~16岁时是常见的正常发育变异。头部屈曲时，颈椎椎体生理性向前滑，后仰时纠正；头部后仰时颈椎向后滑，屈曲时纠正。剧烈运动时，这种轻度排列错乱本身并不一定异常，尤其是滑动发生在多个连续平面时。

（2）颈椎曲度的变化：颈椎曲度的正常变异决定于头部的位置，同一天同一患者不同时的照片即显示颈椎曲度的变化，头部位置稍有变化时，颈椎曲度即可出现显著变化，此改变不可误认为创伤后肌肉痉挛。有学者报告3例第7颈椎后椎板线缺失，这不是骨折而是正常发育变异，此变异可伴存颈椎椎椎体分节不全。有时颈椎侧位片上发现后椎板线缺失，如怀疑骨折，可行CT扫描观察和证实有无骨折。

颈椎曲度的正常发育变异决定于头部的位置，同一患者同一天照片，由于头部位置的不同，所摄颈椎侧位片上颈椎的曲度变化甚大，宛如创伤后肌肉痉挛解除前、后照片，实质上 均为正常。有学者指出，头部位置稍有变化 时，颈椎曲度变化显著。在头部屈曲时，颈椎上段可发生向前滑；当其后仰时，前滑纠正。在头部后仰时上部颈椎向后滑，头部屈曲时 纠正。在剧烈运动时，此类轻度排列错乱，其 本身并不一定异常，尤其是滑动发生在多个 连接面时，这正是活体形态学观察中的动态功能性表现，这与非活体观察所见僵硬机械性表现完全不同。

11. 颈椎分节不全　有学者报告3例颈椎分节不全，为第2、3颈椎椎体及附件部分融合，常称为先天性椎体块。偶尔可导致下部椎间盘早期退行性脊柱炎。第2、3颈椎椎弓可分节不全，呈完全融合或部分融合，还可伴存椎弓之间巨大的不规则的孔隙或缝隙，有的还被误诊为骨折。一例第3、4颈椎分节不全伴椎弓根的不对称发育，在正位片上清楚可见。有作者报告35岁男性第6、7颈椎部分分节不全，被误认为后天性椎间隙狭窄。

12. 诊断陷阱

（1）头部旋转与影像变化：头部旋转造成第2、3颈椎后方附件假性融合；再行标准侧位片，第2、3颈椎未见异常，却又发现第5、6颈椎椎体呈现融合，回顾前片，其投照范围却未包含第5、6颈椎。在颈椎侧位片上，摄片时脊柱轻微旋转，椎体前方附件重叠于椎体产生环状影，标准侧位片上该环状影自然消失。

（2）重叠影像：在颈椎后前位照片上，梨状窝内气体可形似颈椎破坏性病变，一般两侧对称，容易识别。在颈椎侧位片和斜位片上，钩突关节退行性变重叠于椎体上，表现为两道增生变白线之间透光线影，可酷似骨折。有时椎小关节面退行性变也可重叠于椎体上，伪似骨折。颈椎前屈曲位时，软组织重叠影可导致第6颈椎整个椎体密度增高，而当颈椎伸展时，软组织与椎体重叠减少时，该高密度影完全消失。在颈椎侧位片上，第6颈椎侧方附件向下突出显示两个骨突关节，被误认为骨折。但斜位投照则未见异常。

在下颈椎侧位片上，偶尔可见第1胸椎附件重叠于椎体上，造成部分椎体明显硬化，酷似转移性病灶，值得注意，不要误入陷阱。在颈椎正位或斜位照片上，椎间小关节的关节面可以重叠于椎板阴影中，常被误认为椎板骨折，如有怀疑，最好令其再摄断层照片或CT扫描，此类混淆常可迎刃而解。颈椎椎板上下缘有时可稍不平整，欠规则光滑，勿误为骨质侵蚀或破坏。

13. *肩椎骨* 在第5颈椎棘突与第1胸椎横突之间偶尔可见一条肋骨样骨质结构连接,被称为肩椎骨,后前位片上表现犹如肋骨弯曲向内,侧位片上表现为棘突异常伸长,直抵第1胸椎的一侧。

14. *关于颈椎棘突* 个别颈椎棘突尖骨突不融合,伴存异常关节。每个人的颈椎棘突大小与形状都不一定一个样,都可有一定的差异,这也是发育变异的一种表现,也存在着个性化的问题。有的颈椎棘突分叉,容易被误认为骨折。正常下颈椎上翘的棘突可被误认为韧带损伤伴棘突易位。在颈椎斜位片上,棘突尖分叉可投影于神经孔内,形似骨折。

在颈椎侧位片上,第3、4颈椎棘突间距离增宽,可被误认为软组织损伤的表现。注意在屈曲位和中立位时未见变化,这类假象常见于第3、4颈椎。在颈椎侧位片上,第3颈椎棘突尖部可出现副骨化中心,且可与棘突尖相距一定距离。颈椎棘突通常分叉,低位颈椎有或无外侧结节。

15. *后纵韧带* 在颈椎侧位片上,旋转可导致后纵韧带形似钙化,纠正位置后未再见到此征象。后纵韧带钙化,未必有临床意义。颈椎侧位照片上,有时可见到后纵韧带发生钙化,表现为椎体后缘后方之纵行条片状致密影,可断续存在,也可连续成片,其临床意义需结合具体病情而论。偶尔,由于颈椎部分旋转,在颈椎侧位片上可见椎体后方也出现纵行条片影,伪似后纵韧带钙化,实为一侧椎板影重叠所致。 有时颈椎侧位片上见到某二相邻椎体的棘突间距增宽,可误解为软组织损伤的表现,再摄屈曲位与中立位照片,此间距变化不大,示为正常发育变异。个别颈椎的棘突可发生分叉(有学者报告,第2~6颈椎棘突均可发生分叉)在斜位片上正好重叠于椎间孔内,常可误诊为骨折,不得不注意此类情况再现。棘突尖偶尔可见副骨化中心永存,不留心则可误为骨折。侧位照片上项韧带局限钙化重叠于棘突顶端,极似骨折。

16. *椎弓根*

(1)椎弓根硬化:有学者报告一例36岁女性,在颈椎侧位片上,椎体侧后方椎弓根硬化,于斜位片上显示最佳,重叠于椎体后部可后部的后方,上下几个椎体表现相近,其形状、密度及大小均相近似。这种情况显然不同于退行性脊柱炎。

(2)椎弓根缺如:有学者报告1例第5颈椎椎弓根阙如,在颈椎前后位片上,表现为该区骨质结构阙如,在斜位片上可见第5颈椎椎间孔扩大,伴左侧椎弓根阙如, CT不仅见到左侧椎弓根阙如,还见到该椎棘突尖分叉。MRI之T_1WI像显示左侧蛛网膜下隙增宽。

(3)椎弓发育不全:一例怀疑第3颈椎椎体脱位,伴左侧椎弓发育不全,出现裂隙,边缘光滑锐利。病人无症状。

(4)附件阙如:在颈椎侧位片上,常常可以看见某一个颈椎的附件阙如,病人皆无症状,均为发育变异。

(5)两侧椎弓脱离:有作者报告,在颈椎侧位片上,第4颈椎椎弓脱离,形似骨折,但在CT扫描图像上,则清楚可见两侧椎弓脱离,其分离的形状、宽窄均对称。

(6)椎弓假性骨折:在颈椎侧位片上,一侧旋转可导致第3颈椎后部椎弓形似骨折,纠正体位后再照片则未再见到骨折。

第7颈椎右椎弓根先天性阙如,同时存在隐性脊柱裂。比较斜位投照和常规侧位片,此类先天性改变可被误认为后天性病变。

颈椎椎弓根阙如是十分少见的先天性异常,虽然它可造成一定程度的不稳,通常无临床重要性。它的诊断上的重要性是不要混淆于更严重的病变,诸如神经纤维瘤或创伤性变化。此类异常可能是由于神经弓软骨骨化 中心阙如所致,最常见部位是第5、6颈椎、斜位最好观察本症。由于椎弓阙如,椎间孔的竖径可增大,脊髓造影可见阙如平面的硬膜与蛛网膜向外成囊性凸出。本症还可伴存椎板移位或阙如,横突与关节面的异常,椎体或椎板的融合等。鉴别诊断应包括:神经纤维瘤、椎动脉对椎弓的侵蚀、神经弓骨折、椎弓的转移性病变等。

17. *椎小关节及关节突* 在颈椎斜位片上,显示的小关节面,重叠于椎间孔处,可被误认为椎弓根骨折。小关节突重叠于椎体前下方也可误认为椎体的骨折,实为假性骨折。

在颈椎侧位片上,有时由于投照位置的不准确,可导致多个骨关节突出现假性融合,再行标准照片后,这些假性融合都会消失。在颈椎侧位片上,第3颈椎下关节突可出现假性骨折,标准侧位片上该线状透亮影则消失,显示假性骨折为下关节突重叠所致。在颈椎斜位照片上,有时可在第3~6颈椎关节突(下关节突居多)后外方见到一小骨,边缘清楚,为未闭合的骨化中心,不应误为骨折碎片。有时此类未闭合的骨化中心可位于棘突尖。

18. 钩突　正位照片上，偶可见到某椎一侧钩突处有一小点状致密影，酷似钩突骨折，事实上是未融合的钩突。在中老年病人，钩突脊椎关节退行变性在侧位照片上可表现为横行透光线影伴周围骨质增生硬化，从而可伪似骨折。

19. 颈椎椎间盘　有学者指出，在颈椎侧位片上，马赫带所致的颈椎间盘假性真空征，不要与椎间盘损伤所致的真性真空征混淆。在颈椎侧位片上，有作者报告 4 例年轻病人第 5 颈椎假性骨折，由雪莫结节所致，并无局部症状。

成人椎间盘前突可能造成第 5 颈椎椎体楔形改变。

20. 颈椎边缘骨　对于颈椎椎缘骨，有作者指出，对成人而言，这些表现可能是疲劳引起的纤维环钙化。有时在颈椎侧位片上，可见到颈椎椎体前上角或前下角处有一未闭合的骨化中心，多较小，略呈三角形，边缘轮廓清楚，即颈椎缘骨。如不了解它，可将之误认为撕脱骨折碎片。年轻人无症状的髓核钙化。此种情况通常无症状。当发生在儿童颈椎时，可伴有临床症状及体征，但具有自限性。

此外，有时可见到一侧颈肋与第 1 肋发出的骨突形成关节。椎管直径也有变异，例如 C_4 平面颈椎管前后径为 13~22 mm，13 mm 以下为该处椎管狭窄，可伴有椎弓根短缩。

第七节　颈椎椎体假性骨折

Daffner 等（1987）报告外伤后颈椎椎体呈现透亮线者 3 例。例 1 为男性 68 岁，侧位片示第 6 颈椎椎体一不规则透亮线，自椎体后中部起，斜向前下至椎体下缘中部。例 2 为男性 33 岁，侧位片示第 6 颈椎椎体后下份一弧形透亮线。例 3 为男性 22 岁，左斜位片示第 2 颈椎椎体后下方一斜行透亮线，增大投照角度再行斜位片未见此线。此三例经临床证实均无颈椎骨折，故此线为假骨折线。

该学者曾观察 100 例 20~76 岁无外伤或关节病变的颈椎侧位片，第 5、6 椎体后下方出现透亮线者 27 例，其中 50 岁以上者由钩突造成透亮线者较多，估计与此年龄组钩突肥大退变者增多有关。另组 50 例 15 岁以下儿童颈椎侧位片未见此线。

假性骨折线在颈椎常见，这是由于颈椎多个骨突重叠于椎体而形成。因钩突突起较明显而形成透亮线（尤见于有退变的年长者），已有报道，颈椎的横突短而粗，自第 2 颈椎至第 6 颈椎逐渐增宽，下缘也渐渐增厚，以第 6 颈椎横突根部及其相连的支撑部为最厚，故可与第 6 颈椎椎体重叠而形成椎体后下方透亮线。此组由横突形成的透亮线见于第 6 颈椎者为最多（7/10 例）。此透亮线多见于第 5、6 颈椎（9/10 例）可能与 X 线投照有关；标准侧位摄片的 X 线束中心对准第 3、4 颈椎，至第 6 颈椎时 X 线束向下倾斜，致使横突与椎体重叠。第 7 颈椎横突方向向后，侧位片上很少与椎体重叠。

儿童组未见此线，可能与钩突和横突尚未发育完全有关。Miller 等（1978）与 Daffner 等（1985）分别复习 400 例颈椎骨折均未见发生于上述部位，故此线可与骨折鉴别。如椎体高度无改变，椎间隙未增宽，软组织未见异常，皆支持为假性骨折线。实在怀疑骨折者应摄多轨迹断层片，必要时可行 CT 扫描。

第八节　关于第 2、3 颈椎

有学者报告 6 岁男孩第 2、3 颈椎假性半脱位。此处是儿童运动量最大的正常区域，头部屈曲时常常显示假性半脱位，头部中立位照片则显示实为正常的关系。值得注意的是，颈部屈曲时后颈线可作为第 2、3 颈椎半脱位与假性半脱位鉴别之用，假性半脱位不影响后颈线的光滑和完整。

第 2、3 颈椎生理性半脱位有时亦可见于成人，有报告见于男性 20 岁，女性 34 岁，它表现为颈屈位及伸位出现半脱位，但在中立位照片时则表现正常，后颈线光滑完整。第 2、3 颈椎间可形成异常关节，表现为第 3 颈椎椎弓上方骨质突起与第 2 颈椎椎弓形成关节。

一些病人枢椎椎体的下部比邻近的第 3 颈椎椎体大,造成假性“第 2 颈椎肥胖征”,此征提示第 2 颈椎垂直骨折。第 2、3 颈椎棘突肥大,二者之间可出现异常小骨。

第九节 关于“颈椎病”的命名
(医学的发展与疾病的命名的讨论)

详见于本书 面颈与多系统多部位疾病卷 第十三篇 第一章 第一节 关于“颈椎病”的命名(医学的发展与疾病的命名的讨论)。

第十节 关于“颈椎病”

详见于本书 面颈与多系统多部位疾病卷 第十三篇 第一章 第二节 关于“颈椎病”。

第三章　胸椎

第一节　胸椎黄韧带骨化症

胸椎黄韧带骨化症是临床比较严重的脊柱韧带骨化性疾病，其原因尚不完全明了，临床表现复杂，常常发生漏诊和误诊，处置不当可能会发生瘫痪，早期影像学诊断与及时手术治疗显得相当重要。胸椎管狭窄与颈椎管、腰椎管狭窄不同，80 % 以上为黄韧带骨化，其次为椎间盘突出和后纵韧带骨化。

三种影像方法观察黄韧带骨化情况及椎管狭窄分级：胸椎 X 线平片从正侧位测量胸椎曲度变化，骨质增生与椎体压缩变化。CT 多方位了解骨性椎管结构，黄韧带骨化形态、大小、面积或体积、其与椎弓脊膜囊关系，椎体后缘骨质增生，后纵韧带钙化或骨化，椎体压缩变形。MRI 直接多方位了解黄韧带骨化形态、大小，其与脊髓、神经根关系，脊髓受压状态及形态信号变化，椎管周邻关系变化，术后脊髓减压和内固定稳定治疗效果判断及与评分的相关性。参照 Okada 等（1991）的标准，将黄韧带骨化分为外侧型、弥漫型和结节增厚型。

根据一些学者的标准将椎管狭窄分为 4 度：0 度，未压迫硬膜囊；Ⅰ度，压迫硬膜囊，未压迫脊髓；Ⅱ度，压迫硬膜囊与脊髓，但脊髓形态尚无明显变化；Ⅲ度，压迫脊髓，并且脊髓出现萎缩、软化等情况。

一、发病机制

胸椎黄韧带骨化症是临床较为常见的严重脊柱韧带骨化性疾病，具体原因不明，有多种学说，大致分为先天性和后天获得性两大类。先天性有：椎管发育不良、椎弓根短缩，遗传性骨代谢异常如畸形性骨炎，维生素 D 抵抗性骨病等。后天性有：肾病性的骨代谢异常，氟骨症，慢性创伤、炎症和代谢异常等。随着年龄增长、胸椎的退行性改变，由于发病部位多集中于下胸椎，也有可能为局部力学因素而引起。

二、临床表现

一组 15 例均无明显先天性因素，也无氟骨症，皆为其他后天原因所致。该组 1 例病史最长者，女性，46 岁，9 年前自高处摔下，未至医院就诊，于 1 个月前无明显诱因出现四肢麻木，活动时明显，休息后可缓解。胸腰椎 MRI 示胸椎黄韧带骨化并椎管Ⅱ度狭窄，L_1 陈旧性骨折畸形愈合并侧后凸畸形，CT 显示黄韧带骨化，胸腰椎正侧位片示腰椎侧凸 10º，胸椎后凸 55º。说明该患者主要为腰椎压缩骨折应力损伤继发黄韧带增厚骨化可能性大，与 Otanj 等（1986）报道有相似性。另 14 例可能与糖尿病、退行性变等后天因素相关。

胸椎黄韧带骨化症多发生在胸椎，罕见发生在颈椎。该组 15 例胸椎黄韧带骨化症均发生于下部胸椎，与 Guo 等（2010）报道一致，因此区域与腰椎交界，脊柱小关节旋转活动度大，可能与黄韧带长期反复应力作用容易发生损伤及退变，Yayama 等（2007）病理研究也得出这个结论，当然腰椎骨折致脊柱力学变化、退变、环境、代谢、遗传等因素或许在每个个体病程中发挥不同的主要和次要致病作用。

胸椎黄韧带骨化症多发生于中老年人，属于胸椎管狭窄症较常见原因，也是唯一来自脊髓背侧产生压迫脊髓的原因，其起病隐匿，临床表现具有多样性，经常出现漏诊和误诊。

三、影像学研究

影像学检查发挥着举足轻重的作用，胸椎正侧位平片可初步判断脊柱曲度变化与力学关系，显示骨质增生,基本排除感染与肿瘤性病变,但其总体应用价值有限,可作为普查和筛选。薄层 CT 扫描及多平面重建(2D 或 3D)可清楚显示骨化黄韧带大小、形态、面积或体积,明确骨化灶与椎板、椎管的关系,发现有无伴发椎体后缘骨质增生、后纵韧带钙化骨化、相邻椎间盘有无膨出和突出,有利于术前方案设计;但 CT 检查局限性是仍然无法判断脊髓受压的病理改变。

磁共振成像 T_1WI 使低信号的骨化灶和其前方高信号的脂肪分界清楚,T_2WI 低信号强度的骨化黄韧带与呈高信号强度的脑脊液对比可清晰显示骨化灶;能较大范围地显示多节段、跳跃式分布的病灶,明确黄韧带骨化节段、形态、面积或体积,显示脊髓受压移位、脊髓形态与信号、有无退变坏死改变,有利于判断预后,可明确胸椎管狭窄病因,及伴发的椎间盘变性、膨出、突出及后纵韧带钙化骨化;拟定手术方案和手术时期。胸椎黄韧带骨化症于 MRI 各序列中均呈低信号,区分单纯黄韧带肥厚还是合并骨化相当困难,对韧带骨化定性诊断不及 CT 是其不足之处。

因此,有机地结合 MRI 与 CT 检查是确诊胸椎黄韧带骨化症的最佳影像学检查手段。

四、鉴别诊断

胸椎黄韧带骨化症通过综合影像学检查一般不会出现诊断困难,但需与下列病变进行鉴别。

(1)椎管的骨质增生:椎管的骨质增生主要表现为小关节突增生肥大,同样亦为低信号改变,但其位置较胸椎黄韧带骨化症偏前,冠状位及横轴位常见小关节突增生引起的椎管对称性狭窄,CT 扫描示骨质增生引起的侧隐窝狭窄,伴小关节半脱位,骨质硬化。

(2)椎管内外生骨疣:椎管内外生骨疣,主要表现为椎管内的带蒂状的骨性突出,一般多来源于椎板,病变仅位于一个节段,病变发展较慢,CT 上为明显的均匀性类似于皮质骨性改变,一般无松质骨,MRI 上可见椎管内有类似于皮质骨的低信号的骨性占位。

第二节　胸$_1$椎体骨巨细胞瘤

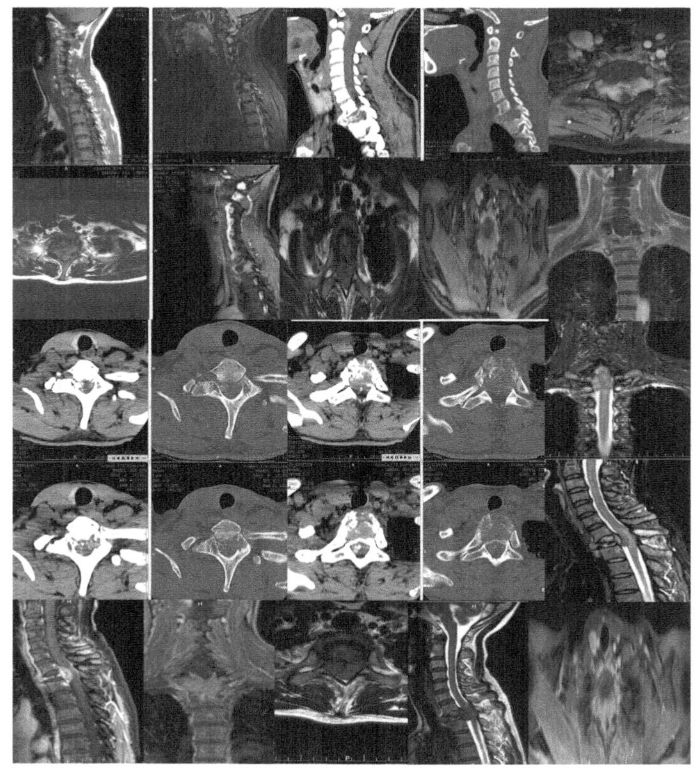

图 8-3-1　胸$_1$椎体骨巨细胞瘤

患者,女,38岁。双下肢麻木、无力伴大小便障碍2个月入院。

手术所见:胸$_1$椎体少许压缩,椎体膨胀性隆起,质地稍硬。电刀灼烧椎体横动脉止血。止血彻底后,咬骨钳咬除胸$_1$椎体,并送标本行病理检查。再用刮匙逐步削去剩下的椎体后壁并向椎体两侧扩大减压范围,直至椎管及神经根完全暴露,并切除上下终板及椎间盘纤维环、髓核等。

病理检查:灰白色碎组织工作一堆,总体积8 cm×6 cm×2 cm。病理诊断:胸$_1$椎体占位切除标本:骨巨细胞瘤。

第三节 胸椎疾病的诊断陷阱

在胸椎疾病的影像诊断中,有一些误区,如在CT图像上,自颈椎中下部向颈胸连接区扫描,常规是将第1肋附着的椎骨认为是T_1,但是,颈肋则可导致椎骨误数,这种情况在仔细观察胸部后前位X线平片或CT定位像就可避免。

在正位胸椎照片上,肋椎关节与第12胸椎椎体重叠,导致椎体两侧密度明显增加,形似骨质硬化,仔细辨别可在其中看到肋椎关节的关节间隙。

1. 椎体　有学者报告33岁男性永存的后部血管切迹。表现为椎体后缘较浅的局限性凹陷影。15岁男孩胸椎脊索残迹,在侧位胸椎照片上,表现为系列胸椎椎体,前半膨大,后半上下缘均呈向内凹陷,导致每个椎体显示为短杵状。有作者报告2例胸椎分节不全,椎间盘部分发育,相邻椎体部分为浓白的椎体边缘线,部分椎体分节不全,不要与脊椎炎性病变混淆。在正位胸椎X线照片上,驼背可致上胸椎影像放大,显示较其邻近椎体增大,不应误为异常。一些作者注意到,4个月婴儿胸椎正侧位片上,可见致密椎体终板导致椎体上、下缘呈稍高密度线状影。14岁健康男孩椎体终板硬化,显示为椎体上、下缘呈线条状密度增高。幼稚椎体前缘正常"阶梯"样缺损,可见于4~7岁的正常儿童。在侧位片上,椎体上下缘部分内凹,椎体中部前凸,交界处几呈直角,边缘清楚锐利。

在5岁儿童正常胸椎X线照片上,椎体前部中央血管条纹及前角切迹都是该年龄段儿童的正常表现。

2."骨内骨"与"夹心面包"　新生儿胸椎椎体内正常可见"骨内骨"。一月龄婴儿的正常胸椎椎体内可见"骨内骨",椎体前缘中央的较大切迹为此年龄段的正常表现。正常新生儿胸椎的"夹心面包"现象,为大静脉窦所致。有时在儿童胸椎照片上见到明显的静脉窦残留的"洞"状透光影。

偶尔在成人胸椎正侧位片上可以看见残留的静脉窦沟,表现为椎体中部横行细线状透光影或线状骨质凹陷影,它们的上下都可见密度稍微增高的线状影。有时侧位投照不正,残留的静脉窦沟形成"压缩性骨折",再做标准侧位照片,则未见骨折。

3. 横突　胸椎横突,尤其是第一胸椎横突,远端可有持久存在的骨化中心,表现为该处一边缘清楚的骨块,或为双侧,或为单侧,典型者易于识别,不典型者宛如一致密骨片游离,颇似骨折。偶尔,横突较长且向外下伸延,与下位肋骨形成异常关节。有时,上下邻近胸椎横突之间可出现不典型的关节样联合,甚至形成假关节,有的时候还被误诊为纵隔肿瘤,事实上乃为发育变异所致。青少年和成人第1胸椎横突远端未闭合的骨化中心表现为分离的小骨块。

4. 茎突　有学者报告第9胸椎双侧茎突,表现为从该椎体向两侧伸出的条状骨质密度影,斜行向外下,两侧对称,其大小相似,但长短可有差异,该茎突与胸椎中线夹角约为30°~40°。

5. 棘突　第一胸椎棘突尖端有时发现未闭合的骨突,犹如一小骨片附着于棘突尖,勿误为骨折。在正位照片上,个别胸椎的棘突可有分裂,重叠于椎体阴影中,颇难与椎体纵行骨折分辨,此刻认真分析影像的构成成分甚为关键。在斜位X线照片上,棘突阴影重叠于肋骨上,可造成该肋骨显著的骨质破坏的假象。正位胸椎照片上,有的第12胸椎棘突尖分裂,呈现椎体中央部两条竖立的白线中间夹一条透光线条影。有时下胸椎或上腰椎隐性脊柱裂,表现为椎体中部竖行的透光线影,不可误为骨折。在胸椎侧位片上,有时棘突重叠于上位的肋骨上,形似该肋骨的破坏性病变。有时,在胸椎侧位片上,第11胸椎棘突尖表现为钝圆形,投影于肺野内呈现为球形病灶,仔细分析阴影的构成有助于鉴别诊断,减少误诊。

6. 椎板　有的青年女性在正位胸椎照片上可见

多个胸椎的椎弓根狭小,骨结构纤细,可伪似骨质破坏,事实上属于正常发育变异。在胸段脊柱轻度侧凸或局部侧凸时,侧凸处胸椎凹侧缘可见骨结构紊乱,极为类似于椎弓根骨质破坏,应予注意。有些人的胸腰椎处椎弓根可能极薄,甚至有内缘凹入,如无相应的临床表现,有作者指出,可将之归属于正常变异。在胸椎侧位照片上,有的椎板投影表现为结节样密度增高,非为异常,然可伪似肺内结节状病灶。

7. 椎弓骨板不规则　在CT横断扫描脊柱脊髓图像上,椎管周围椎板偶尔可出现不规则的表现,有的靠近小关节,考虑为关节囊附着处所致;有的靠近棘突(在胸椎较多见),多为椎板与棘突连接处,均不应误为异常。在正位胸椎照片上,第12胸椎靶状椎弓根,此现象是由椎弓根下外侧结节影重叠所致。侧位胸椎照片上,有时两侧椎弓板融合致棘突外上缘骨质轻度增厚,形似结节影。在胸椎正位片上,有时下胸椎两侧椎弓根不对称。此类发育的正常变异在正常人群中的比例,据有的学者统计,约见于7%的正常人。椎弓根间距离的测量值在平均值上下两个标准差范围内均属于正常的发育变异。有时,局部脊柱侧弯和旋转,导致一侧椎弓根在正位片上不重叠于椎体上,形似椎弓根侵蚀。偶尔个别年轻女性,基于发育所致纤细的骨质结构,可显示椎弓根较一般人狭小,伪似椎弓根骨质侵蚀。

8. 胸椎假性骨折和破坏　众所周知,第12胸椎与第1腰椎椎体在侧位照片上可表现轻度的楔状变形,绝对不可误认为胸腰椎压缩性骨折。临床工作中经常遇到上胸椎(第2、3胸椎)椎体在X线侧位投照时,正与上举的肩胛盂重叠,酷似该胸椎椎体楔形压缩,宜注意分析影像的构成,方免误入歧途。正位照片上,胸骨柄上缘偶与第2胸椎椎体上部正好重叠而构成该椎体的假的上缘,从影像上看,常与该椎体压缩性塌陷相混淆,实应引起警惕。另外,肺内病变在侧位照片上与胸椎椎体重叠成影,可使椎体密度变得不均匀,酷似椎体骨质破坏。

9. 胸椎的关节突　有时在正位照片上,胸椎(或胸腰椎)部分关节突向一侧或两侧膨出,表现为该部椎间隙外侧阴影外突,可为骨质密度也可为软组织密度,同时可伴存椎体侧缘软组织影增宽,形如该处椎间盘纤维环膨出或椎旁肿块,如照片黑化度不足,还形似竹节样脊柱。

实际上,仔细分析其影像构成,可发现为该段脊柱的关节突稍微增大所致,或为该段胸椎肋椎关节增生所引起。有学者报告,第12胸椎下关节突可出现切迹,乃为发育性切迹,属该处常见的正常发育变异。在正位胸片上,有作者报告4例脊柱关节突形似纤维环膨出或椎旁肿块。“崎岖不平脊柱”为肋椎关节肥大所致。

第四节　胸椎椎板毛细血管瘤

患者,男,42岁。腰椎管狭窄症术后1月,发热后双下肢肌张力0级,复查时发现胸椎占位。

CT: T_8椎体密度减低,椎体周围可见多发结节状高密度影,CT值99~150 HU,并突入椎管内,局部骨性椎管变窄,余胸椎可见骨质增生,椎体未见明显骨质吸收及破坏。3天后胸椎CT增强:胸椎生理曲度减小,T_8椎体骨质密度减低,椎体周围可见多发结节状高密度影,冠、矢状位呈栅栏样改变,CT值99~150 HU,并突入椎管内,局部骨性椎管变窄。注入对比剂后病灶未见明显强化及血管沟通。

一个月后MRI:(患者躁动部分图像模糊)胸椎生理曲度减小,椎体前后缘连续性无中断,T_8、T_{11}、T_{12}椎体可见多个大小不等的异常信号影,T_1WI低信号,T_2WI压脂稍高信号,以T_8明显,且椎体稍受压变扁并累及双侧附件,椎旁及椎管内见不规则软组织块影突起,局部脊髓明显受压变扁,增强扫描示T_8、T_{11}、T_{12}椎体病灶不均匀强化,以T_8明显,且局部软组织块明显强化,边界不清。

病理诊断:胸$_8$椎板毛细血管瘤。

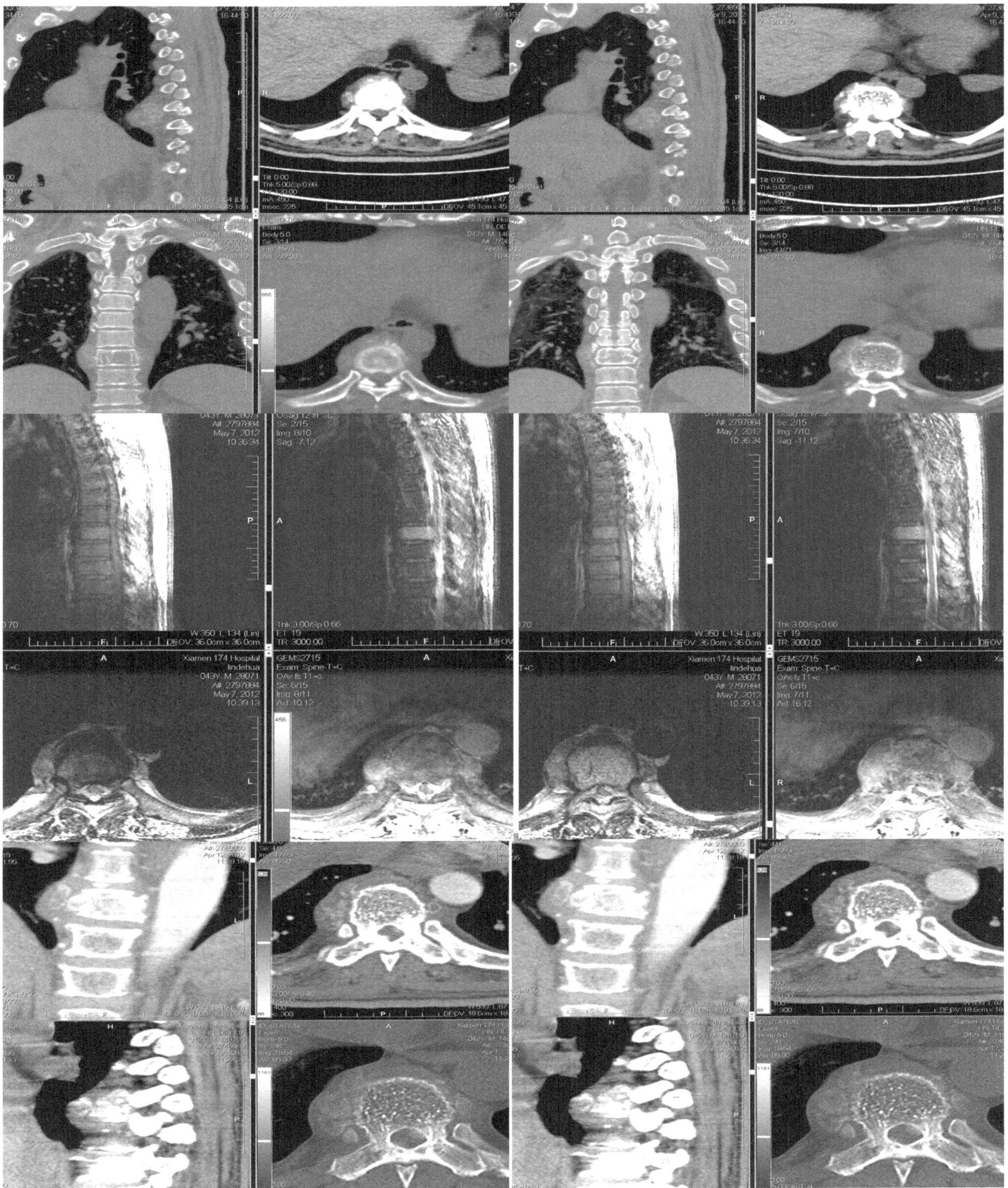

图 8-3-2　胸椎椎板毛细血管瘤

第五节 第三胸椎滑膜肉瘤

滑膜肉瘤是一种并不罕见的软组织恶性肿瘤，发病率约占软组织恶性肿瘤的 7%~10%。但发生于椎体附件的非常少见。滑膜肉瘤是由 Knox(1936)首次提出，它是比较常见的间叶性肿瘤，发病率占软组织恶性肿瘤的 7%~10%。

一、病理学

病理上根据瘤组织内幼稚的瘤细胞、梭形瘤细胞和上皮样细胞的数量多少以及分化程度的不同，滑膜肉瘤可分为 4 大组织学类型：单相纤维型、双相型、单相上皮型、低分化型。Meis-Kindbom 等(1996)将低分化型分为 3 个亚型，即大细胞型、小细胞型和高度恶性梭形细胞型。免疫组化中角蛋白(Keratin)和波形蛋白(vimentin)同时阳性，亦是诊断滑膜肉瘤的有效指标。

二、临床表现

滑膜肉瘤可发生于具有滑膜分化能力的任何软组织。好发于四肢邻近关节和腱鞘的部位，尤以下肢多见，约占 2/3，最常见的为膝关节，头、颈、纵隔和腹膜后为罕见部位。临床上大多数的滑膜肉瘤表现为无痛性肿块，可持续数年，好发年龄为 30~50 岁，男性比女性多见。

三、影像学研究

X 线诊断较困难，易误诊，甚至难以定性。有学者总结出以下几点供诊断时参考：①发生在关节附近的软组织肿块，呈结节状或分叶状，密度较高，且压痛，不论发病时间长短应先考虑此病；②软组织肿块出现索条或斑片状钙化或肿块伴有不相称的骨骼受压、吸收改变为本病的另一特征；③关节附近出现溶骨性或膨胀性骨质破坏，但无软组织肿块④关节周围软组织肿块或骨质破坏，关节骨面及间隙仍保持正常为本病的特征，其报道的 29 例病人中都有此征象。CT 是 X 线检查的补充，在 CT 横断面上可显示肿块和邻近关节的关系，对判断肿瘤与范围和发现微小钙化及骨皮质的侵蚀有帮助，但仍缺乏特异性。

MRI 是软组织肿瘤最好的影像学检查方法，对软组织肿瘤的定位、定性及分期具有重要的价值。T_1WI 表现为混杂信号，其内的坏死灶及钙化表现为低信号，出血灶表现为高信号，肿瘤实质通常为等信号；T_2WI 表现为以高信号为主的混杂信号，可出现三重信号，即等低信号、稍高信号和明显高信号，肿瘤内陈旧性出血含铁血黄素沉着和钙化表现为低信号，稍高信号为肿瘤的实质部分，明显高信号为肿瘤的大块坏死及新鲜出血灶，但该表现并不是所有的滑膜肉瘤都出现，Gd-DTPA 增强扫描呈不均匀强化。

发生于四肢的滑膜肉瘤，尤其是单纯的软组织肿块，有包膜，边缘清晰，极易误诊为良性肿瘤，肿块小呈结节状，甚至被误诊为腱鞘囊肿。一例患者病灶位于 T_3 椎体附件，较为少见，术前误诊。该病的最后确诊仍然依赖病理，尤其是免疫组化和电镜检查。

第六节 胸$_8$椎体骨巨细胞瘤

患者，男，39 岁，胸背部酸痛 1 个月余，加重半个月入院。

手术所见：沿椎旁完整将胸$_8$椎体切除，切除下椎体成压缩状，压缩超过二分之一，椎间盘内髓核组织基本正常，椎体边缘未见明显骨质破坏，切开椎体后见椎体内为软组织及部分骨质混杂，颜色为肉色，质较韧。

病理诊断：胸$_8$椎体骨巨细胞瘤。

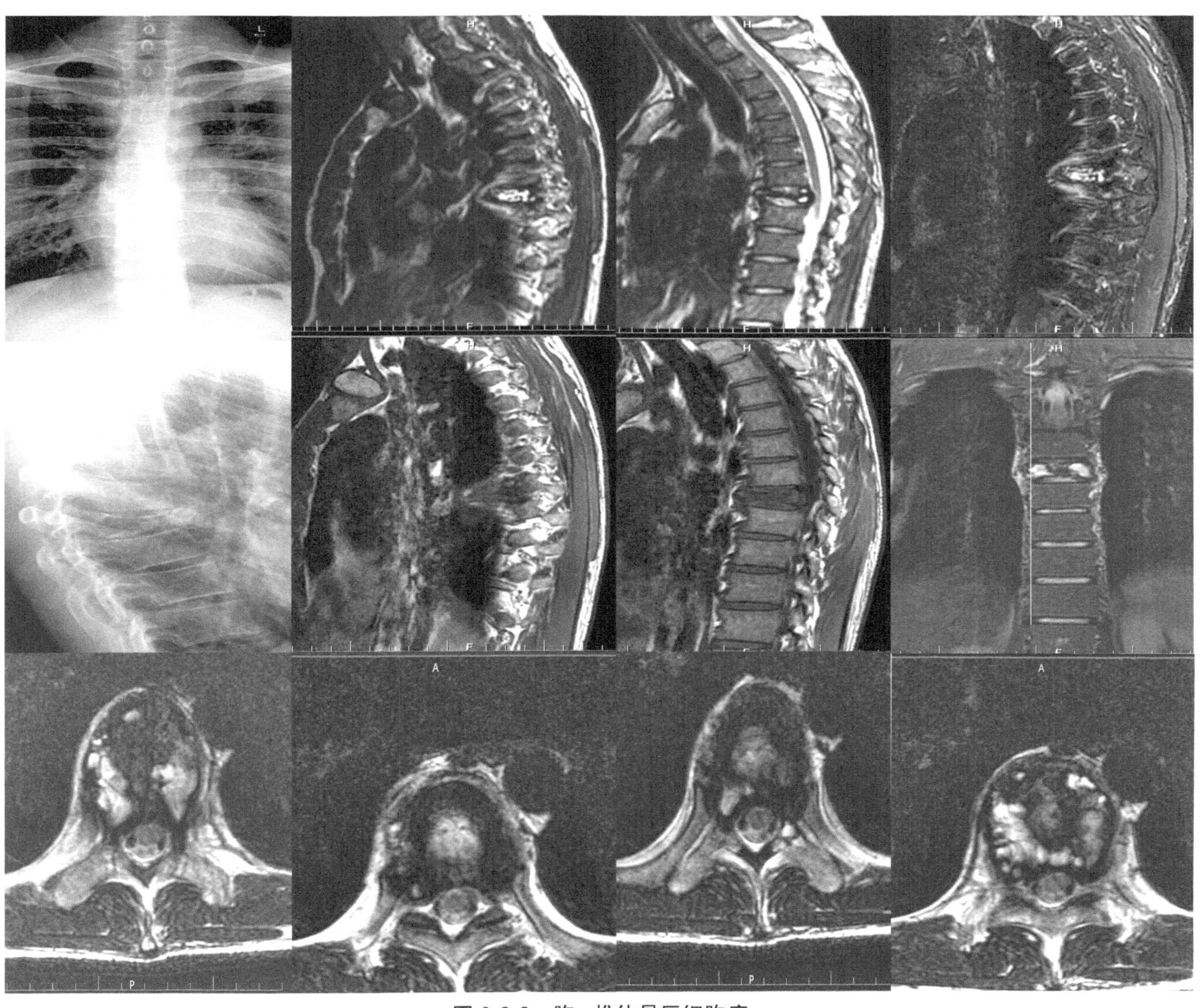

图 8-3-3　胸$_8$椎体骨巨细胞瘤

第四章　胸腰椎

第一节　成人胸腰椎动态对比增强 MRI 灌注与年龄和椎体平面的关系

基于对比剂首过效应的动态对比增强 MRI(DCE-MRI)可以半定量及定量评估组织微循环通透性、血流灌注等信息,已应用于脊柱退行性变骨髓灌注研究、骨骼肌肉良恶性病变的鉴别诊断、骨髓恶性肿瘤预后的评估、肿瘤对放化疗和抗血管基因治疗反应的监测。

脊柱骨髓半定量 DCE-MRI 研究结果显示椎体骨髓灌注半定量参数与年龄、性别和椎体解剖平面有关。但是,半定量灌注参数不能准确反映组织微循环内对比剂浓度变化、不能直接反映组织的血流动力学信息、容易受到扫描序列参数影响。

近年来,基于血管通透性成像技术、改良 Brix 双室模型的定量 DCE-MRI 开始尝试用于脊柱骨髓的 MR 灌注研究。

一项研究应用基于血管通透性成像技术双室模型的 T_1WI-DCE-MRI 定量评价成人胸腰椎体骨髓灌注,旨在探讨灌注参数在椎体不同解剖平面的分布特征以及年龄因素对灌注参数的影响,为该技术进一步深入评价脊柱骨髓病变微循环特征奠定基础。

该项研究应用基于血管通透性成像技术的 DCE-MRI 双室数学模型,获取椎体骨髓的定量灌注参数 K^{trans}、K_{ep}、V_e。

K^{trans} 取决于单位体积的流量、渗透性及毛细血管的表面积,显示灌注和通透性双重特征;速率常数 K_{ep} 显著受血管通透性影响,与灌注和血浆容量正相关,与间质容积负相关。

下胸椎、上腰椎、下腰椎的时间 - 信号强度曲线都呈现出早期的缓慢上升和随后的长程平台。该研究结果显示从下胸椎到下腰椎,K^{trans} 和 K_{ep} 值表现为逐渐减低,而且按年龄分层后发现,无论年龄小于 50 岁组还是大于 50 岁组灌注参数的分布都表现出了从头侧至尾侧递减的特征。

有研究发现较大的机械压力会导致骨髓相对缺血,从而导致红骨髓向黄骨髓转化增加。同时,Gardner-Morse 等(2004)的研究结果显示下腰椎较上腰椎有更大的骨小梁刚性矩阵,较大的机械压力可能会导致下椎体比上椎体灌注减少。

Griffith 等(2012)研究发现椎体骨髓灌注的减低和脂肪含量的增加总是伴随着骨髓矿物质密度(BMD)的减少,椎体骨髓供血动脉和窦状隙的减少总是伴随着骨髓脂肪含量的增加,下腰椎较上腰椎和胸椎更早、更严重地丢失骨矿物质密度。

该研究结果显示椎体骨髓的 K^{trans} 和 K_{ep} 值随着椎体水平下移有递减的趋势,该组作者认为下胸椎、上腰椎相对较高的灌注值及较高的通透性,可能与胸腰段椎体较下腰段椎体活动度大、代谢比较旺盛有关;下腰椎灌注相对低下,可能与下腰椎红骨髓向黄骨髓转化率较高有关,同时也可能与下腰椎承受了更大的机械压力有关。

然而,Biffar 等(2011)对椎体灌注研究显示血浆流量(PF)、血浆容量(PV)值从 T_8 到 L_5 呈递减改变。Chen 等(2001)报道椎体灌注峰值增强百分率(E_{max})、增强斜率(ES)值在 T_{10} 到 L_5 之间没有差异。Savvopoulou 等(2008)报道年龄大于 50 岁的男性上腰椎和下腰椎的灌注没有显著差别。

鉴于不同研究结果迥异,该组学者认为,这可能与不同研究者对椎体骨髓灌注研究采用的不同扫描序列的半定量和定量计算方法及数学模型差异有关,同时也可能与研究对象构成差异有关,其临床意义尚待深入比较研究。

V_e 反映椎体骨髓血管外细胞外间质比例,介于

0 到 1 之间。Shih 等(2004)研究推测骨质增生硬化、骨质疏松和红骨髓向黄骨髓转化常常率先发生于下腰椎,下腰椎 V_e 值比上腰椎和下胸椎要大。该项研究结果显示不同椎体平面的骨髓 V_e 值无显著差异,原因尚不明确,可能提示骨髓灌注是一种复杂的功能整合,与血管外细胞外间质几何比例关系不甚密切,同时也可能与该研究手动勾画 ROI 与骨髓腔实际体积有差异有关。

该项研究结果显示≥ 50 岁组 K^{trans}、K_{ep} 较 <50 岁组减低,≥ 50 岁组 V_e 较 <50 岁组增高,意味着老年组较年轻组椎体骨髓灌注减低、通透性减低,血管外细胞外间质比例增加。也有学者报道随着年龄的增长骨髓灌注减低。

Shih 等(2004)报道骨髓灌注、骨矿物质密度与年龄有关,他认为随着年龄的增长,大中动脉壁会发生粥样硬化,椎体骨髓内动脉管径变细,导致灌注减低。

但是,Griffith 等(2006)研究发现灌注减低仅仅发生于椎体骨髓而不发生于椎旁软组织,因此否定了脊柱供血动脉受损导致骨髓灌注减低这一结论。

由于临床研究的限制,该项研究尽管未能获取椎体活检的组织学证据,但通过分析基于血管通透性成像技术的 DCE-MRI 基本原理,该组学者推测老年人脊柱富含黄骨髓是导致其灌注减低的直接原因之一,骨髓动脉硬化导致局部缺血刺激黄骨髓转化增加、间接影响了骨髓灌注。

该项研究应用快速 LAVA-XV 序列,获得了同时具备较高时间和空间分辨率的多期动态图像数据,降低了由时间分辨率和信噪比对动脉输入函数(AIF)的影响,获得了椎体 DCE-MRI 定量灌注参数。

然而,骨髓的血流动力学变化较为复杂,参数测量受模型曲线拟合算法、动脉输入函数提取模式、对比剂分子量、对比剂剂量及流率、主磁场场强以及 ROI 大小等复杂因素影响,可能会导致测量结果的偏倚。

文献报道椎体骨髓灌注与性别有关,认为女性的月经周期和性激素水平可能是骨髓灌注变化的重要影响因素。该研究由于女性样本量不足,未对性别与椎体灌注值的相关性开展研究的关系,这将是后续研究的方向之一。

综上所述,基于血管通透性成像的 DCE-MRI 能够获得椎体骨髓灌注定量参数 K^{trans}、K_{ep}、V_e,灌注和通透性参数在不同椎体平面有着不同的分布特征,而且年龄对椎体灌注和通透性参数有明显的影响。

第二节　原始神经外胚层肿瘤伴骨小梁反应性增生

患者,男,27 岁。腰痛伴双下肢放射痛 4 月余入院。患者于 4 月前无明显诱因腰部疼痛,疼痛为慢性钝痛,沿腰背部、臀部放射,改变体位、负重时加重,以午夜后疼痛最重,有午夜低热盗汗,进行性消瘦,体重减轻不详,既往有肺结核病史。

查体:L_4、L_5 棘突间及椎旁压痛及叩击痛(+),向双下肢放射;腰部活动度:前屈 50°、背伸 20°,左侧屈 20°、右侧屈 20°;双下肢痛温觉等浅感觉减退;膝腱反射:左(++),右(+),病理反射未引出;直腿抬高试验:左 70°,右 50°;血沉 5 mm/h,结核杆菌抗体(-)。

病理诊断:原始神经外胚层肿瘤伴骨小梁反应性增生。

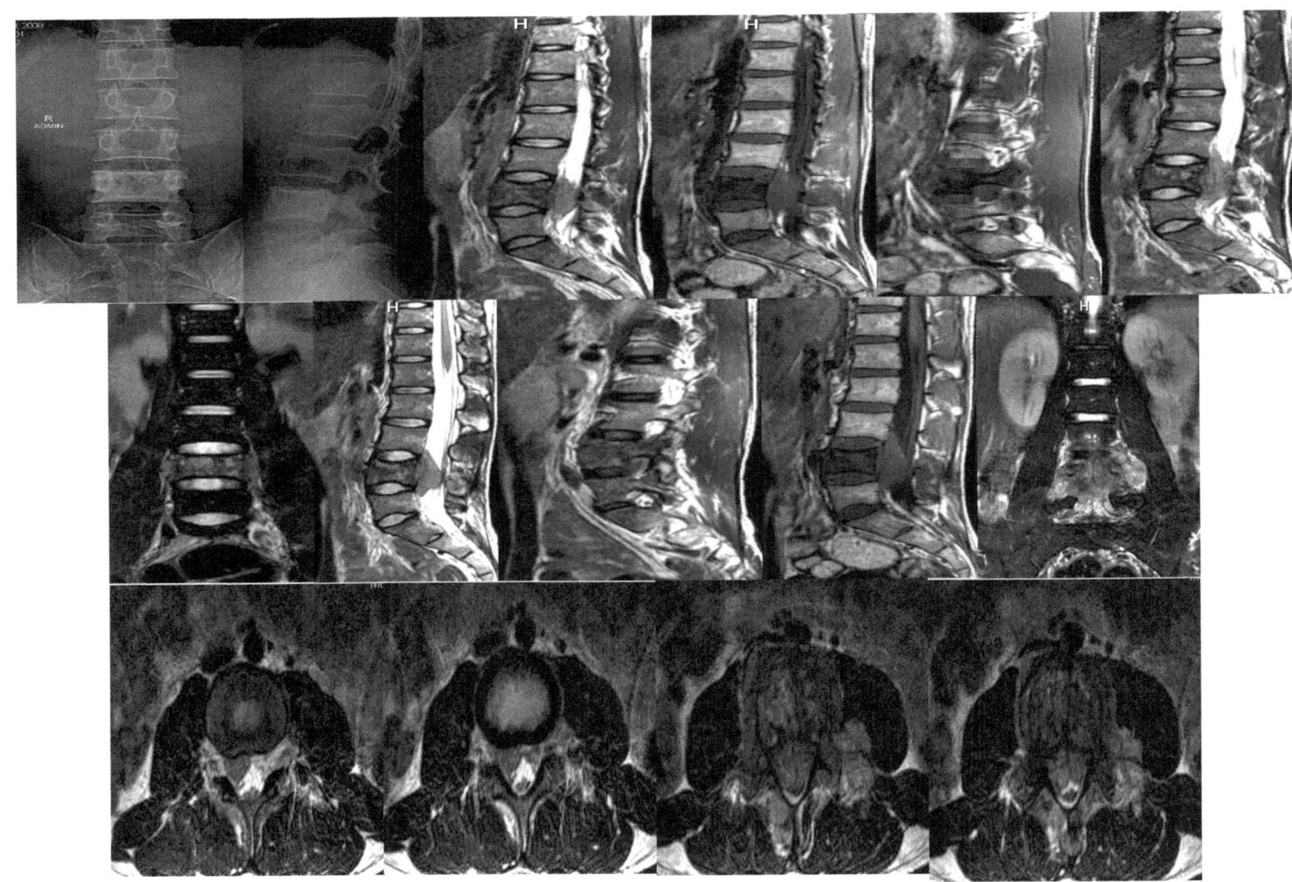

图 8-4-1 原始神经外胚层肿瘤伴骨小梁反应性增生

第三节 胸腰段椎管发育变异

一些学者注意到,有时可见先天性胸腰段椎管扩大,为一发育变异,它并不伴有神经体征或症状。X 线平片可见椎管宽大,椎弓根细小;椎管造影见巨大硬膜囊;CT 扫描可见宽大椎管。

在侧位胸腰椎 X 线片上,新生儿椎体可出现冠状裂,每个椎体都表现为夹心饼干状,此表现多见于男性,且最常见于腰椎。

胸腰结合部椎弓根明显变细小,甚至伴有内凹的边。缺乏相关的临床表现,可被认为是正常发育变异。

有学者指出,有时在胸椎侧位片上,2 周龄婴儿胸腰结合部椎弓根间距离明显狭窄,是由于正常胸腰段脊柱后凸产生放大的结果。

第四节 腰$_5$椎体动脉瘤样骨囊肿

患者,男,19 岁,于 7 月前不慎从 1 米多高处摔下,当即致腰部肿胀、疼痛,其他无特殊,伤后第二天来我院就诊,行腰椎 X 线片提示:"腰$_5$椎体后缘形态欠佳,建议行 CT 检查",CT 检查提示:"L_5椎体左后部见不规则骨小梁缺损区,内似可见分隔,密度不均匀,边缘骨质硬化,外周骨皮质尚连续周围未见明显软组织肿块",临床建议卧床休息。经休息 1 月余后腰部疼痛缓解,但仍不能弯腰用力,无法久坐、久站。半年后来我院复查 CT 提示:与前片相比,无明显变化,建议行 MRI 检查。未特殊处理。10 余天前劳累后出现腰部疼痛加剧，活动受限，经休息后无缓解，为进一步治疗，患者今日来我院就诊。

手术所见：根据 CT 定位肿物部位，透视后见位置正确，见肿物内为黄白色物，大小约 1cm × 1cm，将其完整刮除送病理检查，搔刮骨质后见渗血。术后病理诊断：考虑骨囊肿。

病例分析：影像表现：L_5 椎体囊样占位性病变，内似见分隔，边界清楚，周围见硬化带，囊性病灶 T_1WI 稍高信号，T_2WI 压脂明显高信号，增强后不均匀强化，周围未见明显异常软组织块强化；患者为年轻男性，外伤后意外发现，7 个月随访病灶无明显改变，表现为腰部疼痛，腰$_5$ 棘突轻度压痛及叩击痛。考虑 L_5 椎体良性肿瘤；动脉瘤样骨囊肿可能性大。

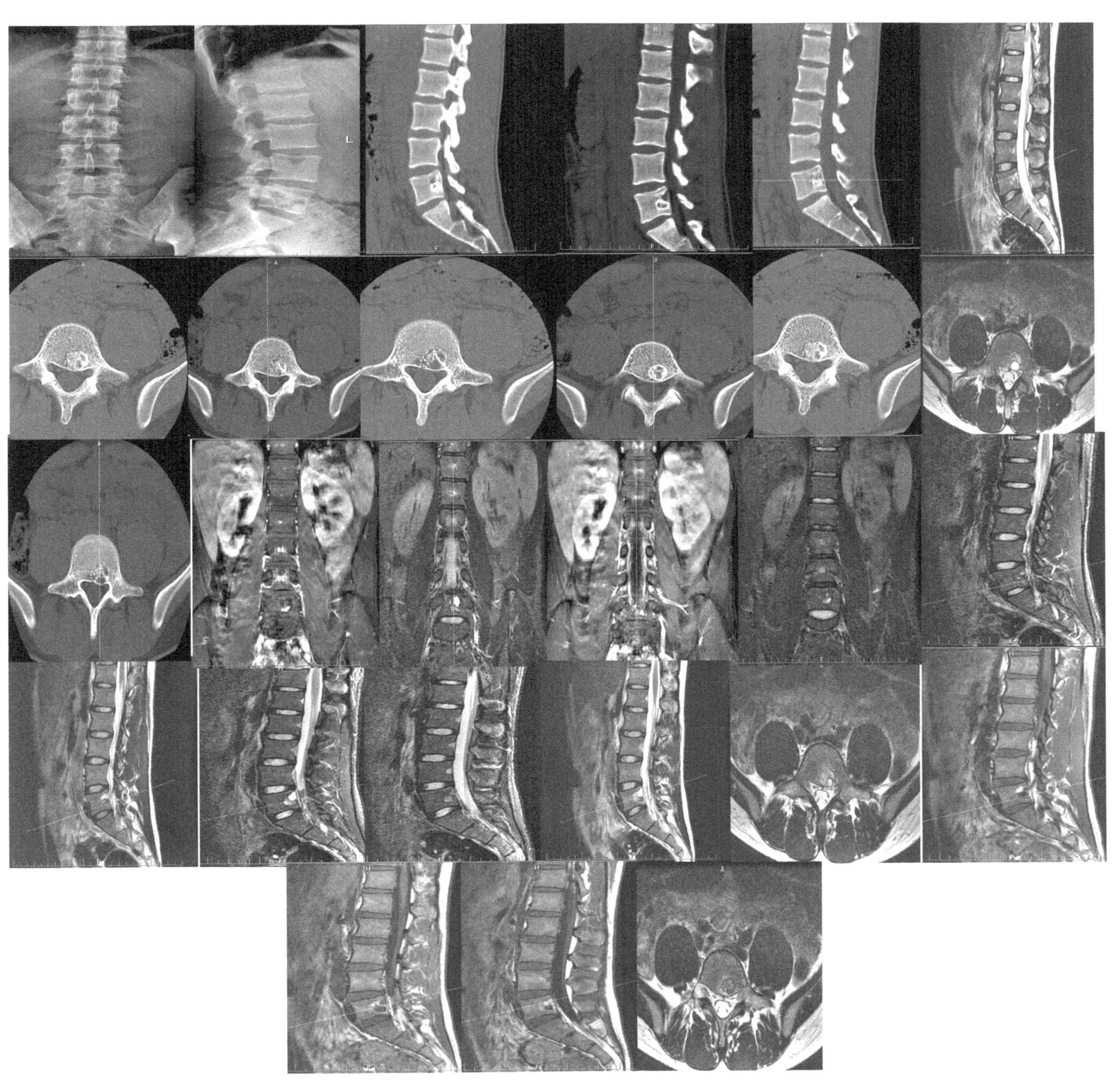

图 8-4-2　腰$_5$椎体动脉瘤样骨囊肿

第五章 腰椎间盘

磁化传递与椎间盘退变

腰椎间盘退变是导致下腰痛最常见的原因。Pfirrmann 分级系统是目前被临床广泛接受的评价椎间盘退变的影像学方法,然而该分级系统不能对椎间盘退变做早期及定量评价。磁化传递(MT)作为定量 MR 的方法之一,可以反映组织中的大分子蛋白含量的变化。

1. *磁化传递对椎间盘退变研究的价值* 椎间盘由髓核和纤维环构成。髓核的成分有离子水、蛋白多糖和胶原,纤维环则大部由Ⅰ型胶原构成。椎间盘的早期退变以髓核内蛋白多糖的断裂为标志,蛋白多糖的缺失导致椎间盘静水压力的降低,逐渐引起纤维环的退变,纤维环是胶原丰富的环状结构,围绕髓核,纤维环的退变表现为环状撕裂、边缘损伤和骨赘形成。

MRI 是用来评价椎间盘退变的最敏感的检查手段,能够描述椎间盘的水分含量以及形态学变化,经典的有 Pfirrmann 分级系统,以矢状位 T_2WI 上的四个指标:髓核结构、髓核与纤维环的界限、髓核信号强度及椎间盘的高度等指标为基础进行分级。然而该分级系统仅能做形态学评价、不能对椎间盘退变做早期及定量评价。

以往已有一些非侵袭性的对蛋白多糖敏感的技术如钠 MRI、T_1rhoMRI 等来研究退变椎间盘髓核中蛋白多糖的变化,另有些研究是用 T_2 弛豫时间与椎间盘退变分级的相关性定量椎间盘水含量的变化;然而,这些研究并未涉及椎间盘胶原退变的改变,胶原是椎间盘的主要大分子成分,它构成了纤维环干重的 70% 和髓核干重的 20%,胶原与椎间盘的关系极为密切,其质和量的变化必然引起椎间盘结构和功能的异常,使其承受应力和负荷能力降低,增加机械损伤的机会,促使其退变,因此胶原是椎间盘退变的一个重要生物标记物。

磁化传递是由标准 MRI 与饱和转移技术相结合而获得的,应用偏共振饱和脉冲,选择性的饱和胶原结合水的质子,可以间接乃至半定量地反映组织中的大分子蛋白含量的变化。

早期的脊柱磁化传递研究集中在颈椎间盘,是在 0.3 T 低场强下进行的,信噪比不高,主要运用磁化传递效应增加组织对比,而不是利用磁化传递效应研究椎间盘中胶原成分的改变。髓核及纤维环中的胶原Ⅰ型和胶原Ⅱ型蛋白均含有大量的胶原结合水,胶原是椎间盘中产生磁化传递效应的主要成分,早期关于人尸体的腰椎间盘的磁化传递研究已证实磁化传递与胶原呈正相关,因此腰椎间盘的磁化传递成像可作为一种无创性方法,通过纤维环和髓核中磁化传递率值的改变,特异性的反映退变椎间盘胶原含量的变化,早期诊断椎间盘退变。

一项研究采用 1.5 T 场强 MR 进行磁化传递成像,应用较大的偏共振饱和脉冲(1.5 kHz),得到的磁化传递图像具有较高的信噪比,足够的磁化传递效应,使其能对腰椎间盘的髓核和纤维环的磁化传递率做定量分析,磁化传递减影图像可以很好地显示纤维环与髓核之间的分界,对腰椎间盘纤维环和髓核的退变显示更加直观。

2. *纤维环和髓核磁化传递率* 椎间盘的磁化传递效应大部分源于胶原,其他的大分子成分如蛋白多糖、纤维素和淀粉样蛋白也可能产生磁化传递效应,但这些成分的作用只占极小部分。该项研究的结果显示纤维环较髓核有较高的磁化传递率值,主要由于纤维环比髓核含有较多的胶原,也证实了以前的研究结果,胶原占纤维环干重的 70%,占髓核干重的 20%,相对于胶原占纤维环和髓核的不同比例,与纤维环的磁化传递率值(均值为 11.27%)相比,髓核的磁化传递率值(均值为 7.79%)发生了不成比例的升高,说明髓核较纤维环有较大的磁化传递效应。主要原因在于纤维环主要由Ⅰ型胶原构成,而髓核胶原大部分属于细微的Ⅱ型胶原纤维,为随机方向,形成交叉连接,这种Ⅱ型胶原的交叉结构可以增加磁化传递效应。

3. *髓核磁化传递率值与年龄和改良* Pfirrmann

分级呈正相关 该项研究的结果证实髓核的磁化传递率值与年龄及椎间盘退变分级呈正相关，即随年龄增加，椎间盘髓核的磁化传递率增高；随退变程度的加重，髓核的磁化传递率增高，提示年老者及退变椎间盘的髓核中胶原含量增加。一项用定量 MR 技术对退变椎间盘标本的研究证实，Ⅱ型胶原的比例在 Thompson 分级退变 4 级的椎间盘中升高，并且髓核高于纤维环。该组结果也与其一致。然而，这种合并椎间盘高度降低的髓核的磁化传递率增高提示这些椎间盘髓核的胶原含量可能没有显著的改变，由于水和粘蛋白的减少导致胶原密度相对增加。

该项研究还观察到有些退变的椎间盘无高度的减低，因此这些椎间盘髓核磁化传递率值升高提示髓核胶原绝对含量可能增加。不管椎间盘退变时绝对胶原含量是否增加，胶原相对密度的增加可能与纤维软骨的退变保持一致。

关节软骨和椎间盘都属于由胶原和粘蛋白组成的同一种纤维软骨。在关节软骨中，变性组织 T_2 增加，$T_{1\rho}$ 弛豫时间增加。但是在椎间盘的髓核，退变导致 T_2 和 $T_{1\rho}$ 时间减少。这是因为当关节软骨退变时，粘蛋白脱离Ⅱ型胶原细胞外基质，空间被流质渗入，导致了 T_2 和 $T_{1\rho}$ 弛豫时间增加。

相反，椎间盘髓核中松弛填充的Ⅱ型胶原细胞外基质退变时不会被渗入，这是因为粘蛋白的退变和椎间盘的减小都阻碍了渗入。即使纤维环撕裂通到退变的髓核，水聚集粘蛋白的减少和椎间盘的严重降低亦妨碍了渗入，此过程导致了退变椎间盘的脱水。

该项研究证实了椎间盘退变导致髓核的磁化传递率增高，可能是因为粘蛋白减少，椎间盘脱水，胶原相对密度增高，这就解释了为什么在退变椎间盘上可见典型的低 T_2 和 $T_{1\rho}$ 弛豫时间。Wang 等（2010）对 4 例不同年龄的受试者的腰椎间盘做磁化传递研究，发现其髓核的磁化传递率值与 Pfirrmann 分级存在中等程度的正相关，该项研究结果与其一致。该项研究采用改良 Pfirrmann 分级，克服了 Pfirrmann 分级的一些不足，提高了对早期和老年严重椎间盘退变的分级能力，减少了分级的误差率。

相关系数较低主要因为改良 Pfirrmann 分级不是定量测量椎间盘大分子含量，而只是依据椎间盘的定性指标，例如椎间盘高度、水含量、形态学特征，它不一定与椎间盘退变的线性分布呈一致的数值分级。而且，改良 Pfirrmann 分级很可能产生个体内及个体间的偏倚。

该项研究通过证实腰椎间盘髓核的磁化传递率值与椎间盘退变改良 Pfirrmann 分级存在相关性，说明磁化传递作为一种可特异性反映胶原含量改变的方法，能够早期探测髓核的退变，更紧密地与椎间盘退变的生化改变相联系。

磁化传递作为定量 MRI 的一种特殊检查技术，可作为一种无创性的方法应用于椎间盘退变的研究。磁化传递的减影图像对椎间盘的退变的显示较 Pfirrmann 分级更直观、更敏感。

该项研究的限制在于纳入的是临床有腰腿痛症状的受试者，以后的研究中应纳入无症状的正常人，还应与其他探测椎间盘基质成分改变的定量 MRI 的方法做对比，如 T_1、T_2 弛豫时间、表观扩散系数（ADC）值、T_1rho 等。

第六章　腰椎退行性改变

第一节　MRI 与腰椎退行性改变

腰背痛是一组以腰、骶部、臀部疼痛为主要症状的综合征,严重影响人类健康,患者长期遭受疼痛的影响,工作效率减低,生活质量下降。文献报道高达97% 的腰背痛患者是由腰椎退行性改变所引起。腰椎退行性改变发生在腰椎的各个解剖结构,包括:椎间盘、终板及终板下骨质、关节突关节、韧带、肌肉软组织等。腰椎磁共振成像(MRI)是目前能最大程度观察腰椎各组成部分变化的影像检查,为腰背痛的诊断及鉴别诊断提供依据。

1. 椎间盘及其相关改变　椎间盘形态改变:Mixter & Barr(1934)首次提出腰椎间盘突出可导致腰背痛的观点,是对腰背痛发生机制认识的重大突破。椎间盘是由其中央部分的髓核和周围部分的纤维环共同组成。随着纤维环、髓核的自然退化和在长期负重性损伤或急、慢性外力损伤的作用下,髓核的成分和结构发生变化、纤维环松弛、纤维环破裂,髓核组织从破裂之处突出于后方或椎管内,引起椎间盘形态改变。大量研究明确其产生疼痛的机制是:突出的椎间盘直接压迫神经根或对周围神经组织产生刺激,从而产生疼痛。MRI 可以清晰、准确地观察到有无间盘突出、突出的程度以及有无造成神经根压迫等。

2. 椎间盘信号改变　在幼儿时期,髓核富含水分,与其周围的纤维环分界清晰。随着年龄的增长,髓核所含水分减少,弹性减低,逐渐过渡成为含有纤维软骨成分的成年型髓核。在老年时期,椎间盘内的自由水和结合水均累积减少,前者在 MRI 上引起 T_1 弛豫时间延长,后者引起 T_2 时间延长。椎间盘水分的减少,其高度也会随之降低,椎间盘信号强度的改变在 T_2WI 上最为敏感。椎间盘信号改变可以反映出髓核含水量的变化程度,一些学者的研究证实了椎间盘信号的改变可以反映椎间盘退变的程度。

3.Pfirrmann 等(2001)将腰椎 MRI 的 T2WI 上椎间盘信号分为 5 级　Ⅰ级:椎间盘形态正常,没有水平带,纤维环清晰;Ⅱ级:水平带形态不规则,纤维环及髓核之间界限不清晰;Ⅲ级:纤维环及髓核之间界限不清晰,但是纤维环的形态完整;Ⅳ级:纤维环形态不完整,椎间盘高度正常或中度减低;Ⅴ级:在Ⅳ的基础上,合并椎间隙塌陷。随着分级的升高,信号退变越为严重。

目前,关于椎间盘信号改变是否具有提示腰背痛的临床意义还有争议,不少学者的研究认为,MRI 的 T_2WI 上信号减低的椎间盘不能分辨是老化的椎间盘还是引起疼痛的病理性椎间盘。Horton & Daftar(1992)的研究显示单节段间盘信号改变可以较可靠地说明此椎间盘是疼痛的来源,对腰背痛的原因有提示作用。若 MRI 没有异常改变,则 95% 的病人可以除外椎间盘源性疼痛。当患者为年轻人、有明确的外伤史,且腰背痛持续时间超过 4 个月,如果其 MRI 显示椎间盘信号减低,则诊断意义很大,提示此椎间盘为痛性椎间盘。

4. 纤维环后方高信号区(HIZ)　Aprill & Bogduk(1992)首次提出了高信号区这个概念,认为它与腰背痛患者腰椎间盘造影呈阳性之间存在显著的相关性,提示了产生腰背痛的原因。自从高信号区征象被提出以来,国内外众多学者对其病生理学基础及发生机制、临床意义进行了大量的基础及临床研究,但目前仍存在许多争议。

Schellhas 等(1996)和 Lam 等(2000)认为高信号区是椎间盘纤维环撕裂和椎间盘源性腰背痛的特异的影像学特征。Horton & Daftar(1992)的研究也显示 MRI 上单节段椎间盘信号减低及后纤维环出现高信号区可以较可靠地说明该椎间盘为腰背痛的疼痛原因。

Caragee 等（2000）的研究表明高信号区在腰背痛患者中出现率为 59%，在无腰背痛症状人群中出现率为 24%，因为在无腰背痛症状人群中出现高信号区的比例较高，2 组高信号区的发生率没有显著差异。高信号区不能代表存在有症状性的腰椎间盘破裂，所以其在椎间盘源性腰背痛的诊断中作用有限。

一组学者对 123 例椎间盘源性腰背痛患者及 60 例对照组进行病例对照研究，发现 67 例（54%）椎间盘源性腰背痛患者组出现高信号区征象，明显比对照组（9 例，15%）多（$P<0.001$），从而说明高信号区征象是椎间盘源性腰背痛的重要影像学指标。

5. 关于高信号区征象的形成机制目前主要有下列几种说法　Aprill & Bogduk（1992）和 Lee（2003）都认为高信号区代表纤维环撕裂后的炎症反应。Schellhas 等（1996）则认为高信号区代表 3~5 级的纤维环撕裂，是纤维环裂隙中充填的髓核液。

Yu 等（1989）将 20 例尸体椎间盘标本在 MRI 上的表现及其解剖做了相应研究，发现每一个纤维环的裂隙都填充有液体或黏液样物质，因此认为高信号区可能是充填在纤维环后方裂隙内的髓核液。Yasuma 等（1993）进行的基础研究发现，40 岁以上的腰背痛患者，椎间盘组织开始被血管浸润，退变较严重的椎间盘甚至长入了大量的血管组织，他认为在一些无腰背痛症状人群中出现的高信号区可能是椎间盘退变后长入的大量血管组织。

6. 腰椎终板 Modic 改变　腰椎终板是指位于椎间盘与骨性终板之间的薄层透明软骨，其主要生物化学成分为蛋白多糖、胶原和水。它在髓核营养物质的交换、维护椎间盘的应力缓冲以及维持椎体的正常形态等方面起着重要的作用。

de Roos 等（1987）率先报道在腰椎间盘退变患者的腰椎 MRI 中发现邻近终板区域的椎体骨质信号改变。Modic 等（1988）通过对 474 例大部分患有慢性腰背痛患者进行研究，系统地描述了在退变的腰椎间盘终板及终板下骨质 MRI 信号改变的类型、分型标准及相应的组织学变化，即 Modic 改变。Modic 改变分为 3 型：Ⅰ型（又称为炎症期或水肿期），在 T_1WI 上为低信号，在 T_2WI 上为高信号；Ⅱ型（脂肪期或黄骨髓期），在 T_1WI 为高信号，T_2WI 上为等信号或轻度高信号，脂肪抑制像提示该变化主要是脂肪沉积所致；Ⅲ型（骨质硬化期），在 T_1WI 及 T_2WI 上均表现为低信号。

7. 相应的病理学表现为　Ⅰ型改变表现为纤维血管组织替代，终板及终板下区域有丰富的肉芽组织长入，纤维血管组织替代了增厚的骨小梁间的正常骨髓；Ⅱ型改变表现为黄骨髓替代，在慢性受损的终板及终板下区域，大量脂肪细胞沉积；Ⅲ型改变表现为终板及终板下骨质硬化。关于 Modic 改变对腰背痛的临床意义普遍达成各学者的共识。一些作者研究结果显示正常人群中 Modic 改变的发生率只有 3.57%，但在腰背痛患者中的发生率高达 53.03%，两者具有显著性差异，从而认为 Modic 改变对椎间盘退变性腰背痛具有较高诊断价值，是一个良好的影像学参数。

Weishaupt 等（1998）对 20~50 岁年龄阶段的 60 个无腰背痛症状的志愿者进行研究，发现其 Modic 改变的发生率为 3%~10%。Kjaer 等（2006）以 412 名志愿者为研究对象，发现 Modic 改变与腰背痛之间具有显著的相关性。Dominik 等（2001）指出多种腰椎 MRI 异常征象（包括椎间盘退变、膨出、突出、纤维环撕裂）常常见于无症状人群中，但终板及邻近骨质的异常却很少见于 20~50 岁年龄组的无症状人群中，因此认为终板异常可以作为腰背痛的预测指征。Toyone 等（1994）的研究也发现终板信号改变与腰背痛密切相关，他认为将椎间盘退变的信号降低与终板信号变化结合起来，可使 MRI 准确判断疼痛椎间盘的特异性从 79% 提高到 97%。

8. 雪莫结节　雪莫（Schmorl）结节这个术语为 Schmorl（1927）所描述，是指髓核通过软骨终板或纤维环的破裂处嵌入邻近椎体骨质内形成的椎体内压迹。T_1WI 上为软骨下骨质内的低信号，而 T_2WI 显示为椎体骨质内稍高或等信号的椎间盘物质。

目前对其是否引发腰背痛症状尚不明确，多数学者认为不会引起疼痛，因为在没有腰背痛的人群中常见，发生率约在 38%~75%。

一项研究对雪莫结节的病理切片进行观察，发现其包括髓核、软骨和结缔组织 3 种组织，全部雪莫结节均是通过终板的裂口后突入椎体内部的，认为其形成的原因与椎间盘内压力增大有密切关系，是椎间盘退变病生理过程中的一个阶段，对腰背痛的诊断意义不大。

9. 椎小关节改变　Ghormley（1933）首次将腰椎椎小关节退行性改变导致的腰背痛命名为腰椎小

关节综合征。Carrera 等（1980）报告椎小关节源性腰背痛与椎间盘源性腰背痛的比例高达 2.9：1。另有作者进行了相关统计，数据结果表明腰椎小关节病变的发生率是椎间盘病变的 2.4 倍。目前国内外对腰椎椎小关节的研究报道较少，主要对其与腰椎间盘退变及腰椎不稳的相关性做了研究。多数学者支持腰椎间盘退变是引起椎小关节退行性变的主要原因，椎间盘退变后，其高度逐渐减低，椎小关节承受的压力会显著增加，就会加速椎小关节的退变。

但 Eubanks 等（2007）对椎间盘退变是引起腰椎椎小关节退变的观点提出了质疑，他认为腰椎椎小关节骨关节炎在低龄人群中有一定的发生率，不能完全由椎间盘退变的继发改变来解释。

10. 棘突间韧带高信号　棘突间韧带对脊柱的稳定性起了很重要的作用，它是脊柱后柱的重要结构。棘突间韧带的损伤通常发生于外伤，它的损伤会导致脊柱前柱的不稳定。

1950 年，在大量要进行椎间盘手术的病例中发现棘突间韧带的损伤出现的频率很高，当时认为棘突间韧带的损伤是椎间盘突出或脱出的继发表现。文献报道，在 20 岁以上人群，棘突间韧带的损伤的发生率超过 20%，且 L_4~L_5 和 L_5~S_1 节段是好发部位。

随着 MRI 技术的发展，有学者将腰椎 MRI 的棘突间韧带根据信号不同分成了 4 型：1A 型，T_1WI 及 T_2WI 均为低信号，代表正常的棘突间韧带；1B 型，T_1WI 及 T_2WI 也均为低信号，但是棘突有骨质增生、肥大变形，代表重度的退变；2 型，T_1WI 为低信号，T_2WI 为高信号，代表炎症性的积液；3 型，T_1WI 为高信号，T_2WI 为中等或高信号，代表棘突间韧带的脂肪变。一项研究发现，大部分 2 型棘间韧带改变发生于 L_4~L_5 节段，而此节段在生物力学上是最易发生腰椎不稳的节段，所以一些作者认为 2 型棘间韧带改变对脊柱不稳的反应较敏感，可视为脊柱不稳和退变的标志。

第二节　退变性腰椎滑脱

退变性腰椎滑脱是指不伴有峡部裂而发生的椎体间位移。正常时，椎体受到完整的椎弓、椎小关节、椎弓根、椎间盘及周围软组织的制约难以发生滑脱，若制约因素发生异常，则可产生滑脱。一些学者认为在诸多因素中，L_4~L_5 节段关节突关节在退行性骨性关节炎发生以后，随着进行性的矢状趋向，其对抗水平剪力的能力明显下降，是造成退变性腰椎滑脱的最主要病理基础。

针对关节突关节的研究很多，但是针对关节突关节空间构型的研究很少，关节突关节是三维立体的，其从头侧至尾侧有明显的趋向变化。一次研究着眼于对比关节突关节的头尾侧层面，进一步研究退变性腰椎滑脱与小关节空间形态变化之间的关系。

近年来，对腰椎退变性滑脱和椎小关节角之间的关系的研究已经有了一些报道，相关学者测量椎小关节角时所采用的多是 Grobler 所提及的下位椎体的上终板层面。但是椎小关节是一个三维立体的结构，其从头侧到尾侧结构不同，人体正常腰椎 L_1~L_5 关节突关节和冠状面的交角（椎小关节角）是逐渐减少的；在腰椎退变性滑脱患者其椎小关节表现为和冠状面的角度增大和矢状面的角度减少，即向背离冠状面方向发展，向矢状面方向发展，越来越矢状化，最终椎小关节角增大，也就是表现出一种偏矢状化的趋势。

而一些学者在临床中发现，如果更改扫描的层面，使扫描层面通过上位椎体的下终板层面，也就是改测量尾侧椎小关节角为测量头侧椎小关节角，往往得出的椎小关节角要大于尾侧椎小关节角，其更能反映椎小关节的矢状化趋势。可以看出头侧椎小关节角的差异较之尾侧椎小关节的差异更大，所以头侧椎小关节角更能体现退变性腰椎滑脱患者椎小关节的这一趋向上的变化。

包括 Grobler 在内的很多学者的研究都已经证明了退变性腰椎滑脱患者的 L_4~L_5 节段的椎小关节角往往具有较大的矢状位倾向，但是这种变化到底是退变性腰椎滑脱的病因，还是表现，目前还存在争议。

Chaput 等（2007）认为椎小关节的这种趋向性是椎小关节骨性关节炎或者融合所导致的，并不是退变性腰椎滑脱的病因学因素。而另外一些学者则认为这种表现是进展性的并且要早于退变性腰椎滑脱的出现，认为椎小关节这种趋向性是退变性腰椎滑脱的病因。Berlemann 等（1998）则认为椎小关节向矢状面的趋向性改变更多的是椎小关节的一种继发性重构。

为了进一步研究椎间小关节的趋向性改变，尤其是椎小关节头、尾侧趋向性差异在腰椎退变性滑脱中的作用，一项研究选取了腰椎退变性滑脱患者 60 例，和 60 例无滑脱的下腰痛患者作为对照组进行了统计分析。

滑脱组（DS 组）患者的头侧椎小关节角均值较尾侧椎小关节角大，说明滑脱组椎小关节头侧较尾侧更加偏矢状位方向，且程度较大；而椎小关节退变组（DG 组）患者的椎小关节头侧仍较尾侧偏矢状位方向，但是其偏向程度不如滑脱组。滑脱组不仅是 L_4~L_5 滑脱节段的椎小关节角具有矢状面倾向，L_3~L_4 非滑脱节段同样具有矢状面倾向，并且通过和椎小关节退变程度的相关性分析认为，退变性腰椎滑脱患者椎小关节退变程度严重与否和椎小关节角之间无明显相关性。所以一些作者认为椎小关节形态学上的趋向性不仅是滑脱节段的继发性改变，更是可以导致滑脱的病因学因素。

左右椎小关节对称与否和腰椎滑脱之间的关系目前尚存在争议，Rankine & Dickson（2010）对诊断为下腰痛和腰椎滑脱的患者进行了回顾性的 CT 扫描，测量了 35 例腰椎滑脱患者的椎小关节角，结果认为沿脱侧的节段的椎小关节角明显大于无滑脱的一侧。滑脱组及退变组患者 L_3~L_4、L_4~L_5 节段左右侧椎小关节角经配对 t 检验分析，无论是头侧还是尾侧均无统计学差异（$P>0.05$），说明在退变性腰椎滑脱的易发因素中，左右椎小关节角不对称并不具有病因学的作用。

该项研究认为退变性腰椎滑脱椎小关节和冠状面交角偏大说明其越来越背离冠状面方向，而趋向矢状面方向，头侧椎小关节角更能体现退变性腰椎滑脱患者椎小关节的这一趋向上的变化。椎小关节头侧的矢状面趋向性以及椎小关节尾侧的冠状面趋向性可以认为是退变性腰椎滑脱的一个较为重要的病因学因素。

第七章 腰椎间孔

腰椎间孔狭窄神经根卡压与神经根分级

腰椎间孔狭窄及神经根卡压与椎间盘退变和高度丢失密切相关；Haesgawa 等(1995)术中观察测量结果发现椎间盘后缘高度和椎间孔高度分别小于 4 mm 和 15 mm 临界值可作为判断腰椎间孔狭窄神经根卡压的关键性数据。MSCT 各向同性的多平面重建直接显示腰椎间孔内神经根毗邻关系的同时可准确测量关键性数据，并能揭示两者之间的关系；常规 MSCT 仰卧腰大肌放松体位后轴向负荷检查更能揭示两者关系的动态变化。

一、关于腰椎间孔

腰椎间孔一般分成 3 个区：入口区、中央区和出口区。Jenis 等(2000)认为椎弓根间垂直区即腰椎间孔；Crock(1981)则将腰椎间孔定义为神经根管中一个最狭窄而独立的矢状切面或“窗口”，可以认为腰椎侧位片腰椎间孔即该“窗口”的投影。

但只有 MSCT 各向同性的多平面重建能同时显示其骨性和软组织性周壁及孔内神经根，为测量及神经根分级观察提供清晰的矢状剖面图；研究显示该剖面图在上关节突内侧 1 mm 处。有研究多平面重建中心线均通过关节突内侧 1 mm 处获取腰椎间孔矢状面影像，保证了腰大肌放松体位、轴向负荷影像可比性。

腰椎间孔前后壁并非全为骨性结构，部分由软组织构成，这是轴向负荷检查腰椎间孔变形的解剖基础。某一脊柱功能节段椎间三关节在解剖上构成封闭的三关节复合体，在脊柱屈伸及旋转运动时相互影响，相互制约。

前屈时脊柱中后柱拉伸，关键性数据趋于增大；背伸中后柱压缩，关键性数据趋于减小；旋转时背离旋转侧椎间孔高度趋于增大，向着旋转侧椎间孔高度趋于减小，椎间盘后缘高度变化视旋转时脊柱有无前屈或后仰而定；椎间孔高度大小与腰椎间孔形态孔内神经根毗邻关系密切。可见，腰椎间孔狭窄神经根卡压的关键性数据与神经根分级通过封闭三关节复合体紧密关联。

二、椎间盘退变或突出、关键性数据与神经根分级

腰椎间盘高度主要取决于髓核含水量，髓核含水量减少，椎间盘高度降低；由于决定椎间孔高度的上下椎弓根与前方椎体骨性相连，因此椎间盘高度变化，尤其椎间盘后缘高度变化直接影响椎间孔高度的变化，在椎间盘高度变化的同时，腰椎间孔的尺径、面积和形态也随之发生变化。

椎间盘后缘高度直接构成腰椎间孔前壁一部分，它的缩小加之关节突错位必然导致椎间孔高度缩小，结果黄韧带皱缩前凸，椎间盘膨隆或后突前后挤压神经根，使其毗邻关系密切，分级增加。Cinotti 等(2002)研究发现严重椎间盘退变平面的椎间孔高度为 16~18 mm，平均 17.5 mm，显著低于无椎间盘退变或突出平面的椎间孔高度；与椎间盘切除平面的椎间孔高度大小相仿。Haesgawa 等(1995)研究也发现在腰椎间孔狭窄神经根卡压平面关键性数据显著低于无腰椎间孔狭窄神经根卡压平面。

该组负荷前 L_3~S_1 三个平面无椎间盘膨隆或突出组关键性数据均显著大于伴椎间盘膨隆或突出组，Ⅱ ~ Ⅲ级神经根数伴椎间盘膨隆或突出组 43 根显著多于无椎间盘膨隆或突出组的 19 根；与关键性数据相关联的Ⅱ ~ Ⅲ级神经根数仅在关键性数据低于临界值时伴椎间盘膨隆或突出组显著多于无椎间盘膨隆或突出组；且显著多于关键性数据高于临界值组。可见，椎间盘退变或突出、关键性数据及神经根分级三者关系密切，椎间盘退变为因，关键性数据缩小、神经根分级增加是果。

Haesgawa 等(1995)发现显著的神经根压迫通常在椎间孔高度小于 15 mm 或椎间盘后缘高度小于 4 mm 时发生，故认为这些关键性数据是判断腰椎间孔狭窄和神经根卡压的重要指标，具有重要临床意义。但 Postaechini(1999)认为在不伴有脊柱其

他病理变化情况下，神经根在腰椎间孔内被卡压比较罕见；因此，诊断腰椎间孔狭窄神经根卡压必须充分考虑临床症状、体征，单纯将关键性数据低于临界值作为诊断腰椎间孔狭窄和神经根卡压关键性指标的观点值得质疑。

三、轴向负荷对关键性数据及其与神经根分级关系

腰椎 MSCT 检查患者取仰卧位，椎间盘零负荷趋于弹性恢复，椎间盘后缘高度、椎间孔高度趋于增加，神经根分级趋于降低，影像学常低估椎管狭窄而遗漏部分轻度椎管狭窄，即所谓的隐匿性椎管狭窄，轴向负荷检查能克服这种缺陷。有作者研究发现在椎间盘完整的状态下，负荷对腰椎间孔形态及其与神经根关系影响不大；而摘除髓核，随加载量增大，腰椎间孔逐渐缩小、变形，神经根被推挤向同位椎弓根下缘，关键性数据逐渐减小，与零负荷状态比较差异有显著性，经多元线性回归分析发现椎间孔高度与椎间盘后缘高度呈线性相关。

该组轴向负荷检查后无椎间盘膨隆或突出、伴椎间盘膨隆或突出组关键性数据均变小，降低到临界值下伴椎间盘膨隆或突出组显著多于无椎间盘膨隆或突出组（$P<0.01$）。其中 $L_{4\sim5}$ 平面变化最大，可能与 $L_{4\sim5}$ 平面椎体角小，垂直轴向分力较大有关；轴向负荷后伴椎间盘膨隆或突出组关键性数据降至临界值下平面伴椎间盘膨隆或突出组明显多于无椎间盘膨隆或突出组，与伴椎间盘膨隆或突出组较多关键性数据值接近临界值有关。有研究发现轴向负荷后中重度腰椎间孔狭窄增加，神经根毗邻关系更为密切。

该组轴向负荷后Ⅱ～Ⅲ级神经根晋级数伴椎间盘膨隆或突出组显著多于无椎间盘膨隆或突出组（$P<0.05$）。与关键性数据相关联的Ⅱ～Ⅲ级神经根数伴椎间盘膨隆或突出组明显多于无椎间盘膨隆或突出组，与关键性数据值无关；关键性数据低于临界值组均显著多于关键性数据高于临界值组，与有无椎间盘退变无关；而且，16 例轴向负荷后症状加重者Ⅱ～Ⅲ级神经根晋级数及关键性数据降低至临界值以下平面均显著多于无症状加重者；可见，轴向负荷后关键性数据与神经根分级关系及椎间盘有无退变关系更为密切并与临床症状相关。

关键性数据低于临界值后，潜在的Ⅱ～Ⅲ级神经根较多，轴向负荷检查显示更多的Ⅱ～Ⅲ级神经根，从而检出腰大肌放松体位不能发现的隐匿性腰椎间孔狭窄神经根卡压，具有重要临床意义。

鉴于关键性数据与神经根分级密切关联，该研究未作以神经根分级为基准的关键性数据变化的统计分析；至于部分关键性数据高于临界值，而神经根为Ⅱ～Ⅲ级，推测可能与脊柱后柱退变显著有关。

第八章 腰椎椎弓

第一节 MRI漏诊腰椎椎弓峡部不连的原因

腰椎椎弓峡部不连的MRI表现文献中有较详细的描述,椎弓峡部不连部位在横断位和矢状位T_1WI和T_2WI上均表现为局部信号减低处,椎体向前滑移时,不连部位可表现为脂肪信号带,椎间孔变形呈水平位、分叶状,根据这些典型表现,一般不难做出椎弓峡部不连的诊断。但在日常工作中,MRI漏诊椎弓峡部不连时有发生,可能与以下因素有关:①检查体位为仰卧位,所以滑移程度可能减轻以致于难以引起阅片者注意,一组有12例在立位腰椎DR侧位片上为Ⅰ度滑移,而MRI未见滑移;②横断扫描时定位线往往局限在椎间盘层面,椎弓峡部无法观察,而矢状位也可能未摄入或摄入了但未引起重视;③读片时欠全面,一般只注意椎间盘病变、椎体改变,而容易忽略椎弓峡部的信号异常,重视了椎管的异常狭窄及椎管内有无异常信号,却忽略了椎管的异常增宽;④椎小关节退变硬化所造成的容积效应影响椎弓峡部的观察。

为了减少椎弓峡部不连的漏诊率,有些学者强调了MRI辅助征象的观察。

宽管征的形成和意义:Teplick等(1986)指出,腰椎椎弓峡部双侧不连时,由于躯干重力、躯干肌肉拉力和腰骶部曲度的综合作用产生向前剪力,椎间盘、小关节及后部肌肉韧带复合体产生向后剪力,两种力量使椎体与附件前后分离,导致椎管前后径增大。据此,一项研究的ROC曲线分析,当L_5/L_1取1.25时,灵敏度和特异度最高,为1.78。

UImerl等(1994)提出了宽管征的概念,把椎弓峡部不连平面椎管矢状径与L_1椎管矢状径相比,当比率>1. 25时定义为宽管征阳性。文献报告椎弓峡部不连时,宽管征阳性率达95%以上,一组100例椎弓峡部不连者按此标准阳性率为88%,其中包括12例有双侧椎弓峡部不连而无明显滑移的病例也出现明显的宽管征。因此,在椎弓峡部不连患者绝大多数会出现宽管征,即使椎体没有明显滑移时也是如此。

了解宽管征以后,仔细观察椎管前后径的变化,从以往单纯注意有无变窄转变为同时注意有无变宽,减少了椎弓峡部不连的漏诊。日常工作中,宽管征大多目视即可发现,一般无需测量,应用较为方便。尤其是患者移动或低场强MRI扫描仪等因素造成图像细节丢失时,宽管征是提示椎弓峡部不连的有力依据。

诊断腰椎椎弓峡部不连的几点体会:横断位扫描时适当增加扫描范围,从原来的起止于椎体上下缘的椎间盘扫描模式转变为起止于椎弓根上下缘的椎间孔扫描模式。养成良好的读片习惯,应注意椎弓峡部不连直接征象和间接征象的观察,读片时不仅要注意椎管的径线有无变窄,还要注意有无增宽(宽管征是否阳性)。同时要注意观察椎体、附件及椎旁组织的辅佐征象。

第二节 腰椎峡部裂与MSCT后处理

腰椎峡部裂是指腰椎一侧或两侧椎弓根上下关节突之间的峡部骨质失去连续性,目前多数学者认为是由于重复性损伤及应力不均造成的疲劳骨折所致。可单侧或双侧发生,约95%患者发生在L_5峡部。正常人直立时身体重量通过 L_5 传至骶骨，由于骶骨向前倾斜，L_5 亦有向前、向下滑移倾向，但受到 L_5 下关节突和周围关节囊、韧带限制，使峡部处于两种力量交接点，因此容易发生崩裂。一组 37 例中，发生于 L_5 者占 29 例。

常规 X 线摄影包括正侧位片和双斜位片。峡部裂在侧位片上可显示椎弓关节突间有一斜行裂隙，并可观察滑脱程度及滑脱椎体楔形变等，但因双侧髂嵴的遮挡，裂隙周围骨质增生硬化等显示不清，对于无脊椎滑脱或仅单侧裂则不易显示；斜位片上椎弓如“狗”形，其“狗”颈即峡部，如有峡部裂，则在“狗”颈上显示裂隙影，如同“狗”颈戴上“项圈”，但因峡部裂角度变异较大，可呈斜行、水平或稍向前凸的弧形，而斜位片常采用 45° 斜位投照，投照时射线与裂隙常呈一定夹角，如果裂隙很窄，则显示不佳。因此，当常规 X 线表现为阴性时不能除外峡部裂，如果 X 线上有局部骨质硬化等可疑征象，应进一步行 CT 检查。

常规 CT 在显示椎弓峡部不规则骨质缺损及边缘硬化、骨质增生和碎骨片、椎管狭窄、神经受压等方面，较常规 X 线检查有一定优势。但常规 CT 采取经椎弓下缘与椎间盘平行平面进行扫描，而峡部裂多发生在椎弓根下方 2~9 mm 内，故不易扫描到峡部裂隙平面，且该方法有时使峡部裂与椎小关节容易混淆。有作者采用平行于椎弓的反角度方法扫描，有利于椎弓根峡部裂的检出。但由于受到患者体位及机架倾斜角度的影响，仍存在局限性。

MSCT 各种后处理技术的广泛应用弥补了常规 CT 的不足。其中，多平面重组可进行冠状位、矢状位、横断位、任意斜位及任意曲面图像重组，不仅能很好地显示峡部裂，还能准确地显示峡部裂引起的椎间盘后突、脊柱滑脱、椎管狭窄等继发改变。但多平面重建技术在显示多处病变时容易漏诊，重组时切面选择不当容易造成假象。容积再现是脊柱成像最常用的三维重组技术，可直观、立体地显示峡部裂，同时还有利于椎体滑脱程度的判断。但容积再现技术是对容积中所有像素进行投影，对单侧轻微峡部裂诊断较困难。

曲面重建作为 MSCT 一种后处理技术，最大的优势在于能够将走行迂曲的组织结构完全显示在一个平面上，避免了复杂或重叠的解剖因素的影响。有作者人工选择经过椎弓峡部的成像轨迹，分别将两侧椎弓峡部直观地显示在同一平面上，同时保留了邻近正常结构，有利于对峡部裂的定性和定位诊断。曲面重建还能很好地显示椎弓峡部骨质增生和碎骨片等继发改变，但对椎间盘后突、椎管形态等的显示则不如多平面重建，对脊柱滑脱的显示不如容积再现。综上所述，MSCT 曲面重建对椎弓根峡部裂的诊断有重要的价值。但在实际应用中，应结合多平面重建及容积再现等技术，综合评价峡部裂部位、形态及其椎间盘后突、神经受压、椎管狭窄、脊椎滑脱等继发改变，以便为临床治疗提供依据。

第三节 假性脊椎崩解

腰椎侧位照片上，关节突附近可显现出骨质缺损，在无经验者看来可类似真正缺损（脊椎崩解），事实上属假性脊椎崩解。其特征是这些“缺损”仅见于椎体边缘和部分附件结构完全重叠的标准侧位片上，该缺损有锐利的皮质边缘。常见于第 2 或第 3 腰椎，有时此二椎皆可见及。各年龄组皆可出现此类假性崩解。此征象只见于标准侧位片上，而斜位象上消失，此一事实使人怀疑该征象是正常结构重叠或复合而成。一些干骨骼标本研究表明，第 2 和第 3 腰椎的横突常表现相同，并直指后方，而第 4 和第 5 腰椎的横突则常常弯曲，并且大小形状也不一样，说明第 4、5 腰椎的横突不大可能在侧位象上重叠。

有学者（El-Khoury 等）在两侧横突根部系上金属线，试图模拟假性脊椎崩解，而金属线投影的位置和活体假性脊椎崩解正好一致，充分说明此假性崩解是由于标准侧位片上横突不完全重叠所致。X 线束的放散、脊柱到胶片的距离、横突的长度诸因素使两侧横突影像放大，从而有碍骨皮质的完全重叠，故在稍稍倾斜的侧位片上，此假性崩裂影像则完全消逝。

第九章 腰椎椎小关节

第一节 腰椎椎小关节MRI异常征象与腰痛

腰痛是一种严重影响人类健康的症状，其患病率很高，有文献统计约在60%以上，对社会和公共卫生系统带来巨大的负担。尽管国内外对于腰痛的研究很多，但目前关于其发生机制仍知之甚少。MRI检查对腰椎不同成分的软组织具有高分辨能力、无电离辐射、无创伤及多层数据采集等技术特点，已成为腰椎在临床和基础研究中的重要检查方法。

目前，国内外针对腰痛MRI的研究，主要集中于椎间盘信号及形态改变，对腰椎小关节的研究较少。一项研究选择慢性腰痛患者为研究对象，排除腰椎骨折、肿瘤及肿瘤样病损、结核等感染性病变及手术后等破坏腰椎正常解剖结构的患者及由椎间盘突出症引起腰痛的患者，就其腰椎小关节MRI的异常征象与正常对照组进行比较和统计学分析，探讨这些征象的临床意义。

腰椎椎小关节活体形态学：腰椎椎小关节，又称椎小关节、关节突关节或椎间关节，位于脊柱的后外侧，由相邻椎骨的上、下关节突的关节面构成，是双侧对称的滑膜关节，其内覆盖有透明软骨、滑膜及关节囊，上关节突在内侧，下关节突在外侧。相邻小关节间有神经根通过，前方与脊神经相邻，参与构成椎间孔后壁。腰椎小关节约呈矢状位，其中T_{12}~L_2的椎小关节接近正中矢状位(角度范围约26°~34°)，L_3~L_5椎小关节呈斜矢状位(角度范围约40°~56°)。

椎小关节呈矢状位具有很多意义，例如抵抗椎间盘的剪切力、压缩力及扭转力。椎小关节是每个椎体之间的动态连接，维持脊柱的活动性，同时限制腰椎的活动度。从生物力学的角度来看，椎小关节在腰椎传导负荷中起重要作用，为腰椎节段的屈伸运动提供了稳定作用，同时它们也限制了轴向的旋转运动。

腰椎小关节骨关节炎及积液：Goldthait(1911)首次提出了腰椎小关节退变可引起腰痛的观点。由于腰椎小关节的解剖位置较深，体表一般难以触及，一直以来研究受限。随着CT和MRI的广泛应用，以及人们对小关节认识的提高，Carrera等(1980)报告椎小关节源性腰痛与椎间盘源性腰痛的比例高达2.9∶1。

目前国内对于腰椎小关节在MRI上的研究报告甚少。该项研究结果显示病例组小关节退变的程度比对照组明显严重，其差异具有统计学意义。这表明椎小关节的退变是引起腰痛的原因之一。很多学者认为，小关节引起疼痛的机制主要是小关节如同其他滑膜关节，其表面被透明软骨覆盖，退变、炎症及损伤等都会导致关节面软骨损伤，出现软骨下骨外露，关节内前列腺素、白三烯等炎性介质浓度增高，刺激关节囊内神经纤维末梢，引起小关节疼痛。此外，如果小关节严重退变、骨质增生就会引起椎管和神经孔狭窄，进而压迫周围神经根，引起腰痛症状。

该项研究发现，在L_3~S_1节段中，病例组椎小关节积液征的发生率明显高于对照组，并且轻度的椎小关节骨关节炎易合并椎小关节积液征象，中重度椎小关节炎少见椎小关节积液征象，即此节段椎小关节骨关节炎2级以下易合并关节积液，随着级数的增高，越不易见小关节积液征象。这可能与椎小关节退变的病理生理机制有关，腰椎小关节退变的早期病理表现为损伤性滑膜炎，会造成关节囊内充血、水肿，产生炎性滑液，即在MRI上表现为高信号，继而使关节面软骨遭到破坏，最终导致椎小关节的骨质增生和肥大，MRI上表现为椎小关节间隙狭窄，骨质增生硬化、肥大，骨赘形成，即为椎小关节炎4级的改变。

Ohtori 等(1999)研究表明 MRI 上的椎小关节积液征象是评价脊柱结构不稳的一个重要征象。随后一些研究也相继证实了上述观点。但是，一些学者研究显示尽管腰椎关节积液和腰椎不稳之间具有显著的相关性，但仅应用腰椎 MRI 是不能准确诊断腰椎不稳的，目前站立位过伸过屈 X 线片仍然是诊断腰椎不稳的必要检查方法。

目前，对于慢性腰痛患者椎小关节 MRI 异常征象临床意义的认识局限性很大。该项研究通过病例对照的方法及多因素回归分析，发现椎小关节积液征、椎小关节骨关节炎是发生腰痛的危险因素。

第二节　腰椎椎小关节旁囊肿 MRI 诊断

随着社会的飞速发展，生活节奏的不断加快，工作压力逐渐增加，社会老龄化人口的增加也使腰椎小关节旁囊肿的发生率逐渐上升。腰痛的患者越来越多，腰椎小关节旁囊肿是腰部疼痛的原因之一。过去由于检查方法不当，对本病缺乏诊断能力，有 MRI 后，对本病的能够明确诊断，同时还能明确定位及定性。以便于患者治疗，解除疼痛症状。

一、病理学

腰椎小关节囊肿包括3种主要病理类型，黄韧带囊肿、起自腰椎小关节突关节内侧关节囊的滑膜囊肿和腱鞘囊肿。滑膜囊肿有蒂附着于关节囊内，囊内含草黄色清亮的液体，也可有含铁血黄素或气体，其囊壁内有含血管的多层绒毛结节状增生的结缔组织、疏松的黏液样结缔组织或胶原纤维及弹力纤维构成。

二、临床表现

腰椎小关节旁囊肿是腰痛患者的主要原因之一，正确的诊断，准确的定位、定性是解除患者病痛的基础。近年来，由于 CT、MRI 等检查诊疗手段的广泛应用，腰椎小关节旁囊肿的检出率不断提高。腰椎小关节旁囊肿病因尚不明确，大多认为与退行性关节病或创伤有关。一组病例椎小关节退变者31例，外伤11例。

腰椎小关节旁囊肿可突入椎管内压迫硬膜囊和神经根，从而诱发腰背痛和/或下肢放射。本组病例患者均有不同程度腰背部疼痛，其中部分患者还伴有不同程度神经压迫症状，主要表现为跛行，下肢神经支配区域感觉减退，单或双侧下肢酸麻痛及下肢肌力减退。

三、影像学研究

MRI 是检查本病最好的方法，不仅能很好的显示病灶的位置、大小、形态，能够明确诊断及定位和定性，而且能够指导临床制定正确的治疗方案。该组42例均由 MRI 明确诊断，较好显示病灶的部位、大小、形态。同时，清晰显示病灶与周围组织的关系。

囊肿内壁被覆假复层柱状滑膜上皮细胞，偶尔还可见炎性细胞、多核巨细胞或斑点状钙化。囊肿内的组织成分复杂，MRI 表现多种多样的信号。一组病例大部分表现为信号均匀的长 T_1 长 T_2 信号。腱鞘囊肿可能是由关节旁结缔组织黏液样变性发展而来的，通常不与邻近的关节腔直接相通。由于腱鞘囊肿不与关节囊相通，内壁没有滑膜上皮细胞被覆，故可与滑膜囊肿区分。滑膜囊肿和腱鞘囊肿为起自关节突旁组织囊肿，常见于腕、膝、踝、足等关节附近，起自于脊柱关节突旁的滑膜囊肿和腱鞘囊肿较为少见。

四、鉴别诊断

本病需要与下列疾病鉴别。

(1)椎间盘脱出：椎间盘脱出游离骨块，表现为结节状软组织肿块，信号与椎间盘一致，同时有椎间盘退变，增强不强化。

(2)椎管内肿瘤：椎管内肿瘤(神经鞘瘤和神经纤维瘤)表现为类圆形长 T_1 长 T_2 信号，与脊神经相联系，增强可有明显强化。

(3)神经鞘袖囊肿：神经鞘袖囊肿，位于椎间孔内，包绕脊神经根，一般无临床症状。

(4)椎管内脓肿：椎管内脓肿，有明显的发热症状，囊肿壁较厚均匀，增强囊壁明显强化。穿刺脑脊液检验可资鉴别。

第三节 腰椎小关节面的方向的研究——活体与非活体的差异

关于腰椎小关节面的方向问题，活体所见与尸体解剖差异较为明显，在活体与腰椎有关的各组肌肉都在工作，维持着身体的正常生活，而在尸体，情况则完全不同。

尸体解剖学文献中描述认为：腰椎小关节面近似于矢状位。其上关节突的关节面凹陷，向后内方；下关节突的关节面凸隆，向前外方。上、下关节突的位置排列呈一左一右或一内一外。

关于腰骶小关节面的方向问题，国内学者有两种完全不同的看法：部分学者认为其关节面为矢状位，另一部分学者则认为腰骶小关节面为冠状位关节。

从一组活体CT扫描资料分析中发现：腰椎小关节面的方向，实际上并不能笼统的划分为矢状位或冠状位，并且上下关节突的排列也不是简单的内外或左右关系。

实际统计中发现的腰椎小关节面方向只有19%与尸体解剖学中的描述相吻合，而绝大部分腰椎小关节面的方向都与人体正中矢状面有一定的夹角。而其中又以45°夹角的关节类型（Ⅲ型）占大多数。这种与人体正中矢状面成一定角度的关节结构，从保证腰椎的稳定性上来看，应该说是更加符合腰椎所需要的生物力学结构。

从腰椎小关节的功能上看，一般认为此类关节是一种摩动关节，只允许在很小的范围内作滑动运动，它的主要功能是配合周围丰富的肌群、韧带与关节囊一起来保证脊柱的稳定性。而脊柱的侧弯和旋转活动，主要是椎间关节的结构特点所完成，因为它是一种水平方向的关节。腰椎小关节绝大多数都与人体正中矢状面有一定的夹角，这是符合腰椎小关节的主要生理功能的。

关于腰骶关节的方向性问题，一组资料的结果显示绝大多数的腰骶关节方向为冠状位的关节类型，占第二位的为Ⅲ型关节，第三位为Ⅳ型关节。说明腰骶关节的上下关节突是趋向于前后方向重叠的。

腰椎小关节不对称的病人临床上是否引起腰痛症状的问题，Ghormley（1933）在关于小关节面综合征一文中谈道：腰椎小关节面两侧不对称为此征的主要X线表现之一。

腰椎小关节面绝大多数与人体正中矢状面呈一定的角度。这种关节结构的特点在男女性别间与年龄上差异不明显。这是一种先天性的骨关节发育现象。其倾斜角度的大小本身与腰痛症状无必定的相关性。但是，如果两侧腰椎小关节发育不对称，则系引起下腰痛的诸多原因之一。

第十章　腰椎椎管

腰椎管狭窄的病理解剖与轴向加压影像诊断

腰椎管狭窄是由组成椎管的骨和软组织引起的狭窄，从而引起神经根的机械性压迫。过去一直通过立位脊髓造影作为标准检查方法来评价腰椎管狭窄。CT 及 MRI 的发展已逐步取代脊髓造影，并成为目前评价椎管狭窄的主要方法。然而，由于 CT 及 MR 的常规检查采取仰卧位，腰椎管处于最大状态，与正常站立位有一定差异，有时难以显示神经根受压。

有学者通过脊柱前曲及后曲、坐位或使用轴向加压等方法，尝试模拟在生理状态下评价腰椎病变。

1. 椎管狭窄分析　腰椎管狭窄可分为先天或发育性与获得性 2 类。前者包括先天性及矮小症（如软骨发育不全）等，后者包括退行性、先天合并退行性、脊柱炎或脊柱滑脱、医源性（如椎板减压后）、外伤性及代谢性（如畸形性骨炎）等。在脊柱退行性变引起的狭窄中，病人的椎管原先是正常的，随着退行性变的进展，引起一系列改变，如椎间盘膨出、椎间关节肥大、黄韧带肥厚以及脊柱滑脱等，从而造成椎管、侧隐窝及椎间孔的狭窄。

2. 椎管狭窄的病理解剖　椎管狭窄：椎管狭窄常发生于椎间隙水平，由黄韧带肥厚、椎间盘突出、关节突增生及退行性脊柱滑脱等造成。正常黄韧带厚度不超过 4 mm，肥厚时可达到 7~8 mm。轴位 CT 片上，椎管正中矢状面前后径 <10 mm 为绝对狭窄，<13 mm 为相对狭窄。Schonstrom & Hansson（1988）认为，骨性椎管与硬膜囊的大小之间相关性不大。通过 CT 测量，他们发现椎管狭窄病例的硬膜囊横断面积（dural sac cross-sectional area，DCSA）为 $89.6\ mm^2 \pm 35.1\ mm^2$，而正常人为 $178\ mm^2 \pm 50\ mm^2$，并认为硬膜囊横断面积若 $<75\ mm^2$ 就会引起神经根周围的压力增加。

3. 侧隐窝与椎间孔狭窄　侧隐窝与椎间孔狭窄是腰部放射痛的常见原因，这 2 个部位构成了神经根的管状通道。Lee 等（1988）曾将这一通道分成 3 个解剖区域：入口区、中间区及出口区。入口区：位于关节突关节下区、椎弓根内侧，即通常所称的侧隐窝。解剖上，由外侧的椎弓根、后侧的上关节突、前侧的椎体及椎间盘以及内侧的硬膜囊围成。上关节突肥大及椎间盘突出是入口区狭窄的主要原因。

4. 中间区　位于椎板下，上下关节突之间，椎弓根的下方。该区容纳背根神经节及腹侧运动神经根，均有硬脊膜覆盖。由于背根神经节体积最大，所以该区即使存在程度很轻的狭窄也可能引起症状。该区狭窄的主要原因是椎板异常以及椎弓根的压迫。

5. 出口区　即通常所称的椎间孔。前上、前下侧分别由上下椎体的后缘构成，后壁由上下关节突之间的椎板部分、黄韧带及上关节突构成。出口区内最大的成分为背根神经节，常占据椎间孔的上、外侧部分。该区狭窄的常见原因是关节突关节半脱位后形成的肥大性骨关节炎，以及椎间盘后上缘形成的骨赘，其次是椎间盘侧方突出、椎体后外侧缘的骨赘等。

6. 腰椎管狭窄的影像检查方法，戴纳维应力器（DynaWell L-spine）的结构与使用　腰椎管狭窄最初由 X 线平片来判断，通过正、侧、斜位片可评价椎间隙及椎间孔狭窄与否，它提供的是骨性结构信息。由于不能观察软组织成分，所以对判断狭窄程度能力有限。

另外，对年轻女性要考虑电离辐射问题。2 次腰椎曝光与每天 1 次、持续 2 年的胸片曝光相比，性腺所接收的射线量相等。

随着脊髓造影的开展，可评价硬膜囊内容物的轮廓，包括脊髓、神经根及椎管，缺点是离子型造影剂副作用大、操作不便，而非离子型造影剂半衰期短、清晰度差，二者均可能产生一系列并发症。CT 对腰椎骨性部分的细节显示良好，然而通过 CT 测量椎管径线来评价椎管狭窄的结果令人失望。CT 脊髓造影（CTM）兼具两者的优点，进一步增强了诊断能力，但也会低估病变严重程度。

MRI 技术,可同样用于椎管狭窄的诊断,它不需要注射对比剂,可分辨软组织、椎间盘及骨骼信号改变,同时由于硬膜囊内脑脊液的存在,使得 MRI 类似于脊髓造影效果,缺点是对骨骼细节显示不良、成像时间长以及分辨率差等。

为模拟人体立位腰椎椎管的实际情况,研究者通过平卧位及坐位前曲或后曲来增加椎间压力,进而研究椎间盘形态。

戴纳维应力器是为增加腰椎轴向压力而发明的装置,已通过美国食品及药物管理局批准使用,它由一个无磁性背心、两侧的绑带以及一个加压装置构成,加压时,双脚置于踏板上,连结好背心与脚部加压装置之间两侧的绑带,通过调节脚踏板侧加压装置上的旋钮,直至压力达到患者体重的 40%~50%,维持 5 min 后进行轴向加压 CT/MRI 检查。研究表明,这时腰椎所受到的压力与站立位自身体重对腰椎所施加的压力相当。检查结束后除去压力。

7. 腰椎管狭窄的影像学研究　非活体研究:通过加压及体位改变对腰椎进行尸体研究已有大量报道,内容主要涉及椎管、侧隐窝及椎间孔的大小。Nowicki 等(1990)在纯轴向压力下,发现椎管、侧隐窝及椎间孔变小,但神经根的受压或移位程度并不增加。Inufusa 等(1996)在平卧、前曲或后曲等不同体位下给予轴向加压,发现椎管面积在后曲位最大、前曲位最小。与平卧位相比,椎间孔面积在后曲位减少 15%、前曲位增加 12%。后曲时,由于椎间盘膨出或黄韧带的影响,神经根受压机会增加。Fujiwara 等(2001)进一步研究侧弯及轴向旋转的影响,发现前曲时椎间孔面积最大、椎间盘膨出及黄韧带厚度最小,而后曲则相反;轴向旋转使得旋向侧椎间孔面积、宽度变小,而另一侧面积和高度增加。与之相似,侧弯时弯向侧椎间孔的面积减少,另一侧则增加。

8. 正常或无症状腰椎　椎间盘:Fennell 等(1996)研究 3 例志愿者前曲或后曲体位下髓核位置的变化,发现后曲时髓核前移,前曲时后移。Chung 等(2000)发现在仰卧位时, $L_{3\sim4}$ 及 $L_{4\sim5}$ 椎间盘的形态或径线在前曲、后曲及旋转时无明显改变。不过,对坐位前曲或后曲的对照研究发现,坐位后曲时共有 27% 的椎间盘数膨出程度增加,而对于退行性变椎间盘,膨出程度增加的比例达 40%。椎间盘高度同样受到轴向压力的影响。在一组 8 例无症状青年人的研究中,应用戴纳维应力器于卧位研究发现,只有 $L_{4\sim5}$ 水平的椎间盘高度有显著性减少。

9. 腰椎曲线　腰椎加压所导致的曲线变化是复杂的,各节段之间有所不同。Kimura 等(2001)研究加压前后各椎体之间的角度(简称"椎间角")后发现,加压后,L_1 与 S_1 间的总体椎间角轻度增加,这与卧位及直立位平片一致。不过,椎间角显著增加的仅见于 $L_{3\sim4}$,显著减少的仅见于 L_5~S_1,而 $L_{4\sim5}$ 椎间角无改变。Wisleder 等(2001)研究了轴向加压下的形态学改变,总体上,加压后腰椎平均缩短 4 mm,这可能主要由向前曲造成的。$L_{2\sim4}$ 节段向后曲, L_5 向前曲。$L_{2\sim5}$ 椎间盘前移,L_5~S_1 椎间盘后移。

10. 椎管及椎间孔　Chung 等(2000)研究发现,仰卧后曲位及旋转体位下,椎体前后径及硬膜囊横断面积均减小,黄韧带增厚。坐立后曲位,椎管前后径也减小。仰卧位轴向加压下,也引起硬膜囊横断面积减小,最多见于 $L_{4\sim5}$ 椎间盘水平,且发生率随着年龄的增加而增加。与前曲位相比,仰卧后曲位及直立后曲位下椎间孔也减小。至于轴向加压对椎间孔影响的活体研究还未见报道。

11. 有症状或退行性变腰椎　椎间盘形态的改变研究表明,直立后曲体位下,退行性变椎间盘膨出的发生率增加 40%。另一组资料发现,由仰卧位改为直立位时,突出级别增加的见于 6/76 个椎间盘。轴向加压 MRI 发现,椎间盘突出程度加重者见于 4/19 例。不过另有研究表明,在加压下,椎间盘突出程度加重者可见于 50% 的病例,同时在成像过程中可出现症状。Saifuddin 等(2003)研究发现,MRI 轴向加压后,退行性变椎间盘的后部纤维环内在 T_2WI 上有时会出现高信号,认为该高信号与椎间盘撕裂有关,轴向加压可提高检出该高信号的敏感性。

12. 椎管径线的改变　直立前曲或后曲时,有学者对脊髓造影与 MRI 进行对照研究,发现 2 种检查椎管前后径有显著相关性。直立后曲位椎管前后径最小。同时发现椎间孔随体位变化而改变。Weishaupt 等(2000)对一组 30 例病人的椎间盘与神经根位置关系进行研究,分别于平卧位、直立前曲、直立后曲位观察神经根与椎间盘接触、推移及受压等不同程度改变,发现神经根与椎间盘接触最多见于直立前曲位,而神经根受推移多见于直立后曲位,真正的神经根受压只见于 1 例。

轴向加压研究多集中于评价硬膜囊横断面积的改变。Willen & Danielson(2001)对 1 组 172 例病人进行 CTM 或 MRI 研究,将病例分成 3 组:慢性腰痛、坐骨神经痛或神经源性跛行，从而记录加压下出现的有价值附加信息，主要包括硬膜囊横断面积 $<75\ mm^2$ 水平下加压后减少 $<15\ mm^2$，椎间盘突出程度加重，侧隐窝或椎间孔狭窄，以及滑膜囊肿的出现等。3 组病例有价值附加信息出现率分别为 69%、14% 及 0%。对于椎管相对狭窄的病例（硬膜囊横断面积 $<130\ mm^2$），第 2 或第 3 组出现有价值附加信息的概率增加。侧隐窝狭窄加重见于 35 例中的 42 个部位，滑膜囊肿见于 1 例，椎管及侧隐窝变小与椎间盘突出、黄韧带增厚以及硬膜囊后脂肪垫的形状等有关。不过，上述每种因素的具体作用大小还没有结论。

对临床治疗方案的影响

上述研究表明，轴向加压下 CT 或 MRI 较常规检查可发现椎管狭窄明显加重。为了研究这种改变对临床治疗的影响程度如何，Hiwatashi 等（2004）从 200 例应用戴纳维应力器检查的患者中，选择 20 例椎管明显狭窄的病例，由 3 名有经验的神经外科医师根据病史和加压前后的不同 MRI 片，分别做出治疗方案。结果发现，3 名医师对其中的 5 例由保守治疗改为手术减压治疗，有 2 名医师对另外的 2 例、1 名医师对另 3 例由保守治疗改为手术治疗，其余 10 例均未改变治疗方案。由此表明，对于有症状的腰椎管狭窄病人，轴向加压 MRI 技术能影响有经验的神经外科医师治疗方案的选择。

非活体及活体 CT 或 MRI 研究清楚表明，直立后曲位或轴向加压可发现常规仰卧位 CT 或 MRI 不能发现的隐匿性神经根受压。虽然该技术可提高检出腰椎神经根受压的敏感性，仍需进一步研究以评价其特异性，进而评价其临床价值。

第十一章　骶尾部疾病

第一节　骶髂关节的发育变异和诊断陷阱

在前后位骨盆照片上，骶髂关节下面可出现发育性骨刺，表现为由髂骨侧发出的横行小骨刺，与骶髂关节间隙垂直，但不封闭骶髂关节。

在CT图像上，骶髂关节前方髂骨缘局限性骨质增生，表现为嵴状骨质突起，密度稍高，呈现为硬化状，有称之为髂骨内侧刺样嵴，此为髂肌的起点。

1. 臀大肌和竖直肌附着点间嵴　在前后位骨盆照片上，它表现为骶髂关节上方致密的竖行的线状影，两侧一般对称，有时也可出现于单侧而被误认为骨折。在CT图像上表现为髂骨翼后方对称性轻微骨质突起。男性髂骨小切迹可形似盂旁沟。

2. 耳（盂旁）前沟　此为应力作用导致前骶髂韧带附着处骨质吸收。它是女性骨盆的特征，但不一定有临床症状。较深的耳前沟只见于经产妇。表现为骶髂关节下方局限性骨质凹陷，凹陷程度可深可浅，凹陷较深者，该凹陷的髂骨侧突出较为明显，伸出较长。两侧的耳前沟可对称，也可不对称，有时可酷似局限性破坏性病变。

3. 骶髂关节发育中的变异　CT扫描清楚显示正常骶髂关节双侧不对称。有些老人可见骶髂关节闭塞，此现象可见于非炎性脊柱炎。

4. 副骶髂关节　可以出现于两侧，也可仅只出现于一侧，两侧可对称，也可不对称。它呈现为从骶骨体向两侧外下走行的线状透光影，可短可长，一般都可抵达骶髂关节。由内上向外下走行的角度各人可有不同，有的角度比较大，有的角度较小，几乎呈水平横行。如不注意，单侧者常常可被误认为骨折。

5. 骶翼的二次骨化中心　可显示于双侧骶髂关节上方，且与骶髂关节重叠，呈小条状骨质密度影；也可出现于双侧骶髂关节下端，显示为游离或不游离的小骨块；有的显示重叠于骶髂关节内，呈现为关节内的游离小骨块。

6. 骶髂关节假性闭塞　骨盆正位片上，有时轻度旋转致骶髂关节假性闭塞，再用骶髂关节斜位投照，关节显示如常。骨盆正位片上有时可见骶髂关节假性闭塞，形似强直性脊柱炎。用Ferguson位（X线球管向头侧成角，使耻骨联合与骶骨体重叠，显示骶髂关节好）照片则可见关节如常。骨盆正位片观察有时不能完全体现骶髂关节的真实情况。

正常青少年骶髂关节宽且不规则，关节相邻骨质还可稍现增生硬化，此类正常改变不要与强直性脊柱炎混淆。

第二节　骶骨平滑肌肉瘤病例

患者，女，27岁。因腰骶部反复酸痛1年，加重半年入院。

病理检查：常规病理诊断：骶骨肿瘤切除标本：间叶性恶性肿瘤，待免疫组化进一步明确其类型。免疫组化检测：阳性：Actin，SMA，DES，CD68，VIM，Calponin，Ki-67（10%）；阴性：S-100，CD138，NF，CK（P）。免疫组化诊断：骶骨肿瘤切除标本，免疫组化检测支持平滑肌肉瘤。

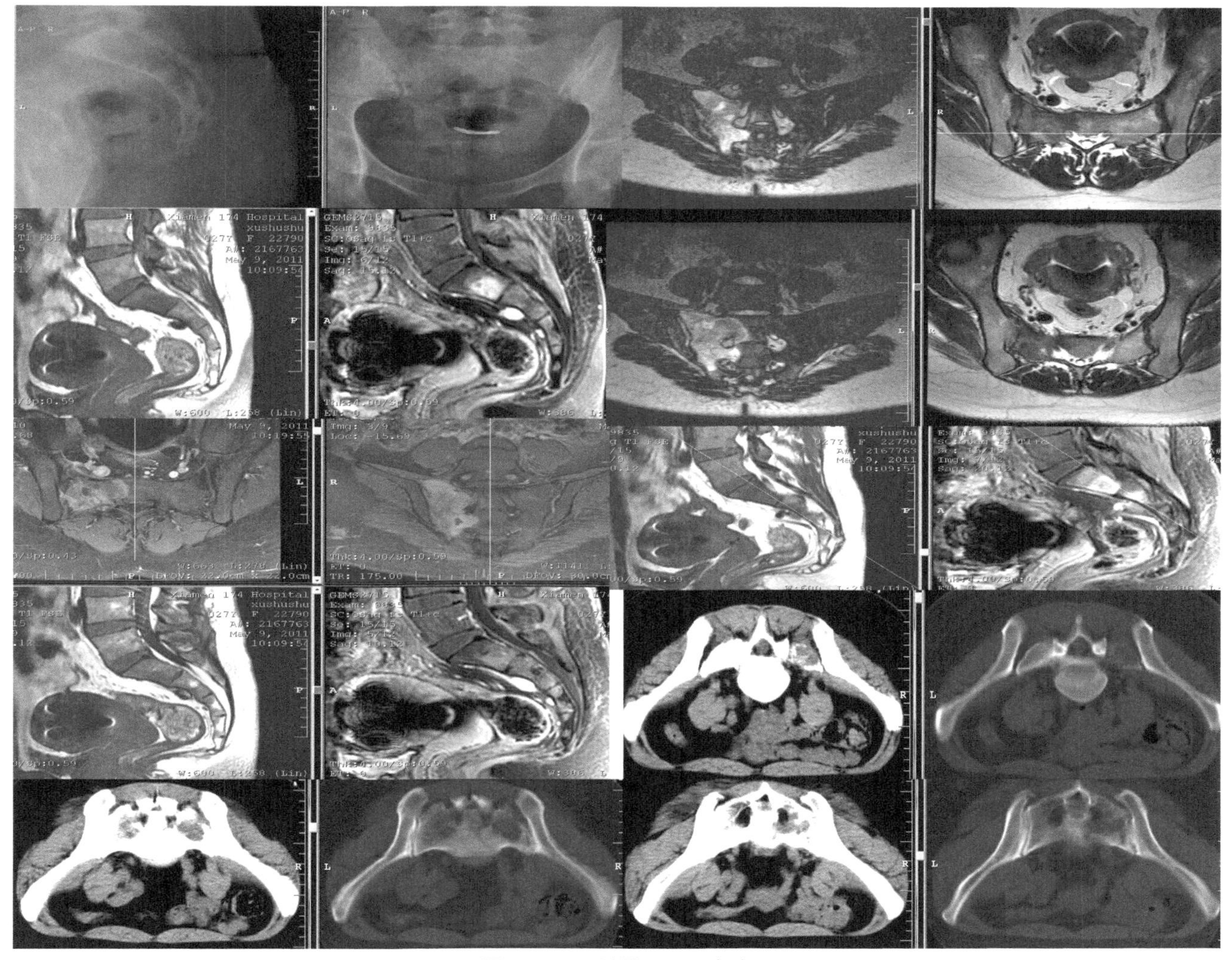

图 8-11-1　骶骨平滑肌肉瘤

第三节　骶尾部巨大浆细胞性骨髓瘤

浆细胞瘤病是指单克隆浆细胞异常增生伴有单克隆免疫球蛋白或多肽链亚单元合成增多的一组疾病。包括浆细胞瘤、巨球蛋白血症和多发性骨髓瘤。多发性骨髓瘤以单克隆 IgG、IgA 和轻链异常分泌为特征，常侵犯含有红骨髓的骨骼，如头颅、脊柱，骨盆，肱骨、股骨远端和肋骨等。

一、影像学研究

本病的主要 X 线和 CT 表现为广泛性骨质疏松和多发性溶骨性骨质破坏，边缘锐利，呈穿凿样，周边无骨质硬化和骨膜反应，部分可穿破骨膜形成软组织肿块。

二、鉴别诊断

（1）脊索瘤：脊索瘤在影像学上与本病极难鉴别，尤其当肿瘤位于骶尾部时更难鉴别。患者尿本周蛋白（+）及免疫组化检查具有骨髓瘤特征性表现可资鉴别。

（2）转移瘤：转移瘤常有原发病的病史，表现为骶骨溶骨性破坏，呈多发溶骨性或膨胀性地图样破坏，多数形成软组织肿块。

（3）骨巨细胞瘤：在骨巨细胞瘤，肥皂泡状阴影（膨胀和分隔现象）为特征性表现，其内一般无钙化灶。

（4）软骨肉瘤：软骨肉瘤表现为膨胀性骨质破坏和高低混杂密度软组织肿块，内有钙斑及骨化，骨皮质内缘呈分叶状或扇形缺损。

（5）滑膜肉瘤：滑膜肉瘤极少数发生在骶尾部，若在软组织肿块附近出现层状骨膜增生，应先考虑此病。

第四节 误诊病例简介：骶椎脊索瘤与动脉瘤样骨囊肿

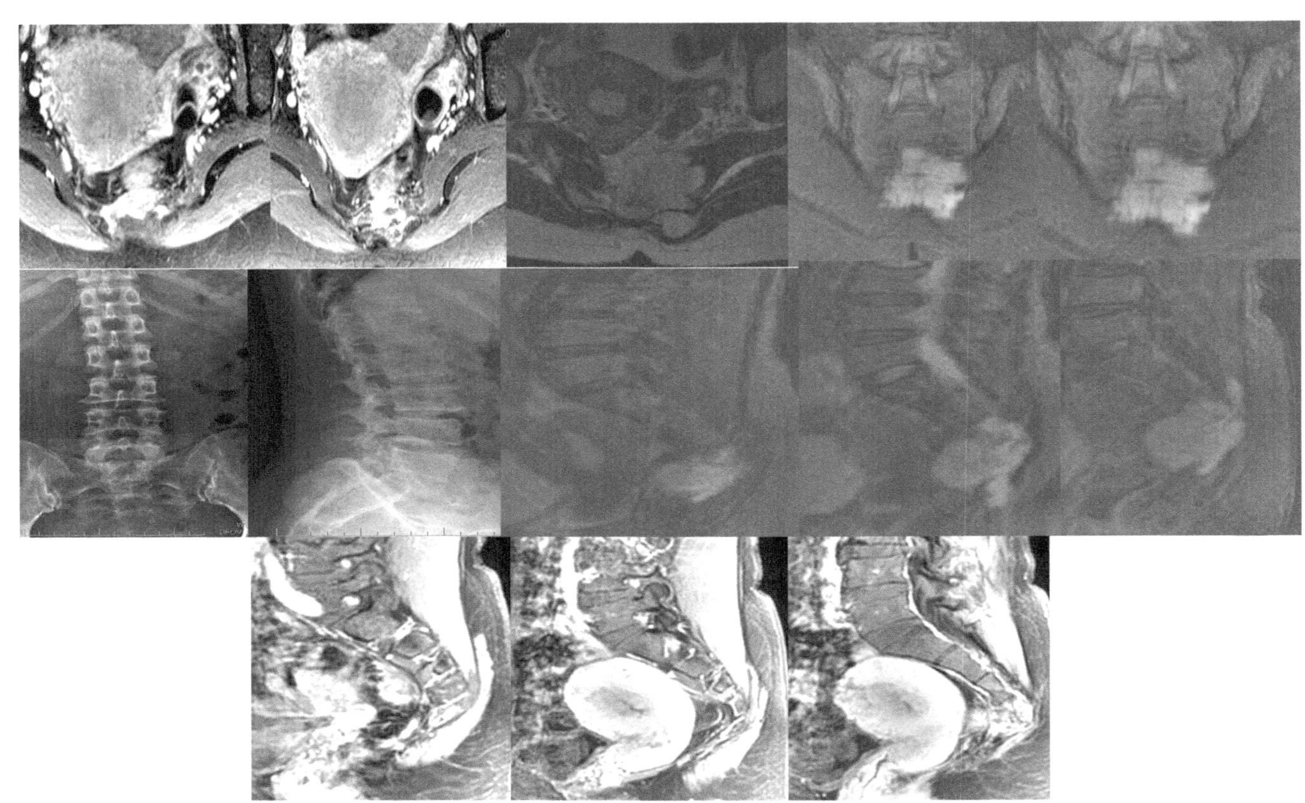

图 8-11-2 骶椎脊索瘤与动脉瘤样骨囊肿

患者，女，47 岁。一年前 MRI 示，$S_{3\sim5}$ 椎体断裂，局部软组织块影较外院片稍缩小，当时考虑陈旧性骨折伴慢性炎症。现病情有加重。MRI 拟诊：①动脉瘤样骨囊肿，②骨巨细胞瘤？

病理检查：骨组织一块，总体积 11 cm × 9 cm × 6 cm，骨组织表面见一结节状肿物，大小 5.5 cm × 5.5 cm × 4.5 cm，肿物切面灰黄质中，与周围组织界面不清。常规病理诊断：骶骨肿物为脊索瘤，四周及基底切缘均阴性。

第五节 骶前髓样肉瘤

髓样肉瘤是一种罕见的发生于髓外，由未成熟的髓样细胞构成的局限性肿块，其特点是骨或骨髓外局部瘤细胞大量浸润形成实质性肿瘤，曾称绿色瘤、粒细胞肉瘤、髓原始细胞肉瘤、绿色白血病、髓外白血病等。

Allen（1811）首次报道描述了一种绿色的肿瘤累及眼眶，故命名为绿色瘤。该绿色是因肿瘤细胞含髓过氧化物酶暴露于紫外线之故。该肿瘤约 30% 不呈绿色，因此，Rappaport（1966）将其更名为粒细胞肉瘤。WHO（2001）将该肿瘤命名为髓系肉瘤。

一、临床表现

髓样肉瘤大多伴发于急性髓系白血病（AML），Guermazi 等（2002）报道儿童的发病率是成人的两倍以上，性别方面则无显著差异。髓样肉瘤可发生于身体的任何部位，最好发于眼眶和皮下软组织，此外还有侵及鼻旁窦、淋巴结、脊椎骨、胸骨、颅骨、胸膜、肺、乳腺、甲状腺、唾液腺、大脑、睾丸、小肠及阑尾等部位的报道。

二、影像学研究

髓样肉瘤在 CT 上多表现为近似于肌肉密度的软组织密度肿块，MRI 其一般表现为等 T_1、等 T_2 信号，注入对比剂后肿块可见较均匀强化，部分肿块虽体积较大，但发生坏死囊变者并不多见。

尽管影像学检查对髓样肉瘤的诊断具有一定的临床意义，但活检是诊断髓样肉瘤的重要手段。高倍镜下，组成髓样肉瘤的白血病细胞分化程度不等，胞体一般呈圆形或不规则形；胞核大，未分化细胞胞核呈圆形，或不规则形、折叠，分化较好的细胞胞核则有切迹；染色质较淋巴瘤细胞细，核仁通常明显；如在胞质中发现 Auer 小体，更有利于髓样肉瘤的诊断。MPO 是骨髓系细胞群的特异性标记，而在淋巴系细胞上则不表达，因其高度的敏感性和特异性，近年来一直被认为是绿色瘤的标记。

综上所述，髓样肉瘤影像学检查定性困难，诊断主要依靠病理细胞学和免疫组织化学。积极的全身联合化疗、局部手术及放疗有利于改善不良预后。有条件者，最好行造血干细胞移植。

第六节　骶骨孤立性多房性骨囊肿

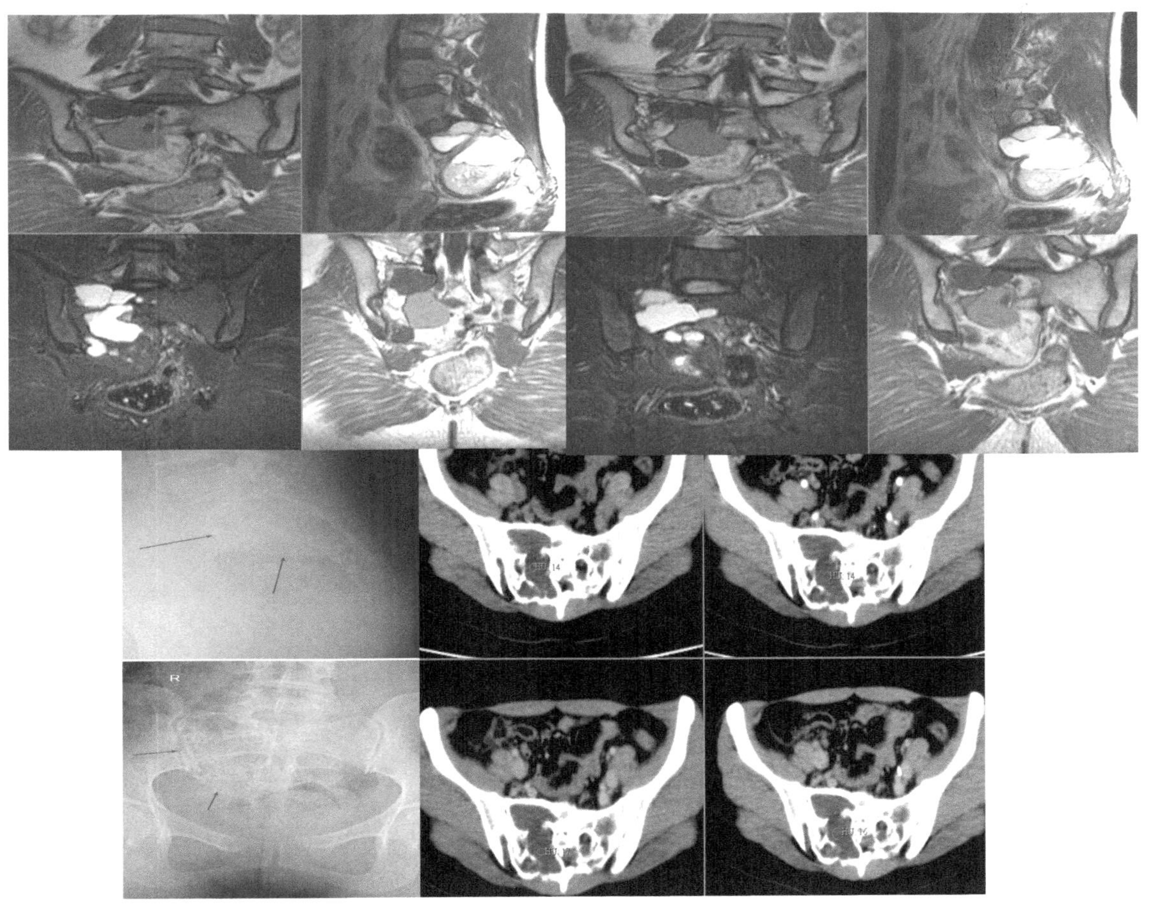

图 8-11-3　骶骨孤立性多房性骨囊肿

患者,女,29 岁。腰痛伴发现骶尾部肿物半月余入院。

手术所见:见骶骨上端呈多发性囊性变,内容物为浅红色浆液,未见有实质性组织,囊壁为骨性,稍硬化,表面光滑,囊壁并向盆腔内突出,瘤腔壁均为正常松质骨,未见有骨质破坏。

病理检查:骶骨上端肿瘤:取材 8 处大多为骨髓组织。另见有少量死骨碎屑。常规病理诊断:骨组织周边可见纤维组织增生和胶原形成,考虑为囊壁组织,并侵及周边骨骼肌和脂肪组织内,成熟骨组织紧贴纤维组织,结合临床和 CT、MRI 符合孤立性多房性骨囊肿。免疫组化检测:(骶骨肿物切除)经过对冰剩组织全取并进行免疫组化检测,结果显示阳性: Actin、Calponin、P53(5%)、Ki-67(3%);阴性: Des、CD57、S-100、NSE、NF 为囊性病变伴纤维组织增生,并见成熟骨。免疫组化诊断:孤立性多房性骨囊肿。

第七节　骶尾部表皮囊肿

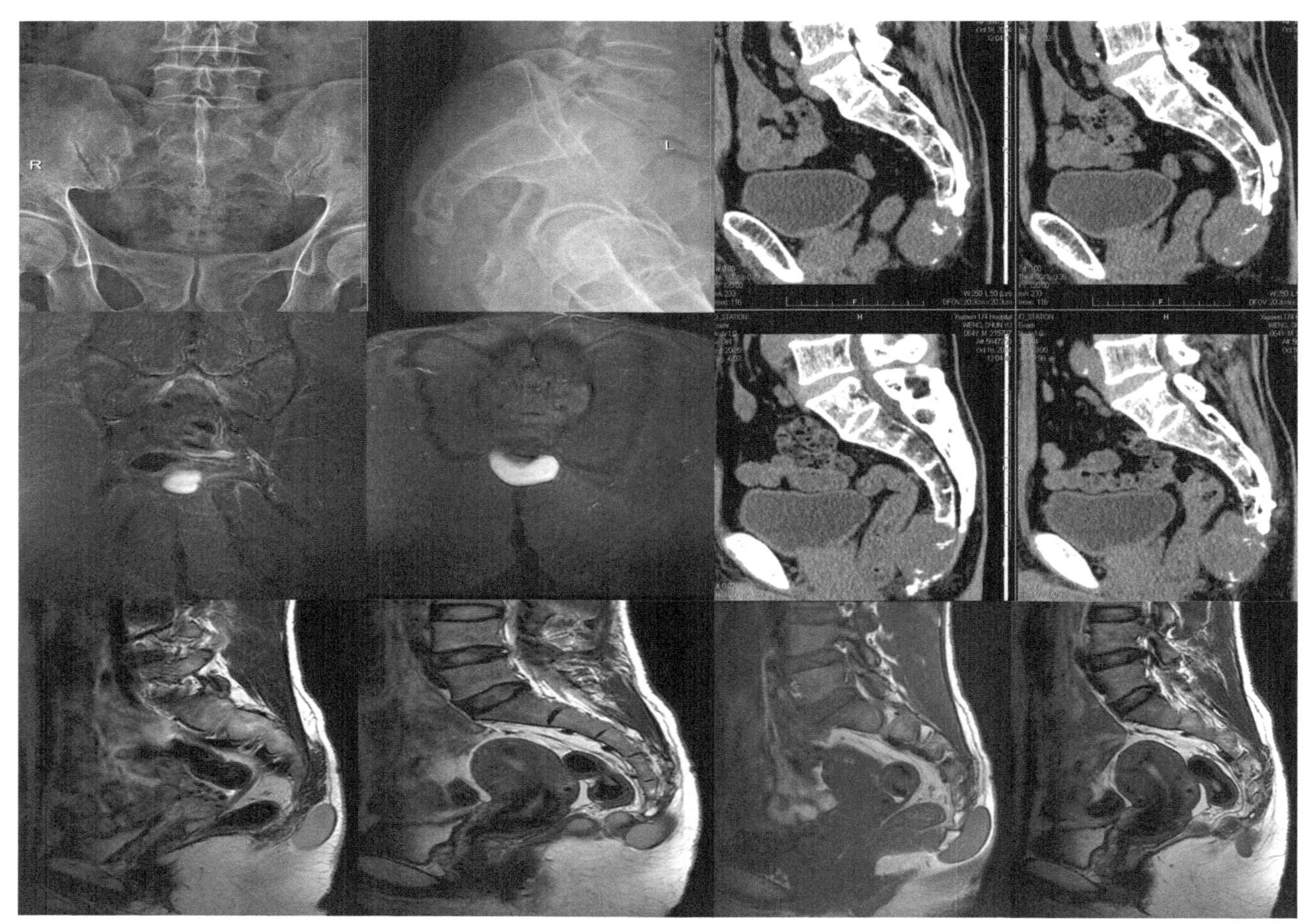

图 8-11-4　骶尾部表皮囊肿

患者,女,33 岁。因发现骶尾部肿物 10 月入院。外院行彩超提示:骶尾部低回声区,皮脂腺囊肿?

手术所见:见肿物约 4 cm×4 cm×3 cm 大小,边界清楚,包膜完整,与周围组织间隙清楚,基底部位于骶尾部表面,未见与骶骨有粘连,内为大量豆腐渣样物质。

病理检查:灰白囊壁样组织一块,大小 4 cm×3 cm×1 cm,囊内容物已流失,囊壁光滑,壁厚 0.1~0.2 cm。常规病理诊断:骶尾部肿物切除标本:表皮囊肿,囊壁局灶区伴炎性肉芽肿形成。

第八节　骶尾椎的发育变异和诊断陷阱

骶尾骨在数目及大小上均可发生变异。隐性脊柱裂是脊椎后部的不全融合所致，常见于骶椎，可认为是一种正常发育变异。其他变异包括 L_5 和 S_1 横突间假关节形成，这种情况常伴有移行椎。在侧位骶椎照片上，第 1 骶椎隐性脊柱裂可造成骶骨附件部分局限性骨质缺损，实为假性破坏性病变，再做 CT 扫描则清楚可见该处事实上是宽大的隐性脊柱裂导致的骨质阙如。在前后位骶椎照片上，两侧的骶翼窝有时可表现为类圆形的低密度影，类似骨质破坏性病变。

1. 骶孔扩大　有的表现为第 3 或 4 骶椎两侧骶孔扩大，外缘呈开口状，形成对称性骨质缺损，或不对称的缺损；有的上下骶孔融合成不规则的骨质缺损，两侧可对称，也可不对称。骶管开放，在前后位骶椎照片上，表现为尖向上的喇叭状骨质缺损。

在前后位骶椎照片上，有的骶孔较大，表现为骶骨翼出现较大的卵圆形低密度区，酷似骨质破坏性病变，小肠气体重叠也可产生同样的假象。在前后位骶椎照片上，有的骶骨两侧出现圆孔状结构，表现为圆孔状低密度影，靠近骶髂关节骶骨侧。

有时骶骨翼两侧还可出现发育性缺损，表现为两侧骶骨翼骶髂关节出现卵圆形低密度区，几乎占据骶髂关节全长的范围，两侧不一定对称。

2. 骶肋　骶椎可出现骶肋，它可以只出现于单侧，也可以出现于双侧；双侧可对称，也可不对称；它表现为骶椎一侧或两侧向外下伸出的条带状骨质结构，有的较短，仅见于盆腔内骶骨两侧缘小的骨质突起；有的较长，在前后位骶椎照片上它可以与双侧髋关节及股骨头颈相重叠。有的在侧位片上表现为骶骨向前伸出的条带状骨质结构，前端与髋关节重叠。

3. 骶骨假性破坏性病变　在侧位骶椎照片上，骶骨筛窝和旋转可造成骶骨假性破坏性病变，然而再用标准侧位片观察则显示无异常。有学者报告，在侧位骶椎照片上，骶椎可见多个假性囊性变，为骶椎筛孔所致。这种囊性变有大有小，大者为某一骶椎椎体全为一个囊状区域占据，小者只表现为某一椎体的某一部分的圆形或类圆形低密度区。

有时由于骶椎曲度异常增加，可形成骶骨体前方出现边缘呈壳状的假性膨胀性病变。有的病人第 4、5 骶椎后附件相当巨大，不可误为骨质增生。

在侧位骶椎照片上，15 岁男孩第 1、2 骶椎之间后部间隙增宽，此年龄终板界限清晰。

4. 副骶髂关节　在前后位骶椎照片上，有时骶骨附件未与骶骨体融合，产生副骶髂关节，为横行的线条状透光影，可水平走行，也可斜行，可两侧对称，也可只出现于单侧。在小儿的骶骨翼有时可见圆形或类圆形透光的营养孔。在前后位骶椎照片上，第 1、2 骶椎间单侧可以出现异常关节。有时 CT 图像上，第 1 骶椎中央出现前后走向的裂隙，其形态宽窄不一，且不规则，但边缘光滑，可能为永存的脊索。

5. 骶骨翼不对称　在前后位骶椎照片上，两侧骶骨翼的形态及大小一般都是对称的，但也有个别病人表现为一侧骶骨翼发育性阙如，阙如的程度也可各不相同。在前后位骶椎照片上，第一骶椎腰化时，有的病例还可见残余的椎间盘呈水平走行的透光线条影。

6. 骶髂韧带钙化　在前后位骶椎照片上，骶骨可见“天使翼”，为骶髂韧带钙化所致，表现为骶骨翼两侧上方分别向两侧水平伸出条形骨块，犹如天使的翅膀一样。有时，在骶髂韧带下方骶椎内可见低密度区，要注意是否为结肠内气体影重叠导致的假性骨质破坏性病变。

7. 骶前间隙的宽度　骶前间隙宽度增加，一般表示直肠和 / 或盆腔邻近结构患病，包括溃疡性结肠炎、肉芽肿性结肠炎，淋巴肉芽肿，放疗后改变，下腔静脉栓塞，直肠结核，直肠后壁肿瘤，骶骨肿瘤以及癌瘤转移。测量骶前间隙的宽度以骶 5 平面为宜，在钡剂充盈直肠后，侧位片上测量直肠后缘与第 5 骶椎前缘之距离。选该平面的理由是：该平面直肠均位于中线；如用第 3 骶椎，此间距常不准确，因乙状结肠常下达此平面。

Chrispin & Fry（1963）指出正常成人此间隙平均宽 7.5 mm，超过 15 mm 即应怀疑异常，超过 20 mm 则考虑为异常。Eding & Eklof（1963）认为超过 10 mm 则应考虑有病。Kattan & King（1979）指出，在他们 187 例正常成人中有 76.5% 为 1O mm 或更小，15.0% 为 11~15 mm，8.5% 为 16 mm 或以上而等于或超过 16 mm 的 16 例均大于 45 岁，男性 11 例，

女性 5 例。此 16 例中有 7 例为 46 岁以上,均超过 20 mm。从上述资料可以看出,一项测量数值在各学者之间,不同性别,不同年龄组之间均有差异,这是使用直接数值测量误差甚大的重要原因之一。

8. 骶椎的某些发育变异　在幼儿骶椎侧位片上,有时可见第一骶椎密度相对增加,常被误认为骨质硬化,实际上却是正常发育变异。有些年轻人骶椎(尤其是第 1 骶椎)由于大量松质骨存在, X 线透光性增强,边缘模糊不清,宛如囊肿性病变,实则为假性囊腔,值得注意。部分成人在骶椎侧位片上可以见到第 1、2 骶椎后侧间隙增宽,使该间隙由一平行的窄缝变成后宽前窄的楔状三角形,此为发育上的变异,勿误为破坏病灶。在侧位照片上,偶尔见到骶曲不同寻常,酷似有一扩张性病灶前凸, CT 横断扫描却无异常。

9. 骶骨的孔样阴影　骶骨两侧发育有时可以不对称,骶孔亦然,偶尔一侧骶孔比对侧大,且皮质变薄,犹如骶翼破坏,肠腔空气重叠影像,更加强此征象,用断层照片或 CT 扫描常可澄清此类混淆。在发育上,正位照片偶于两侧骶翼的上方或下方见到两侧对称的孔样透光区,有的邻近骶髂关节,有的位于骶翼窝,个别的两侧还不甚对称,此类孔样影边缘多清楚锐利,略显硬化,不应误认为破坏病灶,如临床怀疑为骨质破坏,宜进一步 CT 扫描或随访密切观察其变化,然后再确定其性质。

在侧位骶椎照片上,可见第 1 骶椎正常发育变异,有时表现为一个椎体密度相对增高,可能被误认为骨质硬化;有时表现为骶骨假性囊肿,乃为大量松质骨所致。有时第 2 骶椎也有类似的表现。

10. 骶髂关节与骶翼继发性骨化中心　正位照片时如果身体稍有旋转,一侧骶髂关节可因此而显示闭塞,如有疑虑,可行斜位片或 CT 扫描观察该侧骶髂关节,然后再做结论。骶髂关节偶尔也可显示真空现象,表现为关节处纵行异常透光条带影,个别老人可出现骶髂关节闭塞,此类现象亦可见于脊柱炎患者。

骶骨翼的继发性骨化中心一般邻近两侧边缘,因此常与骶髂关节影相重叠,它多表现为单侧或双侧一小骨块,游离于骶髂关节下方或骶髂关节外侧,或正好投影于骶髂关节间隙中。有时,此继发性骨化中心可一直持续存在至成年后,勿将之误认为骨折碎块。

11. 尾骨　尾骨的位置个人变异甚大,有学者指出,尾骨位置本身不足以作为尾骨创伤的证据。尾骨正常即可向前突且成角,骶尾连线不规整、不圆滑,甚至“半脱位”,皆可为正常表现。有时侧位照片上,坐骨骨突凸向后方,正与尾骨下方重叠,切勿误为尾骨的骨折,此刻,影像组成成分的分析甚为重要。

个别少年骨盆正位照片上可见第一尾骨骨化中心呈小豆状致密影,切勿误为结石或肠石。在发育过程中,可偶有先天性尾骨阙如,而骶骨远端却发育如常。

在前后位骶尾椎照片上,末节尾骨重叠于耻骨联合上,可酷似膀胱结石。先天性尾骨分叉,也可先天性尾骨阙如伴骶骨远端发育异常。

在侧位骶尾椎照片上,末节骶骨与尾骨结合处,可稍有程度不等的弯曲向前,经常被人误认为骨折,这是一个值得注意的诊断陷阱。尾骨各节之间可以分离较远,显示为每节尾骨孤零零地互不相干,有作者称之为“漂浮尾骨”。尾骨正常前屈。尾骨位置本身不足以成为损伤的证据。在前后位骶尾椎照片上,尾骨前屈表现为两侧对称性骨质缺损,尾骨部分密度增加,骶骨末端的后弓容易被误认为骨折。

第九节　骶尾脊索瘤病例

患者,男,63 岁。昨日就诊我院行放射检查提示:骶尾部占位。门诊遂以骶尾部肿瘤收住院。

手术所见:术中见肿瘤位于骶$_4$水平,大小约 7 cm × 7 cm,再次 C 臂 X 线机透视证明骶$_4$定位准确,自骶$_4$水平将骶$_4$以下连同尾骨切除,见肿瘤组织似鱼肉状。术后分离切开肿瘤组织,见包膜较完整,实体肿瘤组织似鱼肉状,术后送病理检查。

病理检查:骨组织一块,大小 7 cm × 2 cm × 2 cm,表面附着不规则软组织肿物,大小 3.3 cm × 2 cm × 0.8 cm,切面灰白,呈鱼肉状,质软,与周围界限不清,有部分包膜,并可见肿物侵犯骶尾部椎骨骨质。常规病理诊断:骶尾部肿瘤切除标本:由上皮样细胞及黏液样物质构成,伴出血坏死。待免疫组化进一步诊断。免疫组化检测:阳性: CK(P), CK(L), EMA, Vimentin, Ki-67(+,约 20%);阴性: S-100, Collagen。

免疫组化诊断:结合免疫组化检测结果,诊断为脊索瘤,并见

瘤组织侵犯周围软组织及骶尾部椎骨骨质与骨髓。

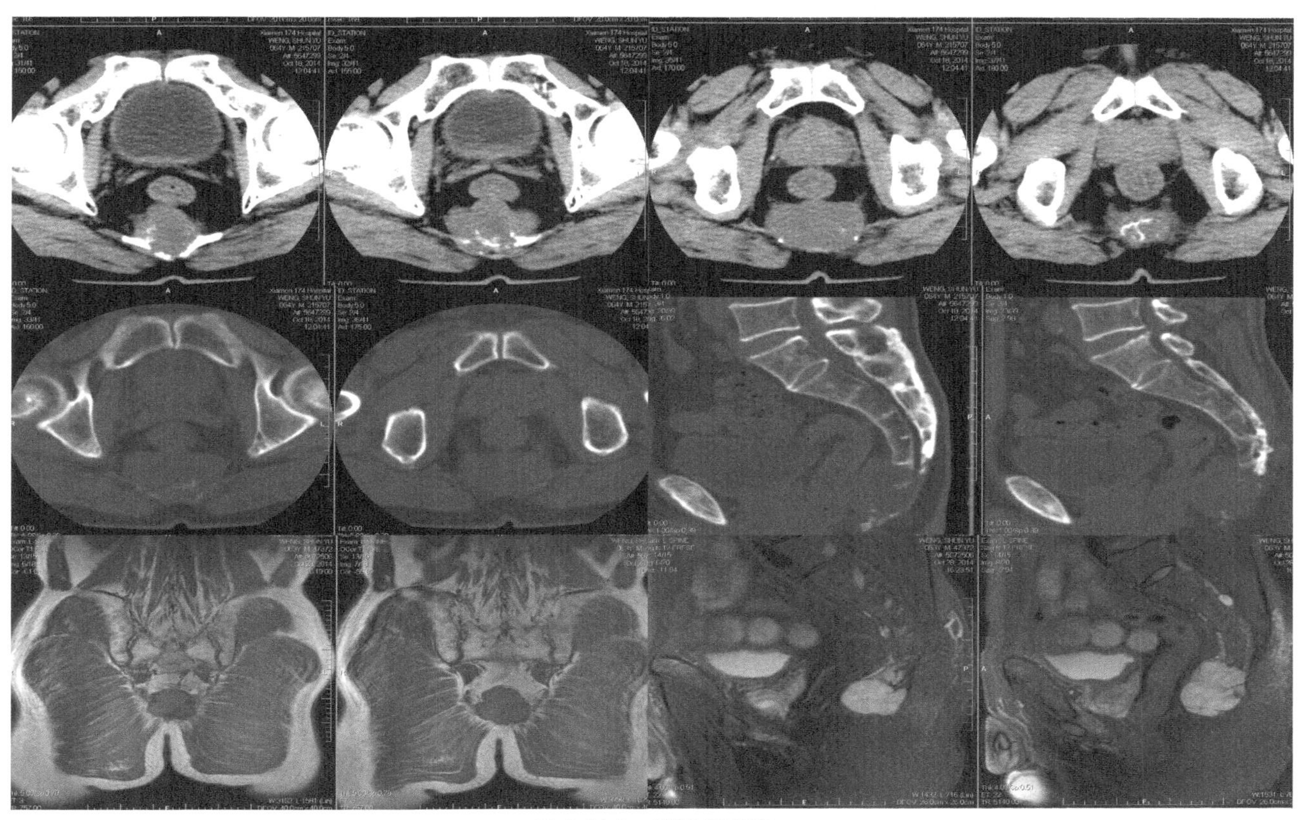

图 8-11-5　骶尾脊索瘤

第十二章　脊柱其他疾病

第一节　常见病少见表现：L_1 椎体巨大骨巨细胞瘤

骨巨细胞瘤，占所有骨肿瘤的 14.13%，居第三位，在良性骨肿瘤中仅次于骨软骨瘤。但有些骨巨细胞瘤生长活跃，也有少数病例一发现就是恶性，具有局部侵袭性。

病理上，根据单核基质细胞及多核巨细胞的组织学特点，分为 3 级：Ⅰ级为良性，Ⅱ级为过渡类型，Ⅲ级为恶性。

骨巨细胞瘤好发于四肢长骨骨端和骨突部，脊椎较少见。

其 X 线及 CT 表现与生长时期有关。早期，由于肿瘤生长速度不一致，常有未破坏的骨性间隔交错排列，形成多房性和皂泡状征象，可帮助明确诊断。

随着病情进展，骨性间隔消融，肿瘤区发生坏死囊变，形成囊状影。一般在瘤体周围有明显的“骨性包壳”，一层或多层，可连续或间断，与正常骨组织分界清晰，这些“骨性包壳”是骨内膜受肿瘤不断破骨，骨外膜不断形成新骨的结果。

但值得注意的是，在骨髓髓腔内破坏时无骨性包壳，具有恶性征象。偏心生长和软组织肿块也是其生长特点，同时具有局部侵袭性，结合骨性间隔消融、模糊，可提示肿瘤具有恶性倾向。

有文献报道 1 例病程达 15 年的恶性腰椎骨巨细胞瘤，且为多部位发病。开始累及 L_1 椎体右侧，以后逐渐发展累及上下椎体及椎间盘。

另有学者报告一例 CT 表现，也是 L_1 椎体肿瘤膨胀生长明显，累及椎间盘，病灶周围形成软组织肿块，明显提示肿瘤已具有恶性特征。

关于局部侵袭性，一般认为与其病理级别关系不大，可累及脊膜、脊髓、肋骨、椎旁肌肉、膈肌、胸膜、食管，可能系椎骨无坚强的骨皮质和骨膜，造成瘤体向外侵袭。MR 对其显示较 CT 优越，尤其是对脊髓、椎间盘和软组织可以全面地了解和评估。

本病主要需与骨囊肿、成软骨细胞瘤、动脉瘤样骨囊肿、骶尾椎脊索瘤、非骨化性纤维瘤等相鉴别。

第二节　腰椎霍奇金淋巴瘤（混合细胞型）

病例，男，25 岁。腰部疼痛半年，放射至双大腿疼痛近 3 个月入院。

病理检查：腰椎体 + 腰大肌周围肿物切除标本：常规病理诊断：为富于嗜酸粒细胞的炎性增生性病变，不能排除组织细胞增生症，待免疫组化进一步诊断。免疫组化检测：阳性：CD45Ro（膜 / 浆，+++，反性细胞阳性），Ki-67（核，5%），CD68（浆，+++），CD20（浆，+），CD1a（膜 / 浆，+，散在阳性），CD3（浆，+++），CD57（浆，+，散在），CD30（浆，+，大细胞阳性），CD15（浆，+++，大细胞阳性），CD2（浆，++，反应细胞阳性），EMA（浆，散在少量阳性大细胞）；阴性：CK，CD79a，S-100，CD21，ALK，EBV，PMA-5。原位杂交：EBER 阴性。注：上述检测中阳性加号的意义：无着色为阴性，<25% 肿瘤细胞着色为（+），26%~50% 为（++），51%~75% 为（+++），>75% 为（++++）。ER，PR，P53，Ki-67 计肿瘤细胞核阳性率。免疫组化断：腰椎体 + 腰大肌周围肿物切除标本：符合何杰金淋巴瘤（混合细胞型）。

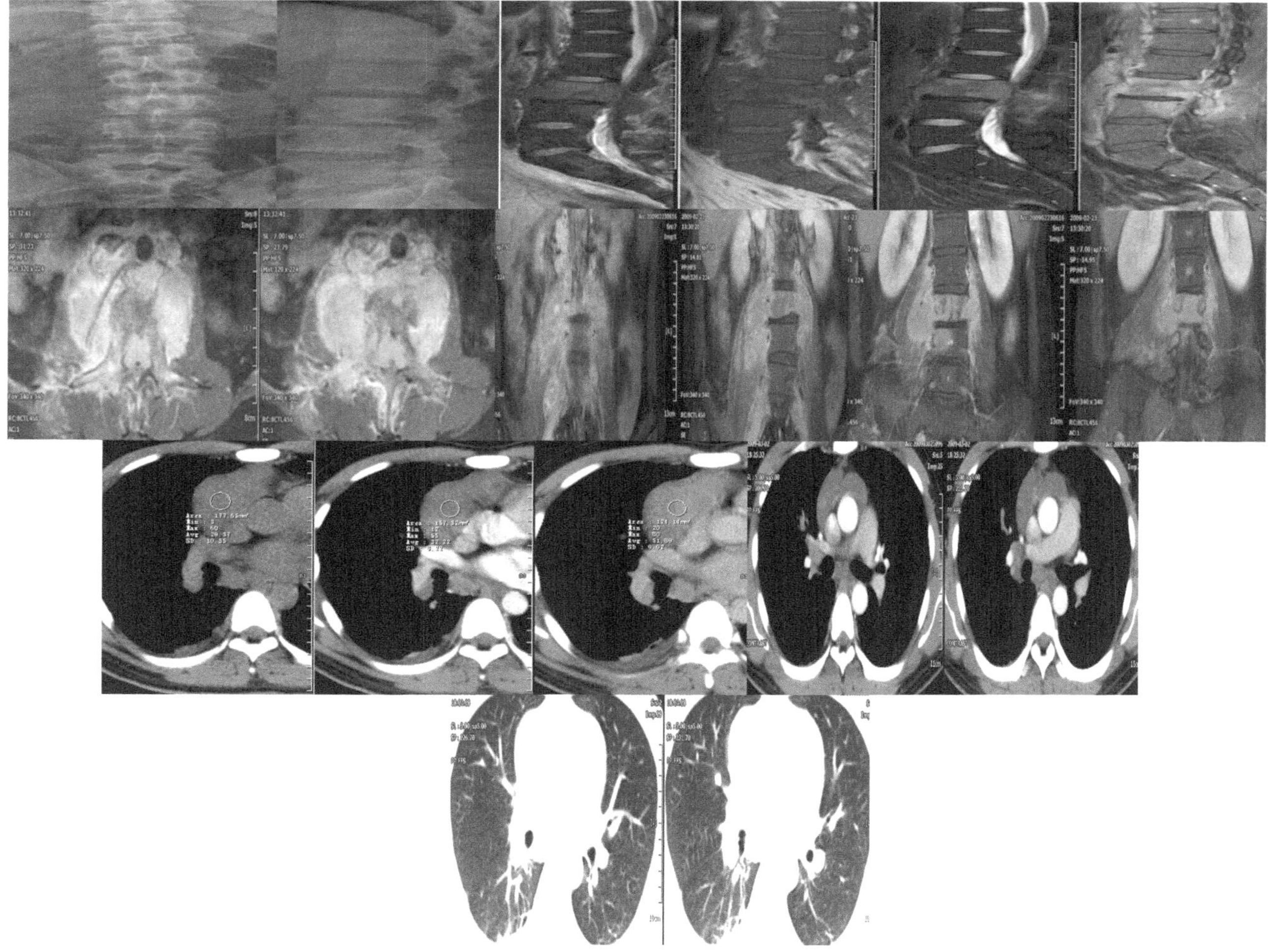

图 8-12-1　腰椎霍奇金淋巴瘤(混合细胞型)

第三节　应用图像后处理技术减少隐性脊柱裂的漏诊

脊柱裂发生率约为 20%，分显性和隐性两类。隐性脊柱裂患者因关节稳定性弱，易发生劳损、粘连引起腰腿痛。临床上认为对有进行性神经症状的患者，应尽早手术。所以在对成年腰腿痛患者应注意有无隐性脊柱裂的发生并进一步分型。有学者报告一组 58 例隐性脊柱裂阳性病例中 12 例(20.7%)没有腰椎其他病变，该作者认为隐性脊柱裂可能是疼痛的原因。传统 X 线摄片多可对隐性脊柱裂做出诊断。但目前多数腰腿痛患者直接选择 CT 检查。而临床实践中 CT 结果鲜有隐性脊柱裂的报告，其诊断率远低于传统 X 线，该组的漏诊更是高达九成，主要原因是诊断图像提供信息的局限以及放射诊断医师的忽视。

MSCT 图像后处理技术有利于显示椎体的复杂病变，因此该学者更主张造成其较高漏诊率的原因是在于放射医师的主观认识不足，首先表现在对检查方法和图像后处理技术的疏忽。该项研究表明合理使用多平面重建、最大密度投影、容积再现可显著提高其诊断符合率。

横断面多平面重建可显示椎板缺损的准确位置，棘突与椎板的关系以及脊膜和周围软组织的情况。最大密度投影对比度高，以椎板后缘为中心，30 mm 层厚的冠状最大密度投影，可减少与前方椎体的重叠，同时将椎板及棘突大部分投影，显示最佳。容积再现采用不同的色彩、亮度、灰度及透明度更直观显示椎板缺损的位置、范围及形态。遮蔽表面显示仅显示单一组织密度，细节显示不足，单侧的小裂隙易遗漏。其次，放射医师对隐性脊柱裂的认识注意程度也是影响漏诊率的重要因素，该研究中第一次阅片未提示脊柱裂的诊断其漏诊率明显高于第二次（P<0.05）。

目前实际诊断工作中，多数诊断医生是依靠胶片进行诊断，要求以有限的静态图像显示病变。该研究结果建议采用薄层横断面多平面重建、厚层冠状面最大密度投影及容积再现图像组合，可直观显示脊柱裂，提供足够的诊断信息，漏诊率明显低于常规横断面图（P<0.05）。

综上所述，合理的应用各种图像后处理技术、规范腰椎 MSCT 的检查和后处理方法、提高放射医师对隐性脊柱裂的认识和重视程度，大多数的隐性脊柱裂的漏诊是可以避免的。

第四节 非结核性腰大肌脓肿

多数人认为腰大肌脓肿是脊柱结核的一种特有的并发症，然而，非结核性腰大肌脓肿也不少见，后者常伴存于胃肠道、肾脏病变及 腹部手术后，少数为特发性。非结核性腰大肌脓肿的临床表现包括发烧、全身不适、体重减轻，查体时可在腹部或腹股沟触及肿块，髋部屈曲时有腰大肌痉挛的表现，还可有贫血、白细胞增多及血沉加快。X 线平片可见腰大肌影边界消失，腰大肌影扩大，或软组织内积气。X 线平片对此症诊断价值有限。静脉法尿系造影可发现肾脏疾病或 / 和输尿管偏移。钡剂检查可见肠道移位或伴发肠道疾病。

CT 能做出早期诊断，表现为腰大肌轮廓增大，平扫见脓肿内有一低密度中心，个别病例见腰大肌内积气。增强扫描时见腰大肌低密度中心周边增强，有的见周围肌肉密度增高。但是，腰大肌脓肿与腰大肌蜂窝组织炎及肿瘤之间无鉴别特征。当 CT 疑有腰大肌脓肿时，可应用细针在 CT 导引下进行抽吸以确诊，可以鉴别其内含脓液还是实质性肿块，而实质性肿块可用锋利的针穿刺活检，从而做出组织学诊断。

第五节 椎体假性滑脱

椎体滑脱可分为 2 大类，即真性和假性滑脱。真性滑脱一般都有椎体附件因先天发育异常或后天外伤造成椎弓峡部不连而引起的椎体滑动；而假性滑脱主要由退行性变所引起，有椎体的滑动，而无椎弓峡部等骨质结构的异常。

1. 椎体假性滑脱的含义　虽然近年来对发生在腰椎的假性滑脱报道不少，已引起人们足够的重视，但对其命名和确切的含义还不甚统一。一般认为，在无外伤诱因的情况下，发生某节（或某节以上）椎体位置的移动，造成脊椎形态的变化，使原正常脊椎前、后、侧缘的连线中断，又无椎体、附件骨质结构的改变，称之为椎体假性滑脱。此类滑脱往往由于退行性变所引起，故又可称为椎体退变性滑脱。退变性半脱位假性滑脱和脊椎前移（真性滑脱）的鉴别：退变性半脱位，也称为假性脊椎滑脱，椎管直径通常会减小。在真性脊椎滑脱时，由于椎弓峡部缺损，椎管的直径可保持不变，在矢状面上可见神经孔（椎间孔）变窄。

2. 椎体假性滑脱发生的部位　在一组摄取脊柱 X 线平片的 8906 例患者中，共发现椎体假性滑脱 667 例，占 7.49%，其中颈椎 1370 例，发现假性滑脱 66 例，占颈椎检查人数的 4.82%；胸椎 596 例，发现假性滑脱 7 例，占胸椎检查人数的 1.17%；腰椎 6940 例，发现假性滑脱 594 例，占腰椎检查人数的 8.56%。椎体假性滑脱的发现率以腰椎最高，而且较为集中在下腰椎。研究揭示了椎体假性滑脱以腰椎患病率最高，胸椎发生率最低。这一征象可能与其各自局部解剖结构有关。关节突对保持椎体间的相互稳定起着重要作用，颈椎上关节突关节面向上后，下关节突关节面向下前，以至颈椎关节突间关节面近于水平，易造成颈椎前后左右的脱位；而胸椎上关节突关节面向后上，下关节突关节面向前下，其关节突关节面与水平面几乎垂直，故不易脱位；腰椎关节突排列又不同于颈、胸椎，其上关节突关节面向内中略向后，下关节突关节面向外前呈内外及左右排列，上关节突在外，下关节突在内，亦易造成腰椎位置的变化。

在该组椎体假性滑脱 667 例中，腰椎假性滑脱 594 例，占 89.05%，其中发生在下腰椎（主要指累及 4、5 腰椎者）427 例，占腰椎假性滑脱的 71.89%。这一统计数字与人的生理自然过程，脊柱退变有着密切关系。

进入成人后，即随着年龄的增长，椎间盘逐渐发生脱水、变薄而失去弹性，脊椎韧带弹力纤维减少丧失、韧带松弛，以至失去与原来周围组织间动态与静态的平衡。尤其位于脊柱下中心的腰椎，其下腰椎前凸的移行部难以承受极大的静态负重，特别在前屈与后伸时无法制约椎体的正常弧形运动，而下腰椎椎间盘后部为最大垂直负重点，久之则椎间盘的退变、韧带松弛，引起椎体的不稳，造成假性滑脱的发生，致使下腰椎假性滑脱的发生率明显高于其他部位。

3. 椎体假性滑脱的类型　Junghans（1931）首次报道由椎弓峡部不连引起的椎体前滑脱，Newman（1955）对此进行了深入研究，使人们对真性滑脱有了足够的认识，对滑脱的程度分别采用梅叶丁（Meyerding）法、伽尔南（Garland）法、梅森（Meschan）法进行测量，但此类滑脱主要由关节峡部发育异常、关节峡部骨折、关节峡部骨折并累及椎弓根、椎弓根的发育异常而引起；与此同时亦有椎关节面的退行性变致前滑脱的学说，但人们还未能从脊柱的解剖结构、生理特点来全面认识椎体假性滑脱的存在和发生的必然性，还未能对存在的椎体假性滑脱从 X 线影像形态上进行分型。在该组病例中，分析假性滑脱的各种 X 线征象，影像学诊断仍应以影像为依据对假性滑脱进行分型，以便统一诊断标准，有利于临床治疗方法的选择，治疗原则的确定。

（1）按椎体假性滑脱发生的部位分型：根据滑脱发生的不同部位，分为颈椎假性滑脱、胸椎假性滑脱、腰椎假性滑脱。

（2）按椎体假性滑脱发生的方向分型：根据滑脱发生的不同方向，分为椎体前滑脱，椎体后滑脱，椎体左侧滑脱，椎体右侧滑脱，椎体交错型滑脱。

（3）按椎体假性滑脱发生的不同方向、数目、影像形态分型：根据滑脱发生的不同方向、数目、影像形态分为 7 种。①椎体前滑脱：某一节段以上椎体与下方椎体脱离，而向前方移动。②椎体梯形前滑脱：某 2 节段或 2 节段以上椎体呈梯形与下方椎体脱离，而向前方移动。③椎体后滑脱：某一节段以上椎体与下方椎体脱离，而向后方移动。④椎体梯形后滑脱：某 2 节段或 2 节段以上椎体呈梯形与下方椎体脱离，而向后方移动。⑤椎体右侧滑脱：某一节段以上椎体与下方椎体脱离，而向右侧方移动。⑥椎体左侧滑脱：某一节段以上椎体与下方椎体脱离，而向左侧方移动。⑦椎体交错形滑脱：某一节段或一节段以上椎体与上、下方椎体脱离，而向前、后或侧方移动。以上 7 种形态可能不够全面，在该组病例中，侧滑脱和交错形滑脱就显示有多种影像形态，由于此类型滑脱发生率不高，总病例数不多，故未再细分，以避免繁杂混淆。

在临床所见的病例中以椎体前滑脱最为多见，侧滑脱和交错型滑脱少有发生，而多椎体梯形滑脱并非少见，该组共 137 例，占全部滑脱的 20.54%，但在其他文献的报道中提及较少，可能这不仅与收集的病例数有关，而且说明在日常医疗工作中忽视了假性滑脱的存在。

根据该组病例所示，进一步表明椎体假性滑脱的发生率随年龄的增长而增高，随着社会的进步，人的生活环境、质量不断改善，人口老龄化出现，假性滑脱的发生率也会随之增加，应该引起我们足够的重视。

另外，还可能出现诊断的陷阱，即腰骶关节“假性滑脱”：有作者报告，在腰骶椎侧位片上，可见第 5 腰椎椎体后下角位于第 1 骶椎后上角的后方，呈明显的第 5 腰椎后滑脱，但病人并无症状。故解释此类移位多由于摄照时位置不正，或由于骶椎上端前后径短于第 5 腰椎下缘前后径所致。在此情况，椎体前缘的相互关系远比后缘关系可靠得多。

第六节　一些诊断陷阱

1. 椎体　在侧位腰椎照片上，有时第 4 腰椎椎体内出现圆球状透亮影，CT 图像为环状低密度影，其环光滑锐利，可能为脊索的残余。在侧位腰椎照片上，脊索残余所致终板内凹，其大小、形态及部位，在多个椎体的上下缘有着相类似的表现。发生于年轻人正常椎体的此类终板内凹,提示脊索残余退缩入椎间盘位置,应与雪莫结节鉴别。

在成人腰椎侧位片上,有时可以看见椎体下缘呈现多条平行的浅弧形致密线,与下缘平行走行,称为“生长线”。CT 显示腰椎椎体的正常血管沟,表现为欠规则的低密度沟,大致呈 Y 形,似乎将椎体划分成三块。在腰椎侧位片上,第 5 腰椎椎体楔形变及椎体下终板弓形变,为正常的发育变异,并非病理改变。

在腰椎侧位片上,腰椎伸展位诸椎体及附件依次向后呈正常的“梯形”改变,再中立位照片则见其排列如常。说明腰椎伸展时,各椎椎体及附件之间的关系是活动的,可以变化的,并不是僵硬的或一成不变的。所以,在某一刹那间照片所得的影像并不一定存在疾病,而是在活动过程中的片刻影像,要全面地,前后有联系地观察和分析。

部分半椎体被误认为椎间盘钙化。该病例邻近椎体畸形,表现为该侧邻近椎体略为变矮;仔细观察该半椎体,可见骨质结构,而不是无结构的钙化块。

有学者报告第 4 腰椎下终板呈“爱神丘比特之弓”样结构,内凹向上,尤如上凸弓形,弧形柔软,酷似弓箭。在侧位腰椎片上,椎体后缘扇形可视为正常发育变异。

在腰骶椎前后位片上,腰段脊柱明显前凸,类似于第 5 腰椎向前滑脱产生的“拿破仑帽子征”。在腰骶椎前后位片上,第 1 骶椎上关节突未融合的骨化中心重叠于第 5 腰椎椎体上,容易被误诊为骨折,要注意防止误入此类陷阱。

众所周知,第 1 腰椎椎体在侧位片上可呈轻度的楔状变形,勿误为压缩骨折。第 1 腰椎横突可能伴存多余的小肋骨,不应将此误认为横突骨折。在腰椎正侧位片上,如果 X 线束中心线和椎体关节面不平行,关节面可呈双边影,两个邻近的关节面就有四条边缘相互重叠,如不留神,则可误为关节腔狭窄或椎体凹陷变形。

椎体残留静脉窦,表现为椎体中部横行的透光线条影,其上下均有一硬化的白线,勾划出透光线的上下轮廓。椎体的永存骨骺,表现为椎体的上角或下角出现各式各样的小的三角形骨块,又称为椎缘骨,不可误为骨折。

脊索残余:有时脊索残余所致的椎间盘称为气球样椎间盘,表现为椎体上下缘内凹较深,出现两条致密的边缘,而且边缘光滑、对称,犹如气球挤压椎体上下缘。

有学者报告 1 例第 5 腰椎椎体脊索残余。前后位片上可见椎体内缺损区,CT 扫描见椎体中央部缺损,呈卵圆形,边缘硬化带较厚,略显不规则,该椎体断面上椎体基本已分成两半。矢状断面 MRI 之 T_2WI 显示缺损区呈类似椎间盘的高信号。

2. 椎弓 偶尔在第 1 腰椎前后位片上,看到一侧出现上下两个椎弓根,为重复椎弓根,常常都是一大一小,两个形状也有差异。椎弓根细小为正常发育变异。前后位平片见全腰椎椎弓根凹面变平,椎弓根间距离增宽。第 2 腰椎椎体 CT 扫描见椎弓根细小,未见椎管内肿块,椎管造影显示为大硬膜囊。腰椎椎弓根大小的正常发育变异。此变异中椎弓根间距离不超过平均值上下两个标准差。有时,脊柱侧弯阴影重叠导致第 4 腰椎右侧椎弓根假性破坏,但再次检查并未发现异常。在腰椎侧位片上,有时可见第 5 腰椎神经弓所致的假性骨质缺损,在 CT 扫描时显示髓核脱出而无椎体的骨质缺损。

在斜位腰椎片上,由向下方突出的横突末端阴影重叠,可造成“猪嘴”样椎弓根。

在侧位腰椎片上,髂骨嵴阴影重叠于第 4 腰椎附件上,出现第 4 腰椎假性椎弓崩裂。在斜位腰椎片上,有时肠内气体重叠类似第 2 腰椎椎弓崩裂,再次检查纠正假象。

有学者报告标准侧位投照见第 2、3 腰椎间假性椎弓崩裂,实为横突重叠所致;改为小角度投照,横突不再重叠,该假性椎弓崩裂现象消失。另有学者报告一例 54 岁男性摄片时轻微旋转导致第 2、3 腰椎假性椎弓崩裂,纠正位置后显示正常。

3. 横突 在日常临床工作中,经常遇到上段腰椎横突影与腰大肌外缘影相交叉,二影重叠,颇类似横突骨折,尤其是外伤病人,加上急症照片质量不甚佳良,更易引起诊断的混淆。

一侧横突可以先天阙如,为正常发育变异,非属异常。偶尔腰椎胸化,第 1 腰椎两旁出现肋骨,但与第 1 腰椎未骨性连接,此亦属变异。腰椎横突,一般为横行水平突起,但也可上斜和下垂,皆属变异。偶尔,某两个相邻腰椎的横突,可相互增大靠近而形成关节,属先天畸形,如为一侧,可引起相应症状。有时,某一横突尖端出现一弧形骨块,为副骨化中心,它可持久存在至成人。在侧位照片上,偶见横突轴位象投影于腰椎椎板上,形如类圆形或圆形环状影,这不应误为病灶。一般腰肋与腰椎横突之间有一关节相连;有的腰椎一侧横突肥大,并向下发出垂直向下的条状骨质结构,即一般称之为腰肋。有作者报告第 1、2、3 腰椎间大骨桥,类似腰肋,病人无外伤史。

相邻椎体横突之间还可形成异常关节,最常见为假关节形成,关节有大有小,有的整个横突都形成关节,有的只是在横突局部形成关节;有的相邻两条横突都是横行,相互平行,二者再通过一竖行的骨质结构连成假关节;有的相邻横突都呈斜行,上方横突斜向下外,下方横突斜向上外,二横突相交形成假关节,一起凸向前方。

在前后位腰椎片上,有时可见第 1 腰椎发育不对称,右侧为肋骨,左侧为横突。有时还见横突与椎体不联合。有的腰椎横突下垂,可为双侧也可为单侧,它不是横行向外而是斜行向外下,此类发育变异容易被误为骨折。双侧横突不对称,右侧肥大,容易误认为胆结石。有作者报告 1 例第 3、4 腰椎横突间出现发育性骨桥,两横突可连接在一起,连接处有时还呈现透光缝隙,酷似骨折。

前后位腰椎片上,经常可以看见腰大肌影与横突交叉,伪似骨折,这是一个常见的诊断陷阱。棘突、横突和上下关节突都有可能有永存的骨骺,表现为骨突尖端的小骨块,其皮质完整,表面光滑规则,不要误为上述骨突尖端的骨折。

4. 茎突　腰椎椎体上关节突底的后部及其邻近处,有时向一侧或两侧外下方伸出骨突,称为茎突,为常见的正常发育变异。此茎突可长可短,长者形状尖细,形似横突下垂;短者形如骨唇,颇易漏看。在胸椎偶见茎突,有作者报告胸椎茎突还可与相邻肋骨形成假性关节。

腰椎茎突一般为两侧对称,也可仅出现于单侧;茎突长短不一,长者如发育不全的肋骨,短者只表现为椎体外下角轻度骨突,略呈条状。有的茎突起自上关节面后基底部。

5. 关节突　腰椎的关节突有时可见未融合的骨化中心,如不认识它,常可导致误诊。它的表现甚为多样:正位片上它可与关节突重叠而隐蔽起来,也可位于关节突外侧,紧贴关节突,形似关节突骨折;斜位片最易误为骨折后游离骨折碎块,它位于关节突上或下,或某侧,它与关节突间以清楚的透亮线,酷似骨折线;侧位片它重叠于附件阴影中,使附件阴影结构紊乱,伪似异常。此外,与胸椎一样,关节突,尤其是第 4~5 腰椎关节突,常常在正位片上,凸出于该椎间隙两旁,佯似骨或软组织肿块。

6. 椎小关节　在前后位腰椎片上,有时在第 4、5 腰椎间看见双侧椎小关节骨质结构较大,类似骨性肿瘤或软组织肿块。有的两侧椎小关节面不对称,再加上腰椎轻度旋转,造成一侧椎小关节突出于椎体阴影之外,更为类似肿块。

在前后位或斜位腰椎片上,有的腰椎关节突末端骨化中心未融合,重叠于椎体上,常常被误认为骨折。斜位角度增大再照片,该骨化中心不再与椎体重叠,而看见该骨化中心与关节突之间的关系。

7. 腰椎椎体形状与椎缘骨　在某些人的腰椎椎体后缘,有时呈现扇形,即略微后凹前凸,不呈直线,此为正常发育变异,以青年为多,其他年龄组偶亦见到。第 5 腰椎椎体略呈楔形(前高后低)及下终板弓形上凸下凹,亦为正常变异,非属病态。

在个别腰椎椎体的前上角或前下角,偶尔可见到未融合的继发骨化中心,称之为椎缘骨或脊椎缘骨,它表现为三角形或类圆形 边界清楚的小块骨质结构,有时稍显硬化。它与颈椎缘骨一样,大多数学者认为系未融合的继发性骨化中心,少数学者目前考虑已有 证据提示椎缘骨是由于椎间盘突出所致。

8. 韧带钙化

(1)髂腰韧带钙化:正位照片上有时可见第 5 腰椎两侧横突均向外侧水平延伸,影像较致密,但无骨质结构,这不是横突伸长,而是髂腰韧带钙化,致密影的游离端一般不呈圆钝状,均为尖刺状,与横突肥大迥然不同。有作者报告 2 例髂腰韧带明显钙化,表现为第 5 腰椎椎体两外侧缘分别向两侧髂骨水平面发出致密条状影,无骨质结构,连接髂骨与腰椎。

(2)骶髂韧带钙化:骶髂韧带钙化偶尔可见 于正位照片上,表现为骶骨翼上方向两侧髂骨翼伸出的横行致密条索影,有的较粗大,犹如骶骨翼上方的横突;有的较细小,片中仅隐约可见断续索条影,而使骶骨翼上方仅伸出 小条弧影,宛如小天使的小翅膀,故又称为骶骨的天使翼表现。

9. 腰升静脉与神经节　腰升静脉常有不同的走行,在有的病人,此静脉可邻近于脊神经背根神经节走行, CT 横断扫描解释图像时不应将之误为神经节, 认真观察更尾侧层面,常可见到静脉分支, 从而容易做出区别。Dorwart 等(1982)曾作详细讨论。

10. 腰椎硬膜外静脉造影时静脉不恒定显

影　在腰椎硬膜外静脉造影中,常可见硬膜外静脉的假性闭塞,有作者报告其发生率可高达 30%,而给硬膜外静脉造影诊断设下危险的陷阱。以前未显影的静脉随后显现,或以往显影的静脉在进一步反复检查时未再显示,皆称假性闭塞。对硬膜外静脉造影的观察不宜过于简化,因为造影当时的静脉血液动力学常不可预知,加之静脉的发育变异,常使导管插入困难;并且,质量优良的静脉造影片,有时要正确解释、辨别是否异常,也常难令人满意。

不同的学者已报告经股腰部硬膜外静脉造影在发现腰椎间盘疝的正确性为 86%~97%,假阳性为 0%~4%。有作者指出,腰部硬膜外静脉造影和脊髓造影是相互依赖的两种方法,由于脊髓造影用途广泛,宜将之作为评价怀疑椎间盘疾病的初期影像检查方法。脊髓造影时加以 CT 检查,所得信息更多,已为不少作者推荐用于临床。

11. 雪莫结节　雪莫结节为椎间盘疝入椎体终板所致,这在 MRI 图像上显示更清楚,可误认为转移瘤。转移瘤与雪莫结节不同,雪莫结节位于椎间隙邻近椎体的边缘,典型表现为中心透光区而周围有一边缘清楚的硬化带。文献曾报道 1 例“隧道式雪莫结节”,椎体上下的雪莫结节贯通椎体,产生一纵向贯穿整个椎体的通道。在 Scheuermann 病(青年驼背症)时,椎体终板异常软化,可导致多平面的雪莫结节的出现以及脊椎的压缩。

12. 关于准确确定脊椎平面　偶尔,在轴面图像上计数椎体较为困难,一个解决方法是参考有编号线条与轴面图像一致的定位像,将其在 CT 定位像或是 MRI 矢状面图像上进行计数,但若病人在扫描定位像或扫描轴面图像时有移动,其椎体平面可能弄错。腰椎的异常融合可以导致椎体计数错误。移行椎见于骶椎的部分或全部腰化,或腰椎的部分或全部骶化,常可引起椎体、椎间盘及腰骶椎病变计数错误。Mirowitz(1996)提出了以几个脊柱 MRI 正确确定脊椎平面的建议,如果有一包括齿状突的大范围的定位像,就十分明确了。每个椎体的位置可以通过观察相邻解剖结构如肺动脉来确定。但若使用前部预饱和带以减少搏动伪影时,这些结构就可能模糊。用一大观察野 MRI 体线圈或用表面线圈成像时,在特定椎体体表处放置一标记物(如维生素 D 胶囊),再用电子游标标示,便可准确地定出椎体的位置。

旁矢状面 MRI 图像上,位于膈脚和下腔静脉间的右肾动脉相当于 L_{1-2} 椎间盘水平(仅 86% 的正确率),但有作者认为此方法不可靠。在诊断报告中将脊柱准确定位十分重要。

13. 脊柱后部附件　椎间小关节缺损或椎板骨折可引起椎骨滑脱(脊椎前移)。MRI 轴面图像可能不能显示,但在 CT 轴面图像上,可以诊断脊椎骨滑脱。若仍不能诊断,可参考矢状面重建图像。通常在定位像上即可确定是否有脊柱前移。矢状及旁矢状面 MRI 是评价脊椎滑脱的最好方法。由于骨赘部分容积效应的影响可导致脊椎前移的假象。

隐性脊柱裂是脊椎后部的不全融合所致,常见于骶椎,可认为是一种正常发育变异。其他变异包括 L_5 和 S_1 横突间假关节形成,这种情况常伴有移行椎。此外,骨硬化累及附件也可造成发育缺陷的假象。

14. 棘突　老人腰椎棘突退行性改变。随着脊柱明显前凸和椎间盘变窄,棘突间形成关节,并最终发展成肥大退行性改变,有作者称之为接吻棘突或 Baastrup 病,可出现症状。在腰椎侧位片上,有时可见棘间韧带钙化,且可与棘突分离成独立的致密块。此类钙化为老年人的生理性现象,不能误认为撕脱骨折。

退行性半脱位假性滑脱和脊椎前移(真性滑脱)的鉴别:退行性半脱位,也称为假性脊椎滑脱,椎管直径通常会减小。在脊柱滑脱时,由于椎弓峡部缺损,椎管的直径可保持不变,在矢状面上可见神经孔(椎间孔)变窄。

相似之处——诊断陷阱:很多脊椎疾病在影像学上有相似之处。偶尔,鉴别脊椎肿瘤、感染、缺血坏死、畸形性骨炎和骨折都存在困难。脊椎结核或球孢子菌病通常累及邻近的椎间盘。如果有一与之相连的软组织肿块,就很可能将之误诊为肿瘤。

脊椎骨髓炎典型表现是累及两个相邻的椎体及其间的椎间盘,其他许多脊椎疾病,如布氏杆菌、霉菌低毒力的化脓菌感染和结节病,影像学上的表现可与脊椎结核相似。

布氏杆菌性脊柱炎的特殊表现包括椎间盘积气、少有脊椎旁软组织肿块、无驼背畸形以及多发生于下腰椎等。

脊椎缺血坏死(Kummel 病)时在 X 线平片上见到的椎间隙的真空现象,可被 MRI 遗漏。因为 MRI 对少量空气聚集的检出敏感性相对较低。偶尔,还可见到矛盾的信号改变:初期时由于空气存在表现为信号缺乏，后期则在 T_2WI 上信号升高，这是由于仰卧时有液体在真空裂隙中聚集所致，这种情况易与感染及肿瘤混淆。在极少数情况下，椎间盘中空气的存在可能是感染征象，脊椎的布氏杆菌病就有这种表现。

真空椎间盘，即椎间盘内可见条片状气体密度影，一些作者认为属于发育变异，一些作者认为是退行性变的一种表现，一些作者认为是疾病的表现，常见于颈椎，也可见于腰椎。

第七节　脊椎缺血性坏死

脊椎缺血性坏死（Kummel 病）时，在 X 线平片上见到的椎间隙的真空现象，可被 MRI 遗漏。因为 MRI 对少量空气聚集的检出敏感性相对较低。

偶尔，还可见到矛盾的信号改变：初期时由于空气存在表现为信号缺乏，后期则在 T_2WI 上信号升高，这是由于仰卧时有液体在真空裂隙中聚集所致，这种情况易与感染及肿瘤混淆。

在极少数情况下，椎间盘中空气的存在可能是感染征象，脊椎的布氏杆菌病就有这表现。

第九篇　软骨疾病

第一章　关节软骨

早期关节软骨退行性变

MR T_2 弛豫率和 T_2 图及信号强度测量在早期关节软骨病变诊断中的作用：关节软骨是组成活动关节关节面的有弹性的负重组织，可减轻关节反复滑动中关节面的摩擦，具有润滑及耐磨损的特性，并且还吸收机械性震荡，传导负重至软骨下骨。

关节软骨主要由大量细胞外基质与散在分布其中的高度特异性细胞（软骨细胞）组成。基质的主要成分是水、蛋白多糖与胶原，少量的糖蛋白与其他蛋白。这些成分一起构成了关节软骨组织独特而复杂的结构与力学特性。

骨关节病是一种以关节软骨损伤和骨质增生为特点的非炎症性常见病，正常关节面负荷区的改变导致关节不稳，正常关节面的接触机制发生变化，首先损伤关节软骨，关节创伤也常伴有关节软骨的损伤，继发骨关节病。发病多在 50 岁以上。主要累及承重的大关节如膝、髋关节、脊柱及远端指间关节。X 线、CT 检查有特征，但主要是软骨病损后骨质增生等的继发改变，而 MR 在关节软骨的显示上有独特的价值，便于早期发现病变。

病理上是以早期软骨纤绒样变，中期软骨丢失、负重关节面糜烂，晚期出现关节软骨缺损脱落、软骨下骨硬化、小囊变、骨赘、关节内游离体等为特征。

由于软骨的早期退变始于其生化成分的改变。细胞外基质中蛋白多糖的丢失是其首发改变。软骨退变时蛋白多糖丢失、胶原网架断裂，聚集的蛋白多糖散开，暴露更多的阴离子使 Na+ 和水进入软骨基质，引起软骨肿胀，最终可发生碎裂脱落。

骨关节炎关节软骨的蛋白多糖含量是减少的，而且是和疾病的严重程度成正比。在骨关节炎的病理过程中，有许多因素导致蛋白多糖的破坏，首先是机械因素，过度集中的应力，使软骨细胞的表型改变，细胞功能的丧失最终导致蛋白多糖的大量丢失。

其次是许多酶参与了蛋白多糖降解过程，在降解过程中会激活一些细胞活性因子，都会直接或间接的促进蛋白多糖的降解。

这些因素共同作用导致骨关节炎时蛋白多糖从基质中迅速丢失，且骨关节炎不同时期糖胺聚糖含量均明显低于正常组，尽管有时发现软骨完整性尚保持，但此时软骨的基质中因胶原损害，组织水合增加，相对糖胺聚糖含量会明显减少。从而导致了蛋白多糖降解，这一现象在骨关节炎中晚期表现更为明显。

因此，蛋白多糖是保持关节软骨富有弹性和抗压特性的重要的基质成分，它的丢失直接导致关节软骨的变性及破坏等更严重的结果。

MR 信号反映的是质子和大分子的相互作用，并受组织内在结构的影响。因此组织生化成分的改变会导致 MR 信号的改变，这便是测量 MR 改变可发现早期软骨退变的基础。

此处讨论弛豫率的测定和 T_2 量化图、MR 对比剂间接增强测量关节软骨的信号变化判断关节软骨的早期退行性变。

T_2 弛豫率的测定和 T_2 量化图：弛豫率的测量是量化评估软骨 T_1、T_2 的改变，关节软骨各层由于水含量、胶原纤维的方向和 3D 结构的不同，T_2 弛豫率亦不同。

正常人的 T_2 弛豫时间从软骨下骨到关节表面，在软骨下骨附近略微降低之后呈逐渐升高趋势。关节软骨的 T_2 弛豫时间直接与水的含量有关，T_2 弛豫时间与软骨中水分的含量呈正相关而与蛋白多糖的浓度成反比。因此，T_2 值的变化能反应软骨退变早期水的活动性和大分子成分的变化。

关节软骨退变早期，蛋白多糖和黏多糖成分减少，增加了基质中水的含量及其在软骨中的活动度，导致 T_2 弛豫时间延长，而使 T_2 值曲线及 T_2 Mapping 图的信号发生改变。

由于具有缩短 T_2 效应的大量胶原排列的高度有序性，关节软骨的 T_2 值非常短。T_2 弛豫率的测定和 T_2 量化图的 MR 扫描方法是在同一层面用一个很长的回波链测量其信号的衰减的过程，并根据其

数值变化绘出 T_2 量化图。

T_2 弛豫率的测定和 T_2 量化图可以了解外伤后关节软骨损伤的水分子和蛋白多糖成分的变化。亦可检测出软骨退变早期蛋白多糖成分及水分子变化的程度。有作者报告一组骨关节病的患者的 T_2 量化图，从图的颜色的变化可明显地看出软骨病变的程度的变化。正常关节软骨 T_2 量化图基本上为红色，从表面到深层为逐渐略变浅，而病变的软骨则颜色不均或为黄绿色。测量其 T_2 弛豫率的变化还可量化判断病变的程度。

第二章　软骨瘤

第一节　多发性内生软骨瘤

多发性内生软骨瘤，又称为奥利尔（Ollier）病，是一种较为少见的非遗传性良性肿瘤，系先天性软骨发育障碍疾患，常累及多数骨骼而导致畸形。发病率约为 1/100000，以多部位软骨发育异常为特征，可发生于骨髓腔、骨皮质和骨膜，以髓腔多见，多发生于男性青少年，肿瘤累及软骨内化骨的骨骼，以指/趾骨多见，四肢长骨中以股骨、胫骨多见，其次为椎体、颅骨、骨盆和肋骨，受累部位有膨胀，缩短、畸形及骨折等表现，并有单侧受累的倾向。

该病可发生恶变，常合并其他系统肿瘤，需要长期密切随访。当多发性内生软骨瘤病合并血管瘤时称为马凡（Maffucci）综合征，其症状和体征因病变的部位和范围不同而有差异，有骨骼变粗短、膨胀、发育不匀、弯曲、畸变等表现，此型恶变率高。

多发性内生软骨瘤病的发病机制尚不清楚，有报道在部分患者中发现在 PTH/甲状旁腺素相关蛋白质受体（PTHR1 基因）中杂合的突变（R150C）。近几年来，对多发性内生软骨瘤病的基因研究增多，但尚未发现共同的致病基因。

一、病理学

多发性内生软骨瘤病常引起长骨的短缩、弯曲，干骺端的增宽；病骨内多见圆形蓝白色的软骨团，掺杂黄色钙化或骨化区，其间有骨隔膜；骨皮质膨出多见于指骨、掌骨和跖骨。内生软骨瘤的组织学特点：一是“良性软骨岛模式”，即软骨被骨髓脂肪分离；二是“内生软骨瘤包裹模式”，典型的内生软骨瘤部分或全部被板层骨包绕，这两种模式在软骨瘤的细胞病理学诊断中十分重要；第三个组织学特点是“软骨肉瘤骨髓脂肪侵犯模式”。

多发性内生软骨瘤病的病理组织与高度分化的软骨肉瘤相似，表现为细胞数目增多，细胞核增大及染色加深，并可见双核细胞；软骨瘤恶变时，瘤细胞及基质有明显的异型性，但不作为诊断依据，瘤细胞浸润性生长才是诊断恶变的重要依据。

二、分类

内生软骨瘤包括了几个不同的亚型，其中多发性内生软骨瘤病和马方综合征是最常见的。Ⅰ型内生软骨瘤病，即多发性内生软骨瘤病；Ⅱ型，即为马方综合征；Ⅲ型（Metachondromatosis），为混合性软骨瘤病，以内生软骨瘤和外生骨疣为特点；Ⅳ型，称为 Spondyloenchondrodysplasia，在长骨内有中度侵犯，为非对称性分布，常伴有严重的扁椎骨受累，但少有或无手足的受累；Ⅴ型（Dysspondyloenchondromatosis），为不规则椎体的内生软骨瘤，以扁骨和长骨受累为主，表现为骨发育不良和不规则椎体受累，手足骨改变轻微；Ⅵ型（Cheirospondyloenchondromatosis），发病部位广泛，手足受累较重，可伴颅骨畸形。

内生软骨瘤中还有一些没明确定义的类型，如Ⅶ型常有不规则椎体受累及手足骨的中度侵犯；Ⅷ型常合并有黏多糖病；Ⅸ型则以椎体凹面受累为特点。本病大多数是非遗传性的，但部分为常染色体显性（如Ⅲ型）或隐性遗传（如Ⅳ型）。

三、临床表现

多发性内生软骨瘤的临床表现呈现多样性，根据病变的部位，数目以及波及范围不同而异。初期表现为病变局部的膨胀，可触及肿块和骨骼的畸形，很少伴有疼痛。病变累及指骨时，会产生手指肿大畸形，严重时功能受损。上肢受累会出现前臂弯曲，旋前受限。下肢受累会有膝内、外翻,下肢不等长,跛行等表现,当存在病理性骨折时,疼痛则为主要的表现。本病多累及两侧,以一侧为主,病变多为非对称性,病变部位软骨不能正常进行骨化,骺板不能正常生长导致一侧肢体缩短畸形。主要症状是多发性肿块及局部膨胀变形,呈骨性硬度。常合并各种畸形,尤以前臂与小腿多见。

内生软骨瘤在颅内最易累及蝶骨、鼻道、岩尖部、小脑桥脑角和下颌骨等,主要表现为头痛、耳鸣,听力下降及颅神经麻痹。在多发性内生软骨瘤病和马方综合征中有多种多样的软骨肿瘤及血管肿瘤以外的疾病,最常见的是神经胶质瘤、幼年型卵胞细胞瘤及星形细胞瘤。内生软骨瘤与这些病变的关系尚不清楚。有研究者在马方综合征的软骨瘤及血管瘤中发现促有丝分裂的神经递质,这些神经递质可能导致软骨及血管的过度生长从而出现相应肿瘤。

四、影像学研究

多发性内生软骨瘤病的诊断主要依靠临床特征和影像学表现,组织病理学仅在怀疑恶变时应用,瘤细胞浸润性生长是多发性内生软骨瘤恶变的重要依据。内生软骨瘤的受累部位不同,影像学表现略有差异。

1. X 线表现　典型 X 线表现为骨囊状破坏、边缘硬化及破坏区内砂粒样钙化,其中囊状透光区内的钙化影被认为是诊断内生软骨瘤的主要依据。

内生软骨瘤病常起始于干骺部,后逐渐向骨干延伸,儿童的病变不波及骨骺,但骺融合后,亦可累及。病变区骨皮质膨胀变薄,可见不规则的低密度区,伴有不同程度钙化如点状、斑片状或环状,多无骨膜反应发生。若病变中未发现钙化,则诊断较困难。若低密度区增多增大,伴有骨膜反应或软组织包块,则有恶变的可能。

在短骨病变中,指趾骨好发于近端,掌跖骨倾向远端,骨干内可见囊状膨胀的低密度区,其内多有钙化,有时可见骨皮质膨胀进入软组织,呈乒乓球样改变;病变位于长骨者,多发生于干骺端,干骺端膨胀增宽,透亮区于与骨干长轴平行,其内可见片状或条索状状钙化,边缘有硬化现象;扁骨受累常见于肋骨前端及髂骨外周。病变初期表现不典型,仅表现为小的钙化灶和骨质疏松,极易误诊。

颅底软骨瘤罕见,约占全部颅内肿瘤的0.2%~0.3%,常见位于中颅窝底鞍旁硬膜外。CT 表现为高而不均匀密度肿块,呈分叶状,如菜花或类圆形,界限清楚,瘤内有点片状钙化,或 C 形、螺纹状钙化。有这种钙化常表明肿瘤为软骨源性,可以是软骨瘤或软骨肉瘤。但是瘤基底部无骨质破坏是软骨瘤的典型表现。增强后肿瘤内无钙化和无黏液变性部分可轻度强化,密度不均匀。

2. CT、MRI 和核素显像　CT 的密度分辨率远高于 X 线,能更清楚的显示骨膜反应、肿瘤内部钙化点及骨皮质的完整性;MRI 可用于显示病灶范围及有无软组织的侵犯,病灶在 T1WI 像上为低信号,T2WI 像上为混合信号,且注射 Gd-DTPA 增强后有非均匀的环状或弧状强化,能提高诊断的准确率;核素显像在疾病的诊断中也有应用,有文献报道 18F-FDG PET/CT 扫描成像可以协助诊断疾病有无恶变。

3. MRI　MRI 显示肿瘤内软骨基质在 T1WI 为低或中等信号,在 T2WI 上为中等或高信号,钙化或骨碎片为低信号。肿瘤呈不均匀增强。瘤周无脑实质水肿。

4. 一些病例病变影像表现典型,并具以下特点　双侧发病,以左侧为主伴左上肢畸形。多发:包括四肢、颅底。因此可明确诊断多发性内生软骨瘤病。在多发性内生性软骨瘤或马方综合征中,如出现颅底的钙化病灶,则软骨瘤为第一诊断。在以往的文献中,未发现颅底软骨瘤周围出现水肿的报道,而个别病例瘤周水肿显著,系巨大瘤体压迫脑实质所致。

五、鉴别诊断

(1)马方综合征:多发性内生软骨瘤病与马方综合征,二者最大的差别在于马方综合征其有血管瘤。虽然两者均起源于间叶细胞,但多发性内生软骨瘤病发病率明显高于马方综合征,而马方综合征发生肉瘤变的概率要高于前者,文献报道从 17% 到 50%,延长随访后甚至可达 100% 的恶变率;而多发性内生软骨瘤病肉瘤变的恶变率仅有 25%~30%。多发性内生软骨瘤病相关的颅内肿瘤常见软骨肉瘤和胶质细胞瘤两种,而在马方综合征中不同种类的肿瘤都有发现。

(2)遗传性多发性外生骨疣:多发性内生软骨瘤病和遗传性多发性外生骨疣(HME),两者均好发于干骺端,沿长骨干骺端内外生长,有长骨的缩短,关节活动受限,血管神经受压的表现。常用临床表现和放射学鉴别，骨软骨瘤定位于骨的表面，内生软骨瘤多定位于骨的中心。

（3）Jansen 型干骺端发育不良：多发性内生软骨瘤病与 Jansen 型干骺端发育不良，两者都有干骺端的增宽及病变区内不规则低密度区，下肢骨干弯曲短缩等表现，所不同的是后者有典型的临床表现，如身材极其矮小、进行性对称性无痛性关节增粗，凸眼等特征可鉴别。

第二节　皮质旁软骨瘤

详见本书 本卷 第三篇 第二章 第六节 皮质旁软骨瘤。

第三节　误诊病例报告：肋骨内生软骨瘤误诊为纤维结构不良

单发性内生软骨瘤，病理经过缓慢多无症状，或有轻微疼痛。位于肋骨的肿瘤，肋骨呈膨胀性生长，内有不规则钙化，有时可见有软组织肿胀，一例被误诊为纤维结构不良，原因有两方面：①病变发生部位，内生软骨瘤少见于肋骨，而根据经验，肋骨发生的局限膨胀性改变，多考虑为纤维结构不良；②病变的影像学表现，病变呈膨胀性生长，其内可见有多骨嵴生长之骨性结构，骨皮质薄，故考虑为纤维结构不良。

事实上，该病例的 X 线片及 CT 片上表现出某些特征性改变，但视而不见。影像学本身就存在“同病异影、异病同影”的现象。

回顾该病例，可以汲取一些诊断经验：①不应忽视病变的罕见发生部位，据报道，内生软骨瘤除罕见于肋骨外，胸骨、骨盆及颅骨亦有之；②仔细观察本病的影像学表现，膨胀的骨质破坏区内似有斑点状稍高密度钙化影，而且骨质破坏区的膨胀与肋骨的长轴呈横向性生长，纤维结构不良多呈梭形膨胀性生长，这些或许对诊断有一定帮助，也能减少误诊的发生。

第三章 软骨母细胞瘤

软骨母细胞瘤与 MRI

一、临床表现

软骨母细胞瘤有较典型的临床特征,在 X 线和 CT 图像上有其特征性表现,诊断不难。当用 MRI 来评价软骨母细胞瘤时,其不常见表现常导致对病灶不正确的分期和错误诊断。软骨母细胞瘤在青少年多见于骨端,而骨干和干骺端的病变在成年人多见,在一项研究中, 20 例均发生在长骨的骨端。在成年人,好发于骨端的肿瘤还常见骨巨细胞瘤、成骨细胞瘤、内生软骨瘤等。另外,软骨母细胞瘤也应注意与软骨黏液纤维瘤、嗜酸性肉芽肿、慢性感染等鉴别,这在 X 线和 CT 上诊断有时较难,但是在 MRI 上,通过较典型的病变信号特点、发病部位、骨髓水肿和周围软组织水肿,诊断较易。

二、影像学研究

病变 MRI 信号特点:MRI 能很好地显示肿瘤较为特征性的信号变化。软骨母细胞瘤在 MRI 上多表现为内部不均匀,呈分叶状或无定性的形态。这可能与软骨母细胞瘤含有较多的细胞软骨类基质和钙化及病灶内液体和/或出血有关。

在 T_1WI 上,病变多为中等和较低信号,在 T_2WI 上表现较为复杂,低、中或高信号的局限性小叶状病灶均可能出现,可因囊变坏死、出血及钙化、骨嵴等而呈现不同程度的混杂信号,这取决于病灶内软骨样基质、钙化、骨嵴及出血囊变的比例,软骨样基质为较高信号,囊变坏死及出血为更高信号,钙化和骨嵴于所有序列上均为低信号。T_2WI 低信号对应的病理基础为密集细胞束、不成熟的软骨基质、含铁血黄素沉积和钙化;结节状高信号对应为透明软骨;少数肿瘤内可见液-液平面,液-液平面可能为继发性动脉瘤样骨囊肿。

Weatheral 等(1994)研究发现,软骨母细胞瘤内钙化、软骨基质以及液体和/或出血形成信号不均匀的"鹅卵石征"具有较高的特征性。病灶边缘在 T_1WI、T_2WI 呈连续或不连续的低信号环,病理上为肿瘤缓慢生长引起的反应性成骨。

软骨母细胞瘤病灶边缘常可见完整的低信号环,病理可见骨质增生硬化和胶原纤维;MRI T_1WI 和 T_2WI 有助于显示软骨母细胞瘤的低信号环,尤其对于 CT 和平片无法显示硬化边的肿瘤有明显价值。T_2WI 显示的瘤内低信号成分具有鉴别诊断价值,类似改变很少见于其他软骨来源肿瘤。邻近炎症反应如关节和软组织的渗出表现为高信号。

36% 的软骨母细胞瘤可伴有动脉瘤样骨囊肿成分,在 T_2WI 上表现为高信号,并可见液-液平面。一组 5 例可见液-液平面,上部为长 T_1、长 T_2 信号,下部信号强度在 T_1WI 上较上部高,T_2WI 上低,DWI 上为明显高信号。病灶边缘呈不连续的长 T_1、短 T_2 信号线,周围可见大片状骨髓水肿,边缘模糊,多跨越骺板,邻近软组织肿胀,上述改变在脂肪抑制像上显示清楚。骨膜反应表现为与骨皮质平行的线状、条状低信号,部分呈层状,低信号与皮质之间及低信号之间为线样高信号,脂肪抑制像显示更清楚,常不与病灶相邻,其中心距病灶最远可达 3.6 cm。骨髓水肿、软组织肿胀及骨膜反应在 DWI 上均为高信号。对于钙化,尤其是较小钙化的显示 MRI 不如 CT,容易遗漏。

增强扫描时大部分病灶内可见数量不等的环状强化,其余病灶强化较均匀,但可见点状更高信号。若病灶内囊性成分较多,则整个病灶强化呈分隔状。有学者认为分隔样强化可能与动脉瘤样骨囊肿成分有关。骨髓水肿、软组织肿胀及骨膜反应均见强化。增强扫描强化多样,可呈片状强化,与内生软骨或软骨肉瘤的弓环状强化不同,对于鉴别诊断也有一定价值。

总之,典型软骨母细胞瘤发病年龄较小,多位于长骨骨骺,在 CT 上表现为分叶状骨质破坏区,边缘硬化,干骺端可见骨膜反应,常与病灶间有一定距离。病灶在 MRI 上呈长 T_1、混杂 T_2 信号,常伴有周围骨髓水肿,并见骨膜反应和邻近软组织肿胀。增强扫描时病灶呈环状或较均匀强化,骨髓水肿、软组织肿胀和骨膜反应均见强化。

病变特点的 MRI 表现如下。

1. 病变形态 软骨母细胞瘤具有软骨类良性肿瘤的特点,表现为分叶状生长,有轻、中度膨胀性改变,边界清楚,有或无较轻的硬化边。一组 20 例均呈分叶状生长,其中 16 例为膨胀性生长, 7 例膨胀明显,肿块突于骨皮质外。当肿块突于骨皮质外时,应注意与恶性肿瘤鉴别,其中 1 例发生在肱骨头的病变术前诊断为恶性肿瘤。MRI 优势之一在于可以清晰显示肿瘤突破骨皮质形成的团状软组织肿块,还可清晰显示关节软组织的肿胀及关节腔的积液。

2. 病变周围情况 骨髓水肿和周围软组织水肿是软骨母细胞瘤较有特征性的表现,一组中有 18/20 例病灶周围出现骨髓水肿, 14 例病灶周围软组织水肿。文献报道,软骨母细胞瘤能导致局部血运增加和通过释放骨形蛋白和其他局部活性酶来刺激周围组织反应,从而导致局部血流增加,而创伤、急性去神经改变、感染和非特异炎症等亦有局部血流增加,结合病史诊断不难。病灶周围的骨髓水肿和周围软组织水肿可使其与内生软骨瘤、骨巨细胞瘤和软骨黏液纤维瘤等区分开来;但是在骨髓炎、嗜酸性肉芽肿和骨样骨瘤中亦可出现,骨髓炎好发于骨干和干髓端,可见骨质破坏和死骨形成,在破坏区边缘可见不同程度的硬化增生,有的出现窦道和脓肿;嗜酸性肉芽肿多发生在骨干和干髓端,且为全身多发;骨样骨瘤多发生在骨干,有典型的夜间疼痛加重、水杨酸类药物可以缓解的病史,病灶较小,周围有较多的骨膜反应和硬化。周围可见大片状骨髓水肿,边缘模糊,多跨越骺板。其病因还不十分清楚。其病理基础可能由于肿瘤细胞释放的前列腺素,刺激骨髓中纤维血管组织的增生和血管周围淋巴细胞和血浆细胞的渗出,为非特异性的 MRI 表现。该组出现骨髓水肿的病例病理上均为良性,此为本病的特点之一。

MRI 对骨髓及软组织水肿、肿块、关节腔积液等的显示,明显优于其他影像检查方法,但缺乏特异性, Brower 等(1990)认为,病灶周围骨髓及软组织水肿、关节腔积液等可能是病变所致的炎性充血和病变刺激局部组织反应的结果。MRI 上显示软骨母细胞瘤周围骨髓水肿,增强扫描可见强化,此区域在 CT 上表现为高密度骨质硬化区。

3. 病变与生长板的关系 生长板闭合和病变相对位于骨骺的位置与区域性水肿的程度无很大的相关性。Brower 等(1990)报道无论病灶是否局限在骨骺内,骨膜反应均可以延伸到干骺段。随着年龄的增大,骨膜变得比较坚硬,血供减少,因而骨髓水肿和骨膜反应有减少的趋势,在生长板闭合后,骨膜反应和软组织水肿的出现率较少。骨髓水肿在各个年龄均可出现,与生长板是否闭合无关。一组 20 例发生在长骨骨端的患者中,有 7 例生长板闭合,其中 5 例周围有骨髓水肿,2 例未出现;在另外 13 例生长板未闭合的患者中,均出现骨髓水肿,有 6 例生长板受累,与文献报道相一致。

三、鉴别诊断

软骨母细胞瘤的影像学表现较有特征性,结合 MRI 和 CT 表现较容易做出正确诊断,但要注意和骨巨细胞瘤、骨骺干骺结核、内生软骨瘤、动脉瘤样骨囊肿、嗜酸性肉芽肿、慢性感染、软骨黏液样纤维瘤和软骨肉瘤等疾病相鉴别。

软骨母细胞瘤与其他软骨类肿瘤如内生软骨瘤、软骨黏液纤维瘤及骨巨细胞瘤可通过 MRI 上典型的病灶周围骨髓水肿和软组织水肿来鉴别;但是病灶周围出现骨髓水肿和软组织水肿时,应注意与骨髓炎、嗜酸性肉芽肿和骨样骨瘤相鉴别。当病灶呈明显膨胀且有肿块突出于骨皮质外时,应谨慎诊断,不要误认为恶性肿瘤。

在 MRI 上,分化较好的软骨类肿瘤(如内生软骨瘤、透明细胞型软骨肉瘤等)均可表现为较小(2~5 mm)的分叶状肿块,伴或不伴有钙化或骨化,易与软骨母细胞瘤的信号特点相混淆,其鉴别要点主要是发病年龄和部位,软骨母细胞瘤好发于未成熟的长骨骨骺和成熟的长骨骨端,内生软骨瘤好发于短管状骨和长骨的骨干,而软骨肉瘤的发病年龄多为 40 岁以上。鉴别困难时应穿刺活检。

第四章 软骨黏液样纤维瘤

软骨黏液样纤维瘤由 Jaffe 等(1948)首次报道并命名,是一种较少见、起源于软骨性结缔组织的良性骨肿瘤,发生于幼稚的黏液样间胚叶细胞,具有分化为软骨和产生胶原纤维的作用。软骨黏液样纤维瘤占所有原发性骨肿瘤的 1.04%,占良性骨肿瘤的 2.31%。

一、病理学

软骨黏液性纤维瘤是一种特殊分化的良性软骨性肿瘤,在软骨类肿瘤中最为罕见,肿瘤内含有软骨样、纤维样和黏液样组织,不同肿瘤三者比例不同,某一种成分比例过多就会影响诊断。病灶呈偏心性、膨胀性、溶骨性骨质破坏,以皮质膨出、骨小梁增粗以及大量骨内膜增生为显著特点,病灶内软骨钙化少见。

二、临床表现

本病好发年龄为 10~30 岁,男女之比约为 1.9∶1。发生于长管状骨者发病年龄相对低些;而短管状骨及扁骨发病者年龄相对较大。病变多位于干骺端或干骺端与骨干,也可侵犯骨端,可侵犯任何骨,80% 见于下肢管状骨,尤其好发于膝关节附近,以胫骨上端多见,好发部位依次为胫骨、股骨和腓骨,短管状骨及扁骨发病相对少见,仅有 2.0%~5.4% 发生于颅面骨,发生于颞骨者罕见。多为单发,偶可多发。病程较长的可出现软骨的钙化。

软骨黏液样纤维瘤扁骨及短管状骨发病相对少见。短管状骨中足骨比手骨受累更常见,且足部病变影像表现更具有侵袭性。扁骨中以髂骨、肋骨受累相对多一些,髌骨、颅骨、锁骨、肩胛骨、脊柱等发病均有报道。以局部疼痛或肿胀为主要症状。一般病程较长。本病预后较好,复发率在 10%~20%,也有恶变的报道。

三、影像学研究

软骨黏液样纤维瘤的 X 线平片和 CT 表现为膨胀性骨质破坏,呈“分叶”状、“地图”状,肿瘤边界清楚,周围有硬化边,很少有骨膜反应。位于长骨的病变呈偏心性,与管状骨长轴一致。病灶内可见粗细不均的间隔。软骨黏液样纤维瘤钙化的检出率约为 3%~16%,且发生于颅骨或者病程较长者较长骨肿瘤钙化多见。典型表现为长骨干骺端或骨端的囊状或多房状骨破坏,边缘清晰,呈分叶状,靠髓腔侧骨质硬化较明显,大部分病例可见骨膜增生。

1. *短管骨* 主要表现为位于干骺端或骨端的中心性生长并延及整个骨周径的囊状、分叶状骨质破坏,伴有不同程度的膨胀。一组 1 例 12 岁患者病灶位于干骺端,骨骺未受累,而向骨干延伸,几乎达骨干的 1/2。1 例掌骨病灶膨胀较明显,包埋邻近骨皮质。1 例跖骨病灶 X 线平片内见粗糙的骨嵴,而 CT 却未显示, X 线平片这种表现主要是病灶向各方向不均匀生长而重叠形成的假象。也可出现皮质破坏、消失,并形成软组织肿块,甚至侵犯关节及相邻的骨。短管状骨的软骨黏液样纤维瘤要与内生软骨瘤区分,后者膨胀更明显,钙化多见,而该组 4 例病灶内均未见钙化。如发生于指骨末节,与上皮性囊肿不易区分,需结合病史鉴别。

2. *髂骨、髋臼* 主要表现为地图状破坏,常伴软组织肿块。一组 3 例病灶范围均很大,其中 1 例侵及邻近坐骨,病灶内见骨嵴或分隔,病灶周围可出现硬化边。该组 2 例出现皮质破坏并形成软组织肿块,这种表现与文献报道相符。出现此种表现时易与恶性肿瘤混淆,当病灶范围较大,大部分边界清楚甚至有硬化边,而有的部位皮质破坏甚至出现肿块时,要想到软骨黏液样纤维瘤可能。

3. *髌骨* 一组 2 例均为类圆形破坏,边缘有硬化环,无明显膨胀、分隔及钙化。此种表现无特异性,与髌骨其他良性病变很难鉴别。

4. *肋骨* 一组肋骨软骨黏液样纤维瘤表现为位于肋软骨端的大的球形高密度影,其内有索条状、斑点状钙化，与文献报道相符。此时常被误认为肺内或纵隔内病变，而忽视其肋骨来源，也亦误认为肋骨软骨瘤。

5. 锁骨　一组 1 例表现为偏心膨胀性破坏，皮质变薄，与文献报道相似，边缘可有硬化边。此种表现与骨巨细胞瘤、动脉瘤样骨囊肿不易区分。

6. 椎体　软骨黏液样纤维瘤是一种少见肿瘤，发生在椎体上的更为罕见。国外文献报道椎体的软骨黏液样纤维瘤中 1 例发生在枢椎。肿瘤的主要成分为软骨、纤维和黏液组织。

7. 颅骨　有报告一例颅骨病例，病程长达 7 年，病灶钙化明显。由于肿瘤内含有黏液基质，MRI 表现为 T_1WI 呈低信号，T_2WI 呈高信号，增强扫描呈不均匀强化。

8. 桡骨　一例桡骨病例，X 线表现一般呈偏心的圆形或椭圆形溶骨性破坏，呈膨胀性生长，内侧缘多清晰，有明显硬化现象，外侧缘菲薄，少数可突破骨皮质形成软组织肿块。较少见钙化及骨膜反应。该例发生于桡骨远端，属较少见部位；病史较短，可能与病理上细胞生长活跃有关。

9. 关于钙化及骨膜反应　软骨黏液样纤维瘤钙化在 X 线平片上很罕见，约占 2.0%~13.0% 不等，表现为索条状、斑点状，有学者指出病理标本上长骨钙化占 11.0%~27.0%，而颅骨及颌面骨钙化高达 75.0%。肋骨软骨黏液样纤维瘤钙化也相对常见。

骨膜的软骨黏液样纤维瘤常有象鼻样钙化或骨化。随着 CT 的普遍应用，显示钙化将比平片明显。软骨黏液样纤维瘤骨膜反应少见，一组 11 例均未见骨膜反应。皮质及骨膜的软骨黏液样纤维瘤可见放射状骨膜反应及骨膜三角（Codeman 三角）。在病理上为发生于皮层的微细骨柱将骨膜掀起。

三、鉴别诊断

软骨黏液纤维瘤影像学表现缺乏特征性，主要需与骨囊肿、骨巨细胞瘤、非骨化性纤维瘤及单骨型纤维结构不良等多种呈地图样骨质破坏的骨病变相鉴别；有时还常被误诊为软骨肉瘤和软骨黏液肉瘤。

（1）骨巨细胞瘤：骨巨细胞瘤多发生于骨骺愈合后的青壮年，病变常见于长骨骨端，骨质破坏呈膨胀性“皂泡”样改变，瘤内无钙化，一般骨巨细胞瘤很少出现边缘硬化带。有作者报告病例术前考虑骨巨细胞瘤，主要是忽视了骨破坏边缘的硬化。

（2）多囊性骨囊肿：骨囊肿多位于长骨干骺端中央，对称性膨胀生长，无硬化边，内缘光滑。

（3）良性软骨母细胞瘤：软骨母细胞瘤好发于青少年，50% 位于膝关节周围骨骺，呈“地图”样骨质破坏，早期无或点状钙化，晚期可有大量钙化或骨化，病灶边缘有硬化。

（4）软骨肉瘤：软骨黏液样纤维瘤虽然是良性软骨类肿瘤，但肿瘤局灶刮除术后复发率较高，常被误诊为软骨肉瘤。软骨肉瘤好发于老年人，分为边缘型和中央型，长管状骨多见，骨破坏区夹杂钙化或较厚的“软骨帽”，生长更具破坏性、侵袭性。综合分析影像与病理表现有助于软骨黏液样纤维瘤的正确诊断与鉴别。

此外，还需与动脉瘤样骨囊肿、内生软骨瘤、成骨细胞瘤等病变鉴别。软骨黏液纤维瘤虽有一些特殊征象，但单纯从影像上诊断相当困难，确诊仍有赖于手术病理。软骨黏液纤维瘤以外科手术治疗为主。约 10%~20% 的病例会复发，但很少发生恶变。

第五章　软骨肉瘤

第一节　软骨肉瘤

软骨肉瘤是起源于软骨细胞或向软骨分化的间叶组织的恶性骨肿瘤，是三大常见恶性骨肿瘤之一，仅次于多发性骨髓瘤与骨肉瘤，发病率约占恶性骨肿瘤的 14.2%~20%。属比较复杂的肿瘤，其不同亚型的临床、影像、病理及预后存在差异。

一、病理学

软骨肉瘤是一种以肿瘤细胞形成软骨基质并直接形成病灶为特征的恶性骨肿瘤，呈不规则圆形或哑铃形，瘤体内可发生黏液样变或囊变，亦可有出血或坏死；肿瘤内常见钙化或骨化。软骨肉瘤起源于软骨或成软骨结缔组织，好发于扁骨、肢带骨和长管状骨的近段，按发生部位分中心型(髓内型)和周围型，前者发生于骨髓腔的间叶组织或者滑膜，后者起源于骨皮质或骨膜，以前者为多。两型又可按肿瘤起源分为原发型软骨肉瘤和继发型软骨肉瘤 2 种，中心型以原发性居多，继发性较少；周围型则原发性较少，继发性居多。

软骨肉瘤大多为原发，仅少数继发于内生软骨瘤、骨软骨瘤、软骨瘤、畸形性骨炎，骨纤维异常增殖症，软骨黏液样纤维瘤及 Paget 病等。

二、组织学分型与分级

原发性软骨肉瘤以软骨肉瘤细胞形成软骨基质为特征，不同亚型软骨肉瘤自然病史、影像学表现、诊断符合率、临床处置方式等均有不同。

组织学分为普通型、间叶型、去分化型、透明细胞型，其中普通型最常见。肿瘤切面可见蓝灰色半透明的软骨被钙化或骨化的间隔分为大小不等的多面体，表面覆以纤维性假包膜，纤维伴随血管伸入瘤内，将肿瘤分隔为大小不等的小叶。另有学者按组织学分为普通型、间叶性、去分化型、黏液型和透明软骨细胞型 5 种类型。原发型软骨肉瘤可分为普通髓腔型、透明细胞型、间充质型(间叶型)、滑膜型、黏液型和去分化型。有文献将原发性软骨肉瘤分为普通髓腔型、透明细胞型、间充质型、骨膜(皮质旁)型、黏液型和去分化型。

按分化程度分为Ⅰ~Ⅲ级，Ⅰ级为低度恶性，Ⅱ级为中度恶性，Ⅲ级为高度恶性；Ⅰ级常见软骨的钙化或骨化，Ⅱ级相对较少，Ⅲ级基本不见钙化或骨化。

三、临床表现

临床上发病年龄在 11~60 岁，多见于成人，30 岁以下少见，35 岁以后发病率逐渐增高，30~60 岁为高峰，一组 85.7% 病例均为 35 岁以上；男多于女，男女比例为 1.8∶1；去分化软骨肉瘤发病年龄偏大，好发于 45~59 岁中老年人；间叶型发病年龄偏小，好发于 10~29 岁，中位年龄 26 岁；普通型好发于 30~59 岁，20 岁以下少见；黏液软骨肉瘤多发于中年男性。软骨肉瘤好发于四肢长骨与骨盆，亦可见于椎骨、骶骨、锁骨、肩胛骨和足骨。一组 50.0% 发生于管状骨，42.9% 发生于扁骨。出现肿块为主要表现，病程缓慢、疼痛不明显，周围皮肤无红、热现象，邻近关节时，可引起关节肿胀、活动受限，如刺激压迫神经则可引起放射性疼痛、麻木等。临床症状主要由局部压迫或受侵所致，表浅部位可为无痛或隐痛不适肿块。继发病变常为无痛性肿块短期增大，出现疼痛。

软骨肉瘤是一种临床进展相对缓慢，转移率低的恶性骨肿瘤，尽可能彻底切除肿瘤防止复发是临床基本治疗目的，影像学检查，尤其 CT 和 MRI 为临床正确诊断、指导治疗以及术后复查提供了可靠依据。

四、影像学研究

一般影像学表现：普通型软骨肉瘤多位于骨盆和长管状骨干骺段或骨干。X 线平片多表现为轻度膨胀性骨质破坏，瘤内钙化常见，边缘有轻度骨质硬化，骨皮质受压变薄、中断，但骨膜反应少见。软组织肿块大小差异大，与肿瘤的恶性程度也无明显关联。软组织肿块内常见钙化。软骨肉瘤 MR T_1WI 一般为低信号或等信号，T_2WI 呈显著高信号，信号不均匀。有文献报道 2/3 软骨肉瘤发生于肩三角（肩胛骨、肱骨近端和锁骨组成）及盆三角（髋骨、骶骨和股骨近端组成），其次是胸肋骨和颅骨，手足骨仅占 1%；间叶型及黏液性软骨肉瘤可发生于大腿、腹膜后、眼眶等骨外软组织内，也可发生于脑膜、肺和肾。

当良性软骨类肿瘤无明显诱因出现疼痛或短期内增大，出现骨质破坏、钙化减少或增多、软骨帽厚度超过 3 cm 等都应作为继发软骨肉瘤的重要提示。

1. 特征性影像学表现　软骨肉瘤由不同的小叶构成，小叶间可见明显分隔。位于软骨小叶间隔的钙化常见，呈直径 1~2 cm 大小的环状、弓状，为其特征性表现；位于小叶内的钙化呈斑点或雀斑状无序排列，相对少见，无诊断特异性。肿瘤与正常骨界面呈扇贝状或花边状小分叶，其病理基础与软骨小叶边缘的推压有关。软骨肉瘤小叶 MR T_2WI 多为显著高信号（高于脂肪），小叶间隔则呈环状、弓状低信号，低信号与小叶间隔内胶原纤维及矿物盐有关。资料显示，不同部位软骨肉瘤钙化存在差异，位于扁骨和不规则骨软骨肉瘤的钙化程度不如管状骨，前者甚至无钙化；而位于长管状骨者钙化多显著。小叶间隔可不连续，直径大小不等，分布也无规律。

2. X 线平片与 CT　软骨肉瘤最基本的影像学特点是肿瘤软骨基质钙化，肿瘤钙化可呈点状、环状、絮状、片块状，其中以环状钙化最具有定性诊断价值。X 线平片具有较高的空间分辨率，能够清晰显示各种形态的骨质破坏、钙化、骨化及骨膜反应，但对髓腔浸润、软组织肿块及周围组织侵犯情况显示欠佳。螺旋 CT 不单有横断图像，而且具有多平面重建功能，可重建冠状位、矢状位影像，因此 CT 显示解剖结构复杂、重叠较多部位病灶的能力远优于 X 线平片，能提供更有价值的诊断信息。

CT 的密度分辨率较高，对出血、坏死、囊变、软组织及钙化、骨化等各个密度层次的辨认较为准确，CT 较高的空间分辨率可以明确显示肿瘤的生长方式及新生瘤软骨、软骨钙化的分布，增强扫描可以清晰显示对病灶血供、坏死及病灶与周围组织关系的情况。

在骨质破坏区或软组织肿块内出现软骨基质钙化或骨化是本病的重要影像特征，钙化多呈绒毛状、棉团状、环状、点结节或无定形。大多数学者认为钙化的数量与肿瘤的分化程度具有相关性，钙化越明显分化越高。扇贝样压迹也见于高分化软骨肉瘤，代表肿瘤生长向外不均匀生长且相对缓慢，有作者认为扇贝样压迹超过邻近正常骨皮质 2/3 是软骨肉瘤在管状骨的特征性表现。去分化型软骨肉瘤可呈混合型骨质破坏，并在局部形成稍低密度肿块，边界清楚，密度欠均匀。肿瘤侵出骨外常形成分叶状软组织肿块，边界往往清楚，由于肿瘤软骨黏液基质或黏液变性而呈低密度，软组织肿块小时往往呈等密度（与骨骼肌比），有作者认为此征可作为诊断本病的影像特征之一。

3. MRI　软骨肉瘤的 MRI 表现亦有一定特征性，在 T_1WI 中一般呈低信号或等信号，在 T_2WI 中呈明显高信号，信号常不均匀。软骨肉瘤小叶在 T_2WI 中多为显著高信号，常常信号高于脂肪，小叶间隔呈弓环状低信号影，此与小叶间隔内的胶原纤维及矿物质有关；病灶与正常组织的分界面呈扇贝状或花边状小分叶，其病理基础与软骨小叶边缘的推压有关；周围型软骨肉瘤在局部出现较厚的稍长 T_1 稍长 T_2 信号肿块（与邻近关节软骨比）。

增强扫描显示肿瘤中心多呈轻中度强化，周缘及弓环形分隔强化相对明显，且分隔状强化自周边伸向中心，Geirnaerdt 等（2000）研究认为，弓环形强化可以见于软骨肉瘤、内生软骨瘤及骨软骨瘤，但软骨肉瘤强化出现的时间早于内生软骨瘤及骨软骨瘤。

行 MRI 检查病例，均能清楚显示出肿瘤的范围与边界，这方面明显优越于 CT 及 X 线平片；除去分化型及黏液型外，软骨肉瘤非钙化及液化部分近似关节软骨信号。探查出肿瘤内近似软骨信号成分，可作为软骨类肿瘤的重要提示。由于骨组织中 H+ 含量很低，在 MRI 图像中表现为低信号，因此磁共振对骨膜反应及骨化、钙化的显示不如 X 线平片和 CT。

4. 增强扫描 增强后多数病变周边明显强化,病变内可见不均匀环状、弓状或隔膜状强化,环和弓的直径 1~2 cm,小叶本身一般不强化。强化的环或弓分布不均匀、长短不等、直径不等、线条不连续和粗细不等都提示肿瘤的恶性特征。如为动态增强,一般为进行性延迟强化。软骨肉瘤呈中等到明显强化,典型病例表现为环形、间隔样较明显强化,中心呈斑驳或蜂窝样强化,相应的组织学上为边缘及间隔有纤维血管构成,中心主要由软骨、黏液与坏死组织构成。Geirnaerdt 等(2000)研究认为,弓环状强化可以见于软骨肉瘤、内生软骨瘤和骨软骨瘤,但软骨肉瘤强化出现的时间早于内生软骨瘤和骨软骨瘤。动态增强病例,所有病例动脉期即出现强化,但不同病例间、同一肿瘤的不同区域强化程度不等,强化的环或弓分布也不均匀。除了小叶分隔强化外,去分化软骨肉瘤病灶内可见明显强化的非软骨成分。一般位于病灶周边。

5. 软骨小叶间隔 一组包括多种肿瘤的病例中,T_2WI 显著分叶状高信号诊断软骨肉瘤的敏感度为 95.7%,特异度为 44.6%;高信号内可见环状、弓状或逗点状分隔的敏感度为 82.6%,特异度为 67.9%;环状、弓状或逗点状强化的敏感度 77.1%,特异度为 76.2%。结合 T_2WI 表现和增强,其特异度 92.3%,敏感度为 76.5%。

总之,扇贝状边缘、弓环状钙化、T_2WI 显著高信号内弓环状低信号、弓环状进行性强化等构成软骨肉瘤的基本影像学特征,以上结构存在于各个亚型的软骨肉瘤中,但不同病例间、同一病例不同区域的分布和形态差异很大。增强 MRI 不仅可以做出定性诊断,且有助于分型,指导手术方案的制定。

五、鉴别诊断

(1)良性内生软骨瘤:良性内生软骨瘤小叶间隔钙化更明显,MR T_2WI 显示的软骨小叶完整,动态 MR 增强早期小叶间隔无强化,与软骨肉瘤早期强化不同。

(2)管状骨普通型软骨肉瘤应与内生软骨瘤鉴别:内生软骨瘤好发于短管骨,常多发,骨皮质膨胀变薄,典型者呈糖葫芦状改变;发生于长管骨的内生软骨瘤多表现为局限性钙化,骨皮质无侵蚀性破坏;内生软骨瘤周围不形成软组织肿块,常无疼痛症状。

(3)骨巨细胞瘤和软骨母细胞瘤:骨巨细胞瘤膨胀性改变显著,间隔为残余骨结构,粗大不呈弓状和环状,增强扫描肿瘤实质强化而分隔不强化。

(4)透明细胞型软骨肉瘤应与骨巨细胞瘤及软骨母细胞瘤鉴别:骨巨细胞瘤多呈皂泡样骨质破坏,无增生硬化及钙化,MRI 上可出现液 - 液平面;软骨母细胞瘤发病年龄较小,多发生于骺板附近,大小一般 <5 cm。

(5)脊索瘤及脑膜瘤:发生于头颅的软骨肉瘤,尤其黏液型软骨肉瘤,应与脊索瘤及脑膜瘤鉴别:脊索瘤好发于斜坡且位于中线区,多呈溶骨性膨胀性骨质破坏,内见残存骨质而非钙化,而软骨肉瘤多偏于一侧,发生于颅骨结合区,且可出现典型钙化,增强扫描肿瘤内见小房间隔样强化。

(6)骨肉瘤、神经源性肿瘤:发生于骨旁及软组织的软骨肉瘤应与骨肉瘤、神经源性肿瘤等鉴别:骨肉瘤发病年龄多较小,骨膜反应较重且常出现骨膜三角及肿瘤骨,软组织肿块多为等密度,临床症状较明显,而软骨肉瘤多为低密度肿块.常见特征性钙化,骨膜反应较轻;某些神经源性肿瘤可出现钙化,但多为絮状、斑片状钙化,与软骨类肿瘤钙化特点不同。

一些学者指出,从另外角度研究分析,对于软骨肉瘤,影像学上的主要鉴别诊断宜包括以下几种。

(1)骨肉瘤:骨肉瘤主要是易与中央型软骨肉瘤混淆,特别当软骨肉瘤内并无钙化时颇与溶骨性骨肉瘤相似,但若见骨肉瘤具有的特征性肿瘤骨化,以及骨膜反应显著者较易于区别。

(2)软骨瘤:软骨瘤骨皮质多保持完整,无肿瘤性软组织肿块。

(3)骨软骨瘤:骨软骨瘤为附着于干骺端的骨性突起,软骨帽盖厚者亦可见肿瘤端部有菜花样钙化阴影。而继发于骨软骨瘤的软骨肉瘤,软骨帽明显增厚,并形成软组织肿块,其内可见不规则环状、絮状钙化影。

(4)动脉瘤样骨囊肿:动脉瘤样骨囊肿好发部位为长骨的干骺端,为多囊性骨质破坏,局部穿刺抽出多量血液支持动脉瘤样骨囊肿的诊断。

第二节　透明细胞型软骨肉瘤误诊分析

透明细胞型软骨肉瘤由 Unni 等（1976）首次报道，是一种低度恶性的特殊类型软骨肉瘤，约占软骨肉瘤的 2%，极为罕见。发病年龄在 30~50 岁，男性：女性为 2：1。临床表现为关节疼痛、关节积液和活动受限，疼痛时间约 1.5 年。

肿瘤好发于骨骺，累及长骨管状骨（85%~90%），尤其是股骨近端（55%~60%），肱骨近端（15%~20%），膝部约占 10%~15%，即最常累及股骨头、颈部。肿瘤生长缓慢，通常不累及软组织，术后可局部复发和骨内播散转移，较少发生内脏转移。

复发和转移发生在术后多年，文献报道局部复发长达术后 24 年，转移可发生于初诊后 16 年。肿瘤预后与手术范围密切相关，而与患者的年龄、性别、肿瘤大小及部位无关。因此，现在已公认的透明细胞型软骨肉瘤治疗关键为首次即行大块切除，即包括肿瘤周围正常组织的较大范围切除，且随访应在 10 年以上。

Donati 等认为碱性磷酸酶可作为该肿瘤标记物，是诊断、治疗、随访的重要指标，但一例患者的碱性磷酸酶正常。该组学者认为影像学检查，尤其是能够反映病灶细微特征的 CT 图像，才是诊治及随访的主要依据。

一、影像学表现包括

病灶为溶骨性骨质破坏，边缘清晰的硬化边。回顾该例早期 CT 片可见病灶分隔及囊变区，之后才表现为内缘波浪状，边界清楚的硬化带。后期病灶扩大并向骨干方向延伸，伴轻微膨胀，但纵径大于横径。病灶可见钙化，偶见皮质破坏，无骨膜反应，不形成骨外软组织肿块。在 CT、MRI 上病灶出血、分隔及囊变显示更加清楚。

在 MRI 上 T_2WI 为不均匀高信号，其低信号为基质钙化，呈珊瑚礁状分布在病灶中心，其高信号病灶与病理对应为透明软骨、囊性腔或出血；在 T_1WI 上为低或等信号，增强表现为不均匀或线样强化。典型的透明细胞型软骨肉瘤的 CT、MRI 表现有一定的特征性，确诊依靠病理组织学及免疫组织化学检查。

该例误诊的原因有以下几方面：① 3 年前的影像资料未曾详细分析，外院 CT 示右侧股骨头多发囊性变，因左侧是典型的囊变为特征的股骨头缺血性坏死（Ficat Ⅱ a 期），根据股骨头缺血性坏死的临床特点，认定右侧亦是股骨头缺血性坏死，忽略了累及股骨颈的囊变不应是股骨头缺血性坏死的影像特征；②在行股骨头缺血性坏死的股骨头动脉灌注术时按文献报道认为股骨头的血供是主要来自旋股内、外侧动脉，而忽略了只占股骨头 5% 血供的圆韧带动脉造影表现，错过修订诊断的机会。复习当时的造影图像，恰恰是圆韧带动脉的动脉晚期见到肿瘤染色；③股骨头动脉灌注术后左髋症状消失，右髋症状缓解，临床表现的不典型使患者错失及时就诊机会，直至 3 年后症状加重才就诊。④术前对透明细胞型软骨肉瘤临床表现和影像特征不认识。

二、鉴别诊断

本病应与以下疾病鉴别。

（1）成软骨细胞瘤：成软骨细胞瘤在 MRI 上 T_1WI、T_2WI 上均表现为低信号，并且发病年龄较小。

（2）成骨细胞瘤：成骨细胞瘤 70% 发生在 10~20 岁青少年，好发于中轴骨和长骨干骺端，病灶较小，可有骨皮质破坏和骨膜反应。

（3）股骨头缺血性坏死：股骨头缺血性坏死囊变较小，分布在关节面软骨下骨质，MRI 能良好显示软骨下骨质改变。

（4）普通型软骨肉瘤：普通型软骨肉瘤骨质破坏区边界多不清楚，骨皮质或骨性包壳可被破坏而形成大小不等的软组织肿块，软组织肿块可见散在的钙化斑点。

（5）毛细血管扩张型骨肉瘤：毛细血管扩张型骨肉瘤骨质破坏呈浸润发展，病变界限不清，骨皮质断裂，病变可以通过关节软骨面，侵犯关节，破坏关节面，病程短，疼痛进行性加剧，夜间为著，局部软组织进行性肿胀，皮温升高，血管怒张，血清碱性磷酸酶增高，CT、MRI 可见液 - 液平面。

第三节　骨外间叶型软骨肉瘤

软骨肉瘤在恶性骨肿瘤中的发病率为第3位，然而骨骼系统外软骨肉瘤罕见，文献报道仅约1%的软骨肉瘤原发于骨骼系统外，其病理类型主要有：间叶型、黏液型及普通型。

骨外间叶型软骨肉瘤具有一些良性肿瘤的特征，同时与其他软组织恶性肿瘤的影像表现又有交叉，因此误诊率较高。

一、临床表现

间叶型软骨肉瘤是一种高度恶性的软骨类肿瘤，可起源于骨或软组织，其中软组织内病灶约占所有间叶型软骨肉瘤的30%~75%。不同于其他类型软骨肉瘤男性好发的特点，文献报道骨外间叶型软骨肉瘤更易发生于女性；本病好发于下肢(尤其是大腿)和头颈部，周围分布者常见于50岁左右的人群，而中央分布则在30岁左右的成年人中多见。

二、影像学研究

组织学上，软骨基质细胞含量少，富含水分、电解质、胶原等成分，故普通型软骨肉瘤在CT上密度较邻近肌肉组织低，于T_2WI上呈现明显高信号。而间叶型软骨肉瘤由富血管的间充质组织和不同分化程度的软骨组织构成，前者呈片状密集排列，软骨组织仅散在分布，导致T_2WI上骨外间叶型软骨肉瘤为中等到高信号，信号强度低于普通型软骨肉瘤。骨外间叶型软骨肉瘤的CT表现为软组织肿块内不同形态的钙化，尤其是弓环状钙化是本病最重要的影像征象之一，对定性诊断有重要价值。文献报道间叶型软骨肉瘤钙化多见(67%)，但不广泛，然而一组8例患者中周围分布型骨外间叶型软骨肉瘤具有钙化范围广泛及钙化密集的倾向，而中央分布型则仅有1例见环形钙化，钙化局灶。

骨外间叶型软骨肉瘤在MR T_1WI上多表现为等或低信号，T_2WI多表现为高低混杂信号。周围型骨外间叶型软骨肉瘤钙化较广泛，瘤体内钙化及非钙化成分在T_2WI上分别显示，或可表现为高信号包绕低信号，或见“胡椒面”征，此征象在文献中也有报道，是提示本病的重要影像信息之一。由于透明软骨是少细胞、少血管的组织，增强后强化较弱，而恶性软骨小叶间的纤维血管分隔富含血管，强化明显，故软骨肉瘤典型的强化方式为周围和弓环状强化。间叶型软骨肉瘤光镜下无小叶结构及纤维血管分隔，因此不表现这种强化特点。

然而，增强扫描后，本病呈弥漫性不均匀强化或结节样强化，且钙化区域也可见强化，提示钙化区域较丰富的血流量，此征象也是诊断骨外间叶型软骨肉瘤的重要征象。

另外，软骨类肿瘤的分叶状外形较常见。De Beuckeleer等(1995)的研究中，分叶状外形诊断软骨肉瘤的敏感度为52.2%，特异度为71.4%。该组中央型骨外间叶型软骨肉瘤分叶状外形较常见，而周围型则均表现为梭形或类圆形肿块，提示分叶状外形在周围型骨外间叶型软骨肉瘤中的诊断价值弱于普通型软骨肉瘤。以下几点提示骨外间叶型软骨肉瘤或周围分布型骨外间叶型软骨肉瘤的诊断：钙化密集，尤其是弓环状钙化；MR T_2WI上高信号包绕低信号，或“胡椒面”征；增强后呈弥漫性不均匀强化或结节样强化，钙化区域也见强化，综合以上几种征象分析研究可能提高诊断正确率。

第四节　含软骨基质型肉瘤与成骨型或成纤维型骨肉瘤的比较

一项研究对含软骨基质型肉瘤14例(10例为软骨肉瘤，分级均为Ⅰ~Ⅱ级；4例为成软骨型骨肉瘤)和13例为成骨型或成纤维型骨肉瘤患者的病灶MRI表现进行分析和比较。含软骨基质的肉瘤主要包括软骨肉瘤和成软骨型骨肉瘤，在常规MRI上，二者的表现无特异性，在T_1WI上表现为低到中等信号，在T_2WI上表现为高信号，钙化为低信号。均匀高信号反映成分均匀一致且含水量较高的软骨成分区。

在病理上，含软骨基质的肉瘤，其中软骨肉瘤表现为分叶状生长的软骨成分，细胞具有一定的异型性，可以表现出密集或稀疏（依其总的组织学分级而不同），软骨分叶间可以是纤维血管间隔；成软骨型骨肉瘤其软骨成分可以呈分叶状或成片分布，可见软骨性骨化。含软骨基质型肉瘤特有的组织学特点决定了 MRI 的增强模式和 DWI 特点。

在含软骨基质型肉瘤中，软骨肉瘤和成软骨型骨肉瘤在 T_1WI 上主要表现为间隔结节状和边缘强化，反映了软骨肿瘤周边的纤维血管束和肿瘤的分叶状生长特点，可与其他类型骨肉瘤相区别，成骨型或成纤维型骨肉瘤表现为不均匀强化。

MR 增强扫描能指导穿刺活检区域，即穿刺的部位应选择除出血坏死外的肿瘤无强化区（T_1WI 中等信号、T_2WI 高信号、增强后无强化区），该区为肿瘤的实性成分。MRI 增强模式在鉴别软骨肉瘤与成软骨型骨肉瘤的作用有限，但是也有报道在成软骨型骨肉瘤中，可见不均匀强化的肿瘤实质区，此特征不同于软骨肉瘤。

MR DWI 反映生物组织内水分子的扩散运动。组织内水分子扩散运动的快慢通常用 ADC 值来定量表示。随着 EPI 技术的应用，DWI 和 ADC 值也被用来进行肿瘤的良、恶性鉴别。

含软骨基质的肉瘤 ADC 值显著高于其他类型骨肉瘤的 ADC 值，这是由于肿瘤的软骨成分区组织含水量多，组织间隙大，因而水分子扩散受限制小，测得的 ADC 值较高；而成骨型或成纤维型骨肉瘤以及其他肉瘤由于肿瘤细胞密集，产生骨样基质或纤维样基质，细胞外空间小，细胞外水分子运动受限，因此 ADC 值较低。

Hayashida 等（2006）研究发现软骨肉瘤的平均 ADC 值为（2.29 ± 0.14）$\times 10^{-3}$ mm^2/s，并且所有软骨肉瘤的 ADC 值均 $>2.0 \times 10^{-3}$ mm^2/s；成软骨型骨肉瘤是部分软骨基质形成性肿瘤，肿瘤内可以有部分骨样基质和纤维基质形成区，这些区域细胞密集，水分子扩散较慢，因此测得的 ADC 值较低，从而可以与软骨肉瘤相区别。但是在该组中，成软骨型骨肉瘤内未见明显骨样基质和纤维基质形成的肿块，即肿瘤在增强 T_1WI 上未见团块状不均匀强化区，因此肿瘤的实性部分为软骨型，从而导致测得的 ADC 值与软骨肉瘤的平均 ADC 值无统计学差异。

虽然该组软骨肉瘤和成软骨型骨肉瘤的 MRI 增强模式和 ADC 值无明显差异，但是结合患病年龄和患病部位有助于二者的鉴别。软骨肉瘤好发于年龄较大的人，而成软骨型骨肉瘤发生于青少年。软骨肉瘤好发于中轴骨，而成软骨型骨肉瘤好发于四肢骨。但在四肢骨，软骨肉瘤和成软骨型骨肉瘤均好发于长骨的干骺端。

该研究也存在一定的局限性，一是样本量较小，成软骨型骨肉瘤内未见明显的骨样基质和纤维基质形成的肿块，而这些情况都可能影响 MR 增强模式和 ADC 值的测量；二是 ADC 值的测定没有与病理检查做点对点对照，而且该组用肿瘤实质成分的单一 ROI 区 ADC 值来表示肿瘤的扩散程度，不能确切反映肿瘤中各种成分的扩散程度。这些需要今后进一步研究。

总之，MR Gd-DTPA 成像和 DWI 在区分骨骼含软骨基质型肉瘤与其他类型骨肉瘤是非常有用的，患者的发病年龄和患病部位有助于软骨肉瘤和成软骨型骨肉瘤的鉴别。

第五节　诊断陷阱：骨膜软骨瘤与软骨肉瘤

详见于本书 本卷 第三篇 第三章 第四节 诊断陷阱：骨膜软骨瘤与软骨肉瘤。

第六节　中心型Ⅰ级软骨肉瘤和内生软骨瘤鉴别诊断

详见于本书 本卷 第三篇 第三章 第二节 中心型Ⅰ级软骨肉瘤和内生软骨瘤鉴别诊断。

第七节 左股骨远段软骨肉瘤(Ⅲ级)与骨巨细胞瘤病例

详见于本书 本卷 第三篇 第三章 第五节 左 股骨远段软骨肉瘤(Ⅲ级)与骨巨细胞瘤病例。

第六章　软骨的其他疾病

第一节　正常骨骺的动态 Gd 增强 MR 成像研究

通过运用动态 Gd 增强 MR 成像技术，评价正常骨骺软骨、生长板软骨、海绵状骨松质、干骺端等不同解剖区域的血液供应特征。

一项研究包括 10 只 2 周大的健康乳猪，共 20 个股骨远端。在 1.5 T MR 扫描仪，作 Gd 增强动态 MR 成像。即运用时间分辨率为 3s 的 SPGR 技术，在静脉注射 Gd 之前、注射过程之中及之后连续进行 32 个 SPGR 序列的扫描。每个序列有 3 帧图像，共获得 96 帧图像。每个序列扫描时间为 9s，全部成像时间为 4 分多钟。计算在动态 Gd 增强 MRI 上骨骺及干骺端各个解剖区域在不同时间的强化率，通过相应组织学研究，计算每平方毫米组织面积的血管的数量，将两者作比较对照研究。

生长板软骨的强化率比骨骺软骨的强化率有明显增高（$P<0.001$）；与各解剖区域的强化率相比，海绵状骨松质的强化率最高（$P<0.001$）；与生长板和海绵状骨松质相比，骨骺软骨的强化最慢（$P<0.1$）。组织学研究所显示的生长板软骨、骨骺软骨、干骺端等不同解剖区域的血管密度分布特征与相应部位的强化率及强化快慢所提示的血供状态基本相吻合。

该项研究结果说明，动态 Gd 增强 MR 成像能够显示骨骺不同解剖区域的血液灌注特征。

第二节　假痛风

原发性软骨钙质沉积症，或称假痛风，特点是纤维软骨和透明软骨、半月板、关节囊和关节旁结构之斑状和线状钙化，它突出表现在膝、手、耻骨联合、椎间盘和髋关节。胸锁关节、肩和肘关节受累较少。在疾病的进展期，继发侵犯脊柱以及其他关节，偶有骨质破坏，有时受犯膝关节的病理性钙化又可消逝，关节病变逐渐加重。

在 X 线检查时，关节软骨的细微钙化容易遗漏，尤其当人们未重视的时候更是如此。之所以称软骨钙质沉积症，是因为焦磷酸钙沉积，膝关节滑膜中含有典型的晶状体；名为假痛风，是由于本症具有痛风样发作。本症多见于老人，一般有家族性倾向，伴存特殊的酶合成晶状体，为慢性疾病慢性进程。

Luska 等（1974）报告 7 例，为 51~84 岁，症状 1~25 年，钙化显示在膝 14 次，腕 8 次，髋、指各 5 次，肘 3 次，肩锁关节和耻骨联合各 2 次。临床表现为疼痛、肿胀、关节渗出伴运动受限。Resnick & Utsinger（1974）报告 18 例，以桡腕关节最多，特征为关节间隙狭窄、硬化，软骨下囊肿形成。Resnick 等（1977）介绍 85 例，皆由尸检或手术活检证实，指出本症 X 线表现颇具特征性，最常见部位在膝、腕和掌指关节，主要表现是软骨、关节囊壁、关节内韧带和软组织的钙化，这些钙化的发生率在膝是 79%，耻骨联合 69%，腕关节 65%。

有时有关节间隙缩窄。虽然这些改变表面上类似于骨关节炎，但本症更为严重且为进行性，常伴广泛骨碎片，产生关节内骨小体。另外，焦磷酸盐沉积还可出现于不通常的部位，例如腕的桡腕部分，膝的髌股部分。

本症之椎间盘及脊柱韧带钙化可造成诊断困难，有时难与骨软骨炎和脊柱炎鉴别。本症的钙质沉积必须与继发性甲状旁腺功能亢进区别。鉴别诊断还应包含肝豆状核变性、褐黄病、肢端肥大症、低磷酸酯酶症、痛风和神经性关节病等。

第三节　假性软骨发育不全

本症是一种异质的遗传性骨骼发育异常,侏儒为其主要征象,患者颜面表现有如常人,在儿童期骨骼异常可不甚明显。以后X线表现为长管状骨变短,干骺端向外展开,各种骨骺发育异常和一定程度的脊柱终板异常。

第十篇　骨与软骨损伤

第一章　隐性骨折与软骨损伤

第一节　隐性骨折与软骨损伤 MRI

1. 骨挫伤 MRI 检查序列　检出骨挫伤敏感的 MRI 序列为 STIR 或 PDWI(f/s)、T_1WI。STIR 或 PDWI(f/s)由于抑制了高信号的骨髓，故所有骨髓内高信号均为异常，T_1WI 骨挫伤病灶低信号与高信号骨髓亦有良好对比，T_2WI 对挫伤病灶高信号与高信号骨髓组织对比降低，不利于骨挫伤病灶的检出。

2. 骨挫伤　骨挫伤在不同部位病变分布不同。四肢骨骼骨挫伤好发于边缘部，故有文献将其称为骨擦伤，挫伤发生部位与创伤的机制密切相关，可以是直接暴力的作用，导致受伤部位骨挫伤或承重轴线上的骨挫伤；旋转暴力作用，可导致着力点对侧的损伤，尤其多见于膝关节损伤。脊椎骨挫伤，文献报道少，可能是病变轻微，且大部分病例伴随有明显的骨折或脊髓损伤，而忽略了骨挫伤的存在。一组 101 例隐性骨与软骨损伤病例中，脊椎骨挫伤发病部位多位于椎体上终板的下缘(70.1%，20/27)，可能是由于脊柱上下方向承重，纵向的暴力足够大时引起终板的骨折，小于这一阈值时可引起终板下松质骨小梁水肿和微骨折。

一组脊柱骨挫伤 100% 伴随有脊椎骨折，其中爆裂性骨折占 63.6%，72.7% 伴脊髓的损伤。因此，脊柱骨挫伤是脊柱严重损伤的重要伴随征象，就骨挫伤本身的诊断并不困难。对伴随椎体骨折的病人，骨挫伤的存在与否可能并不影响临床治疗方案的选择，但对于 X 线或 CT 无椎体骨折的病人，骨挫伤的存在会产生持续的疼痛，进行 MRI 检查可明确诊断，对病人的治疗起关键性作用。

骨挫伤很少单纯发生，多伴随有其他重要结构的损伤。有作者分析骨挫伤与膝关节附属结构损伤的关系，认为膝关节的骨挫伤是前交叉韧带撕裂，半月板撕裂及关节软骨损伤的重要间接征象。骨挫伤病理组织学诊断难以获得，文献亦少有骨挫伤病理组织学报道。该组 1 例临床因怀疑骨骼感染性病变而做活检，病理证实存在骨骼的水肿，出血和骨小梁的显微断裂，进一步支持骨挫伤是一类骨骼轻微损伤，骨小梁显微骨折，微血管断裂。

3. 隐性骨折　隐性骨折是骨折的一种特殊形式。外伤后普通 X 线平片或 CT 未能发现骨折，而 MRI 表现为大片骨挫伤病灶中见线样低信号影，与皮质相连，但皮质并无断裂。一组隐性骨折 MRI 均清楚显示骨折线，对骨折线的形态及走行方向显示好，骨折线平均宽度为 1.8 mm，不超过 4 mm。X 线平片不能发现隐性骨折主要是由于 X 线平片是一个重叠的投影，是所有骨骼结构的投影总和，空间分辨率较差。CT 可发现部分隐性骨折，因为断层图像消除了影像重叠，提高了空间分辨率和密度分辨率，但由于部分隐性骨折线细小，CT 切层较厚，部分容积效应等可影响骨折线的显示。

MRI 通过病变组织信号改变显示骨病变，骨小梁显微断裂，分布散乱，可能不显示出线样异常信号，当断裂骨小梁沿某一方向分离形成一个面，由于 MRI 软组织分辨率高，可显示出骨折线的存在，该组病例最小检出骨折线宽度为 1 mm。随骨折线增宽，当 >4 mm 时，就可能为 CT 或 X 线检测出。隐性骨折和骨挫伤是紧密联系的，在骨折线周围多存在大片骨挫伤病灶，提示骨挫伤和隐性骨折有相同的病理机制，是骨损伤程度不同的表现，隐性骨折能否成为 X 线平片、CT 检出的骨折，可能取决于骨折线的方向和宽度。

4. 关节软骨损伤 MRI 检查　MRI 是唯一能检出关节软骨损伤的影像学技术。MRI 可显示软骨的厚度，信号改变，直接显示软骨损伤。该组病例中软骨损伤表现典型,多位于承重关节面。大部分(66.7%)无明确外伤史,但伴有明显的关节功能紊乱, X 线平片或 CT 显示有关节退变,提示关节软骨损伤以慢性损伤为主,导致关节软骨变薄或缺损。关节软骨病变下大片骨挫伤样信号表现明显,可作为关节软骨损伤的重要间接征象。

第二节 隐性骨折

隐性骨折,即隐匿性骨折,指骨小梁骨折,可伴骨髓出血、水肿,无骨皮质中断,是普通 X 线平片所不能发现的,故称之为隐性骨折。四肢骨骼的隐性骨折常发生于四肢较大关节处骨骼,如股骨颈、股骨髁、胫腓骨近端、肱骨近端等。

隐性骨折的影像诊断由于 MR 检查及核素检查的广泛应用而越来越受到重视,尤其是 MR 检查相对核素检查更快捷、方便,更容易发现早期隐性骨折,同时 MR 检查对亚急性及慢性隐性骨折同样敏感。四肢隐性骨折的及时准确检出为患者得到及时而正确的临床治疗提供了依据,尤其是老年人股骨颈隐性骨折如果不注意制动,极易发展为明显的骨折伴移位,这方面的深刻教训很多,这是我们重视隐性骨折及相关损伤研究的出发点之一,而对可疑骨折的明确诊断也可以避免一些漏诊而造成的纠纷。

1. 脂肪抑制技术显示隐性骨折的基本原理 脂肪抑制技术在 MRI 应用中可以增加病变显示的机会,尤其是骨与骨髓病变的诊断与鉴别诊断。脂肪抑制可以通过多种途径实现,频率选择预饱和脂肪抑制为高场强 MR 仪常用的脂肪抑制技术,其机制为利用脂肪与水中质子共振频率差异的特性(称为化学位移),通过中心频率和饱和脉冲带宽的调节(采用窄带宽)有选择地激发脂肪信号并将其抑制掉。

其优点是可以与 SE(或 FSE)序列结合有多种图像选择,如质子密度加权像(PDWI)的质子脂肪抑制序列(PDFASAT)只抑制脂肪组织,不影响其他组织的信号强度,该技术要求主磁场为均匀的高场强机器,且扫描前须匀场。短时反转恢复序列(STIR)为不同场强 MR 仪均可使用的脂肪抑制技术,被认为是中低场强 MR 仪对骨损伤进行检查的首选技术,但其成像时间长、信噪比低及抑脂的同时也使其他呈短 T_1 信号的组织被抑制,影响其他组织的信号强度,故高场强 MR 仪更多选择预饱和脂肪抑制技术。

2. 隐性骨折及相关损伤的 MR 表现 隐性骨折线:在 T_1WI、T_2WI 表现为细线状、条带状低信号影,大部分信号强度为Ⅱ级(26/31),少部分为Ⅰ级(3/31)与Ⅲ级(2/31);在质子脂肪抑制序列呈更清晰、锐利的细线状、条带状高信号影,隐性骨折线更易认识、辨别,该组 31 例全部为Ⅲ级信号强度。

在显示隐性骨折线方面质子脂肪抑制序列较 T_1WI、T_2WI 序列有显著性差异,对隐性骨折的确诊具有明显优势;隐性骨折线形态可为网状、线条状、条带状、树枝状、不规则形状等多样;骨折线边缘达到骨皮质或骨皮质下方,这可能由于外力仍须经过骨皮质的传递,骨皮质虽然没有明显的物理中断,但隐性骨折时骨皮质的损伤难以避免;骨折线的 MR 信号宽度均小于 4 mm,连续直线长度可达 12 mm,以往文献报道小于 6 mm。

3. 显示隐性骨折的时间 关于外伤后 MR 检查显示隐性骨折时间, Deutsch 等(1989)和 Mink 等(1989)认为外伤后 24~48 h MRI 可显示隐性骨折;Feldman 等(1994)对 30 例外伤后 3 h 至 4 周行 MRI,显示出隐性骨折;一组病例于外伤后 6 h 至 45 d 行 MRI,均显示隐性骨折阳性征象。隐性骨折损伤机制与一般骨折一致,髋关节股骨上段隐性骨折多数是由于外伤跌倒后所致,肩关节肱骨近端隐性骨折多数是由于直接外力所致,膝关节部位隐性骨折多数是由于膝关节过伸、过度收缩、旋转牵拉和附着点脱落所致,上述损伤所致的少量骨小梁中断、骨髓出血水肿尚未造成骨皮质中断或不足以引起 X 线平片异常。

4. 骨挫伤 骨挫伤与隐性骨折关系密切, Yao & Lee(1988)研究了 8 例膝关节隐性骨折病例,发现 7 例存在骨挫伤;该组隐性骨折病例全部合并骨挫伤,骨挫伤的病理改变包括骨髓水肿与骨髓出血, MR 信号改变复杂。主要表现为在 T_1WI、T_2WI 呈片状稍低信号影,在质子脂肪抑制序列呈片状高信号影。

Yao & Lee(1988)和 Feldman 等(1994)认为在不规则片状 T_1WI 低信号内出现模糊高信号影提示

有骨髓出血存在，在 T_2WI 不规则片状低信号周围出现模糊稍高或稍低信号影则提示有明显骨髓水肿；该组病例的 T_2WI 片状低信号范围较 T_1WI 范围小，2 例（2/31）T_2WI 低信号影内见点状、小片状稍高信号影，提示骨髓水肿区的 T_2WI 信号有抬高，T_1WI 与 T_2WI 均未见明显高信号影。质子脂肪抑制序列显示骨挫伤也明显较 T_1WI、T_2WI 序列敏感，显示更清晰。该组病例中骨挫伤的部位可以与隐性骨折部位重叠，也可以位于隐性骨折相对应部位，相当于对冲伤，与力的传递有关。骨挫伤的范围常常比较广，常累及组成关节的相邻骨骼。对有明显骨挫伤的病例须首先认真观察质子脂肪抑制序列，因质子脂肪抑制序列更易辨别隐性骨折的骨折线，然后进一步观察 T_1WI、T_2WI，二者相符则可以确定隐性骨折的存在。

韧带、肌腱、膝关节半月板损伤及关节积液等伴随损伤：肌腱韧带损伤在 T_1WI、T_2WI 表现为呈低信号的肌腱韧带内出现高信号影或韧带增粗、扭曲、连续性中断，在质子脂肪抑制序列呈更明显的高信号影。该组中 28 例（28/31）合并肌腱韧带损伤，多位于韧带较多的膝关节，该组膝关节隐性骨折病例共发现韧带损伤 19 例（19/21），共 43 条，说明膝关节损伤发生隐性骨折与韧带损伤关系密切。

膝关节内 4 条韧带中以前交叉韧带损伤发生率最高，该组 14 例（14/21）。膝关节腔内韧带的撕裂为过伸、过度收缩、旋转牵拉和附着点脱落所致，关节腔外的韧带撕裂除上述原因外还可以由直接外力所致，直接外力在导致骨折的同时常造成关节外韧带的直接损伤并伴软组织的明显肿胀。

髋关节周围的肌腱损伤主要累及内侧的闭孔内肌、外侧的臀中肌和前侧的髂腰肌。肩关节周围的肌腱损伤主要累及肩袖。外伤性膝关节半月板损伤可发生于任何年龄，尤其是年轻人；主要表现为在 T_1WI、T_2WI 呈低信号的半月板内出现高信号影，在质子脂肪抑制序列高信号影更明显。该组 21 例膝关节外伤者中 15 例合并半月板损伤，说明其与膝关节隐性骨折的关系同样密切，尤其是半月板Ⅱ～Ⅲ度损伤更是如此。关节积液多由韧带损伤和骨折出血所致，故关节腔内有大量积液积血征象，需注意观察有无韧带撕裂和骨折。

隐性骨折的损伤常常与上述伴随损伤同时存在，尤其与骨挫伤同时存在，故密切结合临床表现，对有明显骨挫伤的病例先重点观察质子脂肪抑制序列，结合观察 T_1WI、T_2WI 序列，注意是否有隐性骨折存在。MRI 能发现早期至慢性期隐性骨折的存在，如临床强烈提示可能存在骨折而 X 线检查阴性者，质子脂肪抑制序列是明确诊断的最佳 MR 序列。

第三节 隐匿性骨折病例

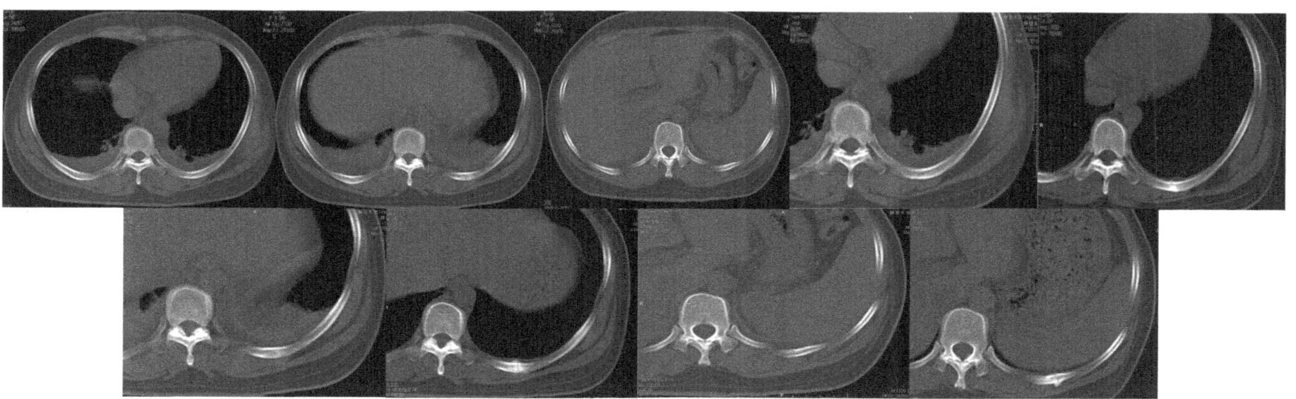

图 10-1-1 隐匿性骨折

患者，女，31 岁。创伤性单侧下肢截断、左小腿毁损伤、失血性休克、全身多处皮擦伤。

一月以后再次 CT 检查与一月前原来 CT 图像对比，清楚可见骨痂已经出现。

隐匿性骨折为一种少见的骨折类型,在各种医学文献中少有报道。在临床上,可能产生误诊、漏诊,引起严重不良后果。作为临床接诊医生,首先应当建立隐匿性骨折的概念,不再局限于以往所认为的X线检查未显示骨折线就可以排除骨折的错误认识。由于隐匿性骨折有骨小梁断裂伴骨髓内出血、充血和水肿,因此,其局部疼痛剧烈程度及持续时间要明显不同于单纯软组织损伤,这需要临床医生反复细致检查和复查。MRI对骨髓病变的高度敏感,而X线和CT对于骨挫伤的诊断存在一定的局限性,因此,在临床工作中,MRI已经成为骨挫伤的首选成像技术。但是,一些作者认为,CT对于骨皮质上极轻微的骨折的诊断,有时要优于MRI和X线检查。根据观察发现隐匿性骨折患者外伤局部疼痛比通常软组织损伤要明显剧烈,关节被动活动受限,患处外周叩击痛及纵向叩击痛阳性,经1~3天对症治疗,疼痛通常无明显缓解。普遍认为,一旦怀疑隐匿性骨折,应行MRI或/和CT检查。

第二章　软骨及骨骺损伤

第一节　关节软骨损伤修复 MRI 评价

详见本书 本卷 本篇 第五章 第一节 关节软骨损伤修复 MRI 评价。

第二节　距骨骨软骨损伤 MRI

骨软骨损伤，过去被称为剥脱性骨软骨炎，Kappis（1922）首先报道了发生于踝关节的剥脱性骨软骨炎。Berndt 等（1959）首先报道了发生于距骨的剥脱性骨软骨炎。近来研究发现炎症并不是导致该病的主要因素，创伤在病程演变中起着主要作用，因而，许多研究者将其称为距骨骨软骨损伤。距骨骨软骨损伤是指累及距骨穹隆关节软骨面和 / 或软骨下骨质的损伤。常见于有踝关节创伤史的病人，对本病的准确评价有助于治疗方法的选择，但常规影像学检查往往不能有效地显示病变。MRI 是对距骨骨软骨损伤进行诊断和分级的有效无创手段。

一、发病机制

距骨穹隆由滑车关节面覆盖，承受着全身的质量。距骨穹隆呈梯形，前部较后部宽约 2.5 mm，内、外侧关节面分别与内、外踝相关节，与距骨穹隆上关节面相延续。距骨没有肌肉和肌腱附着，表面大约 60% 的区域由关节软骨覆盖。

距骨头和距骨颈主要由足背动脉供血，距骨体主要由跗骨窦动脉和跗骨管动脉供血。跗骨窦动脉和跗骨管动脉汇合形成血管吻合悬吊于距骨下方，经跗骨窦进入距骨颈。

二、病因

目前认为大多数距骨骨软骨损伤是由创伤引起的。几乎所有发生于距骨外侧缘的距骨骨软骨损伤病人均有创伤史，发生于距骨内侧缘的距骨骨软骨损伤病人中 64%~82% 有创伤史。少数距骨骨软骨损伤与创伤无关。目前有关其非创伤性病因的报道主要包括反复的微创伤、骨化异常、内分泌因素、血供异常、血栓和遗传缺陷等。

三、病理生理学

透明软骨、软骨下骨板和软骨下网状骨可看作一个解剖单位。如果此解剖单位遭受的剪切力大于关节软骨和软骨下骨质所能承受的剪切力时，则将造成关节软骨和软骨下骨质损伤；如果此解剖单位遭受的剪切力小于关节软骨所能承受的剪切力，而大于软骨下骨质所能承受的剪切力时，则将只造成软骨下骨质损伤。

距骨骨软骨损伤好发于距骨穹隆中部的内、外侧缘，发生于距骨内侧缘的距骨骨软骨损伤较外侧缘者常见，而且病变的大小及深度也较发生于外侧缘者更甚。内侧缘距骨骨软骨损伤是由内翻、跖屈和外旋力联合造成的，该力导致距骨穹隆的内侧缘与内踝关节面发生撞击。

关节软骨的平均厚度与平均压力系数成反比，内踝的关节软骨硬度较距骨相对应解剖位置的关节软骨高 18%~37%，距骨穹隆内侧缘承受的压力较高。

内侧缘距骨骨软骨损伤通常位置较深，呈杯状，可能与所受剪切力方向更具垂直性有关。外侧缘距骨骨软骨损伤是由内翻和背屈力造成的，该力导致距骨穹隆的外侧缘与外踝关节面发生撞击。外侧缘距骨骨软骨损伤通常较内侧缘距骨骨软骨损伤位置表浅，且更扁平，可能与所受剪切力方向更具切线性有关。

四、影像学研究

1. 分期　Berndt 等（1959）最先提出了主要应用于 X 线检查的分期系统：Ⅰ期，小片状软骨下骨压缩；Ⅱ期，骨软骨碎片部分撕脱；Ⅲ期，骨软骨碎片完全撕脱，但无移位；Ⅳ期，骨软骨碎片完全撕脱，且移位。

Cheng 等（1995）提出了应用于关节镜的分期系统：A 期，关节面光滑、完整，但硬度降低，稳定；B 期，关节面粗糙，稳定；C 期，原纤维形成或关节面有裂隙，稳定；D 期，软骨片悬垂或软骨下骨质暴露，不稳定；E 期，松弛、无移位的骨碎片，不稳定；F 期，有移位的骨碎片，不稳定。

在 Berndt 分期系统的基础上，许多研究者提出了应用于 MRI 的分期系统。Dipaola 等（1991）提出了基于 MRI 质子密度加权成像的分期系统：Ⅰ期，关节软骨增厚，呈低信号改变；Ⅱ期，关节软骨破坏，骨碎片下有线状低信号，即骨碎片与软骨下骨质呈纤维附着；Ⅲ期，关节软骨破坏，骨碎片下有高信号改变，即骨碎片与软骨下骨质间有滑液；Ⅳ期，骨碎片脱落。

Hepple 等（1999）在此基础上，提出了应用于 MRI 的修正分期系统：1 期，仅有关节软骨损伤；2a 期，关节软骨损伤，伴有软骨下骨折和周围骨髓水肿；2b 期，关节软骨损伤，伴有软骨下骨折，无周围骨髓水肿；3 期，骨碎片分离，但无移位；4 期，骨碎片分离，有移位；5 期，关节软骨下囊肿形成。

Mintz 等（2003）提出了同时适用于 MRI 和关节镜的分期系统：0 期，正常；1 期，关节软骨面保持完整但在 T_2WI 上呈高信号；2 期，关节面原纤维形成或有裂隙，但未累及软骨下骨质；3 期，软骨片悬垂或软骨下骨质暴露；4 期，有松弛、无移位的骨碎片；5 期，有移位的骨碎片。

同时适用于 MRI 和关节镜的距骨骨软骨损伤分期系统对临床具有很好的指导意义。

2. MRI 检查方法　MRI 具有多方位、多序列成像的优势，是目前诊断距骨骨软骨损伤最满意的无创性手段。

（1）常规 MRI 检查方法：MRI 扫描线圈的有效选择是提供最佳影像资料的前提。尽管 Verhagen 等（2005）认为头线圈是踝关节成像的最佳选择，但目前多数研究均应用四肢线圈进行成像，并取得了良好的图像信噪比。随着 MRI 线圈的不断开发，踝关节专用线圈已越来越多地应用于临床。用于距骨骨软骨损伤的 MR 成像主要包括冠状面和矢状面扫描。冠状面扫描是距骨 MRI 扫描的主方位，适宜于评价距骨的内、外侧缘，当发现距骨阳性改变时，应追加矢状面扫描。研究者们分别应用了冠状面、矢状面和横断面对距骨进行成像。

覆盖距骨穹隆的关节软骨通常较薄，软骨损伤也可能较轻微。因而距骨软骨 MR 成像时需选用薄层成像。Elias 等（2006）和 Mintz 等（2003）的研究中，分别采用了 4 mm 层厚，1 mm 层间距；3 mm 或 4 mm 层厚，无层间距进行成像。

常用于显示软骨的成像序列包括快速自旋回波（FSE）T_1WI、T_2WI，脂肪抑制 T_1WI，短时反转恢复序列（STIR），质子密度加权成像和脂肪抑制 T_1WI 三维毁损梯度回波序列。Mintz 等（2003）在研究中采用质子密度加权成像作为主序列，FSE T_1WI 和 STIR 作为辅助序列。Verhagen 等（2005）的研究中，应用 FSE T_1WI 作为主序列，STIR 和 3D 双回波稳态序列作为辅助序列。Elias 等（2006）的研究中，应用脂肪抑制 FSE T_2WI 作为主序列，T_1WI、质子密度加权成像和 STIR 作为辅助序列。应用于软骨的成像序列还包括磁化传递成像、短回波时间投影重建成像、投影重组波谱成像、驱动平衡傅里叶转换成像、扩散加权成像和对比增强成像，均可用于软骨病变的早期检查。

（2）高场 MR 成像系统的应用：高场 MR 成像系统在提供较高的图像分辨力的同时，还提供了较高的信噪比。另外，还可通过应用局部梯度线圈来提高图像分辨力。高场 MR 成像系统与局部梯度线圈联合应用对于提高软骨成像的图像分辨力有重要作用。3.0T MR 成像系统可以提供更清晰的薄层关节软骨扫描层面，缩短扫描时间和图像后处理时间，更好地显示软骨正常结构并可早期检出损伤。

Bauer 等（2007）和 Schibany 等（2005）应用 3.0T MR 成像系统分别对 3 名健康志愿者和 3 例尸体标本的踝关节进行了成像，认为应用 3.0T MR 成像系统能够获得极好的诊断影像，同时可以缩短扫描时间。

3. MRI 与关节镜比较　MRI 能够清晰地显示关节液、软组织、软骨及骨，可用于评价距骨骨软骨损伤中骨碎片的稳定性。距骨骨软骨损伤在 MRI 的各序列上通常表现为边界清楚的低信号区。在 T_2WI 上，损伤和所在骨之间呈显著高信号，代表液性界面或修复肉芽组织。

距骨骨软骨损伤在病变的不同阶段有不同的 MRI 表现。距骨骨软骨损伤各期的 MRI 表现为：Ⅰ期，病变区仅见长 T_1、长 T_2 信号影，代表早期损伤所致的骨髓水肿；Ⅱ期，损伤和所在骨之间见不连续长 T_1、长 T_2 信号分界，代表骨碎片不完全分离；Ⅲ期，损伤周围见连续长 T_1、长 T_2 信号影围绕，代表骨碎片完全分离但未移位；Ⅳ期，完全分离的骨碎片移位；Ⅴ期，软骨下类圆形长 T_1 长 T_2 信号影，代表囊肿形成。

De Smet 等（1996）提出了确认距骨骨软骨损伤不稳定的 4 个标准：①骨碎片和所在骨之间薄线状长 T_1、长 T_2 信号影（长度 >5 mm）；②损伤区下方不连续的圆形不均匀长 T_1、长 T_2 信号影（直径 >5 mm）；③损伤的关节表面局灶性缺损（宽度 >5 mm）；④自损伤区贯穿关节软骨和软骨下骨板的长 T_1、长 T_2 信号影。距骨骨软骨损伤不稳定的最常见征象是损伤区下方的线状长 T_1、长 T_2 信号影。

MRI 和关节镜均是评价距骨骨软骨损伤的有效检查手段。现已有多位研究者对距骨骨软骨损伤的 MRI 和关节镜检查相关性进行了研究。De Smet 等（1996）对 14 例膝关节和距骨骨软骨损伤病人分别进行了 MRI 和关节镜检查，研究表明 MRI 可准确预测软骨面的完整性和骨碎片的稳定性。Loren 等（2002）对 48 例距骨骨软骨损伤病人进行了关节镜检查，认为关节镜是评价距骨骨软骨损伤的有效检查手段。

Dipaola 等（1991）对 12 例膝关节或距骨骨软骨损伤病人进行了 MRI 与关节镜检查相关性研究，研究结果显示，其中 11 例病人的 MRI 检查结果与关节镜表现一致，同时还指出 MRI 是区分Ⅱ期和Ⅲ期距骨骨软骨损伤的有效检查手段。

Mintz 等（2003）对 54 例距骨骨软骨损伤病人进行了研究，结果表明应用软骨敏感脉冲序列能够准确评价覆盖于距骨骨软骨损伤表面的关节软骨改变，MRI 与关节镜检查结果高度相关，MRI 检查尤其适用于仅需保守治疗的病人。Verhagen 等（2005）对距骨骨软骨损伤的各种检查手段进行了前瞻性研究，认为在检出距骨骨软骨损伤方面关节镜不比 MRI 具有优势。

MRI 是目前评价距骨骨软骨损伤的最佳无创性的检查方法，它可以显示软骨下病变，但由于 MRI 技术的限制，对发生于关节软骨的一些微小病变有时不能清晰地显示。关节镜能清楚暴露软骨病变，但不能显示软骨下病变。联合应用 MRI 和关节镜是准确评价距骨骨软骨损伤的必需检查手段。

综上所述，MRI 可检出距骨骨软骨损伤并对其进行分级，有助于临床治疗方案的选择。随着 3.0 T MRI 设备及一些软骨成像新序列的不断出现，MRI 对距骨骨软骨损伤诊断的精确性必将越来越高。

第三节　骨骺损伤病例

骨骺的类型：四肢骨骺有两种类型：压迫性骨骺和牵拉性骨骺，两者解剖位置和功能是不同的。压迫性骨骺：位于四肢的长骨端，构成关节的一侧，是一种关节骨骺，承受着从关节传递来的压力，它的骨骺软骨完成骨的纵轴生长；牵拉性骨骺：位于肌肉或肌群的起始部，主要承受肌肉或肌群的牵拉力。该骨骺不构成关节，也不影响骨的纵轴生长。股骨小粗隆和肱骨内上髁骨骺均属此型。

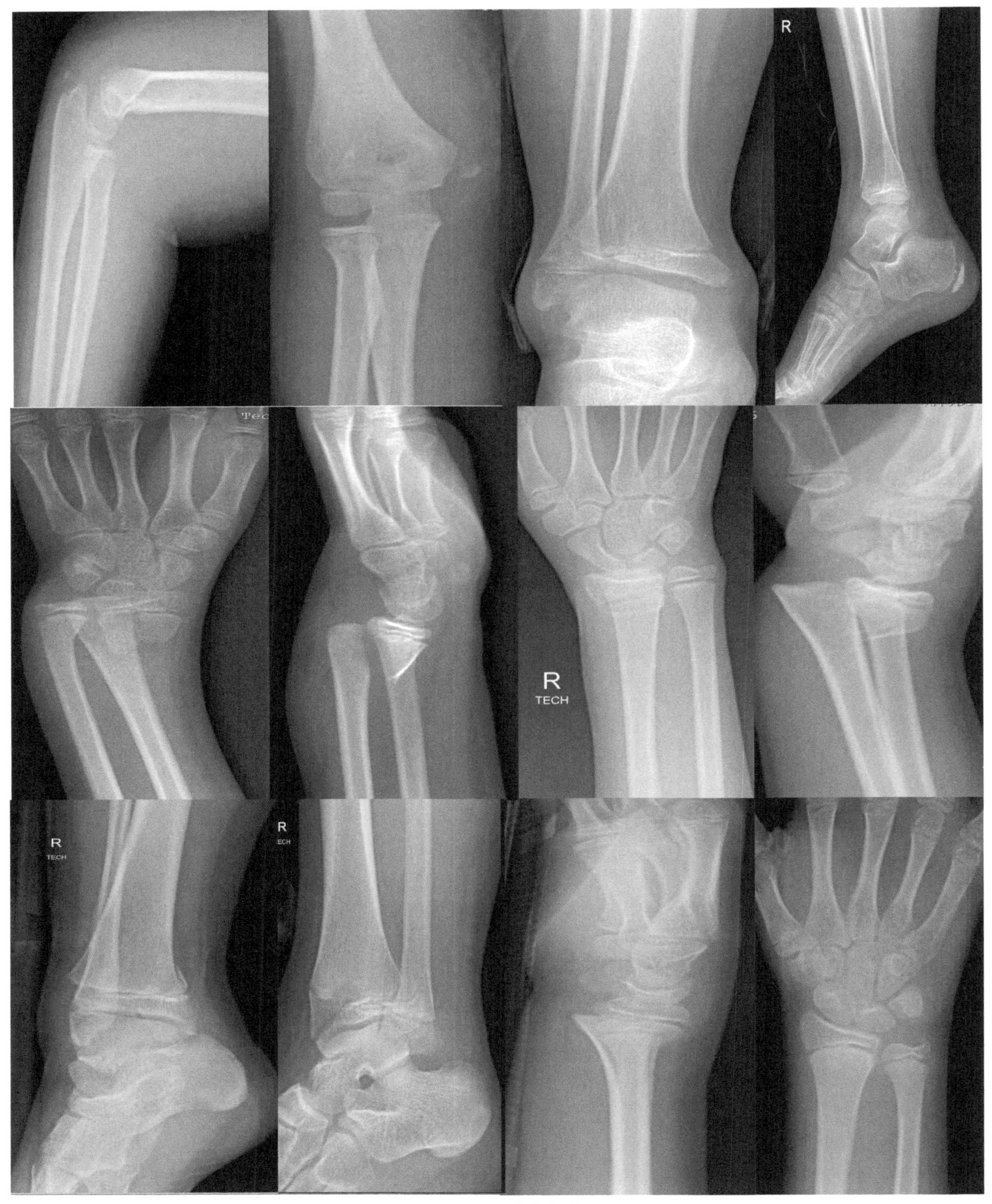

图 10-2-1 骨骺损伤

骨骺损伤的分型:造成骨骺损伤有两种主要的外力,牵拉力和压迫力。主要表现 3 种不同的形式:即骨骺分离,骨骺骨折和骨骺板压迫性损伤。骨骺损伤的分类方法很多,Salter-Harris 分类法共分 5 型。

S-H Ⅰ型,单纯骨骺分离:为牵拉损伤所致。骨折线只限于通过软骨板的肥大细胞层,并不累及干骺端或骨化中心。一般认为此型多见于 5 岁以下的幼儿和新生儿。此型损伤复位容易,预后良好。

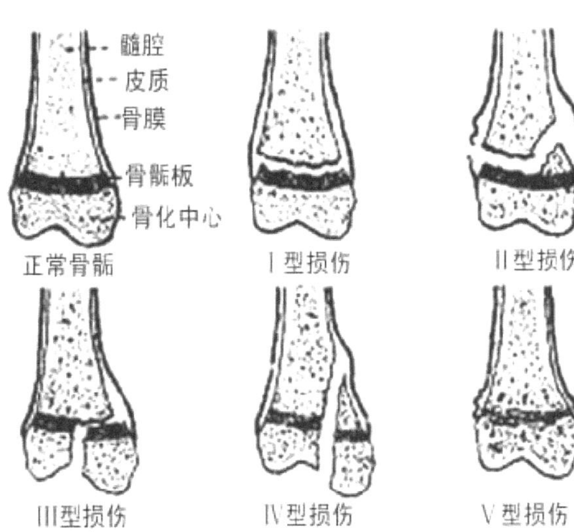

图 10-2-2　骨骺损伤的分型（Salter-Harris 分型）

S-H Ⅱ型，骨骺分离伴干骺端骨折：为牵拉损伤所致。骨折线通过软骨板肥大细胞层，并累及干骺端之一部。此型损伤复位容易，预后良好。

S-H Ⅲ型，骨骺骨折：为关节内牵拉力作用的结果。骨折为纵行裂隙贯穿整个骨骺，通过软骨板肥大细胞层直达骨骺边缘部。此型损伤如果骨折片复位好，预后良好。

S-H Ⅳ型，骨骺和干骨端骨折：骨折线呈纵行贯穿于骨化中心、软骨板及干骺端之一部。此型损伤如果处理不当，常继发生长停顿和关节畸形。

S-H Ⅴ型，骨骺板压缩损伤：为单纯性软骨板压缩性损伤。此型常被误为单纯扭伤，如果处理不当常继发骨骼变短和关节畸形。

骨骺损伤的X线表现：绝大部分的骨骺损伤属于S-H Ⅰ、Ⅱ及Ⅳ型。X线表现因损伤类型不同而不一样。

S-H Ⅰ型唯一的X线表现是骨骺移位，骨折线只通过软骨板的肥大细胞层，并不累及干骺端或骨化中心。

S-H Ⅱ型的骨折线通过软骨板肥大细胞层，并累及干骺端之一部，在骨折端成角之凸面有骨膜撕裂，但凹面骨膜完整，有干骺端骨折，骨折片呈三角形称为“三角征”，或薄片状称为“板征”。

S-H Ⅲ型的骨折为纵行裂隙贯穿整个骨骺，通过软骨板肥大细胞层直达骨骺边缘部。X线片上显示骨骺部分被撕裂，但移位不明显，不累及干骺端。

S-H Ⅳ型为骨骺和干骺端骨折。骨折线呈纵行贯穿于骨化中心、软骨板及干骺端之一部，骨折片由部分骨骺和部分干骺端组成。

S-H Ⅴ型为单纯性软骨板压缩性损伤，X线片上常无明显改变，骨骺移位少见。

骨骺损伤的X线表现虽然较为复杂，但骨骺和骨干的对应位置发生错位和骨骺线增宽最为重要，轻微移位和/或骺线增宽是最易被忽略的，须同时摄健侧对比观察。从干骺端分离下来呈三角形（三角征）或薄片状（板征）的骨片，对诊断Ⅱ、Ⅳ型损伤十分重要。一般而言，干骺端骨折片越大，移位也越明显。

第三章 运动医学与应力性骨折

运动相关应力性骨折

应力性骨折,俗称行军骨折,是体育运动和行军训练中常见的损伤,属于过度使用性损伤的一种,是由低于造成骨折的单一负荷的应力不断重复造成骨骼的损伤,通常被称为疲劳性骨折或不全骨折。应力性骨折在年轻的运动员和刚入伍的新兵中非常多见,如果没有正确的诊断和恰当的治疗会给患者造成长期损害。作为临床医学工作者应特别注意应力性骨折的累及范围和选择恰当的检查方法,早期诊断对避免发生严重的并发症尤为重要。

虽然大多数运动相关应力性骨折可以自愈,在没有延误诊断而且治疗及时的情况下一般预后良好,但是有些病例仍然需要外科手术的干预。传统的诊断方法包括临床诊断、X 线平片、CT 和核素扫描,但近来 MRI 在运动相关应力性骨折的诊断中扮演着越来越重要的角色,尤其是高分辨率 MRI 可以对应力性骨折进行分级评价,对临床诊断和指导治疗都起着非常重要的作用。

一、病理学

应力性骨折最早见于 1855 年普鲁士军医的记载。与暴力引起的急性骨折不同,应力性骨折是由于低于骨骼强度极限的应力反复、持久地作用于骨骼,引起局部骨质累积性微损伤和吸收、破坏所致,并可发展成完全骨折,是阈下损伤积累的结果,其特征是骨的破坏与修复同时进行。

根据骨矿物质含量正常与否分为两型。

(1)疲劳性应力骨折:多发生于青少年,受累骨的骨矿含量及弹性抵抗力均为正常。由于超负荷运动或反复机械应力作用导致骨皮质和骨小梁细微断裂,尤其是平常缺乏训练者。

(2)衰竭性应力骨折:多见于老年人,尤其是绝经期妇女。由于骨质疏松,骨矿含量减低,弹性抵抗力下降,维持正常生理活动的肌肉牵拉就导致骨小梁断裂。

应力性骨折有 2 种基本类型,一种是正常的应力作用于异常骨骼造成的骨折,例如骨质疏松和 Paget 病等,另一种为正常的骨骼承受反复不断的应力造成的骨折,运动损伤造成的应力性骨折大部分为后者。

如果骨骼系统有足够的时间从运动的劳损中恢复,它可以变得越来越强壮;但是作用于骨骼系统的机械负荷不断重复,而且超过骨骼的恢复能力就会产生骨骼的应力性损伤,骨骼系统的负荷量与其损伤程度直接相关。

近年随着运动在普通人群中的普及,运动相关应力性骨折在全世界的发病率不断上升。长跑运动员的下肢骨骼最容易发生应力性骨折,在长跑运动中跑鞋的质量和跑道的平整程度都与骨骼系统的应力性损伤有着密切的关系。田径运动员是应力性骨折的高发群体,而最常见的应力性骨折部位是胫骨、跖骨、腓骨。各种不同的运动最易造成应力性骨折的部位不同,例如径赛运动员最容易产生应力性骨折的部位是足舟状骨、胫骨和跖骨,长跑运动员的好发部位是胫、腓骨,舞蹈运动员的部位则是足舟状骨。

Fredericson 等(2006)对网球运动员的应力性骨折进行研究,发现从事网球运动 2 年以上的运动员发生应力性骨折的可能性最高,最常见的部位是跗骨和足舟状骨,其次是胫骨和跖骨;Sherbondy & Sebastianelli(2006)报道了内踝和腓骨远端的应力性骨折的诊断和治疗进展。Silva 等(2006)报道了 1 例网球运动员因骶骨的应力性骨折引起的下腰痛。

虽然应力骨折大部分发生在下肢,但 Jones(2006)报道的上肢应力性骨折引起了越来越多的关注,从躯干骨到上肢骨的发生机制、影像表现和诊断治疗都受到广泛关注。

二、发病机制

根据 Wolff 理论,骨骼是一种动态的组织,在正常的生长发育过程中需要一定的应力去刺激骨骼的塑形、吸收和重建。应力来源于日常的活动，如果骨骼的再吸收大于重建的速度，这样的不平衡会导致骨骼强度的减弱，最终会产生病理性的结果，造成骨骼微结构的破坏，反复不断的损伤将最终产生真正的骨折。

骨骼系统的应力性反应包括疲劳性骨筋膜炎、应力性不全骨折、应力性骨折等不同损伤程度和类型。应力性损伤可以从最初的疲劳性骨筋膜炎发展为骨皮质的断裂，从而形成真正的不全骨折和应力性骨折。骨骼周围肌的过度使用和疲劳，使骨骼的再吸收和重建失去平衡，在参加高强度训练和比赛的运动员中并不少见。应力性骨折的损伤机制主要包括：①承重性损伤；②肌肉运动和肌力造成的损伤；③肌肉疲劳造成的损伤，虽然②③者之间的关系还不清楚，但它们都在应力性骨折的发生机制中扮演了重要角色。

女性运动员的应力性骨折发病率远高于男性运动员，Loud 等（2005）针对应力性骨折在年轻女性运动员中的发生率较高，在对 5461 名年龄从 11~17 岁青春期前后的女孩进行问卷调查研究中，参加者的平均年龄为 14 岁，他们发现大约 2.7% 有应力性骨折病史，3.0% 有节食减肥史，16.0% 从事中等到剧烈运动每周大于 16 h。研究结果显示适度的体育活动有益于青春期女孩骨骼的健康，但超过一定限度时发生应力性骨折的危险显著增加，而饮食控制和减肥更增加了这种风险。近年来的一些研究也显示在一些病例中，应力性骨折是骨量不足的指标，1/2 以上的成年人的骨钙是在十几岁的年龄段从体外吸收的，这个关键阶段通常被认为是在成年以前，而且该阶段骨矿物质的吸收量决定女性成年后患骨质疏松症的风险大小。

三、临床表现

本病好发于特定人群，以运动员、入伍新兵、舞蹈演员多见。发病部位具有一定特征性，多发生于股骨和胫骨，胫骨最为多见（50%~80%），这与局部解剖学和力学特征有关。一组 12 例中发生于胫骨中上段交界处内后侧者 6 例（50%），主要是由于胫骨中上段略凸向内，中下段略凸向外，外侧有腓骨支持，小腿肌肉从前外侧、后侧和外侧附着并包绕胫骨，胫骨中上段内凸部分正好位于小腿的“肌肉空白区”，形成其生物力学上的薄弱区。

股骨中下段交界处 4 例（33%），该处为股骨干和股骨髁移行处，横断面逐渐由圆形变为椭圆形，且股骨嵴的两唇在此平面的后侧彼此分离，形成一尖端向上的凸凹不平三角表面。根据力学工程学原理，在构件断面突然改变方向和表面粗糙不平、光洁度不好的部位将造成应力集中，构成力学上的薄弱点。

四、影像学研究

1. MRI　检查方法：X 线平片、核素骨显像、CT 检查都不如 MRI 可以全面诊断应力性骨折的范围和程度，Gaeta 等（2005）对 42 例早期胫骨应力性骨折的 MRI、CT 和核素骨扫描进行比较研究，发现它们的敏感度分别为 88%、42% 和 74%。他们通过对怀疑应力性骨折患者的 3 种不同检查方法标准化定量分析比较，得出 MRI 为评价应力性骨折最好的方法。MRI 可以提供关于应力性骨折损伤的功能和形态的全面信息。

MRI 的基本序列包括常规 T_1WI、T_2WI，以及 T_2WI 脂肪抑制序列和短时间反转恢复序列（STIR）。其中 T_1WI 序列可以提供详细解剖细节，对骨质结构的显示较好；T_2WI、T_2WI 脂肪抑制及 STIR 序列对判断骨髓内水肿和软组织的损伤尤为重要，可以明确骨髓内水肿范围和骨骼旁软组织的损伤程度。扫描以平行于骨骼长轴的矢状面和冠状面为主，辅以垂直于骨骼长轴的横轴面。Fayad 等（2005）在应用 CT 和 MRI 对长骨的病理性骨折和应力性骨折做鉴别诊断时发现，MRI 特别是 T_1WI 所显示的骨髓改变、骨内膜和邻近软组织异常对病理性骨折的定性诊断更有价值。

2. MRI 表现　MRI 和 SPECT 是诊断应力性骨折较为敏感的方法，而 MRI 的敏感性和特异性均比 SPECT 更高，是应力性骨折最好的检查方法。应力性骨折的 MRI 征象主要有以下几种。

（1）骨髓水肿，是最常见的征象，表现为髓腔内弥漫性长 T_1、长 T_2 信号，范围远远超过平片和临床压痛范围，边界不清，代表骨小梁的微骨折。DWI 上骨髓水肿区和正常骨髓信号差异更明显，对于显示骨髓水肿较 T_2WI 更敏感。

（2）骨膜水肿：表现为围绕骨皮质周围环形长 T_1、长 T_2 信号，厚薄连续均匀，代表早期骨膜下出血或骨膜反应。

（3）骨折线对于应力性骨折有特异性诊断价

值。MR具有多平面成像的优势,因此能够显示平片不易发现的微小骨折线。表现为局部骨皮质中断,T_1WI在高信号的髓腔内可见线样低信号,矢状位和轴位PDWI和T_2WI上显示骨折线较好,可见低信号骨皮质断裂呈稍高信号。

(4)修复期骨膜反应和骨痂形成,外骨痂表现为T_1WI上局部骨皮质低信号增厚,髓腔变窄;内骨痂表现为冠、矢状位T_2WI和PDWI上可见高信号水肿的髓腔内与骨皮质相连的横行低信号带。

(5)软组织肿胀表现为骨质周围弥漫性长T_1、长T_2信号。发现局部骨皮质断裂即骨折线和内层骨膜增生即内骨痂形成可以明确诊断应力性骨折,单纯骨髓水肿并不具有特异性,此时应结合临床如患处压痛,近期运动方式和训练强度的变化才能做出诊断。

MRI在应力性骨折复查过程中亦有重要意义,虽然平片能够明确显示骨痂形成多少,但有作者发现骨痂形成多少与骨髓水肿的范围并不完全一致。部分病例平片显示已经形成球形或纽扣状骨痂,但MRI上仍可见髓腔内有大片水肿,因此一些作者认为MRI对于骨折愈合期的监测是非常重要的,否则如果根据平片过早恢复运动将很容易引起再次骨折。

3. *五级* MRI是诊断应力性骨折的金标准,根据骨骼系统应力性损伤的不同程度和发展阶段,应力性骨折在MRI上的表现可以分为5级:0级为正常;1级为脂肪抑制T_2WI仅能观察到轻微的骨膜水肿;2级表现为在脂肪抑制T_2WI上骨膜水肿增加和骨髓信号增高,在T_1WI上改变轻微;3级表现为更广泛的骨膜和骨髓水肿,在T_1WI和T_2WI上都可以观察到;4级表现为可以在MRI或者X线平片上均可以观察到骨折线的真正应力性骨折。

4. *四度* 结合MRI表现,应力性骨折的临床分级诊断大都采用Arendt等(2003)的标准,将应力性骨折分为4个等级,该诊断标准结合了X线平片和骨扫描的检查结果能够较为准确地反映应力性骨折的实际情况并对临床预后做出判断。

(1)Ⅰ度应力骨折:X线平片阴性,骨显像发现难以确定范围的代谢增高区,在脂肪抑制T_2WI有明确的阳性表现。

(2)Ⅱ度应力骨折:X线平片阴性,骨显像的代谢增高区浓度更高,但仍然难以确定范围,在脂肪抑制T_2WI和常规T_2WI上均有明确的阳性表现。

(3)Ⅲ度应力骨折:X线平片出现不确定的骨皮质不连续和局部骨膜反应,骨显像出现边界明确的点状和纺锤状代谢增高区,T_1WI和T_2WI都有明确的阳性发现但缺少明确的骨皮质断裂。

(4)Ⅳ度应力骨折:X线平片出现明确的骨折或骨膜反应,骨显像发现连接骨皮质的局部摄取明显增加,T_1WI和T_2WI发现明确的骨折线。

临床可以根据应力性骨折的分级判断预后和指导治疗,通常分级低的患者的恢复时间较短而且预后良好,在恢复期可以进行限制性的运动,分级高的患者则需要更长时间的无承重休息期,而且预后较差。

Bergman等(2004)对没有临床症状的胫骨疲劳反应的长跑运动员进行研究时发现,现有MRI征象对预测患者将来是否发生应力性反应和应力性骨折的作用大小还有待进一步研究。Nancy(2006)对篮球运动员的跖骨应力性骨折研究发现,作为应力性骨折的早期改变的应力性反应可以在脂肪抑制T_2WI上清晰地显示,而早期发现跖骨的骨髓水肿可以有效避免真正的应力性骨折的发生。Hwang等(2005)对运动员股骨干应力性损伤的研究同样表明,MRI不论对骨干周围软组织水肿还是骨髓水肿均非常敏感,对应力性骨折的诊断都非常有价值。

五、鉴别诊断

MRI在提高了应力性骨折敏感性的同时由于显示其病变范围远较平片广泛,也更容易误诊为一些感染性和肿瘤性病变,因此需与急性化脓性骨髓炎、硬化性骨髓炎、骨样骨瘤、尤文肉瘤、骨肉瘤、嗜酸性肉芽肿、骨梗死等鉴别。

(1)急性化脓性骨髓炎:急性化脓性骨髓炎虽然也可表现为骨髓腔内大片长T_1、长T_2信号和软组织肿胀,但其伴有明显骨质破坏,临床上有高热、患处红肿热痛等症状,而应力性骨折则只伴有局部特定部位骨质增生,并可发现骨折线,无骨质破坏,临床无发热、血象升高等。

(2)硬化性骨髓炎:硬化性骨髓炎表现为骨皮质和髓腔内斑片状不规则增生硬化,髓腔变窄,同时髓腔内可见斑片状高信号区,而应力性骨折则仅见局部特定部位的骨皮质增生硬化,髓腔内骨膜增生表现为与骨皮质相连的横行低信号带。

(3)骨样骨瘤:骨样骨瘤虽也表现为局部骨皮质增厚和髓腔内大片水肿区,但往往可以通过MR

多平面成像发现增厚骨皮质中高信号灶即瘤巢，骨皮质常连续，应力性骨折可见骨皮质中断，高信号的骨髓水肿区内见横行线样低信号。

（4）尤文肉瘤：尤文肉瘤可表现为髓腔内弥漫性长 T_1、长 T_2 信号同时伴有渗透状或虫噬状骨质破坏，并可见针状骨膜反应和软组织肿块，而应力性骨折则只有局部特定部位骨质增生而无骨质破坏，骨膜反应多为层状，软组织表现为肿胀而不是肿块。

（5）骨肉瘤：可见明显骨质破坏、骨膜三角、瘤骨形成和软组织肿块，而应力性骨折均无此征象，骨膜反应层状完整，无破坏，软组织肿胀。

（6）嗜酸性肉芽肿：发生于长骨骨干的嗜酸性肉芽肿可表现为病灶周围髓腔内高信号，但往往可见明显骨质破坏区，边界清晰，而应力性骨折无骨质破坏，骨髓水肿常弥漫性，边界不清。

（7）骨梗死急性期：骨梗死急性期可伴有明显的骨髓水肿，但梗死区边缘可见线样匍形长 T_1、短 T_2 信号，而应力性骨折无此征象，有其特殊病史和特定的发病部位，并可见骨折线。

总之，MRI 能够发现早期平片没有无阳性发现的应力性骨折，在骨折愈合复查中也能提供更多的信息，结合其临床病史和特定发病部位可以正确诊断和鉴别诊断。

第四章 脊柱与脊髓创伤

第一节 关于脊椎压缩性骨折

脊椎压缩性骨折是相当常见的疾病,可引起背部疼痛以及神经症状。过去经常以 X 线平片来诊断压缩性骨折,临床上应用相当广泛,然而平片有其诊断的缺点,所以常需要其他检查,如脊髓造影、CT 及 MRI。

MRI 对脊柱压缩性骨折的诊断,有相当大的突破,除了显示其骨折程度及脊柱排列、弯曲程度外,更可由椎体内骨髓的信号变化得知骨折的急慢性及愈合程度。以矢状面 T_1WI 及 T_2*WI(梯度回波)为例,可观察到不同程度的压缩性骨折;如压缩性骨折非常严重而且扁平,在 T_1WI 呈高信号,T_2WI 呈低信号,表示为慢性压缩性骨折,椎体内已被脂肪组织所取代,所以呈现上述信号;而在压缩性骨折程度较轻微,骨折时间较短者,T_1WI 呈低信号,在 T_2WI 呈高信号,表示骨折后仍有骨髓水肿的现象,可能为亚急性骨折,其骨髓水肿可引起病人背部疼痛。不同程度及不同时期的压缩性骨折,MRI 信号表现不同,所代表的临床症状及愈合时间不同。

诊断陷阱

1. 椎体静脉管与骨折 CT 横断扫描经胸椎椎体中部层面,常可见线状低密度影,从椎体各部引流到椎体静脉丛所在处,这为椎体的静脉管。如不留心,可将之误认为骨折。它们的特殊部位及层面有助于鉴别,它们向椎体静脉丛会聚也是重要特征。另外,骨折常引起骨皮质不连续,且多呈现于不止一个层面上。Haughton 等(1980)与 Dorwart 等(1983)皆讨论了此种混淆情况,椎体静脉丛位于椎体中部层面,椎体后缘中央,平扫表现为结节状低密度区,其中有时可见钙化,偶尔可看到从此静脉丛有钙化骨刺伸出。

2. 骨折处骨髓的正常信号存在 脊椎压缩性骨折可继发于骨质疏松或病理情况。脊椎骨折处骨髓的正常信号存在是骨质疏松性骨折与病理性骨折在 MRI 上的区别点。

但是,急性骨折时,水肿及出血可与脊椎肿瘤或感染的 MRI 表现相似;慢性骨质疏松性骨折因为纤维化及硬化,T_1WI 上信号较低,类似于肿瘤。骶骨骨质疏松性骨折也与肿瘤相似。

脊椎病理性骨折的表现特点为正常骨髓置换以及椎体高度的减低。钆对比剂 MRI 增强扫描时,无论骨质疏松性骨折或是病理性骨折均会强化,邻近骨折椎体的椎间盘可增大且可在 T_2WI 信号增高。这些改变反映了椎间盘内水分增加并代偿了因骨折导致的椎体体积的缩小。

3. MRI 上椎体压缩性骨折与病理性骨折的不同点 椎体骨折时,如果骨髓信号正常,为陈旧性骨折;但是,若骨髓信号异常,则提示新鲜(或急性)骨折、原发肿瘤或转移瘤。鉴别由肿瘤引起的局限性病灶与急性骨折所致的椎体终板病变非常重要。如果病变侵犯椎弓根或是累及到多个椎骨,最可能是转移瘤,如果在 MRI 图像上鉴别困难,X 线平片、CT 或骨扫描可能有帮助。同时也应关注临床情况,也可进行追踪观察或骨髓穿穿刺。

第二节　骨质疏松椎体急性压缩骨折与转移瘤鉴别的研究

骨质疏松椎体急性压缩骨折是老年人常见的一种疾病，体检大多有背部疼痛、神经压迫症状等，临床工作中常与转移瘤鉴别。二者临床区别有困难，以往X线平片或CT作鉴别，主要以骨质破坏及软组织改变为判断标准，但这些方法存在一定局限性。MRI可根据椎体及附件形态和信号改变、增强扫描强化特征及椎旁软组织等可鉴别诊断。

1. *椎体骨折形态改变*　骨折椎体后上角向后移位突向椎管常认为是良性骨折的特异性表现，基本可达到100%，椎体后缘骨皮质后凸出常提示为恶性骨折，诊断敏感度较高为75%。

一组病例中，有14个骨折椎体后上角后移位突向椎管均为椎体急性压缩性骨折，椎体转移瘤未见此征象。有4个椎体后缘骨皮质后凸均为椎体转移瘤，系转移瘤细胞以膨胀性和离心性方式生长，骨折时肿瘤组织相互挤压所致，椎体急性压缩性骨折未见此征象。该组病例结果表明，骨质疏松椎体急性压缩性骨折椎体后上角向后移位突向椎管，转移瘤骨折椎体后缘骨皮质后凸，这一形态差异具有明确的鉴别诊断价值。

2. *椎体信号强度的改变*　该组中，11个急性压缩性骨折椎体在MRI上表现椎体弥漫性长T_1、长T_2信号，为椎体骨髓创伤后的急性期表现，骨折后骨髓组织迅速出血、水肿。由于骨髓的含水量的增高，致使椎体T_1、T_2弛豫时间延长；20个转移瘤椎体呈弥漫性长T_1、长T_2信号，系肿瘤组织浸润骨髓时发生骨髓脂肪替代，加之肿瘤组织游离水含量增加，使椎体T_1、T_2弛豫时间延长。

MRI对骨髓水肿及骨髓脂肪替代高度敏感，转移瘤发生的早期或轻微压缩性骨折MRI均呈长T_1、长T_2信号，二者信号无明显差异。所以椎体弥漫性信号改变对鉴别良、恶性骨折价值不大。41个急性压缩性骨折椎体内T_1WI残余正常骨髓信号，并出现线状或带状低信号，这是因为骨质疏松引起的椎体急性压缩性骨折是由于骨成分减少，骨小梁疏松，但骨质结构保持相对完成，因此椎体内至少有一部分骨髓残留有正常骨信号。8个转移瘤性骨折椎体内局灶性长T_1、长T_2信号，形态均为类圆形，是由于肿瘤组织向四周蔓延生长，与前者椎体内低信号的位置和形态完全不同；因此，T_1WI骨折椎体残余正常骨髓信号，并出现线样或带状低信号，被认为是良性骨折特异性表现。

3. *椎弓根表现*　由于大部分骨质疏松骨折只有轻微外伤或无明显外伤史，故很少累及椎弓根，少数椎体急性压缩骨折是由于旋转的扭力等因素可造成椎弓根的骨髓水肿，出现相应的信号改变，但无形态改变，这不同于转移性骨折。椎体转移瘤时椎弓根及附件常常受侵犯，形态及信号均有改变，据文献报道，恶性骨折中60%~80%出现椎弓根水肿及信号改变，其中50%~70%出现椎弓根膨大的现象，这是由于肿瘤细胞组织浸润和膨大造成的。所以椎弓根的信号改变在转移瘤与急性压缩性骨折中均有发生，但出现椎弓根膨胀性改变，则是诊断转移瘤特异性征象。该组有12个椎体急性压缩性骨折椎弓根T_1WI上呈低信号，约占急性压缩性骨折20%；有21个转移瘤椎弓根T_1WI呈低信号，约占转移瘤59%，其中13个并伴有椎弓根膨胀性改变，约占椎弓根T_1WI低信号62%。该组病例椎弓根MRI表现与文献报道一致。

4. *椎管内软组织的有无*　椎管内软组织是转移瘤性骨折特异性表现，诊断特异度为100%。该组44例急性压缩性骨折椎体相应平面椎管内均未出现软组织信号，有4例转移瘤椎体相应平面椎管内见软组织信号，约占转移瘤的11%，虽然出现的概率较低，但为转移瘤所独有，由此可见椎管内软组织的有无是良恶性骨折鉴别的可靠征象。

5. *椎旁软组织形态*　良性骨折椎旁软组织多为环状，转移瘤所致骨折为肿块状，但在急性骨折、椎旁有水肿和出血等改变时，可出现不规则肿块，随着水肿和出血吸收，肿块缩小，有利于与转移瘤所致骨折软组织肿块鉴别。

该组病例有2例转移瘤椎体旁见块状软组织信号，有6例急性压缩性骨折椎旁见软组织薄环，环厚均小于2 mm。良性骨折椎旁软组织通常无增厚，或“薄环状”增厚，厚度2 mm左右，椎旁软组织肿块是转移瘤的另一特征性表现，对二者鉴别有重要的价值。

6. *椎体增强方式*　MRI动态增强扫描对椎体

转移瘤与非肿瘤性病变和良性病变的鉴别有价值。椎体转移瘤增强方式表现为“快进快出”型,具有特征性。该组67例均行Gd-DTPA增强扫描,未做动态,23例转移瘤中有29个椎体不均匀明显强化,8个椎体均匀明显强化。44例急性压缩性骨折有49个椎体均匀性强化,与正常椎体强化信号一致,有3个椎体不均匀性强化,考虑与外伤所致的骨质液化、坏死有关。增强后扫描除极少数成骨性转移外,大多数转移瘤病变区均有强化,且呈不均匀强化,这一强化特征有利于转移瘤的诊断及鉴别诊断,故强化信号是否均匀有助于良、恶性骨折的鉴别。

7. 椎间隙改变 良性骨折不伴椎间盘撕裂时可被动引起椎间隙增宽,尤其压缩椎体呈双凹形或扁平状。转移瘤所致骨折椎间隙增宽可能是椎体压缩过程均匀而缓慢所致。无论良、恶性骨折,椎间隙通常无狭窄,该组资料显示有10例急性压缩性骨折和5例转移瘤出现椎间盘增厚,椎间隙增宽,二者无差异。

综上所述,骨质疏松椎体急性压缩性骨折与转移瘤的MRI表现有较大差异,通过MRI常规与增强扫描相结合,对二者鉴别诊断有十分重要价值,结合病史及临床表现能做出正确诊断。

第三节 脊椎病理性骨折鉴别诊断简介

很多脊椎疾病在影像学上有相似之处。偶尔,鉴别脊椎肿瘤、感染、缺血坏死、畸形性骨炎和骨折都存在困难。椎体骨折时,如果骨髓信号正常,为陈旧性骨折;但是,若骨髓信号异常,则提示新鲜(或急性)骨折、原发肿瘤或转移瘤。

鉴别由肿瘤引起的局限性病灶与急性骨折所致的椎体终板病变非常重要。如果病变侵犯椎弓根或是累及到多个椎骨,最可能是转移瘤,如果在MRI图像上鉴别困难,X线平片、CT或骨扫描可能有帮助。同时也应关注临床情况,也可进行追踪观察或骨髓穿刺。

脊椎缺血坏死(Kummel病)时在X线平片上见到的椎间隙的真空现象,可被MRI遗漏。因为MRI对少量空气聚集的检出敏感性相对较低。偶尔,还可见到矛盾的信号改变:初期时由于空气存在表现为信号缺乏,后期则在T_2WI上信号升高,这是由于仰卧时有液体在真空裂隙中聚集所致,这种情况易与感染及肿瘤混淆。在极少数情况下,椎间盘中空气的存在可能是感染征象,脊椎的布氏菌病就有这种表现。

脊椎结核或球孢子菌病通常累及邻近的椎间盘。如果有一与之相连的软组织肿块,就很可能将之误诊为肿瘤。脊椎骨髓炎典型表现是累及两个相邻的椎体及其间的椎间盘,其他许多脊椎疾病,如布氏菌病、霉菌、低毒力的化脓菌感染和结节病,影像学上的表现可与脊椎结核相似。布氏菌性脊柱炎的特殊表现包括椎间盘积气、少有脊椎旁软组织肿块、无驼背畸形以及多发生于下腰椎等。

脊椎压缩性骨折可继发于骨质疏松或病理情况。脊椎骨折处骨髓的正常信号存在是骨质疏松性骨折与病理性骨折在MRI图像上的区别点。但是,急性骨折时,水肿及出血可与脊椎肿瘤或感染的MRI表现相似;慢性骨质疏松性骨折因为纤维化及硬化,T_1WI上信号较低,类似于肿瘤。骶骨骨质疏松性骨折也与肿瘤相似。脊椎病理性骨折的表现特点为正常骨髓置换以及椎体高度的减低。

钆对比剂MRI增强扫描时,无论骨质疏松性骨折或是病理性骨折均会强化,邻近骨折椎体的椎间盘可增大且可在T_2WI信号增高。这些改变反映了椎间盘内水分增加并代偿了因骨折导致的椎体体积的缩小。

第五章　关节损伤

第一节　关节软骨损伤修复MRI评价

关节软骨损伤是一种骨科常见的疾病。由于关节软骨自身修复能力有限,其损伤后的治疗一直是临床的难题之一。随着医疗技术的发展,涌现出了许多修复软骨缺损的新技术,同时也要求对术后软骨的修复情况做出及时、准确地评估。由于MRI检查可无创性显示软骨修复组织表面结构及其体积、厚度和软骨下骨情况,为临床上理想的评价软骨修复的方法。

1. 软骨修复组织MRI常规扫描序列　国际软骨修复协会(ICRS)推荐快速自旋回波序列的质子密度加权(PDWI)、T_2WI和3D容积扰相梯度回波(SPGR)作为软骨MRI检查的基本扫描序列。质子密度加权、T_2WI序列的影像上关节软骨为中低信号、关节积液为高信号,关节软骨和关节积液间对比良好,质子密度加权序列评价软骨内部结构敏感,T_2WI则对软骨表面结构敏感。3D容积扰相梯度回波序列可显示关节软骨为高信号、周围组织为低信号,同样可显示软骨内部及表面结构变化。关节软骨MR常规扫描序列能够提供软骨表面及内部结构变化的信息,主要用来评价关节软骨形态学变化。

2. 软骨修复组织MRI形态学评价　Roberts MRI评价标准:Roberts等(2003)采用德国Siemens公司1.5T MR设备,以如下3种序列:①T_1WI矢状位和冠状位自旋回波成像序列;②三维T_1WI脂肪饱和序列-翻转角30°;③三维双激励脂肪饱和稳态序列完成扫描。然后从4个方面评价修复软骨的MRI表现,即移植区软骨表面结构、软骨厚度、软骨信号强度、软骨下骨的情况。将4个方面评分相加即为评分结果,评分结果范围0~4。0代表软骨损伤未被修复,4代表软骨损伤完全被修复。每个评价方面仅从正常、异常两个水平评价。

3. Henderson MRI评价标准　Henderson等(2003)采用美国GE公司1.5T MR设备,以如下4种序列:①自旋回波T_1WI矢状位成像序列;②矢状位梯度回波T_1WI抑脂序列;③自旋回波T_2冠状位抑脂序列;④冠状位和横断位质子密度加权序列完成扫描。然后从4个方面评价软骨修复后的MRI表现,即修复区缺损填充程度、修复软骨信号强度、修复区下方骨髓水肿、关节积液。对每一方面从4个水平进行评价(表10-5-1)。

表10-5-1　Henderson MRI评价标准

评价方面	得分
修复区缺损填充程度	1. 完全填充; 2. 填充 >50%; 3. 填充 <50%; 4. 未填充
修复软骨信号强度	1. 与周围软骨信号一致; 2. 小范围高信号; 3. 较大范围高信号;4. 全部高信号
修复区下方骨髓水肿	1. 无;2. 轻度;3. 中度;4. 重度
关节积液	1. 无;2. 轻度;3. 中度;4. 重度

Sanders等(2001)采用快速自旋回波T_1WI、T_2WI序列,对修复软骨及供区软骨的厚度、表面结构、信号强度从4个水平进行评价。Brown等(2004)采用快速自旋回波序列,对修复软骨的表面结构、信号强度及与正常软骨的裂隙从4个水平进行评价。上述软骨修复MRI评价方法重点是对修复组织的评价,但对修复组织与邻近正常软骨及软骨下骨的整合情况,是否出现关节粘连、关节肿胀等未进行评价。而且其与组织形态学评价及临床效果评价结果相关性较差。

4. MOCART评分　目前临床与研究应用最多的是MOCART评分。MOCART评分是Marlovits

等（2004）设计的一种对软骨损伤修复评价标准，采用荷兰 Philips 公司 1.0T MR 设备，以如下 4 种扫描序列：①自旋回波矢状位 T_1WI 序列；②双回波快速自旋回波矢状位序列；③冠状位快速自旋回波短 TI 反转恢复序列；④三维梯度回波抑脂序列完成扫描。然后从 9 个方面对软骨修复组织进行评价。

（1）软骨缺损修复填充程度：作为软骨修复评价重要方面，软骨缺损填充程度按修复组织厚度分为 3 类：①完全填充，修复组织与相邻正常软骨厚度一致；②肥厚，修复组织高于相邻正常软骨厚度；③未完全填充，填充大于相邻正常软骨厚度 50%；填充小于相邻正常软骨厚度 50%；未填充即修复方法失败，软骨下骨裸露。

（2）修复组织与相邻正常软骨的融合：①完全融合，修复组织边缘与相邻正常软骨连续无间隙可见。②未完全融合，修复组织边缘与相邻正常软骨未完全融合。

分为线样（劈裂样）分界面：修复组织边缘与相邻正常软骨间界面呈线样或劈裂样；缺损：修复组织边缘与相邻正常软骨间有可见的修复组织缺损，按缺损大于或小于修复组织长度的 50% 分为两类。

（3）修复组织表面结构：①表面光滑完整；②表面有损伤，包括裂隙、溃疡和纤维化。表面损伤可限于修复组织上半部或贯穿修复组织，致修复组织退变或软骨下骨裸露。按损伤累及修复组织深度大于或小于 50% 分为两类。

（4）修复组织内部结构：①各向同性，整个修复组织有正常软骨典型的结构分层和组织形态；②各向异性，修复组织失去正常软骨结构形态，组织内部可见裂隙，为修复组织部分分离所致。

（5）软骨信号强度：评价软骨信号强度时，采用 Dual T_2-FSE 和三维梯度回波抑脂序列。如修复组织与相邻正常软骨信号强度一致为等信号；当修复组织与相邻正常软骨信号不一致时，按选用序列不同可出现高信号或低信号，并且有强弱之别。

（6）软骨下骨板：位于修复组织下的软骨下骨板可表现为完整连续或不规则、不连续。

（7）软骨下骨：位于修复组织下的软骨下骨按结构性质分为结构均一、结构不均。结构不均可表现为骨髓水肿、结构紊乱、囊肿形成及硬化表现。

（8）粘连：从修复组织表面延伸出的带状结构可粘连于软骨表面。

（9）滑膜炎：在三维梯度回波抑脂序列影像上，可看到增厚的滑膜组织，常伴有关节肿胀。

Marlovits 等（2006）应用 MOCART 评分对 13 例自体软骨细胞移植术后 2 年软骨修复组织进行评价。缺损完全填充占 61.5%，修复组织与相邻正常软骨完全融合占 76.9%，完整连续的软骨下骨板占 84.6%，结构均一的软骨下骨占 61.5%，修复组织与周围正常软骨比较呈等信号的占 92.3%。计算评价者间的相关系数 >0.81，表明不同评价者间具有较高一致性。

研究发现，MOCART 评分中，软骨缺损修复填充程度、修复组织内部结构、修复软骨信号强度及软骨下骨结构与临床膝关节损伤和骨关节炎结果评分及视觉模拟法有统计学相关性。MOCART 评分系统地评价了修复组织与周围正常软骨组织的情况，有较好的可靠性及可重复性。适用于对软骨修复组织的长期随访评价，可用于前瞻性多中心研究，可以对不同软骨修复方法结果进行比较。

但 MOCART 评分只是对修复组织的每一特征进行评价，而不是对软骨修复组织整体的评价。Quirbach 等（2009）综合修复组织各特征，将 MOCART 评分按百分制评分体系，对软骨修复组织进行整体评价。MOCART 整体评分总分 100 分，其中软骨缺损修复填充程度占 20 分，修复组织与相邻正常软骨的融合占 15 分，修复组织表面结构占 10 分，软骨信号强度占 30 分，修复组织内部结构、软骨下骨板情况、软骨下骨结构、是否出现粘连、是否出现滑膜炎各占 5 分（表 10-5-2）。

Mamisch 等（2008）应用该评价方法对 15 例行基质联合自体软骨细胞移植术的病人进行评价，术后早期（3~13 个月）、晚期（19~42 个月）软骨修复组织评价。术后早期与晚期修复组织 MOCART 整体评分分别为：68、72，其差异无统计学意义。Welsch 等（2009）应用该评价方法及临床 Lysholm 膝关节评分，对 20 例行基质联合自体软骨细胞移植与微骨折治疗术病人的术后［基质联合自体软骨细胞移植：（31.7 ± 18.3）个月；微骨折治疗：（32.6 ± 16.7）个月］软骨修复组织评价。MOCART 整体评分分别为：75.5 ± 13.0、75.0 ± 12.0，差异无统计学意义。而 MOCART 评分与临床 Lysholm 膝关节评分呈正相关（r=0.484，P=0.031）。

5. 软骨修复组织 MRI 生理性成像序列超微结构评价　随着 MRI 技术的不断发展，MRI 检查也逐渐能够特异性反映软骨基质大分子情况。关节软骨

MR 生理性成像技术能够提供软骨基质构成变化的信息，主要用来评价关节软骨基质成分变化。

表 10-5-2　MOCART 整体评分

评价项目	得分
1. 软骨缺损修复填充程度	
完全填充　修复组织与相邻正常软骨厚度一致	20
肥厚　修复组织高于相邻正常软骨厚度	15
未完全填充　修复组织低于相邻正常软骨厚度	
填充 > 相邻正常软骨厚度 50%	10
填充 < 相邻正常软骨厚度 50%	5
未填充　软骨下骨裸露	0
2. 修复组织与相邻正常软骨的融合	
完全融合　修复组织边缘与相邻正常软骨连续无间隙可见	15
未完全融合　修复组织边缘与相邻正常软骨未完全融合	
线样（劈裂样）分界面　修复组织边缘与相邻正常软骨间界面呈线样或劈裂样	10
缺损　修复组织边缘与相邻正常软骨间有可见的修复组织缺损	
缺损小于修复组织长度的 50%	5
缺损大于修复组织长度的 50%	0
3. 修复组织表面结构	
表面光滑完整	10
表面有损伤　包括裂隙、溃疡、纤维化	
损伤累及修复组织深度小于 50%	5
损伤累及修复组织深度大于 50%	0
4. 修复组织内部结构	
各向同性　整个修复组织有正常软骨典型的结构分层和组织形态	5
各向异性　修复组织失去正常软骨结构形态，组织内部有裂隙可见	0
5. 软骨信号强度	
等信号	30
小部分信号改变	15
大部分信号改变	0
6. 软骨下骨板	
完整连续	5
不规则、不连续	0
7. 软骨下骨	
结构均一	5
结构紊乱、囊肿形成及硬化表现	0
8. 粘连	
有	5
无	0
9. 滑膜炎	
有	5
无	0

6. 延迟钆增强 MRI　延迟钆增强 MRI 技术是间接定量测定软骨蛋白多糖含量的有效方法。关节软骨基质中的蛋白多糖，含大量的羧基和硫酸盐带负电荷，形成细胞外基质内的固定电荷密度。Gd-DTPA2- 对比剂也带负电荷，将其从静脉注入人体，经过 1.5 h 代谢可扩散至关节软骨内，由于关节软骨内部电荷与 Gd-DTPA2- 相互作用，便可使其分布于关节软骨中蛋白多糖缺失的部分，从而使这些区域的 T_1 值降低，同时可测量其 T_1 值并使用特殊软件进行计算伪彩编码后获得 T_1 图。因此延迟钆增强 MRI 可间接反映修复组织中的蛋白多糖的水平。

Watanabe 等（2006）采用延迟钆增强 MRI 来评价自体软骨细胞移植术后软骨修复组织中的蛋白多糖浓度，结果显示增强前修复组织的弛豫率 R_1（$1/T_1$）显著低于正常关节软骨，而增强后两者间则无差异。修复组织的弛豫率差 ΔR_1（增强后 R_1- 增强前 R_1）显著高于正常关节软骨组织。应用组织学和生物化学定量分析结果显示，软骨修复组织中的蛋白多糖的含量较正常关节软骨明显减低。且相对弛豫率差（即修复软骨的相对弛豫率差与正常软骨的相对弛豫率差之比）与相对蛋白多糖含量（即修复软骨的蛋白多糖含量与正常软骨的蛋白多糖含量之比）存在显著相关性（$r=0.818$，$P=0.024$）。

7. $T_1\rho$ 图成像技术　$T_1\rho$ 成像技术主要评价处于射频脉冲磁场中的组织自旋弛豫值。该参数对蛋白多糖丢失具有非常高的敏感性和特异性，而与胶原含量关系不大，由此也可反映软骨中蛋白多糖的变化。由于 $T_1\rho$ 成像不需要静脉内注射对比剂，也不需要进行关节运动和延迟时间扫描，因此其可部分替代延迟钆增强 MRI。比较正常与修复组织的 $T_1\rho$ 值变化（$\Delta T_1\rho$）可了解修复组织基质中蛋白多糖含量。

8. T_2 图成像技术　软骨 T_2 图成像技术采用不同回波 SE 序列，对采集的数据在后处理工作站形成伪彩图，显示灰度 MRI 影像上不可见的软骨超微结构变化。正常 T_2 弛豫时间从软骨表层向钙化层逐渐降低，表层大约为 70 ms，钙化层大约为 35 ms。T_2 值主要与Ⅱ型胶原含量、排列方向和水含量有关。退变软骨中胶原纤维破坏、胶原成分、排列方式改变及蛋白多糖减少，导致软骨组织中水分的增加，使 T_2 值增大，进而 T_2 弛豫时间延长。因此，软骨的 T_2 值是软骨组织中胶原成分和水分的一个功能指标，测量 T_2 值空间分布可揭示胶原纤维改变和水分异常区。

Welsch 等（2008）采用 T_2 图对比行微骨折治疗和基质联合自体软骨细胞移植治疗病人，观察正常与修复软骨组织 T_2 值变化，两组病人正常软骨组织 T_2 值从深层向浅层逐渐增加，并可在 T_2 图 MRI 彩色影像上观察到颜色变化趋势。

软骨修复组织的总 T_2 值在行微骨折治疗组减低，而在行基质联合自体软骨细胞移植治疗组无明显变化。软骨修复组织深、浅层 T_2 值，行微骨折治疗组内无明显差异，而行基质联合自体软骨细胞移植治疗组仍有从深层向浅层增加趋势。表明行微骨折治疗组病人软骨修复组织水含量减少，纤维组织增加，处于纤维软骨修复，组织学显示为纤维软骨，而行基质联合自体软骨细胞移植治疗组病人软骨修复组织的组织学显示为类透明软骨样软骨。

T_2 图成像技术能显示关节软骨生化成分的变化，能够提供不同软骨损伤修复组织的结构信息，从而可对软骨修复组织进行评价。

9. 扩散加权成像（DWI）技术　DWI 是利用生物组织中水质子的布朗运动原理成像。可反映生理、病理状态下各组织之间水分子交换的功能状况。在正常关节软骨基质中大分子（蛋白多糖和胶原）对水分子自由扩散有限制作用，而在骨性关节炎的早期阶段，由于蛋白多糖和胶原的崩解，对水分子自由扩散的限制作用减弱，从而使水分子的自由扩散速度加快。

Welsch 等（2009）应用 DWI 对 20 例行基质联合自体软骨细胞移植与微骨折治疗术病人，术后软骨修复组织评价 MRI 显示：两组病人修复组织较正常软骨组织扩散系数增加，差异有统计学意义。软骨修复组织扩散系数与临床 Lysholm 膝关节评分呈负相关（$r = -0.557$, $P = 0.011$）。综上所述，不同修复方法及同一修复方法术后不同时间，软骨修复组织结构及组成明显不同。应用 MRI 常规及生理性成像技术可提供修复组织的形态学及超微结构情况。进一步的研究不仅可改进 MRI 常规及生理性成像技术，而且有利于研究 MRI 对软骨修复组织的评分与关节镜取活检组织的组织学评分的相关性，以期待发现典型 MRI 特征逐步替代关节镜的有创性检查。

第二节　关节脂肪垫混同于撕脱骨折

距骨颈部的内面存在一个小的关节前脂肪垫，它的内侧为三角韧带的前胫距束。

偶尔，这个脂肪垫在冠状面或轴面图像上表现为圆形，而类似撕裂骨折。根据脂肪垫的特殊部位、缺乏外伤史以及 X 线照片无异常，可以认定其为正常表现。

第六章　疲劳性骨折和隐匿性骨折

第一节　疲劳性骨折

疲劳性骨折是骨骼应力损伤性疾病，与运动有关，外伤史不明显。近年来，随着影像诊断设备和技术的快速发展，医学成像检查已成为诊断疲劳性骨折的主要手段。

一、定义

疲劳性骨折由一名普鲁士军医 Breithaupt（1855）最早报道。该病是由于肌肉的反复异常应力作用于弹性抵抗力正常的骨骼所致，低于骨骼极限强度的应力反复持久地作用于骨骼可致局部骨组织微损伤及缺血性坏死，当这种阈下微损伤逐渐累积并超过骨骼自身修复能力时可发生微骨折，甚至完全性骨折。长期以来，国内外文献对这种骨折的命名较多，如应力性骨折、疲劳性骨折、衰竭性骨折、行军骨折、竞赛性骨折、骨质疏松性骨折、渐进性骨折、轻微创伤性骨折等，概念不清，非常容易混淆，存在较大争议，目前较公认的命名为疲劳性骨折，它与衰竭性骨折共同归属于应力性骨折，衰竭性骨折为正常或生理性肌肉活动作用于矿物质减少或弹性抵抗力减弱的骨骼所致，通常发生于老年人，尤其是绝经妇女。慢性骨关节病、肿瘤放疗后及关节置换病人也是该病的高危人群。

二、发病机制

骨组织是一实性结构，承受应力时遵循 Wolff 定律，能适应压缩、分离、扭转及剪切力等各种应力的变化，通过调节骨吸收与骨形成之间的动态平衡，实现应力均匀分布。组织学研究显示疲劳性骨折最初的反应是反复的应力负荷增加了破骨细胞的活性，破坏了骨吸收与骨形成之间的动态平衡而导致局部骨组织重塑，若应力持续存在，会发生微骨折，骨髓出现水肿，为了平衡骨骼这种短暂的衰弱，机体通过炎症增强骨膜，然而，骨膜成熟约需 20 d，如果持续给予应力，最终可发生完全性骨折。

一般损伤出现 3~4 周后可发生骨膜反应及骨折线反应性骨质硬化，疲劳负荷实验对鼠的疲劳性骨折研究成功模拟了上述病理过程。同时肌肉对应力的适应和肌力强度的增长要早于骨骼，再次增加了骨骼的应力负荷，另外，“过度负重”理论和“肌肉疲劳”理论提出肌肉不协调收缩产生的张应力和肌肉疲劳失去对骨骼的保护也是发生疲劳性骨折的重要原因。

对于青少年人群，当肢体肌肉生长速度快于肢体骨骼时，会出现短暂的协调力下降以及骨肌不平衡，肌腱生长落后于骨生长会导致肌肉缺乏柔韧性，这些都可以引起损伤，使得青少年更易发生疲劳性骨折。

三、临床表现

疲劳性骨折常见于入伍新兵、运动员及芭蕾舞演员等青壮年，平均年龄 19~30 岁，骨折部位与活动项目及训练方式有关，表 10-6-1 总结了疲劳性骨折的部位与常见的相关运动。

该病主要集中于下肢，以胫骨、股骨颈及跖骨最多见，单侧或双侧发病。按照骨折发生部位和产生严重后果的可能性，疲劳性骨折可分为低危险性骨折和高危险性骨折（如股骨颈、髌骨、胫骨前部、内踝、距骨、足舟骨、第 5 跖骨、拇趾籽骨），后者可因缺血性坏死导致骨不愈合需手术治疗。

表 10-6-1 应力性骨折的部位与常见的相关运动

骨折部位	相关运动
肩峰	举重
股骨	股骨颈:长跑,芭蕾,跳跃运动;股骨干:长跑,体操
腓骨	长跑,有氧运动,芭蕾,跳跃运动
肱骨 / 鹰嘴	投掷运动,球拍运动
内踝	跳跃运动,长跑
跖骨	长跑,芭蕾,跳跃运动
髌骨	跨栏,跳跃运动,长跑
椎弓峡部	体操,跳水,芭蕾,拍球,板球,快速保龄球
肋骨	投掷运动,划船
足籽骨	长跑,芭蕾,跳跃运动
跗骨	跟骨:长跑,跳跃;舟骨:田径,橄榄球,篮球;距骨:长跑,体操
胫骨	横向(后部):长跑,运动;横向(前部):跳跃,芭蕾;纵向:长跑
尺骨	球拍运动,快速垒,体操
骨盆	骶骨:长跑;耻骨支:长跑;髂嵴:足球,体操

文献报道疲劳性骨折的发生率变异较大,该病在运动员和新兵中的发生率为 0.2%~49%。Moran 等(2008)报道 5%~10% 的运动相关损伤涉及应力性骨折。

在美国,有 3000 万青少年参与体育活动,大约 1/3 会遭受疲劳性骨折。女性中的新兵和运动员应力性骨折的发生率高于男性,女:男 =1.09%:0.96%,女性骨折分布部位与男性相似,但骨盆疲劳性骨折是女性特有的。

疲劳性骨折的典型症状为疼痛不适,活动后加重,休息后缓解,并随病程延长,疼痛呈持续性痛或隐痛,走路呈防痛步态,可伴有局部肌群肿胀,但无肌肉萎缩、乏力、肢体畸形或活动受限等异常,体检有不同程度压痛和叩击痛,是慢性下肢疼痛的常见原因之一。

以胫骨疲劳性骨折为例,Beck 等(2012)通过对日间活动疼痛、跑步时疼痛、夜间疼痛、局部肿胀、叩击痛以及单足跳疼痛 7 项指标(每项 0~3 分)进行临床严重性评分。因此,临床表现及体格检查是诊断疲劳性骨折的重要线索。

四、影像学研究

1. X 线检查　X 线检查对早期疲劳性骨折检出率低,敏感性较差,首诊准确度仅 15%,随访后增加至 50%。病人出现症状后 2~3 周多无阳性 X 线发现,“灰皮质征”为胫骨疲劳性骨折的早期 X 线特点,表现为局部骨皮质变薄、变灰,边缘模糊,为骨质充血水肿所致,但此征象不易引起重视。

后期疲劳性骨折可表现为压缩性或分离性骨折,前者常见于松质骨(如跗骨、股骨颈、骶骨等),女性好发,表现为垂直于骨小梁的硬化带:后者多见于皮质骨(如跖骨、胫骨、腓骨、耻骨等),男性好发,表现为骨膜反应或皮质骨折线。

由于青少年骨骺尚未闭合,某些部位发生疲劳性骨折时,其 X 线表现与成人的不同,如髂嵴疲劳性骨折表现为骺板增宽,此征象容易被忽视,需仔细对比。

2. CT　与 X 线平片比较,CT 分辨力高,且更能准确显示骨膜反应、骨质密度改变、骨折线以及软组织肿胀等征象,有助于鉴别诊断。但 CT 诊断早期疲劳性骨折敏感性仍不高, Gaeta 等(2005)的研究显示 CT 诊断早期胫骨疲劳性骨折的敏感度为 42%,特异度与准确度分别为 100% 及 52%。许多研究者提出 CT 不应作为疲劳性骨折的常规诊断方法,但对于病人有 MRI 检查禁忌证、感兴趣位置不能清晰显示、其他方法诊断疲劳性骨折不明确及与其他病变鉴别困难时可考虑行 CT 检查。

3. *核素扫描*　核素扫描可用于高危人群疲劳性骨折的诊断,$^{99}Tc^{m}$ 及 ^{18}F 是常用的示踪剂,由于骨组织局部发生损伤,炎症并充血,同时出现骨质修复、重塑,相应部位代谢活动增加,出现骨内核素异常浓聚,呈梭形、卵圆形或弥漫性,早期疲劳性骨折呈轻度浓聚,后期呈明显浓聚。由于核素扫描在骨应力性损伤后 6~72 h 便可观察到新骨形成导致的放射性浓聚,文献报道其敏感度为 74%~100%,特异度与准确度分别为 86% 及 95%。因此,三期核素扫描被推荐用于疲劳性骨折早期诊断,曾有许多文献报道和一些研究机构(包括以色列军队)将其作为诊断疲劳性骨折的金标准。

但核素扫描的特异性差,与骨膜炎、骨髓炎等炎性病变鉴别困难,同时应力性骨折与恶性肿瘤的核素扫描结果也存在一定重叠,最大标准摄取值(SUVmax)2.0 不能作为应力性骨折与恶性肿瘤的分界点。有研究显示,对于早期皮质骨应力性损伤,由于未出现骨母细胞反应,核素扫描可能出现假阴性,曾有一些无症状病人的单光子发射体层成像(SPECT)检查呈假阳性结果的报道。由于核素扫描具有潜在的假阳性和假阴性以及较大辐射剂量，使其不能被广泛用于疲劳性骨折诊断。

4. MRI MRI发现疲劳性骨折的敏感性不低于核素扫描，但特异性更高，文献报道其敏感度、特异度与准确度分别为86.7%~88%、93%~100%以及90%~98.6%。与X线、CT及核素扫描比较，MRI在显示早期骨膜、骨髓及软组织水肿方面具有明显的优势，同时能提供局部软组织的解剖细节。骨膜、骨髓及软组织水肿在MRI上呈长T_1、长T_2信号；T_2WI脂肪抑制序列显示水肿效果更佳，呈明显高信号，病变边缘模糊，范围明显大于压痛区域以及X线、CT显示区域。增强扫描病变区域呈弥漫性强化，早期不易显示骨折线，后期可显示不规则线样低信号骨折线，周围环绕骨髓水肿信号，同时可观察到邻近骨的内、外膜反应及骨痂形成，呈长T_1、短T_2信号，增强后无强化。

青少年运动员髂嵴疲劳性骨折后期则表现为骺板增宽及邻近骨髓与肌肉水肿。

Ganiyusufoglu等（2010）的研究提出，高场三维容积内插屏气检查（VIBE）序列能增加对骨折线显示的敏感性。MRI诊断股骨颈疲劳性骨折比核素扫描更敏感，还能鉴别压缩性骨折和分离性骨折。髓腔水肿信号减轻，范围缩小或消失预示病情好转或愈合。

Beck等（2012）的研究显示胫骨应力性损伤的临床严重性评分与X线、核素扫描及MRI分级呈负相关，MRI比其他方法更有优势，疼痛与否不是可靠的愈合标志，随访MRI更具指导性。一些研究者甚至推荐MRI作为诊断疲劳性骨折的金标准。

但MRI对于皮质骨成像的价值有限，成像相对缺乏特异性，有时可误诊为骨髓炎、骨肉瘤或骨样骨瘤等病变；同时，不合适的扫描序列、抑脂不均匀、部分容积效应等原因可导致假阴性。Bergman等（2004）曾报道MRI诊断疲劳性骨折的假阳性率达40%。

5. *超声表现* 超声在诊断肌骨系统疾病方面并不常用，但最近关于利用超声诊断疲劳性骨折的研究呈增多趋势，显示了超声一定的诊断潜力。常规超声能清晰显示表浅皮质骨（如跖骨、踝关节）的表面，正常骨皮质呈线性强回声。

发生疲劳性骨折时，由于骨膜反应及骨痂形成，局部骨皮质在超声上呈起伏不平表现，同时还能显示骨折区域软组织水肿、少量积液以及骨折部位后方暗区范围扩大，彩色多普勒超声还能提供疲劳性骨折区域血供增加的信息。

以MRI检查为金标准，超声诊断应力性骨折的敏感度、特异度、阳性预测值、阴性预测值及准确度分别为81.8%~83%、66.6%~76%、59%~99.0%、13.4%~92%及81.4%，反应性滑膜炎等有可能掩盖应力性骨折特异性的超声征象。

近年来，定量超声（QUS）在评价骨质状况方面受到很大关注，取得了较大的进展。

定量超声对松质骨（主要为跟骨）的评价方法分为2类：透射法和背散射法。

（1）透射法的参数超声传导速度和宽带超声衰减能反映骨量、骨结构及骨强度的信息，其硬度指数，即超声传导速度和宽带超声衰减的线性组合具有更好的诊断能力。

（2）背散射法能有效反映松质骨的微结构信息，包括超声背散射系数、声阻抗分布、骨小梁间距及频谱质心偏移量等参数。

超声轴向传播技术可用于评价皮质骨的厚度变化，包括第一接收波法和超声导波法（Lamb波和柱面导波）。Ghorayeb & Rooney（2013）利用定量超声和双能X线吸收仪（DXA）分别测量离体髂骨的骨丢失量百分比，结果显示两者的结果非常接近。

Lappe等（2005）尝试利用定量超声评估美国女性新兵在基础训练期间发生应力性骨折的风险，结果表明，超声传导速度与发生应力性骨折的风险显著相关。Chan等（2013）发现跟骨宽带超声衰减是非骨质疏松女性（双能X线吸收仪测定的骨密度，T评分>-2.5）发生脆性骨折的独立预测因子。

有研究者利用非线性共振超声光谱技术对经过疲劳性周期负荷处理过的人尸体股骨干进行骨损伤测量，结果显示，非线性参数仪随着骨损伤的累积而明显增加，与其他生物力学参数如负荷/移位曲线的斜率、滞变及动态波速比较，非线性参数仅对早期骨损伤更敏感。

但是，由于定量超声存在生产厂商不同、测量参数及标准各异以及检查部位不统一等因素，定量超声应用于临床诊断疲劳性骨折时仍面临许多挑战。

疲劳性骨折是特殊人群在多种因素共同作用下产生的应力性骨损伤，临床症状不典型，容易误诊。Kaeding & Miller（2013）提出一种简单易记的应力性骨折分级方法，共分为5级：Ⅰ级为放射学上呈无症状性应力反应;Ⅱ级为疼痛但无骨折线;Ⅲ级为无移位性骨折;Ⅳ级为移位性骨折;Ⅴ级为骨不连。

应力性骨折分级及其对应的各种影像检查的表现见表10-6-2。

综合上述检查技术,对于可疑疲劳性骨折病人,由于X线检查费用低、简便,辐射剂量相对于CT、核素扫描较少,仍是诊断疲劳性骨折的首选方法,并适合随访。对于X线检查阴性或鉴别困难的可疑病人,可选择CT检查。核素扫描虽然敏感性高,但特异性差,费用高,辐射剂量大,不适于人群筛查。MRI无辐射,敏感性与特异性高,适合早期诊断疲劳性骨折(尤其松质骨),同时MRI具有重要的预后判断价值,是目前最理想的影像诊断方法,缺点是费用较高,部分病人有检查禁忌证。超声是一种无辐射、费用低廉、操作简便、快速的检查方法,相信随着定量超声理论研究的不断深入,技术及标准的不断完善和统一,定量超声诊断疲劳性骨折将具有广阔的应用前景,特别有助于大规模特殊人群的疲劳性骨折筛查。

表10-6-2 应力性骨折分级及其对应的影像表现

级别	X线	CT	核素扫描	MRI
0	无异常	无异常	无异常	无异常
Ⅰ	灰皮质征:边缘不清,密度降低	邻近骨外膜面出现软组织团块	皮质区域线样浓聚灶	T_2WI显示轻至中度骨膜水肿骨髓无异常
Ⅱ	急性骨膜反应,密度与其余皮质不同,显示骨量降低	黄骨髓密度增加	皮质区域小浓聚灶	仅T_2WI显示骨膜与骨髓水肿
Ⅲ	皮质内出现透亮区,疼痛部位出现边界不清病灶	骨量减少,皮质内出现再吸收腔,皮质内出现细微的线样低密度	皮质区域大的高浓聚灶	T_1WI和T_2WI显示骨髓水肿伴或不伴T_1WI或T_2WI显示骨膜水肿,皮质信号增高,内见线样高信号
Ⅳ	出现骨折线	出现骨折线	皮质区域非常大的高浓聚灶	所有序列出现低信号骨折线,T_1WI和T_2WI上均显示中至重度骨膜水肿,骨髓水肿以及中度肌肉水肿

第二节 隐匿性骨折病例

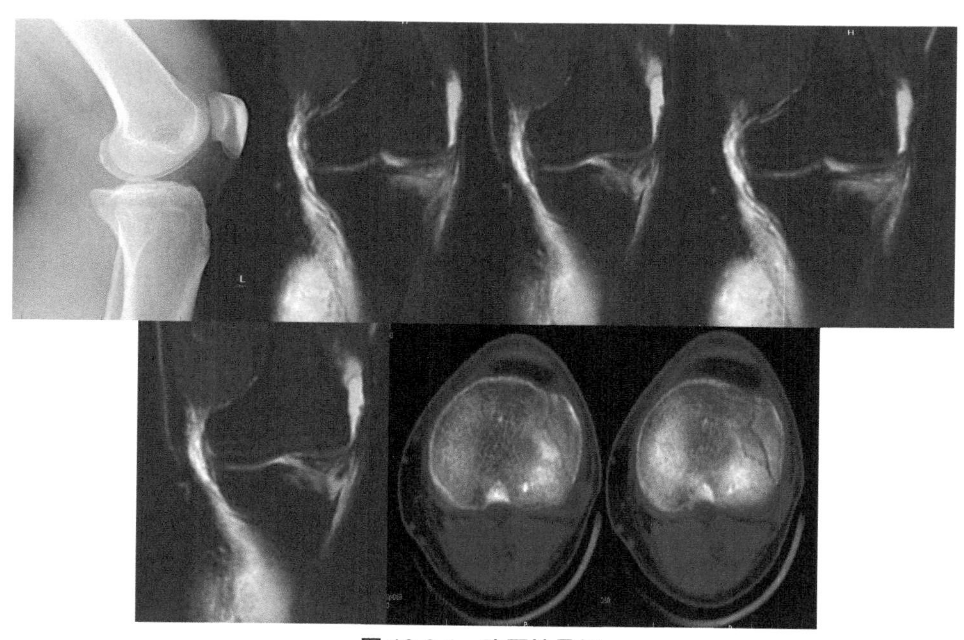

图10-6-1 隐匿性骨折

男，30 岁。摔伤致膝部肿痛半小时。查体见膝部肿胀，压痛，活动受限。

隐匿性骨折为一种少见的骨折类型，在各种医学文献中少有报道。在临床上，可能产生误诊、漏诊，引起严重不良后果。作为临床接诊医生，首先应当建立隐匿性骨折的概念，不再局限于以往所认为的 X 线检查未显示骨折线就可以排除骨折的错误认识。

第三节　酷似骨样骨瘤的迁延型疲劳性骨折

疲劳性骨折是一种特殊类型的骨折，系运动性损伤反复作用于骨的某一点所致。

疲劳性骨折明确诊断后无须特殊治疗，其自然愈合过程约 2~3 个月。若骨折线持续存在，局部肉芽组织增生或纤维样变则称为迁延性疲劳骨折或灶性坏死性疲劳骨折，后者在影像学上酷似骨样骨瘤，可造成误诊误治。

一、临床表现

灶性坏死性疲劳性骨折，一项研究 6 例患者均发生于胫骨，左侧 5 例、右侧 1 例。病史多在 3 个月以上，平均 6 个月。灶性坏死的存在常导致诊断困难。该组病例均曾怀疑或误诊骨样骨瘤，其中 2 例按骨样骨瘤入院手术治疗，手术病理结果是骨折。其余 4 例经随访观察一年以上自行愈合，排除骨样骨瘤。该组 6 例均为男性，年龄 12~22 岁。平均年龄 15.8 岁。临床表现以活动后疼痛或局部起包块就诊，无夜间疼痛。经追问病史均有剧烈运动史。

二、影像学研究

6 例全部摄 X 线正侧位片，其中 3 例行 CT、1 例行 MRI 检查。

（1）X 线平片：局限性实体样骨膜增生，均位于胫骨中段前部，于增厚的骨皮质内见楔形、小点状或小囊状溶骨灶，2 例伴有横行透亮线，4 例皮质表面可见不同程度的尖角样翘起。

（2）3 例 CT：局部骨皮质增厚，横断位上显示为指甲形低密度灶，其内见棉絮样或磨玻璃密度。矢状位重组：骨皮质内类圆形低密度灶，边缘不锐利，周围骨膜增生。

（3）1 例 MRI：在梭形增厚的皮质内见小圆形异常信号：T_1WI、T_2WI 和 FS T_2WI 均为高信号，其中心隐约可见横行低信号线。髓腔和周围软组织无明显水肿改变。

迁延性坏死性疲劳骨折，是指骨折后继发了小灶性缺血坏死并发症的应力性骨折。

其形成原因可能是骨折后未能及时休息治疗且发生再次损伤，造成骨折处纤维性内骨痂不能按正常愈合过程形成骨痂，而在骨折断端形成肉芽组织增生，致使骨折延迟愈合。在影像学上表现骨折线增宽和出现小囊状改变，并伴有皮质翘起。

疲劳性骨折是一种特殊类型的骨折，系阈下损伤反复作用于骨骼的某一点所致。本病好发生于新兵、学生特别是新生和爱好剧烈运动的青少年。临床表现患肢疼痛，活动后加重，休息后缓解。局部可见骨性隆起，触之不活动。

一般认为，灶性坏死的形成机制是：反复剧烈运动，小腿肌肉紧张、瘀血，肌肉附着的骨膜被牵引，刺激骨膜而发生浆液性炎症，由于骨骼承受不了这种压力，加上缺乏适度休息，造成结构性的小裂痕；即疲劳性骨折。

如果发生疲劳骨折后又继续进行长时间剧烈运动，骨折处没有得到充分的修复，则出现骨折→修复→再骨折→再修复这样一种反复过程。在此过程中，骨内血管受到反复损伤，形成微小血栓，血栓范围也不断扩大，当达到一定程度后，就会造成局部骨组织缺血坏死。

影像观察上，可见骨折线由线形到圆形，再到其内出现骨化，最终愈合。迁延性灶性坏死性疲劳骨折好发胫骨中段前部，可能与该部位血供较差有关。

影像学特点与诊断要点是，疲劳性骨折征象加骨样骨瘤“瘤巢”征象。

本病不支持骨样骨瘤的征象有，瘤巢轮廓较模糊；伴有骨折线或皮质表面尖角样翘起；在轴位 CT 像上“瘤巢”呈指甲形或簸箕形，其内有棉絮样或磨玻璃密度。

迁延型灶性坏死性疲劳骨折易误诊为骨样骨瘤，临床应引起重视。本病影像学表现特殊，如果认识其表现，结合病史和临床表现则诊断不难。通过对非手术病例的随访观察，本病预后较好。

第七章 其他类型骨与软骨损伤

第一节 非标准体位摄片对四肢不典型骨折的应用

清楚显示病变是诊断和治疗的基础,最易发现和显示病变的是标准体位。因而在肢体外伤后的X线摄片检查中,各部位都有其标准的常规投照体位(即前后位和侧位,多数能满足诊断需要),可以发现典型骨折和部分不典型骨折,在一定程度上满足观察和评价骨折的程度及分离移位情况。

由于普通X线摄影所获得的影像是一个立体结构的平面投影,它必然存在影像的重叠问题。因此,学者们发现对于四肢长骨干(骺)端的部分不典型骨折,常规投照体位观察可导致误诊和漏诊,或不能全面而客观地评价骨折分离移位的具体情况,特别是在诊断如骨盆、肘、腕与踝等复杂结构骨折的时候,需要特殊体位的投照。

在肢体外伤的X线摄片检查中,在常规标准投照体位观察的基础上,对可疑的部位或非正常的解剖,应加照非标准体位,以及时准确地发现不典型骨折,客观评价骨折分离移位情况有十分重要的临床意义。

非标准体位摄片是指在透视下,让患肢转动体位或患肢固定而变换管球角度,以多角度、动态地观察,在显示骨折的最佳角度点片观察的一种方法。它有助于对可疑部位确定有否骨折,及确定骨折线的范围与骨折片的位置都很有诊断价值。

肢体外伤后的普通X线检查,首先应做正侧位投照,对以下4个方面,则需要加摄非标准体位进行全面观察。

(1)常规标准体位摄片发现外伤部位可疑骨折或非正常的解剖结构;

(2)外伤后患肢为被动体位,不能摄取满意的标准体位片;

(3)标准体位摄片后未发现明确骨折,但患肢临床症状较重,出现功能障碍者;

(4)没有发现骨折的直接征象——骨的连续性完全中断,但可能发现以下间接征象:①软组织肿胀;②脂肪线的模糊与移位;③骨膜与骨内膜反应;④关节积液;⑤关节囊内脂肪-液体平面;⑥双皮质线;⑦皮质隆起;⑧干骺角不规则。

非标准体位摄片有助于四肢不典型骨折的显示。该方法可以避免或减少四肢不典型骨折的误诊和漏诊,提高诊断正确率,也为骨折患者的早期治疗提供影像依据。为了减少和避免误诊,在检查技术方面可以做许多工作,诸如:改善X检查的投照方法,在四肢骨折方面就有不少作者对之进行研究。

第二节 四肢的假性动脉瘤

Lee等(1977)认为,四肢假性动脉瘤可延误诊断,也可误诊为恶性肿瘤,X线平片可显示软组织包块,骨质周围的新骨增生或骨质破坏,伴存囊肿形成,四肢病理性骨折等。

假性动脉瘤的早期确诊非常重要,动态性放射性核素显像是一简单而无损伤的方法,在假性动脉瘤中央腔隙中可充盈高放射性药品,而周围放射性较低的区域为血肿或血凝块,它与周围正常肌肉和脂肪组织比较为无血管区域。

Holland等(1983)在用DSA观察股部假性动

脉瘤时指出，周围性假性动脉瘤可来自于创伤、血管手术或血管造影。动脉重建后假性动脉瘤的发生率为0.5%~3.9%，经股动脉插管术后为0.05%~0.17%。大多数医源性假性动脉瘤都犯及髂总动脉，早期诊断和治疗甚为重要，因为这有利于防止出现并发症，诸如破裂、远端栓塞、移植片栓子或神经压迫。

四肢创伤累及血管多出现于下肢。浅在而固定的血管易伤，例如月国动脉、锁骨下动脉及肱动脉等，损伤多由穿透伤所致，钝伤仅占1%~2%，Cameron等（1972）从英语文献中只收集到10例四肢闭合性骨折伴假性动脉瘤。长骨骨折后有三种主要的延迟性血管损伤：假性动脉瘤、动静脉瘘及血管血栓形成。假性动脉瘤伴动静脉瘘约占延迟性血管损伤的10%。

Snyder等（1982）报告一例腓骨骨折后胫前动脉假性动脉瘤伴动静脉瘘及血栓形成。为一双下肢多发性骨折男性病例。18个月后取出胫骨内固定金属板复查见左小腿肿大，左胫后动脉及足背动脉搏动消失，X线平片见腓骨骨折部软组织块影，侵蚀骨质，经CT扫描及血管造影证实。

第三节　骨折碎片移位误诊

肱骨远端分为内、外髁，其分界线是小头-滑车间沟，每一髁都包括关节和非关节部分，上髁属非关节部分，外髁的关节面是肱骨小头，内髁的关节面是滑车。临床上，应力很少是单一的，常常是混合性的，造成各种类型骨折。

通常，成人的此类骨折诊断不难，但一例影像学资料极易误诊为内、外髁同时骨折，因为闭合性骨折极少出现如此远距离的移位，经由关节达到对侧髁面，最终由手术证实为外髁粉碎性骨折，提示影像学仅见到肱骨内侧髁旁骨折碎片而局部未见明显骨质缺损情况下，不应轻易诊断为肱骨内侧髁骨折。临床诊断中详细询问患者病史，进行全面体检可减少误诊。

在临床上，我们有时也遇见此类情况，确实值得注意避免这样的误诊。

第四节　艾-洛骨折

艾-洛（Esees-Lopresti）骨折是指桡骨头骨折合并下尺桡关节脱位，系前臂骨折的一种类型，因由Esees、Lopresti两位学者首先报道而得名。本病临床甚少见，其损伤机制是骨折多由传导暴力所致，如：跌倒时患者肘关节处于外翻位，手掌着地，使桡骨头撞击肱骨小头；或患者腕关节呈背屈位，肘关节伸展，突然受到外力的撞击，产生一个自腕部向桡骨上方传导的纵向挤压而形成该型骨折。

X线表现为桡骨头粉碎性骨折或桡骨颈横行骨折，常合并骨折断端的明显错位或压缩嵌插，远端尺桡关节间隙分离增宽，桡骨向上移位。个别病例可并发腕舟骨骨折或腕骨脱位。若对本病认识不足，在诊断时容易将下尺桡关节脱位遗漏而误诊。因此，对桡骨头骨折呈粉碎状，断端存在压缩与嵌插者，一定要认真检查下尺桡关节是否正常，必要时应与健侧对比。

第十一篇　关于骨髓

第一章　椎体骨髓

骨强度受多方面因素决定，主要因素有骨矿物质密度（BMD）、骨几何结构及骨质量。骨质疏松症（OP）的病理学改变包括质和量2方面，量变主要表现为骨矿物质密度的下降，而质变主要表现为皮质骨和小梁骨容量减少，骨小梁稀疏、断裂。研究认为骨矿物质密度和骨质量是影响骨质强弱的2个独立因素。骨矿物质密度改变并不能代表骨质疏松症病理变化的全部，有时，尽管骨密度增加，但骨质疏松症引起骨折危险性仍然增加。

骨髓性质作为骨质量的重要影响因素，它的描述可作为一种独立于骨矿物质密度测定的方法。脊柱骨髓的各种生理性、病理性改变都与其骨髓脂肪密切相关，监测骨髓脂肪变化可以对骨髓病变进行诊断或对其功能状态进行判断。

骨质疏松症可能归因于骨髓脂肪细胞生成增加和骨生成受损。调控骨髓脂肪细胞生成过程中的信号通路，可能成为骨质疏松症防治药物设计的重要分子靶点。大多数研究者运用MRS测量椎体脂肪分数值（FF）反映骨髓脂肪含量的情况，即脂肪相对信号强度振幅与总信号强度振幅（水和脂肪）的百分比。

1.不同年龄、性别健康成人腰椎骨髓脂肪分数值变化规律

（1）年龄：人体骨髓分为红骨髓和黄骨髓，即造血骨髓和脂肪骨髓，红骨髓由近40%水、40%脂肪以及20%蛋白质组成，而黄骨髓由近15%水、80%脂肪及5%蛋白质组成。在不同年龄阶段，骨髓的脂肪、水、蛋白质、矿物质等化学成分含量不断变化，由婴儿至成人，红骨髓向黄骨髓发生生理性转换，有先周围骨后中轴骨的变化特点，即随年龄增长，椎体内含脂肪的黄骨髓成分逐渐增加，而含水分较多的造血红骨髓相应减少。有研究运用1H-MRS对不同年龄健康志愿者腰椎脂肪含量的半定量分析表明随着年龄增加，脂肪分数值从21~30岁组的30.7%增高到60岁以上组的51.7%，椎体脂肪分数值呈不断增加趋势。

Schellinger等（2004）发现健康成人腰椎脂肪分数值与年龄呈线性正相关关系。Khan等（2006）研究发现，随着年龄的增长，成骨细胞数量、活性的下降与脂肪细胞的数量增加相伴行。氧化应激及炎性反应等细胞应激反应通路的激活，使骨髓微环境发生变化，终生都有自我复制或分化为脂细胞能力的前脂细胞老化，进而导致细胞因子生成增多，影响了脂细胞的脂肪酸代谢；过氧化物配体增物激活受体（PPARγ）、CCAAT/增强结合蛋白（C/EBPα）等成脂转录因子的表达随年龄下降，导致脂细胞分化相关基因表达减少，成脂功能障碍，最终造成脂库储脂能力降低及脂质的异位积聚，凡是对脂肪形成有利的因素对骨形成可能均有抑制作用，反之亦然。在大于60岁组，特别是围绝经期和绝经后女性，由于雌激素水平明显下降，继发钙调节激素、局部细胞因子和钙代谢的一系列紊乱，骨吸收超过骨形成，引起骨质疏松。

（2）性别差异：有研究发现年轻健康志愿者男性组脂肪分数值比女性高，而60岁以上老年志愿者男女组骨髓脂肪分数值基本相似，差别无统计学意义，同年龄组中男性椎体脂肪分数值大于女性的结果也见于其他报道，然而，骨髓脂肪含量性别差异的机制至今尚无定论。

Schellinger等（2000）推测，这与男性的体质特点有关。Chen等（2001）和Griffith等（2005）发现50岁以下男性骨髓血流灌注指数小于同年龄组女性。骨密度降低可能与局部骨髓血流灌注减少有关，Burkhardt等（1987）通过骨穿刺研究发现骨质疏松症患者的骨髓脂肪含量增加伴随骨髓动脉和毛细血管窦数量的减少，骨髓血流灌注的降低导致局部某些调节因子如氮氧化物、前列腺素E2和I2含量降低，从而改变成骨和破骨活动的平衡，即成骨减少、破骨增加，骨小梁间隙的增大势必导致填充其内的脂肪骨髓增多。

而50岁以上女性骨髓血流灌注指数明显减少，同年龄组男性变化不明显，绝经后女性由于对红骨髓起增生促进作用的周期性月经消失，雌激素水平急剧下降，减少了其对破骨细胞的抑制作用和成骨的促进作用，造成骨量的减少，年轻健康志愿者骨小梁间隙在性别间的差异恢复到平衡状态，使得脂肪分数值在>60岁组和骨质疏松组的性别差别消失。但Montazel等(2003)却认为椎体血流灌注水平与性别并无相关性。

2. *骨质疏松患者椎体脂肪分数值与骨矿物质密度相关性* 有研究发现年长骨质疏松患者的脂肪分数值与T值呈负相关关系，椎体骨髓脂肪含量随着骨密度的降低有逐渐增加的趋势，但两者并不呈完全线性相关，部分骨质疏松症个体间的脂肪分数值存在着重叠现象，说明MRS可观察骨质疏松症骨髓脂肪含量变化的检测手段，并不能取代骨矿物质密度检查。Fanucci等(2007)认为MRS能在骨质疏松症患者双能X线吸收仪测定出现异常T值前发现松质骨微结构的变化。

骨髓脂肪含量增多对骨质疏松症患者骨质强度的影响机制可能是：①骨髓脂肪增多是骨小梁稀疏、间隙增大的代偿性填充；②骨矿物质密度正常的骨质中其骨小梁排列致密，脂肪较少，充满红骨髓的骨小梁间隙是生物力学上的"减压阀"，起到支撑髓性骨结构的作用，而脂肪的作用则相反，从而降低椎体对生物应力的抵抗力，骨脆性增加；③骨髓干细胞在向成骨细胞和脂肪细胞分化时，存在负相关的平衡关系，骨质疏松症骨髓脂肪细胞生成增多，则伴随骨细胞生成的减少。

但骨髓脂肪形成与骨矿物质密度的负相关性究竟是因果关系还是一过性变化，骨髓脂肪测定能否作为骨质疏松症的一项独立预测指标，有待于进一步研究，单纯骨髓脂肪含量测定也不能特异性决定骨密度。对于骨质疏松症患者脂肪分数值阈值的范围，有研究结果发现骨质疏松症患者的脂肪分数值为59.2%，与一些学者报道的58.2%~67.8%基本一致，但脂肪分数值绝对值与年龄、性别、体重、MR机型有关，Schellinger等(2004)建议采用脂肪分数值/骨矿物质密度比值说明椎体硬度的参数。

3. *该研究的不足* 根据双能X线吸收仪检测要求，骨密度T值为L_1~L_4椎体测量平均值，而MRS则仅对L_3椎体进行采集，并不能完整地代表所有椎体骨髓情况，两者数据的采集对象不完全一致。椎体骨髓脂肪含量的变化未得到有关病理学支持。各组研究对象例数有限，可能影响统计学结果。总之，健康成人椎体脂肪含量随年龄增加呈逐渐增高趋势，同年龄组男性骨髓脂肪含量高于女性，绝经后女性骨质疏松症患者椎体骨密度降低伴随骨髓脂肪含量的相应增高，两者呈负相关关系；部分骨质疏松症个体间的脂肪分数值存在着重叠现象，MRS可观察骨质疏松症骨髓脂肪含量的变化，并不能取代骨矿物质密度检查。但1H-MRS作为一种无创性影像学检查方法，通过测量骨髓中水和脂肪含量，可以了解骨质疏松症患者骨髓的生理、病理变化，为评价骨质疏松骨质量及预防其引发的骨折提供一个全新的思路。

第二章　MR 扩散加权成像与骨髓疾病

MR 扩散加权成像（DWI）是目前唯一能够检测活体组织内水分子扩散运动的无创性方法，能够提供定性和定量的功能信息，通过分析细胞内外水分子跨膜运动功能状态的改变来诊断和鉴别疾病。DWI 最早应用于早期脑缺血、感染、肿瘤和脱髓鞘等中枢神经系统疾病的诊断研究，近年来 DWI 技术逐渐应用于腹部、盆腔、骨骼肌肉系统等全身脏器。目前 DWI 在脊椎骨折、骨髓感染、骨髓恶性肿瘤等骨髓疾病的应用研究取得很大进展。

骨髓 MR DWI 序列：MR DWI 扩散敏感梯度可以与多种脉冲序列相融合，包括 SE-DWI、快速自旋回波 DWI（FSE-DWI）、稳态自由进动 DWI（SSFP-PDWI）、EPI-DWI 等。

目前骨髓病变最常用的是单次激发平面回波 DWI（SS-EPI-DWI），该序列具有采集时间快、运动伪影小、信噪比高等优点。不足之处表现为：EPI-DWI 磁敏感效应明显，尤其在不同组织界面，如空气、骨和软组织，随 b 值的增加出现明显的变形伪影，导致严重的图像失真，影响 ADC 值的准确性。目前该序列的改进措施包括：改进梯度系统以减少涡流效应，降低图像失真；采用多个接收线圈及并行采集技术，减少采集时间，增加空间分辨率；指数 ADC：指数 ADC 图消除了 T2 穿透效应的影响，准确测量组织的 ADC 值。

MR 背景信号抑制全身 DWI（DWIBS），也称“类 PET”技术，是近年来新发展的一种 MR DWI 技术，以短 T_1 反转恢复（STIR）、DWI 及 EPI 等技术为基础，在自由呼吸下进行连续扫描，经过后处理获得三维图像，可一次性大范围直观地显示全身病变，同时抑制背景信号（肌肉、血管及大部分脏器），更有利于骨及骨髓病变的显示。

一、DWI 在骨髓疾病应用的病理学基础

DWI 能够反映组织的某些生物学特征，主要是细胞构成（即每高倍视野细胞的数目）。细胞数量多的部位（具有更多的细胞内结构和细胞膜）比细胞完整性丧失的部位（如坏死区域）更大地限制水分子的扩散运动。因此，DWI 可以在细胞水平上获得更多的功能信息，用于骨髓疾病的诊断和疗效评估。

病理生理基础是骨髓恶性病变所含的细胞多，细胞外空间减小，水分子扩散受限，DWI 上表现为高信号，ADC 值降低。此外，骨髓微环境也影响骨髓组织的 ADC 值，包括组织灌注、细胞的核浆比、组织内细胞的再分布、细胞膜的完整性和细胞坏死等。

二、DWI 在骨髓疾病的临床应用

良、恶性椎体压缩骨折的鉴别诊断：DWI 已经广泛用于良性骨质疏松症和恶性肿瘤引起的椎体压缩性骨折的鉴别，Baur 等（1998）研究认为，良性骨质疏松性骨折 DWI 表现为低信号或等信号，椎体原发肿瘤、转移瘤引起的病理性骨折 DWI 则表现为高信号。DWI 鉴别良、恶性椎体压缩骨折的机制尚未阐明，可能机制是：良性骨质疏松骨折，由于骨小梁断裂、骨髓水肿、出血导致细胞外可自由运动的水分子增多，ADC 值增加，DWI 表现为低信号；相反肿瘤引起的病理骨折由于肿瘤细胞浸润、细胞堆积，细胞外空间减少，水分子扩散受限，ADC 值减小，DWI 上表现为高信号。

DWI 在鉴别良、恶性椎体压缩骨折方面也存在争议。成骨性转移瘤在多个 MR 序列包括 DWI 上均表现为低信号，可能的机制是成骨性转移瘤组织致密，含自由水量少。进一步定量研究表明，恶性椎体压缩骨折 ADC 值较低，$0.7\sim1.0\times10^{-3}\ mm^2/s$，良性椎体压缩骨折 ADC 值较高，$1.0\sim2.0\times10^{-3}\ mm^2/s$。ADC 值的变化可作为鉴别良、恶性椎体压缩骨折的重要指标。

骨髓炎：椎体骨髓炎性病变主要包括脊柱结核和化脓性脊柱炎，是感染性疾病，需与椎体恶性肿瘤

鉴别。脊柱结核和化脓性脊柱炎 DWI 上表现为高信号，ADC 值降低,与恶性肿瘤相似。其组织学基础是:椎体骨髓炎性病变富含蛋白质,黏度高,阻碍水分子的自由运动。因此,DWI 用于鉴别感染性疾病与椎体恶性肿瘤的价值有限,其敏感度、特异度和准确性约为 60%。

三、恶性血液病骨髓浸润诊断及疗效评价

1. *诊断* 恶性血液病骨髓病变主要表现为局灶性或弥漫性骨髓浸润，Yasumoto 等(2002)研究表明，DWI 上骨淋巴瘤扩散受限,表现为高信号,与 STIR 和 SE T1WI 相比，DWI 诊断淋巴瘤的特异度和敏感度高。DWIBS 能完整显示骨恶性淋巴瘤受累范围及淋巴结浸润程度,对多发骨髓瘤、多发转移瘤的显示及评估也有很大的价值。

Takenaka 等(2009)对非小细胞肺癌骨转移的影像对比研究发现,DWIBS 能够用于非小细胞肺癌骨转移的检测,敏感度和特异度高于 SPECT、PET/CT,同时具有无辐射、操作方便、重复性好等优势。DWIBS 不足之处是,图像分辨率低,受生理运动(呼吸、心跳、脑脊液等)的影响,图像产生伪影,影响 ADC 值测量的准确性。

2. *疗效评价* 骨髓活组织检查是骨髓疾病诊断和评估的主要方法,但活组织检查并不能完整反映骨髓改变的全貌,且为有创检查。DWI 作为一种无创的 MR 检查方法,能够在分子水平探测骨髓病变,对骨髓病变的检出、治疗后疗效评估以及定期随访有重要的价值。

3. *放射治疗和化学治疗的不同阶段,肿瘤细胞会发生一系列变化,具体机制为* 初次放射治疗和化学治疗后,早期细胞发生肿胀,细胞外间隙减少,水分子扩散受限,肿瘤 ADC 值减小;进而细胞坏死和溶解,细胞完整性丧失，ADC 值增加。化疗药物还能诱导肿瘤细胞凋亡,细胞皱缩，ADC 值增加。治疗结束后,细胞外的液体被重吸收，ADC 值下降。肿瘤也可以再生长导致 ADC 值降低。因此,可以通过 ADC 值的动态变化,定量监测肿瘤治疗疗效,进一步指导治疗。急性白血病骨髓浸润 DWI 研究较少，Ballon 等(2000)对 21 例白血病髂骨进行了 EPI-DWI 研究(b=0~1000 s/mm^2),治疗前骨髓的平均 ADC 值为 0.45×10^{-3} mm^2/s,达最大疗效时 ADC 值 1.45×10^{-3} mm^2/s,为治疗前的 3 倍左右，DWI 是监测白血病疗效的无创性检查手段。

一些学者进一步研究发现,急性白血病患者初发治疗缓解组与未缓解组 ADC 值无统计学意义，ADC 值尚不能早期评估化疗效果,可能的机制是化学治疗后骨髓 ADC 值的权重主要是骨髓水肿,细胞数量的变化权重较低。与 DWI 相比,急性白血病骨髓 MR 动态增强扫描初发治疗完全缓解组、初发治疗未缓解组髂骨骨髓最大强化率、强化斜率差异有统计学意义，MR 动态增强扫描是评估急性白血病患者早期治疗效果的有效方法。

Horger 等(2011)研究发现,多发骨髓瘤患者治疗前骨髓平均 ADC 值为$(0.66 \pm 0.15) \times 10^{-3}$ mm^2/s,表现为扩散受限;治疗后(平均 3 周)有效者 ADC 值平均增加 63.9%(8.7%~211.3%),治疗无效者 ADC 值平均降低 7.8%，DWI ADC 值测量能评价多发骨髓瘤患者短期疗效。

脊柱是恶性肿瘤骨转移的好发部位,放射治疗和化学治疗是治疗椎体转移瘤的主要方法,与 MR 常规序列相比，DWI 能更准确地定性、定量监测治疗疗效。椎体转移瘤治疗后 1 个月 MR 常规序列信号未见明显改变,相反 DWI 发生明显变化,治疗有效的患者 ADC 值增加,DWI 呈低信号,可能与水分子扩散增加、肿癌细胞坏死、细胞膜完整性丧失有关;治疗无效的患者 DWI 骨髓仍为高信号,提示肿瘤细胞构成比增加,水分子扩散受限。因此，DWI 是评价骨转移瘤疗效的有效方法。

近年来，DWI 在骨髓疾病的应用有了很大进展,与常规 MR 成像序列相比，DWI 对骨髓病变的检出更敏感,能够早期发现病变,提供定性、定量的功能信息,同时 DWI 作为一种无创的 MR 检查方法,可重复性好,对骨髓病变治疗后疗效评价有一定价值。

DWI 广泛应用还面临如下问题: b 值选择的不确定性;良、恶性病变的 ADC 值存在交叉重叠且无确定的 ADC 阈值; DWI 空间分辨率低,不能清晰显示解剖结构; DWI 对运动及金属植入物较敏感,易导致图像伪影;采用不同的 DWI 序列进行研究,由于测量条件不同,结果不具有可比性; T_2 透射效应影响 ADC 值测量的准确性。

因此,需进一步规范 DWI 扫描序列及参数,多中心大样本研究骨髓病变的 ADC 值,并与病理学对照,进一步阐明 ADC 值变化的病理生理学基础及其临床意义。

第三章　血液病与骨髓

血液病骨髓 MR 检查

众所周知，血液与造血性疾病最基本的病变和最早的损害发生在骨髓。以往的影像学，包括 X 线、CT 由于受到组织分辨率不高的影响，只能显示已经出现骨骼形态学异常的一些严重、晚期的血液病异常表现，对骨髓异常改变难以检出，在血液及造血性疾病诊断方面受到很大的限制。20 世纪 90 年代，骨髓 MRI 开始应用于血液病的检查，通过骨髓内各种组织的质子数量和周围磁环境不同而产生不同的信号强度的 MR 图像，大范围、无创性地观察正常骨髓及骨髓病变，并对血液病做出 MRI 诊断。同时，在血液病的 MRI 定量分析及功能学方面也进行深入的研究，弥补了血液病骨髓活检诊断的不足，成为目前评价骨髓疾病的最佳影像检查方法。

1. 血液病骨髓 MR 检查的技术进步及临床应用价值　MRI 依赖于骨髓组织以下 3 个固有的参数：质子密度、T_1 弛豫时间和 T_2 弛豫时间。选择适当的参数可以重点显示其中的某一个特性。MR 成像可反映骨髓的化学结构成分和密度，但由于 MR 成像技术多种多样，而且新的成像技术不断涌现，不同的成像技术所得的图像不同，所侧重反映的化学成分也不同。

2. SE 脉冲序列　SE 序列 T_1WI 和 T_2WI 是目前用于骨髓成像的最基本、最常规的方法。目前 MR 设备的更新与性能的提高，主要使用的是 FSE 序列，其扫描时间大大缩短，图像质量更好。

3. 脂肪抑制技术　STIR：是目前骨髓 MRI 中常用的检查方法之一，此技术脂肪抑制效果好，对水质子敏感，因此对红髓内病变的分辨率高于常规 SE T_1WI；Mahnken 等（2005）对一组脊椎病变进行 STIR、T_1WI 增强技术对比研究，结果表明 STIR 有较好的敏感性，阳性预测值及阴性预测值分别为 99.3% 和 95.9%，可替代增强 T_1WI。

4. 脂肪饱和法　也是一种脂肪抑制技术，与 STIR 最大的不同是对与脂肪质子 T_1 值相近的组织无直接影响；此方法不仅可进行 T_2WI 特性的脂肪抑制扫描技术，也可获得 T_1WI 特性的脂肪抑制图像，在同时进行增强扫描时，对于骨髓病变的检查及鉴别诊断有较高的应用价值；Jain 等（2008）利用增强 T_1 脂肪饱和序列对急性镰状细胞性贫血研究表明，此技术能较好地区别急性骨髓梗死与急性骨髓炎。

5. 化学位移成像　利用组织中水和脂质共振频率上的差异可分别形成纯水和纯脂质的质子图像；定量化学位移成像技术可分别测定脂肪和水的弛豫时间，准确地估计脂肪和水的含量，有利于对骨髓成分的深入研究；但是其图像质量较常规序列差，而且多数中低场强的 MR 设备无此功能。

6. DWI　DWI 可以在分子水平探测骨髓病变，通过检测组织内水分子运动来反映组织的结构特点与生物学行为，DWI 较常规 MRI 序列更有利于发现病变；还可通过 ADC 值对骨髓病变进行定量分析，为骨髓病变的检出提供客观诊断依据。

7. 全身 DWI　是在 DWI 的基础上，采用多段扫描并拼接成为全身 DWI，图像功能与 PET 相似，也称类 PET 成像。其图像与 PET 比较，具有高空间分辨率、高对比度及高性价比的优点。目前已有学者应用此技术研究血液病全身骨髓的改变，且敏感性及特异性也比 PET 高，全身 DWI 可作为筛选多发性骨髓瘤、淋巴瘤的方法。

Shortt 等（2009）对 24 例多发性骨髓瘤活动期的患者进行全身 DWI 与 PET 对比研究表明，PET 病灶检出而全身 DWI 敏感度为 68%、特异度为 83%、阳性预测值为 88%、阴性预测值为 59%，2 种方法检出结果一致者，阳性预测值为 100%。Hillengass 等（2010）利用全身 DWI 技术对无症状多发性骨髓瘤研究表明此技术可用于风险评估。

8. MRI 动态增强扫描　可评估骨髓组织毛细血管水平的血流灌注情况，通过 MRI 动态增强扫描获取时间 - 强度曲线，并推算出骨髓灌注的最大强化率、最大强化斜率值、峰值时间、平均通过时间等量化参数评价骨髓局部血管生成及病变浸润情况。

Zhang 等(2006)对 25 例血液恶性肿瘤行 MRI 动态增强扫描,获得时间 - 强度曲线,并计算最大强化率、最大强化斜率值、峰值时间、平均通过时间值,结果显示骨髓肿瘤浸润的最大强化率值较正常骨髓明显增高($P<0.05$),最大强化率和最大强化斜率值与肿瘤浸润分数(TF)呈正相关,而峰值时间与肿瘤浸润分数呈负相关,认为 MRI 动态增强扫描能够监测恶性血液病骨髓肿瘤细胞浸润。Shih 等(2009)对 78 例治疗前及治疗后的急性髓性白血病通过 MRI 动态增强扫描技术及相关参数测定预测其生存率,并认为以峰值(Peak)9.181 作为临界值,可作为存活的预测指标。

9. ^{1}H-MRS 是目前检测活体内化学成分的唯一、无创的手段。对很低含量的水或脂质的敏感度优于化学位移成像。此技术可以在水分子水平检测骨髓内水与脂肪含量的变化;其缺点也是对硬件的要求很高,1.0 T 以下的 MR 仪一般不能实现此功能。

Oriol 等(2007)对 21 例多发性骨髓瘤行 MRI 及 MRS 检查,测定水脂率(LWR),结果为治疗后 16 例中有 11 例(69%)的水脂率增加 [包括完全缓解的 8 例(8/8)];因此,MRS 可为多发性骨髓瘤治疗后提供一种无创的检测指标。

10. 骨髓 MRI 的临床应用研究 在血液及造血性疾病中,骨髓的成分、结构及脂 / 水比例等都发生了较大的变化。由于 MR 成像可反映骨髓的组织结构和化学成分,故 MRI 的信号强度及弛豫时间等也发生明显的改变,临床上应用研究一般可归纳为定性诊断研究(肉眼图像分析)和定量诊断研究(MRI 的信号强度、弛豫时间、功能 MRI 测定等骨髓检查的量化指标的测定与对比)。

11. 骨髓 MRI 在血液病诊断和鉴别诊断应用价值 血液病的进展,大多数都引起骨髓细胞成分、水脂成分的变化或病理性骨髓的增生变化,最终改变主要表现为骨髓增生活跃或增生低下而出现 MRI 信号的变化。在 MR 检查中,T_1WI 和 T_2WI 的信号改变,反映着骨髓增生活跃程度。骨髓增生活跃,包括白血病、地中海贫血、多发性骨髓瘤、骨髓异常增生综合征等,骨髓增生低下的再生障碍性贫血、急性造血功能停滞等。

在不同的血液及造血性疾病诊断中,掌握骨髓 MRI 信号的一些特征性表现有利于临床的鉴别诊断。比如,T_1WI 及 T_2WI 都表现弥漫性骨髓信号降低,需要排除的主要是骨髓纤维化和铁沉积所致,结合两者的临床表现及 X 线、CT 检查则不难鉴别;T_1WI 及 T_2WI 都表现弥漫性骨髓信号增高,则主要考虑再生障碍性贫血所致,需要排除的疾病主要是骨质疏松骨髓脂肪化和肿瘤放化疗后骨髓改变;大部分的贫血性疾病、白血病、多发性骨髓瘤和淋巴瘤,病变的骨髓信号都可能表现 T_1WI 低信号,T_2WI 高信号。

单纯依靠骨髓 MRI 诊断则很困难,但注意观察是否合并骨质破坏、压缩性骨折、周围软组织肿胀以及增强后强化特点,同时结合临床资料,绝大多数病例可以得到明确诊断。

再生障碍性贫血、急性造血功能停滞以及骨髓增生活跃的难治性贫血(骨髓增生异常综合征的一种类型)临床上都可出现白细胞、红细胞及血小板减少。前两者甚至骨髓穿刺细胞学检查也难以区分。再生障碍性贫血的 MR T_1WI 呈均匀或不均匀的信号增高,急性造血功能停滞骨髓信号正常或轻度降低,两者 MRI 表现明显不同。骨髓纤维化 T_1WI 和 T_2WI 都表现为信号降低,则也不难与再生障碍性贫血和急性造血功能停滞鉴别。

12. 骨髓 MRI 在血液病中定量诊断研究 T_1、T_2 值及信号强度比测定:病理性骨髓常引起骨髓内部组织成分(黄骨髓及红骨髓)的改变,可导致 MRI 的 T_1 或 T_2 弛豫时间的变化,因此,T_1、T_2 值的定量测定可反映骨髓病理基础及疾病的严重程度等。

一些学者对一组地中海贫血患者及对照组进行 MRI 定量研究发现,地中海贫血组的 T_1 值 [(897.4 ± 75.4)ms] 较对照组 T_1 值 [(401.5 ± 28.1)ms] 明显延长($P<0.05$)。另有作者通过 MRI 分析 42 例成人急性白血病患者的骨髓改变,测定腰椎骨髓与脑脊液在 T_1WI 上的信号强度比值,结果提示骨髓恶性白血病细胞的数量(B%)与腰椎骨髓信号强度比值呈线性相关,认为 MRI 作为一种无创的检查方法,简单易行,有助于成人急性白血病骨髓浸润的诊断和疗效评估。

13. T_2* 及 R_2*(即 $1/T_2$*)值测定 应用梯度多回波技术进行 T_2* 值或 R_2* 值测定,可以反映地中海贫血或血色病的体内铁沉积。Drakonaki 等(2010)对 21 例地中海贫血患者进行肝、脾及骨髓铁的 MRI 定量测定,为祛铁治疗疗效评价提供客观依据。

14. MRI 动态增强扫描定量检测 通过 MRI 动态增强扫描骨髓时间 - 强度曲线研究获得各种参数，分析骨髓血管生成特性，以监测血液病骨髓细胞构成变化。Zha 等（2010）对 26 例弥漫性骨髓恶性肿瘤进行 MRI 动态增强扫描，结果显示病变组的最大强化率、强化斜率、峰值时间与正常对照组比较差异有统计学意义，骨髓疾病的最大强化率值和强化斜率值与骨髓病变的浸润程度有显著相关性（r=0.86 和 0.84）。有作者对 25 例恶性血液病患者进行 MRI 动态增强扫描，测定骨髓灌注的最大强化率、最大强化斜率值、峰值时间和平均时间；结果提示，细胞数增多型骨髓最大强化率、最大强化斜率值均高于正常细胞数型骨髓和细胞数减少型骨髓；细胞数增多型骨髓峰值时间短于正常细胞数型骨髓和细胞数减少型骨髓；细胞数减少型骨髓平均时间短于正常细胞数型骨髓和细胞数增多型骨髓。因此，认为 MRI 动态增强扫描可以作为无创、有效监测血液病骨髓细胞构成变化的手段之一。

15. 水 / 脂定量检测 可利用化学位移及 MRS 成像技术进行骨髓内水和脂肪成分的半定量测定。测定骨髓化学位移率，监测血液病治疗后骨髓细胞构成的变化及肿瘤浸润程度。有作者对 35 例恶性血液病患者进行 MR 化学位移成像，测定骨髓化学位移率、细胞构成变化和肿瘤浸润分数；结果为血液病组与对照组间化学位移率的差异有统计学意义。不同细胞构成比和不同肿瘤浸润分数的骨髓化学位移率组间差异有统计学意义。且化学位移率与细胞构成比、肿瘤浸润分数呈显著相关（$P<0.01$）。一些作者对自体干细胞移植的 11 例淋巴瘤和多发性骨髓瘤患者，在重组粒细胞集落刺激因子（rhG-CSF）注射前和注射后 1、2、4 周等时间分别行 MRS，测定及计算骨髓中水和脂肪含量的百分比，提示骨髓造血被动员后，骨髓中相对水的含量与水的 T1 值之间的相关性不大，但骨髓中脂肪的含量与脂肪的 T1 值之间的相关性却具有统计学意义。因此，应用骨髓 MRS 技术计算骨髓中水和脂肪的比值，可在活体上监测骨髓脂肪含量的变化。

16. 血液病治疗前后的骨髓 MRI 监测 MRI 是目前公认无创性检测骨髓内变化的手段，对于 MR 成像监测骨髓移植后骨髓内的改变及判断移植治疗效果的价值，国内外学者进行了多方面的研究。造血干细胞移植前后患者体内造血功能发生了巨大的改变，同时骨髓内的水和脂肪含量亦随之转变，如移植前行大剂量的放、化疗清除骨髓内的肿瘤细胞，这个时候骨髓内水含量明显下降，骨髓内脂肪含量上升，移植后造血功能激发，骨髓内水和脂肪成分较移植前将发生逆转。

Kroschinsky 等（2005）应用常规 MRI 序列对 50 名供者采集骨髓干细胞后的骨盆 MRI 表现进行了总结，不同时间段 MRI 检测发现手术区域骨髓信号有不同程度的异常。有学者对一组白血病患者造血干细胞移植前后不同阶段的 MRI 表现研究，也说明 MRI 是监测白血病造血干细胞移植后激活和复发的有效影像学监测方法。观察的部位以髂骨最为敏感，DWI 显示病灶最佳。Bengtsson 等（2011）还利用超高场（17.6T）MRI 和荧光显微镜，成功地观测动物移植的骨髓干细胞修复过程。

20 多年来，骨髓 MRI 的临床应用大大推动了血液及造血性疾病的临床诊疗和影像诊断的深入研究。当前，骨髓 MRI 对血液及造血性疾病的骨髓损害病变的发现、疾病的范围和程度以及治疗后疗效评估，无疑是一种最良好的技术。

近年来，血液及造血性疾病的 MRI 定量诊断研究不断深入，包括动物模型研究和临床病例研究，都取得可喜的进步。但是，真正应用到指导临床诊疗方面的 MRI 定量诊断技术还有待于更多的基础和临床研究。随着研究的深入，研究骨髓组织和化学成分变化、病变骨髓中的细胞成分及其特点、治疗后骨髓成分改变和病变改变的 MRI 特征等方面研究将成为大家关注的热点，进一步深入对骨髓 MRS、骨髓 MR 灌注成像、骨髓化学位移成像、骨髓动态对比增强、骨髓 T_2 或 T_2* 值测定等 MRI 新技术的基础与临床研究将是今后的努力方向。

第四章 骨髓炎

第一节 慢性骨脓肿

慢性骨脓肿,又称 Brodie 脓肿、慢性局限性骨髓炎,多见于儿童和青年人,为慢性骨髓炎的一种特殊类型,是一种低毒力的骨感染性病变,临床上较为少见,发病人群以青少年多见。临床症状轻微,特异性不高,在影像学上,由于有时表现不典型,容易与其他一些骨疾病发生混淆,导致误诊。

一、病理学

慢性骨脓肿为慢性发病的骨感染,由于致病菌毒力较低,患者自身抵抗力较高而形成的一种特殊形式的慢性骨髓炎。病变早期破坏区内充满脓液,之后可被肉芽组织充填,周围骨质增生、硬化。因长骨的干骺端毛细血管网丰富,血流缓慢,有利于细菌沉积、滞留,故多见于胫腓骨近端、远侧干骺端,股骨下端,肱骨下端干骺区,又因干骺端有丰富的网状内皮细胞,病变的发展受到限制,形成相对静止的局限性脓肿病灶。

其形成的另一原因是急性骨髓炎在起病早期使用抗生素相当有效,但未能完全控制感染,使急性血源性骨髓炎在干骺端形成病灶,未继续向骨膜下或骨干的髓腔扩展,感染停止发展,形成局限性骨质破坏和骨脓肿。致病菌常为金黄色葡萄球菌或链球菌。病理上骨脓肿由局部积脓、肉芽组织增生和纤维化,部分可见有碎屑样坏死骨,周围纤维组织膜围绕和一层硬化骨包围所构成。

二、临床表现

临床上慢性骨脓肿患者多为青少年,一组 17 例中平均年龄为 25.5 岁。患者症状主要表现为缓慢间歇性疼痛,经抗菌治疗症状可减轻。部分病例局部温度增高,软组织肿胀及明显压痛、白细胞增加,血沉增快,亦有部分病例没有明显的炎症病症,血白细胞计数分类计数多在正常范围。

临床表现轻微且缺乏特异性,仅表现为患处阵发性疼痛,劳累或剧烈活动后加重,休息后可缓解,症状可反复发作,常伴有邻近关节的肿胀。实验室检查血细胞分类计数多在正常范围内。临床上如出现下列表现:青少年或青壮年反复发作性长骨近、远端疼痛,且体温及血细胞计数基本正常而血沉增快;X 线和 / 或 CT 像上见圆形其内无结构病灶,周边硬化带明显;MRI 见液性腔、周围略高信号的肉芽带、外侧低信号带、骨髓水肿、软组织水肿等表现时应考虑本病。

三、影像学研究

本病好发于长骨,常见于胫骨、股骨干骺端,影像学表现对本病的诊断有重要意义,典型表现为长骨干骺端的 1~2 cm 直径的圆形或椭圆形骨破坏区,周缘可见境界清楚的硬化环,骨破坏区通常无死骨影,周边无骨膜反应。

不典型表现为硬化环不连续,骨破坏区密度混杂,出现点状或条状稍高密度影,有层状骨膜反应和软组织肿胀,以及发生部位位于手、足等不规则骨。该组有 5 例(5/17)见不典型影像表现,3 例骨质硬坏区中出现了不典型的点状或条状稍高密度影,有 2 例见不典型的层状骨膜反应及软组织肿胀。该组中 14 例(14/17)病灶位于四肢长骨干骺端;有 3 例(3/17)位于手、足等不规则骨。故该组病例提示慢性骨脓肿的影像学表现可呈多样性。该组单发病灶 15 例(15/17),多发病灶 2 例(2/17)。病变均位于松质骨,呈偏心性。

曾有学者根据骨脓肿在骨内病灶部位,将其 X

线表现分为 4 型，即松质骨型、髓腔型、皮质型、多发型。该组病例与其报道的分型有差异，该组以为把位于松质骨内的局限性骨脓肿归于慢性骨脓肿更确切，而继发于慢性骨髓炎的骨脓肿是慢性骨髓炎的局部活动病变。皮质旁的骨脓肿可突破骨皮质引起骨膜反应并可形成局部软组织肿胀。

CT 在显示骨内的脓腔、死骨等方面具有优势，MRI 可显示病灶周边、硬化环、脓腔壁和脓腔中心不同组织成分的不同信号影，反映病变活动情况，对本病的诊断和鉴别诊断是较有价值的。MRI 表现为肉芽组织和病灶中心脓液在 T_1WI 上为低或稍高信号而在 T_2WI 上呈高信号，周围的骨硬化环在 T_1WI 和 T_2WI 上呈低信号。

误诊病例简介：一例临床表现为反复性右髋关节疼痛，活动时加重，影像学表现为右股骨大粗隆区囊性透亮区，透亮区内无死骨，无骨膜反应，邻近软组织肿胀，临床病史及影像学表现与文献报道相符；而在 X 线、CT 像上病灶周围硬化环不明显，可能与病灶细菌毒力较强、宿主的体质较差，致使病变局部破骨活动大于成骨活动有关，此外也与病变的反复发作次数较少有关，也是导致该病例误诊的原因（误诊为骨囊肿、骨结核）。

四、鉴别诊断

慢性骨脓肿较少见，但其影像诊断尚需与多种疾病鉴别，特别是出现不典型的影像表现，如骨膜反应及其破坏区内骨碎屑影更须结合临床资料仔细鉴别。慢性骨脓肿常需与下列疾病鉴别诊断。

（1）干骺端骨结核：多见于儿童，病灶边缘不整齐，周缘无硬化环，病灶周围骨质疏松，病灶内可见沙粒样死骨，病变易累及关节或向外经皮肤破溃。

（2）骨样骨瘤：常见于骨干及皮质，其特征是病灶中心有瘤巢，圆形病灶较小，周围有明显硬化骨环，且疼痛明显，服用阿司匹林可明显缓解。大小形态与慢性骨脓肿相似，其好发于 20~40 岁男性，影像表现为近似圆形的透明缺损，周围亦有骨质硬化，

（3）骨母细胞瘤：也是须鉴别的病变，20~40 岁男性多见，好发于骨干，病变中心可见“瘤巢”，其周围硬化环有时明显，其病灶中心的特征是可有沙粒样钙化。

（4）骨囊肿：可发生于任何年龄，以 10~15 岁多见，好发于股骨、肱骨，为不规则形或类圆形，其长轴与骨干长轴一致，透亮区内见少许纤维条索间隔，局部骨皮质变薄，周边无硬化缘，无骨膜反应，软组织无肿胀。亦表现为干骺端透亮区，多数呈椭圆形，周围皮质骨扩张变薄，易发生病理性骨折，病变周缘无硬化环，血沉在正常范围内。

（5）骨嗜酸性肉芽肿：多见于 10 岁以下儿童，单发以头颅、股骨多见，表现为囊性骨质破坏，有增生硬化，与慢性骨脓肿非常类似，其影像学上有时与慢性骨脓肿较难区别，X 线平片、CT、MRI 征象都相似。其干骺端表现为单房或多房性透亮区，周围有骨质增生硬化，但实验室检查嗜酸性粒细胞计数明显增高可进行鉴别，须充分结合临床资料。

此外，有时还需与其他恶性肿瘤鉴别，必要时行穿刺活检。

第二节　隐球菌性骨髓炎

骨髓炎中以化脓性骨髓炎较常见，化脓性骨髓炎最常见的致病菌为金黄色葡萄球菌（约占 75%~80% 以上）。而以霉菌致病的隐球菌性骨髓炎属罕见，因此被视为特殊类型的骨髓炎。本病多见于皮肤或软组织，侵及骨骼者少见。它与常见的慢性骨髓炎（如化脓性骨髓炎）、骨结核等在病理变化、临床表现上有一定的差异。而这些特殊类型的骨髓炎在没有形成局部病灶或有脓肿存在时一般不进行有关的手术治疗；因为这些特殊类型的骨髓炎均有其特殊的检查诊断、治疗药物及相应的对症治疗。但个别病人已属炎症晚期，单从 X 线片上见到的征象如：局限性骨质破坏、增生、硬化、骨膜反应及死骨、无骨膜三角等影像改变，与慢性局限性骨脓肿鉴别确实很困难。因为均为细菌感染，均可引起软组织肿胀、骨质破坏、骨质增生硬化、骨膜反应和骨包壳的 X 线表现两者很相似。

通过复习文献及对一些病例慢性隐球菌性骨髓炎的临床 X 线表现的分析，临床上无明显诱因的腿痛患者应该引起我们重视，最好及时进行 X 线检查，如显示出骨质破坏、内见死骨而又无明显骨质增生、硬化及骨膜反应，结合临床早期无明显畏寒、发热及慢性结核中毒症状患者的临床表现，应高度怀

疑是否为特殊类型的骨髓炎改变。有的病人单从X线特征表现确诊有一定困难，如经一般抗炎疗效差，应及时行骨髓内脓液培养确诊以便早期治疗。

第三节 不典型慢性骨髓炎的MRI表现

慢性骨髓炎是临床常见疾病，近年来随着抗生素的广泛应用和细菌毒力的改变，不典型慢性骨髓炎的发病率明显增高，临床症状和影像学表现不典型是常见的误诊原因。

一、病理学

慢性骨髓炎大多数来自急性骨髓炎，少数一开始即为亚急性、慢性病变，多见于低毒性感染。骨髓炎的感染途径主要包括血源性播散、创伤后直接感染以及相邻软组织感染的直接蔓延，金黄色葡萄球菌是其主要的病原体。近年来由于抗生素的滥用，细菌性状发生了明显的变化，耐药菌种不断增加，如耐甲氧西林金黄色葡萄球菌、绿脓杆菌、化脓性链球菌、大肠杆菌的耐药菌株等。由急性骨髓炎发展而来的有典型临床症状的慢性骨髓炎已不多见，常隐匿性起病，临床表现缺乏特征性。慢性骨髓炎以骨髓骨质增生、硬化和骨皮质增厚为主，伴有骨干变粗、轮廓粗糙，骨膜增生以及不同程度的坏死、死骨及骨脓肿形成等。

部分慢性骨髓炎患者缺乏典型的影像学表现，给诊断带来困难。MRI具有良好的软组织分辨率及多平面、多参数成像等优点，尤其对骨髓腔内病变及骨周围软组织改变的显示是X线平片及CT无法比拟的。

二、影像学研究

不典型慢性骨髓炎病变多累及长管状骨骨干，一组11例病变部位均为长骨，其中10例病变侵及骨干。骨病变累及范围较广，该组6例病变的累及范围超过骨长度的1/2，骨干和干骺端同时受累。不均匀增厚的骨皮质 T_1WI、T_2WI 均为低信号，脂肪抑制 T_2WI、T_2WI 上增厚的骨皮质内可见斑片状及条样高信号影，可能为哈氏管内炎性渗出、肉芽增生所致或伴有骨板破坏。骨内脓肿在 T_1WI 上为低到中等信号，在 T_2WI 上呈高信号，病灶呈类圆形或分叶状，信号均匀，边界锐利，T_1WI 和 T_2WI 均见环状低信号边缘。

死骨形成是慢性骨髓炎的特征性改变，死骨的信号变化依其含骨髓的多少而表现多样，在 T_1WI 上呈低、等信号或高信号，在 T_2WI 上呈高信号或低信号，MRI诊断困难；该组2例CT发现的死骨MRI均未见显示。骨髓内出现病变是诊断骨髓炎最可靠的征象，但同时亦可见于其他病变。该组9例病变的骨髓内MRI出现信号异常，骨松质及骨干髓腔内见斑片、条带状长 T_1 长 T_2 信号影，脂肪抑制 T_2WI 呈明显高信号，边界不清，增强后髓腔内病变不均匀强化为其特点；病理基础可能为炎症所致静脉瘀血、水肿、渗出及坏死引起水分增加。MRI对骨髓病变的高敏感性及多方位成像优点，可清晰的显示骨髓炎所波及的范围，对于外科确定病灶清除的范围有非常重要的价值。病变区及其周围骨质骨膜增生较轻微或无骨膜增生，少数病例出现层状骨膜增生，MRI表现为与皮质平行的低信号，其与皮质之间见细线样高信号，其范围小于髓腔及骨皮质的病变范围。

不典型慢性骨髓炎不同于一般骨髓炎非常重要的一点是影像学表现多样，主要表现为以下几点。

(1)软组织肿胀、脓肿及肿块。该组大部分不典型慢性骨髓炎伴有软组织肿胀，表现为骨皮质周围的软组织内弥漫分布的 T_1WI 低或稍低信号，在 T_2WI 上呈高信号，以STIR序列最明显。软组织肿胀并不是骨髓炎的特征性征象，但肿胀范围通常较恶性骨肿瘤更广泛。慢性骨髓炎可引起邻近肌肉肿胀增粗，骨膜下、软组织、肌间隙内常有不同程度脓肿，脓腔形态较规则，呈类圆形或分叶状，边界清晰，增强后脓肿壁环形强化。

值得注意的是慢性骨髓炎可引起邻近肌肉肿胀增粗，但一般不形成软组织肿块，骨髓炎出现软组织肿块仅有少数个例报道，可能为肉芽组织增生所致，易误诊为恶性骨肿瘤；该组1例由于对此征象认识不足，术前MRI误诊为尤文肉瘤。炎性肿块形态规则、信号均匀、边缘清晰、附近的骨质无或仅有轻度破坏，因此仔细分析软组织肿块的特点及邻近骨质改变，有助于鉴别诊断。

（2）骨质破坏范围较广，而骨质增生硬化及死骨表现不明显。破坏区边缘骨质硬化轻微，硬化带与正常骨间无明确分界，是不典型慢性骨髓炎的特征性表现之一；由于死骨的信号变化多样，MRI显示困难，常需结合CT进行观察。

（3）临床与MRI表现不一致。该组3例MRI骨质破坏明显，但临床症状轻，术前定性困难或误诊。

三、鉴别诊断

不典型慢性骨髓炎主要需与尤文肉瘤、骨肉瘤和骨样骨瘤等疾病鉴别。

（1）尤文肉瘤：两者均好发于青少年，均可累及骨干及干骺端。不典型慢性骨髓炎表现为骨皮质增厚、髓腔变窄、层状粗大骨膜反应，临床症状轻；尤文肉瘤多有广泛性“虫蚀”样骨破坏变薄及“葱皮”样骨膜反应，全身反应重。不典型骨髓炎软组织肿胀呈弥漫分布，在横轴位上呈环形或“C”形，而尤文肉瘤多为局限性软组织肿块。

（2）骨肉瘤：两者均好发于骨的干骺端，由髓腔起源，向周围骨质扩展并向髓腔上下蔓延。慢性骨髓炎的增生骨出现在破坏区周围，且骨质破坏与骨质增生并存；而骨肉瘤则以溶骨性破坏与瘤骨形成为主，破坏区周围并无骨质增生。

骨膜反应的范围及形态有助于慢性骨髓炎同骨肉瘤的鉴别，前者范围通常广泛，以层状骨膜反应为主；后者由于侵袭性及破坏性较强，肿瘤常穿破骨膜向外生长形成骨膜三角（Codman三角）。骨肉瘤主要表现为软组织肿块，而慢性骨髓炎多为软组织肿胀。

（3）骨样骨瘤：骨样骨瘤瘤巢多位于骨皮质，瘤巢在T_1WI显示为低或等信号，T_2WI显示为低、等或高信号，成分以骨样组织为主者表现为高信号，内部钙化或骨化明显者表现为低信号；周围有不同程度的骨质硬化，还可伴有骨膜反应及周围软组织肿胀；瘤巢较小时与不典型慢性骨髓炎鉴别困难。但骨样骨瘤临床上以局部疼痛，尤其是夜间疼痛为特有症状，服用水杨酸类药物可缓解。

不典型慢性骨髓炎与良、恶性骨肿瘤的鉴别在影像学检查中存在一定的困难，需要临床与影像学检查密切结合，对于极少数不典型病例，尚需依赖病理确诊。

总之，对临床和影像学改变不典型的慢性骨髓炎要掌握病变的病理特征，了解病变演变的趋势和少见病变表现，MRI能显示出平片和CT难以显示的病理改变，提供重要的鉴别诊断信息，从而有利于指导治疗和疗效评价。

第五章　骨髓瘤

详见本书 本卷 第三篇 第七章 骨髓瘤。

第六章 骨髓其他疾病

第一节 髓外造血

一、病理学

髓外造血是一种多能干细胞异常增殖生成血细胞方式，可生成红细胞、白细胞和淋巴细胞。在胚胎发育期，造血在卵黄囊上进行，称之为中胚叶造血期。随后造血在肝脏和脾脏进行（肝脏造血），大约从第7个月开始，骨髓开始产生血细胞（骨髓造血）。

新生儿的全身骨髓均有造血功能。成人全身仅有30%的骨髓是具有造血功能的红骨髓，分布于长骨近心端以及骨盆、颅脑、肋骨和椎体这类扁短骨。当机体正常的造血功能破坏或者需求增加，骨髓外的某些组织会产生造血功能（髓外造血）。髓外造血可发生于身体任何部位，但多见于肝、脾，类似其胚胎期的功能。地中海贫血、镰状细胞性贫血和遗传性球形红细胞增多症常并发髓外造血，以弥补骨髓造血功能的不足。骨髓造血功能的丧失也是产生髓外造血的重要原因，如缺铁性贫血、恶性贫血、真性红细胞增多症、骨髓纤维化、骨髓硬化以及各型白血病。

二、临床表现

通常髓外造血的组织没有什么临床表现，也很难通过X线、CT、MRI以及核医学检测到。在少数情况下，当脊柱旁的髓外造血造成椎弓根或者椎管的压迫时会表现出一定的临床症状。当髓外造血发生于胸膜腔或纵隔时，由于髓外造血组织的影响，患者可出现心肺功能的不全。地中海贫血并发的心肌肥大及心排血功能不足均可间接提示骨髓造血功能不足。通过相应的影像学表现可以大致的得出诊断结果，对于后续治疗有很大的帮助。

三、影像学研究

髓外造血灶在影像学上多为边缘光滑锐利的局灶性病灶，分布于身体两侧。脊柱旁或骨旁髓外造血多见于遗传性球形红细胞增多症，另外还见于骨髓浸润或抑制类的疾病。最常见的髓外造血组织是肝、脾和肾周及腹膜后淋巴结。

CT平扫显示髓外造血灶的密度近似于肌肉组织密度。临床最常见的发生于脊柱旁的病变是神经源性肿瘤，多见于神经纤维瘤病Ⅰ型，很难与脊柱旁的髓外造血鉴别。先前所提到的病例在脾切除术后病灶明显缩小，且红细胞数上升。肝脾的髓外造血灶可多发，有时病灶的体积较大，但是该类病变很少对脏器功能造成大的影响。长期输血会导致含铁血黄素沉积症或血色病的发生，此时腹部触诊可以发现肝脾体积增大变硬。

四、鉴别诊断

（1）血管瘤：增强的CT和MRI扫描有助于髓外造血的鉴别诊断，髓外造血灶多结构均匀边界光滑，增强后呈轻到中度强化，很容易与血管瘤相鉴别。平扫时很难区分门脉周围的髓外造血组织与门脉及其分支的关系，引入对比剂后由于血管的强化，髓外造血灶和血管的关系显示得很清晰。

（2）淋巴系统病变和转移瘤：髓外造血很少发生于腹膜和胸膜的造血组织。当病变发生时，需要与淋巴系统病变和转移瘤相鉴别。由于子宫内造血的规律进行。髓外造血灶很少发生在盆腔。肾旁的髓外造血灶通常边界清晰围绕于肾脏周围。发生在肾内的髓外造血灶多见于肾实质，少见于肾盂肾盏或输尿管。临床症状偶可表现为尿路梗阻。当该病鉴别困难且由于凝血及感染等原因不适合活检时可以考虑使用其他的影像学检查方法。提供详细的病史对确定诊断有很大的价值。

(3)淋巴系统病变:髓外造血与淋巴系统病变很难鉴别,因此采用标记的抗 NCA-95 进行骨扫描,抗 NCA-95 可以显示中性粒细胞系的所有细胞。使用 SPECT 技术可以特异性的显示髓外造血灶。该方法分辨力较低,最小只能识别 1~1.5 cm 的病灶,因此难以检出较小的病灶。使用 SPECT/CT 可以综合功能和形态成像方法,提高病灶检出率。

第二节 骨髓发育及诊断陷阱

红髓向黄髓的转变发生在正常发育过程中,这种转变有一定顺序方式。胎儿出生后全部骨髓腔为红髓充盈,出生后早期红髓就开始变为黄髓,最先在四肢,特别是在手足的末节指趾骨最明显,以全身骨为整体,这个转变过程是由外周骨向中轴骨进行,在长骨转换是由骨干到干骺端。25 岁时这种转换一般完成,形成成人型骨髓。这时红髓集中在中轴骨(颅骨、脊柱、肋骨、胸骨、骨盆),而周围骨较少(肱骨和股骨近端),虽然这是公认的红髓分布形式,但也有变异。

儿童和年轻人红骨髓在 T_1WI 和 T_2WI 上均为低信号。随着年龄的增长,骨髓的信号逐渐上升,在成年人,红骨髓变为黄骨髓,在 T_1WI 信号增加,但在 T_2WI 信号较低,需强调的是黄骨髓在 T_2WI 上的表现因使用的脉冲序列不同而变化。

在骨髓增生性疾病,贫血以及由于肥胖和皮克威克(Pickwickian)综合征、先天性紫绀性心脏病,慢性阻塞性肺疾病(COPD)和获得性免疫缺陷综合征等引起血氧减少,均可使黄骨髓再变为红骨髓,在 MRI 上为低信号。

骨髓的纤维化在 T_1WI 和 T_2WI 上也有信号强度降低。放疗后的病人,由于脂肪性骨髓的置换可导致椎体信号强度的增加。骨髓在 T_1WI 和 T_2WI 上的低信号亦可出现在孕期妇女生理性贫血时。任何原因的贫血病人均可见到椎体的黄骨髓转变为红骨髓。这种情况也可在浸润性骨髓病变时见到,此时正常休眠状态的椎骨骨髓代偿性造血。

成年人正常骨髓在 T_1WI 上信号较高,STIR 和脂肪饱和序列对于异常的骨髓改变非常敏感。在 T_1WI 上骨髓的低信号可能会被误诊为弥漫性的肿瘤浸润。如果有水肿或坏死的存在,则与很多肿瘤侵犯时相同,T_2WI 上信号增加,但少数脊柱肿瘤以纤维性变为主时则在 T_2WI 上表现为低信号。容易混淆的是,在脂肪抑制 T_2WI 或 STIR 图像上,红骨髓可以表现为相对高信号,类似于肿瘤。

进一步区别肿瘤与造血骨髓可以通过对比椎体与椎间盘的信号强度来进行,椎体内红骨髓在 T_1WI 上的信号比邻近椎间盘的信号高,而在肿瘤时这种情况相反,此时 T_1WI 上椎间盘信号比椎体信号高,这被称为“椎间盘高信号征”(Hyperintense disk sign)。

但这种椎间盘高信号征并非诊断脊柱肿瘤的绝对征象,当铁过度沉积或严重贫血伴有骨髓增生时,椎间盘的信号可比相邻椎体的信号高。在可疑病例中,可行钆对比剂 T_1WI 增强扫描,椎间盘明显低于邻近强化的肿瘤信号。这种对比在脂肪抑制序列中更加明显。需要指出的是,增强扫描前应常规使用 MRI 平扫。

对于老年人来说,椎骨脂肪沉积较多是正常表现,脂肪较多的椎骨骨髓 MRI 信号特征为 T_1WI 高信号,T_2WI 信号有所衰减,在脂肪抑制 T_1WI 上脂肪性骨髓信号强度下降,尽管椎骨上这种与年龄相关的弥漫性正常脂肪沉积的骨髓易于确定,但椎体局部脂肪沉积可能被误诊为良、恶性肿瘤或血管瘤。

这种情况也可在放疗后出现,放疗后椎骨脂肪化的范围与照射野的范围一致。放疗后椎体信号的改变多种多样,这主要与放疗的剂量以及结束放疗后的时间有关,当放疗剂量大于 8Gy 时,结束放疗后的第 9 天即可出现椎骨脂肪化,并且可保持十几年都无明显改变。因肿瘤性病变 MRI 表现不会改变,故 MRI 脂肪抑制成像是有价值的。由于放疗后纤维化可有不同类型的强化,钆对比剂 MRI 增强扫描可能会把放疗后的纤维化误判为肿瘤。

尽管椎骨的红骨髓在 T_1WI 和 T_2WI 上均为低信号,但在 T_1WI 或 STIR 图像上信号可有中等程度增加,有时区分肿瘤和红骨髓较为困难。肿瘤在

T_2WI 上一般为中等程度的信号增加，在 T_2WI 上肿瘤坏死区信号增高，肿瘤纤维化区则信号降低。一般认为椎间盘高信号征可以区别红骨髓和肿瘤灶，但这种征象并不总是与病理一致。

MRI 骨髓信号的不均匀性是另一正常变异，并易于误为病理状态。椎体骨髓信号不均匀可见于瓦尔登斯特伦（Waldenstrom）巨球蛋白血症、转移瘤、多发骨髓瘤或其他浸润性疾病。老年人骨髓的 MRI 信号不均匀性在高场强的 MRI 更加明显。临床资料、实验室检查甚至骨穿刺活检对于明确诊断都十分重要。

第十二篇　四肢疾病

第一章　长骨

第一节　长骨骨干骨肉瘤

骨肉瘤是骨原发性恶性肿瘤中最常见的一种，好发于青少年长管状骨的干骺端，而发生于骨干者极为少见。

一、病理学

骨干骨肉瘤病变侵犯范围大，明显大于干骺端的骨肉瘤，一般在10 cm以上，甚至累及骨干全长。一般认为长骨骨干富含红骨髓，血供丰富，利于肿瘤组织的扩散。骨干骨肉瘤病理骨折少见，病理骨折在干骺端骨肉瘤中较常见，但一组病例和相关文献报道均无病理骨折，这可能与病变范围大，患者制动早有关。骨干骨肉瘤是根据其发病部位明显区别于骨肉瘤好发于长骨干骺端而提出的，但其病理分型均可归于上述各亚型。一组28例中16例为经典型骨肉瘤，发病率略高于文献报道，长骨骨干骨肉瘤以经典型骨肉瘤居多。

二、临床表现

骨肉瘤好发年龄为15~20岁，而长骨骨干骨肉瘤发病年龄多超过20岁，明显高于骨肉瘤好发年龄。该组病例中18例为21岁以上，中位年龄超过20岁，与国内外文献报道基本一致。

三、影像学研究

1. X线表现　长骨骨干骨肉瘤可分为成骨型、溶骨型及混合型，但以成骨型居多。开始表现为髓腔局限性或斑片状高密度影，骨质出现不同程度的破坏及瘤骨形成。骨内膜可增厚，骨外膜可出现层状或针状骨膜反应。病变逐渐进展出现典型骨肉瘤征象，可向骨干上下及周围发展，故其病变范围较典型骨肉瘤病变范围广。

因常规X线软组织分辨率差，很难鉴别软组织肿胀和软组织肿块，又因骨内、外骨膜增生及瘤骨的形成可使骨干增粗，加上层状骨膜反应酷似骨髓炎。一组1例X线平片很难明确是否有软组织肿块，但CT和MRI可清晰显示软组织肿块突破骨皮质。

2. CT　CT较X线平片分辨率高，可清晰显示成骨性破坏、肿瘤骨和瘤样钙化的形态和细微结构，并可见软组织肿块。MSCT多平面重建图像可以在矢、冠状面上确定病变区中是否有肿瘤骨和瘤样钙化，以及骨破坏与骨膜反应的关系。在确定病变范围上，X线检查无优势。CT可根据骨皮质、骨小梁破坏、断裂确定病变范围，但不精确。骨干骨肉瘤不同于干骺端发病者，均有软组织肿块，这可能主要与病变范围有关。CT增强检查可清晰显示软组织肿块的强化方式，以及肿块是否突破骨皮质侵犯周围软组织，并可明确肿块的范围。该组中骨干骨肉瘤大多具有较大的软组织肿块，而干骺端骨肉瘤软组织肿块较小，成骨性骨肉瘤多无软组织肿块，可能与骨干骨肉瘤病变范围大，易侵犯软组织有关。虽然CT检查对确定病变范围具有一定优势，但病理检查证实影像检查难以精确确定病变范围。因此，影像和病理学相关研究表明骨干骨肉瘤病变实际范围大于影像所见。该组病例CT显示肿瘤骨和瘤样钙化16例，而X线平片仅显示12例，在以成骨性破坏为主的皮质旁型骨干骨肉瘤的X线片上不易显示，但CT检查可清晰显示。16例广泛骨质破坏，CT根据骨皮质和骨小梁结构确定的病变范围经与大体病理对照较准确。该组CT平扫显示软组织肿块22例，CT增强显示软组织肿块24例。而X线平片仅18例可见软组织肿块。

3. MRI　MRI对软组织分辨率高，能较好地显示骨干肿瘤的软组织肿块,因此在确定软组织肿块方面明显优于X线和CT。骨破坏周围可见软组织肿块,在T_1WI上呈等信号,在T_2WI上呈等高信号,以STIR序列最明显,软组织肿块周围可见软组织水肿。

该组26例局限性软组织肿块,其中6例可见髓腔内软组织肿块沿骨干长轴发展,并与髓腔外肿块相连。而CT显示软组织肿块22例,CT增强显示软组织肿块24例。其中16例行MR增强扫描,可见髓腔内外肿块和水肿均呈不同程度强化,骨皮质、骨膜反应无强化。该组1例增强MRI显示水肿强化程度明显高于肿块,而CT增强肿块强化程度高于水肿,原因尚不清楚,可能与MR对比剂扩散程度有关。

MRI可显示骨质破坏和骨膜反应,但不如CT和X线平片敏感。骨膜反应在SE T_1WI呈等低信号,略高于骨皮质,在T_2WI呈等低信号;骨膜反应一般呈低信号,但该组中部分病例骨膜反应呈等信号,原因可能与骨膜反应内伴软组织肿块有关。成骨性骨膜反应在T_1WI及T_2WI均为极低信号。该组22例层状骨膜反应,MRI仅显示10例,明显低于CT和X线平片检查。CT上肿瘤骨和瘤样钙化16例,而MRI均未显示。因此,MRI显示肿瘤对软组织、血管及神经侵犯极佳,但对骨膜反应、钙化肿瘤骨和瘤样钙化敏感性差。

四、鉴别诊断

(1)不典型骨髓炎:由于抗生素的广泛应用和细菌毒力的改变,呈现典型临床和影像学表现者减少,临床表现轻微者逐渐增多。主要症状为患骨或邻近关节的疼痛,缺乏特征性,呈亚急性甚至慢性隐匿性的临床经过。骨髓炎早期骨质破坏区模糊,新生骨密度低,骨膜反应轻,晚期骨质破坏区边界清楚,新生骨密度高,骨皮质增厚,骨膜反应完整光滑。不典型骨髓炎骨破坏更广泛,通常累及骨干全长,骨膜反应为层状,有时可见死骨形成。

骨肉瘤则骨质破坏区边界模糊不清,同时出现高密度肿瘤骨,骨膜新生骨开始清楚,以后逐渐变为模糊、残缺不全。破坏区周围的反应骨少且短暂。骨肉瘤病理上肿瘤细胞异型性明显,肿瘤细胞多为骨样基质,部分肿瘤性骨形成。骨髓炎破坏区周围的反应骨是分化正常的骨小梁,表现为小梁增多、密集,与分化差、无结构的瘤骨不同。该组2例CT显示轻度骨膜反应,术前误诊为慢性硬化性骨髓炎,回顾性分析病变区骨膜新生骨开始清楚,以后逐渐变为模糊、残缺不全,更符合骨干骨肉瘤的诊断。

(2)尤文肉瘤:与骨干骨肉瘤鉴别很难,尤其小圆细胞型骨肉瘤与尤文肉瘤在病理学上也极为相似,鉴别诊断时难以区分。但尤文肉瘤的骨膜反应广泛,呈分层状,其密度更低且较纤细,分层间的透光影可较每层骨膜宽,并可见局限性软组织肿块,而垂直状骨针少见。该组1例CT及平片均显示分层状骨膜反应,误诊为尤文肉瘤;回顾分析可见软组织肿块部分突破骨皮质,并隐约可见少有垂直状骨针,应考虑到骨肉瘤的诊断。另外,尤文肉瘤发病年龄略低,对放射治疗极其敏感,可进行诊断性治疗。

(3)动脉瘤性骨囊肿和恶性巨细胞瘤:骨干骨肉瘤破坏以溶骨性为主时,尤其毛细血管扩张型、小圆细胞型等亚型,影像学表现缺乏特异性,病理学上难以鉴别。动脉瘤性骨囊肿在病理上与毛细血管扩张型类似,但影像学无恶性征象,易于诊断。恶性巨细胞瘤在病理上恶性程度低于毛细血管扩张型、小圆细胞型等高度恶性的骨肉瘤,在影像上,后者因高度恶性、侵袭性强、病变范围大、无明显膨胀性、纯溶骨性破坏、无残留骨嵴等表现区别于恶性巨细胞瘤。该组1例骨干毛细血管扩张型骨肉瘤,CT表现为囊样膨胀性骨破坏,病灶内坏死明显、酷似动脉瘤性骨囊肿。但回顾性分析病变范围大,侵袭性强,无残留骨嵴,CT增强检查骨髓腔内可见不均匀强化的软组织肿块,这与文献报道的假囊肿样骨肉瘤相似。

总之,同其他肿瘤一样,骨干骨肉瘤需临床、病理与影像资料密切结合才能做出正确诊断。不同影像检查方法各有特点,不可相互替代。

第二节　误诊病例简介:长骨釉质细胞瘤

长骨釉质细胞瘤是一种非常少见的低度恶性肿瘤,因其在组织学上与颌骨的造釉细胞瘤相似而得名,临床上很难与长骨的纤维结构不良鉴别。

一、病理学

本病组织学结构变化较大，一般有以下几种形式：基底细胞型；梭形细胞型；鳞状细胞型；腺样结构型。四型中以基底细胞型最多见，其次为梭形细胞型及腺样结构型，鳞状细胞型少见，常混合存在，也可合并纤维结构不良。肉眼观，肿瘤体积较大，瘤体呈灰黄或灰白色，质韧呈“橡皮”样，其内有纤维组织分隔，部分区域可见出血和囊变，少数可伴有骨化和钙化。瘤体一般均有骨皮质或骨膜包绕，有些肿瘤可侵犯软组织。镜下，肿瘤细胞呈梭形或立方形，前者多散在分布，后者则聚集成大小不等的索条状、巢状或腺管样结构，周围有时可见基底膜包绕；瘤细胞轻度异型性，核圆形或卵圆形，核仁不明显，核分裂少见，胞质较少，微嗜碱性；细胞呈巢状或腺管周围有增生的成纤维细胞及丰富的毛细血管。

二、临床表现

本病约占原发骨肿瘤的 0.24%，占恶性骨肿瘤的 0.53%。可发生于任何年龄，以 10~40 岁之间为多，约占 76.1%，10 岁之前很少发病。男女比例约为 1.6∶1。常有外伤史，伴有或不伴有疼痛的局部肿胀为其主要临床表现。一组 3 例中年龄最小者为 14 岁，男：女为 2∶1，其中 2 例有外伤史，均以局部肿胀、疼痛就诊，不伴有全身系统症状。

三、影像学研究

长骨釉质细胞瘤以胫骨多见，约占 78.7%。该组 3 例均发生于胫骨，其中 1 例伴有腓骨病变。本病的特点为皮质内或紧邻皮质下，呈单囊或分叶状偏心膨胀性透亮区，边界清晰锐利并有硬化缘，随病程延长硬化更明显。皮质膨胀变薄，有时可发生中断，或消失并形成软组织肿块。若合并纤维结构不良，则可见两种病症的影像学表现。CT 能更好地显示病变的边缘及内部结构，而 MRI 能更好地显示病灶全貌、组织学特点和受侵范围。

该组 3 例术前影像诊断均误诊为纤维结构不良，分析其原因主要是 3 例均发生于胫骨的骨皮质内呈囊状、膨胀改变，其内密度不均匀呈磨玻璃样，这与纤维结构不良影像表现极其相似。长骨釉质细胞瘤虽生长缓慢，但具有较强的局部侵袭性，局部刮治术后易复发，复发率高达 44%，而行病骨段切除则很少复发。因此应综合各种影像学检查方法，结合临床、病理，正确诊断此病，有利于指导临床手术治疗，减少复发。

第三节　畸形性骨炎的假恶性病变

Bowdman 等（1975）报告 2 例骨骼病变分布广泛的畸形性骨炎，其下肢病变起初都曾误诊为恶性病变。1 例股骨远端以骨膜为基础的局灶性包块重叠于硬化期的畸形性骨炎上。包块活检示畸形性骨炎而无新生物。X 线照片随访 2 年，包块无变化。

另 1 例胫骨中段病变，观察 4 年见病变已趋向硬化。

第四节　误诊病例简介：左肱骨内生性软骨瘤与转移瘤

患者，女，36 岁。左侧乳腺癌术后，近日患者常规肿瘤术后复查行 ECT 检查发现：左肱骨上端局部骨代谢活跃。追问病史，患者自诉半年前因摔伤致左肩关节疼痛不适，对活动影响不大，未行进一步诊治。此后每当天气变化时，患者常出现左肩关节酸痛不适。昨日进一步行 MRI 检查：左肱骨上段占位，转移瘤待排，建议增强扫描。今患者转诊我院，门诊拟“左肱骨骨肿瘤（性质待查）”收住入院。患者发病以来精神、饮食、睡眠良好，大小便正常，体重无明显减轻。

病理诊断：左肱骨近端骨肿瘤活检标本：破碎的软骨组织及骨组织，软骨成分偏多，骨髓中造血细胞大致正常，局部淋巴样细胞偏多。切片中未见明显异常。请结合手术及影像学检查所见。如标本取自骨髓腔内，可否考虑内生性软骨瘤。

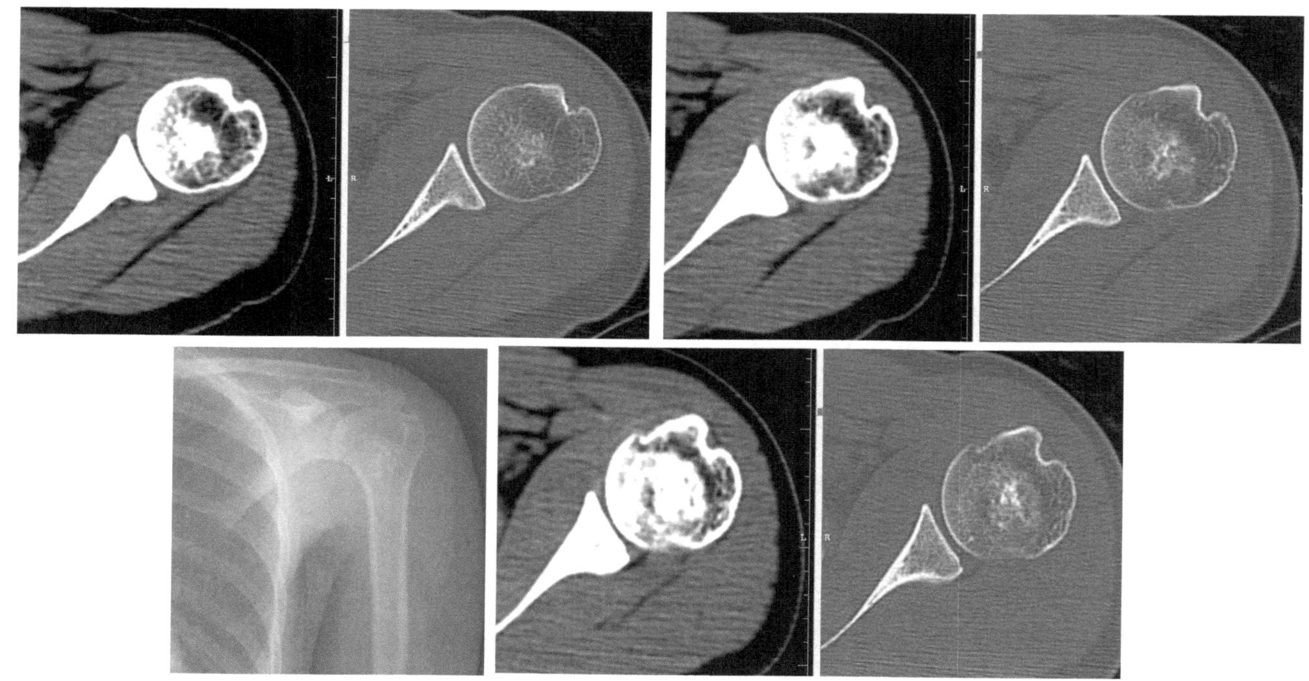

图 12-1-1 左肱骨内生性软骨瘤与转移瘤

第五节 长管状骨骨巨细胞瘤的 X 线表现与 CT 对照研究

请详见本书 本卷 第三篇 第九章 第三节 长管状骨骨巨细胞瘤的 X 线表现与 CT 对照研究。

第六节 长骨嗜酸细胞性肉芽肿及误诊分析

朗格汉斯细胞组织细胞增生症是骨髓单核 - 巨噬细胞系统异常增生性疾病，病因不明。可见于任何年龄，常小于 15 岁。可累及骨、肺、中枢神经系统、肝、胸腺、皮肤、淋巴结等，其中 90% 骨骼受累，为骨嗜酸细胞性肉芽肿。

一、临床表现

骨嗜酸细胞性肉芽肿可单发或多发，依受累部位和程度不同，临床表现不同，主要表现为局部疼痛、肿胀，软组织肿块，活动受限，也可无症状而偶然发现。

二、影像学研究

长骨嗜酸细胞性肉芽肿以股骨、肱骨和胫骨常见，好发于骨干和干骺端，很少累及骨骺，呈斑片状或囊状溶骨性破坏，髓腔扩大，骨皮质变薄，甚至引起骨皮质内缘外膨，或穿破骨皮质形成肿块，多伴薄层状或葱皮样骨膜反应，且大多超过破坏范围；也可沿纵轴扩展，范围较广泛。修复期病灶边缘清楚，可见硬化边。

一些学者指出，四肢嗜酸细胞性肉芽肿表现具有一定的特征性，多见于骨干中下段，其次是干骺端，以股骨最常见。

一项研究中股骨病变约占四肢骨的 67%，病变均位于松质骨内，主要表现为单发囊性溶骨性破坏，纵径大于横径，边界一般清晰，骨皮质受压变薄呈“弧”形压迹或“扇”形改变，少数可出现中断伴病理性骨折，骨皮质长期受刺激可表现增厚，骨膜反应可有可无，一般超过病变本身长度，绝大多数连续，可伴有软组织肿胀或肿块，后者相对少见，早期骨质增生硬化不明显，多表现为轻度增生。

还可出现"洞套洞"现象，即囊性低密度内可见更低密度小囊。长骨骨质破坏区内可见残留斑片状死骨。

长骨病变好发于骨干及干骺端，很少累及骨骺，骨破坏类型亦分为囊状破坏和溶骨性破坏，常见骨嵴或骨间隔，易突破骨皮质出现葱皮状或层状骨膜反应。但在一组 9 例股骨嗜酸细胞性肉芽肿病灶中，有 5 例未出现骨膜反应，甚至局限于髓腔内未侵犯骨皮质，其中 4 例表现为溶骨性骨破坏，且有 2 例发病年龄 >35 岁，与转移瘤鉴别较难。

该组病例 MRI 检查 T_1WI 多为低或中等信号，T_2WI 多为稍高、均匀或不均匀高信号，可能与病变含脂质成分多少及病变分期有关，不具有特征性，但能清晰显示骨质破坏范围及软组织肿块大小、邻近脑实质受压程度，为临床治疗提供参考依据。

少数病例表现为较广泛的虫噬状溶骨性破坏，易误诊为骨髓炎或尤文肉瘤。MRI 较 X 线、CT 能更清晰地显示病灶大小及周围骨髓、软组织水肿，病灶多呈稍长 T_1、T_2 信号，而周围骨髓及软组织水肿范围多广泛，骨髓水肿累及范围甚至超过其骨干长度的 3/4。

三、误诊病例简介

一些病例病变为急性期，表现为骨髓腔溶骨性骨质破坏伴明显骨膜反应及骨膜三角，实验室检查白细胞计数增高，因此容易首先考虑为骨髓炎。但骨髓炎全身症状明显，在骨破坏的同时既有骨质增生，骨破坏区内又可见死骨，软组织肿胀明显，与本病不符；其次尤文肉瘤亦可有同样表现，但其骨质破坏范围更广，骨膜反应呈"葱皮"样，可见"放射"状骨针，通常软组织肿块较巨大。

四、鉴别诊断

需与之鉴别的疾病有骨囊肿、尤文肉瘤、纤维结构不良、长骨结核、骨纤维组织肿瘤等。

（1）骨囊肿：骨囊肿好发于长骨干骺端，囊内无死骨及骨嵴，无骨膜反应，增强扫描强化不明显。

（2）尤文肉瘤：尤文肉瘤范围较广泛，骨质呈"虫蛀"样破坏，骨表面见细小放射状骨针，无硬化边，骨膜反应呈"葱皮"样，软组织肿胀或肿块明显。

（3）纤维结构不良：发生在长骨的纤维结构不良多表现为囊性膨胀性或"磨玻璃"样特征性改变，T_2WI 信号多样，可表现为高、低及混杂信号，一般不超出骨皮质生长，骨膜反应极少见。

（4）骨纤维组织肿瘤：干骺端骨嗜酸细胞性肉芽肿需与骨纤维组织肿瘤相鉴别，后者有家族发病倾向，对称多发常见，无骨膜反应及软组织肿块，硬化明显。

（5）长骨结核：长骨结核表现类似于嗜酸细胞性肉芽肿，但临床上多有结核中毒症状，抗结核治疗有效。

（6）骨肉瘤：骨肉瘤发病年龄高峰期相对偏大，局部及全身症状重，除软组织肿胀及肿块明显外，X 线平片上骨膜反应呈放射状，有时可见骨膜三角，可见"云絮"状、"斑块"状或"针"状肿瘤骨。急性骨髓炎：急性骨髓炎累及长骨多见，局部皮肤多有红、肿、热、痛炎症征象，骨质以破坏为主，范围广泛，骨皮质膨胀性改变不明显，可见骨膜新生骨及死骨形成，软组织以肿胀为主，肿块少见。

总之，长骨朗格汉斯细胞组织细胞增生症急性期表现为骨髓腔溶骨性骨质破坏，骨皮质受累，可见明显骨膜反应，与急性骨髓炎及尤文肉瘤鉴别困难，最终诊断需依靠病理。

第七节　骨膜炎与假性骨膜炎

一、骨膜炎

与骨干皮质边缘平行的线条状致密阴影是骨膜代谢活性异常的标志，较常见是反映成骨活动加强，产生骨样组织，然后在两周左右形成骨膜新骨。强直性脊柱炎、银屑病性关节炎及 Reiter 病与类风湿性关节炎不同之处是好发于大关节及躯干骨骼。当侵犯手足小关节时（常见于银屑病性关节炎及 Reiter 病），其分布也有差别，即类风湿性关节炎常同时侵犯所有的掌指关节与近侧指间关节，而另外三种病则分布不对称，散发于不同的掌指与指间关节。另一个明显的差异是炎症的范围：此三种疾病常累及整个手指，产生弥漫性肿胀，皮肤呈蓝紫色，临床表现常较 X 线检查所见明显。早期 X 线表现可能只有弥漫性软组织肿胀及关节面脱钙，如炎症持续超过 14 天，则常可见到骨膜改变，起初为绒毛状，稍晚呈典型的线条状，以后只见骨干增粗，失去正常的弧形，提示曾患骨膜炎。这是此类疾病常见的特征性的 X 线表现，一般据此即可诊断此类疾患。

二、假性骨膜炎

Forrester & Kirkpatrick(1976)指出，当骨骼破骨活性增强时，使骨质中的钙迅速溶解，骨皮质产生分层现象，X 线表现常可与骨膜新骨形成发生混淆，可称之为假性骨膜炎。此类由骨质疏松引起的假性骨膜炎与真正骨膜炎的鉴别十分重要。肢体石膏固定后引起骨质疏松，长骨的假性骨膜炎合并骨质斑点状疏松，可以疑为骨髓炎，当然，手足骨质普遍疏松并存创伤，一般容易识别。但是，在骨折病人见到此类“骨膜炎”，又有软组织感染，经验不多的临床医师则常易误诊。Sudeck 萎缩可引起严重的骨质疏松，也可见假性骨膜炎。放射科大夫应对许多肌肉和韧带附着处的骨嵴和骨沟有一定的了解和认识，许多骨性隆起(如三角肌粗隆、胫骨结节等)在日常工作中甚为常见，易于识别。

在胫骨，最应注意的是胫骨结节的假性骨膜反应和骨间膜附着线。胫骨前结节引起的假性骨膜炎在正位片上可见起于胫骨上段干骺端下区的外缘，侧位片则清楚可见此假性骨膜增生的来源。正位片见沿胫骨干远段外侧走行的骨膜嵴，是胫腓骨间膜附着处的正常表现，易于辨认。

第二章　外周神经源性肿瘤

第一节　外周神经源性肿瘤

外周神经源性肿瘤起源于神经鞘细胞，包括神经鞘瘤、神经纤维瘤及恶性外周神经鞘瘤。神经鞘瘤及神经纤维瘤约各占良性软组织肿瘤的5%，恶性外周神经鞘瘤约占软组织肉瘤的3%~10%。神经纤维瘤分为局限型、弥漫型及丛状型。局限型神经纤维瘤与神经纤维瘤病Ⅰ型（NF-1）无明显相关性；约10%弥漫型神经纤维瘤可并发NF-1；丛状型为NF-1的特殊类型，即使单发亦可认为是神经纤维瘤病。

一、肿瘤的部位

外周神经源性肿瘤好发于神经走行的解剖学位置或神经组织丰富的区域。神经鞘瘤好发于头颈部的脊神经及交感神经根、四肢屈侧的神经。局限型神经纤维瘤主要累及皮肤浅表神经，也可累及深部神经。骶前间隙神经组织丰富，也是神经源性肿瘤的好发位置。一组23例神经源性肿瘤主要发生于四肢肌肉或肌间隙内、颈部、腰背部及骶前间隙，呈沿神经干走行的卵圆形或梭形软组织肿块，其长轴与血管神经走行一致，提示肿瘤起源于神经。发生于较大神经干的肿瘤MRI能显示肿瘤两极神经出入。该组5例发生于四肢肌间隙内的肿瘤均可见肿瘤分别与相应神经相连，2例颈部肿瘤MRI可显示肿瘤两极的臂丛神经根。该组3例颈动脉鞘内肿瘤虽然MRI未能显示其起源神经，但是可见颈内动静脉受压向前推移，提示肿瘤可能起源于迷走神经。发生于肌肉内的肿瘤MRI未能显示与之相连的神经，但是手术可以发现肿瘤表面的小神经。MRI具有良好的软组织分辨力，且能行多方位成像，不仅能准确显示肿瘤发生的部位、形态及其与周围血管神经的关系，还能显示肿瘤内部各组病理组织的信号特点，从而提示肿瘤内黏液变、胶原纤维、出血、囊变等病理变化，对肿瘤的术前方案制定有重要意义。

二、分型

总结该组病例的信号特点，将肿瘤分为3种类型。

第1型肿瘤呈等T_1长T_2信号间夹杂弥漫多发梭状、斑点片的T_1WI及T_2WI低信号区，增强扫描可见明显不均匀强化。肿瘤这种不均匀信号是由于肿瘤内肿瘤细胞密集区与疏松区混合共存的结果，在病理切片上，肿瘤内等T_1长T_2信号区代表黏液组织丰富及水肿区，而在T_2WI高信号背景中弥漫多发梭行、斑点状低信号影为肿瘤细胞及胶原纤维丰富的区域。这种类型在该组病例中最为常见，可见于神经鞘瘤及神经纤维瘤，其中T_2WI高信号肿瘤中央可见多发小点状低信号区亦称“束状征”，肿瘤中央点状T_2WI低信号为神经纤维束，也可见于正常神经组织，提示肿瘤来源于神经，且一般见于良性肿瘤，此征象可作为鉴别良、恶性神经源性肿瘤的依据。

第2型为典型靶征，即边缘环形T_1WI等信号、T_2WI明亮高信号环，病理上为含较多黏液组织及明显水肿的Antoni B区；中央呈类圆形T_1WI及T_2WI等、低信号区，病理上为含有较多胶原组织的Antoni A区，增强扫描中央不均匀强化。文献报道这种征象可见于神经鞘瘤和神经纤维瘤中，该组此征象见于2例神经鞘瘤，且肿瘤均较小（约10~30 mm）。

第3型为囊实性，肿瘤内可见明显长T_1长T_2囊变区，囊变位于肿瘤边缘区多见，囊壁及分隔T_2WI呈低信号，增强扫描可见囊壁及分隔明显强化，部分囊变区内可见出血改变，此型多见于神经鞘瘤,该组 4 例均为神经鞘瘤。

三、几个征象

神经鞘瘤一般边界清楚,有包膜,且肿瘤旁可见其伴行神经。神经纤维瘤一般无明显包膜,肿瘤包绕其受累神经并与之无明显分界,而该组病例有 3 例神经纤维瘤可见包膜。脂肪包绕征,亦称脂肪分离征,即肿瘤周围有脂肪包绕,在 T_1WI 上显示清楚,虽然此征象并非神经源性肿瘤的特异性征象,但是提示肌间隙内血管神经丛的肿瘤缓慢生长并推移周围脂肪组织,以神经源性肿瘤最为常见,且提示为良性肿瘤。

瘤周水肿在良性神经源性肿瘤较少见,该组仅两例可见肿瘤周围软组织轻度水肿,为肿瘤压迫周围血管引起的轻度炎症反应。弥漫型神经纤维瘤表现为皮肤及皮下软组织内弥漫增厚、纡曲的神经纤维团块,沿结缔组织及脂肪组织间隙生长,边界不清,血供丰富。T_1WI 呈等、低信号,T_2WI 呈不均匀高信号,其内可见明显增粗血管影,增强扫描明显强化。

四、鉴别诊断

良、恶性神经源性肿瘤的鉴别非常重要。恶性外周神经鞘膜瘤多数由神经纤维瘤恶变而来,亦可原发,少数由神经鞘瘤恶变。

一些学者研究认为病灶范围弥漫、边缘模糊及信号混杂对恶性软组织肿瘤的诊断可靠性不高,而瘤周水肿、肿瘤侵袭性特点(跨肌包膜、周围脂肪间隙受侵、周围神经血管束受侵及邻骨受侵)及肌纤维结构不清对恶性肿瘤诊断的可靠性较高。

20%~25% 恶性神经鞘瘤与神经纤维瘤病Ⅰ型相关, Wasa 等(2010)认为神经纤维瘤病Ⅰ型的患者中鉴别神经纤维瘤与恶性神经鞘膜瘤有重要意义,神经纤维瘤及恶性神经鞘瘤均具有边界不清、无明显包膜、信号不均匀、无明显靶征等特征,因此它们对鉴别诊断的意义不大;而肿瘤的大小、强化模式、瘤周水肿及肿瘤内囊变在两者之间的差别有统计学意义,研究认为恶性肿瘤一般较大(>10 cm)而良性肿瘤较小,强化模式恶性肿瘤呈周围强化而良性肿瘤为中央强化;恶性肿瘤瘤周水肿较常见而良性肿瘤少见;囊变、坏死及出血可见于神经鞘瘤及恶性神经鞘膜瘤,而神经纤维瘤较少见,此特征亦可作为鉴别点。

第二节 恶性外周神经鞘瘤

恶性外周神经鞘瘤为罕见的神经肉瘤,发病率低,约占软组织肉瘤的 5%~10%,预后不良,常累及粗大的外周神经。

恶性外周神经鞘瘤是起自于外周神经的外衣及外周血管的恶性肿瘤,肿瘤细胞具有多潜能,如向横纹肌分化,则为恶性蝾螈瘤。WHO 为Ⅲ~Ⅳ级。肿瘤常位于身体深部软组织,如臀部,大腿,臂丛及脊柱旁,少数可以发生于骨骼、椎管内、肺、纵隔。一组 12 例中 1 例同时多中心起源于髂骨、骶骨和椎骨骨内,合并肺内多发结节,可能为肺内多发转移瘤,也可能为原发肺内的多发神经纤维瘤,非常罕见,未见相关的报道。可惜肺内结节未行活检,无法确定。1 例局限于椎管内硬膜下间隙也不常见,容易误诊为良性神经鞘瘤。

一、临床表现

以往认为本瘤发病率低,无性别差异,而一组女性患者为男性的 2 倍(8/4),提示好发于女性。中、青年人常见。恶性外周神经鞘瘤与神经纤维瘤病Ⅰ型密切相关。该组超过半数(75%)合并神经纤维瘤病Ⅰ型,其他病例均有反复多次神经纤维瘤手术史,术后复发恶变而来。尽管部分病例临床并未提示为神经纤维瘤病,但是该组 75%(9/12)在 MRI 上发现神经纤维瘤病的证据,表现为皮肤、皮下脂肪增多增厚及多发散在小结节,尤其是抑脂 T_2WI 上容易观察。同时可见脊柱两旁脊神经或椎管内马尾神经增粗或形成多发大小不等结节。神经纤维瘤病患者肿瘤生长缓慢,早期症状不明显,恶性结节浸润征象不明显常被影像医师忽略，而延误手术时机、延误治疗，影响预后。因此影像医师应该仔细全面观察，如发现皮肤皮下多发丛状神经纤维瘤及脊神经或马尾增粗、形成结节时，要想到神经纤维瘤病。其中结节较大、信号不均、边界不清或“小靶征”不典型或消失者提示肿块具有恶变的可能；同时对于有过神经纤维瘤手术史和神经纤维瘤病患者肿块反复复发者恶变的可能性大，应进一步活检或手术切除，以避免延误诊治。

二、影像学研究

恶性外周神经鞘瘤在MRI上有一定特点。首先发生的部位大多为脊柱两旁的脊神经根成神经干，如坐骨神经、正中神经。肿瘤浸润并沿神经根、干扩展呈多结节融合或纺锤形，表现为受累神经结节样、团块状或串珠样增粗，常累及多条神经根。

肿瘤MRI信号上除了与其他恶性肿瘤共同表现一样都为T_1WI和T_2WI混杂信号，肿块可以坏死、出血，边界不清，破坏周围骨质、侵犯周围软组织等，在T_2WI上可见较为特征稍低信号的“线征”，轴位上表现为小点状稍低信号。典型的征象为多结节融合或纺锤状，肿块内的部分结节仍可见大小不一“靶环”。

与肌肉相比，所有肿块T_1WI呈等、低信号。T_2WI呈稍低~等信号为主，沿神经走行可见细线状更低信号（“线征”）；内见散在斑点状、小片状高信号，T_2WI抑脂序列更明显。一组12例中，7例肿块周围的多发神经纤维瘤T_2WI表现为多个直径约1~2 cm的中心斑点状或小块状稍低信号，周围呈均匀高信号，类似小环或小靶环（“小靶征”），呈较多蠕虫聚集成团样，其中恶变的肿块内仍呈多结节融合型，内仍见大小不等的靶环结构，但结节增大，实性等、稍低信号明显增加，周围高信号减少，“靶征”变得不典型，甚至消失。

与周围良性的神经纤维瘤相比，T_2WI上其相对特征性的“小靶环”在恶性外周神经鞘瘤上变为大“靶环”，表现为中央的等、稍低信号靶心增大，周围高信号靶环变小甚至消失，提示肿块实质性成分增多，细胞增殖密集，黏液细胞稀疏部分减少。

增强扫描这些实性部分强化明显。软组织深部神经小分支上发生的外周神经鞘瘤表现无特异性，诊断较为困难。如该组1例发生在大腿中下段者。直接破坏骨质，原发于骨内者罕见，与骨源性其他肿瘤难以鉴别。但如与多发神经纤维瘤并存，可以提示诊断。

所有肿物增强扫描均呈不同程度强化。强化不均匀，内见不同程度的片状低信号坏死无强化区，而周围良性神经纤维瘤强化轻微，多呈轻度小环形强化。

该组有1例并发肺部多发磨玻璃密度小结节，及多条肋间神经纤维瘤，邻近肋骨骨质破坏。1例并发1处椎骨内小肿瘤，表现为骨质局限性破坏，强化明显。

尽管有学者提出肿块直径大于5 cm，恶变的可能性大，但该组肿块最小者直径仅1.5 cm。因此，合并多发神经纤维瘤者，如其中任何一结节或肿块增大，实性部分增多，信号不均匀，“靶征”消失，需注意其恶变的可能，必要时应进一步活检或手术切除。

三、鉴别诊断

鉴别诊断上恶性外周神经鞘瘤主要是深部单发肿瘤与孤立神经纤维瘤和神经鞘瘤鉴别。孤立神经纤维瘤和神经鞘瘤，呈梭形、椭圆形，纺锤形，边界清楚光滑。常发生于硬膜外椎管内外，呈典型“哑铃”状，椎间孔扩大，信号不均，出现囊变坏死区，肿块边界清楚广泛，周围组织主要被推移改变。T_2WI上均可出现“靶征”，前者多见。增强扫描孤立神经纤维瘤常不强化或强化轻微，神经鞘瘤实性部分强化明显。与具有浸润、侵犯周围组织、破坏骨质的恶性外周神经鞘瘤不同。少数软组织深部小神经根来源的肿瘤与其他软组织肿瘤难以鉴别，需依赖病理。

总之，恶性外周神经鞘瘤好发于女性青少年，绝大多数合并神经纤维瘤病Ⅰ型，常为神经纤维瘤恶变。肿瘤在MRI上具有一定的特点：肿瘤常好发于脊柱两旁的神经根及神经干上，表现为一条或多条神经根或干结节样、团块状增粗，肿块为多结节融合或纺锤状，沿着神经根蔓延，T_2WI上肿块内具有典型“细线征”或斑点状低信号和“靶征”。如肿块内出现出血、坏死、边界不清、破坏周围骨质均提示其恶性征象。合并多发神经纤维瘤者，结节增大，实性部分增多，典型“靶征”消失者往往提示其恶变，需进一步活检或手术切除，以免延误诊治。

第三节　右膝神经鞘瘤病例

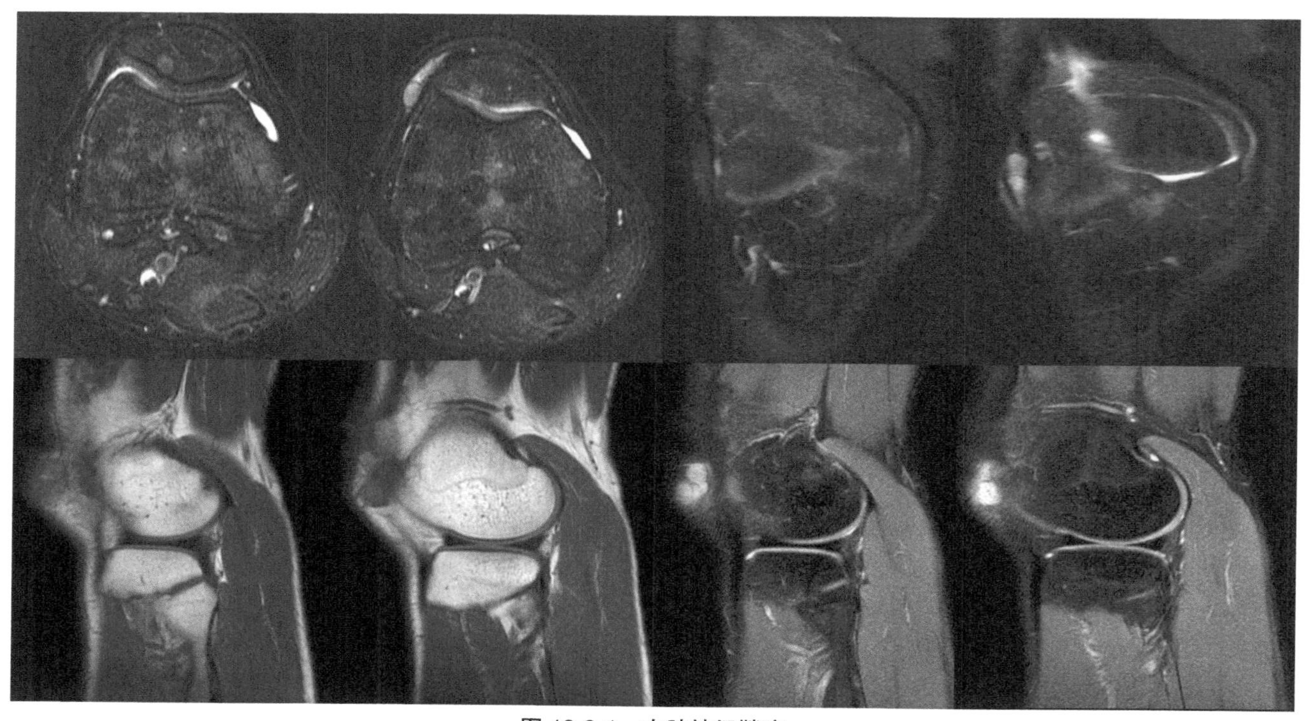

图 12-2-1　右膝神经鞘瘤

患者，男，19 岁。发现右膝包块 1 年半入院。

手术所见：见一约蚕豆大小包块，质中，包膜完整，与周围边界清楚，沿包块钝性分离，并将其取出送检。病理检查：右膝软组织包块切除标本：灰白色肿物一块，大小 2.5 cm × 2 cm × 1 cm，切面灰白质中偏韧，包膜完整。病理诊断：右膝软组织包块切除标本为神经鞘瘤。

第三章　腰骶部脊神经疾病

第一节　腰脊神经根成像

选择性水激励脂肪抑制技术序列是近年发展起来的新技术。选择性水激励脂肪抑制技术是一种选择性激励脉冲，是为分离水与脂肪的磁化向量而设计的层选射频脉冲，选择性地激励水或脂肪质子产生 MR 信号，通常为 121 二项式 90° 脉冲，由 22.5^{o}、45°、22.5^{o} 分离脉冲组成，通过第 2 个脉冲选择性地向前或向后旋转磁化向量，以控制抑制脂肪或水，而获得水或脂肪的高对比度清晰影像。

一项研究选择性水激励脂肪抑制技术采用水激励脉冲，使富含水的腔隙信号明显增高，抑脂技术使脂肪信号受抑制，而使椎管脑脊液及神经根及根鞘显示为高信号，对脊神经根的显示具有特异性，能突出显示硬膜囊内的脊髓、马尾神经、神经根及相应鞘袖，甚至脊神经节和节后神经纤维，这是常规 MRI 及 MR 脊髓成像（MRM）无法做到的，对脊神经根病变的诊断和鉴别诊断具有较高价值。

"Soap Bubble"——"肥皂泡"后处理软件是 Philips 公司产品，是为冠状动脉 MR 成像而开发的曲面容积重组技术，国内外已成功应用于冠状动脉 MRI 的后处理。该实验学者受启于成功的冠脉"肥皂泡"重组，应用该软件对选择性水激励脂肪抑制技术序列腰脊神经根进行曲面容积重组，结果很成功，可使所有神经根在一帧后处理图像上显示形态特征、走行及与病灶毗邻关系的全貌。

一组 70 例 L_1~L_5 各水平双侧（每一水平共 140 根）神经根显示节前段及神经节，选择性水激励脂肪抑制技术显示 L_1 水平共 133 根，显示率达 95%（133/140），L_4 水平显示 136 根，显示率 97.1%，其余各水平均 100% 显示；在 L_1~L_5 水平 MR 脊髓成像显示分别为 28（20%）、32（22.9%）、74（52.9%）、106（75.7%）、114（81.4%），统计学上差异有显著性意义，选择性水激励脂肪抑制技术显示能力较 MR 脊髓成像好。

对节后段的显示，MR 脊髓成像未显示，选择性水激励脂肪抑制技术显示 L_1 水平 124 根（88.6%），L_2~L_5 水平 140 根（100%），选择性水激励脂肪抑制技术也明显优于 MR 脊髓成像。经"肥皂泡"重组后，可连续追踪显示完整腰脊神经根达节后段，明显优于 MRI 及 MR 脊髓成像。MRI 及 MR 脊髓成像对椎间盘病变显示有一定优势，但都不能提供神经根受压移位的全貌信息。该组 36 例椎间盘突出中，选择性水激励脂肪抑制技术序列 28 例原始图像清晰显示硬膜囊缘的椎间盘压迹，局部神经根鞘向侧方移位，神经节及节后神经纤维的走行随之改变，经"肥皂泡"后处理的图像作不同角度观察到椎间盘突出（膨出）的位置及局部神经根鞘受压的情况，为手术提供更多的解剖信息。

对椎管内病变如囊肿、神经纤维瘤等占位性病变，选择性水激励脂肪抑制技术能清晰显示病变位置、大小、形态、神经根受压移位及毗邻关系，全部病例选择性水激励脂肪抑制技术序列原始图像经"肥皂泡"后处理，原始图像不同层面、不同水平的神经根及病变可在一帧后处理图像上完整显示，因此可非常直观地观察病灶与神经根解剖形态关系的全貌，这对指导临床手术治疗具有重要意义。

第二节　腰骶部脊神经根活体形态学

一、腰骶部脊神经根解剖和影像的研究意义

由于腰骶段脊神经根走行复杂,影像学直观显示一直较困难,但腰骶部疾病如椎间盘突(膨)出、结核、蛛网膜囊肿等多发疾病常引起相应部位的神经症状,而且蛛网膜粘连、神经根(根鞘)炎等病变的诊断多年来困扰着临床医生。

目前观察脊神经根病变多采用脊髓X线造影(椎管造影),或CT脊髓造影(CTM)、磁共振脊髓成像(MRM),难以显示神经根走行的全貌,尤其是脊神经的节后段,因而不能明确神经根与周围组织的关系,不能达到临床诊断和治疗的满意要求。有研究报道,体积增大的畸形异位脊神经节可能被误认为神经鞘瘤,进行活检甚至被切除。

二、脊神经根的走行

每个脊神经有前、后2根,后根均较前根粗大。前根(即运动根)由灰质的前角细胞发出,后根(即感觉根)依次在脊髓的后外侧进入脊髓。每个后根有一个脊神经节,骶尾神经的神经节位于椎管内,腰脊神经节均位于椎间孔(管)内。

脊神经前、后根走出椎管时,各被脊髓硬脊膜及蛛网膜囊突出的鞘所包被,称为脊膜套袖。两鞘之间的间隙与蛛网膜下隙相通,脊神经根浸泡于脑脊液中,自此前后2根各穿经硬脊膜并分别为硬脊膜形成的鞘包裹,此鞘一并包被后根的脊神经节。

脊神经前后根在脊神经节远侧会合,硬脊膜鞘也随之合为一鞘,成为脊神经的被膜,即神经外膜。

有学者研究成人尸体腰脊神经根鞘全长(根鞘硬膜囊开口至神经节末端),发现$L_{3\sim5}$测量值较高,尤其以L_5更为突出:L_1(12.7±2.1)mm,L_2(14.0±3.3)mm,L_3(17.8±5.0)mm,L_4(20.5±6.1)mm,L_5(21.5±5.0)mm;神经节长度在不同部位之间相差较大,最长神经节(L_5)长度是最短神经节(L_1)的2倍以上,且对全长形成明显影响。

神经根出硬脊膜时,前根位于后根前方正中,从背侧观察全部被后根所覆盖。逐渐扭转,到椎间孔中部时呈上下排列。脊神经前根只含马尾的一股终丝,后根则含2~3股马尾终丝,后根周径较前根周径粗2~3倍。

在不同椎间盘水平,腰脊神经根在椎间孔的位置与腰段脊柱的前凸角度有关,在下腰部,这个角度最大,上关节突前倾,而在上腰部则几乎垂直。

下腰部的椎间孔,特别在$L_{4\sim5}$及$L_5\sim S_1$神经根紧位于椎间盘之上,在上一椎体椎弓根之下,并在椎体后外侧面做成的槽内,加上由于脊柱前凸引起$L_5\sim S_1$椎间盘比其他椎间盘背侧部分小,因此这个椎间盘的脱出就可同时累及L_5、S_1神经根,引起$L_5\sim S_1$联合综合征。

下腰部的椎间孔较上腰部为小,孔的大小在屈曲时增加,伸展时缩小。极少数情况下,一个椎间孔内可以通过2个神经根,这种畸形如果发生在比较窄小的$L_5\sim S_1$间的椎间孔,神经根受压的可能性就更大,临床上常表现为坐骨神经痛,与椎间盘突出不易鉴别。

由于椎体及其相应的脊髓节并不在同一平面,因此由脊髓节发出的脊神经的行路愈往下愈倾斜。当脊髓在第1腰椎平面已终了,而腰骶神经根仍须在椎管内垂直走行一段颇长的距离,才能从相应的椎间孔穿出。这些在脊髓下端聚集的一大束神经根即形成马尾。

在硬膜外腔内,骶神经根最长(成人S_2长36 mm),几近垂直下行,神经节在骶管内;腰神经根次之(L_3长24 mm),斜向下外,神经节在椎间管(孔)。

三、腰骶部神经根的变异

腰骶部神经根常有变异,使用传统水溶性对比剂的脊髓造影发现率为1.17%~4%,尸体解剖出现率高达11%~23.3%。但临床报告手术所见发现率远远低下,可能与临床缺少症状及辨认困难有关。

腰骶部神经根变异最常见于L_5和S_1,L_4和S_2少见。文献上对畸形有各种分类,归纳起来有以下类型:①神经根高起点;②神经根低起点;③联合神经根;④神经根紧邻;⑤神经根分裂;⑥复根;⑦神经根吻合;⑧神经根粗大;⑨神经根发育不全。其中以联合神经根和神经根紧邻最多,约占4/5。

腰骶部神经根变异不一定产生临床症状，常因同时伴有椎间盘突出或神经根管狭窄而引起，主要由于：①神经根起始和走行异常；②存在复数神经根；③同一神经根通道有 2 个神经根走行；④神经根相互牵拉；⑤受周围骨或韧带结构压迫。

四、脊神经节

脊神经节位于脊神经后根上，呈纺锤形，长约 4~6 mm，其大小与所在脊神经后根的粗细成正比。腰脊神经节一般位于椎间孔内，在后根硬脊膜鞘之外，但骶、尾脊神经节则位于椎管内。

腰骶神经后根神经节呈梭形膨大，其长度、直径自上而下依次增大，以 S_1 最为粗大。由于腰骶部脊神经根自硬膜囊发出部位自上而下越来越低，其与硬膜囊的夹角也越来越小，虽然神经根的腋部至相应后根神经节近端的距离逐渐加大，但后根神经节仍有内移趋势。

如果分别以腰骶部椎弓根上、下缘连线为标志，发现上腰部后根神经节的近端位于下端连线之外，在相应椎间孔内，自 L_3 以下，部分后根神经节的近端即突入下端连线伸向侧隐窝内。L_5 及 S_1 则部分突入上端连线，其后根神经节最膨大处恰位于侧隐窝内。老年人侧隐窝因骨质增生及黄韧带肥厚发生退变时，后根神经节更易受到压迫而产生症状。

在骨骼生长发育过程中，腰骶部后根神经节由下向上逐渐由椎管向外侧移动。正常情况下，后根神经节抵达椎间孔外侧缘即停止向外迁移。如果脊神经节不能正常向远侧移动，而停留在椎管内，则造成异位畸形，称为异位后根神经节。关于后跟神经节异位畸形的发生率至今没有确切数字。

成人腰骶部标本后根神经节与椎弓根的关系，沿腰椎各椎弓根内、外缘作连线，神经节近端位于内缘连线内侧者，为椎管内型（SC），位于内、外缘连线之间者为椎间孔内型（IF），位于椎间孔外口以外者为椎间孔外型（EF），发现椎管内型占 18.4%，椎间孔内型占 70.0%，椎间孔外型占 11.6%。$L_{1\sim2}$ 均为椎间孔外型，L_3 多为椎间孔外型，L_4 多为椎间孔内型，极少数为椎管内型，L_5 与 S_1 未见椎间孔外型，少数为椎管内型。

异位后根神经节一般多呈梭形膨大，在年轻人可不出现任何症状，但中老年以后由于侧隐窝狭窄或黄韧带肥厚，后根神经节可致卡压，出现类似腰椎间盘突出症状，手术探查时可误认为神经纤维瘤进行活检甚至切除造成神经症状，应提高警惕。

腰骶部脊神经根 MR 选择性水激励脂肪抑制技术图像：所获得的 Philips 公司的 MR 选择性水激励脂肪抑制技术（PROSET）序列图像中背景脂肪信号被抑制，硬膜囊和脊神经根呈高信号，清楚显示硬膜囊、脊膜套袖、硬脊膜鞘外形及脊神经根的节内段、神经节和部分节后脊神经纤维的走行，脊神经前、后根分辨不清。

文献分析区别脊神经前、后根困难的原因是：①神经根自硬膜囊发出点（腋部）到神经节近端短，自 $L_1 \sim S_1$ 的长度仅（4.3 ± 1.3）~（9.9 ± 1.5）mm（儿童则按其身高与成人身高之比相应缩短），两端相对固定。②前、后根的硬脊膜之间虽有一细小的脊膜囊（两鞘之间的间隙），但是影像难以显示。硬膜外脊神经根的节段，根据其所在椎间孔的位置不难判别，国人以 L_5 或 S_1 神经根最为粗大，且 S_2 以下明显缩小，可以依这种明显的差异为起点，向上逐一判定各个脊神经节段。

以往的 MR 脊髓水成像中，均须在脂肪抑制技术基础上成像：采用快速自旋回波序列成像时间较长，图像显示硬膜囊的边界较好，硬膜囊内脑脊液与脊髓、神经根、马尾神经的对比较清晰；采用稳态进动快速成像序列所得图像与选择性水激励脂肪抑制技术图像相似，能显示神经根鞘袖的范围较长，甚至能显示出脊神经节及一小段节后脊神经纤维；而半傅里叶采集单次激发快速自旋回波序列最主要的优点是成像时间短，与常规快速自旋回波序列相比图像稍模糊，清晰度略差，虽然能比较好地勾画出硬膜囊及神经根鞘袖，但不能充分显示脊髓和神经根。

总之，选择性水激励脂肪抑制技术序列对显示腰骶神经根解剖具有独特优势，它可部分替代磁共振脊髓水成像，为临床诊治腰骶神经根病变提供满意的影像学依据。

第四章　外周神经其它疾病

第一节　全身神经根成像与神经纤维瘤病

神经纤维瘤病是周围和中枢神经系统的一种单基因遗传性疾病,以神经嵴细胞的异常增生为特征。起源于神经上皮组织,常累及中枢神经系统,多伴发皮肤、内脏和结缔组织等多种组织病变,是神经皮肤综合征的一种。临床上较为常见,其病变位置、形状及症状多种多样,不易确诊。

1)由于其瘤体中多有神经纤维走行,通常将其分为两型:NF-1型,又称 Von Recklinghausen 病,或周围型神经纤维瘤病,常伴有骨骼、肌肉方面的改变,如脊柱的侧凸和后凸畸形;NF-2型,90%以上表现为双侧听神经瘤,极少引起骨骼方面的改变。

2)神经根成像基本原理:常规 FSE 序列采集到的信号会随着回波链的增加而逐渐降低,当进行图像后处理时,由于回波链的长短不一致,会造成图像的亮暗不均,而且回波链越长,这一现象越严重。为了解决这一问题,三维容积采集水脂分离技术(CUBE-FLEX)序列采用可变翻转角,即最初的射频脉冲配合较小的翻转角,随着回波增加,翻转角也逐渐增大,增加翻转角提高了信号强度,从而抵消了长回波链引起的信号下降。

另外,与以往的 3D FSE 采集技术不同的是三维容积采集水脂分离技术将第一个 TE 时间固定,从而使得多次采集的信号更加稳定,提高了扫描的可靠性;同时增加了组织成分成像(FLEX),能一次扫描分别得到水像、脂像、同相位及反相位图像。

因此三维容积采集水脂分离技术序列是一个采用超长回波链以及可变翻转角等技术进行大范围容积单块采集的 3D FSE 序列,它具有信噪比高,多成分成像,定量分析水脂技术等优点,能克服 MRI 一次扫描只能得到单一组织成像的局限性,比三维抑脂扰相梯度回波序列更有优势。

3)全身神经根成像技术是有以下优点:

(1)扫描成像速度较快:以往磁共振检查只能节段性显示神经根,在一组资料中,20例受检者扫描时间均为 10~16 min;

(2)全视野显示:全身神经根扫描成像技术可在图像上显示颈段、胸段、腰骶段、下肢段完整的脊髓及毗邻神经根全貌图像。该组研究中19例患者准确清楚显示神经纤维瘤病及空间结构,这是 MRI 全身神经根成像的最大优点。该组仅1例患者由于两段神经根扫描中体位变动,致使脊髓正中层面发生错位不能拼接成全身图像,影响全视野观察神经根。体位变动是影响全身 MR 神经根成像成败的重要因素;

(3)定位准确方便:由于全视野全身神经根图像能直观、全面、准确显示颈部到小腿任一节段的神经根及其病变,为临床提供重要的影像信息,有利于全身观察及整体制定治疗方案。该组19例患者的 MRI 全身神经根成像均为临床提供了重要信息;

(4)多方位、多角度显示神经根及病变。冠状面重建对显示神经根病变最为重要,因为它可以两侧对称,全面观察神经根的改变。Artico 等(2006)认为冠状面 MRI 是诊断神经根病变的金标准。

4)全身神经根成像神经纤维瘤病的特点:神经纤维瘤病在全身神经根成像中表现为大小不一、形态各异、多发性、弥散性、沿神经走行路径分布的均匀或不均匀高信号影。常规 MRI 平扫中表现为 T_1WI 呈低、等信号,T_2WI 呈等、高信号;MRI 增强均有不同程度明显强化;瘤体小者则信号均匀,瘤体大者则信号不均。

不同部位神经纤维瘤病的表现不一,形态各异,位于颈段神经者表现为椎管一侧椎间孔处可见类圆形异常高信号影；位于肋间神经段者表现为在胸廓外侧肋间神经走行方向上的类圆形不均匀异常高信号影；位于腰骶神经段者表现为与相应腰丛神经相连的椭圆形异常信号强度灶，与该侧腰大肌走行一致，信号强度较均匀；位于坐骨神经者表现为膨大呈结节样高信号影改变；位于小腿神经段者表现为病变呈串珠样沿小腿神经行径分布。

另外，与常规 MRI 相比，全身神经根成像能发现更多神经纤维瘤病病变，提高病灶尤其是微小病灶的检出率；由于其整体性显示瘤体与神经纤维的空间关系，有利于指导临床医生制定治疗方案。

作为一种新型无创性影像检查手段，全身神经根成像采用三维容积采集水脂分离技术序列能整体、直观、全面显示全身神经根的空间信息，明确神经纤维瘤病病变的范围和数量，且其成像时间可以被临床接受，不仅防止了长时间扫描引起的特异性吸收率（SAR）值升高对人体的影响，且提高了工作效率。图像空间分辨力高，定位准确度高，解决了大范围、高分辨力的脊髓及周围神经根成像难题，尤其在显示类似多发神经纤维瘤病这样的弥漫性病变中有较大临床应用价值。

第二节　POEMS 综合征

POEMS 综合征包含的内容是：多发性周围性神经炎（P），脏器与淋巴结肿大及浆膜腔积液（O），内分泌紊乱（E），M 蛋白质升高（M），皮肤色素沉着及水肿变厚（S）。

该综合征的病因不明，多为免疫力缺失所致，治疗困难。影像诊断可以见到 2~3 项（肝脾肿大及淋巴结肿大；胸腹腔积液；皮肤水肿增厚等），结合临床所见，至少三项，即可诊断此综合征。

第五章　外周血管疾病

第一节　四肢假性动脉瘤的误诊

Lee 等（1977）认为，四肢假性动脉瘤可延误诊断，也可误诊为恶性肿瘤，X 线平片可显示软组织包块，骨质周围的新骨增生或骨质破坏，伴存囊肿形成，四肢病理性骨折等。

假性动脉瘤的早期确诊非常重要，动态性放射性核素显像是一简单而无损伤的方法，在假性动脉瘤中央腔隙中可充盈高放射性药品，而周围放射性较低的区域为血肿或血凝块，它与周围正常肌肉和脂肪组织比较为无血管区域。Holland 等（1983）在用 DSA 观察股部假性动脉瘤时指出，周围性假性动脉瘤可来自于创伤、血管手术或血管造影。动脉重建后假性动脉瘤的发生率为 0.5%~3.9%，经股动脉插管术后为 0.05%~0.17%。大多数医源性假性动脉瘤都犯及髂总动脉，早期诊断和治疗甚为重要，因为这有利于防止出现并发症，诸如破裂、远端栓塞、移植片栓子或神经压迫。

四肢创伤累及血管多出现于下肢。浅在而固定的血管易伤，例如腘动脉、锁骨下动脉及肱动脉等，损伤多由穿透伤所致，钝伤仅占 1%~2%，Cameron 等（1972）从英语文献中只收集到 10 例四肢闭合性骨折伴假性动脉瘤。长骨骨折后有三种主要的延迟性血管损伤：假性动脉瘤、动静脉瘘及血管血栓形成。假性动脉瘤伴动静脉瘘约占延迟性血管损伤的 10%。

Snyder 等（1982）报告一例腓骨骨折后胫前动脉假性动脉瘤伴动静脉瘘及血栓形成。为一双下肢多发性骨折男性病例。18 个月后取出胫骨内固定金属板复查见左小腿肿大，左胫后动脉及足背动脉搏动消失，X 线平片见腓骨骨折部软组织块影，侵蚀骨质，经 CT 扫描及血管造影证实。

第二节　骨梗死

患者，女，31 岁。右膝关节疼痛伴弹响数年；治疗皮肤病服用激素类药物多年。

发生在干骺端和骨干的局灶性或弥漫性骨细胞及骨髓细胞的缺血性坏死即为骨梗死。

骨梗死易累及四肢长骨的松质骨部分，是血供不足所致的弥散性灶性骨质坏死，主要是由于减压病、镰状细胞贫血、动脉硬化等病所致的骨内血管气栓、血栓、痉挛、压迫和狭窄，使骨供血不足而出现骨梗死。外伤、辐射、胰腺炎、酗酒、大量应用激素和镰状细胞贫血等多种原因可导致骨的营养血管发生梗死，继而诱发骨缺血坏死。有研究报道指出，激素更加容易导致双侧多部位的梗死灶。

临床主要以疼痛为主。骨梗死早期患者多表现为受累部位的疼痛，晚期则往往无典型的临床症状和体征，关节面发生缺血性坏死可出现畸形和疼痛。临床上把骨梗死分为急性期、亚急性期和慢性期三期，也可分为早期、中期和晚期。同样都是由于血供不足引起的骨的坏死，甚至病理都一样，骨缺血坏死和骨梗死区别在哪里？骨梗死是发生于干骺端的骨缺血坏死，多只累及松质骨，骨皮质很少受累，病变骨很少会变形，多无外伤史；而通常所说的骨缺血坏死，骨松质、骨密质甚至软骨均有坏死，病变骨所有变形，多有外伤史。

影像学表现：囊状及分叶状状透光区；硬化斑块影（呈圆形、椭圆形或不规则状，质地均匀，边缘锐利）；条带状钙化骨化影（髓腔内条带状钙化影自骺部松质骨向骨干延伸，骨内膜钙化或骨化呈条状致密影，沿皮质内缘平行延伸）；绒毛状骨纹和骨外膜增生（骨小梁稀疏变粗，边缘模糊，颇似粗线毯）。

X线平片、CT和MRI三种影像学检查方法中对于诊断骨梗死准确性和敏感性最高的是MRI，最差的是X线平片。而三者的特异性均较差。MRI对于诊断早期骨梗死效果较显著。MRI可发现早期梗死灶，因其对骨髓水肿和细胞病变都高度敏感，表现为T_1WI呈等或高信号，T_2WI压脂呈稍高信号。早期病变随着时间的推移逐渐进入修复期，表现为病灶中心T_1WI呈等或稍低信号，T_2WI压脂为等或稍高信号，病灶边缘呈地图样改变，内信号不均。梗死灶边缘T_1WI呈低信号，T2WI压脂表现为外层低信号内层高信号的“双轨征”，反映梗死灶边缘的反应性新骨形成。晚期表现为T_1WI和T_2WI均呈低信号。

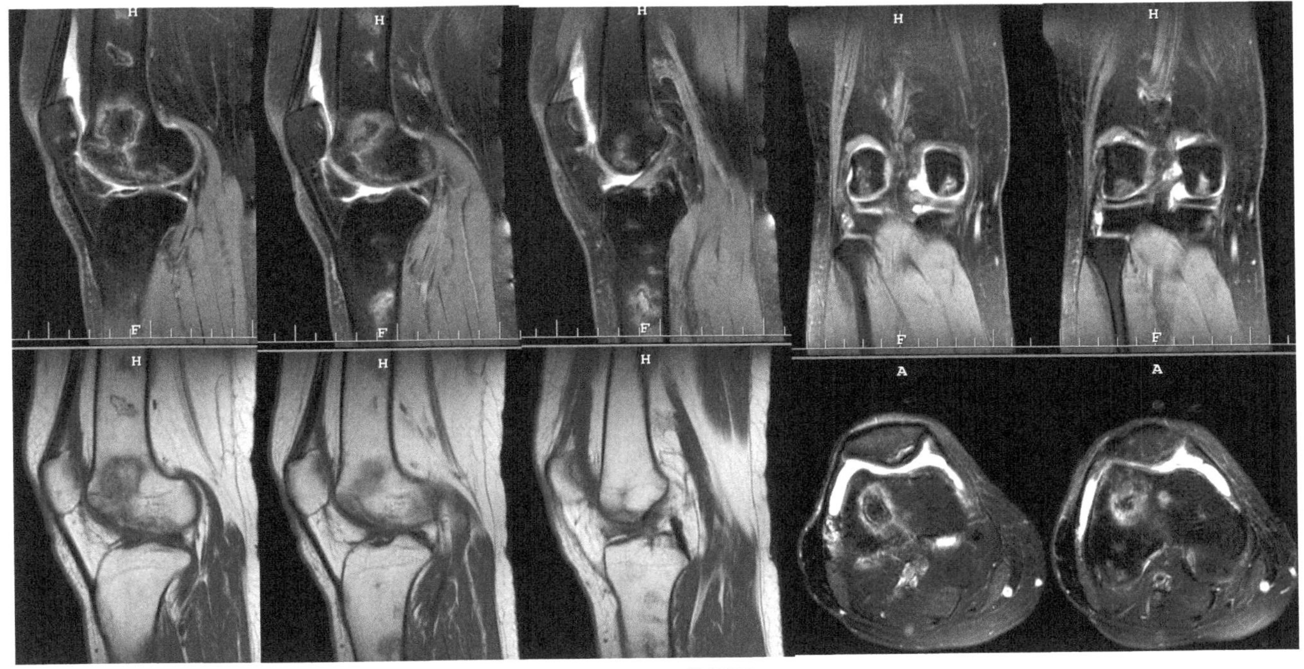

图 12-5-1　骨梗死

第三节　MSCTA与四肢血管损伤

原始轴位图像与后处理图像结合应用：一组资料利用多种重建方法进行图像的重建成像，结果显示重建后图像质量的优良率达到98.19%，完全可以满足诊断的需要。每种重建方法各有优缺点，多种重建方法的结合将有利于对疾病的诊断。

连续层面的轴位图像尤其是薄层图像的观察，可对检查部位的血管增强效果及病变情况有初步的了解，四肢动脉管腔细小，对动脉血栓的观察轴位图像尤为重要，对血管壁增厚的判断轴位图像的意义也较大。多平面重建可沿着血管的纵轴观察血管的形态及走向，与血管纵轴垂直的断面可准确评价管腔的形态及测量其大小。最大密度投影像是一种十分重要的血管成像技术，图像直观、清晰，类似DSA图像，可以任意角度地旋转观察血管走行情况和解剖关系，尤为重要的是可以显示管腔的软硬斑块，在临床研究评价血管的方法中，最大密度投影像是最为重要的，有作者认为最大密度投影对肠系膜上动脉次级小分支的显示要优于其他后处理模式，并已类似于常规肠系膜上动脉选择性血管造影图像。

容积再现图像有多种预先设计好的模式可以选择，显示血管清晰、细腻、立体感强，最新的伪彩又具有人性化的特点，可以同时显示参照结构的影像，如椎体、其他血管、器官等，对外科的术前准备意义较大。在临床实践中，根据检查部位及诊断目的，灵活选用不同的重建方法，原始轴位图像与二维、三维立体图像结合应用，可达到满意效果。

1. MSCTA 与血管疾病　MSCT 扫描速度快，覆盖范围广，图像后处理质量好，动脉血管 MSCT 造影技术已经很成熟，其形成的良好影像是正确诊断的基础。以肾动脉为例可以显示 4~5 级的分支，完全可以满足临床对血管性疾病诊断和介入治疗的需要，尤其适合发现多发多段血管病变。在动脉瘤诊断中，CTA 最大的优势在于可旋转多角度观察，对瘤颈的显示有助指导外科手术和植入内支架。对于动脉硬化的诊断，CTA 除显示管腔狭窄外，可显示管壁增厚、斑块性质、管壁钙化，明显优于 DSA。

在主动脉疾病的诊断中，CTA 对同时累及胸、腹主动脉的病变在扫描上有更大的优势，可以对主动脉病变如动脉钙化、附壁血栓、动脉瘤、动脉瘤合并破裂出血、动脉夹层及夹层破裂口的位置，以及以上病变的范围、大小、位置和周围结构的关系等做出快速、准确的诊断，尤其对主动脉夹层的诊断具有重要的意义，能为临床医生施行手术提供多方面的信息。

肺动脉成像后，可再行下肢静脉扫描，有利于发现下肢深静脉血栓。在显示血管与肿瘤的关系上 MSCTA 也有优势，可清楚显示病变、软组织、骨组织及血管之间的关系，为外科制订手术方案提供依据。四肢动脉成像可同时观察血管和骨骼，由于有解剖结构参照更利于外科医生进行手术，优于 DSA。

2. MSCTA 与四肢外伤血管损伤　MSCT 在扫描大范围血管区域方面拥有很大的优越性，尤其是 64 层 MSCT 达到了各向同性扫描，在扫描时间及空间分辨率上有了大幅度的提高，在减少大范围四肢动脉扫描时间的同时，能采用更薄的层厚增加 Z 轴分辨率和各向同性体素，减少平均容积，提高微小结构的显示，故能清晰观察四肢动脉及病变，使其在四肢动脉成像中的临床应用越来越重要。MSCT 在下肢动脉成像中的敏感性、特异度和准确率均在 99% 以上，同时可行双侧下肢动脉成像、可通过侧支循环显示闭塞、断裂远端动脉也是 MSCTA 的优势。一组 17 例四肢外伤行四肢 CTA 成像，发现血管损伤 11 例，另有 3 例下肢动脉损伤(手术证实)CTA 表现为正常。

CTA 对四肢血管损伤有以下价值，可准确显示损伤血管的起始端，大致判断损伤血管的范围，显示远端侧枝情况。对四肢损伤血管的诊断 CTA 尚存在一定限度，首先 CTA 不能判断损伤血管的准确范围，即 CTA 显示的血管损伤范围与手术结果有一定的差异，对于断续显影和不显影的血管，不能判断其是否断裂或血栓形成，对血管内膜及血管壁的破损尚不能准确判断，一方面可能由于对比剂注射速度较快，小的血管壁破损尚不影响血管的显影，另一方面可能由于血管壁损伤后局部形成血肿，堵塞了破口，使血液不致外渗。

容积再现对四肢损伤血管的显示直观，周围解剖标志明显，但其对血管(尤其较细血管)损伤的准确性较差，诊断中一定要结合最大密度投影、多平面重建和原始轴位图像。

总之，MSCTA 以其无创、方便、快捷的特点，正在对传统的 DSA 提出挑战，相信随着诊断经验的进一步提高，MSCTA 必将在临床血管疾病的诊断中发挥更大的作用。

第四节　创伤性假性动脉瘤

一、病因

下肢假性动脉瘤最常见的原因是创伤，其瘤壁不是由完整的动脉壁所构成，仅由动脉内膜或其周围纤维组织构成。动脉壁创伤出血，因附近有较厚的软组织，伤道小而曲折，血液不易流出，形成与动脉相通的血肿。4~6 周后，血肿外壁组织纤维化，形成瘤壁。其中股、腘动脉多见。动脉瘤可发生破裂、继发感染及动脉栓塞。

二、临床表现

患者有明确创伤史，伤后局部出现搏动性肿块，常有胀痛或跳痛，如涉及附近神经，则有麻木及放射痛，如并发感染，则为持续性剧痛。肢体远端可出现缺血症状。

局部检查，沿动脉行径可见局部隆起，能扪及膨胀性搏动性肿块，表面有收缩期震颤和杂音。压迫阻断肿块近侧动脉主干血流，肿块可缩小，搏动、震颤及杂音均减轻或消失。远侧肢体缺血时，皮肤苍白，肌肉萎缩，甚至趾端出现溃疡或坏死，远侧动脉搏动减弱或消失。

但起源于细小动脉的假性动脉瘤上述征象不明显，常常仅诊为血肿，造成反复的血肿清除、血肿复发、感染、贫血的情况，给病患造成损失。

三、影像学研究

多普勒超声是诊断下肢动脉瘤一种简单有效的诊断方法，能够明确动脉瘤的部位、形态、大小、数目及有无附壁血栓，但其最大的缺点是不够形象直观，不能形成直接的血管树。DSA 血管造影是诊断动脉瘤最准确的方法，能清楚地显示整个血管树，明确动脉瘤的部位、形态、大小、数目，但它具有一定的创伤性，检查过程相对复杂，费用较高，难以发现较薄的附壁血栓，不能显示动脉瘤以外的软组织的变化，如动脉瘤周围是否有血肿或炎症。

3D CE-MRA 是在静脉血管内快速注射顺磁性物质，将血池的 T_1 弛豫时间从 1200 ms 缩短至 100 ms 以下，明显提高血液信号，使血管与周围组织对比强烈，产生明亮的血管影像，形成类似传统 X 线血管造影效果，通过多种后处理技术，可多角度投影观察。这项技术不具创伤性，一次静脉注射对比剂足以显示整个下肢动脉树的影像，明确有无动脉瘤及其动脉瘤的部位、形态、数目，瘤体大小，瘤颈长度，动脉破口的大小，远端动脉是否有动脉栓塞等，有助于选择正确的治疗方案。有学者报道的 2 例、3 处破裂口 3D-CE-MRA 所见：清楚显示动脉瘤和母体血管的空间关系，均起源于下肢动脉细小分支，能清晰显示出假性动脉瘤悬挂于母体血管的一侧，狭颈，犹如藤上的果实，动态增强与母体血管显影排空一致，具有特征性表现。

仅凭最大信号投影图像较难发现动脉瘤内的附壁血栓，结合扫描时产生的薄层资料的多平面重建（MPR）及 T_1WI、T_2WI 能够清楚地显示动脉瘤内有无附壁血栓以及瘤外的软组织或骨骼的情况，由于动脉瘤内血流速度缓慢，加之瘤内附壁血栓形成，显示动脉瘤体往往小于实际大小。该组 2 例 MRI 扫描表现为 T_1WI、T_2WI 等、低、高混杂信号，瘤体内信号极不均匀，周膜呈均质强化。MRI 对创伤性假性动脉瘤并巨大血肿的诊断有重要价值，可显示大小、范围、位置、数目、假性动脉瘤与血肿及载瘤血管的关系，并在一定程度上能够代替常规血管造影。

第六节　四肢动脉损伤 DSA

动脉造影可以准确地发现损伤血管的部位、范围、周围侧支循环情况，极大提高了外科手术探查的阳性率，而且可以使手术入路更加直接准确，同时也减少了因盲目探查所致的医源性损伤。对于活动性出血、假性动脉瘤、动静脉瘘等病理改变，根据动脉造影的特征性表现就可做出准确诊断。

1. 筋膜间隔综合征　当出现长距离的动脉狭窄并外缘光滑，提示动脉痉挛或其外部压力增高时，如伴有动脉血流减慢，停止注射后对比剂在动脉内停留时间超过 20 s，则应怀疑筋膜间隔综合征的存在。一组 35 例中，2 例筋膜间隔综合征正是根据上述标准做出诊断，经外科及时处理后避免了截肢。

2. 隐性血管损伤　当临床表现不典型，经严密观察仍难以判断时，动脉造影有时可发现隐性血管损伤。该组中发现 1 例动脉内膜分离和 3 例动脉局限性膨出即属于隐性动脉损伤。前者可因动脉内膜蜷曲引起动脉闭塞，远端肢体缺血；后者一旦破裂可能造成难以控制的大出血或假性动脉瘤。DSA 明确诊断后立即给予血管内介入或外科手术治疗，避免了严重后果的发生。

3. 动脉闭塞　动脉闭塞是造影中较常见的征象，其原因和发生机制比较复杂，无论是钝性暴力导致的血管中层平滑肌持续强烈收缩、血管外膜及中膜甚至全层血肿，还是锐性或医源性损伤导致血管部分或完全断裂、血管弹性回缩、内膜蜷曲，均可造成血栓形成。要准确判断血管损伤的类型、程度比较困难；但动脉造影对于其周围侧支循环情况和远端血流状况的判断有很大帮助。

4. 血栓形成原因的鉴别　有报道对于局部无血肿患者，向血栓内推注少量对比剂，观察其扩散方式，可鉴别诊断血管内膜损伤后血栓形成或是血管破裂出血后血栓形成。前者可经导管局部尿激酶溶栓、药物扩张血管治疗；后者可行经导管栓塞，防止再次出血。但另有学者认为这种方法并不十分可靠。

5. 误诊教训　该组中 2 例车祸致下肢骨折患

者,临床检查和急诊 DSA 均诊断为腘动脉急性血栓形成,且血栓柔软,导丝易通过,导管插入血栓内注入少量对比剂无扩散。然而在经导管尿激酶溶栓过程中,随着血栓逐渐向下溶解,突然出现疼痛加剧,造影发现对比剂外溢。手术探查发现为腘动脉不完全断裂继发血栓形成。虽经手术修补后恢复良好,但留下深刻教训。因此,对于诊断有困难或造影征象可疑血管破裂者应立即外科手术探查,而不应冒险溶栓治疗,以免引起大出血而导致严重后果。

多年来,血管造影被视为诊断血管疾病的金标准。近年来随着无创检查技术的飞速发展,尤其是 MSCT 的出现, CT 血管成像和 CT 仿真内镜越来越多地被用于血管疾病的诊断,并且有较高的敏感性和特异性。CT 仿真内镜对血管性病变的显示能力与 DSA 相比无明显差异;同时,旋转 DSA 三维重建成像也一定程度上克服了传统 DSA 血管结构的重叠问题,提高了病变显示的准确性,缩短了检查时间,减少了对比剂的用量。

第六章　四肢其他疾病

第一节　四肢软组织肿瘤及肿瘤样病变

四肢软组织肿瘤及肿瘤样病变种类繁多，组织起源不同，临床表现各异，诊断较困难。

传统的X线、CT、超声诊断对其均有局限性。MRI具有极高的软组织分辨率，并能做任意方向断层扫描，可清晰显示肿瘤大小、边界、范围及血管、神经受累程度，对软组织肿瘤的检出率几乎可达100%，定位准确。然而其对良、恶性的定性诊断能力仍有争论，到目前为止，对其鉴别能力评价不一。

1. *肿瘤的边界*　一组资料中显示19例（50%）肿瘤边缘包膜形成。这种包膜结构包括假包膜及纤维包膜，在T_1WI、T_2WI上均表现为低信号而不易区分。这些肿瘤边界清楚，多为生长缓慢或处于静止期的肿瘤，因而瘤周反应性增生及炎性浸润较少。在良性和恶性病变中的出现率分别为51.85%、36.36%。肿瘤包膜不完整或没有明显的包膜，肿瘤组织向瘤周反应区生长，边界不清，表现为此类边缘特征的良性肿瘤均呈侵蚀性生长。它们的共同特征是肿瘤在相对疏松的组织内生长且肿瘤组织与正常的组织镶嵌存在，故常没有明确的边界。在良性和恶性病变中的出现率分别为48.15%、63.64%。经统计分析两者无统计学差异，故肿瘤边界的清楚与否不能作为鉴别肿瘤良恶性的指标。

2. *肿瘤信号均匀性*　在一组资料中显示肿瘤信号分布均匀在良、恶性肿瘤中有广泛的重叠性，差异无统计学意义。MR虽然对脂肪、液体及出血等组织成分有较特异的信号显示，但由于来源于软组织的肿瘤常含有多种肿瘤细胞成分和细胞外基质，在并存有坏死、出血等继发性改变时，MR信号则更为复杂。因此仅仅根据病变的信号均匀性与否难以对组织学类型做出判断。

3. *瘤周水肿程度*　瘤周水肿是肿瘤周边组织对肿瘤刺激产生的反应，亦有作者认为瘤周水肿内含有肿瘤细胞成分。非侵蚀性生长的良性肿瘤其瘤周水肿主要是非特异性炎症，因此水肿较轻。而呈侵蚀性生长的良性肿瘤和恶性肿瘤的瘤周反应除非特异性炎症外，还可能存在肿瘤相关的特异性免疫性反应。在一项研究中，分别以超过肿瘤边缘1 cm和2 cm为界，≤ 1 cm为轻度水肿，1~2 cm为中度水肿，>2 cm为重度水肿。一组资料中出现明显的瘤周水肿共14例，其中良性5例、恶性9例，差异有统计学意义，故可以认为明显的瘤周水肿仅见于恶性肿瘤和呈浸润性生长的良性病变。

4. *邻近结构有无受累*　一组资料中该征在恶性病变的出现率（63.64%）显著高于在良性病变的出现率（18.52%）。只有恶性肿瘤和呈侵蚀性生长的良性肿瘤才具有突破或穿越天然屏障向周围生长的能力。但当肿瘤位于疏松组织内时，肿瘤可沿血管神经间隙扩散，而不一定穿越解剖间室。该组研究显示恶性肿瘤易合并邻近骨皮质的破坏及周围大血管、神经的侵犯。

5. *肿瘤大小*　恶性肿瘤一般较大，良性肿瘤则体积相对较小。在一组中以10 cm作为分界线，恶性肿瘤最大径绝大部分>10 cm（81. 82%），良性肿瘤则为14. 81%，差异有统计学意义。

肿瘤大小与肿瘤的生长速度有关。但是，我们认为，肿瘤大小与就诊的早晚关系密切，症状出现早，就诊就早，这又与肿瘤所在部位有关。全面分析考虑，肿瘤大小不宜作为鉴别良、恶性肿瘤的一个依据。

6. *MRI确定四肢软组织肿瘤及肿瘤样病变起源的能力*　经与病理对照，良性肿瘤MRI的组织学定性准确率77.78%（21/27），恶性肿瘤的组织学定性准确率 36. 36%(4/11)。可以看出 MRI 对良性肿瘤的组织学定性准确率明显高于恶性肿瘤,恶性肿瘤的组织学定性准确率较低。这说明四肢软组织肿块 MRI 诊断的难点是对恶性肿瘤的识别。

良性肿瘤最大的组织学特征是分化良好,无异型性,而分化愈高,其形态与来源的组织愈相似。因此只要能够正确地分析出病灶的主要成分,就可以相应推断出肿瘤的组织来源。MRI 由于具有多种成像参数,容易从病灶典型的信号特征上鉴定出其主要成分,从而使其对良性软组织肿瘤的组织学诊断准确率高。

而恶性肿瘤组织学特征是分化差,有异型性,而分化越差,其组成成分越复杂。另外由于恶性肿瘤内常伴出血和坏死,更加剧了其成分的复杂性。

一些学者认为,"直径 >10 cm"、中 ~ 重度瘤周水肿、邻近结构侵犯三者同时存在是较为可靠的恶性征象;边界不清、信号不均既见于恶性肿瘤也可见于良性肿块,不是可靠的恶性征象。故在四肢软组织肿瘤及肿瘤样病变的检查中,全面综合分析肿瘤的大小、瘤周水肿程度、邻近结构有无破坏等征象,对鉴别良、恶性病变有较高的价值,出现 2 种或 2 种以上的恶性征象时,恶性肿瘤的可能性比较大。而肿瘤的边界、信号及其分布是否均匀对肿瘤无定性诊断价值

第二节　骨骺损伤病例

详见本书 本卷 第十篇 第二章 第三节 骨骺损伤病例。

第三节　特发性肢端骨质溶解症

特发性(趾)肢端骨溶解为一罕见疾病,仅见个案报道,发生于同胞姐妹者更少见,有学者报道一家系三姐妹同患双足趾(跖)骨骨质溶解。

特发性肢端骨溶解病因不明,主要发生于儿童和青少年,以青少年最多,男性相对多于女性。发病缓慢,病史长,症状轻微,临床呈无痛性或疼痛轻微。可发生于任何骨骼,多为单骨发病,发生于(指)趾骨者多为多骨受累。本病以 X 线摄影为主要检查手段。

早期表现为骨皮质内密度降低区,以后骨髓腔出现溶骨区,但此时 X 线很难诊断,加之早期临床症状较轻,不为患者所重视,因此往往不能早期发现。随着病变的进展,溶骨区范围逐步扩大,骨皮质变薄并逐渐消失而不留任何痕迹。骨吸收大部自远端开始, X 线表现有 2 种类型,一种为纵形骨质溶解,趾骨呈削过的铅笔样变形,另一种为横形或斜形骨质溶解,使近端和远端呈碎骨片样。

发生于管状骨者的 X 线平片典型表现为骨吸收残端逐渐变细、消失,呈"笔尖"状。该组病例均有多骨吸收,残留骨端大部分呈笔尖样,有的呈平截状,表现典型。文献报道本病无骨膜反应及骨质增生,但一组三例中之例 3 左足第 1 跖骨有明显增生硬化,复查时增生跖骨也发生吸收。发生于趾端的骨溶解因其多具有典型的 X 线表现特征,普通 X 线检查即可明确诊断。本病的发展具有一定的自限性,病变发展到一定程度可不再发展。有作者报道 4 例随访 5 年病变未见进展,该组 3 例随访 4 年, 2 例病变无进展,但例 3 病变有明显加重,说明本病的发展、转归有一定的差异性。本病需与硬皮病、麻风、周围血管阻塞、二氯乙烯中毒、肺性骨关节病的趾端骨溶解进行鉴别。

附:具体病例资料:例 1,女性, 31 岁。双足趾间断破溃并缺损 18 年。患者自 13 岁月经初潮起无诱因出现双足趾肿痛,继而出现足趾溃烂,流黄色液体,但痛不剧,可行走,经抗炎对症治疗溃烂面愈合。但之后每年多次复发,有时有骨块样物自溃烂处脱出。至生育后,发病次数逐渐减少。体检:右足拇趾较短,远端溃烂,呈鼠咬状,第 2、3、4 趾远端有黄色脓痂,背侧略红肿;左足第 2 趾明显短小,拇趾外翻畸形,足底见直径约 2 cm 大小的溃疡,双足感觉稍迟钝。双足 X 线片示右足第 1、3、4、5 趾远节趾骨完全吸收、消失,第 2 趾远节趾骨大部吸收,仅残留关节面,第 1 趾近节趾骨和第 5 趾中节趾骨远端部分吸收,残端呈刀削铅笔尖样。左足第 2 趾中远节及第 4、5 趾远节趾骨完全吸收,第 1 趾近节趾骨变细,近端呈杯口样改变,骨质硬化,趾间关节间隙模糊,第

2 趾近节、第 5 趾中节趾骨远端大部吸收，残端呈笔尖状，第 2 跖骨增粗，皮质增厚。随访 4 年病变无明显进展。

例 2，女性，35 岁，例 1 之姐。临床病史同例 1。出生后双足马蹄内翻畸形，7 岁行矫形手术。体检大部分牙齿已脱落。双足拇趾变短，趾甲部分脱落，皮肤溃烂、结痂，跖趾关节背侧红肿、隆起；双侧第 3 趾细小，呈肉赘样；第 2、4 趾远端肿胀，呈杵状；足背静脉迂曲扩张，皮肤红肿。双足 X 线片示右足第 2 趾远节及第 3、4、5 趾中、远节趾骨完全吸收；第 1 趾远节趾骨大部分消失，仅残留关节面，断面呈平截状；第 2 趾中节及第 3、4、5 趾近节趾骨远端部分吸收，呈刀削铅笔样。左足第 3 趾中、远节和第 1、5 趾远节趾骨完全吸收；第 1、3 趾近节和第 2、4 趾远节趾骨远端吸收，残端变尖。颌骨曲面体层摄影示上下颌骨骨质疏松，多数牙齿缺如，右上颌骨齿槽突部分溶解吸收。随访 4 年病变无明显进展。

例 3，女性，28 岁，例 1 之妹。病史与例 1、2 相似，但症状较重，复发较频繁，发病与月经来潮关系密切，每次月经来潮前自感双足肿痛加重。随访 4 年病变进展，现大部足趾已脱落。体检双足肿胀，足趾粗短畸形，足背皮肤呈黑色，大部足趾脱落，足背静脉曲张，足底见较大不规则溃疡。双足 X 线片示右足第 4、5 趾中远节趾骨完全吸收，近节趾骨远端部分吸收，残端呈笔尖状；第 2、3 趾近节和中节趾骨大部吸收，中节远侧关节面及远节趾骨尚存在；第 1 趾近节趾骨基底部及远节见鸟嘴样骨质增生，跖骨增粗，形态失常，可见斑片状骨质增生；第 3、4、5 跖骨远端吸收、变尖并弯曲变形。左足第 3、5 趾中远节及第 2、4 趾远节趾骨完全吸收，第 3、5 趾近节及第 4 趾远节趾骨远端部分吸收，残端呈笔尖样，第 1、2 跖骨远端增生肥大。4 年后随访 X 线片示双足前足大部缺如，趾骨及跖骨远端绝大部分已吸收消失，仅残留少数碎骨片，跖骨残端呈笔尖样和平截状。胸腰段 MRI 未见脊髓异常。病理检查：病变区穿刺活检见大量纤维组织增生，其间杂有窦状血管增生；自破溃区脱出的小骨块均为死骨。

家族史：家系中无近亲结婚史，家系其他成员（患者父母、另外两姐妹及一弟）均行双足 X 线摄片普查未见异常。3 例患者均无创伤、糖尿病、硬皮病、类风湿、梅毒及毒物接触史，无不良生活嗜好。实验室检查：3 例碱性磷酸酶、血钙、血磷、血沉、血糖均在正常范围. 梅毒血清反应阴性。3 例头颅、双手及腰椎 X 线片均未见异常。

第四节　高流量血管畸形四肢骨内侵犯

一、分类

血管瘤一直被用来描述各种类型的血管病变。Mulliken & Glowacki（1982）根据组织学特征，将此类疾病分为两大类：血管瘤和血管畸形。此种分类方法已逐渐被接受。

血管畸形可由一种或两种以上的血管成分组成，如动脉、静脉、毛细血管和淋巴管。可分为：毛细血管型；淋巴型；静脉型；动脉型（可伴有或不伴有瘘）；混合型。

Jackson 等（1993）根据血管病变的临床表现、组织学特点和血流动力学的不同将其分为毛细血管瘤、血管畸形以及淋巴管畸形（淋巴静脉畸形），其中血管畸形又进一步分为低流量血管畸形（静脉畸形）和高流量血管畸形（动静脉畸形），高流量血管畸形再分为低度分流的高流量血管畸形和高度分流的高流量血管畸形。这种分类方法使得治疗过程中能够根据畸形血管的血流特征，选择最合适的治疗方法。毛细血管畸形、静脉畸形、淋巴畸形为低流量病变，动脉畸形、动脉静脉瘘、动静脉畸形属高流量病变。

二、影像学研究

一些学者报告一组 14 例高流量血管畸形四肢骨内侵犯，含上肢 12 例，下肢 2 例，其中有 4 例行多次畸形血管部分切除。该组病例 DSA 表现为动脉血管畸形、动脉静脉瘘、动静脉畸形，在血流动力学上属高流量血管畸形。血管畸形致骨改变的机制目前仍不清楚，可能是机械性的、生理性的或者是一个发展过程。骨骼变化可能是继发于某个骨内病变，相邻于骨的某一畸形或者先天性的间叶细胞生长变化。

从该组病例分析，高流量血管畸形骨破坏，压迹可能以长期机械性压迫为主，部分病例出现破坏区边缘骨质硬化表现系长期压迫后反应性骨质增生所致，密度减低、骨质疏松则因为骨组织被血管或血窦等软组织取代所致。

Boyd 等（1984）报道 580 例血管病变，其中 356 例血管瘤，224 例血管畸形。仅 1% 血管瘤发生相邻骨受累，而血管畸形则可见 34% 的病例发生骨改变,其中发生于头颈部者38%见骨改变。发生于四肢者32%发生骨改变。Breugem等(2003)报道20%的血管畸形发生骨改变,高流量病变的骨改变有生长过度(67%),变形(67%),骨破坏(33%),骨密度改变(33%)。

Boyd等(1984)发现,变形和肥大是淋巴型血管畸形的典型表现。可能与代谢和血流动力学有关;萎缩、脱钙是发生于四肢的静脉型或混合型的血管畸形特征性表现。骨内侵犯和破坏是高流量病变的特点。

该组病例表现同Boyd等(1984)所述相似。该组病变属于高流量病变,通过X线平片和DSA对照,该学者另外发现:骨内小圆形透亮区为扩张的静脉所致,可能为滋养静脉扩张,因为高流量性畸形,尤其伴动脉静脉瘘的血管畸形,引起骨髓内分流和血流量增加,继而滋养静脉扩张;骨皮质压迹亦为静脉造成,推测其原因系高流量血管畸形,大量动脉血快速经静脉回流,使静脉血管扩张,张力增高,并广泛开通,在贴近骨骼的静脉长期压迫、刺激下出现骨破坏等改变;骨内的较大范围的骨破坏为扭曲纠集成团的静脉血管团或血窦之所在,病变区附近骨质疏松及不规则粗大骨嵴区可见静脉期显影,提示骨内侵蚀主要为扩张的静脉和畸形血管团压迫或畸形血管团取代骨组织所致,Breugem等(2001)和Fayad等(2006)报道平片显示粗大不规则骨嵴,栅栏样骨小梁伴边界清晰的病灶和MRI表现高信号者,高度提示长骨骨内侵蚀的血管畸形;该组骨骼增粗增长见于动静脉畸形,可能其机制类似于静脉畸形,如Klippel-Trenaunary综合征;局限骨破坏,为动脉瘤长期压迫所致。该组14例中12例发生在上肢,其中发生在掌指骨7例,以骨吸收破坏为主,掌指骨增长仅2例,推测系上肢尤其是掌指骨肌肉等软组织较下肢不发达,静脉易于紧贴骨表面,位于骨内或骨外,导致骨改变。

因此,可以认为高流量血管畸形在软组织不发达区相对易于引起骨改变。

高流量血管畸形有骨骼改变者,主要是静脉病变(静脉扩张或畸形静脉团)引起,因此,对血管畸形的治疗以静脉畸形的治疗应当优先,目前介入放射学的发展,已使这种治疗方法完全可能,有限的介入治疗经验和在头颈部治疗获得较好的结果也提示应当处理静脉。否则,治疗效果不会理想。

第五节 变形综合征

变形综合征是一种少见的、病因不明的先天性疾病。

Samlaska等(1989)总结了34例变形综合征的临床表现,主要为偏侧肢体肥大、巨指(趾)、皮下团块、掌指团块、外生骨疣、脊柱侧弯、表皮痣及骨、血管、淋巴、神经、脂肪等多种组织的肿瘤等,其中头颅变化以颅骨骨质变薄、骨体膨大为主,四肢多为软组织变化,骨质及关节的变化并不明显。斑片状真皮发育不全,也应该是变形综合征的1个典型特征。多数学者认为只要临床表现符合上述情况中的4种表现就可以诊断为变形综合征。

第六节 左肱骨外科颈骨岛

患者,男,39岁。胸部外伤后1天,行胸部正斜位片发现左肱骨骨质异常改变。

病理诊断:左肱骨外科颈标本:标本显示成熟骨组织,符合骨岛。

骨岛,也称骨斑、骨生骨瘤,为骨松质内骨性结节,是正常松质骨内的局灶性致密骨块,它是软骨内成骨过程中次级骨小梁未被改建吸收的残留部分。

X线片表现为位于骨髓腔内的致密影,呈圆形或卵圆形,密度类似于骨皮质,边缘清楚但不锐利,常可见有骨小梁与周围正常骨小梁相连,CT可清楚显示位于骨髓腔内的致密骨块,邻近骨质正常,骨外形无改变。

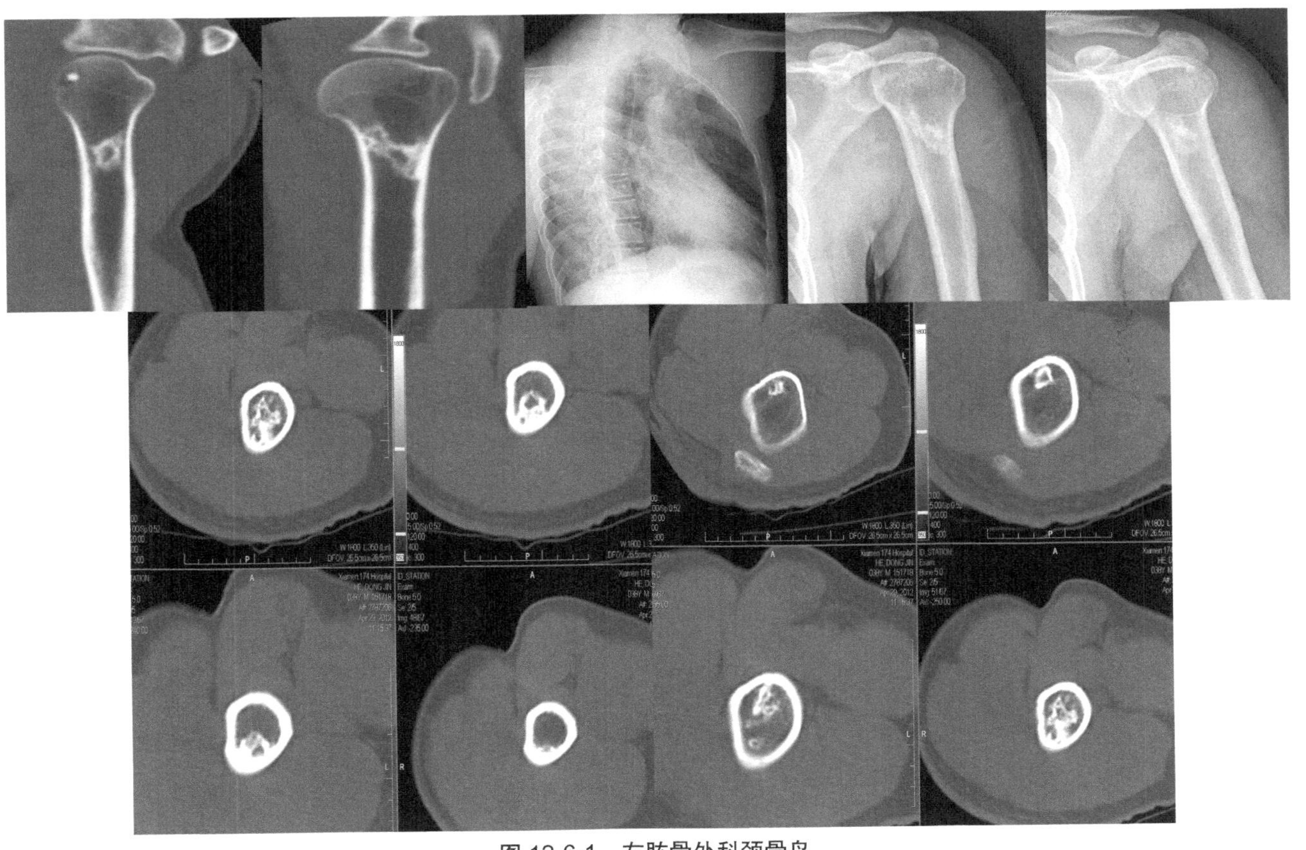

图 12-6-1　左肱骨外科颈骨岛

第七节　Ollier 病

Ollier 病是伴有软骨发育障碍和肢体畸形的多发性软骨瘤，可发生于骨髓腔、骨皮质和骨膜，以髓腔多见，多发生于男性青少年，肿瘤累及软骨内化骨的骨骼，以掌指骨多见，四肢长骨中以股骨、胫骨多见，其次为椎体、骨盆和肋骨端。

一、临床表现

本病多累及两侧，以一侧为主。主要症状是多发性肿块及局部膨胀变形，呈骨性硬度。常合并各种畸形，尤以前臂与小腿多见。

二、影像学研究

典型 X 线表现为骨囊状破坏、边缘硬化及破坏区内砂粒样钙化，其中囊状透光区内的钙化影被认为是诊断内生软骨瘤的主要依据。

颅底软骨瘤罕见，约占全部颅内肿瘤的0.2%~0.3%，常见位于中颅窝底鞍旁硬膜外。CT 表现为高而不均匀密度肿块，呈分叶状，如菜花或类圆形，界限清楚，瘤内有点片状钙化，或 C 形、螺纹状钙化。有这种钙化常表明肿瘤为软骨源性，可以是软骨瘤或软骨肉瘤。但是瘤基底部无骨质破坏是软骨瘤的典型表现。增强后肿瘤内无钙化和无黏液变性部分可轻度强化，密度不均匀。MRI 显示肿瘤内软骨基质在 T_1WI 为低或中等信号，在 T_2WI 上为中等或高信号，钙化或骨碎片为低信号。肿瘤呈不均匀增强。瘤周无脑实质水肿。

一例病变影像表现典型，并具以下特点。

（1）双侧发病，以左侧为主伴左上肢畸形。

（2）多发：包括四肢、颅底。因此可明确诊断 Ollier 病。

在多发性内生性软骨瘤或马方综合征中，如出现颅底的钙化病灶，则软骨瘤为第一诊断。在以往的文献中，未发现颅底软骨瘤周围出现水肿的报道，而该例瘤周水肿显著，系巨大瘤体压迫脑实质所致。

第八节　右臀部表皮样囊肿

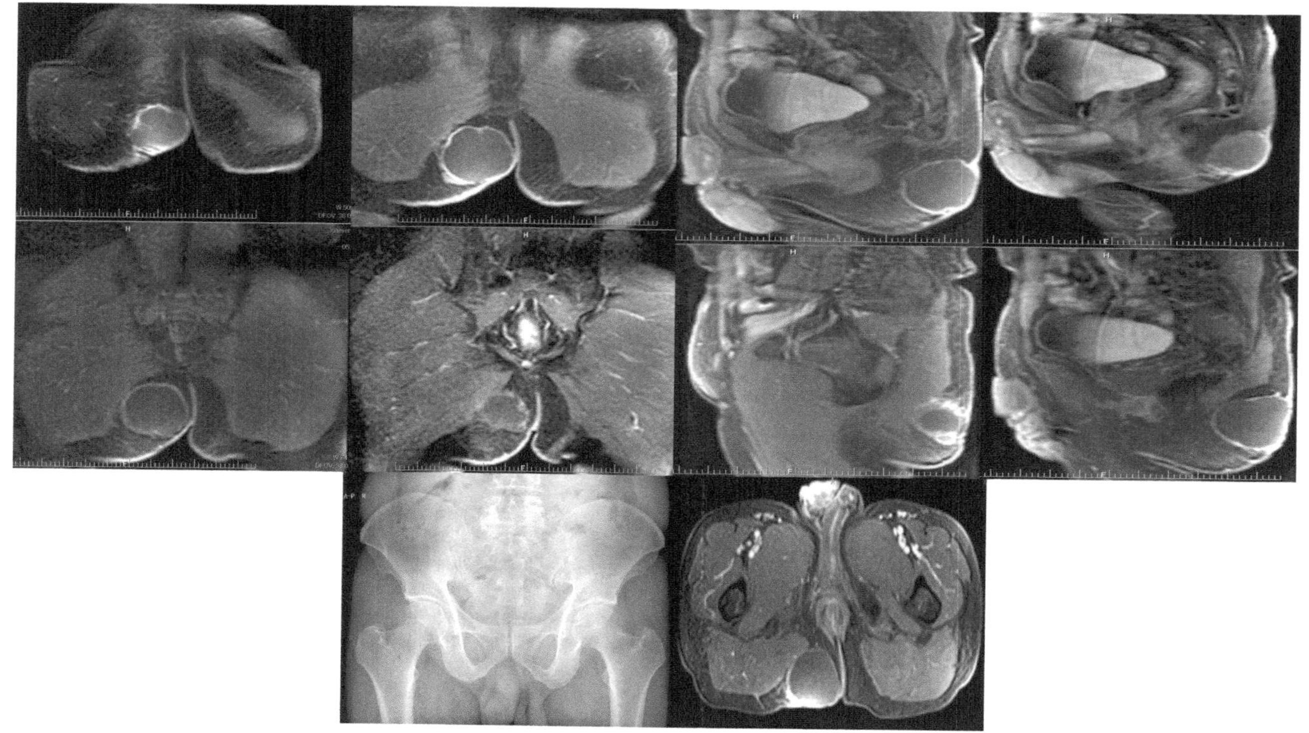

图 12-6-2　右臀部表皮样囊肿

患者,男,54 岁。右臀部肿物术后复发三年,具体病理不详。查体:右臀部内侧坐骨结节稍上方皮肤见手术瘢痕,愈合好;可触及软组织包块,大小约 6 cm × 7 cm × 5 cm,位于皮下,质软,移动度可,与周围组织境界清楚;其表面皮肤色素沉着,无破溃、窦道及红肿。右髋关节活动自如。右足各趾感觉、运动及末梢血运正常。

手术所见:术中见包块为囊肿,大小约 6 cm × 6 cm × 6 cm,囊壁较厚,内含白色油脂类物质及少许黑褐色物质。

病理检查:右臀部包块:已切开的囊性肿物一块,呈灰褐色,总体积 7.5 cm × 4.5 cm × 3.2 cm,表面带有梭形皮肤,皮肤面积 4.6 cm × 0.7 cm,囊内壁光滑,囊壁厚 0.2~0.3 cm。病理诊断:右臀部表皮样囊肿。

第九节　四肢的一些发育变异

1. 骨骺硬化带　X 线照片时,在四肢长骨的骨骺有时可见其四周边缘变白,即称骨骺硬化带。

2. 纤维骨皮质缺损　常见于年轻人,是四肢长骨局部骨皮质欠光整,出现局限性骨质缺损,此类缺损有大有小,随着年龄增长,此类发育变异常能自行愈合,骨质缺损渐渐消失。

3. 婴儿骨外层肥厚　表现为四肢长骨骨干局限性增粗,或局限性条片状硬化,硬化形态大小常有变化。骨干的滋养血管沟:在骨干部分见低密度条形透光区。

第十节　容易被误认为病变的一些正常结构

详见本书 本卷 第二篇 第三章 第十二节 容　　易被误认为病变的一些正常结构。

第十三篇　上肢及肩带

第一章 肩部肿瘤

第一节 肩部软组织肿瘤或肿瘤样病变

近年，肌骨系统的成像技术和临床诊疗能力均有很大程度提高。在治愈病变的同时又最大限度地保留肢体功能已成为临床医生追求的目标。影像学检查对于肌骨系统疾病的临床诊疗至关重要。

一、肩部软组织良性病变的诊断

1. 脂肪瘤　占肩部软组织良性肿瘤的60%以上。脂肪瘤在CT或MRI上皆表现为边界清晰的均质病灶，依据CT所见的低密度及MRI所显示的高信号，此病不难诊断。如果脂肪瘤较大且位于肩部表层软组织，则平片也可诊断。如欲观察肿瘤的结构细节仍要依靠CT和MRI。后者能观察到脂肪瘤内的纤维血管性分隔及周边的纤维性包膜。CT扫描有利于发现病程较长者偶存于瘤内的点状小钙化或骨化，以及脂肪瘤邻近骨的局部骨膜增生。影像学表现对脂肪瘤确诊固然重要，但它们尚不能将单纯脂肪瘤与非典型脂肪瘤（即分化较好的脂肪肉瘤）区分开来，所幸这种区分并非十分必要，因为这两种病变都需要手术切除。

2. 侵袭性纤维瘤病　本病最常见于肩部及下肢，系具有侵袭性的良性肿瘤样病变，虽不发生转移但可多发且术后复发率高达50%以上。MRI是检出和评估本病的主要手段，但因侵袭性纤维瘤病在病理组织学上系由梭形细胞及周围不同量的胶原所构成，所以，按病灶内所含细胞与基质量的不同，可呈多种不同的MRI表现。大多数病例因病灶内细胞成分少，故在MRI所有序列上表现为均质信号内有部分低信号区。这些低信号区可位于病灶周边或中央，与含铁血黄素沉积或钙化相似。如果病灶细胞成分多，低信号区明显，则难以在T_2WI，尤其在抑脂像上分辨出，而质子密度成像可能显示更好些。

3. 背部弹性纤维瘤　本病系少见的良性纤维性肿瘤样病变，可能是由于胸壁与肩胛骨下角反复地机械性摩擦所致。常见于老年人，约半数病人无症状。好发于胸廓肩胛间隙下方的胸壁软组织，可深达前锯肌。往往将肩胛下角推挤抬高。在病理组织学上，背部弹力纤维瘤由弹性蛋白的中心及其周围对蛋白酶有抵抗性的基质所构成。典型病变的MRI表现为：在肩胛下区出现双凸透镜样的软组织肿物，边界清晰，在T_1WI和T_2WI上均呈中等信号，肿物内可见脂肪样高信号，即肿物的中等信号与高信号的脂肪条带呈交叉树枝状，再结合其特定发病部位和临床体征，则不难确诊。因两侧发病的背部弹力纤维瘤并不少见，故勿误为转移。

二、肩部软组织恶性病变的诊断

肩部常见的软组织恶性肿瘤包括恶性纤维组织细胞瘤、脂肪肉瘤及恶性周围神经鞘瘤。不论这些肉瘤的最终病理组织为何，它们在MRI上通常表现为T_1WI呈等信号、T_2WI呈以高信号为主的混杂信号。如果为含黏液成分的肿瘤，则其MRI信号较均匀，不应与囊肿或腱鞘囊肿相混淆。钆对比增强MRI检查有助于它们的区分。一旦认定为肩胛带尤其腋窝部的软组织恶性肿瘤，则应尽可能依据影像资料界定病变范围、病变与附近神经血管束以及与关节的毗邻关系。对随访复查者应注意有无复发和转移。

三、肩关节肿块的诊断

发生于肩关节内的真正良性或恶性肿瘤都很少见，后者往往是因邻近骨或软组织肉瘤扩展而发生的恶性侵袭。大多数肩部肿物是因滑膜组织的非肿瘤性增殖、变性、炎症、外伤、退变所伴发的积液或囊肿而形成的。

1. 囊肿 肩关节及其相关周边囊性病变常见者有肩峰下/三角肌下黏液囊积液、肩锁关节囊积液。它们大多伴发于肩袖破裂或炎症(例如,类风湿性关节炎或结核性关节炎)。此外,还有继发于外伤或关节软骨退变而形成的肩胛盂唇囊肿,它等同于膝关节半月板囊肿。肩部这些囊性病变远比发生于膝部者少得多。如果囊肿位于神经邻近,可能出现神经被压迫症状,尤其是肩胛上神经受卡压症状。MRI 或超声均能容易检出并确认肩关节及与关节病变相关的囊肿。

2. 色素沉着绒毛结节性滑膜炎 系少见的滑膜增殖性疾病。它以有充满类脂质的巨噬细胞和屡发的滑膜出血为病理组织学特点。由于频发滑膜出血伴含铁血黄素沉着而得以显示具有确诊的影像学表现。MRI 显示肩关节内或与之相关的黏液囊内,甚至有滑膜内衬的肌腱腱鞘内,由于含铁血黄素沉着所致的多发斑块状低信号区。与病灶相对应的骨性关节面可能显示边界清晰的侵蚀破坏。

3. 滑膜性骨软骨瘤病 可分为原发型和继发型 2 种。前者少见,以形成多数滑膜肿块为突出表现。偶有发生于肩锁关节或肩峰下黏液囊的报道。多种成像技术均可证实多发钙化的软骨性游离体的存在,从而确诊为滑膜性骨软骨瘤病。继发型滑膜性骨软骨瘤病是在既存病变基础上形成的非肿瘤性滑膜增殖和组织变性疾病。此型病变虽较原发型者多见,但主要累及下肢的髋、膝关节,而肩关节较少见。值得注意的是,继发型滑膜性骨软骨瘤病的钙化软骨游离体有向肩峰下黏液囊、腋窝侵袭的倾向,或向下累及肱二头肌腱鞘。

4. 树枝状脂肪瘤 为少见的关节内疾病。在病理组织学上,以滑膜绒毛脂肪瘤样增殖为特点。又因增殖的脂肪形如树枝状而得名。在 MRI 上,凭借滑膜下脂肪性病灶形如乔木树枝而易于确诊。虽然此肿瘤多发生于膝关节,但也有偶见于肩关节及肩峰下黏液囊的报道。

四、肩部软组织恶性肿瘤的影像学随访

对已经证实为肩部软组织恶性肿瘤的影像学随访可分为短期(即术前)与长期(即术后)随访两个阶段。

1. 短期影像学随访 指辅助化疗几个疗程后,在手术前再次对原发肿瘤进行 MRI 和胸部 CT 扫描。主要目的:一是验证肿瘤分期有无改变,手术方案是否仍适当可行。二是以影像表现来评估肿瘤对化疗的反应。但肿瘤化疗后的 X 线平片、CT 及常规 MRI 所见并非总能区分良好与不良的反应,如,化疗后肿瘤增大,或无变化但瘤周水肿增加,常被看作有不良反应。然而,上述情况又可见于化疗反应良好的肉瘤继发坏死的再出血。化疗后,瘤体缩小且伴低信号的边缘常提示反应良好。然而事实上,按现有成像技术的检出能力,还不可能排除尚有肿瘤细胞小病灶的存在。即使行对比增强 MRI 检查,据此所得出的对比剂时间-强度曲线,其评估作用仍是有限的,因为生存的瘤组织、再血管化的坏死组织和反应性充血区均可显示对比强化。

2. 长期影像学随访 此时期应密切注意肿瘤切除后局部复发、转移灶及并发症。倘若手术切除范围过小,则不可避免地出现局部复发。X 线平片可显示局部肿块再现及可能伴发的邻近骨质破坏及骨膜反应。ECT 可显示复发病灶处核素浓聚。MRI 则是评估有无切除早期复发病灶的可选手段。因为手术后不久或放疗后较长时间内,在 MR 的 T_2WI 或 STIR 影像上可经常见到高信号,所以借助对比增强 MRI 将复发灶与血浆瘤及血肿区分开,有利于复发灶与术后改变的鉴别。

一般认为转移是导致病人死亡的直接原因,而并非是原发肿瘤本身。

因此,应进行长期影像学随访的重要部位之一是易发生转移的肺组织,故定期进行 X 线平片和/或 CT 检查是十分必要的。倘若在随访过程中出现骨痛,则需进行 ECT 检查,以寻找可能存在的转移灶。在对术后放疗病人的长期随访过程中应注意照

射野疼痛、肢体功能障碍等临床症状，以及放疗后可能并发的骨坏死和诱发的肉瘤。

第二节　右肩腺泡状软组织肉瘤病例

详见本书 本卷 第一篇 第四章 第三节 右肩腺泡状软组织肉瘤。

第三节　肩胛骨原发肿瘤和肿瘤样病变

肩胛骨原发肿瘤和肿瘤样病变的发病率相对较低，而种类繁多且表现不及管状骨典型，影响术前对肩胛骨原发性病变的定性诊断。肩胛骨发育上属于软骨内化骨，肩胛骨原发肿瘤较为少见，但几乎所有骨肿瘤均可累及肩胛骨。由于肩胛骨的特殊位置，其病变的显示受到一定影响。典型病变，如骨软骨瘤，正侧位 X 线片即可诊断；当病变不典型时，特别是早期病变，X 线检查发现肩胛骨出现骨皮质密度改变时，CT 和 MRI 是减少肩胛骨病变漏诊和误诊必不可缺少的检查手段。MRI 是手术前确定切除范围的最佳选择。

1. *分类*　一组 53 例病例包含了临床常见的原发性骨病变，良性（40/53，75.47%）多于恶性，肩胛骨原发性病变多为软骨源性肿瘤（33/53，62.26%），良性骨肿瘤以骨软骨瘤为主，恶性骨肿瘤以软骨肉瘤为主。53 例包括良性 40 例，恶性 13 例。具体统计为：骨软骨瘤 26 例，嗜酸性肉芽肿 6 例，纤维结构不良 3 例，骨巨细胞瘤 2 例，软骨母细胞瘤 2 例，动脉瘤样骨囊肿 1 例；软骨肉瘤 7 例，原始神经外胚层瘤 4 例，单发浆细胞性骨髓瘤 2 例。

2. *发病部位*　从发病的部位来看，长骨的病变分布具有一定的特点，可分为好发骨干、干骺端以及骨骺，该组肩胛骨各种病变的分布同样具有一定的特点，并对诊断和鉴别诊断提供帮助。一些学者将肩胛骨分为 2 部分：S1 区包括肩胛体 - 肩胛冈，S2 区包括肩峰 - 喙突 - 肩胛盂。该组病例中良性骨肿瘤 S1 区多为骨软骨瘤和纤维结构不良，只有 1 例骨软骨瘤位于 S2 区。S2 区多为嗜酸性肉芽肿、骨巨细胞瘤、动脉瘤样骨囊肿和软骨母细胞瘤，同时累及 S1、S2 区的良性骨肿瘤较为少见，该组病例中仅有 1 例，为软骨母细胞瘤合并继发动脉瘤样骨囊肿，主要是由于病变较大，同时累及肩胛骨的 2 区。

恶性骨肿瘤中 S1 区多为软骨肉瘤，其中有 1 例软骨肉瘤位于 S2 区。S2 区多为单发浆细胞性骨髓瘤。同时累及 S1 和 S2 区的肿瘤为原始神经外胚层瘤，且认为是肿瘤生长速度快，肿瘤体积较大而同时累及 S1 和 S2 区。

3. *发病年龄*　从发病年龄来看，软骨母细胞瘤、动脉瘤样骨囊肿和原始神经外胚层瘤的发病年龄较小。该组病例中软骨母细胞瘤平均发病年龄为 19 岁，动脉瘤样骨囊肿的发病年龄为 27 岁，原始神经外胚层瘤的平均发病年龄为 28.75 岁，这 3 种肿瘤的发病年龄与长骨相应肿瘤的发病年龄基本一致。嗜酸性肉芽肿多发生于青少年，该组 6 例病例中，仅有 2 例年龄在 20 岁以下，其他病例发病年龄跨度较大，缺少典型的发病年龄特征。

4. *肩胛骨良性病变*　肩胛骨良性病变中的一部分病例的影像学表现典型，诊断容易，如骨软骨瘤主要表现为单发的宽基底骨性突起（24/26），多无蒂（17/26），并且多数位于肩胛骨腹侧边缘（16/26），呈菜花样或蘑菇样表现，与长管骨骨软骨瘤相比，肩胛骨骨软骨瘤多无蒂或宽基底。另一部分病变影像表现缺乏一定的特征性，仅依靠单一表现较难诊断，如表现为纤维囊性骨质破坏的病变：骨巨细胞瘤和动脉瘤样骨囊肿表现为典型的膨胀性生长，骨皮质明显变薄，与长管状骨的该肿瘤的典型表现基本一致，易与其他良性骨肿瘤鉴别。

该组动脉瘤样骨囊肿未出现液 - 液平面，二者的相互鉴别困难；该组 2 例软骨母细胞瘤均未出现典型钙化，需要与骨巨细胞瘤和动脉瘤样骨囊肿鉴别；软骨母细胞瘤的发病年龄相对较小，边缘硬化，可见细短的骨嵴，可以帮助鉴别诊断；该组病例中纤维结构不良表现与长管状骨该病表现基本一致，表现为囊性膨胀性病变，边缘硬化，细短的骨嵴，需要与软骨母细胞瘤鉴别，但纤维结构不良发病年龄相对偏大，发病部位位于 S1 区，可以作为鉴别诊断的依据之一。

5. *肩胛骨原发恶性骨肿瘤*　肩胛骨原发恶性骨肿瘤以软骨肉瘤、原始神经外胚层细胞瘤和浆细胞性骨髓瘤为常见,其中软骨肉瘤表现较为典型,呈分叶状溶骨性的病变,其内可见片状或环形钙化,并可见骨膜反应,其表现与其他骨骼的该病表现类似,诊断不难。

该组浆细胞性骨髓瘤病变比较局限,呈虫蚀样骨质破坏,内见粗大的骨性分隔,无明显的软组织肿块,易与其他恶性骨肿瘤鉴别,但与良性病变的鉴别困难。该组原始神经外胚层瘤表现为巨大的软组织肿块,骨质破坏明显,可见残留骨质,未见明显钙化,未见骨膜反应,这与长管骨该病的表现一致。此外,肩胛骨该病的病变分布具有一定特征性,其同时累及S1区和S2区,可以作为鉴别诊断的依据之一。

总之,肩胛骨原发病变种类多样,以骨软骨瘤和软骨肉瘤多见,不同的病变在肩胛骨内有一定好发部位,具有一定的特征性,综合分析病变的X线、CT和MRI表现特点,可以提高对肩胛骨原发病变的诊断和鉴别诊断能力。

第四节　左肩背部隆突性皮肤纤维肉瘤

详见本书 本卷 第一篇 第二章 第三节 左肩背部隆突性皮肤纤维肉瘤病例。

第五节　肩侵袭性成骨细胞瘤伴继发性动脉瘤样骨囊肿

成骨细胞瘤是一种少见的原发骨肿瘤,侵袭性成骨细胞瘤相对于普通成骨细胞瘤更为少见。组织病理上侵袭性成骨细胞瘤内为大片的成骨细胞,其大小是普通成骨细胞的2倍,细胞饱满,呈圆形,胞质嗜酸性,核仁明显,这种细胞称为上皮样成骨细胞。此肿瘤好发部位包括脊柱、股骨、颅骨、手足骨、肱骨、胫骨和腓骨,一例发生于肩胛骨,为少见部位。侵袭性成骨细胞瘤疼痛较为明显,患区常出现肌肉萎缩。

影像学研究

X线片示侵袭性成骨细胞瘤病变直径大于典型的成骨细胞瘤,病变为溶骨性破坏,病变边界清晰,病变内可见不同程度的骨质硬化,偶有骨膜反应和软组织肿物。CT可显示病变骨质破坏、小块的成骨组织和软组织肿物。侵袭性成骨细胞瘤MR肿瘤T_1WI表现出低或中间信号强度,T_2WI中间高信号强度。侵袭性成骨细胞瘤可合并继发动脉瘤样骨囊肿。该例患者术前根据X线和CT表现,下缘及肩胛盂皮质破坏,其中大块的成骨有典型成骨细胞瘤的特点,但因软组织成分较多,成骨部分与典型的成骨细胞瘤比较,残缺不全,因此诊断为恶性成骨性肿瘤,并没有考虑成骨细胞瘤或侵袭性成骨细胞瘤。MR图像表现符合动脉瘤样骨囊肿样改变,病理证实为继发动脉瘤样骨囊肿。侵袭性成骨细胞瘤在X线及CT上更接近恶性成骨性肿瘤的特点,但其内的成骨形态及类型与典型成骨细胞瘤相近,MR图像可清晰显示病变内软组织部分,特别显示继发动脉瘤样骨囊肿改变有重要的意义。

第二章　肩部损伤

第一节　肩关节损伤

肩关节是人体活动度最大的关节，由于肩胛盂小，肱骨头大且圆，关节囊较松弛，肩关节在完成较复杂的大范围动作时容易受伤。肩部损伤原因很多，包括肩峰撞击、急性或慢性外伤、运动和职业用肩过度，多以慢性小创伤为主，系局部过劳所致。长期肩关节疼痛及运动障碍，影响肩上举运动员成绩的发挥和生活质量。因此肩关节损伤越来越受到临床重视。

MR 间接关节造影检查：从肘静脉内注射 0.1 mmol/kg 的钆喷替酸葡甲胺（Gd-DTPA）后，让患者主动活动患侧肩关节 10~15 min，然后进行 MR 扫描。设备、患者体位、层厚和间距及各种序列与常规 MRI 相同。

肩袖损伤

影像学研究：肩袖损伤主要是由于肱骨大结节反复转动（特别是外展）、劳损或牵扯并与肩峰及肩喙韧带反复摩擦所致。正常岗上肌腱在 T_1WI 上呈带状均一低信号影，由内侧向外侧逐渐变细，止于大结节。但许多成人岗上肌腱在接近附着点 1 cm 处呈中等信号，目前对于这种信号改变的解释包括黏液样变性、魔角效应、部分容积效应等。平行在其上方的是肩峰 - 三角肌下滑囊，为一潜在的间隙，正常时其周围有一层薄的脂肪层，在 T_1WI 表现为连续的线状高信号影。

1. 肩袖撕裂的 MRI 表现

（1）肩袖部分撕裂：肩袖撕裂最常见于在岗上肌腱止点处约 1 cm 处，Codman（1990）称该区域为缺血危险区。MRI 表现为肩袖局部高信号影，累及肌腱关节面或滑囊面，一般累及肌腱关节面较滑膜面更为常见，肌腱形态尚正常。

常规 MRI 以 STIR 序列显示较佳，MR 间接关节造影以 T_1WI 脂肪抑制序列显示最好。一组病例数有限，未观察到滑膜面首先累及的病例。Reinus 等（1995）认为肩袖滑囊面部分撕裂的诊断具有随机性。肌腱内的撕裂虽在 MRI 上可有信号改变，但因对比剂难以进入，其表现与肩袖变性或肌腱炎难以鉴别。

（2）肩袖完全撕裂：岗上肌腱局部高信号贯穿全层，高信号往往从肩关节腔延伸至肩峰下 - 三角肌滑囊，滑囊影增大。肌腱可有断端分离，断端回缩。若裂口较小，常规 MRI 难以显示缺损处，Farley 等（1992）认为三角肌下脂肪层消失和肩峰下 - 三角肌滑囊异常对肩袖撕裂的诊断有一定帮助，但特异性不高。间接关节造影后，正常滑囊内也可观察到对比剂，STIR 观察滑囊积液较准确。肩袖撕裂还常合并三角肌下脂肪带中断或消失，但不能仅凭这点诊断肩袖撕裂，该现象还常见于正常人。

常规组中漏诊 2 例细小部分撕裂；1 例部分撕裂误诊为全层撕裂，MRI 上表现为岗上肌腱弥漫性高信号，关节镜示冈上肌腱较多短小裂缝，但肌腱尚未断裂，这种现象被称为“吸吮”现象；另外 2 例部分撕裂误诊为肌腱炎。

肌腱炎与肩袖部分撕裂表现相似，其判断标准为是否累及肌腱边缘，由于常规 MRI 组织分辨率有限，个别病例难以鉴别。2 例完全撕裂误诊为部分撕裂，分析原因为裂口较小，常规 MRI 的组织分辨率有限，且断端无明显回缩现象，容易误诊或漏诊。

MR 间接关节造影组中仅漏诊 1 例细小部分撕裂；2 例完全撕裂误诊为部分撕裂，分析原因为慢性损伤增生的滑膜组织或肉芽组织局部或全部填塞，对比剂无法完全进入所致。

肩袖损伤MRI表现为冈上肌腱、岗下肌腱、小圆肌腱、肩胛下肌腱的完全性或部分性撕裂。国内外有诸多研究报告显示MR关节造影评价肩袖损伤优于常规MRI。

表13-2-1 肩袖撕裂患者的MRI表现

检查方法	短时间反转恢复序列及T_1WI脂肪抑制序列	三角肌脂肪线	滑囊积液	肌腱痉挛
常规MR				
部分撕裂	局部高信号影且累及肌腱关节面	消失	无	无
完全撕裂	高信号影贯穿肌腱全层,但无明显断端回缩或肌腱外形明显异常,肌腱不连续,断端回缩松弛	消失	有	部分有
间接MR关节造影				
部分撕裂	局部高信号影且累及肌腱关节面	消失	部分有	无
完全撕裂	高信号影贯穿肌腱全层,肌腱无明显回缩或肌腱明显中断,断端分离回缩,中断区内充满高信号对比剂影	消失	有	部分有

2. 肩袖损伤合并肩峰下撞击综合征 肩袖损伤除了极少数由外伤引起外,95%由肩峰下撞击综合征所致。肩峰下撞击综合征有关的征象为肩峰形态、肩峰下通道变窄、肩峰下骨赘、肱骨大结节囊变或骨赘。肩峰形态一般分为三型:Ⅰ型肩峰(垂直型);Ⅱ型肩峰(弧型);Ⅲ型肩峰(钩形)。目前认为肩峰形态与肩峰下撞击综合征及肩袖撕裂有关,其中Ⅲ型肩峰更容易导致肩袖撕裂,一组Ⅲ型肩峰占56.1%(32/57)。

肩肱间隙(AHI)为肩峰与肱骨头之间的距离,正常值一般为1.0~1.5 cm,若小于1.0 cm则为狭窄,若距离小于0.7 cm则几乎所有病例存在肩袖撕裂。该组肩峰下撞击综合征病例中66.7%(26/39)有肩肱间隙狭窄。该组患者中,6例合并肱二头肌腱腱鞘积液,Erickson等(1992)认为肱二头肌腱腱鞘积液常见于肩袖撕裂。

3. 盂肱关节不稳 肩关节前方支持结构包括纤维囊、盂肱韧带、前盂唇、肩胛下肌及肌腱;肩关节后方支持结构包括纤维囊、后盂唇、冈下肌、小圆肌及其肌腱。以上结构损伤便会成为肩关节不稳的因素。肩关节前方不稳主要包括肱骨后外侧骨质病变、前下关节盂唇病变、纤维囊撕裂及盂肱韧带损伤等。肩关节后方不稳主要包括肱骨头前内侧骨质病变、后下关节盂唇损伤及小圆肌损伤等。

4. 盂唇损伤 关节盂唇损伤被认为是肩关节不稳最重要的病理基础。正常关节盂唇可表现为多种形态,其中三角形多见,前盂唇较后盂唇锐利。关节盂唇损伤表现为关节盂唇软骨与盂缘可见线状高信号影并延续到关节面下,三角形变钝、盂唇完全消失或盂唇明显移位。

关节盂唇可分为6个象限,盂肱关节前方不稳常与第3象限(即前下盂唇)损伤有关;而后方不稳则与第5象限(后下盂唇)损伤有关。常规MRI诊断盂唇损伤4例,漏诊7例,误诊1例。7例漏诊原因为周围组织对比度较低,盂唇轮廓显示不清,不能给出明确诊断。1例盂唇的变异误诊为损伤。由于常规MRI软组织对比度较低,对盂唇变异(包括盂唇孔、Bufold复合体)、前上盂唇损伤(SLAP病变)的辨别较困难。在MR间接关节造影组中,诊断盂唇损伤14例,漏诊1例,其原因可能为慢性盂唇损伤后部分纤维化,导致增强后T_1WI信号并不增高。

5. 骨质结构损伤 盂肱关节前脱位时,前下关节盂缘压迫肱骨头松质骨致肱骨头后外侧楔形凹陷,即肱骨头后外侧骨质病变;同理,盂肱关节后脱位则表现为肱骨头前内侧骨质缺损,即肱骨头前内侧骨质病变。该病变范围可大可小,包括单纯软骨损伤、骨挫伤、压缩骨折。该组病例中该病变出现率为87.9%(29/33)。肩关节脱位瞬间,肱骨头与关节盂撞击还可累及关节盂,关节盂骨折称为骨性Bankart病变。该组中该病变出现7例(6例前下关节盂和1例后下关节盂),其出现率为24.2%(8/33),明显低于肱骨头后外侧骨质病变。

6. 关节囊韧带复合体损伤 常规MRI及MR间接关节造影皆不能增加关节囊内液体量,关节囊塌陷,难以显示损伤裂口,因此诊断关节囊韧带复合体损伤的能力有限,仅能通过间接征象即关节液漏出至囊外诊断。MR间接关节造影可评估关节囊的附着类型。该组中10例可以明确评估(Ⅰ型1例,Ⅱ型2例,Ⅲ型7例);其余10例显示不清,其原因可能有2种情况:①关节囊内液体量少,关节囊充盈较差;②关节囊损伤,关节液漏出导致关节囊附近软组织均为弥漫高信号影,难以准确评估。目前认为,MR直接关节造影是显示关节囊类型的最佳方法。Ⅲ型关节囊附着部位被认为是关节不稳的因素之一，但近年来有学者提出异议。Ⅲ型关节囊附着是先天性的改变而导致容易诱发关节不稳，还是关节不稳关节囊撕脱从而形成Ⅲ型关节囊附着，也一直存在争议。

7. 常规 MRI 与 MR 间接关节造影对肩关节损伤诊断价值的比较　该组结果表明，MR 间接关节造影显示肩袖损伤明显优于常规 MRI。肩袖部分撕裂是影像诊断的难点。MR 平扫较难发现部分撕裂和小裂口的全层撕裂，并且难以与退行性变、撞击综合征等肩袖的其他病理改变相鉴别。MR 间接关节造影可使对比剂进入部分撕裂后的缺损区和撕裂的纤维内，提高了韧带和周围结构的对比度，特别是在 T_1WI 脂肪抑制序列上显示更为清晰，从而提高了部分撕裂的诊断敏感度，这也是 MR 间接关节造影的优点之一。但后者也有一定缺点。滑囊积液作为完全撕裂的间接征象之一，但 MR 间接关节造影后，由于肌腱、滑囊及血管均可强化，正常的滑囊内也可见对比剂进入，有学者认为会降低间接关节造影的特异性，但结合 STIR 像可以避免误诊。

MR 间接关节造影显示盂唇损伤也明显优于常规 MRI。后者仅能显示盂唇形态完全消失较严重的盂唇损伤，对于盂唇撕裂显示欠佳。间接关节造影后关节液内含有对比剂，高信号的对比剂渗入至撕裂的盂唇基底部形成线状影，从而提高盂唇撕裂的诊断率。该组结果还表明，MR 间接关节造影可以评价部分关节囊类型。

总之，肩袖损伤、慢性肩关节不稳是肩关节常见损伤，MR 检查可以对其较好地显示及评估，特别是 MR 间接关节造影在显示肩袖部分撕裂及盂唇损伤更有优势，可提高其术前诊断率，以利及时干预治疗。

第二节　肩胛骨隐匿性骨折

肩胛骨骨折在临床相对少见，约占肩部骨折的 3%~5%，仅占全身骨折的 0.5%~1%。鉴于肩胛骨形态结构特殊复杂，解剖部分重叠多，特别是分离错位不明显的肩胛骨骨折，普通 X 线检查的漏诊及误诊率很高，Harris & Harris(1998)报告中高达 43%。

肩胛骨是一个异形骨，形态结构复杂，在高能直接暴力下很容易造成极复杂的骨折形式，普通 X 线检查(包括清晰度和分辨率更高的 CR 和 DR 图像)因各组织的相互重叠等因素难以对骨折的特征进行全面评估。

一项研究 33 例，均为普通 CR 片未做出肩胛骨骨折诊断的病例，对比相应 MSCT 只有 1 例为 CR 片误诊病例；1 例为车祸患者，昏迷状态，CR 为床旁正位胸片，受投照条件限制，CR 片未完全包括相应肩峰处骨折部分，无法进行比较；还有 4 例在 MSCT 确定肩胛骨骨折部位后，再次回顾性分析相应 CR 片，也只能做出可疑骨折的诊断；剩余的 27 例 MSCT 确诊肩胛骨骨折的患者，在回顾性分析 MDCT 和 CR 片后仍做出阴性诊断。

在该研究时间窗内，共有 192 例患者 MSCT 确诊的肩胛骨骨折患者进行了同期 CR 检查，33 例 CR 诊断为阴性，占总数 17. 19%(33/192)，从一个侧面说明 CR 在确定肩胛骨骨折的作用是有限的，尤其是对于骨折线较小，骨折无明显错位的患者极易造成误诊及漏诊。

该研究过程中发现普通 X 线平片检查发生假阴性诊断的主要原因有：①肩胛骨结构异状，隐匿性骨折线细微，类似还有髂骨、足跗骨等；②肩胛骨与周围组织在 X 线平片上对比差，类似还有肋骨等；③肩胛骨投照体位与其他骨结构发生重叠不可避免，如髋臼、下颌骨等也有这种现象；④肩胛骨投照体位与多种组织重叠不可避免，如骶尾骨正位像也容易受肠管内容物、积气等重叠影响诊断。

Stephens 等(1995)的研究报道肩胛骨骨折时合并损伤的发生率为 76%~100%，该研究组由于只针对隐匿性肩胛骨骨折，所受直接高能暴力程度相对要轻，所以合并伤发生率相对低，仅为 24%(8/33)。

国内外对于 CT 和 MRI 在诊断隐匿性骨折的报道相对较少，其中绝大多数报道认为 CT 对隐匿性骨折的敏感性不及 MRI，最主要的原因有两点：一是对于无骨皮质中断的骨小梁骨折(即骨内骨折)CT 显示骨折线不如 MRI 明确；另一点是 MRI 能 100% 显示骨折伴随的骨髓出血及水肿信号，间接提示存在骨折可能，而 CT 在此方面敏感度很低。

但是就肩胛骨而言，由于其是复杂的异状骨，整块骨骼大部分以“薄板状”扁骨形态为主，髓腔所占比例少，发生骨折基本肯定存在骨皮质断裂的情况，所以该项研究只评估 MSCT 在肩胛骨隐匿性骨折中的应用。

早期的单排螺旋 CT 虽然可以开展初步的二维、三维影像重建，但高级重建技术是在 MSCT 出现后才得到了真正的迅速发展，为临床带来了新的多维诊断模式。64 排以上 MSCT 进行图像采集，扫描速度更快，范围更大，短时间内可一次完成大范围扫描，不仅节约了检查时间更减少了呼吸及运动伪影，在该研究组中尤其对危重、意识不清患者更具有实际意义；同时由于提高了扫描速度，增加了探测器数目、矩阵排列及敏感度，大大提高了 X 线利用率，亦减少了患者的辐射剂量；另一方面，在图像分辨率上，采用“飞焦点”技术，使得空间分辨率明显提高，利于细小骨折的发现。

通过选择恰当的扫描层厚、间隔、螺距、算法等参数，进行多平面重建、容积再现、表现遮盖显示法和最大密度投影多种后处理技术重建，其图像完全能够确定肩胛骨有无隐匿性骨折的存在，并能同时对并发症进行诊断。

将几种重建技术良好地结合应用，做到优势互补，能够更准确地显示隐匿性骨折，最大限度地减少漏诊和误诊。总之，64 排以上 MSCT 对类似于肩胛骨的不规则骨及扁骨的细微骨折有显著优势，可明显提高对肩胛骨隐匿性骨折的检出率，对于临床怀疑骨折而普通平片阴性的外伤患者，可作为首选的检查方法。

肩胛骨在解剖学上毗邻胸部，并且是躯干和上肢之间的唯一纽带，肩胛骨骨折的发生有其独特的损伤机制和损伤类型，尤其是多部位肩胛骨骨折可以作为胸部严重损伤的骨性标志。因此肩胛骨骨折的早期、准确的诊断对于临床至关重要，64 排 MSCT 结合多种后处理技术对于隐匿性肩胛骨骨折的敏感度及准确度明显提高，能够为相应患者临床是否需要采取手术治疗、具体术式及预后评估提供可靠的影像诊断信息。

第三节　肩关节后脱位的误诊

肩关节脱位在四肢大关节脱位的发病率中位于第 2 位，仅次于肘关节。但肩关节后脱位却十分少见，约占肩关节脱位的 0.9%~5%。由于缺少典型的临床体征，X 线片又很难发现明显异常，故极易误诊，有诊断陷阱之称，而治疗效果与及时的诊断治疗关系密切。一些学者报告 25 年期间中见到的肩关节后脱位 32 例，统计其平片误诊、漏诊及未明确诊断率高达 62.5%。

肩关节属于球窝关节，肩胛盂浅，而活动幅度相对较大，骨性结构不稳定，主要靠肩关节周围软组织维持稳定。但由于肩胛骨与人冠状面呈 45º 角致使肩胛盂关节面向前倾斜，可以防止肱骨头向后脱位，所以肩关节后脱位相对较少。

此脱位多发生在青壮年，以车祸为主。患肢处于外展屈曲并极度内收位时，强烈的暴力作用于肩关节前方或肘部，暴力沿肱骨干向后使肱骨头内旋撕裂关节囊后侧而脱出，因肩关节后方由丰厚的肌肉覆盖，肱骨头呈向后旋转 30º~40º 位卡住。

触电时，由于患肢触电产生强烈的肌痉挛致上肢极度内旋，肱骨头转向后方，将关节囊从关节盂后缘撕裂而脱出。癫痫发作时发生肩关节后脱位机制近似触电时产生的机制。

根据脱位后肱骨头的位置分为 3 型：肩峰下型、盂下型、冈下型。以肩峰下型最常见，约占肩关节后脱位的 98%。

由于肩关节后脱位较少见，又无明显方肩畸形、搭肩试验阴性，X 线检查肩关节正位片显示肩关节间隙无异常，常规未照穿胸位，且即使照穿胸位也因结构复杂而不易看清，而常致误诊。故详细了解肩关节的解剖关系，必要时与对侧比较，可以减少误诊。

肩关节正位肱骨头内缘与肩胛盂前缘间隙大于 6 mm 就应该高度怀疑。因为脱位后肩胛盂关节面向前内方倾斜，正位 X 线片上肱骨头关节面与肩胛盂重叠的“泪滴”样影像必减少。另外，肱骨干内侧骨皮质与肩胛盂下外侧缘正常时呈现的抛物线不再连续。大结节也因旋前与肱骨外科颈重叠而变小或消失。

穿胸位应作为肩部外伤的常规检查，此种体位实际上是肩关节的斜位像，可以在一定程度上观察肱骨头与肩胛盂的关系并可以观察 Moloney 线顶部角度变小的情况。

当怀疑有后脱位时，可以加照肩关节腋位、改良腋位或肩胛骨轴位（肩胛骨侧位）像。当后脱位时，可在穿胸位、肩关节腋位或改良腋位、肩胛骨侧位片上显示肱骨头脱离和肩胛盂的正常关系向后脱位。

在肩关节正位的基础上，向患侧旋转 40° 的前后位投照，可以清晰显示关节间隙而没有肱骨头和肩胛盂的“泪滴”样重叠。当后脱位时肱骨头和肩胛盂重叠使间隙消失，对肩关节后脱位亦有诊断意义。此位置还可显示后脱位时肱骨头的槽线状嵌入骨折。

在可疑肩关节后脱位或不易拍摄特殊体位照片时，做 CT 检查可以清楚地显示肩关节脱位及骨折情况，提供全面而准确的信息。

第三章 关于肩袖

第一节 肩袖 MRI 与误诊

1. 信号强度变异 所有检查序列上,绝大多数肌腱均呈低信号,一旦出现局限性信号增高,常被认为是病变。但是,在无症状受检者中,肩袖内常出现局限性信号增高,认识这些信号的正常变异非常有利于与病变鉴别。肩袖信号变异在质子密度加权像上较明显。T_2WI 上肩袖内出现明显高信号(类似于液体)是肩袖撕裂的可靠征象。在短 TE 序列的 T_2WI 和质子密度加权像上局限性信号增高,既可能是病变,也可能是正常变异。

T_2WI 和质子密度加权像上,无症状受检者冈上肌腱在肱骨大结节的附着处常有局限性信号增高,表现为圆形或椭圆形,直径约 6~8 mm,距冈上肌腱的附着点 5~10 mm,在斜冠状面像上最容易显示。出现上述表现的潜在原因并不清楚,但有几种假说,这些假说之间并不相互矛盾,实际上这种局限性信号升高与周围骨骼肌组织的信号强度接近。在 T_2WI 上并不表现为高信号可以帮助避免误诊。

2. 临界区 根据信号变异的大小、形态,推测此种表现可能与岗上肌腱的临界区有关。临界区是指旋肱前动脉与肩胛上动脉之间微血管的分水岭,除撞击之外,慢性缺血也可增加肩袖在此处撕裂的可能性。临界区与观察到的信号变化在大小、形状、位置诸方面相似,据推测临界区的信号特征与周围肩袖的信号仍有一定差别,也可能此处确实存在某种原因造成的无临床症状的退行性改变。

3. 魔角效应 另一个可能解释岗上肌腱远端信号局限性增高的原因是魔角效应。当胶原纤维的走行方向与主磁场方向成约 55° 角时,短 TE 的成像序列上出现信号强度增高伪影。Timins 等(1995)观察到,改变受检者上肢扫描体位能引起该高信号区的位置改变,证实了这一假设。

4. 部分容积效应 部分容积效应是在斜冠状面上肩袖远端出现信号强度增高伪影的常见因素。上肢过度外旋时增加了肱二头肌腱鞘内的液体与邻近冈上肌腱的容积效应,上肢内旋也同样可增加部分容积效应。此时,岗下肌腹在冈上肌腱之上外侧,这可能导致两者产生部分容积效应,从而使信号强度增加。因此,进行肩袖成像时要保持上肢中立位或稍微外旋。同时对照观察 T_2WI 斜冠状面与斜矢状面的表现能避免误诊的发生,因为部分容积效应所致的信号强度增加不会出现在多方位平面的图像上。

5. 脂肪和肌肉的不均质性 肩峰 - 三角肌下滑囊附近的脂肪与岗上肌腱纤维重叠,可能被误认为肩袖的异常信号改变,借助脂肪抑制技术能把它与肩袖撕裂区分开。同样,部分岗上肌延伸很远,潜入肌腱和关节囊之间,由于骨骼肌信号稍高于肌腱,当二者相毗邻时可导致肌腱相对地弥漫性信号增高,从而易被误为肌腱炎症和 / 或退变。识别误诊的关键是增高的信号区可延续至冈上肌腹,而且在所有序列上其信号强度均与骨骼肌相同。

6. 磁敏感性伪影 曾接受过关节镜检查或肩袖修补术的病人,常有小的金属碎屑存留,它可产生一个局限性信号缺失区,并伴有周围信号强度增高。后者与肩袖内信号增高相似而容易误为肩袖撕裂。采用 FSE 序列扫描磁敏感性伪影较轻,而采用梯度回波序列时则较重,这是因为后者没有 180° 重聚射频脉冲。与质子密度加权像比较,T_2WI 上这种信号缺失伪影较明显,这是因为后者的长 TE 导致更大的去相位发生。

7. 化学位移伪影 此伪影常出现在脂肪与水的交界处,如在滑囊周围脂肪与肩袖之间。在脂肪 -

水交界面的一侧为低信号伪影，而在另一侧为高信号。这种表现也可见于沿频率编码方向上的信号增高伪影延伸到冈上肌腱以外。当使用小体素（即高空间分辨力图像）和脂肪抑制技术成像时，化学位移伪影减弱。变换相位和频率编码方向能改变伪影出现的位置，利用此种方法能证实异常信号为伪影所致，而且能更好地显示受影响的结构，如肩袖。

8. 运动伪影 同所有 MRI 检查一样，在肩部 MRI 检查也常出现运动伪影。这是因为病人常伴有肩痛，扫描时不能始终保持制动和静止。除肩和上肢的移动外，呼吸、血管搏动造成的伪影同样影响图像质量。解决这一问题简单实用的方法是，在病人感觉疲劳和不舒服之前先做诊断价值相对较大的脂肪抑制 T_2WI 扫描。另外，若有运动伪影或出现特殊的情况影响诊断时，可能需对一些序列进行重复扫描。重复扫描时，改变相位和频率编码方向，可证实先前成像序列上的异常信号为伪影。

9. 另一解决方法是进行呼吸相位编码 使用特制的类似风箱样设备记录病人的呼吸周期，并使相位编码与其同步。如此可明显减少呼吸运动伪影，检查时间也无须明显延长。

10. 医源性改变引起误诊 可疑肩袖撕裂时，在侵入性检查治疗前，应先行影像学检查。如果此前曾行激素和 / 或局麻封闭注射，能引起肩袖及周围软组织一过性局部信号增高，很像病变。曾行肩袖肌腱 - 肌腱吻合术的病人，在质子密度加权像和 T_2WI 上常出现肩袖局限性信号增高，但在通常情况下，这些部位的信号增高与液体在 T_2WI 上的信号强度不同，故可与大多数肩袖撕裂区分。参照外科手术情况也可帮助鉴别。

如果仍有问题不能解决，可行 MR 关节造影评价肩袖的完整性，当手术仅涉及关节囊外软组织时，不出现一致性的信号异常。累及骨结构的手术，如肩峰成形术后、金属伪影，MRI 上常见肩峰下表面变平以及肩峰骨髓信号的减低。

第二节 超声诊断肩袖撕裂伤更佳

根据一个元分析团队的研究结论表明，超声（US）应优先于磁共振成像（MRI）及磁共振造影（MRA）来诊断全层肩袖撕裂伤。该文作者 Jean-Sébastien Roy 说，“在表征全层肩袖撕裂伤中，三种成像系统（US，MRI 和 MRA）的诊断精确性是较高的，也是类似的。”

“然而，当考虑成本和可用性时，超声检查比较便宜，并且可在医疗点进行诊断。”他通过邮件告诉路透社健康部。“因此，在考虑精确度、成本和可用性时，超声在大多数设备中是最佳选择。”

该项研究发表在 2015 年 2 月 11 日《英国运动医学杂志》上，包括三种成像技术的 82 个研究，这些都是围绕 5300 名疑似全部或部分肩袖撕裂伤患者的成像来研究的。

研究人员发现，这些技术的准确性是相似的，全层撕裂的灵敏度介于 0.90 和 0.91 之间，特异性介于 0.93 和 0.95 之间。尽管部分撕裂的灵敏度下降到 0.67 和 0.8 之间，但特异性仍保持较高水平。

Roy 博士说，“在紧急临床诊断评估实验中，需要迅速进行手术或者保守治疗可能失败的情况下，这些成像系统应该用于诊断已被确定为患有全层肩袖撕裂伤的患者上。”

第三节 右肩关节干酪性结核及结核性滑膜炎

患者，男，32 岁。右肩关节疼痛活动受限 1 月余，大结节处压痛。

病理诊断：右肱骨头、骨皮质、右肩胛骨及右肩关节滑膜 4 处均为干酪性结核及结核性滑膜炎。周围软组织无特殊。右肩关节游离体。

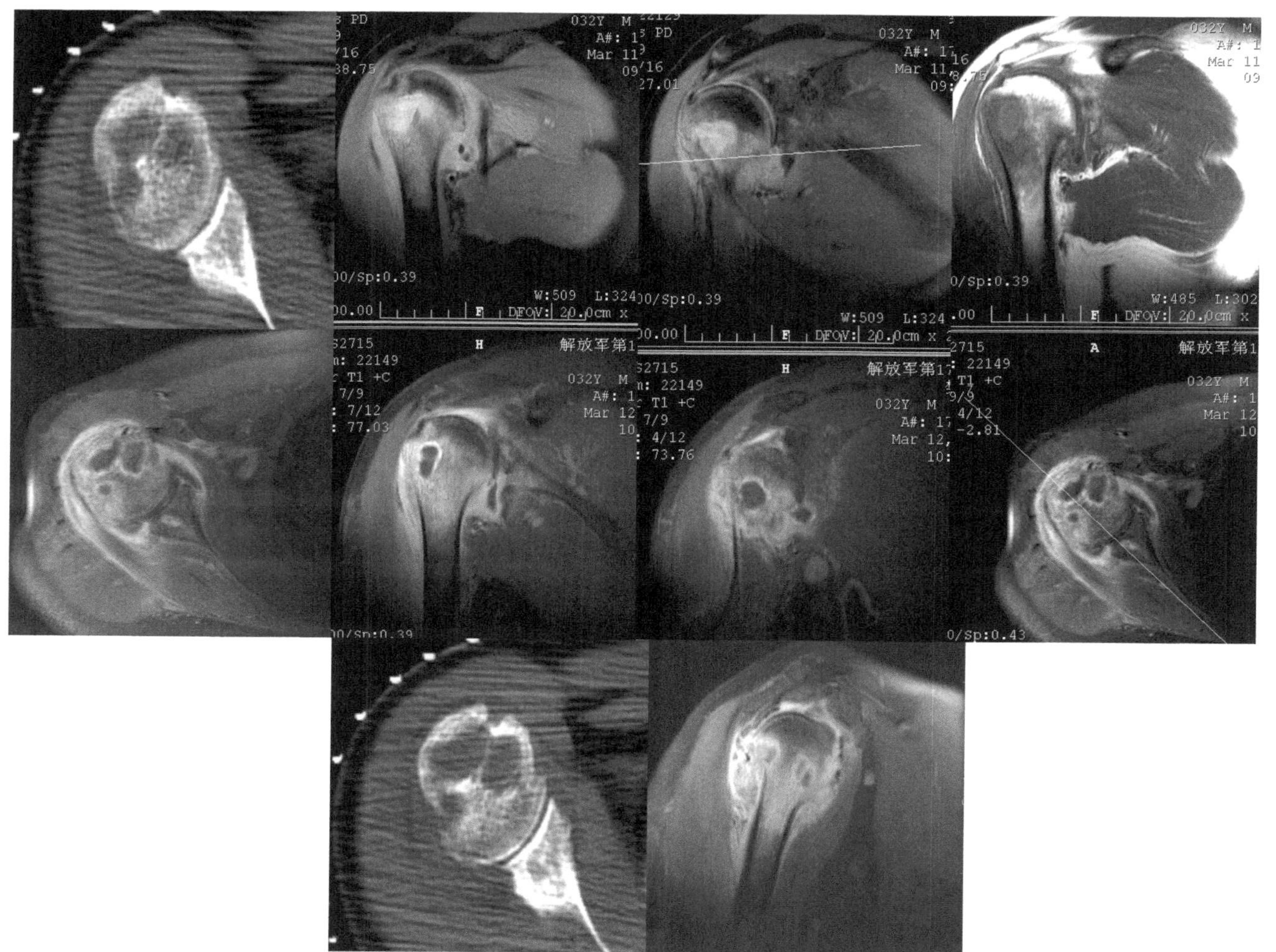

图 13-3-1　右肩关节干酪性结核及结核性滑膜炎

第四节　肩袖全层撕裂

肩袖全层撕裂与多种因素有关,年轻人多在肩关节不稳、内撞击综合征或外伤的基础上发生,而老年人多在退变、缺血以及长期肩峰下撞击综合征的基础上发生,总体而言,肩袖全层撕裂多见于老年人,如一项 264 例研究中患者的平均年龄为(55.2 ± 12.2)岁。

肩袖全层撕裂常常在肌肉突然紧张的上举动作或肩关节前脱位时出现,同时伴随严重的疼痛和外展外旋功能障碍。临床上通常采取关节镜下修复或切开手术治疗,而撕裂口的大小、肌肉萎缩和脂肪化的程度将直接影响手术缝合方式及术后肌肉功能恢复。

肩关节 MRI 造影和肩关节常规 MRI:从对比肩关节 MRI 造影和肩关节常规 MRI 的角度, de Jesus 等(2009)总结了相关文献,认为肩关节 MRI 造影对于肩袖全层撕裂的诊断性能优于肩关节常规 MRI。两种检查方法对于较大的肩袖全层撕裂均可以明确显示,对于小而深的部分撕裂与撕裂口较小的全层撕裂肩关节常规 MRI 有时难以区分,而肩关节 MRI 造影则比较容易判断,可以通过观察肩峰下滑囊内有无对比剂,以及是否伴有贯穿肩袖肌腱的对比剂高信号明确有无肩袖全层撕裂。一项研究中,肩关节 MRI 造影的敏感性和特异性略高于肩关节常规 MRI,但并不存在统计学差异,考虑可能与肩袖全层撕裂的 MRI 造影例数相对较少以及该组手术病例的选择有关。

1. 冈上肌腱的观察　肩袖全层撕裂常原发于冈上肌腱，而单纯的肩胛下肌腱、冈下肌腱和小圆肌腱撕裂非常少见，经常是由冈上肌腱较大的撕裂向前后方延伸所致。该组 60 例全层撕裂均累及了冈上肌腱，肩胛下肌腱、冈下肌腱以及小圆肌腱全层撕裂都合并了冈上肌腱全层撕裂，且病例数均较少。肩关节 MRI 检查时，Opsha 等(2008)推荐利用斜冠状位观察冈上肌腱，横轴位观察冈上肌腱前部纤维；冈下肌腱于斜冠状位观察。不过对于冈下肌腱后部撕裂，该研究显示于横轴面观察更清晰；对于肩胛下肌腱以及小圆肌腱横轴面显示最清楚；而斜矢状面可观察肩袖肌腱总体的完整性，评估肌肉脂肪化及萎缩的程度，因此该研究综合评价了以上 3 个扫描方位。

2. 该研究不足之处　该项研究存在以下不足：①该研究对比了肩关节 MRI 造影和肩关节常规 MRI，但这两项检查并没有在同一患者中完成；②肩胛下肌腱、冈下肌腱和小圆肌腱全层撕裂的病例数较少，因而可能会影响该研究对肩袖全层撕裂敏感性的评价结果。

总的说来，对肩袖全层撕裂，肩关节 MRI 的敏感性约为 88.33%~95.00%，特异性约为 95.10%~97.55%，是一种比较可靠的检查手段，肩关节 MRI 造影和肩关节常规 MRI 对于岗上肌腱全层撕裂诊断价值相似。

第五节　关节间隙和滑囊

肩峰 - 三角肌下滑囊积液是肩袖全层撕裂的间接表现，通常情况下此囊与盂肱关节腔不相通。不过，在滑囊炎或最近接受激素或麻醉封闭者也可有滑囊积液。在正常人肩峰 - 三角肌下滑囊也可有少量积液，尤其是在脂肪抑制 T_2WI 图像上。由于喙突下滑囊和肩峰 - 三角肌下滑囊相通，关节造影时误把对比剂注射到喙突下滑囊可造成类似肩袖撕裂的表现。

常见发育变异为肩周潜在的额外滑囊，这些滑囊可出现在肩胛下肌腱腹侧和岗下肌腱与关节囊之间。正常情况下盂肱关节腔内有 1~2 ml 滑液，通常不超过 5 ml。关节囊膨大提示关节积液，常为肩袖撕裂所致，但也见于高龄者或骨关节炎病人。

第四章 肩部其他疾病

第一节 肩部各骨发育变异

1. 肩锁关节 肩峰及锁骨排列变异:肩峰及锁骨排列变异较多。81% 的病人锁骨下缘与肩峰下缘平行,7% 的病人锁骨突出于肩峰之上,锁骨低于肩峰的也有 7%,两者重叠的约占 5%。看见此类发育变异时应常规进行双侧检查。在肩关节旋转时锁骨可出现明显变位,肩锁关节的距离也可发生变化。肩锁关节偶尔可见副小骨,表现为小块骨质影,边缘清楚,密度均匀。

2. 形状变异 肩锁关节的各种形状变异。大多数正常人锁骨下缘与肩峰下缘处于同一水平面,小部分正常人锁骨的末端位于肩峰之上或之下,此时即可被误为肩锁关节分离。此种变异提示强调双侧检查的重要性。

3. 关节间隙 有学者报告,X 线检查时,一例 14 岁女孩正常关节间隙较宽的肩锁关节伴有排列不齐,如不与对侧比较,易被误认为肩锁关节分离。由于位置关系,常可致肩锁关节间隙明显增宽,在前后位加内旋位时如此,30º 右后斜位加外斜位也可这样。此时,肩峰与锁骨明显排列不齐。由于儿童双臂放置位置不同也可产生肩锁关节分离假象。在外旋位及内旋位均可见到。

4. 锁骨远端 锁骨远端有的呈现重复畸形,容易与喙锁韧带骨化混淆,它表现为两条远端从锁骨远段发出,犹如骨的分叉。有的锁骨远端呈现罕见的外形,犹如鱼嘴,还见于两侧。锁骨外段与肩胛骨重叠,可形成锁骨异常的表现,不要误认为病变。锁骨远端有时可出现局限性骨质隆起,被称为正常的翼缘,此类骨翼表现多种多样,有的还形似骨折。有的成人双侧锁骨远端肥大,似囊样改变,为大量骨松质所致。个别成人在双侧锁骨远端上缘出现罕见的小骨,部分游离。在发育中,有的少年锁骨远端可呈现为不规则的表现,形似骨折。锁骨远端下缘的深窝,常常提示为三角肌的起始处。

5. 肱骨上端 冈上肌腱附着点和大粗隆附近的肱骨头内常出现囊变,这种情况可能伴有肩袖病变。T_2WI 上,骨髓内出现边界不清的信号增高区,可能是由于近期肩部创伤而造成的骨小梁挫伤所致,应与肿瘤、感染、浸润性骨髓病变相鉴别。肱骨后外侧面近小圆肌附着点处可表现平坦,这一征象也见于 Hill-Sachs 撞击畸形,正常的压迹出现在距肱骨头 20mm 处或更远,而 Hill-Sachs 病变位置更靠近端,在距肱骨头 12mm 处,即喙突水平的稍近侧。

6. 肩关节 X 线检查时,肩关节内正常可出现"真空"现象,呈现与肱骨头表面曲线平行的透亮线条影,如果此透亮影仅见于骨上面时,则有可能被误认为骨折。

7. 喙突 在年幼儿童,正常的喙突骨化中心常可在后前位胸片上见到,表现为大小不等浓淡不匀的骨性结节状影,适位于喙突处。在其继发骨化中心出现前,该处边缘可不规则,骨纹紊乱。继发骨化中心出现时,可表现为薄片状致密影,它一般在 16~18 岁时钙化,25 岁左右愈合,偶尔可终生不愈合。在愈合前,于腋位照片或上臂举高照片可将其误认为骨折,如认真结合临床,一般不致误诊。有时,喙突区可出现边缘清楚的类圆形骨质密度减低区,颇似骨破坏病变,实际上是正常的喙突窝。喙锁关节为喙锁韧带发育异常的关节,常无临床意义。

发育过程中喙突,13 岁男孩二次骨化中心出现前,表现为喙突表面不平整,15 岁男孩肩峰及喙突二次骨化中心,表现为该处的薄片状或小块状骨质密度结构。年轻人喙突骨化中心融合前表现为该处的孤立骨块,需要与骨折鉴别,一为分离的透亮线条影虽可见，但不像骨折那样锐利，一为该处无压痛等临床症状。有些人喙突第二骨突不融合，形成孤立骨，被一些学者称为"喙突骨"。一例2岁儿童的喙突表现为一孤立骨。

有报告1个月早产儿肩峰及喙突骨化中心过早出现。喙突骨化中心通常到第3个月或更晚才出现，而肩峰的二次骨化中心通常到10~12岁也不出现。

在肩关节正位X线片上，喙锁韧带钙化表现出为紧贴肱骨头外上方一小条片状骨块影，如不注意，十分容易被误认为肱骨头的撕脱骨折碎片，此时，认真观察该小骨块的轮廓是否光滑完整，肱骨头有无骨质缺损的表现，必要时再结合临床了解有无创伤史进行分析研究。

8. *喙突底部软骨结合*　喙突二次骨化中心底部与肩胛骨其余部分的结合部形成软骨结合，表现为不规则的透光线或低密度影，骨化中心形状可呈现规则或不规则，而在X线平片和CT图像上类似骨折。一般说来，它两侧对称分布，与对侧对比有助于正确诊断。

9. *肩胛骨*　肩胛骨发育不良，可表现为肩锁关节增宽，关节窝大而浅。有学者报告49岁无症状妇女，肩胛骨骨小梁明显增粗，表现为肩胛盂一侧边缘隆起且密度增高，但CT及MRI均未发现骨质异常。肩胛窝的前缘切线位照片有时表现为波浪起伏状，但轮廓完整，只是形状不甚规则。有时肩胛窝的内缘显示为一弯曲的细线，酷似医用导线或输液管。有的人，肩胛骨与其毗邻的肋骨可形成关节，为发育变异的一种表现。发育期骨骼骨突附近的低信号很像骨折。诊断困难时，行对侧肩关节MRI检查有利于正确诊断。

5%正常人肩峰二次骨化中心不融合，为正常变异，称为肩峰骨。喙肩韧带附着处纤维软骨增生导致肩峰下假性骨刺形成。同样，三角肌腱在此处的附着也可被误认为肩峰下骨赘。虽然不成熟的骨赘或骨硬化者看不到脂肪化骨髓，但在成熟的骨赘T_2WI上可以看到其中高信号的脂肪化骨髓，而与前者不同。

10. *起伏与不连贯的肩胛骨*　在CT横断扫描时，有时可见肩胛骨逐渐地起伏不平且不连续，这在正常人相当常见，多对称性出现。了解此点，有助于排除其他原因，诸如隐蔽性骨折或肩胛骨糜烂等。

11. *肩胛骨关节盂*　在正常生长发育过程中，肩胛骨的关节盂轮廓常可呈现不规则，其前、后缘可出现环状骨突，有时上缘骨突较大且可略分离，在其轴位照片时，未融合的关节盂骨突，不要误认为骨折碎片。在关节盂切线位照片时，偶尔见到关节盂继发骨化中心呈长条薄片状骨质结构平行于关节盂，容易误为骨折。有时，关节盂发育缺陷，其边缘缺一小块，致关节盂类圆形不甚完整，其来源与髋臼切迹相似。

有学者报告13岁男孩二次骨化中心发育前肩关节盂正常不规则表现，边缘毛糙，密度不均匀，轮廓不清楚。儿童关节盂环状骨突，在关节盂切线位照片上，表现为关节盂双轮廓，边缘清楚，轮廓光滑完整，密度均匀；有的环状骨突残迹表现为关节盂窝下缘的小骨块。二次骨化中心表现为关节盂不平整，有小骨块凸出于关节盂表面上，不要误认为骨折。成人肩关节盂上缘骨突未融合，表现为上缘的小骨，可被误认为肱二头肌长头腱钙化，轴位片上见关节盂骨突未融合部分形似骨折碎片，有的成人还有永存肩关节骨突。一例成人肩关节盂旁小骨，为关节盂未融合骨突的残迹。

12. *肩胛颈*　有时，肩胛颈骨小梁结构较乱，十分类似骨折。偶尔肩胛颈的血管沟走行不与X线束方向一致，而显示一透光线状缺损，酷似不全骨折。肩胛颈下缘正常可出现不规则，甚至稍现骨质增生状，如不留心可误认为骨膜炎。在肩关节照片上，有时喙突端轴位投影为肩胛颈明显类圆形透亮区，酷似骨囊肿。肩胛颈下缘正常骨表现可被误认为骨膜炎。

在肩胛骨切线位照片上，肩胛骨游离缘重叠时，可伪似肩胛骨骨折。在肩胛骨照片上，肩胛颈正常透光区形似破坏性病变。此透光区可能是由喙突重叠于肩胛盂边缘的松质骨所致。在肩胛盂与喙突之间的肩胛颈处有时可见类圆形透光区，被称为肩胛颈窝。肩胛翼骨质变薄，形成类圆形孔样透光区，一些作者称之为肩胛翼孔。

在肩胛骨X线照片上，肩胛盂与喙突附近骨小梁排列方式形似肩胛颈骨折。胸壁脂肪皱褶也可形似肩胛骨骨折线。肩胛骨可见大的血管滋养孔。肩胛骨血管沟也可被误诊为骨折。肩胛骨的血管沟可有多种表现，有时表现为分支状血管沟伪似骨折，有时表现为肩胛颈局限性切迹状骨质缺损，有时表现为肩胛翼线状透光影。

13. *肩胛翼*　在肩胛正位照片时，肩胛翼正常可呈现为类圆形透光,乃因其骨板较薄所致,肩胛冈或肩胛骨上缘,与肩胛骨下缘因其骨板较厚则相对显得不甚透光。如不注意,可将此透光区误为囊肿性病变。

肩胛骨正位照片上,肩胛翼在一般人部分与胸壁软组织重叠显示,个别病人胸壁的脂肪呈线状透光影,重叠肩胛翼上则酷似肩胛翼纵行骨折,需要认真辨别。极少数人的肩胛翼在X线照片上显示密度不匀,出现多个密度略低的形状不等大小不一的区域,此系肩胛翼的发育缺陷,可被误认为病理现象。有时可见肩胛翼的放射状的营养血管沟,颇类似于骨折线。

在肩胛切线位照片上,肩胛体部骨质边缘的重叠,可造成肩胛翼的不规则透光横行线,亦可误认为骨折线。偶尔,肩胛骨大的营养血管孔正与X线束方向一致,显示为一圆形的绿豆大透光区,其周围骨质较致密,呈硬化环状围绕,其位置多靠近喙突处。

肩胛翼的营养血管沟除典型的放射状或星状外,尚可呈方向不一的轮廓不甚规则的线状透光影,尤难与骨折线分辨。此时,结合临床极为重要。在肩胛骨斜位片上,肩胛翼正常透光区可伪似囊性病变,它上缘为肩胛岗,外缘为肩胛盂,外下缘即肩胛骨外缘。

14. *肩峰* 肩峰的原发骨化中心有时在幼儿的胸片上显示为与肩胛骨略分离的致密小团块影,不应误认为病变。其继发骨化中心一般在16~18岁钙化,25岁时融合,极个别者终生不融合。此骨化中心密度可不均匀或稍致密,呈一小片状骨质影,位于肩峰尖端,其骨骺线常不规则,相邻接肩峰骨质轮廓也常毛糙不平整,皆不应错认为病理情况。

有时,肩锁关节在照片上显示二骨端排列不准,分离较远,在青少年照片中更为常见,如不注意与对侧进行比较,可能会误认为肩锁关节分离。肩峰的继发骨化中心如持续至成年不与肩峰融合,则称为肩峰骨,个别病例此骨较大,为一不规则骨块,位于肩峰尖端,与肩峰间隔一透光的不整齐的细线,它也可为双侧,在经腋位X线照片上,可将之误认为喙突骨折。正常肩峰上窝类似破坏性病灶,表现为肩峰一类圆形透亮区,边缘规则,密度均匀。肩峰骨突一般在18~20岁闭合。有的年轻人肩峰二次骨化中心闭合线残留痕迹,表现为小片状骨块,与肩峰之间有透亮线状影。肩峰末端未融合的骨突,不要误认为骨折。

肩峰骨,为二次骨化中心的持续存在,至成年时如一游离骨块,轮廓可不甚规则,密度均匀一致,腋位投照观察时常被误认为肩峰骨折,可为双侧,但并非绝对。有学者报告一例13岁男孩正常发育的肩峰,表现为不规则的肩峰外缘。在婴幼儿肩峰远端骨化不规则的表现,可被误认为虐待儿童的证据。

变异的肩峰表现为表面形状不规则,密度不均匀的肩峰。正常闭合的肩峰,表现为中央部不规则钙化及密度不均匀。有学者注意到,个别小孩肩峰可呈现为罕见长而粗,不应误为病变。在成人,偶尔也可如此。一例1岁女孩发育中的肩峰似孤立骨化中心,不要误认为肩峰骨折。

15. *肩胛骨上缘* 钩状肩胛上缘形成假孔,造成冈上窝的薄骨消失。有时在后前位胸片上,在肩胛骨上内角可见一小切迹,多为正常。肩胛骨上缘偶尔可出现类圆形孔样骨质缺损,系发育变异,其边缘无硬化,且规则光滑。有的人肩胛骨上缘呈现较深的切迹,切迹尖指喙突,边缘可不甚规则,不应误认为病理性骨质缺损。

肩胛横上韧带钙化,表现为肩峰尖与肩胛骨上缘之间连接并呈现钙化,在不同患者之间,其大小、长短都可表现不同。卡环状的肩胛骨上缘可形成一假孔,此时,薄骨形成的冈上窝形似缺失。肩胛骨上缘发育中有时呈现为切迹样缺损,双侧对称,也可不对称。肩胛体上缘末端重叠于上肺时,可类似骨折碎片。肩胛骨上缘可出现较深的切迹,也可表现为孔样的骨质缺损。肩胛骨关节盂可出现发育性骨质缺损,其发生机制可能与髋臼切迹相类似。

16. *肩胛骨下角* 肩胛骨下角继发骨化中心一般在16~18岁时钙化,20~25岁时融合,此继发骨化中心又称为肩胛下骨,它位于肩胛下角下方,二者未融合前,其间隔以透光的骺线,宽窄可不一致,形状也可不规则,勿将此误为骨折线,将肩胛下骨误为骨折碎块。肩胛下骨如重叠投影于肺野中,可误为肺内病灶,值得留心。肩胛下角在某些人可形似钩状,这为发育变异。肩胛下角二次骨化中心,又被称为肩胛下骨,通常于20岁时融合。它有时重叠于肺内可被误为肺部病灶,也可伪似肋骨骨折。一些人的肩胛骨下角可呈钩状外形,属于发育变异。

关于肩部骨骼影像诊断误诊的情况,除上面介绍内容以外,还有一些正常发育变异也可成为误诊的根源。诸如:肩胛骨孔,肩胛骨骨质缺损等,请参看巫北海总主编《活体形态学》肌骨卷,北京,科学出版社,2006,第一版内有关章节。

第二节　肩关节色素沉着绒毛结节性滑膜炎MRI误诊为滑膜肉瘤

色素沉着绒毛结节性滑膜炎主要发生于关节滑膜、滑囊、腱鞘,多见于中青年,好发部位在膝、髋、踝等关节,肩关节发病极少见,其X线及CT影像表现缺乏特异性,术前定性困难。本病进展缓慢,往往到30~40岁时才被发现。受累关节以肿胀、疼痛为主,时有活动受限,关节周围可触及肿块。51%病例关节软骨下或关节旁非承重区出现多发性囊性病变,边缘较清晰。有时出现硬化边,可呈分叶状。关节周围骨质疏松不明显,一般无骨赘形成。

因肩关节腔间隙小,骨质易受压迫,增生之病变组织在关节软骨面上爬行生长,影响关节软骨营养,而使软骨破坏,软骨下骨质坏死,然后病变组织长入其中,继而可形成骨缺损表现;另一方面,滑膜绒毛的过度增殖,亦可使关节腔压力增高,引发病变过程。

滑膜增生可为局限性或弥漫性,显微镜下主要病理变化是滑膜结节内广泛毛细血管增生、出血导致含铁血黄素沉积。使病灶在T_1WI上呈等或低信号,T_2WI上呈低信号,这是本病的典型MRI表现。但在不同时期,含铁血黄素沉积量不同,MRI表现不同。滑膜结节可导致骨缺损,并引起邻近骨髓水肿。MRI对含铁血黄素、关节积液、绒毛结节及相邻骨髓腔内骨髓水肿的显示有重要价值。特别是含铁血黄素的短T_2特性,使其在FSE序列上出现特征性结节样低信号改变,是此病特异性表现。

MRI可清楚显示病变的范围、关节软骨及骨质破坏的程度,为手术提供可靠的依据,是X线平片检查后首选的影像学检查方法。

有学者报告一例色素沉着绒毛结节性滑膜炎,滑膜结节内含铁血黄素相当少,没有典型的短T_1、短T_2信号,且累及范围广,给诊断带来了困难。MRI术前误诊为滑膜组织源性病变,滑膜肉瘤可能性大。

色素沉着绒毛结节性滑膜炎需与滑膜肉瘤、血友病性关节炎及夏科关节等鉴别。

第三节　原因不明骨病(大块骨质溶解症)

患者,女,24岁。因右肩酸痛十余天,加重伴肿胀、活动受限4天入院。缘于十余天前无明显诱因出现右肩部酸痛,为慢性持续钝痛,不影响右上肢活动,4天前无明显诱因出现右肩部及右前臂疼痛加重。查体:右肩部及右上臂明显肿胀,皮下广泛瘀斑,皮温稍高,未触及明显肿块,右上臂近端及中部深压痛(+),右肱骨纵向叩击痛(+),右肩关节活动受限,右手腕各关节活动正常,右上肢感觉及末梢血运存在。无明确外伤史。外院CT示:右肱骨头骨质明显破坏、吸收,肱二头肌内见一高密度影。

影像学检查:DR:右肱骨上段骨质破坏中断,肱骨头塌陷,肱骨颈消失,肩关节正常结构消失。CT:右肱骨头颈及上段骨质破坏、碎裂,局部结构消失,周围软组织肿胀。MRI:平扫T_1WI矢状位、T_2WI压脂矢状位及T_2WI压脂横断位:右肩关节见不规则软组织块影,T_1WI低信号,T_2WI压脂不均匀稍高信号,边界模糊,肱骨头及肩胛骨骨质破坏吸收。

影像诊断:右肱骨恶性肿瘤。

活检病理检查:在一个月内,患者分别于12-7、12-13、12-22行3次活检。最后一次活检标本灰白灰褐碎组织一堆,大小5 cm×3.5 cm×2 cm,切面灰白,灰褐,质偏韧,带有少许骨组织,质硬。

活检病理诊断:(右肩关节骨肿瘤)见大量胶原纤维增生,其间毛细血管较丰富(呈灶区性);外周可见骨小梁(骨化);有的区域可见滑膜绒毛、肉芽组织形成;有的区域可见胶原纤维、软骨和骨化、骨小梁移行。结合第一次活检(见胶原纤维、软骨、骨化及钙化)考虑软骨和滑膜病变,未见肿瘤成分,结合临床表现,其病情轻,无明显疼痛,但右肱骨破坏明显,仅以骨软骨和关节滑膜病变难以解释。建议手术中、暴露充分情况下,多取深部病变标本,再作一次术中冰冻切片诊断。

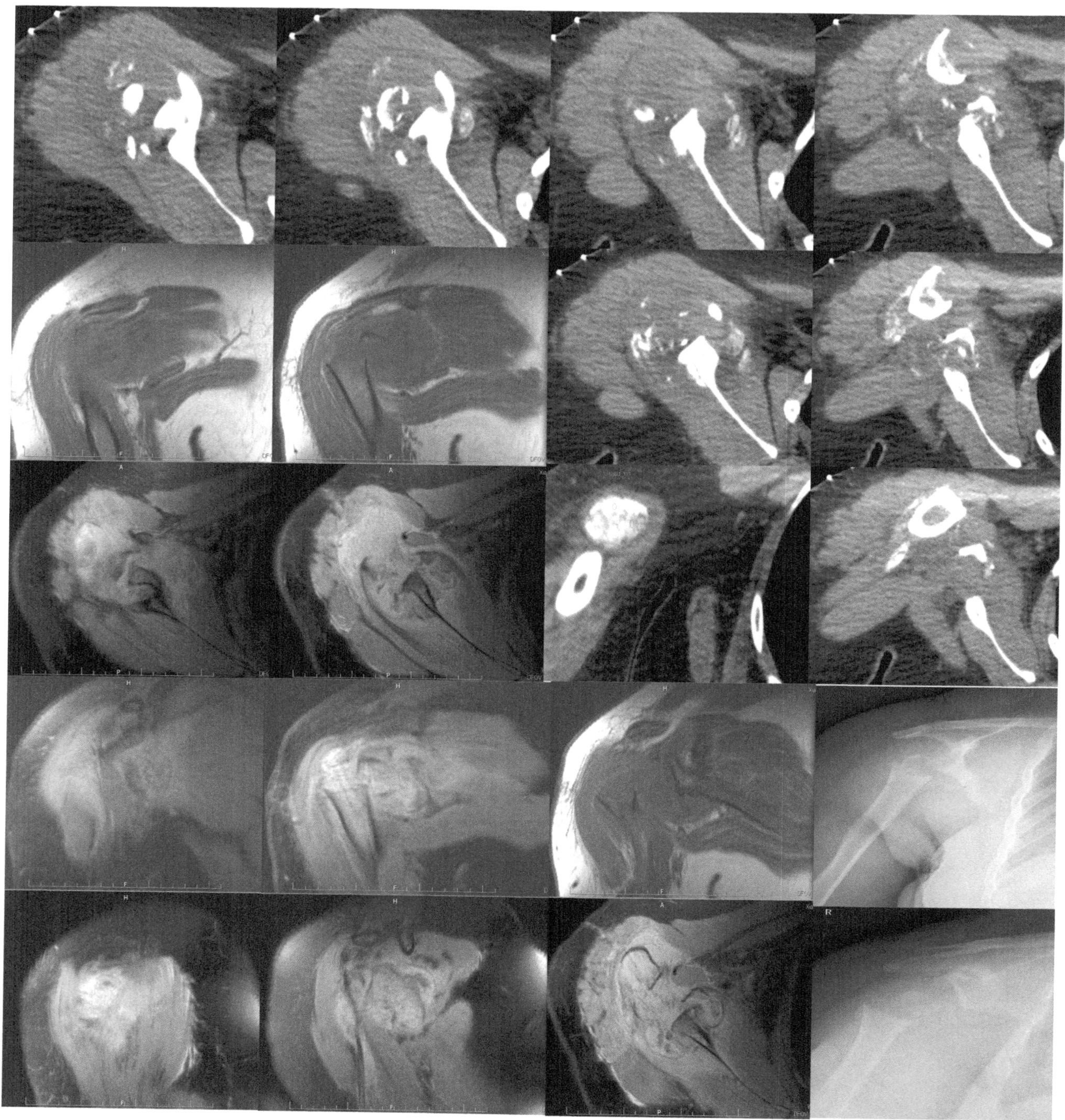

图 13-4-1　原因不明骨病(大块骨质溶解症)

患者于同年 12-31 行右肱骨头骨肿瘤切除术 + 人工肱骨头置换术。术中见肱骨头几乎完全消失,骨破坏严重,肱骨近端骨质松脆,颜色灰白骨皮质薄,完整切除病变骨质至肱骨头下约 3cm 处,同时切除关节软骨、几乎整个关节囊,及周围可疑病变软组织,冲洗切口后植入人工肱骨头。

手术切除后病理检查:右肩关节内肿物:体积 6 cm × 5 cm × 3 cm,切面灰白,质地较韧,局部偏硬,部分为软骨及骨组织,碎组织中部分切面淡黄色,质地较软。病理诊断:右肩关节内肿物、关节囊及骨端组织:各取 10、2、2 共 14 处,归纳如下:滑膜绒毛表面纤维素样坏死;间质梭形细胞增生伴不同程度纤维胶原生成;有的区域炎性肉芽组织较明显;有的区域(关节囊骨端)慢性炎细胞浸润较明显;有的区域见钙化,少量死骨和软骨、骨化及新生的编织骨。结合第 1、2、3 次活检,考虑为原因不明骨病(大块骨质溶解症)。病理诊断:结合临床及影像学表现,符合神经营养性关节病。

类似病例简介：患者，男，41岁。左肩关节脱位、手法复位后1月出现左肩关节肿胀不适，活动受限；左肩关节肿胀，压之有波动感，无压痛，外展、上抬动作受限，桡动脉波动存在，肌力4级，腱反射减弱，脊柱生理弯曲存在，棘突无压痛，实验室检查无特殊。

X线检查与CT表现：复位后1个月：左肩胛盂下缘轻度增生硬化，肩胛盂下方小斑片骨赘，肩峰水平见"半月"形碎骨片，关节周围软组织肿胀；复位后3个月：肱骨头正常结构消失，残端呈"勺"状，左肱骨上段外侧软组织内见多发碎骨片影，关节周围软组织明显肿胀；复位后4个月：左肩关节脱位，左肱骨头消失，肱骨残端光整如"刀削"状，肩胛盂部分吸收变形，肱骨上段外侧见碎骨片较前增多，肩胛盂内侧及下方亦见碎骨片影，关节囊明显肿胀，肩峰水平仍见"半月"形骨片影。

MRI：左肱骨头吸收、消失，残端光整如"刀削"状，肱骨残段髓腔内信号正常，关节囊明显增厚、扩大、不规则，呈长T_1、混杂长T_2信号，关节囊内缘可见乳头状突起伸入关节腔内，关节囊内大量呈长T_1、长T_2信号，其内夹杂不规则长T_1、短T_2信号，关节囊外软组织广泛肿胀呈略长T_1、长T_2改变。横断面上显示"孤岛征"。

该病例术中见肩关节内大量淡黄色液体，滑膜广泛增生，呈白色乳头状，关节内有大量碎骨片影，质软，肱骨头消融，表面光整。病理检查：镜下滑膜组织呈慢性增生性改变，部分骨组织破骨细胞增多，溶骨现象，伴新骨形成，纤维结缔组织增生伴炎细胞浸润。

神经营养性关节病

神经营养性关节病，又名夏科关节(Charcot关节)，是因中枢或周围神经性疾病导致患者失去关节深部感觉，不能自觉调整肢体的位置，使关节经常遭受比正常大得多的冲击、震荡和扭转性损伤引起的。由于仅是感觉神经障碍，而运动神经并不受侵犯，受累关节没有疼痛感或疼痛较轻，而表现为无力、肿胀、畸形和活动过度，可半脱位或脱位。感觉神经损害和关节创伤是本病的两个必备因素。

本病多见于成年人，以40~60岁多见，男女比例约3∶1。可以发生于任何关节和脊柱，发生于关节者常为单侧受累。主要表现为疼痛和关节活动受限很少而关节肿胀和破坏非常明显，关节肿胀、畸形、不稳定和活动过度，扪之有囊性感，也可触及活动性硬块，局部痛觉减退和丧失，深反射消失。

脊髓空洞症是上肢神经营养性关节病较常见的原因；脊髓结核、截瘫压迫脊髓亦能使患肢感觉缺失导致本病，可累及双侧；糖尿病、麻风和末梢神经损伤、肿瘤、小儿脊膜膨出等均可并发本病。

影像学表现：早期表现非特异性，为关节积液增多，关节间隙增宽，关节肿胀，周围韧带松弛可致关节脱位和半脱位，关节内可出现少量结构不清、大小不一的游离钙化碎片。关节软骨破坏后关节间隙变窄，关节边缘有小骨刺形成；随病变进展，影像表现多向增生型和吸收型分化，增生型者受累骨端软骨下骨质增生硬化或骨膜新生成骨，可合并病理骨折造成骨质小碎片游离于关节腔内，吸收型者受累骨端吸收平整，状如刀削，可合并少许骨质增生，游离碎片多少不一。

影像误诊探讨：对本病的认识有限；临床资料的搜集及结合分析所做的工作不足，导致疾病的诊断局限于影像学图像的研究和分析；明显的骨质破坏加上MRI显示的软组织团块影，直接指向恶性肿瘤的诊断。

从本病例诊断得出的体会有以下几点应高度怀疑此病：常有明确的原发病史和反复轻微的创伤史；受累关节呈无痛性肿胀变形；临床表现与X线所见显著的关节结构毁损极不相称为本病的重要特征。典型的夏科氏关节有三大X线征象：关节破坏、紊乱；半脱位；异位新骨形成。

第四节　先天性肩胛高位症病例

患者，女，24岁。咳嗽不适加重一月余。DR胸部正位检查所见：上胸椎部分椎体发育畸形，右侧肩胛骨位置较对侧高，其上下经变小，右侧第1肋旁见一赘生肋，右侧第5后肋粗大。影像诊断：先天性肩胛高位症，伴上胸椎及右侧肋骨发育畸形。

先天性肩胛高位症，又称肩胛骨下降不全，是由于肩胛骨在胚胎发育过程中，受到某种因素的影响，如宫内压高，肩胛带肌肉发育不良，肩胛骨与脊柱之间有异常而发生下降障碍所致。

本病例单侧发病，位置及形态上都符合典型表现，且伴有脊柱及肋骨的畸形，是少见疾病的典型表现。

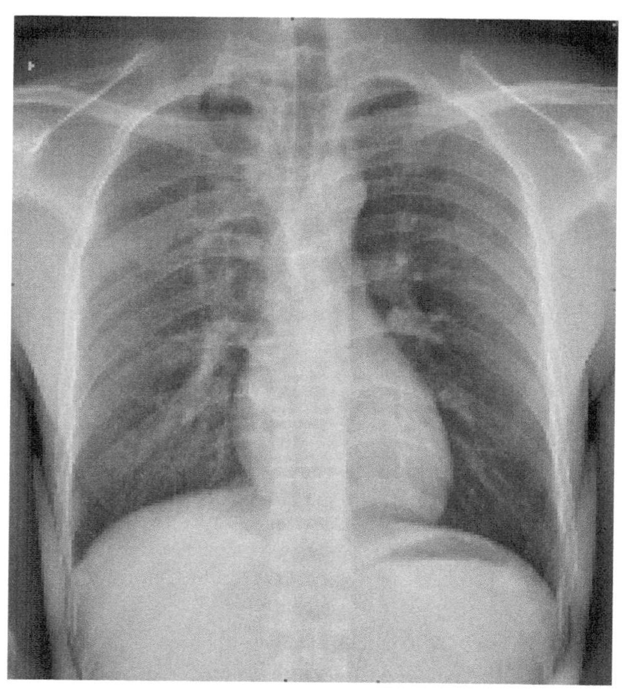

图 13-4-2 先天性肩胛高位症

第五节 慢性肾功能不全的钙盐沉积症

详见本书 本卷 第一篇 第十八章 第五节 慢性肾功能不全的钙盐沉积症。

第五章　肱骨和上臂

第一节　肱骨假性囊肿

近侧肱骨邻近大粗隆的外侧部分，CT横断扫描有时可见一密度减低区，其位置和表现与囊肿难以分辨。一些学者指出，当X线检查肱骨头内旋位照片时，整个肱骨头密度较低，类似囊肿样表现。

Helms(1978)与Resnick等(1984)相继指出，此种CT表现宜结合X线平片所见进行分析，多为正常发育变异，是该区骨质呈多孔海绵状结构所致。几乎所有的肱骨头外侧均有一局限性骨质疏松区，当其非常显著时，则能混淆于溶骨性病变，导致不必要的手术干预。

Helms(1978)使用内旋和外旋投照研究44例50个肩部照片的肱骨头骨质疏松，发现只1例无局限性骨质疏松，21例有细微的局限性骨质疏松，23例有确切局限骨质疏松，5例为边界清楚的骨质疏松，酷似溶骨性病变。

某些骨骼病变，诸如骨髓瘤、巨细胞瘤、软骨母细胞瘤，以及转移性肿瘤均可出现于肱骨头，而被误认为假性囊肿，然而，上述病变均具一定特点：皮质破裂或不完整，骨骼周围的新骨形成，比假性囊肿更为广泛的侵犯，模糊不清的边缘，从而有别于假性囊肿。

尽管有学者认为肱骨头这个透光的骨质疏松区是因为大结节与肱骨头其余部分骨小梁数量和分布不同的缘故，但此理论并未得到解剖学的证据。

为此，Resnick & Cone(1984)做了大量浸渍标本的检查，以确定此透光区的性质。此骨质稀疏区位于肱骨近端外侧部分，紧邻大结节，其下缘一般是弧形，且以大约直角方向与大结节下缘相交。此边缘在X线片上最为明显，尤其是青年人，在该年龄组，介于干骺端中部内丰富的海绵骨与接近大粗隆外侧更为多孔的海绵骨之间存在着独特的界面。

事实上，在老年组，此类关系就不那么明显。肱骨近端骨小梁丧失，产生不甚明显的界面，在上方，透光区的内缘几乎以90°穿过明确标志肱骨近端骨骺紧邻位置的小梁线。偶尔，此交叉角度可更加锐利。透光区上缘通常不易确定，因在该处它逐渐与肱骨头其他骨质融合。

虽然此透光区下缘的性质并不完全清楚，但它看来像是外侧骨骺融合线。在发育的过程中，肱骨近端有三个骨化中心，肱骨头、大、小结节各一。

肱骨头骨化一般在生后6月开始，男性大、小结节骨化分别在2岁和5岁时开始，女性大约比男性早一年。6岁时，肱骨头和结节的骨骺已融合形成单一的大骨骺。男性约在20岁时与肱骨干融合，女性在18岁。一条由致密的骨小梁形成的线，标志着融合的部位，大多数人皆可在X线片上见到。此假性囊肿下缘恰好与该融合线一致，尽管下缘形状一般为弧形，有时也呈直线状。

肱骨假性囊肿的部位和X线表现比较特殊，易于识别而不再需要活检或其他手段证实。核素骨显像可为阳性，也可为非阳性，仰赖于附加的病理情况的有无，例如韧带撕裂或钙化性肌腱炎。当临床症状和病史分析更像肱骨头疾病时，宜追踪照片再行研究。此局限性骨质疏松区通常为双侧性，但又不总是双侧的，因此两侧比较观察不一定有帮助。

第二节　右上臂侵袭性纤维瘤复发

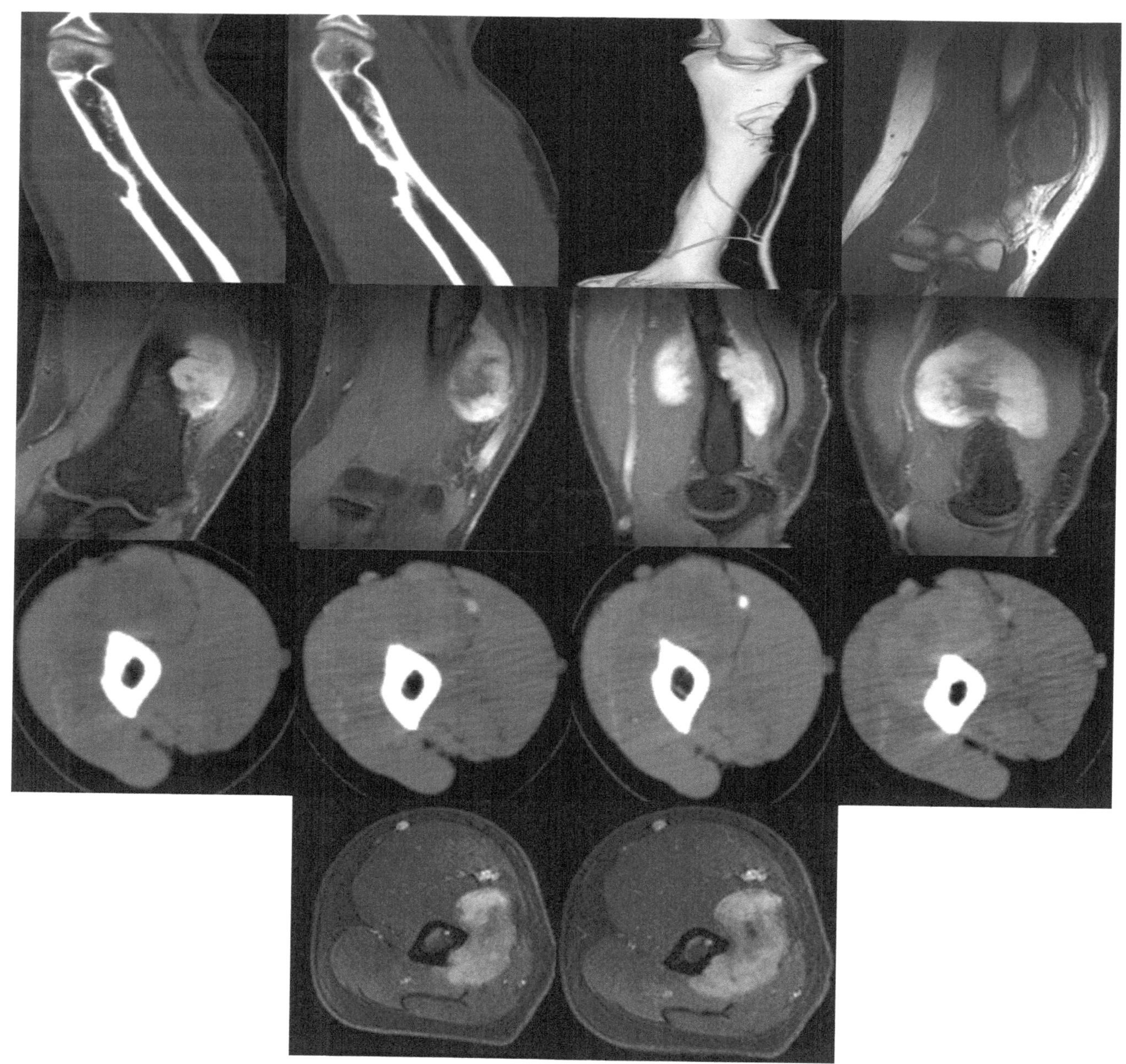

图 13-5-1　右上臂侵袭性纤维瘤复发

患者,男,25 岁。发现右上臂包块一年余,急剧肿大一月入院。手术切除后 18 个月肿瘤复发再次入院。

手术所见:右上臂内侧一包块,大小约 6 cm × 8 cm,质硬,边界清楚,表面光滑,为纤维组织。切除病灶周围 3 cm 的组织,肱骨骨皮质呈虫蚀样改变。

病理检查:右上臂包块切除标本:灰褐色软组织 2 块,总体积 11.0 cm × 6.0 cm × 4.5 cm,切面灰白,呈编织状,质韧。右肱骨病灶骨皮质切除标本:灰褐色组织 4 枚,大小 1.3 cm × 1.0 cm × 0.3 cm。常规病理诊断:右上臂包块切除标本:梭形细胞肿瘤,侵犯骨骼肌,侵袭性纤维瘤病为首选,待做免疫组化检测进一步确定。右肱骨病灶骨皮质切除标本:少量破碎的成熟骨及骨骼肌间可见肿瘤组织穿插生长。免疫组化诊断:右上臂包块切除标本:符合侵袭性纤维瘤病。

18个月复发后,第二次手术所见:沿原手术切口切开。右上臂最下端包块大小约 5 cm × 4 cm,包绕尺神经,小心分离尺神经后,将包块完整切除。继续探查发现右上臂中段一个大小约 2 cm × 2 cm 包块,右上臂上段一 1 cm × 1 cm 大小包块,边界不甚清楚,与周围组织粘连,均完整予以切除,并切除病灶周围疑似病变的组织。

病理检查:右上臂包块切除标本:灰褐色肿物一块,大小 5.0 cm × 4.0 cm × 3.5 cm,切面灰白,质中偏韧。另见灰褐色组织一块,大小 3.5 cm × 2.0 cm × 1.0 cm,切面灰白灰褐,质中偏韧。常规病理诊断:右上臂包块切除标本:初步诊断侵袭性纤维瘤病,待做免疫组化检测进一步证实

免疫组化检测:阳性:Vim,Catenin-β,SMA(部分+),Actin(灶+),S-100(+),Ki-67(+,约 5%);阴性:H-caldesmon,Desmin。免疫组化诊断:右上臂包块切除标本:结合临床病史及免疫组化检测结果,符合侵袭性纤维瘤病术后复发。

第三节　左上臂下段神经鞘瘤

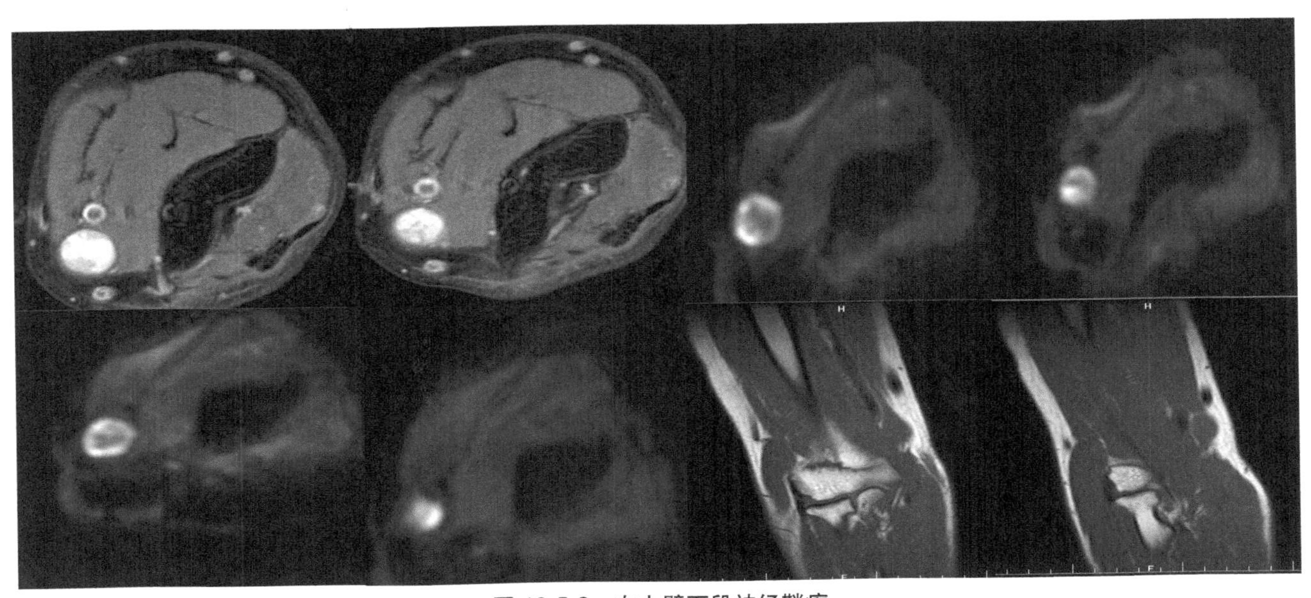

图 13-5-2　左上臂下段神经鞘瘤

患者,男,45岁。因发现左肘部肿块半年,伴左手指麻木入院,无明确外伤史。查体:左上臂下段内侧皮肤无破损,无窦道,皮温正常,皮下可触及一大小约 1.5 cm × 2 cm 的包块,包块质韧,边界清楚,可推动,有压痛并伴左手第 2~4 指麻木,无液波感,左手各指运动及末梢血运好。

病理检查:灰白及淡黄色软组织一块,总体积 1.7 cm × 1.4 cm × 0.5 cm,切面淡黄灰白,质中,似有包膜。常规病理诊断:左上臂切除标本:初步考虑外周神经源性肿瘤,待做免疫组化检测进一步明确肿瘤类型。免疫组化诊断:左上臂切除标本:结合免疫组化检测结果,诊断为神经鞘瘤。

第四节　左肱骨纤维结构不良

详见本书 本卷 第三篇 第十四章 第七节 左侧肱骨纤维结构不良。

第五节　左上臂圆细胞脂肪肉瘤

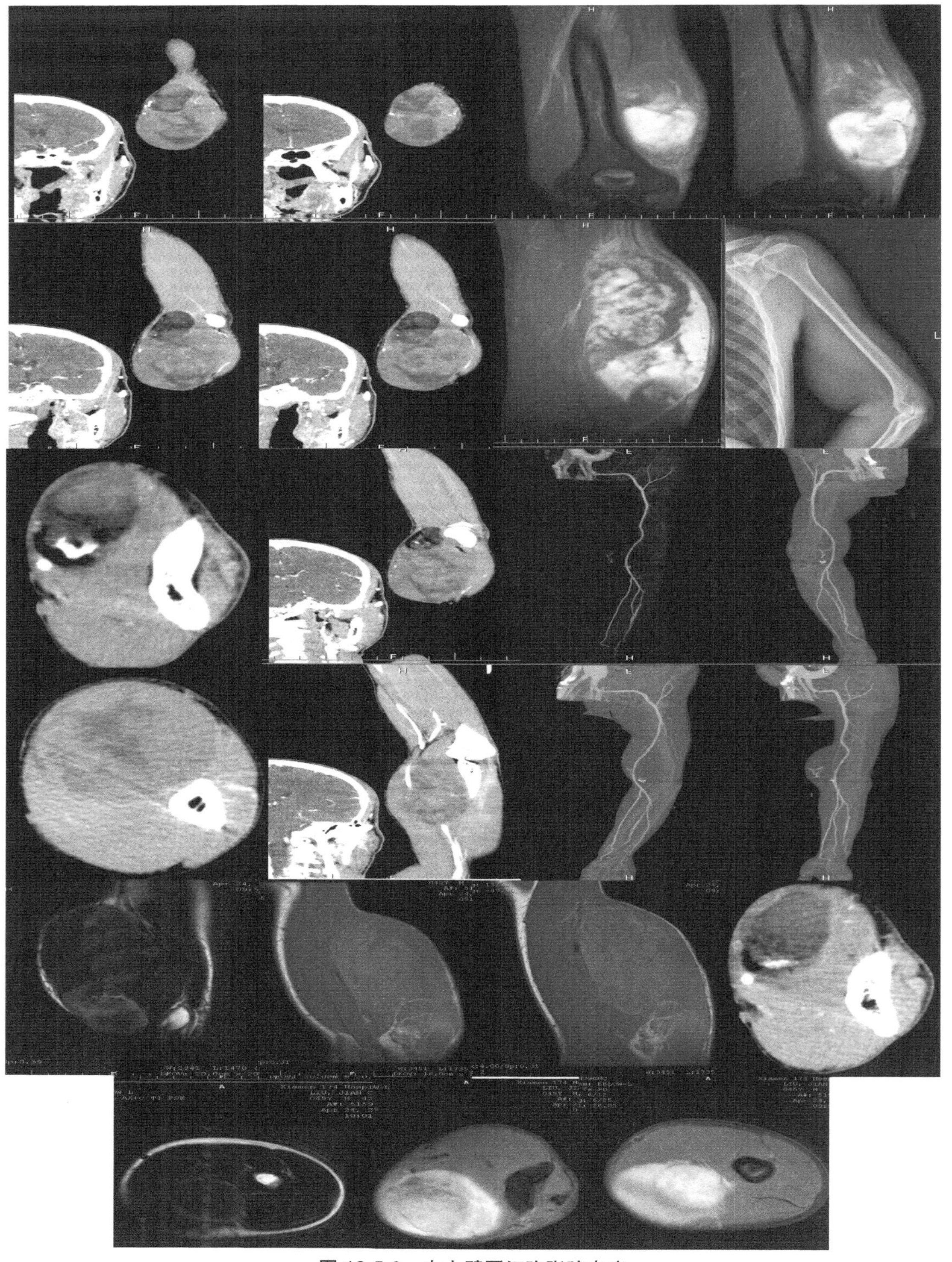

图 13-5-3　左上臂圆细胞脂肪肉瘤

患者，男，45 岁。缘于半年前，无明显诱因发现左上臂软组织包块，当时包块体积不大，约鸡蛋大小，遂未就医，近 4 个月来包块逐渐增长。

彩色超声提示：左前臂扪及包块处皮下可见一稍高回声区，范围约 56 mm × 125 mm × 74 mm，边界尚清晰，形态欠规则，内部回声欠均匀，CDFI：其内及周边可见少许血流信号。

手术所见：先取左上臂前内侧切口，切开皮下组织及皮肤，见肿物即位于皮下，仔细分离正中神经，给予前开，沿肿瘤薄膜完整切除肿物。

病理检查：左上臂巨大肿物：肾样肿物一块，大小 13 cm × 8.5 cm × 7 cm，包膜完整，临床已剖开，切面呈多结节样，淡黄灰白夹杂，质地软硬不等。病理诊断：左上臂间叶性肿瘤，倾向恶性，类型待定。建议做免疫组化进一步明确诊断。免疫组化诊断：圆细胞脂肪肉瘤，肿瘤中局部分化较好，并见小灶性骨与软骨分化。

第六节　见于成人的肱骨发育变异及诊断陷阱

1. 肱骨头　在老人，肱骨头与肩胛骨(肩峰)投照重叠时，可在肱骨头顶上形成半弧形致密影，酷似肱骨头的缺血性坏死，此刻，如注意到该致密影的宽度改变与肩部位置改变有关，则此重叠伪影的实质一目了然。肱骨头上方偶尔可见轮廓光滑的小骨，为少见的发育变异。在肩关节照片上，老年患者肱骨头类似坏死病变，由肱骨头与肩胛骨影重叠所致。注意：随着肩关节位置的改变，致密影的宽度会有所变化，此现象可因肩袖撕裂而加重。

2. 肱骨大粗隆　在成人，肱骨大粗隆处皮质较薄，海绵骨较多，故密度较低，有时可误为早期骨质破坏，个别病人表现为边界不清的圆形或类圆形骨质密度减低区，十分难与局灶性骨质破坏鉴别，细查症状与体征常对区别有益。肩关节外旋位照片时，肱骨大粗隆类似骨折，内旋位再照片未见骨折。肱骨大粗隆 X 线照片时可类似骨质破坏，此现象是由于该区域大量骨松质所致，MRI 图像更证实此点。

3. 喙突底部软骨结合　喙突二次骨骺底部与肩胛骨其余部分的结合部形成软骨结合，表现为不规则的透光线或低密度影，骨骺形状可呈现规则或不规则，而在 X 线平片和 CT 图像上类似骨折。一般说来，它两侧对称分布，与对侧对比有助于正确诊断。

4. 肱骨小结节　肱骨小结节为肱骨上端肱骨头与肱骨颈交界处局限性外凸的骨性结节，在有的病人可以看见，无临床意义。

5. 肱骨颈　在老人，肱骨上段骨质疏松时，肱骨颈处因投照位置的缘故，在 X 线照片上可显示双重轮廓，有时轮廓线不整齐，酷似骨折。因投照位置的变化，有时在肱骨颈皮质可见假性骨膜炎的表现。

6. 肱骨的肌肉附着处　二头肌间沟：成人的肱骨二头肌沟有的可能很深，在侧位片上好像骨皮质缺损，在轻度旋转使该沟的二嵴相错时，又类似于皮质增生。在成人，肱二头肌间沟影可表现为与肱骨干平行的致密线条状影，或长或短。在肩关节内旋时照片，肱二头肌间沟产生的阴影，与肩关节盂重叠，不要误为嵌插骨折(马槽征)，外旋位时该影消失。

7. 肱骨上段

(1)三角肌附着处：在有的成人肱骨照片上，却表现为局限性骨质密度增加环状影，形状不规则，环状影围绕着低密度区，环状高密度影本身外形也可不规则，厚薄不均匀，如不注意，则可将之误诊为骨质破坏。

有的人肱骨上段外侧三角肌附着处显示皮质不规则、局限增生隆起或浅弧形外凸，在婴幼儿及成人均偶可见到，而被误诊为骨膜炎。个别三角肌附着处可见二皮质轮廓略分离，示该处不甚平整，如再与胸壁软组织影重叠，则可貌似皮质有长条形或梭形缺损，认真辨认影像的组成，一般不致误诊。

肱骨三角肌结节浓聚示踪剂：肱骨三角肌结节是一骨性隆起，为三角肌远端附着处，常位于肱骨近侧 1/3 的外侧部分。Fink-Bennett 等(1980)报告在 100 例连续核素显像中，发现该处出现示踪剂浓聚者 7 例，认为这属于正常变异。了解此类特征性表现与所在部位有助于减少此种误诊。如出现混淆，可将肱骨内旋显像或再照相应部位的 X 线片，疑问即可澄清。

(2)背阔肌附着处：成人肱骨照片上，有时在肱骨内后侧皮质边缘不规则性增厚，为背阔肌附着处，其范围大小各不相同，有的不仅皮质边缘不规则，该处皮质都明显不规则增厚，从髓腔看呈凸凹不平，从皮质表面看还可出现骨刺样表现。在肱骨上段内后侧背阔肌附着处,有的可表现为局限性皮质增厚、隆起,有的除局灶隆起外,还可有尖伸向下方的骨刺形成,熟悉解剖部位常可辨认。肱骨的背阔肌附着处,骨皮质欠光整,需与骨皮质增厚鉴别。

(3)胸大肌附着处:在肱骨上段有时可见胸大肌附着处造成的透亮区,与三角肌粗隆相比,此区一般较小,它可仅表现为透亮区,也可表现为边缘致密的环状影,边缘也可不规则,还可局限性隆起。偶尔,在肱骨上段胸大肌附着处,不仅可见到局灶性皮质增生,而且还可发现其内有小的透亮区,亦为发育变异。成人肱骨髁上嵴由于肌肉附着,在正位片上也可表现为边缘不整齐。肱骨髁表面轮廓欠光整,乃为肌腱韧带附着所致。

8.“侵袭性”骨质疏松(鲱鱼骨模式) 有的肱骨髓腔骨小梁呈现鲱鱼骨的模式,骨小梁呈短线状较整齐地排列,小梁与骨长轴垂直或斜行,因其整齐对称貌似鲱鱼鱼骨,故以此命名。当此类模式的肱骨骨折固定后,由于骨质脱钙,其X线表现十分类似转移性骨肿瘤或骨髓瘤。

肱骨髓腔骨小梁有时呈“鱼脊样”排列,可见于肱骨外科颈骨折固定后,此种髓内骨小梁特有的骨质缺失表现,可类似转移瘤或多发性骨髓瘤。仔细观察可见此类“侵袭性”骨质疏松有小的皮质透亮影,有助于与恶性肿瘤浸润相鉴别。

所谓“侵袭性”骨质疏松,常常见于患肢制动的情况下,MRI之T_1WI图像上清楚显示正常充满脂肪的骨髓腔。

9.肱骨远端骨骺延续至成年不闭合 肱骨远端骨骺个别可延续至成年而不闭合,只从照片上极难与骨折分辨。有学者报告一位44岁和一位55岁妇女肱骨上髁骨骺未融合,成一小薄片附着于上髁处。有的上髁骨骺持续存在并不呈片状,而呈块状,与肱骨之间裂缝且呈锯齿形或不规则形,酷似撕脱骨折,造成诊断困难。偶尔,在青年期,在肘关节侧位照片上,由于X线束正从肱骨滑车骨骺线通过,使滑车骨骺与肱骨呈现分离而疑似骨折。有时分离距离较大,酷似骨块分离或骨骺分离。

10.其他的肱骨假性骨折和假性骨病 在成人伸展位照片上,有时皮肤软组织折叠重叠于肱骨下端髁上平面,为弧形线状透光影横过,伪似髁上骨折。间或在成人肱骨下关节面上可见黄豆大小致密骨块影突出,其边缘一般较光滑,这为正常变异而非骨折碎块。

上髁突,即肱骨下段在肱骨髁上方,向下伸出的条片状骨质密度的突起。

肘髌骨:肘髌骨,常位于肱骨下端背侧,它可为一块或二块,中间横断,实际上它是三角肌腱内的子骨,它有骨质结构,勿误为骨化性肌炎。

第七节 左侧肱骨纤维结构不良

详见本书 本卷 第三篇 第十四章 第五节 误诊病例简介:左肱骨纤维结构不良与动脉瘤样骨囊肿伴病理性骨折。

第八节 误诊病例简介:右肱骨骨纤维结构不良伴动脉瘤样骨囊肿与骨囊肿

患者,男,14岁。扭伤后右上臂疼痛、活动受限7天入院。7天前患者在学校爬上铺时不慎扭伤,即致右上臂疼痛,活动受限,休息后未见明显缓解,就诊外院行CT检查示:右肱骨上段骨囊肿,建议患者手术治疗。今门诊拟右肱骨骨肿瘤收住入院。

手术所见:术中见右肱骨中段出现病理性骨折,掀开碎裂的骨皮质,见暗黑色液体渗出,用刮匙沿肱骨骨皮质周缘内侧及远近端进行搔刮,未见明显的异常骨组织,截取部分碎裂骨送病理。

病理检查:右肱骨骨肿瘤刮除标本:灰红色碎组织一堆,总体积4.5 cm×3 cm×1.5 cm。病理诊断:右肱骨骨肿瘤刮除标本:骨纤维结构不良伴动脉瘤样骨囊肿。

本病例诊断体会:患者,男,14岁;病灶位于右侧肱骨干髓腔内;DR及CT示病灶沿肱骨长轴生长,椭圆形低密度影,其内密度欠均匀,边界清楚,未见明显硬化边,骨皮质变薄,局部骨质中断,可见小骨片陷落征,邻近骨膜无增厚,周围软组织未见明显肿块，考虑良性骨肿瘤，术前 DR 及 CT 均考虑为骨囊肿或纤维结构不良，说明对骨纤维结构不良的影像学表现认识不足。

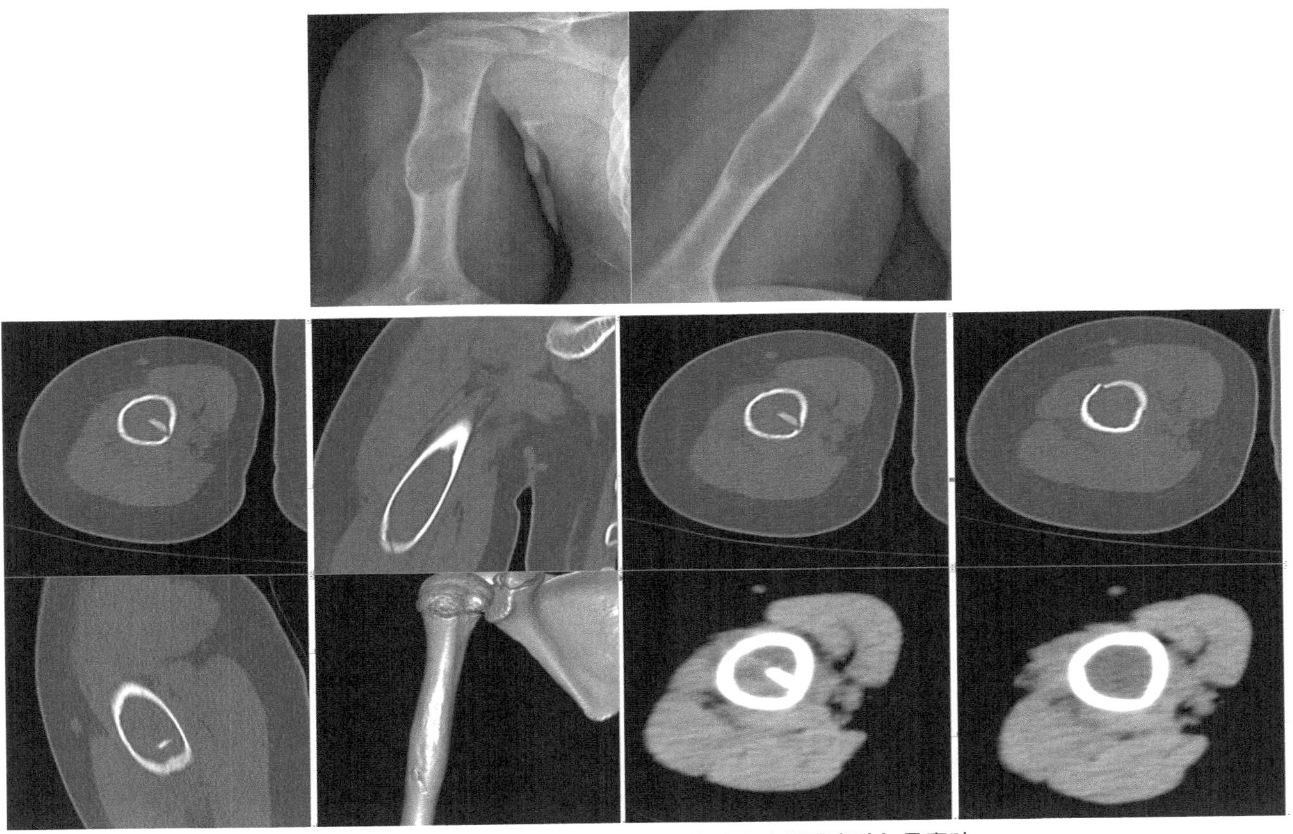

图 13-5-4　右肱骨骨纤维结构不良伴动脉瘤样骨囊肿与骨囊肿

第九节　左上臂血管平滑肌瘤

患者，女，33 岁。左上臂下段桡侧软组织肿块 10 年，伴疼痛 1 年，皮肤颜色无明显改变。彩超：左上臂下段桡侧实质性肿块。手术所见：皮下组织内见一实性约 2.5 cm × 1.5 cm 略椭圆形包块，质稍硬，周围可见少许血管，与部分皮神经粘连，与肌肉及周围软组织界限清楚，包膜完整。

病理诊断：左上臂血管平滑肌瘤。

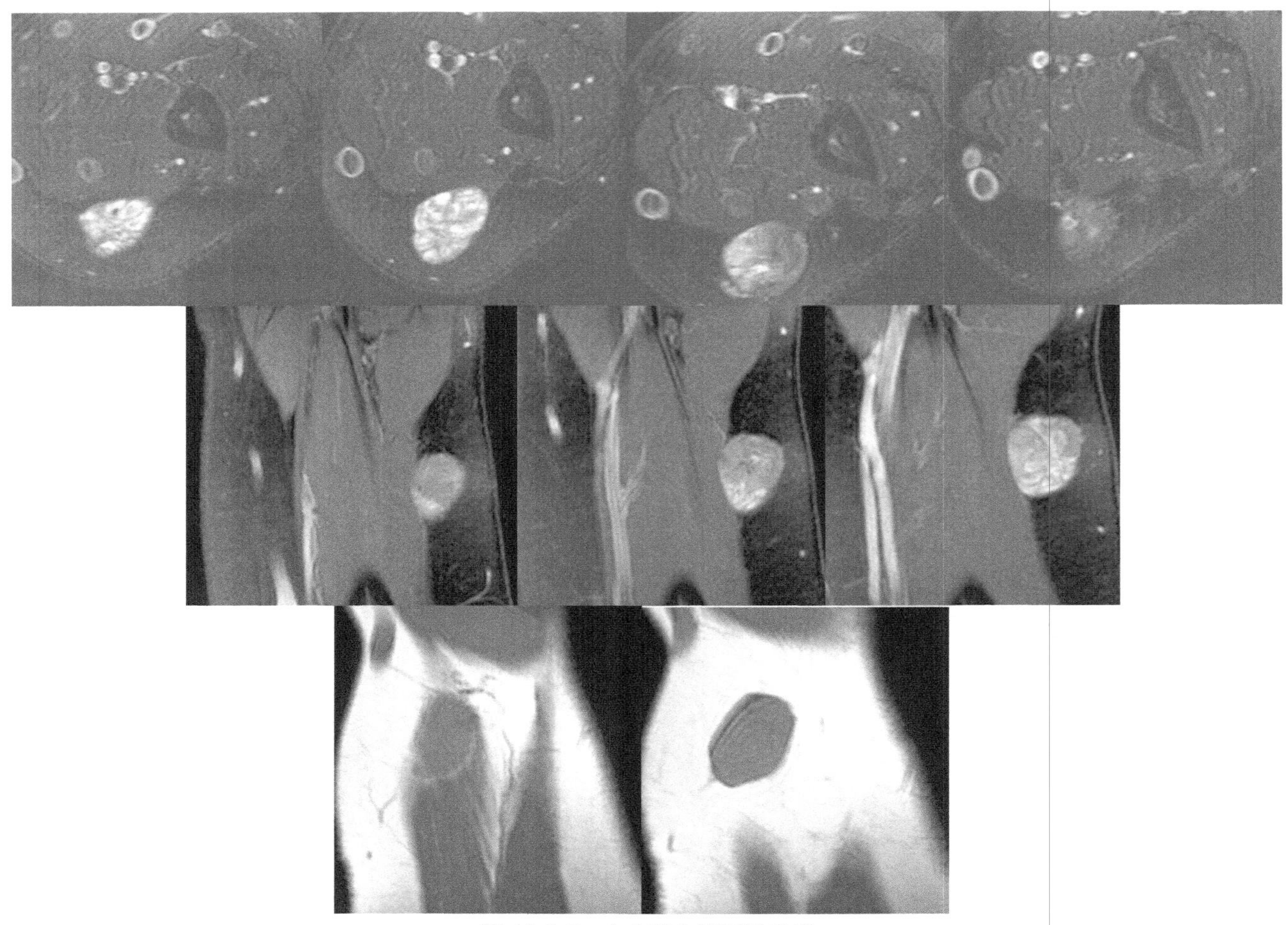

图 13-5-5 左上臂血管平滑肌瘤

第六章　肘

第一节　发育变异与诊断陷阱

1. 鹰嘴突　鹰嘴窝可以穿透，为一完全的孔代替；鹰嘴窝的边缘可呈明显的硬化；鹰嘴窝孔内可有骨桥通过，骨桥或横行或竖行，这些都是发育变异的表现。鹰嘴突骨化中心，在肘关节正位照片上，它重叠于鹰嘴窝中，可伪似滑车上窝骨或骨折。

一个正常人的两侧鹰嘴骨突，一般是对称表现，也可以两侧不对称发育，其形状、大小、密度均存在差异。

鹰嘴骨突可出现另外的游离的骨化核，边缘毛糙，但并非骨折。鹰嘴骨突的游离骨化核可为单个，也可为多个，且互有分离，它们可两侧不对称，也可两侧对称出现。

成人鹰嘴骨突闭合不全的骨化中心可表现为鹰嘴骨突背侧的整齐的裂隙，不是骨折。此裂隙可为完全性，也可为不完全性。

有学者报道中年男性鹰嘴永存骨突，在肘关节侧位片上，表现为肱骨下端背侧大块骨质密度影，与鹰嘴骨突上方有一定距离，二者边缘光滑完整。

有学者注意到罕见的鹰嘴骨突发育变异，表现为鹰嘴骨突背侧游离的小骨块，或小的骨性凹陷，或背侧轮廓不规则，这些常见于肘关节侧位片上。

有时在肘关节侧位片上，尺骨鹰嘴窝的下方可见类圆形的透亮区，边缘清楚，轮廓光滑，为正常的滋养血管孔。

鹰嘴突骨化中心偶可不对称发育，一先一后，或一大一小，有时一侧如常，一侧为不规则骨化。常在鹰嘴突骨化中心外，还可在鹰嘴突顶端见到一小的骨化中心，勿误为骨折，鹰嘴突骨骺线闭合多不一致，有的部分闭合，部分仍裂开呈锯齿状或不规则状，不应疑及为不全性骨折。偶尔，鹰嘴突骨化中心已融合后，又在鹰嘴突背侧凸起处见到小透光区，甚至其中还有小骨，这皆为发育变异。在少年肘关节侧位照片上，曾有学者报告，在鹰嘴突顶端有“骨刺”上伸，后来证实为肱骨小头后缘重叠形成，并非真正骨刺。

2. 骨化中心闭合不全　个别成人肘关节还可出现骨化中心闭合不全。曾有学者报告44岁、54岁女性肱骨内上髁骨化中心闭合不全。成人永存肱骨小头骨骺，表现为肱骨小头处小骨块，边缘清楚。

肘关节多发副骨，在临床上，肘关节影像学检查时，偶尔可见多个小骨块位于肱骨和尺桡骨周围，它们边缘光滑完整，患者无外伤史，即为多发副骨的发育变异，不可误认为骨折碎块。

3. 肘髌骨　肘髌骨，为肱三头肌腱内的籽骨，在肘关节侧位照片上，表现为肱骨下端背侧游离的小片骨块，可为一块，也可为多块，常与尺骨鹰嘴上方或后方接近。

关于肘髌骨，一些学者认为属于发育变异，一些学者认为部分肘髌骨可能与外伤有关，为后天形成。它表现为肘部尺骨鹰嘴上方一条片状骨块，与膝关节的髌骨类似，它可为完整的一块，也可为分裂的几小块，在肘部X线侧位片上偶尔见到。

4. 假骨折　在肘关节侧位照片上，X线束投射成角可致滑车骨骺透亮线宽窄不一且欠规则，形似骨折，与对侧肘关节标准侧位投照对比，有相似的透亮线，但不类似骨折。

在肘关节正位片上，有时可见肱骨外上髁的正常薄骨翼，类似局限性骨膜炎表现，有的还伪似骨折。

在肘关节正位片上，有时软组织皱褶影重叠于肱骨髁上部可伪似骨折，这是一个常见的诊断陷阱。在肘关节正位片上，有时可见尺骨干上段骨小梁产生的尺骨假性骨折,表现为横行的细线状透亮影。

青少年的桡骨近端干骺端内侧或前侧偶尔可出现较浅的细小裂隙,在临床上有时被误认为骨折,这也是一个偶见的诊断陷阱。

尺骨冠状突永存骨化中心,有时表现为该区局限性突起的骨块,如不注意,则可被误认为骨折。这种骨化中心与冠状突之间可以部分融合,也可完全融合。冠状突肌腱钙化,可表现为位于屈指浅肌起点处(冠状突内侧边缘)及肱三头肌腱附着处(尺骨鹰嘴背侧凸起处),不要误诊为创伤后遗症。

5. *假囊肿*　肘关节正位片上,肱骨小头上方的陷窝可形成干骺端环形透亮区,有时伪似骨囊肿。肱骨远端正常可见骨质稀疏,侧位照片上可类似囊肿样病变。

鹰嘴上窝可有多种表现,在肘关节正位X线片上,有的表现为完全性透光孔,犹如骨囊肿的改变;有的为不完全性,该窝中间可见各式各样的骨桥。

6. *髁上骨突*　表现为上臂X线片上,肱骨下段向下方伸出骨突,大多为条带状,少数只见局限性骨质隆起尖端指向远端,骨突有长有短,边缘清楚,末端圆钝,骨突与肱骨之间夹角各不相同,但骨突轴心典型地指向远端,个别的也可指向近端。此残留结构很少伴有症状,在欧洲人种中发生率约为1%。

7. *发育性骨皮质切迹*　肱骨下段内侧偶尔可见发育性骨皮质切迹,无临床意义,其解剖起源尚不明确。有的肱骨髁上前方也见骨皮质小的凹陷,可能是发育性的。

肱骨内上髁发育孔,它与发育性骨皮质切迹相似,但不呈切迹状而呈小孔状。

8. *尺骨上端*　偶尔在肘关节侧位片上,见到尺骨近端松质骨表现局限性密度降低,边缘模糊,伪似骨质破坏性病变。尺骨窝,是环状韧带附着点,有时表现为尺骨冠状突下方外侧局限性骨质凹陷,可大可小,有的人该骨质凹陷相当明显,边缘锐利光滑,形状一般较为规则,不要误认为病理过程。有的人尺骨冠状突较常人明显伸长,成为一骨刺状向前伸出,考虑可能与应力有关。

9. *其他诊断陷阱*　在肘关节正侧位片上,当投照位置不正确旋转时,肱骨内上髁骨化中心移向后侧且与肱骨下端分离,显示颇似脱位,纠正位置再照片时,即为正常。值得注意的是,此类情况不伴随骨化中心脱位的内侧血肿。

投照时前臂位置不正,肱骨有旋转,导致肱骨小头骨化中心显似移位,当纠正位置后再照片,则见骨化中心的位置正常。

在肘关节中,介于肱骨与尺骨桡骨之间,与肱骨关节面相连的小骨,可能为肱骨中间隆凸内分离的骨化中心。关节造影时,它们常常被包裹在透明软骨内。

侧位投照位置不佳时,成人的肱骨内上髁可旋转到后方,表现为肱骨下段后部髁上局限性的骨突,其表现十分罕见。在部分屈曲或伸展的肘关节侧位片上,一些正常人在肘关节伸直时可见到后方脂肪垫。

第二节　右肘关节结核

患者,男,66岁。右肘关节一痛性肿物1.5年入院。患者于1年半前右肘关节无意间扪及一肿物约“鸽蛋”大小,进行性增大,偶有胀痛,明显触痛、压痛,局部皮肤无红肿、破溃、异常分泌物,无畏冷、发热等不适,外院就诊予抗感染、止痛等对症后症状稍有好转。1月前曾在外院诊所行穿刺抽出脓液约100 ml,抽液后肿痛好转,但病情反复,为求进一步彻底治疗就诊我院。

体格检查:右肘关节可扪及一肿物约8 cm×7 cm大小,质中,边界尚清楚,表面光滑,活动度可,压痛,与皮肤粘连,余肢体未触及肿物,右前臂皮肤感觉正常,右肘关节伸直受限。

病理检查:灰白灰红色组织一堆,总体积5 cm×2.5 cm×1 cm。病理诊断:右肘慢性肉芽肿性炎,考虑为结核。建议:免疫组化检测以排除肿瘤;临床进一步了解有无结核病史并做结核相关检查。

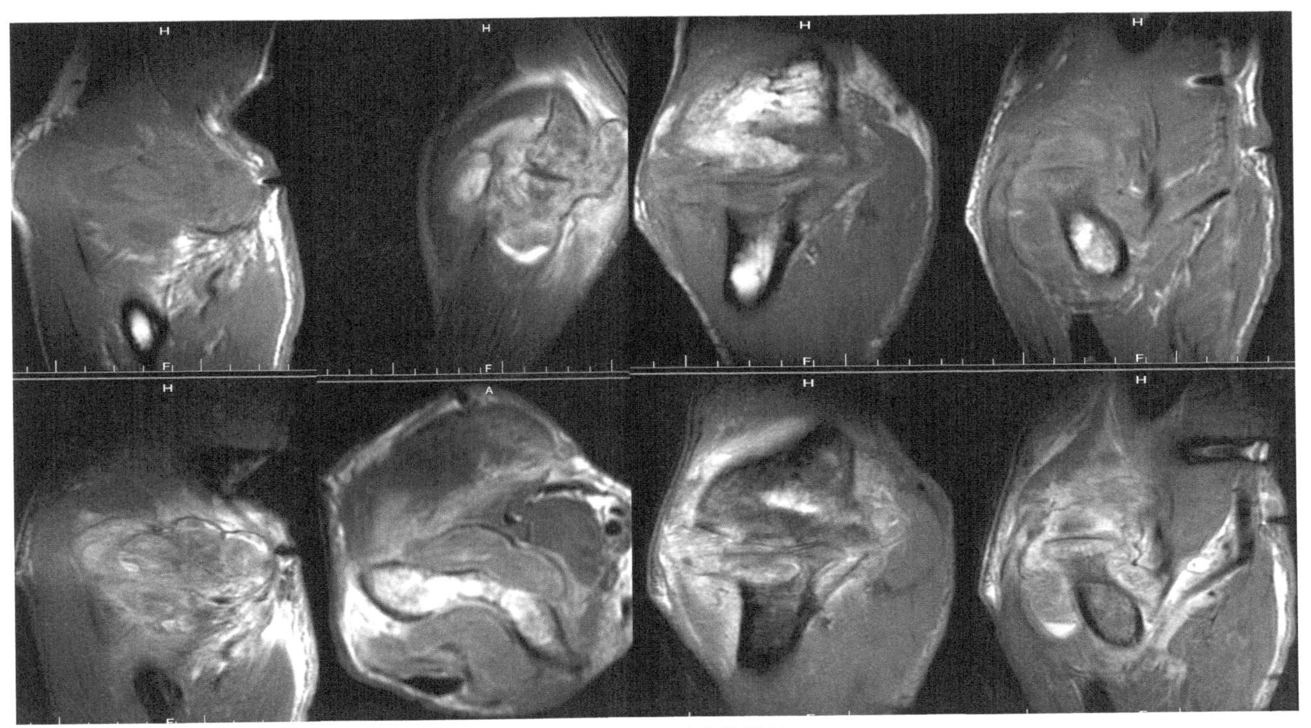

图 13-6-1 右肘关节结核

第三节 右肘滑膜骨软骨瘤病

患者,男,49 岁。右肘外伤 3 年入院。

病理检查:右肘关节游离体:灰白灰褐色骨性组织一堆,体积 5 cm×4 cm×1.3 cm。灰白灰褐色组织 2 枚,总体积 0.4 cm×0.4 cm×0.2 cm,其中一枚为骨组织。

病理诊断:右肘关节滑膜组织及游离体标本:符合滑膜骨软骨瘤病。

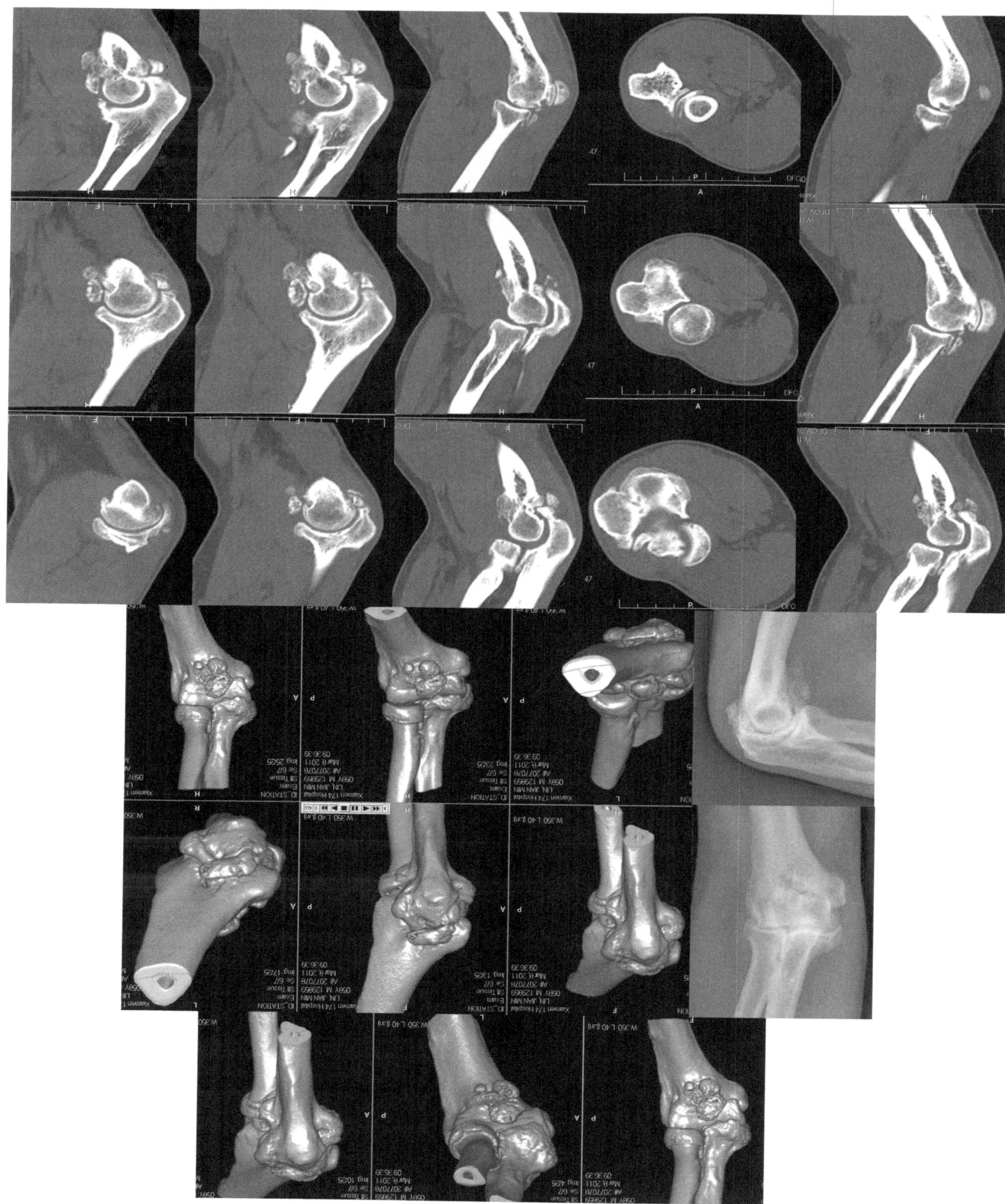

图 13-6-2 右肘滑膜骨软骨瘤病

第七章　尺桡骨和前臂

第一节　误诊病例简介：尺骨纤维骨性假瘤

纤维骨性假瘤是一种少见的良性假瘤样变。Dupreew 等（1986）总结 21 例患者的病理特点后命名为纤维骨性假瘤。

一、临床表现

该病可发生于任何年龄，20~30 岁多见。其好发部位为指（趾）皮下组织或软组织，可累及邻近骨膜，但也有发生在胫骨、尺骨、股骨等部位的报道。常见临床表现是局部肿胀或肿块，可有疼痛、红肿、附近关节功能障碍等，40% 患者有外伤史。

二、影像学研究

影像学显示骨旁边界不清的软组织肿块，内见散在不均匀的斑点状钙化或骨化影，可有骨膜反应，偶有骨皮质破坏。其组织学表现为典型或不典型成纤维细胞、成骨细胞浸润和不同成熟程度的骨小梁形成现象。本病预后良好，肿块完整切除后尚未发现复发和恶化病例。

三、鉴别诊断

（1）皮质旁骨肉瘤：皮质旁骨肉瘤成年人多见，好发于四肢长骨一端，可有骨质破坏，肿瘤较大时，表层出现不均匀的瘤软骨钙化。

（2）骨化性肌炎：骨化性肌炎位于四肢骨旁软组织内，有明确的创伤史，无骨膜反应。

有学者报告一例患者符合良性肿瘤的表现，其 CT 表现与动脉瘤样骨囊肿极为相似，后经病理确诊为纤维骨性假瘤。纤维骨性假瘤影像学表现无明显特异性，而发生于尺骨更为少见。

第二节　尺骨发育变异与诊断陷阱

1. 尺骨鹰嘴突　请详见本书 本卷 本篇 第六章 第一节　发育变异与诊断陷阱。

2. 尺骨喙突与尺骨窝　在青少年期，尺骨喙突（冠状突）顶部偶可见副骨化中心，为一小骨片，可误认为骨折。在成人，个别可见喙突骨化中心或此副骨化中心一直持续存在，而类似骨折。尺骨窝是尺骨上端喙突下方桡侧的局限性切迹，其大小深浅各异，为环状韧带附着处，不应误为病变。

3. 假性骨膜炎和尺桡骨间嵴　在婴幼儿前臂照片，间或可发现尺骨、桡骨、甚或肱骨的皮质呈层状（2~3 层）酷似骨膜增殖，它一般比较对称但不同心，有时仅见于一个投照位置，此为正常变异。在新生儿，有时可见桡骨的正常波浪形轮廓，年龄增大时消逝，婴幼儿偶尔见到尺骨远端皮质成沟样改变，也无临床意义。在成人桡骨远端尺侧可见薄的骨翼，伪似骨膜炎。

尺骨与桡骨干的中 1/3 段，因系骨间肌肉附着处，其皮质边缘常不整齐且略微增厚。在临床工作中，经常遇到无经验的 X 线诊断医师将尺桡骨间嵴的阴影误为骨膜炎。偶尔，在尺桡骨远端骨间膜附着处出现不规则皮质，也可误诊成骨膜炎。

4. 尺桡骨远端及关节　尺骨远端和腕骨之间有三角形软骨，因此在正位照片上二者距离较远，尤其在偏向桡侧的掌下位片上，分离更远，容易误认为半脱位。

新生儿的尺桡骨远端可以略呈杯形,在诊断先天性佝偻病时应予注意。儿童的尺桡骨远端边缘可能不光滑而略呈波浪形,皆为正常情况,勿误为病变。

成人桡骨远端皮质薄,而且海绵骨多,故密度较低,而并非骨质稀疏。

尺骨远端桡侧偶可见浅弧形切迹,长约 6~8 cm,皮质完整光滑但不硬化,有称之为尺骨远端发育窝,亦非异常。

在尺桡远端关节,短尺骨与桡骨可形成较深的关节,颇类似桡骨的病理性缺损。有时尺骨过长,如不注意对侧情况,可误认为桡尺远端关节脱位。

在青少年,桡骨远端干骺端轮廓常可呈现不规则,多于追踪随访一年后消逝,此乃生长发育过程的一种表现,与肱骨上、下端,胫骨近端的皮质生长有类似之处。

5. 骨化中心与骨骺线　偶尔,在少女尺骨远端骨骺线上见到几条纵行分隔,事实上是尺骨骨骺的软骨小刺,为正常表现。有学者报告,在幼儿尺骨远端骨骺见到纵行裂隙,将该骨骺一分为二,随年龄增长,它们又逐渐融二为一,亦非异常。

尺骨茎突常常可见副骨附于其尖端,有时清楚可见副骨边界锐利,结构清楚,易于辨认;有时该副骨表现不典型,则易误认为骨折。此副骨还可与茎突形成关节。

6. 尺骨的长短　短尺骨,又称尺骨减法变异,表现为尺骨较一般人为短,它可与桡骨远端外侧形成深的关节,类似侵蚀性病变。

尺骨过长,又称尺骨加法变异,表现为尺骨较一般人为长,与桡骨远端之间的尺桡关节显得较宽松,如不注意双侧对称性,可被误认为远端尺桡关节脱位,此类病人无临床症状。尺骨加法变异在有的人表现为尺骨茎突几乎与三角骨接触。此类发育变异可导致尺骨嵌插综合征并损伤三角软骨。

尺骨茎突二次骨化并关节形成,易被误诊为骨折。

第三节　左前臂下段急慢性滑膜炎伴脓肿及周围炎性肉芽肿形成

详见本书 本卷 第一篇 第二十一章 第四节 左前臂下段急慢性滑膜炎伴脓肿及周围炎性肉芽肿形成。

第四节　桡骨的先天性假关节

虽然先天性假关节几乎可出现于任何长骨,但它最常犯及胫骨,少数病例累及桡骨和尺骨,Cleveland 等(1978)报告 5 例 6 处假关节,桡骨 4 例,一例尺、桡各一。本症一般出现于出生时或在出生时骨质异常处发生病理性骨折。

本症与神经纤维瘤病关系密切,大约 5% 的神经纤维瘤病人出现假关节,50% 的假关节病人具有神经纤维瘤病的一些特征,该组 5 例中 3 例与神经纤维瘤病有关,1 例为特异性,1 例与纤维异常增殖有关。本症 X 线表现为骨质缺损,中断,骨痂形成少,骨端变钝,颇具特征性。

第五节　左桡骨远端骨巨细胞瘤

患者,男,15 岁。外伤致左腕疼痛一月入院。

手术所见:于左桡骨背侧膨大处做一长约 2 cm 纵行切开,依次切开皮肤、皮下,剥离至骨膜,骨刀凿开一 0.6 cm × 0.5 cm 窗口,其内流出淡黄色水样液体,刮取骨质及肿瘤腔内容物送病理检查。

病理检查:灰黄色碎组织一堆,总体积 2 cm × 1.5 cm × 0.4 cm,部分质硬。病理诊断:左桡骨远端病变符合骨巨细胞瘤。

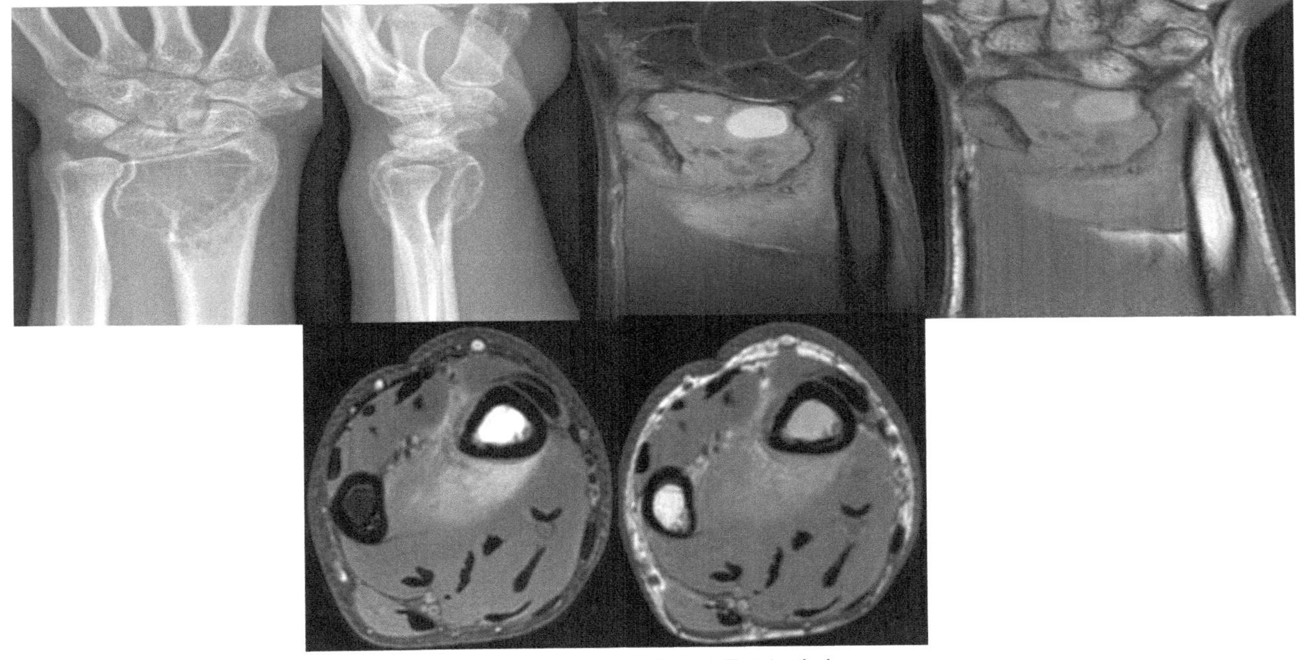

图 13-7-1　左桡骨远端骨巨细胞瘤

第六节　误诊病例简介:右尺骨韧带样纤维瘤与纤维肉瘤

韧带样纤维瘤,也称为韧带样瘤、侵袭性纤维瘤病等,由 Nichols(1923)首次报道命名。该病发生于深部肌肉内结缔组织、筋膜或腱膜。瘤组织由丰富的胶原纤维与来源于肌成纤维细胞的梭形瘤细胞组成,细胞无异型,核分裂象很少或无,不伴有瘤巨细胞。

韧带样纤维瘤特征性 X 线表现为"根须"状肿瘤性骨小梁向周围软组织延伸,邻近软组织肿胀,出现骨质破坏及周围软组织肿块提示恶变;依据瘤体主要成分不同,MRI 示肿瘤细胞密集区域呈长 T_1、长 T_2 信号,增强后明显强化,瘤区纤维组织或胶原组织呈低信号,增强后无强化并被认为是韧带样纤维瘤特征性的表现。一例骨质破坏、瘤骨改变及周围软组织肿块等影像表现与恶性肿块难以鉴别,但外伤史及瘤区组织未见水肿等恶性肿瘤的异常征象诊断时应予考虑。

附:具体病例资料:患者,男,41 岁,因右侧前臂疼痛伴外旋障碍、小指屈曲半年余就诊。患者 7 年前曾因外伤致右前臂疼痛伴轻度活动受限,未做处理,自感恢复好转。半年前患者再次出现上述症状,开始未予以重视,后症状逐渐加重,遂来院就诊。体检:右前臂背侧中段可见一鸡蛋大小质硬包块,活动度差,患处压痛明显,周围皮温略高,皮肤完整,无明显肿胀。影像检查:X 线平片示右侧尺骨中段骨皮质破坏,不规则肿瘤骨形成,周围软组织肿胀明显。MRI:右侧尺骨中段肌间隙可见团状分叶状软组织肿物,边界不清,病变呈等 T_1、稍长 T_2 信号,T_2 脂肪抑制像呈混杂高信号,内见多发低信号分隔,围绕尺骨生长并周围肌组织、皮下脂肪组织受压,同部位尺骨部分骨皮质缺如。单光子发射计算机断层成像(ECT)示右侧前臂骨代谢增强。术前诊断为纤维肉瘤。

手术与病理所见:手术中尺侧腕伸肌处可见鱼肉状质硬瘤体组织,大小约 10 cm × 6 cm × 5 cm,与尺骨紧密相连,游离瘤体,从尺骨上剔除肿块,完整切除。病理示瘤细胞呈梭形,核呈杆状,轻度异型,未见核分裂象,瘤细胞稀疏,呈束状或杂乱排列;免疫组织化学:平滑肌肌动蛋白 -a(SMA)(+),瘤细胞 CD34、S-100 蛋白(-),Ki-67 5%~10%。病理诊断:(右侧尺骨旁)韧带样纤维瘤。

第七节 左桡骨骨巨细胞瘤

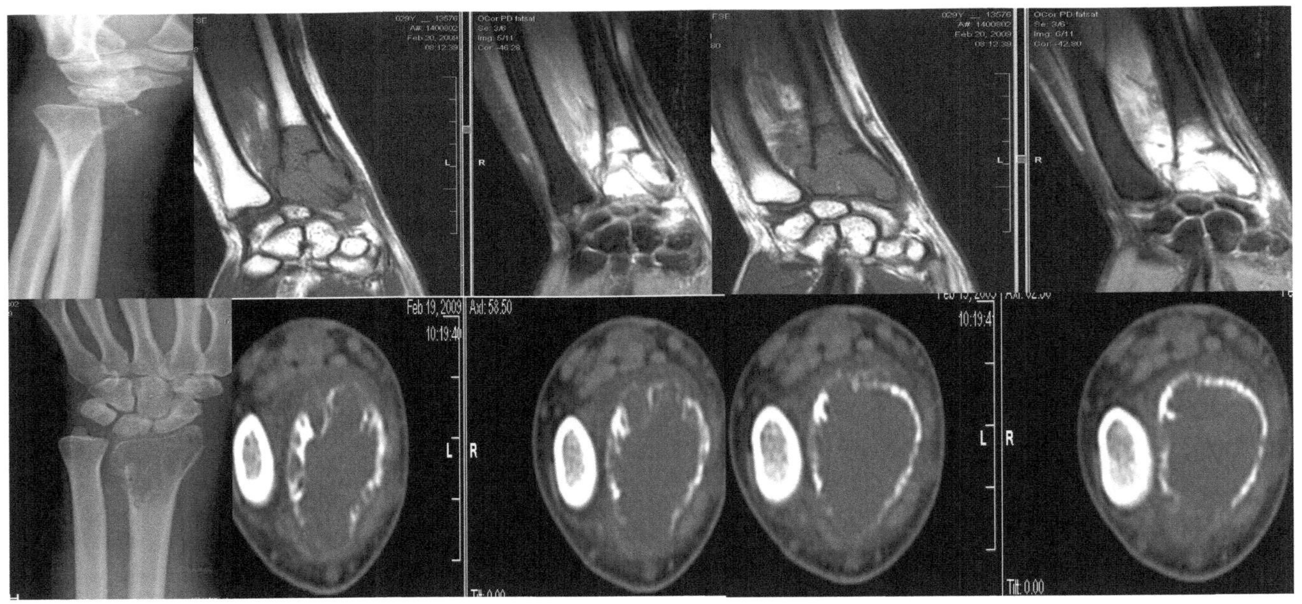

图 13-7-2 左桡骨骨巨细胞瘤

患者,女,29 岁。1 年前左前臂轻微碰伤后感觉酸胀不适、无力,10 个月前发觉左腕部逐渐肿胀。查体:左腕部轻度肿胀,皮肤完整,皮温稍高,局部压痛。

手术所见:暴露桡骨病灶桡侧、掌侧及背侧,见桡骨远端骨皮质破坏、断裂,内见淡红色松脆的肉芽组织,侵犯皮质破坏处的软组织。

病理诊断:左桡骨骨巨细胞瘤。

第八节 桡骨的发育变异及诊断陷阱

1. 桡骨小头切迹 在青少年,桡骨上端干骺端外侧可见一切迹,导致干骺端呈梯状,而桡骨小头骨骺则逐渐向该切迹处呈唇状伸出,尤似胫骨结节的生长方式;有的则在切迹处出现另一小骨化中心,慢慢与桡骨小头骨骺融二为一。这是一种生长发育的变异,在生长过程中,有的可误认为创伤(如骨骺撕脱等)。

2. 桡骨结节 在解剖上,桡骨结节处皮质一般较薄,而海绵骨质多,在桡骨轻度内旋时的 X 线照片上,桡骨结节常与骨干重叠,而表现为圆形透光区,酷似空洞,或囊状骨质破坏。其边缘可见,但不锐利,无硬化,多为类圆形,其长轴与桡骨纵轴一致。在小儿和成人均可出现类似误诊。

3. 桡骨干骺端和骨骺线 青少年肘关节照片,偶尔在桡骨上端干骺端的边缘发现小的线状透光裂隙,此为发育变异,不可误认为骨折。在成人,桡骨远端骨骺线的遗迹常可导致误诊。有时,此遗迹见于远端外侧皮质,表现为不规则、不平整,甚或为小的裂隙而状似骨折;有时表现为桡骨远端关节面上的毛发状透光线影,伪似不完全性骨折。另外,桡骨远端不同平面的骨骺板在 X 线投照时重叠于片上,极难与桡骨骨骺骨折区分,此时细查病人甚为重要,并且此重叠影多较规则、平整。偶尔,在桡骨远端骨骺线上,骨骺呈小刺状伸出,伪似撕裂伤,亦值得注意。

桡骨远端干骺端轮廓可呈现不规则,或毛糙,或小的骨皮质缺损，这与见于肱骨上端、肱骨下端、股骨下端及胫骨上端干骺端之皮质不规则的道理相同，皆为发育变异。桡骨远端近侧皮质在成人还可出现薄的骨翼，类似骨膜炎，引起混淆。值得注意，有学者已指出，任何骨骺或骨突均可有多数骨化中心。在桡骨远端骨骺，有时正、侧位照片均未发现异常，而在斜位照片上，却见到出现明显不规则的较宽裂隙，导致关节面及干骺端几一分为二，酷似劈裂骨折，但病人毫无症状，实为发育变异。在桡骨茎突也可见到分离的骨化中心，如一骨折碎块附着于茎突上，它甚至可持续存在至成年，只看X线照片，难免被误认为撕脱性骨折。

4. 其他　有时在桡骨干中段看见斜行和细线状透亮影，为桡骨的滋养管。

有学者注意到新生儿桡骨干外侧正常出现波浪形轮廓，随着年龄增大而消失。

有学者报告1例14岁男孩和1例10岁女性桡骨下端正常干骺端不规则表现，这些改变1年以后不再存在。桡骨远端外侧还可出现细薄的骨翼，表现为局限性薄的稍高密度影，紧贴桡骨，类似骨膜炎。

第九节　误诊病例简介：肘及前臂静脉性血管瘤伴血栓形成与滑膜骨软骨瘤病

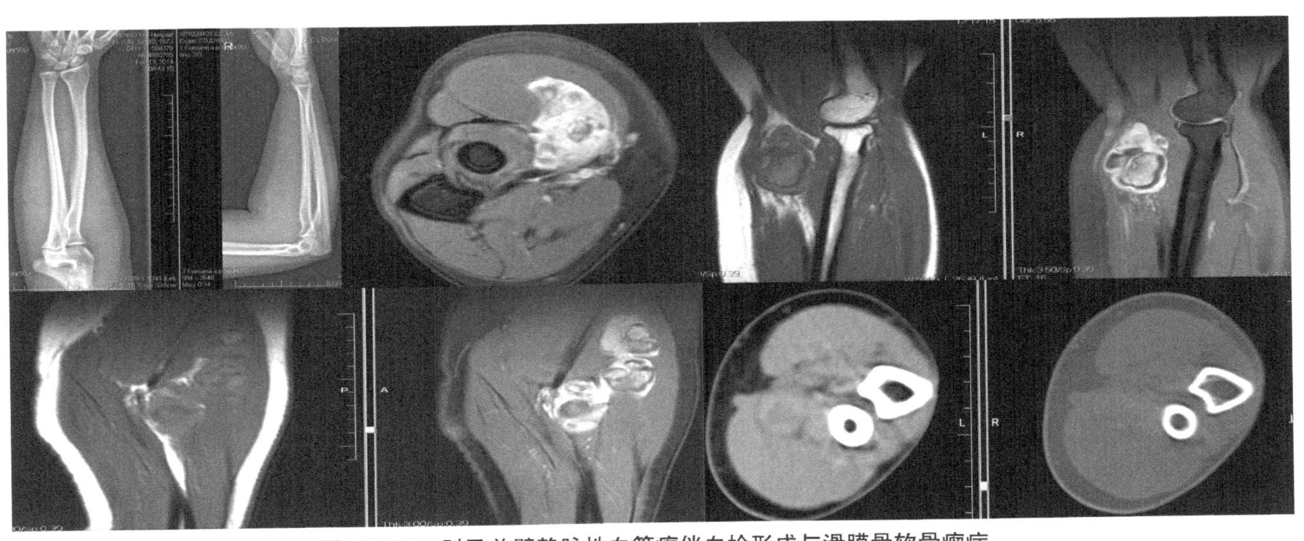

图 13-7-3　肘及前臂静脉性血管瘤伴血栓形成与滑膜骨软骨瘤病

患者，女，41岁。发现右肘包块一年余入院。一年前CT提示右肘关节肌间隙内软组织密度块影，血肿？近日MRI：右肘部异常信号影，考虑滑膜骨软骨瘤病可能，建议进一步增强检查。

手术所见：于肱二头肌与肱桡骨交界处外侧可见一大小约2.0 cm×3.3 cm×8.8 cm的条索状血管瘤，与桡神经粘连紧密，仔细分离出桡神经及其分支，分离并结扎血管瘤周围血管，锐性剥离出三块大小分别约2.0 cm×3.0 cm×2.0 cm、2.0 cm×3.0 cm×3.3 cm、2.0 cm×3.3 cm×2.0 cm的血管瘤，包膜完整。

病理检查：右肘部肿物切除标本：结节样肿物三块，两个较大者大小分别为3.0 cm×2.5 cm×1.5 cm，3.5 cm×2.3 cm×1.5 cm，切面均暗红，质软。病理诊断：右肘部肿物切除标本：静脉性血管瘤伴血栓形成。

第十节　前臂和尺桡骨发育变异和诊断陷阱

有学者报告一例左乳腺癌根治术后的病人，其左前臂呈现慢性肿胀，在骨核素显像时，示踪剂蓄积于肿胀的软组织之水肿液体中,误诊为其深处骨质的疾病,实应加以警惕。在前臂 X 线照片上,常常都可见到尺桡骨的骨间嵴形成的阴影,表现为该区平行于骨干的稍高密度条片影,可长可短,形状一般较为规则,如不认识则可将之误诊为骨膜炎。

有学者报告 2 个半月婴儿生理性“骨膜炎”,表现为肱骨和尺桡骨骨干的稍高密度条片影,此现象在 1 个月前并未见到。它呈对称性分布,但不一定呈同心性,仅见于一种投照位置。

有的人可见到双侧前臂尺桡骨生理性弯曲,弧度较浅,骨质如常,无临床意义。

尺桡骨远端骨间膜附着处骨皮质可出现局限性的不规则,也可误为肌膜炎。

关于上肢骨骼影像诊断误诊的情况,除上面介绍以外,还有一些正常发育变异也可成为误诊的根源。如:尺骨远端皮质沟等,请参看《活体形态学》肌骨卷有关章节。

第十一节　发育变异和可能误诊的滑车沟和尺神经管

尺骨近端包括鹰嘴和冠突,共同形成滑车沟,并与肱骨远端形成关节。滑车沟在与鹰嘴和冠突交界处变窄。在这个交界处有一薄的、横行的无关节的骨嵴与滑车沟相交。在肘关节 MRI 像上,窄的滑车沟和无关节的骨嵴可类似病变。

尺神经管位干肱骨内上髁的后方,其中有尺神经和尺骨回返血管经过。其背侧有弓形韧带跨越。在 MRI 研究中,尺神经管的软组织结构的位置和大小的变异可造成诊断错误。

在 MRI 矢状像上,滑车沟表面的两个表现应予估价:①存在横行的滑车嵴,局灶地横行于沟表面,形成中线区的隆起;②存在滑车沟的假性缺损,即滑车沟关节面皮质不连续。横断面像用于观察尺神经管的存在及与肱骨内上髁的相对位置,以及弓形韧带的存在。

现已注意到伴随神经变异的血管结构的变异。当尺神经向后紧靠内上髁的顶端时,标志着肘关节的半脱位,当尺神经位于内上髁顶端的前内方时提示脱位。

(1)横行的滑车嵴:滑车沟是一个位于尺骨近端的大的压迹,与肱骨滑车形成关节。大多数人滑车沟的鹰嘴和冠突结合部横行一个无软骨的骨嵴。该骨嵴 2~3 mm 宽,高于相邻滑车沟的骨表面。但它与邻近的滑车沟表面的软骨具有相同的高度。因此不会妨碍肘关节平滑地运动。骨嵴横穿整个滑车切迹或仅位于尺侧或桡侧。骨嵴的高度不同,从细小的皱襞到滑车表面的明显的中心隆起。极少数的骨嵴像一个大的关节内的骨赘。骨嵴使滑车切迹表面不规则,以致误诊为外伤后的关节内骨赘或愈合后的尺骨骨折。熟悉骨嵴的特征和位置,可避免诊断中的错误。

(2)滑车沟的假性缺损:尺骨的滑车沟在与冠状突和鹰嘴交界处逐渐变细。逐渐变细的部分形成一纤细的尺骨腰。滑车沟在尺骨腰部的较大的向内的变细,见于内外侧形成小的皮质切迹。滑车沟周围骨嵴的上方,在沟的腰部的内外侧缘可出现切迹,其大小不等,约 3~6 mm 宽,2~3 mm 深,位于骨嵴边缘,横穿滑车沟。皮质切迹在 MRI 矢状面像上可显示为小的、中线区的、滑车沟表面的皮质中断。

这些假性缺损在前后方面测量约 3~7 mm 宽,深度难以测定,因为其下缘与滑车沟的骨小梁混合而显示不清。熟悉这些假性缺损的位置、特点和它的表现,可避免误诊为关节软骨的断裂。邻近的髓质无信号改变有助于认识它们的本质。

第八章 腕与手

第一节 腕与手肌肉的发育变异

近年来MRI已经成为腕关节和手部的重要检查方法。随着成像软件和线圈设计的发展,使得该部位小观察野、高分辨力成像成为可能。

目前主要用于评价腕关节和手部的肌腱、韧带、三角纤维软骨(TFC)、腕管,以及用来诊断腱鞘囊肿或肿块、隐匿骨折和月骨或舟骨近侧的缺血坏死等。

对这些结构和病变,依据形态和信号的变化特点而建立的诊断标准已经为人熟悉。

手部和腕部肌肉异常较常见,易被MRI图像显示。尽管它只是解剖上的偶然发现,但常有症状,表现为不能解释的肿块样病变或造成神经受压。对无症状病人,正确认识这些变异也同样重要,以免误诊为病变或在不熟悉其解剖结构时造成混淆。

(1)副小指展肌:副小指展肌是常见的肌肉变异,发生率多达24%。常见的起点有前臂筋膜、掌腕韧带、掌长肌腱等,常与小指展肌共同附着在第5指骨近端指节基底部的尺侧。在轴面图像上,副小指展肌的主要特征是其在小指展肌起始部豌豆骨桡侧掌面表现为梭形肌肉信号。它一般无临床症状,当肌肉肥大时可引起尺神经或正中神经受压。

(2)手部指短伸肌:手部指短伸肌为一背侧副肌,发生率1%~3%。临床上易将此肌误认为腕或手背部的腱鞘囊肿,但它常无症状。其典型的起始位置是桡骨远端和背侧桡腕韧带,附着于示指,少部分附着于中指。要正确诊断此类变异,首先应了解伸肌腱在腕骨或其远端没有肌腹伴行。尽管此肌常与示指伸肌(EIP)腱和指伸肌腱伴行并止于示指,但有40%的示指伸肌(EIP)缺如或发育不全。手部指短伸肌表现为腕骨或其远端示指伸肌腱尺侧的额外肌肉。其特殊的解剖位置和MRI信号十分均匀,可以避免将其误诊为腱鞘巨细胞瘤或示指伸肌腱缩窄性腱鞘炎。

(3)示指指浅屈肌:示指指浅屈肌出现异常肌腹是少见的变异,临床上常有不适症状,或表现为腕管综合征,或表现为示指基底部掌侧肿块。此副肌之肌腹在第2掌骨或其近端与指浅屈肌腱重叠。如拟确认它,可自腕关节平面向远端追踪指浅屈肌腱的走行,当它达第2掌骨或腕管水平将被肌肉组织所取代。

(4)掌长肌变异:掌长肌起自肱骨内上髁(屈肌总腱的一部分),止于掌腱膜。约13%的个体此肌肉缺如。正常掌长肌近端为肌肉、远端为肌腱;也可能是近端为肌腱、远端为肌肉(掌长肌倒转),或全程为肌肉或表现为双肌腹。尽管可依据腕关节平面尺腕掌侧韧带的浅层中线发现肌性肿块诊断这些变异,但要区分腱肌倒转、全程肌肉和双肌腹等亚型变异则需做更靠近肘部的图像才有可能。

应注意掌长肌远侧,无论是肌肉或肌腱均可呈分叉状。还应注意不要把正常的掌短肌与掌长肌变异相混淆:前者小、薄,是位于尺侧的肌肉,位于Guyon管内浅筋膜尺侧神经血管束掌侧真皮内。掌长肌倒转变异常常合并正中神经压迫。

第二节 右腕腱鞘巨细胞瘤病例

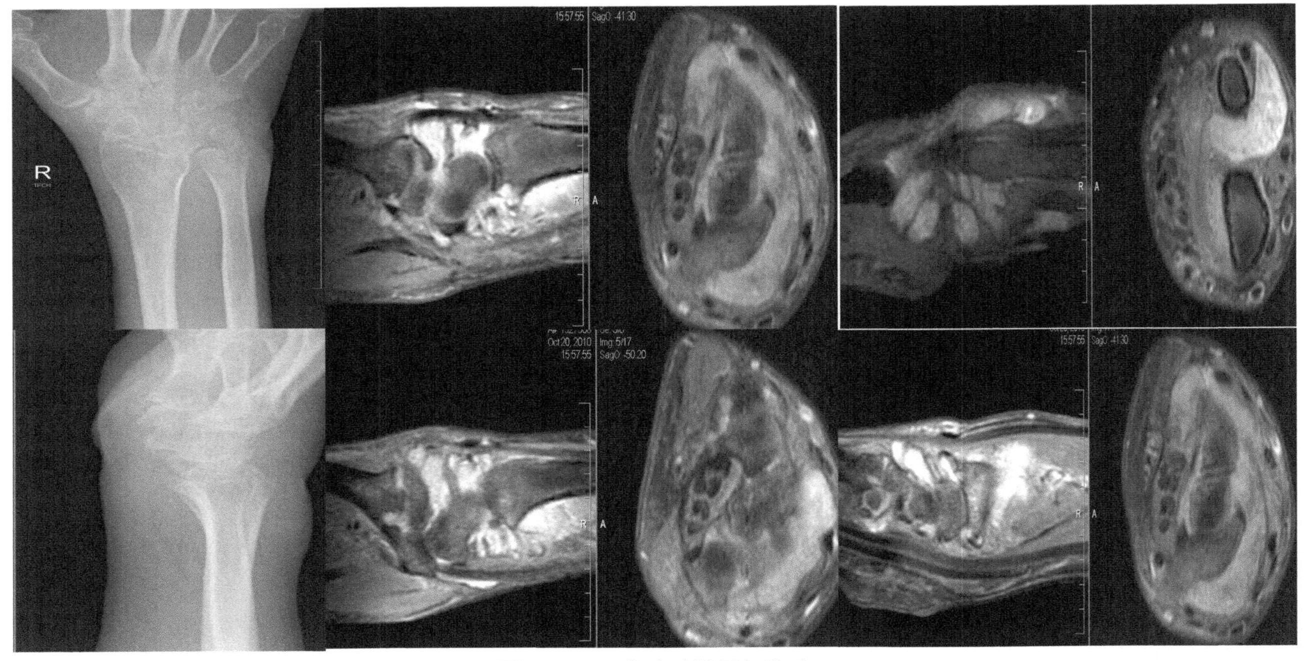

图 13-8-1 右腕腱鞘巨细胞瘤

患者，男，46 岁。发现右腕包块 1 年余。

病理检查：灰白灰褐不规则组织 5 块，总体积 5.5 cm × 5.5 cm × 3 cm，切面灰白，实性，分叶状，质韧，无包膜。病理诊断：右腕肿块标本：绒毛和滑膜上皮增生，大量淋巴、浆细胞浸润，有较多嗜中性和嗜酸性粒细胞浸润伴坏死灶，绒毛中见含铁血黄素沉着。本例为色素性绒毛结节性滑囊炎，又称腱鞘巨细胞瘤，弥漫型。本病属良性但易复发，位于关节内复发率 18%~46%，切除干净后可放疗。

第三节 腕关节和手部肌腱 MRI

1. 肌腱 认识腕部肌腱正常变异的表现非常重要。

2. 多重性 尽管大多数腕部肌腱为单一腱头，但第Ⅰ组伸肌腱的拇长展肌腱（APL）常有例外，多达 85% 的个体为多个腱头。这些多腱头不但出现在正常附着点，即第一掌骨基底部，而且也可附着于大多角骨或尺腕掌侧韧带。偶尔其他肌腱也可出现双腱变异，如第Ⅱ组伸肌腱中的桡侧腕长伸肌腱和桡侧腕屈肌，后者于桡尺远侧关节（ERUJ）处形成双肌腱。注意不要把肌腱的多重性变异当作是肌腱的纵向撕裂。

3. 魔角效应 属于Ⅲ组的拇长伸肌在桡骨远端平面，紧靠 Lister 结节尺侧，而后斜行于腕背面，最后附着于第一掌骨的尺侧。在 Lister 结节远端斜行过程中，肌腱的信号强度增高，而不是胶原组织的正常低信号表现，此现象的物理基础与肌腱在主磁场（B_0）中的方向有关。肌腱的方向明显影响其信号强度，由于肌腱胶原排列很规律，当与主磁场夹角 55° 或接近 55° 时，信号强度增高。手部和腕关节其他肌腱也会出现魔角效应，如拇长屈肌腱，小指深、浅屈肌腱等，因为这些肌腱的角度偏离腕和前臂，分别分布到拇指或小指的轴线。肌腱内信号强度增高不要误认为是肌腱炎。

4. 尺侧腕伸肌腱变异 像拇长伸肌和屈肌腱一

样，高达 85% 的人尺侧腕伸肌腱（ECU）在腕关节平面信号强度增高，该肌腱信号升高位于中央部，而不是弥漫性升高。因为尺侧腕伸肌腱在腕关节处与前臂大致平行，用魔角效应不能解释其信号增高。有关的发生机制尚不清楚。

在一部分人尺侧腕伸肌腱的另一变异是当腕旋前时肌腱从尺骨沟半脱位。这一现象可能与尺侧腕伸肌鞘尺骨茎突附着点或形成尺骨沟顶的纤维结构的变异有关，亦或与纤维紧张度的变化有关。当腕旋后时同样可见尺侧腕伸肌部分脱出尺骨沟外。

5. 液体　伸肌腱腱鞘内常有少量液体，特别常见于桡侧腕长和腕短伸肌的腱鞘内。尽管积液的原因不明，但腱鞘内少量的积液不应误诊为腱鞘炎。

6. 小指浅屈肌腱　指浅屈肌向小指的延伸过程中常有变异，该肌腱的横断面在腕管内的 8 个指屈肌腱中最细，常常与其他肌腱相差明显，有时甚至可阙如。

第四节　腕关节和手部结构 MRI

1. 肌肉　手部和腕部肌肉异常较为常见，易被 MRI 图像显示。尽管它只是解剖上的偶然发现，但常有症状，表现为不能解释的肿块样病变或造成神经受压。对无症状的病人，正确认识这些变异也同样重要，以免误诊为病变或在不熟悉其解剖结构时造成混淆。

2. 腕管　腕管综合征（CTS）是指正中神经在腕管内受压。典型症状和体征是正中神经支配区疼痛和麻痹，包括拇指和其他手指疼痛、无力等；诊断此病应根据临床，而不是放射学表现。不过 MRI 能够确定造成正中神经受压的解剖原因，如屈肌腱鞘炎、腱鞘囊肿或其他肿块等。同时，对临床不确定的病例，MRI 可显示正中神经的形态和信号强度变化，以确定神经炎的存在。

3. 正常正中神经　虽然早期的研究认为，在 T_1WI 和 T_2WI 上正中神经与肌肉的信号强度相同，但现在研究证实，在 T_2WI 上正中神经的信号强度与脂肪类似，而不是肌肉。放射学医生如不认识此点，可能会错误地认为是水肿所致信号变化，从而误诊为神经炎。

4. 正中神经分叉　大多数正中神经在腕管平面表现为单干，但有时出现分叉变异，可为前臂正中神经近端之分叉延续而来，两条神经干之间被永存正中动脉隔开。

5. 永存正中动脉　无论伴行的正中神经为单干或分叉，永存正中动脉都伴有一条或多条静脉。虽然正中动脉是胎儿发育期手部的主要供血动脉，但通常于胎儿后期退化，永存者仅占 2%~10%。永存正中动脉虽然是腕管综合征的罕见原因之一，但要证明其与致病的关系却很困难，因为病人大多无症状，甚至可一手有症状，而另一手却无症状。

6. 正中神经位置　腕管内正中神经的位置在一定程度上受腕和手指位置的影响。伸腕时，正中神经总在第 2 指浅屈肌腱（FDS）的前方；屈腕时，在拇长屈肌和第 2 指浅屈肌腱之间，很少在第 2 指浅屈肌腱前或第 3、第 4 指浅屈肌腱之间；当腕居中间位时，它在第 2 指浅屈肌腱前方，极少可在第 2 指浅屈肌腱和拇长屈肌腱之间。屈指并不影响正中神经的位置，除非同时屈腕，后者可增加其位于肌腱之间的可能性。

7. 三角纤维软骨　三角纤维软骨（TFC）在冠状面 MRI 上显示最好，它覆盖在尺骨和桡骨茎突上，表现为附于尺骨头圆顶上的带状低信号。它起自桡骨远端关节软骨的尺侧面，止于血管丰富的尺骨窝；在轴位负重时，它作为尺骨头和月骨的关节垫随尺骨茎突而变化。

三角纤维软骨的厚度有个体差异，正确区分撕裂与薄而完整的三角纤维软骨显得尤其重要。三角纤维软骨撕裂是腕部尺侧疼痛的常见原因，MRI 上表现为正常低信号带不连续，偶尔，撕裂的三角纤维软骨仍表现为完整无损，这是由于在撕裂处月骨和尺骨头关节软骨表面的正常低信号相互接触，从而形似该处带状低信号仍完整的假象。这种误诊应与正常薄而完整的三角纤维软骨区分，后者在不同检查序列下，月骨和尺骨头关节软骨的表面均能与变薄的三角纤维软骨区分开。相反地，三角纤维软骨增厚常不被注意，这种情况发生在桡骨远端明显长于尺骨远端的情况下，即阴性短尺骨变异。

三角纤维软骨附着于尺、桡骨的部位信号强度较高，有可能造成误诊发生，因为高信号常是三角纤维软骨撕裂的征象。在桡骨附着处,三角纤维软骨附着于软骨,而不是骨皮质,因此,在三角纤维软骨和桡骨骨皮质低信号之间出现局限性中等信号强度,后者代表软骨。

紧邻尺骨窝远侧,三角纤维软骨出现条状中等信号,也不应误诊为病变。这种条状中等信号出现的原因可能有魔角效应、胶原含量减少和该区的纤维脂肪组织。实际上尺、桡骨附着处三角纤维软骨的撕裂与正常表现并不一样:尺侧撕裂,在尺骨窝附近出现液体信号,而不单纯是中等信号;桡侧撕裂常发生在桡骨关节软骨的内侧,有裂缝样表现。

8. *韧带* 腕关节韧带由内、外两组韧带组成。内组韧带位于腕骨间,连同舟月(SL)韧带和桡月三角(LT)韧带,是保持腕部稳定的最重要韧带。外组韧带是桡腕韧带(连接桡骨到一个或多个腕骨)和尺腕韧带(连接三角纤维软骨到月骨或三角骨)。两条重要的桡腕韧带是桡舟头韧带和桡月三角韧带。

尺腕韧带包括尺月和尺三角韧带。腕关节囊掌面的局限增厚对应于桡腕和尺腕两组韧带,其对腕部的稳定是重要的。

桡月三角韧带在冠状面图像上表现为薄的马蹄形结构;而舟月韧带从背侧到掌侧的冠状切面上其形状逐渐在变化,认识这些变化是进一步精确评价此韧带的基础。正常舟月韧带在掌侧呈梯形,中间部分呈三角形,背侧呈带状形态。在大多数冠状切面上,舟月韧带为不均匀的、有时表现为条状的中等信号影,这种特征在梯度回波像上最为明显,不应误诊为韧带损伤。

桡舟头韧带在外部韧带中较为强壮,沿舟状骨腰部(与其不连)斜行附着在头状骨的中部。桡月三角韧带是腕部最大的韧带,起自桡骨茎突,恰位于桡舟头韧带的尺侧并斜行附着在月骨和三角骨的掌侧面。两者在MRI上均有条纹状表现,不应误诊为病变。

手腕背侧只有一条重要的背侧桡腕韧带,其由桡舟、桡月和桡三角韧带三部分组成,与其他外部韧带一样,这三部分实际上是关节囊的增厚部分。在矢状面MRI上表现为背侧关节囊不连续的小圆点关突起。不要误诊为损伤所致的韧带中断。

一些学者认为桡舟月韧带也称T韧带属于第三条桡腕掌侧韧带,起自远侧桡骨关节面的中部附近,止于舟月关节。虽然在关节镜检查时它有突出标志,但多将其认为是一个神经血管结构,而不是韧带,且没有机械功能;但它有供应和支配舟月韧带的前骨内动脉和神经的分支。MRI冠状面图像上有时可见桡舟月韧带,尤其是当桡腕关节积液时。桡舟月韧带一旦显示,应避免将其误认为游离体、滑膜增生或碎片。

尺月和尺三角韧带经三角纤维软骨将月骨、三角骨固定在尺骨远端,即它们起自三角纤维软骨掌侧中1/3,分别附着在月骨和三角骨的掌侧。由于这些韧带沿矢状面走行,因此矢状面图像显示最好,但应注意有60%的人在常规自旋回波序列成像上并不能很好显示这些结构,而有学者报道,三维傅立叶转换梯度回波像上可很好地显示它。

骨结构

1. *副骨* 这些骨结构是二次骨化中心,它独立于所依附的骨骼。虽然它们通常被认为是先天性结构,偶尔也可来源于创伤或退行性变。除此之外,不要将副骨误认为骨折碎片或游离体。根据Kohler的研究,腕部至少存在20个副骨,常见的副骨有半月骨、茎突骨、三角副骨、上月骨、大多角骨赘和钩骨副骨。了解它们在腕部的典型位置,易于正确判断此类变异。

(1)半月骨是半月同系体内的骨化中心,半月同系体为一纤维软骨,它使三角纤维软骨附着于三角骨和第5掌骨基底部。一些人的半月骨与尺骨茎突融合,表现为茎突的延长。融合或不融合均是种系发育变异,这些现象在某些灵长类动物中更为常见。

(2)茎突骨,也叫腕部小结节,是第2或第3掌骨背侧骨性隆起,可融合或不融合。附于腕掌关节的副骨,有些可能是退变所致,而非先天性。虽然无临床症状,腕部小结节有时限制手部的运动,引起疼痛,临床上类似背侧的腱鞘囊肿。

(3)三角副骨紧邻尺骨窝的远侧,属先天性结构。大多角骨骨赘出现在大多角骨的内上面。

(4)上月骨在月状骨的背侧,在所有腕骨中上月骨最可能被误诊为游离体。

(5)钩骨副骨是钩状骨钩突的二次骨化中心,其体积较小,呈圆形,此特点有助于排除外伤性因素所致。在有些情况下,钩状骨钩突发育不全,这可能与其形态缺陷或钩骨骨化中心缺陷有关。腕管松解术后钩状骨钩突可呈截断状改变。

2. 腕骨结合体　腕骨之间的骨性融合称腕骨结合体。特发性结合体累及同侧列腕骨，与综合征相关或感染后的结合体常波及邻侧列的腕骨。特发性者多见于女性和美国黑人，最常见的结合体是月三角结合体，有学者曾对其进行系统的分类。结合体一般无症状，但纤维或软骨性月三角结合体（Minaar Ⅰ型）可以表现为疼痛。即使少见，头状骨结合体仍是第二个常见的结合体。

3. 月骨形态　根据月骨的形态特征可将其分为两型：Ⅰ型为月骨在中腕关节有一个关节面；Ⅱ型，除中腕关节面之外，并在内侧面与钩状骨形成关节，两型之发生率相同；Ⅱ型月骨值得注意，因为常伴有钩状骨近端的退变而出现尺侧腕痛。X线平片并不总是能可靠地确定月骨的形态而MRI冠状面断层像却能清晰显示月骨的类型以及钩状骨变化。

4. 豌豆三角关节　除月钩关节疾病外，豌豆三角关节骨性关节炎是尺侧腕痛的另一原因。应注意区分豌豆骨、三角骨关节面正常的唇样边缘与退变所致的骨赘形成。前者为一种常见的正常变异。

5. 桡尺远侧关节　桡尺远侧关节轴面图像上有可能把变异误为病变。正常情况下，掌心朝下时，尺骨在桡骨背侧。因为掌下位是腕部MR成像的标准位，因此放射科医生应注意不能把正常的排列误认为是背侧半脱位。有时，在矢状面上，尺骨同样可表现似半脱位。

6. 月状骨掌侧面　在MRI矢状面图像上，月份状骨掌侧面有时出现正常的皱褶，不要误诊为损伤。这一正常变异是由于月状骨掌侧面有大量的结构附着，即桡月三角韧带和桡月短韧带，后者由桡骨的掌侧面延伸到月骨的掌侧面，为一重要的外部韧带。另外，掌侧面有多个滋养血管穿入，也是造成其表现不规则的因素。

第五节　腕部副骨及有关误诊情况

1. 副骨　这些骨结构是二次骨化中心，它独立于所依附的骨骼。虽然它们通常被认为是先天性结构，偶尔也可来源于创伤或退行性变。除此之外，不要将副骨误认为是骨折碎片或游离体。根据Kohler的权威性研究，腕部至少存在20个副骨，常见的副骨有半月骨、茎突骨、三角副骨、上月骨、大多角骨赘和钩骨副骨。了解它们在腕部的典型位置，易于正确判断此类变异。

2. 腕骨结合体　腕骨之间的骨性融合称腕骨结合体。特发性结合体累及同侧列腕骨，与综合征相关或感染后的结合体常波及邻侧列的腕骨。特发性者多见于女性和美国黑人，最常见的结合体是月三角结合体，Minaar（1952）曾对其进行系统的分类。结合体一般无症状，但纤维或软骨性月三角结合体（Minaar Ⅰ型）可表现为疼痛。即使少见，头状骨结合体仍是第二个常见的结合体。

3. 头状骨及其周围　茎状骨，位于头状骨与第2、3掌骨基底部之间的一副骨，它可于手背部形成一小的较固定的突起，一般略呈方形，在侧位照片上常可清楚显示，偶尔它可产生一些症状。头状骨的桡侧远端与舟骨之间偶可出现一深窝，另一副骨——中腕骨即位于此窝中，此副骨一般较小。头状骨本身有时可出现骨岛，无症状，在临床上意义不大。头骨内偶尔呈现不规则的线状透光裂隙，可伪似骨折。头状骨与月骨之间的关系，很大程度决定于手的屈曲和伸展的程度，这在临床上甚为重要，值得留心。在少数病例，头骨与钩骨先天性融合在一起，成为一较大的腕骨。

4. 月骨及上月骨　根据月骨的形态特征可将其分为两型：Ⅰ型为月骨在中腕关节有一个关节面；Ⅱ型，除中腕关节面之外，并在内侧面与钩状骨形成关节，两型之发生率相同；Ⅱ型月骨值得注意，因为常伴有钩状骨近端的退变而出现尺侧腕痛。X线平片并不总是能可靠地确定月骨的形态，而MRI冠状面断层像却能清晰显示月骨的类型以及钩状骨变化。

上月骨，为月骨背侧一较小的副骨，多呈方形，侧位照片见其正好位于月骨背侧，与月骨之间常有一整齐透光裂隙，而此副骨其他边缘则光滑、完整，如不认识，则可将之误认为月骨背侧撕脱骨折。上月骨在月状骨的背侧或/和头状骨头的后方。在所有腕骨中，上月骨最可能被误诊为游离体。

月骨本身有时出现骨岛，无临床意义。偶尔在正位片上还可见到月骨和头状骨内小的环状透光区，其边缘略硬化，这为营养血管孔。

月骨可与三角骨先天融合成一大的舟状副骨，真正的舟骨位于其桡侧，且比之还小。这是常见的副骨融合,在儿童,如其融合的缝尚未完全闭合,可被误认为不全骨折。

半月骨是半月同系体内的骨化中心,半月同系体为一纤维软骨,它使三角纤维软骨附着于三角骨和第 5 掌骨基底部。一些人的半月骨与尺骨茎突融合,表现为尺骨茎突的延长。融合或不融合均是种系发育变异,这些现象在某些灵长类动物中更为常见。

5.“三角骨”与上三角骨　三角骨,为近排腕骨之一,熟为人知,而“三角骨”则为三角骨与尺骨远端之间的一小副骨,其形状多不规则,密度一般较高,多在正位照片上显现,如不认识它,难免将之称作尺骨茎突的撕脱骨折碎块。上三角骨,为三角骨背部桡侧的一小副骨,常在正位片上见其位于三角骨与月骨之间的远侧,其大小可以变化。

三角副骨紧邻尺骨窝的远侧,属先天性结构。大多角骨骨赘出现在大多角骨的内上面。

6. 钩骨及其毗邻　钩骨的钩部与体部在正位照片上互相重叠,表现为局部密度增高,此为正常表现。钩骨桡侧边缘皮质可出现透光裂隙,为发育性变化,非为病变。钩骨钩突过长,可表现为第 4 掌骨基底部尺侧有骨刺状结构向远侧伸出,有时此刺还较长,多于正位照片上见到,该处即小指屈肌的起始点。钩骨底部偶尔可出现小囊状透光区。钩骨的钩部可以独立骨化,而被误为副骨或骨折。

偏钩骨,位于钩骨远侧掌侧的一个副骨,正位片上重叠于钩骨远端和第 4 掌骨基底处,侧位和斜位片上它则位于第 4 掌骨基底部掌侧,恰与钩骨远端相邻,此副骨一般较大,多呈类圆形,其长轴与掌骨长轴平行。

上钩骨,位于钩骨远侧和第 5 掌骨基底部尺侧之间,一般较小,正位片和斜位片上可见到。钩骨副骨是钩状骨钩突的二次骨化中心,其体积较小,呈圆形,此特点有助于排除外伤性因素所致。在有些情况下,钩状骨钩突发育不全,这可能与其形态缺陷或钩骨骨化中心缺陷有关。腕管松解术后钩状骨钩突可呈截断状改变。

7. 舟骨

(1)舟骨的假性骨折:在常规正位腕部照片上,常常由于舟骨本身骨小梁的结构变化,可出现裂缝,酷似舟骨骨折,如再行特殊的舟骨位照片,则“骨折线”消逝,而排除骨折。有时斜位照片上,由于桡骨茎突重叠于舟骨上,也可伪似骨折。

舟骨本身可以部分分离,该裂缝可于尺侧较为明显,也可见于桡侧,亦貌似骨折。舟骨远端桡侧偶尔出现小的缺口状切迹,为发育中的裂隙。在少数人,还可见到双舟骨,两舟骨之间还存在关节间隙,如 X 线束正通过此关节间隙,照片上则呈现为清晰的透光的缝隙。此外,舟骨与大多角骨可发生先天性融合,此融合颇为常见,多无临床意义。

舟骨骨折在临床上颇为常见。舟骨粗隆可有副骨化中心,正位片上它可重叠于舟骨上而导致舟骨轮廓、密度不一致,易误为骨折,在斜位片上则见其多位于舟骨桡侧,为一独立的副骨化中心。舟骨结节的副骨化中心多位于舟骨远端桡侧和掌侧,有时在少年期腕部斜位片上,表现为舟骨远端桡掌侧变尖,犹如一骨唇状突出。

舟骨结节副骨化中心,可持续存在至成人,表现为一小的半圆形骨块,其与舟骨相对面甚光滑平直,为一层软骨板,其余各面则为完整皮质,与常见副骨相同。

(2)假性舟骨旋转脱位:在照片时,由于腕关节向桡侧偏位.造成舟骨形态与旋转脱位时十分类似,但如将腕向尺侧偏位再行照片,舟骨形态则如常人,否定脱位。舟骨与月骨之间的间隙的变化,并不是舟骨旋转脱位的可靠标志,其宽度决定于拇指的位置。正常舟、月骨间隙可以较宽,它本身并非创伤的标志,在补照尺侧偏位 X 线片上,舟骨皆为正常。

舟骨骨小梁结构偶尔造成 X 线照片上出现囊状透光区,宛如舟骨囊肿。如再照舟骨位照片或其他位置照片,舟骨并无异常。

8. 大多角骨　大多角旁骨,为位于大多角骨桡侧近端旁边的副骨;一般不大,紧邻大多角骨。照片上二者常有重叠。大多角骨早期形状可以不甚规则。偶尔,在斜位片或正位片上,可见到大多角骨桡侧边缘不甚规则,伪似骨折。

9. 豌豆骨　豌豆骨是腕骨中最小者,而又是钙化最晚者,它往往有多个骨化中心,有时在很长时期内骨化中心都是颗粒状的。在少年儿童腕部侧位片上,常可见到掌侧的豌豆骨形状不规则,边缘毛糙,凸凹不平,酷似骨折或骨病,实际上是发育中的变异或暂时表现。

豌豆骨的发育变异,还包括大豆骨、双豆骨及疣状突起。偶尔豌豆骨可较大,几与大多角骨等大,称之为大豆骨。豌豆骨可有二骨化中心,发育成一大一小两个豆骨,照片上常互相重叠一起,偶可见其间有关节间隙。此即为双豆骨。豌豆骨偶可不呈豆状，而为蝌蚪状，由豆骨向远侧伸出尖三角形骨疣.豆骨本身如蝌蚪头，骨疣如蝌蚪体尾，此类骨疣状突起甚为少见，不难辨认。双豌豆骨，即两个豌豆骨，亦为发育变异。

10. 茎突骨　茎突骨，也叫腕部小结节，是第2或第3掌骨背侧的骨性隆起，可融合或不融合。附于腕掌关节的副骨，有些可能是退变所致，而非先天性。虽然无临床症状，腕部小结节有时限制手部的运动，引起疼痛，临床上类似背侧的腱鞘囊肿。

11. 其他

（1）桡屈腕肌腱钙化结节：此结节一般位于大多角骨桡侧，第一掌骨基底部近侧，它可大可小，密度较致密而不匀，轮廓一般较规则，无骨纹结构，这与该处可见的大多角旁骨不同，此结节一般不难辨认。

（2）腕骨骨化中心：在婴幼儿腕部照片，正常双侧腕骨骨化中心大小、形状、数目，不一定完全对称，可有一定差异，此即为正常变异，并非异常。

（3）发育年龄加速：另外，值得注意的是，过度肥胖的婴幼儿，骨骼发育年龄（骨龄）可以加速，甚至可为一般婴幼儿骨龄的2~3倍，此亦非病理情况。

第六节　掌骨

1. 掌骨基底边缘的裂隙　在掌骨发育过程中，掌骨基底部骨骺融合后常有一些痕迹可能被误认为病变，基底部两侧皮质边缘裂隙即为一例。此裂隙有时表现为一小缺口，其近侧皮质呈刺状突起；此裂隙可仅表现为皮质小的线状缺损，犹如被刀切一小口；此裂隙也可较宽，而造成基底部一小囊状透光区，其边界毛糙，无硬化。这些变化以第5掌骨基底部最为常见，若不熟识，常将之误为异常。

2. 假性掌骨骨折　在掌骨正位照片上，临床上经常见到第3、4掌骨基底部互相重叠显影，导致该处皮质似乎断裂，常被初学者误为骨折，此即为典型的掌骨假骨折。

除前述的掌骨基底边缘裂隙容易误诊为骨折外，掌骨远端的副骨化中心亦极易误为骨折。

3. 掌骨远端　有时掌骨远端骨化中心一侧可出现刺状突起，为骨骺刺，属正常变异，为发育中的暂时现象，不应视为异常。在成人掌骨头，偶尔可见小切迹状凹坑，并不是破坏或糜烂，此坑可深可浅，边缘较光滑，略微硬化，常见者均较浅。有时，此切迹正居关节面与侧缘交角处，而导致该交角成为阶梯状，酷似骨质缺损，实际上却为发育的遗迹。

4. 副掌骨　极个别的人在掌骨正位片上，可见由大多角骨向远侧发出骨刺状突起，正居于第1、2掌骨基底之间，此骨刺有长有短，短者仅见一小三角形突出，长者可呈一条状，其长度超出邻近掌骨基底部，此即为副掌骨，为发育变异。

5. 掌骨征　在掌骨正位片上，自第4、5掌骨远端作一切线，一般并不与第3掌骨头相交，如与之相交则称掌骨征阳性，表示第4掌骨较短。此征阳性常用来诊断某些性腺发育不良综合征（如Turner综合征）。但值得注意的是，此征阳性也可为正常发育变异引起，故此征阳性的价值有限，需结合其他症状体征综合进行诊断，才不至于导致误诊。

6. 第1掌骨基底部与大多角骨　第1掌骨基底部与大多角骨的正常关系务必熟悉，稍不注意即可误认为掌骨半脱位。此二骨的正常关系与拇指的运动（外展和内收）密切相关，正常第1掌骨基底部即只有一部分与大多角骨邻近，而桡侧部分基底常居游离状态，形同半脱位，此二骨的关节腔较为 宽大，以适应拇指的复杂运动。

第一掌骨副骨和籽骨，为第一掌骨远侧小片块状骨质密度影，有学者发现，该副骨和籽骨的显示，在国人比非国人更为常见。

在中腕部正位X线照片上，第一掌骨和大多角骨间隙增宽，容易误诊为脱位，实际上却是发育变异，一些学者称之为台阶征。

第七节 指骨

1. 指骨的骨骺 少年儿童手指照片中,有时可见指骨近端骨骺出现副骨化中心,形同一小碎骨片,酷似撕脱骨折;有时可见第一节指骨远端出现副骨化中心,形同皮质部分缺损或断裂,伪似骨折;有时在第二节指骨近侧骨骺看见裂缝,形同骨骺裂开或骨骺骨折。这些均为正常发育变异。有时,由于投照的X线束与骺板成角,导致干骺端投影重叠于指骨骨骺上而伪似骨骺横行骨折。

2. 指骨皮质不规则 指骨骨皮质偶可见小刺状突起,勿误为皮质骨折。指骨近端基底部关节面边缘有时可见小切迹,此为发育变异,并非关节炎性糜烂,后者最初皆常犯及掌骨头。

中节指骨的掌面,在指肌腱附着处常粗糙不平,不应误为骨质破坏。也可由于腱鞘附着产生骨嵴或突起,甚至成为皮质局限性包块状隆起,而类似骨膜炎或血肿钙化或外生骨疣。

指骨基底部两侧有时可见结节状突起,此为正常表现,不应误认为隆起型骨质病变。

中节指(跖、趾骨)骨的掌面在指肌附着处粗糙不平,不可误认为骨质破坏。

3. 末节指骨 末节指骨远端稍膨大,且边缘不整齐,第五指末节和中节指骨可能稍小,乃属正常现象。有时在末节指骨近侧干骺端邻近骺板处可见细窄的横行裂缝,酷似不全骨折,实则属发育变异。末节指骨末端为指骨粗隆,其掌面常不规则,凸凹不平,为正常现象,不要误认为创伤后果。在指骨末端软组织撕裂时照片,撕裂的软组织影重叠于指骨影上,十分类似于骨簇骨折。末端指骨硬化,常见于结缔组织疾病,也可见于正常40岁以上女性。

第九章　腕部损伤

第一节　腕管位在腕骨骨折中的应用

腕关节外伤在临床上较常见，而腕关节解剖结构复杂、多骨块重叠，常规X线正侧位片很难全面客观地显示各腕骨的骨折情况，而腕管位（又称腕关节轴位）X线检查作为常规腕关节正侧位的有效补充，能减少腕骨掌侧面骨折漏诊的概率，特别对钩骨钩、豆状骨、舟状骨前上部及大多角骨前角骨折的显示尤为清晰，可为临床治疗提供更准确的依据。

1. 腕管解剖基础及受伤机制　腕管，是由腕横韧带与腕骨沟构成骨-纤维性的隧道，其横断面近似梯形，其内有正中神经，拇长屈肌腱及所有指浅屈肌腱、指深屈肌腱通过。任何造成腕管容积改变和压力增加的原因，均可导致腕管综合征的发生，而腕关节创伤作为其主要原因之一已受到人们的重视，但作为显示腕管结构的检查手段——腕管位投照，则还没有广泛应用于腕关节外伤患者中。

Patricia & Hans（1987）认为直接的撞击可以导致单独钩骨钩、豆状骨的骨折，亦可以导致两者同时骨折，而运动员（如高尔夫球、壁球等）发生钩骨钩骨折的可能性较大已被认识，大多角骨前角骨折通过直接撞击而引起受力部位骨脊骨折或继发于过伸后腕横韧带的应力造成的撕脱性骨折。

2. 腕管位投照技术　腕部X线检查应包括正位、侧位、旋前和旋后位及特殊体位，特殊体位中较常应用的有腕管位、舟状骨尺偏位等，在现实投照中。笔者发现腕关节外伤患者因疼痛而活动受限，大多数患者腕关节背伸很难达到常规投照要求，这导致腕管位投照图像显示效果欠佳，通过多次投照对比，一些学者认为改良腕管位（即通过增加片盒与腕间的纱块垫的厚度，甚至直接增大片盒与前臂的角度并同时增大中心线与手侧面长轴的夹角的方法）能解决患者因疼痛而未能常规摆位的问题，但增大角度会造成图像有失真现象，因此需要操作者衡量利弊后做出取舍。

3. 腕管位与腕关节正侧位X线片、CT重建显示腕骨骨折的比较　腕管位不能完全替代常规正侧位片，只是常规体位的一种补充技术。因为腕管位只能观察一部分腕骨，即大多角骨前角、豆状骨、钩状骨的钩部和舟状骨的掌侧部分，其他的腕骨因互相重叠而不能清晰显示。凡是临床（受伤机制、特殊人群、临床症状）支持或常规正侧位可疑的上述部位骨折，均应考虑补充腕管位投照。X线补充摄片技术还有很多，如腕关节斜位、舟状骨位（尺偏位）等，各有各的优势。

熟悉腕管位照片拍摄和阅读技术。因为不常照腕管位，故在拍摄前必须复习拍摄技术，准备必要的棉垫和绷带，做好病员的思想工作，取得患者的合作，如患者因疼痛而难以配合可请患者家属帮忙或用绷带牵拉，必要时增大片盒与前臂角度；要对准中心线，其角度不可过大或过小，否则易引起骨骼影像变形。同时要熟悉正常腕管位影像解剖，此位置摄片能完全显示豆状骨和大多角骨，而钩骨和舟状骨只能显示一部分，即钩骨的钩和舟状骨的掌侧部。

认出钩眼的改变是加照腕管位的关键。在8块腕骨中，舟状骨最易骨折，其次是月骨，再次是三角骨和豆状骨，这几块骨若骨折，正位片上或多或少有些表现；钩骨若骨折则不易显示。

文献报道钩骨在正位照片上钩骨钩与钩骨体是垂直状态，钩骨钩的骨皮质垂直投影于钩骨体，呈环状，双腕并列，酷似一双眼睛，故称之为“钩眼”。而钩骨钩部较易骨折，一旦骨折，钩部较易移位，钩眼部分消失或变形，钩眼改变只是钩部骨折的间接征象，如发现正位片钩眼异常，加照腕管位观察钩骨钩是否骨折则十分必要，可观察骨折的直接征象。

文献报道正常钩骨钩高（钩骨体部掌侧面至钩骨钩顶端的垂直距离）为（9.59 ± 0.26）mm，当钩骨钩高小于上述范围，则提示钩骨钩骨折，但必须注意的是，部分患者的钩骨钩先天缺如，这时必须结合临床资料及做对侧腕管位对照。

大多角骨正位片上与小多角骨重叠而不易完全显示，腕管位不失为一种极佳的观察手段，其中以显示大多角骨前角尤为清晰。

豆状骨斜位是较常用的豆状骨补充摄影技术，但腕管位作为其另一种补充技术亦有一定的应用价值，尤其是显示豆状骨掌侧骨折情况。

另外，腕管位能充分显示舟状骨掌侧部分的骨折情况。文献报道急性损伤时，超过 20% 舟状骨骨折不能在常规 X 线正侧位片上反映，或所显示的阳性征象缺乏广泛认同，故增加投照体位能减少舟状骨骨折的漏诊率。

腕管位与 CT 重建的比较。两者相比当然后者优于前者，CT 重建像上，不仅 8 块腕骨清晰可见且能将部分掌骨的近端和尺桡骨的远端呈现在图像上，观察范围扩大，对诊断有意义。

总之，一处骨折可用多种检查手段（如 X 线、CT、MRI 等），而同一种仪器又有许多使用方法。医师应从患者的实际情况出发，由简至繁，还要考虑患者的经济承受能力。

该组学者认为，腕管位摄片作为一种常规摄片方法的补充，在基层医院不失为一种既经济又实用的检查方法，对诊断部分腕骨骨折有重要价值。

第二节　三角纤维软骨 MRI 诊断陷阱

三角纤维软骨（TFC）在冠状面 MRI 上显示最好，它覆盖在尺骨和桡骨茎突上，表现为附于尺骨头圆顶上的带状低信号。它起自桡骨远端关节软骨的尺侧面，止于血管丰富的尺骨窝；在轴位负重时，它作为尺骨头和月骨的关节垫随尺骨茎突而变化。

三角纤维软骨的厚度有个体差异，正确区分撕裂与薄而完整的三角纤维软骨显得尤为重要。三角纤维软骨撕裂是腕部尺侧疼痛的常见原因，MRI 上表现为正常低信号带不连续。

偶尔，撕裂的三角纤维软骨仍表现为完整无损，这是由于在撕裂处月骨和尺骨头关节软骨表面的正常低信号相互接触，从而形似该处带状低信号仍完整的假象。

这种误诊应与正常薄而完整的三角纤维软骨相区分，后者在不同检查序列下，月骨和尺骨头关节软骨的表面均能与变薄的三角纤维软骨区分开。相反地，三角纤维软骨增厚常不被注意，这种情况发生在桡骨远端明显长于尺骨远端的情况下，即阴性短尺骨变异。

三角纤维软骨附着于尺、桡骨的部位信号强度较高，有可能造成误诊发生，因为高信号常是三角纤维软骨撕裂的征象。在桡骨附着处，三角纤维软骨附着于软骨，而不是骨皮质，因此，在三角纤维软骨和桡骨骨皮质低信号之间出现局限性中等信号强度，后者代表软骨。

紧邻尺骨窝远侧，三角纤维软骨出现条状中等信号，也不应误诊为病变。这种条状中等信号出现的原因可能有魔角效应、胶原含量减少和该区存在着纤维脂肪组织。实际上尺、桡骨附着处三角纤维软骨的撕裂与正常表现并不一样：尺侧撕裂，在尺骨窝附近出现液体信号，而不单纯是中等信号；桡侧撕裂常发生在桡骨关节软骨的内侧，有裂缝样表现。

第三节　MRI 与三角软骨纤维盘以及导致误诊的 MR 征象

1. 三角软骨盘的解剖特点　正常腕关节系由桡腕关节、下尺桡关节及腕中关节三个互不相通的三个关节组成；三角软骨盘其形状大多数呈梭样、少数呈三角形，其最厚处约 5~8 mm，中央处最细，宽约 1mm，基底部向尺侧。

三角软骨盘位于尺骨远端关节面的远侧，其起于桡骨远端月关节面尺侧缘和尺切迹，经桡尺关节远侧关节后分为远近两组韧带，分别止于尺骨茎突尖及基底部；三角软骨盘其尾侧面呈三角形，与桡骨远端关节面共同形成桡腕关节的近侧壁，所以桡腕关节借三角软骨盘与下尺桡关节分隔着。三角软骨盘与尺桡韧带、类半月板、尺月韧带、尺三角韧带等共同组成三角软骨复合体，如果三角软骨盘损伤合并类半月板或其他韧带损伤，则称为三角软骨复合体损伤。

2. 发病机制　三角软骨盘是桡尺骨下端互相拉紧和联系的主要结构，且下尺桡关节无环状韧带加固，仅以三角软骨盘直接联系，所以下尺桡关节在解剖结构上是不稳定的；由于解剖上的特点，前臂无论是旋前或旋后，如果力量或范围过大，三角软骨盘本身就会撕裂。

3. 临床表现　三角软骨盘损伤后的主要临床症状有：①疼痛与压痛，尺骨茎突尺侧缘、下尺桡关节掌背侧深压痛，腕背伸旋转及尺偏旋转时疼痛加剧；②急性损伤时常可见尺骨茎突处肿胀，功能障碍，腕部旋转困难，背伸掌屈功能基本正常；③尺骨小头高凸畸形，按压及前臂做旋转动作时有“浮动”“弹响”感。

4. 影像研究　在 MR 成像技术出现以前，腕关节造影摄片术是检查三角软骨盘损伤主要方法之一，腕关节造影摄片术在诊断合并有三角韧带撕裂穿孔的重度三角软骨盘损伤方面具有一定价值，但是由于腕关节造影摄片术观察角度单一，分辨率不高，对轻中度损伤的三角软骨盘的诊断仍有很大局限性，甚至不能明确诊断。

腕关节 MR 扫描可以从不同方位不同角度直接清楚显示三角软骨盘及关节韧带，特别是高场强高分辨率 MR 成像技术的出现，腕关节 MR 成像术以它的独特优势逐步取代传统的腕关节造影术而成为判断和评价三角软骨盘损伤的主要检查方法。

Golimbu 等报道，MRI 诊断三角软骨复合体撕裂的准确度和敏感度分别可达到 95% 和 93%，而 Schweitzer 等报道的准确率、特异性和敏感度分别为 89%、95% 和 72%。据 Schweitzer 等报道，使用 STIR MR 技术可更好地检出三角软骨复合体损伤。有资料报道，MR 关节造影诊断三角软骨盘撕裂的敏感度为 85%~92%，特异度为 88%~100%，并且 MR 关节造影可以在常规 MR 扫描的基础上提高对三角软骨盘固有韧带和非固有韧带病变诊断水平。

MR 在评价三角软骨盘的准确率、敏感度及特异性方面均明显高于腕关节造影摄片术，在评价三角软骨盘损伤病变中有着重要的应用价值。

5. 常见导致误诊的 MR 征象　MR 成像虽然在评价三角软骨盘损伤中有很大的优势，但由于三角软骨盘结构非常细微，在场强较低分辨率不高的图像中，三角软骨盘周围的一些正常结构信号常常容易误诊为三角软骨盘损伤。

6. 常见的一些容易误诊的征象如下　①三角软骨盘在尺骨茎突附着处的疏松结缔组织在分辨率较低的图像中可表现为较高强度的边缘模糊的带样影；②月骨、三角骨与三角软骨盘相接触的关节软骨表面附着一层低信号的胶原质，在低分辨率图像上，这部分低信号结构有可能被视为三角纤维软骨盘的一部分，从而将月骨和三角软骨中间的少量正常关节液的高信号影视为撕裂；③三角软骨中央处非常薄，在低分辨率图像上，这层结构可能不显影，造成中央部穿孔的假象。另外三角软骨盘内侧富含血管组织，能造成 MRI 上信号强度升高，容易误判为撕裂。

值得注意的是三角软骨盘内的信号变化与年龄关系密切，随着年龄的增长，正常的三角软骨盘内也可以出现点灶样的异常高信号致使三角软骨盘信号混杂升高；在我们日常工作中，要注意将三角软骨盘损伤和上述正常组织形成的伪影以及三角软骨盘退变导致的 MR 信号混杂升高区分鉴别开来。

由于腕关节三角软骨盘是非常细微的结构，在客观条件允许的情况下，我们要尽可能运用 1.5 T 以上高场强高分辨率 MR 成像技术进行扫描，尽可能减少上述伪影的产生。

对于三角软骨盘损伤的患者，运用高场强高分辨率 MR 成像技术，绝大多数患者可以得到明确的诊断，但是常规 MR 扫描对于判定三角软骨盘损伤程度常常有很大的局限性，关节腔注射对比剂增强扫描可以对三角软骨盘的损伤程度进行明确的评价，同时也可以明显提高对三角软骨盘周围的一些固有韧带和非固有韧带病变的诊断水平。

第四节　腕三角骨骨折

腕三角骨骨折临床上并不少见，但常规 X 线平片上由于腕关节部分结构相互重叠，且常规 X 线密度分辨率低，诊断有一定的局限性。

MSCT 具有扫描速度快、层厚薄，图像分辨率高等优点，避免了前后方向上的重叠。因此 MSCT 的运用对腕部病变的诊断正确率大为提高。

三角骨是腕关节的运动和支撑点之一。腕三角骨骨折发病率在腕骨骨折中居第 2 位，占 18.3%，仅次于舟骨。一些学者报道三角骨骨折占腕骨骨折的 13.6%。

三角骨骨折的主要临床症状为腕背月骨尺侧、掌侧腕横纹处持续性压痛，用力握拳时疼痛加剧。一些学者将三角骨骨折分为四种类型，分别为背侧撞击型、掌侧撞击型、横折型和纵折型，其中以背侧撞击型最为多见，较少发生三角骨体部及掌侧骨折。本组病例以背侧撞击型多见，与文献报道相符。

三角骨背侧骨折原因可为腕关节过度背伸及尺偏时尺骨茎突撞击三角骨背侧所致。其次，腕关节急性屈曲过度时三角骨背侧韧带撕裂也可导致三角骨背侧骨折。

X 线检查具有检查费用低，检查速度快等优点，仍是诊断腕三角骨骨折的首选检查方法，但因其是二维重叠图像，无法从多个角度观察，容易引起漏诊，对三角骨骨折的诊断有一定的局限性。三角骨背侧骨折在腕关节侧位片可见到三角骨或月骨背侧不同形状骨折片，同时伴有腕关节背侧软组织肿胀。

有文献报道轻度内旋的腕关节侧位片能更好地显示腕三角骨骨折片。三角骨横行骨折在 X 线正位片上可以见到骨折线影，而侧位片难以分辨；纵行骨折在正位和侧位片上一般均能看到骨折线影；掌侧骨折一般难以显示，有学者报道在旋后 30º 的斜位片上可以看到骨片影。随着 MSCT 的快速发展和 CT 后处理技术的不断更新，MSCT 在骨关节系统的应用越来越广泛。MSCT 具有强大的后处理功能，可以进行多平面重组、曲面重组等，得到二维、三维图像，可以从不同角度观察病变。三维图像（VR 等）了解腕三角骨与周围腕骨的关系；二维图像能清晰地显示骨折的部位、骨折对位对线情况及骨折片分离情况等，给临床治疗提供依据。总之，当发生腕三角骨骨折时，临床症状较轻微或被其他症状体征掩盖，X 线检查未能发现明确骨折线影，往往临床忽视而漏诊。运用 MSCT 的各种重建技术，能全面直观地显示腕三角骨骨折的情况，引起临床足够的重视，对临床的诊断和治疗方案的制定有很大的帮助，把腕三角骨骨折漏诊率控制在最低的水平。

第十章　腕部其他疾病

第一节　误诊病例简介：大多角骨良性纤维组织细胞瘤与骨巨细胞瘤

骨良性纤维组织细胞瘤是原发于骨的间叶肿瘤，属 WHO 分类中组织细胞源性肿瘤。纤维组织细胞瘤常见于软组织中，极少数起源于骨质，但两者具有相同的组织学表现。骨良性纤维组织细胞瘤具有成纤维细胞与组织细胞分化特点，与骨干骺端非骨化性纤维瘤在组织学上不能区分，但是具有不同的临床和影像学特点。

骨良性纤维组织细胞瘤的发病年龄在 6~66 岁不等，以 28 岁以上的成年人多见，男女性别无明显差异；临床主要表现为局部肿胀疼痛，活动或劳累后加重；影像表现多呈圆形或偏心性溶骨性骨质破坏，无钙化及骨化影，边缘清楚，可伴较完整硬化边，骨皮质变薄，可有轻度膨胀，但无骨膜反应。

一例除符合骨良性纤维组织细胞瘤的一般临床及影像学表现外尚有以下特点。

（1）罕见的发病部位。本病好发于四肢长管骨的干骺端，部分发生于骨端，尤以股骨、胫骨、腓骨多见；还可发生于骨盆、肋骨、颈椎、胸椎及上颌骨，少见于骶骨、腕舟骨、指骨。该例发生于大多角骨属少见，说明本病可发生于全身绝大多数骨骼，只是罕少见部位发病对其认识较少，正确诊断常有困难，该例术前未想到本病。

（2）膨胀显著并累及整骨。骨良性纤维组织细胞瘤常累及骨骼局部，虽可呈膨胀性骨质破坏，但一般膨胀较轻，一些学者报道腕舟骨良性纤维组织细胞瘤一例，仅累及远端局部骨质，且无明显膨胀。该例膨胀显著并累及整块骨骼，可能与骨骼较小及就诊较晚有关，以致术前误诊为巨细胞瘤，说明特殊部位的个别病例可出现较显著的膨胀性骨质破坏。

（3）侵袭性骨质破坏。该例病变膨胀显著，说明早期生长缓慢，但又无明显硬化边，部分骨皮质断裂、消失，周围软组织肿胀，并且近期才有临床表现，说明后期可能生长较快，使病变具有一定的侵袭性。一些学者认为长骨以外的骨良性纤维组织细胞瘤发病年龄多超过 30 岁，多有皮质穿破及骨轮廓外软组织肿块，但病灶内无骨矿化及骨化征象，该例发病年龄及部位也说明了这一点。本病应注意与骨巨细胞瘤、非骨化性纤维瘤、骨纤维结构不良及恶性纤维组织细胞瘤等鉴别。

第二节　左前臂下段急慢性滑膜炎伴脓肿及周围炎性肉芽肿形成

详见本书 本卷 第一篇 第二十一章 第四节 左前臂下段急慢性滑膜炎伴脓肿及周围炎性肉芽肿形成。

第三节　关于腕关节的诊断陷阱

1. 豌豆三角关节　除月钩关节疾病外，豌豆三角关节骨性关节炎是尺侧腕痛的另一原因。应注意区分豌豆骨、三角骨关节面正常的唇样边缘与退变所致的骨赘形成。前者为一种常见的正常变异。

2. 桡尺远侧关节　桡尺远侧关节轴面图像上有可能把变异误为病变。正常情况下,掌心朝下时,尺骨在桡骨背侧。因为掌下位是腕部 MRI 的标准位,因此放射科医生应注意不能把正常的排列误认为是背侧半脱位。有时在矢状面上,尺骨同样可表现似半脱位。

3. 月状骨掌侧面　在 MRI 矢状面图像上,月状骨掌侧面有时出现正常的皱褶,不要误诊为损伤。这一正常变异是由于月状骨掌侧面有大量的结构附着,即桡月三角韧带和桡月短韧带,后者由桡骨的掌侧面延伸到月骨的掌侧面,为一重要的外部韧带。

另外,掌侧面有多个滋养血管穿入,也是造成其表面不规则的因素。

第四节　腕部骨骼发育变异和诊断陷阱

1. 桡骨下端　桡骨下端 X 线正位片上,有时可见闭合的骺板边缘上,残留骨骺骨刺,常被误认为撕脱骨折。此类残留骨刺有大有小,有长有短,看见时务必结合临床情况进行考虑。有时残留的骨骺线也可误诊为骨折。

桡骨远端闭合中的骨骺线形似骨折。当桡骨远端骨骺尺侧面细薄时,骨骺线残迹可与不完全性骨折相混淆。不同平面骨骺板的重叠投影会产生类似桡骨骨骺骨折的表现。桡骨茎突分离的骨化中心可持续存在至成年,容易被误诊为骨折。有的病人桡骨茎突远端延长,侧位 X 线片上形似骨折碎片,正位片观察却无异常可言。桡骨茎突副小骨,代表永存骨化中心。

2. 尺骨和桡骨远端　下尺桡关节双侧对称性深窝,出现于桡骨下端干骺端,皮质不完整。此种深窝也可只见于一侧。

尺骨和桡骨远端骨骺裂隙,表现为尺骨和桡骨远端骨骺中部出现稍高密度影,但骨骺未分离成两段,有的可分离成两段,边缘光滑,轮廓规则。任何骨骺及骨突均可源于多个骨化中心。远端尺桡关节 X 线照片时,如果腕部轻度旋转,尺骨远端移向背侧,可导致误诊为远端尺桡关节脱位,再重照标准侧位,则显示正常关系。

3. 尺骨茎突　尺骨茎突端有时出现副小骨,不要误认为骨折。尺骨茎突副小骨还可与茎突形成关节。有的尺骨茎突表现特殊,状如杵状,大于一般所见的尺骨茎突,为少见的发育变异。

有学者指出,并非所有的尺骨茎突小骨均起源于发育,有些亦可由创伤引起,该学者报告一例 16 岁时尺骨茎突骨折,26 岁时 X 线照片见骨折碎片发育成一典型的副小骨。

有的尺骨远端骨骺内侧密度明显降低,显示为透亮区,可两侧对称显示。

有学者报告 2 例尺骨茎突骨化中心不联合,分别为 15 岁与 27 岁,骨块分离线清楚,边缘光滑。罕见的尺骨茎突形状,呈尖嘴状。尺骨茎突也可以很大,比之于尺骨远端的大小,它竟可为 70% 左右,即比尺骨远端一半还要大。过长的尺骨远端还可与三角骨形成关节,二者的关节面表现光滑硬化。

尺骨茎突有时可出现环状透亮阴影,相似情况在其他部位如腕、手部亦可见到,可能是纤维性改变,并无临床意义。

4. 腕骨　在发育过程中,有的人多块腕骨可发生联合,包括月骨、三角骨、头状骨、钩状骨、大多角骨及小多角骨。也有月骨和三角骨不全骨联合的病人。在腕关节 X 线正位片上,有时可见头状骨、舟状骨、月骨的骨岛,一般无症状,也无临床意义。

在腕关节 X 线正位片上,有时可见到双侧头状骨、钩状骨及大小多角骨之间的先天性融合。孤立异常的骨融合常只累及同排腕骨,如三角骨和月骨、头状骨和钩状骨、大多角骨和小多角骨;而先天性畸形综合征相关的骨融合则为不同排之间的跨列,如大多角骨与舟状骨。

在腕管位 X 线投照时,第 5 掌骨端重叠于腕骨上,产生环状透亮区,不要误认为病理性改变。在腕关节正位 X 线照片时,位于骺线上的骨骺有时可见正常的骨刺样突出,类似撕脱伤,若注意结合临床一般可避免此类误诊。

5. 三角骨　双侧三角骨。出现于尺骨远端与腕骨之间,大小不等,一般皆比较小,等于邻近腕骨的几分之一。此处一些骨性成分有时可代表茎突陈旧性撕裂,不再是发育变异。这是值得临床上注意的问题。上三角骨，位于三角骨的桡骨侧缘，大小可变化。

有学者报告3例月骨及三角骨先天性融合，这是常见的融合部位，在儿童和部分成人中，不完全融合存在的裂隙不可误认为骨折。

三角骨环状病变，此为纤维性改变，在手和腕部其他部位亦可见到，无临床意义，需要与职业性创伤引起的创伤性囊肿相鉴别。

6. 钩状骨　有学者报告1例成人钩状骨钩突过长，位于小指屈肌腱的起点，表现为尖刺状骨突，向远侧伸出，其尖端抵达第4掌骨基底的远侧。

成人钩状骨钩突过长被误诊为骨折也有报告，反复检查得以澄清。

侧位X线照片上的钩状骨的钩，可凸出于掌骨基底的掌侧，不可误为次大多角骨。

有学者报告偏钩骨。钩状骨的钩突可独立骨化，造成副骨或骨折的假象。少数情况下钩状骨的钩突可先天性缺如。在腕部正位X线照片上，钩状骨可见一环状影，为钩突的轴位像，当钩突游离时，此环状影即消失。偏钩骨常在腕管投照时显示为一游离的骨块，边缘清楚光滑完整。钩状骨外侧有时可见发育性裂隙。

7. 大多角骨　大多角骨桡侧边缘不规则，可伪似骨折。大多角骨旁骨，为大多角骨与第1掌骨基底之间的小骨块。大多角骨偶尔可见环状病变，这种纤维性改变在于和腕部的其他部位也可见到，无临床意义。个别大多角骨可出小的骨突。

有学者报告一例双侧大、小多角骨融合。副掌骨，为起于大多角骨的骨突，向掌骨基底部伸出，其大小不一，形状多样。次大多角骨。为大多角骨远侧掌骨近端的小的副骨，且邻近第1掌骨基底部，它大小不等，边缘光滑。

8. 关于头状骨　在腕关节X线正位片上，头状骨桡侧有时出现深窝，腕中骨可发生于此窝。此类小窝如不认识，可误认为骨质侵蚀。头状骨内偶尔可见透亮裂隙，伪似骨折。

头状骨与月骨关系的改变取决于手屈曲和伸展的程度。在腕关节X线正位片上，头状骨、月骨有时可见到小的环形透光影，为该骨的血管孔。

腕中骨，可大可小，边缘光滑完整，它一般位于头状骨桡侧深窝旁，与头状骨的距离长短不一。

在腕关节正位片上，正常人头状骨与钩状骨间的关节有时显示不清，不要误认为炎症性关节炎的改变。当手不能伸直时，可显示头状骨与钩状骨间关节消失，注意假性舟状骨与月骨重叠，位置改善后显示正常关系。

在腕关节正位片上，因位置不正，阅片时由于头状骨影与钩状骨影重叠而被误认为头状骨骨折，纠正位置后未见骨折。

腕部不标准侧位投照的影像，有骨质密度影，类似头状骨后缘骨折，纠正位置后亦未见骨折。头状骨与钩状骨先天性融合。骨融合可为孤立异常或合并先天性畸形综合征。

茎状骨，该小骨位于头状骨与第2、3掌骨基底部之间，并在手背部形成一小的固定的隆起，可引起症状。腕关节外斜位投照，头状骨背面松弛时可形似骨折或茎状骨。

9. 舟状骨　舟状骨与大多角骨先天性融合，该融合并不少见，无临床意义。

双舟状骨，舟状骨为两个，它们之间存在关节间隙。有的人两侧都存在双舟状骨。

一些人的舟状骨可以部分分离，出现裂隙，形似骨折。该裂隙于尺侧缘更为明显，但亦可见于桡侧缘。舟状骨在其近端桡骨茎突的影响下可产生Mach效应，形似骨折。

在腕关节正位X线照片上，有些舟状骨形态十分类似舟状骨骨折，改换投照位置再看，常常看不见存在骨折。在腕关节正位照片上，舟状骨骨小梁形态可伪似舟骨骨折，进行放大摄影，仔细观察并无骨折。舟状骨骨小梁在部分较为集中，其他部分较为疏散，导致后者骨质密度下降，状如囊肿，仔细观察分析，可清楚地看见纯粹由骨小梁分布引起。舟状骨桡侧可出现发育性裂隙，一般较浅，表现为小的骨缘的切迹。舟状骨桡侧缘正常可出现波浪状外观。舟状骨内可出现骨岛。

腕部X线照片如位置不正，可伪似舟状骨旋转性脱位。注意：尺骨茎突的位置提示腕关节旋转。舟状骨缩短的形态与舟状骨脱位表现相似。纠正腕部位置后，舟状骨表现正常。摄片时由于腕向桡侧偏斜，形似舟状骨旋转脱位；纠正后再尺侧偏斜照片，舟状骨完全表现正常。

有学者注意到，在一侧27岁男性随意运动时，双侧舟状骨可出现无痛性半脱位。在静止状态下双侧腕关节X线照片未见异常，再随意运动时照片，清楚可见双侧腕关节舟状骨半脱位。似乎说明，在腕关节随意运动时，舟状骨运动范围较大，可以出现生理性的半脱位，因此，在腕关节检查时，务必要注意腕关节的投照位置，一定要标准投照，如果是在随意运动状态下照片，难免误诊为病理性半脱位，这是一个常见的诊断陷阱，值得留心！

舟状骨 - 月骨间隙并不是舟状骨旋转脱位的可靠标志，这是因为此间隙的宽度取决于拇指的位置，拇指的位置不同，该间隙的宽度也不一样。正常舟状骨 - 月骨间隙可以较宽，本身并不是创伤性分离。有学者报告 14 岁男孩舟状骨 - 月骨间隙增宽，此现象可能是继发于月骨发育不全或舟骨发育不全。正常舟状骨 - 月骨间隙在儿童期较宽，随着进一步生长而缩小，要注意的是，腕部向尺侧偏斜时，该间隙缩小。

舟状骨结节可出现副骨化中心，它通常与舟状骨稍现分离，有的呈分离状态，暂未融合；有的部分融合。

10. 月骨　月骨和三角骨之间先天性融合。此类融合可使舟 - 月间隙增宽，为正常变异。

月骨分裂。有学者报告一少年月骨分裂成两部分，分裂的边缘光滑平整。

有的人月骨发育不全，表现为月骨较一般人为小，但其形状及位置变化不明显。月骨旁可出现小的骨岛。腕的侧位 X 线照片。腕向背侧屈曲时类似月骨背侧不稳定，向掌侧屈曲时则类似月骨掌侧不稳定。月骨上小骨。为出现于月骨背侧的小骨，大小不等。

11. 豌豆骨　豌豆骨发育变异，表现为正常但较大的豌豆骨，或双豌豆骨，或豌豆骨骨疣样突起，豌豆骨骨疣与钩状骨融合。先天性豌豆骨与三角骨融合，豌豆骨与钩状骨形成假关节。

12. 腕关节其他情况　腕关节有时可出现真空现象，即关节内可见细线条状透亮线，平行于不同的关节表面。第一掌骨近端钙化的小结节，可能是位于拇长展肌腱内。

在腕关节侧位 X 线照片时，有时由于尺骨轻度弯曲，产生形似尺骨背侧脱位的表现。

第十一章　掌

第一节　掌骨发育变异与诊断陷阱

1. 掌骨基底边缘的裂隙　在掌骨发育过程中，掌骨基底部骨骺融合后常有一些痕迹可能被误认为病变，基底部两侧皮质边缘裂隙即为一例。此裂隙有时表现为一小缺口，其近侧皮质呈刺状突起；此裂隙可仅表现为皮质小的线状缺损，犹如被刀切一小口；此裂隙也可较宽，而造成基底部一小囊状透光区，其边界毛糙，无硬化。这些变化以第5掌骨基底部最为常见，若不熟识，常将之误认为异常。

2. 假性掌骨骨折　在掌骨正位照片上，临床上经常见到第3、4掌骨基底部互相重叠显影，导致该处皮质似乎断裂，常被初学者误认为骨折，此即为典型的掌骨假骨折。除前述的掌骨基底边缘裂隙容易误诊为骨折外，掌骨远端的副骨化中心亦极易误为骨折。

3. 掌骨远端　有时掌骨远端骨化中心一侧可出现刺状突起，为骨骺刺，属正常变异，为发育中的暂时现象，不应视为异常。

在成人掌骨头，偶尔可见小切迹状凹坑，并不是破坏或糜烂，此坑可深可浅，边缘较光滑，略微硬化，常见者均较浅。有时，此切迹正居关节面与侧缘交角处，而导致该交角成为阶梯状，酷似骨质缺损，实际上却为发育的遗迹。

4. 副掌骨　极个别的人在掌骨正位片上，可见由大多角骨向远侧发出骨刺状突起，正居于第1、2掌骨基底之间，此骨刺有长有短，短者仅见一小三角形突出，长者可呈一条状，其长度超出邻近掌骨基底部，此即为副掌骨，为发育变异。

5. 掌骨征　在掌骨正位片上，自第4、5掌骨远端作一切线，一般并不与第3掌骨头相交，如与之相交则称掌骨征阳性，表示第4掌骨较短。此征阳性常用来诊断某些性腺发育不良综合征（如Turner综合征）。

但值得注意的是，此征阳性也可为正常发育变异引起，故此征阳性的价值有限，需结合其他症状体征综合进行诊断，才不至于导致误诊。

6. 第1掌骨基底部与大多角骨　第1掌骨基底部与大多角骨的正常关系务必熟悉，稍不注意即可误认为掌骨半脱位。此二骨的正常关系与拇指的运动（外展和内收）密切相关，正常第1掌骨基底部即只有一部分与大多角骨邻近，而桡侧部分基底常居游离状态，形同半脱位，此二骨的关节腔较为宽大，以适应拇指的复杂运动。

7. 掌骨其余情况　一些成人掌骨基底出现小的不全性裂隙也可伪似骨折。有的第5掌骨基底部出现陷窝，常被误认为异常。

掌骨重叠所致的掌骨基底部正常阴影，表现为形态不规则，有的局限性突起，有的局限性凹陷，但互相之间关系如常，如不认识此类正常表现，则可被误认为骨折。

有时，第5掌骨比其他掌骨宽和粗大，形似异常。第4、5掌骨基底部骨皮质膨隆。第2、3掌骨基底部重叠影可伪似骨折。第2掌骨基底部正常透亮区可类似囊样病变。第2、3掌骨基底部之间可出现小骨，为发育变异。

有学者报告2例第1掌骨远端副骨化中心伴内侧骨刺。掌骨头也偶尔可见到骨骺出现骨刺。骨骺刺为正常发育变异。表现为骨骺伸出小的骨质密度的条状影。这些骨骺刺为骨骺发育过程中的暂时现象。

掌骨头有时可出现环形影，可能为纤维性改变，无临床意义。掌骨头还可出现正常加深的坑样凹陷，并非侵蚀性改变，有时凹陷还比较深。

有时,第1掌骨基底部与大多角骨之间的正常关系常被误认为半脱位,在拇指外展位和拇指内收位时X线照片都可能出现这种情况。

正常人第4掌骨短和阳性掌骨征为家族特征。第5指骨中节指骨较短,亦为家族特征。

有的掌骨常可出现骨翼,不要误认为骨膜炎。有时可见掌骨骨髓腔较狭窄,并无临床意义。

有时,第5指骨近端与第5掌骨头的关系变化较大,在第5指过度外展时斜位投照,第5指骨近端离掌骨头距离可以较远,如不注意,则可将之误认为半脱位。

掌骨头籽骨常见,有时5个掌骨头都可见到籽骨,但也有1个掌骨头出现孤立性籽骨。

第二节 右手掌根部腱鞘囊肿

详见本书 本卷 第一篇 第十章 第四节 右手掌根部腱鞘囊肿伴多核巨细胞反应及异物性肉芽肿形成。

第三节 误诊病例简介:手掌假痛风

假痛风,又称为二羟焦磷酸钙结晶沉积症,是指二羟焦磷酸钙结晶沉积于关节中纤维软骨或透明软骨及其周围肌腱、韧带、关节囊、盂唇的总称。病因至今未明,由焦磷酸代谢障碍引起。其基本病理改变是关节的纤维软骨内可见点状和条状钙化,钙质还可以沉着于滑膜、关节囊、肌腱和关节内韧带,病变累及范围不等,可以局限或者广泛发病。

根据临床表现可分为6型:假痛风、假类风湿性关节炎、假骨关节炎、无症状性关节病、假神经性关节病、多种形态混合型。

假痛风可以表现为急性或慢性关节炎样症状,亦可为无症状性疾病,或者可有几种不同的临床症状。本病可合并代谢性和退变性疾病,可合并糖尿病、退行性关节病、痛风、高尿酸血症和甲状旁腺功能亢进等。但其众多并发症之间是否有必然的联系尚待进一步观察。

本病的影像学表现大致可以分为3个方面,即关节内钙化、关节周围钙化以及焦磷酸盐关节病。

鉴别诊断

(1)痛风性关节炎:与假痛风两者均可见有关节内和关节周围软组织内的钙化或者钙质沉着。痛风为嘌呤代谢障碍的全身性疾病,以高尿酸血症及反复发作急性或者慢性关节炎为特点。常易侵及手、足小关节,以第1跖趾关节最常见,表现为第1跖骨头部内侧骨皮质硬化、凹陷,关节面不规则或穿凿样骨质破坏,血尿酸值明显升高,关节软组织内可见痛风石钙化,而假痛风则无尿酸盐结晶。

(2)黑尿酸性关节炎:与假痛风表现类似,但此病尚在婴、幼儿期即可有黑尿酸症状且可持续终生,可以与之鉴别。

(3)滑膜骨软骨瘤病:为关节腔内多发大小不等的软骨结节,以蒂与滑膜相连,并且最终游离到关节腔内成为关节游离体,大的结节表现为周缘呈高密度而中央密度较低。骨瘤为突出于骨表面,基底部与骨皮质外表面相连。

(4)内生软骨瘤:呈多中心性生长,位于髓腔内的膨胀性骨质破坏,内可见散在大小不等钙化,骨皮质内表面受侵,与假痛风有明显不同。

(5)甲状旁腺功能亢进:甲状旁腺激素引起骨骼脱钙,血钙升高,亦可引起关节软骨和关节周围软组织的钙化,但有普遍性骨质疏松、骨膜下骨质吸收和纤维囊性变等。

附:具体病例资料:患者,男,71岁。1年前无明显诱因发现右手掌肿胀,未行特殊处理,近1年来右手掌肿胀逐渐加重,影响右手活动。查体:右手背肿胀、压痛,手背触及质硬包块,无波动感,局部皮温正常,表面无破溃,右手握拳障碍,手指末梢感觉、血供无明显异常。实验室检查:血尿酸337.9 pmol/L,尿素氮5.52 mmol/L,肌酐87.1 μmol/L。尿常规及血常规无异常。CT示第3掌骨远侧干骺端处桡侧不规则团块样密度增高影,呈钙化样密度,边界较清,掌骨骨皮质不规则深弧形凹陷,凹陷缺口边缘翘起、锐利、硬化改变,周围软组织受压改变，包块偏前，周围可见散在小片状高密度影。影像诊断：第 3 掌骨软骨源性病变。右侧臂丛神经麻醉下行手掌部包块切除术，术中见第 3 掌骨远段处桡侧包块呈灰白色，边界清楚，掌骨受压凹陷，边缘增生、硬化，未见骨质破坏改变，包块完整切除。病理诊断：（右手掌）假痛风。

第四节　左手掌肌间蔓状血管瘤，伴血栓形成与机化

详见本书 本卷 第一篇 第十一章 第三节 左手掌肌间蔓状血管瘤，伴血栓形成与机化。

第五节　手背血管畸形

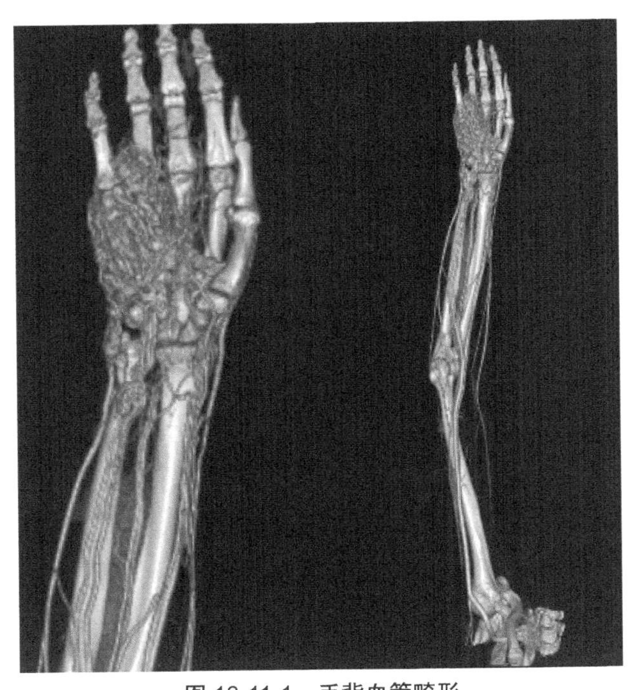

图 13-11-1　手背血管畸形

病例，男，53 岁。右手背血管瘤切除术后 3 月余，肿胀不适 1 周。患者于 3 年前右手背被枣树刺伤，未予以重视，手背反复肿胀、化脓等不适，后行皮下切开异物取出术，于 1 年前切口出现破溃、流血不适，就诊于外院，考虑"右手背海绵状血管瘤并破溃"，于 3 月前在肩丛麻醉下行右手背血管瘤切除术，术后病理示：右手背血管瘤，术后切口再次出现破溃、感染，予以对症治疗后，感染创面结痂、干燥，活动无异常后办理出院，出院后患者创面再次肿胀、流血等不适，且伴小指及无名指近端掌面皮下青紫，就诊于我院。

上肢动脉 CTA 影像表现：右侧腕关节及右手掌小鱼肌周围多发迂曲血管影，其内见数条动脉分支及粗大引流静脉影；右前臂皮下多发静脉影；余右上肢动脉无明显异常征象。影像诊断：右侧腕关节及右手掌小鱼肌周围多发迂曲血管影，考虑血管畸形，多发性动静脉瘘？海绵状血管瘤？请结合临床。

第十二章 手指病变

第一节 误诊病例简介:手指结核伴感染与骨髓炎

患者,女,52岁。反复右食指肿痛2年入院。临床诊断:食指骨髓炎。X线检查示:右手食指近节指骨远段、中节指骨近段骨质密度减低,周围软组织肿胀。CT:右手食指近节指骨远段、中节指骨近段骨质吸收,周围软组织肿胀,考虑慢性化脓性感染可能性大。

手术所见:切开皮肤及皮下组织,见侧副韧带损伤,切开侧副韧带,见侧副韧带于近节处撕脱,骨质损伤,关节间隙狭窄,骨质破坏,有一似鱼鳞片插在中节指骨近端,取出并活检,关节周围有生鱼片样软组织,完整切除后并送病理检查。

病理检查:右食指骨质切除标本:灰白色组织一堆,其中含有碎骨,总体积1 cm×0.6 cm×0.4 cm;右食指软组织切除标本:灰白色组织一堆,总体积1.5 cm×1 cm×0.5 cm。病理诊断:右食指骨质切除标本:可见碎骨和死骨组织,周围纤维组织增生,局灶区可见脓肿形成;右食指软组织切除标本:可见多处干酪样坏死灶,周围炎性肉芽肿形成,考虑结核。综上,未检出鱼鳞片等异物,考虑结核骨髓炎,建议临床完善结核杆菌相关检测以进一步佐证。

误诊病例分析:临床诊断误导了影像诊断;结合手术所见,异物引起感染,时间漫长,回顾影像学表现理应怀疑结核,但却未坚持己见,随临床诊断而改变;在临床上,此类病例结核合并一般感染的发病率实属常见,从流行病学上也应这样考虑。

第二节 手足短骨转移瘤

骨转移性肿瘤是骨关节系统中最常见的恶性肿瘤,好发于脊柱、骨盆、颅骨等中轴骨以及股骨和肱骨等长骨近端,而发生于膝、肘关节以远部位者少见,尤其是累及手足短骨者更为罕见。文献对于发生于中轴骨及四肢长骨的转移瘤影像学表现报道较多,而对手足短骨转移瘤的文献报道尚不多。

一、病理学

据文献报道,转移性骨肿瘤主要发生于脊椎、骨盆等富含红骨髓的扁骨和不规则骨,以及股骨及肱骨长骨近端,而发生于肘关节和膝关节更远端的骨骼少见,约占骨转移瘤的2%~4%,而发生于手足者更为罕见。

手部转移以指骨尤其是末节指骨为多,腕骨最少,足部转移约半数发生于跗骨,跟骨占1/4,一组患者发生于足部者明显多于手部(10∶6),且多位于手足短管状骨,与文献报道稍有不同。对于手足短骨转移瘤,有学者认为以横膈为界,肺部肿瘤易转移至手部,膈下诸脏器的肿瘤易转移至足部,而体表的乳腺癌则无倾向性,该组病例基本符合此规律,手部转移瘤多来源于膈上的肺和甲状腺,而足部则有来源于肺的,也有来源于膈下脏器的。

转移性骨肿瘤主要包括直接侵犯、血行转移和选择性转移三种转移途径,其中血行转移主要是通过腔静脉、门静脉和肺静脉系统,此外,肿瘤栓子也可通过脊柱静脉丛(Batson 静脉丛)转移至骨骼。手足短骨转移瘤的发病机制尚不十分清楚,有学者认为手足短骨转移系外伤引起血流阻滞而引起脱落于血流中的癌灶种植，但很多患者并没有外伤，一些学者分析文献报道以指骨转移为首发症状的肺癌 23 例，其中仅 7 例曾经有外伤史，所以该组学者认为机械解剖学和种子土壤学说均不能解释原发性肺癌发生指骨转移的机制。

骨转移性肿瘤的组织学形态因原发瘤不同而表现不同，病理学类型有腺癌、鳞癌等，以往仅凭 HE 切片观察病理医师很难对转移癌的来源做出明确诊断，近年来随着免疫组化技术的发展，为明确转移性肿瘤的性质及来源提供了极大帮助，一组有 9 例进行病理学检查，但其中 3 例没有明确来源。

二、临床表现

手足短骨转移瘤患者许多以手足肿痛为首发症状，而没有原发病灶的症状，且转移灶多为单发病灶，所以常误诊。

一项研究分析文献后指出指骨转移有 75% 的患者首发症状为局部疼痛，约 25% 没有明显的临床症状，一组 81%（13/16）的患者以手足疼痛为首发症状。

三、影像学研究

四肢短骨影像学检查中，X 线摄片依然是首选的检查方法，对于掌指骨或跖趾骨等短管状骨，通过拍摄正侧位片（或斜位片）能较好地显示解剖结构，而腕骨和跗骨由于形态欠规则且相互位置紧凑，普通摄片可能相互遮盖而显示不佳，且 X 线片主要观察骨质破坏情况，有文献报道骨破坏须超过 50% 方可显示，所以对于早期转移性病灶常出现漏诊，一组 16 例 X 线摄片 4 例误诊为阴性。

CT 扫描对于 X 线检查阴性者可能更有价值，其主要观察骨小梁早期破坏情况以及邻近软组织病变情况，但对于尚无解剖学异常的患者亦可能漏诊，该组 1 例患者 CT 扫描出现漏诊。MRI 被公认为对早期病灶最为敏感的检查方法，能准确显示侵犯部位和范围，所以对于 X 线和 CT 检查阴性而怀疑转移瘤者，MRI 检查很有必要，文献报道检出率可达 100%，该组 3 例早期患者 MRI 检查均发现异常，但由于手足短骨形态细小，能显示的病灶层面少，如果能对 CT、MRI 扫描的成像系列进行适当的选择，或 MSCT 扫描后进行重建，也许更有利于病灶的显示和观察。手足骨转移早期主要表现为骨髓水肿，病灶呈长 T_1、长 T_2 信号，抑脂序列更有利于病灶的显示。

骨质破坏是转移瘤的重要征象，在手足骨中 80% 表现为溶骨性骨质破坏，多表现为骨质密度减低，片状或虫蚀样破坏，与正常组织分界不清，常伴有体积不大的软组织肿块，很少出现骨膜反应，CT 可显示骨小梁、骨皮质破坏及骨髓周围软组织与邻近神经血管受侵犯情况，尤其是对于腕骨和跗骨早期破坏的显示，能很好地避免 X 线摄片时病灶被遮挡。

一组患者以手指和趾跖骨受累为主，且病情多为晚期，X 线和 CT 诊断的患者均为溶骨性或虫蚀样骨质破坏，同时有 9/16 例出现软组织肿块，没有发现成骨性转移破坏的病例。

四、鉴别诊断

手足短骨位于肢体末端，血供相对较差，且为暴露和活动较多的部位，易发生感染性和外力性损伤，而转移瘤罕见，所以以疼痛为主要或首要症状的转移瘤患者常被误诊为骨髓炎、结核、痛风、类风湿性关节炎、骨折等。

（1）骨髓炎：手足部骨髓炎常因外伤或邻近软组织感染所致，局部表现为红肿热痛，白细胞可升高，影像学主要表现为骨质疏松和破坏，与转移瘤影像学表现类似，如果医师仅注意影像学表现而忽略临床症状和实验室检查则易误诊。

（2）短管状骨结核：手足短管状骨结核好发于 10 岁以下儿童，成人的短骨结核多为膨胀性，可出现骨质硬化和小死骨等，根据患者年龄和影像学表现可以与转移瘤相鉴别。

（3）痛风和类风湿性关节炎：痛风和类风湿性关节炎均好发于手足部位，骨质破坏和软组织肿胀易与转移瘤混淆，但如能注意其发病部位、实验室检查结果以及病变长期存在等病史，可资鉴别。

（4）单纯骨折：手足部转移瘤伴发的病理性骨折可能被 X 线平片误诊为单纯骨折，所以对于疼痛明显或病变进展者，可行 CT 扫描进一步明确诊断。

（5）短骨原发肿瘤：手足部短骨原发肿瘤少见，且以青壮年的良性病变为主，可根据患者年龄及典型的影像学表现而与转移瘤相鉴别。有些患者仅依靠临床和影像学表现很难明确诊断，而手足部病灶往往较表浅，所以必要的病理学检查很重要。

总之，手足短骨转移瘤临床罕见，往往原发病灶症状不明显而以手足局部疼痛就诊，病灶多为单发，诊断时注意患者的年龄、病史特征以及结合多种影像学检查将有助于病变的早期诊断。

第三节 左环指血管球瘤

详见本书 本卷 第三篇 第十章 第二节 左环指血管球瘤病例。

第四节 食管癌转移至手指

食管癌转移以淋巴道途径占绝大多数,达90.5%,血行转移仅为9.5%。晚期食管癌血行转移常至肺、肝、骨、大网膜、肾及肾上腺等处,也可见于脑及皮肤。就食管癌部位而言,食管中段癌较易发生血运转移,这可能与该段食管血运较丰富有关。食管癌血运转移的症状可在食管癌诊断之后出现,也可以作为首发症状。一般认为,骨中无淋巴管,故血行播散是骨转移的主要途径。消化道肿瘤很少向骨转移,食管癌骨转移占全部转移瘤的1%左右。主要发生于四肢末端小骨、锁骨及下颌骨等,也可见于胸腰椎或扁骨。食管癌的骨转移灶常为单发。X线一般分为溶骨性、成骨性、混合性,以溶骨性多见。总之,食管癌一旦发生血运转移,说明癌肿已属晚期,预后极差,多数病人在1年内死亡。但单一的转移结节灶预后相对较好,尤以单一骨转移为佳。有者报告一例患者在食管癌根治性切除术后2年,突发小指末节指骨红肿压痛,X线检查显示骨质破坏。如果仅仅根据X线平片很难做出诊断。但是该患者有食管癌的病史,且无其他脏器的异常病变,所以食管癌转移至小指指骨不能除外。通过比较患者食管肿瘤和小指肿瘤巨检和镜检的照片,两者均属于低分化鳞状细胞癌,形态学上比较相似,所以小指转移性低分化鳞癌的诊断完全可以成立。

第五节 误诊病例简介:指骨内表皮样囊肿

表皮样囊肿,又称上皮样囊肿、胆脂瘤或珍珠瘤,为胚胎发育时期遗留于组织中的上皮发展形成的囊肿,也可由于外伤、手术使上皮细胞植入而形成。本病好发于皮下软组织、颅内或颅骨,发生于指骨内甚少。典型X线表现为骨内边界清楚囊状类圆形低密度灶,灶内密度较均匀,一般无硬化边,无骨膜反应及软组织肿块。

一例X线表现基本与之符合,由于较少见,术前未能明确诊断。本病需与骨囊肿、内生软骨瘤、骨结核等鉴别。

第十三章　手指与类风湿性关节炎

第一节　动态增强 MRI 鉴别血清学阴性的手早期类风湿性关节炎和骨性关节炎

类风湿性关节炎是指以累及周围关节为主的全身性多系统性炎症性自身免疫病变。骨性关节炎是关节滑膜和软骨的退化性病变。类风湿性关节炎和骨性关节炎在临床表现和普通影像检查上有许多相似之处，且常常相伴发生，如何准确鉴别两者在临床诊断和治疗中有非常重要的意义，目前临床鉴别两者主要依靠类风湿因子（RF）、红细胞沉降率（ESR）等血清学指标，但是许多类风湿性关节炎患者在极早期阶段血清学检查是阴性的，这时临床上无客观指标来鉴别类风湿性关节炎与骨性关节炎。

因此，临床迫切需要一种能够准确有效鉴别类风湿性关节炎与骨性关节炎的影像手段，目前的 CR、CT、MR 平扫等形态学方法常常滞后于病变的发展，难以在早期滑膜炎阶段确诊或鉴别类风湿性关节炎与骨性关节炎，如何能早期准确鉴别这 2 种疾病对于早期治疗、防治病变发展成不可逆转的关节破坏和致残具有重要的意义。

一些学者试图从功能影像学角度探讨鉴别类风湿性关节炎与骨性关节炎的有效方法，通过动态增强 MRI 分析类风湿性关节炎和骨性关节炎在病变部位的滑膜炎强化程度和滑膜厚度的差异，并分析其在血清学阴性阶段极早期鉴别类风湿性关节炎和骨性关节炎的价值。

一、病理学

滑膜血管翳分为 3 种，即炎性血管翳、纤维性血管翳和混合性血管翳。类风湿性关节炎滑膜增厚是因滑膜血管翳形成，具有丰富的血运，而骨性关节炎的滑膜增厚是滑膜受骨质增生等慢性刺激因素造成的反应性增生，相对缺乏血运，为纤维性血管翳。早期类风湿性关节炎滑膜炎分炎症期和缓解期，或称急性期和慢性期，炎症期的血管翳富含新生血管，而在炎症缓解期，血管翳可发生纤维化变成纤维性血管翳。

二、临床表现

类风湿性关节炎是一种慢性自身免疫性炎症性疾病。手类风湿性关节炎最常累及近端指间关节（PIP）及掌指关节（MCP）。骨性关节炎是关节滑膜和软骨的退化性病变，最常累及的是膝关节和手关节。手骨性关节炎最常累及远端指间关节（DIP）和腕掌关节，常为单侧发病。

早期类风湿性关节炎和骨性关节炎在临床表现和普通影像检查上通常难以鉴别。类风湿性关节炎和骨性关节炎均好发于中老年女性，如类风湿性关节炎单侧发病，则与骨性关节炎在临床上很难鉴别，还有一些情况下类风湿性关节炎与骨性关节炎同时存在，这更加大了诊断的难度。目前临床鉴别两者主要依靠类风湿因子、红细胞沉降率等血清学指标，但是许多类风湿性关节炎患者在极早期阶段血清学检查为阴性，这时临床上无客观指标来鉴别类风湿性关节炎与骨性关节炎。该研究通过 MR 平扫、增强 MR 和动态增强 MR 来观察两种病变在 MRI 上的差异。

三、影像学研究

1. 滑膜强化率和速度鉴别类风湿性关节炎和骨性关节炎　近年来，许多研究发现滑膜病变是类风湿性关节炎最早的病理改变，一般在发病 1 周即可出现，MRI 显示的滑膜改变要早于临床表现，表现为滑膜的明显强化。滑膜早期的病理改变是滑膜充血水肿、组织疏松，呈侵袭性生长的滑膜增生组织富含微血管,形成血管翳。骨性关节炎的滑膜增厚是滑膜受骨质增生等慢性刺激因素造成的反应性增生,相对缺乏血运。早期类风湿性关节炎滑膜血管化程度较高,呈炎性血管翳或混合性血管翳,骨性关节炎滑膜血管化程度较低,呈纤维性血管翳。

该组中全部血清学阴性的极早期类风湿性关节炎患者都有明显和快速的滑膜血管翳强化,病变滑膜在平扫 T_2*WI 及 STIR 序列上呈高信号,在 MR 增强抑脂 T_1WI 上滑膜明显强化。动态增强曲线上病变滑膜明显强化,呈快速上升的曲线,这与早期类风湿性关节炎病变部滑膜内部血管含量较多有关,呈富含血管的炎性血管翳;骨性关节炎患者滑膜强化率较类风湿性关节炎组明显降低,这与其滑膜内纤维性成分含量较多有关。

该组研究结果证实,当滑膜强化率大于 60% 时可以基本排除骨性关节炎的诊断,当滑膜强化率小于 40% 时可以基本排除类风湿性关节炎的诊断,当滑膜强化率在 40%~60% 之间时类风湿性关节炎与骨性关节炎存在一定的重叠,这可能与该区间静止期类风湿性关节炎与活动期骨性关节炎滑膜强化率数值存在一定的重叠,其血管化程度相近。

2. 滑膜厚度诊断早期类风湿性关节炎　滑膜增厚是早期类风湿性关节炎另一个敏感性很高的 MRI 表现,正常滑膜非常薄,该组 18 例正常对照组的滑膜在 MRI 平扫一般不能显示, MR 增强扫描似可见轻度强化。滑膜增厚在 MRI 表现为 T_2*WI 信号增高,在增强扫描 T_1WI 滑膜明显强化。许多研究已证实了滑膜厚度对于诊断早期类风湿性关节炎具有一定的敏感性和有效性。

该组全部早期类风湿性关节炎患者都有不同程度的滑膜增厚,类风湿性关节炎组与骨性关节炎组滑膜厚度的差异有统计学意义,类风湿性关节炎组滑膜增厚程度明显高于骨性关节炎组和正常对照组。也证实了滑膜厚度对鉴别血清学阴性的极早期类风湿性关节炎与骨性关节炎具有重要价值。

3. 其他早期 MRI 征象

(1)腱鞘炎:一些研究资料证明,腱鞘炎在类风湿性关节炎早期即可出现。该组研究结果证明,腱鞘炎不仅在类风湿性关节炎早期即可出现,并且是早期类风湿性关节炎中非常常见的征象,该组 18 例早期类风湿性关节炎中有 16 例出现腱鞘炎,最好发于尺侧腕伸肌腱和 1~5 指屈肌腱,分布较为广泛。

该组 18 例骨性关节炎中有 3 例出现腱鞘炎,且其分布局限在退变较严重的关节附近,多为单个腱鞘受累。说明类风湿性关节炎在手部的腱鞘炎与骨性关节炎腱鞘炎的发生率和分布有明显的差别。

(2)骨髓水肿:骨髓水肿或骨水肿是由于骨骼对外部炎性、创伤等刺激因素造成的反应性的骨髓内水分增加。该组 18 例类风湿性关节炎中有 4 例出现骨水肿,许多研究表明骨水肿与将要发生的骨破坏有密切关系,可预示将要发生的骨质破坏。

(3)骨破坏:软骨破坏和关节积液,该组中,骨破坏、软骨破坏和关节积液在类风湿性关节炎组和骨性关节炎组的发生率差别无统计学意义,但类风湿性关节炎组骨破坏、软骨破坏和关节积液分布较为广泛,而骨性关节炎组分布较为局限,多在退变最严重的关节附近,说明骨破坏、软骨破坏和关节积液在类风湿性关节炎组和骨性关节炎组的分布有明显差别,提示病变分布对于鉴别类风湿性关节炎和骨性关节炎有一定的意义。

第二节　早期类风湿性关节炎的假指征(指骨)

Norgaard(1965)在研究类风湿性关节炎的最早的 X 线表现时指出,在近侧指骨基底半外旋位 45° 照片,呈现对称的关节囊附着的骨质轮廓极轻度模糊为此病最早 X 线变化,此称为 Norgaard 征。不少学者对此颇有异议。Allander 等(1973)发现此征在人群研究中复制能力甚差。而 Dilhmann(1970),Stelling 等(1982)发现正常人群中近侧指骨基底约有 10% 出现灶性侵蚀和表浅的皮质模糊,他们认为,此类皮质不规则不宜一概属于病理征象,此为类风湿性关节炎早期表现的假指征,要诊断类风湿性关节炎,务必要附加关节不适历史,此局灶侵蚀应双侧对称,以及其他临床和检验指标。

近侧指骨之尺侧分布局灶性侵蚀已见于甲状旁腺功能亢进的关节炎。Resnick(1974)介绍 4 例此症患者,近侧指骨尺侧小侵蚀通常伴掌骨头尺侧较大的侵蚀以及明显的骨膜下骨质吸收。甲状旁腺功能亢进的指骨侵蚀与正常指骨基底局灶侵蚀和模糊一般容易区别。

正常人的指骨基底局灶模糊或侵蚀的病因学，据研究有几种情况。年轻人（20~28 岁）可能为创伤的后遗症，因有的人伤前无改变，伤后数月即出现此征。有的人可能是正常的发育变异。另外投照倾斜角度及其他因素也可能有关。

总之，我们认为，尽管目前国内外研究 X 线征的文献不少，但是，通过临床实践检验，切勿孤立地看待某一 X 线征，不能过于夸大某 X 线征的绝对作用、特异性和敏感性，因为人体结构和功能的复杂多变，致病因素众多浩繁，本身就决定疾病和病理过程的千变万化，切不可简单处之，更不可以一征以蔽之。

每一征象都宜附加其他表现，形成不同的组合，这样诊断准确性才高，相反，单纯以某征去确诊某病，难免误诊，难免陷人于哭笑不得的窘境。我们体会到，全面地、过细地、辨证地分析影像学的各类表现，再结合具体病人，具体病情进行讨论，是减少和避免误诊的好方法。

第三节　类风湿性关节炎与手指

类风湿性关节炎是一种慢性全身性自身免疫性疾病，多累及近侧指间关节、掌指关节、腕关节、足部关节，其次是大关节，如膝、肩、腕、髋关节，少数为大小关节同时受累。多发性、对称性是其发生特征，机体非关节器官和组织也可受累。

临床有晨起关节发僵，活动后疼痛或压痛，关节肿胀，皮下结节，血沉加快，血清类风湿因子和 C 反应蛋白阳性等。

类风湿性关节炎与希伯登结节的骨性、软骨性肥大不同，是滑膜肿胀、充血和渗出，慢性期关节翳形成及关节软骨破坏。

X 线早期表现为关节渗液和关节周围水肿，晚期出现关节腔的均匀变窄和骨性关节面的破坏，伴随普遍性骨质疏松，严重者引起关节纤维性或骨性强直，关节半脱位，尺骨偏斜和指（趾）固定畸形，以及立线不良畸形（“天鹅颈样畸形”）。掌指关节边缘部骨侵蚀，尤以掌骨头为著，掌骨头软骨下骨质假囊肿形成，直径大于 3 mm。

希伯登结节和布夏尔结节不同于类风湿性关节炎之处是各项实验室检查阴性，特发于远侧或近侧指间关节，骨质破坏程度轻，骨赘形成更多见，不伴骨质疏松等特点。

第十四章　手指与骨关节疾病

第一节　手指与全身疾病

1. *掌指关节肺性骨病*　肺性骨病中骨的变化仅是某些系统疾病的病理过程。多数病例与某种肺部疾病有关,尤其多见的是肺肿瘤,包括原发性肺肿瘤和肺部转移性肿瘤,还有肺脓肿、慢性支气管炎、感染性肺肉芽肿、肺结核等,也有少数病例见于非肺内疾病过程。

本病主要表现两侧对称性骨膜增生,有时骨膜增生从骨干开始。骨骺愈合之前,一般不殃及骨骺。骨膜增生可为线状、花边状或葱皮状,掌骨多呈花边样骨膜增生,后期层次模糊与骨皮质相互融合。

2. *Ollier 病之手改变*　奥利埃(Ollier)病,是一种少见的非遗传性疾病,又称多发性软骨瘤病、多发性内生性软骨瘤病、软骨结构不良,同时存在皮肤、软组织和内脏的血管瘤时称为马方综合征。Ollier 病在骨骺发育过程中,软骨内化骨紊乱、迟缓或部分迷离骨骺板衍变而致骺软骨不能进行正常的骨化,许多软骨块聚集干骺端,逐渐长大形成。瘤内可见钙化或骨化的砂粒样组织。指、趾骨发病倾向于近端,掌、跖骨倾向远端。

3. *手指末节血管瘤*　四肢是血管瘤的好发部位之一,由于血管瘤可向深层组织扩展,侵犯肌肉、腱膜、关节、骨骼引起患肢功能障碍,甚至致残,应引起高度重视并尽早进行有效治疗。尿素是硬化剂的一种。

4. *Still 病指间关节炎*　幼儿或儿童患慢性多发性关节炎,伴肝脾肿大称斯蒂尔病(Still 综合征),系幼儿型类风湿性关节炎。2~5 岁女孩多见,常发病于手、腕、足、踝、膝关节和颈椎,以膝、踝和颈椎最为多见。通常累及双侧近端指间关节,早期关节软组织梭形肿胀,而后出现骨端关节面的边缘缺损,后期则指间关节变窄或消失。

5. *厚皮指症*　厚皮指症是一种良性手指纤维瘤病,好发于男性青年,常无家族史。临床表现为双手近端指间关节和掌指关节周围软组织呈梭形肿胀,无自觉症状。本病临床上罕见。其特征性的改变为双手 1 个或多个掌指关节和近端指间关节的背面、侧面软组织肿胀,边界不清。偶尔皮损可发生于手指远端。

6. *雷诺病指骨改变*　雷诺病又称雷诺综合征和雷诺现象,是血管神经功能紊乱所引起的肢端小动脉痉挛性疾病。以阵发性四肢肢端(主要是手指)对称的间歇发白、紫绀和潮红为其临床特点,常为情绪激动或受寒冷所诱发。雷诺病(雷诺综合征)少见,多发生于女性,病变早期阶段手部 X 线平片无阳性发现,有助于排除类风湿性关节炎。病变晚期阶段由于长期末梢动脉痉挛、组织缺血,可以造成骨质疏松、远节指骨及软组织萎缩或吸收和骨性关节炎改变。

第二节　右手食指结核

患者,女, 53 岁。2011 年 3 月,患者因不慎被鱼鳞扎伤右食指,致右食指肿胀、疼痛,当时到当地卫生所给予消炎后肿胀消退,后肿胀反复发生,曾就诊于外院门诊,给予应用降尿酸处理。患者症状无明显缓解。2012-4-1:因右手第 2 指受创后疼痛 6 个月来我院行超声检查。超声检查所见:右手食指皮下软组织内可见一不均质回声区,范围约 30 mm × 8 mm，边界不清晰，形态不清晰，CDFI：其内可见血流信号。超声诊断：考虑炎性改变。2013-4-12：患者症状无明显缓解，现为进一步治疗，来我院就诊。主诉：反复右食指肿痛2年。查体：右食指肿胀明显，压痛明显，未触及明显波动感，皮温稍高，食指活动受限，指远端血运可，感觉麻木，余手指未见异常。2013-4-12：DR：右手食指近节指骨远段、中节指骨近段骨质密度减低，呈切迹状凹陷、囊状变，食指近指间关节间隙变窄，周围软组织肿胀，余所示指骨、各掌骨骨皮质连续，骨质密度未见明显减低，余指间关节及各掌指关节在位。2013-4-12：CT：右食指近节指指关节软组织明显肿胀，近节指骨远端及中节指骨近段骨质吸收，关节面毛糙，中节指骨以远稍向掌侧移位，余骨骨质密度均匀，未见明显异常透亮线影，骨质未见明显吸收及破坏，掌指关节及远指间关节在位。考虑慢性化脓性感染可能性大。

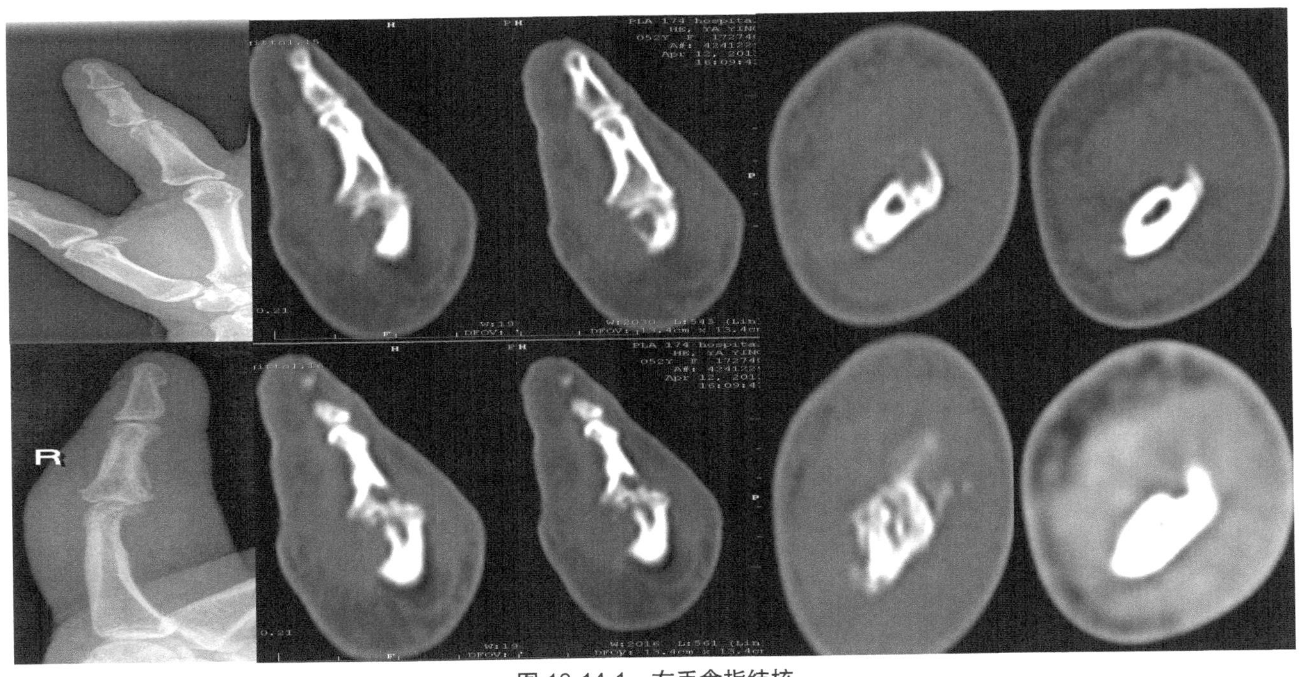

图 13-14-1 右手食指结核

手术所见：止血带止血常规消毒铺巾后，取右食指尺侧一长约4 cm的伤口，切开皮肤及皮下组织，见侧副韧带损伤，切开侧副韧带，见侧副韧带于近节处撕脱，骨质损伤，关节间隙狭窄，骨质破坏，有一似鱼鳞片插在中节指骨近端，取出并活检，关节周围有生鱼片样软组织，完整切除后并送病理检查，咬除变样的骨质送活检，缝合侧副韧带，再缝合皮肤。无菌纱布覆盖。

病理检查：右食指骨质：灰白色组织一堆，其中含有碎骨，总体积1 cm × 0.6 cm × 0.4 cm。右食指软组织：灰白色组织一堆，总体积1.5 cm × 1 cm × 0.5 cm。病理诊断：右食指骨质切除标本：可见碎骨及死骨组织，周围纤维组织增生，局灶区可见脓肿形成。右食指软组织切除标本：可见多处干酪样坏死灶，周围炎性肉芽肿形成，考虑结核。综上，未检出鱼鳞片等异物，考虑结核性骨髓炎，建议临床完善结核杆菌相关检测以进一步佐证。临床：伤口分泌物培养未见细菌生长。

第三节 少见手部指间关节病变影像诊断

手部疾病相对少见，发生于指骨的病变更容易被临床忽视。除指骨局部外伤性病变，感染性病变，肿瘤性病变，如内生软骨瘤、血管瘤和少数转移瘤外，手部病变多是全身性病变的一部分，如骨代谢和内分泌性疾病在手局部的表现，风湿和类风湿性疾病，痛风性关节炎，老年性全身性骨关节退行性病变的一部分等。

有一种好发于指间关节的病变，即希伯登结节和布夏尔结节，多数人不认识，临床长期误诊为其他疾病。此处仅将希伯登结节和布夏尔结节及其手部其他类似病变（除先天性畸形外）作一比较。

1. 希伯登结节和布夏尔结节　希伯登结节是远位指间关节的背侧软骨性、骨性肥大和屈曲畸形，可为原发性或继发于损伤后。多见于绝经期妇女。William Heberden（1802），英国医师，首先报道此病，故名 Heberden's node，又名 Heberden's nodositis 或 Heberden's polyarthrosis deformans。位于近位指间关节者，称为布夏尔结节。它是由法国医师 Charles Jacques Bouchard（1837—1915）首先报道的，故名 Bouchard's nodes。

结节的特点是位于远近端指间关节背内、外侧软组织中，或位于中线，甚至互相融合成脊，局限，倾向于女性发病。一指或数指同时受累，多数为多发性者，两种结节可以发生于同一病人。可起病缓慢，无痛；亦可起病快，伴有局部肿胀、疼痛和压痛。触之较软或坚硬，有的有囊性感，因为在指间关节背侧可形成黏液囊肿。

由于指间关节肥大压迫指背腱膜终末腱，致使其发生变性挛缩，因而可能造成远位指节屈曲呈锤状指畸形。由于疼痛对手的功能、强度有明显影响，对疼痛显著者，多采用非甾体抗炎镇痛药来解除症状。如果疼痛、畸形显著，药物治疗无效，影响日常活动者，考虑施行远位指间关节固定术。

希伯登结节和布夏尔结节的发生机制不清。由于希伯登结节和布夏尔结节的发生与骨性关节炎有密切关系，尤其是骨赘形成，希伯登结节常常作为骨性关节炎的标志。

文献中缺乏对希伯登结节的定义，在标准的风湿病学教科书中，远端指间关节骨性关节炎与希伯登结节的术语是互换的。

希伯登结节的组织学仍不清楚，不同的学者有不同的描述，包括与骨赘一致的骨赘疣的存在，软骨肥大，或甚至关节周围与黏液性成纤维细胞的增殖和囊肿形成有关的纤维脂肪组织的黏液样变。

Cicuttini（1998）认为希伯登结节不是远端指间关节骨赘的代名词，X 线显示的远端指间关节骨赘更是代表了骨性关节炎（发生于膝和多个关节的）在局部的表现，而不是代表希伯登结节。当 X 线片不能提示骨性关节炎诊断时，希伯登结节仍是一个不太恰当的手的骨性关节炎的代名词，但不是骨性关节炎的标志。

Greenspan（2003）认为希伯登结节是侵蚀性骨性关节炎的一种，侵蚀性骨性关节炎是一种进展性的影响手指间关节的病变，严重时往往并发滑膜炎，包括希伯登结节和布夏尔结节形成。但目前的观点认为希伯登结节是全身性骨性关节炎在远端指间关节的特殊表现。Irlenbusch（2006）通过流行病学和临床资料的调查认为，希伯登结节和全身性骨性关节炎有密切的关系。分子遗传学的观点支持 Stecher（1940）提出的观点，认为希伯登结节与遗传素质有关，并且好发于女性，少发于男性。

Carroll（2006）认为多关节的骨性关节炎可能至少有两个主要的遗传表型，每一个都属于不同的基因型。1 型表现为希伯登结节或布夏尔结节，病变主要位于远近端指间关节，膝关节内侧部分，大拇趾 MTP 关节。2 型是迄今为止仍未很好认识的表型，表现为以食中指掌指关节（MCP2，3）、肘关节、踝关节和可能的跗骨间、跗跖关节的累及为主。髋膝关节有时也会累及。

病理上希伯登结节的病人指骨末节关节内外侧软骨及骨质增生肥大，向表面突起。骨性关节炎开始于软骨下的骨化，表现为反应性的斑片状剥脱，而这时软骨的表面是完整的，继之，发展成广泛性的降解退化。进一步研究需要确定同样的病理变化是否发生于全身性骨性关节炎的大关节。同时，滑膜覆盖的软骨表面由滑膜细胞化生或原始细胞分化导致软骨增生，软骨增生的方向一般朝向生长阻力小的方向，即近端指间关节伸肌腱与侧副韧带之间，而远端指间关节没有韧带的阻挡，因此骨赘生长更为明显。

X 线阳性率希伯登结节高于布夏尔结节。典型 X 线表现为远侧或近侧指间关节（远位指骨基底）骨质增生呈赘状，类似“海鸥翅”形状，骨赘一般位于软组织结节的下方。严重者可见骨膜反应和关节侵蚀，以希伯登结节的远侧指间关节病变表现更为特征。指间关节周围软组织增厚，密度增高。晚期关节软骨变性，关节间隙可变窄，关节面硬化，可以合并关节半脱位。鉴别诊断包括经典的“退行性”骨关节病，侵蚀性骨性关节炎，类风湿性关节炎和牛皮癣性关节炎等。

2. 退行性骨关节病　退行性骨关节病，也称增生性关节炎，变性性关节炎，是关节软骨变性引起的关节疾病，也是骨骼系统常见疾病，多见于中老年，无性别差异。好发于承重关节和多动关节，如髋、膝关节和脊柱，多关节累及和对称性发病是其特点。

起病缓慢，表现为局部钝痛、刺痛，关节活动受限。少有关节肿胀和强直。外伤，炎症，畸形以及其他可能引起关节运动力量和方式不当的因素，都可能促进退行性骨关节病的发生。主要病理改变是关节软骨弹性下降、浑浊，表面侵蚀或磨损，并出现裂纹和溃疡，软骨层变薄，剥脱，继之软骨下骨质反应性硬化，囊变，承重骨端受压变平，骨质硬化，关节边缘骨赘滑液经损坏变性的关节软骨进入关节面下和骨内形成假囊肿。软骨和骨质碎裂脱落入关节腔形成关节游离体。关节囊肥厚、纤维化。

典型X线表现为关节间隙不对称狭窄，关节面骨质硬化和变形，边缘性骨刺和骨桥，关节面下假囊肿和关节囊内游离体等。退行性骨关节病不同于希伯登结节和布夏尔结节的主要区别是好发于大关节，无女性发病趋势，无首发关节背侧软组织结节等特点。

3. 侵蚀性骨性关节炎　侵蚀性骨性关节炎不同于一般的退行性骨性关节炎的特点。

Punzi（2004）认为侵蚀性骨性关节炎是全身性骨性关节炎的一种少见亚型，特点是临床病程呈频繁的进展。诊断标准是病人符合美国风湿协会有关手的骨性关节炎临床标准，并且X线显示关节表面的侵蚀。鉴别诊断包括希伯登结节和布夏尔结节（原发性结节状全身性骨性关节炎），牛皮癣性关节炎和风湿性关节炎。内分泌障碍性疾病，微晶体导致的疾病，慢性肾病，自身免疫性疾病和其他全身性疾病也会引起和侵蚀性骨性关节炎类似的侵蚀性改变。尽管病因学不清，免疫遗传学研究有助于部分受试者识别可能发展为侵蚀性骨性关节炎的易感性因素。治疗也不同于其他的骨性关节炎。

4. 类风湿性关节炎　详见本书本卷本篇第十三章第三节　类风湿性关节炎与手指。

5. 牛皮癣性关节炎　牛皮癣性关节炎好发于中年男性，有明确的反复发作牛皮癣病史，好发于远端指间关节，但不对称发病，出现骨性关节面虫蚀状破坏、关节间隙消失和骨刺形成，附着肌腱肥厚，严重时受累指骨远端可萎缩变尖甚至溶解消失。

病理上，滑膜炎症较类风湿性关节炎轻，关节软骨破坏速度不一，残存软骨面保留时间较长，晚期可发生纤维性或骨性强直。与希伯登结节不同的是病变累及多处远侧指（趾）关节，但不对称，关节及邻近骨质破坏较重，关节边缘及中心部进行性骨侵蚀、骨膜增生和骨性融合，指骨末节骨质溶解等。与类风湿性关节炎不同的是多累及末端指节，少累及近侧指节，关节及邻近骨质破坏更明显，缺少骨质疏松等。临床上只有7%~20%的牛皮癣性关节炎患者关节受累，有皮肤牛皮癣也是鉴别其他类似关节炎的有力证据。

第十五章 手指其他疾病

第一节 指骨的发育变异和诊断陷阱

1. *指骨的骨骺* 少年儿童手指照片中,有时可见指骨近端骨骺出现副骨化中心,形同一小碎骨片,酷似撕脱骨折;有时可见第一节指骨远端出现副骨化中心,形同皮质部分缺损或断裂,伪似骨折;有时在第二节指骨近侧骨骺看见裂缝,形同骨骺裂开或骨骺骨折。这些均为正常发育变异。有时,由于投照的X线束与骺板成角,导致干骺端投影重叠于指骨骨骺上而伪似骨骺横行骨折。

2. *指骨皮质不规则* 指骨骨皮质偶可见小刺状突起,勿误为皮质骨折。指骨近端基底部关节面边缘有时可见小切迹,此为发育变异,并非关节炎性糜烂,后者最初皆常犯及掌骨头。中节指骨的掌面,在指肌腱附着处常粗糙不平,不应误认为骨质破坏。也可由于腱鞘附着产生骨嵴或突起,甚至成为皮质局限性包块状隆起,而类似骨膜炎或血肿钙化或外生骨疣。指骨基底部两侧有时可见结节状突起,此为正常表现,不应误认为隆起型骨质病变。

3. *指骨的长短和密度* 第5指骨中节指骨短伴畸形综合征,亦可为正常的家族特征。有的老人双手手指骨髓腔可见小斑点状高密度影,可能代表疏松骨质中显得明显的残存未吸收的骨小梁。

4. *近节指骨* 一些指骨基底部偶尔可见小骨赘。指骨基底部正常转子,表现局限性稍为降凸,不要误认为隆凸骨折。指骨近端基底有时可见小切迹,不要误为关节炎侵蚀性改变,后者一般最初侵犯掌骨头。有学者报告近节指骨由于腱鞘附着而形成的正常骨嵴与突起,表现为轮廓不规则,形似骨膜炎或血肿钙化。在儿童和成人手指正位X线片上,近节指骨头均可能看见滋养孔,常常为向根指骨同时显示。有时,近节指骨远端骨干外侧面皮质变薄,形似骨质破坏,伴有骨质疏松。

5. *末节指骨* 末节指骨远端稍膨大,且边缘不整齐,乃属正常现象。有时在末节指骨近侧干骺端邻近骺板处可见细窄的横行裂缝,酷似不全骨折,实则属发育变异。末节指骨末端为指骨粗隆,其掌面常不规则,凸凹不平,为正常现象,不要误认为创伤后果。在指骨末端软组织撕裂时照片,撕裂的软组织影重叠于指骨影上,十分类似于骨簇骨折。末端指骨硬化,常见于结缔组织疾病,也可见于正常40岁以上女性。末节指骨的形状和轮廓常有变化,轮廓呈现不规则,髓腔宽窄不一,各人都可有所不同,不要误认为创伤所致。末节指骨硬化,常见于结缔组织病,但也可生于正常人,常见于40岁以上女性。有时可见单个手指末节指骨硬化。有学者报告一例末节指有软组织钙化,一般无临床意义,可能因机械性损伤所致。

6. *拇指* 拇指远节指骨基底部陷窝,表现为骨质密度局限性降低,边界可规则,也可不规则,形似破坏性病灶,如果切线位照片,还可看见凹陷的轮廓,均为发育变异。拇指末端可以分叉,有的完全分叉,有的部分分叉,表现为中心有透亮的孔状缺损。拇指末节也可出现重复畸形,表现为两个末节指骨,其大小、形状常有差异。有时,手指末节软组织撕裂伤照片,可伪似骨折,这是一个不得不注意的诊断陷阱。

7. *家族性宽拇指* 拇指末节指骨短粗,常见于畸形综合征,但亦可为正常的家族性特征。

偶尔可以见到拇指基底部罕见的大骨骺。有学者注意到拇指近节指骨皮质骨刺样骨赘,可能为拇短伸肌腱附着处。有时,斜位X线投照时拇指近节指骨骨骺裂隙,正位投照时该裂隙未见显示。偶尔可见拇指出现三节指骨,为正常发育变异。拇指指间关节的籽骨常见于掌侧，偶尔也可见于背侧。

关于上肢骨骼影像诊断误诊的情况，除上面介绍内容以外，还有一些正常发育变异也可成为误诊的根源。诸如：肩胛骨孔，肩胛骨骨质缺损，肱骨假性囊肿，肱骨上端切迹及尺骨远端皮质沟等，请参看巫北海总主编《活体形态学》脊柱脊髓与肌骨卷，北京：科学出版社，2006，第一版有关章节。

第二节　获得型肢端骨质溶解症

肢端骨质溶解症分为家族型、特发型和获得型，较罕见，国内文献仅见个案报道。有学者收集 11 例获得型指（趾）肢端骨质溶解症患者的病例资料，其中糖尿病性 5 例、感觉神经根神经病 2 例、类风湿性 2 例及痛风性 2 例。

1. 病因学　获得型肢端骨质溶解是由多种疾病所引起的一种以指（趾）骨骨质溶解吸收为主的症状，可由遗传性感觉神经根神经病、糖尿病、类风湿、痛风、系统性硬化病、银屑病、系统性红斑狼疮、烧伤、冻伤、电击伤、毒蛇咬伤等所引起，其发病机制、临床症状与体征各不相同。一组 11 例由感觉神经根神经病、糖尿病、类风湿和痛风所致，其病理改变也各有特点。

糖尿病性骨质溶解由血管病变、神经病变、感染以及糖、蛋白质、钙、磷代谢障碍等综合因素协同导致。该组 5 例患者局部均有不同程度的神经血管病变症状，如四肢麻木，痛觉感觉障碍等。超声提示均有股动脉硬化、胫前动脉及足动脉狭窄、血流减慢、足背动脉闭塞等。从发病年龄、糖尿病病史、临床症状、体征及超声检查显示，血管性病变为其主要表现。

感觉神经根神经病为常染色体隐性遗传，属遗传性感觉和自主神经病的Ⅳ型。基本病理改变为脊神经后根神经节的神经细胞变性，因基因突变致后根神经节细胞损坏，引起神经血管营养障碍，下肢供血不足而发生难治性溃疡，而后出现骨质溶解。该组姐弟两人均于 6 岁时足部开始发病，而后向双手发展，逐年加重，指、趾端出现皮肤溃烂，受累指端指甲脱落，变短，皮肤变粗增厚，损伤的指端感觉、腱反射明显减退。病理显示脊髓后根神经节活力缺损、变性、萎缩，表明本组 2 例主要由神经节病变导致指端骨质溶解。

类风湿性骨质溶解是一种慢性进行性以关节病变为主的自身免疫性疾病，受累关节周围骨质丢失和骨质破坏吸收，发病机制是多因素的，可能与关节炎本身的活动性、病程、活动受限及药物治疗如糖皮质激素等因素有关。该组 2 例患者全身多关节肿痛 4~5 年，均以双手为著，晨起肢体僵硬感，近月来加重。血清类风湿因子均为阳性，血沉均明显增快。患者双手足皮肤湿冷，感觉明显减退，掌部红斑，双手指变短。

痛风性骨质溶解是以嘌呤代谢紊乱为特征的全身性疾病，生化标志是高尿酸血症，以潮湿寒冷、食用海鲜或动物内脏、饮酒为诱发因素。体内血清及体液中产生过多的尿酸，致使尿酸结晶沉着于各种间叶组织、软骨、韧带、滑膜及皮下，引起受累组织的炎性反应。该组 2 例患者均嗜好饮酒和食用海鲜，特别是啤酒和贝壳类海鲜，每次饮酒和食用贝壳类海鲜后均感患部疼痛加重，表明啤酒和贝壳类海鲜与痛风性关节炎密切相关。

2. 影像学研究　有学者认为肢端骨质溶解症表现为手足骨进行性骨质吸收，多始于指（趾）骨远端，无骨膜反应及骨质增生。X 线片表现为不规则缺损或完全吸收残缺，也可有斜形骨质溶解，指（趾）骨呈削过的“笔尖状”，或横形骨质溶解，使近端和远端呈“平截状”。

获得型肢端骨质溶解症 X 线表现具有一定特征性。

病变常累及多骨。该组 11 例共累及 65 块骨，众多的指（趾）骨受累在其他疾病中极为少见。其中感觉神经根神经病指（趾）端骨质溶解、类风湿指（趾）端骨质溶解和痛风性骨质溶解可双手和双足均受累，而糖尿病性指（趾）端骨质溶解仅累及足部。

骨质溶解残留的骨端以“平截状”“笔尖状”“图钉状”和不规则缺损为主，其次是骨质完全溶解阙如。该组病例主要表现为指（趾）端骨质溶解吸收、阙如，残留的骨端呈“平截状”“笔尖状”“图钉征”和不规则缺损，但各种类型骨质溶解 X 线表现也不完全相同。

糖尿病性指(趾)端骨质溶解主要以足部骨质溶解为主,一般不累及手部骨质,表现为趾骨末端呈斑块状溶解、阙如,残留的骨端不规则,极少数病例残留的骨端呈“笔尖状”或“图钉征”改变。文献报道20例中骨端呈“图钉状”6例,呈“笔尖状”5例。而该组中2例残留骨端呈“图钉状”和“笔尖状”,表明“图钉状”或“笔尖状”是糖尿病性骨端骨质溶解的X线表现特征,其中1例骨质溶解经溶栓治疗后见溶解区的骨质出现不完整修复,从该例显示由血管性病变起糖尿病性骨质溶解并经有效的溶栓治疗后,溶解区的骨质可出现修复。

感觉神经根神经病指(趾)端骨质溶解的指(趾)端残留的骨端以“平截状”为主,由于感觉神经根神经病骨质溶解先由足部开始,后向手部发展,而足部骨质溶解较手部严重,趾、跖、楔状骨、骰骨和跟骨可完全吸收、残缺,仅见残留小碎骨片。有学者报道2例指(趾)端指骨、趾骨、跖骨、楔状骨、跟骨骨质溶解吸收、阙如,其中8块指(趾)端残留的骨端呈“平截状”。该组2例指骨、趾骨、楔状骨、跟骨骨质改变与文献报道类似,其中11块指骨残留的骨端呈“平截状”,由此可见“平截状”是感觉神经根神经病指(趾)端骨质溶解的特征性表现。

类风湿性指(趾)端骨质溶解残留的骨端X线表现,该组2例显示类风湿性指(趾)端骨质溶解残留的骨端以“平截状”和“笔尖状”混合存在。

痛风性指(趾)端骨质溶解残留端“图钉状”改变,而该院收治62例痛风性关节炎中2例趾端骨质溶解的残留端呈“图钉状”和向心性溶解改变,表明痛风性骨质溶解也可出现趾端骨质溶解,残留端可呈“图钉状”改变。

若无严重的继发性感染,无论哪种指(趾)端骨质溶解均不出现骨膜增生,溶解边缘骨质不发生硬化和溶解区死骨形成。文献和该组病例均未见此种征象。

类风湿性指(趾)端骨质溶解有明显骨质脱钙;感觉神经根神经病性指(趾)端骨质溶解一般不出现溶解边缘的骨质脱钙;糖尿病性和痛风性指(趾)端骨质溶解若无严重继发感染时,一般也不出现明显骨质脱钙。

类风湿性和痛风性指(趾)端骨质溶解伴有明显或轻度关节面硬化和关节间隙狭窄;糖尿病性指(趾)端骨质溶解可有关节面糜烂、碎裂和残缺不齐;感觉神经根神经病指(趾)端骨质溶解严重者,由于神经功能障碍,可有关节脱位或半脱位、关节面糜烂及残缺不齐。

3. 鉴别诊断　在诊断中除对糖尿病性、感觉神经根神经病、类风湿性和痛风性肢端骨质溶解进行鉴别外,还应与系统性红斑狼疮、烧伤、冻伤、系统性硬化病、银屑病、电击伤、毒蛇咬伤等进行鉴别。

第三节　误诊病例简介:环指表皮样囊肿继发感染及纤维组织增生与皮样囊肿

患者,男,21岁。发现右环指包块1年入院。缘于1年前,患者无意间发现右环指尺侧有一包块,呈黄豆大小,无自觉疼痛,未行何诊治。此后肿块逐渐增大,现呈花生米大小,且右环指受力时肿块处疼痛。

今门诊行磁共振检查示:右侧第4指中节指骨外侧皮下组织内可见大小约1.5 cm×0.8 cm×0.67 cm的异常信号影,病灶边界清晰,其内信号均匀,T_1WI呈略高信号,T_2WI脂肪抑制高信号,DWI呈明显高信号,中节指骨与病灶关系紧密,轻度受压,指骨髓腔信号未见明显异常。遂拟“右环指皮样囊肿”收住入院。

病理检查:灰白色组织一块,大小1.2 cm×0.8 cm×0.2 cm,切面灰白,质中。常规病理诊断:右环指软组织包块切除标本:病变以纤维组织增生为主,伴胶原化,局部见少量多核巨细胞。考虑为良性肿瘤,待做免疫组化检测进一步明确肿瘤类型。免疫组化检测:阳性:Vimentin,CD68,CD163,S-100(少数+),Ki67(淋巴细胞);阴性:CD34,SMA,Calponin。

免疫组化诊断:右环指软组织包块切除标本:病变以纤维组织增生为主,伴胶原化,部分呈囊壁状,局部见少量胆固醇结晶伴多核巨细胞反应及慢性炎细胞浸润,一侧见少量鳞状上皮。免疫组化提示巨噬细胞增生。结合手术所见,考虑为表皮样囊肿继发感染及纤维组织增生。

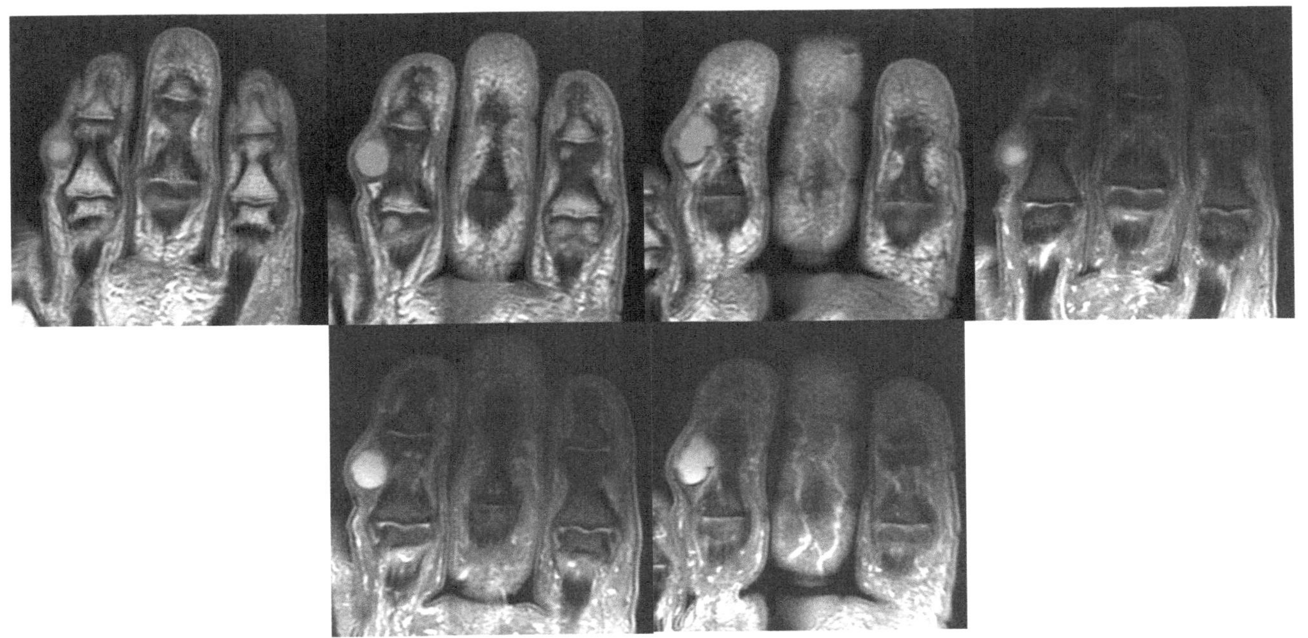

图 13-15-1　环指表皮样囊肿继发感染及纤维组织增生与皮样囊肿

第四节　奇异性骨旁骨软骨瘤样增生

奇异性骨旁骨软骨瘤样增生（BPOP）是一种罕见的异位骨化病变。首先由 Nora（1983）报道，也称 Nora 病。对该病的诊断，病理学家尚有争议，还未列入 WHO（2002）的骨肿瘤中，但 Nora 认为是真正来源于骨组织的肿瘤。至 2008 年文献报告约 160 余例。

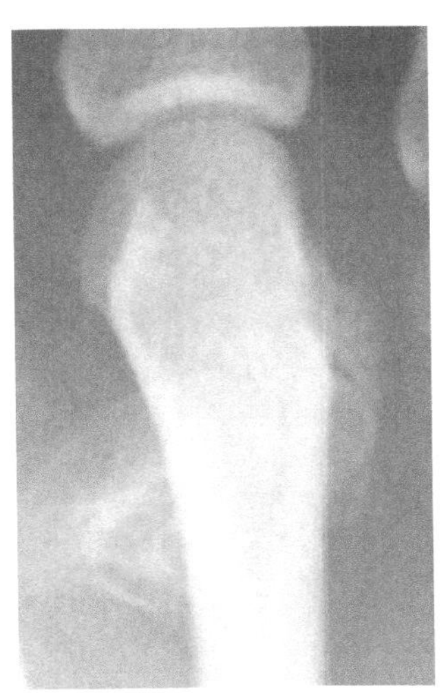
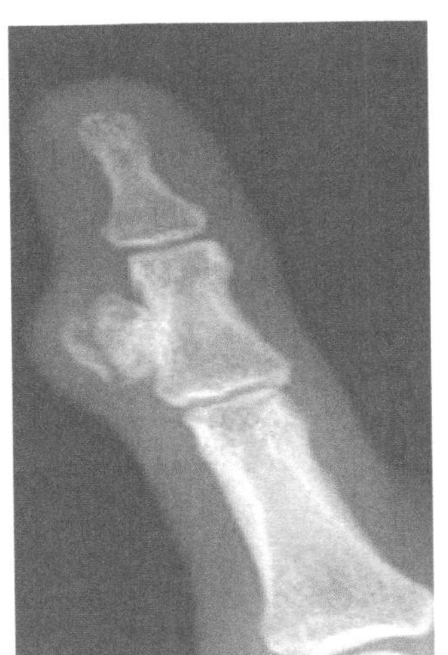
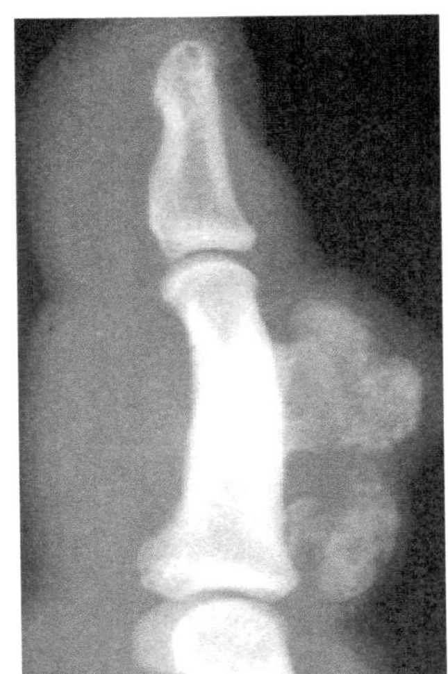
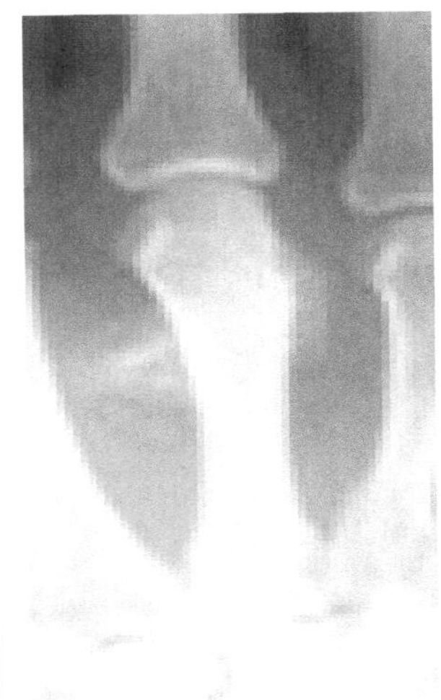

图 13-15-2　奇异性骨旁骨软骨瘤样增生

本病病因不明，有学者认为可能与反应性骨膜炎或骨化性肌炎有关。本病发病无明显性别差异。多见于 20~30 岁青壮年。发病部位最常累及近端指骨、掌骨和足骨。有学者报道足的发病率是手的 8 倍，也有报道手的发病率是足的 4 倍，一些学者综合大量文献认为手的发病率最高，但也不排除手部发病者多受患者重视而就诊者较多的采样偏倚。有学者统计长骨受累约占 25%。

本病病理上为纤维、骨和软骨不同比例组成的瘤样病变，其中软骨成分有不典型性。组织学检查有大量富含细胞的软骨，该软骨表现出向骨小梁转化，在小梁间→隙内有梭形细胞，双核细胞，并有明显的成骨活动，这一表现可误诊为骨旁骨肉瘤。少数病例可以肉瘤变。

在临床上，无外伤史，局部非炎性包块，无痛或轻度疼痛。病变进展相对较快，或具有侵蚀性，易误诊为恶性病变。手术后半数会复发。

影像学研究：X 线平片：本病显示为附着于骨旁的类圆形、分叶状钙化或骨化肿块；瘤体大小多在 1~3 cm 之间，少数为不定型的毛刺状；肿块的外形常常光滑，轻度分叶状。有时呈外生骨疣状突起，但无软骨帽。从包块的密度看，多数为软骨成分，密度不均匀；少数为浓密均质性骨瘤。瘤体数目多为单个，也可为 2~3 个；在瘤体与相邻骨质关系方面，瘤体一般有宽的基底部附着于其下方的正常骨皮质上，少数可侵蚀其附近皮质（图 13-15-2）。

CT 有助于鉴别奇异性骨旁骨软骨瘤样增生和骨软骨瘤，后者的骨皮质和髓腔与瘤体相连通，且有软骨帽；而奇异性骨旁骨软骨瘤样增生无这些征象。

MRI 显示奇异性骨旁骨软骨瘤样增生病灶不同于正常骨和软骨的信号，在 T_1 呈低信号，在 T_2 呈高信号，这些是瘤组织的特点。MRI 更容易显示骨软骨瘤的软骨帽。

鉴别诊断：有甲下骨疣、骨软骨瘤、骨旁骨肉瘤、外伤性骨化性肌炎、进行性骨化性肌炎、富炽性（多彩性）反应性骨膜炎。

（1）甲下骨疣：见图 13-15-3。

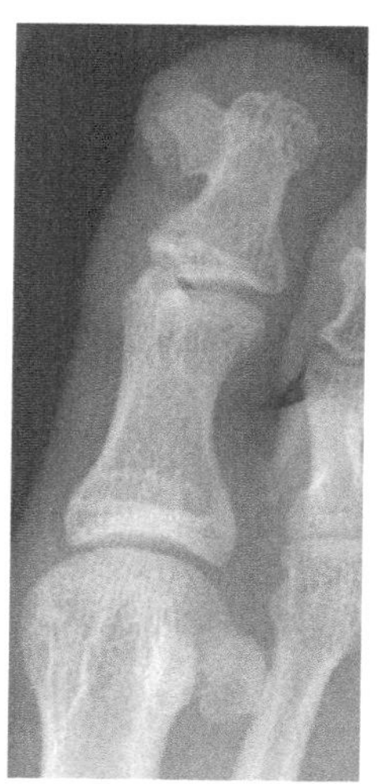

图 13-15-3 甲下骨疣

（2）富炽性（绚丽多彩）反应性骨膜炎：富炽性反应性骨膜炎（FRP）曾有多种名称：如骨化性肌炎、纤维骨性假瘤、皮质旁筋膜炎（parosteal fasciitis）、nodular fasciitis、fasciitis ossificans、parosteal osteochrondromatous proliferation。不少病理学家认为皮质旁筋膜炎与奇异性骨旁骨软骨瘤样增生是同一病变，但 Nora 等认为奇异性骨旁骨软骨瘤样增生是一个独立的病变。

本症是一种与感染、创伤或昆虫叮咬过敏有关的骨膜反应性骨性病变。有的将归属于腱鞘巨细胞瘤范畴中的创伤后病变，好发于青少年，手足骨。病理上为增生活跃的骨性病变。以膜性成骨和纤维增生为主，缺乏软骨成分和软骨化骨，骨母细胞增生活跃，有大量骨样组织形成。X 线显示为与骨膜相连的肿块，有明显骨膜反应，软组织呈进行性肿胀和显著的骨膜增生，变化快，一般以周计。

富炽性反应性骨膜炎 发展快，左图骨膜钙化块 3 mm × 7 mm，中图 3 个月后 1.5 mm × 3 cm；右图为中图后 10 个月，分成 2 个病灶（图 13-15-4）。

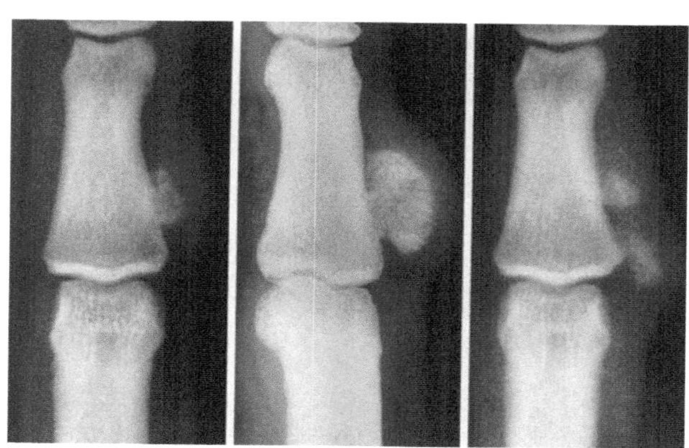

图 13-15-4 富炽性反应性骨膜炎

（3）软骨瘤、骨软骨瘤、软骨肉瘤：见图 13-15-5。

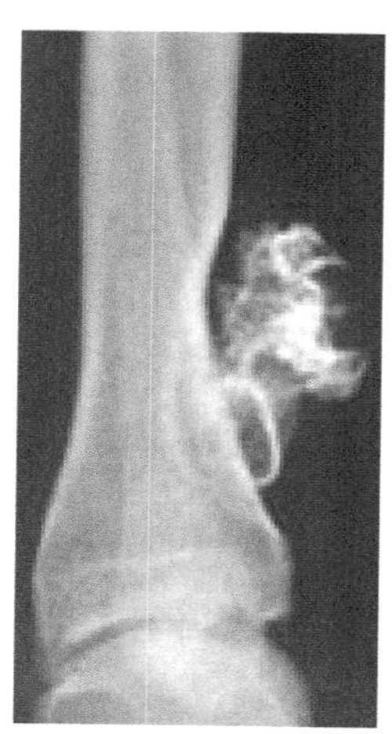

图 13-15-5 软骨瘤、骨软骨瘤、软骨肉瘤

好发于长骨的干骺端；有骨性骨小梁和附着骨的髓质骨小梁相连续，有软骨冒在成人其厚度超过 1 cm，当考虑有肉瘤病的可能。骨软骨瘤的有正常的软骨柱状造型。

（4）软组织软骨瘤：见图 13-15-6。

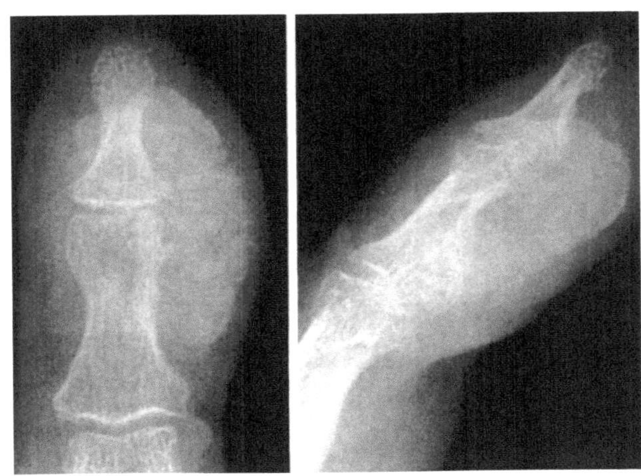

图 13-15-6　软组织软骨瘤

（5）皮质旁骨肉瘤。

（6）进行性骨化肌炎：进行性骨化肌炎在影像学上有独特表现，骨骼发育畸形：拇指（趾）短小畸形；小指弯曲畸形；椎体融合畸形；骨盆畸形，股骨颈增宽，多处异常骨化。外生骨疣、骨软骨瘤，牙齿异常。如不全面观察，临床甚或病理，常被误诊为奇异性骨旁软骨瘤样增生。

患者，男，25 岁。右臀部肿物 6 年入院。患者于 13 岁时，在外院行右腓骨远端骨软骨瘤切除；16 岁时，又行腰大肌肿块切除，病理报告：腰大肌奇异性骨旁软骨瘤样增生。25 岁时（2001 年上海六院蒋智铭等在“诊断病理杂志”上报告的例 4）。复发增大，住院手术，出院诊断：右侧腹膜后、髋关节、股骨上部巨大连体肿瘤，奇异性骨旁软骨瘤？复发；右侧踝关节软骨瘤术后畸形；左侧髂骨外后侧奇异性骨旁软骨瘤。

根据病史，患者有多发性骨软骨瘤病史，结合右腰臀部肌肉内广泛大片状骨化，此征象不符合奇异性骨旁软骨瘤样增生，结合病史和影像表现应该是典型的进行性骨化肌炎（图 13-15-7）。

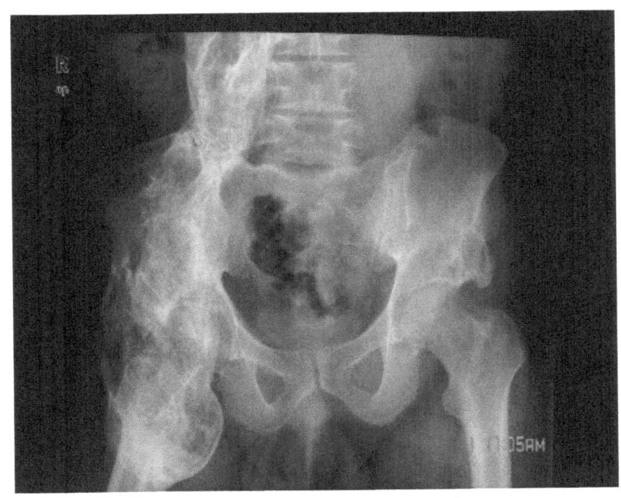

图 13-15-7　进行性骨化肌炎

第十六章　上肢神经疾病

第一节　臂丛神经疾病

臂丛神经病变临床症状与体征模糊、缺乏特异性，给临床准确诊断和定位带来极大的挑战。MRI已成为目前研究臂丛神经病变的首选影像检查方法，对臂丛神经病变的识别、定位及寻找病因起了重要作用。MRI技术的发展，有助于发现神经组织轻微的信号改变、轻度的强化及细小的神经周围病变，有助于诊断与鉴别诊断。研究显示MRI可对臂丛神经损伤做出准确诊断。

1. *臂丛神经肿瘤性病变*　原发臂丛神经源性肿瘤包括神经纤维瘤、丛状神经纤维瘤、神经鞘瘤和恶性周围神经鞘膜瘤。神经纤维瘤最常见，其次为神经鞘瘤。神经纤维瘤无包膜，源于神经束膜，切除肿瘤常引起神经功能障碍。而神经鞘瘤有包膜，呈偏心性生长，源于神经膜细胞，神经束膜受压推移改变，手术剥离病灶多不会引起神经功能障碍。恶性周围神经鞘膜瘤相对少见，组成上多为纤维肉瘤和恶性神经纤维瘤。

2. *良性神经源性肿瘤典型MRI特征包括*　边界清晰的卵圆形肿块，其长轴与起源神经纤维一致；肿瘤组织T_1WI上呈等或略低信号，T_2WI上呈不均匀信号，形成“靶征”，即周围呈高信号，中央呈低信号，T_2WI上病灶也可接近于脑脊液信号(与肿瘤内含黏蛋白较多有关)，并可发生囊变；增强后病灶中等程度强化，强化多不均匀。一项研究中8例神经鞘瘤及2例神经纤维瘤，均符合上述表现，8例神经鞘瘤中有4例出现“靶征”，3例出现囊变；6例患者行增强检查，显示不均匀强化。

神经鞘瘤与纤维瘤的病理来源及预后不同，但两者的影像表现重叠，鉴别有一定困难。“靶征”的出现不能鉴别神经鞘瘤和神经纤维瘤。有学者提出可根据肿瘤与起源神经的位置关系来鉴别两者，神经纤维瘤中起源神经穿过肿瘤中心，而在神经鞘瘤中起源神经偏于肿瘤一侧。并且神经鞘瘤更易囊变。

一项研究显示，MR神经成像可清晰显示肿瘤与起源神经的关系，8例神经鞘瘤均显示偏于起源神经一侧，2例神经纤维瘤均见起源神经自肿瘤中心穿过。8例神经鞘瘤中有3例病灶内见有囊变区，2例神经纤维瘤未见有囊变。

手术切除是治疗神经鞘瘤的唯一有效方法。手术方案的制定依赖于肿瘤的大小、部位、累及范围及与周围血管、重要组织结构的关系。该研究中的8例神经鞘瘤，MR神经成像可清晰、直观地显示臂丛神经鞘瘤的确切部位、大小、起源及与邻近结构的关系，MR脊髓成像可清晰显示病灶向椎间孔及硬膜内外的侵犯范围，为临床手术方案的制定提供依据，并与术中所见一致。

恶性周围神经鞘膜瘤无特征性影像表现。有学者从病变生物学行为上讨论，认为邻近骨质的破坏、病灶边界不清晰可提示诊断。该项研究未包括恶性周围神经鞘膜瘤病例，但10例良性神经源性肿瘤均表现为形态规则、边界清楚、膨胀性生长的肿块，对邻近组织结构均为推压改变，无瘤周水肿及邻近骨质破坏。

3. *继发性臂丛神经肿瘤*　主要包括邻近肿瘤组织的直接侵犯及转移性肿瘤。前者以肺上沟瘤(Pancoast瘤)最常见，MR检查可清晰显示肺尖部肿瘤，并显示其与臂丛神经的关系。转移瘤以锁骨上、腋窝区转移性淋巴结病较常见，原发灶以乳腺癌最常见，其次为肺癌。真正的血源性臂丛神经转移非常罕见。临床上，MR检查对于鉴别臂丛神经病变是由转移还是放疗后神经炎造成的非常有帮助。

转移和放射性臂丛神经炎都可表现为 T_1 低信号、T_2 高信号，增强后有强化，鉴别的关键在于臂丛神经周围有无肿块出现，而有无强化并不能鉴别两者。

一项研究 3 例转移瘤中 2 例表现为锁骨上下臂丛神经周围多发大小不等结节影，部分包绕臂丛神经，MR 神经成像见臂丛神经局部结构显示不清，周围多发软组织肿块影。另有 1 例表现为颈根部、锁骨上下区臂丛神经周围弥漫性大片异常信号，相应肌间隙模糊，MR 神经成像见臂丛神经正常结构显示不清，周围弥漫异常信号。2 例放射性臂丛神经炎患者均表现为臂丛神经增粗，走行僵硬，MR 神经成像显示更为直观，且臂丛神经边界清晰，周围无明显肿块影。

4. *臂丛神经炎性病变*　放射性臂丛神经炎最为常见，其中乳腺癌放疗最常见。症状多出现在放疗后 5~30 个月，以 10~20 个月为高峰；多发生于放疗剂量大于 60 Gy 患者。病理表现可见致密纤维组织包绕臂丛神经，导致臂丛神经发生沃勒变性。一项研究中 2 例放射性臂丛神经炎患者均为乳腺癌放疗后，症状分别出现于放疗后 10 及 18 个月。如前所述，放射性臂丛神经炎与转移瘤的鉴别至关重要，MR 对此有重要价值。

痛性肌萎缩，表现为急性疼痛起病，后伴有肩带肌肉无力及萎缩的综合征，起因不明，考虑为炎性免疫性发病机制。慢性炎性脱髓鞘性多发性神经病和多灶性运动性神经病也可累及臂丛神经。前者为感觉运动性神经病变，对称性累及上下肢，导致无力及感觉障碍。多灶性运动性神经病为非对称性运动障碍，无感觉障碍。三者的 MR 表现相似，显示为臂丛神经增粗、信号增高。相较于常规 MR 扫描，MR 神经成像对评价臂丛神经炎性病变具有很高的敏感性。该研究中 1 例多灶性运动性神经病累及臂丛神经的患者 2D-STIR 序列 MR 神经成像表现为神经增粗、信号增高，而常规 FSE T_2WI 图像显示不明显，与文献一致。

5. *下干型胸廓出口综合征*　下干型胸廓出口综合征是源于臂丛神经在根干部受压而产生一系列症状的疾病。临床上，可分为典型下干型胸廓出口综合征和特殊类型下干型胸廓出口综合征。典型下干型胸廓出口综合征，多见于女性，20~40 岁为主，主要表现为患肢酸痛、不适、无力、怕冷、手部麻木，可出现大小鱼际肌萎缩。电生理检查是诊断下干型胸廓出口综合征的一个重要手段。

下干型胸廓出口综合征患者，多数伴有第 7 颈椎横突过长或颈肋形成，并有小斜角肌附着于其末端、终止于第 1 肋，小斜角肌肌腱前缘自下方拱顶第 8 颈椎和第 1 胸椎神经根或下干，造成神经变性。MR 对下干型胸廓出口综合征的诊断价值始终不明确。

近年来有学者使用不同体位下（上臂位于身体旁和过度外展上臂）动态扫描，发现下干型胸廓出口综合征患者上臂过度外展时斜角肌间隙和肋锁间隙缩小。MR 并可见局部臂丛神经 T_2 高信号伴或不伴变形，斜角肌肿胀或纤维化。

该项研究中 11 例下干型胸廓出口综合征患者 MR 神经成像显示第 8 颈椎、第 1 胸椎神经根及下干与胸口出口处弓形向上抬高，神经较对侧稍增粗，STIR 图像上信号增高，3D-FSPGR 图像显示 8 例伴同侧锁骨下动脉抬高，4 例伴颈肋形成，曲面重建动态观察见臂丛神经下干自斜角肌前缘跨过。1 例患者术前临床误诊为臂丛神经鞘瘤，MRI 示患侧颈肋末端占位向上拱顶局部臂丛下干，与手术所见一致。

2D-STIR 序列 MR 神经成像可直观显示病变的位置、起源、累及范围及局部神经走行的异常，敏感地发现病变引起的神经信号改变。3D-FSPGR 序列图像可清晰显示病变与邻近重要解剖结构的空间位置关系，显示邻近锁骨下动脉形态及走行、第 7 颈椎横突或颈肋及附着于其上的斜角肌。3D-FIESTA-c 序列 MR 脊髓成像可清晰显示椎管内神经根丝、脊髓、硬脊膜及神经根袖，全面评价椎管内外生长肿瘤的侵及范围。

MR 神经成像、脊髓成像结合 MR 常规成像，可全面显示累及臂丛神经的非创伤性病变，鉴别肿瘤性病变的原发或继发、良性或恶性、转移性病变或放射性臂丛神经炎，敏感地发现臂丛神经炎性病变、提示临床诊断和及早治疗，显示邻近病变引起的臂丛神经卡压，辅助临床对下干型胸廓出口综合征的诊断，为臂丛神经非创伤性病变的临床诊治提供重要信息。

第二节 MRI 对臂丛神经损伤诊断的应用

臂丛神经是结构最复杂的周围神经,其损伤也是周围神经损伤中最复杂的一种,依据其损伤部位与神经节的关系可以分为节前损伤和节后损伤,两种损伤的精确定位和诊断都较困难。临床医师主要通过详细询问病史、全身体检和肌电图检查来诊断,但这些方法依然很难提供损伤部位和程度的准确信息,甚至有时不能得到较有效的诊断结果。因此,如何清晰、多角度和无创地显示臂丛及其损伤对其治疗策略的决定和预后极其重要。

早期臂丛显像主要依靠脊髓 CT 造影(CTM),其虽能显示一部分臂丛神经,但仍难以对臂丛损伤做出精确的定位、定性诊断。MRI 有无辐射、无创、显示方法多样等特点,并可以进行薄层或多平面重建,同时具有良好的软组织对比度,相对于 CT、超声、CTM 等其他检查方法具有较大的优势,多项研究显示 MRI 是诊断臂丛神经损伤的首选影像学手段。

影像学研究

1. *臂丛神经形态学基础* 臂丛神经系统是由第 5~8 颈神经前支和大部分第 1 胸神经前支组成,其经斜角肌间隙向外走行,经锁骨下动脉后上方和锁骨后部进入腋窝。其中第 5、6 颈神经前支组成上干,第 7 颈神经前支为中干,第 8 颈神经前支和第 1 胸神经前支的大部分形成下干。出斜角肌间隙后每干又分为前、后两股,由上干和中干的前股组成外侧束,下干的前股为内侧束,三干的后股组合为后束。三束在胸小肌后方分别从外、内、后侧包绕腋动脉。临床上根据神经节的位置可以将臂丛分为节前部分和节后部分。依据臂丛神经和锁骨的空间关系,节后部分可分为:锁骨上段、锁骨后段和下段。

2. *臂丛神经 MR 成像技术的难点* 臂丛神经走行与其周围的血管、脂肪、肌肉等组织关系十分复杂。颈前两侧的颈动静脉引起的搏动伪影会造成某些 MRI 序列上显示欠佳。正前方的喉咽、气管等组织含气较多以及因受检者呼吸、吞咽运动造成的磁敏感伪影和运动伪影均会严重影响成像效果。此外,颈胸部肌肉、锁骨、肺尖胸膜等在呼吸过程中也有一定的位移,这会影响臂丛 MRI 图像的诊断效果。

同时,臂丛神经与周围组织结构紧密,在某些序列上对比度差异不大,难以区分;如果采用某些背景抑制技术,则可能会造成神经本身信号减低。因此,在规避各种伪影影响下,尽可能地提高神经组织对比度并抑制背景信号是臂丛 MRI 扫描的重点。

3. *常用臂丛神经 MRI 扫描序列和正常影像表现* 用于臂丛神经显像的 MRI 扫描序列,最早有常规的自旋回波(spin echo, SE)和快速自旋回波(fast spin echo, FSE)序列及其在此基础上的改进序列(如 3D FSE),以及后来发展的短 T_1 反转恢复序列(STIR)、三维稳态进动快速成像(3D-FIESTA-c)、三维快速扰相梯度回波(3D-FSPGR)等技术及其衍生技术。

扫描序列有背景信号抑制扩散加权成像(DWIBS)、非对称回波三点法水脂分离(IDEAL)、扩散张量成像(DTI)等。

(1)SE 序列:常规 SE 和 FSE 序列是基础的成像序列,在 FSE 图像上臂丛神经节后段呈现条索状、结节状形态,在 T_1WI 及 T_2WI 图像上均呈等、低信号。在此序列上神经与周围的肌肉组织的信号相近,难以区分;虽可以通过周围脂肪的高信号衬托显示,但成像效果仍较差。所以较早文献提出:臂丛神经的成像是否清晰与周围脂肪的含量有很大关系。

(2)STIR 序列:该序列是基于脂肪组织短 T_1 特性的压脂技术,早期由 Filler 等(1992)发现该技术可以使神经显示为较高信号。STIR 技术经过十几年的发展,薄层 STIR 序列可以将臂丛神经成像呈高信号的条索状结构,原始数据行多平面及曲面重组后,可以将臂丛较连续、直观、清晰的显示出来,因其对神经内水分改变的敏感性显著高于 FSE 序列,对臂丛损伤的显示效果会更好。因 STIR 压脂技术相对于频率选择饱和压脂来说对磁场的均匀度敏感性较低,即使大视野扫描边缘部分的压脂效果也较好。所以,在臂丛成像中,该技术可以有效、均匀的压制颈胸部皮下脂肪和神经周围的脂肪组织信号。

STIR-EPI 序列是将 STIR 技术与敏感编码(SENSE)、平面回波成像(EPI)技术结合的新序列,可以在缩短扫描时间的同时获得较好的背景抑制效果，扫描速度快且呼吸伪影少。EPI 技术是目前速度最快的 MRI 信号采集方式，虽然其图像变形较明显，但是结合 SENSE 技术后可以较好地减少图像变形。所以在 STIR-EPI 序列中，臂丛神经显示为明显高信号，节前神经根也较易识别。通过 MIP 和 MPR 重组，可以连续、清晰显示臂丛神经上、中、下 3 干的解剖结构及走行。

3D-STIR 序列是 STIR 序列的进一步发展，它具有更均匀的脂肪抑制效果和更高的空间分辨率，可以实现大视野扫描。Chhabra 等（2013）认为结合西门子公司的三维快速自旋回波（SPACE）技术的 3D-STIR 序列拥有快速、高分辨率的特点和较好的背景压脂并能进行各向同性的重建，而其结合 Gd-DTPA 增强扫描更能显著改善背景抑制效果。

（3）3D-FIESTA-c 序列：该序列是一种平衡式稳态自由进动序列，图像的信号强度取决于组织 T_2 与 T_1 的比值，是水成像技术的一种。其扫描速度快，在神经系统成像上不产生脑脊液运动伪影。在该序列图像上，臂丛神经节前部分呈脑脊液衬托下的等信号丝状结构，边缘清楚、锐利，可以清晰地显示各股神经根，而其曲面重组图像可以连续显示神经的走向，MIP 图像也可以显示节段神经根袖影。有研究认为该序列对节前神经根的显示率为 100%。

（4）3D-FSPGR 序列：在该序列图像上，臂丛神经节后段表现为周边呈稍低信号、中心呈高信号，周围为高信号的脂肪组织。该序列可以较清晰地显示臂丛神经与周围斜角肌、锁骨下动脉及腋动静脉的毗邻关系，也容易区分邻近的锁骨、肋骨及肺尖等结构。

（5）DWIBS 序列：DWIBS 是在 STIR-EPI 基础上融入扩散加权成像（DWI）技术而成，对背景信号的抑制更为彻底。DWI 是目前唯一能检测活体组织内水分子扩散运动的无创性方法，沿神经纤维长轴方向的水分子扩散较自由，在与长轴垂直方向上的扩散则受细胞膜和髓鞘的限制较大，所以臂丛神经在 DWI 序列上表现为较高信号。

由于抑制了自由水的信号，所以节前神经根显示不佳，其效果要低于 STIR-EPI。不过在颈肩部 DWIBS 对血管及其分支抑制良好，更有利于显示神经走行。有研究认为 DWIBS 序列在臂丛神经显示方面有其独特的优越性，是目前臂丛神经 MRN（MR 神经成像）较理想的成像技术。Yamashita 等（2009）使用 DWIBS 序列进行全身 MRN 的初步研究，发现能够较好地显示正常人的臂丛和腰骶丛，其他周围神经几乎不被显示。

（6）IDEAL 序列：IDEAL 序列是近些年兴起的水脂分离技术，使用 IDEAL T_2WI 序列对臂丛成像的组织对比度及边缘锐利度均优于 STIR 序列，其图像质量、信噪比亦高于 STIR。

（7）DTI 技术：DTI 是 DWI 技术的进一步扩展，因其在 6 个以上方向上施加扩散敏感梯度场，可以反映白质纤维走向，已广泛应用于脑部神经的研究。Tagliafico 等（2011）将其使用在臂丛的成像上，发现臂丛神经的 DTI 检测是可靠的，但由于 FA 值与 ADC 值侧别差异较小（分别为 37% 和 32%），难以被临床检测，所以健康对侧臂丛神经需作为测量的参照侧。

4. *臂丛神经损伤及其影像表现* 临床上将臂丛神经损伤分为节前损伤、节后损伤及节前伴节后损伤。节前损伤是指神节前椎管内神经根撕脱，节后损伤是指椎管外神经干损伤；两种损伤类型的治疗和预后均有很大差异。MRI 是唯一能同时显示臂丛神经节前和节后部分的影像学方法，并可区别是哪类损伤。

节前损伤表现为椎管内神经根的撕脱伴或不伴假性脊膜囊肿形成。外伤造成硬脊膜撕脱伤后，脑脊液从蛛网膜下隙沿臂丛神经根引流至椎管外，病变周围软组织的挫伤及瘢痕组织的生成可使脑脊液局部包裹，表现为椎间区或通过椎间孔达到臂丛走行区的囊状高信号影，称为创伤性脊膜囊肿或假性脊膜膨出。利用创伤性脊膜囊肿诊断节前损伤特异性很高但敏感性不足。节前神经损伤也常伴有相应节段脊髓的病变，包括脊髓变形、移位、髓内水肿和晚期的含铁血黄素沉着、软化、脊髓空洞形成等。有研究发现在 70 例节前损伤患者中，神经根缺失或离断占 75%，表现为中等信号的神经根消失、减少或变形；65% 的患者发现长 T_1、长 T_2 信号的创伤性脊膜囊肿；5% 的患者发现脊髓移位；2% 的病人发现脊髓内水肿，为长 T_2 的条状、斑片状信号。

对于臂丛神经节后损伤，MRI 可表现为神经增粗以及走向和结构的异常，如伴有神经水肿和纤维化，T_2WI 上可呈较高信号。对于外伤后其他因素造成的臂丛神经改变，如血肿或锁骨骨折后骨质对臂丛神经的压迫，MRI 也可清晰显示。不过，MRI 较难鉴别节后神经水肿和脱髓鞘改变,且目前对与神经损伤后瘢痕的形成和创伤性神经瘤的鉴别也有难度。

臂丛神经损伤引起的肌肉去神经支配后改变也可由 MRI 显示。一项研究认为,在肌肉去神经化急性期 T_1WI 一般无明显信号改变,STIR 序列可以显示其内的高信号,增强扫描可出现较明显强化;在肌肉去神经化慢性期,肌肉萎缩、脂肪变性等改变容易在 T_1WI 图像上被发现。

5. 臂丛神经 MRI 综合扫描方案 一项课题将臂丛神经各平面检查方法总结为:轴位使用 SE T_1WI、FSE T_2WI、STIR 序列,主要用于显示臂丛病变、颈肩部肌肉改变和定位;矢状位采用 FSE T_2WI 序列,主要显示脊髓、椎间盘病变及臂丛与锁骨下动脉的关系;冠状位采用薄层 STIR 及 3D-FSPGR 序列,可以较清晰显示节后部分,STIR 可以观察神经水肿,3D-FSPGR 联合增强主要用来显示解剖结构和病变的强化;最后加扫冠状位及轴位 3D-FIESTA-c,主要显示节前部分,也可显示椎管内病变与神经根的毗邻关系。

STIR-EPI、3D-STIR 和 DWIBS 技术使臂丛神经的成像上有了更好的选择。用 STIR-EPI 或 3D-STIR 序列替代冠状位薄层 STIR 显示节前及节后神经能取得较好的效果,矢状位 3D-STIR-SPACE 序列评价局部的神经段较好。DWIBS 虽然对节前神经显示效果较差,但对节后神经束的显示是其他方法无法比拟的,可作为节后损伤诊断的首选。IDEAL 技术在临床上也越来越多地应用于臂丛诊断,但其实际诊断效能还需更多的研究证实;DTI 臂丛成像则仍处于实验室研究阶段。

综上所述,MRI 具有良好的软组织对比度及多方位、多序列成像的特点,可清晰显示臂丛神经及与毗邻结构的关系。MRI 已成为诊断臂丛神经损伤的首选影像学手段,并为治疗策略的选择提供重要依据。今后,随着新技术的应用和发展,在臂丛神经显像上更好地实现形态与功能的结合,则具有更为广泛的临床应用价值。

第十七章　青年上肢远端肌萎缩症

青年上肢远端肌萎缩症，又称平山病，为日本学者平山惠造等（1959）首先报道，是一种与颈椎屈曲活动相关的良性自限性颈脊髓疾病。该病比较少见，主要集中于日本和印度，我国自1990年后报道该病190余例，近年来报道的病例增多，但认识度仍很低，临床误诊率高。亚洲其他国家、欧洲部分国家及北美亦有散在报道。

本病男性多见，绝大多数在15~25岁之间发病，主要特征是单侧或双侧不对称性的前臂远端肌肉无力，伴肌肉萎缩，无感觉障碍，可有寒冷麻痹或伸展性束颤。

一般病程缓慢进展1~3年后可自然停止，呈自限性，少数亦出现二次波动现象。在临床上容易与运动神经元病中的肌萎缩侧索硬化症和进行性脊髓性肌萎缩症、“颈椎病”等相混淆，临床极易误诊，尤其与运动神经元病早期表现相似而预后截然不同，治疗方案也有较大差别，因此对青年上肢远端肌萎缩症的准确、及时诊断对于患者的治疗和预后有重要影响。目前青年上肢远端肌萎缩症最主要的诊断方法是结合临床症状和影像学的综合诊断。

一、发病机制

青年上肢远端肌萎缩症临床症状与运动神经元病相似，早期曾被认为是运动神经元病的特殊类型。但是随着青年上肢远端肌萎缩症影像学研究的进展，发现青年上肢远端肌萎缩症是一种与颈椎屈曲活动相关的疾病，在颈椎前屈活动时出现下颈段（C_4~T_1）背侧硬脊膜的异常前移，导致相应节段颈髓受压缺血，从而引发相应神经支配节段的肌肉萎缩。其发病机制与运动神经元病完全不同，因此，目前倾向于认为它不属于运动神经元病。

现在比较为人们所接受的青年上肢远端肌萎缩症发病机制学说主要是生长发育学说和脊髓动力学说。生长发育学说解释了青年上肢远端肌萎缩症患者下颈段背侧硬脊膜异常前移的原因，即认为是由于骨性颈椎管与背侧硬脊膜生长发育相对不均衡所致。这一学说也解释了为何青年上肢远端肌萎缩症几乎均发生在处于生长发育期的男性青少年。

脊髓动力学说则解释了硬脊膜前移之后相应节段脊髓所发生的病理生理改变，即前移的硬脊膜导致脊髓前部的动脉血供受阻，而脊髓前角运动细胞对缺血非常敏感，因此发生变性和坏死而出现相应的临床症状。

近年来也有学者陆续提出超敏反应学说和家族遗传学说。还有学者提出硬脊膜本身因弹性蛋白含量下降所导致的紧张是颈椎屈曲位时硬脊膜前移的主要原因。也有学者认为青年上肢远端肌萎缩症早期阶段可能有免疫和炎症反应参与。但这些假说尚未被普遍认可。

二、临床表现

青年上肢远端肌萎缩症多为青少年隐匿起病，发病年龄在15~25岁之间，多累及男性。此病临床表现呈缓慢出现的不对称性前臂及手部肌无力、肌萎缩。病变累及前臂时以后群伸肌及尺侧肌肉为主，肱桡肌受累相对较轻，形成“斜坡样萎缩”特殊形态，累及手部主要为大小鱼际肌和骨间肌，多数患者有“寒冷麻痹”（即暴露在寒冷环境中无力症状明显加重）及伸展性震颤。该病的神经系统检查通常显示无感觉系统及锥体束受累。该病具有良性自限性病程，85%的患者在发病2~5年内病情会自然停止。

肌电图检查提示受累肌肉呈神经源性改变，而感觉传导速度和运动传导速度不受影响。实验室检查可见血嗜酸粒细胞和IgE升高，脑脊液检查无异常。

三、临床诊断标准

平山惠造（1991）提出青年上肢远端肌萎缩症的临床诊断标准，包括以下几方面：一侧上肢或双侧上肢不对称性肌无力、肌萎缩，主要累及 $C_{7\sim8}$、T_1 水平脊神经支配区；发病多在15~25岁之间，隐匿起病；发病初期有1~3年的快速进展期，随后病情趋于平稳；受累手指出现震颤；暴露于寒冷环境时会出现轻微的一过性症状加重；肌电图检查显示受累肌肉呈慢性神经源性改变；无主观的感觉异常。

四、影像学研究

影像学检查是确诊青年上肢远端肌萎缩症的重要依据，在患者出现上肢肌肉萎缩、无力的情况下，进行恰当、适宜的影像学检查，可以起到确定诊断的作用，并且与其他临床症状相类似的运动神经元疾病进行鉴别诊断。

MRI

1. *颈椎过屈位MR扫描* 颈椎过屈位MR扫描是目前公认的诊断青年上肢远端肌萎缩症最佳的影像学检查方法，采用将受检者头部及臀部垫高的方法，使下颌尽量靠近胸壁，在磁体环境下模拟出颈椎前屈的生理体位。平扫时典型患者出现特征性的下颈段水平(通常为 C_4~T_1 水平)椎管内背侧硬脊膜前移、硬膜外间隙增宽和相应的脊髓节段受压变扁。增宽的硬膜外间隙内呈等 T_1、长 T_2 信号，部分患者其内可出现线条样血管流空信号。对硬膜外间隙内异常信号的研究显示其与心脏搏动一致，考虑为瘀血扩张的静脉丛，增强扫描可见其呈明显均匀的强化。Hirayama等(2000)发现颈椎过屈位时以上征象MRI检出率达87%。而一些学者总结1978年至2010年间国内报道的214例患者，过屈位MRI异常率达100%。

Lai等(2011)将青年上肢远端肌萎缩症患者和正常对照组颈椎过屈位的MRI进行了定量对比研究，发现正常人颈椎在过屈位时硬脊膜囊后壁也会前移，但程度较轻微，不会出现相应节段的脊髓受压变扁及硬膜外间隙增宽等表现。

在一组17例患者中，硬膜囊后壁前移，低位颈髓受压变扁共17例，阳性率达100%；出现硬膜外间隙增宽17例，伴流空信号影16例，分别为100%和94.1%。表明颈椎过屈位时以上异常征象阳性率很高，与国内外文献报道一致。

前移硬膜的压迫导致相应节段颈髓变扁，常为双侧不对称性，严重者髓内可出现长 T_1、长 T_2 异常信号。脊髓内异常信号提示了脊髓肉眼可见的病理学改变。有学者研究发现：病程小于36个月和病程大于40个月的病例中，髓内没有异常信号，而病程在36~40个月的患者髓内有异常信号，也提示该病具有良性自限性病程的特点。

颈椎过屈位MRI诊断青年上肢远端肌萎缩症时对颈椎屈曲程度的要求尚无统一标准。有学者研究青年上肢远端肌萎缩症患者不同颈椎屈曲角度下(20°、25°、30°、35°、40°)各典型影像学征象的显示情况，结果表明，屈曲角度为20°时，部分患者未出现典型影像学征象，屈曲角度在25°~35°之间时影像学征象均能良好显示，而当屈曲角度大于35°之后，不同角度组之间影像学征象显示差异无统计学意义。因此提出了青年上肢远端肌萎缩症颈椎过屈位扫描的技术方案建议，即为避免漏诊，过屈位MR检查青年上肢远端肌萎缩症的最小颈椎屈曲角度应为25°。并针对在扫描实践中患者配合不良的问题以及磁体、线圈的类型和大小可能对颈椎过屈体位的限制问题，提出最佳屈曲角度为35°。

有学者对青年上肢远端肌萎缩症患者和正常对照组颈椎过屈位MRI的影像学征象进行了对比定量研究，发现正常人颈椎在处于过屈状态时，下颈段背侧硬脊膜并不是固定不动的，也会发生轻微前移，但前移程度远小于青年上肢远端肌萎缩症患者，并且并不出现相应节段的脊髓压迫症状。该学者提出通过测量两个比值即过屈位背侧硬脊膜前移距离/水平椎管矢状径和局部脊髓矢状径/水平脊髓横径来定量观察青年上肢远端肌萎缩症的特异性征象，前者比值升高、后者比值下降对于青年上肢远端肌萎缩症的诊断更为准确。这也为青年上肢远端肌萎缩症的影像学诊断提供了更为精细的、量化的诊断标准。

2. *颈椎中立位MR扫描* 在常规颈椎中立位MR扫描时，患者并不出现上述典型的背侧硬脊膜前移征象，部分患者仅可观察到下颈段水平脊髓的萎缩变细。以前认为不能通过常规中立位颈椎MRI来诊断青年上肢远端肌萎缩症。近年来有学者提出在轴面图像上可观察到背侧硬脊膜与邻近椎板的失连接现象对于青年上肢远端肌萎缩症具有辅助诊断价值。

正常情况下背侧硬脊膜应紧贴两侧椎板内壁，青年上肢远端肌萎缩症患者的硬脊膜位置明显前移，与椎板分离，称为失连接征象。有学者研究了在颈椎中立位MRI时局灶性脊髓萎缩、脊髓不对称性受压变扁、失连接现象、颈椎曲度异常、脊髓内 T_2 高信号等征象对青年上肢远端肌萎缩症的辅助诊断价值,仅失连接征象有诊断价值,其灵敏度为93.5%,特异度为98.0%。提示在患者无法施行经典的过屈位颈椎MR检查时,可通过中立位颈椎扫描的失连接征象结合患者临床症状和体征来诊断。

常规中立位颈椎MRI扫描中,基本不出现以上典型的脊髓硬膜囊后壁前移的表现,同时也无相应脊髓节段受压变扁。部分患者仅可观察到颈椎曲线的改变,下颈段脊髓的萎缩变细。Chen等(2004)研究46例青年上肢远端肌萎缩症患者和51例正常对照者颈椎中立位MRI的特点,观察指标为:低位颈髓局限性萎缩,不对称性变扁平,颈椎曲线异常,硬膜囊后壁和邻近椎板的LOA征象(即正常情况下硬膜囊后壁应紧贴两侧椎板内壁,青年上肢远端肌萎缩症患者的硬脊膜位置明显前移,与椎板分离),颈髓内T_2WI高信号。发现仅LOA征象具有辅助诊断价值,其敏感性为93.5%,特异性为98%。

一些学者研究颈椎中立位MRI对青年上肢远端肌萎缩症的诊断价值,发现18例患者和31例对照组间低位颈髓萎缩,变扁平,LOA征象均有统计学意义,低位颈髓萎缩变扁对诊断虽有一定的敏感性及特异性,但经多因素调整后,并无明显的诊断价值。颈椎曲线改变敏感性和特异性均较低,无诊断价值。LOA征象与青年上肢远端肌萎缩症诊断相关性高,敏感性和特异性高,具有较高的诊断价值。

一组17例患者颈椎中立位MRI出现曲线异常14例,低位脊髓萎缩、扁平10例,脊髓出现T_2WI高信号影4例,而LOA征象17例,阳性率分别为82.4%、58.8%、23.5%及100%。可见LOA征象阳性率极高,可以作为青年上肢远端肌萎缩症的特征性征象,与国内外研究结果一致。

五、影像学和发病机制间的联系

青年上肢远端肌萎缩症发病机制尚未完全明确,有多种学说,目前获得较多支持的是生长发育和脊髓动力学学说。该学说认为青年上肢远端肌萎缩症患者在生长发育过程中硬脊膜与骨性椎管生长不平衡,导致长度不匹配,在中立位时张力即比较大,颈椎屈曲时,为补偿其增加的长度,硬脊膜囊后壁只能前移,从而压迫相邻的脊髓,以脊柱后凸最明显的$C_{6\sim7}$段为主要受累部位。反复屈颈可引起颈髓的积累性损伤或慢性缺血,引起脊髓前角的慢性退变,继而导致相应脊髓节段的萎缩。

这一学说的提出有赖于影像学的发现。早期研究者们应用脊髓X线造影或CT造影法观察青年上肢远端肌萎缩症患者,发现在颈椎前屈体位下,将对比剂注入颈段蛛网膜下隙,可以发现下颈段硬膜囊后壁前移的典型征象。而颈椎前屈位MRI检测技术不但可以方便地观察到硬膜囊后壁前移,还能发现相应脊髓节段的受压变扁,甚至脊髓内T_2WI高信号等表现,这更进一步支持了颈椎前屈时脊骼受压慢性缺血的机制。

青年上肢远端肌萎缩症影像学上还可以表现为颈部前屈时下段颈髓硬膜外腔间隙增宽,内充填新月形的稍长T_1、长T_2异常信号影,并可见异常迂曲的血管流空信号,增强扫描可见明显强化,考虑是硬膜外腔异常扩张增粗的静脉丛,这已经由脊髓血管造影证实。但扩张的静脉丛是否会引起脊髓前角缺血还存在争议。

Ciceri等(2010)认为静脉丛瘀血可能是屈颈时前角细胞缺血的共因之一;而Elsheikh等(2009)则认为硬膜外静脉成像虽然可显示硬膜外静脉丛有明显的瘀血扩张,但未见闭塞或梗阻征象。故硬膜外静脉丛扩张可能只是硬膜囊前移的继发性表现,并未对脊髓前角细胞的缺血产生影响。

六、颈椎过屈位和中立位MRI与青年上肢远端肌萎缩症早期诊断

青年上肢远端肌萎缩症一般表现为青少年隐匿起病的前臂及远端肌无力及萎缩,呈不对称性,无感觉障碍,肌电图表现为下颈段对应部位神经源性损害,运动神经元病早期亦可有类似的临床表现和肌电图特点,故容易混淆。青年上肢远端肌萎缩症一般1~3年左右肌肉萎缩不再发展,趋于稳定,受累范围也不扩大,不影响下肢和延髓支配肌肉,呈自限性。而运动神经元病会在3~5年内逐渐进展,不断恶化,表现为广泛性的多部位受累,如累及下肢、躯干肌、延髓支配肌等,肌电图表现为上肢、下肢、脊旁肌及胸锁乳突肌等多部位的神经源性损害。故有时依靠临床表现和肌电图早期诊断青年上肢远端肌萎缩症困难,对患者往往需要长达数年的观察随访,至肌肉萎缩出现局限性及自限性特点时才能明确诊断。

而青年上肢远端肌萎缩症患者在出现肌肉萎缩时即存在影像学上的特征性改变,如颈椎过屈位MRI可见硬膜囊后壁前移、脊髓受压、硬膜外腔有

片状扩张的静脉丛等征象,且中立位时这些征象基本消失。

此外,中立位硬膜囊后壁与邻近椎板的 LOA 征象亦有明显特征性,具有临床诊断价值;而运动神经元病患者并无以上影像学特征。故颈椎中立位及过屈位 MRI 结合分析能有效地尽早确立青年上肢远端肌萎缩症的诊断。

一组 17 例患者临床表现均为隐匿进展的一侧上肢远端无力和萎缩,部分发展至对侧,病程为 1.5~3.5 年,其临床表现和肌电图特点与运动神经元病早期无法区分,就诊时即有 4 例误诊为运动神经元病,但未进行过屈位颈椎 MRI 检查。

该项研究 17 例患者均行颈椎常规中立位和过屈位 MRI 平扫,发现中立位时 17 例均出现 LOA 征象,而过屈位时均出现硬膜囊后壁前移、低位颈髓受压、硬膜外间隙增宽,16 例伴流空信号影,依据这些典型征象,可诊断为青年上肢远端肌萎缩症。可见,加强对青年上肢远端肌萎缩症影像学特征的认识,对尽早诊断青年上肢远端肌萎缩症,排除运动神经元病具有重要意义。除典型病例外,青年上肢远端肌萎缩症亦可有比较少见的临床类型,如上肢近端肌肉萎缩的青年上肢远端肌萎缩症。

有学者发现 3 例患者表现为上肢近端无力及肌萎缩,临床表现与典型青年上肢远端肌萎缩症的临床诊断标准不完全一致,但颈椎过曲位 MRI 示硬脊膜前移和脊髓受压,硬膜外椎管内静脉丛扩张等特征性影像表现,脊髓受压部位较一般青年上肢远端肌萎缩症稍高,在 $C_{4\sim5}$ 椎体水平,导致 $C_{5\sim6}$ 脊髓节段支配的上肢近端的肌肉萎缩无力。

近年来日本也报道过类似的病例,表现为上肢近端肌肉如三角肌、肱二头肌萎缩,以及前锯肌萎缩引起的翼状肩胛,根据电生理检查和颈椎过曲位 MRI 特异影像,诊断为青年上肢远端肌萎缩症。因此,对于以近端肌无力及萎缩的少见类型的青年上肢远端肌萎缩症来说,颈椎 MRI 的特征性表现更是确诊的重要依据。

虽然青年上肢远端肌萎缩症呈自限性,病情发展到 3 年左右会趋缓或停止进展,但早期确诊一方面可以尽早治疗,如佩戴颈托等可以避免颈髓继续受压,减轻肌无力和萎缩的程度,阻止病情进展;另一方面可以消除“运动神经元病”诊断给患者带来的心理上的困扰,减轻焦虑和抑郁情绪,提高患者的生活质量。

另请参见本书 颅脑脊髓卷 第十二篇 第十五章 青少年上肢远端肌萎缩症。

第十四篇　下肢与骨盆

第一章　下肢软组织肿瘤

第一节　下肢黏液性脂肪肉瘤

黏液性脂肪肉瘤少见，主要发生于四肢的深部软组织，由于黏液性脂肪肉瘤除脂肪成分外还含有更多的水样成分，致使黏液性脂肪肉瘤在MRI上表现为长 T_1 长 T_2 信号，与其他一些软组织肿瘤有时难以鉴别，在临床诊疗过程中，黏液性脂肪肉瘤的术前确诊率低并可能延误治疗。

一、病理学

脂肪肉瘤是仅次于纤维组织肉瘤的最常见软组织恶性肿瘤，病理学上分为分化良好型、黏液型、多形型、圆形细胞型和去分化型5个亚型。Sung等(2000)认为分化良好型为低度恶性，预后最好；多形型和圆形细胞型为高度恶性，容易局部复发和转移，常见转移部位为肝、肺和脑，预后最差；而黏液型则处于两者的中间状态，转移率低，但是复发率高。

病理上黏液性脂肪肉瘤由形态一致的圆形或卵圆形原始非脂源性间叶细胞、数量不等的小印戒样脂肪母细胞、具有特征性分支状血管的黏液样基质3种成分组成的恶性肿瘤，黏液性脂肪肉瘤的病理学诊断并不困难。

二、临床表现

黏液性脂肪肉瘤少见，占所有脂肪肉瘤的30%~40%左右，主要好发于中老年人，多发生在四肢(尤其是下肢)、臀部、腹部和腹膜后。黏液性脂肪肉瘤通常表现为隐袭性生长的包块，下肢多见，部位多深在，病程长短不一，患者多数以无痛性包块就诊，就诊时包块体积多数较大。黏液性脂肪肉瘤为恶性肿瘤，复发率高，转移率较低，最常转移到骨、软组织及腹膜后区域。Estourgie等(2002)建议原发肿瘤手术后，前2年每隔6个月需进行腹部、盆腔及胸部的影像学检查，随后应该每年1次影像随访检查。

三、影像学研究

由于MRI对于骨转移及软组织转移具有较高的敏感性，并且有报道发现脂肪肉瘤骨转移普通X线、CT及ECT检查存在假阴性，因此，对于那些疑似有骨及软组织转移的患者，MRI检测具有显著的诊断价值。实际上，在脂肪肉瘤的各个亚型中，只有分化良好型肿瘤的脂肪成分比例可达75%以上，而其他亚型肿瘤内脂肪成分所占的比例一般少于25%。因此，黏液性脂肪肉瘤除脂肪成分外还含有更多的黏液基质，大量的黏液基质使肿瘤在MRI平扫图像上类似囊性病变，表现为长 T_1 和长 T_2 信号特点，与其他囊性病变不易区别。临床工作中，常误认为良性囊肿进行切除。上述影像学问题常常干扰临床治疗方案的选择。MRI不仅具有较高的软组织分辨率，而且MRI信号的差异基本反映了软组织肿瘤的组织学特点，使之在软组织肿瘤诊断方面明显优于X线、CT，因此，MRI在软组织肿瘤诊断中具有显著优势。黏液性脂肪肉瘤主要由毛细血管丛、黏液基质和脂肪母细胞成分构成，其MRI表现特点与其组织学构成有关。

一些学者回顾性分析7例黏液性脂肪肉瘤，总结出肿瘤多为形态规则，边界较清楚的肿块，T_1WI上与肌肉相比主要呈等或稍低信号，其内可见散在分布的“线”状、“花边”状或“云絮”状的高信号影。T_2WI肿瘤大部分区域信号强度高于皮下脂肪。有的病例患者MR可以清晰显示肿瘤具有包膜，肿瘤信号不均匀，可能与肿瘤内脂肪成分所占比例有关。

黏液样脂肪肉瘤具有2种特征性的区域：一个

为致密区,密度较高含有较多血管网状结构。另一区域为匀质的蛋白区,不含血管网,78%~95% 的病灶内可含有少量脂肪和小结节,肿瘤内可有钙化、出血及囊变。在增强扫描时,肿瘤内丰富的血管网结构表现为显著强化,显示其具有实性成分。均质蛋白区不强化。因此,肿瘤表现为显著且不均匀强化。所以,MRI 检查时有必要在常规扫描基础上进行增强扫描,可将黏液性脂肪肉瘤的术前确诊率提高至 80%,显著提高临床救治效果。

治疗前 MRI 检查能够从不同的角度及平面更好地观察肿瘤的大小、形态、内部结构和信号特点,以及对邻近结构的侵犯情况,有助于手术方案的制订。治疗后可以观察手术区有无肿瘤组织残留,随访了解放疗后的治疗效果,评估外科手术后肿瘤有无复发。

四、鉴别诊断

由于黏液性脂肪肉瘤存在比例不等的黏液样基质成分,少数肿瘤黏液样变常非常显著,甚至呈囊性改变,在 T_1WI 呈略低信号或等信号,在 T_2WI 则呈比较均匀的高信号。其影像学表现易与下述病变混淆。

(1)脂肪母细胞瘤:脂肪母细胞瘤 80% 发生于婴幼儿,其次为儿童。多数脂肪母细胞瘤患者就诊时小于 3 岁,初次就诊的脂肪母细胞瘤患者极少大于 8 岁,而脂肪肉瘤在小于 10 岁的儿童中的发生率很低,两者在发病年龄方面几乎没有重叠,因此根据发病年龄两者可鉴别。MRI 上脂肪母细胞瘤的信号不均匀,表现为包含有脂肪和软组织混合信号的肿块,增强扫描软组织成分有轻度不均匀强化。脂肪母细胞瘤如果完整切除则不易复发。

(2)肌肉内黏液瘤:肌肉内黏液瘤最常发生在大腿,其次为肩部、臀部及上臂等处,好发于中老年人,绝大多数肌肉内黏液瘤为单个。肿瘤内含有大量黏液成分,呈长 T_1 长 T_2 信号,增强扫描肿瘤呈不均匀强化。肿瘤因缺乏完整的包膜,表现出浸润趋势,使得黏液侵入紧邻的肌肉组织,引起病变邻近肌肉萎缩及在 T_2WI 信号强度增高,并且导致肿瘤周围反应性脂肪沉积。肌肉内黏液瘤可伴有骨纤维结构不良,即 Mazabraud 综合征,若出现上述征象则肌肉内黏液瘤可能性较大。

(3)软骨性脂肪瘤:软骨性脂肪瘤是近年来新认识的一种良性脂肪细胞肿瘤的特殊类型,十分罕见。软骨性脂肪瘤患者的发病年龄范围广(14~75 岁),平均 40 岁,发病高峰在 21~40 岁,以女性多见。患者表现为皮下或深部软组织近期内或缓慢长大的无痛性肿块,病程可短可长。MR 上与黏液性脂肪肉瘤难以鉴别,但是 X 线片及 CT 上容易发现肿瘤钙化,有助于鉴别诊断。

(4)神经鞘瘤:神经鞘瘤是发生在体部神经源性肿瘤中最常见的一种,起源于神经鞘的神经膜细胞,多为良性单发性病变,很少发生恶性变,好发年龄 20~40 岁。神经鞘瘤发生于四肢软组织是少见的,肿瘤多呈梭形或类圆形,肿瘤生长缓慢,有完整包膜,直径通常小于 5 cm,较大的瘤体内可伴有出血、坏死、囊变等继发性退行性改变。常规 MRI 检查肿瘤 T_1WI 多为较低信号,T_2WI 为较高信号,增强扫描肿瘤实质或囊壁较明显强化。一些学者总结了 23 例神经鞘肿瘤的 4 大特征,沿着神经干走行的梭形肿块、靶征、肿瘤与神经关系密切、脂肪分离征。囊变的神经鞘瘤囊壁较厚,且厚薄不均匀,囊液的信号接近于水,呈长 T_1 长 T_2,增强扫描时囊壁或肿瘤实质部分明显强化,上述特点有助于鉴别诊断。

(5)囊性淋巴管瘤:淋巴管瘤为来自中胚层的良性肿瘤,由于先天性淋巴管系统发育缺陷或继发性淋巴管损伤,导致淋巴管引流不畅管腔异常扩张呈瘤样。可发生于任何年龄,最常见于儿童。该瘤以颈部最多见,其次是腋窝和腹腔内,很少发生于四肢。根据瘤内淋巴管腔的大小分为单纯性淋巴管瘤、海绵状淋巴管瘤和囊性淋巴管瘤(囊性水瘤)。淋巴管瘤以囊性水瘤多见,其囊内容物的性质决定了 MRI 信号特点,一般与水的信号一致,T_1WI 呈低信号,T_2WI 呈明显高信号,囊内分隔呈等信号,增强扫描不强化。淋巴管瘤根据发病年龄、部位及影像学特点,定性诊断不难。

黏液性脂肪肉瘤较少见,MRI 表现具有一定的影像学特点。MRI 检查可以清晰地观察黏液性脂肪肉瘤信号特征、形态、结构、范围及周边结构受累情况,如有无血管、神经束包绕、骨与关节是否受侵等优点。

第二节　腺泡状软组织肉瘤

腺泡状软组织肉瘤为好发于青年女性的高度恶性肿瘤，约占所有软组织肉瘤的 0.5%~1.0%。肿瘤大多数发生于躯干和下肢，但近来也有发生于头颈部和上肢的报道。由于腺泡状软组织肉瘤发生率较低，国内外相关影像学文献较少。

一、病理学

在生物学特性上腺泡状软组织肉瘤属于高级别软组织肉瘤，生长速度较快，但以膨胀性生长方式为主，早期较少侵犯神经和血管，故而临床症状多以进行性增大的无痛性肿块为常见。肿瘤大体没有包膜结构，内部常见坏死、囊变，囊内可见血性液体。腺泡状软组织肉瘤一般不发生钙化。镜下 HE 染色可见多个多边形肿瘤细胞围成一个类似于腺泡样结构，这些腺泡样结构之间存在血管内皮铺衬而成的血窦。这些血窦数量极其丰富。由于胞质内含有淀粉样蛋白，过碘酸 - 希夫氏阳性也被列为其特性之一。

二、临床表现

腺泡状软组织肉瘤的发病特征具有典型的性别、年龄差异。女性好发，15~35 岁为主要发病人群，儿童也可发生，40 岁以上的中老年人极为罕见。发病部位以下肢和躯干常见，儿童可发生于头颈部，据 Portera 等（2001）对 74 例腺泡状软组织肉瘤患者进行统计，发生于躯干和下肢的病例占 81%，头颈部占 12%。

三、影像学研究

1. X 线检查和 CT　对于大多数发生于软组织的肿瘤来说，X 线片与 CT 表现缺乏特征性。X 线片仅能提示软组织肿块的存在，对于准确定位、肿瘤侵犯范围、肿瘤形态都难以清楚显示。CT 虽然能够显示肿瘤的位置、范围和形态以及内部有无钙化，但对于肿瘤内成分的显示远远不如 MRI。

2. MRI

（1）肿瘤的体积：腺泡状软组织肉瘤在临床上主要表现为发生于深在部位的进行性增大无痛性肿块，故而发现时肿瘤体积一般较大。但也有例外，当肿瘤发生在空间狭小的部位，因为对周围器官的挤压而导致出现相应症状较早，从而发现时体积较小。

（2）肿瘤的边缘：腺泡状软组织肉瘤的生长方式为膨胀式为主，对周围组织、器官浸润较少发生。但肿瘤也会沿肌肉间隙或筋膜与骨间隙生长，反映其侵袭性生物学特性。当肿瘤生长体积较大时，对周边血管和淋巴管压迫或侵犯，造成周围软组织水肿。同时，肿瘤内大量动 - 静脉瘘的存在，也会造成循环障碍从而引发水肿。

（3）肿瘤周边卫星灶：恶性软组织肉瘤容易复发的主要原因为肿瘤周边存在卫星灶，这些卫星灶位于肌肉间隙或皮下的脂肪组织内，如术前不做影像学评估极易发生肿瘤残留。部分卫星灶早期并不能在影像学检查中被发现，所以有学者认为所有表现为侵袭性生长的软组织肿瘤术后均应进行常规放射治疗。

腺泡状软组织肉瘤属于富血供肿瘤，肿瘤内存在大量蜿蜒迂曲的血管，同时具有部分动 - 静脉瘘。这些血管大部分在 MRI 图像上表现为流空信号。肿瘤血管内血液流动较为缓慢，加上肿瘤组织内存在丰富的血窦，从而造成 T_1WI 图像的高信号。当部分肿瘤血管内存在血栓或血流过于缓慢时，红细胞破裂，含铁血黄素释放，T_1WI 信号可以更高。T_2WI 图像上肿瘤为信号极不均匀，这是由于肿瘤组织内的出血、坏死、瘢痕形成等因素所造成：出血为低信号，小片的坏死囊变为高信号，瘢痕组织则为等信号。

增强后肿瘤强化显著，同时能够较长时间保持强化，除了与肿瘤内血管密集和走行蜿蜒迂曲密切有关外，还与肿瘤巢之间血管内皮细胞形成的毛细血管状结构使得肿瘤内“血池”容积较大有关。另外，该研究中病例部分囊变区域在 T_1WI 图像为高或等高信号，这与出血以及含铁血黄素游离有关。

3. DSA　腺泡状软组织肉瘤体积巨大，内部血管丰富，除了大量走行蜿蜒迂曲的动、静脉和动 - 静脉瘘外，还存在极其丰富的血窦。这样的血管结构造成 DSA 血管造影时可以看到迂曲蜿蜒的动脉，早显影的引流静脉以及长时间染色的肿瘤血管网。所以 DSA 检查可以从活体组织上印证腺泡状软组织肉瘤在 MRI 图像上特征性表现的血流动力学基础。但腺泡状软组织肉瘤的 DSA 表现不具有特征性，可见于部分血管畸形和富血供肿瘤，所以单凭血管造影还难以做出诊断，必须联合 MRI。

四、预后

由于腺泡状软组织肉瘤具有早期无痛、发病位置深在等特点，发现时往往已属于晚期。Lieberman 等(1989)研究表明，确诊时发生远处转移和未发生转移的患者中位生存期分别为 3 年和 11 年。转移的好发部位依次为肺、骨骼和脑。有学者曾报道 1 例腺泡状软组织肉瘤脑转移患者，转移瘤亦可见血管流空信号，同时 T_1WI 与脑灰质相比为等信号。值得注意的是骨骼转移在软组织肿瘤内较为罕见。

五、鉴别诊断

(1)滑膜肉瘤：滑膜肉瘤好发于四肢深部，往往邻近大关节，在 T_1WI 图像上表现为高信号，但其内部无明显流空血管，滑膜肉瘤体积较大时囊变更为显著。

(2)纤维肉瘤：纤维肉瘤内部和周边可见流空血管，但其分化较为成熟部分在 T_1WI 和 T_2WI 均为等信号，不成熟部分则为 T_1WI 低信号、T_2WI 高信号。而且纤维肉瘤好发于中老年人。

所以大量流空血管和 T_1WI 高信号共同构成腺泡状软组织肉瘤的 MRI 特征性表现。

第三节 下肢软组织肿瘤与深筋膜

1. 下肢深筋膜 下肢为多层次鞘状结构，可分为浅、深 2 层，深筋膜是两者的分界，包裹肌肉、血管、神经和骨。股部的深筋膜，又称阔筋膜，是人体内最大且致密的筋膜。向上连及臀筋膜、会阴筋膜，向下与小腿深筋膜相续。阔筋膜在股外上部分 2 层包裹阔筋膜张肌，下行纤维增厚为髂胫束，止于胫、腓骨及膝关节囊；在前内侧构成缝匠肌鞘；向深面发出股内、股外侧及股后肌间隔，与股骨相连。深筋膜被覆在肌肉表面，其收缩及伸拉有助于腿部肌肉力量的产生。

3 个肌间隔中，后侧肌间隔相对不甚明显，位于大收肌与半膜肌之间，至下部则位于大收肌后方。肌间隔将大腿分为 3 个筋膜鞘，前骨筋膜鞘(内有缝匠肌、股四头肌、髂肌和耻骨肌)、内侧骨筋膜鞘(内有内收肌群、股薄肌及闭孔神经、血管)、后骨筋膜鞘(内有股后肌群及坐骨神经)。

股三角位于股前上段阔筋膜深面，前侧与内侧骨筋膜鞘之间，内有股神经、股动静脉、淋巴管、腹股沟深淋巴结及脂肪。收肌管位于股前内侧的中 1/3 段，前侧与内侧骨筋膜鞘之间，向上与股三角相延续，向下通往腘窝，内有隐神经、股动静脉及淋巴管等通过。因此股三角与腘窝内的炎症、脓肿等可通过收肌管相互蔓延。

阔筋膜在膝后区又称腘筋膜，其深面为腘窝，内充填滑液囊、脂肪和腘深淋巴结，有胫神经、腘动静脉及腓总神经通过。小腿深筋膜在胫侧与胫骨骨膜相融合，在腓侧，发出前后 2 个肌间隔，附着于腓骨，与胫、腓骨及其间的骨间膜共同围成外侧骨筋膜鞘、前骨筋膜鞘、后骨筋膜鞘。

2. 下肢深筋膜与软组织肿瘤的关系 深筋膜在 X 线平片、CT 图像上不能显示，在 MRI 上，因其氢质子含量低，呈明显的低信号，与肌肉、脂肪等形成对比。有学者将 MRI 用于筋膜、肌腱的解剖研究。不同场强 MRI 对深筋膜显示程度有一定的差异，一般说来 0.5T MRI 难以区分深筋膜与肌肉，1.5 T MRI 在后侧肌间隔、股内侧等筋膜较薄弱的区域显示欠佳，3.0 T MRI 可达到更高的信噪比和空间分辨率，能清晰显示各区域筋膜的解剖细节。T_1WI、T_2WI 中脂肪与筋膜形成良好对比，T_2WI FS 将肌间隔的轮廓勾画得更锐利，两者互为补充。

深筋膜分隔包裹下肢各解剖区域。恶性软组织肿瘤侵袭度高，生长迅速，易破坏深筋膜，侵犯邻近组织；良性肿瘤通常无侵袭性，生长缓慢，难以破坏致密的筋膜结构。一组 16 个良性肿瘤深筋膜结构均完好，部分有筋膜移位或增厚现象，与瘤体推压、纤维组织反应性增生等有关。恶性病灶中 23 例显示深筋膜破坏，仅 2 例浅在恶性纤维组织细胞瘤显示深筋膜连续，有文献认为，表浅的恶性纤维组织细胞瘤侵袭性低，预后好于发生在肌肉深面的同种肿瘤。该组患者中仅深部肿瘤深筋膜完整组与破坏组之间大小差异有统计学意义，而浅部肿瘤 2 组大小差异无统计学意义。炎症与感染性病变筋膜常有增厚、水肿，与恶性肿瘤中筋膜被蚕食、取代的影像表现有所不同，但有时两者影像鉴别较困难，病史和体检可提供更多诊断信息。弥漫的下肢淋巴管囊肿或血管瘤病常蔓延累及皮下、肌肉、肌间隙等多个组织平面，病理上将其视为先天性发育畸形，此类病变通常呈钻孔样穿过筋膜薄弱处生长，但并无蚕食、取代筋膜现象。

3. MRI 上软组织肿瘤良、恶性鉴别的其他征象 Kransdorf & Murphey(2000)认为 MRI 鉴别良、恶性软组织肿瘤特异性不高。T_2WI 信号显著不均，瘤周水肿及瘤内坏死有助于恶性肿瘤的诊断，但良性肿瘤中神经鞘瘤、血管瘤等信号亦常不均，瘤周水肿亦非罕见。

肿瘤大小与良、恶性存在相关，Datir 等(2008)认为当肿瘤直径≥ 5 cm 时，恶性的可能性大。该组患者分组分析则显示浅在良、恶性肿瘤的大小差异并无统计学意义。究其原因可能为浅部肿物易触及，无论性质如何通常在一定大小即被察觉，而深部肿瘤位置隐匿，恶性者常在瘤体较大、出现症状时才被发现。肿瘤边缘在定性诊断上价值有限，生长迅速的恶性肿瘤推压周围组织也常表现为边界清晰。

深筋膜分隔下肢各解剖区域，软组织肿瘤在生长及发展中与其关系密切。在 3.0T MRI 上深筋膜形态改变有助于鉴别下肢软组织肿瘤良、恶性，筋膜破坏征象常提示恶性软组织肿瘤的诊断。

第二章 下肢的血管与淋巴

第一节 3.0 T 动态增强磁共振淋巴造影对下肢淋巴水肿淋巴管功能评估

下肢淋巴水肿是常见的疑难疾病,准确的淋巴管形态及功能影像学检查对诊断治疗淋巴水肿至关重要,而直接、间接淋巴造影,淋巴闪烁显像均无法完全满足临床需要。间质 MR 淋巴造影应用于临床,在显示下肢淋巴系统方面具有独特的优势。

1. 比较影像学 淋巴水肿是淋巴液回流障碍引起的组织间隙淋巴液异常增多。目前应用于淋巴水肿诊断的影像学方法很多,传统直接淋巴造影虽然使对比剂在淋巴系统中高浓度聚集,但其有创伤性、检查范围局限,仅对 40~60 cm 下肢的淋巴管成像,不能显示淋巴管周围情况,检查的并发症较多。同位素淋巴闪烁显像虽然操作简单、无创、重复性好,能同时评价淋巴管形态和淋巴系统功能,但其解剖细节分辨不清,有辐射性,对淋巴管内皮有损伤作用。因此,探索一种安全简便、能反映淋巴系统形态结构和功能的检查方法显得十分必要。

2. 磁共振淋巴造影 磁共振淋巴造影是通过注入磁共振对比剂来显示淋巴管的一种成像方法。其操作简单、创伤小、无辐射性,对淋巴管本身无化学性损伤,能显示下肢淋巴水肿淋巴系统的病理形态,可重复进行,而且还能对治疗效果进行评价和随访,了解病变的发展与转归。尤其是 3.0 T MRI 的应用,一方面提高了解剖细节的显示,另一方面 3D 最大强度投影能从不同角度观察淋巴管形态改变。一项研究中,淋巴管的显示率为 91.18%(31/34),且所有患者无明显不适及副作用。但在实际操作过程中,发现仍存在许多方面需要优化。

3. 对比剂的选择 毛细淋巴管的薄壁及其中的微孔结构是对比剂进入淋巴管的解剖基础。小分子对比剂不仅能通过毛细淋巴管吸收,经初级淋巴管,将对比剂输入集合淋巴管,也能通过自由扩散,进入毛细血管,使静脉显影。一项研究应用的钆喷酸葡胺注射液,是一种细胞外、水溶性、小分子顺磁性对比剂,患肢静脉平均显影时间为注射后 5 min,且平均在 12 min 前静脉强化比淋巴管强,说明对比剂在淋巴管迁移速度减缓,显影延迟。

其次,小分子对比剂不易被吞噬,对比剂在淋巴管的转运速度相对较快,能很快地随淋巴继续前行,使淋巴管对比剂的信号强度很快地消退下来,这也说明了该组研究中健肢淋巴管未能正常显影的原因。因此,国外有研究者应用大分子的对比剂,如钆贝酸二葡甲胺、钆膦维司得到了较好的效果。

4. 注射部位 对比剂注入皮下,很容易渗透到静脉,国内外研究者都将对比剂注入皮内,有利于淋巴管的吸收,皮内形成小丘状改变是注射成功的标准。

5. 组织水肿与纤维化影响淋巴管的结构和功能 组织水肿与纤维化影响淋巴管的结构和功能,当淋巴管周围组织水肿时,淋巴管的充盈量减少,泵出的液体量减少,而纤维化造成淋巴管阻塞,妨碍了淋巴管自身的收缩与舒张功能。

采用重 T_2WI 及 3D 最大强度投影成像从不同角度观察淋巴管形态改变的演变过程,反映了患肢淋巴管不同时期的病理生理改变,确定患肢淋巴管梗阻部位,一项研究中有 1 例患者患肢未见任何初级淋巴管或集合淋巴管显影,而健肢淋巴管显影,究其原因,该组学者认为,可能是由于淋巴管不发育或发育不全,或肢体远端的集合淋巴管逐渐闭塞,并向近端淋巴管发展所致。随着近端淋巴返流障碍加剧,可引起不同程度的淋巴管扩张,对比剂弥散在扩张淋巴管远端皮下,形成“真皮内返流”,在晚期淋巴水肿患者还可见“蜂窝状结构”。该项研究中,两者的出现率分别为 41.9%（13/31）和 19.35%（6/31）。探究其机制，一些研究者认为，“真皮内返流”是近段淋巴管梗阻的结果，而“蜂窝状结构”是由于对比剂通过侧支淋巴管迁移、多发外周小淋巴管形成、淋巴返流或对比剂外渗等多方面因素所引起。

6. 淋巴管功能的评估　在淋巴管功能的评估方面，研究者曾应用不同的方法，Liu 等（2009）通过计算对比剂在淋巴管的回流速度来评价淋巴管功能，患肢淋巴回流的速率在 0.30~1.48 cm/min。Jiang 等（2010）通过制作实验兔肢体水肿动物模型进行动态增强 MRI 研究。

通过三维动态增强间质 MR 淋巴造影对下肢水肿患者进行研究，发现三维动态增强 MR 在显示淋巴管功能方面有明显的优越性，它所提供的淋巴管信号强度变化反映了对比剂在淋巴管的迁移速度，与文献报道相仿，而且不同分期患肢淋巴管的相对信号强度在不同时间点的差异有统计学意义，峰值时间及洗净率的差异，表明了随着下肢淋巴水肿的进展，对比剂在淋巴管内迁移速率的减慢，说明了淋巴管淋巴回流吸收功能的障碍，究其原因是：在患肢淋巴管，由于淋巴管的阻塞，对比剂不断地潴留在扩张的淋巴管内，使造影淋巴回流缓慢，淋巴管信号强度随着时间延长缓慢增强。

总之，三维动态增强 MR 能清晰显示不同时期淋巴循环障碍患肢淋巴管形态及淋巴回流功能的改变，是一种安全、可行的新技术。

第二节　MSCT 下肢血管性病变双期成像

1. 下肢血管性病变的影像学方法比较　MSCT 扫描速度快，空间分辨力及时间分辨力高，可一次完成自髂血管分叉至双踝血管系统的容积扫描，再加上其功能强大的后处理技术，合成高质量的三维图像，从各方位、多角度直观观察评判受检血管，包括最大密度投影、多平面重建、容积再现、曲面重建和仿真内镜等。

容积再现重建的血管图像解剖关系明确，有利识别胫前、后动脉等前后重叠的血管，并能清晰地显示血管壁的钙化，管腔的狭窄程度，对股浅动脉，胫前后动脉等中小血管均可清晰显示，最大密度投影图像不仅能显示动脉狭窄或闭塞，而且也可提示动脉狭窄的原因，如动脉粥样硬化斑块的性质、形态；血管炎时血管表面的形态不规则、扭曲等。

上述各种技术的结合，可使病变部位、范围、程度、侧支和闭塞远端动脉主干能得以准确显示，据报导，MSCTA 在检出下肢动脉狭窄或闭塞方面敏感度和特异度均在 90% 以上，为临床判定手术适应和制定手术方案提供了更便捷有效的手段。

DSA 被视为诊断血管病变的金标准，但随着其他影像技术的发展，其诊断功能已部分被取代，彩色多普勒超声检查方便，无创，通常可做下肢动脉疾病的初步筛选检查，但是操作者的熟练程度、探头压力、声束方向等差异也影响检查结果的敏感度和可靠度，血管壁广泛的钙化会使超声检查受到限制。同时，彩色多普勒检查难以显示腓动脉以及高度狭窄或闭塞远端节段的病变。

MRA 是依赖于自旋相位的移动和未饱和自旋质子的流动产生信号，不需要注射对比剂就能做血管成像，无创性。近年来 MRA 技术的进步使诊断下肢疾病的敏感度得到了极大的提高，Visser & Hunink（2000）发现在对周围血管疾病的诊断中，MRA 要优于彩超，但因其对钙化不敏感，图像的空间分辨率低于 CTA，另外金属异物之伪影及耗时较长也影响对下肢 MRA 的使用。

2. MSCTA 的技术优势　MSCT 由于采用了特殊的探测器，机器旋转 1 周可采集 4~64 层图像，使扫描速度明显提高，图像的采集也达到了各向同性，能在短时间内大范围扫描，适应躯干和肢体等长距离血管检查的需要；所需对比剂较少，比单层螺旋 CT 节省 30%~50% 的对比剂，减少了不良反应的发生。一次造影可以动、静脉分别成像，提高了病变的检出率，空间分辨率大大提高，图像质量明显改善。有研究利用上述优势及浓度跟踪技术确保下肢动脉处于强化高峰期内完成扫描，再根据动脉期启动扫描时间的快慢来确定静脉期扫描的延迟时间，患者在床受检时间 3 min 左右，接受对比剂剂量低于 100 ml，有效地减轻了对比剂的肾毒性和其他不良反应的发生。经重建处理后的图像质量明显提高。

3. CTV 的临床价值　长期以来下肢静脉造影

术是诊断下肢静脉阻塞性病变的主要方法。CTA广泛用于动脉系统，其在静脉系统中的应用，除了门静脉之外几乎是一个盲区，该研究在动脉成像后再行间接性下肢静脉造影不但能做出正确诊断，而且能明确病变性质、范围和程度。下肢静脉 CTV 操作方便，患者无痛苦，图像分辨率高，费用低廉，能清晰显示两侧下肢静脉血管病变的部位，范围阻塞的原因，并了解侧支循环情况等，特别是横断面原始图像可直接显示静脉血栓，完全可以替代下肢深静脉 X 线血管造影。对于延迟时间的选定有待于进一步研究。

第三节　外伤性血管疾病

对于下肢外伤，MSCTA 不仅能提供其血管情况，还可以显示骨折以及周围软组织情况，有助于外科医生制定相应的手术方式。Hsu 等（2008）对 10 例儿童外伤后进行下肢动脉 CT 成像，4 例下肢血管无损伤，6 例下肢血管损伤并进行相应处理，随访 28 个月，无一例产生并发症。Busquéts 等（2004）对 95 例外伤的成年病人进行 CTA 回顾性分析，下肢血管异常包括 21 例动脉栓塞，2 例内膜瓣缺损和 2 例假性动脉瘤，并且在 CTA 显示正常的病例中，无一例漏诊。Peng 等（2008）将 MSCTA 与常规血管造影的准确性进行对照，52 例病人进行血管影像诊断，14 例进行常规动脉造影，其中 13 例病人血管异常，7 例进行外科手术，2 例栓塞，4 例随访。38 例病人进行 CTA 诊断，其中 17 例异常，9 例进行外科手术，3 例栓塞，5 例进行随访。结果显示，MSCTA 无一例假阴性及漏诊。对于下肢外伤血管损伤的诊断，MSCTA 具有准确、快捷、无创的优点，是除常规血管造影外诊断下肢血管损伤的又一种选择。

对于下肢肿瘤病人，MSCTA 不仅能显示肿瘤本身情况，对周围血管以及累及程度都可以清晰地显示，而这些正是术前必须了解的。

第四节　下肢血栓闭塞性脉管炎

血栓闭塞性脉管炎是一种以中小动脉节段性、非化脓性炎症和动脉腔内血栓形成为特征的慢性动脉闭塞性疾病。病理上主要表现为特征性的炎症细胞浸润性血栓，较少有血管壁全层的受累。病变呈节段性分布，病变间的血管壁完全正常。它主要发生于年轻吸烟男性，临床表现为受累肢体发凉，感觉异常，下肢间隙性跛行和静息痛，下肢中远段动脉狭窄、闭塞和腔内血栓形成，如不及时明确诊断和进行必要的治疗，将有截肢的危险。

1. MSCT 表现　一组 43 例患者下肢受累动脉 126 处，受累部位主要为小腿动脉、腘动脉、股浅动脉和髂动脉。主要表现为下肢动脉节段性狭窄、闭塞；未受累血管管壁光滑；闭塞近端突然中断；Martorell 征：螺旋状侧支血管，侧支类似于“树根征”“蜘蛛脚征”和“葡萄藤征”及部分管腔内充盈缺损（血栓形成）。Hagen 等（1984）和 Mills 等（2003）的研究中均有相应描述。其中螺旋状侧支血管为特征性表现。该组 43 例共检出 27 例 39 处，部分未检出的原因可能与病变较轻、侧支血管较少和 MSCTA 对细小动脉分辨率有限有关。

此外，动脉管腔内血栓形成的检出也有特别意义，该研究横断位薄层重组图像共发现 15 例 18 处血栓，全部位于小腿动脉内，主要表现为动脉管腔内充盈缺损，未全部检出的原因可能是部分血栓位于更细小的动脉内。

2. MSCTA 诊断标准　Shionoya（1998）和 Olin（2000）分别提出了血栓闭塞性脉管炎的临床诊断标准，目前比较推崇的是 Shionoya 的标准。主要是：有长期吸烟史；年龄在 50 岁以下；细小动脉闭塞；游走性浅静脉炎；缺乏动脉硬化闭塞的其他危险因素。虽然该组患者均为男性，但也有文献报道可发生于女性。Matsushita 等（2003）报道了 1 例有 3 年吸烟史的 19 岁女性病例。

3. MSCTA 初步诊断标准　无下肢动脉硬化病变表现；下肢动脉节段性狭窄、闭塞；病变动脉周围“螺旋”状侧支血管形成；闭塞近段动脉管腔突然中断;移行正常动脉管壁光滑;小动脉管腔内血栓形成(充盈缺损)。

尽管 MSCTA 诊断依据上述标准,但应该看到,除了 MSCTA 的表现外,还必须结合临床资料和病史,才能做出明确诊断。其中吸烟史和无动脉硬化闭塞征象是重要参考指标。

4. 鉴别诊断　尽管血栓闭塞性脉管炎有其较具特征性的临床和影像学表现,但均属于下肢动脉闭塞性疾病,因此需与以下下肢动脉闭塞性疾病进行鉴别。

(1)下肢动脉粥样硬化闭塞症:动脉粥样硬化闭塞症是下肢动脉疾病中最常见的一种,一般发生于年龄较大患者,无性别差异,有高血压、糖尿病、动脉粥样硬化等系统性疾病病史。临床主要表现为下肢间隙性跛行、静息痛和干性坏死。MSCTA 表现为动脉管壁多发钙化斑块,下肢动脉多发狭窄和闭塞,周围可形成大量侧支血管,可发生于腹主动脉、髂总动脉等管径较大血管。

(2)下肢急性动脉栓塞:下肢急性动脉栓塞是动脉壁脱落的血栓,硬化斑块或医源性栓子随血流流向较细小的动脉,引起动脉栓塞,起病较急,常发生于动脉分叉处。临床主要表现为疼痛、感觉异常、麻痹,无脉和苍白。MSCTA 表现为栓塞处动脉管腔突然中断,远端无对比剂充盈,周围无明显侧支血管。

(3)多发性大动脉炎:多发性大动脉炎是以主动脉及其主要分支的慢性进行性狭窄或闭塞为特征的全身性疾病。主要发生于年轻女性,临床主要表现为主动脉及其分支动脉狭窄,闭塞所引起的脑部和上肢等缺血性表现, MSCTA 表现为受累动脉管腔狭窄、闭塞。

(4)糖尿病足:糖尿病足发生于糖尿病患者,血糖明显增高。临床主要表现为糖尿病所致的全身性表现,下肢主要表现为间隙性跛行和湿性坏死,经久不愈的皮肤溃疡。MSCTA 表现和下肢动脉粥样硬化闭塞症相似。

(5)雷诺综合征:雷诺综合征是小动脉在寒冷和情绪激动刺激下的阵发性痉挛。多发生于中青年女性。临床主要表现为四肢肢端皮肤间隙性苍白、潮红。MSCTA 示小动脉痉挛性狭窄。

5. MSCTA 对血栓闭塞性脉管炎术前和术后评价　血栓闭塞性脉管炎是严重威胁中青年男性患者生活质量的疾病,早期诊断和治疗具有重要意义。与 DSA 相比, MSCTA 简便,损伤小,能够观察下肢动脉远端流出道的情况,并为临床进行血管重建术提供依据。术后 MSCTA 复查能够明确旁路转流血管的通畅情况以及有否再狭窄或闭塞。

第三章 下肢动脉疾病

第一节 下肢动脉闭塞性疾病

1. 下肢动脉硬化闭塞症 下肢动脉闭塞性疾病,主要包括下肢动脉硬化闭塞症和血栓闭塞性脉管炎等。多发生于50岁以上人群,男女之比约为6:1~9:1,发病率约0.74%,是全身性动脉硬化在肢体的局部表现,其病理基础是动脉内膜及中层退行性、增生性改变,使血管壁变硬、萎缩、失去弹性,从而继发血栓形成,导致血管狭窄或闭塞,致使远端血流量进行性减少或中断。

横断面显示管壁内膜不均匀增厚,可见大小及数目各异的斑块形成,斑块累及范围2~50 mm不等;在三维重建图像上动脉闭塞端呈截断状、杯口状或鼠尾状,其远端可见侧支循环形成。

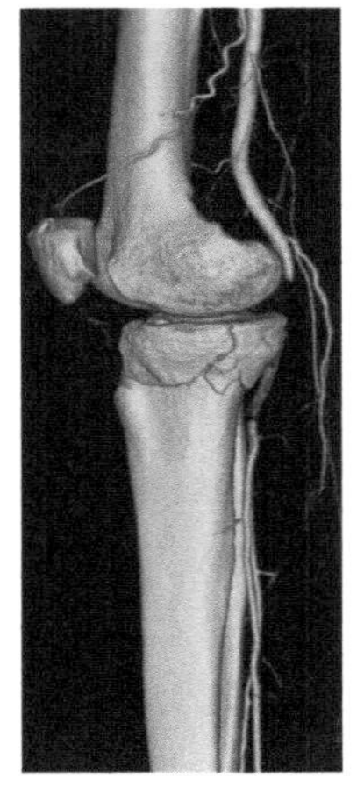

Cernic等(2009)对临床确诊为下肢动脉闭塞性病变的53例患者分别行MSCTA(64层)和DSA检查,将其结果对比,前者的敏感性、特异性、阳性预测值、阴性预测值、诊断准确率分别为97.2%、97.0%、92.5%、98.9%、97.1%,两者对狭窄程度判断的一致性为95.4%。这说明MSCTA可以清晰、准确地显示动脉硬化闭塞症患者下肢动脉狭窄闭塞的范围、程度及形态,为其TASC(泛大西洋协作组织)分型提供重要的参考依据,对于选择何种治疗方法有一定指导意义。

另外MSCTA还可以明确显示管腔内是否形成斑块以及通过测量斑块的CT值来鉴别其性质。Schroeder等(2001)通过病理对照研究,根据斑块成分不同,将腔内斑块分为:脂质斑块,CT值约-40~50 HU;纤维斑块,CT值约50~120 HU;钙化斑块,CT值大于120 HU;位于腔内侧面CT值较均匀,约在20 HU者为附壁血栓。

含1种成分者称单一斑块,含有2种以上成分者称为混合斑块。单一斑块又分为单纯脂质斑块、单纯附壁血栓、单纯纤维斑块和单纯钙化斑块。

2. 血栓闭塞性脉管炎 血栓闭塞性脉管炎是常见的周围动脉慢性闭塞性疾病之一,病变绝大多数发生在青壮年男性吸烟患者,主要累及肢体远端的中、小动脉,伴行静脉及浅表静脉亦常受累,是一种非动脉粥样硬化性、节段性、炎性闭塞性血管疾病;主要侵犯下肢动脉,心、脑和其他脏器血管也可受累。临床以间歇性跛行和静息痛为主要症状,晚期出现肢体坏疽,致残率极高,其截肢率可达9.3%~16.7%。

目前,血栓闭塞性脉管炎在MSCTA上并无统一诊断标准,一些学者通过研究初步总结出以下诊断标准:无下肢动脉硬化病变表现;下肢动脉节段性狭窄;病变周围动脉"螺旋状"侧枝血管形成;闭塞近端动脉管腔突然中断;移行动脉管壁正常光滑;小动脉管腔内血栓形成。其中,螺旋状侧枝血管形成为其特征性表现。血栓闭塞性脉管炎是严重威胁青壮年男性患者生活质量的常见疾病,早期诊断、早期治疗具有重要意义。MSCTA可以清晰显示病变程度、范围,为临床进行血管重建术提供直观重要的影像学依据。

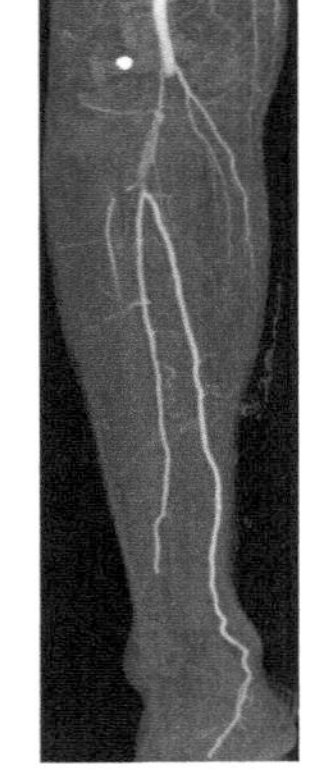

MSCTA与下肢血管狭窄及阻塞性疾病:下肢动脉系统疾病主要有动脉粥样硬化导致的下肢动脉硬化闭塞症、血栓闭塞性脉管炎、多发性大动脉炎等。

3. 血管壁钙化　大多数病人下肢动脉阻塞性疾病与血管壁钙化相关，髂、股、腘动脉最多见，并可以累及腘动脉远侧的主干动脉。病理表现为血管内膜出现粥样硬化斑块、中膜变性或钙化、腔内继发血栓形成，最终使管腔狭窄，甚至完全闭塞。为了评价血管钙化程度，有研究者以钙化累及血管周径范围计算：1 级，无钙化；2 级，轻度钙化（≤ 50%）；3 级，重度钙化（>50%）。所以对于糖尿病、心脏病及年龄较大（>84 岁）的病人，下肢动脉 MSCTA 具有重要的临床价值。

4. 血管狭窄　目前对于血管狭窄的评价通常采用以下标准：每一段血管根据狭窄程度分为 5 级：1 级，无狭窄；2 级，轻度狭窄（≤ 50%）；3 级，中度狭窄（50%~74%）；4 级，重度狭窄（75%~99%）；5 级，完全闭塞。狭窄程度 =[（狭窄部近心端正常血管直径 - 狭窄部血管直径）/ 狭窄部近心端正常血管直径] × 100%。

应用 MSCTA 可以明显观察到动脉狭窄或者闭塞、狭窄的程度、狭窄部位以及狭窄血管的长度。在实际工作中，可以先应用容积再现技术予以总体观察，然后对于某一段进行横断位及曲面重建等技术综合测量，这样可以减少假阳性及假阴性。Ota 等（2004）对于髂动脉、股动脉以及小腿动脉应用 MSCTA 及 DSA 分别对照研究，MSCTA 对于下肢阻塞性血管的敏感度、特异度以及精确度分别为 88.6%~100%、95.1%~100% 以及 93.5%~100%。

5. CTA 与 DSA 对比观察　下肢动脉硬化缺血患者多伴有不同程度的动脉硬化性心脏病及其他部位的血管狭窄，使得 DSA 和手术的危险性增高。CTA 作为一种无创的血管检查方法，可直观地显示病变血管的长度、狭窄硬化程度、侧支循环及邻近组织状况，为临床制定合理的治疗方案，选择适当的截肢平面提供丰富的信息。

一组病例皆自肾上极水平开始扫描，可清晰地显示肾动脉和肠系膜上动脉的狭窄，患者根据 CTA 诊断同时放置了肾动脉和下肢动脉支架。

2 例因为管壁的重度钙化干扰了影像的评估。Hideki 等（2004）报道 4 层 MSCT 扫描下肢动脉，管壁钙化≤ 50% 时，敏感性为 100%，特异性 100%；管壁钙化 >50% 时，敏感性 95%，特异性 89.7%；当管径较大时，这种影响相对减小。在 CTA 与 DSA 的对比中可以看到对于存在广泛明显的钙化的血管，DSA 优于 CTA。

1 例 CTA 显示左股动脉狭窄程度高于 DSA，但 DSA 示狭窄处对比剂的密度浅淡，薄层最大密度投影矢状重组可见一前后径狭窄。另外 3 例被 CTA 高估的狭窄皆位于股腘动脉，邻近动脉段纤细。对于纤细血管段中存在的狭窄，应结合其流入流出道情况及原始横轴位图像整体分析；但 DSA 多为髂动脉直接注入对比剂，而 CTA 则是经过循环后成像，哪一种更好地反映血管的真实情况有待进一步研究。另 1 例被 CTA 高估的狭窄，位于左髂外动脉起始部，CTA 显示为重度狭窄，一周后 DSA 显示仅轻度狭窄，两者差异明显，可能发生了自发性或造影过程中的继发性再通（狭窄为导丝通过部位）。

对于闭塞段代偿支的显示，两者也有很好的相关性，CTA 可以显示 1~2 级血管分支，DSA 达到 3~4 级。在该研究中可见 1 例左髂总动脉重度狭窄，DSA 未显示狭窄远端及腹壁代偿支情况，CTA 显示清晰。另 1 例股腘动脉闭塞，DSA 未见小腿动脉显示。

以上可以看出当重度狭窄闭塞，代偿支来源于较远部位时，CTA 可以及时有效地显示闭塞远段及代偿支情况。

第二节　创伤性假性动脉瘤

假性动脉瘤为多种原因导致血管壁缓慢撕裂，在血管周围形成局限性血肿，其瘤壁仅由纤维结缔组织构成，而不具有正常的动脉壁结构，瘤内血流通过破口与母血管相通，多见于外伤、术后并发症、感染等。

下肢假性动脉瘤最常见的原因是创伤，其瘤壁不是由完整的动脉壁所构成，仅由动脉内膜或其周围纤维组织构成。动脉壁创伤出血，因附近有较厚的软组织，伤道小而曲折，血液不易流出，形成与动脉相通的血肿。4~6 周后，血肿外壁组织纤维化，形成瘤壁。其中股、腘动脉多见。动脉瘤可发生破裂、继发感染及动脉栓塞。

一、临床表现

患者有明确创伤史,伤后局部出现搏动性肿块,常有胀痛或跳痛,如涉及附近神经,则有麻木及放射痛,如并发感染,则为持续性剧痛。肢体远端可出现缺血症状。

局部检查,沿动脉行径可见局部隆起,能扪及膨胀性搏动性肿块,表面有收缩期震颤和杂音。压迫阻断肿块近侧动脉主干血流,肿块可缩小,搏动、震颤及杂音均减轻或消失。远侧肢体缺血时,皮肤苍白,肌肉萎缩,甚至趾端出现溃疡或坏死,远侧动脉搏动减弱或消失。

但起源于细小动脉的假性动脉瘤上述征象不明显,常常仅诊为血肿,造成反复的血肿清除、血肿复发、感染、贫血的情况,给病患造成损失。

有学者报告一例少见的骨软骨瘤帽部骨折致血管假性动脉瘤病例:骨软骨瘤为常见的良性骨瘤,因所在部位、体积及形状的不同可压迫血管、刺激神经、阻碍关节肌肉运动等,外伤可引起基底部及远端骨折,一般症状较轻,可自愈。该例因长跑引起骨软骨瘤帽部撕脱骨折,近端骨折面较尖锐刺穿股动脉前壁,造成局部出血血肿,随着血肿增大,周围压力增加。由于时间的延长,刺穿的血管外层筋膜口与周围组织粘连,血管内层口未愈合,加之周围血肿的吸收,局部压力减低,血液自未愈合的内口向外喷射,形成以外层筋膜为壁的假性动脉瘤,形成过程与患者自述症状相符,在周围肿胀消退后,腘窝上方出现一位置较深的软质包块。随着假性动脉瘤的扩大,长时间压迫其内动脉,使远端血管逐渐变细、血流减缓、血栓形成。以至 2 个月后右足出现缺血症状。

另外,假性动脉瘤的中心点偏下于骨软骨瘤的尖端,这与动脉血流向远端冲击有关。

二、影像学研究

1. *超声* 多普勒超声是诊断下肢动脉瘤一种简单有效的诊断方法,能够明确动脉瘤的部位、形态、大小、数目及有无附壁血栓,但其最大的缺点是不够形象直观,不能形成直接的血管树。

2. MSCT 最大密度投影、容积再现及多平面重建联合应用可立体显示假性动脉瘤瘤体形态、破口及其与周围组织结构的关系以及动脉瘤瘤体大小、形态、范围及附壁血栓等情况。

下肢动脉的假性动脉瘤在 CT 上表现为载体动脉旁或周围异常的对比剂浓集。容积再现可通过旋转不同的角度,加以伪彩,更形象、逼真地显示瘤体与载体动脉的关系。MSCTA 能清楚地显示下肢动脉的动脉瘤,表现为动脉某段异常扩大,对比剂均匀分布于瘤腔内,有附壁血栓形成的表现为动脉壁的片状低密度病灶。最大密度投影及容积再现技术可以提供动脉瘤大小、范围及附壁血栓的情况。容积再现图像可以直观反映动脉瘤的空间关系及整体形态,多平面重建可以显示动脉瘤的大小、范围及其与周围组织的关系,有利于制定准确的手术计划。有文献报道,CTA 在诊断外伤所致下肢动静脉瘘方面有很高的敏感性和特异性。最大密度投影、容积再现等技术可以很好地显示动静脉瘘,并且可以清晰地显示动静脉瘘供血血管来源及引流血管的去向。

3.MRI 3D CE-MRA 是在静脉血管内快速注射顺磁性物质,将血池的 T_1 弛豫时间从 1200 ms 缩短至 100 ms 以下,明显提高血液信号,使血管与周围组织对比强烈,产生明亮的血管影像,形成类似传统 X 线血管造影效果,通过多种后处理技术,可多角度投影或容积重现的 3D- CE-MRA。这项技术不具创伤性,一次静脉注射对比剂足以显示整个下肢动脉树的影像,明确有无动脉瘤及其动脉瘤的部位、形态、数目,瘤体大小,瘤颈长度,动脉破口的大小,远端动脉是否有动脉栓塞等,有助于选择正确的治疗方案。

一些学者报道的 2 例、3 处破裂口 3D-CE-MRA 所见:清楚显示动脉瘤和母体血管的空间关系,均起源于下肢动脉细小分支,能清晰显示出假性动脉瘤悬挂于母体血管的一侧,狭颈,犹如藤上的果实,动态增强与母体血管显影排空一致,具有特征性表现。

仅凭最大强度投影图像较难发现动脉瘤内的附壁血栓,结合扫描时产生的薄层资料的多层重建(多平面重建)及 T_1WI、T_2WI 能够清楚地显示动脉瘤内有无附壁血栓以及瘤外的软组织或骨骼的情况,由于动脉瘤内血流速度缓慢,加之瘤内附壁血栓形成,显示动脉瘤体往往小于实际大小。该组 2 例 MRI 扫描表现为 T_1WI、T_2WI 等、低、高混杂信号,瘤体内信号极不均匀,周围包膜呈均质强化。

MRI 对创伤性假性动脉瘤并巨大血肿的诊断有重要价值,可显示大小、范围、位置、数目、假性动脉瘤与血肿及载瘤血管的关系,并在一定程度上能够代替常规血管造影。

DSA 血管造影是诊断动脉瘤最准确的方法，能清楚地显示整个血管树，明确动脉瘤的部位、形态、大小、数目，但它具有一定的创伤性，检查过程相对复杂，费用较高，难以发现较薄的附壁血栓，不能显示动脉瘤以外的软组织的变化，如动脉瘤周围是否有血肿或炎症。

另外，假性动脉瘤的中心点偏下于骨软骨瘤的尖端，这与动脉血流向远端冲击有关。

三、四肢的假性动脉瘤诊断陷阱

Lee 等（1977）认为，四肢假性动脉瘤可延误诊断，也可误诊为恶性肿瘤，X 线平片可显示软组织包块，骨质周围的新骨增生或骨质破坏，伴存囊肿形成，四肢病理性骨折等。假性动脉瘤的早期确诊非常重要，动态性放射性核素显像是一简单而无损伤的方法，在假性动脉瘤中央腔隙中可充盈高放射性药品，而周围放射性较低的区域为血肿或血凝块，它与周围正常肌肉和脂肪组织比较为无血管区域。

Holland 等（1983）在用 DSA 观察股部假性动脉瘤时指出，周围性假性动脉瘤可来自于创伤、血管手术或血管造影。动脉重建后假性动脉瘤的发生率为 0.5%~3.9%，经股动脉插管术后为 0.05%~0.17%。

大多数医源性假性动脉瘤都犯及髂总动脉，早期诊断和治疗甚为重要，因为这有利于防止出现并发症，诸如破裂、远端栓塞、移植片栓子或神经压迫。

四肢创伤累及血管多出现于下肢。浅在而固定的血管易伤，例如腘动脉、锁骨下动脉及肱动脉等，损伤多由穿透伤所致，钝伤仅占 1%~2%，Cameron 等（1972）从英语文献中只收集到 10 例四肢闭合性骨折伴假性动脉瘤。长骨骨折后有三种主要的延迟性血管损伤：假性动脉瘤、动静脉瘘及血管血栓形成。假性动脉瘤伴动静脉瘘约占延迟性血管损伤的 10%。

第三节　腘动脉外膜囊肿

腘动脉外膜囊肿是一种很罕见的疾病。世界上第 1 例腘动脉囊性外膜变性囊肿由 Ejrup & Hiertonn（1954）报告。他在对 1 例男性下肢间歇性跛行和缺血患者施行手术时发现，称其为腘动脉囊性外膜变性，后称为腘动脉外膜囊肿。

一、病理学

此病发病基础可能是由于胚胎时期黏液细胞进入动脉外膜内，而膝关节是运动及持重最强的关节，所以膝关节的一些活动，会刺激导致腘动脉外膜的变性、损伤、渗出及黏液细胞分泌而形成囊肿。

二、临床表现

此病极少见，至 Ishikawa（1987）报告全球例数为 206 例。此病好发生于中青年，多数为男性，木村哲也等（1997）统计日本 47 位患者，平均年龄为 44.8 岁，男女比例为 39∶8。腘动脉外膜囊肿单侧多见，早期临床表现是下肢冷凉、疼痛并伴有间歇性跛行。随着囊肿内容物的增多，腘动脉管腔逐渐狭窄、闭塞。它的狭窄、闭塞是个缓慢的过程，所以会有丰富的侧支循环建立，进而下肢严重缺血的患者比较少见。当腘动脉囊肿明显增大时，腘窝可闻及血管杂音。

三、影像学研究

除一般体格检查及临床表现外，血管彩色超声，下肢 CTA 等检查可以为诊断提供确切根据，可以看见囊肿位置、大小、囊壁与血管关系、腘动脉狭窄程度。CTA 可显示腘动脉受压的影像，常常被称为“弯月”征。血管彩色超声并可以显示其有无血流信号，下肢 CTA 还可以提供确切的下肢血管网情况。有利于手术计划的制定。

四、鉴别诊断

此病容易与动脉血栓硬化症及血栓闭塞性脉管炎相混淆。

（1）动脉血栓硬化症：动脉血栓硬化症患者多见于老年人，是一种退行性全身性病变，病变动脉增厚、变硬伴有粥样斑块和钙化并可继发血栓形成致使动脉管腔狭窄或闭塞，肢体出现缺血症状。患肢有发冷、麻木、疼痛、间歇性跛行和趾或足发生溃疡或坏死等临床表现。行彩色超声、下肢 CTA 等，能准确显示下肢动脉硬化闭塞症血管狭窄 / 闭塞的部位、程度、血流动力学的变化。有时候影像学表现比较接近,难以区别,需要结合临床病史及体格检查等。

(2)血栓闭塞性脉管炎:血栓闭塞性脉管炎多发生于青壮年男性,多有重度嗜烟历史。典型症状有间歇性跛行、游走性血栓性浅静脉炎,伴患肢怕冷、麻木、刺痛、皮肤点片状、条索状紫红斑及足背或胫后动脉搏动减弱。足趾有持续性疼痛,尤其在夜间卧床时加剧(静止痛)。后期出现足部坏疽和溃疡。行彩超及下肢 CTA 检查可发现管腔变狭小、闭塞。在闭塞处之上管腔较光滑、无充盈残缺现象,其血管并不呈扭曲状。

第四节 股 - 腘动脉侧支循环

1. 股 - 腘动脉侧支循环的建立 正常状态下不发生供血关系的血管与病变血管远端主干或分支交通或解剖学上存在的网状吻合支发生扩张,称为“侧支循环”。当主干动脉闭塞时,侧支增粗,血流可经扩大的侧支吻合到达闭塞以下的血管主干,使血管受阻区的血液循环得到不同程度的代偿恢复。侧支血管的建立显示了血管的适应能力和可塑性。建立侧支循环是缺血性疾病治疗的主要手段之一。以建立侧支循环为核心的研究已经进行了多年,并取得积极的进展。

2. 影响股 - 腘动脉侧支循环的因素 一项研究中所有形成侧支循环的患者均有不同程度的血管闭塞,男性占绝对多数。虽然本研究闭塞长度 >15 cm 的所占比例达到 50% 以上,但是对于 <15 cm 组及 >15 cm 组比较,两者无统计学差异,可以认为闭塞长度并不是侧支血管的形成的关键因素。临床上不少病人血管也有闭塞,且长度到达了一定的范围却没有形成侧支,该学者认为这与其解剖学特征、狭窄发生过程、速度、程度、部位、血流动力学变化及治疗情况都有关。另外有一些细小的侧支在 CTA 上显示不佳导致了诊断医师误以为未形成侧支。

泛大西洋协作组织(TASC)在 2007 年对于外周动脉梗阻性疾病病变分级及其相应的手术方式做了指南性的阐述。在起到一定指导作用的同时,学术界对其局限性及片面性也有争议。

该项研究中根据 TASC Ⅱ分级,出现侧支血管的患者中 TASC Ⅱ -C、D 级占了 74.19%,而这些患者又大多数为老年患者。换句话说,侧支血管的形成可以减轻下肢缺血状况,而部分患者手术后侧支关闭,几年后血管再闭反而影响了生活质量。

一些学者强调任何手术均要避免破坏侧支循环动脉,一定要把吻合口尽可能地设计在侧支循环血管的近心端,要有长远的预后估计及再闭塞后严重后果的预测,尽量做到即使手术失败也不至于加重缺血的程度。

从股 - 腘动脉闭塞位置与侧支形成的关系中可以看出,股 - 腘动脉上 / 中上段闭塞时形成侧支的数目较多。笔者认为此时股深动脉为下肢主要供血动脉,其分支较多,不少重要分支参与构成周围动脉网,这些侧支血管的形成对减轻肢体缺血产生了重要作用。

股 - 腘动脉下 / 中下段闭塞时也有侧支形成,一些学者认为股 - 腘动脉闭塞后膝以下的组织血供主要由膝周侧支循环供应,即股深动脉与腘动脉间的侧支来代偿。但是由于该研究样本量不多,究竟哪段闭塞后更容易形成侧支需要进一步研究。

第五节 诊断陷阱:髂动脉和股动脉的假性穿孔

在血管造影和介入放射学处理中,以导丝或导管造成大动脉穿孔,尽管可作为并发症之一,毕竟甚为罕见,而且有些还是假性穿孔, Eisellberg & Hedgcock(1979)报告 4 例假性穿孔,为导管通过一个栓塞区所致。

导管尖或导丝通过一个动脉粥样硬化斑或溃疡的穿孔能造成血管内膜下撕裂或动脉壁的完全性穿孔。对比剂进入血管内膜下,将造成对比剂持久性积聚,消失很慢,趋向于平行真正的血管腔。如为完全性动脉壁穿孔,对比剂则外渗进入动脉周围或 / 和动脉周围软组织中,而此类假性穿孔,导管不离开动脉管腔,只是通过一新鲜形成的血凝块,此凝块区无对比剂聚集。在血管造影和血管性介入放射处理，导管和导丝经常经过股动脉和髂动脉，熟悉此类假性穿孔的表现是十分必要的。

第六节　糖尿病足

糖尿病足病因复杂，下肢血管病变引起动脉供血不足是其主要发病原因。目前认为，数字减影血管造影（DSA）是诊断下肢血管病变的“金标准”，但其为有创性检查，部分病人临床应用受限，多层螺旋CT血管成像（MSCTA）评价下肢血管狭窄程度有较高的敏感度及特异度，为糖尿病足病人下肢血管病变的无创性诊断提供了可行的检查方法。

但钙化斑块对MSCTA判断血管狭窄程度存在一定的影响，相关研究多集中在冠状动脉及颈动脉，而下肢动脉钙化斑块对MSCTA诊断下肢动脉狭窄程度的影响尚未见报道。

因此，一些学者采用MSCTA评估下肢膝上、膝下动脉的钙化程度及狭窄程度，以DSA为金标准，分别计算膝上、膝下动脉严重钙化节段与非严重钙化节段MSCTA诊断血管狭窄程度的敏感度、特异度、准确度、约登指数、阳性预测值、阴性预测值及一致性，分析不同程度钙化对MSCTA诊断糖尿病足病人下肢动脉狭窄程度的影响。

既往研究表明与非糖尿病病人比较，糖尿病病人不仅下肢动脉粥样硬化的发生率高，而且程度更重，动脉粥样硬化斑块内钙化及中膜钙化更明显。

在一组资料中，所有节段中无钙化节段占45.9%，有钙化节段占54.1%；膝上动脉非严重钙化占59.5%，严重钙化占40.5%；膝下动脉非严重钙化占85.3%，严重钙化占14.7%。

由此可见，糖尿病病人下肢动脉有钙化节段的比例可以超过无钙化节段，且糖尿病病人膝上动脉严重钙化节段的比例明显大于膝下动脉。因此，了解钙化节段，尤其是严重钙化节段对于MSCTA判断血管狭窄的影响十分必要。

在钙化斑块对MSCTA判断冠状动脉、颈内动脉狭窄的研究中，无钙化或者轻度钙化者，MSCTA可作为诊断动脉狭窄的可信手段应用于临床；而对于严重钙化的病人，其诊断动脉狭窄的可信度受到一定限制，可见严重钙化对MSCTA诊断血管狭窄有显著影响。

一项研究针对下肢动脉，根据血管变化的特点，分为两部分分别进行诊断评价，其结果显示膝上动脉严重钙化时MSCTA诊断血管狭窄≥50%的敏感度96.3%、特异度93.8%、准确度94.7%、约登指数90.1%、阳性预测值89.7%、阴性预测值97.8%、Kappa值0.887，均略低于非严重钙化节段，表明膝上动脉严重钙化对MSCTA诊断血管狭窄的影响较轻微，分析原因可能为膝上血管由于管径相对较粗、位置相对较近、钙化的边缘往往围绕以非钙化斑块，使管腔狭窄的估计相对较准确。

膝下动脉严重钙化时MSCTA诊断血管狭窄≥50%的敏感度100%、特异度73.9%、准确度89.3%、约登指数73.9%、阳性预测值84.6%、阴性预测值100%、Kappa值0.770，与非严重钙化节段相比，其特异度、阳性预测值、Kappa值均减低，敏感度及阴性预测值增高，分析原因可能为严重钙化的高密度与邻近低密度结构产生的部分容积效应有关，血管和背景组织之间的对比减小导致边缘模糊，小血管密度减低，造成夸大狭窄的结果。

另外，膝下动脉位置较远，管腔内对比剂密度相对较低，可能进一步加重了严重钙化造成的伪影；同时膝下动脉严重钙化节段与膝上动脉严重钙化节段比较MSCTA的特异度、阳性预测值、Kappa值均减低，敏感度及阴性预测值增高，表明严重钙化对膝下动脉狭窄程度判断的影响高于膝上动脉，考虑可能的原因为血管的位置、管径的粗细，对比剂的流速相关。该研究结果与Ota等（2004）报道下肢动脉明显钙化节段MSCTA判定血管狭窄≥50%的敏感度95.0%，特异度89.7%，准确度91.8%基本吻合。

综上所述，在膝上动脉严重钙化节段且钙化边缘围绕以非钙化斑块时，管腔狭窄的估计相对准确，而在膝下动脉严重钙化节段的管腔评估受限，造成对管腔狭窄的高估，应慎重评价狭窄程度。

该组资料股浅动脉中有5个节段可见腔内支架，管壁的观察受限，无法评估钙化程度，该项研究暂不讨论支架对管腔狭窄的影响。该研究为小样本量研究，未来应扩大样本量，针对不同管径的血管进行更详细地评估。

第四章 下肢静脉疾病

第一节 MSCT静脉血管成像和肺动脉血管成像联合扫描

Loud等(1998)首次报道了一种新的影像学扫描模式,即CT静脉血管成像和肺动脉血管成像联合扫描(CTVPA),这种扫描方式可同时检出肺动脉栓塞(PE)和腹部、盆腔、大腿和腓肠肌等处深静脉血栓(DVT),而且一次性、无创性完成。随后,美国和欧洲几个研究小组在诊断肺动脉栓塞的同时用该方法成功地诊断或排除了腹股沟和大腿区深静脉血栓,并与下肢超声做了对比,发现该扫描模式准确、可行,具有广阔的临床应用前景。

1. *CT静脉血管成像和肺动脉血管成像联合扫描检查的可行性* MSCT血管成像和常规血管造影一样,对栓子的诊断标准明确,即表现为血管腔充盈缺损或局部血管腔不强化,而且对原始横断面图像可进行多种方式的重组,多平面、多角度直观再现周边肺小血管分支内的栓子,采用曲面重组可把长节段的下肢深静脉血栓在同一平面上显示,栓塞血管形态、栓塞程度、栓塞范围形象直观,兼具容积扫描和横断面扫描两种模式,后者在下肢深静脉扫描中尤其重要,采用不连续横断面扫描可快速完成下肢部分检查,病人接受射线剂量较少。

经肘静脉一次性注射对比剂120~150 ml后,延迟20~25 s行肺部动脉扫描,延迟180~240 s行间接性下肢深静脉扫描,无须额外注射对比剂,无需搬动病人,与单独进行肺血管成像相比,CT静脉血管成像和肺动脉血管成像联合扫描检查至少可多检出15%~38%的血栓栓塞性疾病,Loud等(2001)对85例肺动脉栓塞病人进行了CT静脉血管成像和肺动脉血管成像联合扫描检查,结果静脉扫描部分共发现深静脉血栓56例,占66%。可见CT静脉血管成像和肺动脉血管成像联合扫描检查对深静脉血栓的检出率高,与下肢超声具有很好的一致性,同时可得到肺动脉影像,获得的影像信息远远超过下肢超声检查。

肺动脉血管造影数字减影技术(DSA)被公认为诊断肺动脉栓塞的"金标准",但病人需接受导管及造影检查,创伤相对较大,死亡率为0.5%,而且由于血管重叠使外围肺动脉分支内栓子显示受到限制;MRA检查时间长且肺动、静脉同时显影,加上呼吸、心动伪影等影响,其正确诊断受到限制;下肢超声具有无创性及携带方便等优点,曾一度取代常规静脉造影成为下肢深静脉血栓检查的主要影像学手段,但其对复杂的解剖结构(如重复的静脉等)辨别较为困难,对下肢孤立性小栓子的敏感性、特异性低;下肢常规静脉造影本身即存在诱发血栓性静脉炎的可能。MSCT具有扫描速度快、强化效果好、可行薄层扫描、呼吸心动伪影少及栓子检出率高等优点,最适宜行CT静脉血管成像和肺动脉血管成像联合扫描检查。

2. *扫描技术* 目前关于CT静脉血管成像和肺动脉血管成像联合扫描的扫描技术方面存在较多争议,主要集中在以下2点。

(1)下肢静脉扫描部分采用间隔横断面扫描还是采用无间隔容积扫描:一些研究者建议采用5 cm层间隔非连续横断面扫描。这种扫描方式可减少病人80%的射线剂量,但由于髂部与腘部静脉与横断面斜行相交造成的部分容积伪影,易被误认为血栓,同时小栓子易于漏诊;采用无间隔容积扫描虽有助于测量栓子的长度,但对深静脉血栓检查的敏感性增加甚微,却增加了病人额外照射时间;

(2)静脉扫描部分延迟多长时间开始扫描比较合适:有文献报道间接性静脉成像延迟时间多选择120~180 s,也有采用类似延迟时间进行扫描的报道。对于大多数病人来说延迟 120~180 s 静脉内对比剂浓度已达峰值，采用延迟 180~240 s 进行扫描，有以下几方面原因：由于下肢深静脉血栓多呈长节段的完全性栓塞，其内栓子不强化或强化不明显，如果静脉壁强化程度不够，难以把栓塞的静脉血管与周围软组织区分开，以致造成漏诊；延迟 180~240 s 开始扫描，可保证包括少部分血液循环速度较慢者在内的所有病人静脉血管或静脉血管壁对比剂浓度都达到均匀一致的强化，否则局部对比剂浓度过高可造成混合伪影而影响影像质量，过低易直接掩盖某些小血栓。

为了兼顾部分血液循环速度较慢的病人及保证静脉血液能与对比剂混合均匀以及小腿下部静脉血有充分的回流时间，避免局部对比剂浓度过高或过低造成孤立性小栓子的误诊或漏诊以及使长节段、完全为血栓阻塞的静脉血管壁达到最大程度的强化，以利于把栓塞静脉与周围软组织区分开，静脉扫描部分采用延迟 180~240 s 较为合适。

3. 临床应用　确定下肢深静脉血栓有无、预测临床发生肺动脉栓塞的概率：肺动脉栓塞不是一种孤立性疾病，而是下肢深静脉血栓的并发症，因此确定下肢深静脉血栓的有无，可预测肺动脉栓塞的发生。最易引起肺动脉栓塞的是股腘深静脉系统血栓，因此应重点观察这些部位，以确定深静脉血栓的有无。

根据血流动力学原理，大部分深静脉血栓脱落形成的小栓子是沿着足侧向头侧方向顺行扩展、游走，经血液循环到达肺部，造成口径与栓子大小相似的肺动脉发生栓塞，Loud 等（2001）在研究中曾发现股静脉、盆部及腹部存在大量孤立的小栓子，很可能就是下段血管内较大血凝块脱落的碎片向上顺行扩展游走的结果。

CT 静脉血管成像和肺动脉血管成像联合扫描检查对股腘等深静脉内栓子检出的敏感度、特异度高（分别为 97% 和 100%），除能确定深静脉血栓的准确部位之外，还能观察节段性栓子的近心侧有无孤立的、游离的栓子存在，如果发现了小栓子，则提示临床发生肺动脉栓塞的概率高；若仅发现长节段的深静脉血栓，近心侧未见游离的小栓子存在，提示深静脉血栓尚未发生脱落，尽早采取手术取栓或溶栓治疗，可减低肺动脉栓塞发生的概率。

4. 正确区分栓子的急、慢性　从肺动脉栓塞的 CT 血管成像表现常可推测血栓形成时间，一些研究者报道急性肺动脉栓塞常与邻近血管壁形成锐角或呈中心性充盈缺损，慢性肺动脉栓塞常与邻近血管壁形成钝角或呈凹向腔内的附壁性充盈缺损，可伴有支气管动脉扩张。

Wittram 等（2005）则采用了严格的标准对栓子的密度进行测量，结果发现急性肺动脉栓塞的 CT 值为（33 ± 15）HU，慢性肺动脉栓塞的 CT 值为（87 ± 30）HU，慢性肺动脉栓塞的 CT 值明显高于急性肺动脉栓塞的 CT 值（$P<0.001$）。

慢性深静脉血栓表现为栓子及相应的血管壁钙化，静脉变细及侧支静脉血管形成等；急性深静脉血栓表现为相应的血管壁强化，血栓所在处可见血管扩张及静脉周围软组织肿胀、侧支循环形成等。

正确区分栓子的急、慢性对临床治疗非常重要，内科溶栓治疗理论上对于 5 天内的急性栓塞效果较显著，而慢性栓塞的栓子多已发生机化，溶栓药物难以完全渗入，溶栓治疗效果欠佳，应采用介入取栓术或手术下血管内膜剥脱术等治疗方法。栓子形成的时间不同往往具有不同的影像学表现，对于指导临床治疗具有重要意义。尤其值得注意的是，凹向腔内的附壁充盈缺损往往预示溶栓效果较差，应采取其他相应的治疗措施。

5. 两个部位同时检查，既明确诊断又有利于预防　肺动脉栓塞和下肢深静脉血栓为同一病理过程的两种不同临床表现，同属于血栓栓塞性疾病，两者往往伴发。据报道 90% 以上的肺动脉栓子来源于下肢和盆腔深静脉，肺动脉栓塞病人中有 49% 发现存在下肢深静脉血栓，而且肺动脉栓塞复发的主要危险因素是由于深静脉血栓近心侧游离栓子的存在，因此明确诊断、对症治疗至关重要。

由于肺动脉栓塞和深静脉血栓均缺乏特异性的临床表现，正确诊断很大程度上依赖于影像学检查。既往任何影像学检查手段必须分两次才能完成肺部和下肢检查，同时需来回搬动病人，有的甚至要等待很长时间才能做出诊断。CT 静脉血管成像和肺动脉血管成像联合扫描检查无须搬动病人即可完成 2 个部位检查，且诊断结论对临床具有重要的参考价值。

（1）当肺动脉造影于肺段或亚肺段动脉内发现可疑充盈缺损而下肢扫描又发现深静脉血栓存在时，基本上即可做出下肢深静脉血栓脱落并游走到肺部引起肺动脉栓塞的诊断。

（2）当临床高度怀疑肺动脉栓塞，而 CT 静脉血管成像和肺动脉血管成像联合扫描检查肺部与下肢均未发现明显异常时,可根据需要扩大静脉区扫描范围,如可把下腔静脉及髂静脉等包括在内。因为,Loud 等(2001)报道有 17% 的深静脉血栓发生于盆部和腹部,如果这些部位仍无阳性发现,基本上可排除血栓栓塞性疾病;③如果下肢发现了血栓而肺部无阳性发现,也应及早采取相应的抗凝及溶栓治疗,以防止栓子脱落顺行游走导致肺动脉栓塞的发生。

6. 除可诊断或排除肺动脉栓塞及下肢深静脉血栓外,还可诊断胸部及下肢其他疾病　一些研究者估计,肺动脉栓塞病人中 20%~30% 还伴有胸部其他疾病,如肺炎、心血管疾病、肺纤维化、损伤、肿瘤、胸膜病变等;另据 Hyers(1999)报道下肢深静脉血栓也常同时伴发蜂窝织炎、小腿水肿及慢性静脉功能不全等疾病。

这些疾病有的与肺动脉栓塞或深静脉血栓形成有关,有的则仅仅是伴发病,在检查中偶然被发现,平时不表现症状,表现症状的或被误诊为肺动脉栓塞或深静脉血栓,或干扰了肺动脉栓塞或深静脉血栓的正确诊断。因此,在治疗肺动脉栓塞和深静脉血栓的同时对这些伴发或继发病进行积极有效的治疗,可使肺动脉栓塞和深静脉血栓诊断更加明确,对病人的预后具有重要的临床意义。

7. 方便定期复查　对于肺动脉栓塞病人,经内科治疗或介入取栓治疗后仍应定期复查,尤其是下肢部分的复查,因为肺动脉栓塞复发的一个主要危险因素是下肢深静脉近端残留的血栓存在。复查时肺动脉显示率较前增加,原先远端不能显示的部分可清楚显示,下肢静脉部分原先节段性的无对比剂充填,现已再通且对比剂充填良好或部分充填,这些征象均提示病变好转;若栓子较前有所增大,或栓塞的血管数目增多,则提示病变复发。

CT 静脉血管成像和肺动脉血管成像联合扫描以其扫描速度快、空间分辨力高、无须来回搬动病人及对感兴趣区可行薄层无间隔扫描等优点,应作为血栓栓塞性疾病动态观察、复查及随访的主要检查手段。

8. CT 静脉血管成像和肺动脉血管成像联合扫描检查的不足　①对比剂过敏、肾功能不全及某些血液病病人无法进行造影,该项检查受到限制;②尽管螺旋 CT 空间分辨力及时间分辨力高,但部分亚肺段动脉分支内的血栓仍然显示欠佳,甚至无法显示,从而造成漏诊或误诊;③由于静脉扫描部分确定的兴趣区范围不同,有的选取膈顶至腓肠肌上水平,有的选取髂嵴至踝关节水平,这样很容易造成静脉扫描部分盲区栓子的漏诊;④尽管螺旋 CT 扫描速度快,相对于下肢超声来说仍存在一定的电离辐射,所幸仍在辐射剂量规定的许可范围内;⑤急性肺动脉栓塞和肺动脉肉瘤都可表现为与血管壁呈锐角的充盈缺损,仅靠 CT 静脉血管成像和肺动脉血管成像联合扫描检查有时难以区分,必须在肺动脉造影导引下活检才能做出正确诊断。

权衡利弊,CT 静脉血管成像和肺动脉血管成像联合扫描检查仍不失为一种行之有效的检查方法。CT 静脉血管成像和肺动脉血管成像联合扫描检查作为一种新的扫描模式,最大优点是一次检查完成 2 个不同部位的扫描,获得的信息超过以往任何影像学检查手段,尽管自身还存在不足,但临床实践已充分证明该扫描方法切实、可行,具有广阔的临床应用前景。

第二节　下肢静脉阻塞性疾病

下肢深静脉血栓形成临床并不少见,下肢深静脉血栓形成的血栓脱落可造成致死性的肺栓塞。髂静脉受压综合征是髂静脉受压和 / 或存在腔内异常粘连结构所引起的下肢和盆腔静脉回流障碍性疾病,也称为 Cockett 综合征或 May-Thurner 综合征,认为可导致静脉淤积,从而解释左侧深静脉血栓高发的原因,下肢深静脉血栓形成左侧的发生率比右侧高 3~8 倍。髂静脉受压综合征至今并未引起足够的重视,大多数病例是在下肢深静脉血栓形成后才得以诊断。随着经血管介入和外科血管重建技术的进展,准确诊断受累血管的部位及病变程度变得尤为重要。传统 DSA 仍是评价下肢静脉阻塞性疾病的金标准,DSA 的优势在于在检查过程中可以进行介入治疗。然而,它的主要缺点是侵入性、高费用、患者不适及大约 1% 的并发症发生率。随着 MSCT 技术的进展,使得图像的各向同性成为可能,空间分辨率的提高可满足对小血管的显示要求。MSCTA 已经有逐步取代 DSA 用于临床评估血管疾病的趋势。

一些学者报告一组 53 例下肢静脉阻塞性疾病，包括：26 例髂静脉受压综合征，左 22 例，右 3 例，1 例为左右髂总动脉压迫左右髂总静脉；12 例合并下肢深静脉血栓形成。27 例下肢深静脉血栓形成，左 16 例，右 8 例，双 3 例；12 例合并髂静脉受压综合征；下肢深静脉血栓形成合并肺动脉栓塞 5 例。

其他阻塞原因还有：布 - 加综合征 1 例，合并两下肢深静脉血栓形成；盆腔肿块压迫右髂总静脉 2 例，1 例合并左下肢深静脉血栓形成；左腹股沟区囊肿压迫左髂外静脉 1 例；右输尿管肿瘤复发侵犯髂外静脉 1 例。

检查方法：下肢静脉 MSCTA 检查分间接法和直接法，相对直接法 CTA 而言，间接法 CTA 没有静脉穿刺后引发静脉炎和血栓的危险，并且较少有直接法 CTA 对比剂边流造成的假象。间接法还可以与 CT 肺动脉造影联合应用，病人只需接受一次对比剂的注射便可以完成 CT 肺动脉造影和间接法下肢静脉 CTA 的检查，同时评价肺动脉和下肢深静脉系统，为病人节约费用，更全面地了解肺栓塞病人的情况，为临床治疗提供更多的信息。

下肢静脉 CTA 的扫描延迟时间文献报道有较大的宽容范围，优良的下肢静脉显影效果需要静脉内较高的对比剂浓度，并且对比剂混合较均匀。延迟时间较早，下肢深静脉对比剂浓度较高，易显示血栓，但密度不够均匀，会出现假阳性；延迟时间较晚，对比剂密度较均匀，出现假阳性较少，但静脉对比剂浓度较淡，会出现假阴性。

有学者报告一组采用双期扫描，延迟时间为 ≤ 100 s 和 180 s。静脉的显影效果，1 期优良率为 87.76%，2 期优良率为 85.71%，即使少数病例显影效果为一般、较差的，也能够达到诊断要求。

下肢静脉 CTA 重建方式，该组 1 期扫描进行多平面重建、曲面重建、容积再现、最大密度投影成像。2 期扫描仅做多平面重建、曲面重建，这是由于 1 期扫描动脉和静脉显影较浓，可采用容积再现、最大密度投影处理，观察髂动、静脉的关系较好，特别适用于诊断髂静脉受压综合征；2 期扫描静脉显影较淡，不宜采用容积再现、最大密度投影重建图像，对血栓、血管及血管周围组织器官解剖结构的观察，还需结合轴位图像。MSCTA 检查时间短，没有操作者依赖性，可以显示顺行静脉造影不易显示的静脉血栓，并可显示下腔静脉和下肢静脉及伴行动脉的全貌。双侧静脉的同时显示，有利于了解对侧血管情况。

下肢深静脉血栓形成和阻塞原因：在下肢深静脉血栓的诊断上 MSCTA 显示出很高的准确性，与常规静脉造影相比，MSCTA 检出血栓的准确率为 94%~100%，可较好显示血栓范围及近心端，这是因为 MSCT 的高密度分辨率，间接法 MSCTA，对比剂经毛细血管和侧枝在全身静脉血中充分混匀。而顺行性下肢静脉造影采用足背血管穿刺注射对比剂，对比剂由静脉远段逐渐充盈近段，通常不能显示股深静脉，当盆腔静脉对比剂充盈欠佳时，对血栓是否存在，诊断有时会比较困难，这是静脉造影对盆腔静脉血栓形成漏诊、误诊的主要原因。

MSCT 各向同性的特点，可任意重建各种平面的图像，对髂动、静脉进行观察，因此能够清楚髂静脉受压情况。右髂总动脉跨过左髂总静脉多数在 L_4~S_1 水平，对于年龄较大的患者，这部分脊柱易形成骨质增生和椎间盘突出，也是髂静脉受压的原因，MSCT 检查可清楚显示椎体和椎间盘的改变。髂静脉受压综合征除了引起的下肢和盆腔静脉回流障碍，还是下肢深静脉血栓形成的重要原因，该组髂静脉受压综合征中 44.44% 有下肢深静脉血栓形成。

MSCTA 可多方位立体显示受压静脉与周围结构的空间关系，明确血管阻塞的病因以及有无合并其他疾病，该组 1 例 DSA 检查左侧髂外静脉重度狭窄，MSCTA 明确为左侧腹股沟区囊肿压迫左侧髂外静脉所致，另有 3 例患者，MSCT 检出腹腔占位病变及右侧输尿管肿瘤复发侵犯右髂外静脉。

MSCTA 显示下肢静脉病变同时，还能显示下腔静脉的情况，下腔静脉结构异常较为少见，可造成下肢深静脉回流障碍，认为有广泛深静脉血栓形成的危险性，特别是较年轻的患者，该组有 1 例布 - 加综合征，合并两下肢广泛血栓形成。MSCTA 清楚显示静脉阻塞的部位和范围及有无合并其他病变，对临床治疗方案的制订起了重要作用。

MSCTA 能准确诊断下肢血管阻塞性病变，与常规 DSA 对比有较高的符合率。MSCTA 的主要缺陷是难以诊断血液倒流性静脉病。

该项研究的不足之处是没有进行超声资料对比，对于下肢静脉病变，多普勒超声的优势在于能够显示血液流向和判断静脉瓣膜功能，在一些发达国家超声检查已被认为是诊断下肢静脉病变的首选。随着 MSCT 设备的不断发展，MSCT 血管成像的临床应用愈加广泛和深入,对下肢静脉阻塞性病变诊断的价值愈加彰显。

第三节 股静脉发育变异

股静脉直径约为0.9~1.0 cm,有4型发育变异:正常型,占62.34%;在下端为两支股静脉,以后联合,占21.16%;多支股静脉,占13.72%;静脉全程均分开,占2.78%。

在股静脉发育不全的病例,为坐骨神经伴随的静脉或表浅的侧支所代替。岛状形式的股静脉也有报告。

第五章　骨盆与骨盆肿瘤

第一节　骨盆原发性恶性肿瘤

骨盆原发性肿瘤包括来源于骨性骨盆及骨盆软组织的肿瘤。骨盆及其周围组织结构复杂，因而此处肿瘤具有病理组织类型多样性的特点。

骨盆软组织肿瘤以间叶源性及神经源性多见，一组病例中，间叶源性7例（7/10），而骨盆肿瘤以骨髓源性及肉瘤性病变多见。

1. 流行病学　骨盆肿瘤多为间叶源性或骨髓源性，成人主要是脊索瘤、恶性神经鞘瘤、软骨肉瘤等，青少年以骨肉瘤、滑膜肉瘤、尤文肉瘤常见。

2. 发病部位　根据发病部位，脊索瘤多见于骶尾椎，表现为不规则溶骨性骨质破坏及软组织肿块；恶性神经鞘瘤多见于神经根位置，常引起神经孔扩大；骨髓瘤多见于髋骨，表现为多发溶骨性骨质破坏，边界较清楚。

3. 临床表现　骨盆肿瘤在早期不易发现，确诊时体积往往较大，其常见临床症状为髋部或腰腿部疼痛，多数甚至没有任何临床症状，因发现局部软组织包块而前来就诊，该组病例中体检发现11/17例。

4. 影像学研究　骨盆原发性恶性肿瘤具有大多数恶性肿瘤的一般特点：边界不清，对周围组织器官包绕或侵犯，内部密度或信号不均匀，增强呈不均匀强化等。虽对其组织学类型作进一步定性诊断具有一定难度，但也有一定的规律可循。

5. 钙化　钙化为软骨肉瘤最具特征性表现，常表现为膨胀性或侵蚀性骨质破坏，病灶内部可见大量线状、厚壳样或团块样钙化；滑膜肉瘤常表现为与肌肉等密度或等信号的软组织肿块，20%~30%肿块周边可见斑点状或斑块状钙化，称“边缘性钙化”。该组病例中有5例显示钙化，其中2例为软骨肉瘤，可见特征性的线状、条状、环形、半环形钙化，另外3例为平滑肌肉瘤、滑膜肉瘤及血管肉瘤，为散在少量点状钙化。

6. 囊变　恶性神经鞘瘤多在良性神经鞘瘤基础上恶变而来，Antoni B型神经鞘瘤常出现囊变，该组病例有6例为囊实性，其中3例恶性神经鞘瘤均可见囊变成分。

7. 强化特点　骨盆恶性肿瘤强化方式多表现为不均匀强化，多无特征性，较具特征性的是血管肉瘤实性成分可呈明显强化，恶性神经鞘瘤实性部分强化较明显，而淋巴瘤常呈轻度强化或无明显强化。

8. 比较影像学　骨盆X线对肿瘤的检出具有一定的意义，能显示骨质破坏、肿瘤骨形成、钙化及较大软组织肿块，对肿瘤的定位及定性诊断有一定的价值，但X线形成的是重叠图像，密度分辨力低，特别对于骨质破坏不明显、骨质形态基本保持正常及软组织肿胀不明显者极易出现漏诊，该组病例中有4例在X线中未见异常，且对肿瘤的侵犯范围显示模糊。

CT具有较高的密度分辨力，比X线能更好地显示骨质破坏的细节，能清晰显示较小的钙化，对肿瘤的大小、侵犯范围及与周围器官的关系亦能较好显示。CTA能清楚显示肿瘤的供血血管，该组病例中1例平滑肌肉瘤及1例恶性神经鞘瘤行CTA检查，可见不规则纡曲的肿瘤血管，周围血管受包绕或侵蚀，与手术所见一致。但其对软组织的层次显示欠佳，并且对骨髓腔内病变未累及骨皮质或造成骨小梁破坏者亦可能漏诊。

MRI能清晰显示骨盆肌肉层次，较好地评价软组织受累情况，对髓腔内病变能提供更多的诊断信息，对水的显示敏感度更高。同时，MRI的多序列扫描能更全面地评价肿瘤的组成成分，为诊断肿瘤的组织学来源提供更多的信息。不足之处为对细微钙化显示较差。

总之，骨盆原发性恶性肿瘤发病隐蔽，病理类型复杂，易引起漏诊或误诊，X线对病灶的检出有一定的价值，CT及MRI对肿瘤的细节显示及定性诊断更有价值。

骨盆原发性恶性肿瘤的组织学类型诊断有一定的难度，但也有一定的规律可循，结合临床，熟悉各种病变的影像学表现，有助于诊断水平的提高。

第二节 骨盆肌的诊断陷阱

在盆腔，下腹壁的肌肉起支撑盆腔的前面和上外侧份的作用，后组骨盆肌包括臀肌（臀大肌、臀小肌和臀中肌）、竖脊肌、髂腰肌、梨状肌和闭孔内、外肌。

臀大肌起源范围较广，它起自髂骨外表面、髂嵴、尾骨和骶结节韧带，其远端止于股骨之臀肌粗隆与髂胫束，受臀下神经支配（L_5~S_2）。

臀中肌和臀小肌起自髂骨外表面，止于股骨大转子，受臀上神经支配（L_4~S_1）。尽管这些肌肉通常左右对称，但当一侧髋关节或下肢异常时，可表现为同侧肌萎缩。

不对称的臀肌萎缩可累及其中一块或全部，如果同时伴有脂肪浸润，不要误认为是含脂肪的肿瘤。

第三节 骨盆畸形性骨炎X线诊断的陷阱

Burgener & Perry（1978）回顾分析136例骨盆畸形性骨炎的X线表现，未见到本病的纯溶骨期。该组学者发现组织细胞性淋巴瘤，组织细胞增生症X、骨肌硬化症及前列腺癌的骨骼X线表现可类似于本病，从而给本病的X线诊断布下陷阱。

此外，该学者还着重指出X线诊断的限度，以及X线表现的变异情况和鉴别诊断。

第四节 进行性骨化肌炎

详见本书 本卷 第十三篇 第十五章 第四节 奇异性骨旁骨软骨瘤样增生。

第五节 骨盆的部分发育变异和诊断陷阱

1. 骶翼窝　即在正位X线照片上骶骨翼内出现圆形或类圆形透光影，如不注意，容易被误诊为骨囊肿，或骨质破坏。

2. 骶骨耳前沟　即骶骨下切迹，或骶髂关节旁沟，表现为骶骨正位X线片上，骶髂关节下外方髂骨侧下缘出现凹陷，边缘光滑规则，可以两侧对称，也可两侧不对称，且多见于女性，容易被误诊为骨质缺损。

第六章　腰骶部及臀部疾病

第一节　臀部的疾病

发生于臀部的疾病种类繁多，依据其良、恶性程度可以分为非肿瘤性病变、良性肿瘤、交界性肿瘤、恶性肿瘤。一项研究报告12例臀部的疾病。目前对臀部的影像学诊断主要依赖于MR与CT，但是对于一些少见疾病的诊断很容易出现误诊。由于臀部有坐骨神经穿行且与会阴部毗邻，因此，术前拥有一份可信度较高的影像资料对临床尤为重要，特别是肿瘤的精确定位、良恶性判断、邻近组织的侵犯都对手术有着不可或缺的帮助。

1. 非肿瘤性病变

（1）臀部感染：骨骼肌感染的最常见类型为化脓性细菌感染，臀肌是化脓性感染的好发部位之一，不洁肌肉注射，外伤、血源性感染都是其病因。1例患者经证实为外伤后金黄色葡萄球菌感染，左侧臀部红肿痛明显伴有发热，病灶广泛累及左侧臀部皮下、肌肉、肌筋膜、左侧盆腔、左侧髂骨甚至双肺，病变沿肌肉长轴发展，基本征象为肌肉水肿、坏死和脓肿形成。该例表现为弥漫性T_1WI低信号、T_2WI高信号，增强脓肿壁与水肿区域有明显不均匀强化，脓肿在弥散成像DWI上为高信号。伴随征象可表现为皮肤窦道与皮下水肿。感染的治疗主要是抗生素治疗，脓肿较大时可切开引流，患者经数月抗生素治疗后好转。

（2）血友病合并臀部血肿：该组2例血友病，其中1例为A型血友病臀部血肿伴股骨骨囊肿形成；血友病患者软组织内出血可以是关节内出血的直接延伸，也可以是组织内自身血管反复出血所致，MRI不仅可以对血肿本身有良好的显示，而且能对血肿分期做出诊断，出血时间较短，血肿在T_1WI为低信号，T_2WI为高信号；中期血肿在T_1WI呈略高信号或混杂信号，T_2WI呈高信号或混杂信号，晚期血肿T_1WI与T_2WI均呈混杂信号。该组2例患者均有大范围的软组织内出血，MR上信号不均匀，甚至可见特征性的“分层现象”，其中1例累及臀部、大腿，髂骨、股骨骨质均有破坏，病理检查为血凝块与骨囊肿。一些学者认为可能为血友病性假肿瘤，血友病性假肿瘤是血友病罕见的并发症，其发生可能与血友病的关节内出血或者邻近软组织内出血导致继发性的骨压迫、破坏及新骨形成有关。

总之，当有血友病病史的患者合并臀部包块时应考虑到血肿可能。血友病血肿可以采取一定的物理方法促进血肿的吸收，早期及时输注凝血因子，中期采用同位素放疗都可以取得良好的效果，一般都不主张手术疗法。

2. 良性肿瘤性病变（臀部血管瘤）　该组2例少见的血管瘤，分别为幼年性血管瘤、海绵状血管瘤。幼年性血管瘤是婴幼儿最常见的良性肿瘤，发病率高、危害性大。组织学上血管瘤由快速增殖的血管内皮细胞组成。一例患者1岁，以无痛质硬包块2个月就诊。MR上示右侧臀部皮下边界清晰的类圆形的T_1WI等信号，T_2WI上血窦为明显高信号，这可能是由于肿瘤组织中迂曲扩张的血管内血液流动慢，较多的血液滞留，自由水增多所致。病灶中央可见不规则网格状低信号间隔带，文献报道称可能为平滑肌和纤维组织或钙化、静脉石，另外DWI序列上血管瘤一般呈高信号。

海绵状血管瘤为四肢软组织良性肿瘤，属于低流量静脉畸形，其临床与影像学表现均有一定的特征性。海绵状血管瘤在影像学上可以根据形态学而分为局限团块型、蔓藤型、混合型3类。一例为局限团块型，MRI上表现为臀中肌、腰背部的病灶，呈T_1WI低信号、T_2WI高信号，T_2WI上的高信号也可能与前文提及的血液滞留导致的自由水增多有关，低信号则可能是纤维平滑肌成分。海绵状血管瘤最具特征的影像表现为“铁环征”，即 T_2WI 像稍高信号病灶周围出现圆形低信号环，其病理基础为红细胞降解后含铁血黄素在病灶周围沉积所致。海绵状血管瘤一般可伴血栓或钙化，该例患者见多发斑点状低信号，可能与病史较长导致钙化形成有关。

3. 交界性肿瘤

（1）炎性肌成纤维细胞瘤：炎性肌成纤维细胞瘤是近年来被认识和正式命名的独立的中间型（低度恶性）肿瘤，涵盖了以往从炎性反应性病变到肿瘤的一系列诊断。炎性肌成纤维细胞瘤好发于腹腔与肺部，也可发生于口腔、生殖道、鼻腔、四肢大关节等部位，组织学显示炎症背景下不同数量的成纤维细胞、肌纤维细胞、淋巴细胞和浆细胞等，而炎性肌成纤维细胞瘤影像学特征基本无特异性，很容易误诊。一例炎性肌成纤维细胞瘤发生于臀小肌内，MR 示 T_1WI 稍低信号、T_2WI 高信号，病灶内见多发片状低信号。炎性肌成纤维细胞瘤的诊断主要依靠病理诊断，免疫组织化 Vimentin、SMA 和 MSA 通常呈强阳性表达，该病例 Vimentin、SMA 均呈阳性表达。

（2）侵袭性纤维瘤：侵袭性纤维瘤（aggressive fibromatosis，AF）是一种少见的来源于纤维结缔组织的交界性软组织肿瘤，也可以称为纤维组织瘤样增生，WHO（1994）将其界定为分化的成纤维细胞肿瘤，其生物特性介于良性成纤维细胞瘤与纤维肉瘤之间，具有侵袭性生长和局部复发率高的特点。侵袭性纤维瘤主要由成纤维细胞和胶原纤维组成。MRI 信号的不均匀主要由成纤维细胞和胶原纤维的比例不同所造成。若细胞成分占主导地位，则 T_1WI 为低信号，T_2WI 为高信号；若胶原纤维成分占主导地位，则病灶呈 T_1WI 低信号，T_2WI 略高信号，因此 MRI 的信号特点可对病灶的组织学进行一定的剖析。侵袭性纤维瘤增强扫描可呈不均匀强化，其强化程度及其不均匀性可能与肿瘤内毛细血管及胶原的含量有关。该病例病灶 T_1WI 表现为与肌肉同等信号，T_2WI 为混杂信号。一般认为 T_1WI 高信号可能为细胞成分，低信号为纤维成分。侵袭性纤维瘤浸润性生长、复发率高，易与分化好的纤维肉瘤混淆，但纤维肉瘤为恶性肿瘤，生长速度较快，病灶周围有假包膜形成，供血不足可致肿瘤出现液化坏死，并可见病理性的核分裂现象，对侵袭性纤维瘤的诊断应结合临床表现、术中所见及术后病理检查结果，影像检查只能作为一部分参考，否则会因误诊导致延误治疗。

4. 恶性肿瘤

（1）腺泡状软组织肉瘤：腺泡状软组织肉是横纹肌肉瘤的一种，仅占软组织肉瘤的 0.4%~1%，好发于青少年。腺泡状软组织肉瘤常发生在肢体，尤其是大腿深部软组织，肿瘤血管极其丰富，转移较早，临床症状多表现生长缓慢的无痛性肿块，一例患者就诊时已有脑部及双肺转移。腺泡状软组织肉瘤的 CT 表现多为软组织肿块，增强可明显不均匀强化，腺泡状软组织肉瘤的 MR 特异表现据文献报道 T_1WI、T_2WI 高信号，瘤体内外血管流空征象可能为其相对特异征象。Chen 等（2006）认为 T_1WI、T_2WI 高信号是由缓慢流动的血液所致，腺泡状软组织肉瘤的术前诊断大多误诊，明确诊断需要病理。光镜下特征性表现为松散的瘤细胞排列成腺泡状或巢状结构，PAS 染色阳性。

（2）恶性蝾螈瘤：恶性周围神经鞘瘤（MPNST）伴横纹肌母细胞分化，又称为恶性蝾螈瘤（MTT），WHO（1992）软组织肿瘤分类将其列为恶性神经鞘瘤中的一个特殊类型，肿瘤成分均来源于具有多方向分化潜能的神经鞘细胞，恶性蝾螈瘤为极其少见的肿瘤。一例患者，女，59 岁，发现骶尾部肿块 6 个月。MR 上表现为双侧臀部（直肠后方）T_1WI 稍长信号，T_2WI 则表现多发囊状高信号中出现环形低信号分隔，DWI 弥散受限。文献报道恶性蝾螈瘤 T_2WI 高信号肿瘤内看到环形或线样低信号分隔影具有一定的特征性，而该例患者恰好出现此征象，更加说明了此特征可能是目前诊断恶性蝾螈瘤的唯一典型表现。恶性蝾螈瘤确诊必须依靠病理，大体改变与恶性周围神经鞘瘤相似。

（3）软骨肉瘤：软骨肉瘤可分为普通骨髓腔型、透明细胞型、皮质旁型、黏液型、间叶型、骨外型与去分化型。一组 2 例分别为间叶型和去分化型。间叶型可起源于软组织或者是骨组织，病理学上由已分化的软骨组织与未分化的间充质细胞构成；去分化型有较高的致死性，组织学表现“双态现象”，即由低度恶性的软骨肉瘤合并去分化成分组成，该病例伴横纹肌样分化。影像学 CT 显示的钙化为软骨肉瘤的最为重要的征象，环状、弓状钙化具有定性的诊断价值。MRI 主要表现为 T_1WI 低信号或者等信号，T_2WI 主要为高信号中夹杂低信号，后者的病理基础为包绕软骨小叶的纤维血管分隔，文献报道称软骨肉瘤的典型强化方式为周围和分隔强化，是因为纤维血管分隔含有丰富血管，而透明软骨的血管成分较少。总之，典型的钙化、边缘与分隔强化均有助于软骨肉瘤的诊断。

（4）高级别小细胞性肉瘤：小细胞性肉瘤有很多类型，比如尤文肉瘤（EW）、外周性原始神经外胚层肿瘤（PNET）、小细胞骨肉瘤、间叶性软骨肉瘤，一例病理诊断考虑为间叶性软骨肉瘤。MRI 示臀部边界不清的葫芦状软组织团块影，T_1WI 等信号，T_2WI 混杂信号——弥漫性高信号内见大片坏死低信号，增强符合软骨肉瘤典型的边缘强化特点，CTA 示肿块内血管极其丰富，钙化不多见。

（5）臀部鳞癌：臀部区域发生的鳞癌极为罕见，大多为肿瘤转移（此例患者未见原发病灶），误诊率高。患者为发生在臀大肌的中高分化鳞癌伴有腹股沟淋巴结转移。患者以右臀部及大腿交界处巨大溃疡就诊，MR T_1WI 表现为与肌肉大致的等信号、T_2WI 高信号，病灶边界尚清楚，未见明显液化坏死，臀部鳞癌的诊断需依赖临床病史与病理检查。

（6）臀部滑膜肉瘤：滑膜肉瘤是起源于具有滑膜组织分化潜能的间叶细胞，是一种较为少见的软组织恶性肿瘤。滑膜肉瘤的影像表现具有一些典型特征。MR T_2WI 肿瘤表现为多个“鹅卵石”样结节状高信号，中间存在网格状低信号分隔，前者可能是肿瘤囊变或者出血，后者可能是纤维分隔或者肿瘤坏死，这在一定程度上也印证了 Jons 等（1993）报道的滑膜肉瘤的三联征，即与液体类似的高信号、与纤维组织类似的稍低信号、与脂肪信号相仿或稍高的中等信号。滑膜肉瘤在 CT 平扫上肿瘤密度与肌肉大致相似，位于肿瘤周围的“边缘性”钙化可能有一定的特征性。1 例患者发生在左侧臀部，侵及左髋关节，其 MRI T_2WI 示结节状高信号并存网格状低信号。一般认为如果抓住典型特征，滑膜肉瘤的诊断并不困难。发生在臀部软组织区域的肿瘤或者肿瘤样病变较为复杂，有文献对臀部软组织较为容易发生的病变进行过一定的统计：在良性病变中脂肪瘤是臀部软组织最好发的病变，纤维瘤病、黏液瘤的发病率紧随其后；恶性病变中脂肪肉瘤、恶性纤维组织细胞瘤、横纹肌肉瘤发病率都较高。

第二节　骶骨假肿瘤

在骶骨翼平面 CT 横断扫描中，有时可见两侧骶骨翼区均现低密度区，这是一个比较恒定的现象。低密度区往往是小梁骨占优势或含骨髓甚为丰富。它们酷似肿瘤，但双侧常对称显示则将之摒除于病理之外。然而，有时区别挺感困难。

如果两侧表现十分不对称，则多提示为病变所致，不是假肿瘤，而确系真肿瘤。

第三节　误诊病例简介：臀部错构瘤与神经纤维瘤

详见本书 本卷 第一篇 第十三章 第八节 误诊病例简介：右大腿错构瘤与神经纤维瘤。

第四节 左臀部肌肉神经鞘瘤

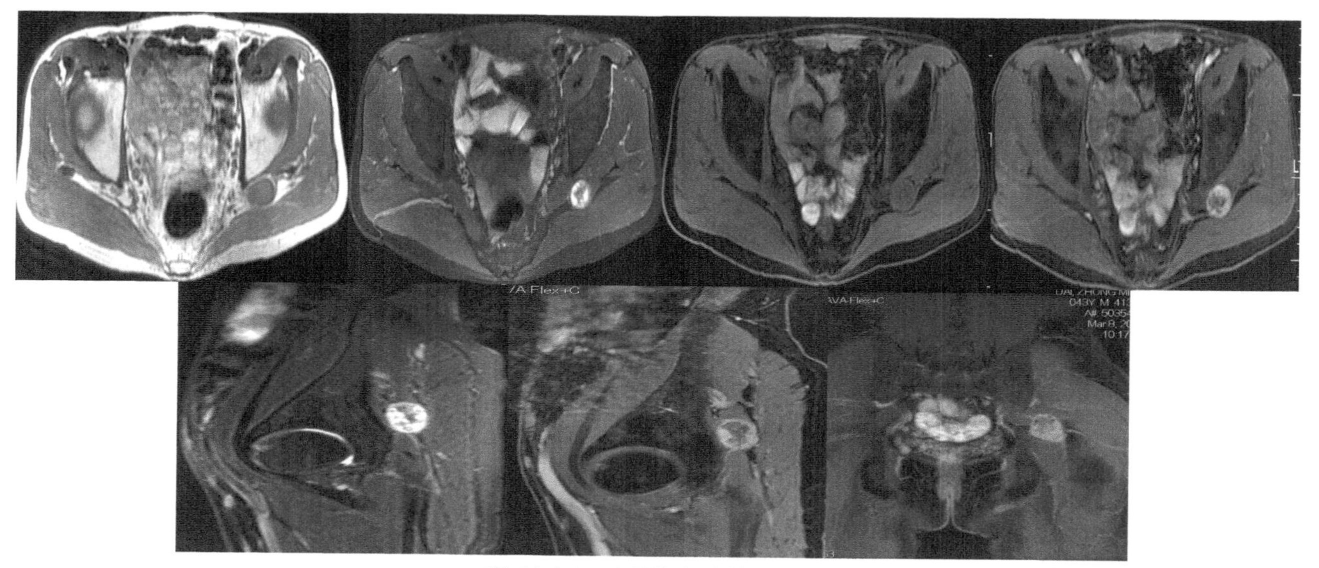

图 14-6-1 左臀部肌肉神经鞘瘤

患者,男,43 岁。因发现左臀部软组织包块 1 年入院。

手术所见:见肿瘤组织位于梨状肌深面,坐骨神经的胫侧,与周围组织组织分界清楚,肿瘤外有完整包膜;质地韧,色泽瓷白色,无明显囊性感或搏动感,深部位于骶骨表面的筋膜表面。沿肿瘤组织外缘,清晰视野下剥离纤维结缔组织,逐步将肿瘤游离。游离肿瘤后,沿肿瘤组织向深部探查,自骶骨表面筋膜上剥离。术中未见其与神经或骨组织密切粘连,未见肿瘤组织浸润至周围肌组织中。

病理检查:左臀部肌肉中软组织肿瘤切除标本:灰褐色组织三块,最大者大小为 3.5 cm × 3 cm × 1.2 cm,最小者大小为 1.2 cm × 0.8 cm × 0.2 cm,切面灰褐,质中,境界清楚。常规病理诊断:左臀部肌肉中软组织肿瘤切除标本:梭形细胞肿瘤,神经鞘瘤为首选,待做免疫组化检测进一步证实。

免疫组化检测:阳性:S-100,Vimentin,CD57(灶+),Actin,CD34(血管内皮+),H-caldesmon(血管壁平滑肌+),SMA(血管壁平滑肌+),Ki-67(+,约 5%);阴性:NSE,P63,Desmin。免疫组化诊断:左臀部肌肉中软组织肿瘤切除标本:免疫组化检测结果支持神经鞘瘤。

第五节 关于骶髂关节

1. 不对称的骶髂关节 在无素质性因素(如脊柱侧弯)的 30 岁以下的正常成人,骶髂关节常表现对称,CT 横断图像上观察极为清楚。一些学者总结临床经验后指出,在大于 30 岁的正常成人,大多数(大于 30 岁者的 77%,大于 40 岁者的 87%)的骶髂关节均可见微妙的或明确的不对称,且伴存关节下骨质的不同程度的硬化。此类随年龄增长而出现的动态性变化,越来越引起人们的注意,了解它们,可减少不少的误诊。

2. 骶髂关节骨间韧带附着处形成的小坑 在骶髂关节平面 CT 扫描时,骶骨侧或髂骨侧可见骨间韧带附着处所形成的小坑,最常见于关节的滑膜部分与纤维部分之间的过渡区。

虽然此类骨皮质处的小坑可伪似骨糜烂或骨破坏,但它们的特征性部位与周围缺乏硬化都有助于与病变区别。骶髂关节的纤维性(或韧带性)部分表现常可不规则，皆为上述小坑云集所致，它们散在分布于软骨下的骨板上，其前方的关节的滑膜部分表现如常，也有别于异常情况。

第六节　右臀部表皮样囊肿

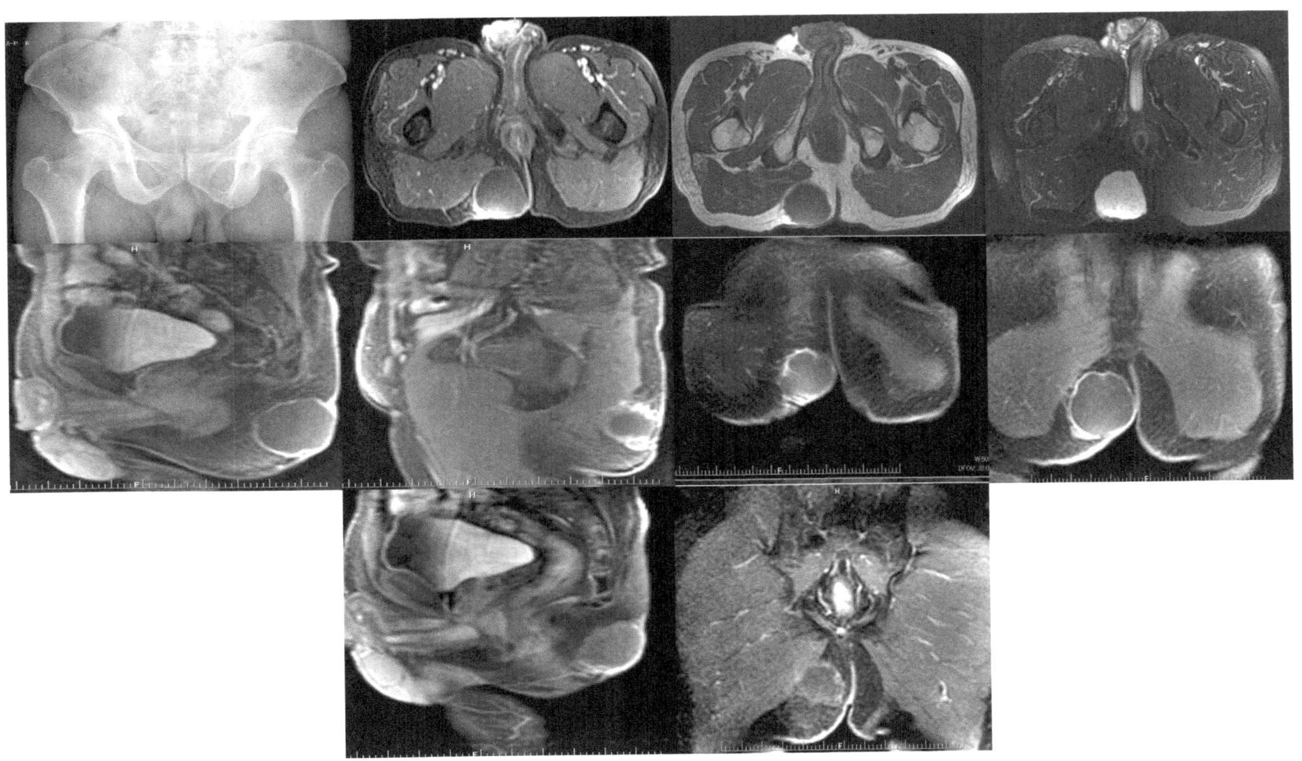

图 14-6-2　右臀部表皮样囊肿

患者，男，54 岁。右臀部肿物术后复发三年，具体病理不详。查体：右臀部内侧坐骨结节稍上方皮肤见手术瘢痕，愈合好；可触及软组织包块，大小约 6 cm × 7 cm × 5 cm，位于皮下，质软，移动度可，与周围组织境界清楚；其表面皮肤色素沉着，无破溃、窦道及红肿。右髋关节活动自如。右足各趾感觉、运动及末梢血运正常。

手术所见：术中见包块为囊肿，大小约 6 cm × 6 cm × 6 cm，囊壁较厚，内含白色油脂类物质及少许黑褐色物质。病理检查：右臀部包块：已切开的囊性肿物一块，呈灰褐色，总体积 7.5 cm × 4.5 cm × 3.2 cm，表面带有梭形皮肤，囊内壁光滑，囊壁厚 0.2~0.3 cm。病理诊断：右臀部表皮样囊肿。

第七节　耳前沟：诊断陷阱

在骶骨耳状面前方，骶髂关节下方髂骨下缘常常可见一较浅的切迹，其边界轮廓清楚，形状各异，大多甚浅，少数可表现为深凹的圆弧形沟，前者易于识别，后者则容易混淆为病理情况。这就是耳前（盂旁）沟。它常两侧对称，偶尔也可不对称。

臀上动脉或臀动脉上支通过此沟，而且又为部分骶髂韧带的附着点，有学者认为此沟可作为女性骨盆的特征之一。不可误为病理性缺损。

第七章 髋

第一节 髋关节疾病MRI的诊断陷阱

髋关节是球囊关节,髋臼是一个位于无名骨侧面中心周围、对向外侧的一个半球形的腔,髋臼关节面形状似一个反转的“U”形,“U”形区内充填以脂肪、股骨头圆韧带、自股骨头卵圆窝中心分别向髋臼切迹的每一面和横韧带延伸,纤维软骨盂唇环绕髋臼缘,向下髋臼盂唇不完整、但通过横韧带连接,在MRI图像上,横韧带呈椭圆形轮廓,不应与髋臼盂唇撕裂混淆。球形股骨头为关节软骨覆盖,除外一对向中心(卵圆窝)的稍下、后方小的凹陷区,在MRI上成人可见分隔骨骺与干骺端的生长瘢痕为一薄的黑线、长度和可见性不一,不应与不完全骨折或愈合骨折相混淆。

在髋关节区有无数的滑囊,其中髂腰肌和转子滑囊最具临床意义,髂腰肌滑囊位于髂腰肌和髋关节前内侧面之间。滑囊长度3~7 cm、宽度2~4 cm,在15%髋关节病变滑囊与髋关节交通。临床上髂腰肌滑囊炎相似于髋关节障碍,明显扩张的髂腰肌滑囊在髂腹股沟管区呈现类似疝、淋巴肿大脓肿、血肿一样的肿物。3个转子滑囊可辨认、每一个滑囊分隔一个臀肌或其肌腱与大转子,转子滑囊炎是最常见的滑囊感染病变。

第二节 髋关节各部的诊断陷阱

1. 髋臼顶 儿童髋臼顶部常表现边缘不平整,不规则,在7~12岁期间为正常表现。在少年儿童正位骨盆照片上,有时可见髋臼内突入骨盆,以Y形髂耻坐软骨连接处为明显,在4~12岁时较为常见,此为正常情况。在青少年髋臼照片上,有的可见一条或多条短的透光条影位于髋臼软骨结合部及其附近,此为发育变异。在正常成人,两侧髋臼顶部可以不甚对称。在骨盆或髋臼的前后位片上,正常人髋臼顶可不对称凸起。

2. 髋臼顶部上方的三角区 在临床上经常看到骨盆正位片上,两侧髋臼顶部上方出现三角形透光区,三角的底为髋臼顶部白线,三角内侧边为骨盆内缘,三角外侧边略呈半弧形由髋臼顶外缘向上内走行与骨盆内缘相交。此透亮三角区有时形如倒置酒杯,一般双侧对称(包括大小、形态、密度等),为正常表现。在骨盆的前后位片上,髋臼正上方较大的三角形透光区,犹如髋臼上方的三角形帽子。两侧密度的轻微差别是由于旋转所造成的,坐骨大孔的不对称则证明有旋转。正常情况下,一般两侧都对称。有学者认为,如一侧透光度过大,应怀疑新生物转移所致。

髋臼顶及髋臼缘骨化中心大约在8~9岁出现,在青春期时增大形成髋臼骨质内的不规则骨化,在轴面图像上颇类似于骨折,有时甚至类似于粉碎性骨折,此时,结合临床情况分析研究相当重要。这些骨化中心大约在16~18岁融合。

髂骨、坐骨和耻骨的骨化中心由髋臼中部三向辐射的“Y”形软骨板连结,该软骨板在16~18岁消失。在此之前,应认识到它属于正常结构而不要误认为骨折。

两侧髋臼顶密度正常不对称,不要与退行性关节炎混淆,注意两侧髋关节间隙形状大小对称。

3. 髋关节的“真空”现象　有骨盆正位片上，有学者报告6个月男孩正常髋关节的“真空”现象，表现为与股骨头边缘平行的透亮的弧形线状影。在成人偶尔也可见髋关节的“真空”现象，它可重叠于股骨头上，酷似股骨头的骨折线。在小儿髋关节照片上，有时可见股骨头顶上出现半弧状透光线影，犹如一悬空的帽戴于股骨头上，常两侧对称出现，一般容易认识。在成人髋关节侧位片上，偶尔亦见此类透光弧形条影，粗细长短不一，有的恰好重叠于髋臼窝内，酷似骨质破坏；有的正横过股骨头，颇似股骨头裂纹状骨折。如熟悉此类髋关节“真空”现象的表现，误诊的可能性则大为减少。

4. 髋臼的切迹

（1）髋臼切迹：正常情况下，髋臼骨化中心下部中心轻度下陷（即髋臼切迹），在盆腔轴面切面图像上可以看到髋臼后份下部局限性小的切迹样改变。髋臼切迹呈双侧对称分布，不要误认为压缩内陷性骨折片。成人也可见到此类表现。

（2）髋臼外侧切迹：在成人髋关节正位照片上，有时于髋臼外上缘可见小的切迹状透光区，一般位于髋臼外缘与髋臼中央（即软骨结合部）的距离中点附近，两侧髋臼表现不一定对称，有学者称之为髋臼外侧切迹，并认为可能与髋臼窝有关，属于发育变异，并非病变。髋臼外侧切迹，表现为邻近髋臼外侧缘的局限性骨质缺损，边缘光滑，轮廓清楚。两侧可对称，也可不对称，可能为髋臼窝所致。

（3）髋臼上切迹：髋臼上切迹，即髋臼顶部副窝，为髋臼顶部切迹状透光区，形状不一，多为长条状，它使髋臼顶部边缘中断，形似略有分离的劈裂骨折，有时此切迹只剩遗迹，表现为髋臼顶部一条短的弧状白线与髋臼边缘斜行相交。髋臼上切迹，即髋臼顶部有时见到的明显切迹，表现为骨质局限性边缘光滑的缺损，有时还可在外侧出现第二个切迹。在MRI图像上，该切迹在T_2WI表现为高信号强度的液体。

5. 髋臼营养血管通道　髋臼营养血管孔一般位于髋臼内下部，两侧通常对称，也可一侧多于另侧，表现为一个或数个豆大的圆形透光区，其边缘清楚规则，稍硬化，正位片上容易见到。髋臼营养血管窝亦位于髋臼内下部，一般双侧对称，从正位片上看为圆形，或类圆形，或梭形透光区，边缘模糊，部分与股骨头影重叠时容易辨认，如此窝完全重叠于股骨头影中，则极类似破坏病灶，此时加照断层照片观察此透光影的情况，一般不致误诊。有时，此窝较大，如栗大小，且两侧不对称，则更易误为破坏病灶。斜位照片、断层照片、结合临床并紧密随访皆有助于避免误诊。在X线照片上，髋臼滋养血管入口处陷窝，酷似股骨头破坏性病变。有时股骨头陷窝较大，可见于青年人，不要误认为剥脱性骨软骨炎。

6. 髋臼上缘骨　髋臼顶部外角有时可见副骨化中心，大小不一，颇类似外上角撕脱骨折碎块，其边缘光滑，与髋臼外上角处有整齐规则的透光线相隔，称之为髋臼上缘骨。它可持续至成人，久不愈合。它有时为双侧性，两侧表现比较对称；有时仅一侧可见，给诊断带来困难。在前后位骨盆照片中，经常可见到青少年髋臼上部副骨化中心（即髋臼上缘骨），有时还伴存髋臼下缘骨化中心。这些骨化中心通常与髂骨邻近部分牢固融合。它们有的表现为小块骨质，有的为平行于髋臼的片条状致密影，有时这些骨化中心不规则闭合重叠于股骨头上还可导致误诊为股骨头骨折的碎片。有的髋臼上缘骨持续存在，表现为分离小骨，直至成年。这些永存骨化中心通常又称为髋臼骨。此小骨应与股直肌腱附着处钙化区别。

7. 髋臼边缘多个骨化中心　在前后位照片上，青少年（一般在14~18岁）的髋臼边缘可能出现多个骨化中心，其大小不一，融合时间先后也不尽相同，有的还持续存在至成年，而可被误认为骨折。这些骨化中心除常见于髋臼外上方外，髋臼内下处亦较多见。有时几个骨化中心连成一片，大小不一，彼此以不规则透亮线相隔，酷似该处髋臼缘已粉碎骨折。有时在男孩的骨盆正位片上，髋臼骨化中心表现，可伪似股骨头骨折。在骨盆前后位片上，少年男孩髂前下棘和髋臼缘常常可见骨化中心，表现为髋臼上缘附近地区的分离或不分离的骨碎块。

8. 不规则的髋臼骨化　在青春期病人，髋臼CT横断图像可表现为斑驳状，这是正常现象，不应混淆为无菌性坏死或感染。有学者报告12岁女孩髋臼可见软骨样条纹，为青少年髋臼常见表现。

9. 髋臼前后唇　在髋臼正位照片上，髋臼的前唇与后唇一般可以区别，其间可见一条带状透光区，此区边缘可不甚规则，有时不为条带，却细如线状，常与骨折混淆，尤似髋臼后壁骨折。加做断层摄影或CT常有助澄清此类混淆。值得注意，髋臼边缘（包含前唇与后唇等）在2~4岁时常不甚规则，而在10岁以后则渐渐变整齐，了解此点，可减少许多误解。

在前后位骨盆照片中,偶尔见到成人女性髋臼后唇的副骨化中心重叠于股骨头上,十分类似股骨头骨折,在文献上的误诊报告可谓是屡见不鲜,应警惕此类诊断陷阱。必要时还可再行 CT 扫描摒除此类混淆阴影。在髋关节 X 线正位片上,髋臼前唇和后唇之间的透亮区与股骨头影重叠,有时可酷似股骨头的透亮病灶。

髋臼下唇硬化,病人无退行性关节疾病,表现为髋臼下唇局限性变白。在前后位骨盆照片中,髋臼轻度前突可视为正常变异。髋臼线中点与同侧髂坐骨线间距离在女性可达到 6 mm,男性可达 3 mm 或更多。

10. 髋臼骨　在成人偶尔可见髋臼边缘上有大的骨块相连,有学者将其称为髋臼骨,实质上即前述的副骨化中心持久不愈。有时,它可以成为一类圆形大骨,其长轴平行于髋臼前后唇(即与股骨颈长轴横行交叉),长轴长度可与股骨颈宽度相近,足其体积之大。有时,髋臼骨在投照时与股骨头重叠,而造成股骨头的环形透光“病灶”,此环状白线实际是髋臼骨的皮质缘重叠所致。为区别此环影来自于髋臼还是股骨,可将股骨置中立位、外展位各摄一片,则见此环影并不随股骨运动而改变,为髋臼本身阴影重叠。确诊髋臼骨,施用断层照片或 CT 多有益处。

11. 髋“关节囊”显示膨隆　有学者报告一例 6 岁男孩髋“关节囊”显示膨隆,类似滑囊炎或关节积血,为摄片时髋关节外展和外旋所致。

12. 重叠影　髋臼与股骨头重叠影可伪似股骨头破坏性病变,髋臼后缘与股骨头重叠可类似无菌性坏死的致密阴影。髋臼波浪状前缘与坐骨重叠影连接,形似髋臼破坏性病灶,可被误认为髋臼顶病变。在正位骨盆照片上,有时可见髋臼中央部甚为透光,似乎有破坏病灶,再照一次片该影又可消逝,说明并非为组织结构性变化,而是投照技术不当所致。有时,髋臼波浪样前缘与坐骨阴影重叠,可造成髋臼中央部破坏性“病灶”,也是引起诊断混淆的一个原因。在髋关节侧位片上,有时髋臼顶部边缘呈双弧影,酷似一半月形囊状透光区位于其间。前述髋臼骨重叠股骨头引起误诊亦为一例。

13. 关于髋关节后脱位的 X 线检查　外伤性股骨头骨折和脱位以及髋臼骨折,长期以来为众人注目。影响髋关节复位的因素较多。关节腔内存骨或软骨碎片可导致复位不完全,且进而损伤关节。但有时 X 线检查难以发现关节内的骨或软骨片,值得注意。在损伤后,髋关节间隙轻微增宽常提示髋臼嵴或股骨头损伤。髋关节间隙持续性增宽提示腔内可能有软骨碎片或在不易显示的部位有股骨头碎骨片。因此,在发现髋关节脱位后应设法投照质量优良的正位、斜位及侧位片观察细节,搜寻碎片。在适当的层面采用薄层的髋关节断层照片可获得更多的信息。

第三节　髋关节结核病例

患者,女,59 岁。反复右髋部疼痛、活动受限 1 年余入院。

手术所见:见病灶中为白色粉末状物,无包膜,与周围组织粘连,用刮匙彻底刮除病灶后,彻底冲洗。刮除病灶送病理。

病理检查:右股骨头粗隆包块切除标本:灰白碎组织一堆,体积 4 cm × 3 cm × 1 cm。病理诊断:右股骨头粗隆包块切除标本:见大片干酪样坏死伴死骨,考虑结核。建议临床完善结核杆菌检测以进一步佐证。

在关节结核中髋关节结发病率居首位,约占全身骨关节结核的 10%~20%。多见于学龄儿童,常单侧发病,一般起病较隐匿,病情进展较缓慢,影像学检查是诊断该疾病的重要手段之一。

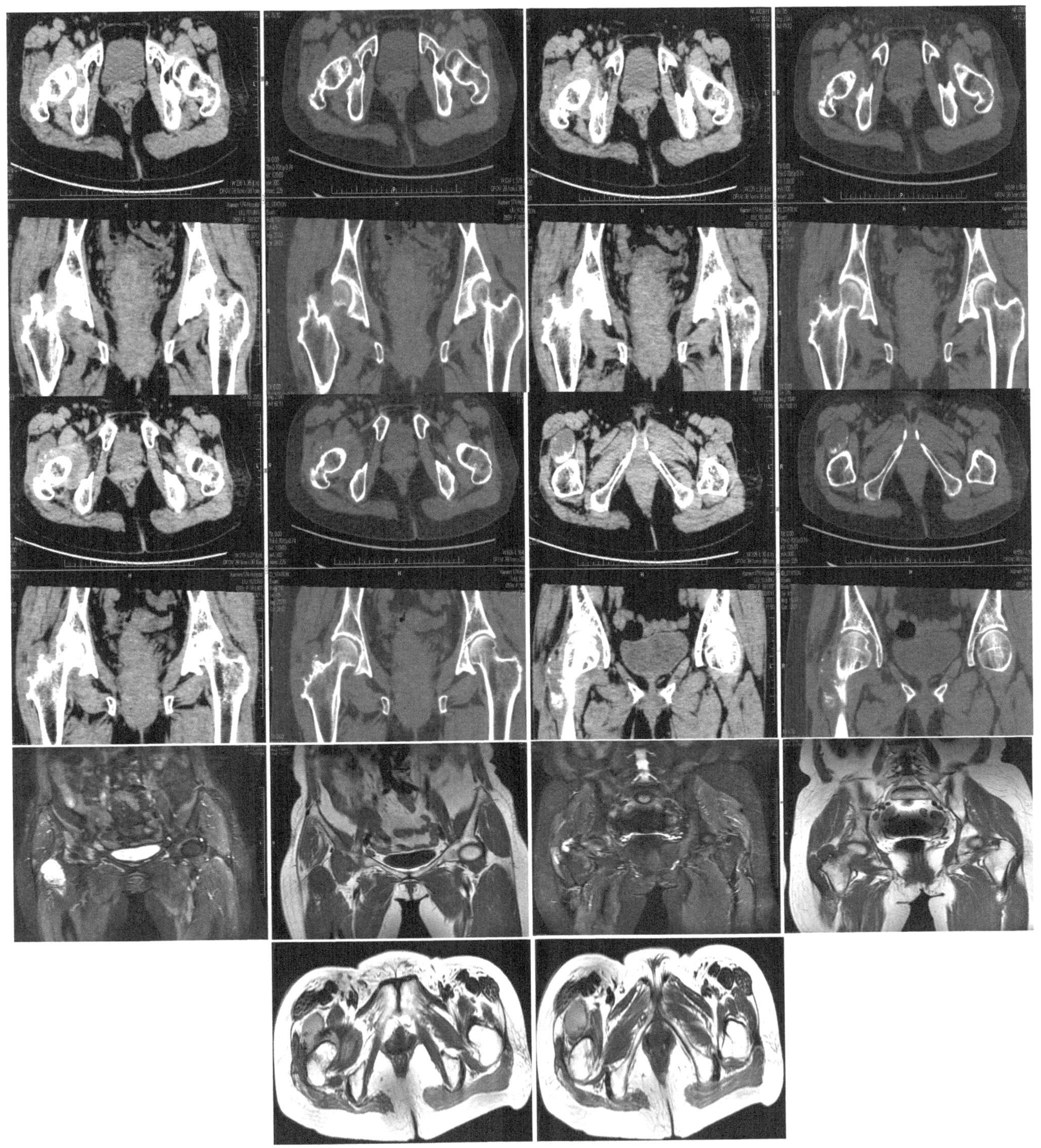

图 14-7-1　髋关节结核病

第四节　髋关节骨折的危险因素

在发生髋关节骨折的老年病人中,能够完全恢复行走能力的人不到40%,有 70% 的人日常活动受到程度不同的影响,如工作、吃饭和走路。有些骨折的死亡率高达 20%,因此,联合国提出“骨骼十年”

的目标是将全世界骨质疏松症导致骨折的人数减少25%。这个目标能够达到吗? 医学专家认为是可以达到的。人们现在对这一疾病的主要危险因素已经有了认识。

第一个危险因素是年龄,人在35~40岁时骨矿物质密度最大,在这个年龄段以后,骨矿物质密度开始走下坡路,这个过程名为非钙化。这是一个自然的不可避免的现象,人年纪大了以后,或多或少都会产生,而在有些人身上则成为可怕的疾病。

第二个危险因素是性别。在妇女体内,与更年期联系在一起的雌激素分泌在减少,它有利于骨质疏松症的发展。妇女容易患骨质疏松症可能还有其他因素,如代谢产物1.25(OH)2D数量减少。

第三个重要因素是生活方式,吸烟、过量饮酒、缺乏体育锻炼和饮食中缺少钙,都有助于病情的发展。

最后,专家还在寻找基因因素。白种人的妇女特别容易患这种病,可能是这方面的一个线索。罗奇实验室和CODE基因组公司宣布,在染色体20的一个基因中发现了核苷酸的7种形态,这种物质增加了人们患骨质疏松症的可能性。

第五节 类似骨样骨瘤的淋巴上皮癌成骨性转移

Abedelwahab & Norman(1982)报告1例51岁男性病人,右髋及大腿严重疼痛,为来自于鼻咽部淋巴上皮癌的成骨性转移。临床与X线表现皆类似于骨样骨瘤,显示为丰富的反应性骨质增生形成的纺锤形骨皮质增厚,围绕着边界不清的透X线的股骨近端。

6月后X线片见骨质进一步破坏与硬化。取自髓腔的活检材料示与淋巴上皮癌一致的低分化鳞癌。两年前曾对病人的淋巴上皮癌做过放疗,当时考虑已治愈。淋巴上皮癌约有13%的病例有骨转移,溶骨性转移多于成骨性转移。

从该例情况可以看出,疾病的正确诊断除与临床、病理、影像学研究有关外,病例的追踪随访更是重要,所以我们提出诊断四步曲的原则。

第六节 隐匿性髋关节疾病

成人慢性髋关节痛,在临床和影像上由于一些特殊原因不易诊断,对一般影像学检查无异常和病史及临床表现不典型的病人来说,慢性髋关节痛的诊断是一个棘手的问题。但是,创伤、感染、关节炎、肿瘤、先天异常等常有些极其细微的影像学异常征象,了解慢性髋关节痛的常见原因,讨论和研究隐匿性髋关节疾病的早期放射学征象,将有助于放射科医师更好地认识这些疾病的影像学表现。

1. 活体形态学与诊断陷阱 在X线检查时,重点的软组织结构是脂肪垫,包括臀、髂腰肌和闭孔肌的脂肪垫,由此勾划出这些肌肉与髋关节的界限,脂肪垫显示清晰、整齐。若脂肪垫凸出,则提示髋关节积液,但髋关节的屈曲或旋转亦可导致假阳性。

有几条线可以评价髋关节和半侧骨盆结构的完整性。在前后位片上,骨盆前后柱可分别用髂耻线和髂坐线来描述,观察这些线是否连续有助于发现骨盆的隐匿性骨折。另外,还应检查前后髋臼边缘的完整性,伴随髋臼边缘骨折的一过性髋关节脱位表现为髋臼某一边缘线的中断(通常为后方)。泪滴样改变是影像学表现而非解剖结构,代表前后位上内侧髋臼壁的投影,应对照对侧观察。

髋臼内侧壁正常突向外侧至髂坐线,如果髋臼壁突向内侧至髂耻线,病人则有髋臼前突。通常内侧突的测量标准为男性3 mm,女性6 mm。在前后位片上,骶髂关节的前后关节间隙均可显示。由于有肠道气体及其内容物重叠,骶骨翼和神经孔很难显示。骶骨翼的后方髂翼应清晰显示。缺乏这些结构的显示可能表示有破坏。

正常情况下股骨头被髋臼覆盖或包含,可以用中心-边缘角来评估,它由两条线形成,均起于股骨头中心,一条垂直延伸,另一条伸向外侧髋臼,此角必须大于25º。

髋关节周围骨小梁排列十分清晰。在髋臼上方隆起的骨小梁勾划出一个透明的三角区域,不要误认为骨质破坏。股骨干骺端,大部分骨小梁弧形排列,而在股骨头的内、外下方和股骨颈转子间则呈现相对透明的区域。

2. 髋关节发育变异 股骨颈前外侧皮质呈圆形、境界清楚、透明的区域称为疝凹,是纤维和软骨成分向内生长而形成,可随时间而增大。在MRI图像上表现为液体样信号。

另一个发育变异是指在股骨干骺端区域,邻近小转子正常增厚的骨小梁。在前后位片类似钙化的软骨瘤基质,常误诊为内生软骨瘤。侧位片上可以显示这些骨小梁嵴的特点,前后位片上骨小梁嵴是直立的。这些骨小梁嵴在骨质疏松症的病人表现得更为明显。

3. 隐匿性创伤 髋臼边缘骨折容易被忽视。如果髋臼边缘未被完整地观察到,一过性脱位引起的骨折可能被忽视。另一个与一过性脱位有关的隐匿性创伤是股骨头嵌入骨折,它表现为硬化性的凹状线。

应力性骨折常因无移位可为隐匿性的,了解容易发生的部位可以避免漏掉这些轻微的损伤。跑步者可能在耻骨支或内侧股骨颈发生应力骨折。如为亚急性,这些骨折表现为透光区周围有硬化。急性骨折表现为一个细微的透光区或硬化区。

不全骨折最常见于股骨头下。有助于诊断的表现有轻微的股骨颈成角,骨小梁成角或股骨头下嵌入线。如果大转子足够短,蛙式位片有助于明确诊断。在临床高度怀疑骨折时MRI有助于明确诊断。T_1WI可显示骨折本身,T_2WI和短时间反转恢复序列(STIR)可以显示骨折线,但可能被周围高信号的水肿混淆。STIR成像有助于明确已有陈旧性不全骨折而临床怀疑急性再骨折的情况。另外,尽管发生髋关节不全骨折的病人常怀疑隐匿性的头下骨折,髋臼不全骨折也可能发生,应仔细观察。

髋关节和骨盆的骨突撕脱性骨折常见于年轻人。撕脱性骨折可发生在髂嵴前上部和前下部,坐骨结节和耻骨。它可以表现为切线位上薄的、新月形的骨斑或正位像上轻微的蝶形斑。这种损伤急性期可能相当轻微,而后来在此处形成显著的异位骨化。

髋臼上缘或耻骨骨折也表现为骨痂形成性骨硬化和/或线样骨折并存。确定一处骨折后,应仔细观察整个盆骨,因为松质骨的衰竭性应力骨折常多发,常以骶骨、耻骨骨折并发或以骶骨、髂骨、耻骨骨折三联征出现。适当使用窗技术不仅可显示骨折的细节且可显示周围软组织情况,有利于鉴别诊断。

4. 髋关节感染 当有积液、软骨破坏和皮质骨破坏时,可以诊断为化脓性髋关节炎。软骨破坏在早期化脓性髋关节炎上见不到,照片上表现相当轻微。仔细观察脂肪垫并与对侧比较可以发现髋关节积液。在髋臼和股骨头均应仔细寻找早期皮质骨破坏。通过髋关节穿刺和穿刺物培养可以明确诊断,这非常重要,延误穿刺和治疗可能导致髋关节的迅速破坏。

5. 一过性骨质疏松 一过性骨质疏松是指关节周围骨质疏松而软骨保持完整。它是一种疼痛性疾病,男性较女性更常见,可能是迁移性的、自限性的,其症状和影像表现可能完全消失。影像上表现为骨质疏松和积液,放射性核素骨扫描时摄取增加,在MRI图像上表现异常信号,鉴别诊断是化脓性关节炎。一过性骨质疏松的诊断可用排除法,常需要髋关节穿刺来除外化脓性关节炎。

6. 缺血性坏死 在股骨头的承重面塌陷前,即缺血性坏死的早期阶段做出诊断是非常有益的。缺血性坏死的早期X线表现是相对硬化,它发生在股骨头,与周围血管性的骨吸收有关。有时可能表现股骨头承重部分的轻微塌陷,这在蛙式位片上容易发现。MRI较X线更容易显示早期的缺血性坏死,有些特殊的征象可明确诊断,但不是所有MRI图像上髋关节信号异常都是缺血性坏死。MRI在鉴别正常与异常的髋关节的特异度为98%,但在区别缺血性坏死和非缺血性坏死时的特异度仅为85%。结合X线表现来解释MRI表现是有意义的。

7. 髋关节关节病 髋关节病表现可以十分轻微,应仔细寻找细微的骨赘或侵蚀性改变并应记住脊椎关节病常伴随髋关节异常(在强直性脊柱炎>50%)。年轻人有髋关节痛应考虑脊椎关节病,并且,如果发现有前突或其他异常则应检查骶髂关节。

骨关节炎可以表现为早期囊性结构、非常小的骨赘、股骨颈或禽距的突出。这些异常可单独表现并可十分轻微。有20%的骨关节炎的病人发生前突而不是更常见的上外侧半脱位。

一种骨关节炎不常见的方式是Otto骨盆(原发性前突),这种在年龄很小时即可明确前突和变性改变,常见于女性,且有遗传性,可能是由于缺乏髋臼骨化或重塑。

早期骨关节炎也可源于股骨骨骺滑移。如果股骨头相对于股骨颈向内侧移位,股骨骺滑移可考虑为继发性骨关节炎的原因。风湿性关节炎可以表现为典型的骨质减少,均匀的软骨破坏和侵蚀性改变。但在早期阶段,髋关节常正常。MRI 可显示血管翳。髋关节也可呈典型表现,即大量积液通过薄弱的前侧囊进入髂腰滑膜囊而减压,因此,风湿性关节炎的病人可以在 X 线上表现正常而腹股沟前方出现肿块,这种滑膜囊积液在 CT 和 MRI 上容易诊断。病人也可发生肌腱破裂,可见于髋关节周围。

痛风性关节病表现为软骨钙质沉着症,软骨下囊肿是其典型表现。色素沉着绒毛结节性滑膜炎也可有明显的囊肿,并在所有 MRI 序列上呈典型的低信号。滑膜性骨软骨瘤病可有侵蚀且常表现多个相似大小的圆形小体,但在疾病早期阶段小体有时并无钙化。

8. 髋关节肿瘤　所有骨肿瘤均可发生在髋关节,而早期溶骨性病变不易识别。观察骨小梁排列紊乱可能提示早期破坏。应注意整个骨质密度,中年男性骨质密度的普遍下降可见于多发性骨髓瘤而无局灶性病变。由于骶翼和软组织重叠后,骶翼病变容易漏掉。还要注意小转子病变,小转子撕脱发生于成人,常由于病理性骨折所致。

髋关节骨样骨瘤特别易混淆,其常见的部位是股骨颈皮质。由于病变在关节囊内,故在远离病变几厘米处可见反应性骨形成,这种表现可能导致在错误的地方进行活检。骨样骨瘤也可产生滑膜炎,并由于骨赘形成和禽距突出导致早期骨关节炎,这可能与单纯性关节炎混淆。X 线可以做出诊断,但较困难。CT 能做出诊断并可以准确定位有利于有限的外科手术切除。

9. 髋关节发育不良　有时表现可很轻微,股骨头和股骨颈形态正常,仅表现髋臼覆盖范围不正常。如需测量,在前后位上常用中心 - 边缘角,应大于 25°。髋臼另一个垂直方向的测量是在前后位片上斜线(从髋臼承重面的最内侧点到髋臼外侧缘的连线)与水平线(平行于经坐骨的连线)的夹角,正常情况下此角为 10° 或更小,在髋关节发育不良时此角变得非常大。

第七节　透明细胞型软骨肉瘤误诊分析

透明细胞型软骨肉瘤由 Unni 等(1976)首次报道,是一种低度恶性的特殊类型软骨肉瘤,约占软骨肉瘤的 2%,极为罕见。发病年龄在 30~50 岁,男性:女性为 2∶1。临床表现为关节疼痛、关节积液和活动受限,疼痛时间约 1.5 年。

肿瘤好发于骨骺,累及长骨管状骨(85%~90%),尤其是股骨近端(55%~60%),肱骨近端(15%~20%),膝部约占 10%~15%,即最常累及股骨头、颈部。肿瘤生长缓慢,通常不累及软组织,术后可局部复发和骨内播散转移,较少发生内脏转移。

复发和转移发生在术后多年,文献报道局部复发长达术后 24 年,转移可发生于初诊后 16 年。肿瘤预后与手术范围密切相关,而与患者的年龄、性别、肿瘤大小及部位无关。因此,现在已公认的透明细胞型软骨肉瘤治疗关键为首次即行大块切除,即包括肿瘤周围正常组织的较大范围切除,且随访应在 10 年以上。

Donati 等认为碱性磷酸酶可作为该肿瘤标记物,是诊断、治疗、随访的重要指标,但本例患者的碱性磷酸酶正常。故笔者认为影像学检查,尤其是能够反映病灶细微特征的 CT 图像,才是诊治及随访的主要依据。

一、影像学表现

病灶为溶骨性骨质破坏,边缘清晰的硬化边。回顾一例早期 CT 片可见病灶分隔及囊变区,之后才表现为内缘波浪状,边界清楚的硬化带。后期病灶扩大并向骨干方向延伸,伴轻微膨胀,但纵径大于横径。病灶可见钙化,偶见皮质破坏,无骨膜反应,不形成骨外软组织肿块。在 CT、MRI 上病灶出血、分隔及囊变显示更加清楚。在 MRI 上 T_2WI 为不均匀高信号,其低信号为基质钙化,呈珊瑚礁状分布在病灶中心,其高信号病灶与病理对应为透明软骨、囊性腔或出血;在 T_1WI 上为低或等信号,增强表现为不均匀或线样强化。典型的透明细胞型软骨肉瘤的 CT、MRI 表现有一定的特征性,确诊依靠病理组织学及免疫组织化学检查。

该例误诊的原因有以下几方面:① 3 年前的影像资料未曾详细分析,外院 CT 示右侧股骨头多发囊性变,因左侧是典型的囊变为特征的股骨头缺血性坏死（Ficat Ⅱ a 期），根据股骨头缺血性坏死的临床特点，认定右侧亦是股骨头缺血性坏死，忽略了累及股骨颈的囊变不应是股骨头缺血性坏死的影像特征；②在行股骨头缺血性坏死的股骨头动脉灌注术时按文献报道认为股骨头的血供是主要来自旋股内、外侧动脉，而忽略了只占股骨头 5% 血供的圆韧带动脉造影表现，错过修订诊断的机会。复习当时的造影图像，恰恰是圆韧带动脉的动脉晚期见到肿瘤染色；③股骨头动脉灌注术后左髋症状消失，右髋症状缓解，临床表现的不典型使患者错失及时就诊机会，直至 3 年后症状加重才就诊；④术前对透明细胞型软骨肉瘤临床表现和影像特征不认识。

二、鉴别诊断

（1）成软骨细胞瘤：在 MRI 上 T_1WI、T_2WI 上均表现为低信号，并且发病年龄较小。

（2）成骨细胞瘤：70% 发生在 10~20 岁青少年，好发于中轴骨和长骨干骺端，病灶较小，可有骨皮质破坏和骨膜反应。

（3）股骨头缺血性坏死：囊变较小，分布在关节面软骨下骨质，MRI 能良好显示软骨下骨质改变。

（4）普通型软骨肉瘤：骨质破坏区边界多不清楚，骨皮质或骨性包壳可被破坏而形成大小不等的软组织肿块，软组织肿块可见散在的钙化斑点。

（5）毛细血管扩张型骨肉瘤：骨质破坏呈浸润发展，病变界限不清，骨皮质断裂，病变可以通过关节软骨面，侵犯关节，破坏关节面，病程短，疼痛进行性加剧，夜间为著，局部软组织进行性肿胀，皮温升高，血管怒张，血清碱性磷酸酶增高，CT、MRI 可见液 - 液平面。

（6）骨巨细胞瘤：横向膨胀性改变显著，向关节方向扩展，紧邻关节面生长，边缘硬化少见，无钙化。

（7）良性内生软骨瘤：好发于短骨，小叶间隔钙化明显，呈膨胀性生长，囊壁薄，骨质破坏区内的泥沙样、环状钙化常见。

（8）软骨黏液样纤维瘤：好发年龄为 10~30 岁，表现为病灶有膨胀，见粗厚骨嵴形成假分隔，大部分有骨膜反应。

（9）动脉瘤样骨囊肿：80% 发生在 5~20 岁青少年，病程通常不超过半年，膨胀明显，病变偏心性发展，病灶内有较多的骨嵴，液 - 液平面较常见，囊变区之间的实质部分常可见钙化或骨化。

第八节　投照伪影类似髋臼骨折

有学者报告 1 例 4 岁男孩，车祸造成右髂翼骨折、右骶髂关节骨骺分离，在向尾侧成角投照的 X 线片上可见坐骨内突，骨折通过左侧髋臼的三射状软骨，随访照片可见右髂骨骨痂形成，却未证实左侧三射状软骨的骨折。Shipley 等（1983）认为这不是骨折，而只是在正常的未成熟的骨盆，X 射线束倾斜与成角所造成的伪影。该学者用 2 例无创伤史的童尸标本 X 线片及 1 例有创伤史的儿童 CT 检查图像进行研究，更确信该影为伪影。坐骨体从三射状软骨伸延向后下，在轻度左后斜位，左坐骨体则向内突出，如 X 线束向 尾侧成角投照，它即向上入坐骨大切迹，产生明显的不连续。儿童一侧骨盆受伤，伤痛使患儿斜卧于台面，伤侧向前旋转以图舒适，这样则更易形成伪影。

第八章　髂骨

第一节　有关髂骨的诊断陷阱

1. 髂骨嵴　髂骨嵴在初生时是光滑的，2~3 岁以后变为不规则。青春期出现继发骨化中心，它们往往呈现不整齐分节状。9 岁男孩正常不规则髂嵴，此为髂嵴二次骨化中心发育前的典型表现。在青年，髂前上棘下方有的可出现不规则的骨化，使该区呈现大的半弧形或不规则形状的密度减低区，多为缝匠肌的起点，不应误为破坏病灶。

2. 髂骨翼　近髂前上棘处：在前后位骨盆照片上，髂骨翼近髂前上棘处可见耳形骨质隆起或不规则的骨化，使该区呈现大的半弧形或不规则形状的密度减低区，两侧出现，可以对称，也可不对称，在青少年较为明显，代表缝匠肌的起点，可伪似破坏性病灶。有的髂骨翼髂窝部分骨质密度较低，形似骨的囊肿性改变。

3. 外侧缘　髂骨翼的外侧缘在有的老人表现为成排的骨刺样结构伸出，此为肌肉附着所致，非为病变。而在青年，此外侧缘可表现稍硬化，也属正常表现。髂骨翼外侧缘经常可见刺样的肌肉附着处，一般见于老年人。不可误为恶性肿瘤的“骨针”。髂骨边缘翼，即髂骨外侧缘呈两条竖行硬化边缘，形似硬化性病灶。

4. 骶髂关节外侧　在髂骨翼，骶髂关节外侧 2~4 cm 处有时可见竖行的条状骨质增生带，可两侧对称出现，不难识别，如只出现于一侧，则可被误为病变。此系臀中肌附着的骨嵴，为正常骨质结构。

5. 髂骨血管沟　髂骨臀面的血管出入孔向骨内延伸为大的血管沟，在常规 CT 和 MRI 轴面图像上这些血管沟很像小的溶骨性病灶或骨折线。在临床上如果见到，一定要结合临床分析研究。在前后位骨盆照片上，髂骨翼上有时可清楚显示营养血管沟，它表现为细管状结构，管壁密度稍增高，管腔密度较低，可分叉，可汇集。髂骨翼中央区或内下区有时可见条状或星形条状透光带影，其轮廓可稍硬化，此为正常髂骨营养动脉沟。髂骨营养动脉沟，常常表现为腹盆部正位 X 线照片上，髂骨翼出现细管状透光影，可为一条，也可为分支状，分叉状，为营养动脉走行在髂骨翼上留下的足迹。

6. 骨岛　在髂骨翼常见骨岛。有时可见正常年轻人发育中的骨岛，相隔 4~9 年后复查，可能见到骨岛体积有不同程度的长大，但病人毫无症状。有学者报告 60 岁病人的巨大骨岛，犹如乒乓球大小。髂骨骨岛可以长大，也可以消失，无临床意义。

7.“双髂翼”　在前后位骨盆照片上，臀部阴影重叠显示，可导致所谓“双髂翼”。

8. 不规则的髂前下棘　在成年，有的髂前下棘呈现不规则或表现为刺状伸出，这是股直肌附着点的牵拉病灶，此类骨刺可尖可钝，还可分节，如行放大照片，可见骨结构完好，勿误认为肿瘤骨质增生。一些少年在骨盆前后位片上，可出现不规则的髂前下棘，代表股直肌附着点的“牵拉”病灶，表现为局限性骨质缺损，其边缘有骨刺向足侧伸出，不可误认为肿瘤。有的青年髂前下棘出现陈旧性撕脱骨折愈合后的改变，表现为不规则的骨刺伸出，可分离，也可不分离。

9. 骨盆耳　在青少年骨盆发育过程中，有时髂前下棘处凸凹不平或呈结节状外凸，均属正常表现。有的髂前下棘处骨质增生现明显隆起，犹如耳垂样凸起于髋臼外上方，两侧多对称，有学者将之称为骨盆耳，亦为一发育变异。有学者报告男孩发育过程中的骨盆耳，表现为髂骨翼外下方的髂骨骨突向远端延伸，犹如髋臼上方的耳垂样骨质凸起。骨盆耳可大可小，较大者容易被误认为骨折。在成年，有的髂前下棘呈现不规则或表现为刺状伸出，这是股直肌附着点的牵拉病灶，此刺可尖可钝，还可分节，如行放大照片，可见骨结构完好，勿误认为肿瘤骨质增生。

10. *髂骨小环状低密度区*　个别成人髂骨可见小环状低密度区，边缘清楚光滑，其内密度均匀，可能为骨发育中的缺损，无临床意义。

11. *髂窝与囊性病变*　在前后位骨盆照片上，髂窝正常透亮影，类似髂骨的囊性病变。不少作者指出，有的髂骨翼髂窝部分骨质密度较低，形似骨的囊肿性改变。

12. *髂肋*　髂肋（骨盆指），为发育中的变异，表现为髂骨翼大块低密度区，实则为凹陷的髂骨翼，其两侧出现条带状稍高密度影，有时还可在其中段或一端出现异常的假关节。骨盆指的方向多变，有的为自外上向内下，有的自内上向外下；其粗细也各不相同，有的仅表现为纤细的条带影，有的却表现为类似拇指样的粗条骨质结构由髂嵴伸出，甚至伸出髂嵴外缘之外的软组织内，形成游离的指样结构。

13. *盆腔二次骨化中心*　髂嵴和坐骨结节的二次骨化中心约在青春期出现，并在15~25岁间与原发骨化中心融合。融合前，在CT横断图像上，这些部位的二次骨化中心可十分类似于撕脱骨折。但是，它的两侧对称表现有助于排除骨折。髂腰韧带骨化和钙化，表现为腹盆正位X线照片上，第五腰椎两侧横突出向外侧伸长，直达两侧髂骨翼，有的与髂骨翼融合一起，有的则只有部分与髂骨翼相连接。

14. *耳前沟*　在骶骨耳状面前方，骶髂关节下方髂骨下缘常常可见一较浅的切迹，其边界轮廓清楚，形状各异，大多甚浅，少数可表现为深凹的圆弧形沟，前者易于识别，后者则容易混淆为病理情况。这就是耳前（盂旁）沟。它常两侧对称，偶尔也可不对称。臀上动脉或臀动脉上支通过此沟，而且又为部分骶髂韧带的附着点，有学者认为此沟可作为女性骨盆的特征之一。不可误为病理性缺损。

15. *髂坐软骨联合*　髋骨由髂骨、坐骨、耻骨三骨联合而成，三骨间皆籍软骨联合。在少年的骨盆正位片上，骨盆内缘坐骨棘上方，与髋臼遥遥相对处，有时可见一透光裂隙与骨盆内缘垂直相交，容易误认为骨折。实际上，这是髂骨、坐骨间软骨联合的遗迹。有时髂坐软骨联合两侧闭合不同步，导致影像不对称，则更易误为骨折。

第二节　髂骨的假肿瘤

在CT扫描图像上，髂骨翼内偶尔可见低密度区，伪似肿瘤。有作者指出，该区髂骨翼内可能系骨髓占优势而超过骨性组织。

第三节　髂骨原发恶性骨肿瘤

1. *发病率*　髂骨是人体最大的富含红骨髓的不规则形扁骨，为骨肿瘤的好发部位，其中最常见的骨肿瘤为转移瘤，其次为骨髓瘤、骨恶性淋巴瘤。2007年，国内有学者统计在5444例原发恶性骨肿瘤中，位于髂骨者占9.6%（522/5444），其中发病率最高者为软骨肉瘤，其次为骨肉瘤、尤文肉瘤、纤维肉瘤，而骨髓瘤仅排至第5位。

而一组47例原发恶性骨肿瘤患者中，骨髓瘤最多，占38.3%（18/47），与国外文献报道原发恶性骨肿瘤中骨髓瘤最好发的观点一致，其次为淋巴瘤、软骨肉瘤、骨肉瘤、尤文肉瘤，其他病理类型的恶性骨肿瘤相对少见。该组综合国内外文献及该组病例分析，认为骨髓瘤、淋巴瘤、软骨肉瘤、骨肉瘤、尤文肉瘤为髂骨较常见的原发性恶性骨肿瘤，而其他类型的原发恶性骨肿瘤则相对少见。

2 *影像学研究*

（1）骨髓瘤：骨盆骨、头颅骨及脊柱骨质多发“虫蚀”状及“穿凿”样溶骨性骨质破坏伴骨质疏松为多发性骨髓瘤特征性的影像表现。在T_1WI上，在髂骨髓腔脂肪高信号衬托下可见边缘清晰的骨质破坏低信号，而T_2WI上病灶呈等或高信号，与骨髓信号间缺乏对比，病灶边界多欠清晰，当骨质破坏范围较大时可伴有软组织肿块。结合骨髓瘤较为特征性的表现及临床多骨多发的特点，多数病例诊断不难。

(2)淋巴瘤:骨原发恶性淋巴瘤的骨质破坏表现多样,但以溶骨性最多见,常伴有形态不同、范围不等的增生硬化而呈“地图”样改变,同时其具有病变范围广泛而骨质破坏小的特点,常表现为骨质破坏、周围包绕明显肿大的软组织肿块,有时即使骨质破坏范围很小,软组织肿块也可较明显,在 T_2WI 上,病变大部分呈等、稍高信号,增强扫描多明显强化,具有一定的特征性。一些学者认为骨原发恶性淋巴瘤临床症状一般较轻,当病变位于不易觉察的部位或周围无神经血管等重要结构的部位时(如髂骨),可以形成巨大的软组织肿块,其报道的 6 例髂骨原发恶性淋巴瘤的周围软组织肿块大于其他部位,平均径值达到 9 cm。而该组 9 例中,由于 6 例病灶均邻近骶髂关节或髋关节,当病变侵犯关节面出现关节疼痛及活动障碍就诊,因此发现病灶较早而软组织肿块并不明显,而 2 例位于髂骨翼者则形成较明显的软组织肿块。

(3)软骨肉瘤:软骨肉瘤典型的影像表现为受累骨皮质变薄或增厚,常伴分叶状的软组织肿块,病灶内可见斑点状、圆弧形、环形或絮状钙化,不同部位软骨肉瘤钙化多少存在差异,位于扁骨及不规则骨的软骨肉瘤的钙化较长骨者少。在 T_1WI 上病灶呈等或低信号,在 T_2WI 上呈明亮高信号,增强扫描病变周边明显强化,病变内可见不均匀弓形、环状或隔膜状强化,具有一定的特征性。1% 的骨软骨瘤可恶变为软骨肉瘤,而发生于扁骨的骨软骨瘤其恶变率可达 10%,同时全身多发性骨软骨瘤病的恶变率比较单发者高,约 11%~20% 可恶变为软骨肉瘤,且多见于骨盆。

(4)尤文肉瘤与骨肉瘤:骨盆尤文肉瘤与骨盆骨肉瘤分别占各自总数的 21% 和 4%,而髂骨为骨盆尤文肉瘤及骨肉瘤最好发的部位,骨盆骨肉瘤的发病年龄为 10~29 岁,中位年龄为 17 岁,而骨盆尤文肉瘤的发病年龄更年轻,仅少数病人在 20 岁以上。肿瘤骨依然是髂骨骨肉瘤的最具特征性的表现,肿瘤骨可表现为“絮”状、“放射针”状或“象牙”状,多位于病灶内部,亦可位于软组织肿块内。髂骨尤文肉瘤骨质破坏可表现为溶骨性破坏、不规则骨质硬化或骨质破坏与骨硬化混合存在,常合并较大的软组织肿块及“针”状骨膜反应。

(5)少见类型的恶性骨肿瘤:发生于髂骨少见类型的恶性骨肿瘤种类繁多,诊断及鉴别诊断较难,结合该组 4 例及文献报道,髂骨少见类型的恶性骨肿瘤的影像表现主要为以溶骨性破坏为主,骨质破坏形态表现多样,包括“虫蚀”状、“穿凿”样、“斑片”状及不规则“地图”状等,病灶周围多伴有较明显的软组织肿块,而骨膜反应少见。

髂骨原发恶性骨肿瘤的种类繁多,影像表现多样,骨髓瘤、淋巴瘤、软骨肉瘤、尤文肉瘤及骨肉瘤为较常见的病理学类型,各自具有一定的影像学特征,而少见类型的原发恶性骨肿瘤共同的影像表现为以溶骨性骨质破坏为主,软组织肿块易见,骨膜反应少见。对髂骨原发恶性骨肿瘤采用 X 线平片 +CT 或平片 +MRI 相结合的检查方法,可提高病变的诊断准确率。

第四节　左髂部软骨肉瘤病例

患者,男,51 岁。左髂部包块术后 15 年,再发 2 年入院。患者缘于 15 年前患者无明显诱因发现左髂部有一包块,就诊于外院,予以左髂部肿物切除 + 骨盆重建术,术后伤口感染,予以抗感染治疗,并取出金属内固定物,后感染逐渐控制并痊愈出院。2 年前患者再次发现左髂部肿物,伴有左大腿酸痛、麻木,不能久站,原伤口无红肿热痛,无夜间疼痛等不适,起初未在意,未行任何治疗。随时间推移,包块逐渐增大,且左大腿酸痛麻木加重,影响日常生活。

查体:左髂部可见一长约 25 cm 的手术瘢痕,其余皮肤无破损,无窦道,皮温正常,包块质硬,边界清楚,不可推动,无压痛,无液波感,左大腿感觉减退,双足各趾感觉、运动及末梢血运好。

手术病理诊断:软骨肉瘤。

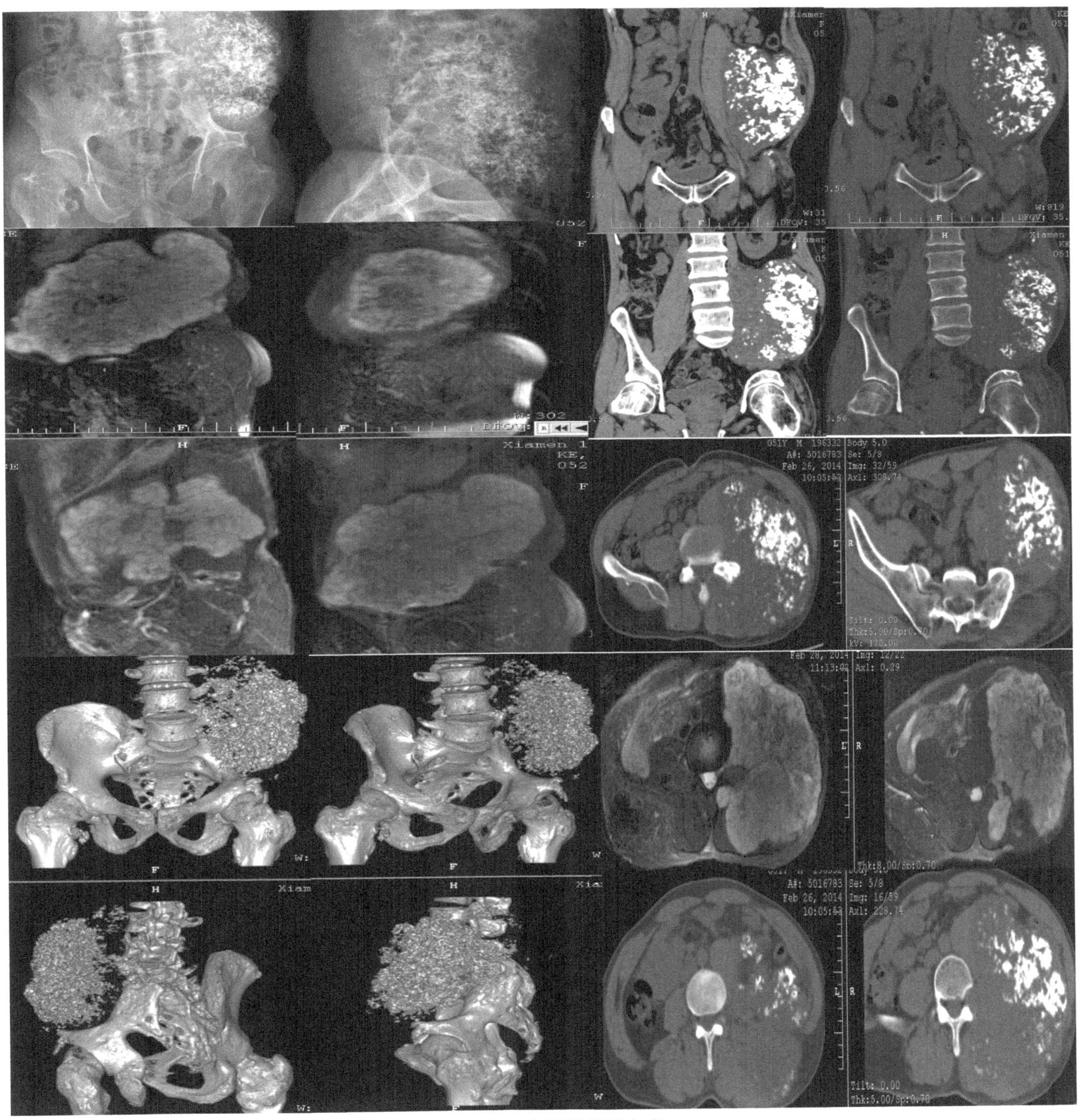

图 14-8-1　左髂部软骨肉瘤

第五节　髂骨活检缺损伪似霍奇金病

在为霍奇金病行剖腹术时，作的开放前部的髂骨活检可造成一边界模糊的骨质缺损，可伪似霍奇金病的侵犯，如放射科大夫不了解以往的活检，则可造成误诊。

Braunstein（1980）报告 17 例此类病人并进行详细讨论。对霍奇金病现代处理的一个重要方面是剖腹探查术，常取左正中旁切口以保证接近脾脏且减少损伤，通过同一切口可行左髂嵴楔形活检。手术前如针吸骨髓活检阴性,手术中常需作楔形活检,骨皮质或骨髓受累是本病第四期的表现。骨的霍奇金病可呈现一扩散的糜烂病变伴以边界不清的过渡带。

髂骨的新鲜的楔形活检处的表现十分类似一病灶,而关闭式针吸活检所造成的环形溶解灶累及细薄硬化的边缘一般不易引起混淆。病人常常不清楚楔形活检术,又无另外瘢痕,故病史与查体对放射科大夫帮助不大。了解上述情况对减少误诊实为有益。

第六节　髂骨孤立性骨囊肿病例

详见本书 本卷 第三篇 第十三章 第三节 髂骨孤立性骨囊肿。

第七节　髂骨化脓性骨髓炎

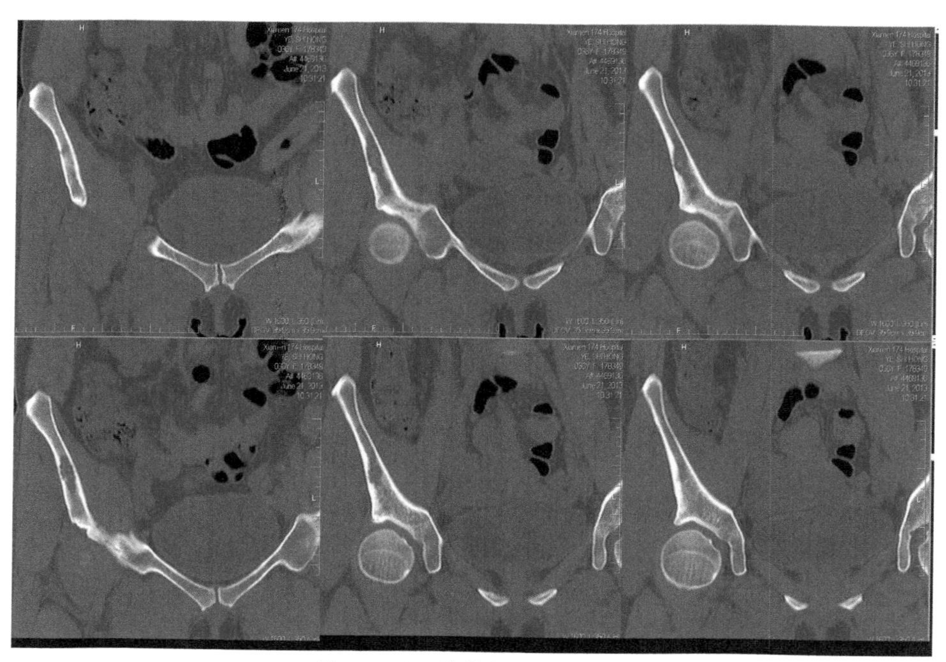

图 14-8-2　髂骨化脓性骨髓炎

患者,女, 37 岁。因右髂部疼痛不适 1 个月入院。手术所见:经克氏针定位, C 臂机透视证实位置与术前检查一致,用骨刀将整个规划区域的髂骨截除,大小约 7 cm × 7 cm。

病理检查:冰冻病理及常规病理:右侧髂骨病灶活检标本:灰红色组织一堆,总体积 1 cm × 1 cm × 0.3 cm,其中含少量骨组织。冰冻病理诊断:右侧髂骨病灶活检标本:镜下可见死骨及疑似化脓性坏死,周围纤维组织增生伴泡沫样细胞沉积,待常规石蜡切片进一步诊断。常规病理诊断:右侧髂骨病灶活检标本:慢性骨髓炎。病理检查:右侧髂骨病灶切除标本:骨组织数块,总体积 9 cm × 9 cm × 1 cm,其中最大者大小 9 cm × 7 cm × 1 cm,表现见一暗褐色组织,大小 5 cm × 5 cm,切面灰白质硬。病理诊断:右侧髂骨病灶切除标本:镜下见皮质骨小梁及骨髓组织坏死,骨髓腔内见大量脓性坏死无填充,部分区脓肿形成,符合化脓性骨髓炎的病理改变。

第九章 坐骨耻骨及腹股沟区

第一节 耻骨与坐骨的应力性骨折

应力性骨折是由于低于骨骼强度极限的应力反复持久地作用于骨骼，引起局部骨质累积性微损伤和吸收破坏，是骨的一种慢性损伤，其特征为骨的破坏与重建几乎同时进行。

成年人耻骨下支与坐骨下支融合形成坐耻弓，坐耻弓（尤其是坐耻下支融合部）及耻骨上支被认为是骨盆最薄弱处，耻骨支及坐骨支的前面为耻骨肌、短收肌、长收肌及股薄肌等内收肌起点，肌纤维向外下止于股骨，坐骨结节是大腿后群肌起点，肌纤维向前下止于胫腓骨上端，肌肉收缩及自身重力使坐耻弓及耻骨上支承受一定的应力，正常行走及站立时可忽略不计，当进行高强度的正步、跑步及越野等基础训练时，必然明显增加耻骨支的应力强度，可使应力集中区的骨小梁出现微损伤，当微损伤不断累积超过自身修复的能力与速度时，耻骨支即发生骨折。此外，女性骨盆的结构差异、训练场地过于坚硬，以及行军时步伐过大等也被认为是促使该骨折发生的原因。

1. 影像学研究　耻骨支应力性骨折的X线表现分为5型：裂缝型，以斜形或横形线状透亮骨折为主，常伴少量骨痂，一组22/66例；硬化型，骨痂相互重叠并遮掩骨折线，局部骨干略粗，呈斑片状致密增白影，16/66例；骨痂型，骨折线常不明显，而骨旁闭孔侧有明显的丘状、絮状或团块状骨痂，12/66例；气泡型，断端骨质吸收显著，骨痂向两侧膨起，局部呈类圆形的薄壁透亮区，9/66例；混合型，为上述2种或3种表现之和，7/66例。初次遇见时，对裂缝型及混合型容易诊断，对气泡型、硬化型、骨痂型则容易误漏诊。

与常发生应力性骨折的胫骨、蹠骨及股骨属于管状骨不一样，耻骨下支为条形扁骨，松质骨成分较多，薄而平坦，可分为前后两面及上下两缘，耻骨下支斜指向外后下方，其两面分别斜朝向前外方及后内方，耻骨上支则呈三棱柱形。

从同时进行的CT扫描图像上看，上述各种类型几乎均有骨折线或骨痂形成、髓腔骨质吸收或硬化，仅程度及形态不一，下支的骨痂多在前后两面形成或以前面为主，上缘亦常见少许骨痂，下缘基本无骨痂，而上支的骨痂以前面及下缘为主。

2. 比较影像学　由于摄取的骨盆正位X线片为不同时间或病程的前后方向投影的重叠图像，所以除了骨质破坏与修复的进程及形态有差别，同时骨盆解剖特点及前倾或外翻角度不同致使骨痂、骨折线重叠不一，导致呈现上述多种类型的X线表现。

一般认为X线检查对早期应力性骨折不敏感，加之在骨盆平片上耻骨支走行与投照X线束并不呈垂直关系，骨盆平片质量也常欠佳，故对早期的耻骨支应力性骨折X线诊断可能更加困难，Hill等（1996）曾报道过耻骨支应力性骨折出现症状的平均时间为军训的第4.8周，而X线确诊的平均时间为军训的第8周，Meurman（1980）也报道从最初的临床检查到最终X线确诊本病的平均时间是30天。

骨的放射性核素扫描早期即十分敏感，CT检查的特异性也非常高。然而鉴于X线检查十分普及，价格低廉，操作简便，特异性颇高，其阳性检出率随应力性骨折的损伤程度增加或病程相对延长而增高，且中晚期对骨折的细节如骨折线、骨痂情况显示远优于放射性核素扫描，便于复查，同时易于发现或除外其他骨疾患，故仍不失为首选的影像诊断手段。

因此，对于新兵、运动员及骨质疏松患者等易感人群,近期内曾参加军训或长跑等高强度的下肢运动,出现大腿根部内侧深疼痛,且无暴力外伤史者,当X线平片显示耻骨支有透亮骨折线和/或致密骨痂形成时,耻骨支应力性骨折的诊断应当确立。

3. 病变早期应防漏诊　即出现疼痛后2周内X线表现多为阴性,应结合临床于第3~4周后复查X线平片,如有条件可及时行CT或放射性核素扫描以明确诊断。

4. 病变中晚期应防误诊　即病变中后期骨痂明显、骨折线被遮盖(如硬化型)时,如对本病缺乏认识则可误认为骨肿瘤或骨感染,应结合患者年龄、职业及病史综合考虑,必要时加摄斜位点片或行CT扫描以帮助鉴别。

5. 鉴别诊断　与创伤性骨盆环骨折的鉴别:创伤性骨盆环骨折可发生在各种人群,有暴力外伤史,发病急,X线片显示骨折缘锐利,常有小骨碎片及错位,多同时伴骨盆环多处骨折,骨痂在复查时逐渐出现,愈后与外伤程度有关;而应力性骨折好发于新兵、运动员及骨质疏松患者,有新从事训练或反复剧烈运动经历,起病隐匿,骨折缘模糊,同时或多或少伴有骨痂,反映骨的破坏与重建同时进行,无骨碎片及错位,愈后多良好。

6. 熟悉正常解剖,辨认发育变异　如位于耻骨上支内下方闭孔缘的耻骨结节变异极大,不应误认为耻骨上支骨折后的骨痂(如骨痂型);坐骨下支下缘在17~20岁时常有对称的线状骨骺,成年后该处可有对称的尖状骨嵴,不应误认为双侧骨折后的骨膜反应或骨痂形成;坐耻弓的内1/3处在5~11岁前为软骨连接,之后形成骨性连接,该软骨联合于5~12岁时常有不规则骨化及肿胀,其X线表现可酷似骨肿瘤的破坏或骨折伴骨痂形成(如气泡型),但结合特定年龄,两侧表现对称,无高强度运动史,无临床症状,鉴别多无困难,必要时可行CT扫描,可明确有无骨折线及骨痂形成。

第二节　伪似恶性病变的耻骨创伤后异常

在常规骨折随访期间诊断很少出现问题。但如果在愈合期才发现骨折,则偶可产生诊断困难。老人在家里摔跤后很易发生局限于耻骨支或坐骨支的骨折,因为闭孔为一坚硬的骨性环,此种骨折多为稳定型。

放射科医生可能在几个方面遇到困难:X线照片可能不是在骨折当时获得;创伤病史暂时未问出;在愈合期才初次发现骨折并伴不同程度的溶解与硬化,可能提示为一恶性病变伴病理性骨折;在受伤后立刻拍摄的照片,位于坐耻联接处的轻微骨折易于遗漏,或只拍摄髋关节照片,孤立的耻骨骨折则可能被漏诊;更甚者,在一病人,起初显示骨折,追踪片示骨质溶解区扩大,可提示为一恶性病变,再追踪片又可显示病变的慢性痊愈。

病理诊断医生出现诊断困难在于临床与放射诊断医生对病变诊断均无把握时所取的活检;迅速形成的原始骨痂示大片软骨区,排列混乱的膜性骨结构引起混淆;由于修复引起的明显的细胞增殖与恶性病变鉴别可能困难,在成骨肉瘤尤甚。Goergen等(1978)报告3例病人,并就创伤后骨质过度溶解的有关原因进行讨论。

第三节　关于耻骨联合

1. 副骨化中心　耻骨联合偶见副骨化中心,常见于青少年,男女青年都可出现,表现为耻骨联合中线两旁耻骨下端小的骨块,其形状大小可对称,也可不对称。也可表现为耻骨联合边缘处小片状致密影,可出现在双侧耻骨下支下方,一般为耻骨联合两旁较对称性的小骨块,多为扁平形,其长轴平行于耻骨边缘,大小如蚕豆。可持续至成年不与耻骨融合,勿误认为骨折碎块。

2. 耻骨联合边缘不规则　耻骨联合正常情况下偶可呈现两侧(或一侧)边缘不规则,欠光滑,见于男女青少年,勿误为异常。不少学者认为,一些少女耻骨联合正常表现为不规则的边缘,亦为发育变异的一种表现。有的青年男性耻骨联合处内侧面出现不规则的嵴样表现,一般都为正常情况。

3. 耻骨联合假囊肿　有学者报告，影像学检查时，在耻骨联合两旁耻骨下支的中部，由于骨质较薄而致透光度增强，其四周为耻骨上缘、耻骨联合缘、耻骨下缘与耻骨闭孔缘所包围，越发显得像骨囊肿，因其边缘较模糊，又可误为骨质疏松或骨质破坏，事实上却仅为骨质比较周围略薄。另有学者指出，耻骨联合两旁耻骨支下方有时骨质稀疏，可导致耻骨联合处出现假性囊性病变。

4. 耻骨联合排列不齐　有学者报告一例 14 岁女孩耻骨联合排列不齐，为正常现象。在少女，耻骨联合两侧耻骨排列不齐属正常现象，作为位置的标志，有作者认为耻骨联合处的下缘的排列整齐比上缘排列的情况更有临床意义。

5. 先天性宽耻骨联合　有学者报道，在青少年男子，耻骨联合偶尔较宽，无创伤病史，也无其他发育缺陷，是一种较少见的孤立的发育变异，非为异常。

6. 产后改变　一些妇女在产后，耻骨联合可出现产后改变，表现各式各样，可为两侧较对称的囊状低密度区，或耻骨联合排列不齐，或耻骨联合周围致密样改变，或耻骨联合边缘不规则。产后耻骨联合真空现象，表现为耻骨联合两侧骨质硬化，耻骨联合正中缝隙密度极低，为空气密度。

在耻骨联合前后位 X 线照片上，有的耻骨下支表现大弧度的凹陷，两侧常常对称，有学者称之为耻骨下支窝，属于正常的发育变异。

第四节　坐骨耻骨发育变异与诊断陷阱

1. 坐骨不规则　青年坐骨的骨化不规则，是日常工作中常见的现象，为正常变异，两侧一般不对称，常位于坐骨上支，既可表现为多个切迹或隆起，也可呈现为广泛的不规则（形状、密度等），一般在年龄增长时逐渐消失，转变为较规则，它代表腘绳肌腱牵拉所致。

青少年坐骨正常不规则骨化。此改变常不对称，且随年龄增长而消失，代表腘绳肌牵拉骨突所致的“牵拉”病变。一般表现为坐骨下支不同部位的不规则骨化，骨质轮廓和边缘常常不平整。有的坐骨骨突可呈现较小的局限性骨质缺损，或者形状不规则。

坐骨结节不规则，两侧常常表现不对称，有时一侧伪似破坏病灶，另侧表现较轻，病人亦无临床表现，实为假性病灶。青少年坐骨正常不规则骨化，此改变常常不对称，且随年龄增长而消失，代表腘绳肌牵拉骨突所致的“牵拉”病变。

坐骨粗隆骨突有各式各样的表现，有的仅见该处稍现硬化，有的还见有平行的细线条状骨质密度影与伴行，有的可表现为该区密度下降，似乎有囊性变的改变。

2. 坐骨骨突　坐骨结节及坐骨上支的骨性隆起在正位照片上容易认识。偶尔，此类骨突轴位观重叠于坐骨上支并蔓及坐骨结节，骨突的边缘表现为横断坐骨上支的纤细透光线影，酷似坐骨上支及粗隆部骨折，或骨折碎块游离，此刻，了解一下病情是十分必要的。

3. 重叠阴影　髋关节前后位片上，由于髋内旋，可使坐骨棘重叠于髋臼窝内侧，形似坐骨骨折，如注意到此点，再补照髋外旋片，该征象自然消失。在 X 线照片上，坐骨内可出现散在的透亮区，部分由耻骨阴影重叠所致，常见于儿童和成人。

4. 发育变异　闭合的坐骨耻骨联合处可出现发育性切迹，表现为该联合处局限性骨质缺损，大小不一，两侧可对称，也可不对称。在坐骨耻骨软骨联合处，可有发育变异，也可有不对称闭合，表现为该处局限性骨质缺损，或骨质隆起，还可表现为边缘硬化的骨质不规则缺损和隆起，不可误认为骨软骨瘤病，或破坏性病变。偶尔可见 15 岁健康男孩坐骨耻骨软骨联合闭合延迟。此联合一般在 4~8 岁时闭合。在婴儿和儿童的骨盆前后位片上，投照位置旋转可导致正常幼稚型骨盆形似坐骨内缘突起及三角软骨骨折。

5. 坐耻骨下支软骨联合　在临床上，常见到坐骨下支与耻骨下支之间软骨联合处表现为膨大、不规则、结构紊乱、密度不匀，一般两侧对称，这是青少年发育过程中的暂时现象，属正常表现，不要将此误认为骨软骨病。有时两侧表现不一致，甚至一侧如上表现，一侧完全如常，则给诊断带来更大混淆，尤应细心。

6. 软骨联合　在骨盆前后位片上，偶尔见到髂骨与坐骨之间软骨联合的残迹，表现为该处骨质局限性增生硬化。有的少年两侧髂骨与坐骨之间软骨联合出现不对称闭合,还可被误认为骨折。坐骨骨岛类似凹陷性病变。坐耻骨软骨结合位于耻骨下支耻骨和坐骨骨化中心的结合处,在7~8岁时融合。融合前软骨结合在轴面像上表现为轮廓清晰的线状影。软骨结合也会不对称融合,可类似于周围有硬化环的溶骨性病灶。

7. 发育不完全的闭孔环 有的健康女性可见到发育不完全的闭孔环。有学者报告一例72岁女性坐骨耻骨软骨联合不完全闭合,在其未完全闭合的裂口处还可见到分离的两个副骨化中心,犹如年轻人那样。

8. 盆腔二次骨化中心 髂嵴和坐骨结节的二次骨化中心约在青春期出现,并在15~25岁间与原发骨化中心融合。融合前,在CT横断图像上,这些部位的二次骨化中心可十分类似于撕脱骨折。但是,它的两侧对称表现有助于排除骨折。

9. 耻骨双骨化中心 偶尔,每侧耻骨可出现两个骨化中心,在幼儿骨盆正位照片上,表现为耻骨中断,两段耻骨间骨质稍隆起,且包被一透光横行线条影,酷似耻骨骨折伴骨痂形成,或骨折正居愈合中。实际上是一侧耻骨的双骨化中心互相融合过程的短暂现象。一般两侧对称,不难识别;如两侧不对称,一为双中心,一为单中心,则可成为诊断陷阱。

10. 耻骨上缘的表现 在成人,正位骨盆照片时,如X线束向头成角投照,常可使耻骨上缘呈现双重轮廓,而误认为骨膜增生。向头成角越大,双重轮廓越明显,双轮廓线间距也越宽;如不成角,为垂直投照,此双重轮廓顿然消逝。偶在老人耻骨上缘见到不平整毛糙,或密度不匀,或不规则变白,而可误诊为骨膜炎或畸形性骨炎,此亦为正常表现,只不过少见而已。在骨盆前后位片上,有时可见耻骨上支呈双条致密线状影,容易被误为骨膜炎或畸形性骨炎,此类改变常见于老人,为盆缘老年性正常改变。

11. 耻骨上韧带钙化 表现为成年男性或女性耻骨联合上方弧形凸向上方的稍高密度条带影,其边缘可规则,也可不规则,它连接着两侧耻骨上支,其周围耻骨骨质常有一定程度的硬化,有时它还与耻骨联合部分性或完全性融合在一起。耻骨上韧带钙化,是耻骨联合上方一半弧形条状骨块,弧形凸向上方,两端联接两侧耻骨上支的耻骨上韧带完全或不完全的钙化,因此,可以是连续或不连续的骨质密度条块影。

12. 耻骨刺 这是一种常见的正常发育变异,表现为耻骨上支向闭孔内伸出骨刺,此骨刺一般较大,颇圆钝,可两侧对称或仅单侧出现,其轮廓常较规则。有学者指出,它多位于耻骨上支中段,也可偏向一端。耻骨刺,表现为闭孔上缘耻骨上支向下突起的三角形骨突。耻骨刺是常见的发育变异,表现为耻骨上支中部凸向闭孔的局限性骨性突起,此突起有大有小,可两侧对称,也可两侧不对称,还可仅见于单侧。

耻骨闭孔刺,位于耻骨下支与坐骨下支交界处附近,表现为耻骨下支向闭孔内伸入尖而细的骨刺,一般较小,多常见于老人,亦属正常表现。

闭孔内骨刺,可出现于坐骨与耻骨联合处,也可出现于耻骨,常见于老年人,可单侧,也可双侧,有时它与耻骨下支围成一个类圆形低密度区,即为耻骨假性囊肿。

13. 耻骨联合副骨化中心 耻骨联合副骨化中心,为耻骨联合下方两侧耻骨下条片状小骨块,两侧各一,骨块边缘规则光滑,骨质密度稍高且均匀一致,骨块大小、形状、密度两侧对称。耻骨联合偶见副骨化中心,也有表现为双侧耻骨下支下方,耻骨联合两旁对称性的小骨块,多为扁平形,其长轴平行于耻骨边缘,大小如蚕豆。可持续至成年不与耻骨融合,勿误认为骨折碎块。

14. 耻骨联合边缘不规则 耻骨联合正常情况下偶可呈现两侧(或一侧)边缘不规则,欠光滑,见于男女青少年,勿误为异常。

15. 耻骨联合假囊肿 有学者报告,在耻骨联合两旁耻骨下支的中部,由于骨质较薄而致透光度增强,其四周为耻骨上缘、耻骨联合缘、耻骨下缘与耻骨闭孔缘所包围,越发显得像骨囊肿,因其边缘较模糊,又可误认为骨质疏松或骨质破坏,事实上却仅为骨质比较周围略薄。

16. 耻骨联合排列不齐 在少女,耻骨联合两侧耻骨排列不齐属正常现象,作为位置的标志,有学者认为耻骨联合处的下缘的排列整齐比上缘排列情况更有临床意义。

17. 先天性宽耻骨联合 有学者报道,在青少年男子,耻骨联合偶尔较宽,无创伤病史,也无其他发育缺陷,是一种较少见的孤立的发育变异,非为异常。

第十章　大腿与股骨

第一节　误诊病例简介：大腿近端型上皮样肉瘤与软组织肿物伴感染

一例患者左大腿近端内侧肌肉体积增大，结构不清，呈混杂信号，以长 T_1、长 T_2 信号为主，肌肉间隙分界不清，边缘毛糙，DWI 成像呈不规则不均匀的高信号，增强扫描病变内部强化不均，有明显强化区域及多发斑片状未强化区，相邻皮下软组织肿胀，结构不清，呈长 T_1、长 T_2 信号，左侧腹股沟内可见多发肿大淋巴结影，由于对本病的认识不足，未能考虑到本病。影像学检查有助于判断肿瘤是否有邻近组织浸润及区域淋巴结转移，为评估病情提供有用信息。

附：具体病例资料：患者，女性，63 岁。左腹股沟区肿胀 1 年，近 20 天左大腿突然肿胀、疼痛，4 天前左大腿肿痛症状加重，伴行走不能、发热，曾到当地治疗，症状无明显好转，且逐渐加重，遂来院就诊。查体：左腹股沟区可触及多个肿大淋巴结，左大腿肿胀明显其近端内后侧可触及一肿物，约 15 cm × 8 cm × 6 cm，质稍硬，压痛，局部皮温不高，左髋关节活动受限，足背动脉搏动良好。患者自发病以来精神、饮食、睡眠可，大小便正常，体重无明显变化。既往高血压病 20 年，糖尿病 10 年。

CT 检查：左大腿近端内侧软组织增厚，呈等密度，病变偏下方可见低密度影，皮下脂肪层可见不均匀的高密度影。MR 检查：左大腿近端内侧软组织增厚，结构不清，呈混杂信号，以长 T_1、长 T_2 信号为主，肌肉间隙分界不清，边缘毛糙，DWI 呈不规则不均匀的高信号，增强扫描病变内部强化不均，有明显强化区域及多发斑片状未强化区；相邻皮下软组织肿胀，结构不清，呈长 T_1、长 T_2 信号，左侧腹股沟内可见多发肿大淋巴结影。左侧股骨骨质未见明确异常改变。诊断：考虑左侧大腿上端内侧软组织肿物伴感染；左侧腹股沟多发肿大淋巴结。

彩色超声定位下行穿刺活检术，取病变组织送病理回报：免疫组织化学诊断：上皮样肉瘤。

第二节　成骨不全的增殖性骨痂形成伪似骨肉瘤

成骨不全症股骨骨折后，明显的骨痂增殖可延伸到大腿的整个软组织和肌肉区内，在股骨周围形成包块，不穿过关节间隙，X 线表现常可误诊为骨肉瘤。

Banta 等（1977）报告此类病案 2 例，并回顾复习文献 23 例，其中 3 例进行截肢，6 例劝告做截肢术。成骨不全症可出现真正的骨肉瘤，活检十分必需。

第三节　左大腿软组织多形性恶性纤维组织细胞瘤/未分化高级别多形性肉瘤

详见本书 本卷 第一篇 第二章 第二节 左大腿软组织多形性恶性纤维组织细胞肉瘤 / 未分化高级别多形性肉瘤病例。

第四节 大腿腺泡状软组织肉瘤病例

详见本书 本卷 第一篇 第四章 第二节 左大腿腺泡状软组织肉瘤术后复发。

第五节 误诊病例简介:成年型纤维肉瘤误为神经源性肿瘤

患者,女,45岁。右大腿发现肿物一月入院。MRI平扫:右侧股外侧肌下段外侧脂肪间隙可见一分叶状结节影,大小约2.2 cm×3.1 cm,T_1WI低信号,T_2WI压脂序列明显高信号,边界清楚,邻近肌肉组织受推压,未见明显水肿带。MRI诊断:右侧大腿外下缘占位,考虑:神经源性肿瘤,血管瘤?建议增强扫描。

病理检查:右侧大腿下段包块切除标本:灰褐色软组织一堆,总体积3 cm×3 cm×1.3 cm,切面灰白,质中。常规病理诊断:右侧大腿下段包块切除标本:梭形细胞肿瘤,待做免疫组化检测进一步明确肿瘤类型。免疫组化检测:阳性:Vim,CD65,CD99,NSE(局灶),Ki-67(约10%);阴性:S-100,NF,GFAP,CD34,Bcl-2,Actin,SMA,Desmin,Ck(P),EMA。免疫组化诊断:右侧大腿下段包块切除标本:免疫组化结果符合成年型纤维肉瘤,建议扩大切除范围。

该病例误诊重要原因是未做MRI增强扫描,充分说明MRI只做平扫,诊断能力确实十分有限,这是我们随时都应注意的重要问题。

第六节 右侧大腿下段成年型纤维肉瘤

详见本书 本卷 第一篇 第二章 第五节 大腿成年型纤维肉瘤病例。

第七节 左大腿隆突性皮肤纤维肉瘤病例

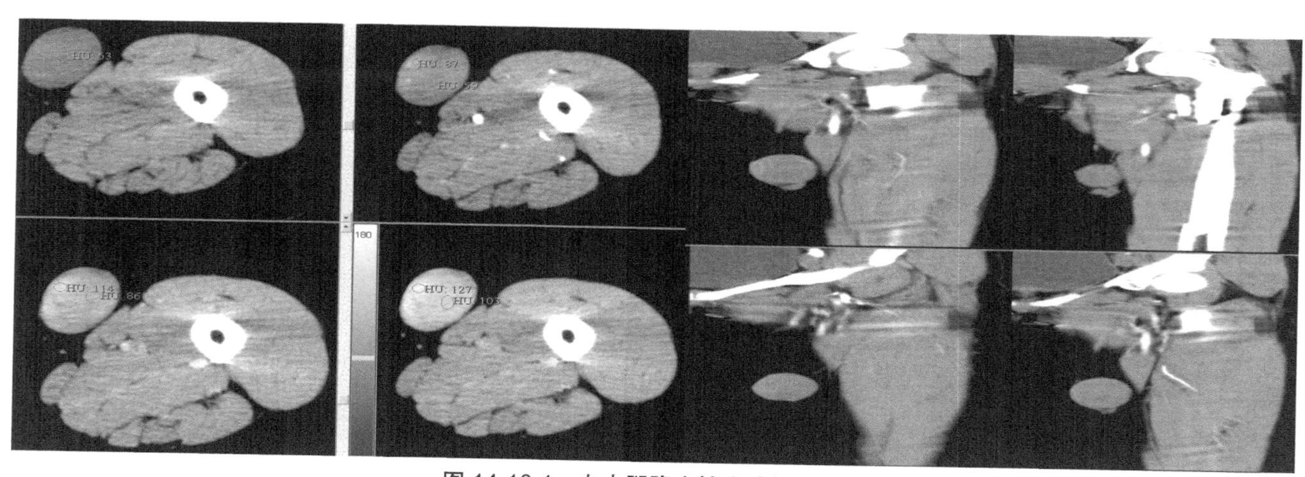

图14-10-1 左大腿隆突性皮肤纤维肉瘤

患者,女,39岁。10月前无意中发现左大腿内侧一肿物,初始呈鹌鹑蛋大小,无明显疼痛,偶有瘙痒不适,未予以重视,后肿物渐增大,近 1 月来增大明显,偶有疼痛不适;肿物位于左大腿中段前内侧,呈褐色,高出于皮面,约 8 cm×8 cm×5 cm,无破溃,无静脉曲张,质地韧,无明显压痛,无波动感,基底界限尚清楚,活动度可,听诊肿块区未闻及血管杂音,余无异常。

病理检查:左大腿肿物:皮肤组织一块,大小 10.5 cm×9.5 cm×4 cm,皮肤中央见一隆起,高出平面 1.5 cm,切面呈结节状,结节大小 4.5 cm×3.5 cm,质中,与周围界限较清,其余切面灰黄。冰冻病理诊断:左大腿肿物切除标本:梭形细胞肿瘤,初步考虑低度恶性或交界性,其四周切缘及底切缘均为阴性,待做常规石蜡切片及免疫组化检测进一步明确诊断。常规病理诊断:左大腿肿物切除标本:初步考虑中间性梭形细胞肿瘤,其四周切缘及底切缘均为阴性,待做免疫组化检测进一步明确肿瘤类型。

免疫组化检测:阳性:CD34, Ki-67(+,约 15%);阴性:H-Caldesmon,Calponin,SMA,CD57,Bcl-2,CD99,S-100,Desmin,Actin。免疫组化诊断:左大腿肿物切除标本:结合免疫组化检测结果,诊断为隆突性皮肤纤维肉瘤,其四周切缘及底切缘均为阴性,建议切除后复查。

第八节　左大腿下段纤维肉瘤病例

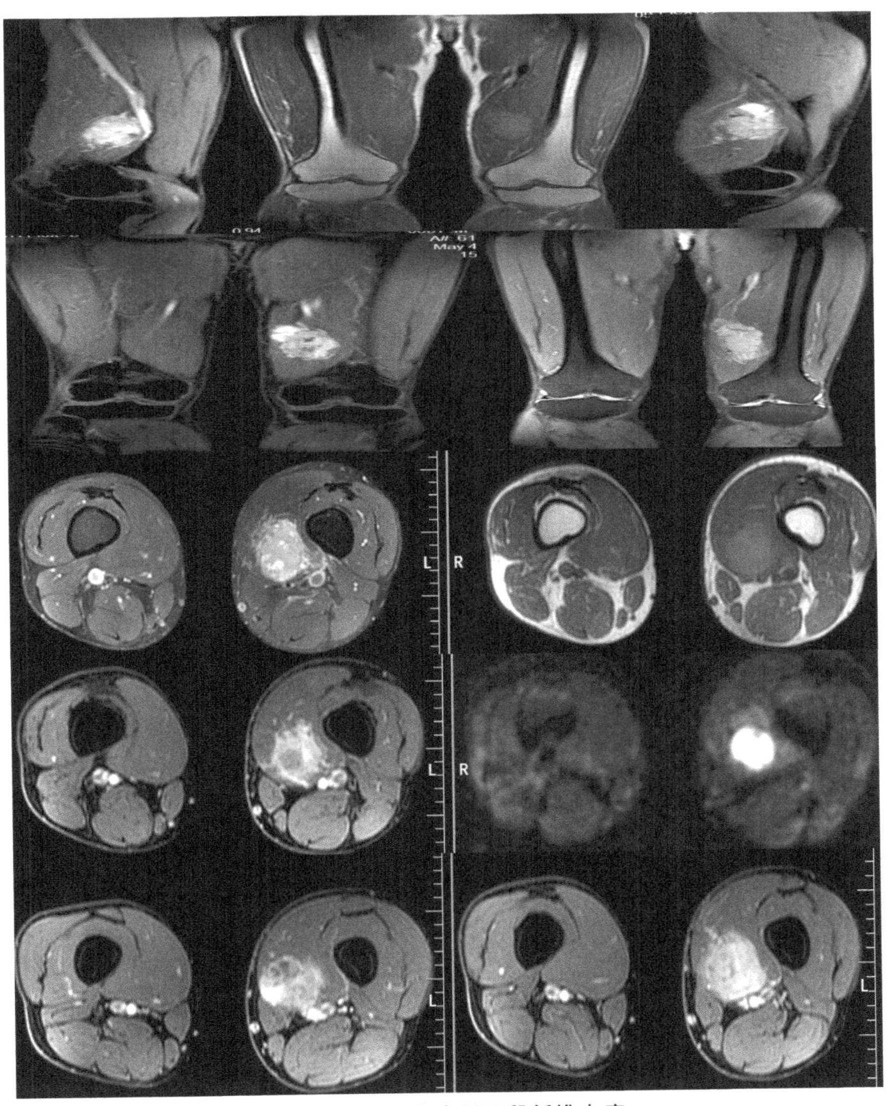

图 14-10-2　左大腿下段纤维肉瘤

患者,男,53岁。发现左大腿包块3月余入院。患者于3月前发现左大腿下段包块,无明显不适,当时未引起重视,未就诊。此后左大腿包块呈进行性增大,同时伴有活动后疼痛不适;于1月前就诊于外院行彩超检查提示:左大腿内侧肌层内低回声团块;为求进一步诊治今就诊于我院。

手术所见:穿刺至肿物后进行切割,退出穿刺针,见针槽内一1 cm灰白色鱼肉样组织,再次进行上次操作2次,共穿刺出三条1 cm灰白色鱼肉样组织。

病理检查:穿刺组织三条,长分别0.6 cm、0.5 cm、0.4 cm,直径均为0.1 cm。常规病理诊断:左大腿下段肿瘤穿刺活检标本:间叶源性恶性肿瘤,待免疫组化进一步明确诊断。

免疫组化检测:阳性:Vimentin,Bcl-2,CD163,CD68,Desmin, SMA, Ki-67(局部约30%)阴性:CK(H), CK(L), CD34, S-100, Calponin, H-caldesmon, Myoglobin, MyoD1, EMA。免疫组化诊断:左大腿下段肿瘤穿刺活检标本:间叶源性恶性肿瘤(肉瘤),结合免疫组化检测结果及组织学图像,考虑为纤维组织细胞性或肌源性肿瘤。

第九节　误诊病例简介:大腿巨大皮内痣与神经纤维瘤

皮内痣系色痣的一种,属黑素细胞系统的良性肿瘤。色痣,也称细胞痣或痣细胞痣,根据痣细胞的位置及病理特征,色痣分为交界痣、混合痣及皮内痣。皮内痣为成年人最常见的一类色痣,可发生于任何部位,但最常见于头颈部,损害由几毫米至数厘米,边缘规则,呈深浅不同的褐色,表面可有毛发(较正常毛发粗)。皮内痣一般不增大。色痣的肉眼鉴别中一般平滑的色痣为交界痣,稍凸起者为混合痣,半球形或有蒂损害为皮内痣(痣细胞周围真皮组织过度生长所致)。临床不能确定时,则需病理检查。

1. 影像学研究　一例皮内痣具有以下特点:CT平扫肿块起源于皮下,呈外生性生长特点,其内缘与肌肉分界清楚(尽管肿块巨大,但不累及肌肉),肿块内部有脂肪成分也有散在的点状钙化灶;增强扫描动脉期肿块实性成分呈轻度强化特点,其CT值约15 HU,而静脉期的强化程度与动脉期变化不明显,同一层面不同区域CT值上下波动不超过5 HU;临床特点除肿块巨大且肿块表面广泛黑褐色胎记外无任何不适。

2. 鉴别诊断　神经纤维瘤病:影像学上巨大皮内痣需与神经纤维瘤病鉴别。神经纤维瘤病为显性遗传性疾病,尽管神经纤维瘤病肿块表面也可有咖啡斑、雀斑样褐色斑改变,但神经纤维瘤病多伴有其他系统或部位改变,且神经纤维瘤病位于外周时分布区多沿外周神经分布区域发生多发的软组织肿块,多呈圆形、卵圆形或梭形,增强后肿块呈轻中度强化,结合上述特点二者鉴别不难。

皮内痣依据病史及影像学特点术前诊断并不难,难点在于术前对皮内痣恶变的辨认。

出现以下情况时应注意恶变的可能:①任何单个痣比其他痣变黑或变大时;② 30岁之后多数痣可能逐渐消失(面部痣除外),但如果增大,则应注意恶变的可能;③痣自然出血、溃疡,周围发生"卫星"状损害,所属淋巴结增大等是色痣真正恶变的征象。

该例特点符合上述1~2项,但病理切片证实该例尚属于良性。对于巨大的皮内痣同时又具有上述特点时为了预防恶性变,尽可能完全切除巨大色素痣,如手术切除有困难,应定期随访。

附:具体病例资料:患者,男性,50岁。以右大腿包块伴周期性疼痛不适近30年就诊。患者于出生后发现右臀部、右大腿有青色胎记(未引起重视)。30年前右臀部、右大腿胎记无明显诱因增大,呈"袋"状凸出皮肤表面,曾自行局部穿刺处理,伤口有脓液渗出。其后包块渐进性缓慢生长,时有疼痛。不伴发热、进行性消瘦及局部瘙痒、疼痛等不适。体检:右臀部、右大腿后侧广泛黑褐色胎记,右大腿见巨大包块呈"袋"状凸起,表面不光滑,质韧,无压痛,界清,局部皮肤正常无红肿,附近浅表淋巴结未及肿大。考虑:神经纤维瘤(右大腿)。

CT平扫+增强扫描:示右髋关节及右股骨中上段外侧软组织密度影,最大截面约7.2 cm×16.9 cm,其内密度不均,可见点状钙化影及脂肪影,增强扫描动脉期肿块呈轻度强化。

在局麻下于肿块的不同位置切取行活检术。免疫组织化学检查:黑色素瘤单克隆抗体(HMB45)(+)、S100(+)、波形蛋白(Vim)(+)、神经丝(NF)(-)。免疫组织化学诊断:(右大腿包块)皮内痣。

第十节　左大腿间叶源性恶性肿瘤(肉瘤):纤维组织细胞性或肌源性肿瘤

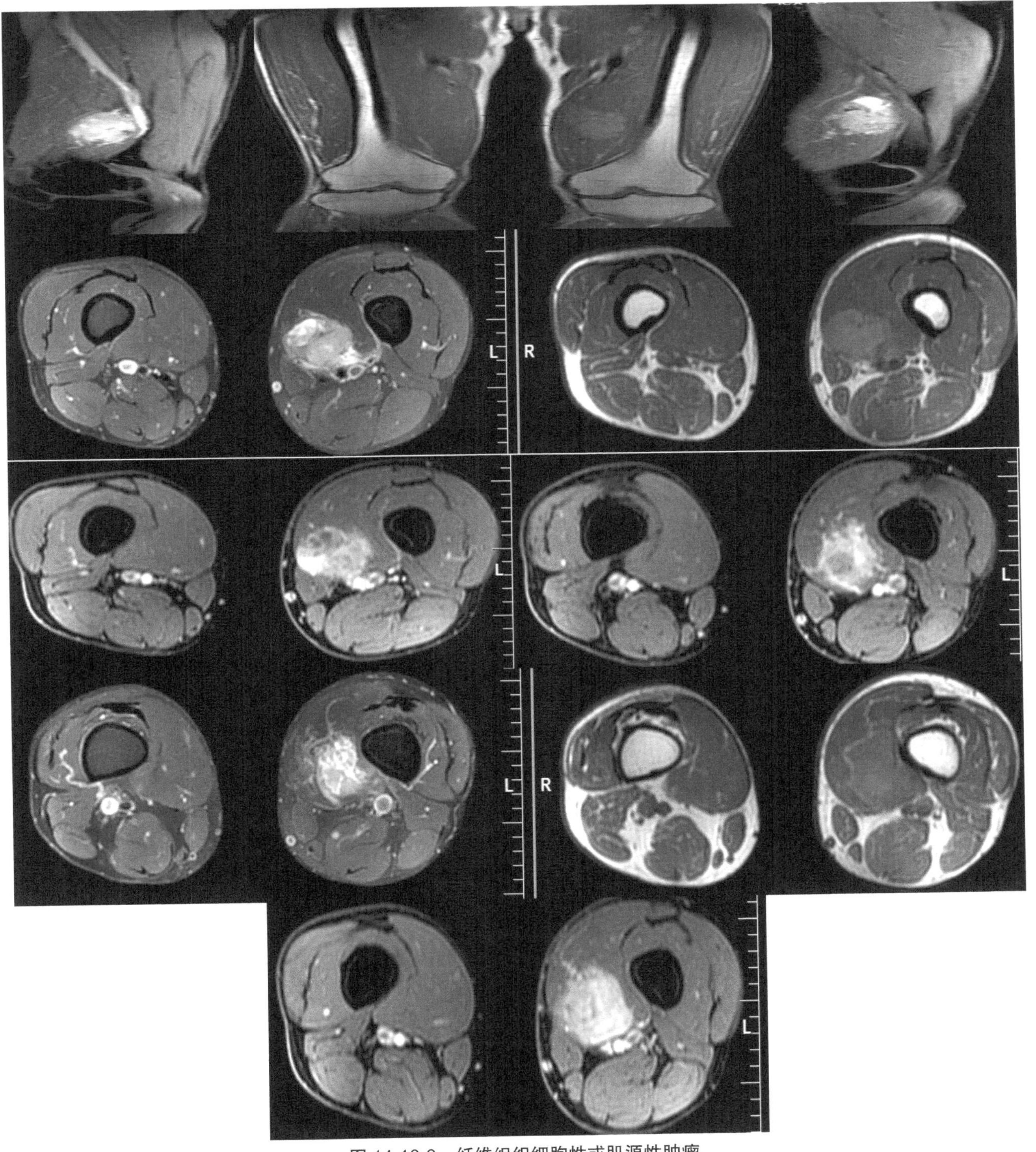

图 14-10-3　纤维组织细胞性或肌源性肿瘤

患者,男,53 岁。发现左大腿包块 3 月余入院。

手术所见:在彩超下确定穿刺位置,彩超下肿块血供丰富,选择血供少的区域作为穿刺通路,穿刺至肿物后进行切割,退出穿刺针,见针槽内一 2 cm 灰白色鱼肉样组织,再次进行上次操作 2 次,共穿刺出三条 2 cm 灰白色鱼肉样组织。

病理检查:左大腿下段肿瘤穿刺活检标本:穿刺组织三条,长分别 0.6 cm、0.5 cm、0.4 cm,直径均为 0.1 cm。常规病理诊断:左大腿下段肿瘤穿刺活检标本:间叶源性恶性肿瘤,待免疫组化进一步明确诊断。

免疫组化检测:阳性:Vimentin,Bcl-2,CD163,CD68,Desmin, SMA, Ki-67(局部约 30%);阴性:CK(H), CK(L), CD34, S-100, Calponin, H-caldesmon, Myoglobin, MyoD1, EMA。免疫组化诊断:左大腿下段肿瘤穿刺活检标本:间叶源性恶性肿瘤(肉瘤),结合免疫组化检测结果及组织学图像,考虑为纤维组织细胞性或肌源性肿瘤。

第十一节 股骨骨软骨瘤帽部骨折致血管假性动脉瘤

骨软骨瘤为常见的良性骨瘤,因所在部位、体积及形状的不同可压迫血管、刺激神经、阻碍关节肌肉运动等,外伤可引起基底部及远端骨折,一般症状较轻,可自愈。

有学者报告一例因长跑引起骨软骨瘤帽部撕脱骨折,近端骨折面较尖锐刺穿股动脉前壁,造成局部出血、血肿,随着血肿增大,周围压力增加。由于时间的延长,刺穿的血管外层筋膜口与周围组织粘连,血管内层口未愈合,加之周围血肿的吸收,局部压力减低,血液自未愈合的内口向外喷射,形成以外层筋膜为壁的假性动脉瘤,形成过程与患者自述症状相符,在周围肿胀消退后,腘窝上方出现一位置较深的软质包块。随着假性动脉瘤的扩大,长时间压迫其内动脉,使远端血管逐渐变细、血流减缓、血栓形成。以至 2 个月后右足出现缺血症状。另外,假性动脉瘤的中心点偏下于骨软骨瘤的尖端,这与动脉血流向远端冲击有关。

第十二节 误诊病例简介:左大腿良性间叶瘤

患者,男,22 岁。左大腿疼痛伴膝关节活动受限 10 年入院。患者于 10 年前无意间感左大腿中段前侧疼痛,并扪及一橄榄大小质软包块,皮肤无破溃,无明显红肿。患者自诉服用中药治疗,但大腿疼痛仍间歇出现,伴左膝活动受限。

查体:左下肢跛行,且较健侧明显萎缩,大腿皮肤可见部分青紫色毛细血管网影,前侧可扪及质硬肿块,轻压痛,无明显波动感,无明显滑动。

CT:左侧股骨上段前方软组织肿块,多发条片状高密度骨化,与股骨皮质外表紧贴,考虑偏良性病变,外伤后血肿机化?骨膜型骨肉瘤待排,建议穿刺活检。

MRI:左股骨上段占位,考虑外生性骨软骨瘤,恶变待排?伴左侧大腿肌肉萎缩,请结合临床。

手术所见:显露股中间肌,见颜色暗黄,隆起,扪及多个质硬肿物,基底隆起,向两侧分离,显露包块基底,切开骨膜,见股骨近端前方内侧骨质隆起,大小约 1.0 cm × 1.2 cm × 11 cm,表面光滑,外侧骨质增生凹凸不平、粗糙。将肿物连同股中间肌整块凿除。

病理诊断:左大腿肿物为良性间叶瘤(大量海绵状血管瘤样结构混杂有骨小梁、骨骼肌及脂肪组织)。可排除骨化性肌炎和骨肿瘤。

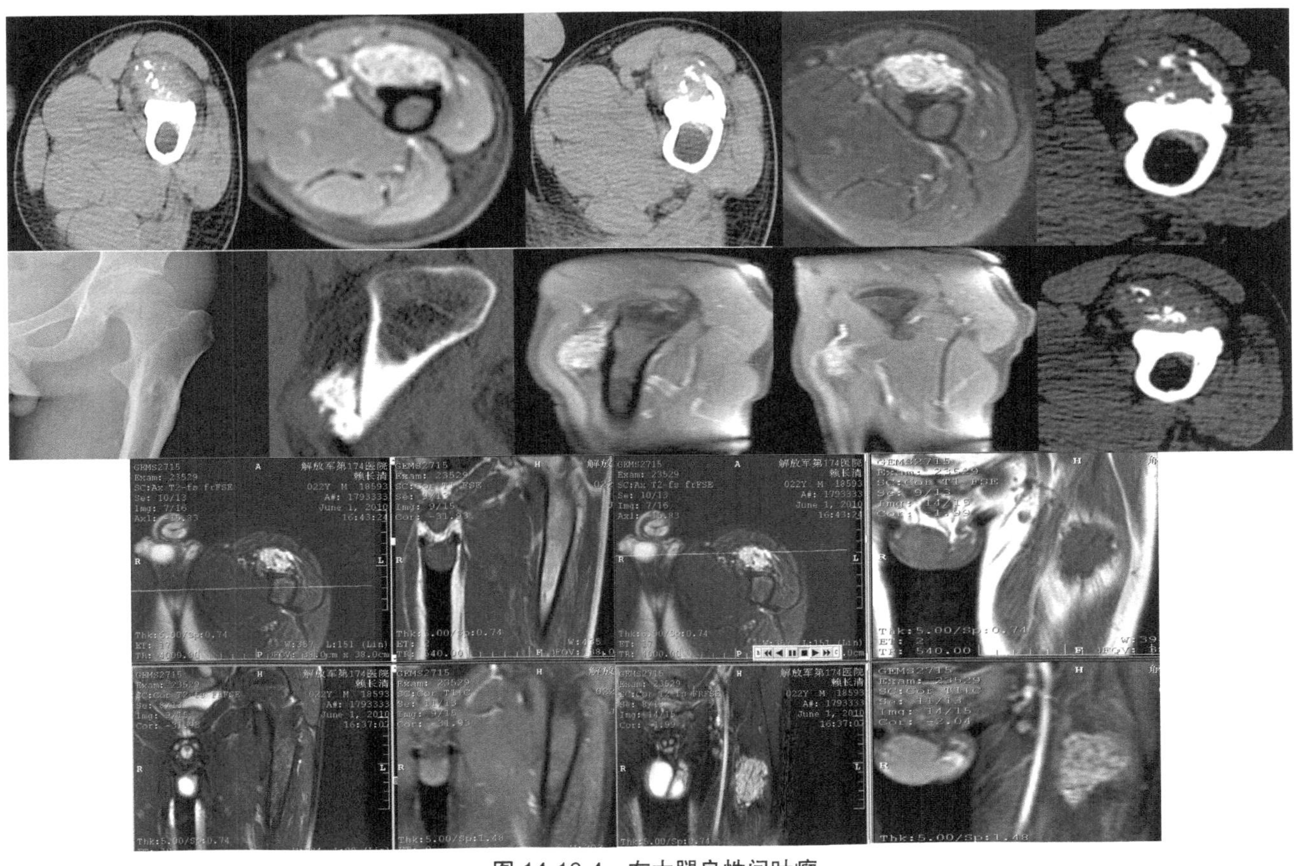

图 14-10-4　左大腿良性间叶瘤

第十三节　一侧股骨同时发生骨样骨瘤和非骨化性纤维瘤

骨样骨瘤和非骨化性纤维瘤同时发生在一侧股骨，或一侧股骨同时发生 2 种不同组织来源的骨肿瘤或肿瘤样病变十分少见。有学者报道 1 例股骨上端发生非骨化性纤维瘤合并股骨头骨巨细胞瘤。

骨样骨瘤是一种并非少见的良性骨肿瘤，可发生在任何骨骼，以股骨和胫骨多见，临床上以夜间疼痛为主，可向远处或周围放射，服用水杨酸类药物可缓解疼痛。病理上肿瘤由瘤巢和周围硬化的骨质 2 部分组成，瘤巢位于中心，镜下见瘤巢由新生骨样组织和血管丰富的结缔组织构成。

瘤巢的确定是诊断骨样骨瘤的关键，其于 X 线平片和 CT 表现为局灶性透亮区，有时可以发现瘤巢内有点状钙化影，表现为典型的“牛眼征”，MR 上瘤巢信号表现不一，T_1WI 和 T_2WI 均可呈低、等、高信号，这是由于骨样骨瘤处于不同的发展时期，其内的血管、骨样组织及编织骨的成分不同所致，MR 容易发现髓腔和周围软组织的水肿，但其不具有特异性，却使肿瘤似具有恶性征象，可能造成误诊。

早期瘤巢较小，可能被硬化的骨所掩盖而于 X 线上难以发现，CT 最大的优点是比 X 线平片和 MR 更为准确地显示瘤巢，被认为是诊断骨样骨瘤最有价值的检查方法。Liu 等（2003）对一组骨样骨瘤进行动态 MR 增强检查，瘤巢的时间 - 增强曲线显示大多数骨样骨瘤的瘤巢在动脉期（30 s）明显强化且强化程度快速下降，与平扫和非动态 MR 增强扫描（非动态 MR 增强扫描一般是在注入对比剂几分钟后进行，这时增强的瘤巢的信号强度降低，与邻近强化的骨髓难以区分）相比更易诊断骨样骨瘤，其诊断准确率与 CT 相当。

一例股骨中段骨样骨瘤临床症状典型，但 X 线平片未见瘤巢影，而且只进行了 MR 平扫检查，其表现均缺乏特异性，不能排除恶性骨肿瘤（如骨膜骨肉瘤)或其他骨病(如慢性骨脓肿、硬化性骨髓炎)的诊断,所以进行 CT 检查得以清晰显示瘤巢而明确诊断。

非骨化性纤维瘤病因尚不清楚,多数学者认为该病起源于成熟的骨髓结缔组织,与纤维性骨皮质缺损为同一种疾病的不同过程,当纤维性骨皮质缺损处于增殖期或病变侵及髓腔即为非骨化性纤维瘤。

WHO 对骨肿瘤分类中将其归入肿瘤样病变,其组织学特征为旋涡状或轮辐状排列的纤维组织,有不同数量的胶原纤维和成纤维组织以及吞噬脂质和含铁血黄素的组织细胞(即泡沫细胞)。此病好发部位为四肢长骨,以膝关节周围多见,X 线平片和 CT 具有以下相对特征性表现,即位于距骺线 3~4cm 处的干骺端,沿管状骨的长轴生长,呈偏心性膨胀性骨质破坏,其内可见残余骨嵴,边缘可见硬化。

MR 检查时,病变在 T_1WI 一般呈低信号,在 T_2WI 信号增高不明显或不均匀增高,一般病变小于 2 cm 时信号均匀,大于 2.5 cm 时信号不均匀,其中高信号代表泡沫细胞和多核巨细胞部分。该例股骨下段病变发生部位及影像学表现均与文献报道相符。但也有将纤维性骨皮质缺损和非骨化性纤维瘤视为两种病变的。

第十四节 误诊病例简介:左大腿平滑肌肉瘤

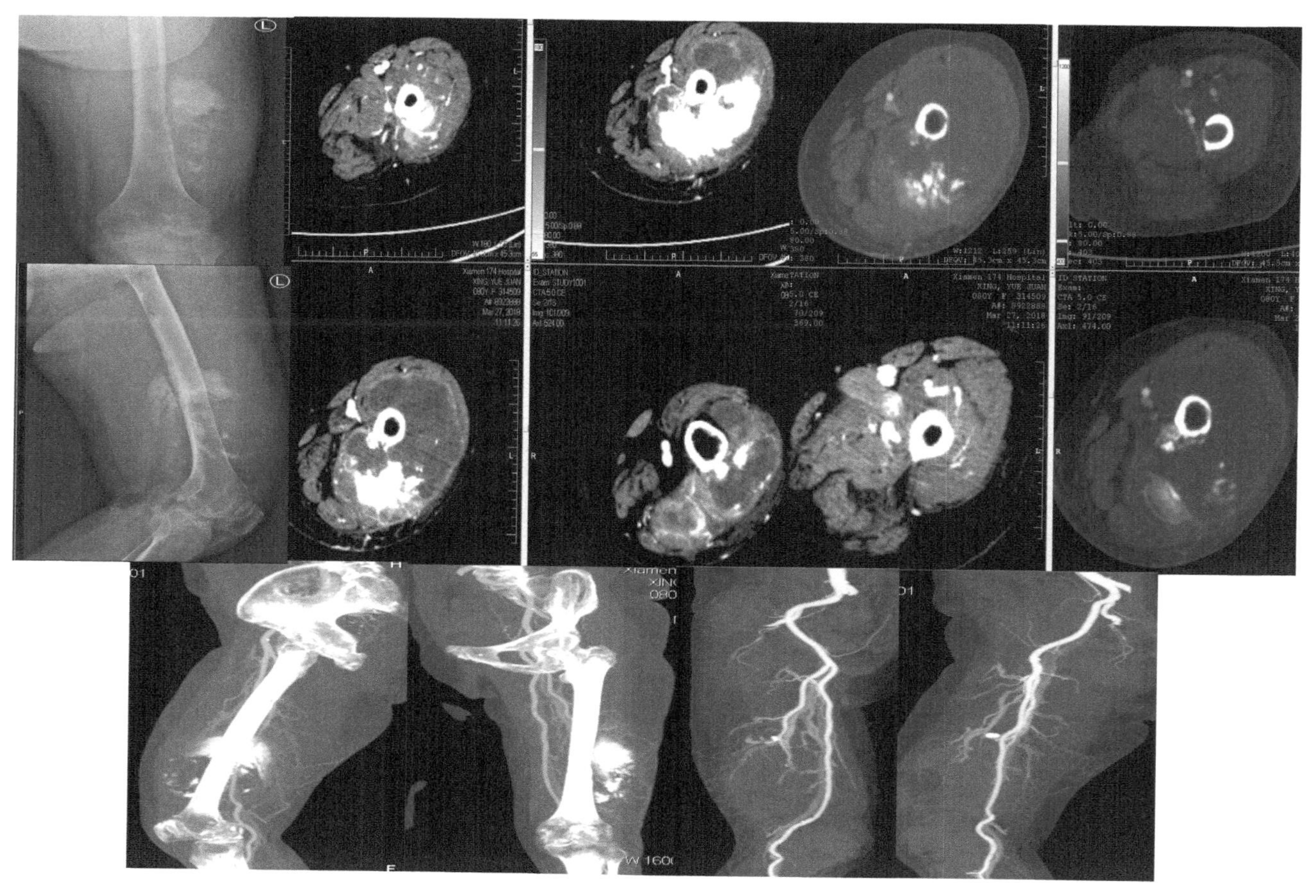

图 14-10-5 左大腿平滑肌肉瘤

患者,女,80 岁。左大腿肿胀、疼痛 2 月入院。

临床诊断:骨化性肌炎。X 线平片提示:左股骨中下段骨及肌肉病变,骨化性肌炎?恶性肿瘤待排,建议进一步检查。左下肢动脉 CTA:左大腿中下段团块影,动静脉瘘伴慢性血肿,机化钙化及骨化?左股深动脉远端分支蜿蜒扭曲,小腿静脉异常显示,请结合临床进一步检查;左股骨中上段骨皮质、上段髓腔异常改变，陈旧性骨折？建议 MRI 进一步检查。

穿刺活检：患者右侧卧位于彩超检查床上，经彩超确定左大腿穿刺点，常规碘伏消毒术野皮肤，铺无菌巾，2% 利多卡因 10 ml 于穿刺点局部浸润麻醉，取切割式弹枪活检针于左大腿穿刺点刺入皮肤、皮下组织至肿瘤区，经证实针尖位置良好，快速按压穿刺针弹枪后切取并退针，取材满意。

病理检查：左大腿肿物穿刺标本：穿刺组织一堆，总体积 1.8 cm × 1 cm × 0.2 cm。常规病理诊断：左大腿肿物穿刺标本：初步考虑恶性间叶源性肿瘤，待做免疫组化检测进一步明确诊断。

免疫组化检测：阳性：Desmin，Vimentin，FLI-1，SMA，CK（P）（灶 +），Bcl-2，ERG（灶 +），AB 染色，PAS 染色；阴性：HMB-45，MDM2，CD34，CD31，Syn，CgA，STAT6，CD99，EMA，DOG-1，S-100，SOX-10，MyoD1，Myogenin。免疫组化诊断：左大腿肿物穿刺标本：结合免疫组化检测结果，倾向平滑肌肉瘤。

第十一章　股骨头

第一节　股骨头的诊断陷阱

1. 股骨头窝　股骨头窝为股骨头圆韧带附着处，常规骨盆正位片摄制时，双足取中立位，一般两侧股骨头窝的大小、形状、结构均较对称，不易误认为病变。在个别情况下髋关节正位片上股骨头窝可显示不规则而伪似股骨头骨折或缺血性坏死，此刻常需拍摄断层照片以辨别其真伪。

2. 股骨头骨质增生貌似股骨颈骨折　偶尔，在髋关节正位照片上，股骨头及颈均现骨质增生、骨结构紊乱、甚至骨唇出现，股骨头远端重叠于髋臼前或后唇处，或股骨头颈交界处可呈现与股骨颈纵轴互相垂直的透亮线影，十分类似不全性股骨颈骨折，引起诊断的混淆。

3. 股骨头凹　股骨头凹是股骨头关节面中心的一个向后下凹陷的小压迹，是股骨头圆韧带的附着处，当其在横断图像上表现两侧不对称时，在初学者，它常常可被误认为股骨头骨软骨炎或溶骨性病变。个别成人髋关节正位片上，可见双侧股骨头已闭合的骨骺边缘发育性骨刺，可能是骨骺刺的残迹。

4. 股骨头骨化中心和软骨生长板　股骨头骨化中心在 1 岁内出现，以后逐渐增大，至青春期时与股骨干和股骨颈骨化中心结合，形成 X 线平片上很明显的生长线。该生长线约在 18~19 岁时闭合。闭合前在轴面图像上的表现各式各样。在 CT 扫描时，由于双侧股骨头在髋臼中的位置不一致，它可以表现两侧相当不对称，一侧表现为股骨头边缘双边征，很像撕脱骨折，而另一侧在与生长线相切的轴面图像上生长线却表现为明显的硬化区，而类似股骨头的成骨性病变。

股骨大转子二次骨化中心在 4 岁时出现，而小转子的是在青春期出现，这些骨化中心在 18~19 岁时与股骨干愈合。在 CT 图像上清楚可见。虽然这些骨化中心可发生撕脱骨折，但不要把正常的生长板误认为是骨折。与股骨头一样，它们也可因为两侧的投照位置不尽相同，而表现为两侧相当不对称，此时，更须注意不要误认为骨折。

第二节　股骨头的缺血性坏死类似软骨母细胞瘤

股骨头缺血性坏死病因甚多，Edeiken 等（1967）指出常见有四类：①栓塞；②动脉壁疾病；③骨附近的疾病伴血管的损害；④创伤。

Martel & Sitterley（1969）发现他们的病人中有 75% 以前曾接受系统的类固醇治疗。骨崩解的范围依赖于病变的部位与时间。此病的 X 线征象为小梁式的斑驳，不同程度的疏松与硬化，软骨下边缘断裂和 / 或软骨下板的压迫。

McCollum 等（1970）在其组织学比较研究中，见到硬化继发于压迫或是沿着股骨头小梁铺设新骨，分散的囊状区域乃继发于死骨的吸收与纤维组织的代替。

Gohel 等（1973）报告 2 例本病伴存硬化边缘。X 线表现酷似软骨母细胞瘤，若不留心，则易误诊。后者是良性骨肿瘤，发生于骨骺软骨，常见于 30 岁以下男性，约 50% 可见钙化，常见硬化边缘，可延伸进入干骺，为卵圆形或圆形，最长径一般在 7 cm 以内，它常偏心。

第三节　误诊病例分析：股骨头血管瘤

骨内原发血管瘤少见，约占所有骨肿瘤的 1%。最好发部位是椎体和颅骨，发生于长管状骨者极少见。长管状骨血管瘤可发生于骨髓内、骨膜和骨皮质，其中发生于骨髓内多见，且多位于长骨骨干或干骺端，而发生在长骨骨端者少见。该例发生于股骨头，术前未能正确诊断。发生在中轴骨内血管瘤多无症状，常被影像学检查偶然发现。但四肢骨血管瘤有症状者占 91%。其中多为疼痛、肿胀，少数因病理骨折伴有功能障碍。病理骨折发生率取决于受累骨是否是承重骨。

一例病变位于股骨头后外侧，是承重骨，没有病理骨折但有发生病理骨折的危险。根据大体标本，组织学诊断骨内血管瘤并不十分困难；但根据活检或手术刮除术标本诊断却并不容易。因为这些过程破坏了病理结构，干扰对薄壁血管的观察，导致组织学切片不能显示血管间隙，仅仅是一些散在的骨小梁结构。

1. 影像学研究　骨血管瘤影像学表现不一，缺乏特异性，术前诊断常较困难。X 线平片上，由于广泛增殖血管充盈和增厚、骨小梁重塑，通常表现为粗糙的分叶状病灶，呈日光放射状，虫噬状或皂泡状破坏。该例呈溶骨性破坏，并不常见。

在 MRI 上，骨血管瘤表现多样，T_1WI 可呈低信号、中等信号或高信号。T_1WI 高信号是因病灶内含有脂肪缘故；在 T_2WI、T_2WI 抑脂或 STIR 上，病灶多为高信号，T_2WI 高信号是由于在血管瘤内停滞血液里的自由水；STIR 上高信号是由于正常的骨髓信号被抑制。增强后多呈明显强化，少数可呈轻度强化或不强化。

2. 鉴别诊断　骨原发血管瘤需与骨巨细胞瘤、动脉瘤样骨囊肿和浆细胞瘤等鉴别。

（1）骨巨细胞瘤：骨巨细胞瘤多发生于长管状骨骨端，呈偏心性溶骨性破坏，无钙化和骨硬化。

（2）动脉瘤样骨囊肿：动脉瘤样骨囊肿约 80% 发生在 20 岁以下，大多数病例位于干骺末端、骺软骨板附近。MRI 上，动脉瘤样骨囊肿多分界清楚，信号不均匀，常可见液 - 液平面。

（3）浆细胞瘤：浆细胞瘤多见于成年人，呈明显膨胀性改变，可伴有皂泡样内部结构和软组织肿块。

第四节　成人双侧股骨头缺血性坏死病例

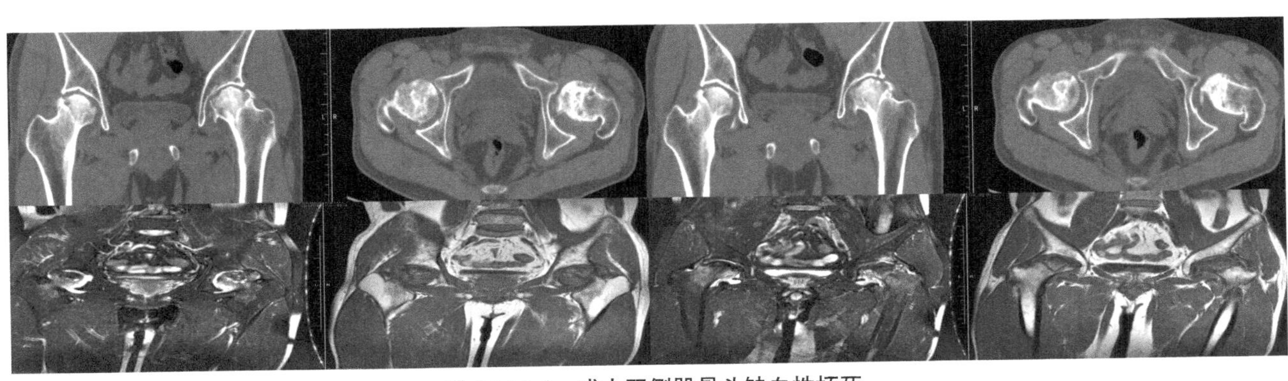

图 14-11-1　成人双侧股骨头缺血性坏死

患者，男，43 岁。双髋关节反复疼痛、活动受限 1 年余入院。

手术所见：第一次左髋关节手术：截断股骨颈。见患侧股骨头塌陷，表面凹凸不平，软骨剥脱。切除髋臼内及臼缘少许软组织。半年后，第二次右髋关节手术：截断股骨颈。见患侧股骨头塌陷，表面凹凸不平，软骨剥脱。切除髋臼内及臼缘少许软组织。送病理检查。

病理检查：第一次左髋关节股骨头切除标本：病理诊断：

左股骨头无菌性坏死(Ⅳ期)。半年后第二次右侧髋关节股骨头切除标本:右侧坏死股骨头、骨组织一块,大小 5.5 cm × 5.5 cm × 5 cm,表面缺损,面积 3.5 cm × 2 cm。病理诊断:右侧髋关节股骨头切除标本:股骨头关节面软骨下区域可见骨小梁坏死、断裂,边缘可见肉芽组织及纤维组织增生,结合临床,符合无菌性坏死(Ⅳ期)。

第五节 成人左侧股骨头缺血性坏死病例

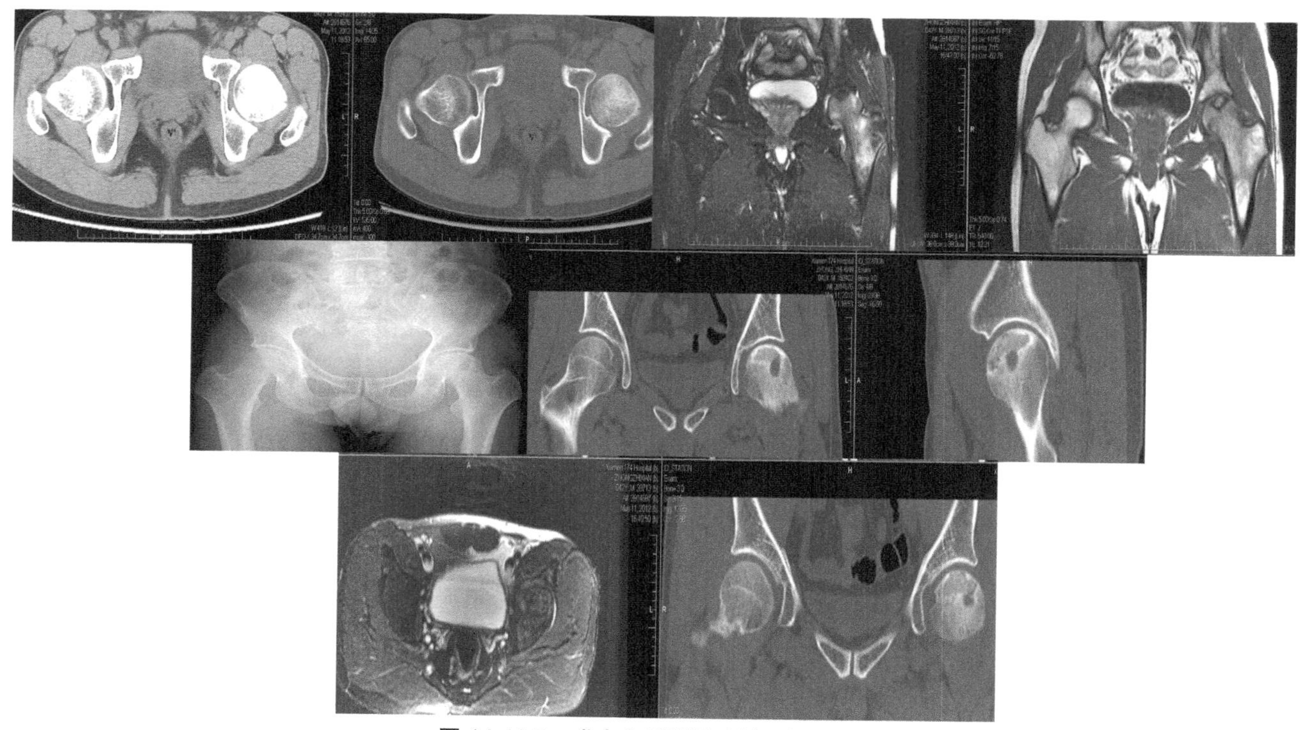

图 14-11-2 成人左侧股骨头缺血性坏死

患者,男,42 岁。左髋关节反复疼痛、活动受限 5 月入院。

病理检查:左股骨头病灶切除标本:淡黄、灰褐碎组织一堆,总体积 4 cm × 3 cm × 0.3 cm。另见骨组织一块,呈桶状,长 2.8 cm,直径 0.6 cm。髋关节滑膜切除标本:淡黄色碎组织一堆,总体积 0.6 cm × 0.4 cm × 0.3 cm。病理诊断:左股骨头病灶切除标本:部分为成熟骨,但骨髓腔为纤维胶原,部分为死骨碎体,符合无菌性坏死。(髋关节滑膜)慢性滑膜炎。

第六节 骨髓水肿综合征

累及股骨头和股骨颈的骨髓水肿可见于以下几种情况,包括髋关节一过性骨质疏松、骨骺应力性骨折、感染或骨坏死。如果一过性骨质疏松累及了其他关节,即谓之局限性游走性骨质疏松,多在下肢承重关节之间游走。

1. 髋关节一过性骨质疏松 Curtiss & Kincaid(1959)最早描述一过性骨质疏松常出现在妊娠末 3 个月的妇女中,此后,发现大多数一过性骨质疏松病例出现在中年男性。

关于一过性骨质疏松的原因不清,有研究者提出局部骨质短暂性缺血可能与一过性骨质疏松有关。一过性骨质疏松在临床上分为 3 期,初期表现为腹股沟区、臀部或大腿前部进行性的疼痛,此期大约持续 1 个月;中期症状上没有加剧,持续 1~2 个月，在 X 线平片上可看到骨量减少；末期的特点是临床和 X 线检查均可分辨，此期大约持续 4 个月。

通常在骨髓水肿综合征症状出现的早期，X 线平片无异常表现，大约 6 周后在股骨头和股骨颈可见弥漫性骨量减少，关节间隙无明显改变。经过 6~8 周时间，一过性骨质疏松自发修复，在 X 线平片上表现为骨质密度恢复。

有学者认为骨髓水肿综合征是股骨头缺血性坏死病变可逆的一种表现形式，而股骨头缺血性坏死多呈进行性发展，但也可处于静止状态。也有学者认为一过性骨质疏松是一个具有良性进程的独立的临床疾病。

一过性骨质疏松病人的核素扫描常呈弥漫性均匀性放射性核素摄取增加，多累及股骨头和股骨颈，核素摄取随着时间推移缓慢下降。

MRI 显示水肿弥漫，边界不清，在 T_1WI 上信号呈一致性降低，在 T_2WI 脂肪抑制像上信号呈一致性增高，没有软骨下局限性损伤，所有序列均未见双线征，缺乏股骨头缺血性坏死局灶性坏死的征象；而与股骨头缺血性坏死相关的骨髓水肿范围常较窄并多局限于股骨头。而且，骨髓水肿的病人常缺乏股骨头缺血性坏死的易患因素。

一过性骨质疏松一般是一种自限性疾病，除了限制承重和使用温和的镇痛剂缓解症状外，还可酌情用降钙素和甲状旁腺素。

骨髓水肿综合征是一种独立的疾病，有其独特的组织病理学特征和明显的好发人群，常常缺乏明确的高危因素，早期将一过性骨质疏松与股骨头缺血性坏死鉴别可避免不必要的外科手术并确保有合适的治疗。

2. 软骨下应力性骨折　股骨头的软骨下应力性骨折易于发生在生物力学上的应力部位，此处骨质脆弱，多发生在体质量过大且大于 65 岁的老年女性以及肾移植接受者，骨折线由有活性的骨组织、骨髓成分及与其相关的水肿、肉芽组织和幼稚骨细胞组成。骨折线周围的骨骺区由有活力的水肿的骨质和骨髓组成。

应力性骨折的早期阶段仅有轻微的 X 线异常表现。MRI 诊断应力性骨折敏感而又具有特异性，软骨下应力性骨折的 MR 特征是在 T_1WI 上有一低信号带，其周围骨髓水肿在 T_1WI 上亦呈低信号但增强后呈高信号，在 T_2WI 上骨折线呈低信号，其周围骨髓水肿呈明显高信号。低信号带可与关节面平行，或者看起来与关节面呈镜面像。

当与关节面平行时，须与股骨头缺血性坏死相关的软骨下骨折相区别，其中的一个鉴别点是软骨下应力性骨折病例在中心区域可见 T_2WI 上的一致性高信号影，提示为骨髓水肿。而在股骨头缺血性坏死早期，邻近低信号带的骨骺区在 T_2WI 脂肪抑制像上不显示高信号。但在股骨头缺血性坏死的 C 类损伤中，不能与软骨下应力性骨折相区分，因为在 T_2WI 上可看到相似的高信号，骨坏死可能被误认为是软骨下应力性骨折。另外，在软骨下应力性骨折晚期可能有不典型的或非特异性的表现。股骨头的软骨下应力性骨折是一个较新概念，有明确的好发人群、临床表现和影像学特征，藉此可与股骨头缺血性坏死相区别。随着 MRI 空间分辨力的提高，可显示股骨头缺血性坏死的软骨下损伤的典型表现。

总之，MRI 是诊断股骨头缺血性坏死、骨髓水肿综合征和股骨头软骨下应力性骨折的最精确方法，结合好发人群，MR 成像诊断的特异性非常高。

第十二章　股骨上端

第一节　股骨大、小粗隆的诊断陷阱和误诊

1. 股骨大转子假性囊肿　偶尔,在髋部CT扫描中,股骨大转子内可出现一明显低密度病变,此非为异常,多为该区多孔状海绵结构所致,此低密度区不导致大转子膨隆或扩张,是鉴别正常和异常的要点。

2. 假性粗隆间骨折　在仰卧位照片上,臀部软组织及皮肤皱折可重叠于股骨上端,一般不难辨认,但有时皮肤析叠正好重叠于股骨粗隆间,呈一透光条带影,颇似粗隆间骨折,此透光条带影可为光滑笔直,也可为轮廓不规则的弯弧形,后者极难与骨折分辨,此时认真观察骨质结构有无变化常有助于诊断。

3. 投照时重叠引起的假病灶　在不标准的股骨侧位片上,小粗隆可与股骨干重叠,形成三角形密度减低区,酷似骨质破坏。在髋关节正位片上,如股骨居外展位,大粗隆常向前内旋转,有时它可重叠于股骨颈,表现为一类圆形横置的硬化环状透光区,伪似股骨颈囊肿。上述重叠所致伪影皆可因改换体位照片去除重叠而消逝。大腿外展时照片,大转子轴位像影重叠于股骨颈,表现为细线围绕的低密度区,酷似股骨颈囊肿。

4. 结核与撕脱骨折　19年前,我们曾见一例年轻女性右侧股骨大粗隆不规则骨质破坏及缺损伴较大的游离骨片,约1 cm^2左右,症状与体征只有该处疼痛及肿胀感,无明显外伤史,但有多次负重起立史,用炎症或骨病不好解释,故考虑多为撕脱性骨折所致。手术病理证实为结核,考虑多为结核病变基础上伴存撕脱骨折。术后复习CT图像及X线片,发现骨质破坏及缺损区与骨片大小不相称,尽管骨片较大,但比较骨质破坏及缺损区的范围来说仍感较小,说明骨质破坏可能在先,然后再出现外伤性骨片撕脱。也说明术前阅片和分析欠细致和不够深入,导致误诊。

股骨上端小粗隆附近有时可见局限性小条状稍高密度影,考虑为股外侧肌的起点。

有时在股骨转子间可见到斑点状骨小梁,不要误认为软骨类肿瘤或骨梗死,也可见于骨质疏松症的骨小梁增粗。小转子下的“牵拉”病灶,为肌腱起止点处的改变。

第二节　误诊病例简介:股骨粗隆结核与骨软骨瘤

患者,女,59岁。右髋部疼痛三年余入院。CT:右侧股骨大转子及右侧髋关节周围见多发高低混杂密度影,大转子局部骨质破坏,边缘见钙化影,右侧髋关节囊及关节腔内见液性密度影。CT诊断:右髋关节骨质改变,右股骨大转子骨质破坏,色素沉着结节性滑膜炎?骨软骨瘤病?建议MR检查;右侧髋关节积液。

次日MR:双侧髋关节边缘可见骨质增生,关节面略不平整,右侧髋关节滑膜不均匀增厚,间隙无明显变窄,关节腔内见少量积液并见多个大小不等的等信号游离体,边界清楚,股骨粗隆及股骨颈骨质部分吸收,邻近骨质可见斑片状异常信号影,T_1WI低信号,T_2WI不均匀高信号,边界模糊,关节周围软组织肿胀。MR诊断:右侧髋关节病变,考虑骨软骨瘤

伴少量关节积液，请结合临床；双侧髋关节骨质增生。

十天后手术病理检查：右股骨粗隆包块切除标本：灰白碎组织一堆，体积 4 cm×3 cm×1 cm。病理诊断：右股骨粗隆包块切除标本：见大片干酪样坏死伴死骨，考虑结核，建议临床完善结核杆菌检测以进一步佐证。

该作者误诊后回顾分析体会到，CT 与 MR 诊断医生对结核病的骨与软组织异常表现不够熟悉，诊断思路过于狭窄，是误诊的重要原因。

第三节　股骨近端良性骨病

1. *病种分布特点*　膝关节附近好发恶性骨肿瘤，而股骨近端则以肿瘤样病变多见，通常为孤立性骨囊肿、纤维结构不良、动脉瘤样骨囊肿等。一组 56 例良性骨病中疾病较为分散且种类繁多，以骨囊肿、纤维结构不良、骨软骨瘤和动脉瘤样骨囊肿的发病率较高，分别为 26. 8%、19.7%、10. 7% 和 8.9%。

2. *影像学研究*

（1）骨质破坏：囊样膨胀性骨质破坏是良性骨肿瘤和肿瘤样病变骨质破坏征象，溶骨性骨质破坏是恶性骨肿瘤常见征象，但骨巨细胞瘤及成软骨细胞瘤也可见到溶骨样骨质破坏。该组病例中有 50 例表现为囊样膨胀性骨质破坏，占 89.3%；1 例成软骨细胞瘤和 1 例骨巨细胞瘤表现为溶骨性骨质破坏。当骨巨细胞瘤呈溶骨性骨质破坏，伴骨皮质广泛受累及软组织肿块形成时，需与骨肉瘤等恶性骨肿瘤相鉴别，但骨巨细胞瘤边界相对清楚，并且可见断续的残留的骨皮质，这有助于鉴别诊断。

（2）病灶边界：良性病变发展缓慢，病灶边缘清晰光整，X 线片上常可见硬化边，MRI 上则表现为低信号环，其中骨囊肿、成软骨细胞瘤等常见硬化边。该组病例中有 35 例 X 线片上可见清晰硬化边（占 60%）。

（3）瘤内钙化：发生机制为软骨基质钙盐沉积或瘤体内组织发生坏死而出现钙化。一般早期无钙化，中期呈灶状钙化，晚期钙化明显，当瘤内钙化量较少时，X 线片因其密度分辨率低常常不能清晰显示，而高分辨率 CT 则能清晰完整地显示瘤内钙化。

骨母细胞瘤、成软骨细胞瘤于瘤组织内均可见到环形及斑点状钙化影，窗格样钙化是成软骨细胞瘤具有特征性的表现。该组病例中 2 例可见斑点状钙化，为内生软骨瘤和骨母细胞瘤，1 例可见环状钙化，为成软骨细胞瘤。

（4）瘤内液 - 液平面：动脉瘤样骨囊肿的 CT、MRI 图像中常可见到较为特征性的液 - 液平面，这是由于囊内血液中的血浆和细胞分离，细胞沉淀后形成的界面。该组病例中 3 例动脉瘤样骨囊肿出现这种液 - 液平，但这种征象并非动脉瘤样骨囊肿所特有，凡瘤内合并出血均可出现这一征象，如骨囊肿、骨巨细胞瘤及骨母细胞瘤。

该组病例中有 7 例见典型液 - 液平面，包括 3 例动脉瘤样骨囊肿、2 例骨巨细胞瘤、1 例多囊性骨囊肿及 1 例骨母细胞瘤。多囊性骨囊肿可分为多房，伴有伸入囊腔的骨嵴，需与骨巨细胞瘤相鉴别，CT 和 MRI 在显示病灶细节方面更有优势，可资鉴别两者。骨囊肿内的液体密度相对均匀，呈均一的液平面，而骨巨细胞瘤出现的液 - 液平面，一般上方为浆液性成分，下方则由一些坏死碎屑、胶原纤维以及少量红细胞组成，两者存在差别。

（5）病理性骨折：股骨近端骨病一般无症状，患者常常因合并骨折来就诊。当合并骨折时，瘤灶内大量出血，以及周围软组织明显肿胀，常常会掩盖病灶的本体征象，MRI 信号混杂，此时 X 线片和 CT 增加了诊断和鉴别诊断的难度。

股骨近端部分良性骨病的较特殊的征象：该组病例中骨囊肿和纤维结构不良的发病率最高，分别占 26. 8% 和 19. 7%。

（6）骨囊肿：多发生在股骨头骨骺闭合之前的干骺端，以 10~15 岁年龄组多见，呈中心性囊状骨质破坏，相邻皮质轻度膨胀变薄，一般不超过干骺端宽度；囊腔呈均匀低密度，囊壁多光滑整齐，边缘轻度硬化，CT 能显示囊腔内残留的骨嵴，当合并骨折时因囊内液体流出致骨折片向囊腔内移位，称为“碎片陷落征”。MRI 表现为均匀的液体信号（呈长 T_1 长 T_2 信号），合并出血时信号不均匀。

（7）纤维结构不良：好发于股骨上段，且常见多部位受累，沿着股骨纵轴生长，股骨骨干粗细不均、膨胀明显，X 线片和 CT 上呈囊状、磨玻璃样、丝瓜瓤样等特征性表现；MRI 根据病灶内纤维组织和骨组织比例不同,其信号各异。

(8)骨软骨瘤:骨软骨瘤是一种常见的良性骨肿瘤,凡由软骨内化骨的骨骼(四肢骨、中轴骨)均可发生,常见于长管状骨的干骺端,股骨近端也是其好发部位之一,该组病例中有6例骨软骨瘤,约占10.7%;其影像特征为带软骨帽的骨赘生物,骨皮质与母骨相续连,X线片就能诊断,CT能进一步明确病变基质的类型、钙化情况以及软骨帽的厚度,对鉴别病变有无恶变有帮助。

(9)成软骨细胞瘤:位于骨骺处,好发于20岁左右青年,病灶跨越骨骺或紧邻未愈合的骨骺盘,多呈偏心性轻度膨胀生长,常有硬化边,因软骨基质钙盐沉积或瘤内坏死而呈现形态不一的钙化,斑点状或环状钙化常见,30%可见窗格样钙化;MRI T_1WI序列上呈与肌肉相似的低信号,T_2WI上呈以高信号为主的混杂信号,肿瘤内钙化于T_1WI和T_2WI上均呈低信号,此外邻近骨髓及周围软组织内可出现反应性充血水肿,为本病具有诊断价值的重要征象。

Yamamura等(1996)报道6例成软骨细胞瘤,瘤灶周围均见滑膜炎、软组织肿胀、骨髓水肿及关节积液等炎性反应。推测其发生机制,研究认为成软骨细胞瘤产生大量致炎因子,如白介素-1b,白介素-6、白介素-8、肿瘤坏死因子及前列环素等,从而引起肿瘤周围炎症反应。

(10)骨巨细胞瘤:大多发生于骨骺愈合后的成年人,好发年龄在20~40岁,股骨颈及大转子为股骨近端主要累及部位;肿瘤血供丰富,常合并囊变、坏死、出血及含铁血黄素沉积,瘤组织间有纤维性间隔,可有或无纤维包膜。病灶呈偏心性生长,横径大于纵径,内有分隔,典型的呈"肥皂泡样",MRI上肿瘤实质区T_2WI信号混杂偏低,可能与纤维组织有关,此外肿瘤内残存的骨皮质、纤维包膜和薄层骨质硬化,在T_2WI上表现为低信号环影和分隔影,具有特征性诊断标志。

(11)骨样骨瘤:股骨近端是骨样骨瘤的好发部位,本病多见于30岁以下的青少年,起病缓慢,以患骨疼痛为主,夜间加重,服用水杨酸类药物可缓解疼痛,为本病的特点。

好发于骨皮质,瘤灶中央是含有骨样组织的巢,其内血管丰富,含有放射状骨小梁和不同程度的钙化或骨化,肿瘤边缘是粗大、不规则的硬化性骨小梁。根据其病理特征,X线和CT上主要表现为瘤巢所在部位的骨破坏区及其周围增生硬化的反应骨,瘤巢是诊断骨样骨瘤的特征性征象,多为单发的圆形、椭圆形透亮区,边缘清晰,直径约0.5~2.0 cm,少数病例有2~3个瘤巢。

(12)骨母细胞瘤:属少见肿瘤,位于长管状骨干骺端或骨端,肿瘤不侵犯骨骺,该组病例中搜集到3例,术前均误诊为骨囊肿和骨巨细胞瘤,图像显示股骨颈、大转子内的囊状骨质破坏区,其内见沙粒样钙化较具特征性,未见明显骨性分隔,可与骨巨细胞瘤鉴别;此外邻近骨髓及周围软组织内可出现反应性充血水肿。

(13)骨良性纤维组织细胞瘤:是非常少见的良性骨肿瘤,病理上呈囊性或囊实性,瘤组织主要是成纤维细胞和组织细胞样细胞,间杂少量泡沫细胞和多核巨细胞;以四肢长骨多见,也见于椎体、肋骨等不规则骨,长骨病变多位于干骺端松质骨内,可侵犯骨端,甚至破坏关节面;也可位于骨干皮质骨内,表现为椭圆形透光区,与骨长轴平行,周围见硬化边缘。CT可显示病灶内细微结构,病灶内一般为较均匀的软组织密度,偶可见囊性变及钙化灶;此外对皮质断裂及周围软组织肿块较X线片有优势。

第四节　转子和髂腰肌滑液囊

围绕股骨大转子有三个滑液囊,臀中、小肌滑液囊在大转子前方将其肌腱与大转子分隔开;臀大肌之滑液囊较大,它在后面将大转子与此肌肉分开。

如果滑液囊不扩大,则CT图像上一般不显示,滑液囊炎病人中可见到此囊扩张,另外,在无症状的病人中也可能见到此囊。这时,不要误认为囊性肿瘤、淋巴结肿大、血肿、脓肿或淋巴管瘤。

髂腰肌滑液囊是围绕髋关节最大的滑液囊,它位于髂腰肌腱后面,髋关节前方,股血管的外侧。在CT或MRI图像上,髂腰肌滑液囊的扩张易被误认为腹股沟疝、股疝、肿瘤、淋巴结、血肿、脓肿或动脉瘤。

第五节 右股骨近端纤维结构不良

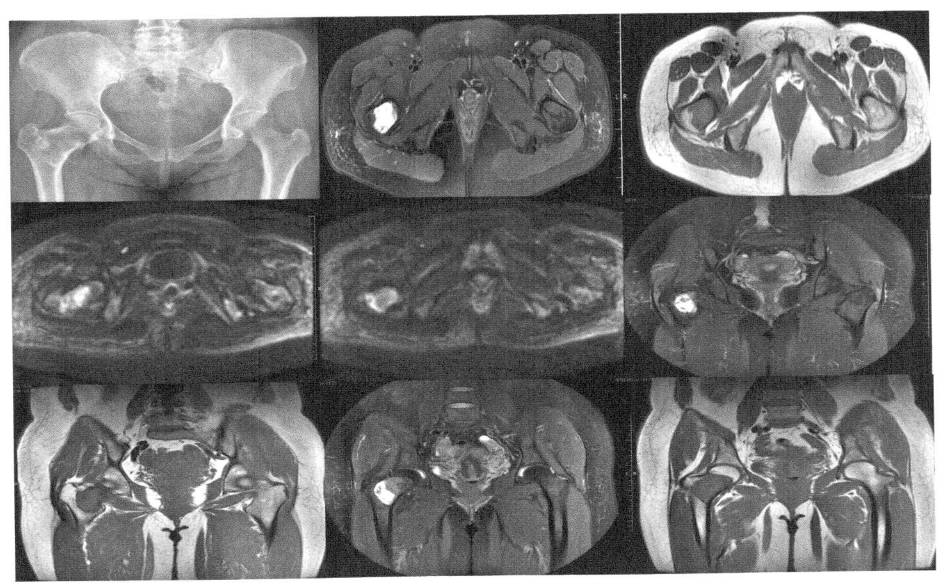

图 14-12-1 右股骨近端纤维结构不良

患者,女,43 岁。右髋部疼痛 12 年近日加剧入院。

手术所见:股骨近端病灶自股骨头下延股骨颈至股骨大粗隆稍下方水平,病灶呈灰白色纤维样,界清,周围骨壁完整;股骨颈内侧似可见骨折端。

病理检查:右股骨病灶活检标本:灰褐色碎组织一堆,总体积 5 cm×4 cm×2 cm,切面均灰白,质中,局灶偏硬。病理诊断:右股骨病灶活检标本:镜下见大量纤维组织增生伴不规则编织骨形成及钙化,局部见小灶状泡沫细胞,结合临床及影像学表现,符合纤维结构不良。

第十三章 股骨颈

第一节 股骨颈的诊断陷阱

1. 股骨颈的透光区之一 Ward 三角

在髋关节正位照片时，股骨颈内上方有时可出现一三角形透光区，其上外缘多有一硬化线状影作其边界，而内下方则为股骨颈内缘，此透光区横径约为股骨颈横径的一半，常常纵径小于或等于横径，形似三角的类圆形，被称为 Ward 三角，为股骨颈骨小梁成角所致。

在骨盆正位片上，有时可见股骨颈正常透亮区(Ward 三角)，表现为类圆形环状影，边缘稍显硬化，为股骨颈骨小梁成角所致。

有时，在股骨颈正常出现三角形透亮区，是由于股骨颈中央丰富的骨小梁与股骨头内侧面的重叠所致。此现象可以是不对称的。在蛙式位照片上常常可见相似的透亮区。

2. 股骨颈环状透光区 股骨颈环状透光区，为一类较小的圆形或类圆形透光区，其边缘为一白线(硬化骨质)环绕，此线粗细匀称，轮廓光滑清晰。透光区内骨纹如常，其密度与透光区大小有关。透光区一般如小指头大小。不少学者指出，此类环状透光区，实为一普遍现象，无多大的临床意义，它可能代表滑膜疝入皮质而形成的皮质下小坑。

3. 滑膜疝或骨膜疝 在 X 线照片和 CT、MRI 扫描图像上，有时可见股骨颈环状透亮区伴边缘硬化，为一常见现象，无临床意义，一般称为滑膜疝或骨膜疝。它代表滑膜或骨膜疝入皮质形成的皮质下小坑。个别情况下，一些小坑若迅速扩大，则提示为侵蚀性病变，必须重视，进一步检查。在某些情况下，此坑扩大是因有症状的骨折被皮质覆盖所致。有时疝坑较大，T_1WI 清楚可见为低信号强度，其他序列则显示为脂肪填充。

4. 股骨颈外上方透光区 在中老年人髋关节正位照片上，常常于股骨颈外上方紧邻股骨头处可见一底向上方的倒三角形透光区，其底为股骨头颈交界线或稍上方，三角外界为股骨颈外上缘，三角尖指外下方股骨颈边缘处。此类三角形透光区在骨质疏松者更为明显，因其轮廓光整，骨结构如常，一般不致误为病理情况。但是，偶尔在股骨颈创伤骨折后再出现此类三角形透光区，因骨结构已有紊乱，骨外界轮廓不甚光整，可误为病理性骨折所致，事实上它却是由于股骨头旋转造成，骨折复位后再行同一位置照片，此透光区多消逝不见。

5. 股骨颈良性骨皮质缺损 一般所见的典型的幼年良性骨皮质缺损，偶可见于股骨颈。其轴位观，为一类圆形或圆形透光区，边界清楚、光滑而无硬化；其切面观则为一小的皮质缺损性切迹。此类缺损初可随年龄增大而略有增长，以后则逐渐消逝殆尽。

6. 股骨颈内下皮质增厚 在成人股骨颈内下皮质边缘有时可见不规则增厚，其轮廓毛糙，可出现骨刺状突起或凸凹不平。此亦为正常表现，可能系滑膜囊下系带骨化所致。偶尔，在髋关节和股骨上端正位片上，由于足未置中立位，大转子旋向内，其大部分与股骨颈重叠，小部分凸出于股骨颈内下缘外，大转子之皮质线游离于外，酷似股骨颈骨膜炎，而与上述皮质增厚有所不同。

7. 关于骨质疏松 在股骨颈骨折患者，可继发骨质疏松，伪似破坏性病变，此时则需要仔细观察，结合临床资料认真分析。有的股骨颈 X 线照片清楚可见继发于骨质疏松症的骨小梁增粗，此现象不要与 Paget 病的骨小梁改变混淆。

8. 重叠引起的透亮区 有学者报告一例 85 岁老年人股骨颈相对透亮区，较大，其边缘看不清楚，表现为骨质疏松，考虑是由于股骨颈下部与大转子内侧相对大量的骨小梁形成所致。51 岁男性股骨颈透亮区，是由于大转子与股骨颈丰富的骨小梁重叠引起。

9. 局限性骨增厚　有学者报告在 25 岁和 34 岁女性各一例的股骨颈下侧骨增厚，表现为局限性骨质隆起，可能为滑膜囊下支持带骨化所致。在股骨颈 X 线照片上，有学者报告 4 例股骨颈的“白线”，表现为股骨颈上斜行的致密线条影，代表关节囊后附着处，如不注意，可与骨折线混淆。有学者报告一例 75 岁骨质疏松女性，股骨颈大多数骨小梁局限性增粗，可被误认为不完全骨折。在股骨 X 线照片上，偶尔可见大转子重叠影，酷似股骨颈的骨膜炎。

10. 假骨折　偶尔股骨头肥大性改变可类似股骨颈骨折，这在老人有时见到。有作者报告 1 例 68 岁妇女股骨颈表现伪似骨折，实际上是股骨头肥大性唇状影所致，形成半弧形的致密影，相对应股骨颈则显示密度较低，以股骨颈侧位片显示最佳。

股骨颈上方近股骨头处偶尔可见正常透亮区，在骨质疏松患者更为明显。此类透亮区形似病理性骨折，实际上是股骨颈创伤性骨折股骨头旋转所致，复位后此现象不再显示。在双侧股骨正位片上，股骨头肥大性唇状影重叠于髋臼缘上，可酷似股骨颈骨折。

在股骨正位片上，有学者注意到，一些病人的皮肤皱褶重叠于股骨颈，也可伪似股骨颈骨折。

11. 多个小的透亮区　有学者注意到，股骨颈偶尔出现多个小的透亮区，边缘稍微变白，与对侧对照不对称，考虑可能是由于位置不对称所致。在 MRI 扫描均未见异常。

第二节　误诊病例简介：纤维结构不良与软骨黏液样纤维瘤

患者，女，22 岁。右髋部酸胀、乏力二月入院。MRI：右侧股骨颈内侧缘可见大小约 4.1 cm × 2.3 cm 异常信号影，边界清晰，边缘可见硬化边，其内信号略欠均匀，T_1WI 呈低信号，T_2WI 中央低周边略高信号，边缘骨皮质未见明显增厚和中断，周围软组织未见明显肿胀。MRI 诊断：右侧股骨颈异常信号，考虑良性病变，以软骨黏液样纤维瘤可能性大，动脉瘤样骨囊肿待排。

手术所见：股骨颈内见白色肉芽组织，取出白色肉芽组织送病理检查，局部形成一约 4 cm × 2 cm 空腔，刮匙刮起除囊腔壁硬化的骨质。病理诊断：右股骨颈纤维结构不良。

第三节　股骨颈关节囊内骨样骨瘤

1. 临床表现　骨样骨瘤典型的临床表现是局部疼痛且夜间加重，服用水杨酸类药物可缓解。但并非所有骨样骨瘤都具有典型的临床表现，尤其是位于关节内的骨样骨瘤，症状常不典型。

一组 21 例临床表现亦不典型，仅 11 例表现为夜间痛（11/21），其中 8 例服用水杨酸类药物可以缓解；有 2 例患者无疼痛症状，仅表现为跛行。因此临床上常被误诊为各种滑膜炎等，其原因可能是由于关节内骨样骨瘤常伴有明显的关节积液而表现为关节炎症状。由于临床及影像表现不典型，关节内骨样骨瘤从发病到获得诊断的平均时间为 26.6 个月，而其他部位为 8.5 个月，病程最长为 7 年。该组病例病程 2 个月至 4 年 6 个月，中位时间为 12 个月。

2. 影像学研究

（1）X 线检查：骨样骨瘤典型 X 线表现为位于长骨骨干直径小于 2 cm 的透亮瘤巢，及以瘤巢为中心的骨皮质梭形明显硬化，而关节囊内骨样骨瘤的 X 线表现常不典型，其瘤巢周围骨质常呈轻中度硬化，甚至无硬化。

由于瘤巢小，周围骨质硬化不明显，此外临床表现也不典型，使缺乏经验的影像科医师往往忽略骨样骨瘤的可能，造成漏诊或误诊。虽然 X 线平片显示瘤巢效果不佳（10/21），但仍可以显示大部分骨质硬化（18/21），骨质硬化主要发生于股骨颈内下方，因与股骨小转子部分重叠，常导致小转子显示欠清，这一征象可提示骨样骨瘤的可能。

此外，6 例显示患侧股骨颈较健侧增宽，有学者认为这种改变可能与肌肉挛缩有关,也可能是由于骨样骨瘤直接作用于股骨引起生长紊乱所致,但具体原因有待进一步研究。

(2)CT:CT是诊断骨样骨瘤最有价值的检查方法,比X线平片和MRI更能准确显示瘤巢,尤其是关节囊内等解剖结构复杂的部位。同时CT更易显示瘤巢内的钙化,即典型的"牛眼征"。该项研究中21例的瘤巢均在CT中得以清楚显示,19例呈"牛眼征"。

关节内骨样骨瘤的瘤巢周围骨质硬化相对较轻。观察发现,股骨颈骨样骨瘤的瘤巢周围骨质硬化有其自身特点,与骨干骨样骨瘤以瘤巢为中心的梭形骨质硬化不同,由于股骨颈骨样骨瘤属于关节囊内型,而髋关节囊内骨皮质缺乏骨膜覆盖,因此由瘤巢所引起的反应性骨膜新生骨主要发生于瘤巢下方,即关节囊外,且大多位于前内侧骨皮质,骨质硬化程度也相对较轻。该组21例中,20例的骨质硬化均位于瘤巢下方的前内侧骨皮质;仅1例骨质硬化位于瘤巢周围的松质骨中,认为这可能与瘤巢较小或位置有关。

病理组织学研究表明,瘤巢血供丰富,可见扩张的小动脉从骨膜穿过编织骨进入瘤巢,CT上则表现为"血管沟征"。该组18例可见"血管沟征",这一征象或有助于与其他病变的鉴别。由于骨样骨瘤的瘤巢小且多有钙化,常不能正确反映感兴趣区的CT值,因此,CT增强对诊断骨样骨瘤帮助不大。

(3)MRI:MRI作为关节疾患最佳的诊断技术已经广泛地用于各个关节的检查,然而在股骨颈骨样骨瘤的诊断中,由于瘤巢信号缺乏特征性,瘤巢通常小而瘤周改变大以致影响观察,且MRI的空间分辨率相对较低而难以显示瘤巢,因此常不能提示骨样骨瘤的存在,有时仅凭MRI表现可能误诊为关节炎或其他病变。该项研究中4例行MR检查的患者,均可显示瘤巢,但需结合CT扫描来确诊。MRI对于滑膜增厚、关节积液及骨髓水肿非常敏感,但这些表现缺乏特异性,且容易吸引阅片者的注意力而影响对瘤巢的观察,从而造成漏诊或误诊。

3. 鉴别诊断 骨样骨瘤通常需与成骨细胞瘤(骨母细胞瘤)和骨皮质脓肿鉴别。

(1)成骨细胞瘤:成骨细胞瘤多见于脊柱,无骨样骨瘤特有的夜间痛。组织学上虽酷似骨样骨瘤,但瘤巢一般较大,直径多大于2 cm,发展较快,皮质膨胀明显,周围骨质硬化轻微。

(2)骨皮质脓肿:骨皮质脓肿常有红、肿、热、痛等炎性症状和反复发作史,无骨样骨瘤的规律性疼痛,骨质破坏区内无钙化或骨化,边缘不及骨样骨瘤规整。

此外,由于股骨颈骨样骨瘤位于关节内,还需要和类风湿性关节炎、结核性或化脓性关节炎、骨髓炎等鉴别。

单一关节发病且无免疫学检查异常是关节内骨样骨瘤和类风湿性关节炎鉴别的要点;无发热及关节红肿是其与结核性或化脓性关节炎鉴别的依据。

总之,鉴别诊断的关键是运用影像技术清楚地显示瘤巢,尤其是CT检查。

第四节 右股骨颈纤维结构不良

患者,女,21岁。因右髋部酸胀、乏力2月入院。

手术所见:暴露右髋关节囊,纵行切开关节囊,暴露股骨颈内侧,克氏针定位骨肿瘤所在,局部钻孔,形成一约2 cm×2 cm皮质骨片,取下骨片,见股骨颈内白色肉芽组织,取出白色肉芽组织,局部形成一约4 cm×2 cm空腔,刮匙刮除囊腔壁硬化的骨质,空腔内用无水酒精浸泡5分钟,无菌生理盐水冲洗后,空腔内植入同种异体骨4g,测深后钻入两枚半螺纹空心加压螺丝钉;术区用无菌生理盐水后,逐层缝合,关闭切口。

病理诊断:右股骨颈纤维结构不良。

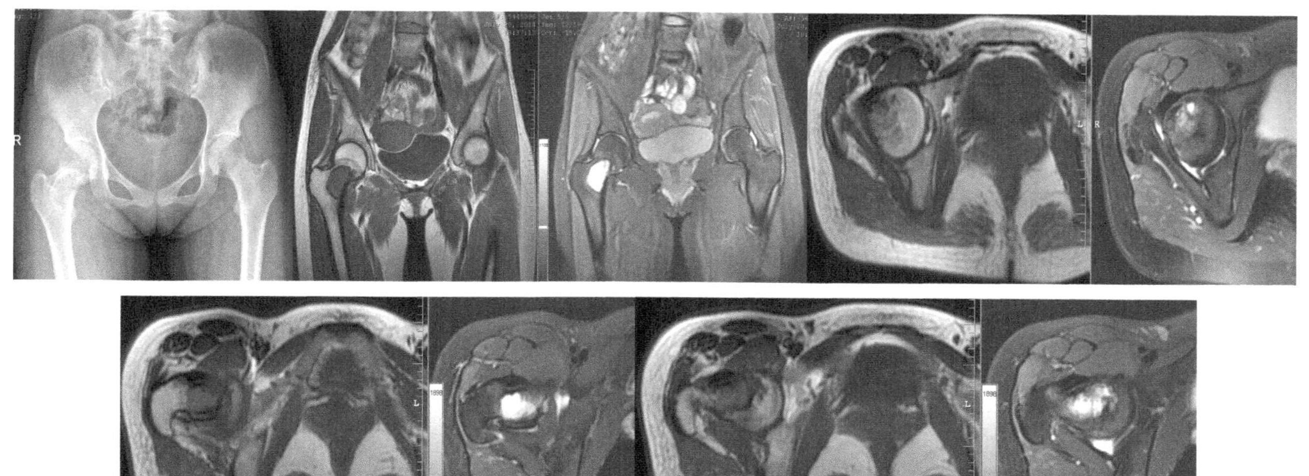

图 14-13-1　右股骨颈纤维结构不良

第五节　股骨颈疝窝

股骨颈疝窝，是发生于股骨头基底和股骨颈近端的一种少见良性病变，又称为股骨颈前上部的纤维囊性改变，多无明显症状，常因其他病变检查偶然发现。在既往文献的报道中，股骨颈疝窝的发生率变动范围较大，骨盆平片的发生率 1.1%~5.2%。

股骨颈疝窝所致的骨缺损约发生于 5% 正常人群，自 MRI 应用以来，对此骨缺损有了进一步认识。股骨颈疝窝可发生于任何年龄段，男女发生率无差异。最早文献报道股骨颈疝窝无临床症状表现，近年来报道有的患者自诉髋部和 / 或臀部疼痛，当手术切除疝窝后疼痛消失。病变多单侧发生，少数为双侧。影像学的正确诊断，可避免不必要的外科手术。

1. *发病机制*　股骨颈疝窝的发生机制和临床意义是临床尚有争议的问题，相关的研究也较少。股骨颈疝窝在组织学上由纤维结缔组织和液体构成，前者并可伴黏液样变。

早期的研究推测疝窝与髋关节囊（尤其是轮匝韧带）- 股骨颈的长期机械磨损有关，是一种无实际临床意义的改变。其机制为：在关节囊力学和长期磨损的影响下，股骨颈前上部可产生一个由纤维结缔组织、新生软骨、反应性新骨及液体等构成的反应区，反应区的纤维结缔组织和 / 或液体在关节囊及韧带等的机械压迫下，通过皮质疝入松质骨内则形成所谓的股骨颈疝窝。然而，上述的推测尚缺乏有力的直接证据来支持。

反应区的形成与局部解剖关系密切相关，即反应区与带状轮匝肌和髂股韧带的关系密切，髋部的肌腱韧带使髋部固定于伸展和内旋转位置，髂腰肌紧紧作用于滑膜囊和股骨颈中间部分，髋关节处于不同位置或活动时，如跑步、髋关节重复屈曲、伸展，这对股骨颈形成了长期慢性机械性压力刺激，而股直肌的活动进一步加强了此慢性机械性刺激，使覆盖于股骨颈区滑膜组织形成纤维结缔组织和反应性新骨；同时使股骨颈上区骨质压缩磨损和退行性变，表层骨皮质缺损，使股骨颈反应区纤维组织和结缔组织等穿透缺损深入皮质下髓腔而形成疝窝。

髋关节撞击综合征是由于髋关节解剖异常而导致的异常撞击，包括凸轮型、钳型以及二者兼有的混合型三种类型。“枪柄”样畸形和股骨头颈交界处局限性突起是反映凸轮型髋关节撞击综合征的常用放射学指标，而交叉征及髋臼过深则是反映钳型髋关节撞击综合征的常用放射学指标。

股骨颈疝窝短期内随访多无明显变化，少数病灶可在较长时期内增大。Pitt 等（1982）对 2 例病灶于 6 年和 9 年后进行随访，发现略有增大；Crabbe

等（1992）随访1例病灶于14个月内增大为原来的2倍。Pitt 和 Crabbe 等随访的病例均为舞蹈演员或长跑运动员。病灶增大的原因可能与职业性体力活动有关，此类病人髋部有经常性的过伸运动，前部关节囊和肌肉（腱）紧张所致的股骨颈受压和磨损时间较长。

Daenen 等（1997）报道3例症状性股骨颈疝窝中2例为跑步运动爱好者，支持上述理论的假设。到目前为止有些问题仍不清楚，髋部疼痛症状是否与疝窝本身有关或者与骨折涉及骨皮质有关，尚需进一步探讨研究。由于股骨颈疝窝好发于男性、中老年人，推测研究样本的性别及年龄构成不同可能是造成股骨颈疝窝发生率变化较大的其中两个主要原因。

2. *股骨颈疝窝发病率及影响因素* 正常成年人股骨颈疝窝发病率为5%左右，与一组17.4%的发病率相距甚远。5%发生率是依据普通X线平片提出，普通平片存在前后重叠和密度分辨率较低的问题，不容易发现小的病变。MSCT的广泛应用，使病灶显示的敏感性较普通平片明显提高。该组中病灶最大径2~11 mm，其中≤4 mm病灶占病灶总数的近2/3。

该组结果显示成年男性股骨颈疝窝的发生率为25.7%（52/202），明显高于女性的7.2%（12/165），两者有显著性差异。考虑这与成年男性负重大，经常性的过伸、过曲运动较女性频繁有关。该项研究未对年龄分布加以限制，中老年人所占比例较大，而20~29岁比例偏小，这在一定程度上可能会影响所得数据的准确性。该组20~29岁、30~59岁、60~85岁股骨颈疝窝的发病率分别为11.1%（5/45）、16.1%（34/210）、22.3%（25/112），统计学处理提示年龄对股骨颈疝窝发生率无显著性影响。职业可能是影响股骨颈疝窝发生率的因素之一，如舞蹈演员、运动员等发生概率可能会相应增加。

随着髋关节撞击综合征概念的提出及研究的深入，多位学者认为股骨颈疝窝与髋关节撞击综合征的异常撞击有关，在一项研究中，发现股骨颈疝窝者"枪柄"样畸形的发生率明显高于无股骨颈疝窝者，提示股骨颈疝窝存在股骨上端的解剖学异常，与凸轮型髋关节撞击综合征存在一定的联系，而与钳型髋关节撞击综合征关系不大。"枪柄"样畸形由股骨头颈交界处凹陷变浅甚至消失所导致，减少了运动终末期股骨颈与髋臼之间的空间，潜在与髋臼发生异常接触的可能，当这种异常碰撞发生时即为凸轮型髋关节撞击综合征。

Leunig 等（2005）通过动态MR和术中观察进一步证实了在髋关节屈曲状态下股骨颈疝窝正好与髋臼缘相接触，从而推测疝窝是由异常碰撞所导致。Panzer 等（2008）和 Kavanagh 等（2011）则分别利用CT和MRI证实了股骨颈疝窝与凸轮型髋关节撞击综合征的股骨近端形态异常相关，与该研究的结果相似。

股骨颈疝窝好发于男性，主要发生在股骨颈前中上部，也与凸轮型髋关节撞击综合征的常见性别和部位相似。但该研究亦表明，股骨颈疝窝多无明显症状，且常见于中老年人群，与凸轮型髋关节撞击综合征又不相符，说明股骨近端的形态异常并不必然会导致髋关节的异常碰撞而出现症状，可能需要髋关节的过度运动等其他因素共同作用方会发生。

研究也表明，过度的髋关节活动是导致股骨颈疝窝增大和出现症状的主要因素，说明超出生理范围和强度的活动是股骨颈疝窝发展的不可缺少因素。由于该研究未对患者的髋关节活动强度进行分级，关于这种矛盾现象该如何进行合理的解释，有待在今后的研究中寻找更多的证据进一步探讨。

3. *病理学* 股骨颈疝窝主要由致密纤维组织和液体组成，纤维组织并可伴黏液样变性。Daenen 等（1997）报道3例症状性股骨颈疝窝，经手术切除并作病理学检查；显示疝窝区为纤维组织或结缔组织。手术时发现疝窝伴有骨皮质断裂者，股骨颈前上部骨质压缩，其上方覆盖增厚的滑膜和滑膜囊。

4. *影像学研究*

（1）X线检查：X线平片可作为常规首选检查，X线平片示股骨颈前上区或前下区低密度区，围以硬化白边。一组10例病灶仅8例显示于X线平片上，2例X线平片未能显示。X线正位骨盆平片上显示的8例病灶均位于股骨颈中轴线或股骨颈外上象限内，其中5例表现为（类）圆形密度略低的透亮区，周围伴薄层硬化边，3例表现为（类）圆形的致密硬化环，边缘清楚，环内密度基本正常。X线斜位髋关节平片上病灶位于股骨颈的前方皮质下方。病灶所在关节未见异常表现。

（2）CT：CT上多表现为位于股骨头基底和股骨颈近段前侧皮质下、股骨颈中轴线外侧的圆形或卵圆形透亮区或软组织密度灶，边界清楚，多伴有薄层硬化缘。绝大多数病灶最大径线小于10 mm。病灶或相邻上下层面上相邻皮质大多可见与病灶相连的局限性裂隙样缺损，可作为诊断此病的特异性征象。CT 示病变区外形、大小较 X 线平片清楚，呈圆形或椭圆形，有的呈分叶状，CT 值为 50 HU 左右。CT 可显示疝窝区骨皮质有无断裂，CT 三维重组图像有利于显示病灶部位和细小的骨皮质断裂。CT 诊断股骨颈疝窝主要依据三点，即位置、形态和表现。病灶多位于股骨头颈交界区前外侧皮质下，多呈圆形、卵圆形，病灶周围有环状硬化。依据疝囊内纤维结缔组织、液体和脂肪组织含量不同，CT 可呈不同的密度，多为软组织密度，部分呈液性及脂肪密度。一组 367 例中 64 例发现股骨颈疝窝，其中 15 例为双侧受累，79 侧受累股骨颈中 17 侧见 2 个或 2 个以上病灶，表明双侧股骨颈受累和多发病灶并不罕见。40.8%（42/103）的病灶其前方皮质见局部裂隙状缺损与病灶相通。

（3）MRI：MR 检查序列应用 T_1WI、T_2WI 和脂肪抑制序列，以轴面、冠状面和矢状面为好，矢状面对显示病灶与髂腰肌关系很重要。股骨颈疝窝 MRI 上信号取决于病灶内成分，通常为液体，表现为均匀长 T_1、长 T_2 液体信号。当病灶内纤维结缔组织和液体同时存在时，病灶于 T_1WI 为低信号，T_2WI 为不均匀高信号。无论常规 T_1WI 和 T_2WI 上信号如何，脂肪抑制 T_2WI 上，病灶外围区均无异常信号。矢状面示病灶正位于髂腰肌背侧。随访多数疝窝大小无增大或变小，少数疝窝可增大，增大疝窝可能并发股骨颈骨折。髋关节渗液是不常见的伴随所见。一组有 2 个病灶呈脂肪样信号，因病人无自觉症状，拒绝病灶刮除而采取保守观察治疗，分别随访 1.5 年和 2 年病灶无变化。根据 MRI 在各序列的信号特点，考虑为脂肪组织。其形成机制尚不清楚。

病灶周围松质骨因慢性刺激可发生反应性成骨，X 线平片和 CT 上表现为薄层硬化环，MRI 上呈环形或弧状低信号。少数硬化边较薄或不明显时，MRI 上则无低信号环弧影出现，可能因为病变处于早期，病灶周围反应性新骨尚较少。ECT 上血流像和血池像多显示正常，提示病变缺乏血供。静态显像多无异常，偶可因病灶周围反应性成骨活跃出现放射性浓集。

综上所述，股骨颈疝窝具有下列影像学特点：疝窝好发部位为股骨颈前上区或前下区；病灶呈边缘清楚锐利的低密度影，围以窄的硬化缘；CT 和 MRI 所见亦有特征性，有助于鉴别诊断。

5. 鉴别诊断　股骨颈疝窝的典型发病部位对于诊断至关重要，结合形态学表现大多可做出诊断，但需与下列髋关节疾病相鉴别。

（1）成人股骨头缺血坏死伴发的（类）圆形病灶：在成人股骨头缺血坏死伴发的（类）圆形病灶，大多因髋部症状就诊，具有股骨头缺血坏死较为特异的征象，即股骨头承重区 X 线平片、CT 上的硬化线和 MRI 上的“线样征”，中晚期股骨头塌陷。（类）圆形病灶硬化缘多模糊，大多沿硬化线和“线样征”附近分布。而股骨颈疝窝临床上无明显症状，大多偶然发现。病灶孤立且外围区无异常，更无股骨头塌陷。局灶性骨缺血性坏死示股骨头部分呈凹陷或变平，股骨头中央部分或上外侧紧邻关节面的骨小梁模糊，轻度骨质疏松和密度增高，或呈典型新月征改变。这些表现与股骨颈疝窝不同。

（2）骨内腱鞘囊肿：本病与骨内腱鞘囊肿两者临床和影像学上表现相似，病理上也常很难区分，发病部位是主要的鉴别点。骨内腱鞘囊肿通常表现为边缘锐利的囊状低密度区，位于股骨头骨性关节面下方的特殊部位，即位于关节软骨下，局部关节面完整且可伴增生硬化，相邻骨皮质少有裂隙。并且，CT、MRI 均可显示囊腔内含有液体的特征。而股骨颈疝窝在病灶或相邻上下层面上大多可见与病灶相连的局限性裂隙样皮质缺损，不累及关节面。

（3）退变性囊肿：退变性囊肿多见于关节退变性疾病，伴有关节间隙狭窄，关节面增生硬化及边缘骨赘形成等退变征象。囊肿多位于股骨头承重关节面下，常为多灶，髋臼亦伴发类似囊肿。而股骨颈疝窝发病部位特殊，常为单灶，而髋臼一般无改变。

（4）骨样骨瘤：骨样骨瘤患者 CT 上瘤巢内多有钙质样高密度斑点或团块，周围硬化缘较厚，邻近皮质无裂隙样缺损。MRI 上中心为非水样长 T_1、长 T_2 信号，周围绕以较宽的低信号条带。频率选择脂肪预饱和 T_2WI 低信号条带周围多有较为广泛的高信号水肿区。

骨样骨瘤典型表现为局部骨皮质增生硬化，中间有透亮的“巢”，“巢”内有斑点、小片状钙化影，“巢”位于一侧皮质或在皮质下致密骨内，“巢”是诊断骨样骨瘤的可靠征象。骨样骨瘤常有显著疼痛和夜间疼痛加剧的临床表现。而股骨颈疝窝则无上述影像学表现和临床征象。

（5）凸轮型髋关节撞击综合征：股骨颈疝窝与凸轮型髋关节撞击综合征解剖异常相关。因此，当有髋关节症状患者中出现股骨颈疝窝,且髋关节症状不能用其他病变解释时,应作进一步影像和临床检查以除外凸轮型髋关节撞击综合征,进一步的影像学检查包括MR关节造影等,以进一步评估髋臼盂唇和软骨的损伤情况,同时结合髋关节撞击试验则有助于确诊髋关节撞击综合征。

但是,由于股骨颈的解剖学异常并不必然发展为凸轮型髋关节撞击综合征,对于无症状者特别是中老年的无症状者,则应结合撞击试验等特异性的临床检查进行综合判断,避免过度诊断,以及后续的过度诊断和过度治疗。此外,本病还应与慢性骨脓肿、纤维性皮质缺损、非骨化性纤维瘤和不典型骨转移瘤等鉴别。

第十四章　股骨干

第一节　股骨干影像学检查的诊断陷阱

1. X线检查时可见的一些软组织阴影

（1）阔筋膜阴影：在股骨干上端，从大粗隆下缘偶尔可见一浅弧形线状致密影，向下伸达股骨干中段，十分类似股骨干旁软组织内新骨形成，其实质乃为阔筋膜显影。一些学者注意到，在股骨干上段大粗隆的下方有时可见竖行的细线状稍高密度影，与股骨干平行，为阔筋膜影，可伪似新骨形成。

（2）阔筋膜张肌和髂胫束的阴影：有时在髋关节及股骨干正位X线照片上，可见阔筋膜张肌和髂胫束的阴影，表现为股骨大转子外侧几毫米之内，与身体平行的竖行条状稍高密度影，上段基本为与身体中线平行，大转子下方则与股骨干基本平行，经过大粗隆平面后略向体部中线倾斜。

（3）假性软组织包块：在较肥胖的成年妇女，股骨干外侧软组织内常见半弧形或梭形软块，从大粗隆向下延伸，多终止于股骨干中段，此软组织包块影密度常不均匀，其原因为肌肉内脂肪聚集，导致肌肉脂肪交织成块，实为假性肿块。一些学者报告，在大腿X线照片上，肌肉间偶尔可见团块状脂肪影，伪似软组织肿块，最常见于女性。

（4）股嵴线：在股骨干中段后份偶尔可见一纵行阴影，其轴位观多为纵行透光条影，上细下宽；其切位观为不规则之纵行低的骨嵴，此即为股嵴线，为伸肌及内收肌附着处。

（5）伴随阴影：偶尔，在股骨干中段皮质外侧软组织内紧贴皮质有一密度略高的纵行条影，伴存于股骨干皮质，此即称为股骨干伴随阴影，为一正常现象。股骨软组织的伴随阴影，表现为与股骨干平行的稍高密度的线条状影，可伪似骨膜炎。

（6）股骨近段周围肌肉的轮廓影：股骨近段周围肌肉的轮廓影，可见于男孩和年青运动员，表现为股骨干上段及股骨颈外侧和内侧的软组织块影，在股骨干上段外侧平行于股骨干，股骨干内侧软组织影外缘则平行于股骨颈。

2. 股骨干的血管沟　在股骨干中段骨髓腔内有时可见纵行条状致密影伴存条状透光影，有时则见到中段骨皮质内有斜行或横行透光线影与之交叉，这些都是股骨干正常的营养血管沟，不应误为骨折。有学者报告，间或在股骨干后方皮质内见到斜行透光缝，比一般所见血管沟阴影更细更长，这极易被误为骨折线，此透光缝性质未定，可能为较细的血管通行的管道。

3. 滋养血管沟和滋养血管孔　股骨正常滋养血管沟和滋养血管孔，前者表现为透亮线条影及与之伴随的稍高密度线条影，后者表现为类圆形透亮影，周围稍现硬化，CT横断扫描时清楚可见滋养血管孔表现为皮质内外相通的低密度线条影。当股骨干后侧正常皮质增厚时，容易被误认为骨样骨瘤。

4. 股骨干后侧假骨折线　一些学者注意到，有时在股骨干后侧皮质，可见到长条的透亮裂隙，如不小心，则可被误认为骨折线。

5.“鱼脊样”表现　有学者报告一例35岁健康男性，股骨干内侧可见多条略呈三角形的横线从皮质向髓腔发出，基底在皮质，尖在髓腔，长短不一，形状相近。此为双侧性。肱骨上也可有同样表现。有学者称之为“鱼脊样”表现。

6. 股骨嵴线　股骨嵴线为伸肌和内收肌的附着点。它表现为股骨干中段靠后侧条片状局限性骨质不规则隆起，与股骨干平行，侧位片见为局限性隆起，可误诊为骨膜炎；正位片则显示为竖条状稍高密度影及与之平行的透亮线条影。一些学者报告曾被误认为骨折，CT图像显示实为股骨嵴。

波浪形皮质内缘：有学者报告一例 70 岁女性股骨干不常见的波浪形皮质内缘，无任何疾病，考虑可能为骨质疏松所致。

第二节 戈谢病

戈谢病是一种罕见的类脂质异常沉积症，大部分是隐性遗传性疾病，是因先天缺乏 β- 葡萄糖脑苷酯酶，使来源于衰老的红细胞、白细胞、血小板及体内各种组织的葡萄糖脑苷酯，不能被水解为葡萄糖和 N- 酰基鞘氨醇，而沉积在网状内皮系统的巨噬细胞内，形成戈谢细胞。戈谢细胞沉积于脾脏内，可引起脾增大，功能亢进，部分可有小片梗死及出血改变；沉积于骨髓内，致骨髓缺血、水肿，影响骨髓造血功能，进而导致骨质疏松，骨质破坏改变。

一、临床表现

临床根据是否累及神经系统分为 3 型：Ⅰ型（成人型）最常见，最明显的特征是不累及神经系统；Ⅱ型（急性婴儿神经病变型）为暴发型，出现严重的神经系统表现，并在 18 月内死亡；Ⅲ型（亚急性神经病变型）进展缓慢，特征是神经系统症状比Ⅰ型出现晚，病程长。一例属Ⅰ型（成人型），此型临床症状多不明显。一般可有全身酸痛，面部色素沉着，部分患者两眼结膜有对称性黄斑，也可伴发多种类型贫血，骨髓受损时 ANA 可升高。首发症状多是不明原因脾肿大，也可以骨骼系统病变为首发症状。

有学者回顾分析 1994 年以来文献报道的 37 例成人型戈谢病例中，骨骼系统病变占 14 例，主要以下肢为主，其中股骨头病变 10/14 例，胫腓骨病变 4/14 例，一例还涉及肱骨近端。也有以淋巴结肿大为首发表现的，但较少见。在 14 例骨骼系统病变的病例中，8 例有脾多年切除史。一些学者认为脾切除手术效果近期疗效好，远期差。

二、影像学研究

戈谢病的影像表现与类脂质的沉积及性质有关，主要见于脾、肝、骨髓和淋巴结，也可见于肾、胸腺、扁桃体、肾上腺和肺。X 线表现主要为骨质疏松，皮质变薄，以脊椎、盆骨和四肢长骨明显，下肢明显多于上肢，股骨下段可呈烧瓶样改变，后期股骨头发病增多，且较明显，表现为关节面下囊变，关节面塌陷，股骨头变扁等类似股骨头坏死改变，部分可伴发病理骨折，此类患者多有脾切除史。

部分学者认为晚期骨髓腔中有“骨中骨”征，表现为点片或条状致密影。一些学者认为骨质破坏可出现黄色瘤。

一例两侧股骨干中上段髓腔内较透亮，骨小梁稀疏，X 线不具特征性。CT 检查主要是脾肿大，除少量轻度增大外，大多是巨脾，下方可达盆腔，脾实质密度没有明显变化。有学者报道 1 例巨脾内有梗死组织，表现为多发脾外围小片低密度灶。该例脾下极小病灶 CT 也误认为梗死灶。脾周血管多无纡曲、增粗改变。肝脏累及也可增大。

既往文献对戈谢病的 MR 表现报道较少，但 MR 表现比 X 线和 CT 更具特征性，尤其是脾和骨髓同时受损。脾除巨脾表现外，主要是类脂质贮存引起信号改变。

一些学者报道 T_1WI 上脾脏信号强度显著增加，类似于脂肪信号改变，T_2WI 上信号强度较正常低明显，脾周边有多发小片状高信号影。但该例 T_1WI 信号强度增加不显著，抑脂相信号强度比 T_2WI 有增高，比正常略有降低，有所不符；脾下极小病灶均为高信号，考虑为亚急性出血灶伴周围水肿。

骨髓、脊椎、盆骨、肋骨及长骨髓腔内均可表现为低信号，与类脂质的信号比脂肪低有关，下肢比上肢发病多，尤以股骨表现明显。

一些学者报道 29 例Ⅰ型戈谢病，将股骨骨髓 MR 表现分为正常（4/29）、骨髓浸润（16/29）、骨髓浸润及活动性骨髓变化（9/29）三类。

有学者报道 1 例 T_1WI 股骨骨髓不均低信号，内部混杂点状或斑片状不均匀高信号，T_2WI 骨髓内改变与 T_1WI 相似，但范围有增大，信号强度有增加，抑脂图像与 T_1WI 相似，范围有缩小。该例两侧股骨干及股骨颈表现与报道基本相仿，主要是因为骨髓内戈谢氏细胞浸润、水肿及部分残留脂肪所致。两侧股骨干髓腔内长圆形异常信号影。由于信号变化与脾脏基本一致，该学者认为黄色瘤可能较大（未经病理证实），可能是戈谢细胞在髓腔内呈瘤样聚集，周围包以脂肪环所致。

三、鉴别诊断

戈谢病骨髓浸润时需与其他骨髓病变鉴别。

(1) 多发性骨髓瘤：多发性骨髓瘤发病年龄与本病无明显区别，但男多于女，早期骨髓腔内弥漫浸润，后期可见骨皮质破坏，而戈谢病骨皮质不破坏，且有巨脾或脾切除史。MR 表现有区别，多发性骨髓瘤 T_1WI 低信号，T_2WI 表现为高信号。

(2) 骨嗜酸性肉芽肿：骨嗜酸性肉芽肿发病年龄多在 20 岁以下，溶骨性破坏早期病灶境界分明，后期破坏区周围骨质常硬化而致密。

第三节　股骨的假病理性骨折

在髋关节的 X 线评价时，股骨近端的前后位照片与侧位片之皮质髓腔的关系表现不一致，如果不留心，则易将之误认为病理性骨折。股骨假骨折可以是股骨干外旋的结果，当这出现于近端股骨干时，可显示骨干密度均匀，皮质髓腔分不清，尤其在老年妇女更为如此。在前后位照片上，近端股骨干的皮质与髓腔皆清楚显示，可谓泾渭分明，但在侧位照片上有时皮质与髓腔却分不清楚，呈现均匀一致的密度，佯似病理性，其原因何在？ Duncan（1980）对此进行了研究。

在 CT 图像上对该处皮质厚度进行测量，发现在前后位方向观察，前部和后部皮质厚度的总和少于内外侧皮质的厚度约 8~12 mm，故髓腔轮廓能够清晰显示于 X 线片上；相反，在侧位片上（即内外方向）观察，内侧和外侧皮质厚度的总和只比前后方皮质厚度少 1~4 mm，差异不大，因此髓腔轮廓显示不清。

该学者 36 例病案中，19 例正位片看酷似骨干上段骨折，侧位看股骨干有旋转，且为均匀一致的骨质稀疏，故误认为病理性骨折，其中 15 例均为 70 岁以上老年女性。

第四节　左下肢假性动脉瘤

患者，男性，25 岁。发现左大腿肿胀、酸胀 4 月入院。缘于 4 月前患者左大腿后侧外伤后出现左下肢肿胀，于外院治疗，此后发现大腿内侧肿胀不消，并有增大趋势，久行后左股骨下段酸痛不适。发病以来，患者一般情况可，饮食睡眠可，近期体重有所下降，大小便正常。

专科情况：左大腿下段内侧肿胀明显，约 20 cm × 20 cm，大腿皮肤完整，后侧见横行刀伤瘢痕，见明显静脉充血、怒张，未见瘘管等；局部皮温稍高，触之包块质偏硬，与皮肤、基底组织较为固定，未扪及明显搏动感，轻压痛，膝关节活动无明显受限。

病理检查：左下肢假性动脉瘤切除标本：灰褐色软组织一块，大小 7 cm × 5 cm × 2 cm，壁厚 0.2~0.8 cm。病理诊断：左下肢假性动脉瘤切除标本：镜下可见宽厚的血管壁样结构呈凝固性坏死，但结构模糊不清，结合临床病史，可符合假性动脉瘤的病理学改变。

四肢假性动脉瘤，也称创伤动脉瘤，是四肢血管伤的晚期并发症之一，它是动脉损伤部分离断后，出血局限在周围较厚的软组织内，形成与动脉相沟通的血肿，经 6~8 周后机化而成。

假性动脉瘤虽在四肢血管伤的晚期并发症中占有相当大的比例，但在临床上并不常见。此病典型的临床表现常为局部可触及搏动性包块及收缩期震颤；可闻及收缩期血管杂音等。一般无肢体严重缺血表现。

由于部分病例临床表现不典型，或由于其他原因容易误诊，并且常因误诊而草率切开、造成大出血等严重后果。临床常见误诊原因：瘤体内积血及凝血块多，致瘤体壁厚实，而动脉破口小，瘤体内腔小，故常不表现出明显的搏动感；肢体显著肿胀，皮肤紧绷，加上大量积血凝块，也可导致搏动感不明显，甚至听诊时也难以闻及收缩期血管杂音。

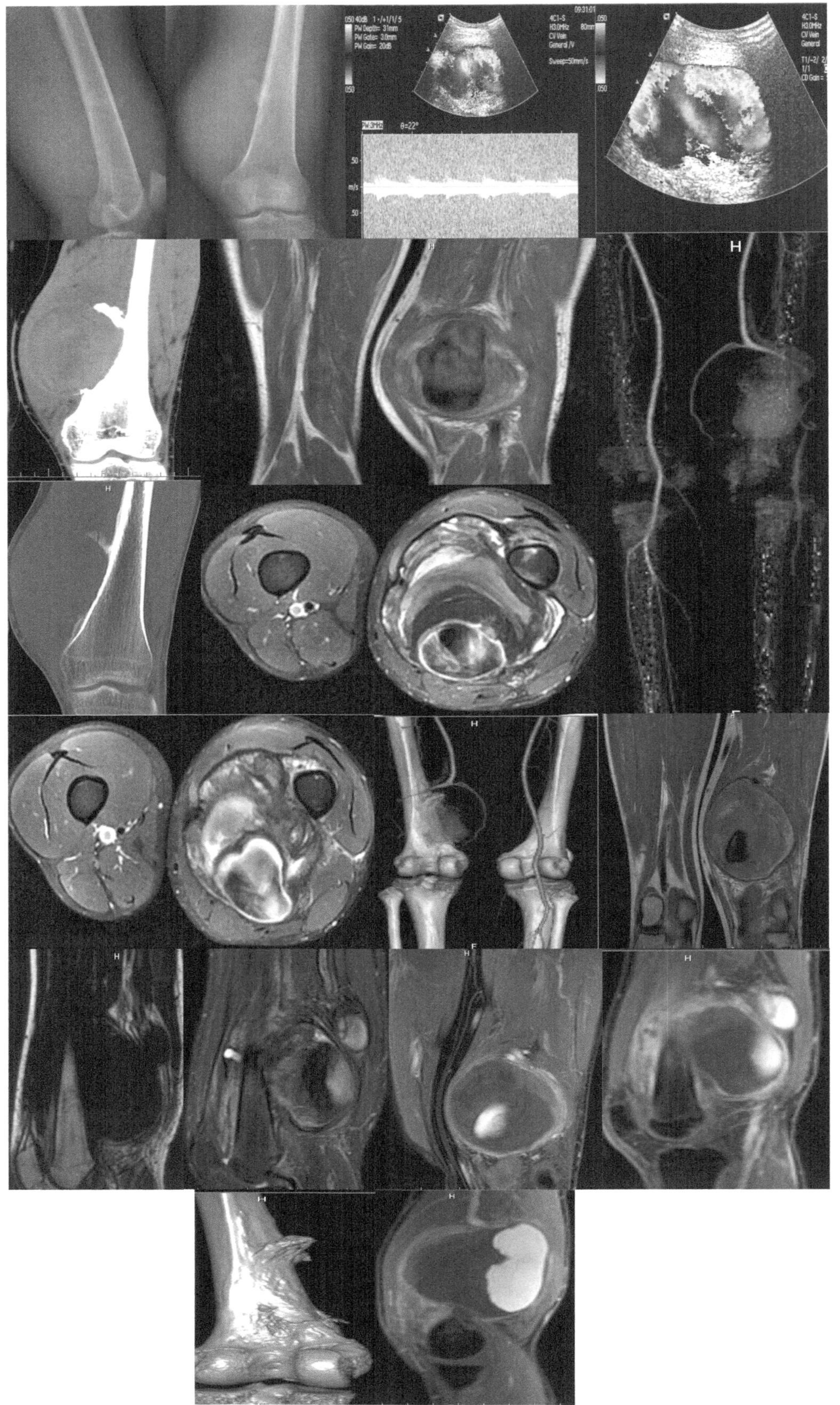

图 14-14-1　左下肢假性动脉瘤

第五节　右股骨中段骨样骨瘤

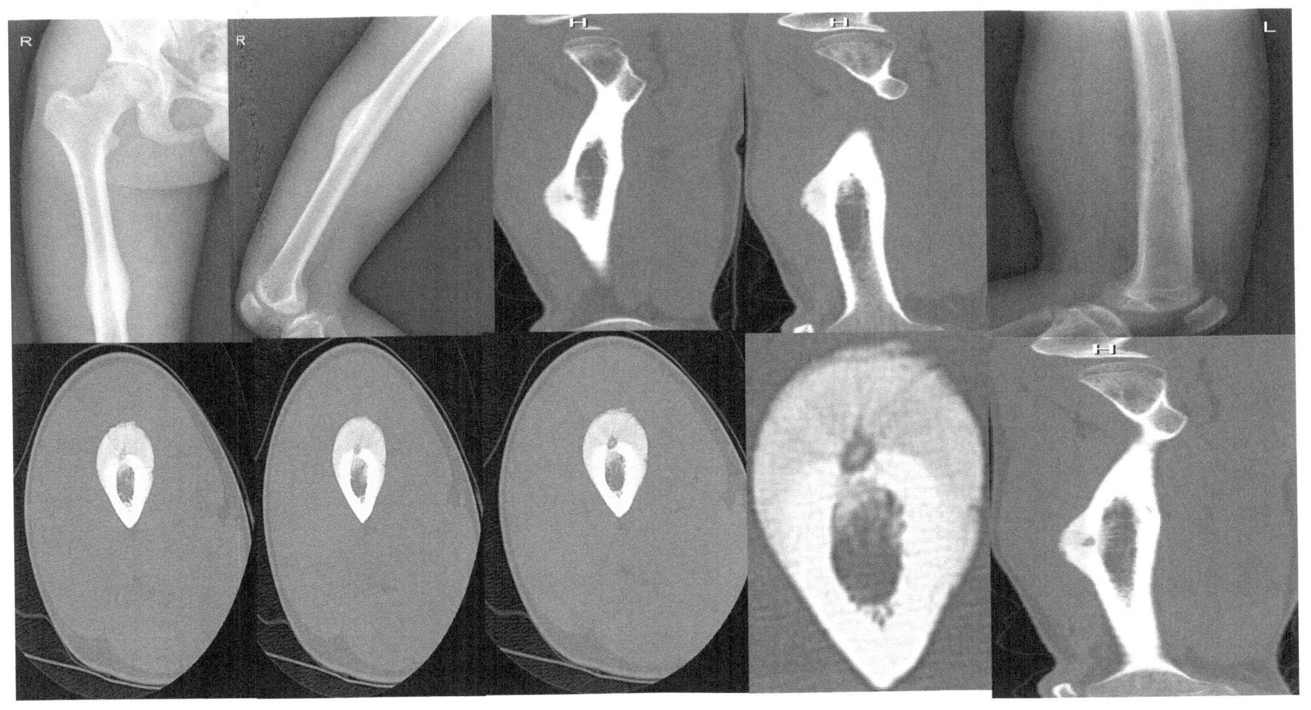

图 14-14-2　右股骨中段骨样骨瘤

患者，男，19 岁。右大腿疼痛 1 年，加重两周入院。

手术所见：右股骨中段局部隆起明显，应用骨凿清除反应骨，并探查到瘤巢组织，与骨样骨瘤大体形态较符合。开窗彻底清除瘤巢及周围骨组织后留取标本送检。

病理检查：病理诊断：骨皮质增厚，骨小梁间纤维组织轻 - 中度增生，结合影像学检查，符合骨样骨瘤。

骨样骨瘤的影像学表现具有特征性，瘤巢的确定是诊断的关键。瘤巢一般位于病变中心，常为单个瘤巢，有时可见 2 个以上的瘤巢。半数以上巢内发生钙化或骨化，形成“牛眼征”。X 线片表现为小圆形透亮瘤巢，其周围有不同程度的反应骨，瘤巢直径约 0.4~2.0 cm，部分病例可见病灶周围软组织肿胀。CT 能清楚显示瘤巢的大小、范围及其确切位置，可见瘤巢周围软组织肿胀，关节腔内积液，以利于手术前定位。多数学者认为 CT 扫描是诊断本病最有价值的检查方法。

第六节　一侧股骨同时发生骨样骨瘤和非骨化性纤维瘤

详见本书本卷本篇 第十章 第十三节 一侧股骨同时发生骨样骨瘤和非骨化性纤维瘤。

第七节 左大腿软骨母细胞型骨肉瘤

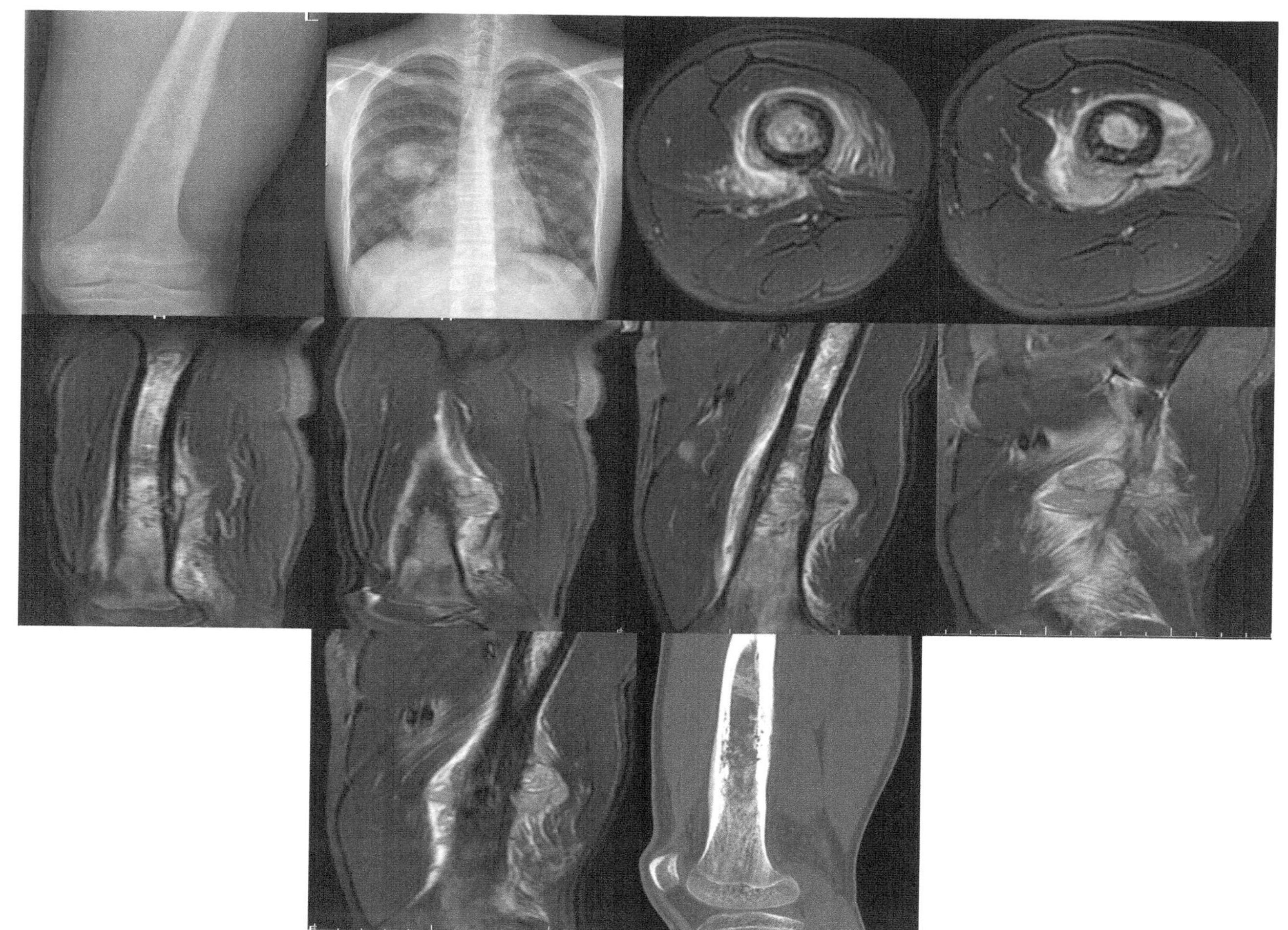

图 14-14-3 左大腿软骨母细胞型骨肉瘤

患者男性 16 岁。左大腿疼痛 3 周体检左大腿占位入院。X 线检查:左股骨中下段骨质呈膨胀性改变密度不均可见虫蚀状低密度影周围可见骨膜反应。双肺转移性肿瘤。CT:左股骨中下段骨质膨胀性改变,骨质密度不均,局部髓腔扩大,内见不规则骨性高密度影,周围见软组织肿块包绕,邻近骨皮质变薄、吸收、破坏呈虫蚀状改变,周围层状骨膜增生。MRI:左侧股骨各段髓腔内均可见广泛异常信号影,T_1WI 低信号,T_2WI 压脂不均匀高信号,以股骨下段显著,局部髓腔稍扩大,骨皮质呈虫蚀样破坏,且骨旁可见分叶状软组织块影包绕。T_1WI 等信号,T_2WI 压脂不均匀高信号,边界不清,邻近肌肉组织受推压,并见斑片状水肿肌间隙变模糊。病理检查:左股骨中下段肿瘤活检标本:暗褐色组织一堆,大小共 2 cm × 1 cm × 0.5 cm。病理诊断:左股骨中下段肿瘤活检标本:软骨母细胞型骨肉瘤。外院会诊:左股骨中下段肿瘤活检标本:为恶性肿瘤,结合影像资料,符合成骨肉瘤(普通型)。

第八节 骨骺侵袭性骨母细胞瘤并动脉瘤样骨囊肿

骨母细胞瘤起源于成骨性结缔组织,好发于脊柱附件,其次是管状骨的骨端或骨干,以股骨、胫骨多见，也有发生于扁骨及骨外组织者。此病好发于青少年，发病年龄多在30岁以下，病程缓慢，但生长活跃。侵袭性骨母细胞瘤，也称恶性骨母细胞瘤，是骨母细胞瘤的一种，多发生于四肢、脊柱，该肿瘤低度恶性，其组织学特点为肿瘤内有丰富的异型骨母细胞，呈上皮样，有破骨细胞性骨质吸收，间质由丰富的血管和纤维结缔组织组成，形成不规则的骨小梁。恶性骨母细胞瘤合并动脉瘤样骨囊肿非常少见。有学者报告一例发生于股骨骨骺，呈局限性骨质破坏，边缘可见硬化变，其内可见点状钙化，未见骨膜反应及软组织包块，病理证实为侵袭性骨母细胞瘤并动脉瘤样骨囊肿。恶性骨母细胞瘤占恶性骨肿瘤的0.52%，发病年龄较大，一般在30岁以上，病程较长，疼痛持续性加重，肿瘤呈侵袭性生长。影像学表现为骨破坏区边缘模糊，病灶内有钙化，骨化影减少或模糊等恶性肿瘤征象。

鉴别诊断

（1）内生软骨瘤：内生软骨瘤的骨破坏区内虽常可见钙化，但多见于成人的短管状骨，发生于长骨者，病变多位于干骺端并向骨干方向发展。

（2）骨骺、干骺结核：骨骺、干骺结核多位于骨骺或跨干骺，病变多小且无膨胀，无硬化边，病灶内的钙化常密度较高，也可见细小死骨，邻近骨质常有骨质疏松。

（3）骨巨细胞瘤：骨巨细胞瘤多发生于20~40岁，位于骨端、关节面下，多呈偏心性、横向生长，破坏区呈典型的皂泡状，骨间距较细且均匀，无骨膜反应及骨质硬化现象。

（4）骨母细胞瘤：骨母细胞瘤的骨质膨胀较为明显，骨硬化较轻，常有钙化、骨化，有时有硬化边。

第九节　右股骨下段内生性软骨瘤

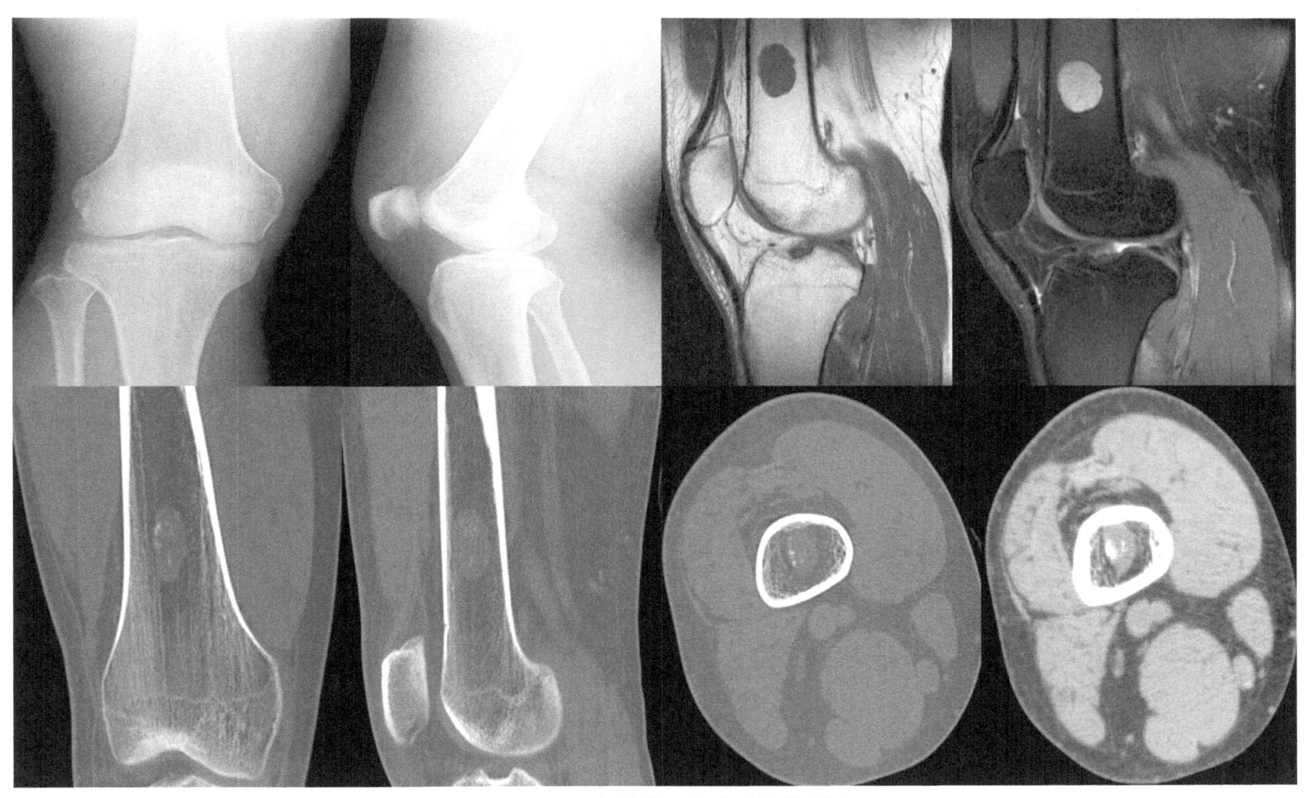

图 14-14-4　右股骨下段内生性软骨瘤

患者，男，26岁。右膝关节外伤半小时入院。

病理检查：右股骨下段髓内占位切除标本：右股骨髓内

肿瘤为灰褐淡黄碎组织一堆,大小 3 cm×3 cm×1 cm。右股骨肿瘤为灰白透明组织一堆,较破碎,大小 4 cm×3 cm×1 cm,质脆。病理诊断:右股骨下段髓内占位切除标本:内生性软骨瘤。鉴于长骨的软骨瘤较少见,软骨细胞较密,建议定期随访。

第十五章　股骨下端

第一节　骨外骨软骨瘤

骨软骨瘤多发生于青少年，10~50 岁发病约占 80%。男女无明显差别。凡长管状骨均可发生,下肢约占半数,股骨下端和胫骨下端最为多见。骨外骨软骨瘤作为骨软骨瘤特殊分型,是一种十分少见的良性骨肿瘤,起源于生长骺板的移位或迷走的软骨。也有学者认为,骨膜纤维组织的发育障碍是主要病因,病变发生于肌肉及皮下组织,与骨无连接。

1. 病理学　骨软骨瘤呈丘状突起或为带蒂的肿物,直径为 1~10 cm。肿瘤表面高低不平。剥去骨膜,见玻璃软骨的软骨帽,蓝白色。年龄越小,软骨帽越厚,约 1~3 mm。瘤体内部为松质骨,其基底与干骺部的松质骨相连。瘤体较大的,与附近肌肉、肌腱摩擦后,在其顶部可产生滑囊。小儿骨软骨瘤,显微镜下宛如另一骨端,只是没有二次骨化中心。纤维化的髓腔中含有钙化的软骨。瘤体内的骨髓中脂肪组织丰富。瘤体的增长是靠软骨帽深层的软骨化骨的作用。患儿发育成熟,瘤体停止生长。

骨外骨软骨瘤由软骨内成骨方式生长,内含骨,软骨以及纤维结缔组织三种结构。其骨化成分同附着骨相连续,无明显分界,顶端覆盖的透明软骨帽较骨细胞的排列与正常骺软骨相似,年龄越小越厚,一般厚度 1~11 mm。

2. 影像学研究　骨外骨软骨瘤 X 线表现:皮下组织或肌肉组织内不均匀高密度肿块影;肿瘤呈圆形。椭圆形或不规则形;瘤体外有一层骨皮质包绕,使肿瘤境界很清楚;瘤体内可见数量不等的软骨透亮区和斑点状环状钙化和粗细不等排列紊乱的骨小梁;多体位拍片可见肿瘤与邻近骨骼不相连。X 线照片可作为骨外骨软骨瘤的首选检查,它可准确显示病变位置、数量、大小、形态、邻近组织形态改变等。

第二节　误诊病例简介:股骨远端硬纤维瘤与骨旁骨肉瘤

硬纤维瘤是一类具有局部侵袭潜能的成纤维细胞 / 肌成纤维细胞性肿瘤,也称为韧带样瘤、侵袭性纤维瘤病、肌腱膜纤维瘤病。硬纤维瘤极其少见,每年新发病率约为百万分之 3.7,其发病率在实体瘤中占 0.03%。

硬纤维瘤由丰富的成纤维细胞与大量胶原纤维组成,其发病率占原发骨肿瘤的 0.46%。该病在病理上为良性表现,但临床上却具有侵袭性生长和极易复发的特性,但不发生转移。最常见于青年人的肩胛带、胸部及臀部软组织,发生于骨骼者少见,而原发骨硬纤维瘤好发部位股骨最多。硬纤维瘤需与动脉瘤样骨囊肿、纤维结构不良、软骨黏液样纤维瘤等鉴别。

附:具体病例资料:患者,男，56 岁。左膝关节不适 6 个月,腘窝肿块 6 个月余。患者自觉肿块逐渐增大且出现胀感,无明显疼痛。体检:腘窝上部少隆起,可触及直径约 8.0 cm 大小的肿物,较固定,与股骨相连,触之实性感,无压痛,表面皮肤无异常。实验室检查无异常。X 线平片股骨远端示低密度破坏区,边缘可见明显硬化缘。CT 示股骨远端“地图”状骨破坏区,骨皮质膨胀变薄,在骨皮质破坏区内可见残留的骨嵴形成的粗大骨小梁。病变边缘明显硬化。软组织无明显改变。影像学拟诊:骨旁骨肉瘤。

术后病理见肿瘤由肌成纤维细胞、成纤维细胞级介于其间的大量胶原纤维构成,胶原纤维呈“编织”状排列,并出现透明变性,无异型性及核分裂象。病理诊断:骨硬纤维瘤。

第三节 股骨下端的诊断陷阱

1. 股骨下端骨骺发育缺损 本症是发生于股骨下端内后方的良性透光性病变,无症状,往往在照片时偶然发现,其X线表现可伪似恶性骨肿瘤。前后位照片示小而边缘不清的透光区,侧位片表现为皮质增厚,凹凸不平的中心性缺损。外旋20º~40º斜位片最易显示病变,表现为表浅皮质缺损伴骨膜新骨,偶见反应骨形成,突入软组织。X线表现本症与纤维性骨皮质缺损和非骨化性纤维瘤不同,骨缺损边缘欠锐利或无边界。

Dunham等(1980)从8例病人活检标本发现,本症具反应性病变的形态特征,非为肿瘤,可能系由于创伤或肌肉牵拉,内收肌腱附着处撕裂小骨片所致。组织学检查因有不成熟反应骨和纤维组织,可被误认为成骨肉瘤。该组病例中一例骨显像示骨吸收轻度增加,另二例核素显像无异常。多数病例能得以正确认识而避免不必要的活检。

2. 股骨下端三角形透光区 有时,正常青少年或成人之股骨中下段正位片上可见到股骨下端或下段有一竖行的三角形透光区,其尖指上方,底为干骺端或内外髁联线,三角的两边为内外侧皮质,在骨质疏松者此三角形透光区越发明显,其两侧边为薄薄的骨皮质。少数情况下,此三角一侧边为股嵴线之较致密的竖行骨嵴构成。上述之三角形透光区属正常丧现,勿误为病变。在骨质疏松患者,股骨远端干骺端正常可出现三角形透亮区,表现为以内外髁上缘为三角形的底,偏向一侧向上伸起的三角形,三角形的两条边,一为股骨下端侧缘,一为股骨下段中部股嵴线形成的致密区。

3. 股骨下端纵行条纹 在青少年股骨下端正位照片上,偶可见下端骨质内呈现纵行条纹,此条纹有宽有窄,可多可少,多者一般不至于误诊,少者则易与纵行裂缝型骨折混淆,结合临床则可澄清。

4. 股骨下端皮质的牵曳病灶 在股骨下端一侧皮质,有时可见一小骨刺状突出,称之为牵曳病灶,在内侧者,多代表大收肌附着点的新骨形成,无临床意义。副韧带钙化常位于髁的附近,一般不难辨认。

5. 伪似囊肿的透光区 临床上股骨下端侧位片上常可见一类圆形透光区重叠于内外髁影中心偏前,其上缘多与干骺线相齐,下缘可呈弧形,也可呈三角形,其走行一般平行于髁的关节面边缘,此透光区在初学者颇易误为囊肿,实际上是由内外髁重叠阴影构成,为正常所见,在青少年尤易见到。

6. 股骨下端假肿瘤 股骨远侧CT横断扫描时,有的股骨中心可见低密度区,这是常见的髓腔的表现,实为一假肿瘤。它不侵犯皮质,一般双侧对称,皆有别于病理情况。

7. 股骨下端关节面 在X线检查膝关节时,有时可见股骨下端关节面出现小的切迹,其边缘清楚、光滑、完整,可能只出现于某一个投照位置上(如:正位、侧位、轴位、切线在等),而其他位置照片多为正常。此种关节面的切迹影(或沟影)皆为正常发育变异,不应误认为骨软骨病或骨折。股骨外髁正常变平可能与外侧盘状半月板有关,MRI冠状位T_2WI证实。股骨内髁关节面沟槽为正常变异,不要与骨软骨炎或骨折相混淆。

8. 腘肌腱沟 在膝关节正位片上,股骨外髁外侧有时可见一个或两个局限性骨质切迹样凹陷,宽约2 cm,深浅不一,最深者可深达1 cm左右,为腘肌腱沟,不要误诊为病理变化。腘肌腱沟内还可有小骨,称之为腘肌腱沟内的Cyamella籽骨。此类籽骨有的还可过度生长,表现较大的骨小块。在股骨外髁外侧缘正位照片上,常可见波浪状外形或大小相近上下各一切迹出现,致该区密度不匀边缘不整,此切迹可深可浅,有时仅见该区稍毛糙不平,这皆称之为腘腱沟,属正常表现。偶尔腘腱沟内还可见到小骨。

9. 腓肠豆骨 在股骨下端后方偶尔可见小的副骨,一般为圆形或类圆形,边缘完整光滑,密度均匀,称为腓肠豆,有时它还可见到分裂。腓肠豆骨,一般位于腓肠肌腱外肢中,侧位显示最佳,适位于股骨下端后方,体积较小,形如小豆,皮质光滑完整,多为单个。常见于膝部侧位片上,紧邻股骨髁后缘。它也可为两个,称双腓肠豆;它也可分裂为二;它的外形偶尔可呈现不规则状。腓肠豆籽骨位于股骨下端股骨髁的后方，它可为双腓肠豆，腓肠豆也可分裂，也可为不规则腓肠豆。腓肠豆骨是股四头肌外侧头内的籽骨，由于内含脂肪骨髓，T_1WI 上呈局限高信号，T_2WI 上信号减低，不要误认为软组织肿块或其他病变。

10. 髁间窝内正常硬化区　有学者报告一例 25 岁男性，股骨下端髁间窝内正常硬化区，表现为局限性骨质变白。

第十六章 胫骨

第一节 胫骨的发育变异和诊断陷阱

1. 骨膜炎 与骨干皮质边缘平行的线条状致密阴影是骨膜代谢活性异常的标志,较常见是反映成骨活动加强,产生骨样组织,然后在两周左右形成骨膜新骨。

强直性脊柱炎、银屑病性关节炎及 Reiter 病与类风湿性关节炎不同之处是好发于大关节及躯干骨骼。当侵犯手足小关节时(常见于银屑病性关节炎及 Reiter 病),其分布也有差别,即类风湿性关节炎常同时侵犯所有的掌指关节与近侧指间关节,而另外三种病则分布不对称,散发于不同的掌指与指间关节。

另一个明显的差异是炎症的范围:此三种疾病常累及整个手指,产生弥漫性肿胀,皮肤呈蓝紫色,临床表现常较 X 线所见明显。早期 X 线表现可能只有弥漫性软组织肿胀及关节面脱钙,如炎症持续超过 14 天,则常可见到骨膜改变,起初为绒毛状,稍晚呈典型的线条状,以后只见骨干增粗,失去正常的弧形,提示曾患骨膜炎。这是此类疾病常见的特征性的 X 线表现,一般据此即可诊断此类疾患。

2. 假性骨膜炎 Forrester & Kirkpatrick(1976)指出,当骨骼破骨活性增强时,使骨质中的钙迅速溶解,骨皮质产生分层现象,X 线表现常可与骨膜新骨形成发生混淆,可称之为假性骨膜炎。此类由骨质疏松引起的假性骨膜炎与真正骨膜炎的鉴别十分重要。

肢体石膏固定后引起骨质疏松,长骨的假性骨膜炎合并骨质斑点状疏松,可以疑为骨髓炎,当然,手足骨质普遍疏松并存创伤,一般容易识别。但是,在骨折病人见到此类"骨膜炎",又有软组织感染,经验不多的临床医师则常易误诊。Sudeck 萎缩可引起严重的骨质疏松,也可见假性骨膜炎。

放射科大夫应对许多肌肉和韧带附着处的骨嵴和骨沟有一定的了解和认识,许多骨性隆起(如三角肌粗隆、胫骨结节等)在日常工作中甚为常见,易于识别。

在胫骨,最应注意的是胫骨结节的假性骨膜反应和骨间膜附着线。胫骨前结节引起的假性骨膜炎在正位片上可见起于胫骨上段干骺端下区的外缘,侧位片则清楚可见此假性骨膜增生的来源。正位片见沿胫骨干远段外侧走行的骨膜嵴,是胫腓骨间膜附着处的正常表现,易于辨认。在胫骨,有时可见假性孤立性骨膜炎,骨间膜的局限性骨化。

在胫腓骨正位 X 线片上,胫骨结节正面可形成长条状透亮区。胫骨粗隆可表现为类似骨膜炎的征象。有时胫骨结节出现层状表现,不应与骨膜新生骨相混淆。

胫骨前嵴随着旋转程度的不同而有明显不同的表现,可为局限性骨质隆起,也可为局限性的骨质密度升高。胫骨干骺端内侧在适度旋转时也可见透亮线。

3. 比目鱼肌线 比目鱼肌线较为少见,一般不甚了解,明显的比目鱼肌线在侧位片中位于胫骨上段的后方,其下骨质结构如常;在曝光适度的正位片上,比目鱼肌线显示为胫骨上段的斜行线状硬化带,Levin 等(1977)称比目鱼肌线为胫骨假性骨膜炎的一种原因。

比目鱼肌起点的比目鱼肌线代表"牵拉"改变,不应误诊为骨膜炎,它表现为切线位上胫骨上段骨皮质局限性光滑的长条片状隆起,非切线位时重叠于骨干内呈长条片状致密影。有的人比目鱼肌两端都出现"牵拉"病灶,上为腓骨上端向下伸出的骨刺,下为胫骨上段的局限性隆起的比目鱼肌线。

在胫腓骨正位X线片上，小腿轻微外旋造成胫骨外侧骨皮质骨刺样增厚。密度改变为胫骨前嵴进入侧面较多所致。胫骨滋养血管沟常与骨干平行走行，呈现线条状透亮影，有时可以较长，长达5 cm以上；有的可见到从骨皮质斜行进入胫骨干髓腔。

在胫骨上中段内后侧皮质有的可呈现竖行长条状骨质增生，轻者仅皮质局限性增生变厚，重者则局限性凸起呈扁平状骨疣凸向后内，此即为胫骨干的比目鱼肌线，为比目鱼肌腱附着处形成的牵曳性改变，不应误认为骨膜炎。

与此比目鱼肌线相对应，有时在腓骨上端内后也可见到骨质增生，甚至骨唇或骨刺形成，亦为比目鱼肌腱附着所致。

4. *第3胫骨嵴*　位于胫骨平台前髁间区前十字韧带附着处，表现为向近端的尖峰状突起，一般较小，较其后方的正常胫骨嵴为小。第4胫骨嵴位于后髁间区后十字韧带附着处。第3、4胫骨嵴一前一后，位于胫骨平台中央部位的前端和后端。

5. *胫骨平台*　胫骨平台上的骨刺，无关节退行性病变，可能是前十字韧带的起点。其本质是Parson结节病，结节增大被认为是肌腱端病的表现。侧位投照片上，胫骨近端骨骺边缘投影与胫骨平台中部，可伪似骨折。在年轻人，偶尔可见胫骨平台外侧出现假性透亮区。

6. *胫骨的良性皮质缺损*　此类良性皮质缺损可见于胫骨干的上分或下分，在切线位它可表现为皮质不规则，浅凹形切迹，伴或不伴硬化边缘，有的边缘还呈波浪状；在病变的轴位象上它可似毛玻璃状，或呈囊样骨质密度减低区。愈合过程中，可见病灶逐渐硬化，而透光区逐渐缩小，然后由硬化完全取代透光区，最后硬化影逐渐消逝干净，缺损区再也看不出痕迹。

7. *胫骨前嵴*　在小腿居轻度外旋位时，如拍摄小腿正位片，胫骨前嵴可侧移，正好重叠于外侧骨皮质上，而伪似胫骨外侧皮质呈刺状增厚，需要注意。

8. *胫骨近端*　胫骨近端环状影，一般见于胫骨正位片上，边界可见，密度均匀，无临床意义，可能内含纤维组织，类似现象还见于骨盆和腓骨。

另外一类胫骨近端环状影出现于胫骨平台后部皮质下方，在MRI矢状位T_1WI图像上为低信号强度，梯度回波T_2WI为高信号强度，其实质为腱鞘囊肿。

有时胫骨上端关节面下方，干骺端上分或干骺端与骨骺融合处可见一圆形或类圆形环状透光区，其内可能为纤维组织，多为滑膜疝入皮质形成的皮质下小坑，也可能为发育缺陷，与见于髂骨、股骨上端及腓骨下端者相似，均无临床意义，不应误诊为囊肿。

9. *胫骨结节*　胫骨结节在发育中变异甚多，胫骨结节的骨化中心有时是胫骨近端骨化中心的一部分，有时是单独的骨化中心，有时它还可分节，呈游离的小骨片（易误诊为撕脱骨折）或碎片状及颗粒状（易误诊为胫骨粗隆骨发育不良症，即Osgood-Schlatter病）。

有时，在相当胫骨结节处的骨干部分有一切迹，深浅不一，被称作胫骨前陷窝，当胫骨结节骨化中心发育愈合后，此陷窝常自然消失。胫骨结节上述变异情况使其与胫骨结节骨折、胫骨结节无菌性坏死区别十分困难。局部软组织肿胀、局部压痛和侧位上胫骨结节向前脱离都是比较可靠的外伤症状和体征。

在胫骨结节骨骺愈合过程中，骨骺与胫骨干之间有时可留有透光缝隙，不应误认为骨折。在胫骨结节轴位象上，可表现为胫骨上端之竖行梭形或扁圆形环状透光区，不应误诊为囊肿。有的胫骨结节在正位膝部照片时，小部分凸出于胫骨上端之腓侧，形如局限性皮质增殖，常被误为骨膜炎，应引起我们警惕。部分胫骨结节结构呈层状，可误诊为骨膜新骨形成。胫骨结节骨化中心骨化后，可形成与上或下胫骨皮质略分离的结节状骨性突起，它偶尔在斜位片上与腓骨颈重叠，可造成腓骨颈骨折的假象。

胫骨结节发育过程中，胫骨上段可出现较长的陷窝，较为少见。

胫骨结节骨突形态正常变异较多，表现为骨突游离，或多个小骨突堆积，或骨突中断，或骨突远端膨大，在青春期尤其常见，一般无临床症状，均非Osgood-Schlatter病。年轻人的游离的未闭合的胫骨结节骨化中心，不应与骨折相混淆。

在髌骨切线位照片上，较大的胫骨结节可表现类似关节内游离体。在胫腓骨正位片上，由于胫骨结节骨突下方开口的旋转和重叠，可导致腓骨颈出现假性骨折。

10. *胫骨上端干骺端*　胫骨上端干骺端有时表现为一侧较隆起，为发育性改变，勿误认为异常。有的干骺端内侧皮质不规则，在随访过程中发现此不规则已由典型良性骨皮质缺损所替代，既说明 此不规则多系生长发育中的变异,也表示此不规则与良性皮质缺损关系密切。在成人,部分人的胫骨干骺端内侧出现一切迹,称之为胫骨干骺端内侧窝,不应误为骨质缺损。老年人由于胫骨上端关节边缘多有骨刺,使此窝越发明显,更要注意勿视为异常。偶尔,胫骨平台一侧骨质可出现小的切迹,边缘光滑完整,亦非异常。

胫骨干骺端内侧可出现小骨刺,可能由“牵拉”引起。

11. *胫骨下端骨骺线或骨骺板* 在青少年踝关节正侧位照片上,经常可以见到胫腓骨远端骨骺线不平整,上凸成角,或波浪重叠不一致,甚或出现局限性凹陷(称骨骺板陷窝),以胫骨更为常见,皆为正常现象,此类陷窝一般均向骨骺侧凸入,而不向干骺端凸进。在胫骨下端前分偶尔可见一小副骨,因其贴近距骨,故称之为胫距骨,不应误诊为骨折碎块。

12. *胫骨髁间嵴* 偶尔,在膝部正位片上,可见胫骨髁间嵴呈现三个峰状突起,第三个常较小且骨结构菲薄,称作第三胫骨嵴,为正常变异。在胫骨髁间嵴之正中,有时另见一游离小骨块,其边界清楚光滑,骨结构清晰,实为一小骨,称髁间切迹小骨,不应误为骨折碎片。

13. *胫骨下端骨骺* 任何骨骺或骨突皆可由多个骨化中心发育而来,胫腓骨下端骨骺亦不例外,有的胫骨下端内踝骨骺与下端骨骺略有分离,酷似内踝骨折。有的分离甚远,加之该骨骺甚小,边缘不甚整齐,颇似游离的骨折碎块。有的胫骨下端骨骺内侧端边缘毛糙,出现不规则钙化,其机制及表现与股骨下端骨骺相类似。

有时在青年的胫骨下端骨骺内踝下方亦见到不规则的数枚钙化团,其大小不一,皆与内踝骨骺有一透光裂隙相隔,宛如骨骺核碎裂,实际上系发育变异。有的成人内踝的关节面附近也出现少许不规则钙化,个别成人内踝内侧呈现小点状骨质突起,皆不应误诊为撕裂伤。

14. *胫下骨* 为胫骨内踝下方的副骨化中心,持续至成年,可为单侧,也可为双侧,双侧者其大小、形态不一定对称,皆位于内踝下方,有的较大,与内踝仅有一透光线相隔,宛如内踝骨折;有的较小,且较游离,尤似撕脱骨折碎块。

有学者报告大的双侧胫下骨,出现于胫骨远端的下方,常游离存在,边缘清楚,密度均匀。此类副骨化中心可持续至成年,常常被误认为骨折。胫下骨这类副骨位于内踝后丘较罕见,相反,它更多见于内踝前丘,构成踝尖。

15. *胫骨下端* 胫骨下端前部偶可见呈切迹状,使前下缘不呈角状,而略呈平凹,此系正常变异。胫骨下端骨骺板凹陷偶尔可向下伸入骨骺,而不是长入干骺端。胫骨远端内侧骨骺裂隙仅在X线斜位投照中见到。在年长儿童中许多部位都可见到此类裂隙。有的成人也可见到此类骨骺未闭合形成的规则的裂隙。胫骨远端副骨化中心不融合,可形成距骨上缘罕见的表现,导致误诊。此时,多角度进行观察常有益处。

胫骨下端有时可出现骨翼,若不注意,可被误认为撕脱骨折。有学者注意到,在正常10岁儿童,胫骨下端骨骺生长板在不同体位投照中可表现为不同的形状,并可被误认为骨骺骨折,并附上前后位投照、斜位投照和侧位投照片,三片表现都不相同。这是值得注意的问题。有学者报告11岁男孩胫骨远端骨骺板正常的局部成角,如不注意也可被误认为骨骺骨折。

16. *胫距骨* 腓骨下端外侧副骨常位于腓骨下端,邻近外侧皮质,正位片上表现为该处局限性骨质增生,宛如一枚骨岛形成。在胫骨下端前分偶尔可见一小副骨,因其贴近距骨,故称之为胫距骨,不应误诊为骨折碎块。

17. *内踝* 在成人,内踝有时可见到永存的不规则骨化。在胫腓骨下端X线正位片上,有时可见内踝对裂,代表内踝的前丘和后丘,斜位投照时观察更为满意。

青少年内踝尖正常的不规则骨化。该内踝尖骨化块可部分游离,也可完全游离,且该骨块的长度各有不同。在儿童,偶见胫骨下端骨骺之内踝尖端有一豆大透光区,其周围骨质稍现硬化,此多系该处继发骨化中心所致,追踪数月后可见该区随生长发育而消逝。

第二节　胫骨下 1/3 螺旋骨折合并后踝隐匿性骨折

胫腓骨骨折和踝关节骨折是临床上最为常见的骨折，胫骨干螺旋骨折占胫骨干骨折的 16. 7%。但胫腓骨螺旋骨折合并后踝的隐匿性骨折漏诊率较高。在临床上如忽视，可引起后踝骨折的分离错位等副损伤。一组学者研究 151 例胫骨下 1/3 螺旋骨折，发现合并后踝骨折的发生率占胫骨螺旋骨折的 83.4%（126/151），其中 X 线仅仅检出 21.4%（27/126），而 MRI 和 MSCT 对合并后踝骨折的敏感度较高，分别为 100%（99/99）和 81.8%（81/99）。

1. 临床表现　踝关节是人体最常受到外伤的关节之一。胫骨下 1/3 螺旋骨折合并后踝骨折发病率很高，且后踝骨折绝大多数又都是隐匿性，很容易漏诊，从而引起一系列并发症。后踝骨折片大于胫骨关节面的 1/4~1/3 时，是内固定的手术指征。如采用胫骨干骨折髓内针固定，可造成后踝骨折分离加重，引起踝关节创伤性骨关节炎。

2. 影像学研究　常规 X 线平片是骨关节外伤的首选检查方法。但 X 线平片密度分辨率较低，另外患者急性外伤后疼痛或并发其他部位的损伤或骨折，以至于检查时不能按照常规体位摆放，影响骨折的显示，虽然 CR、DR 的应用明显提高了 X 线成像质量，但是均为复合投影，对于重叠部位又没有错位的骨小梁骨折，常规摄片位置难以显示其骨折线。

采用 CR、DR 摄片后隐匿性骨折仍有很高的漏诊率，多角度非常规体位投照有助于病变的显示。一项研究中 X 线诊断后踝骨折仅为 21.4%（27/126）。Kukkonen 等（2006）通过对 72 例胫骨螺旋骨折回顾性研究发现合并后踝骨折发生率为 25.0%；但一项研究中胫腓骨螺旋骨折合并后踝骨折的发生率达到 84.3%，考虑发生率相差较大的原因与病例选择和检查方法有关。Kukkonen 等（2006）仅使用 X 线平片检查，故发生率均较低。而在该研究常规 X 线检查后增加了 MSCT 和 MR 检查，发生率明显提高。

MSCT 与 X 线平片相比具有较大优势。MSCT 的组织分辨率明显高于 X 线平片，CT 断层图像不存在解剖结构重叠的问题，MSCT 扫描速度快，运动伪影少。16 层以上 MSCT 还具有强大的图像后处理功能，薄层原始图像还可获得更多的诊断信息，提高隐匿性骨折的诊断准确率。在微小骨折诊断中，多平面重建及最大密度投影是诊断隐匿性骨折的主要依据。因此 CT 对临床早期诊断及早期治疗有重要的指导作用。

如外伤后临床上高度怀疑骨折，而传统 X 线平片未能显示或显示不清而难以明确诊断者，应及时做 CT 检查。该研究中 MSCT 对后踝骨折诊断准确率达 85.5 %，可满足大多数骨折诊断需求。

MR 成像在组织分辨率方面具有明显的优势，组织内轻微的水肿、局限性出血即可造成 MRI 信号的明显变化，使隐匿性骨折诊断水平有了明显提高。MRI 不仅能显示骨小梁骨折的直接征象，还可显示其伴随的各种病理改变，如骨髓水肿、出血等。骨小梁骨折表现为条状长 T_1、短 T_2 信号，有时可呈网状、不规则状、树枝状。骨髓水肿表现为斑片状长 T_1、长 T_2 信号。SE T_1WI 对骨髓水肿和骨折线显示的敏感度最高，T_2WI 脂肪抑制序列也可提高骨折线显示的敏感度。结合各扫描序列图像进行对照观察，是提高诊断准确度的重要保证。MRI 对于后踝隐匿性骨折是否累及骨皮质的诊断，敏感度仅为 65.4%，准确度仅为 72.7%。但其特异度为 100%。一项研究中 16 例主要累及骨皮质的隐匿性骨折，MRI 未能明确显示低信号的骨折线，仅骨折处的骨皮质下 T_2WI 显示高信号水肿带，而 MSCT 能够清楚地显示骨皮质中断。MRI 能够早期确诊隐匿性骨折，若患者临床症状、体征不能除外隐性骨折，X 线检查后行 MRI 应为最佳的检查手段。

3. 比较影像学　选择恰当的检查方法是正确诊断的前提。外伤患者首选检查方法还应该是 X 线平片，当临床检查与 X 线检查不符时，应考虑 CT 或 MR 检查。另外，改变 X 线平片的投照方位有助于隐匿性骨折的显示。

MR 检查在早期显示隐匿性骨折方面具有其他影像检查方法不可比拟的优势。MR 与 MSCT 检查特异性相似，但对显示骨折伴随的骨髓水肿更敏感，且无辐射损伤。MRI 对部分 MSCT 可能遗漏的松质骨骨折明确诊断有帮助。临床怀疑骨折合并软骨、韧带和肌腱损伤者，应该结合 MR 检查。但急性外伤患者多为复合损伤，故其不易长时间保持固定的标准体位,使 MRI 在此方面应用受到了一定的限制。

MSCT 在显示骨皮质骨折优于 MRI,能辨别骨皮质或单纯骨小梁骨折。外伤患者 X 线平片未显示骨折而患者又有明显症状,临床高度怀疑骨折时,应做 CT 或 MR 检查,尤其是胫骨下 1/3 螺旋骨折合并后踝隐匿性骨折的发生率非常高,故应该将 MSCT 扫描加矢状面重组作为常规检查方法。

第三节 不典型胫骨恶性纤维组织细胞瘤

原发性恶性纤维组织细胞瘤是一种来源于间叶组织的高度恶性肿瘤,十分少见。约占骨原发性肿瘤的 2.2%,占恶性骨肿瘤的 5.7%。好发于中老年男性,可发生于任何骨骼,以骨干骺端或骨端最好发,其中以股骨、胫骨多见。

X 线检查时,多表现为溶骨性骨质破坏,呈溶冰状、斑片状、不规则状骨质破坏,边界多不清,骨皮质多呈浸润性破坏中断,少数有膨胀,少有骨膜反应,偶可见软组织肿块。

MRI 具有独特的优越性,能提示骨原发性恶性纤维组织细胞瘤的病变部位、范围、轮廓、肿瘤的组成成分以及与周围组织的关系,在 T_1WI 瘤区呈低及更低信号, T_2WI 瘤组织信号不均匀增高,与正常组织分界清晰,增强后明显不均匀强化。

有学者报告一例 X 线表现相当不典型,极易漏诊; MRI 显示出清晰的软组织肿块,边界清,呈分叶状,且信号不均,强化明显,骨皮质受侵犯破坏,未见明显膨胀改变。

当患者有明显膝部多年疼痛不适史,但无外伤史, X 线表现不典型,诊断困难者,应尽早行 MRI 检查。病理检查是确诊的主要手段。

第四节 胫骨慢性骨髓炎

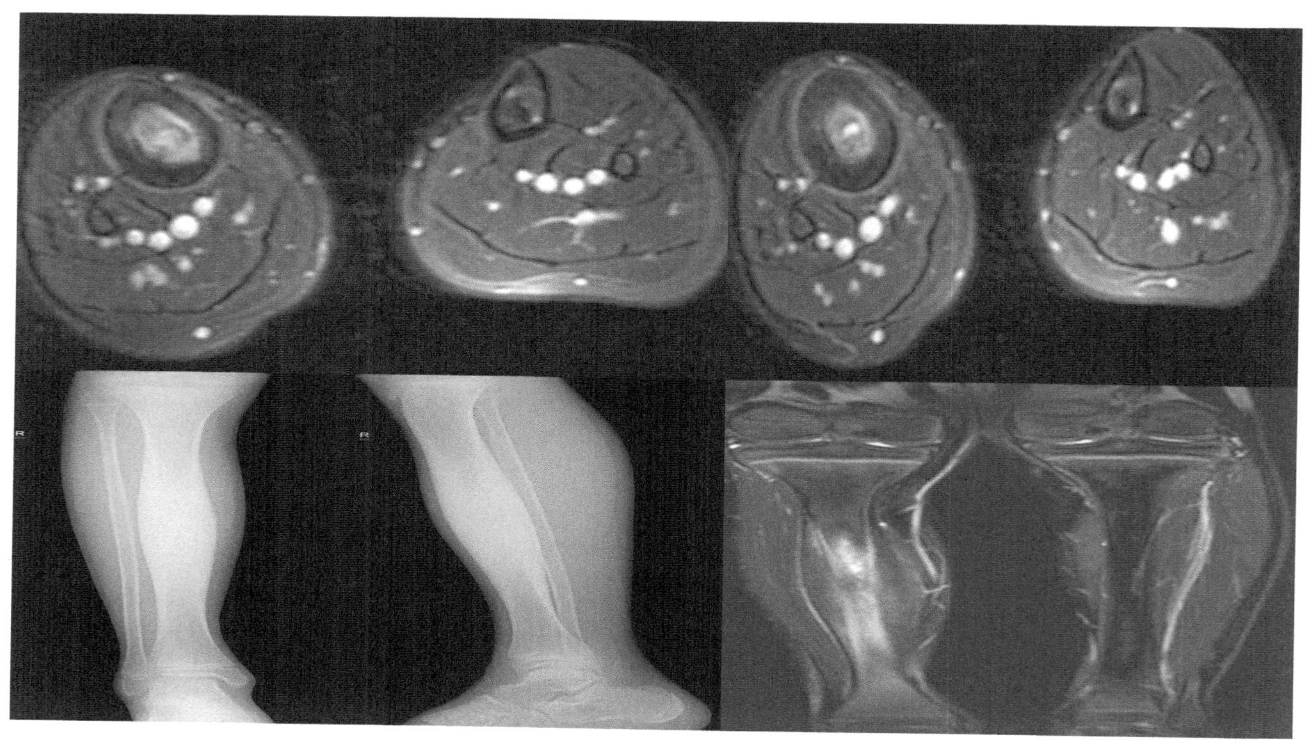

图 14-16-1 胫骨慢性骨髓炎

患者,男性,15 岁,4 月前无明显诱因开始出现右小腿疼痛,伴局部红肿、体温升高,在当地医院行输液抗感染治疗,症状好转,未巩固治疗。此后患者反复出现右小腿疼痛,多为夜间痛,伴下地行走时右小腿不适,自服口服药抗感染治疗,症状可缓解。查体:轻度跛行,右小腿中段增粗,表面皮肤无红、发热,局部未见窦道形成,扪诊可及右胫骨中段骨性隆起,无明显触痛,右足远端活动、感觉及末梢血运好。

手术所见:见骨皮质明显增厚,骨髓腔内有少许肉芽组织,髓腔变小,予清除肉芽组织、扩大髓腔:术区反复用 30% 过氧化氢及生理盐水冲洗 3 遍,再用活力碘冲洗、浸泡;生理盐水冲洗区至冲洗液清亮;髓腔开窗处植入已开侧孔的冲洗管及引流管,经皮引出。

病理诊断:右胫骨清除肉芽组织标本:见有成熟骨,纤维软骨,其中均可见骨坏死和软骨坏死,髓腔内淋巴细胞浸润,符合慢性骨髓炎。

第五节　误诊病例简介:胫骨单发浆细胞骨髓瘤与骨巨细胞瘤

骨的孤立性浆细胞瘤,也称单发性浆细胞骨髓瘤,是指发生于单一骨骼的病变,临床少见。好发年龄为中老年,骨浆细胞肿瘤常累及造血活跃的骨髓,据发生频率依次为椎骨、肋骨、颅骨、骨盆、股骨、锁骨、肩胛骨,发生于胫骨者相当少见。

1. 临床表现　临床上主要表现为局部疼痛和肿块,邻近关节病变可致关节功能障碍,全身症状不明显,实验室检查正常。

2. 影像学研究

(1)X 线主要表现:病变早期可见范围较小的松质骨破坏,随病变进展可呈单房型、多房型、溶骨型和硬化型。该例发生在右胫骨上段,属溶骨型,呈单房膨胀性改变。

(2)CT 表现:为溶骨性破坏,骨破坏区完全为软组织肿块所替代,骨质膨胀,边界清楚,常突破骨皮质,在附近形成软组织块影。MRI 表现:病变多为膨胀性骨质破坏和骨髓信号异常,骨质破坏区为软组织信号代替,多突破骨皮质在骨旁形成软组织肿块,病变 T_1WI 呈低信号, T_2WI 呈高信号,增强扫描明显强化。

3. 鉴别诊断　应与骨巨细胞瘤和转移瘤等进行鉴别。

(1)骨巨细胞瘤:骨巨细胞瘤多发生于骨端,易横向发展,膨胀显著,典型者呈皂泡样改变,该例活检术前考虑为骨巨细胞瘤。

(2)转移瘤:转移瘤骨质破坏均匀一致,一般无软组织肿块,大多可查到原发病。总之,对单发性浆细胞骨髓瘤的诊断,影像学是主要手段,同时应结合骨髓穿刺、活检穿刺和实验室检查。

附:具体病例资料:患者,男, 34 岁,右小腿肿痛 2 个月余,活动时加重。专科检查:右膝关节内下方肿胀,局部有压痛,轻叩痛,皮温不高。常规实验室检查均为阴性。X 线诊断:右胫骨上段病变,考虑骨巨细胞瘤可能性大。MRI 诊断:右胫骨上段囊性病变伴内前软组织受侵,考虑骨巨细胞瘤可能性大。

局部穿刺活检病理:瘤细胞呈圆形、椭圆形,细胞核偏位,似成熟的浆细胞,有双核瘤细胞。病理诊断:浆细胞骨髓瘤。

第六节　左胫骨上端纤维结构不良

患者,男,58 岁。因左膝关节酸痛 3 年入院,左膝关节稍肿胀,局部未见瘘管、溃疡等,膝皮温正常,膝关节间隙外侧明显压痛。

手术所见:显露胫骨上段骨质缺损区囊腔后,见腔内一囊性肿物,表面白色,内容为大量的碎渣,彻底清除囊腔及其内容物,见一大小约 4 cm × 4 cm × 6 cm 空腔,腔内骨质硬化明显,结构不规则。

病理检查:左胫骨上段病灶刮除标本:灰褐色碎组织一堆,总体积 4.5 cm × 3.5 cm × 1.5 cm,切面灰褐色,质硬偏脆。病理诊断:左胫骨上段病灶刮除标本:结合临床、影像学检查及组织学图像,符合纤维结构不良(骨纤维异常增殖症)。

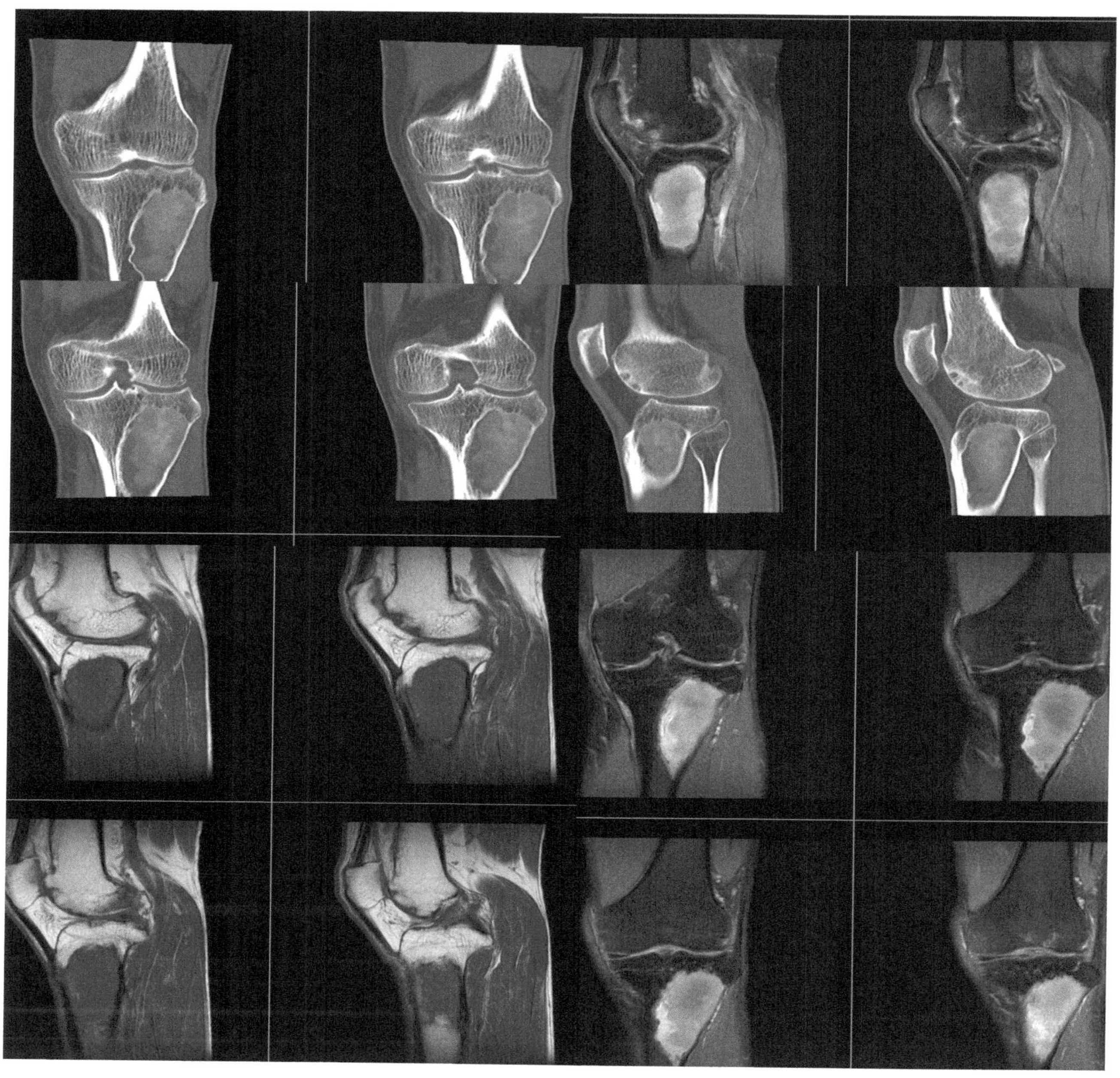

图 14-16-2 左胫骨上端纤维结构不良

第七节 误诊病例简介:胫骨结节痛风性肉芽肿与胫骨结节骨软骨炎

痛风是嘌呤代谢障碍所致全身性疾病,以体液及血液中尿酸增加及尿酸盐沉着于各种间叶组织内引起炎症反应为特征。临床上血尿酸 >420 μmol/L 即可确诊。

尿酸盐沉着于关节周围的韧带、滑囊、腱鞘及皮下组织内形成痛风结节。骨关节最常受累,以第 1 跖趾关节最多见,且 90% 以上为男性。

在骨破坏缺损区边缘部可见翘起且突出的边界,恰好位于痛风结节之上为其特点。

发生于胫骨结节的痛风甚为罕见,有学者查阅国内 1994~2005 年文献,仅见报道 1 例。他们认为痛风结节最初在膝髌韧带下滑膜囊形成,由于膝关节运动造成痛风结节向上浸润突破髌韧带至皮下、向下沿髌韧带突入胫骨结节为主要原因。

髌韧带肥厚、胫骨结节碎裂等均不易与胫骨结节的骨软骨炎区别，故术前大部分误诊，难获术前诊断。

一组学者报告一例无急性痛风病史病例，术前被误诊为胫骨结节骨软骨炎。

第八节　胫骨骨化性纤维瘤

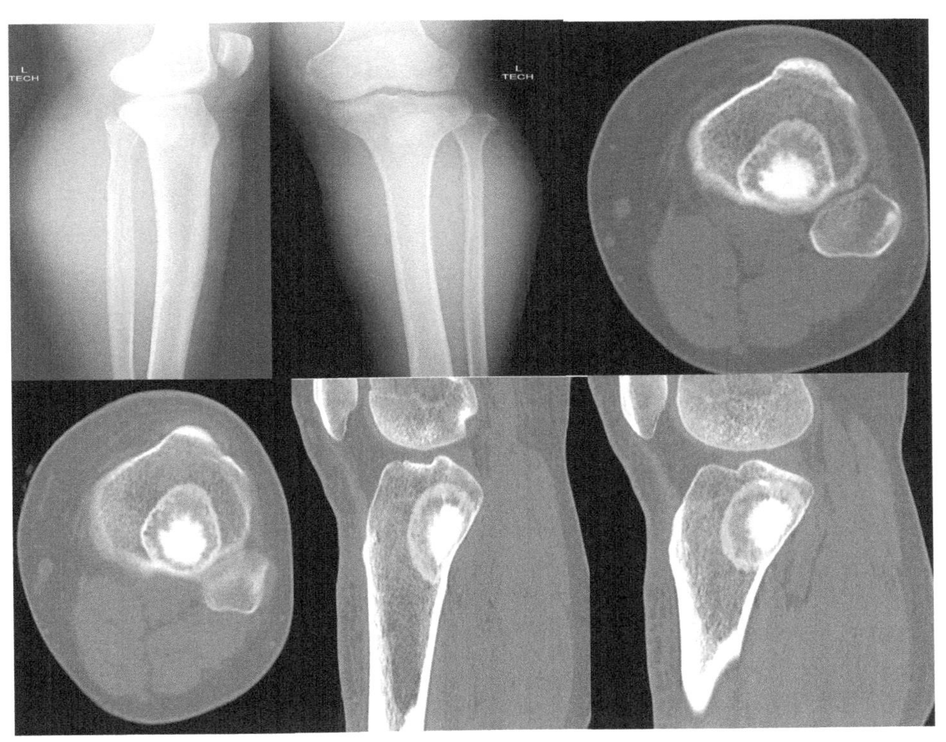

图 14-16-3　胫骨骨化性纤维瘤

男，25 岁，左小腿疼痛 3 天伴局部红肿、压痛。

术后病理诊断：骨化性纤维瘤。

第九节　胫骨或股骨内侧髁应力性骨折

应力性骨折是常见病，好发部位的应力性骨折国内外报道较多，而非好发部位的应力性骨折，如胫骨、股骨髁应力性骨折，鲜见报道。由于对其认识不足，易发生漏诊和误诊。

1. 应力性骨折分类　应力性骨折根据损伤骨的骨矿含量正常与否分为 2 型：疲劳性和衰竭性应力骨折。

2. 疲劳性应力骨折　多发生在青少年。受累骨的骨矿含量正常，由于超负荷运动、反复的机械性应力作用于骨的某一部位，尤其是平素训练较差，突然间加大了训练的强度和延长训练的时间，以及自身解剖、生物力学方面的改变，如双下肢不等长、髋关节的外旋、过度的旋前、关节内外翻等，在应力的反复作用下致骨皮质或骨小梁发生细微断裂，形成应力性骨折。一组 13 例胫骨、股骨内侧髁疲劳性应力骨折发生年龄偏大，为 32~57 岁，与文献报道不一致。

3. 衰竭性应力骨折　通常发生在老年人，尤其是绝经期的中老年妇女。由于骨质疏松,骨矿含量减低,骨弹性抵抗力减弱,维持正常生理活动的肌肉牵拉即可造成骨皮质或骨小梁的断裂。此外,慢性关节病、肿瘤放疗后、人工关节置换后的骨质疏松患者亦是衰竭性应力骨折的高危人群。该组胫骨或股骨内侧髁衰竭性应力骨折发生年龄65~82岁,均为女性,与文献报道相符。

4. 应力性骨折发病机制 一些学者经实验研究认为应力性骨折的实质是在应力反复作用下破骨细胞性重吸收大于成骨细胞性骨形成过程,应力性骨折发生部位不同,产生机制亦不同。

胫骨、股骨是一个中空的管道状骨,其壁是致密的骨皮质,中间较厚,两端逐渐变薄。由于长管状骨骨干生物力学特性是抗拉伸强度比压缩强度小,故其两端的松质骨承受着较大的拉伸力,因此,股骨下段、胫骨上段在人体行进时承受着较大的拉伸力,属于应力集中区。

例如人体跑步、登山时,整个人体像一弓弦,股骨下段、胫骨上段正好构成弓弦前部,身体重力与地面反作用力的应力点集中于股骨下段、胫骨上段;正步行走时,下肢伸直并踢腿向前迈进,股四头肌强力收缩,使拉伸应力集中在股骨下段,同时踏地瞬间足部受力较大,引起胫骨上段较强震动。当股四头肌强力收缩产生的拉伸应力或足部受力超出一定时限,即可在股骨下段、胫骨上段造成较大应力。

然而从股骨、胫骨内外侧髁解剖比较,内侧髁较外侧髁粗大,胫、股骨内侧肌群亦较外侧肌群粗壮,因此承受的应力较外侧髁大,而且胫骨或股骨骨骺线附近骨小梁纤细。因此,胫骨或股骨内侧髁较外侧髁更易发生应力性骨折。某些学者认为由于胫骨和股骨的解剖特点,应力性骨折常发生于胫骨上段和股骨下段的内侧。

5. 影像学研究 胫骨、股骨骨干应力性骨折(属皮质型),影像学检查可见骨内、外膜增生,骨皮质不连续及骨髓腔内大片状密度增高影,软组织水肿较明显。骨皮质不连续于X线、CT表现为线状或条状密度减低,MRI表现为长T_1、长T_2信号。

而该组胫骨、股骨内侧髁应力性骨折(属松质型),影像学检查均未见骨内、外膜增生,骨折线于X线、CT表现为囊腔内线状或条状致密影,未见骨髓腔大片状密度增高影,骨折线于MRI表现为长T_1、短T_2信号,骨髓腔表现为大片状骨髓水肿,呈长T_1、长T_2信号;骨皮质连续,邻近软组织轻度水肿。因此,胫骨、股骨内侧髁应力性骨折影像学表现有别于胫骨、股骨干应力性骨折。松质型应力性骨折,X线、CT显示的骨髓腔内致密线是断裂的骨小梁相互嵌入及小梁周围的骨痂和修复性骨硬化所形成。

该组胫骨、股骨内侧髁应力性骨折影像学检查中,X线平片仅显示3例(3/8)骨折线,2例(2/8)软组织肿胀,因此,X线敏感性低。CT轴位扫描并冠、矢状位重建的9例(9/9)清晰显示骨折线,软组织稍肿胀6例(6/9),显示软组织轻度肿胀略低于MRI。一般认为CT对于非好发部位应力性骨折的诊断敏感性较高。

MRI由于具有极佳的软组织分辨率和对水肿的敏感性,能清晰显示骨折线和软组织轻度水肿,对应力性骨折诊断有明显优势。因此,Gaeta等(2005)认为MRI是诊断应力性骨折的金标准。

MRI扫描的基本序列包括常规T_1WI、T_2WI、T_2WI脂肪抑制序列及STIR。T_1WI可提供良好的解剖细节,明确显示骨折的低信号线;T_2WI、T_2WI脂肪抑制序列及STIR能显示骨髓水肿和软组织损伤。该组13例MRI扫描均清晰显示骨折线、骨髓水肿、软组织水肿。因此较X线、CT敏感性高。

6. 鉴别诊断 主要与肿瘤性和感染性病变鉴别,如慢性硬化性骨髓炎、成骨性骨肉瘤、骨转移瘤等。

(1)慢性硬化性骨髓炎:慢性硬化性骨髓炎主要以硬化为主,范围广,常累及整个骨,动态变化慢。

(2)骨转移瘤:骨转移瘤多有骨质破坏及软组织肿块,病灶呈散在性,大小、形态及部位不定。

(3)成骨性骨肉瘤:成骨性骨肉瘤以成骨为主,髓腔内呈片团状高密度,邻近常有软组织肿块及瘤骨。然而,应力性骨折邻近软组织仅为轻度水肿而不形成软组织肿块,骨髓腔内高密度影呈水平线状或条状,走行与骨骺线一致;其次,临床表现亦与前三者不同,应力性骨折为活动时疼痛加重,休息后减轻,前三者为持续性疼痛。仔细观察影像学表现并结合临床易与之鉴别。

附:具体研究资料:WHO的诊断标准:骨矿物质密度测量的T值=(所测量骨矿物质密度值-正常年轻人群平均骨矿物质密度)/正常年轻人群骨矿物质密度的标准差(SD)。骨矿物质密度T值>-1.0 SD为正常;骨矿物质密度T值<-1.0 SD而>-2.5 SD为骨量减少;T值<2.5 SD为骨质疏松;T值<2.5 SD合并骨质疏松骨折为严重骨质疏松。

第十节　右胫骨下段良性纤维黄色瘤

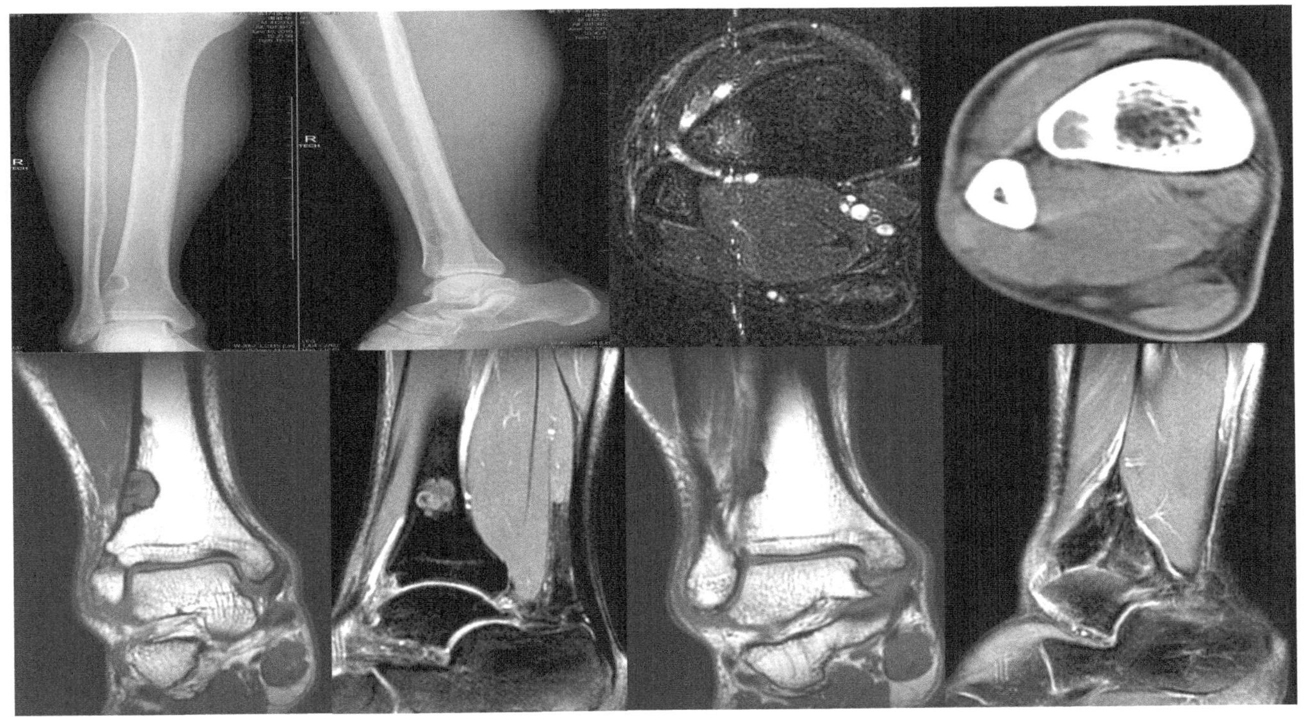

图 14-16-4　右胫骨下段良性纤维黄色瘤

患者,男,22 岁。发现右小腿骨肿物 10 余天入院。

术后病理诊断:右胫骨下段良性纤维黄色瘤。

第十一节　胫骨平台外侧髁隐匿性骨折

病例,男，30 岁。摔伤致膝部肿痛半小时。查体见膝部肿胀,压痛,活动受限。X 线检查未见明显异常,MRI 检查却发现胫骨平台外侧髁骨折,股骨外侧髁挫伤,腓肠肌间隙血肿,膝关节少量积液。当时未做 CT,40 天后 CT 复查清楚见到骨折线。

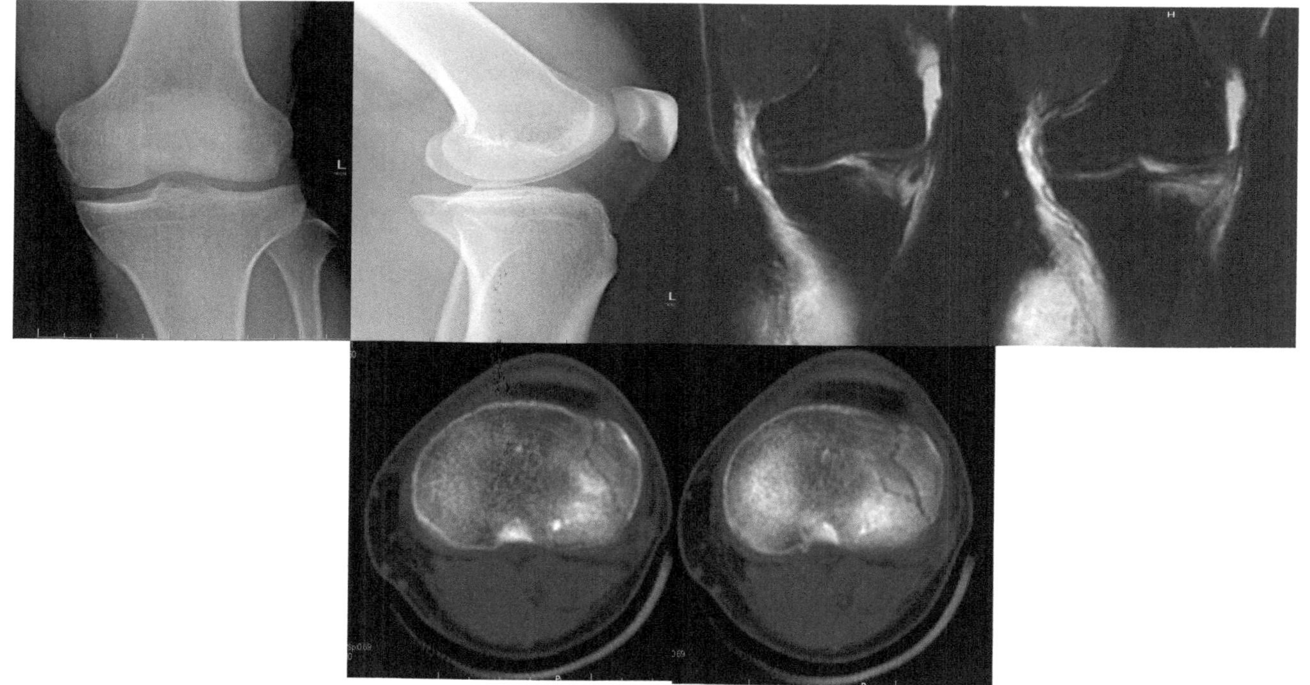

图 14-16-5 胫骨平台外侧髁隐匿性骨折

第十二节 胫骨疲劳骨折

疲劳骨折是一种累积性应力性损伤,是由有节律地反复阈下刺激所引起的骨连续性破坏,其病理特征是骨破坏与重建同时进行。它与暴力引起的骨折不同,是正常骨反复、多次经受轻微超负荷力量作用而引起的骨折。它是应力骨折的一种类型。

胫骨是疲劳骨折最常见部位,占疲劳骨折的48%,胫骨疲劳骨折又好发于胫骨上段,据 Devas (1958)统计占胫骨疲劳骨折的 83%。胫骨疲劳骨折是由有节律地反复阈下创伤引起的骨连续中断,是骨的一种慢性损伤。多发生于青少年,更常见于入伍集训新兵、强化体能训练的运动员、舞蹈演员以及当运动员新近改变训练计划或开始使用新的训练器械时。

受累骨的骨矿含量和骨的弹性抵抗力均为正常,由于超负荷运动、反复的机械性应力作用于骨的某一部位,尤其是平素训练较差,突然间加大了训练的强度和延长训练的时间,以及自身解剖、生物力学方面的改变如双下肢不等长、髋关节的外旋、过度的旋前、关节内外翻等,应力作用致骨皮质或骨小梁发生细微断裂。

1. *发病机制* 胫骨上段疲劳骨折好发于胫骨上段距膝关节面约 5.5~8.5 cm 范围内的后内侧,其发病机制有多种说法,多数学者认为与胫骨上段的解剖特点及肌肉 - 骨骼系统平衡失调有关。而一些学者认为不同的运动项目,骨折有其特定的发生部位,而胫骨上段疲劳骨折多见于跑步、行军、正步训练。

胫骨上段疲劳骨折是多种因素共同作用的结果,其中胫骨上段是肌肉的附着点、下肢的一个拉力点、下肢最大负重点及胫骨上段后部松质多,皮质薄等解剖特点是胫骨上段疲劳骨折的解剖基础。

胫骨上段内侧及后侧为屈小腿旋肌群缝匠肌、半膜肌、半键肌、腘肌止点,同时又是胫骨后肌、趾长屈肌、比目鱼肌的起点,当长跑或军训时躯体前倾疾步快跑、旋转后蹲或正步训练,此时膝关节伸屈运动频繁,上述 2 组肌肉的不断收缩,拉力便集中在胫骨上段。

同时这 2 组肌肉反复强力收缩引起其附着点处的骨膜牵拉性损伤,引起骨膜撕裂或骨膜下出血,导致骨骼整体性破坏。

此外，运动量和负荷的突然增加，首先引起肌肉疲劳、收缩力减退，破坏肌肉对骨骼的减震和保护作用，从而改变胫骨的应力分布。再加上胫骨上段又是下肢最大负重点。以上这些因素的共同作用使胫骨上段的生物力失去平衡，应力加大，超过骨组织的粘弹力，骨骼产生变形，骨内产生细微裂隙而发生骨小梁断裂，最终导致疲劳骨折发生。

2. 临床表现　一组 23 例胫骨上段疲劳骨折均发生于单侧，其中左侧 14 例，右侧 9 例，骨折部位均距胫骨膝关节面约 5.5~8.5 cm 之间。多见于新兵集训的战士、参加长跑的学生或年龄较小的运动员及舞蹈基础训练的人，该组病例中 8 例学生均有长跑史，15 例军人为参加新兵集训的战士。且该组病例年龄为 13~26 岁，17 岁以下 15 例约占 65%，这与 Niemever 等（2006）报道的青少年发病危险系数高于成人相符合。胫骨疲劳骨折最主要的临床症状是局部疼痛并随活动量增加而加重，休息可缓解。重者表现为休息后仍持续较长时间疼痛。查体可见局部肿胀并有压痛，晚期甚至可触及增厚梭形骨质。

3. 影像学研究

（1）骨折线：骨折线是胫骨上段疲劳骨折的直接征象，CT 横断位扫描不易发现骨折线，矢状位及冠状位重建时可显示骨折线。MRI 显示骨折线较 CT 为优。

骨折线及横行或斜行致密线是诊断疲劳骨折的可靠征象，但在早期常因骨折线细微，X 线片常不能显示，这也是临床容易漏诊的重要原因。骨折端周围的骨膜增生对 X 线诊断支持较大，特别是当出现梭形或丘形骨痂后 X 线诊断则可明确。常规 CT 在显示骨折线方面由于扫描定位线、层厚等原因稍逊于 X 线片，但由于 CT 薄层高分辨率扫描及多平面重建的应用，这一不足正在得到不同程度的改变。而 CT 在显示骨膜增生、骨痂、骨皮质、骨髓腔的变化上具有优势。骨折端上下的骨膜增生表现为光整、规则的密度增高影，可局限于骨干一部分或环绕骨干。骨痂形态多样可呈丘形或梭形，也可呈不定形或花边状。骨折端周围骨髓腔内由于骨髓充血水肿或纤维组织增生而呈片状密度增高影；周围软组织不同程度肿胀。

常规 X 线片显示疲劳骨折的整体轮廓及骨折线、骨膜增生与骨痂较好，但对早期骨折不敏感，且在病程 2 周至 4 个月可能正常，随后仅表现为局部骨膜反应，随着时间的推移，才显示骨膜增生明显，并出现相应部位骨髓内密度增高。

CT 显示骨折端细节、髓腔变化及周围软组织情况优于 X 线。对于早期疲劳骨折，能清晰地显示骨折线、骨髓腔及周围软组织损伤时的水肿和出血情况，对早期的定性诊断具有明显的优势和很大的特异性。

一组 23 例中，7 例单纯 CT 横断位扫描未发现骨折线，16 例在矢状位及冠状位重建时显示骨折线，表现胫骨上段后缘局限性皮质断裂并见斜行低密度骨折线。MRI 的 T_1WI 和 STIR 冠状位对骨折线显示较 CT 更清楚，表现为边缘清楚线状低信号影，该组有 7 例 MRI 检查均显示骨折线。有文献报道早期疲劳骨折（2 周以内）的骨折线在 MRI 的 T_1WI 图像上较易显示。邻近骨折线的骨髓腔于 CT 上呈弥漫性云雾状密度增高，骨髓腔变窄，边界不清；MRI 图像上呈长 T_1 长 T_2 信号，以抑脂 T_2WI 显示最清。此为邻近骨折线的骨髓腔充血水肿及骨内膜增生所致。

（2）骨皮质松化：骨皮质松化多见于中期疲劳骨折，早期（2 周以内）较少见，该组有 20 例可见此征象，可能与该组病例就诊时均已是中期有关，表现为局部骨皮质分层、密度不均匀减低。皮质松化表现在 T_2WI STIR 像上骨皮质内可见斑片状高信号影。一些学者报道的一组早期病例中未见有关此征象的描述。皮质松化可能因为局部骨膜损伤，骨营养障碍、脱钙而出现的骨质疏松，在 CT 上表现为局部骨皮质分层，密度减低，MRI 的 T_2WI STIR 像上表现骨皮质内可见斑片状高信号影，未见明显骨质破坏征象，周围软组织改变不明显。这点可与骨髓炎及骨肿瘤鉴别。

（3）骨膜增生：骨膜增生是诊断疲劳骨折的重要依据，在 CT 图像上胫骨上段疲劳骨折的骨膜增生颇具特征性，表现为胫骨上段后方单层、多层或花边样骨外膜增生，对胫骨呈半包围状，早期与皮质间有透亮带，晚期与皮质融合，外形规则，其后缘正中见一边缘光整的脐样凹陷切迹，称其为脐凹征，且此切迹由上向下逐渐变浅直至消失。一组病例出现率 100%，认为可作为诊断本病的特征性征象。骨膜增生在 T_1WI 和 T_2WI 均呈低信号，与骨皮质信号相似。MRI 对骨膜增生及脐凹征的显示不如 CT。

脐凹征，在连续横断 CT 图像上切迹由上向下逐渐变浅直至消失。增生骨外膜后缘中央凹陷切迹处在横断 T_1WI、T_2WI 图像均见上下层面连续前后方向走行的条状低信号,并与后方肌间筋膜相续,且信号一致。在正常侧亦见此结构,且 T_2WI 图像上内见点状高信号,与胫骨后方血管信号一致。脐凹征形成的解剖基础及机制尚不十分清楚,该组研究经尸解及查阅相关的解剖图谱,发现此处多为肌腱或肌间筋膜附着处,且在 MRI 的 T_1WI、T_2WI 横断图像上脐样凹陷切迹处可见上下层面连续前后方向走行的条状低信号与后方肌间筋膜相续,且信号一致,正常侧相同层面胫骨后方亦见此结构,且内见血管样高信号。故该研究认为此切迹可能为肌间筋膜所致。

在剧烈运动或长途步行时,下肢肌肉反复强力收缩,胫骨中上段肌肉附着处的骨膜受到反复牵拉,刺激骨膜而发生浆液性炎症或骨膜撕裂骨膜下出血引起骨膜增生。而肌间筋膜较坚韧,无扩展性,活动度小,附着于骨干较牢固,影响胫骨骨膜的形成而出现凹陷切迹,此为一个慢性损伤和修复过程。因该研究发现脐凹征仅见于胫骨上段疲劳骨折,故该组认为脐凹征可作为胫骨上段疲劳骨折与其他病变鉴别诊断的特异性征象之一。

(4)骨髓腔改变:该组 23 例均见邻近骨折线的髓腔密度弥漫性云雾状增高,边界不清。骨折线上下邻近髓腔及周围软组织 T_1WI 呈边缘模糊的低信号水肿区, T_2WI 呈弥散分布的高信号,在脂肪抑制序列显示更清。

(5)周围软组织改变:该组中 11 例表现局部软组织稍厚,3 例未见软组织肿块。

4. 鉴别诊断　胫骨疲劳骨折由于损伤与修复同时进行,部分骨折线呈不规则的低密度区,边缘有硬化,根据其 CT 表现易误诊为骨肿瘤。主要需与骨肉瘤、硬化性骨髓炎、骨样骨瘤等病变相鉴别。

(1)骨肉瘤:骨肉瘤多可见髓腔内外软组织肿块,骨皮质多有破坏,多位于干骺端,一般无骨折线及横行致密带形成,无长期应力损伤积累史,疼痛呈进行性加重伴夜间痛,局部肿块或全身症状明显且进行性加重。骨旁骨肉瘤早期与骨皮质之间可能有线状缝隙,但无疼痛病史。

(2)硬化性骨髓炎:硬化性骨髓炎一般无骨膜反应及骨痂形成,也无骨折线,多表现为骨干增粗,髓腔狭窄,可有死骨及窦道,有相关病史。

(3)骨样骨瘤:骨样骨瘤可见瘤巢,多具有典型的夜间痛、服用水杨酸类药物可缓解等特征性的临床表现。此外,还应与骨膜炎及尤文肉瘤鉴别。

胫骨疲劳骨折由于 CT 能清晰显示局部骨皮质增厚、骨痂形成及其骨折线,且无骨皮质破坏及肿瘤骨形成;骨髓腔和邻近软组织又只表现为水肿而不是软组织肿块,再结合临床病史及特定的发病部位,鉴别诊断应不困难。

胫骨疲劳骨折的 CT 表现具有特征性,明显优于常规 X 线检查,而对于早期病人 MRI 更具有优势,并且有很大的特异性,它不仅能清楚地显示骨折线,还可以显示骨髓腔及周围软组织内损伤时的水肿和出血情况,对早期定性诊断具有较大价值。

第十三节　误诊病例简介:胫骨原发性神经鞘瘤与骨巨细胞瘤伴动脉瘤样骨囊肿

患者,女,29 岁。间歇性右踝疼痛 3 年入院。缘于 3 年前,患者自觉右踝部疼痛,尤其夜间未充分休息时明显,但无明显夜间痛。早期疼痛症状较轻,持续时间短,患者遂未曾就诊。约 1 年前,曾就诊于外院,诊断为骨肿瘤,并建议患者手术治疗,但患者未行进一步治疗。近期患者自觉疼痛有所加重,局部肿胀加重。患者遂就诊于另院,摄 X 线片及 MR,可见右胫骨远端肿瘤形成,并建议患者积极治疗。遂就诊我院,今门诊以右胫骨远端骨肿瘤收治住院。

CT 诊断:右侧胫骨下段占位,考虑良性或低度恶性肿瘤,骨巨细胞瘤伴动脉瘤样骨囊肿?嗜酸性肉芽肿待排,建议 MRI 平扫 + 增强扫描。

手术所见:切开皮肤皮下后向深面分离,可见右胫骨远端表面骨膜处肿瘤侵犯,外侧骨膜反应明显,可见明显骨皮质变薄,撬开骨皮质后,可见脓血水样液体涌出,刮匙刮取髓腔内组织,可见有鱼肉样物质,将部分骨皮质及髓腔内物质送病理检查。

病理检查:右胫骨远端骨肿瘤活检标本:灰白灰褐色碎组织一堆,总体积 2 cm × 1.2 cm × 0.8 cm,切面灰白,质中。常规病理诊断:右胫骨远端骨肿瘤活检标本:梭形细胞肿瘤,待做免疫组化检测进一步明确肿瘤类型。免疫组化检查:阳性: Vimentin, S-100, Sox-10, Bcl-2, CD57(灶 +), Calponin, Catenin-β(灶浆 +), P53(+,约 30%), Ki-67(+, <5%);阴性: CK(P), CD68, P63, CD34, SMA, Desmin, Myogenin。免疫组化诊断:右胫骨远端骨肿瘤活检标本:结合临床、影像学检

查、组织学图像及免疫组化检测结果，符合骨原发性神经鞘瘤伴骨质破坏。

活检 10 天后行肿瘤手术切除，术后病理检查：右胫骨远端肿瘤切除标本：不规则组织一堆，总体积 8 cm × 8 cm × 4 cm，其中最大者大小 6 cm × 4.5 cm × 4 cm，表面粗糙，易碎，切面灰白灰褐，质中偏软，灶区附着少许骨组织。病理诊断：右胫骨远端肿瘤切除标本：结合前次病理检查，诊断为骨原发性神经鞘瘤，伴局灶性出血坏死。建议临床随访。

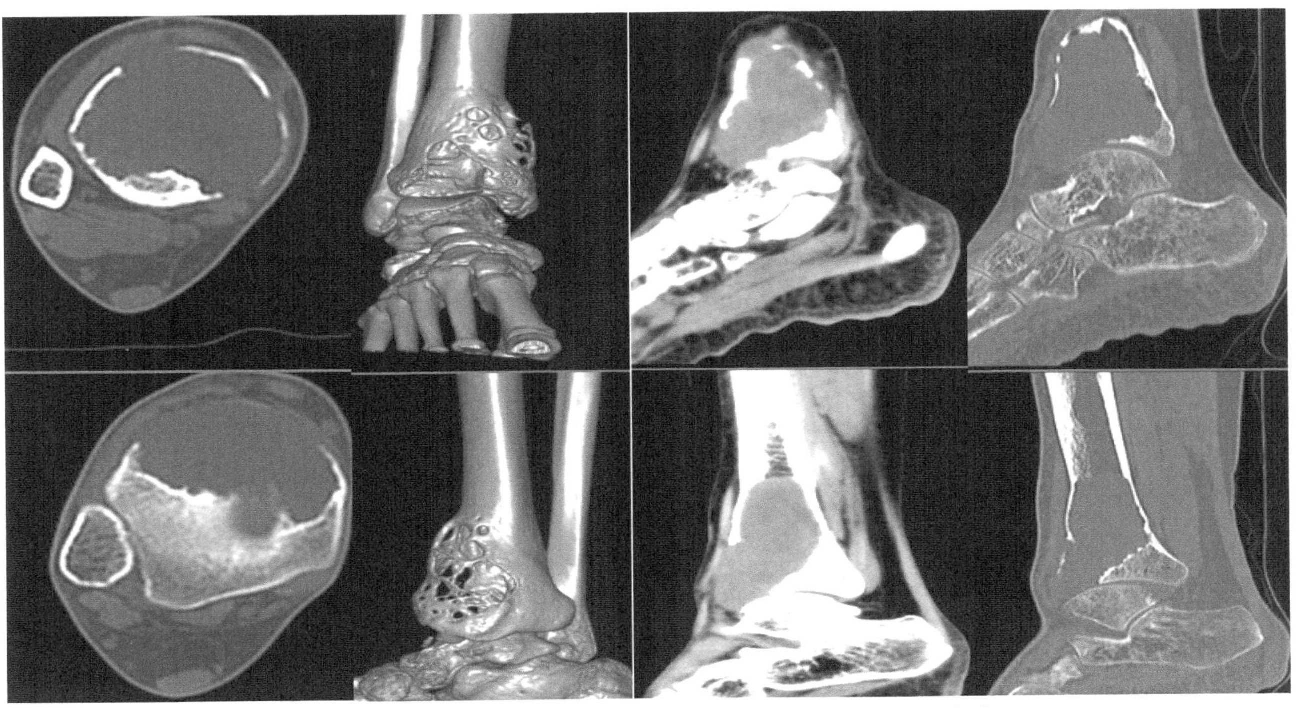

图 14-16-6　胫骨原发性神经鞘瘤与骨巨细胞瘤伴动脉瘤样骨囊肿

第十七章 腓骨

第一节 大块骨溶解

大块骨溶解,又称侵袭性血管瘤病,自发性骨吸收病。国外有学者将其称为鬼怪骨病,又称 Gorham 病,迄今国内外只有少量报道。

1. 发病机制 本病病因不明,其发病机制有三种学说:破骨细胞作用;血管作用;机械性压迫。外伤或其他因素引起破骨细胞的分化及功能调节出现病理性紊乱,使得高活性的破骨细胞数目增加而导致骨吸收增加,吸收的骨组织被血管纤维组织代替。但近年来主要倾向于血管和淋巴瘤性增生引发骨质溶解。有研究显示本病病变处毛细血管或毛细淋巴管增殖异常活跃。

2. 临床表现 本病一般无全身症状。局部表现为疼痛、肿胀、畸形和软组织挛缩进行性加重。早期病变局限于某一块骨,发病隐匿,常以局部疼痛、肿胀,患肢无力,运动受限或病理性骨折为首发症状。

3. 影像学研究 X 线检查是本病最可靠的影像学检查方法。发病早期表现为局限性骨质破坏,髓腔内和皮质下可见小透亮区,逐渐形成斑点状骨质稀疏影像。随着病程进展,透亮区逐渐扩大并相互融合,同时新的破坏区不断产生。骨皮质和骨膜被破坏,正常骨结构仅见于个别区域。此时,长管状骨可发生弯曲变形,骨盆结构失稳,常可见病理性骨折。

骨折后既无骨痂生长,也无骨质再生形成的骨质密度。溶骨病变可越过骨折碎片继续进行,往往在数月内迅速进展而致患骨完全溶解消失。患骨的端部削尖变细,呈锥形,这是由于骨内病变吸收髓腔的支持组织,髓外病变又由外面加强了对骨的压迫包绕使受累骨皮质向髓腔塌陷。病变无限制扩展,可越过关节,累及邻近骨骼,周围软组织肿胀。溶骨区周围无强化,分界不明显,无血管及软组织钙化,无软组织肿块。

综上所述,骨影像学检查的表现分为 4 期:初期为局部的碎屑或虫蚀样病变;继之有骨质的进一步破坏、骨变形;进一步进展可出现骨皮质的破坏、周围组织、脏器的受累;最后出现受累部位骨缺失。病理性骨折可以在各个时期出现,一般骨质增生或新生骨形成很少见。

有学者报告一例 X 线表现骨质吸收溶解,溶骨区无骨膜反应。CT 能够准确评估骨质破坏的范围,右侧腓骨下段骨质吸收,变尖,呈铅笔样改变,周围软组织增厚,符合大块骨溶解的影像表现。本病的进展和预后取决于病变所发生的部位。若侵犯肋骨、胸骨及椎体,则可引起严重的脊髓神经或肺的损伤等严重并发症,通过破坏胸导管引起乳糜胸,导致病情危急,甚至死亡。目前临床尚无一种公认的、有针对性的治疗方法,手术和放疗有一定疗效。

本病预后具有不可预知性,部分有自愈倾向或发展缓慢,大多数患者的病情呈进展性,预后不佳。因此,该病的发病机制和治疗等尚需要进一步研究和探讨。

第二节 误诊病例简介:腓骨弥漫性膨胀性转移

有学者报告一例腓骨极少见弥漫性膨胀性病变,病理证实为骨转移瘤,却被影像学误诊为原发良性肿瘤恶变。Barón 等（1991）研究表明骨转移瘤以肺腺癌及子宫腺癌最多见。一些学者统计肿瘤骨转移部位，发现以脊柱最多见，其次是骨盆、长骨。骨转移瘤患者以中老年男性多见。可无任何原发肿瘤的症状而以转移部位的症状就诊。

1. 影像学研究　转移性骨肿瘤 X 线可表现为溶骨型、成骨型和混合型 3 种，其中溶骨型多见。溶骨型发生于长骨者，多在骨干或邻近的干骺端，主要表现为骨松质中多发或单发的骨质破坏，呈虫蚀状、多房状或斑片状低密度影，边缘不规则，骨膜反应及软组织肿块少见，逐渐发展，破坏区融合成片，骨皮质被破坏，常合并病理骨折。

一例表现为整个腓骨骨质破坏，呈弥漫性、溶骨性、膨胀性表现，骨质囊状扩张，骨皮质厚薄不均，不连续，此类表现极为少见。CT 检查较 X 线平片敏感，常见溶骨型表现为骨质内的低密度缺损区，边缘清楚，无硬化，常伴有不大的软组织肿块。但该例骨质破坏呈弥漫性，边界不清，亦无明显硬化，却可见大的软组织肿块。

MR 检查灵敏度高，对早期病变最敏感，但对皮质骨病变的显示有限。大多数呈长 T_1、程度不同的长 T_2 信号，脂肪抑制序列显示更清楚。该例 MRI 信号表现明显不均，可见液体样信号，骨皮质破坏显示不清晰。骨显像可显示多发转移病灶。该例确诊后再做骨核素显像显示 T_{11} 椎体、骶骨及右腓骨的多发异常浓聚。病理活检是诊断的金标准。该例就是病理确诊后找到原发病灶。

2. 鉴别诊断　骨转移瘤需要与骨髓瘤、原发性良恶性骨肿瘤、骨髓炎等鉴别。

附：具体病例资料：患者，女，61 岁，主诉：右小腿疼痛 1 年。无恶性肿瘤病史。体检：右小腿弥漫性肿胀、压痛。X 线平片示右腓骨弥漫性、膨胀性、溶骨性骨质破坏，骨皮质变薄，呈丝瓜瓤样改变；胫骨近端骨质内可见片状低密度区，边缘硬化。CT 平扫示腓骨弥漫性膨胀，骨皮质连续性中断，骨髓腔内可见点条状高密度影；胫骨近端可见侵蚀样骨质破坏，边缘硬化；冠状面重组图像及三维成像示腓骨呈丝瓜瓤样改变。（手术后再做胸部 CT 平扫示右下肺门处可见团块状软组织密度影，边缘呈毛刺状。）MR 平扫示腓骨病变呈不均匀长 T_1、长 T_2 信号，内可见多囊状液体样信号，无液 - 液平；胫骨近端病变呈局限性长 T_1 长 T_2 信号；T_2WI 脂肪抑制序列示病变呈不均匀高信号。

术后病理检查免疫组化：鼠抗人甲状腺转录因子单克隆抗体 -1（+），细胞角蛋白 7（+），细胞角蛋白 20（-）。病理诊断：病变骨切除取样，考虑转移瘤，来源于肺腺癌。

第三节　腓骨发育变异和诊断陷阱

1. 腓骨近端　腓骨近端偶尔可出现副骨化中心，表现为条片状的副小骨。有时腓骨头的正常透亮区可伪似骨囊肿。腓骨头近端过长，可形似腓骨头不连续。腓骨头未闭合的副骨化中心可伪似骨折。

腓骨上端在发育时干骺端可出现多种形状，有的呈现局限性球状膨大，有的呈现为发育性翼状膨大。一些学者报告一例 13 岁男孩腓骨内侧干骺端不规则团块影，考虑可能是比目鱼肌附着点造成的“牵拉”改变。此类牵拉改变一般表现为向下方伸出的骨刺状改变，也有呈瘤状表现的，不应误认为骨软骨瘤。

另有学者报告一例 12 岁长距离游泳运动员显著的腓骨“牵拉”改变，表现为腓骨上段胫侧长条状骨片向下伸出，皮质局限性不规则隆起。此外，腓骨头有时内含大量骨松质，可伪似骨囊肿。在成人，偶见腓骨头的副骨化中心未融合，呈一小骨片附着于腓骨头一侧，与腓骨头不能分离，勿误认为骨折。有的腓骨干骺端内侧不规则毛糙，多见于青少年，随生长发育而渐渐消逝。个别腓骨颈膨胀有如翼状，为发育变异。

临床上，常常因腓骨头含有大量松质骨，表现局部密度减低，混淆于囊肿形成，值得注意。腓骨上端干骺端的比目鱼肌腱附着处，常造成牵曳性骨质突起或不规则，不应误认为骨软骨瘤。

2. 腓骨干　在胫腓骨侧位 X 线片上，偶尔腓骨皮质表现中断，可被误认为骨折，此时结合临床病史显得十分重要，如无外伤病史则多为发育变异。明显的胫腓骨的骨间嵴有时出现于胫腓骨正位 X 线片上，不可误认为骨膜炎。

在胫腓骨正位 X 线片上，腓骨干正常皮质不规则是常见的情况。有时还可见到双侧对称性腓骨皮质局部波浪状改变。偶尔在斜位投照片上可以发现腓骨远端切迹样改变，与肱骨切迹样改变相似。一些学者认为,腓骨骨皮质正常的不规则影可能是骨间膜骨化所致。腓骨滋养血管沟常斜行走行于腓骨中段,与腓骨斜行骨折常常混淆,应加注意。

在胫腓骨正位X线片上,有时可见到比一般腓骨短的短腓骨,为发育变异。

3. 腓骨下端 腓骨下端骨骺线常呈锯齿状,颇似外踝骨折的骨折线,此刻务必紧密结合临床。腓骨下端骨骺正常可稍向胫侧偏移少许,不应误为通过骨骺线的骨折。腓骨下端骨骺线闭合过程中均是部分先闭合,部分待闭合,在临床上,误为骨折者真是屡见不鲜,而且,它闭合后的遗迹也可误诊为骨折。在成人,腓骨下端骨化中心如未完全融合,或骨骺线持久不闭,亦十分类似于骨折。腓骨下端外侧副骨常位于腓骨下端,邻近外侧皮质,正位片上表现为该处局限性骨质增生,宛如一枚骨岛形成。偶尔腓骨下端外踝骨骺下份也出现不规则的钙化,致外踝骨结构紊乱,常与骨折混淆。

4. 副骨 腓骨下端外侧副骨常位于腓骨下端,邻近外侧皮质,正位片上表现为该处局限性骨质增生,宛如一枚骨岛形成。在胫骨下端前份偶尔可见一小副骨,因其贴近距骨,故称之为胫距骨,不应误诊为骨折碎块。

5. 腓下骨 在腓骨下端骨骺下方,有时可见一骨性结构,多呈块状,其轮廓可规则,也可不规则,形如类圆形或多角状,与腓骨下端骨骺关系密切,其间可有不规则线状透光影相隔,此骨即称之腓下骨,为副骨的一种,边缘光滑完整,密度均匀。有时它较大,结构清楚,轮廓光滑;有时它较小,仅为一致密小骨,且可伴腓骨下端内侧深窝;有时它呈碎块状,碎片状,在成人也持续存在;有时它呈一小薄片,酷似腓骨下端撕脱骨折。

6. 腓下小骨 即位于腓骨远端下方的小的副骨,其大小不等,较大的腓下小骨在儿童可能会有症状,偶可致疼痛。一些学者报告19岁男性有多个不规则骨碎片,可持续至成年。较大的腓下小骨被误诊为骨折。有时能用人为地从腓骨上减去小骨的办法来与骨折相鉴别,即在减去附加的骨成分之后明确腓骨的结构是否仍为完整。

7. 腓小骨 在腓骨下端骨骺线外侧,偶可见一小的副骨化中心,即腓小骨,它常呈小的片状,位于干骺端侧,相对于前端处有一小切迹,尤似干骺端外侧撕脱骨折,在临床上常被误诊。此骨一般较小,轮廓较规则,骨结构不一定清楚,与干骺端及骨骺皆有透光线相隔,常常在青春期后与于骺及骨骺融合。

有学者报告一例12岁男孩腓小骨,为正常的副骨化中心。此小骨见于腓骨干骺端外侧,较大的小骨可见于骨骺线的外侧。此类小骨于青春期后融合,常会被误认为骨折。有学者报告3例腓骨小骨,均曾被误认为骨折进行过治疗。

8. 腓骨下端透光区 在青少年或成人,腓骨下端常常密度较低,有的甚至呈局部透光区,乃因该部主要系骨松质构成,属正常表现,勿误为异常。偶在成人腓骨下端外踝处见到圆形或类圆形孔状透光区,其边界清楚光滑而略现硬化,外下界即为腓骨外踝外下皮质,此亦为发育变异。

腓骨下段(或下端)偶尔可见环形透光区,可为单个也可为多个,其边界清楚而稍现硬化,与胫骨近端、髌骨及股骨上端所见环形影性质类似,为良性病灶,其内多为纤维组织,无临床意义。在腓骨下段正位照片上,可见其胫侧皮质偶现不规则骨性突起,有的呈刺状,有的呈多角状,导致该处腓骨较其上下都要粗壮一些,这是后腓韧带钙化,非属异常。腓骨远端可见环形病变,与胫骨近端所见相似,其内亦多为纤维组织,无临床意义。

9. 踝后沟变异 正常情况下,腓骨远端后面圆隆,约82%的人(大约在踝关节上方1 cm处)腓骨后面有一浅凹,此即踝后沟,腓侧肌腱在沟内向踝关节方向下行。11%的人腓骨远端的后表面保持扁平,7%的人为圆隆。后者易于发生腓侧肌腱的脱位和纵行撕裂。在轴面图像上,无论踝后沟是圆隆或是扁平,均应仔细观察腓侧肌腱的完整性以及上支持带和肌腱与踝后沟的解剖关系。

10. 腓骨假骨折 腓骨下端的骨骺线也可伪似外踝骨折。腓骨远端骨骺正常偏移,可能会被误认为通过骨骺线的骨折。在2岁儿童偶尔可见腓骨远端皮质内侧正常隆起,可被误认为隆凸骨折。

11. 腓骨局限性骨质缺损 有学者报告4岁男孩双侧腓骨干骺端局限性缺损,边缘清楚,形态规则,皮质完整,该缺损正对着胫骨突出的干骺端。在成人,有作者报告腓骨远端内侧前胫腓韧带附着处发育性凹陷或皮质缺损,无临床意义。此皮质缺损正位于距骨顶平面,与水平走行的踝关节间隙相应。

第十八章　小腿与胫腓骨

第一节　胫腓骨发育变异和诊断陷阱

1. 胫腓骨干　在胫腓骨上段侧位片上，后方的腓骨与前方的胫骨的骨小梁重叠可伪似胫骨骨折。胫骨前侧皮质增厚还可造成正位投照时呈现条片状致密影。胫骨上段的良性皮质缺损愈合后的表现，可类似长跑运动员的应力骨折改变，呈现皮质区条片状致密影。在胫腓骨正位片上，轻度旋转可造成腓骨头假性脱位，注意此类照片上髌骨明显内偏。

2. 胫腓骨间膜　胫腓骨干与尺桡骨干一样，由于骨间肌膜的附着，使相应骨皮质变得较厚而不规则。因而，正位照片上，胫腓骨间皮质表现甚为多样，可见到节段性或弥漫性毛糙不整，尤以腓骨较著；也可呈弥漫性骨皮质增厚，胫骨则更为常见；由于骨间膜骨化，还可使腓骨厚度变化较明显，不应误为病变。

3. 腓肠豆　腓肠豆(腓肠小豆)，腓肠肌籽骨：有学者指出，籽骨是由肌腱骨化而成，有改变压力消除肌腱与骨面之间的摩擦，变换肌的牵引方向，加大肌肉的力量，加强稳定关节的作用。

4. 胫腓骨的生理性弯曲　在幼儿生长发育过程中，胫腓骨可出现生理性地向前外侧凸，以胫骨较著，胫骨上端平台内侧和后侧相应凸出明显，随着小儿发育，上述变化逐渐消失，弯曲处慢慢变直。个别小儿胫骨弯曲不明显，而腓骨中下段却向胫侧凸起，从正位X线照片上看，十分类似腓骨骨折整复后愈合，事实上并未曾骨折，仍系生理性弯曲，随发育生长而渐渐消逝，只是比胫骨生理弯曲少见而已。

5. 胫腓骨下端骨骺线或骨骺板　在青少年踝关节正侧位照片上，经常可以见到胫腓骨远端骨骺线不平整，上凸成角，或波浪重叠不一致，甚或出现局限性凹陷(称骨骺板陷窝)，以胫骨更为常见，皆为正常现象，此类陷窝一般均向骨骺侧凸入，而不向干骺端凸进。腓骨下端骨骺线常呈锯齿状，颇似外踝骨折的骨折线，此刻务必紧密结合临床。

有学者报告一例11岁女孩胫腓骨远端骨骺闭合不一致。这种闭合比率的变化不能用于排除胫骨或腓骨的Salter-Harris Ⅰ型骨折。

腓骨下端骨骺正常可稍向胫侧偏移少许，不应误为通过骨骺线的骨折。腓骨下端骨骺线闭合过程中均是部分先闭合，部分待闭合，在临床上，误认为骨折者真是屡见不鲜，而且，它闭合后的遗迹也可误诊为骨折。在成人，腓骨下端骨化中心如未完全融合，或骨骺线持久不闭，亦十分类似于骨折。

6. 副骨　腓骨下端外侧副骨常位于腓骨下端，邻近外侧皮质，正位片上表现为该处局限性骨质增生，宛如一枚骨岛形成。在胫骨下端前分偶尔可见一小副骨，因其贴近距骨，故称之为胫距骨，不应误诊为骨折碎块。

7. 胫腓骨下端骨骺　任何骨骺或骨突皆可由多个骨化中心发育而来，胫腓骨下端骨骺亦不例外，有的胫骨下端内踝骨骺与下端骨骺略有分离，酷似内踝骨折。有的分离甚远，加之该骨骺甚小，边缘不甚整齐，颇似游离的骨折碎块。有的胫骨下端骨骺内侧端边缘毛糙，出现不规则钙化，其机制及表现与股骨下端骨骺相类似。

有时在青年的胫骨下端骨骺内踝下方亦见到不规则的数枚钙化团，其大小不一，皆与内踝骨骺有一透光裂隙相隔，宛如骨骺核碎裂，实际上系发育变异。有的成人内踝的关节面附近也出现少许不规则钙化，个别成人内踝内侧呈现小点状骨质突起，皆不应误诊为撕裂伤。偶尔腓骨下端外踝骨骺下份也出现不规则的钙化，致外踝骨结构紊乱，常与骨折混淆。

8. 胫腓骨下端透光区　在青少年或成人,腓骨下端常常密度较低有的甚至呈局部透光区,乃因该部主要系骨松质构成,属正常表现,勿误为异常。在儿童,偶见胫骨下端骨骺之内踝尖端有一豆大透光区,其周围骨质稍现硬化,此多系该处继发骨化中心所致,追踪数月后可见该区随生长发育而消逝。此外,偶在成人腓骨下端外踝处见到圆形或类圆形孔状透光区,其边界清楚光滑而略现硬化,外下界即为腓骨外踝外下皮质,此亦为发育变异。

9. 重叠影与假转位　在胫腓骨下端正位片上,有时胫骨下端胫距关节间隙部分重叠于腓骨下端,酷似腓骨外踝骨折,对初学者尤应注意,切勿误诊。在胫腓骨下端及踝关节侧位照片上,在临床上偶可遇见胫骨下端后部重叠于腓骨下端后缘,造成胫骨该处一竖行透光线影,颇类似胫骨下端后踝骨折。在胫腓骨下端X线正位片上,胫腓骨阴影重叠,可伪似外踝骨折。在踝关节正位片上,足部位置在投照时十分重要,有学者指出,如在投照时足的位置不正,可造成假性距骨转位的X线表现,引起临床的混淆。在侧位X线片上,有时胫腓骨重叠产生Mach效应,可伪似后踝骨折。

10. 胫腓骨形状不规则　胫骨下端前部偶可见呈切迹状,使前下缘不呈角状,而略呈平凹,此系正常变异。在腓骨下段正位照片上,可见其胫侧皮质偶现不规则骨性突起,有的呈刺状,有的呈多角状,导致该处腓骨较其上下都要粗壮一些,这是后腓韧带钙化,非属异常。

在胫腓骨下端两骨间的韧带联合膜可以出现钙化,表现为胫腓骨间局限性不规则的骨质隆起,可只出现于腓骨的胫侧。

11. 其他　腓骨下段(或下端)偶尔可见环形透光区,可为单个也可为多个,其边界清楚而稍现硬化,与胫骨近端、髌骨及股骨上端所见环形影性质类似,为良性病灶,其内多为纤维组织,无临床意义。

胫骨下端前部偶可见呈切迹状,使前下缘不呈角状,而略呈平凹,此系正常变异。

在腓骨下段正位照片上,可见其胫侧皮质偶现不规则骨性突起,有的呈刺状,有的呈多角状,导致该处腓骨较其上下都要粗壮一些,这是后腓韧带钙化,非属异常。

第二节　小腿副肌

Nidecker等(1984)发现,在踝CT扫描时,有时在跟腱前脂肪垫内可见一非对称性软组织密度肿块,可为单侧,也可为双侧,他们认为系正常的变异,称作小腿副肌。

副比目鱼肌:在侧位X线照片上,左踝后部软组织内可见肿块影,右侧却未见到。双侧小腿CT显示左小腿内肿块呈肌肉密度;双侧踝部CT显示左侧跟腱与胫骨间有一边界清楚的软组织包块,实为副比目鱼肌。

第三节　胫骨血管扩张型骨肉瘤与动脉瘤样骨囊肿半年观察

患者,男,31岁。右小腿上段胀痛不适5月余,加重2月余入院。查体:右小腿皮温皮色正常,未及明显肿块,右胫骨近端无压痛,有叩击痛。

当年9-20,CT:右胫骨上段占位,考虑偏恶性肿瘤可能:侵袭性纤维瘤?纤维性恶性肿瘤?溶骨性骨肉瘤?建议进一步检查。

当年9-22,MRI:右侧胫骨上段占位,考虑软骨黏液样纤维瘤?恶变可能。病理诊断:(当年10.2.手术小标本)右胫骨上段肿物切除标本:骨组织未见明显异常,软组织中见出血,少量骨小梁及较多肌肉组织与少量脂肪。主要病变为纤维组织增生,含铁血黄素沉积及多核巨细胞反应。请结合影像学检查,考虑是否符合动脉瘤样骨囊肿。病理检查:(当年10-2手术根治标本)灰褐色不规则组织一堆,体积4.5 cm×4.0 cm×2.0 cm,切面灰白灰褐,质中,其中有少许骨样组织,质硬。病理诊断:(右胫骨近端)炎性肉芽组织及瘢痕组织,并见少量成熟骨组织,骨髓纤维脂肪组织中少量慢性炎细胞浸润,符合肿瘤切除后修复性改变。

当年10-18, DR:右胫骨上段占位,考虑恶性骨肿瘤,请进一步检查。

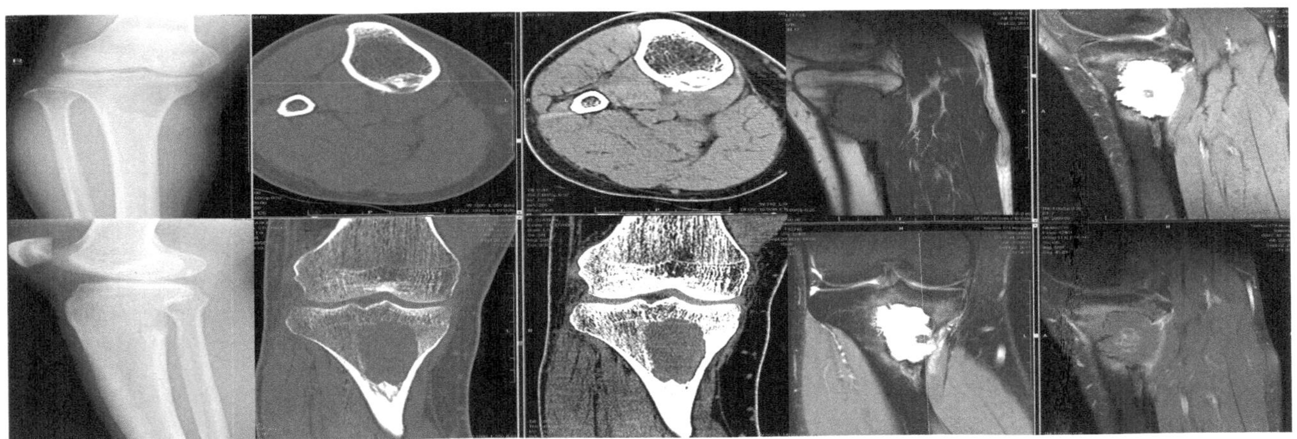

图 14-18-1　胫骨血管扩张型骨肉瘤与动脉瘤样骨囊肿

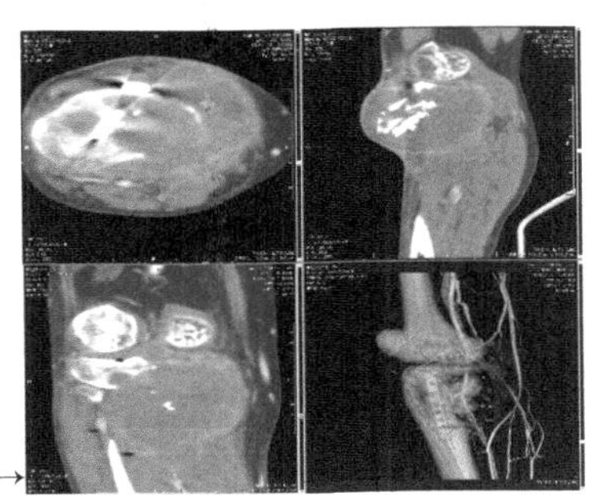

（次年 4-30）病理检查：右胫骨病灶根治切除标本：棕褐色碎组织一堆，大小 9 cm × 8 cm × 3.5 cm，切面棕褐，易碎，另见梭形皮肤组织一块，大小 5.5 cm × 1.7 cm × 1.5 cm，切面灰褐，质偏韧。病理诊断：右胫骨病灶根治切除标本：肿瘤细胞异型性显著，病理性核分裂易见，伴大量坏死、新鲜出血和陈旧出血，待做免疫组化检测进一步探讨；另见一块皮肤组织，真皮深处见炎性肉芽组织形成及纤维组织增生，周围伴新鲜出血和陈旧出血。

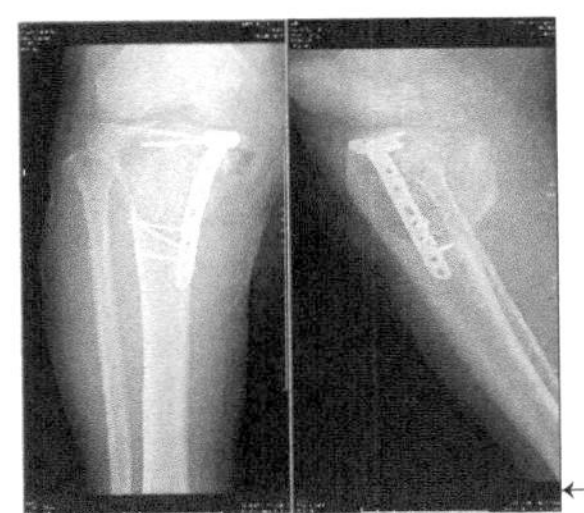

（次年 5-6）病理检查：右胫骨病灶切除标本：骨的恶性肿瘤（血管扩张型骨肉瘤可能性大）。（次年 5-20）病理检查：右小腿上段软组织病灶切除标本：软组织病变，符合慢性包裹性脓肿。

纵观本病例的整个诊治过程，我们发现，起初影像诊断怀疑为恶性肿瘤，可是手术病理诊断为动脉瘤样骨囊肿；术后 5 月，患者又以再次发现包块 3 月入院，遂于 3-7 在腰硬联合麻醉下行右胫骨上段动脉瘤样骨囊肿术后血肿清除髂骨植骨术，术后病理检查：见锻带样结构较明显，另见有实块区。均有较多的多核巨细胞、成纤维细胞及纤维组织和毛细血管穿插其中，尚见含铁血黄素的陈旧性出血和新鲜血凝块，结合病史为复发。鉴于核分裂较多，有散在的异型细胞，建议临床密切随访。术后出现右小腿切口愈合不良，渗液，遂于 3-20 在腰麻下行右胫骨动脉瘤样骨囊肿术后切口不愈合清创缝合术。患者放射治疗 2 周，病情未见明显改善，患者自觉效果欠佳，右小腿仍肿痛，要求再次手术治疗，并于 4-28 在腰硬联合麻醉下行右胫骨上段动脉瘤样骨囊肿病灶清除髂骨异体骨植骨术。

我们建议临床、影像、病理、追踪四结合的诊断模式，在此例患者的病程中得到了支持，反复几次手术及病理所见，说明最初病理诊断出现了问题，影像诊断的意见得到了证实，影像看大体，病理看细微，二者各自扬长避短，密切结合起来，再与临床表现紧密联系，追踪再看诊断治疗的效果，这样四方面的信息结合在一起，就可以减少和避免许多误诊误治，这就是我们的临床经验，仅供同仁们和读者们参考。

第四节 右小腿黏液样神经鞘瘤

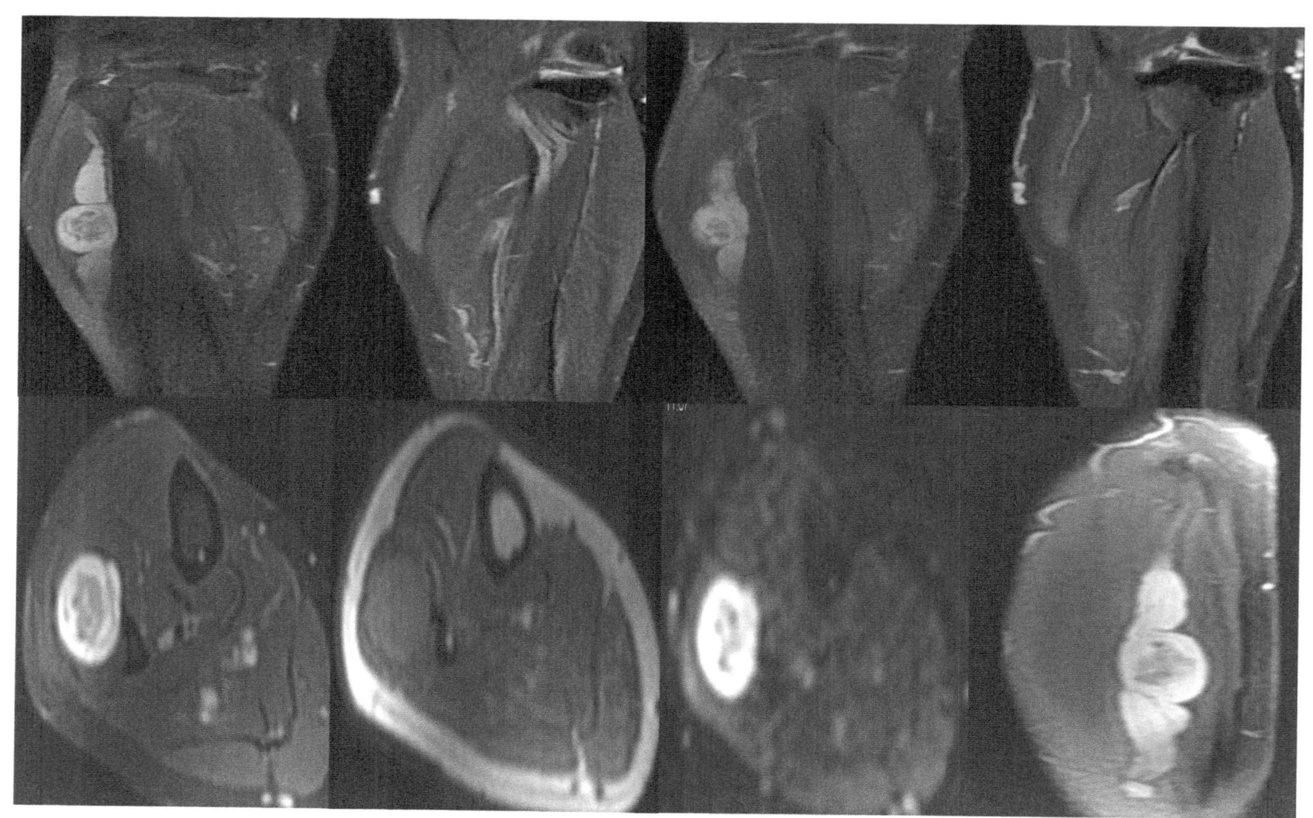

图 14-18-2 右小腿黏液样神经鞘瘤

患者,女,55 岁。因发现右小腿包块 10 年余入院。无明确外伤病史,有反复腰痛病史。

手术所见:见肿物隆起明显,位于深层,钝性分离,包块约 16 cm × 2.5 cm 大小,包膜光滑、完整,与腓浅神经粘连,仔细分离腓浅神经,切除基底部,缝合基底可靠。

病理检查:右小腿包块切除标本:不规则组织一块,大小 7.0 cm × 2.5 cm × 2.0 cm,表面光滑,切面淡黄,呈胶冻样,质软,包膜完整。病理诊断:右小腿包块切除标本:黏液样神经鞘瘤。

第十九章　踝关节损伤

第一节　运动性损伤所致后足疼痛的影像分析

后足疼痛是足痛的常见症状之一，其中足跟是主要累及部位。后足疼痛的原因多种多样，可以是局部骨质及周围软组织结构等的先天异常或继发创伤，也可以是全身系统性疾病在局部的反映。

1. 后足的骨性关节结构异常

（1）距骨后三角骨综合征：距骨后突外侧结节与三角骨之间软骨结合的断裂引发的一系列撞击综合征，引起距骨后滑囊炎和后方的拇长屈肌腱鞘滑膜炎，三角骨通过软骨结合与距骨相连，常在7~13岁之间发生骨化，但有些人没有形成骨性连接，或后天因外力作用下断裂导致距骨后三角骨综合征。

（2）Haglund 畸形：跟骨的先天发育畸形，指跟骨后上结节突起引起的跟腱前方间隙狭窄、滑囊受压，导致跟腱前方滑囊炎。距骨后三角骨综合征和 Haglund 畸形是后足疼痛常见的先天性骨性结构异常。

（3）外踝撕脱骨折：临床很常见，常伴有距腓前韧带拉伤或撕裂，引起踝关节不稳。

（4）应力性骨折：常累及距骨、舟骨和跟骨，在 X 线平片及 CT 上表现阴性，一般2~6周后恢复。若骨折线累及关节面，预后不佳，处理不当，可发生坏死导致骨塌陷。MRI 是诊断应力性或隐性骨折的最佳检查方法。

（5）跟距下关节撞击：是后足的常见撞击部位，该组2例，典型表现为相邻关节面下骨髓水肿，MRI 是显示骨间撞击后骨髓挫伤的最佳检查方法。

（6）跗骨窦综合征：属于软组织损伤改变，MR 多平面成像能清晰显示跗骨窦解剖和病变，此类损伤常见于跑跳体育项目的运动员，如篮球和排球等。

2. 韧带、肌腱及软组织损伤

（1）跟腱撕裂及跟腱末端病：是后跟疼痛的常见原因，目前认为跟腱末端病是无菌性炎症，临床表现为肌腱或肌腱 - 骨骼连接处的疼痛、压痛，甚至肌腱断裂。跟腱末端病病理上为胶原组织变性或钙化，与肌腱炎或肌腱周围炎不同，治疗难度大，MR 或超声是诊断的最佳检查方法。该组1例患者跟腱末端可见3个大小不等的钙化灶，同时跟腱末端增粗、信号增高，而钙化表现为高信号，原因可能是钙化周围包裹有炎性反应。跟腱撕裂患者表现为跟腱连续性中断，常发生于跟腱在跟骨附着处以上6 cm 范围内。但值得注意的是，影像扫描范围需要包括一部分小腿，因为有时跟腱撕裂发生在上方腓肠肌和比目鱼肌起始处，此类损伤常见于田径和羽毛球等项目的运动员中。

（2）足底筋膜炎：正常足底筋膜厚约3.0 mm，在长时间、长距离行走及从事帆板等专业运动的人群形成炎症可增厚达7.4 mm，多见于从事皮划艇等体育项目的运动员。

（3）后踝屈肌腱鞘滑膜炎及屈肌腱撕裂：后踝屈肌腱包括胫后、趾长和拇长屈肌腱，以及腓侧的腓长短肌腱。因为拇长屈肌腱活动度最大，也是跗骨管内易发肌腱病和撕裂的肌腱。

（4）内外侧副韧带拉伤：内侧三角韧带较为坚韧，拉伤机会小于外侧副韧带，其中距腓前韧带和跟腓韧带是外侧副韧带中最容易拉伤的2条韧带，这与解剖走行密切相关。距腓前韧带是外侧韧带复合体中最薄弱的韧带。

第二节 踝关节扭伤后假性动脉瘤形成

踝关节是人体活动频度最大的关节之一，踝关节扭伤在日常生活中常见，但踝关节扭伤后继发假性动脉瘤形成（PAFAS）非常少见。

在外力作用下，关节骤然向一侧活动而超过其正常活动度时，引起关节周围软组织如关节囊、韧带、肌腱等发生撕裂伤，称为关节扭伤。日常生活中以踝关节扭伤最多见，但踝关节扭伤后继发假性动脉瘤形成却非常罕见。

如果踝关节扭伤后继发假性动脉瘤形成没有得到及时诊治，供血小动脉将持续出血，瘤腔周围形成新旧不一层状血凝块、甚至纤维包膜形成，病灶侧软组织及动静脉受压，可出现软组织水肿、甚至缺血坏死，踝关节软组织快速增大、隆起，邻近骨质因肿胀软组织压迫而骨质吸收、骨质疏松。该组 1 例因持续时间较长，软组织肿胀显著，而未扪及搏动感，临床上难以与脓胀、甚至肿瘤鉴别。

1. 踝关节扭伤后继发假性动脉瘤形成的影像学表现及比较

（1）X 线平片及 CT 平扫：表现为软组织肿胀、邻近踝关节骨质吸收、骨赘形成等，不具有定性诊断价值。

（2）MRI 平扫及增强：该例在 MRI 的 T_2WI 抑脂像上呈以高信号为主的分层状软组织信号，形似"洋葱皮"，手术证实为新旧不一的血凝块及缺血坏死组织，较具影像诊断价值，同时在 T_2WI 抑脂像上可见患处异常粗大的血管搏动伪影更具影像诊断价值，当然最具定性价值的是增强 T_1WI 抑脂像，直接显示显著强化的假性动脉瘤腔与小动脉相延续。

（3）血管造影：直接显示对比剂染色的假性动脉瘤血池染色及供血动脉与侧支血管。

（4）超声：可直接显示假性动脉瘤腔及附壁血栓形成等。从文献看，4 例超声诊断病例中 2 例最终行血管造影检查进一步确诊。

2. 比较影像学　当临床怀疑踝关节假性动脉瘤形成时，最简捷、性价比最高的是超声检查。就定性诊断而言，CT 增强扫描、MRI 增强扫描、CTA 及 MRA 均可以满足需要；诊断价值最高的影像学检查方法仍然是血管造影、特别是 DSA 检查，对供血动脉及侧支血管显示最佳。

踝关节扭伤后继发假性动脉瘤形成的可能原因：有关踝关节假性动脉瘤的病因多与较重踝关节外伤有关，特别是踝关节骨折，可造成血管壁的撕裂或直接刺破。有文献报道踝关节镜检查不当也可导致假性动脉瘤形成。踝关节扭伤是一种轻度的踝关节损伤，踝关节扭伤后继发假性动脉瘤形成的报道甚少。

3. 解剖学特点　日常工作中，在 64 层 MSCT 工作站做下肢 CTA 后处理时常常可以看到：胫前动脉远段、腓动脉远段在原始轴位像上显示清晰，但在容积再现（VR）像上常常有节段性胫前动脉远段、腓动脉远段不能显示，结合原始轴位像可以看到胫前动脉远段、腓动脉远段节段性与胫腓骨贴附紧密。胫前动脉及腓动脉远段与胫腓骨关系密切，而胫后动脉远段距胫腓骨则相对较远。一组 12 例踝关节扭伤后继发假性动脉瘤形成均由胫前动脉和 / 或腓动脉供血。推测踝关节扭伤后继发假性动脉瘤形成与解剖结构有关。

4. 机械力作用　Christofilopoulos 等（2008）报道 1 例踝关节扭伤后距舟关节背侧骨赘紧邻假性动脉瘤，提示其产生可能与胫前动脉分支与骨赘之间机械力作用有关。胫腓动脉远段及其分支与胫腓骨或骨赘之间的机械力作用是可能发病原因之一。

5. 扭伤后炎症介质损伤　一例患者 2 个月前扭伤左踝，即出现肿痛，不能站立及行走，予以外敷中药及夹板外固定，左踝肿胀逐渐消退，推测此期无假性动脉瘤形成，但炎性反应存在，如果合并假性动脉瘤形成，那么左踝关节肿胀应该持续肿大而不是消退。

伤后半个月，患者在他人搀扶下开始活动，伤后一个半月出现左足不能完全负重，约 1 周前患者自觉左踝部疼痛加重，夜间疼痛更明显，并发左踝逐渐肿胀，触摸左踝局部温度明显增高，局部皮肤也有色泽变化，推测在此期间因踝关节假性动脉瘤形成而出现踝关节快速肿胀。由此推测，炎症介质损伤可能也是踝关节扭伤后继发假性动脉瘤形成的一个重要因素。提示在临床治疗中对于踝关节扭伤患者的制动时间应适当延长，不宜过早恢复日常运动量。

6. 踝关节活动频度大　踝关节是人体活动频度

较大的关节，因此机械力作用概率较大。

综上所述，踝关节扭伤后继发假性动脉瘤形成可能与胫前动脉远段、腓动脉远段与胫腓骨贴附紧密的解剖学基础、机械力作用、炎症介质损伤及踝关节活动频度大等原因有关。当临床怀疑踝关节扭伤后继发假性动脉瘤形成时，首选超声检查，CT、MRI增强或血管成像检查可做出定性诊断，金标准仍然是血管造影检查。

第三节　后踝撞击综合征

正常情况下，距骨后外侧突的二次骨化中心于儿童7、8岁到13岁间出现，并在1年内融合。后踝撞击综合征的发病人群见于芭蕾舞演员（最大限度的跖屈运动）、足球、排球运动员及活动量大的人群。因反复的踝关节过度跖屈或突然的急性跖屈并内翻损伤后出现临床症状，被认为是位于跟骨后突和胫骨后方的骨性结构及其间的距骨周围软组织受压造成后踝的骨与软组织撞击综合征。

临床症状表现为足背屈曲时后踝疼痛加剧，跖屈受限，查体时后踝部触痛，偶尔可触到软组织肥厚，最初休息后症状缓解，常于恢复活动后症状再次出现。

影像学表现包括：距骨后三角骨存留（骨化中心未融合），并可见距骨与三角骨接触面出现高信号的骨髓水肿，即距后三角骨综合征；距骨后突过长（骨化中心融合过长），或称Stieda突；距骨后突骨折；胫骨远端后缘关节面明显斜向后下方突出；跟骨后突过度突出；上述骨突炎症和/或关节积液。

第二十章　关于踝部联合

第一节　下胫腓联合

下胫腓联合是维持踝关节稳定的重要结构,如诊治不及时或处理不当,常遗留慢性疼痛、关节不稳及创伤性关节炎。X 线片作为主要的诊断手段,传统的方法是通过测量下胫腓联合投影宽度来诊断下胫腓联合分离,但因易受摄片位置、常规不摄健侧作对比等多因素影响,导致其诊断的准确性受到国内外学者的质疑。

一、发病机制

下胫腓韧带由胫腓前韧带、骨间韧带、下胫腓后韧带以及下胫腓横韧带组成,其中以骨间韧带最为坚强,并与小腿骨间膜相连续。下胫腓前韧带起自胫骨远端前结节的前外侧面,止于腓骨前方。下胫腓后韧带起于胫骨远端的后结节,止于腓骨的后方。下胫腓后韧带较下胫腓前韧带厚实坚强,因此下胫腓联合后方的损伤经常表现为胫骨远端后结节的撕脱骨折,而前方的损伤通常是下胫腓前韧带的撕裂。

踝关节是由 3 块骨(胫骨、腓骨、距骨)组成的环状结构,它们之间又由周围韧带连接,这个环状结构有 1 处断裂就有可能导致该结构另 1 处骨折或韧带的损伤,并且这个环状结构向上延伸到膝关节,因此下胫腓联合分离时易出现腓骨高位骨折。

二、影像学研究

1. 分类　AO-Danis-Weber 和 Lauge- Hansen 2 种分类法的结合很好地解释了踝关节环状结构损伤的特点。如 AO 分型中的:① A 型,主要由内收应力引起,外踝骨折低于胫距关节,不产生下胫腓联合分离。一组 58 例下胫腓联合分离,在此型损伤中未发现下胫腓联合分离的病例;② B 型,此型一般由强力外旋外力引起,外踝骨折位于下胫腓联合水平,下胫腓联合有 50% 损伤的可能,该组仅 7 例表现为下胫腓联合部分分离,其中 3 例证实为全部分离;③ C 型,腓骨骨折高于下胫腓联合水平,此型均有下胫腓韧带损伤,为单纯外展应力或外展与外旋联合应力所引起。该组典型的下胫腓联合分离均为该型,且下胫腓联合处及远端腓骨无骨折。

2. 投照体位对诊断下胫腓联合分离的影响　腓骨实际位于胫骨后外方,当小腿内旋至下胫腓联合所在平面与 X 线中心线接近平行,胫骨远端前、后结节外缘的投影也处在同一个平面时,下胫腓联合间隙显露较好,下胫腓重叠影则相应减小,所测下胫腓联合间隙数值相对真实,即为“踝穴位”。

鉴于下胫腓联合间隙的测量数值会随投照体位的不同而不同,当疑有下胫腓联合损伤时,建议常规摄取踝穴位(“榫眼”位,内旋斜位)片;但拍摄时应注意:由于旋转并非踝关节或膝关节的生理功能,踝关节的斜位投照是通过髋关节的旋转获得。

有的学者报道“踝穴”位片可通过将足跟到足尖内旋,而胫骨远端不动来显示下胫腓联合间隙,此法虽然通过足内旋内翻间接带动小腿内旋而得以显示下胫腓联合间隙,但与下胫腓联合分离是在外展、外旋暴力及足过度背屈情况下产生的机制相驳,易导致功能性复位而掩盖下胫腓联合分离的显示,特别是对下胫腓联合仅部分损伤的患者。

因此建议拍踝穴位或踝关节前后位时应先将小腿内旋固定,以便真实反映下胫腓联合间隙宽度,然后再将足置于背屈及外旋的轻度应力位投照,这样更易于显示内侧结构中断时所致的直接或间接 X 线征象,如三角韧带断裂、踝穴增宽、距骨外移、内踝牵拉性骨折等。反之,如果小腿过度外旋,下胫腓联合间隙则难以显示,漏诊下胫腓联合分离也就成为必然。

3. 下胫腓联合分离的X线观察方法

(1)首先判断有无内侧结构断裂:内侧结构的断裂是下胫腓联合分离产生的重要条件之一,无内侧结构断裂也就不具备下胫腓联合分离产生的基础可排除。分析内踝骨折是压缩性骨折还是撕脱骨折,下胫腓联合分离时的内踝骨折为基底部横行撕脱骨折,骨折片向远端分离,而距骨内翻所致撞击挤压者则多为斜形、螺旋形或粉碎骨折,骨折片常向近端移位,此时不产生下胫腓联合的分离。

(2)有无腓骨骨折及腓骨骨折所处的位置:没有腓骨骨折,则基本可以排除下胫腓联合分离,不伴腓骨骨折的下胫腓联合分离是罕见的。当存在腓骨骨折时,又可根据骨折的位置不同来判别有无下胫腓联合损伤,因为下胫腓分离的发生缘于距骨在踝穴内所受到的外旋或外展的应力所引起,踝关节又是骨和韧带等组成的环状结构,外踝受到的撞击力会沿着腓骨由下而上传导产生腓骨不同位置的骨折。

如果外踝骨折线在下胫腓联合水平以下,说明沿腓骨上传的暴力在此得到释放,此时下胫腓分离不会发生;腓骨骨折线平下胫腓联合水平,下胫腓韧带一般表现为部分裂断,其中下胫腓前韧带损伤较为常见,此时通常看不到明显的下胫腓联合间距增宽或重叠的异常,只有伴胫骨后结节的撕脱骨折或下胫腓后韧带断裂时分离才会相对明显;腓骨骨折线位于下胫腓联合水平以上,而下胫腓联合部位及远端的腓骨无骨折,此时下胫腓联合必然分离,因为外踝所受到的外展或外旋的暴力只有产生下胫腓完全撕裂后才能够继续沿着腓骨向上传导,并引起骨间膜的撕裂直至腓骨骨折,暴力才得以释放,其中包括最容易漏掉的Maisonneuve骨折,即高位腓骨骨折。因此要求当疑有下胫腓联合分离产生的机制时应常规摄腓骨全长片,以避免腓骨高位骨折的漏诊。

4. 下胫腓联合分离的X线诊断标准　下胫腓骨联合分离的定义是:与正常侧对照,前后位X线片上胫腓重叠小于10 mm,或外翻应力位X线片上下胫腓间隙增宽大于正常对照2 mm,局部疼痛症状明显。Pneumaticos等(2002)反对将下胫腓重叠作为影像学参数,因为它随踝关节的旋转而变化。一些学者研究认为下胫腓联合间隙与身高、体质量、性别、年龄存在强相关性,不适合作为下胫腓联合损伤的评估指标。

5. 某些学者提到的经典标准是　胫腓间隙(胫骨后结节外缘与腓骨内缘之间距离)在前后位X线上大于5 mm,胫腓重叠(胫骨前结节外缘与腓骨内缘之间重叠的距离)在前后位X线上小于10 mm或踝穴位上大于1 mm说明下胫腓联合分离。

研究认为,由于摄片时体位旋转角度的大小不同、个体差异(如胫骨腓切迹的深度)、放大、测量方法不同均会带来测量数据的差异,仅通过测量数据来诊断下胫腓联合分离显然不科学,如一组下胫腓联合分离中就有7例是因摄影体位不当,表现为胫骨基底面向上1 cm处下胫腓联合间隙并无明显增宽。相反是上方或下方呈"V"字形或反"V"字形增宽,因此建议当下胫腓联合间隙大于5.0mm时可提示存在损伤的可能,具备下胫腓重叠小于1 mm或无重叠可诊断下胫腓联合分离。

综上所述,下胫腓联合分离必须具备3个条件,即内踝或三角韧带损伤,下胫腓韧带损伤,腓骨与骨间膜在同一水平面损伤。影像诊断中只要掌握这3个条件之间的相互X线表现、结合恰当的摄影方法及测量数据,对正确诊断下胫腓联合分离并不困难。

第二节　踝部真性联合和假性联合

通常内踝下关节(在脚后跟常规冠状面MRI上)不易清晰显示。

相反,却常可见到距骨和跟骨之间的骨性"突起"被一条模糊的低信号线所横跨,后者在连续图像上表现为从上向下移行,这是由于解剖上相对倾斜的内踝下关节在标准冠状面成像时产生部分容积效应所致,而不是真正的踝下关节联合。此种容积效应在常规轴面CT图像和轴面MRI上也可遇到。

假性联合与真性联合在MRI矢状面图像上可以区分,在该位置载距突和内踝下关节均可清晰显示,然而真性联合在所有层面上均可显示载距突和内踝关节面、假性裂缝或内踝下关节真性骨桥的形态学改变。足跟矢状面T_1WI容易显示类似于跟骨和舟骨间的骨性联合,这种误诊在通过仔细观察轴面和冠状面两骨间的正常关系后可以避免。另外，在梯度回波或 STIR 矢状面图像上，假性联合在跟骨和舟骨之间可以看到高信号而看不到跟骨舟骨桥。

第三节 足跟舟联合

足跟舟联合是 Cruveilhier(1829)首先研究记载，Sloman(1921)首先报告其 X 线改变，Vaughan(1953)回顾性研究了近 2000 例足疼痛病人，X 线发现 0.45% 病人伴有跟舟联合。Lysak & Fenton(2004)系统地研究足跟舟的形态学改变，跟舟联合的发病率为 5.6%。

1. 临床表现　跟舟联合的主要临床表现为腓侧僵硬、扁平足、慢性足疼痛。最初的治疗主要为保守治疗，矫形外科限制跟舟关节活动，如果保守治疗失败则采用外科切除跟舟联合和趾外展短肌腱插入术，对于大部分病例可解除症状，但约 1/3 病例未能缓解症状。

2. 分型　根据 Lysak & Fenton(2004)并结合文献可将足跟舟联合的关系分为 4 型：1 型为跟舟间隙宽，间隙的骨皮质平整、圆滑、清楚；2 型为跟舟间隙狭窄，跟骨前上突变平、变宽，但其骨皮质光滑、规则、清楚；3 型为跟舟间隙变窄，跟骨前上突变平、变宽，其骨皮质粗糙不规则、不清楚；4 型为跟舟骨性融合。

Lysak & Fenton(2004)结合文献提出 1 型为正常表现，跟舟之间无联合关系，2 型是跟舟软骨性联合，3 型为跟舟纤维性联合，4 型则为骨性联合。Crim & Kjeldsberg(2004)提出了跟舟联合的新的诊断征象，即舟骨外侧变形和舟骨横径加宽改变。踝关节诊断足跟舟联合依靠象鼻征，表现跟骨前上突变长增大呈一钝性突起有如象鼻。

3. 影像学研究　有学者报告一组评定足踝跟舟联合采用了上述学者建立的标准。该组发现除上述学者报告的征象外，在足跟舟软骨性联合中还可见有软骨钙化存在。

该组观察了 1361 例足踝 X 线片，发现跟舟联合者 72 例，占 5.3%，其与 Lysak & Fenton(2004)研究的发病率 5.6% 相接近。发现在足部 X 线片诊断跟舟联合时发病率为 8.7%，远大于踝侧位的发病率(3.2%)，其两者经统计学处理有显著性差异，故研究或诊断本异常时应使用足部 X 线检查。比较本组足部的发病率，其高于 Lysak & Fenton(2004)所报告的 5.6%，其原因可能与种族间的差异有关。

该组资料观察发现在男、女足外伤和足疼痛组中足跟舟联合的发生没有显著差异，同时男女性别间也未发现显著差异，说明跟舟联合不一定是引起足踝疼痛的主要病因，应进一步寻找发现足踝疼痛的其他 X 线表现。

本病的影像诊断在 CT、MRI 问世以前主要依靠 X 线检查诊断。CT、MRI 问世后学者们使用 CT 或 MRI 进行诊断，CT 和 MRI 有较高的组织分辨率和多方位成像特点，对诊断跟舟联合畸形优于 X 线检查，能发现跟舟间隙的异常细微形态学变化。

该文采用了 CR X 线片进行观察主要原因是 X 线检查是目前最常用的影像学检查方法，能够完成大样本的调查工作。有学者指出如果 X 线检查诊断有困难时可采用 CT 或 MRI 进一步证实。因常规 X 线检查时足部拍片一般医疗单位采用足正位和内斜 45° 角位诊断，而较少使用足侧位片，故该研究将观察分为 2 组，1 组观察足部正斜位变化，而另 1 组在踝部正侧位观察。Crim & Kjeldsberg(2004)提出诊断跟舟联合的 X 线征象不难，只要通过简单的训练，诊断的敏感性达 80%~100%，特异性为 97%~98%。

虽然外科处理失败的原因不清，但有学者指出跟舟联合不一定是产生症状的病因，故 Lysak & Fenton(2004)提出 X 线检查发现跟舟联合的临床重要意义是什么？哪些病人需要进一步的 CT、MRI 检查？哪些病人需要外科治疗？这一系列问题需要我们进一步研究观察确定。

第二十一章 踝部其他疾病

第一节 足和踝部MRI的发育变异和诊断陷阱

足和踝部磁共振影像解释的基本原则之一在于首先区分正常和异常，因而熟悉足和踝部正常解剖结构和发育变异对于MRI正确诊断至关重要。

1. *磁共振成像序列* 常规足和踝部MRI应做三维方向检查，即轴面、冠状面和矢状面。例如，对于踝部检查，足应放于自然位置或轻微跖屈，以避免魔角效应；采用肢体发射-接收线圈以增加空间分辨力；常规踝关节序列一般包括轴面自旋回波序列T_1WI和T_2WI。

采用快速自旋回波序列T_2WI可节省检查时间。有时也需要做冠状面T1WI和矢状面短T_1反转恢复（STIR）成像。当怀疑骨软骨病变时，可采用冠状面或矢状面梯度回波准T_2WI观察关节软骨。而在怀疑骨髓病变时，可采用STIR或变频脂肪抑制技术。

另外采用三维傅立叶转换数据采集（3DFT）使得不同方位的韧带重建均可完成，从而使每条韧带的全长都能得以显示。

足部磁共振成像，足应放置于自然位置，为了观察跖骨，可沿着跖骨轴线得到斜轴面图像和垂直于它们的斜冠状面图像，同样可以依所拟观察的跖骨取其斜矢状面图像。除了跟腱用矢状面观察最理想之外，轴面图像是观察肌腱的最佳位置，用3 mm薄层或更薄的层面行轴面或冠状面扫描可以得到更好的效果。

2. *后踝副肌群* 后踝有5块副肌，分别是副比目鱼肌、副趾长屈肌、胫骨跟骨内肌、腓骨跟骨内肌和腓方肌。除了副比目鱼肌和腓方肌之外，其他三块肌肉均位于跗骨管内屈肌支持带的深面。临床上这些肌肉常无症状，但它们可表现为疼痛的软组织肿块，若挤压邻近结构（特别是神经血管束）则使足部变形，甚至可能需要行手术切除。腓方肌起源于小腿远端的外侧，常附着于跟骨滑车后粗隆。它沿着外踝下降，易致其他腓肌腱受挤压、脱位和撕裂。副比目鱼肌从小腿后部下行，止于跟骨粗隆或跟腱附着点附近。副趾长屈肌腱起于小腿，止于跖方肌或趾长屈肌腱。腓骨跟骨内肌和胫骨跟骨内肌分别起源于腓骨和胫骨远端，止于载距突下面拇长屈肌腱的近端。

发育变异和诊断陷阱

1. *魔角现象* 肌腱在所有序列上均表现为低信号，但由于魔角效应可人为地使信号升高而类似肌腱炎或肌腱断裂。当肌腱与主磁场矢量形成55º角，特别是当TE较短，如为10~20 ms时，容易出现这种现象，肌腱的信号不均匀常常是局限的，邻近此异常信号近端及远端的肌腱则没有形态学变化。踝部大多数肌腱在沿着踝部弯曲的部位易于产生魔角效应。拇长屈肌腱由于位于第1跖籽骨之间，易于产生此种表现。在踝部成像时跖屈、用脚垫调整大拇趾的位置以及增加TE时间可减少魔角效应的出现。

2. *胫骨后肌腱远端信号不均匀* 胫骨后肌腱附着在舟骨粗隆的部位常表现为信号不均，此种表现常与肌腱的真正撕裂难以区分。信号不均匀部分是由于魔角效应引起，部分是由于多头肌腱之间脂肪的存在造成。胫外骨（Ⅰ型副舟骨）是包埋在胫后韧带远端内的籽骨，当它位于舟骨粗隆时也可能造成肌腱的信号不均匀。

3. *跟腱信号不均* 跟腱不受魔角效应影响，因而其信号不均匀一般意味着病理改变。偶尔，跟腱的信号增加是由于腓肠肌和比目鱼肌腱汇合的变异所致,不应误认为病变。两个肌腱的最远端融合和融合不全而在肌腱之间存在脂肪则导致信号不均。此时可看到跟腱前后径明显增加,连续轴面图像仔细观察比目鱼肌腱和腓肠肌腱的走行及其相互关系即可避免将其误认为病变。

4. *腱鞘内液体* 腱鞘内少量液体为生理现象,不应视为异常,相反,腱鞘内大量液体常常提示有慢性腱鞘炎。然后,拇长屈肌腱鞘内的液体不管量多少,均可能没有临床意义。关节渗出可致无症状性踝关节腔大量积液,偶尔踝关节腔与拇长屈肌腱鞘相通即产生腱鞘内积液。在无症状的个体中,于拇长屈肌腱和趾长屈肌腱交叉处(Henry 结)常可见有大量腱鞘内液体积聚。

5. *腓短肌腱假性滑脱* 腓侧肌腱一般在腓骨远端后部的后踝沟内走行,偶尔可见腓短肌腱位于腓骨远端的内侧,形似肌腱内脱位。此种表现是由于肌腱从腓骨到跟骨呈轻度斜行所致。仰卧位检查更容易出现这种变化。另外,在正常情况下,腓短肌腱在后踝沟内有时位于腓长肌腱的内侧而不是位于其前方。此种情况应认为是假性脱位。

6. *后踝副肌群* 据报道,后踝有 5 块副肌,分别是副比目鱼肌、副趾长屈肌、胫骨跟骨内肌、腓骨跟骨内肌和腓方肌。除了副比目鱼肌和腓方肌之外,其他三块肌肉均位于跗骨管内屈肌支持带的深面。临床上这些肌肉常无症状,但它们可表现为疼痛的软组织肿块,若挤压邻近结构(特别是神经血管束)则使足部变形,甚至可能需要行手术切除。

腓方肌起源于小腿远端的外侧,常附着于跟骨滑车后粗隆,它沿着外踝下降,易至其他腓肌腱受挤压、脱位和撕裂。副比目鱼肌从小腿后部下行,止于跟骨粗隆或跟腱附着点附近。副趾长屈肌腱起于小腿,止于跖方肌或趾长屈肌腱。腓骨跟骨内肌和胫骨跟骨内肌分别起源于腓骨和胫肌远端,止于载距突下面拇长屈肌腱的近端。

7. *有症状的副舟状骨* Ⅱ型副舟状骨是一个继发骨化中心,其与跗舟骨之间借纤维或软骨相连接。由于胫后韧带附着于副小骨,经其反复的拉力及经软骨联合而传导的应力,可使其产生疼痛,此时沿足中线部位均可有疼痛和压痛。如果在 MRI 上看到舟状骨、副舟状骨、软骨联合和邻近软组织内水肿,可诊断为该病。用脂肪抑制或 STIR 序列有助于发现该病。

8. *载距突副骨* 载距突副骨是位于载距突内侧的一个副骨化中心,其发生率不到 1%。该骨到跟骨的应力传导可以造成内踝下方疼痛。常规踝关节 X 线平片难以发现该骨。踝部冠状面、轴面或矢状面 MRI 均可显示载距突内侧的此小骨。在这两骨间可存在不规则低信号,不应误认为载距突骨折。

9. *腓骨沟变异* 正常情况下,腓骨远端后面圆隆,经 82% 的人(大约在踝关节上方 1 cm 处)腓骨后面有一浅凹,此即踝后沟,腓侧肌腱在沟内向踝关节方向下行。11% 的人腓骨远端的后表面保持扁平, 7% 的人为圆隆。后者易于发生腓侧肌腱的脱位和纵行撕裂。在轴面图像上,无论踝后沟是圆隆或是扁平,均应仔细观察腓侧肌腱的完整性以及上支持带和肌腱与踝后沟的解剖关系。

10. *跟骨外侧壁隆起* 跟骨的腓骨肌结节(大约 40% 人存在)起源于跟骨外侧壁,在腓骨肌短腱和腓骨肌长腱之间形成悬带。滑车后隆凸(大约 98% 的人存在)位于腓侧肌腱的后部。滑车后隆凸肥大常与副腓方肌同时存在。无论是腓骨肌结节或是滑车后隆凸肥大均能造成 MRI 图像上的跟骨变形,不应将其误认为骨软骨瘤或骨痂形成。两者,特别是腓骨肌结节可能刺激腓长肌腱鞘产生滑膜炎或撕裂。

11. *假性骨软骨缺损* 偶尔,在矢状面靠内层面图像上可显示距骨的后内侧卵圆形或线形局灶性低信号,形似骨软骨炎的干性缺损。其成因为斜行的距骨内侧皮质和附着的三角韧带容积效应所致。此种表现与冠状面靠后层面出现的胫骨远端软骨下区改变相似。其他部位也可偶尔表现为局灶性低信号,如胫骨远端关节面后部骨小梁聚集、增厚等。与"病变"相区分在于它位于边缘,以及骨髓不受累等。

12. *跟骨假性囊肿* 在侧位 X 线平片上,跟骨的中部常可见一低密度区而易被误诊为良性囊肿。这种正常的骨小梁稀疏构是由于跟骨承重骨小梁减少所致。在 MRI 上,特别是矢状面可看到缺乏正常骨小梁,不应将此误认为跟骨肿瘤。

13. *跗跖关节假性脱位* 跗跖关节 MRI 检查,跖骨底常常与相邻的跗骨排成一线。跖骨底都被跖骨间韧带连接,但第 2 跖骨底除外,后者被跗斜韧带连到楔骨内面。在正常人也可看到跗跖关节的不协调。认识此种变异可以避免将其误诊为跗跖关节半脱位;无外伤史,局部无肿胀有助于证实其为正常变异。

14. *假脂肪瘤* 足内弓的皮下脂肪常常被纤维束分隔成局限性脂肪块，而形似脂肪瘤。此种表现发生率高，形态有特征性，部位典型，据此可避免将其和皮下脂肪瘤相混淆。

15. *关节脂肪垫混同于撕脱骨折* 距骨颈部的内面存在一个小的关节前脂肪垫，它的内侧为三角韧带的前胫距束。偶尔，这个脂肪垫在冠状面或轴面图像上表现为圆形，而类似于撕裂骨折。根据脂肪垫的特殊部位，缺乏外伤史以及X线照片无异常，可以认定其为正常表现。

第二节 踝部的诊断陷阱

1. *踝韧带信号不均* 踝韧带常常表现为信号不均和线状条纹影。这种现象在后距腓韧带和三角韧带的后胫踝束处特别明显。前胫腓韧带也可表现为信号不均，乃至明显的断裂，线状影可能是由于韧带束之间存在脂肪所致，不应误认为病变。韧带断裂常有一些继发性表现，如韧带中断、折曲、增厚、张力降低以及骨髓和软组织水肿等，而正常情况下的韧带信号不均缺乏此类表现。

2. *假性游离体* 在正中矢状面图像上，后胫腓韧带和后距腓韧带处于横断面，分别表现为两个卵圆形低信号，形似游离体位于踝关节的后部。偶尔，由于它们与关节囊相邻，而被液体所包绕。前胫腓和前距腓韧带也可造成相似的假性游离体位于距骨的前部。通过观察旁正中矢状面连续图像，可较容易地区分韧带和游离体。

在常规冠状面图像上，跟腓韧带的横断面图像也可表现为腓侧肌腱深部和跟骨外侧圆形低信号影。熟悉正常解剖将有助于区分游离体、跟骨撕脱骨折等，从而避免误诊。

3. *后踝间韧带* 后踝间韧带（又称后距腓韧带胫头）在后胫腓韧带和后距腓韧带之间，偶尔可见其从内踝向外踝横行。该副韧带能疝入踝关节造成桶柄样撕裂，产生撞击综合征。其在冠状面MRI上最易发现，表现为纤细的低信号带，横跨内、外踝之间。

4. *假性胫跟斜面* 胫跟斜面属于胫骨下端骨骺的不对称性生长。即在踝关节照片时，有时胫骨与跟骨之间出现一斜线，起初在镰状细胞性贫血病人踝部发现此现象，将之描述为类风湿性关节炎的前兆，血友病和多发性骨骺发育不良等病变。

Bigongiari（1977）指出有时此种表现并非上述疾病所致，而是由于膝部的弯曲与踝部的外旋造成的人为的胫腓骨重叠现象，属于投照位置不当的伪影，称假性胫跟斜面。

5. *外踝* 在跟骨与外踝间有时可出现小骨，为跟骨滑车小骨。有学者报告一例10岁男孩外踝副骨化中心，被当成骨折治疗了6个月。该副骨化中心与腓骨远端部分连接，密度稍有增高。在踝关节斜位X线片上，有时可见到跟腱影显示，表现为腓骨下端向跟骨结节下方伸出的软组织密度带状影。偶尔跟腱软组织影与腓骨重叠，可伪似外踝骨折。

外踝远端偶尔可见骨刺样伸长，其方向是从腓骨远端内侧向下内伸出的小骨刺。外踝“孔”偶尔可见到，表现为胫腓骨下端正位X线片上，腓骨下端出现圆孔状透亮区。

第三节 右踝、右距骨及右胫骨下段慢性骨髓炎

患者，女，72岁。无明显诱因出现右踝关节痛2年余，不伴发热、盗汗，近一年逐渐加重，现需拐杖行走。手术所见：切开踝关节前方关节囊，见其内少许清亮淡黄色积液，关节内滑膜组织增厚水肿，距骨头、胫骨骨质缺如，局部为脂肪样软组织，胫骨下段剥离骨膜少许，于空心钻开口，见胫骨下段病变内亦有少许清亮淡黄色积液，其内有脂肪样组织填充。

病理检查：右踝关节滑膜组织：灰白色软组织3块，总体积2.2 cm × 2 cm × 0.6 cm。右距骨病灶：灰白色软组织一堆，总体积2.5 cm × 2 cm × 0.4 cm。右胫骨下段病灶：灰白色软组织一堆，总体积2.3 cm × 2 cm × 0.4 cm。病理诊断：（右踝关节）大部分为滑膜组织增生，部分退变；软骨，部分有退变及死骨。（右距骨病灶）明显滑膜炎伴增生，及骨化。（右胫骨下段病灶）大量纤维组织增生伴大量淋巴、浆细胞浸润，纤维化骨。三处未见结核病变。综上诊断为右踝、右距骨、右

胫骨下段慢性骨髓炎。

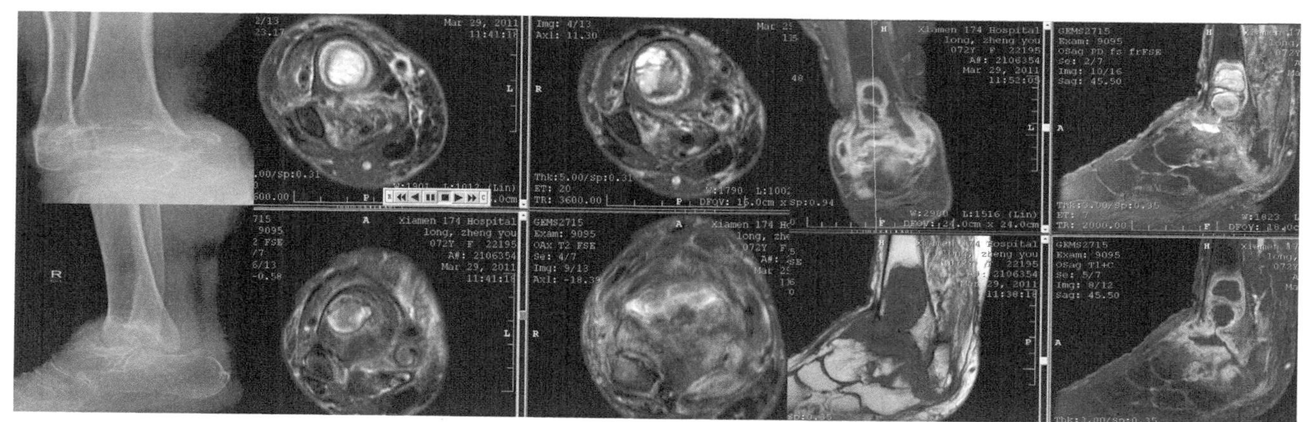

图 14-21-1　右踝、右距骨及右胫骨下段慢性骨髓炎

第二十二章　足

第一节　足骨肿瘤及肿瘤样病变

1. *发病率*　足部骨肿瘤在全部骨肿瘤中仅占2.49%~3.59%，良性与恶性之比为5∶1~10∶1，骨肿瘤与软组织肿瘤之比为1∶10。

一些学者统计38959例骨肿瘤及瘤样病变中，足部的发生率是3.59%，良、恶之比是6.01∶1。另有学者报道的发生率是2.49%，良、恶性之比是10∶1。一组5095例骨肿瘤及肿瘤样病变中足部为182例，发生率是3.57%，良、恶性之比是12∶1。

骨软骨瘤是足部最常见的肿瘤，有学者统计的1058例足部良性肿瘤中，骨软骨瘤占42.63%，而Dablin（1985）统计51例足部良性肿瘤中却以软骨瘤最多见，占25%，骨软骨瘤仅12%，居第四位。

国内大宗病例报道排第二位的是软骨瘤，随后依次是骨巨细胞瘤、骨瘤、软骨黏液样纤维瘤、成骨细胞瘤或成软骨细胞瘤等。该组排第二位的为骨囊肿，随后为内生软骨瘤、成软骨细胞瘤，应引起注意的是转移瘤排在了第六位，此点与其他病例的统计结果不一致，可能与恶性骨肿瘤特别是肺癌发病率逐年增高有关。

足骨肿瘤及肿瘤样病变中男多于女，男女比例是2.25∶1，发病率以11~30岁多见，占51.65%。有学者报道的103例病变中，男女比例是1.31∶1，10~29岁为好发年龄，占65.67%。另有学者报道55例良性肿瘤中，男女比为1.3∶1，11~30岁占61.82%，与该组相近。

足部骨囊肿国外报道多发生在17岁以后，平均33岁。国内多在10~40岁间占86.4%。骨软骨瘤国外30岁以前占60%，国内10~30岁为85.3%。

骨巨细胞瘤84%发生于19岁以后；软骨肉瘤62%发生于40~60岁；骨肉瘤年龄较大，平均年龄为34.8岁；骨内脂肪瘤多在30岁以后。

足部骨肿瘤病种繁多，约三十余种，由于足骨体积较小，外形不规则，病变的特点较少，异病同影的现象较多，诊断与鉴别诊断有一定的困难。

2. *好发部位*　一些学者报道，依次是跟骨、跖骨、距骨、趾骨，跗骨多于跖趾骨；有学者报道以趾骨最常见，其次是跗骨、跖骨；另有学者报道以跖趾骨多见，足骨与跗骨之比是3.85∶1。该组中依次是趾骨、跟骨、距骨、跖骨。总的来说是跖趾骨多于跗骨。

3. *病种分布*　跖趾骨肿瘤比较少见，一些学者统计的国内18987例骨肿瘤及肿瘤样病变中，趾骨、跖骨发生率为3.02%，发病前6位的是骨软骨瘤、内生软骨瘤、骨瘤、骨巨细胞瘤、软骨黏液样纤维瘤、成软骨细胞瘤。

该组前几位除骨软骨瘤、内生软骨瘤与之相同外，其他为腱鞘巨细胞瘤、血管球瘤、血管瘤、骨瘤、转移瘤、动脉瘤样骨囊肿、滑膜肉瘤。

跟骨肿瘤的种类较多，国内97例报道中依次是骨囊肿、骨软骨瘤、成软骨细胞瘤、骨巨细胞瘤、动脉瘤样骨囊肿和软骨肉瘤，占76%。

一组36例跟骨骨肿瘤及瘤样病变中共有病种11种，其中骨囊肿（14例）、成软骨细胞瘤（7例）、骨软骨瘤（5例）、转移瘤（3例），前4种占80.56%。

距骨骨肿瘤很少见，国内病例报告多同其他跗骨一起分析，未见单独的大宗病例报道；距骨肿瘤虽然少见，但种类较多。有学者报道的103例病变中距骨病变18例，前几位为骨软骨瘤、腱鞘囊肿、骨囊肿和骨巨细胞瘤。

一组33例距骨共有病种12种，其中成软骨细胞瘤（8例）、骨囊肿（7例）、骨巨细胞瘤和骨软骨瘤（各3例）、内生软骨瘤、动脉瘤样骨囊肿、骨样骨瘤和骨内腱鞘囊肿（各2例）前8种占87.88%。

其他跗骨的肿瘤较少见，难以对其发病率进行统计。文献报道其他跗骨的肿瘤有成软骨细胞瘤、软骨黏液样纤维瘤、成骨细胞瘤、骨巨细胞瘤、软骨肉瘤等。

一组 20 例跖骨共有病种 10 种，其中骨软骨瘤（8 例）、内生软骨瘤（3 例）、骨瘤（2 例）前 3 种占 65%。

一组 88 例趾骨骨肿瘤及瘤样病变中共有病种 15 种，其中骨软骨瘤（38 例）、内生软骨瘤与腱鞘巨细胞瘤（各 12 例）、血管球瘤（6 例）、血管瘤（4 例）前 5 种占 81.82%。

4. 影像学研究

（1）良性骨肿瘤：骨软骨瘤诊断容易，在跖趾骨以甲下骨疣多见。

内生软骨瘤多位于趾骨中段或近端，呈囊性膨胀，皮质变薄，边界硬化，可见斑点状、环形钙化，多无骨膜反应。

骨瘤常位于趾骨、跖骨的边缘，呈圆形或卵圆形致密突起，边界清楚，一般小于 2 cm，病灶内部无骨性结构，常与发生部位的骨皮质连续。

成软骨细胞瘤在跟骨约 2/3 位于关节面下方，1/3 位于跟骨后部，钙化约 7%，边缘轻度硬化，可引起软组织改变；在其他跗骨为囊状破坏，轻度膨胀，边缘硬化，有骨嵴及点状、絮状钙化。

血管瘤表现有多种形式，可呈栅栏状或网状；也可以为囊状、多囊状骨破坏或弥漫性骨破坏；有的以硬化为主，周围伴放射状骨针。

骨样骨瘤显示骨质破坏及周围不同程度的骨质硬化，瘤巢中心可见钙化，周围骨髓和软组织可见水肿。

软骨黏液样纤维瘤在跖趾骨多为中心性生长，呈分叶状，皮质膨胀不均，其内可见较粗大的骨性分隔或骨嵴，边缘有硬化，可有骨膜增生，钙化少见。

肿瘤样病变及其他来源的肿瘤：骨囊肿多位于跟骨窦、跟骨体或后结节，单房状破坏，轻度膨胀，可以出现小的钙化灶，边清有硬化边。

表皮样囊肿外伤史为重要诊断依据，病变常位于末节趾骨，多累及整节趾骨，呈囊状改变，圆形或椭圆形，囊壁厚薄不均。

动脉瘤样骨囊肿多位于跟骨后部，多房或单囊状，轻度膨胀，可见骨嵴，边清硬化，部分可见液 - 液平面；在跖趾骨一般为中心性、对称性膨胀，呈“气球样”改变，骨膜下可见骨壳。

骨内腱鞘囊肿表现为关节负重部位偏心性、圆形或椭圆形低密度区，单房或多房，直径 1~7cm，边界清楚，周边硬化明显。

骨巨细胞瘤多位于跟骨体部，膨胀性破坏，细的分隔，皮质菲薄但完整，强化明显，边缘可以出现硬化；其他跗骨表现类似；在跖骨、趾骨的常有轻度膨胀，周边部形成骨嵴，呈多房状，无骨膜反应。

腱鞘巨细胞瘤初期形成软组织肿块，邻近骨质有压迫性吸收，或形成边缘清楚的囊状骨质破坏，6% 的病灶内可见钙化。

血管球瘤多位于甲下，为邻近软组织的肿瘤压迫侵蚀末节指骨，形成圆形透光区，边缘光滑锐利，有时伴轻微硬化，偶见骨皮质轻度膨胀变薄，无钙化及残留骨。

（2）恶性骨肿瘤：转移瘤最常见的是来自肺癌的转移，为溶骨性的骨质破坏，无骨膜反应，常伴有软组织肿块。滑膜肉瘤多为关节附近软组织肿胀或肿块，可见瘤体内钙化，一般呈不规则斑片状、斑点状或无一定形态，此种征象对诊断有一定价值；病变可侵及骨骼，呈压迫性侵蚀、变形或溶骨性破坏，有骨嵴形成。骨肉瘤和软骨肉瘤相比，年龄较轻，破坏更明显，可出现瘤骨。

5. 影像诊断与鉴别诊断　足骨肿瘤及肿瘤样病变以良性病变为主，骨软骨瘤、骨瘤特征性强无须鉴别。有学者认为甲下骨疣与趾骨的骨软骨瘤是两种不同的病变，甲下骨疣突出于甲下或甲沟，病变小于 1 cm，骨疣的松质骨与母骨的松质骨不连续，母骨的骨皮质也无缺损。

内生软骨瘤好发于趾骨中段或近端，呈囊性膨胀性生长，透亮区内可见斑点状、环形钙化，诊断相对容易。

骨巨细胞瘤常有轻度膨胀或近圆形骨破坏，骨皮质通常完整也可以中断，中断并非肿瘤侵蚀多为骨折所致，周边部形成条纹状或明显增厚的骨嵴，呈多房状，甚至出现“皂泡”样，肿瘤骨膜反应少见，在病灶周围可以见到硬化边缘，与其他长骨的表现不一致，考虑可能是由于承重出现的反应性硬化。

腱鞘巨细胞瘤的表现与其他骨骼未见明显差异，初期形成软组织肿块，邻近骨质有压迫性吸收，或形成边缘清楚的囊状骨质破坏。

软骨黏液样纤维瘤呈分叶状外观，受累皮质厚薄不均，骨嵴较骨巨细胞瘤致密且粗厚，边缘有硬化，可有骨膜增生，钙化并不常见。

动脉瘤样骨囊肿膨胀相对明显，出现“气球样”改变时容易诊断，但轻微膨胀或没有膨胀时，硬化边缘、粗大骨嵴、小液平面等征象与骨巨细胞瘤、成软骨细胞瘤等相鉴别。

足部恶性肿瘤更加少见，转移瘤较少发生于四肢远端，但临床有恶性肿瘤病史时，仍然不可忽视，以免误诊。除滑膜肉瘤靠近关节、可出现钙化等特征外，骨肉瘤、软骨肉瘤、淋巴瘤等的诊断也只能凭借在其他骨骼的特点去推测，有时病理是唯一的诊断方法。

不同的肿瘤有其各自的好发部位，具体的发病部位对诊断也可以提供一定的参考和帮助，比如跟骨骨囊肿的特征性部位为跟骨窦，动脉瘤样骨囊肿好发于跟骨的后部、足底侧，偶尔可发生于跟骨窦时多继发于其他病变。

另有报道说骨囊肿发生在跟骨的典型部位为跟骨前1/3，成软骨细胞瘤多发于跟骨突起或关节面下，骨巨细胞瘤好发于跟骨体。

距骨骨囊肿发生在距骨尾部较多，亦可见于体部。成软骨细胞瘤在距骨体后部及跟骨后结节为好发部位。骨软骨瘤常发生于距骨前唇部，骨巨细胞瘤多发生于距骨前唇或体部，邻近关节面，发生在体部的靠近距胫关节面，前缘的靠近距舟关节面。

第二节　假脂肪瘤

足内弓的皮下脂肪常常被纤维束分隔成局限性脂肪块，而形似脂肪瘤。此种表现发生率高，形态有特征性，部位典型，据此可避免将其和皮下脂肪瘤相混淆。

第三节　误诊病例简介：足底神经鞘瘤与神经纤维瘤病

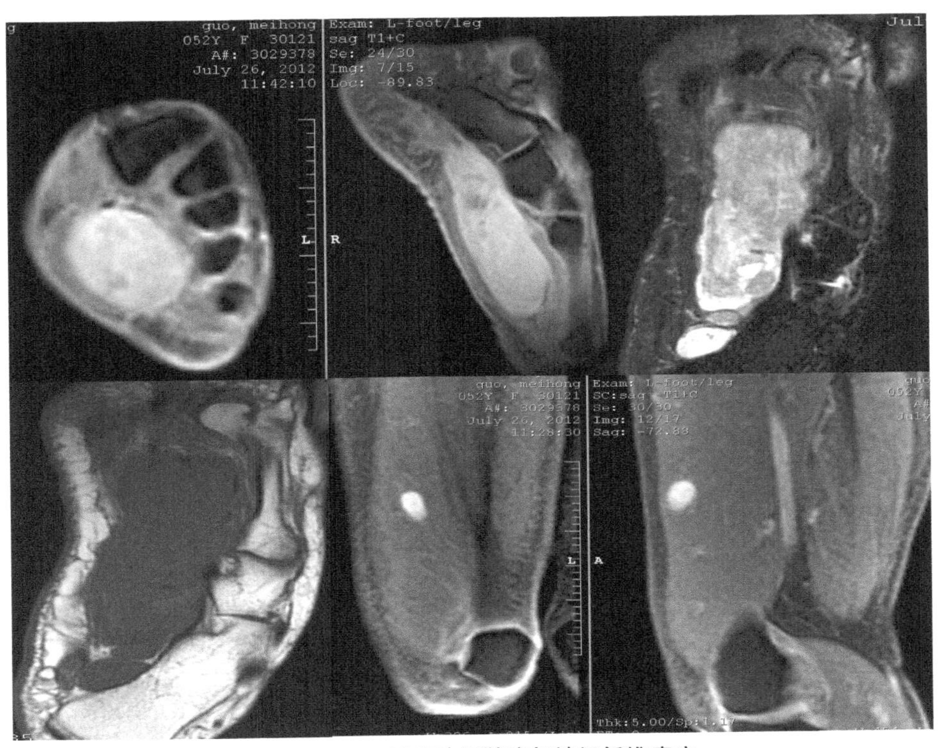

图 14-22-1　足底神经鞘瘤与神经纤维瘤病

患者,女,52 岁。发现左足底包块 5 年入院。MRI:左侧股外侧肌下段、半膜肌前下缘及比目鱼肌外上缘间隙内可见多个大小不等的结节影,最大约 1.7 cm × 1.8 cm, T_1WI 低信号, T_2WI 压脂不均匀高信号,其内见条索状稍低信号,边界清楚,周围肌肉组织受推压,未见明显水肿带,增强扫描结节明显不均匀强化呈高信号。左足底肌群及拇展肌内侧间隙内见多个大小不等的椭圆形和类圆形结节影,以足底较大约 2.8 cm × 8.1 cm,T_1WI 低信号,T_2WI 压脂序列不均匀高信号,内囊变影呈更高信号;增强扫描时,结节明显不均匀强化,其囊变无强化仍呈低信号,边界清,周围软组织受推压,邻近骨质未见明显破坏。MRI 诊断:左侧大腿下段、小腿上段及左足多发占位,考虑神经纤维瘤病,请结合临床。

病理检查:左足包块切除标本:灰褐色软组织一块,体积 8 cm × 3 cm × 2.3 cm,表面光滑,切面灰褐,质中,包膜完整。病理诊断:左足包块切除标本:神经鞘瘤伴退变。

第二十三章　足跗骨

第一节　跟骨距骨以外跗骨发育变异与诊断陷阱

一、舟骨

1. 舟上骨　踝关节X线侧位片上，在舟骨后端上方，邻近跟骨前方，有时可见一副小骨，小如绿豆，大如花生果，称为舟上骨。它适位于舟距关节之舟骨侧上方，该小骨常与撕脱骨折相混淆，常佯似撕脱骨折碎块，尤其当其较小时。此骨多呈半圆形或豆形，其前缘向前凸，后缘平或稍凹，且甚为光滑，似构成舟距关节的一小部分。此骨体积较大时，骨质结构清楚，骨皮质完整平滑，其相应舟骨处有时还出现一切迹下凹，或与此副骨前下方以一透亮弧形线相隔开，一般容易辨认，不致误诊。

舟上骨部分联合，可能被误认为撕脱骨折，表现为舟骨后上缘的副小骨，在侧位照片上容易看见。它与舟状骨完全融合时可造成舟状骨后上缘骨质结节状隆起。有的年轻人舟上骨可有各式各样的表现，甚至出现罕见的形状。巨大的舟上骨还可与距骨和舟状骨形成关节。

2. 副舟骨（或胫外骨、外胫骨）　副舟骨，是最常见的舟骨副骨，又名胫骨外小骨、胫外小骨、胫外骨、外胫骨。它常位于舟骨内侧缘的后方，有时两侧皆有，且较对称，有时仅一侧可见。它可大可小，大者如黄豆或花生仁，小者如芝麻。它与舟骨关系甚为密切，二者之间可为规则的透亮线影相隔，不难辨认其为副骨；如二者间部分连接，部分分离，正居愈合过程中，则难免被误认为不全骨折；自然，如不认识副舟骨，它的典型表现都会被误诊为撕脱骨折的骨折碎块，这在临床上是屡见不鲜的。

当舟骨与副舟骨完全融合后，舟骨之内后侧可宛如舌状后伸，被称之为舟骨角。有的舟状骨内侧突起，其形状即可提示它与副舟骨完全融合，即称为角状舟骨。

有时在侧位照片上，可见舟骨之上方（背侧）有一骨块，与舟骨略有分离，其前后径与舟骨相同，类似舟骨横断骨折骨块。在足正位照片上，它多投影于第1、2楔骨与舟骨前分，重叠阴影显示较为致密。此副骨被称为跗舟骨。副舟骨，位于舟骨内侧稍偏后方，一般与舟骨分离，边界清楚，密度均匀，有时还可为两个，称双胫外骨。当副舟骨与舟骨部分融合时，有称之为胫外骨。副舟骨有时可被误认为骨折，此发育变异偶尔可引起症状。有的副舟骨较大，甚至超过拇指头的大小。有的副舟骨可有多个骨化中心。

副舟骨还可与舟状骨完全融合或部分融合，导致舟状骨内侧膨大，有的还可见融合的残迹，如不认识，可被误认为骨折。在侧位踝关节照片上，副舟骨重叠于骰骨，可伪似骰骨骨折。副舟骨，是位于足舟骨内侧孤立的小骨块，与舟骨之间有透亮线相隔。

3. 有症状的副舟状骨　Ⅱ型副舟状骨是一个继发骨化中心，其与跗舟骨之间借纤维或软骨相连接。由于胫后韧带附着于副小骨，经其反复的拉力及经软骨联合而传导的应力，可使其产生疼痛，此时沿足中线部位均可有疼痛和压痛。如果在MRI图像上看到舟状骨、副舟状骨、软骨联合和邻近软组织内的水肿，可诊断为该病。用脂肪抑制或STIR序列有助于发现该病。

4. 舟骨骨化中心　青少年舟状骨内侧可出现发育不规则，表现为内缘不规则骨化，甚至有小的骨刺出现。舟状骨皮质边缘形状不规则，可形成舟状骨的假性囊肿，其范围有大有小。有学者报告发育不全的双舟状骨可表现为舟状骨前缘出现裂隙，舟状骨内侧端与外侧端大小不等，内大外小。有的双舟状骨在前后位、侧位投照时都可见其内出现裂隙。X线斜位投照时,舟状骨与骰骨关节缘正常情况下有时可出现不规则,不应误认为关节炎的表现。有的舟状骨较大,它还可出现向后伸长的骨刺,有的还是双侧同时出现。

舟状骨前方内侧有时也可见到小的副骨,未有命名,有学者称之为无名小骨。舟状骨有时可与第一楔骨部分融合。

二、骰骨

1. 腓子骨　正位照片上,骰骨外侧有时可见一副骨,即称腓子骨。此骨可很大,为长条形,其纵径与骰骨前后径一样,成为与骰骨并排的条状骨块。前抵第5跖骨近端,后达跟骨外下。此骨也可很小,甚或成为多中心,呈2~3枚粟粒大小的骨小块聚集于骰骨的外后下方。此骨偶与第5跖骨融合一块,导致第5跖骨后伸到达跟骨外下方。腓子骨较大时容易识别,较小者可能被误认为撕脱骨折碎块。

2. 骰骨远端外侧骨　足部正位照片上,偶于骰骨远端外侧见到一横行的小副骨,一般多重叠于第5跖骨近端阴影中,此即为远端外侧骨。如不认识它,亦可将之误认为骰骨或第5跖骨近端的骨折碎块。有学者报告,足部侧位照片上可显示骰骨后缘皮质不甚光滑和完整,犹如良性皮质缺损,此系正常现象,不可误为骨质破坏。自然,病史与体征在辨别此类情况时甚为重要。

3. 韦萨留斯骨　韦萨留斯骨又称韦萨留斯小骨,位于腓短肌腱内或位于第五跖骨后方与骰骨外侧,呈现长条状骨块,表现为骰骨外侧的副小骨,其前方为第5跖骨基底部。有时它还可与第5跖骨基底部融合。

4. 腓籽骨　腓籽骨位于骰状骨外侧的副骨,常常可为多个骨化中心。有的较大,表现为骰骨外侧一大的骨块,边缘清楚,密度均匀。如腓籽骨位于骰骨上方,即被称为高位腓籽骨。腓籽骨类似骰骨及跟骨部分融合,表现为骰骨后外缘与跟骨前外缘之间骨块,该二骨同时外凸起,类似部分融合。

在骰骨与第五跖骨基底部之间有时可见条片状无名小骨,可能位于腓长肌腱内。发育中,有时可见骰骨与第三楔状骨先天性融合。舟状骨楔状骨联合已有多例报告。

三、楔状骨

1. 跖骨与楔状骨的重叠阴影　青少年足部正位照片上,由于跖骨近端与楔状骨阴影的相互重叠,常使该区结构紊乱,跖骨近端骨骺线重叠更使阴影变为复杂。此时,如临床资料疑该区病变,可行断层照片(正位与侧位)或CT扫描,对澄清认识极为重要。通过断层或CT扫描,清楚可见该区结构紊乱本是重叠阴影所致。

2. 楔状骨之间的间隙　第1~3楔状骨相互之间的间隙,在正位足部照片上,有的显示清晰,有的显示不清,有的则不显示。看片时,宜认真仔细地描绘出各楔状骨的轮廓,再辨别有否异常。因为界面有时不平,故X线束通过其切线位时有的显示不甚清楚和完整,而可被误认为创伤引起的改变。

3. 前胫腱沟(胫前腱沟)　X线正位片上,第一楔状骨内缘前方皮质有时可出现一较深而小的切迹,其底指向外后,切迹边缘光滑完整,皮质线完整,为胫前腱沟,或称前胫腱沟,不属异常,不是骨侵蚀。偶尔,第1楔状骨外后方也可见一浅切迹,边缘稍硬化,但皮质完整光滑,亦为正常表现。

4. 楔状骨与邻近诸骨　第3跖骨基底部与外侧楔状骨间可出现假性融合,较大角度倾斜位照片则可澄清情况。足部正位片上,楔状骨与骰骨之间有时出现外侧半脱位假象,由足部投照位置不正所致,纠正投照位置后该现象则消失。

第一楔状骨内侧有时可出现额外骨,为一副小骨,边缘清楚,密度均匀,呈片状,有的只表现该处骨性隆起。在侧位片上有时可见楔状骨间骨,出现于楔骨与舟状骨之间,为隆起的副小骨。有的楔骨间骨,适位于楔骨之间,一般较小。

5. 楔状骨不规则骨化　在幼儿足部照片,偶尔可见楔状骨不规则骨化,边缘不整齐,似锯齿,似缺损。常见仅第1楔状骨部分周界不规则,此类不规则骨化为正常发育的暂时性表现,勿误认为异常。

6. 副楔状骨和双楔状骨　在第1楔状骨之内侧,有时可见副楔状骨。它为扁条形骨块,可游离,而与第1楔状骨有一透亮线相隔,不难识别,它与楔骨融合过程中,似连非连时易误认为撕脱骨折。正位照片上偶见第1楔骨中部横断,犹如骨折,事实上是双楔状骨化中心所致,二中心一般大小差异不大。

第二节　跗骨的假性联合

跗骨的假性联合：投照位置不当的伪影。在足或踝部X线侧位片上，距骨和跟骨之间正常结构重叠可导致明显的骨性连接的错觉，在足部轻度外旋或内翻损伤时的病人照片，更易出现此类征象。此种假性联合与真正的跟距联合应行区别，以免误诊。真正的跟距联合只能在跟骨的半轴位片，或侧位断层片上可以观察到，而且，真正的联合还常伴存背侧跗骨的鸟嘴状突起与痉挛性平足。

第三节　外伤后副三角骨综合征的影像表现及CT随诊

副三角骨是足踝部的籽骨，位于距骨后下缘、跟骨后上缘之间，由附加化骨点形成，是由距骨后突独立骨化中心骨化而来，发生率约为9.4%，正常情况下不会产生任何症状，但在外伤情况下会发生副三角骨综合征。副三角骨综合征是副三角骨周围软组织或副三角骨在运动时互相挤压所致，该病是踝关节慢性疼痛的原因之一。目前，对于该病的诊断主要依据临床被动跖屈试验及诊断性封闭试验确诊，而影像诊断缺乏统一的诊断标准。

有学者在一项课题中对踝关节外伤后副三角骨综合征的影像表现及CT随诊评估外伤1年后副三角骨增生、囊变退行性改变发生的预测因素进行研究。

1. *病理学*　副三角骨综合征是由于副三角部位受到反复不断发生的撞击，从而引起副三角骨变形、碎裂、囊变、增生改变。同时撞击也使邻近滑膜关节囊内压力增加，引起局部软组织卡压而发生炎症反应，从而导致屈肌肌腱鞘炎以及关节囊增厚、纤维化。

2. *临床表现*　临床症状以关节急性损伤为首发症状，主要表现为局部软组织肿胀、压痛、跖屈时疼痛加重，也可伴有关节僵硬，关节不对称屈曲。但在本研究中仅有5.8%（3/52）的患者发生关节不对称屈曲，并且均发生在伴有内踝或外踝骨折的患者。

临床诊断主要靠被动跖屈试验及诊断性封闭确诊，被动跖屈试验是使踝关节屈曲90º，反复快速跖屈踝关节并将足反复轻度外旋和内旋。可在最大跖屈位旋转足，以摩擦胫骨和跟骨之间的副三角骨，试验阴性即可排除副三角骨综合征，试验阳性并伴有后外侧压痛，可行诊断性封闭，封闭可从后外侧进针，用利多卡因浸润副三角骨周围的关节囊，如跖屈时疼痛消失，则可确诊为副三角骨综合征。一组52例均符合诊断性封闭试验，该组在踝关节急性外伤患者中发病率约16.9%（52/307）。

3. *影像学研究*　X线侧位摄片可表现为三角骨周围软组织肿胀，脂肪间隙消失或模糊，绝大多数三角骨骨质未见明显异常，但也可看到三角骨骨折或碎裂，伴有后踝骨折，正位摄片可观察是否伴有内外踝骨折。

该项研究结果表明94.2%（49/52）的患者三角骨骨质正常，25.0%（13/52）的副三角骨综合征患者伴有后踝骨折，因此在踝关节急性外伤患者中，应特别注意后踝骨折患者发生副三角骨综合征的可能性。

MRI可明确诊断副三角骨综合征，最常用的序列包括SE T1WI、GRE、T2WI及STIR。通常采用横轴面和矢状面成像，其中矢状面图像尤为重要，这点符合Iovane等（2010）的报道。

T_2WI表现为副三角骨周围筋膜轻度增厚，拇长屈肌肌腱炎以及其腱鞘内积液。T_1WI、STIR序列表现为骨髓水肿、软组织肿胀及韧带撕裂损伤、关节腔积液。

该项研究发现T_1WI对后踝基本解剖结构的显示效果最佳，T_2WI最有助于后踝病理结构的显示。有学者认为STIR序列对骨髓水肿、软组织及韧带损伤、软骨病变及关节积液等的显示有帮助。

该项研究结果显示，对于副三角骨周围及肌腱积液T_2WI和STIR序列都能较好地显示，STIR序列在显示骨髓水肿方面占有优势。轻微的骨髓水肿，T_1WI表现为病灶的信号略低于周围正常的骨髓组织，病灶边缘模糊；而明显的骨髓水肿，T_1WI表现为病灶信号明显低于周围正常的骨髓组织，T_2WI病灶表现为稍高信号，而在与骨髓组织相等的信号中出现星点状稍低信号，考虑可能为骨髓出血的急性期所造成，STIR 表现为碎片状、半月形、星芒状或不规则地图形高信号。

STIR 还可以发现三角籽骨与距骨后缘之间透明软骨连接撕裂，表现为三角籽骨与距骨后缘间距增宽，其内正常的透明软骨信号被液性高信号所替代。

外伤 1 年后 CT 检查显示副三角骨边缘增生、囊变等发生退行性改变，增生表现为副三角骨边缘毛糙、骨赘生成。囊变主要发生在跟距关节边缘，关节边缘出现硬化，间隙狭窄。如果外伤当时有副三角骨骨折，CT 可表现为副三角骨密度不均匀，形态不规则，边缘欠光整，骨纹理紊乱，粉碎性骨折可看到游离骨碎片。

CT 也可以显示关节囊内积液及三角骨周围软组织内不规则钙化现象，积液表现为关节囊内梭形或新月形水样低密度影。副三角骨坏死时表现为副三角骨密度增高，其内见囊性改变。有研究认为在急性外伤中副三角骨骨折者最容易发生三角骨坏死，而在该项研究的 CT 随诊者中，2 例副三角骨坏死正好是外伤，即当时副三角骨骨折的患者，符合文献报道。并且该组发现 89.3%（25/28）的骨髓水肿患者发生副三角骨增生、囊变。

其实单因素分析中部分影像结果内部重叠，所以在该组数据的多因素 Logistic 回归研究中，最后显示只有骨髓水肿与外伤 1 年后副三角骨发生增生、囊变相关。因此，可以认为 MRI 显示骨髓水肿强烈预示外伤 1 年后副三角骨发生增生、囊变等退行性改变。

副三角骨综合征的治疗首选保守治疗，只在必要时才可选用手术切除，可考虑开放性外科手术或关节镜切除三角籽骨。如果合并拇长屈肌腱炎，也可行肌腱松解术。

总之，足踝部在外伤的情况下容易发生副三角骨综合征，对该病的诊断主要依靠 MRI 表现。MRI 显示骨髓水肿强烈预示外伤 1 年后副三角骨发生增生、囊变等退行性改变，这一结果也反映临床预后。

附：具体研究资料：临床诊断标准：临床诊断靠被动跖屈试验及诊断性封闭确诊。被动跖屈试验是使踝关节屈曲 90°，反复快速跖屈踝关节并将足反复轻度外旋和内旋。可在最大跖屈位旋转足，以摩擦胫骨和跟骨之间的副三角骨，试验阴性即可排除副三角骨综合征，试验阳性并伴有后外侧压痛，可行诊断性封闭，封闭从副三角骨后外侧进针，用利多卡因浸润副三角骨周围的关节囊，如跖屈时疼痛消失，则可确诊为副三角骨综合征。

第二十四章　跗跖关节

跗跖关节骨折脱位

跗跖关节由远排跗骨（内侧、中间和外侧楔状骨以及骰骨）、第 1~5 跖骨基底组成，形成 4 个独立关节。其中第 2 跖骨基底与轴位楔状骨构成榫卯样结构，形成跗跖关节稳定的重要骨性因素。除骨性结构外，每一跗跖关节都有纵向的背侧韧带和跖侧韧带加强、跗间韧带以及横向跖骨基底间骨间韧带加强，但第 1、2 跖骨基底间无横向韧带连接，之间的稳定主要依靠粗大的 Lisfranc 韧带维持。

Lisfranc 韧带位于第 2 跖骨基底内缘和内侧楔骨外缘间，是维持跗跖关节稳定的重要结构。跗跖关节诸骨的紧密排列，周围韧带的牢固连接，使跗跖关节成为坚强而稳固的关节。

1. 损伤机制　跗跖关节损伤常常由于高能量损伤所致，其损伤机制为直接暴力损伤和间接暴力损伤两种。

（1）直接暴力损伤：是指足背受暴力直接挤压或撞击引起，随着暴力作用点和方向不同，跖骨基底呈向跖侧、内侧和外侧等不同方向移位，并常伴有严重软组织挫伤、血管损伤，可引起骨筋膜室综合征以及缺血性足坏死。

（2）间接暴力损伤：间接损伤机制较为复杂，常为运动损伤、坠落伤或扭伤所致。典型损伤较常见于赛马事故，在落马时，因前足固定于脚踏，并极度外展，引起跖骨基底向外侧移位，由于 Lisfranc 韧带牵拉，常伴第 2 跖骨基底撕脱骨折，另一种较典型的间接损伤为足跖屈时承受轴向暴力的同时，足部产生反向的旋转暴力所致。这种复合暴力导致 Lisfranc 韧带的断裂，导致整个跗跖关节不稳。

2. 分类　跗跖关节脱位有多种分类法，Wilson（1972）根据前足受伤机制将跗跖关节脱位分成 3 类，即前足旋前、前足旋后和单纯跖屈型；Quneu 和 Kuss 将其分为同侧、分离、部分损伤三型。

此后，Hardcastle 和 Myerson（1986）将其改良为 A 型（全部移位），即所有跗跖关节在矢状面、冠状面或两个面均呈移位；B 型（部分移位），即部分跗跖关节在矢状面、冠状面或两个面均呈移位，此型又分两种，一种为第 1 跖骨单独向内侧移位，另一种为外侧 4 个跖骨中 1 个或 1 个以上向外侧移位，第 1 跖骨无移位；C 型（分离移位），即部分或所有跗跖关节移位，第 1 跖骨向内侧移位，外侧 4 个跖骨部分或全部向外侧移位。

3. 影像学研究　跗跖关节骨折脱位 MSCT 的扫描技术，需常规行斜轴面、矢状面重组。斜轴面可发现诸骨内、外侧骨折及关节向内、外侧移位，矢状面观察诸骨跖侧、背侧骨折及关节向跖、背侧移位。跗跖关节骨折脱位 MSCT 表现有：①跗跖关节骨折以第 2、3 跖骨基底骨折最常见，一组 23 例中，70% 以上的患者第 2、3 跖骨基底骨折；②骨折则以跖侧常见，该组约有 50% 的骨折位于跖侧，跖侧骨折 X 线平片常常不能发现；③跗跖关节脱位常为多个跖骨同时向一侧移位，一组 10 例脱位中 B 型 8 例，A 型 2 例；④可清晰显示跗跖关节≤ 2 mm 的关节面错位，该组 10 例中有 8 例跖骨向外侧移位，7 例累及第 2 跖骨，5 例累及第 3 跖骨；⑤第 2 跖骨基底与内侧楔状骨间隙增宽时，可显示肿胀、边界不清的 Lisfranc 韧带，并可清晰地显示跖侧、背侧软组织的肿胀，该组有 14 例（60.9%）提示 Lisfranc 韧带损伤，Lisfranc 韧带损伤所占比例很高，在临床治疗中应引起足够的重视。

跗跖关节骨折脱位常规 X 线平片漏诊率高，达 20% 左右。一般移位程度较严重，诊断容易，若移位程度轻，诊断较难。跗跖关节骨折脱位后，常见足中部疼痛、肿胀，不能负重，沿跗跖关节有触痛。后足固定后，前足旋前、内收或旋后外展，可诱发足中部疼痛，有诊断意义。

精确的解剖重建固定是修复跗跖关节骨折脱位的关键。Leenen & Werken（1992）建议对所有存在 Lisfranc 损伤可能而 X 线片无阳性发现的病例进行 CT 检查。研究表明，跗跖关节 1 mm 和 2 mm 的分离移位在 CT 上可全部显示，而普通 X 线片对 1 mm

的分离移位完全不能显示,对 2 mm 的分离移位只能显示其中的 1/3。在跗跖关节骨折脱位时,为了制订更合理的治疗方案,避免并发症的发生,MSCT 及高质量的多层面重组技术的应用,对提供复杂骨折脱位的形态信息非常重要。

跗跖关节骨折脱位的早期诊断是必要的,及时、准确地制订治疗方案,防止关节功能减弱,减少创伤后关节炎的发生。MSCT 对跖侧骨折及≤ 2 mm 的关节面错位的诊断非常明确,对 Lisfranc 韧带的损伤有重要意义,应作为跗跖关节骨折脱位的重要检查方法。

第二十五章　跟骨与跟腱

第一节　跟骨发育变异与诊断陷阱

1. 跟骨骨化中心　未融合的跟骨结节继发性骨化中心，可表现为跟骨结节处一小片骨块，酷似跟骨结节骨折。在青年人跟骨后方骨突，跟骨轴位片上，有时可见在骨突一侧有骨块游离，或骨片附着，皆系未融合的继发性骨化中心，此影像在一般跟骨侧位片上皆难见到。

在跟骨结节骨突骨化中心融合之前，偶尔可见该处一小骨刺状伸出，且不完整，颇类似跟骨结节骨折。事实上，这是该骨突骨化中心之尾尖伸入下方软组织所致。

跟骨后方骨突之未闭合的骨化中心可位于跟骨后下结节处，也可位于后方骨突后上方，皆表现为附着于跟骨的致密小块骨片，一般侧位照片容易见到，勿误认为骨折。跟骨侧壁滑车顶部的继发骨化中心一般仅见于跟骨斜位照片上，滑车突也可较明显凸出，宛如一外生骨疣。滑车突与骨化中心之间多见一细线状透光影将二者分隔开。

青春期跟骨生长形态的正常变异。二次骨化中心未闭合前，跟骨结节不规则改变，二次骨化中心的高密度影及分裂现象均是正常的生长表现。足部斜位投照中骨突产生的伪似跟骨结节骨折的表现。见于跟骨骨突闭合之前，由骨突尾侧尖伸入软组织中造成。

青春期跟骨骨突的形态，在跟骨轴位片上有时可见到各种各样的情况，表现为小的骨突，或小的骨块，分离于跟骨后端的一侧或两侧，此类情况在侧位照片上看不到。

跟骨结节二次骨化中心未闭合，伪似跟骨骨折。闭合中的跟骨骨突在侧位片上表现为骨质不连续，不要误诊为骨折。跟骨后端上方不规则，表现为暗礁样形态，不可误认为侵蚀性改变。小腓籽骨，为位于跟骨前下方，骰骨后方的副小骨。

跟骨外侧滑车骨突尖部的二次骨化中心，有时仅见于斜位投照片上。有时，滑车突相当明显，伪似外生骨疣。婴儿和儿童跟骨的骨化中心，可表现为各式各样，有的呈现一整个条片状骨骺，有的呈现为碎裂的多个小骨块挤在一起堆砌成一条片骨骺。

2. 载距骨　这是一个常见的副骨，一般在侧位片上重叠于跟骨上部，由于此骨的形态、大小常有变化，故重叠的跟骨影像上可出现透光裂隙，而伪似跟骨关节面骨折、跟骨上缘骨折、跟骨体部骨折。有时载距骨皮质较厚而松质骨相对较少，重叠于跟骨体部，宛如跟骨的一个有硬化环的骨性囊肿性病变。载距骨是副骨，位于跟骨上方，距骨后端或距骨内侧，它可以与跟骨融合，或部分融合，或不融合，它也可与距骨间形成副关节。在正位踝关节照片上，它有时与较大的胫外骨（副舟骨）混淆，胫外骨位于跟骨前方，接近舟骨，有时与舟骨部分或完全融合，后者称之为角状舟骨；与之比较，载距骨位置较低，靠后。在侧位踝关节照片上，有时载距骨可重叠于跟骨上伪似假性骨折，有时伪似假性骨囊肿。

3. 载距突副骨　载距突副骨是位于载距突内侧的一个副骨化中心，其发生率不到 1%。该骨到跟骨间的应力传导可以造成内踝下方疼痛。常规踝关节 X 线平片难以发现该骨。踝部冠状面、轴面或矢状面 MRI 均可显示载距突内侧的这个小骨。在这两骨间可存在不规则低信号，不应误认为载距突骨折。

4. 跟下骨与第二跟骨　跟骨结节前下方有时可见一小的副骨，常呈结节状或片状，称为跟下骨，容易误认为该处的撕脱骨折片，斜位照片可清楚地显示跟下骨起源于跟骨外壁，居于滑车顶部。跟下骨起源于跟骨外侧壁滑车突的尖部。它位于跟骨结节下前方,与常见的跟骨刺位置邻近,但它不是刺状,而是结节状。

跟骨前突上前方在侧位X线照片上,有时可见一豆大副骨,紧邻距骨,称第二跟骨,常重叠于跟骰关节上方,十分类似该区的小骨折碎块,不要误认为跟骨前突骨折。换句话说,第二跟骨为位于跟骨与距骨前方,舟骨与骰骨后方,四骨之间间隙中的副小骨。仔细观察可发现第二跟骨适位于跟骨前突上角处,二者之间可见一透光弧形线影间隔,此副骨尤以前上角向前伸出,且具完整皮质及正常骨纹理,外形光滑规整,与骨折碎片俨然不同。另外,偶尔在跟骨前突下方也可见到一小副骨,位于跟骰关节下部,此副骨尚未定名。

5. 跟骨假性囊肿　临床上,常在青少年或成人的跟骨侧位照片上,发现跟骨体部之载距突下方有局限性骨质密度减低区,有时边界隐约可见,有时边界模糊不清,这就是跟骨假性囊肿,皆由跟骨骨小梁的排列所致,均属正常。偶尔此密度减低区内另见小环状透光影,为营养血管沟的阴影。此类密度减低区一般较大,有的如指头大小,有的大如乒乓球,上界为载距突,下界为跟骨下缘。另外,前述跟骨因载距骨引起的囊状透光区亦属此类假性骨囊肿,只不过较小较高位。

有学者报告4例跟骨骨小梁正常排列形态伪似跟骨“囊肿”,“囊”中还可见营养沟,此类表现有益于鉴定该透亮区为假性囊肿。此类变异容易与跟骨真性囊肿混淆。鉴别真性囊肿与假性囊肿最简单的方法是采用跟骨轴位投照,轴位投照不显示假性囊肿。此时如还有困难,追踪随访常常有助于鉴别诊断,澄清事实。

6. 跟骨结节发育小窝　跟骨侧位或斜位照片上,跟骨结节处或其前方有时可见下缘骨质有一小的切迹,称作发育小窝。有时该处不呈切迹状,而呈透光小孔状,即称跟骨结节发育孔。此窝或孔一般不大,为黄豆至小指头大小,边界清楚光滑,非为骨质缺损,多为发育过程中一暂时现象。跟骨侧位片上有时可见到跟骨中部不规则透亮区。在MRI检查时可显示为软骨的信号。此种改变可能为早期骨化中心分裂的残迹。X线斜位投照可见跟骨结节下方的发育性凹陷。有时还可见到跟骨结节发育性小孔,跟骨的滋养孔及凹陷,不应误认为异常。

7. 其他　有时侧位X线片上可见足底筋膜第二附着处,表现为跟骨中段下方足底处向前的小的刺状骨隆起,不要与骨刺或骨疣混淆。24岁健康男性足底筋膜钙化,表现为足底的一层带状稍高密度影,无临床意义。

跟骨与骰骨之间可形成不完全性骨桥。跟骨中显著的骨小梁可被误认为应力骨折,形似异常病灶。在踝关节侧位片上,由于位置不正,可出现假性跟距融合,纠正位置后再照片,常可澄清。如投照时有旋转,还可导致距骨假性脱位,标准侧位片上则显示正常的关系。跟骨窦,为跟骨前份圆形或类圆形透光区,亦为常见的发育变异,不可误认为病理情况。

在下肢骨与关节影像诊断误诊中,还有几种发育变异容易导致误诊,如:跟骨营养管与跟骨骨髓窦等,请参阅巫北海总主编《活体形态学》脊柱脊髓与肌骨卷,北京:科学出版社,2006,第一版有关章节。

第二节　跟腱病变MRI

一、跟腱病变

跟腱病变包括跟腱断裂、跟腱炎和腱旁炎等,其中以跟腱断裂最严重。

1. 跟腱断裂　跟腱断裂分为部分性断裂和完全性断裂。跟腱急性完全性断裂常见于灾难性事件。非直接暴力所致跟腱完全性断裂,较常见于男性,发生率较女性高5~6倍。跟腱断裂可发生于任何年龄段,完全性断裂通常见于30~50岁。

(1)跟腱急性完全性断裂易发因素为:慢性跟腱炎、跟腱部分性撕裂、跟腱钙化或骨化、类风湿性关节炎、系统性红斑狼疮、局部注射或长期服用糖皮质激素等。

(2)局部诱发因素为:跟腱供血不足,发育变异等。对于不动或少动的中年人,足部突然用力活动或用力足背屈、足底屈曲、足过度旋前亦是跟腱断裂的诱发因素。

(3)临床表现:足踝部明显疼痛,局部软组织肿胀和出血,Thompson试验阳性,患者不能踮脚站立,按压小腿肚时足底屈曲反射较正常侧减弱。需注意的是 Thompson 试验呈假阳性时，可见于腓肠肌腱膜撕裂。

（4）MRI 表现：跟腱断裂在病程上可分为急性和慢性，在断裂程度上又分为完全性和部分性。急性完全性跟腱断裂 MR 表现为跟腱不连续，断端完全分离，断端裂隙充血，断端水肿，T_2WI 呈高信号，此裂隙大小反映肌腱回缩程度。同时伴有跟腱肿胀、增粗，有的呈"波浪"状，腱内多发斑点、斑片状出血区，质子序列呈不均匀信号，T_2WI 呈高信号。

急性不完全性断裂表现为肌腱增粗、肥大或呈"球茎"状，呈不均匀信号，有的可见垂直性裂隙和缺损区，为部分性撕裂表现之一；有的表现为腱拉长、变薄。慢性部分性断裂表现为跟腱增粗，MR 质子序列呈中等信号，T_2WI 信号增加不明显。

跟腱断裂最常见部位是在跟腱附着跟骨上方 3~4 cm，而断裂发生于肌肉肌腱结合部罕见。跟腱撕脱（avulsion）指跟腱从其跟骨附着处撕脱，表现为撕脱部位跟腱局限性粗大，T_2WI 可见斑片状高信号区。

跟腱断裂常伴有软组织和骨损伤。跟腱前脂肪垫模糊不清，提示跟腱断裂可能。

2. 跟腱炎性病变　跟腱炎性病变包括跟腱炎（跟腱本身炎症）和跟腱滑膜炎。从病程上又分为急性和慢性。其诱发因素为系统性风湿病（如类风湿性关节炎）和足踝部过度活动。过度活动可见于老年者、坐着不动者或年轻运动员增加训练量、改变训练方式；足过度旋前等。有学者认为跟腱炎是一种慢性过度使用综合征，此病常发生于爱好跑跳运动的锻炼者和运动员。

（1）临床表现：足踝部疼痛肿胀，压痛明显，当站立或行走时，只能前脚掌着地，足跟部着地时疼痛加剧。慢性跟腱炎者，当足屈曲或伸展重复动作时，触诊可闻及"咿轧"音。慢性腱旁炎者，触诊时肌腱增厚，并呈结节状。

（2）病理表现：跟腱增厚呈结节状，肌腱钙化、肌腱黏液样退行性变和纤维样坏死，肌腱纤维分裂。于腱旁和跟腱之间存在局灶性或弥漫性炎性粘连。

（3）MRI 表现：跟腱炎表现为跟腱局限性或弥漫性粗大，T_1WI、T_2WI 呈低信号。当增粗肌腱内出现局灶性中高信号，提示慢性跟腱炎并黏液样退行性变和纤维变，或部分肌腱撕裂可能。跟腱滑囊炎表现为跟腱前脂肪垫变形或消失，增大滑液囊突入跟腱前脂肪间隙，滑液囊积液 T_2WI 呈高信号。当滑液囊钙化或骨化时，MRI 表现为无信号的局限性病灶。MRI 对钙化检出不敏感。

二、跟腱钙化和骨化

跟腱基质内钙化与羟磷灰石钙或焦磷酸钙双水化物结晶沉积有关。钙沉着呈点状、线状，发生部位多在近跟腱附着于跟骨处。常规 X 线平片可清楚显示钙化。MRI 检查会遗漏钙化的检出。关于跟腱钙化与慢性跟腱炎的关系尚不清楚。

跟腱骨化常有外伤和手术史，其他病因如肿瘤、慢性感染、肾病、Reiters 综合征、晶体性关节病等。可为单侧或双侧发生于跟腱附着于跟骨处上方，骨化大小外形各异，从散在骨化影到弥漫性骨化，骨化影内可见骨髓，有的骨化影可长达数厘米。跟腱骨化常伴有跟腱增粗。

三、MRI 对跟腱病变的临床应用意义

MRI 对跟腱病变的评估优于 X 线平片、CT 和超声，它可明确跟腱断裂的位置、范围以及断裂端分离的程度和肌腱碎片的位置，对于治疗方案的制订具有重要的指导意义。MRI 可作为跟腱修复术后追踪观察评估跟腱愈合反应的手段，当外科修复术后跟腱内出现信号减低区和肌腱增大，这是疤痕组织形成的表现。疤痕组织形成于肌腱断裂的裂隙，疤痕组织无正常肌腱功能。同样 MRI 可作为监控保守治疗跟腱断裂的愈合反应的手段。已愈合的跟腱断裂表现为腱增粗，其间未见信号增高，跟腱复发性断裂可发生于保守治疗者（占 10%~30%），外科修复术者中约占 5%。这种跟腱再次断裂发生于最初治疗后几周或几个月。MRI 对于确诊跟腱炎和跟腱滑囊炎也是首选的检查方法，但对于跟腱钙化和骨化的诊断不敏感，应选用 X 线平片或 CT 检查。有文献报道 MRI 检查 117 例跟腱疼痛患者，检出异常的总敏感性为 94%，特异性为 81%，总正确率为 89%。MRI 是诊断跟腱病变最佳的无创性检查方法。

四、跟腱信号不均

跟腱不受魔角效应影响，因而其信号不均一般意味着病理改变。偶尔，跟腱的信号增加是由于腓肠肌和比目鱼肌腱汇合的变异所致，不应误认为病变。两个肌腱的最远端融合和融合不全而在肌腱之间存在脂肪则导致信号不均，此时可看到跟腱前后

径明显增加，连续轴面图像仔细观察比目鱼肌腱和腓肠肌腱的走行及其相互关系即可避免将其误认为病变。

第三节　表现为孤岛样钙化的跟骨牙骨质瘤

牙骨质瘤是来源于牙源性结缔组织的颌骨良性肿瘤，发生于颌骨之外者，称为颌外牙骨质瘤，少见，由 Friedman 等(1969)首先报道。其组织来源尚不明确，有学者认为与胚胎因素和组织异常分化有关。

在病理上，本病与纤维结构不良、骨化纤维瘤、纤维骨瘤等均表现为以纤维组织及其衍生的各种组织取代正常骨组织，表现相似，当出现牙骨质团块时则本病容易诊断。

颌外牙骨质瘤多发生于 20 岁以下的青少年，以 10~20 岁为主，男女发病率为 3∶1；部位以股骨远端和胫骨两端居多，亦可见于肱骨和掌骨，出现在跟骨者更为少见。临床表现通常是以胀痛为主，无特异性。

颌外牙骨质瘤影像学上主要表现为椭圆形骨质破坏区，边界清晰，边缘可见硬化边，其内密度不均匀，破坏区内可见大小不等的斑块状和团块状高密度影，很少穿越骨皮质，无骨膜反应及软组织侵犯。X 线平片是诊断本病的首选和基本检查方法，CT 更有利于显示病变区的边缘及内部结构。

当硬性牙骨质瘤囊腔中出现钙化时，不易与纤维结构不良、骨化性纤维瘤、纤维骨瘤、骨母细胞瘤及软骨瘤等相鉴别。但本瘤的钙化呈团块状，密度较高，钙化团块与骨性囊壁间留有透亮间隙。

第四节　关于跟骨的长度和高度

跟骨各测量长度的标准差与生长速度成正比(即生长速度快，变异范围也大)。

标准差由大到小依次为跟骨长、后力线长、跟骨高和前力线长，而男性跟骨各长度的标准差均大于女性。

在 1 岁前，跟骨长、高增长最快，标准差也大，尤以男性最为显著。男性 8~14 岁、女性 6~11 岁，跟骨长度的变异范围也较大，它与跟骨结节骨骺出现或闭合时间不同有关。

第五节　跟骨动脉瘤样骨囊肿

患者，男，26 岁。右足肿痛 1 年加重 2 天入院。查体：右足根部皮肤明显红肿，表面完整、无破溃，压痛阳性，踩地负重时疼痛加重，伴行走障碍。

手术所见：跟骨整个骨髓腔内充满暗黑色血性液体，夹杂有软组织，跟骨内侧皮质骨破坏，充分刮出病灶内软组织后用 95% 酒精纱布浸泡数分钟；修剪髂骨块至合适大小，与人工骨块混合后置入跟骨病灶内。

病理诊断：跟骨动脉瘤样骨囊肿。

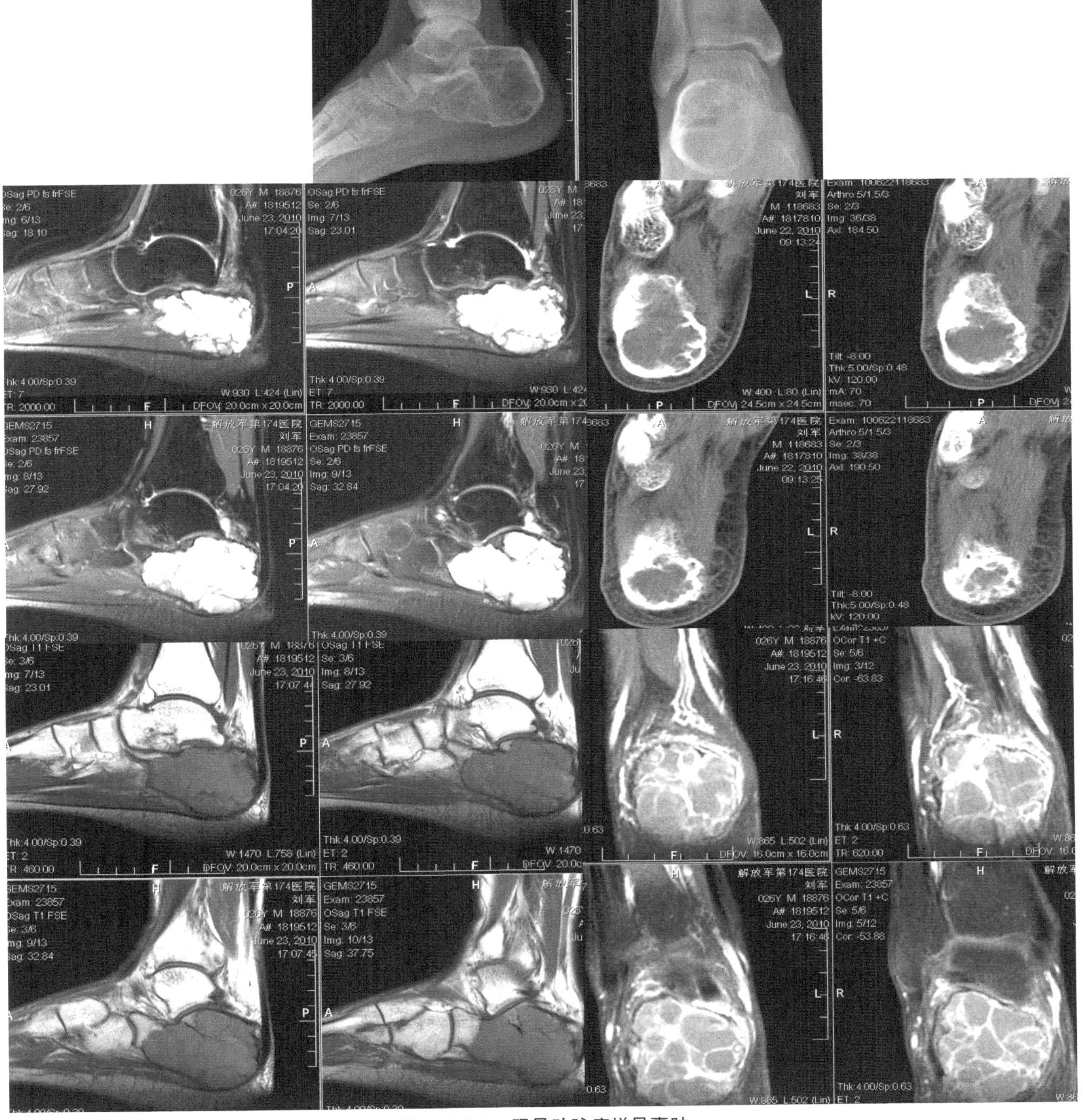

图 14-25-1　跟骨动脉瘤样骨囊肿

第六节　误诊病例简介:跟骨滑膜肉瘤

滑膜肉瘤恶性度高,多发生于关节旁,可侵犯骨组织,少见于关节腔内,约占原发恶性软组织肿瘤的10%,患病率在软组织肿瘤中居于第 4 位;而在儿童和青少年的恶性软组织肿瘤中,患病率居第 2 位。

好发年龄为20~40岁,男女之比约为1.3:1.0。好发于四肢大关节,以膝关节最多,亦可发生于全身其他部位,但较为罕见。第18对染色体t(p11.2, q11.2)和X染色体易位是滑膜肉瘤发生的潜在特异性标志。

1.影像学研究 滑膜肉瘤具有一定的影像学特征,但发生于跟骨这样少见部位时较易误诊。

(1)X线检查:无明显特征,较有价值的X线征象多表现为关节旁软组织肿块,可跨越关节,肿块内可出现偏心性或近肿块边缘的斑点状、短条状或不规则形钙化,少数可出现广泛的骨样组织及骨形成。肿瘤内的钙化无特殊性,但对滑膜肉瘤的定性有较大价值。少数可侵蚀破坏邻近的骨质,或呈多囊状骨破坏,亦可出现骨膜反应等。囊状骨质破坏多表现为病变骨内多发直径5~10 mm大小不等的囊状低密度区,边界较清晰,亦是滑膜肉瘤的一个影像特点。

(2)CT:较平片敏感,是X线检查的有力补充,对较小的肿块或发生于较复杂部位的肿块,能较X线提供更多的信息。多表现为关节或骨旁与周围肌肉组织呈等或稍低密度的偏侧性肿块,边界清楚或不清晰。有时可显示较小的钙化灶或骨质侵犯。增强扫描肿块常常呈显著不均匀强化。

(3)MRI:对早期病变敏感,可清晰显示肿块与邻近组织间的关系,对软组织肿瘤良恶性定性诊断正确率较高。滑膜肉瘤少见关节内生长或直接侵犯入关节腔者。

与周围肌肉信号相比,肿块实体多呈长T_1WI、中长T_2信号,出血灶多表现为T_1WI片状高信号,坏死或钙化则表现为T_1WI更低信号;T_2WI坏死区及新鲜出血区呈高信号,钙化及陈旧性出血区含铁血黄素沉着呈低信号。

部分滑膜肉瘤T_2WI尚可见低信号分隔,表现为单一肿块内条索样的低信号带,亦可表现为多发囊变区或结节间的低信号分隔带。增强扫描,肿块呈不均匀显著强化,分隔多无强化,可能为肿瘤内间质胶原纤维或瘤结节之间残存或增生的纤维组织。

软组织肿瘤内的分隔样改变多提示肿瘤为恶性。肿瘤信号不均、T_2WI肿瘤内结节状的高信号和肿瘤内出现间隔,以及瘤周浸润是滑膜肉瘤的MR特征性表现。

滑膜肉瘤发生于关节附近多见囊状表现,认为是囊肿继发性改变,病理示含有透明液体的多发小囊肿,发生于非关节旁时与其他恶性肿瘤影像表现无明显差异。

当肿块较小、边界较清、信号较均匀时易误诊为良性肿瘤,该组报告2例均因此误诊。

2.鉴别诊断

(1)色素沉着绒毛结节性滑膜炎:在色素沉着绒毛结节性滑膜炎,软组织肿块一般位于关节内,呈分叶状,常合并关节内积液。关节滑膜明显增厚,增强扫描明显强化。

(2)滑膜软骨肉瘤:滑膜软骨肉瘤多继发于滑膜软骨瘤病恶变。多表现为关节内散在钙化的软组织肿块,呈分叶状,侵及邻近组织,增强扫描不均匀强化。

(3)骨纤维肉瘤:骨纤维肉瘤发病年龄较大,50~70岁为高峰。主要发生于四肢长骨的干骺端或骨干内,不跨越关节。呈溶骨性骨破坏,骨膜反应明显。软组织纤维肉瘤多由外向内侵犯骨质,破坏边缘可见硬化带,肿瘤内少见钙化灶。

第七节 右足跟骨多发性内生性软骨瘤

患者,男,33岁。右足疼痛7年余近日加重入院。长时间行走、剧烈运动后症状明显加重,休息后可缓解,症状反复,曾多次来我院就诊,门诊行CT、MRI等检查提示:右侧腓骨远端、外踝及右足多骨多发结节影,门诊遂于今日拟“右踝、足多发骨肿瘤性质待查”收住入院。

手术所见:从跟骨后缘骨皮质开槽,直至显露出瘤腔病灶,颜色呈淡蓝色软骨组织,刮除彻底后送病理活检。病理检查:右跟骨肿瘤组织标本:灰白色组织一堆,总体积0.7 cm×0.5 cm×0.2 cm。病理诊断:右跟骨肿瘤组织标本:镜下所见为软骨和骨组织,局部软骨细胞较丰富。结合影像及临床,考虑为内生性软骨瘤。

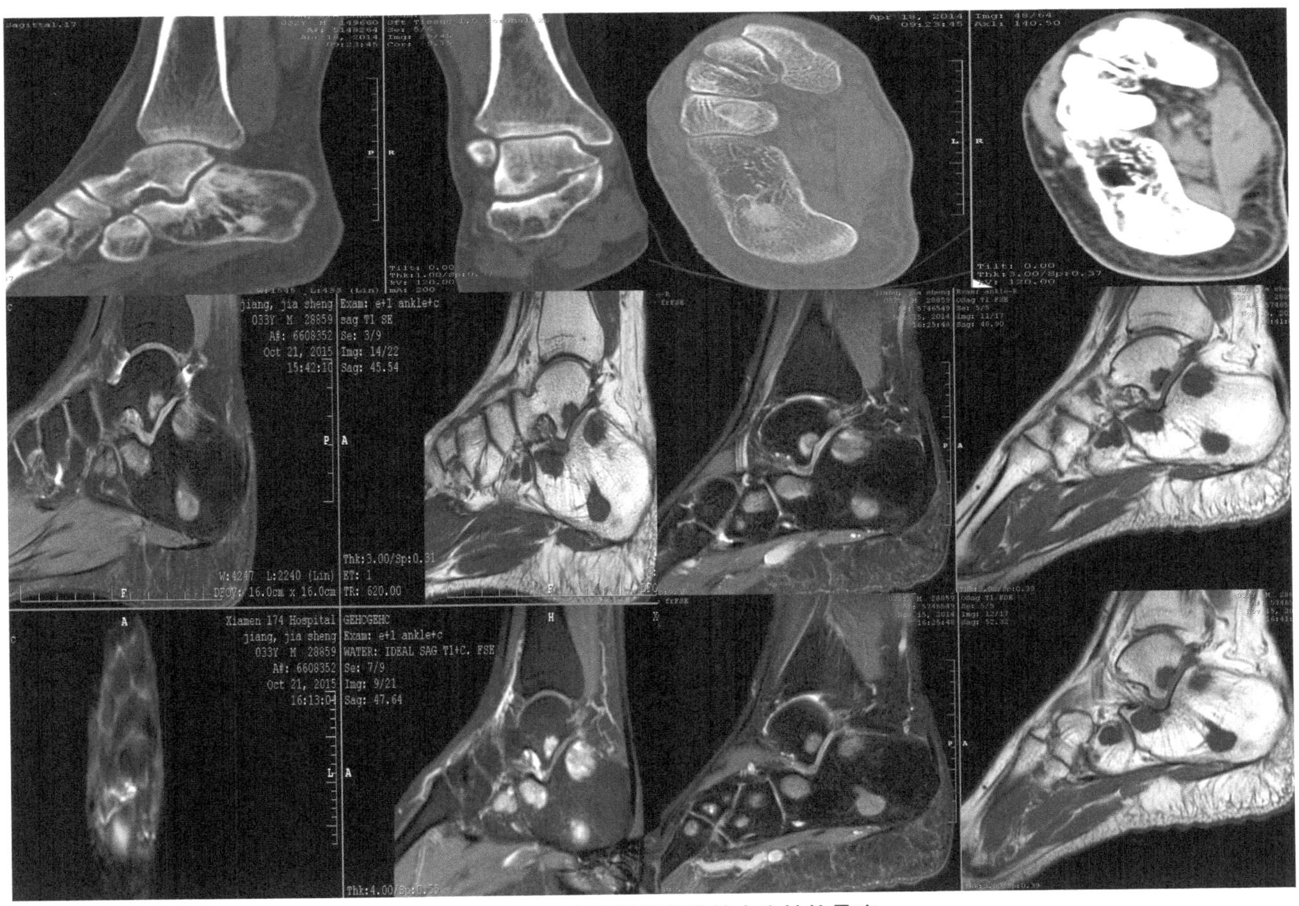

图 14-25-2　右足跟骨多发性内生性软骨瘤

第八节　跟骨同时性重复瘤

一、骨样骨瘤

良性骨病多于恶性肿瘤是跟骨病变的重要特征。跟骨良性骨肿瘤好发于跟骨窦。骨样骨瘤的典型表现是瘤巢部位低密度骨质破坏及周围不同程度的骨质硬化。硬化的骨质可掩盖瘤巢，X 线片容易漏诊，MSCT 的多平面重建是发现瘤巢的最佳方法。瘤巢直径小于 1.5 cm，其内可见钙化，未钙化的部位在 T_1WI 上为低至中等信号，T_2WI 为中高信号，增强扫描可见强化，邻近关节可伴有滑膜炎和积液，周围的骨髓和软组织可见水肿。

本病应与以下疾病鉴别。

（1）应力性骨折：多有长期劳损的病史，CT、MRI 可显示内部的线状骨折线。

（2）慢性骨脓肿：多有炎性表现和反复发作史，骨质破坏范围 2~3 cm，无钙化，CT、MRI 增强扫描无强化。

二、成软骨细胞瘤

成软骨细胞瘤 X 线表现为圆形或卵圆形不均匀低密度灶，并有钙化。病灶边缘呈分叶状，局部见硬化，皮质可断裂，出现骨膜增生，亦可侵及周围软组织。CT 能清晰分辨病灶内点状钙化、骨嵴及断裂的骨皮质。MR 像上病灶 T_1WI、T_2WI 为等、低信号，灶性高信号系病变富含透明软骨或出血所致。增强后病灶明显强化，与关节软骨信号基本一致，抑脂像上周围髓腔及软组织内见高信号水肿。相邻关节多伴有积液和滑膜增厚等表现。由于 X 线片投照本身所限，跟骨病变的特征显示欠佳，CT 与 MRI 检查能提供更多影像信息，提高诊断准确率。

本病应与以下疾病鉴别。

(1)跟骨结核:跟骨结核病灶较小,可有沙砾状死骨和骨膜反应,周围骨质疏松,邻近关节间隙窄,软组织肿胀并有窦道形成。

(2)骨巨细胞瘤:骨巨细胞瘤发病年龄较晚,紧邻关节面,易向骨突部位生长,呈横向发展,膨胀明显,瘤内无钙化。

(3)内生软骨瘤:内生软骨瘤好发于短管状骨,为膨胀性溶骨性骨质破坏,可见钙化,周围髓腔无水肿,无骨膜反应和软组织肿块。

(4)软骨肉瘤:软骨肉瘤在足部患病年龄多在60~70岁,呈不规则骨质破坏,边缘模糊,病变范围大,可累及整个跟骨,亦可侵蚀皮质形成软组织肿块。

该例临床症状及体征无特异性,尽管2个肿瘤各自的影像特征均较典型,但同时出现在同一跟骨上二者的生物学行为相互影响,影像表现互相重叠,易造成误诊。

该例跟骨窦区大量的骨质硬化干扰了成软骨细胞瘤的诊断。跟骨独特的压力与张力曲线关系,以及其作为负重骨所处的特殊解剖位置,决定了它病理骨折发生率远较其他部位高且早。因此,患者就医早,使某些潜在恶变的跟骨肿瘤尚未发生,该学者猜想可能是跟骨肿瘤多为良性肿瘤的原因。

附:具体病例资料:患者男性,20岁。右跟部肿痛伴活动受限并逐渐加剧3年。CT诊断为右跟骨前部软骨源性肿瘤,外侧骨样骨瘤。MRI诊断为右跟骨前部成软骨细胞瘤、外侧骨样骨瘤。

手术见右侧跟骨前部轻度膨胀且表面凹凸不平,前缘至关节面,并见皮质断裂。开窗见棕灰色肿瘤组织,刮勺刮除时感肿瘤质韧,有骨嵴;外侧病灶呈暗红色肉芽状,周围有明显的反应骨。清除病灶,取同侧髂骨植入后结束手术。病理:显微镜下见胞质嗜酸的成软骨细胞,散在分布多核巨细胞,并见软骨样基质。硬化骨围绕瘤巢,瘤巢内见方向紊乱、长短不同的骨样组织与骨小梁,基质钙化不均,表面覆以一层成骨细胞。病理诊断为右跟骨前部成软骨细胞瘤、外侧骨样骨瘤。

第二十六章　跟距与足跟舟

第一节　跟距骨联合

跟距骨联合（也称跟距骨桥）是一种先天性跟距关节（也称距下关节）骨性、软骨性或纤维性融合异常，限制跟距关节运动，常引起疼痛、足僵硬、腓侧肌腱痉挛、扁平足、跗骨综合征等临床症状和继发病变。X线检查存在诊断特异性低、病变显示不清等缺点，CT对骨改变轻微的非骨性联合的诊断缺乏敏感性，易漏诊。

跟距骨联合是一种先天性距跟关节骨性、软骨性或纤维性融合异常，系胚胎期间胚层分化异常和节段性受损而致关节不能形成，基因研究提示为常染色体隐性遗传。随着计算机成像技术的出现，跗骨联合的诊出率有所提高。

有文献报道跗骨联合发生率约为12%，其中跟距骨联合发生率为3%~4%。跗骨联合中，跟距骨联合和跟舟骨联合约占90%，跟舟骨联合多于跟距骨联合，其他跗骨联合少见。

跟距骨联合双侧发生较多，Rozansky等（2010）的研究中显示双侧跟距骨联合发生率为63%（22/35）。跟距骨联合最常见症状是足部疼痛，该症状的出现与联合处骨化的年龄有关，跟距骨联合骨化年龄为12~16岁，其后病人疼痛、距跟关节僵硬等症状逐渐加重。

X线平片一直是诊断跟距骨联合最基本的影像检查方法，但由于距跟关节解剖方向的复杂性和足骨的相互重叠，在常规投照体位甚至特殊辅助体位（如Harris-Beath位）都难以直接显示跟距骨联合，同时继发征象缺乏特异性。

CT曾被认为是影像诊断跗骨联合的金标准，但Solomon等（2003）对尸体100足就CT检出跗骨联合敏感性进行了影像与尸体解剖对比研究，结果显示CT诊断符合率为55.5%，表明螺旋CT对发现非骨性跗骨联合敏感性低，故质疑CT作为跗骨联合的常规检查方法。

Wechsler等（1994）报道了9例经手术证实的跟距骨联合及跟舟骨联合，术前MRI检出所有联合存在，7例组织类型与手术结果一致；而CT诊断中，5例纤维性联合均漏诊或误诊。

一组25例为针对跟距联合组织类型的MRI研究，依据Wechsler等（1994）和Newman & Newberg（2000）的MRI诊断标准，诊断完全骨性联合1例（4%），纤维性联合14例（56%），软骨性联合10例（40%）；Nalaboff等（2008）研究中采用相同MRI标准，诊断出骨性联合33.6%（6/18）、纤维性联合38.9%（7/18）、软骨性联合27.8%（5/18）；两组研究比较，前组骨性联合发生率明显低，纤维性联合多于软骨性联合的特点，两组结果相同。

软骨性跟距骨联合中，由于间质形成关节时发生变异，没有形成透明关节软骨和软骨下骨板，典型表现为关节突增宽、关节方向倾斜，缺乏完整软骨下骨板，联合软骨厚薄不均等。囊性变则是由于软骨联合处反复异常应力所致。

纤维性联合骨边缘不规则的改变有时不明显，需仔细观察，边缘水肿可起到提示作用。Linklater等（2009）报道由发育变异导致的内侧距-跟韧带容易与纤维性关节外型跟距骨联合相混淆，MRI上的鉴别点为内侧距-跟韧带在距、跟骨附着处的骨质光滑、整齐。

跟距骨联合手术预后的积极因素包括联合的软骨或纤维组织比例较高以及发生于骨骼未发育成熟病人的联合等。因此，利用MRI可以更早发现跟距骨联合并确定组织类型，为其治疗提供依据。

另外，MRI可以很好地显示骨髓。Sijbrandij等

（2002）在14足跟距骨联合MRI研究中发现12足（86%）出现周围骨髓水肿，并指出骨髓水肿与临床症状具有明显相关性，推测其原因是受累关节的僵硬使关节滑动受阻，在关节表面及联合处软骨下骨产生异常应力，这种应力超过骨的强度，导致软骨下骨小梁的微骨折而产生水肿。一组共检出20例（80%）骨联合下骨髓水肿，主要表现在邻近联合边缘。利用MRI的敏感性检出骨髓水肿是诊断跟距骨联合的重要线索，脂肪抑制序列在骨髓水肿检查中也起着十分重要的作用，这也是优于CT检查的主要方面。

跟距骨联合继发征象最初是作为X线诊断的线索，"距骨喙征""跟骨驼背征"主要由于跟距骨联合长期影响后足的正常活动，关节代偿性运动增加，骨质增生所致。"醉酒侍者征"则是中距跟关节或关节外型跟距骨联合发育畸形的载距突增宽并向上或向下倾斜，载距突下缘在冠状像上失去正常时的直角边缘，形态增大、圆隆所致。

一组MRI共显示"距骨喙征"3例、"跟骨驼背征"2例、"醉酒侍者征"9例，这些征象对跟距骨联合MRI诊断具有提示作用，而上述征象的发生率及量化程度与跟距骨联合的组织类型、临床表现的关联性尚有待进一步研究。

该组检出中距跟关节软骨性联合距骨内结节基底部骨折1例，于T_1WI、T_2WI及STIR序列清楚显示骨髓水肿和骨折线。Lim等（2013）利用CT、MRI对70足跟距骨联合冠状面像进行形态分型时发现17足（24%）跟距骨联合骨折，其中16例发生于跟骨，主要集中于过度发育的载距突和跟骨后钩，仅1例发生于距骨的骨折位于距骨后钩。Moe等（2006）报道了1例后距跟关节联合伴跟骨骨折的病例，推测骨折的原因是由于后距跟关节联合限制了后足活动而导致异常应力所致。跟距骨联合骨折引发的疼痛症状及MRI上的骨髓水肿、骨折线等征象可作为诊断跟距骨联合的重要依据。

跟距骨联合以关节内型较多，并主要发生于中距跟关节，前距跟关节多与中、后距跟关节联合并发。该组5例前距跟关节联合符合合并发生的特点，不同的是该组关节外型跟距骨联合（14例，56%）明显多于中距跟关节（7例，28%），具有较高发生率。

Lee等（1989）在一组儿童跟距骨联合CT检查中发现，关节外型跟距骨联合占58%。McNally（1999）认为关节外型跟距骨联合可能是中距跟关节联合的一种变异。Kawashima & Uhthoff（1990）推测关节外型联合为胎儿期本应吸收的软骨异常保留并转变为跟距联合。关节外型联合MRI特点是中距跟关节形态正常或轻度萎缩。

在正常中、后距跟关节之间的区域，向后延长和增宽的载距突与肥大的距骨内侧结节形成假关节，也可跟骨或距骨一侧肥大，形成一侧覆盖另一侧的骨改变，联合的组织为非骨性，该组关节外型病例中以纤维性组织类型较多，形态分型上主要为Ⅰ型和Ⅲ型。

关节外型跟距骨联合常可引起跗管综合征，软骨组织类型者易形成腱鞘囊肿，从而加剧对跗管的挤压。关节外型跟距骨联合的高发生率在MRI诊断和临床治疗时应引起重视。跟距骨联合的关节累及范围是影响切除术预后的重要因素，而MRI可以在多方位扫描显示组织类型的同时，能清楚显示联合处骨的形态和范围。

Lim等（2013）应用CT和MRI冠状面影像对跟距骨联合进行分型的方法简单、明确，为确定外科手术切除部位和入路提供信息。该组参考Lim等（2013）的分型方法进行研究，结果显示跟距骨联合各型发生率总趋势与其相近，未发现其他类型跟距骨联合。

该项研究尚存在以下不足：①由于该组病例于低场MR设备上完成，空间分辨力不及中高场MR设备，对于跟距骨联合并发的其他足畸形，加扁平足、马蹄足、跟腓再塑形等MRI表现的评价不够全面；②该组完全性骨联合的跟距骨联合病例数较少（仅1例），因此难免对该型的影像特点做到全面掌握和认识，需待今后进一步总结归纳。

第二节　右踝、右距骨及右胫骨下段慢性骨髓炎

详见本书 本卷 本篇 第二十一章 第三节 右踝、右距骨及右胫骨下段慢性骨髓炎。

第三节　跟距关节结核误诊为慢性骨髓炎

一些学者报告跟距关节结核误诊为慢性骨髓炎的病例，究其误诊的原因，回顾性总结分析主要有以下几点。

（1）对结核病认识不够。近年来结核病发病率逐年上升。但以肺部结核为主，骨关节结核发病率有所上升而足部结核相对少见，因此未引起足够重视而误诊。

（2）症状体征缺乏特异性。足部骨关节结核常继发于全身结核，儿童及老年人多见，其症状、体征及辅助检查缺乏特异性，与常见的炎症等疾病有相似的临床特点，容易造成假阳性和假阴性。一例为年老男性，有明确外伤史，全身结核病的症状、体征亦不明显，血常规检查提示感染的存在，但血沉正常，故初诊时考虑慢性骨髓炎。

（3）影像学的诊断价值。X线平片是骨和关节结核主要的检查手段，但文献报道其阳性率为62%，因此X线平片检查有一定局限性。CT检查可明确显示骨质破坏及死骨，并可观察周围软组织情况。但由于分辨率、容积效应及读片经验等多方面因素影响，可出现误诊。

该例初次X线平片仅提示骨质疏松及软组织肿胀，未发现明确的骨质破坏、死骨及窦道形成。行CT检查后发现跟距关节的破坏并累及多个跗骨间关节。脓肿及死骨的形成，提示结核与骨髓炎的可能性。

骨髓炎起病急，具有急性、亚急性、慢性三期变化特点；骨质增生硬化广泛而明显，死骨较大、密度较高、骨膜反应较广泛，骨质破坏较明显。这与骨关节结核干酪样病变的影像学特点有一定的重复，但结核病还存在渗出性病变和增殖性病变的病理改变，故其影像学表现比较复杂多样，这是误诊的原因之一。

少数病例是在结核的基础上伴存慢性骨髓炎，这使影像学表现变得更加复杂，此时，仔细询问病史，研究临床症状与体征，认真地观察与分析影像学表现显得更为重要。

（4）细菌学检查的重要性。结核菌的直接检出和鉴定是结核病病原学直接证据，也是临床确诊、疗效判定、病程进展和流行病学监控十分重要的依据。因此，当临床及影像学检查都无法确诊时，反复的细菌学检查是必需的。该例经2次抽液涂片检查才发现结核杆菌，因此明确了诊断，为治疗和判断预后提供了依据。

第四节　足跟舟联合

详见本书 本卷 本篇 第二十章 第三节 足跟舟联合。

第五节　跟距联合与C征

踝关节足跗骨C征，为Lateur等（1994）报告用于诊断距下联合（跟距联合）的重要X线征，其为侧位踝关节X线片上距骨内侧滑车关节面、内侧突后皮质与跟骨载距突下皮质的连续弧线形如“C”字。其后很多国外学者研究C征在诊断跟距联合的作用。

跟距联合是足部跗骨联合最常见部位之一，Lateur等（1994）在研究跟距联合时提出了C征对跟距联合的诊断作用，指出C征对诊断跟距联合的敏感度达86.6%。后来Sakellariou等（2000）报告C征的敏感度达98%。

但是，有学者指出C征多见于扁平足畸形患者而非跟距联合畸形病人。一些学者报告依靠C征诊断跟距联合畸形的敏感性达不到86.6%~98%，仅达到49%。另有学者使用其他征象如扁平足征、距骨上钩征、距骨颈短征、跟距后中关节面模糊征、载距突变形征等,指出跟距后关节改变和载距突形态异常对诊断跟距联合畸形有主要作用。

鉴于距骨解剖形态复杂,跟距关节形态因距骨内侧突与跟骨载距突存在和发育差异表现不一致,有学者采用踝关节 CR 照片方法调查研究 C 征的显示情况,分析其与性别、年龄、疼痛的关系,及 C 征在临床诊断的作用。

一项研究观察发现 C 征的检出率达 54.6%(422/773)。女性检出率为 61.1%(127/208),男性为 52.2%(295/565),女性检出率高于男性($P<0.05$)。而在男女外伤和疼痛组间的检出率无显著差异($P>0.10$)。

按照 C 征的连续性该组分为连续 C 征(典型 C 征)和不连续 C 征(非典型 C 征)2 类,前者代表着跟距内侧关节骨性融合,是典型的跟距联合表现,后者可以是跟距的非骨性融合,如软骨性融合或纤维性融合,也可以是距骨内侧突和跟骨载距突的过分发育。

通过对跟距内侧关节测量发现其距离小于 1.9 mm 时,其内关节皮质不整齐、模糊, C 征 C 线接近连续,可诊断跟距的非骨性联合;内关节距离大于等于 2.0 mm 时,其内关节皮质整齐、清晰,该关节的连合不存在。

该关节间隙因个体差异而不一致,≥ 2.0 mm 占 26.3%,≥ 4.0 mm 占 45.0%,≥ 6.0 mm 占 20.1%,而有 45.4%(351/773)病例不显示该关节形态,说明距骨内侧突和跟骨载距突的发育程度和形态变化很大。

因距骨内侧突和跟骨载距突的过分发育,在显示 C 征的 422 例中可见跟骨载距突位置异常,其下缘皮质线向下前生长,该组命名为载距突下陷,其下陷检出率为 67.5%(285/422),其位置可降至跟骨上下径 1/2 以下,前缘接近于跟骨前缘后,有国外学者强调这一征象在诊断跟距联合的作用。

关于 C 征与年龄的特点该组发现 10~19 岁的检出率为 44.3%(51/115),20~40 岁为 57.7%(314/544),大于 41 岁为 50.0%(47/114),其间无显著性差异($P>0.05$)。

该组根据新近建立的关于跟距联合的 X 线诊断征象标准,在 773 例中诊断跟距联合 54 例,其中 2 例为骨性联合,依靠内关节改变诊断 31 例,跟距后关节改变诊断 21 例。

在 54 例中显示 C 征者 52 例,而阴性 C 征者仅 2 例,故日常诊断工作中遇有 C 征者应仔细观察跟距内关节和后关节形态的变化,如果显示内关节间隙狭窄(<1.9 mm),关节面模糊不清者应诊断跟距联合畸形,如果内关节间隙≥ 2.0 mm 时,应注意观察跟距后关节形态,如果发现间隙变窄不清者应考虑跟距联合诊断,尤其是踝足部疼痛病人,可建议做 CT 或 MRI 检查,明确轻微的后关节联合畸形。

第二十七章　距骨

第一节　距骨发育变异与诊断陷阱

1. 三角骨　三角骨是跗骨中常见的副骨，它位于距骨后方，可大可小，大者形如手指头大小，外形规则，常为类圆形，紧邻距骨后突和跟骨载距突，与它们间以规则的透光线影，一般不难识别。但若不认识它，也可误认为距骨后突的撕脱骨折。小者形如不规则小豆状，附着于距骨后突尖上，与跟骨相距较远，此小骨结构常不清晰，极易被误认为距骨后突骨折。

三角骨，是位于距骨后突附近的副骨，不要误认为距骨后突骨折。与三角籽骨相关的症状可通过MRI作最好的说明。在踝关节侧位片上，三角骨投影在距骨上可伪似骨折，标准侧位照片常常能解决此类混淆。罕见的三角骨可与距骨后突形成关节。

三角骨可有多种表现，其大小不一，差别可很大，小者如芝麻，大者如手指头。它位于距骨后端，有时可伪似距骨后突骨折。它可以位置低下，被称为下位三角骨，位于距骨后突的后下方。三角骨可以多个骨化中心，因此，它的形状变异很大，可呈碎裂状，还可呈多个小骨块挤在一起。

距后三角骨，即距骨后方的三角骨，可以表现为多种形态，有的呈一个完整的三角形骨块，有的呈现为距骨后下部的不规则骨块，甚至为该区几个小骨块堆砌而成，文献报告最大者其直径可达 15 mm 以上。容易被误诊为该处的撕脱性骨折。

2. 距胫骨或胫距骨　距胫骨，或称胫距骨，为胫骨下端前方与距骨之间的副小骨，可为多个骨化中心。此副骨位于胫骨下端前方，距骨上方，紧邻胫骨和距骨，有的在胫骨下前此副骨相应处出现切迹，适可容纳此副骨；有的胫骨前下切迹不明显，此副骨略呈游离状。此副骨一般较小，可为单一，也可为多个，其边缘光滑完整，骨质结构可见，容易识别。

3. 跟距骨或距跟骨　跟距骨，或称距跟骨，为距骨下方跟骨平面外侧的副小骨。一般呈游离状。在X线正位照片上，距骨外侧偶尔可见一豆大的小副骨游离或部分游离于距骨旁，此即为距跟骨，一般位置较低，紧邻跟骨。

4. 第二距骨或继发距骨　在距跟骨上方，距骨体外侧，与腓骨外踝遥相望处偶尔亦见一小副骨，常紧贴距骨，轮廓光滑，宛如一颗小绿豆，称为第二距骨或继发距骨。

5. 距上骨　在侧位照片上，距骨前上角上方偶尔可见一副骨，称距上骨。距上骨，表现为距骨前端上方小的副骨，它一般游离存在。X线足部照片上，位于距骨与舟骨内侧之间。侧位照片上，大的距上骨位于距骨前上角上方近舟骨处。此副骨一般不大，多为黄豆大小，上凸下凹，下方凹面正对距骨前上骨突，其间隙光滑完整，不难识别。

6. 距骨上窝　距骨侧位照片有时可见距骨体前方距骨上面有一浅碟形切迹成凹陷，称之为距骨上窝。在成人一般容易辨别，而在婴幼儿则常可导致误诊。此窝切线位象为一凹陷，而斜位象（即侧位照片未正切此窝时）却表现为距骨体前方一囊状透光区，容易误诊为囊肿或破坏区。

7. 距骨鸟嘴　在距骨体前方，距舟关节后方，距骨上缘有时可见一骨质唇状突起，形如鸟嘴故名。也有称之为距骨嘴者。此系正常发育变异，不应将之与距舟关节肥大性骨刺相混淆。有时，此鸟嘴甚大，向前蔓延至距舟关节，称炎巨型距骨嘴，尽管它涉及距舟关节，但它主要骨性突起部分仍居该关节后方。

8. 距骨骨小梁结构　有学者指出，距骨骨小梁结构排列较为复杂，走行是多方向的，因此偶尔在某一投照位置上见到的距骨的内部或边缘皮质,可出现透光线状影,形如骨纹断裂,甚或皮质断裂,导致诊断混淆,误诊为距骨骨折,经反复研究追踪随访,方知是距骨小梁结构的排列造成的诊断陷阱,不能不令世人警惕之。

9. 重叠性伪影与假性距跟联合　在踝关节及距骨侧位照片上,腓骨外踝后缘有时正好重叠于距骨后突的后下边缘上,造成一竖行的透光裂隙,酷似距骨后突不全骨折,引起误诊。侧位照片如投照位置不正,也可引起混淆,例如,在距骨体前方和跟骨载距突之间出现一骨性结构,形似距跟骨性联合,再补摄标准侧位片,则发现该骨性结构已不复存在,故有学者称此为假性距跟联合,乃由投照位置不正所致。

10. 距骨后突　距骨后突有时很大,形成巨大的距骨后突,正侧位片上清楚显示。少见的情况下,距骨后突与三角骨及跟骨形成关节,且有明显骨质突起。

11. 顿挫型双距　顿挫型双距骨,表现为正位踝关节照片上,距骨顶呈现中部向下略显凹陷,皮质线呈现顿挫状。

12. 距骨嘴　距骨嘴,为发育性变异,可有不同的形态,表现为距骨上方出现尖端向上的钝三角形骨质突起,不应与邻近距舟关节增生的骨刺相混淆。有时距骨嘴表现为不规则,其尖端还可伴存小骨块。有学者报告,它还可伴存 2 个大的小骨形成关节。

距骨嘴,表现为距骨背面小的局限性骨质突起,如不认识,很容易被误诊为外生性骨软骨瘤。距骨嘴为距骨发育变异,常易被误诊为骨质增生及肿瘤。可引发一系列临床症状:不明原因的踝部“酸痛”,行走、站立常出现踝部酸胀感 ,时间长久时,甚至可成为主要症状。

主要体征是踝部软组织轻度肿胀、压痛 ,踝关节背屈、跖屈运动稍受限并症状有加重。可通过矫形外科治疗,切除后为正常骨性结构。X 线征象具有一定的特征性:整个距骨形态呈“鸟头”状;距骨颈短甚至消失;“鸟头”具有一呈三角状向前突出的“鸟嘴”并具有正常的骨结构;距骨头部与舟状骨关节接触面变小而呈圆弧状。

13. 几个小骨　副距骨,为距骨体内侧的小的副骨。继发距骨,为距骨外侧的副小骨。距副骨,为距骨内侧的副小骨。内踝与距骨间可有距间骨,或籽骨。

14. 距骨分裂　距骨分裂,为发育中较罕见的异常情况,表现为竖立的裂隙将距骨分成前后两段,一般说来前段较大,后段较小。有时裂隙很清楚,有时裂隙表现模糊不清。

15. 局限性隆起　一些距骨前突表现为罕见的隆起,不应与发生于跗骨关节处的继发性退行性骨刺相混淆。此类突起仅为距骨局限性向上隆起,前方距舟关节健存,丝毫无损,舟骨也无骨质增生存在。

16. 距骨与舟状骨融合　有的人距骨与舟状骨存在部分或全部融合,为发育变异。

17. 假性骨软骨缺损　偶尔,在矢状面靠内层面图像上可显示距骨的后内侧卵圆形或线形局灶性低信号,形似骨软骨炎的干性缺损。其成因为斜行的距骨内侧皮质和附着的三角韧带容积效应所致。此种表现与冠状面靠后层面出现的胫骨远端软骨下区改变相似。其他部位也可偶尔表现为局灶性低信号,如胫骨远端关节面后部骨小梁聚集、增厚等。与“病变”相区分在于其位于边缘,以及骨髓不受累等。

18. 侧位片上的诊断陷阱　在踝关节侧位片上,距骨上方有时可见正常的碟形凹陷。

在距骨的侧位片上,常常可见距骨的骨小梁表现各式各样,如不注意,有时可伪似骨折,导致误诊。外踝与距骨后突重叠,形似距骨骨折。

在距骨的侧位片上,距下关节异常增宽类似跟距关节脱位,是由于侧位投照位置不正所致。

在踝关节侧位片上,由于位置不正,可出现假性跟距融合,纠正位置后再照片,常可澄清。如投照时有旋转,还可导致距骨假性脱位,标准侧位片上则显示正常的关系。

距骨上方的正常凹陷有时较深,在斜位投照时可伪似距骨中的破坏性病变。

19. 正位片上的诊断陷阱　在踝关节正位片上,有时可见融合的第二距骨,表现为距骨体外侧局限性骨质突起。

有学者报告,侧位片上清楚可见的狭窄的距骨腰部,投影在距骨上,在正位踝关节照片上形似囊肿,结合正侧位照片一起观察分析是十分必要的。

20. 距骨假肿瘤　在距骨中分平面 CT 横断扫描有时可见该处出现低密度区,常为双侧对称性。其原因多为该区内海绵状骨甚占优势。认识它并注意有无骨皮质或骨小梁的破坏,常对分析是否异常有所帮助。

21. 假性距骨转位　在踝关节正位片上，足部位置在投照时十分重要，有学者指出，如在投照时足的位置不正，可造成假性距骨转位的 X 线表现，引起临床的混淆。

22. 关节脂肪垫混同于撕脱骨折　距骨颈部的内面存在一个小的关节前脂肪垫，它的内侧为三角韧带的前胫距束。偶尔，这个脂肪垫在冠状面或轴面图像上表现为圆形，而类似撕裂骨折。根据脂肪垫的特殊部位、缺乏外伤史以及 X 线照片无异常，可以认定其为正常表现。

第二节　距骨缺血坏死

距骨缺血坏死是距骨损伤中常见的并发症，距骨穹隆塌陷导致退变、疼痛、踝关节和距下关节的不稳，严重影响患者足踝部功能。

一、发病机制

距骨缺血坏死是由暂时或永久性骨质血供丧失所致的一种疾病，缺少血液供应的骨组织逐步变性、坏死、塌陷。骨坏死可以在任何年龄发病，绝大多数患者发病年龄为 30~59 岁。距骨缺血坏死分为创伤性和非创伤性骨坏死，创伤性骨坏死是由于血流的直接阻断，距骨骨折较易发生移位，导致血供进一步损伤，且这种损伤往往不可逆。另外，距骨表面因缺少肌肉和肌腱附着，限制了距骨的间接血供，容易发生骨坏死。

而非创伤性骨坏死的发病机制目前仍不十分清楚，普遍认为是机械性原因、血栓栓塞和血管外压迫等阻断了血管的血流，导致缺血，最后出现骨细胞的坏死。微循环的血栓形成和血管内凝血是非创伤性骨坏死的各种病因的共同通路。

距骨缺血坏死的常见原因有：踝部急慢性损伤、内分泌疾病及脉管炎等。一组 10 例慢性踝关节疼痛患者有明确外伤史，包括骨折、扭伤等。

二、临床表现

距骨坏死单侧发病较多，主要表现为踝关节肿胀、疼痛，开始仅在受累关节负重时出现，后期休息时也出现疼痛。随着病变的进展，距骨体塌陷变形，关节软骨面损伤，产生骨性关节炎，活动时疼痛加剧。因疼痛和关节间隙变窄导致患者踝关节屈伸活动均受限。病史一般较长，数月至数年不等，男性略多于女性，可能与劳动活动量较大，易受损伤有关。

三、影像学研究

早诊断、早治疗对骨坏死患者的预后起着至关重要的作用。

X 线检查作为最基本的影像学诊断工具，早期可发现关节囊及周围软组织肿胀，关节间隙正常或稍宽，距骨外形、密度正常，随着病程进展，出现距骨骨小梁模糊、紊乱，或同时伴有骨质疏松，骨质破坏周围骨质增生不明显，上述表现均不具有特异性。一般 10 天内缺血骨保持原有密度，与邻近骨不能区分。6~8 周后坏死骨边缘才被吸收，死骨周围形成带状低密度区。因此 X 线检查对距骨缺血坏死早期诊断有一定限制。

Horst 等（2004）将股骨头坏死 FicatArlet 分期进行修改并应用于距骨，分期标准如下：1 期，只有在核素骨扫描或 MRI 上才能发现阳性改变；2 期，出现软骨下硬化，但无距骨塌陷，X 线片上可见这种改变；3 期，距骨体塌陷，但不合并距胫关节和距下关节的退变；4 期，距骨体塌陷同时伴有距胫关节和 / 或距下关节的退变。

研究证实，MRI 是诊断早期骨坏死最敏感的非创伤性检查方法，其敏感率和特异性均达 99%，假阳性和假阴性率均在 1% 以下。

MRI 早期即可显示距骨内不规则条带状低信号影，边缘混杂少许高信号，伴渗出、水肿等影像学改变。随着病变的进展，MRI 可出现典型的地图样表现，即病灶在 T_2WI 上中间为高信号，周边环绕低信号的硬化带。

该组 12 例患者中，4 例为早期距骨坏死，8 例显示为典型的骨坏死征象，由于骨坏死早期患者可没有任何症状，随着病变的进展，多数患者将会出现关节疼痛，此时患者才有可能到医院进行相关检查，所以该组中只有 1/3 患者为早期坏死。

骨髓中脂肪产生较高信号易掩盖病理改变所产生的异帝信号，采用 STIR 序列可抑制脂肪的高信号，对显示水肿、坏死和积液等产生的异常信号极为敏感。该组所有病例的病变部位脂肪抑制像均可见斑片状的高信号，且在脂肪抑制产生的低信号黑色背景下非常明显，表明STIR对显示病变有很大优势。

第三节　左侧距骨转移性腺癌

转移性骨肿瘤在骨恶性肿瘤中甚为常见，不少学者统计其为最多见的恶性骨肿瘤，但是，它多好发于脊柱、骨盆、肋骨和肘、膝以上骨骼，发生在肘、膝以下的转移非常少见。

转移性骨肿瘤常为多发性，临床主要症状为疼痛，X线表现分为溶骨性、成骨性、混合性3种。溶骨性转移性骨肿瘤表现为松质骨或/和皮质骨的低密度缺损，边缘较清楚，无硬化，常伴有不太大的软组织肿块。

有时由于原发性肿瘤非常隐蔽，转移性骨肿瘤可能是唯一的临床表现。有学者报告一例病人，由于该例患者没有原发肿瘤病史且为单发转移灶，致术前误诊为肿瘤样病变，但该例患者为老年女性，临床表现为疼痛，X线及CT表现为左侧距骨囊状低密度，部分骨质破坏、断续，应考虑到骨转移的可能。

通常认为，手及足的骨转移多来自肺癌，该例患者术后虽未查到原发病灶，但手术病理证实为转移性腺癌。

该病应与骨囊肿，骨巨细胞瘤，动脉瘤样骨囊肿等鉴别。

第四节　距骨骨巨细胞瘤

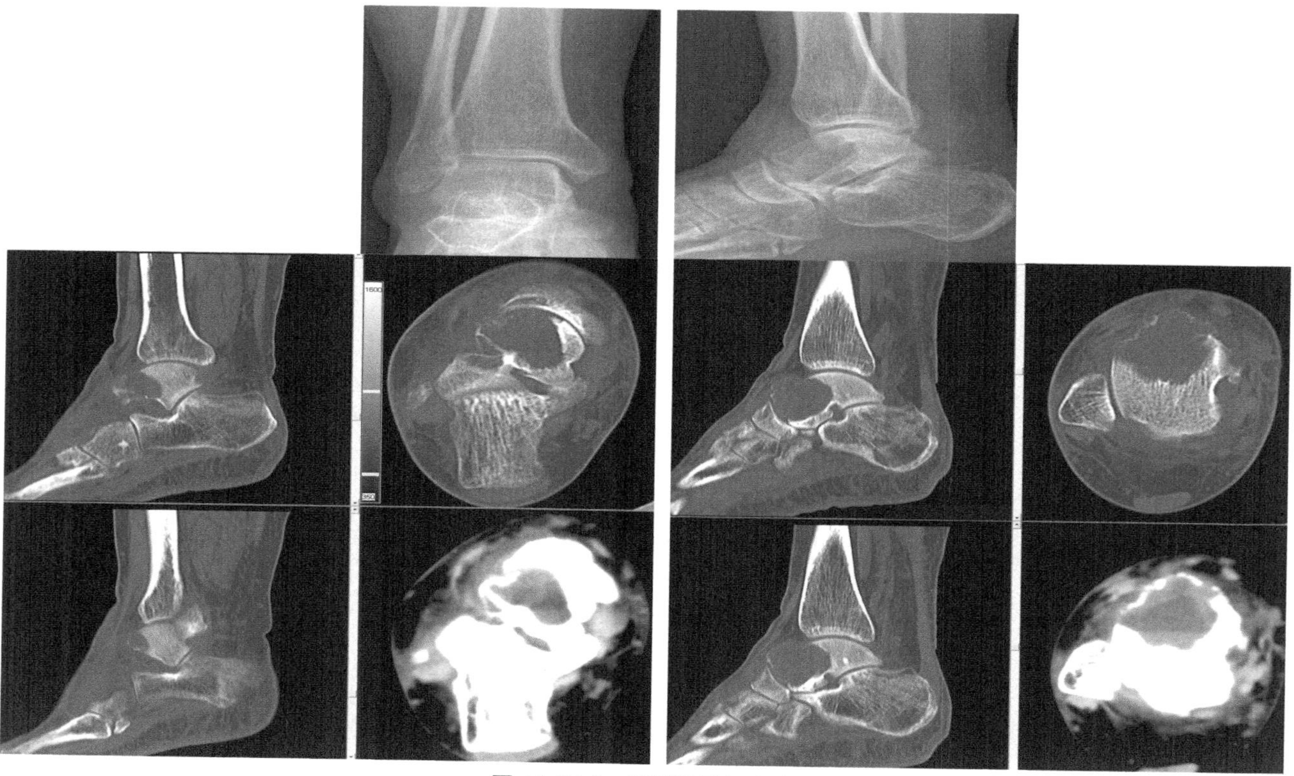

图 14-27-1　距骨骨巨细胞瘤

患者，女，51岁。因右踝酸痛1年余入院。

手术所见：暴露距骨前部及前踝，见前踝增生，距骨头颈部膨胀性改变，有小破口，切除薄层皮质骨，内有淡黄色液体，瘤壁可见肉芽组织样物体，彻底刮除病变组织。

病理检查：右距骨肿瘤活检标本：灰白灰褐色碎组织一堆，总体积 3.5 cm × 2.3 cm × 1.3 cm。病理诊断：右距骨肿瘤活检标本：肿瘤成分以上皮样细胞为主，伴有多核巨细胞及骨样组织形成，初步考虑骨巨细胞瘤，待做免疫组化检测进一步诊断。

第五节　距骨动脉瘤样骨囊肿

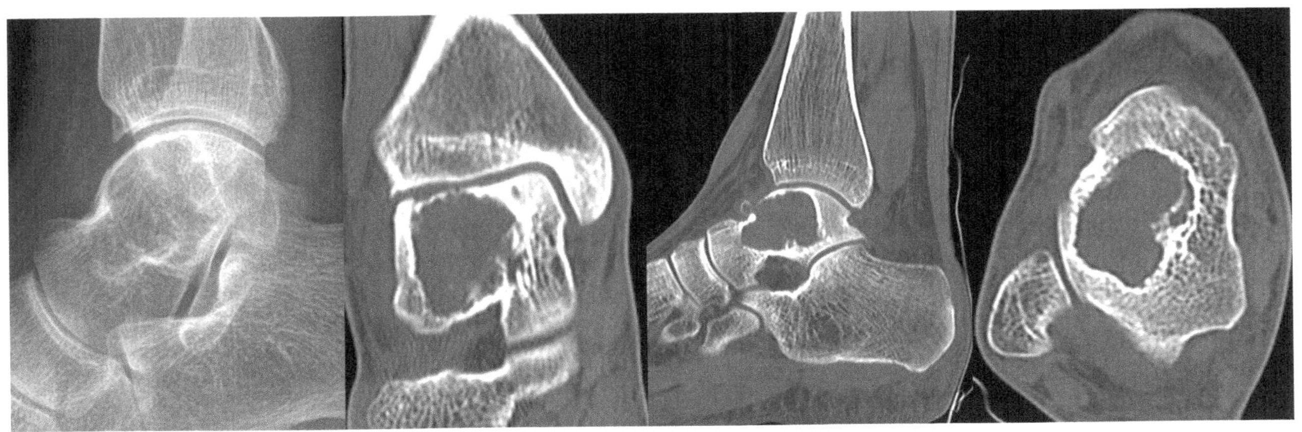

图 14-27-2　距骨动脉瘤样骨囊肿

病例，男，31 岁。右踝关节疼痛、活动受限 2 个月余入院。

手术所见：可见距骨体部、颈部均为骨肿瘤腔，瘤壁硬化，内见淡黄色肉芽样骨肿瘤组织，伴大量暗红色血性液体。

病理检查：右距骨骨肿瘤病灶清除 + 植骨术送检。病理诊断：动脉瘤样骨囊肿。

第二十八章　跖骨

第一节　跖骨发育变异和诊断陷阱

1. *跖间骨*　在第1、2跖骨之间有时可见一副骨,多位于足背,靠近跖骨基底部附近,其大小、形状不一,可与第1或第2跖骨基底部连接或分离,此即为跖间骨。有的出现于两侧,有的仅只见于一侧。有的病例,此副骨呈条状,在第1、2跖骨近端向二骨之间前方伸出,甚至长达该二跖骨长度的2/3。有的跖间骨仅表现为第1、2跖骨近端背侧一小骨块,与跖骨部分连接或游离,侧位照片上显示清楚。有的跖间骨重叠于第1、2跖骨近端,使正位片上该区结构更形紊乱,造成诊断混淆。

有的跖间骨表现于第2跖骨近端一小骨块凸向第1跖骨,其轮廓可毛糙不清,从而酷似病理情况。个别跖间骨完全重叠于第1跖骨基底部,正位片见该区出现片状致密影和横行(或斜行)弧状透光条影,佯似第1跖骨近端骨折,事实上此透光条影正是跖间骨前缘轮廓所在。

有的第2跖骨基底部凹陷,乃继发于第1跖骨基底部的跖间骨隆起。在斜位投照的照片上,跖间骨重叠于跖骨上有的还可形成第1跖骨骨折的假象。

双跖间骨,有的第1和第2跖骨基底部各有一跖间骨,二跖间骨之间不仅相邻,互相之间还形成假关节。有的第1跖间骨不仅是局限性骨质隆起,而且是成条状骨片,从跖骨基底弯向跖骨干中段,犹如一小的骨桥。

跖间骨有各式各样的表现,有的很小,有的较大,有的呈圆形或类圆形,有的呈长条状,有的既有圆形者又有长条者,它一般位于跖骨之间,有的位于跖骨远侧。

2. *跖骨的副骨化中心*　在第1跖骨远端偶见副骨化中心,表现为条片状,附着于跖骨远端;也可表现为小的骨块重叠于第1跖骨远端,而被误认为游离骨折片。在第2~5跖骨近端有时也可见到副骨化中心,常常同时出现于此四跖骨,有的可清楚看到骨骺线横置于跖骨近端,诊断不难;有的副骨化中心已部分与跖骨近端融合,残留轮廓不整。上述均为发育变异,勿误认为病变。跖骨正常的骨化中心有时不是一个,而是两个,为双骨化中心,此亦为发育变异,可见于第1跖骨近端,第3跖骨远端,第5跖骨近端外侧,后者常被误认为骨折。

3. *第5跖骨近端假性骨折*　临床上,第5跖骨近端骨折甚为常见,而假性骨折也不少,值得认真分辨。在第5跖骨近端,基底部外侧可有一骨性正常突起,此突起与跖骨紧密连接,一般不易误诊;如此突起与跖骨基底之间有一竖行细缝透光线影,则易与骨折混淆,应注意,此部位的骨折多为横行,而非竖行。如此骨突游离,则见其皮质完整、规则,相对跖骨近端皮质亦规则完整,形如一般典型副骨,勿误认为骨折碎片。

此骨突有时还呈现为不规则钙化,可为多个碎片,而类似骨折或骨软骨炎。前述此处多骨化中心在融合过程中也可伪似骨折。

第5跖骨基底部结节,表现为该基底部外侧骨质隆起,有时还可见该隆起与跖骨基底之间出现纵行裂缝,伪似骨折。此部位的骨折线一般为横行,并非纵行。

有的第5跖骨基底呈现多个骨化中心,犹如碎裂的骨折,常被误认为骨折。

第5跖骨基底部骨突,表现为第5跖骨基底部外侧条片状骨块,紧贴基底部,它可以呈现为一整个条片状骨块,也可为断续的小片骨块,伪似骨折,此时密切结合临床十分重要,如无外伤史且无疼痛或压痛，则多为发育变异。

4. *跖骨基底部不规则*　在幼儿，跟骨近端近侧可呈现不规则形状，这为骨化中心发育过程之短暂现象，随发育进展而逐渐消逝。在成人，跖骨近端两侧缘有时也呈现形状不规则，皮质厚薄不匀，轮廓凸凹不平，但边缘清楚锐利，皆为正常表现。

在青年，偶尔见到第1跖骨近端骨骺线呈现不规则，不应误认为骨折。

有的第5跖骨基底部骨突位于该部的顶端，即近端，而不是位于侧面。此位置的骨突虽不常见，但也并非罕见的变异。这些骨突在随访中常常逐渐闭合，融合成一整块。

有的第5跖骨基底骨突游离在外，与撕脱性骨折颇为相似。该骨突还可呈现不规则钙化。闭合中的骨突也可被误认为骨折。该骨突两侧不对称的闭合也可被误认为骨折。此时，有的可见到骨小梁排列似与骺板相连续，伪似基底部骨折。第5跖骨基底部骨小梁有时呈水平排列，正是这些水平线产生横行骨折的错觉。

5. *跖骨的裂隙或缝*　跖骨近端轮廓除呈现不规则外，有时在其两侧还可见到切迹，甚或裂隙，其形态光滑、规则、完整，为正常表现。跖骨中部的营养血管沟可在皮质上产生斜行透光裂隙，勿误认为骨折。偶尔，在第1跖骨远端可见到斜行透光缝隙，不应视为异常。

足部正位照片时，由于近侧趾骨的轴位象重叠于跖骨头，可造成跖骨头部的环状透光区，形似跖骨头囊肿。偶尔还可见骰骨与第4跖骨近端重叠，正位投照时在跖骨基底出现透光线条影，颇类似骨折。

偶尔可见第4跖骨基底部前方出现不完全性裂隙，为发育性裂隙，有时可被误认为骨折，经随访一月后检查未见任何改变，也无症状。

跖骨基底部有的可出现正常裂隙，深浅不一。有的跖骨基底部可出现副小骨。有的跖骨基底部还可出现不常见的关节联合。有的少年跖骨基底部骨骺线出现正常的不规则表现，不要误认为骨折，斜位投照时更为明显。有的跖骨基底部出现发育性骨刺。

6. *跖骨的籽骨*　足可以出现多发性籽骨。有的多发性籽骨可伪似粉碎性骨折。有的拇趾籽骨出现缝隙状透亮影，酷似骨折。

第1跖趾关节处，常有一个或两个籽骨，甚至三个籽骨，可大小不等，有的籽骨不仅不呈圆形或类圆形，还可出现伸出一条状骨质块。有时一个籽骨可分为两半，不可误认为骨折。有的籽骨形状不甚规则，呈多角形。有的籽骨呈对称性卵形，不难识别。有的籽骨甚小，仅在侧位照片上第1跖趾关节跖侧软组织中见到；有的籽骨甚大，正位照片上除重叠第1、2跖骨间隙外，还重叠于二跖骨头上。个别籽骨为多发性，各籽骨间透光间隙又不规则，酷似粉碎性骨折。

籽骨除常见于第1跖趾关节处外，还可见于第2~5跖趾关节，其中又以第2、5跖趾关节处较多见。籽骨内部可出现透光骨缝，从而伪似骨折。

7. *其他*　第1跖骨头腓背侧局限性突起，为一正常发育变异。有的跖骨头可出现双骨化中心，为正常发育变异。在跖骨干有时可见到营养管。有的跖骨可出现重复，表现为跖骨间出现一长条状骨，与跖骨平行，此条状骨可与邻近跖骨基底相连，或与邻近跖骨不相连，呈游离状，其名称不一，有称为跖骨重复，也有称为额外跖骨。

有的跖骨可出现良性皮质缺损，愈合后表现跖骨干一侧皮质弧形增厚。有学者报告2例第2跖骨干增粗及皮质增厚，都见于第1跖骨短的人，这显然是由于代偿性承重机制所造成的。有学者报告第2跖骨头扁平及第1、2跖骨间隙增宽，不要误认为无菌性坏死（Freiberg病）。第4跖骨基底部有时出现假性骨折，仔细观察分析发现是由骰骨重叠所致。有的第3、4跖骨间可出现关节，亦为正常表现。一些学者注意到，在足部跖趾骨正位照片上，有时跖骨近端互相重叠，影像上颇似骨折线，需要注意分析研究，清楚鉴别。

第二节　误诊病例简介：跖骨动脉瘤样骨囊肿

骨动脉瘤样骨囊肿是一种比较少见的、良性的囊肿样或良性肿瘤样病变。

Jaffe等（1942）根据观察2例含血囊肿的特征，认为其是一种独立的病变，并命名为动脉瘤样骨囊肿。其发病机制不明，多认为与外伤有关。本病发病率约为原发肿瘤和肿瘤样变的1.3%，多见于

10~20 岁，30 岁以上少见。好发于长管状骨，其次为脊柱、骨盆，发生于跖骨者较少见。

其典型 X 线表现为：偏心性膨胀性的骨质破坏，破坏区内可有粗细不等的分隔，边缘骨膜下有新骨形成的骨壳。Sherman 将长骨的动脉瘤样骨囊肿的 X 线改变分为偏心型、中心型和骨旁型。偏心型表现典型，诊断比较容易。中心型可产生与骨囊肿、骨巨细胞瘤相似的表现，易误诊。骨旁型有骨质破坏，骨外有软组织阴影，可出现骨膜三角，易误诊为骨肉瘤。

本病最终诊断仍依靠病理，病理所见是诊断动脉瘤样骨囊肿的重要依据。术中血液从病灶中渗出是本病的重要特点。

第三节　第 4 跖骨动脉瘤样骨囊肿

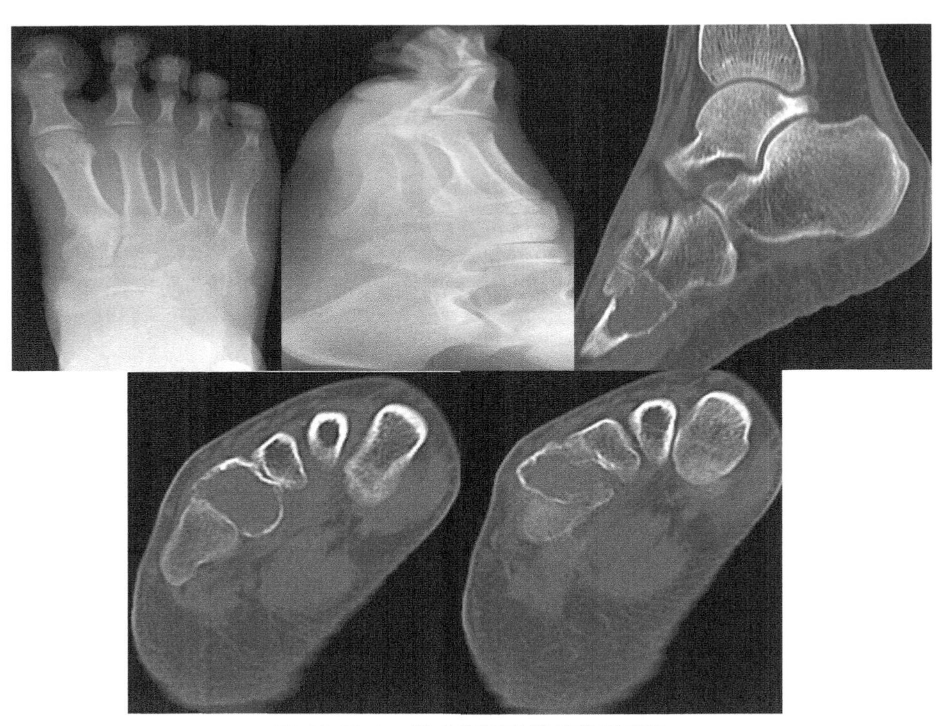

图 14-28-1　第 4 跖骨动脉瘤们骨囊肿

患者，男，24 岁。右足外侧膨隆一年，疼痛加重半年入院。

病理检查：右足第 4 跖骨骨肿瘤穿刺活检标本：暗红色组织一堆，总体积 2.3 cm × 2.0 cm × 0.8 cm。病理诊断：右足第 4 跖骨骨肿瘤穿刺活检标本：镜下见大量血凝块中少数细胞团，难以诊断，建议再次送检。

病理检查：右足第 4 跖骨骨肿瘤刮除标本：灰褐色碎组织一堆，总体积 1.0 cm × 0.8 cm × 0.3 cm。病理诊断：镜下可见出血的裂隙和囊腔、纤维组织、骨组织及大量的多核巨细胞，组织表面可见囊壁形成，诊断首选动脉瘤样骨囊肿。但刮除组织少且形态不典型，仍需结合临床及影像学进一步排除骨巨细胞瘤。

第二十九章　趾骨

第一节　趾骨发育变异和诊断陷阱

1. 拇趾第一节趾骨近端骨骺　在发育过程中，拇趾第一节趾骨近端骨骺变异较多。它可以分段，照片示该骨骺中断，中部有一纵行透光裂隙，多见于少年儿童，以男孩居多。此裂隙也可位于骨骺的一侧，导致骨骺成一大一小两块，小块者位置还可变化，酷似撕脱骨折或骨骺分离。此种骨骺分段有的还一直持续存在至成年，造成该节趾骨近端皮质不完整或欠规则，甚或小骨块部分游离于一侧，似连非连，宛如撕脱骨折。一般说来，骨骺分段多随发育生长而消逝。此骨骺偶尔在照片上表现颇为致密，亦为正常，勿误认为骨软骨病。此骨骺线有时表现甚不规则，照片上重叠于该节趾骨阴影中，也可被误诊为骨折，如有怀疑，改换投照体位再行照片，常可一目了然。

有学者报告 11 岁男孩拇趾基底部单一骨化中心。一年后骨骺发育成一裂隙，此正常现象可见于任何骨骺。

有学者报告一例 12 岁男孩拇趾近节趾骨基底部正常的致密骨骺，不要误认为骨软骨炎。锥形骨骺，常见于儿童近节趾骨，并无其他异常。

2. 趾骨的发育性缝隙　在趾骨发育过程中，有时可见横行的不全性透光裂隙，有的甚浅，形如缺口；有的较深，形如不全横断，均为暂时性的发育现象，勿误认为异常。此类缝隙，有的仅见于某一趾骨的一节，有的则可见于多个趾骨之多节，其形状规则，边缘光滑，宛如刀切。有学者报告拇趾远节趾骨基底部骨骺部分未闭合，尽管无相关病史或体征，起初仍被误诊为骨折，三年后随访未见变化。

3. 趾骨边缘不规则或缺损　在第 2~5 趾之第二节趾骨的发育过程中，有的表现边缘不甚规则，或出现切迹，整节趾骨中段的两侧皆略凹陷，且不平整，这是常见的正常表现，切勿误认为病理。在各趾的第一节趾骨一侧或两侧皮质可稍增厚或不规则，颇类似于骨膜炎，此种情况尽管少见，但仍值得警惕。在各趾的第一节趾骨的远侧，近趾间关节处的一侧边缘偶尔出现规则的皮质缺损，有的边缘还可出现硬化，其原因目前尚意见不一，但大多数学者皆认为无甚临床意义。

有学者指出，在健康小儿，各末节趾骨的远端骨簇阙如并不一定皆伴存于疾病，它可为正常表现，称作尖形趾骨。有学者报告 2 例 12 岁女孩趾骨发育明显不规则，此为正常或暂时现象。如不注意，可被误诊为骨折。

趾骨干正常可出现表面不规则，有的为单侧某趾骨，有的还见于对侧，不要与骨膜炎混淆。近节趾骨有时还可见到滋养孔。有学者报告 1 例双足拇趾仅二节趾骨，2 例第 5 趾骨仅二节趾骨，为常见的发育变异，并非疾病。有的小孩末节趾骨呈尖状，远端骨丛阙如，为正常表现，不伴存疾病。

4. 其他　有学者报告，双侧跖骨与趾骨的永存骨骺裂隙，出现于 3~13 岁儿童。拇趾近节基底部凹陷，可能与骨骺裂隙残迹有关。

有学者报告 3 例趾间关节附近环状缺损，为小的脂肪坏死区，无临床意义。在女性骨质疏松病例，拇趾近节趾骨常可见到假性骨囊肿。有的人趾骨出现局限性骨质硬化，一般均无临床意义。有学者报告一例第 1 趾骨重复变异，明显膨大，并与第 2 趾形成关节。趾骨甲床内爪下钙化，此征象可见于中年及晚年，一般无临床意义。

第二节 获得型肢端骨质溶解症

详见本书本卷 第十三篇 第十五章 第二节 获得型肢端骨质溶解症。

第三节 右足第3趾腱鞘巨细胞瘤

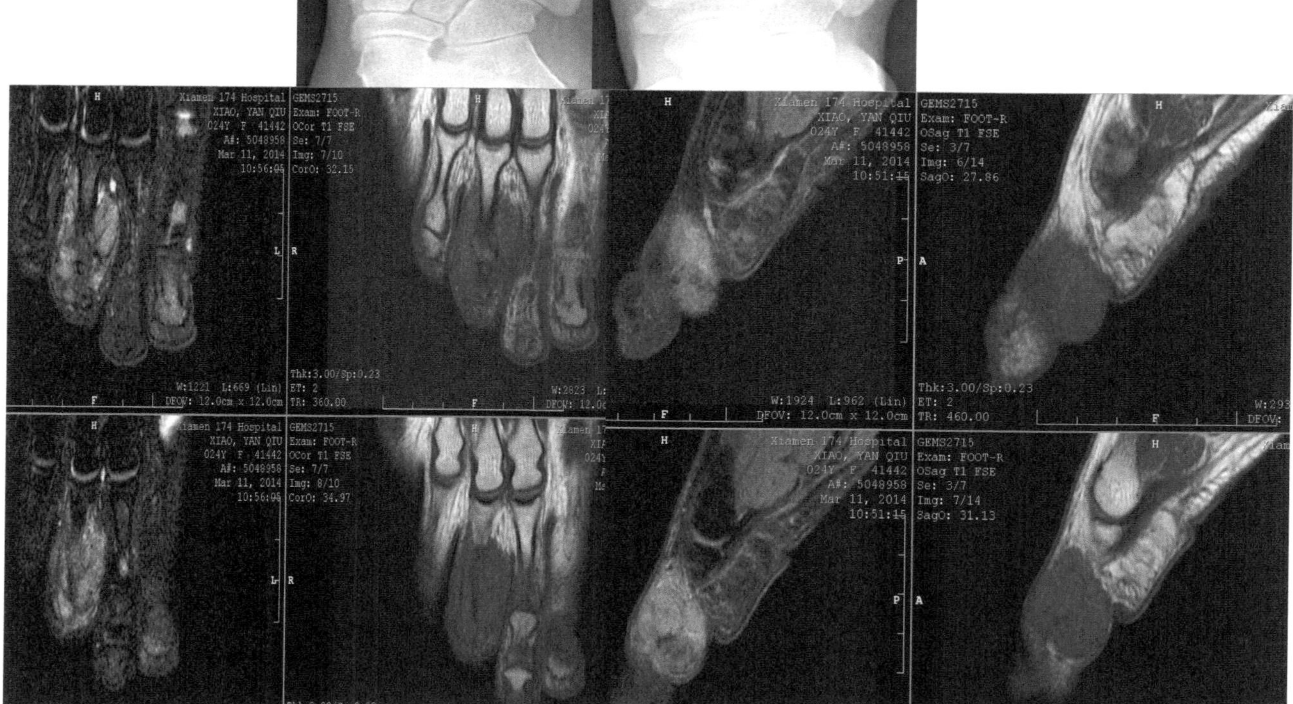

图 14-29-1 右足第 3 趾腱鞘巨细胞瘤

患者,女,24岁。发现右足第3趾包块10年余。患者缘于10年前无意中发现右足第3趾一肿物,当时呈黄豆大小,无特殊不适,随着时间推移,肿物逐渐增大,现呈葡萄大小。查体:右足第3趾肥大,皮肤完整,皮下可扪及葡萄样大小肿物,质软,表面光滑,边界清楚,不可推动,局部压痛轻微,右足第3趾感觉、血运良好,各趾间关节活动稍受限。

手术所见:见右足第3趾近、中节趾骨旁多发团块结节状肿物,呈淡黄色。

病理检查:右足肿瘤切除标本:灰白色碎组织一堆,总体积3 cm×1.5 cm×1 cm,切面灰白灰黄,质中。病理诊断:右足肿瘤切除标本:腱鞘巨细胞瘤。

第四节　足趾分节及趾骨骨骺变异

足趾分节及趾骨骨骺变异，早在19世纪就被人们注意。欧美及日本对二节趾骨的变异都曾有过报道。

Wood（1980）也曾发现巴布亚新几内亚人中第5趾为二节趾骨的变异有区域性特点。对趾骨骨骺的变异，文献较少。

Venning（1956，1961）曾提到锥型和非锥型骨骺在趾骨上的分布及其与趾骨长度的关系。Lachman（1953）曾对假型骨骺的形状及形成过程进行过分析。从该文观察的Motuan族6~12岁儿童各节趾骨的骨骺中，可看出各类型的骨骺在各趾及各节趾骨的分布不同。

锥型骨骺在各趾中节趾骨的近侧骨骺中的发生率，呈现由内向外的递减现象。在近侧趾骨中则以第3、4趾发生率较高。

假型骨骺的发生率多见于各趾的中节趾骨中，其中第3趾最多见。

无骺型则以第5趾的中节趾骨发生率较高。Venning（1961）和Lachman（1953）曾报告：锥型骨骺和假型骨骺与骨干融合的时间较早，而且趾骨较短。因此上述骨骺变异的分布规律，将为各趾骨的形态发育提供一定的形态学基础。

关于骨骺变异的形成过程，Venning（1961）认为锥型骨骺是骺软骨骨化时，中心部早于周围部的结果；无骺型是骺软骨生长带没有分化所造成的。Hasselwander & Uffelmann认为假型骨骺是骨化过程中骨干形成杆状突起，伸入到骺软骨内逐渐增大形成的。

观察的X线片中，假型骨骺与骨干之间存在不同程度的骨桥，有的骨桥的形状和锥型骨骺与骨干融合的早期阶段形状相似，即锥形骨骺的顶端突入骨干。

第十五篇　膝部疾病

第一章　膝关节软骨

第一节　髌股关节软骨

1. MRI 表现及组织学对照　髌骨后缘与股骨滑车构成髌股关节，关节面覆盖透明软骨，关节透明软骨包含少量软骨细胞，埋藏于胶原弹力纤维基质内。关节软骨最表层为切线层，该层胶原纤维排列致密并与关节面平行。第二层为过渡层，胶原纤维呈斜行交错排列，第三层为放射层构成关节软骨的主要部分，胶原纤维最多且与关节面垂直排列，最深层为钙化软骨层，分开软骨和软骨下骨质。

多位学者采用 SE 序列对牛髌骨及人膝关节正常关节软骨行 MRI 组织学对照研究，均发现正常关节软骨在 MRI 图像上呈分层表现，但层数及各层信号特点结果差异颇大。

Rubenstein 等（1993）和 Recht 等（1993）分别用标准 SE 和三维扰相梯度回波（3D SPGR）研究牛和人髌软骨，发现正常关节软骨呈三层结构，并用各层胶原纤维的方向及与主磁场的关系（即魔角效应）来解释层状形态。发现当角度为 55° 时，关节软骨呈信号均匀的单层形态，当角度为 0° 和 90° 时，关节软骨呈明显的三层形态。组织学上表层相当于切线层加部分过渡层，中间层相当于上放射层，底层相当于下放射层。

有学者用非脂肪抑制的三维快速回波容积扫描（3D-Volume-FFE）T_1WI 序列，发现正常髌股关节软骨在矢状位原始图像及多平面重建图像上亦呈由表及里的高、低、高信号的平行三层结构，表面光滑，与钙化软骨层的低信号带及关节液有良好对比。

2. 髌股关节软骨退变的 MRI 序列比较

（1）SE 序列：SE 序列曾经是诊断髌骨软化症的标准技术，Holder 等（1992）的研究结果表明 T_1WI 检出软骨病变阳性率为 70%。McCauley 等（1992）认为 T_2WI 缺点是软骨和软骨下骨质缺乏对比，并且不能检测软骨内信号异常。国内有学者指出“T_2WI 关节造影效果”会降低软骨缺损的发现率。一组资料 SE-T_1WI 关节软骨与液体界面不能确定，软骨病变检出的总体敏感性仅 46%，特异性 64%，该序列对病变 MRI 分级与关节镜分级间无正相关性，所以有学者认为 SE 序列不适合关节软骨病变的诊断，尤其是关节液体存在时。

（2）GRE 序列：梯度回波（GRE）作为一种快速成像技术，已广泛应用于关节软骨病变的检查。该技术通过改变翻转角度、TR、TE 值，能获得多种加权图像，改变关节软骨和邻近组织的对比。国内采用小角度翻转梯度回波（STAGE）技术论断髌骨软化症并和关节镜对照，总体敏感性 90.7%，特异性 78.6%。有学者采用类似技术 FFE-T_1WI 检测髌股关节软骨退变，结果相近。但该技术层厚仍较厚，且有层间距，分辨率不理想，对病变的 MRI 分级与关节镜分级间无正相关性，故认为用 FFE-T_1WI 单独论断关节软骨病变，不能准确评价软骨病变的程度，尤其是对Ⅰ～Ⅱ级早期病变。该组资料该序列假阳性、假阴性分别达 16 例、7 例。

（3）3D-Volume-FFE 序列：三维容积扫描比二维数据采集有更高的分辨率和信噪比，该序列射频加在有一定厚度的容积上，在射频后再给选层梯度场，由于没有层间距，能重建较薄的连续层面，提高细微结构的显示率。Disler 等（1995）采用脂肪抑制 3D SPGR 序列，将膝关节矢状位图像经轴位及斜冠状位重建来评价髌股关节软骨，对软骨缺损检测的敏感性、特异性分别达 93%、94%，有学者采用非脂肪抑制的 3D-Volume-FFE T_1WI 结合多平面重建处理得到仅 0.7 mm 层厚的超薄多平面连续图像，使重建平面始终垂直于具有一定弯曲度的髌股关节软骨面,从而减小"魔角效应",清楚显示了软骨内部结构,而且关节软骨具有良好的主体对比,能可靠地区分软骨、软骨下骨质、关节液、滑膜组织,其诊断关节软骨病变总体敏感性达 92%,特异性 96%,明显优于 FFE-T_1WI, SE-T_1WI 序列,该技术对病变的 MRI 分级和关节镜分级间有显著正相关关系,可能是一种较为理想的评价关节软骨的扫描技术。

(4)3D-Volume-FFE T_1WI 与关节镜对照:关节透明软骨软化,表面出现轻至中度纤维化, MRI 检查会出现假阳性或假阴性。一组资料 3D-Volume-FFE T_1WI 扫描出现假阳性 3 例,其中 2 例经回顾性阅片,认为可能是该序列扫描时间长,肢体运动伪影导致软骨表面出现轻度不规则的假象。1 例股骨外滑车面软骨 MRI Ⅰ级损伤,经关节镜探查及反复观察录像资料均未发现软骨损伤。Recht 等(1996)认为出现这种情况可能是再生的薄层纤维软骨覆盖在剥脱的透明软骨区,关节镜下虽未见异常,但 MRI 仍能反映出软骨表面轮廓及厚度的变化。另外,关节镜医师术前知道 MRI 结果可能会造成结果上的差异。

关节镜作为诊断关节软骨病变的"金标准",亦有其局限性,早期软骨退变,软骨内出现结构及成分的变化,而软骨面仍光整,关节镜检为阴性,而 MRI 却能反映出软骨内信号的变化。

附:具体研究资料: MRI 诊断分级:关节软骨退变损伤 MRI 诊断分级采用 Recht(1993)标准:0 级正常关节软骨;Ⅰ级软骨分层结构消失,软骨内出现局灶性低信号区,软骨表面光滑;Ⅱ级软骨表面轮廓轻至中度不规则,软骨缺损深度未及全层厚度的 50%;Ⅲ级软骨表面轮廓重度不规则,软骨缺损深达全层厚度的 50% 以上,但未见完全剥脱。Ⅳ级软骨全层缺损、剥脱,软骨下骨质暴露伴或不伴软骨下骨质信号改变。软骨弥漫性均匀变薄但表面光滑,仍认为是正常关节软骨。

关节镜分级:软骨退变损伤的关节镜分级采用 Outerbridge(1974)标准:0 级正常关节软骨;Ⅰ级软骨软化水肿或出现表面泡状结构;Ⅱ级软骨变薄出现轻、中度纤维化;Ⅲ级软骨重度纤维化,呈现蟹肉样改变;Ⅳ级软骨退变深达骨皮质,全层软骨缺损软骨下骨质裸露。

第二节 膝关节结核伴炎性肉芽组织形成

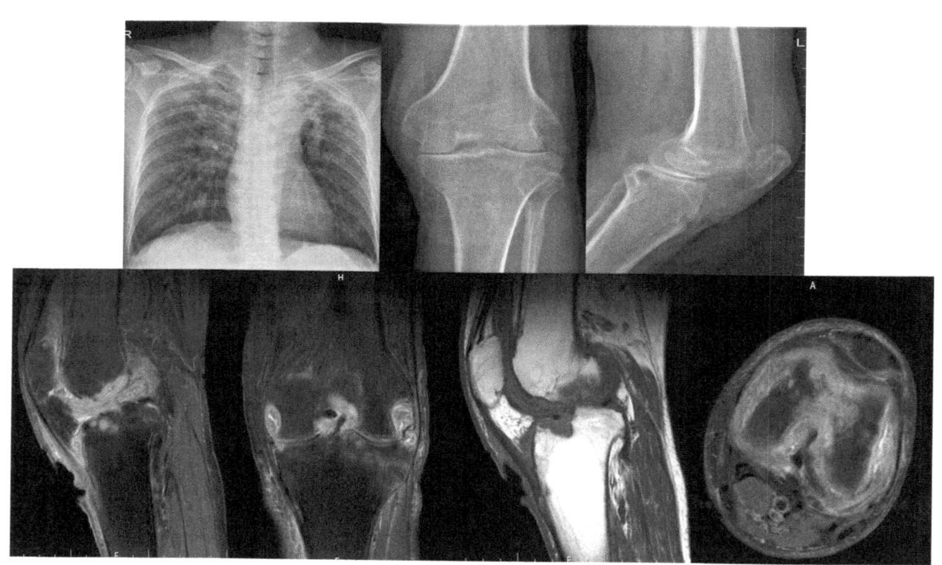

图 15-1-1 膝关节结核伴炎性肉芽组织形成

患者,男, 60 岁。左膝红肿、破溃、流脓 1 个月余入院。今门诊以"化脓性关节炎"收治入院。入院检查 X 线、CT 均提示双肺结核。

手术所见:患膝关节腔内有较多脓液,关节腔与膝下方两窦道口相通;全关节内有大量脓苔或脓性分泌物、组织,半月板、侧副韧带,交叉韧带、滑膜组织及关节软骨均被侵蚀;半月板及前交叉韧带糜烂;胫骨髁和股骨髁软骨大部分缺损,剩余部分软骨与软骨下松质骨分离;髌骨明显增生,关节面大部分缺损；缺损面有大量脓苔附着；胫骨髁与股骨髁对位欠佳、不稳。

病理检查：左膝关节病变切除标本：灰褐色碎组织一堆，总体积 8 cm × 7.5 cm × 2 cm。病理诊断：左膝关节病变切除标本：慢性肉芽肿性炎，符合结核伴炎性肉芽组织形成。建议临床做结核病相关检查进一步确诊。

第三节 关节软骨

膝关节表面覆盖有透明软骨，软骨与其下方的脂肪化骨髓形成脂肪 - 水界面，有可能发生化学位移伪影。这种伪影导致信号移位，从而造成透明软骨的厚度潜在性变化。

当透明软骨与相邻的关节液信号接近时，将影响透明软骨厚度的判断，常规质子密度加权像和 T_2WI 上最可能发生这种情况。在脂肪抑制像上有利于软骨厚度的判断，因为正常软骨信号稍低于关节液的信号。三维毁损梯度回波脂肪抑制像也能很好地显示透明软骨。软骨早期退变在梯度回波和 T_2WI 脂肪抑制序列上最容易显示。

1. 发育变异　透明软骨可以表现为三层。这一特点在骨骼的发育期最明显，但随年龄增加而渐消失。胫骨内侧平台的透明软骨常出现信号不均匀，这些变化在脂肪抑制图像上最清晰，可出现在无任何异常的软骨处。

2. 诊断陷阱　造成透明软骨信号不均的原因有病人的运动、血管搏动，或空气、金属碎屑所致的磁敏感性伪影等。当累及到髌软骨时，表现类似髌骨软化症。软骨信号增高可类似病理性改变。当胶原束与主磁场夹角接近 55° 时，魔角现象也可影响透明软骨的信号。

在半月板切除后，前交叉韧带横断及髌骨软化症的最早期也可见到由于软骨组织肿胀所致的透明软骨厚度增加。

第二章 半月板疾病

第一节 半月板诊断陷阱

扫描技术不适当

1. 图像采集　半月板MRI检查常用回波链长度为4或更少的常规自旋回波或FSE序列质子密度加权像。FSE序列如采用相对长的回波链或梯度回波序列,则能引起半月板内信号变化,从而夸大或低估了半月板撕裂。梯度回波序列使半月板内信号的变化更为明显,造成撕裂范围模糊或夸大。最佳的序列参数应来自临床实践中的对照研究,以得到预期的半月板信号变化范围。常用直接矢状面图像观察半月板,斜矢状面或多角度成像用以显示半月板各段落剖面类似于膝关节造影的表现。但是,以往的研究提示,斜矢状面或多角度成像较标准的矢状面成像并没有提供更多有价值的诊断信息,所以目前尚未广泛应用。

2. 图像显示　窗宽和窗位影响半月板特征性异常表现的显示,进而影响准确诊断。高对比、窄窗宽(即半月板窗)能增加半月板内信号变化的对比,但也有可能夸大半月板信号异常的范围,因此,在半月板窗发现的异常应与标准窗宽和其他序列的影像相对照。Buckwalter等(1990)认为,用半月板窗技术并不能增加撕裂的发现率。

伪影

1. 运动伪影　图像采集过程中的运动能引起伪影,表现为高信号运动结构的伪影部分或全部重现在相位编码方向上。为降低伪影的影响,通常将相位编码方向调整至成像部位的最短径线上。然而,行膝关节矢状面检查时,即使上下径为膝关节的长轴,有时也将相位编码方向调整在矢状面。这样能使来自腘窝血管的搏动伪影远离十字韧带和其他结构。采用这种方位的梯度场即使关节轻微的运动也可导致股骨髁产生高信号重影或遮盖关节透明软骨。曲线样相位伪影可与半月板撕裂非常相似,增高的信号超出半月板范围、附近出现股骨髁轮廓伪影以及关节透明软骨影重叠等表现,能够帮助认定其为运动伪影,而非真正的半月板撕裂。如仍不能确定时,可使相位编码方向沿膝关节前后轴重新采集图像。

2. 截断伪影　截断伪影为一系列平行于相邻高对比界面的曲线影。它反映傅立叶转换(MR信号重建图像的方法)的内在局限性。磁共振成像中,样本被转换成一定波段的频率,而傅立叶转换中仅采用其中单一的频率转换为像素,而在此系列中相近的频率被切短或截断,故而产生伪影。虽然相位和频率编码方向上均可发生此伪影,但是相位编码方向上数据线少,伪影相对容易出现。在空间分辨力低、矩形(128×256)矩阵时更易出现截断伪影。如前所述,膝关节成像时沿其上、下轴调整相位编码方向可使腘动脉搏动伪影变换方向。此时截断伪影表现为局限性曲线样高信号影。这种伪影形状与股骨髁一致,信号变化类似高信号的脂肪化骨髓和透明软骨突然转变到低信号的半月板一样,因此当伪影投射到半月板时,非常类似于半月板撕裂。增加相位编码的步级能减少截断伪影的发生,沿膝的前后轴改变相位编码方向可改变伪影出现的位置。

3. 化学位移伪影　化学位移伪影反映出共存于影像体素和像素中水和脂质子进动频率的差异。脂中质子共振频率比水中质子低;使用水的接收频率,表现为沿频率编码方向,脂中质子的信号出现于原水中质子的信号区。脂肪-水界面一侧表现为信号减低伪影,而另一侧则表现为信号增高伪影。因此,在矢状面图像上如果频率编码方向与膝关节的上下方向一致,高信号的伪影可能遮盖半月板,类似撕裂。增加接收器带宽、加大矩阵,或使用脂肪抑制技术能减少伪影的发生。而重新调整梯度方向可使伪影转移到其他位置。

4. 磁敏感性伪影 磁敏感性伪影出现在具有不同磁性物质的交界处。当不同磁性物体并置在一起时,可造成磁场局限性扭曲,从而使邻近的质子失相位和频率位移。膝关节曾接受过关节镜检查和外科手术的病人局部的金属微屑即可造成局部信号丢失。关节内空气、金属、钙化和出血均能引起磁敏感性伪影,表现为局限性低信号,常伴有周围高信号影。当这些伪影与半月板交汇时,高信号表现可类似撕裂影。使用高场强、梯度回波和脂肪抑制成像技术时此伪影明显,而使用 FSE 序列、高空间分辨力成像矩阵低场强能减少磁敏感性效应。

5. 部分容积效应 部分容积效应是引起 MRI 和其他断层图像诊断错误的常见原因。半月板与周围软组织的容积效应可类似于半月板的撕裂,这在矢状面图像关节周边部位较多见,即半月板与邻近的纤维脂肪组织发生容积效应。此外容积效应还可影响半月板游离缘小的撕裂的诊断。薄层横断面和冠状面图像有利于观察半月板的游离缘和小的垂直撕裂。

6. 魔角现象 短 TE 图像上,魔角现象可以引起半月板局灶性信号相对增高,这最常发生在正常外侧半月板的后角向上斜行部分或内侧,表现与半月板撕裂相似。当半月板纤维软骨与沿着磁体孔径长轴主磁场方向夹角接近 55° 时,则出现魔角效应。

其他

1. 锻炼和钙化 半月板 MRI 信号增高可以是对最近受压应力的一过性反应。近期超负荷锻炼,如长跑者可以看到此现象。此类表现偶尔会被误认为半月板退变和 / 或撕裂。

2. 血管蒂 儿童和青少年期半月板与关节囊连接处可见到血管进入半月板,即半月板血管蒂。如不认识此结构,可将其与半月板退变和撕裂相混淆。信号变化的位置和病人年龄可有助于认识这一结构。成年后血管蒂退化,显示不清。

3. 膝外下动脉 在矢状面图像上,膝外下动脉在外侧半月板前角附近可造成假性撕裂表现。这是由于纤维脂肪组织夹在低信号血管和邻近的半月板之间所致。在冠状面上可以将血管与半月板分开,连续矢状面观察呈管状影像亦有利于认识此结构。

4. 半月板退变 在 T_1WI、常规自旋回波和 FSE T_2WI、梯度回波和短反转恢复(STIR)序列上,正常半月板呈均匀一致低信号。半月板的退变和撕裂导致信号增高,在短 TE 像上最容易发现。为了描述半月板的信号特点,已经进行了信号分级,并与组织病理变化进行了对照。

Ⅰ级表现为半月板内灶性或球形信号增高影,不累及半月板的关节面,病理上表现为灶性的早期黏液变性和软骨细胞缺乏。

Ⅱ级表现为半月板内水平或线形信号异常,并可延伸到关节囊周边,但不累及半月板关节面,病理上为半月板的黏液退变;Ⅱ级信号最常见于内侧半月板后角。这种信号变化不能作为日后发展为撕裂的指标。一些学者对Ⅱ级信号作了进一步分类:Ⅱ级 A,指线样高信号不论在何种扫描方位上均不与半月板的关节面相通;Ⅱ级 B,指线样高信号仅在一个方位一幅图像上延伸到关节面,而这一阶段关节镜很少能看到撕裂;Ⅱ级 C,半月板内楔形高信号,不累及关节面,有此表现的大约半数病人在关节镜下能看到撕裂。

Ⅲ级半月板变化提示撕裂,即半月板内高信号明确地延伸到半月板上或下关节面。在组织病理学上,半月板撕裂即纤维软骨的分离。完全局限于半月板内的撕裂而不延伸到关节面的发生率小于 5%,这种撕裂常常是在用关节镜探查半月板时才被发现。曾行半月板切除术的病人,当液体充填半月板切除后的空间时,在质子密度加权像上类似半月板的退变和撕裂。

如果很久以前半月板曾受过损伤,随访 MRI 总能看到高信号。因此,依据 MRI 鉴别半月板的急性和慢性撕裂并不可靠。

当 MRI 显示半月板撕裂而关节镜下半月板表面仍完整时,常被认为是一种假阳性结果。尽管确实存在 MRI 夸大半月板异常分级的可能性,但关节镜作为半月板检查的金标准也有其局限性。例如,关节镜很难达到半月板的一些区域,像内侧半月板后角和周边以及关节囊附着处。

5. 半月板关节囊分离 半月板关节囊分离是指附着在关节囊内侧的半月板周边撕裂。这种撕裂有两个特点:第一,由于其位于半月板血供的近端,撕裂能自愈;第二,撕裂在关节镜上很难看到。半月板关节囊分离表现为二者连接处出现垂直的高信号,但在此区域明显的纤维脂肪组织也可混同于撕裂的表现。当区分困难时,采用脂肪抑制序列可帮助鉴别。半月板滑膜隐窝内积液也可与半月板关节囊分离表现相似,不过半月板滑膜隐窝的角形结构特点有助于两者的鉴别。

6. 假性桶柄状撕裂 冠状面图像上这种误诊较多,尤其是在膝关节相对外旋的图像上容易出现。在靠后方的冠状图像上,半月板后角和体部分离,类似桶柄状撕裂。认识这一情况并密切结合矢状面图像进行诊断能避免误诊。

7. 半月板前角假性肥大 在外侧半月板桶柄状撕裂的病人,半月板后角可前移,位置邻近前角,从而造成外侧半月板前角表现出异常增大。认识此现象的关键是发现外侧半月板后角的阙如或截断。

8. 半月板松弛 半月板松弛、呈波浪状或起伏不平可能是正常变异,而非伴有半月板撕裂,其中内侧半月板最常出现这种变异,它可能伴有关节的松弛或韧带创伤。松弛或起伏不平的半月板可混同于半月板中心或周边撕裂,但随着关节手法治疗或一段时间后复查,此现象可消失。

9. 半月板股骨韧带(板股韧带) 半月板股骨韧带由 Humphry 和 Wrisberg 韧带组成。这些韧带附着于外侧半月板的内侧和股骨内侧髁。Humphry 韧带延伸至后交叉韧带(PCL)的前方,约 1/3 显示有解剖分离,在矢状面图像上最易显示。Wrisberg 韧带比前者更厚一些,也常有解剖分离,它延伸至后交叉韧带的后部,在靠后的冠状面图像上最易显示。有学者报道,其中一条韧带的显示率为 1/3,两条韧带同时显示率仅为 3%。半月板股骨韧带的半月板附着处可类似外侧半月板后角垂直撕裂的表现,此乃由于纤维脂肪组织插入半月板附着处和半月板股骨韧带之间的缘故。

10. 膝横韧带 它连接内、外侧半月板的前角,在膝关节 MRI 检查中,约 1/3 的人可以看到此韧带,围绕韧带周围的纤维脂肪组织可被误认为外侧半月板前角的斜行撕裂。偶尔,围绕膝横韧带内侧的周围纤维脂肪组织可被误认为内侧半月板前角的撕裂。膝横韧带为穿过 Hoffa 髌下脂肪垫的低信号带,借此能与真实半月板撕裂鉴别。当外侧半月板的前角孤立撕裂时应想到膝横韧带假性撕裂的可能性,但这种撕裂相对少见。半月板横韧带,在侧位 X 线片上偶尔可显示为一小块状稍高密度影。

11. 腘肌腱鞘内积液 腘肌腱鞘内积液可被误认为外侧半月板后角的垂直撕裂。腘肌腱及其所属的肌肉在 MRI 横断面、矢状面和冠状面上均能显示。勿将外侧半月板后角 - 上下面的束状撕裂与半月板关节囊上、下方正常的缺损混淆,后者是腘肌腱穿过腘肌裂孔的通道。

第二节 半月板位移

半月板的基本病理变化包括退变、撕裂及位置变化。前者的临床与影像学意义已众所周知,但半月板位置变化较少受人关注。

1. 半月板位移的概念 半月板位移,又称半月板移位、周缘性移位、半脱位、周缘性脱位、膨出或突出等,是指半月板关节面外周边缘部分或完全脱离其正常解剖位置的现象。Fairbank(1948)最早提出半月板离心性位移的概念。随后不同研究者提出上述多种命名。这反映不同研究者对该现象的认识意见尚未完全统一。综合国内外文献,结合该现象的本质及汉语表达特点,此处使用半月板位移一词。

2. 诊断标准 半月板位于股骨与胫骨关节骨端之间,周围及其间为关节囊和韧带等软组织结构所固定。半月板本身具有一定的弹性与韧性。因此,在负重与运动状态下,半月板具有一定生理性位置变化。

Vedi 等(1999)研究发现在正常负重状态下,半月板周缘可能发生位移,但通常不超过 3 mm,称之为半月板生理性突出。内侧半月板位移较其他半月板常见且明显。Boxheimer 等(2006)发现,正常膝关节屈曲 90° 并外旋时内侧半月板前角移位较其他半月板明显。

除个别文献外,大多数活体 MRI 研究显示,通常半月板矢状面或冠状面的生理性位移小于 3 mm。因此,一般将大于或等于 3 mm 的半月板位移称为病理性突出或半脱位。

目前,显示半月板位移的最佳方法为膝关节 MRI 冠状位成像,即在半月板体部的中央平面测量半月板外缘距胫骨平台关节面边缘(除外骨赘影响)的最大距离,此为普遍采用的方法。为了反映半月板位移的程度,有研究者对半月板位移分度,半月板边缘超出关节面边缘小于 1 mm 为Ⅰ度、1~3 mm 为Ⅱ度、大于 3 mm 为Ⅲ度。Ⅲ度以上的位移均为病理现象,又称半月板突出或半脱位。为了克服绝对值测量存在的个体差异,有研究者推荐使用半月板位移指数(即半月板超出关节面边缘的宽度与半月板全宽的比值)来衡量移位程度。位移指数小于 25% 为正常,25%~50% 为轻度突出,50%~75% 为中度突出,大于 75% 为重度突出。

3. 维持半月板稳定的因素　半月板是一纤维软骨,其中水约占 75%、Ⅰ型胶原纤维约占 20%,蛋白多糖、糖蛋白基质和弹性蛋白等非胶原物质约占 5%。微观状态下,半月板内的胶原纤维呈环状与放射状排列,组成一精密的框架结构。这一结构对于维持半月板的高度、形态、位置及稳定具有重要作用。半月板具有承载负荷和吸收震荡的作用,同时也是膝关节运动时的重要稳定装置。在负荷传递过程中,压力作用于半月板,使楔形半月板的边缘部分增厚并形成向四周膨出的趋势。

由于双侧半月板前后角凭借嵌插韧带与胫骨相连,嵌插韧带又与半月板主层的环状胶原纤维相续,负荷时两者共同形成一种抵抗半月板膨出的反作用力,称为箍形应力。为维持膝关节活动的稳定性,正常半月板可随关节活动相应移动,以保证半月板与股骨、胫骨关节面的最大接触面积。因此,半月板的这种承载负荷机制在膝关节明显屈曲活动(可达 160°)时仍存在。任何破坏或降低箍形应力的因素均可使半月板失稳、位移。

4. 半月板位移的原因　半月板自身结构损伤:不少学者皆发现半月板损伤与半月板位移具有不同程度的相关性。

Costa 等(2004)发现复杂的撕裂与大于 3 mm 的半月板位移有关。这是由于如桶柄状撕裂、鹦鹉嘴样撕裂等复杂撕裂使更多层的环状胶原纤维损伤,破坏了胶原纤维产生箍形应力的能力;与半月板边缘垂直走行的撕裂、纵向撕裂及放射状撕裂也会使半月板产生箍形应力的能力降低,这些撕裂都会促使半月板在承受压力负荷时过度膨出,并最终发生位移。

斜行撕裂及水平撕裂对半月板环状胶原纤维的完整性破坏较小,除非为较大的撕裂,一般与半月板位移的相关性也较小。

半月板撕裂的部位对半月板位移的影响也不同。桶柄状撕裂会引起半月板体部内环状胶原纤维断裂。内侧半月板后角根部的撕裂会破坏嵌插韧带内半月板环状纤维的附着点。因此,这两处半月板撕裂更容易破坏半月板的稳定性,引起半月板位移。

内侧半月板较外侧半月板更容易发生位移。包括 3 种原因。

(1)内侧半月板与内侧副韧带深层的关节囊韧带紧密附着,其后角也与胫骨平台以嵌插韧带紧密连接。同时,在关节屈曲大于 90° 时,内侧胫骨平台的凹陷结构可限制内侧半月板后角向后移位。这些都使得内侧半月板在过度或损伤性运动时的活动代偿性更少,对负荷传递应力的缓冲能力也较外侧弱,因而容易受伤。由于韧带易受损,使该侧半月板发生牵连性损伤,故容易发生位移。外侧半月板与外侧副韧带及后板股韧带均无直接连接,而且外侧胫骨平台后部也较凸,这使得外侧半月板在过度或损伤性关节运动时具有更大的活动代偿性,不容易发生本身或与韧带损伤有关的损伤而位移。

(2)对尸体的研究显示,关节过度屈曲时,股骨髁部只与内侧半月板接触,单独承受来自关节的全部负荷。步行时内侧股胫关节传递至半月板的轴向压力负荷亦明显多于外侧,因而内侧半月板较外侧半月板更易发生与退变、撕裂相关的位移。

(3)从其本身结构来看,内侧半月板所含环状排列的胶原纤维较外侧少,因而产生的箍形应力亦较外侧弱。

5. 稳定装置破坏

(1)半月板根部(嵌插韧带)撕裂:半月板根部,又称为嵌插韧带,是指半月板在胫骨平台的附着部分。根据部位不同,又分为前根与后根,以后根研究较多。嵌插韧带对维持半月板的稳定起着关键作用。在完整的半月板切除术加半月板移植术后,人们发现移植体无论是单角附着还是双角附着,均会导致关节接触面明显减少、接触应力增加。

在一项动物实验中,切断兔半月板的前或后嵌插韧带,其生物学结果与半月板切除类似,6~12 周后产生了骨软骨的异常改变。Lerer 等(2004)对 205 个膝关节 MRI 检查的统计分析显示,大于或等于 3 mm 的内侧半月板突出与其根部病理学改变(64%)、放射状撕裂(58%)显著相关。

Costa 等(2004)对 105 个膝关节回顾性研究认

为,大于3 mm的内侧半月板突出与半月板严重退变、广泛撕裂、复杂撕裂、较大的放射状撕裂和涉及根部的撕裂有关。Lee等(2008)的研究也支持内侧半月板突出(≥3 mm)与半月板根部撕裂之间具有高度相关性(67%),根部正常的外侧半月板突出的发生率仅为2.2%。

Brody等(2006)的大样本研究结果显示,外侧半月板根部撕裂并外侧半月板突出的发生率为23%,内侧半月板根部撕裂的半月板突出发生率为88%,说明内侧半月板根部撕裂较外侧半月板根部撕裂更容易引起半月板位移。

半月板后根是负重时影响半月板箍形应力的重要因素之一,而且比前根更容易发生损伤。Ozkoc等(2008)发现半月板后根的撕裂多为放射状撕裂,放射状撕裂会使半月板后根碎裂,使半月板中央主层胶原纤维失去产生箍形应力的必要条件。

当承受轴向负重压力时,半月板不能维持其自身的稳定性而发生周缘性移位。Ozkoc等(2008)的研究显示半月板根部撕裂的发生率与半月板移位程度亦相关。伴根部撕裂的半月板,移位指数大于50%的占42%,移位指数小于50%的仅占3%。

(2)膝横韧带撕裂或缺失 膝横韧带是联系内、外侧半月板前角的纤维。其功能和生物力学机制尚不完全明了。有报道在膝关节承载负荷时,膝横韧带具有防止半月板前脱位和过度后移的作用。膝横韧带在胫骨旋转活动时,可以控制两侧半月板在胫骨平台上的相对稳定位置。如果膝横韧带撕裂或缺失,可能引起一侧半月板活动加大,故而发生位移。

(3)板股韧带功能丧失 除后交叉韧带外,板股韧带也有防止关节后滑脱的作用。后板股韧带在关节伸展时紧张,屈曲时松弛。前板股韧带在关节伸展时松弛,屈曲时紧张。由于板股韧带与外侧半月板后角呈切线附着,在半月板负荷时,板股韧带可加强箍形应力,而降低关节软骨上的接触应力。

另外,这种切线附着方式还可帮助板股韧带将关节屈曲运动时后移的外侧半月板"悬系"在股骨内侧髁上,从而使半月板避免损伤。Amadi等(2008)研究显示,板股韧带功能丧失导致关节软骨的峰值接触应力比正常增加约10%。有研究发现,先天性板股韧带丧失或断裂者发生半月板位移的概率明显增高。

6. 影响半月板位移的其他因素

(1)关节屈曲运动:Vedi等(1999)研究发现,正常股胫关节运动时,半月板通过轻微侧移及前后屈伸运动来保持其与关节面接触的一致性。内侧半月板体部附着于内侧副韧带,后角牢固附着于内侧胫骨平台,故内侧半月板前角的活动度最大。半月板不同部位产生的箍形应力强度不一,箍形应力的强度亦会随关节的屈伸运动而变化。膝关节屈曲30°时,半月板前角应力不变,体部和后角的应力轻度增加。膝关节完全屈曲时,半月板前角后移,后角相对固定且其变形能力小,因此,所受应力最多。

Boxheimer等(2006)研究发现膝关节屈曲90°并外旋时,内侧半月板前角发生位移最显著。因为关节外旋时,股骨内侧髁相对胫骨平台亦向后移位,这会加强关节屈曲所致的关节向后移位,半月板后根应力进一步加大,这会使半月板的纵向撕裂加重并可促使桶柄状撕裂的碎片内移,甚至引起关节绞锁。膝关节伸直时半月板变化反之。

但当半月板发生纵向撕裂时,膝关节伸直并不会引起前角前移,前角应力降低,体部和后角应力无明显变化。累及半月板全层的放射状撕裂使半月板丧失了产生箍形应力的能力,因此促使半月板向外突出。

(2)前、后交叉韧带:前交叉韧带是第二位抵抗关节外翻应力的稳定装置。当前交叉韧带损伤时,常常伴有严重的内侧副韧带撕裂。后交叉韧带是关节运动时防止股骨髁过度前移的主要稳定结构。前、后交叉韧带损伤均会导致关节的不稳定,使半月板应力失衡,出现病理性移位。另外,由于内侧半月板的活动性较外侧半月板小,且承受轴向应力较大,故当前交叉韧带损伤时,内侧半月板更容易损伤、撕裂并向关节外突出。

7. 半月板位移与临床 半月板位移与关节软骨损伤及退变:Berthiaume等(2005)通过定量MRI测量膝关节软骨体积,发现内侧半月板突出程度与膝关节内侧间隙软骨体积有关,认为大于3 mm的半月板位移与半月板损伤一样是造成膝关节骨关节病的原因之一。

严重的半月板位移直接降低了关节吻合度,使关节表面接触面积减少、关节接触应力增加。再者,半月板严重位移后其承载负荷减少,作用于关节软骨的接触应力必然增加,进而导致软骨过度受力、损伤、崩解。此外,半月板的严重位移降低了关节的稳定性,使关节内软骨间的摩擦及相互撞击增多。以上 3 种机制最终造成关节软骨损伤。

目前人们广为接受的软骨损伤假说是作用于软骨表面的脉冲负荷和重复应力导致软骨下骨冠状终板内的小梁结构发生微细骨折，这种微细骨折的反复发生和愈合使软骨下骨损伤点发生骨质转换和二次骨化中心的再激活，使骨质增厚、增密，硬度增加，最终导致该软骨下区域的减震能力下降和关节软骨应力增加而发生崩解。

8. 半月板位移与关节间隙变窄　除了关节软骨损伤和体积变小可在影像学上表现出关节间隙变窄外，半月板严重位移与关节间隙狭窄也存在一定的相关性。Bennett 等（2003）运用一种双对比放大摄影技术，认为早期关节间隙狭窄是半月板突出和软骨磨损共同作用所致。有学者报道内侧半月板突出程度与关节间隙狭窄程度存在相关性。有关骨性关节病关节间隙变化的研究也认为半月板的突出是引起 X 线片上关节内侧间隙狭窄的一个主要因素。

Nakamura 等（2006）发现半月板位移和股胫角的变化有统计学相关性。股胫角增大的原因多为内侧关节间隙变窄。股胫角增大反过来又会引起膝关节不同部分负荷的重新分配，加重膝关节软骨与半月板的损伤，而引起膝关节退变的恶性循环。

9. 半月板位移与胫骨关节面骨刺　Nakamura 等（2006）报道在内侧胫骨平台骨刺向下组中，100% 的内侧半月板均有撕裂，内侧半月板平均移位指数为（50.46 ± 17.95）%，并发现内侧半月板位移指数、半月板信号异常与内侧胫骨平台骨刺形态具有显著相关性。而胫骨平台外侧骨刺类型与外侧半月板位移没有统计学相关性。

综上所述，半月板自身及周围结构损伤可直接或间接地破坏半月板箍形应力的产生，并导致半月板不稳定，使其在膝关节负重及运动过程中的挤压、牵拉作用下发生不同程度的位移。半月板位移又会引起膝关节失稳，关节负荷重新分配，进而引起膝关节骨性关节病的发生与发展。临床医学中，对半月板位移原因与后果的深入认识，有利于进一步提高半月板疾病、韧带疾病及膝关节退变的诊断与治疗水平，探寻关节退变的原因及其防治措施。

熟悉半月板位移的原因有利于发现半月板本身及其周围结构的损伤，可减少漏诊。同时，将半月板位移作为一个诊断征象，有利于解释部分病人慢性膝关节疼痛的原因，为其提供正确的治疗方法。需要注意的是，部分正常人群中可出现半月板生理性位移，但其无临床症状及体征。在临床实际工作中，诊断半月板位移时，要认真结合临床资料，以避免误诊与过诊。

第三节　半月板关节囊分离并反转

半月板为位于胫骨平台与股骨髁透明软骨之间的半月状纤维软骨盘，内侧半月板较大呈“C”形，外侧半月板较小呈“O”形，内外侧半月板前后角分别附着于胫骨髁间前后区，外侧半月板“C”形开口较内侧者小。内侧半月板在关节囊一侧，疏松地附着于关节囊，仅于胫侧副韧带处连接较紧密并限制或协调半月板的活动。外侧半月板体部和后角大部分与关节囊尤其腓侧副韧带之间隔以肌腱及腱鞘。由此可见，半月板前后角固定较为牢靠，而其关节囊附着缘连接较为疏松，构成半月板关节囊分离并反转的形态学基础。

1. 发病机制　膝关节的各种运动使半月板不断承受着传导载荷的垂直压力、向周缘移位的水平拉力和旋转时的剪式应力，运动时半月板在一定范围内随股骨髁旋转和有限地前后移动。半月板损伤的机制在于膝关节运动时引起的半月板矛盾运动及膝关节运动的突然变化。

半月板关节囊分离并反转的损伤机制未见文献阐明，但有学者认为也与前述机制有关，当矛盾运动使半月板关节囊分离时，半月板与关节囊在水平方向上失去平衡关系，并失去关节囊对半月板的控制，而半月板前后角纤维完好，由于其前后角纤维收缩牵拉及膝关节活动时的外力作用，使分离的半月板向内滑移、反转至髁间窝内。发生半月板关节囊分离并反转后，不是一成不变的，在某种体位时可复位，而在另一种体位时可能又发生反转。

2. 半月板的纵行损伤类型　在半月板损伤的 8 个类型中，纵行撕裂、桶柄状撕裂及半月板关节囊分离均属纵行撕裂范畴，但三者有别。纵行撕裂指撕裂口较短且平行于半月板长轴，不伴有碎片移位，相对稳定，一般发生于半月板的内中 1/3 区。桶柄状撕裂为纵行撕裂的一个特殊类型，是半月板发生较长纵行撕裂后,其内侧片段向内滑移,类似桶的柄,未移位的外侧片段为桶,故称为桶柄状撕裂。

半月板关节囊分离为纵行撕裂的另一个特殊类型,是半月板与关节囊附着缘的纤维撕裂,半月板与关节囊分离。若半月板与关节囊分离并滑移至髁间窝,则为半月板关节囊分离并反转。它们之间的区别在于半月板撕裂部位、程度的不同以及是否伴有内侧片段的滑移,准确区分的重要意义在于指导临床制订适宜的治疗计划。

据文献报道,内侧半月板损伤的概率更大。有学者报告一组病例显示半月板关节囊分离并反转发生于外侧者较多(6/8)。该学者认为可能与下列因素有关:外侧半月板与关节囊连接较疏松,且有肌腱与关节囊分隔,而内侧半月板与关节囊联系相对较紧密;外侧半月板"C"形开口明显小于内侧半月板开口,其前后角纤维牵拉的合力相对较大,易使分离的半月板向内滑移;与半月板形态有关,因外侧半月板相对较窄而厚,与薄而大的内侧半月板相比更易发生反转。

3. 半月板关节囊分离并反转的MR表现

(1)反转半月板征:反转半月板征,表现为在经半月板体部的冠状层面上,正常半月板体部的三角形低信号缺失,于股骨髁间窝区见尖端向外呈反向排布的三角形半月板影,有时可见反转半月板的游离缘呈折叠状。此为诊断半月板关节囊分离并反转的直接征象。

(2)蝴蝶结消失征:蝴蝶结消失征,表现为在半月板体部的矢状层面上正常半月板的"蝴蝶结"样结构消失,代之以长 T_1、长 T_2 的水样信号。说明正常解剖部位半月板的移位缺失,是半月板关节囊分离并反转的间接征象,也见于半月板切除术后患者,有时可见部分前后角撕裂口。

(3)双前交叉韧带征:双前交叉韧带征,表现为在正中或旁正中矢状面上,反转移位于髁间窝的半月板紧贴交叉韧带一侧,呈带状低信号,类似于前交叉韧带,故称之为"双前交叉韧带"征。其特点是走向不同于前后交叉韧带,几乎与胫骨平台平行,且前后缘较钝圆。此征也可见于桶柄状撕裂及部分盘状半月板病例。

(4)其他伴随征象:包括反转半月板的异常信号,另侧半月板的异常信号及韧带损伤、关节囊积液等。正确认识三征对诊断本症很有帮助,诊断时需综合分析冠矢状面MRI所见,矢状面所见两征为提示征象,结合冠状面"反转半月板"征较易做出正确诊断。

4. 鉴别诊断 本症主要与桶柄状撕裂相鉴别:桶柄状撕裂者半月板体部的"蝴蝶结"是变形或残缺而非消失;桶柄状撕裂可呈现"双前交叉韧带"征,但相对较小而不规则,周缘参差不齐;在冠状面MRI可见三角形的半月板分成两部分,内侧片段向内移位于髁间窝,并见残留变窄的外侧片段,断面不规整,半月板关节囊附着缘无分离表现。

综上所述,MRI能清晰显示半月板形态及其与周围组织的解剖关系,客观显示半月板关节囊分离并反转的情形及其损伤程度、是否伴有韧带、骨和软骨损伤等并发症,为临床治疗提供有价值的诊断信息。特别是对于MRI检出本症,而在关节镜检查或手术时又复位者,MRI的提示诊断具有更重要的意义。

第三章　半月板撕裂

第一节　半月板撕裂 MRI 误诊

Oei 等（2003）报道 MRI 对膝关节半月板撕裂诊断的灵敏度及特异度超过 80%。Jung 等（2009）报道膝关节半月板撕裂的敏感性、特异性，内侧半月板高于 85%，外侧半月板高于 80%。一些学者总结一组 336 个半月板患者 MRI 表现，与关节镜对照，MRI 诊断敏感性 96.9%，特异性 87.5%，准确性 92.5%。该组学者分析半月板撕裂 MRI 诊断假阳性率为 12.5%，假阴性率 3.1%，原因如下。

1. 不同仪器及扫描技术影响　不同仪器与不同序列对半月板显示信号特点不一，正常半月板由于含有Ⅰ型胶原，缺乏游离的氢离子，在 MRI 各序列均表现为均匀低信号，当半月板撕裂时，关节内滑液经半月板关节面渗入半月板内，增加局部质子浓度而信号增高。T_1WI 主要用于显示半月板内部退变和撕裂，T_2WI 用以观察半月板内部的信号变化以及膝关节周围软组织及骨的病变。

该组 ME-T_2WI 序列对半月板损伤后半月板内高信号显示最好，具有最高敏感性，但由于Ⅱ度损伤邻近关节面或关节面毛糙等原因及合并部分容积效应，导致特异性偏低，应结合 FSE T_2WI 等其他序列综合观察。扫描层厚也是较为重要影响因素，由于半月板体积较小，一般采用 3~5 mm 层厚、0~1 mm 层距扫描或采用容积扫描较为合适。{ME-T_2WI（TR 658ms，TE 23ms，翻转角 30°）}

ME-T_2WI 冠位内侧半月板体部片状高信号到达下关节面缘，提示Ⅱ度损伤达到关节囊交界处，误诊为斜行撕裂；ME-T_2WI 冠位内侧半月板体部下关节面缘毛糙伴软骨内低信号损伤，误诊为纵行撕裂；ME-T_2WI 冠状位内侧半月板体部与损伤胫侧副韧带间片状纵行高信号，误诊为纵行撕裂；ME-T_2WI 冠状位在外侧半月板体部下关节面略微毛糙，漏诊表面纵行撕裂。

ME-T_2WI 矢状位在外侧半月板前角内可见水平高信号与关节面关系混淆，漏诊为水平撕裂；STIR-T_2WI 矢状位外侧半月板后角后缘毛糙，与后方板股韧带间可见垂直于半月板长轴高信号，误诊为放射状撕裂；ME-T_2WI 矢状位见内侧半月板术后体部变薄，ME-T_2WI 冠位内侧半月板下关节面缘不规则、毛糙，可见斜行线状高信号，误诊为斜行撕裂。

2. 半月板退变　随着年龄增长，中老年人膝关节半月板出现不同程度退变，当半月板内线样、片状、孤岛状黏液样变性邻近关节面或关节囊连接处，MRI 难以区别Ⅱ度与Ⅲ度损伤。MRI Ⅱ度损伤高信号与关节面或关节囊关系密切时，与Ⅲ度损伤难免混淆，在不确定情况下应该结合临床加以鉴别。

3. 半月板关节磨损　半月板关节面缘磨损，导致关节面毛糙。关节退变容易引起关节表面纤毛化或毛刷样改变；关节内滑膜病变，导致滑膜增生，不均匀增厚覆盖半月板表面，导致关节面毛糙；半月板先天性变异，半月板表面凹凸不平呈细波浪状改变，此类改变在合并轻微表面撕裂时，难以做出准确诊断。

4. 膝关节正常解剖结构误认　膝关节膝横韧带，外侧半月板后角后外侧的腘肌腱，连接外侧半月板后角的板股韧带，内外侧半月板外下缘冠状韧带，内外侧半月板之间存在神经、血管等组织。在这些邻近半月板的组织结构中发生病变时，容易误诊为半月板撕裂。该组中一例 ME-T_2WI 冠位半月板内侧缘毛糙伴关节腔内游离体，误诊为复杂撕裂，后经复诊，经多体位、多序列，采用连续层面观察正常结构走行的连续性和形态一致性，在 ME-T_2WI 矢状位在外侧半月板体部内侧缘可见分裂半月板信号游离体,终于明确诊断,于韧带附着处是关节镜的观察盲点,如果韧带附着处合并邻近半月板Ⅱ度损伤达到或累及关节囊,则不排除关节镜假阴性。

5. 外侧半月板撕裂　外侧半月板前角因前交叉韧带部分纤维附着产生的斑点状假撕裂信号、魔角现象,在该处出现点状半月板撕裂,如果不认真观察,亦容易漏诊。

6. 陈旧性半月板撕裂　陈旧性撕裂半月板,病变处外侧缘已瘢痕愈合,在MRI上半月板边缘仍然存在高信号。MR检查与关节镜检查相隔时间过长,此时撕裂半月板部分愈合可以造成关节镜未见撕裂而提示MRI假阳性;半月板术后,半月板形态改变,半月板变小,边缘变钝,残存退变的半月板无法鉴别是否存在撕裂。

7. 游离体　退行性骨关节炎膝关节软骨局部退变脱落,外伤后小骨块撕脱,在关节腔内形成游离体等。该组病例在复诊中通过多层面认真比对游离体大小与半月板毛糙缘或波浪状缘大小不相符后做出正确诊断。由于半月板后根部较小,走行斜平,观察层面少,因部分容积效应而易漏诊。

此外,还有一些易误诊为半月板撕裂的几种正常周边结构及扫描伪影,它们是:外侧半月板与关节囊之间的腘肌腱及其腱鞘;半月板前角前方横行的膝横韧带;起自外侧半月板后角向内上斜行附着于股骨侧髁的半月板股骨韧带;半月板外缘与胫骨髁缘间的冠状韧带;半月板周围的脂肪滑膜组织和血管结构以及与关节囊之间的上下隐窝;魔角现象:当肌腱及半月板的胶原纤维方向与静磁场之间夹角为55º时,可以导致外侧半月板后角内上部信号增高;截断伪影,当使用矩阵128×256以及相位编码为上下方向时,在半月板矢状位可出现截断伪影,表现为线状高信号等。这些结构及伪影在MRI上有时被误认为半月板撕裂。

既往文献提及其他导致MRI误漏诊原因,如:半月板前角假性肥大,扫描层面过厚, MRI伪影,磁场强度等。根据Magee & Williams(2006)报道3.0T磁共振对半月板撕裂的准确性可以达到96%,高磁场MR的出现对半月板撕裂诊断准确性明显提高。

影响MRI诊断的因素很多,大多数能通过认真分析可以得出正确诊断,但部分无法区别,尤其是Ⅱ度损伤半月板内高信号与关节面或关节囊关系不清;半月板创伤或滑膜增生致使关节面缘毛糙,这两种情况极易误诊和漏诊。

附:Stoller等(1987)分类标准:0度为正常半月板,表现为均匀低信号且形态规则;Ⅰ度表现为不与半月板关节面相接触的灶性椭圆或球形高信号;Ⅱ度表现为水平、线形的半月板内高信号,可延伸至半月板的关节囊缘,但未达到半月板的关节面缘;Ⅲ度为半月板内高信号达1个或2个关节面。

目前大多数影像学医师采用正常(0度)、变性(Ⅰ~Ⅱ度)、撕裂(Ⅲ度)3类诊断。

第二节　半月板撕裂MRI

一、半月板撕裂的MRI分型

1. 斜行撕裂　MRI显示为与胫骨平台成一定角度的条状高信号影。此型最常见。

2. 水平撕裂　MRI显示为与胫骨平台平行的条状高信号影,内缘达半月板游离缘。

3. 垂直撕裂　MRI显示为与胫骨平台垂直的条状高信号影。

4. 纵形撕裂　MRI显示为高信号影方向与半月板的长轴方向平行。此型撕裂累及半月板的范围广,可发展为桶柄样撕裂。

5. 放射状撕裂　MRI显示为高信号影的方向与半月板的长轴方向垂直。好发于半月板的内1/3处,此型较少见,且易漏诊。小的放射状撕裂MRI上仅表现为冠状面或矢状面上的领结内侧部分的灶性缺损;较大的撕裂表现为撕裂部位与扫描层面有关,如半月板体部的放射状撕裂,冠状面上表现为带状半月板中间出现灶性缺失,矢状面上表现为连续扫描层面上2层正常半月板之间出现半月板的缺失或截断。

6. 桶柄状撕裂　为一种垂直方向撕裂或斜行方向撕裂合并半月板碎块向关节中央区移位。MRI显示为髁间碎片征、双后交叉韧带征、领结消失征、双前交叉韧带征。几乎累及半月板的所有部位,为半月板撕裂的一个特殊而严重的类型,多来源于纵形撕裂,半月板后角发生纵形撕裂后经体部向前角延伸，其内侧片段发生移位类似于桶的柄，在MRI上常易漏诊。

7. 鹦鹉嘴样撕裂　为半月板游离缘的水平和垂直状撕裂的复合体。

8. 半月板关节囊分离　是指半月板与关节囊附着处的纤维撕裂，半月板与关节囊分离，半月板与关节囊之间距离增宽。此种类型的撕裂常导致半月板的不稳定，造成半月板与关节囊分离并滑移至股骨髁间窝，称之为半月板关节囊分离并反转，MRI显示为领结消失征、反转半月板征和双前交叉韧带征。

一般认为，水平撕裂多见于中老年人，黏液样退变发生在半月板中央，之后形成水平撕裂；而垂直型及其他几种类型多见于年轻人，且往往有明显的外伤史。

二、并发症

一项研究60例中，39例有伴随病变，合并关节积液31例，骨端骨挫伤18例，前交叉韧带撕裂5例，内侧副韧带撕裂4例，后交叉韧带撕裂3例，骨软骨骨折3例，前、后交叉韧带同时撕裂2例，外侧副韧带撕裂2例，骨折2例，慢性滑膜炎2例，关节内游离体2例，色素沉着绒毛结节性滑膜炎1例，滑膜嵌顿1例，半月板囊肿1例。

三、误诊的原因

以关节镜为金标准，MRI诊断半月板撕裂的准确率为80%~100%。认识和辨别MRI诊断半月板撕裂容易误诊的原因，对降低假阳性率、假阴性率，提高诊断的特异性和准确性是十分重要的。常见的有以下几方面。

（1）Ⅱ级或Ⅲ级信号改变：大约5%的病例难确定是Ⅱ级或Ⅲ级损伤。

（2）膝横韧带：连接内、外侧半月板前角的膝横韧带，当其走行不规则时，可被误认为是半月板前角的斜行撕裂。

（3）半月板纤毛化：退变可引起半月板游离缘的纤毛化或毛刷样改变，在MRI图像上可呈Ⅲ级信号改变。

（4）腘肌腱：位于外侧半月板后角的后外侧，肌腱滑膜增生的信号改变，可被误认为外侧半月板后角的斜行撕裂。

（5）部分容积效应：经半月板体部近关节囊缘的矢状面图像可显示出半月板的Ⅱ级信号改变，这是由于半月板的内缘是凹面向外的，内有脂肪和神经、血管结构所致。

（6）板股韧带：起自外侧半月板后角，斜向内侧至股骨内髁的外侧面，它经过后交叉韧带的前面或后面，即前方为前板股韧带和后方的后板股韧带，其外侧半月板后角的插入部，可被认为是外侧半月板后角的垂直撕裂。

（7）半月板前角假性肥大：多见于半月板的桶柄样撕裂，原因是半月板撕裂后，后角或体部的半月板纤维软骨向前方移位，与正常的半月板前角一起形成假性肥大的半月板前角，而导致误诊。

四、漏诊

分析该组MRI漏诊的6个半月板撕裂：1个是外侧半月板游离缘小的放射状撕裂；2个是内侧半月板与关节囊交界处撕裂；1个是外侧半月板后角垂直纵向撕裂并游离；1个是外侧盘状半月板并桶柄样撕裂；1个是外侧半月板后角水平撕裂并翻转。

对该组漏诊病例分析发现，MRI表现主要集中在以下三种情况。

（1）半月板变小，内侧缘变钝：多为放射状撕裂和垂直纵向撕裂，有时损伤的范围较小时，内侧小碎块影难于显示，容易误诊为正常半月板。

（2）半月板外缘不规则，呈波浪状改变，多为半月板与关节囊交界处撕裂。

（3）半月板形态改变，呈“逗点状”，多提示半月板水平撕裂，撕裂部分半月板碎片向外翻转，重叠在外侧半月板外缘上，造成半月板一部分增厚，而另外小部分变薄，有时在厚薄交界处还能看到一小切迹。

总之，MRI可准确诊断半月板撕裂并判断撕裂的类型，对膝关节外伤、半月板损伤以及并发症的诊断等具有无可比拟的优势，为外科医师治疗方案的选择提供重要信息。

第三节　半月板撕裂MRI与关节镜对照：MRI评价半月板撕裂常见误诊原因

半月板周围走行的某些结构与半月板信号一致，在半月板与关节囊间脂肪、滑膜、肌腱以及血管等组织结构的衬托下，易形成半月板撕裂的假象。

连接内、外侧半月板前角的膝横韧带，易将其误诊为斜行撕裂，但是结合前后层面，不难发现膝横韧带具有连续性走行的特点；起自外侧半月板后角的板股韧带；位于内侧半月板后角后方的腘肌腱及其腱鞘；与膝横韧带并行的外下膝动脉近端支等正常解剖结构，这些都是导致半月板撕裂假阳性诊断的重要原因。

半月板纤毛化。该组中有 1 例患者，多回波组合梯度回波序列显示为内侧半月板后角撕裂，而 T_2WI 未见明显异常，后经关节镜证实为半月板纤毛化。

在该研究中发现某些特殊的半月板撕裂类型，例如半月板放射状撕裂、纵行撕裂，常规 MRI 冠状面及矢状面扫描有时会漏诊。该组中有 1 例患者 MRI 术前诊断为外侧半月板Ⅱ级损伤，但临床症状明显，行膝关节镜术诊断为半月板放射状撕裂。对于该类常规 MRI 扫描技术未见撕裂，但临床症状明显的患者，需附加一些特殊的投照技术，例如辐射状扫描技术、横断面薄层扫描以及三维重组技术等，有助于半月板撕裂的诊断。

另外，半月板挫伤、半月板损伤后愈合以及部分容积效应等也是引起半月板撕裂误诊的重要原因。

第四节　前交叉韧带所致外侧半月板前角假撕裂

在 MR 矢状位像上，前交叉韧带下端在外侧半月板前角附着部，即外侧半月板前角偏内侧层面可能连续 2 个层面可见点条状增高信号，类似外侧半月板前角撕裂的改变，易误诊为半月板撕裂。

MRI 因其无创性、高软组织分辨率、多轴面及多参数成像的优势，能清晰显示半月板形态及其周围的解剖关系，较为客观地显示半月板损伤程度、形态及与周围组织的关系，因此膝关节 MR 检查被广泛应用，有文献报道半月板 MRI 诊断准确率达 75%~96%，但总是存在各种各样的半月板撕裂假象和误诊现象。

膝关节正常解剖结构导致 MR 影像出现了许多混淆，包括邻近外侧半月板后角的腘肌腱，半月板股骨韧带在外侧半月板后角的附着，以及附着在股骨内侧髁和外侧半月板前角的膝横韧带，但前交叉韧带外侧半月板前角附着部所致的撕裂假象报道少见。

膝关节 MR 矢状位像上外侧半月板前角偏内侧层面可能会显示点条状增高信号，这个增高信号在 T_1WI 和 T_2*WI 上均可显示。Shankman 等（1997）研究认为附着点的解剖导致这个增高信号，前交叉韧带胫骨端的止点，如同扇形散开，前交叉韧带下端附着点有部分纤维与外侧半月板前角互相移行，其纤维相互交叉，即纤维软骨和胶原纤维的连接，而致局部信号增高。

一些学者将这种现象称为斑点状半月板，是前交叉韧带插入半月板所致。一项研究发现外侧半月板前角与前交叉韧带之间的纤维束出现率为 50%，该纤维束起自外侧半月板前角，续于前交叉韧带的前外侧面，该纤维束的纤维量很少，排列分散。了解膝关节 MR 矢状位像上这个增高信号是非常重要的，这是正常现象，避免误诊为半月板撕裂。

外侧半月板前角的撕裂比较少见，导致撕裂假象的因素也不多，常见的其他原因有膝横韧带所致的撕裂假象，因此了解这些导致外侧半月板前角撕裂假象的因素，有助于对外侧半月板前角做出正确的诊断。

前交叉韧带外侧半月板前角附着部所致外侧关节板前角假撕裂与外侧半月板前角真撕裂的鉴别要点：①前交叉韧带所致外侧半月板前角假撕裂，因外侧半月板前角本身并无异常，外侧半月板前角多表现为形状规则、边缘光滑；真撕裂时，外侧半月板前角的形状可以显示不规则或完全被高信号取代而显示不清；②假撕裂时点条状增高信号方向在矢状位上表现为自前向后上，且局限在外侧半月板前角偏内侧层面，而真撕裂时撕裂线可呈任意方向及任意位置；③假撕裂在矢状位上显示，冠状位上显示不清，而真撕裂在矢状位与冠状位上都能清楚显示。

膝关节前交叉韧带与外侧半月板前角关系密切，了解前交叉韧带外侧半月板前角附着部的纤维束解剖走行及 MRI 表现，有助于鉴别外侧半月板前角的真假撕裂，避免引起误诊。

第四章　髌骨

第一节　髌骨的诊断陷阱

1. 髌骨不规则　正常髌骨轮廓规则平滑，但也可呈现不规则，认识此点，可避免不少误诊。

在生长发育过程中，髌骨形态常有变异，有的可为条形，其轮廓犹如许多致密颗粒胡乱堆砌，极不规则。有的髌骨在正、侧位片上表现尚可，在屈膝切线位上却可见前缘不甚规则。

髌骨不规则骨化偶尔被误诊为骨折。有学者报告12岁男孩髌骨上方的正常的不规则表现，类似骨软骨炎或骨折。有的髌骨不仅轮廓不规则，密度也不均匀，其内有多个密度减低区，边缘多个缺损，酷似骨折，这多出现在少年儿童发育过程中。有的成人的髌骨下缘出现切迹，但边缘完整。这些都是正常现象。

2. 髌骨的齿状边缘　在髌骨切线位或弯膝切线位照片上，极少的髌骨前表面可呈现齿状外缘，许多骨性刺状突起向前伸出，其大小、高低多较一致，犹如一排小尖齿，这不是异常改变，而是由于肌腱束之间髌骨长出的一行行骨刺构成的阴影。

在髌骨切线位上，偶尔可见髌骨前缘出现髌骨“齿”，乃由肌腱指间的骨刺造成，表现为髌骨前缘的轮廓呈现一排齿样、粗毛刷状的外观。

3. 髌骨的分离小骨核　髌骨骨化中心一般为一个，但也可多个，情况比较复杂。有时在髌骨一端或一侧可见一小的骨核，犹如小的骨折碎块游离；有的少年膝关节正、斜位片上皆见髌骨上缘有一薄条形骨片分离于髌骨上方，颇似骨折碎片，而在侧位片上却清楚可见该条片影实质上系髌骨上端的翼样突起，因其甚薄，故正、斜位观酷似分离骨片。

髌骨的此种副骨化中心有的与髌骨本体融合，形成此类翼样突起，有的不融合或尚未融合，则表现为髌骨前下方（最常见）或其他部位一小片骨块游离，十分类似于断裂、骨折、骨折块分离等，但皆无临床症状。

髌骨内侧偶尔可见孤立的副小骨。有学者报告20岁男性髌骨内侧面出现罕见的骨刺样形状。青少年髌骨还可出现前后方向的发育性裂隙，酷似不全性线状骨折。髌腱内偶尔可出现小骨或籽骨。

4. 髌骨下极多样骨化模式　在髌骨的发育中，髌骨下极可出现多种多样的骨化模式，在侧位膝关节照片上表现尤其突出，如不注意则可被误诊为骨折。有学者报告一例闭合中的髌骨下极副骨化中心怀疑骨折，与对侧髌骨比较，对侧髌骨下极骨化中心与髌骨之间分离更为明显，说明两侧正常的不对称发育，如不了解此类情况，常可使人更加困惑。

髌骨前下缘常可见副骨化中心，在侧位X线片上，表现为局限性不规则向前下方凸出，与髌骨之间还可见透亮线，可伪似骨折，不得不注意此类诊断陷阱。有学者报告一例8岁男孩此类副骨化中心被诊断为骨折，未经任何治疗，一个月后再摄片显示继发性骨化中心已进行性闭合。两侧髌骨可以出现正常的不对称发育，有学者注意到这个现象，报告一例9岁儿童一侧无症状和病史的髌骨下极显示怀疑碎裂，对侧却如常人。

闭合中的髌骨下极副骨化中心。在完全闭合后，大的副骨化中心形态可向下拉长，还可伴存高位髌骨征。髌骨下极副骨化中心闭合，导致出现长髌骨。可能为股四头肌和髌韧带牵拉。髌骨的形状有时出现异样，常见表现为髌骨前半下极向尾侧伸出，犹如舌样；或表现为多处的局限性三角形伸出，皆为肌腱牵拉所致。

5. 髌骨上极　髌骨上极可出现副骨化中心，有的部分游离，有的完全游离于髌骨上极之外，常常表现为尖指近侧的三角形的小骨块。有学者报告一例80岁男性髌骨上极副骨化中心仍未融合。髌骨上缘有时较薄,在髌骨侧位照片上,显示清楚,颇类似骨折,有学者称之为薄翼投影。它在正位投照时的表现,在临床上偶尔被误认为髌骨应力骨折,故称为假性髌骨应力骨折。此时再照侧位片或进行分层摄影,则未能再见到骨质断裂。

6. 髌骨密度不均匀　有学者报告7岁男孩,发育中的髌骨在X线片上可表现为形状不规则形的和密度不均匀的骨块。2岁女孩髌骨呈现罕见的斑点状高密度影,正位正好投照重选在关节间隙和股骨下端骨骺,形如一团细斑点状稍高密度影;侧位则见髌骨呈形状不规则密度不均匀的小骨块。发育中的髌骨密度不均匀,有时还可出现横行的线状透光影,酷似骨折,此时结合临床病史十分重要。

7. 两分髌骨与三分髌骨　当髌骨骨化中心为两个,而其大小相差不甚悬殊,则称两分髌骨或双髌骨。也可能将之误诊为骨折,但两髌骨边缘均完整、圆钝、光滑,而与骨折线完全不同,且关节间隙也十分清晰,不支持外伤。双髌骨可以是双膝均见,也可以是单侧。

两分髌骨一般皆位于外侧,即较小的髌骨位于外侧,偶尔也可见到内侧两分髌骨。有的单侧两分髌骨,其对侧髌骨之外侧与两分髌骨相应处可见明显的切迹,只是该切迹处无两分髌骨对应存在。双髌骨常常都是一大一小,二者体积相差甚为明显。通常情况下,双髌骨中较小的髌骨块要比主要部分的股骨陷窝小,但是,偶尔也会大于股骨陷窝。大多数双髌骨都位于外侧,偶尔可见位于内侧者。有时还可见三髌骨,在切线位投照时,常常可见髌骨块的圆形轮廓。有的人出现双髌骨,两髌骨骨块之间的间隙清晰,如不注意也可被误认为骨折。此类病人以切线位投照,可见两髌骨骨块的圆形轮廓,这有益于与骨折相鉴别。

有时可见三个髌骨骨化中心,多为一大二小,称三分髌骨或三髌骨,各骨轮廓圆滑完整,其间缝隙与骨折线不一样,自然,不知道三分髌骨存在的可能性,也难免误认为粉碎骨折。

三分以上的髌骨一般称为多分髌骨,较为罕见,此时,分段髌骨在有的投照体位上显示分界欠清楚。髌骨水平分裂,为少见的分节形式。

8. 髌骨分段　在髌骨的发育过程中,偶然可出现髌骨分段,其表现与两分髌骨等有所不同,但其产生机制可能相差不多。髌骨分段可表现为两侧性,左右两髌骨表现可对称,也可不对称。分段可以是出现在髌骨某一部分,完全或部分分段成二片、三片甚至四片;也可以呈现横行分裂,髌骨一分为二成上、下两块,彼此分离约0.5 cm左右,酷似髌骨横断骨折分离,但两块髌骨轮廓尚光滑完整,又与骨折线不一样。髌骨偶尔可成为分节段的髌骨,有学者报告髌骨可分为四个节段,另一例为右侧两节段左侧三节段。

9. 髌骨后面缺损　在髌骨生长发育过程中,有学者发现髌骨后面(即背面)可出现骨质缺损,产生皮质透亮区,其大小一般为髌骨上下径的1/5~1/4,边缘可见硬化环者在轴位象上(即正位照片)呈环状透光区,边缘无硬化环者则呈囊肿状病变,此类缺损多为圆形或类圆形,它随年龄增长而逐渐硬化,最后完全吸收消逝。此缺损常无临床意义,不应与髌骨分离性骨软骨病混淆。但Johnson(1982)指出本症3/4病人有症状,部分缺损永存。

髌骨背侧缺损为一种发育变异,表现为髌骨背侧皮质出现大小不等的透亮区,病人无症状,一般无临床意义,不要与髌骨剥脱性骨软骨炎混淆。此缺损常见于年轻人,有时也可持续到老年。在侧位X线片上,可见髌骨背侧出现局限性透亮区,边缘稍现硬化;在正位X线片上,表现为圆形或类圆形透光区,其边界虽可见,但不甚清晰。CT与MRI横断扫描则可见该缺损一直伸入髌骨内,边缘光滑锐利。偶尔在髌骨切线位照片上,可见髌骨后面出现弧状骨质硬化带,边界清楚规则,无临床意义。

10. 髌骨示踪剂浓聚增加　在骨核素显像时,单侧或双侧髌骨放射性核素吸收常有增加, Fogelman等(1983)报告约占检查人数的30%都见此征象,而Kipper等(1982)认为此种情况不是出现在恶性疾病就是出现于代谢性骨病。然而, Vogler(1986)指出,此征象诊断意义不大,有此征象者常常并无疾病发现。

11. 髌股关节排列紊乱　一组髌股关节排列评估选取屈膝30º时的髌股关节下部横切面。这是因为20º~30º时髌骨才与滑车相接触,髌股关节排列紊乱最易显现;小于该角,髌骨未入滑车,髌股关节排列变异较大;大于此角,髌骨受滑车束缚较大,阳性率较低。

而扫描平面的选择与国外学者(髌骨中段切面)有所不同,因为不同屈膝状态下髌股关节接触部位不同，屈 30º 时，接触在髌股关节中下 1/3，60º 时在中 1/3，90º 时在上 1/3。因此选择 30º 更符合髌股关节排列的真实情况。这样的变异情况只有在关节活动时才能发现，只有活体研究才能见到，这也是活体形态学研究的优越性之一。

12. 髌腱的诊断陷阱　膝关节的伸肌由股四头肌和髌腱组成，其在轴面和矢状面显示清晰。冠状面则可显示髌腱之正面，矢状面显示其侧面，轴面可显示其横断面。髌腱越向远端越厚，但正常直径小于 7 mm。诊断股四头肌和髌腱损伤，同样需根据其形态异常和 / 或信号变化。形态变化有增厚、不规则或肌腱纤维断裂。炎性病变也能引起局限增厚和信号增高，与部分性撕裂表现相似。

髌腱向远端渐增宽不要误认为是肌腱炎或部分性撕裂。正常人股四头肌远侧肌腱和髌腱的远、近侧附着处常有局限性信号增高，这是由于纤维脂肪组织插入肌腱纤维层内所致，不可误认为病变。沿髌腱近端的后方也常出现信号增高区，但信号变化位置恒定，且 T_2WI 上未显示高信号，则有别于病变。髌腱内局限性钙化属正常变异，脂肪抑制 T_2WI 能把钙化与急性创伤后的出血区别开来。外科修补术能造成伸肌腱的局限增厚和信号变化，关节镜检查残留的金属碎屑和骨片常可造成局限性低信号。

第二节　髌骨骨肿瘤与肿瘤样病变

髌骨是人体最大的籽骨，发生在髌骨的肿瘤十分少见，一些学者统计的 12404 例骨肿瘤和瘤样病变中，髌骨骨肿瘤仅 22 例(0.17%)。河北医科大学第三医院 45 年间经病理证实的 6322 例骨肿瘤及瘤样病变的统计分析中，发生于髌骨的肿瘤及瘤样病变 21 例，占全身病变的 0.33%。

髌骨的肿瘤以良性居多，Kransdorf 等(1989)报道 42 例髌骨原发性骨肿瘤，良性骨肿瘤占 38 例(90%)；Singh 等(2009)在对欧洲 4 个骨肿瘤中心登记的 59 例髌骨病变的总结中，良性肿瘤占 39%，肿瘤样病变占 46%，恶性肿瘤占 15%。一些学者对某院 32 年间 26 例髌骨肿瘤及肿瘤样病变分析中，良性肿瘤及肿瘤样病变占 69.2%。1980—2011 年间关于髌骨骨肿瘤及肿瘤样病变的文献报道中，良性骨肿瘤及肿瘤样病变占绝大多数。

髌骨良性肿瘤包括：骨巨细胞瘤、软骨母细胞瘤、骨软骨瘤、成骨细胞瘤、骨样骨瘤、软骨黏液样纤维瘤、血管瘤、脂肪瘤、甲状旁腺功能亢进病人的棕色瘤，其中以骨巨细胞瘤、软骨母细胞瘤最常见。

恶性骨肿瘤包括：转移瘤、淋巴瘤、骨肉瘤、血管内皮瘤，其中以转移瘤最常见。

肿瘤样病变包括：单纯性骨囊肿、动脉瘤样骨囊肿、纤维结构不良。

一些学者统计报告国内自 1980 年至 2008 年的文献报道髌骨肿瘤 60 例，大部分为个案报道，包括骨巨细胞瘤 25 例，软骨母细胞瘤 11 例，骨母细胞瘤 8 例，骨软骨瘤 5 例，软骨瘤、骨样骨瘤、转移瘤各 2 例，软骨黏液样纤维瘤、动脉瘤样骨囊肿、滑膜肉瘤、恶性淋巴瘤、上皮样血管肉瘤各 1 例，其中良性肿瘤占所报道肿瘤的 95%。

1. 年龄及性别分布　髌骨的良性骨肿瘤、肿瘤样病变与恶性骨肿瘤在发病年龄上存在很大的交叉。总的来说软骨母细胞瘤发病年龄相对较小，以 10~20 岁间较为多见，平均发病年龄较骨巨细胞瘤约小 10 岁。骨巨细胞瘤常见于 20~40 岁，平均发病年龄为 30 岁。

髌骨恶性肿瘤罕见，其中相对常见的转移性骨肿瘤多见于中老年人，该组病例平均发病年龄为 42 岁。发生在髌骨的骨肉瘤与发生在长骨的骨肉瘤多见于青少年不同，发病年龄偏大，平均为 36 岁。除骨巨细胞瘤外，其他肿瘤发病率男性均多于女性，其中尤以软骨母细胞瘤表现最为突出。

不同髌骨病变的相对发生率：髌骨病变通常为良性，包括骨巨细胞瘤、软骨母细胞瘤、骨母细胞瘤、骨软骨瘤、纤维结构不良、单纯性骨囊肿、血管瘤、骨软骨炎和痛风等。根据国内文献中的报道发病率占据前几位者依次为骨巨细胞瘤、软骨母细胞瘤、骨母细胞瘤和骨软骨瘤。国外文献中报道的病例，有些以骨巨细胞瘤最为常见，有些则以软骨母细胞瘤最为常见。

根据一组 26 例的经验，髌骨肿瘤及瘤样病变较为多见的依次为软骨母细胞瘤和骨巨细胞瘤。恶性主要为转移瘤和骨肉瘤，这与一些文献报道的髌骨恶性肿瘤的病变类型分布也较为一致，其中 Cho

(2009)总结文献共报道髌骨骨肉瘤32例。其他报道相对多的髌骨恶性肿瘤尚包括转移瘤、淋巴瘤、血管外皮瘤或血管肉瘤等恶性肿瘤。

软骨母细胞瘤的发病率并不高,在河北医科大学第三医院经病理证实的全部骨肿瘤及肿瘤样病变的统计中其占2%,占所有良性骨肿瘤的3.9%。其发病率仅约为骨巨细胞瘤的1/5。虽然有些文献中的统计髌骨以骨巨细胞瘤最为多见,但以该组病例观察来看,软骨母细胞瘤明显比骨巨细胞瘤更为常见。

该组认为这与髌骨的特殊解剖特点有关,髌骨在解剖上具有相当于"骨骺"的特点,因此好发于骨骺的病变也有好发于髌骨的趋势。该组病例为同一时间段内同一调查机构的病例,在其相对发生比率的统计上应具有更大的可靠性。骨转移瘤相对常见,但发生在髌骨的转移瘤罕见,在髌骨恶性肿瘤中相对常见的仍为转移瘤。

2. *临床表现* 从临床症状来看,良性病变多发病较隐匿,病程较长,常超过1年。主要表现为膝前疼痛,当伴有病理骨折时症状明显。早期病变较小时体检也不能触及肿物,易与髌骨软化症、髌下脂肪垫肥大、髌内侧滑膜皱襞征相混淆而误诊。

在早期诊断中病史非常重要,特别是疼痛的性质和时间,其中静息疼痛尤其是夜间痛是非常重要的线索,而上述与其鉴别的其他常见疾病多为运动性疼痛,且以上下楼和蹲起时疼痛为主。髌骨的恶性肿瘤早期肿胀、疼痛不明显,骨质破坏不严重,症状进展较快,患者多为老年人,常被误以为膝关节退行性骨关节病而延迟病变的诊断及治疗。

3. *影像学研究* 软骨母细胞瘤病灶偏小,一般膨胀轻微,病变边缘多有反应性硬化边,约30%~50%的病灶内可有不规则的钙化,这对于软骨母细胞瘤的诊断具有重要意义。据文献报道骨母细胞瘤呈囊状膨胀性骨质破坏,膨胀较轻时有硬化边,可有点状钙化或骨化,如果不伴有钙化与骨巨细胞瘤鉴别困难。

骨巨细胞瘤表现为囊样膨胀性骨质破坏,骨皮质膨胀变薄,病灶内无钙化,边缘清晰但无明显硬化。文献报道的骨软骨瘤多位于髌骨下缘,表现为与髌骨相连的骨性突起,多为宽基底与母骨相连,其表现较具特征性,据此不难做出正确诊断。

转移性骨肿瘤以溶骨性破坏较为多见,边界不清,缺乏骨膜反应和硬化边缘,可伴有软组织肿块,也可表现为硬化性和混合性。骨肉瘤偶可发生于髌骨,其影像学表现缺乏特征性,可表现为不同程度的骨硬化和溶骨性破坏、骨皮质侵蚀和软组织肿块。

发生于髌骨的其他病变很少见,良性病变如骨囊肿呈囊性改变,轻度膨胀,可合并病理性骨折,病灶内为液体密度。动脉瘤样骨囊肿多为多房样溶骨性骨质破坏,内有粗大分隔,可有硬化边。发生在髌骨的纤维结构不良偶发,影像表现缺乏特征性。骨样骨瘤常为松质骨型,低密度的瘤巢周围可有轻度硬化边,有时可见中心钙化。由于病变较小,平片常常无法显示,CT在显示瘤巢和病变的位置方面有明显的优势。

其他恶性肿瘤偶可发生于髌骨,影像表现缺乏特征性,有些与良性肿瘤难以区分。

4. *鉴别诊断* 综合分析髌骨病变患者的年龄及性别特征,并根据其临床及影像学表现,对于提高诊断正确率具有重要意义。例如对于青少年发生于髌骨,症状轻微的小病灶,边缘有硬化首先要考虑软骨母细胞瘤的诊断。

有时髌骨的病变较小时也容易与髌骨软化症的软骨下骨囊性变相混淆,首先要充分了解病史,密切结合临床分析研究,必要时行CT或MRI检查。

第三节　左髌骨转移性鳞状细胞癌病例

病例,男,48岁。发现左膝髌前肿块伴疼痛、活动受限3月入院。查体:左侧膝关节髌前可及一核桃大小的包块,质软,与周围组织无粘连,压痛明显,局部未见皮肤破损,膝皮温正常。影像诊断:滑膜瘤

手术所见:见髌骨下极有3 cm×4 cm大小的淡黄色软组织包块,边界欠清晰,未突破髌骨软骨面。

病理检查:骨髓穿刺镜检显示中心的角化珠及周边成巢的鳞状细胞,核异形(HE×100)。病理诊断:左髌骨转移性鳞状细胞癌。术后胸部CT平扫:右肺门上方占位,考虑中央型肺癌。

髌骨肿瘤发病率极低,国内外文献多为个案报道,症状及体征多不典型,极易误诊,早期肿瘤较小,易与髌骨软化

症、髌下脂肪垫肥大、滑膜炎相混淆而误诊。一些作者认为，髌骨肿瘤中良性多于恶性，其中良性以骨巨细胞瘤和软骨母细胞瘤为多。恶性可见骨肉瘤和恶性纤维组织细胞瘤。

由于髌骨是籽骨，无骨膜，血液供应较差，癌细胞经血液循环转移到髌骨的可能性较小。有作者收集髌骨转移癌国外报道20多例，国内报道2例，大多数能够找到原发癌，多来源于乳腺癌、前列腺癌、肺癌、食道癌、宫颈癌、恶性黑色素细胞瘤、淋巴肉瘤等。

影像误诊探讨：髌骨在X线片重叠较多，局部溶骨性破坏常较隐蔽，对肿瘤的诊断也缺乏特异性，反复阅片发现X线恶性征象不明显。MRI扫描见髌骨下极软组织结节影，增强后肿瘤明显强化，边界清楚，病灶与关节囊关系分界不清，考虑为滑膜结节侵及髌骨骨质。术后再阅片发现髌骨下缘骨皮质中断，具有一定的恶性征象。临床资料不完善，未能提供相应病史及影像检查，给影像诊断带来一定困难。

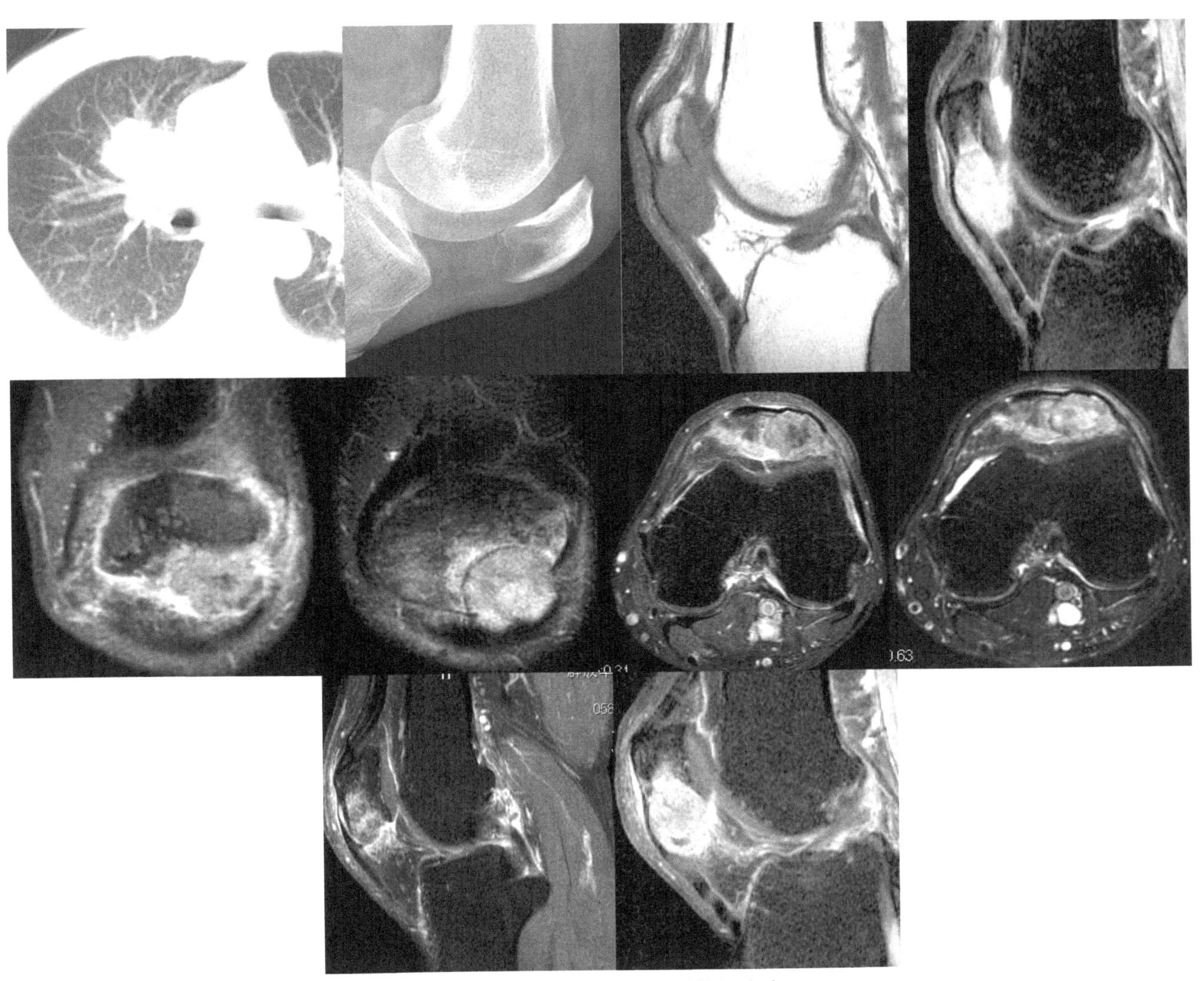

图 15-4-1　左髌骨转移性鳞状细胞癌

第四节　误诊病例简介：髌骨成软骨细胞瘤

成软骨细胞瘤起源于骨骺软骨板残余的成软骨细胞或成软骨性结缔组织。好发于25岁以下青少年，10~20岁多见。常发生于长管状骨骺，并可向干骺端发展，可侵犯关节软骨向关节内发展，发生于髌骨者罕见。肿瘤内常有钙化而呈沙砾样，部分可有出血、坏死及囊变。

临床症状较轻且无特征，故病程长，约3个月至1年，多以局部疼痛就诊。

典型的影像学特征为：发生于骨骺或干骺端的圆形、椭圆形透光区，边缘硬化，膨胀程度轻，可见絮状、斑点状钙化及轻微骨膜反应。

一例影像学表现为轻度膨胀性破坏，边缘轻度硬化，但部位罕见，且无沙砾样钙化，故术前未曾考虑成软骨细胞瘤，出现误诊。

第五节　髌骨软化症的MR延迟增强

髌骨软化症为髌骨透明软骨病理性损伤或退变所引起的常见病，是膝关节疼痛的常见病因。X线、CT很难发现髌软骨的改变，MR常规平扫对早期的软骨内退变也往往呈假阴性。

延时钆增强软骨磁共振成像技术（dGEMRIC）可以早期发现髌软骨的内部及外部形态变化，为髌骨软化症的诊断和治疗提供可靠的依据。详见下表。

表15-4-1　髌骨软化症患者MRI、关节镜各期表现
［参照Rose等（1994，2005）的标准］

分期	关节镜	3D-FS-SPGR序列dGEMRIC
Ⅰ期	软骨表面光滑，局部触之变软	髌软骨厚薄均匀，其内见斑点状、斑片状、磨玻璃状高信号，边缘模糊，不超过全层50%
Ⅱ期	软骨表面不光滑，“水泡”样肿胀	髌软骨内示斑片状垂直于软骨面的线状高信号，范围超过全层50%，边界清楚
Ⅲ期	软骨表面不规则，呈“蟹肉”样，局部变薄	软骨局限性变薄，内部见明显高信号强化灶，累及软骨全层，分层现象中断、消失，表面凹凸不平
Ⅳ期	软骨下骨暴露，溃疡形成	软骨明显变薄，连续性中断，分层现象中断、消失，局部软骨剥脱，软骨下骨裸露，有时可见游离体形成

1. 正常髌软骨的解剖特点及髌骨软化症的MR延迟增强机制　髌软骨属透明软骨，是一种特殊的结缔组织，厚度约1~5 mm，关节软骨由表向里分为4层，即表面带、过渡带、深带、钙化软骨层。关节软骨的组织成分由软骨细胞和细胞外基质构成，细胞外基质主要由水、胶原蛋白、蛋白多糖组成。

其中蛋白多糖是一种复杂的大分子，它的亚单位葡萄糖胺聚糖侧链被硫酸化，因此带负电荷，并呈不均匀分布，在关节软骨退变时，蛋白多糖易早期发生丢失。

正常髌软骨在延时钆增强软骨磁共振成像技术像上，常呈厚薄均匀、连续光滑的“高-低-高”三层结构，即中间信号略低，两边信号较高，髌软骨内带负电荷的蛋白多糖排斥负电荷离子，其内没有Gd-DTPA聚集，而当髌软骨退变时，由于蛋白多糖丢失，大量带负电荷的Gd-DTPA就会由骨端及关节滑膜两个方向扩散进入软骨内，并在退变区域浓聚，引起T_1时间缩短，导致软骨病变处信号增强。

因软骨表面带含蛋白多糖最少，深带含蛋白多糖最多且容易丢失，所以深带异常强化灶能更早期地表现出来，病变的范围也较大、病灶数量也较表面带增多。该组Ⅰ期及Ⅱ期病灶15个中，12个可见此征象，占80%。

软骨下骨质也因软骨深带发生病变而较早期产生骨髓水肿、囊变，延时钆增强软骨磁共振成像技术像上表现为信号增强，该组32例出现软骨下骨质改变，占91%。

2. 关节软骨的MR延迟增强扫描　在MR常规序列中，Disler（1997）认为三维抑脂扰相梯度回波（3D-FS-SPGR）序列对关节软骨的诊断敏感性为93%，较传统的SE序列更高，但特异性相当，为93%~94%。Daenen等（1998）认为三维抑脂扰相梯度回波序列抑制了骨髓内的脂肪组织，消除了磁敏感伪影的影响，而且扫描层厚较薄，没有扫描间隔，软骨厚度测量值最接近正常厚度，是评价软骨的最有价值的序列。而三维抑脂扰相梯度回波序列延时钆增强软骨磁共振成像技术像上，关节软骨在周围明显强化的滑膜和关节液的衬托下，可以早期发现髌软骨内的异常信号。

多数学者认为膝关节运动后可以加速对比剂扩散进入髌软骨内，静脉注射0.1~0.2 mmol/kg体重对比剂可以清楚地显示软骨内病变。Bashir等（1997）认为静脉注射对比剂后2~5 h髌软骨信号达到高峰。该研究采用Tiderius等（2001）推荐的对比剂注射后2 h为最佳时间窗，静脉注射剂量为0.2 mmol/

kg 体重，患者适当运动后扫描。

3. 髌骨软化症在 MR 延迟增强扫描表现　髌骨软化症病灶可单发或多发，也可以双膝对称性发病，髌外侧软骨及内侧软骨发病率相当。当髌骨软化症处于Ⅰ～Ⅱ期，软骨形态及轮廓尚未发生改变时，延时钆增强软骨磁共振成像技术表现为软骨内斑点状、斑片状、磨玻璃样、垂直于软骨面的线状信号，以髌软骨深带及钙化软骨层表现明显，并常合并软骨下骨髓水肿、囊变。

在髌骨软化症病灶处于Ⅲ～Ⅳ期时，表现为髌软骨局部变薄、表面凹凸不平，软骨内出现累及全层的异常信号，分层结构消失，或局部软骨缺损，软骨下骨质裸露。

总之，通过 MR 三维抑脂扰相梯度回波序列延时钆增强软骨磁共振成像技术，能清楚地显示各期髌骨软化症的病变范围和形态，以及其间接改变，是首选的检查方法。

第六节　误诊病例分析：髌骨纵行骨折

1. X 线检查　髌骨纵行骨折多由直接暴力引起，或直接暴力与间接暴力共同作用的结果，因肌腱膜损伤较轻，未完全撕裂，故骨折后多无错位，所以常规膝关节正侧位片不易显示，虽然轴位片能清楚显示骨折线，但在临床实践中发现由于髌骨骨折后，膝关节肿胀、疼痛较著，功能明显受限，通过完全屈曲膝关节，投照髌骨轴位片非常困难，有时甚至不可能。

最初，一组学者曾有 2 例髌骨纵行骨折的患者，常规正侧位片未见明显异常，而临床有明显损伤且症状明显，仍怀疑有髌骨骨折，重新仔细阅片，仍未发现髌骨有明显骨折线，遂照髌骨轴位片，但病人由于肿胀疼痛严重，膝关节不能屈曲，未获成功，即改为提高千伏照正位片，并加照斜位片，骨折线显示清楚，获满意诊断效果。

在此后工作中，凡创伤疑髌骨骨折患者，在照膝关节正位片时，均比常规条件增加 4~6 kV，发现或可疑髌骨纵行骨折者，必要时加照斜位片，或透视下点斜位片，这样既达到了正确及时的诊断目的，又减少了病人的痛苦。

通过上述检查方法，该组病例均取得了满意的诊断效果，也改变了以往髌骨骨折时只重视侧位片的习惯，对其他类型髌骨骨折也有了比较全面的观察。

2. 漏诊原因　通过对该组 5 例髌骨纵行骨折常规膝关节正侧位片漏诊的分析，髌骨纵行骨折漏诊的原因，一方面由于常规膝关节正位片髌骨与股骨下端重叠密度较高，骨折线不能显示；另一方面对髌骨骨折习惯于重点观察侧位片，忽略对膝关节正位片的认真观察；再就是没有密切结合临床仔细检查、认真阅片。

3. 鉴别诊断　髌骨纵行骨折只要检查得当，诊断一般不难，但应注意与髌骨分裂变异相鉴别。髌骨骨折除有明确外伤史及明显临床表现外，骨折线清楚锐利，但不光滑、欠整齐，而髌骨变异（两分髌骨、三分髌骨等）间隙一般较宽，边缘光滑整齐，或见到薄层骨皮质，临床表现一般较轻。

第七节　关于髌骨示踪剂浓聚增加

在骨核素显像时，单侧或双侧髌骨放射性核素吸收常有增加，Fogelman 等（1983）报告约占检查人数的 30% 见此征象，而 Kipper 等（1982）认为此种情况不是出现在恶性疾病就是出现于代谢性骨病。Vogler（1986）指出，此征象诊断意义不大，有此征象者常常并无疾病发现。

第五章　膝关节损伤

第一节　膝部急性隐匿性骨损伤

1. 膝部隐匿性骨损伤的MRI分型　Mink & Deutsch（1989）率先对膝部隐匿性骨损伤进行了分类，即分为骨挫伤、应力骨折、胫骨平台和股骨隐匿性骨折、骨软骨骨折。

Lynch等（1989）提出三型分类方法，Ⅰ型：网状型，骨皮质完整；Ⅱ型：骨皮质中断；Ⅲ型：继发于骨内的退行性改变。

Vellet等（1991）将膝部隐匿性骨损伤分为5型，Ⅰ型：网状型，骨损伤呈网状影且远离关节软骨面；Ⅱ型：斑片状型，骨损伤呈斑片样影并与关节软骨下骨板相连；Ⅲ型：线状型，骨损伤呈线样影，宽度小于2 mm；Ⅳ型：压缩骨折，在Ⅱ型基础上合并骨软骨凹陷骨折；Ⅴ型：骨软骨骨折。

上述分类方法中，以Mink法使用最广泛，也最具临床意义，Vellet法可作为骨或软骨损伤预后的评估。

2. 膝部隐匿性骨损伤的发病情况　膝关节是人体负重多、运动量大的关节，也是最完善最复杂的关节，构成膝关节的股骨和胫骨是人体最长的长管状骨，其长的杠杆臂作用使得膝关节的损伤居全身关节之首。各种膝部创伤均可造成膝部隐匿性骨损伤，国外学者研究发现膝关节损伤原因大部分为剧烈膝部运动，如体育运动、高处坠落等非接触性损伤。

膝部隐匿性骨损伤均有明确的急性创伤病史，其发病年龄和性别缺乏文献统计，经过对国内外文献的复习，发病年龄在11~84岁之间，以青壮年居多，平均年龄约35.9岁，男性多于女性，右膝多于左膝。

一组113例膝部隐匿性骨损伤中，骨挫伤发生率较高（71例），以胫骨外侧平台（22例）及股骨外侧髁多见（29例）；其次为骨软骨损伤（25例），好发部位与骨挫伤较一致，且往往与骨挫伤并存；隐匿性骨折（15例），常见于胫骨平台和股骨髁或髁上区域。急性应力骨折（2例），发生率相对较低，是膝部暴力创伤后瞬间力的传导所致，常见于内侧胫骨平台下方相当于骺板附近的区域。骨软骨损伤、隐匿性骨折和急性应力骨折发生率都较文献报道低，可能与病例选择、MRI扫描技术及成像序列等因素有关，但病变分布部位与文献报道较吻合。

3. 影像学研究　急性骨挫伤、隐匿性骨折及应力骨折的MRI表现相似，以T_1WI和STIR显示较好，这些征象被认为是骨髓水肿、充血、出血和骨小梁微骨折的混合表现，实际工作中应注意鉴别。损伤部位通常是发生在对侧的应力区域，也可发生在直接损伤区，如侧副韧带撕裂的对侧，内侧半月板撕裂和前交叉韧带撕裂的股骨外侧髁。

尽管这种损伤缺乏组织学依据，但从部位和可完全恢复正常骨髓信号的自限性特点来看，是一种可完全愈合的压力性骨损伤。Kiuru等（2002）认为MRI可作为诊断隐匿性骨折的“金标准”。急性应力骨折是由于膝部遭受垂直暴力时，瞬间应力过大，使骨组织发生不可逆变形、塌陷或裂纹。MRI对诊断急性应力骨折敏感度很高，但特异度较差。

软骨损伤包括单纯关节软骨损伤及伴有软骨下骨损伤的骨软骨骨折，多是由于垂直于关节表面的直接应力及膝部急性创伤时的剪切力、旋转及撞击等力作用所致。急性关节软骨损伤主要是MRI上软骨形态和信号的异常，主要分布在软骨和软骨下骨分界区域，病理上为关节软骨的辐射层和钙化层沿潮线分离损伤。

骨软骨骨折常伴有软骨下骨挫伤或骨折，MRI

表现为对应部位软骨下骨质水肿和出血信号。Rubin 等(2000)通过对两组软骨下出现骨挫伤(或骨折)水肿 MRI 信号的观察,发现合并软骨损伤者分别为 83% 和 72%,并以此作为评估有无软骨损伤的一项重要的间接征象。

MRI 在膝部急性隐匿性骨损伤检查中,具有 X 线、CT 检查难以达到的优势和应用前景,能为临床和患者提供较为准确的诊断信息和依据。膝部创伤后,在 X 线或 CT 检查未发现骨质异常的情况下,建议及时行 MRI 扫描,及早发现隐匿性骨损伤,为临床治疗和患者康复赢得时间。

第二节　隐性骨折

隐性骨折是指实际存在而不能根据 X 线平片和临床表现确诊的骨折。隐性骨折,又称微骨折,或软骨下骨挫伤,是一类在一定的直接或间接机械暴力作用下,只造成骨小梁压缩或中断,引起松质骨内部局限性出血或水肿,而不发生骨皮质的断裂及移位改变的骨折。

膝关节是人体最大而且构造最复杂的关节,发生隐性骨折也最多见,隐性骨折多见于膝部骨端关节面下,临床上并不少见。而普通 X 线及 CT 检查多无阳性发现,常被漏诊或误诊,贻误治疗时机,给患者带来疼痛以及退行性骨关节病等后遗症。而 MRI 对骨髓改变有极高的敏感性已成为共识。

1. *隐性创伤骨折的诊断标准*　有明确的膝关节急性创伤史,加上局部疼痛、活动不便和不能负重等临床症状;常规 X 线检查未见明确骨折线;MRI T_1WI 上骨皮质及髓腔内片状或线状低信号影,边缘不清;准 T_2WI 呈高信号或线状低信号周围高信号,STIR 序列呈明显片状高信号。

2. *临床表现*　临床上主要表现为损伤部位的疼痛及压痛,而无畸形、无骨擦感及异常活动等典型的骨折征象,又由于这种病理改变并不能改变局部骨密度差异,影像学检查中 X 线对隐性骨折难以做出诊断;CT 扫描对骨及软组织分辨率比 X 线平片高,且为横断面成像,解决了影像重叠问题,为膝关节损伤提供了更多的细节,但对无明确骨折线的膝关节隐性骨折的显示仍有一定困难;因此在常规 X 线检查及 CT 检查中,很难做出准确诊断,存在较大的局限性。

3. *影像学研究*　比较影像学:Apple 等(1983)报道 7 例成人膝关节疼痛性渗出,用多轴位断层在冠状面与矢状面检查,发现隐蔽性的骨折。6 例(50~82 岁)有骨质减少,无或轻微的创伤史,1 例(26 岁男性)严重创伤但骨质不减少,普通 X 线照片均为阴性,断层片都发现骨折,5 例骨折在软骨下。2 例骨核素显像阳性。

对于难以解释的膝关节痛,特殊的投照位置的 X 线片、延迟照片、断层照片、MRI 及骨核素显像对于发现膝关节隐匿骨折与应力性骨折有不同的应用价值。

隐匿性骨折可出现明显创伤(或骨质减少病人的轻微创伤)或骨病(如骨质减少)患者的不全骨折。应力性骨折可来自于正常骨的异常肌腱牵拉、不全骨折者或骨质软化者的正常日常活动。膝周围的海绵骨或皮质骨的不全骨折,常规 X 线片难以发现,而导致诊断延迟与治疗不当。膝海绵骨的垂直型软骨下骨折可出现于骨质减少病人,多继起于轻微创伤,常规 X 线片也难以发现。

隐匿性骨折随着严重创伤平片可显示关节积液,X 线束取水平方向投照的侧位片可见脂肪 / 液平。与疲劳有关的应力性骨折,由于慢性活动,如慢走、行军或运动,可有膝痛,但无创伤史,可见疼痛与渗出,进一步检查出隐匿的软骨下骨折。

隐匿性骨折可有不同的表现。骨核素显像是高度敏感,但特异性差。延迟 X 线照片,在 2 周或更长时间后可见一硬化区。斜位或膝盖位可发现某些骨折。Lourie(1982)报告 3 例老者之骶骨自发性骨质疏松骨折,均在常规平片漏诊后用断层片与骨核素显像发现。任何骨质疏松病人都具有在轻微创伤后出现不全骨折或软骨下骨折的危险,而自发性骨质疏松骨折出现于类风湿性关节炎。膝的隐匿性骨折可犯及胫骨平台、股骨外髁和髁上区。在临床与 X 线对隐匿性骨折常规研究后,通常可用膝的多轴位断层检查来发现它。应注意,严重创伤致胫骨平台骨折有时平片也甚难发现。

一项研究收集不同程度膝关节外伤后疼痛患者 31 例;均有不同程度的外伤史;所有患者均行 MRI

检查及正侧位 X 线摄片。11 例患者进行 CT 扫描，后经工作站进行多层面重建。

在 31 例 X 线摄片患者中，经多位诊断医师观察，均未发现有异常密度改变，而表现正常：有 11 例患者，在临床医生要求下行 CT 扫描检查，常规横断位也均未发现明显异常，后进行多层面重建，有 7 例可疑骨小梁密度异常，未能做出明确诊断，其余均未发现明显异常改变；所有 31 例患者均进行了 MRI 检查，在 SE 序列中表现为 T_1WI 模糊的低信号改变，部分可见呈线状改变，T_2WI 呈片状或线状不规则信号改变，以模糊片状高信号为主，所有病例在 STIR 序列中，病变区显示均较明显，呈不规则高信号表现，并且在病变周边松质骨内均可见到不规则片状模糊稍高信号改变，显示范围明显比 SE 序列充分。

4. 检查方法　正常骨骼在 MRI 中，由于骨髓腔内以及松质骨内有脂肪化的黄骨髓存在，因此在 T_1WI 及 T_2WI 中均呈稍高信号改变，而密质骨(骨皮质)均为低信号改变。并且软组织解剖结构显示尤为清晰，在这一点上，MRI 明显优于其他的影像成像，对影像诊断帮助尤为明显。磁共振短时反转恢复(STIR)技术是基于脂肪组织短 T_1 特性的脂肪抑制技术，因此如果选择短 T_1 则可有效抑制脂肪组织的信号。同时 MRI 能直接矢状面、冠状面及横断面成像，对骨皮质、骨小梁(骨髓)、关节软骨等组织分辨率高，对组织水肿有高度敏感性，组织内轻微的水肿改变即可造成 MRI 信号的明显变化；隐性骨折异常信号最常见于骨髓或干骺端，T_1WI 呈低信号，T_2WI 及 STIR 呈高信号，范围广，境界不清，可表现为不规则形、地图样及网状等多种形态。

其中短时反转恢复(STIR)序列脂肪抑制效果明显，且敏感性和特异性极高，为隐性骨折 MRI 诊断序列的最佳选择。该组所有病例均在此技术检查下，得以明确显示病变所在，给临床提供了准确可靠的影像学资料。

由于此病难以进行活体病理学证实，但根据典型病史、MRI 表现及症状，诊断是可以成立的；一般而言，隐性骨折经确诊后，临床经过积极的治疗，减少运动造成进一步损伤，一般在 3~4 周后水肿就会吸收，2~3 个月后就会痊愈，如果没有被诊断，被临床忽视，继续运动和负重，可以使损伤进一步加重，病程延长，导致不可逆的疼痛、软骨缺损及退行性骨性关节病等并发症，同时还会引起骨折进一步扩大，导致移位等；该组有一例患者由于未能及时做出诊断，又未及时复查，一个月疼痛未见好转，后再次检查时发现明显骨折，并有移位。

因此对于急性外伤、X 线平片和 CT 表现为阴性或仅有局部软组织肿胀而临床症状十分明显，临床体检虽有异常但定性困难的患者，宜选择 MRI 检查，它不仅可以发现膝关节的隐匿性肾折，同时还可以发现韧带、半月板等组织的损伤；然而，由于 MRI 对于骨髓水肿原因的判断并没有特异性，所以在做出诊断前，必须明确病史，避免误诊。

5. MRI 表现

(1)膝关节隐性创伤骨折好发于胫骨平台和股骨内外侧髁，其中股骨内外侧髁和胫骨内外侧平台隐性骨折可同时存在，在 MRI 上表现为“对吻征”，原因是跌落伤或其他传导暴力伤导致膝关节相对应的两骨撞击致伤。

一组 120 例共发现隐性骨折 170 处，其中股骨外侧髁 50 处，股骨内侧髁 31 处，胫骨外侧平台 29 处，胫骨上端 22 处，胫骨内侧平台 16 处，腓骨小头 11 处，髌骨 6 处，股骨远端 5 处。骨折以股骨外侧髁、内侧髁、胫骨上端及胫骨外侧平台为常见。120 例中 1 处骨折 82 例，2 处骨折 29 例；3 处骨折 6 例；4 处骨折 3 例。

(2)隐性骨折在 T_1WI 上见骨皮质及髓腔内片状或线状低信号影，边缘不清；准 T_2WI 呈高信号或线状低信号周围高信号；STIR 序列呈明显片状高信号；以脂肪抑制显示最佳。

(3)骨折线 T_1WI 呈低信号，在 T_2WI 呈高信号，系骨折后骨小梁断裂，留下细小间隙被水肿信号充填所致；部分骨折线在 T_1WI、T_2WI 均显示为低信号，可能为嵌入骨小梁或稍有骨髓移位所致，其形状呈网状、线条状、不规则状。

(4)膝关节隐性创伤骨折常合并韧带损伤、半月板损伤，其中以前交叉韧带及侧副韧带损伤最为常见，出现膝关节不稳，活动过大。

一些学者通过分析前交叉韧带损伤的机制提出膝关节隐性骨折或外侧部隐性骨折作为前交叉韧带损伤的间接征象是可靠的。而胫骨外侧平台后缘和股骨外侧髁的“对吻骨挫伤”以及胫骨髁间前区的隐性骨折应强烈提示前交叉韧带损伤。

6. 隐性骨折伴发的韧带、半月板损伤及关节积液　该组 120 例中，发现韧带损伤 79 处，其中内侧副韧带损伤 32 例，外侧副韧带损伤 21 例，前交叉韧带损伤 14 例，后交叉韧带损伤 12 例。发现半月板损伤 44 例，其中外侧半月板损伤 21 例，内侧半月板损伤 18 例，外侧盘状半月板伴撕裂 5 例。还发现关节积液（血）64 例。

7. 隐性骨折分型　有学者将膝关节隐性骨折分为 3 型：

（1）隐性皮质下骨折，又称骨挫伤，本型最常见，损伤仅累及皮质下骨松质，即骨小梁的微骨折和骨髓的出血水肿，而相应的骨皮质和关节软骨正常。MR 表现为地图样、网格状和非线性异常信号区，T_1WI 呈低信号，准 T_2WI 呈高低混杂信号，呈“盐与胡椒”征，STIR 序列表现为较其他序列更为明显的高信号。临床症状较轻，治疗上只要适当制动，休息 2~4 周并辅以药物治疗即可，该组 76 例骨折中，其中有 28 例于 3~6 月随访，复查显示骨质结构恢复正常，不留后遗症。

（2）隐性骨皮质骨折，损伤累及骨皮质或骨性关节面和皮质下骨松质，关节软骨完整；骨性关节面骨折表现骨皮质低信号带中断，骨折线在 T_1WI 上呈中低信号，准 T_2WI 像呈高信号，STIR 上则呈明显高信号。本型临床症状较重，需行石膏托外固定并辅以适当药物治疗，4~6 周后行功能锻炼。此型骨折只要治疗及时正确，可不留后遗症；如果不采取正确的治疗，特别是胫骨平台的骨折，常导致胫骨内侧或外侧平台的塌陷，一旦塌陷，造成内外侧平台受力不均，继发骨关节炎。该组 31 例隐性骨皮质骨折有 28 例经骨科正确治疗后恢复良好，有 3 例随访观察出现了不同程度的胫骨平台塌陷。

（3）隐性骨软骨骨折，损伤累及关节软骨、骨皮质及骨松质和骨性关节面。表现为在 T_1WI 为低信号，在准 T_2WI 及 STIR 上为高信号。临床症状较重，需行石膏托外固定并辅以药物治疗，6 周后开始功能锻炼，3 个月后开始负重，此型骨折若不及时治疗，则可能促使膝关节过早出现骨和软骨的退行性变。该组 13 例，有 6 例经 6~12 个月随访，其中有 1 例出现了不同程度的后遗症。

8. 隐性创伤骨折的 MRI 诊断　隐性骨折由于难以取得病理学资料的支持，根据病史、临床表现以及 MRI 征象，隐性创伤骨折的诊断即可成立。急性创伤病史是诊断隐性创伤骨折的必要条件。隐性软骨骨折和软骨下骨折，应与关节退行性变或软骨长期慢性损伤导致的剥脱性骨软骨炎相鉴别；隐性皮质下骨折需与其他原因引起的髓腔充血水肿相鉴别。

随着 MRI 技术的不断发展和完善，MR 成像在骨扫描应用以来，MRI 已被公认为早期诊断隐性骨折的最佳方法。它可以消除 X 线摄影重叠阴影的影响，克服受患者体位所限，骨折不易显示等缺点。

由于骨挫伤的病理基础改变，骨小梁断裂伴骨髓内出血、充血和水肿，使 MR 成像在隐性骨折中具有很高的特异性和敏感性，为早期诊断提供可靠的依据。

在骨创伤疾病的影像诊断中，X 线检查为首选的检查方法，但在普通 X 线检查及 CT 检查未见明确骨折，而临床症状明显或临床随访有怀疑者，应进行膝关节 MR 检查，有助于早期明确诊断，为临床提供可靠的依据，并可避免漏诊和防止医疗纠纷。

综上所述，结合临床病史，MRI 诊断膝关节隐性骨折并不难。只要选择适当的检查序列和平面，就能清楚地显示膝关节隐性创伤骨折的病变特点；只要明确隐性骨折的 MR 类型，就能为临床选择正确的治疗方法提供依据。

第三节　膝关节的隐蔽性骨折

Apple 等（1983）报道 7 例成人膝关节疼痛性渗出，用多轴位断层在冠状面与矢状面检查，发现隐蔽性的骨折。6 例（50~82 岁）有骨质减少，无或轻微的创伤史，1 例（26 岁男性）严重创伤但骨质不减少，普通 X 线照片均为阴性，断层片都发现骨折，5 例骨折在软骨下。2 例骨核素显像阳性。对于难以解释的膝关节痛，特殊的投照位置的 X 线片、延迟照片、断层照片、MRI 及骨核素显像对于发现膝关节隐匿骨折与应力性骨折有不同的应用价值。

隐匿性骨折可出现明显创伤（或骨质减少病人的轻微创伤）或骨病（如骨质减少）患者的不全骨折。应力性骨折可来自于正常骨的异常肌腱牵拉、不全骨折者或骨质软化者的正常日常活动。膝周围的海绵骨或皮质骨的不全骨折，常规 X 线片难以发现，而导致诊断延迟与治疗不当。膝海绵骨的垂直型软骨下骨折可出现于骨质减少病人，多继起于轻微创伤,常规 X 线片也难以发现。

隐匿性骨折随着严重创伤平片可显示关节积液, X 线束取水平方向投照的侧位片可见脂肪 / 液平。与疲劳有关的应力性骨折,由于慢性活动,如慢走、行军或运动,可有膝痛,但无创伤史,可见疼痛与渗出,进一步检查出隐匿的软骨下骨折。

隐匿性骨折可有不同的表现。骨核素显像是高度敏感,但特异性差。延迟 X 线照片,在 2 周或更长时间后可见一硬化区。斜位或膝盖位可发现某些骨折。

Lourie(1982)报告 3 例老者之骶骨自发性骨质疏松骨折,均在常规平片漏诊后用断层 片与骨核素显像发现。任何骨质疏松病人都具有在轻微创伤后出现不全骨折或软骨下骨折的危险,而自发性骨质疏松骨折出现于类风湿性关节炎。膝的隐匿性骨折可犯及胫骨平台、股骨外髁和髁上区。在临床与 X 线对隐匿性骨折常规研究后,通常可用膝的多轴位断层检查来发现它。应注意,严重创伤致胫骨平台骨折有时平片也甚难发现。

第四节　膝关节血管损伤伴血栓形成

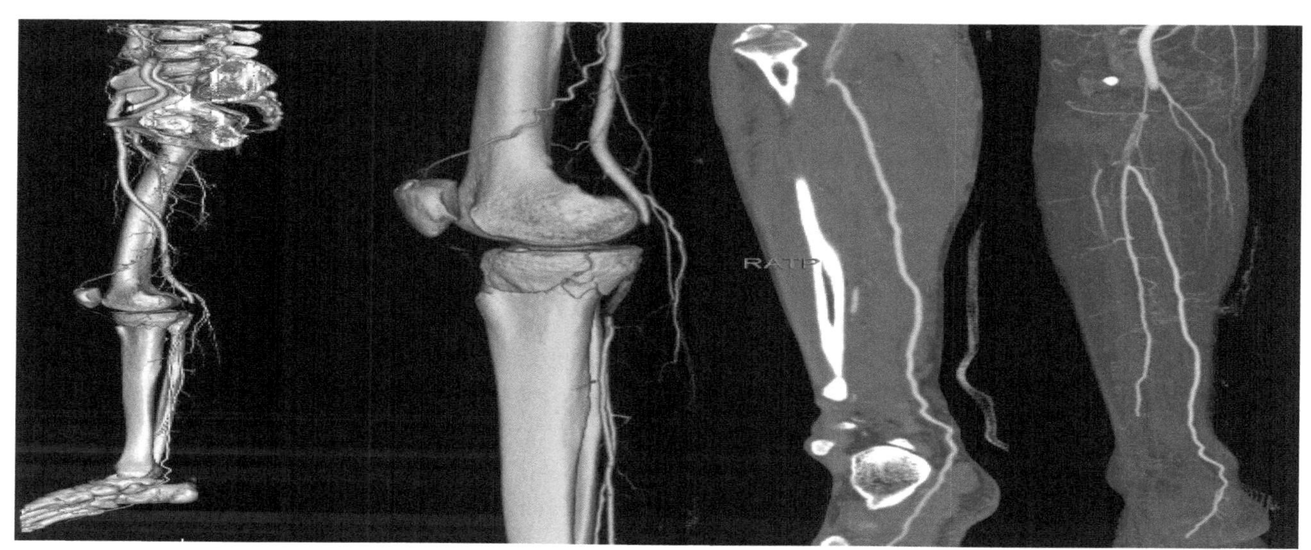

图 15-5-1　膝关节血管损伤伴血栓形成

病例,男,62 岁。摔伤致右膝肿痛、活动受限 6 小时。右膝关节肿胀,轻度畸形、局部瘀斑,压痛明显,扪及骨擦音、骨擦感,浮髌试验(+),内翻试验、外翻试验、抽屉试验、麦氏征检查因膝关节疼痛无法检查,膝关节屈伸活动明显受限,右足背动脉及胫后动脉未扪及搏动,右下肢末梢感觉稍减退,血运尚可,患足皮温较对侧稍低。

下肢动脉 CTA 表现:右侧腘动脉及胫前动脉起始段未显影;胫腓干纤细,管腔中央见条状充盈缺损;胫前动脉纤细,远段显影不良。影像诊断:右侧腘动脉及胫前动脉起始段未显影,胫腓干中央充盈缺损,考虑血管损伤伴血栓形成。

第六章 膝关节的韧带

第一节 后交叉韧带撕裂及导致MRI误诊的因素

后交叉韧带是膝关节内主要的后向稳定结构之一，对于膝关节的稳定性和功能起着非常重要的作用。正常后交叉韧带起自股骨内侧髁的外侧面，向后内侧止于胫骨平台髁间窝后下方约1 cm处。正常后交叉韧带的形态根据Gross等（1992）的研究分为3种："弓"形、"U"形和"打结"形。一项研究对国人正常后交叉韧带形态进行统计，发现"弓"形占82.5%（47/57），"打结"形占7.0%（4/57），与国外报道相近；"U"形所占比例（10.5%）高于国外报道（4.0%）。

后交叉韧带钙化，在检查急性损伤病人时发现，它表现为膝关节侧位照片上，胫骨平台上面小的三角形骨质密度的突起，三角形的尖指向股骨下端。

1. 关节镜检查　关节镜为有创性检查，有一定的风险性，后交叉韧带是滑膜外结构，当后交叉韧带部分撕裂而韧带外滑膜完整时，关节镜下未发现韧带损伤而漏诊，从而产生假阴性结果；另外在后交叉韧带胫骨部，由于前交叉韧带的阻挡，不易观察，同时平台后下方胫骨部分不能被关节镜观察，也是关节镜检查的弊端。

手术前进行认真的规划是外科医生治疗成功的关键，手术指征的正确掌握、损伤分型的正确判定、制订正确的手术方案等。膝关节临床功能检查的准确性较低，误诊漏诊率较高。

2. 影像学研究　正常后交叉韧带在MRI上为边缘较光滑、均质的带状低信号。后交叉韧带损伤后，由于韧带水肿、出血，MRI上表现为韧带内出现异常信号，韧带肿胀超过正常宽径或韧带走行改变；良好的MRI图像可依据后交叉韧带形状、信号及周围结构改变情况来判断撕裂情况及部位。

3. 后交叉韧带撕裂部位　后交叉韧带撕裂以中间实质部最多见，股骨端次之，胫骨端最少见，这与其解剖特点密切相关，后交叉韧带的中间实质部最为纤细，承受力量最弱，最易于损伤，股骨端附着点处纤维呈扇形相对较为分散，易于发生撕裂，胫骨附着点处纤维分布相对密集，不易发生撕裂，其撕裂提示外伤暴力较大，多合并有附着点撕脱骨折。

4. 直接征象　后交叉韧带消失、不连续、断端的完全分离或断端挛缩呈团块状、后交叉韧带轮廓改变及后交叉韧带信号异常。

后交叉韧带完全撕裂为韧带纤维的全层完全断裂，韧带断端呈横行、斜行或不规则撕裂、分离，断裂处纤维回缩、消失，韧带明显失去张力、松弛，韧带充血、肿胀，与周围组织界限不清。

MRI上多表现为后交叉韧带正常结构消失，在矢状位和冠状位上均看不到正常后交叉韧带结构，韧带连续性中断或不连续、分离或断端挛缩呈团块状，边缘不规则呈波浪状等，此征象对于诊断后交叉韧带完全撕裂价值极高，断端裂隙的大小反映了后交叉韧带撕裂后断端的回缩程度。

后交叉韧带部分性撕裂为韧带纤维部分断裂，韧带松弛，但尚能看到部分完整纤维束存在。MRI上表现为韧带纤维部分中断、韧带肿胀、增粗或不规则变细、韧带扭曲呈波浪状走行，韧带边缘模糊等。后交叉韧带的不规则变细，多见于陈旧性部分性撕裂患者，由于断端血供受到影响而发生韧带的部分吸收、萎缩而表现为不规则变细。

后交叉韧带内信号异常，呈弥漫性或局灶性的信号改变等，完全撕裂多表现为累及韧带全层的广泛信号异常，异常信号可超出韧带宽度，断端基本看不到正常的韧带纤维束信号；部分性撕裂多表现为局限性片状不均匀的高信号，未累及韧带全层，尚可以看到部分连续完整的纤维束呈低信号显示。

信号强度变化与后交叉韧带水肿、出血相关,出血信号强度与血红蛋白变化相关,急性期表现为混杂信号或不均匀的高信号,慢性期出血水肿消退后,可以与正常韧带信号强度表现基本一致,仅表现为形态、轮廓的异常。

从统计结果可见,作为后交叉韧带损伤的直接征象,如后交叉韧带消失、不连续等对于诊断的意义不言而喻。对于诸如后交叉韧带信号异常(敏感性92.9%,特异性89.5%)、增粗(敏感性71.4%,特异性94.7%)等其他直接征象,前者比后者更有实际意义。

5. 间接征象及伴随损伤　后交叉韧带比较强大,其损伤多由强大暴力所致,因而常合并有膝关节其他附属结构的损伤,包括内侧副韧带损伤、骨挫伤、交叉韧带三角间隙积液、外侧半月板前角损伤及软骨损伤等。

在导致后交叉韧带损伤的强度较大的运动伤中,运动中的膝关节旋转动作多并且多有屈曲外翻动作,内侧副韧带在固定膝关节的四条韧带中最为薄弱,因此多合并有内侧副韧带的损伤,所以内侧副韧带损伤被认为是后交叉韧带损伤最重要的间接征象。

与前交叉韧带损伤相比,后交叉韧带损伤合并内侧副韧带损伤较合并半月板撕裂更常见。骨挫伤的出现及发生部位可以提示后交叉韧带损伤。通常在后交叉韧带急性损伤中骨挫伤的发生概率与前交叉韧带损伤相似,但范围明显分散。

三角间隙积液同样是后交叉韧带损伤的重要间接征象。三角间隙是指在矢状位中央层面前交叉韧带、后交叉韧带及胫骨平台形成的三角区域,属滑膜外间隙,其内只有前交叉韧带、后交叉韧带。正常情况下该间隙没有关节液。当滑膜损伤破裂时,关节液会进入并聚集于间隙内,据此可以推断前交叉韧带或后交叉韧带损伤。

在导致后交叉韧带损伤的高能量的车祸伤中,胫前伤为主要的创伤机制,暴力直接作用于胫骨前方后发生后向作用力,从而导致后交叉韧带损伤,因此多合并有胫骨平台的骨挫伤。

后交叉韧带撕裂后半月板损伤的部位主要集中于外侧半月板前角,并且以纵裂居多,这同样与后交叉韧带的功能、损伤机制相关。

软骨损伤在后交叉韧带损伤中较为多见,急性软骨损伤多由于造成后交叉韧带撕裂的直接创伤引起,慢性期软骨损伤发生率较急性期明显增加多是因为后交叉韧带撕裂后关节不稳或胫骨后移、外旋均明显增大导致髌股关节接触压增高以及膝关节内侧间室接触压增加,从而导致软骨损伤并进行性加重。

另外,在MRI检查时间方面,有学者指出,当损伤进入慢性期(>5个月),可表现为断裂的后交叉韧带复现连续性,故MRI在诊断急性后交叉韧带损伤时较可靠,而在慢性期不能从MRI表现推断后交叉韧带功能。

Griffin等(2002)赞同上述观点,认为韧带的滑膜组织能够支持受损韧带并维持血供,帮助韧带修复。认为"U"形后交叉韧带是慢性、孤立后交叉韧带损伤的表现。

6. 导致MRI误诊的因素　多种因素可以影响MRI诊断后交叉韧带损伤的准确性,尤其是部分撕裂病例。分析假阳性和假阴性产生的原因,与如下因素有关。

(1)滑膜或韧带出血、水肿的影响:增生、充血、水肿的滑膜扩展并包绕后交叉韧带,可以使后交叉韧带局限性增粗或结构变模糊,MRI表现为局限性、斑片状的高信号,产生部分撕裂的假阳性问题;明显的滑膜增生、水肿以及韧带本身的充血、水肿,可被误认为撕裂回缩成团的后交叉韧带残端或者因掩盖了未断裂的部分而将部分撕裂错误诊断为完全撕裂。当韧带撕裂程度较轻,尤其是时间较长或者关节腔液体聚集较多时,容易将部分性撕裂诊断为阴性,在该组病例中,共有3例术前诊断为阴性,关节镜证实为后交叉韧带的部分性撕裂。

(2)瘢痕形成、韧带自行愈合的影响:慢性期撕裂断端的水肿、出血已基本消退,由于纤维瘢痕的桥接、韧带自行愈合而与正常的韧带相似,或仅表现为韧带轮廓、走行的异常,从而将完全撕裂误诊为部分撕裂,或者将部分撕裂误诊为正常,该组2例陈旧性完全撕裂患者,由于断端纤维瘢痕的桥接诊断为部分性撕裂。

(3)后交叉韧带变性:后交叉韧带无损伤,但由于韧带内黏液样变性或嗜伊红变性而出现异常高信号而被误诊为部分撕裂。

(4)对周围正常解剖的不熟悉:由于后板股韧带存在一定的变异,当对解剖不熟悉时,在矢状面上将位于后交叉韧带后方的后板股韧带误认为后交叉韧带的一部分，进而认为后交叉韧带形态或信号异常而错误诊断。另外后交叉韧带股骨附着点处韧带相对较为松散而将周围脂肪组织信号误认为韧带内的高信号而出现假阳性。

5. 部分容积效应或“魔角效应”导致的假象　“魔角效应”，即正常后交叉韧带近段在 T_1WI 会表现为中等信号，这种假象会在 T_2WI 上消失。因此常规矢状位 T_1WI、T_2WI 很必要。另外，随着膝关节从伸到曲，后交叉韧带的信号会降低，这也与“魔角效应”有关。

老年患者由于退行性变韧带信号会增加，因此在观察时还应考虑年龄因素。

MRI 高分辨率的多平面成像，可以准确清晰显示后交叉韧带损伤程度及其伴随伤，使其建立起立体的解剖结构，制订完善的手术方案，提高手术的安全性及手术质量。

在了解正常后交叉韧带形态的基础上，对后交叉韧带损伤诊断的重要性依次为：后交叉韧带消失或不连续，后交叉韧带信号异常，内侧副韧带损伤，后交叉韧带增粗，三角间隙积液以及骨挫伤等，以此建立的回归模型具有较强的预测能力。

MRI 诊断后交叉韧带损伤的敏感性、特异性、阳性预测值、阴性预测值及准确性均较高，并能对膝关节其他附属结构的损伤很好地显示，有助于后交叉韧带损伤的诊断和治疗，具有较高的临床应用价值。

第二节　膝关节交叉韧带的 MR 成像及 MRI 诊断陷阱

交叉韧带位于膝关节股骨髁间窝内，包括前交叉韧带和后交叉韧带，是位于膝关节内滑膜外，外周有滑膜包被的纤维结构。内旋可使交叉韧带弯曲，而外旋则使其变直。

前交叉韧带起于股骨外侧髁内侧面后份的半圆形凹陷处，其远端向内下延伸，呈扇形斜向前下方行于髁间窝顶和横韧带之间，止于胫骨髁间隆起前方的前外侧窝，具有两个功能不同的纤维束，即前内侧束、后外侧束，呈向外旋转排列，前内侧束较粗大，在膝关节屈曲时紧张，后外侧束较细小，在伸直时紧张。

由于前交叉韧带倾斜走行，通常在一帧图像上只显示一部分，而不能显示其全程，可疑前交叉韧带断裂时，沿前交叉韧带行程的斜矢状面扫描有利于诊断。

后交叉韧带呈扇形起于股骨内侧髁的后外侧面的凹陷处，与前交叉韧带交叉后附着于关节面下方 1 cm 处的胫骨髁间嵴后窝。后交叉韧带较厚，呈索条状走行，接近于矢状面，所以一般能在矢状面的一帧图像上显示。

一、影像学研究

MRI 可多方位、多角度成像，并且具有良好的组织分辨力，因此成为诊断膝关节交叉韧带损伤的重要方法。但由于交叉韧带的解剖特点，MRI 的完整显示率及显示效果受到一定的限制，为临床诊断交叉韧带损伤带来一定困难。

目前国内外对交叉韧带的 MRI 成像方法研究、报道很多，但尚未形成统一观点。国内常用膝关节伸直正中矢状位或伸直外旋 20° 斜矢状位进行交叉韧带 MRI 成像，冠状位和横断位作为补充来观察交叉韧带及其邻近结构。

有学者认为膝关节伸直并外旋 15°~20° 斜矢状位有利于在 1 个层面上显示交叉韧带的全长；另有学者认为膝关节伸直并外旋 10°~15° 斜矢状位优于伸直位正中矢状位；Pereira 等（1998）认为膝关节微屈曲 17° 时正中矢状位优于伸直位正中矢状位，在微屈 17° 时倾斜矢状位优于伸直位倾斜矢状位；Niitsu 等（1996）认为膝关节在屈曲 45° 时的 MRI 在倾斜矢状位能清楚地显示韧带的股骨区和髁间窝顶下的空间，能减少平均容积伪影，更好地观察正常和撕裂的前交叉韧带，优于膝关节伸直位。

有学者对以上所有扫描体位和扫描层面进行了对比研究，显示正常前交叉韧带在伸直矢状位部分病例不能完整显示该韧带，与紧张的后外侧束细小、粗大的前内侧束松弛以及髁间窝的容积小有关，而屈曲矢状位能完整显示该韧带是由于屈曲时前交叉韧带粗大的前内侧束紧张，并且与膝关节在屈曲状态下髁间窝的容积较伸直位大有关，这对判断前交叉韧带损伤断裂的诊断具有重要的价值。

前交叉韧带纤维束呈向外旋转排列，内旋可使交叉韧带弯曲，而外旋则使其变直，因此国内常用膝关节外旋 20º 斜矢状位进行交叉韧带 MRI 成像。但由于膝关节外旋角度准确性受到一定限制，因而该学者采用准确性较高的膝关节水平位，选择倾斜角度的斜矢状位。

MRI 垂直矢状面扫描方向不能与前交叉韧带的纤维排列方向平行，斜矢状面扫描方向与前交叉韧带的纤维排列方向一致，可显示完整的纤维束，这对判断前交叉韧带损伤情况具有重要的价值。

二、MRI 诊断陷阱

1. *发育变异* 交叉韧带可能先天阙如，也可能有交叉韧带副头。儿童的后交叉韧带附着点相对较低。

2. *信号变异* 正常后交叉韧带在所有序列上均呈低信号，形态清晰。而前交叉韧带则显示欠佳，并且在 T_1WI 和 T_2WI 上信号略高。这是因为前交叉韧带是由小的胶原纤维束组成，纤维束之间缠绕有纤维脂肪组织。已经证实前交叉韧带在绷紧时信号强度减低，而松弛状态时则信号强度增高。因此，常规 MRI 检查时，由于膝关节相对屈曲，前交叉韧带表现为信号强度增高，不可误认为水肿和 / 或出血。继发于嗜酸性退变时，两条交叉韧带均可出现局限性信号增高，这种表现在年老病人更常见，不要误认为韧带损伤。

3. *关节积液* 关节渗出的病人，积液常分布于前交叉韧带的滑膜反折区。勿将此种高信号与前交叉韧带的损伤混淆。

4. *成像切面* 由于前交叉韧带斜行，在矢状面一帧图像上常不能显示其全程，使膝关节外旋约 15º 则能提高前交叉韧带的显示率。如果病人因不适而难以保持此位置，则根据前交叉韧带可能的行程做斜矢状面扫描也能达到此目的。矢状面和冠状面图像对照观察也可减少前交叉韧带损伤诊断的假阳性率。

5. *部分容积效应* 由于交叉韧带斜行穿过髁间窝，在矢状面图像上常见部分容积效应的影响。由于其与邻近的纤维脂肪组织和滑液平均后致信号强度增高，可类似于撕裂的表现。前交叉韧带与股骨外侧髁的容积效应，也可造成同样的后果。

6. *搏动伪影* 腘动脉搏动造成的相位干扰（即鬼影）常被投射到交叉韧带上，所致的信号强度增高与交叉韧带撕裂表现相似。与其他运动伪影一样，搏动伪影出现在相位编码方向上。一般相位编码方向与检查部位的最短径平行，对于轴面和矢状面图像则常常是前后方向。因此，在矢状面和轴面成像时应将相位编码调至上下或左右方向，以减少血管搏动伪影对交叉韧带和关节软骨的干扰，从而得到比较好的图像。如在成像区域的上、下应用预饱和脉冲能减低血流信号强度，也可以减轻此类伪影。

7. *术后改变* 前交叉韧带外科重建术可以在关节外或关节内乃至关节内、外同时进行。重建材料包括自体、异体、异种或合成组织。其中用髌肌腱中 1/3 的骨 - 髌肌腱 - 骨移植术是前交叉韧带重建最常用的办法。因此常在植入体局部出现信号相对性增高、边界模糊以及波浪状轮廓。一些病人的植入体在 MRI 图像上可能显示不清。

Moesen 等（1989）观察的一组病例表明，27 例中 11 例植入体不显示，交叉韧带重建植入的金属固定装置能引起磁敏感性伪影，从而掩盖交叉韧带，或与交叉韧带以及骨髓病变相似。

第三节 膝关节侧副韧带损伤误诊分析及诊断陷阱

侧副韧带 膝关节外侧分三层结构，第一层由靠前的髂胫束和靠后的股二头肌组成；第二层由靠前的股四头肌和靠后的髌股韧带组成；第三层为深层，由关节囊外侧及其附着处组成。外侧副韧带，即腓侧副韧带，长 5~7 cm，居关节囊外与半月板不连，从股骨外髁延伸至腓骨小头，并与股二头肌腱附着处融合。外侧副韧带位于上述第三层的深、浅层结构之间。

内侧副韧带，又称胫侧副韧带。该韧带共分三层，第一层由围绕着缝匠肌和腓肠肌的深筋膜构成，浅层内侧副韧带为第二层，而第三层为真正的关节囊或关节囊内侧韧带。内侧副韧带一般长 8~10 cm，从股骨内上髁上方延伸至胫骨平台下 4~5 cm，位于鹅足附着处的后方。

内侧副韧带 膝关节内侧副韧带为 1 条宽而强大的结构组织，呈扁平状，股骨段平均宽度 3 mm，胫骨段平均宽度为 2 mm，起于股骨内侧髁内收肌结节的下方，呈拉紧的细带状，向下止于胫骨平台下方。一些学者指出，内侧副韧带也可分为浅、深 2 层。浅层分前纵束及后上斜束、后下斜束。前纵束主要于膝伸直位时紧张，防止外翻。后上斜束、后下斜束在屈膝 30° 时紧张，有防止小腿外旋的作用。

内侧副韧带深层是膝内侧关节囊的加厚部分，又称为关节囊韧带，与内侧半月板紧密相连，其半月板以上部分称为半月板 - 股骨韧带，以下部分称为半月板 - 胫骨韧带。主要分为纵行纤维束和斜行纤维束 2 部分，其中深层纵行纤维束最短，在胫股关节面的内侧，纤维束为垂直方向，作用是使胫股关节面软骨相贴近，便于运动时关节面的滑动，防膝关节外翻。深层的斜行纤维束，作用是使胫股关节面贴近，扇形分布胫骨内侧髁后部，协助限制胫骨向前滑脱。

内侧副韧带损伤机制　膝关节内侧副韧带损伤多发生于膝关节轻度屈曲位时（130°~150°），小腿突然外展外旋，或足及小腿固定不动而大腿内收内旋。膝伸直位时损伤，膝外翻及外旋的应力首先作用于内侧副韧带浅层，其次为前交叉韧带、后关节囊、内侧副韧带深层；当屈膝位小腿外展时，承受外翻应力的静力结构主要是膝内侧副韧带浅层。承受应力者，最易损伤。承受应力的顺序即为损伤顺序。这一点能很好地解释当内侧副韧带撕裂时，为何多伴有皮下平行于浅层内侧副韧带的高信号水肿带、关节囊积液及前交叉韧带损伤。

在一组病例中，92.8%（26/28）出现皮下平行于浅层内侧副韧带的高信号水肿带，39.3%（11/28）出现前交叉韧带损伤，与受损机制较好相符。

影像学研究　在 MRI 图像上内侧副韧带在冠状面、横断面、矢状面的 T_1WI 和 T_2WI 上均为低信号，但深层和浅层信号稍有差别，深层信号稍高，深、浅 2 层之间有滑囊。横轴面上可见髌上囊隐窝和内侧副韧带的深层相延续，胫侧副韧带被脂肪组织所包绕，分界较清晰。在股骨、胫骨附着点部，韧带与骨皮质融合难以区分。冠状面显示胫侧副韧带最佳，表现为一线形的低信号影。

侧副韧带损伤的 MRI 分级　Ⅰ级（韧带扭伤），侧副韧带形态未见改变，在冠状面成像上仍为平行于骨皮质的带状低信号影，与邻近的脂肪分界清楚，仅出现皮下的平行于浅层的侧副韧带的高信号水肿和出血灶；Ⅱ级，侧副韧带少部分纤维撕裂，T_1WI 和 T_2WI 显示韧带内有不规则高信号灶，韧带纤维从相邻软骨移位，不再平行于骨皮质，水肿和出血使韧带和周围脂肪分界不清；Ⅲ级，侧副韧带撕裂、断裂和出血，表现为韧带增粗、连续性中断或缩短，T_1WI 和 T_2WI 上呈弥漫性高信号，失去正常形态。

内侧副韧带损伤的 MRI 征象　正常膝关节韧带中的氢原子固定在多肽形成的致密网架上，不参与 MR 成像，在任何序列上均呈低信号。韧带损伤后，多肽网架遭到破坏，氢原子及水肿液在 MRI 上表现为韧带内出现异常信号。

内侧副韧带损伤的潜在有价值的征象是　从股骨至胫骨全程内侧副韧带远端或近端连续性中断；形态断裂，其中有局部异常，但不是所有纤维异常；不确定的关节线内信号；明确的液体信号局限并集中于关节间隙的内侧副韧带滑囊内积液；内侧副韧带与邻近皮下脂肪的界限消失。内侧副韧带撕裂以其近端，尤其是股骨附着点处撕裂最多见，韧带的中部次之，而远端最少见。一组 28 例中，近端撕裂 18 例，中部撕裂 7 例，远端撕裂 3 例。

急性期由于韧带的中断以及出血、水肿，在 MRI 上可出现多种韧带撕裂的直接征象，表现为冠状面和横轴位上看不到正常的内侧副韧带，韧带中断不连续，韧带增粗或挛缩呈团块状，边缘不规则或呈波浪状，韧带内出现弥漫性高信号。

至慢性期，由于出血、水肿已消退，同时由于纤维瘢痕的桥接有时可与正常的韧带相似，或仅表现为韧带轮廓、走行的异常，如韧带的不规则增粗、走行不自然、松弛等，而韧带信号可无异常，出现假阴性。

该组 15 例内侧副韧带 Ⅲ 级损伤中，14 例出现急性完全性撕裂的多种征象。该组 1 例慢性完全撕裂由于断端纤维瘢痕的桥接，仅表现近端肿胀并走行不自然而诊断为部分撕裂；1 例慢性部分撕裂病例表现为与正常的韧带相似，而出现假阴性结果。

韧带及其邻近组织内有无水肿、脂肪分界面是否清晰是鉴别区分急、慢性损伤的重要依据。而 MRI 诊断内侧副韧带慢性撕裂主要依靠韧带轮廓、走行的异常。部分性撕裂在 MRI 上主要表现为部分韧带纤维的中断不连续，可同时伴有局限性信号增高和韧带轮廓的不规则或波浪状。同时尚可见到部分正常的韧带纤维。

内侧副韧带损伤的合并伤　不论内侧副韧带部分性撕裂或完全性撕裂，均可出现多种韧带撕裂的伴随征象。文献报告发生率约为73%，其中Ⅲ级损伤合并其他结构的损伤约为100%，合并的损伤包括关节囊积液、骨挫伤，前交叉韧带损伤、半月板损伤等。

其中骨挫伤以膝关节外侧部及股骨内侧髁多见，膝关节外侧部是由于胫侧副韧带的损伤多是受到外翻力的作用所致，而股骨内侧髁多是由于内侧副韧带上端附着点受伤时的牵拉作用所致。该组Ⅱ级及Ⅲ级内侧副韧带损伤病例中并发关节囊损伤26例，发生率92.9%，并发半月板损伤24例，发生率85.7%，骨挫伤16例，发生率57.1%，前交叉韧带损伤11例，发生率39.3%。

误诊分析　与完全性撕裂相比，MRI诊断部分性撕裂较困难，轻度的部分撕裂可以无明显的异常发现，而较重度的部分撕裂又可与完全性撕裂的表现相似，而误认为完全性撕裂。

在内侧副韧带中，浅层的前纵束体积较大，它是内侧副韧带结构中最强的部分，相对不易受损伤，胫侧副韧带的深层较薄弱，较易引起撕裂，但在MRI上很难区别其深层或浅层的撕裂，一般根据位于深、浅2层之间的胫侧副韧带滑囊有无积液来判断，若有则代表深层有撕裂，表现为于深、浅2层间的T_1WI低信号，在T_2WI、脂肪抑制序列上呈高信号，边界清楚，长轴和韧带平行；有时在滑囊内积液或内侧副韧带内高信号单纯冠状面难与大量髌上囊积液区分，加扫横轴位脂肪饱和抑制T_2WI序列可以有效地将二者区分开来。

该组病例Ⅱ级损伤组中53.8%（7/13）出现内侧副韧带滑囊积液，手术证实均有内侧副韧带深层撕裂，此特征可作为内侧副韧带部分撕裂的典型征象。但是，一些非外伤性累及关节滑膜的炎性病变，也可出现少量滑囊积液，若单纯凭借滑囊积液，则容易出现假阳性，需要结合其他征象加以鉴别。

MRI诊断有无内侧副韧带撕裂时也可出现假阳性，发生假阳性的原因可能是由于韧带内出现嗜伊红变性，或黏液样变性，或者将滑囊内的脂肪组织误认为韧带内的异常高信号，或髌上囊隐窝和内侧副韧带的深层相延续时误认为滑囊内积液，或者由于成像因素在冠状面上不能很好地显示正常的内侧副韧带。

该组病例中1例Ⅰ级损伤病例由于内侧副韧带上段显示不清，诊断为Ⅱ级损伤，分析原因可能是冠状位由于该病例大量髌上囊积液的部分容积效应，致使内侧副韧带近段显示不清而误诊。

诊断陷阱　过度膝内翻或外翻常导致侧副韧带损伤，并常伴有半月板和前交叉韧带的损伤，内侧副韧带损伤明显多于外侧副韧带。常使用分级法表示其损伤的程度。Ⅰ级：韧带周围水肿；Ⅱ级：韧带内局限性信号增高；Ⅲ级：韧带完全断裂。

侧副韧带损伤在冠状面或轴面质子密度加权像或T_2WI上显示最好，使用脂肪抑制技术利于显示细微的信号变化。外侧副韧带断裂在靠最外侧的矢状面图像上可清晰显示。

紧贴侧副韧带深部观察到的液体不应误诊为韧带损伤，这些液体可能是由于关节渗出所致。损伤也可能引起韧带的非关节面侧信号异常。在侧副韧带和关节囊之间的纤维脂肪组织也可能造成误诊，可用脂肪抑制序列鉴别其为正常变异或是真正的损伤。

由滑囊炎引起的沿侧副韧带的滑囊积液，也可被误为侧副韧带损伤。内侧侧副韧带近端附着处的钙化亦称Pelligrini-Stieda病，可类似于韧带的损伤和出血，常见于T_1WI图像上。对于排除内侧副韧带的急性损伤，行质子密度加权像和T_2WI脂肪抑制序列的对照观察非常有用。

MRI诊断内侧副韧带损伤的敏感性、特异性及准确性均较高，能对损伤进行正确分级，并能够对并发损伤做出明确诊断，对临床具有重要的应用价值。

第四节　膝关节板股韧带MRI诊断陷阱

解剖教科书上少有对板股韧带的报道，临床上对板股韧带认识不够，在MRI图像上把板股韧带误认为半月板后角撕裂时有存在，一些病例发现板股韧带与外侧半月板后角之间存在线样高信号，临床上，常把板股韧带的正常MRI表现误认为外侧半月板后角撕裂。

有学者观察发现，部分板股韧带与外侧半月板后角之间存在线样高信号，易与外侧半月板后角撕裂混淆。这种线样高信号形成的原因可能是由于板股韧带斜行与外侧半月板后角之间形成裂隙，其内存在脂肪组织或滑膜。通过仔细观察，正常的板股韧带和外侧半月板后角真撕裂之间可以用以下方法鉴别。

首先，在MRI矢状面上自外侧半月板后角向内逐层观察，正常的板股韧带均可在其他矢状位平面上被显示，尤其在完整显示后交叉韧带的层面，板股前韧带表现为后交叉韧带前面的卵圆形低信号，板股后韧带表现为后交叉韧带后上方的类圆形低信号结构，然而外侧半月板后角撕裂不会有这种表现。

其次，观察线样高信号的位置和走行方向，由板股韧带引起的假撕裂，恒定位于外侧半月板后角内侧部，这种假撕裂必然具备两个方向之一，多数表现为自外侧半月板后上缘斜向后下方的线样高信号，少数表现为垂直方向的线样高信号。而外侧半月板后角撕裂出现的线样高信号方向多变，上述两种方向较为少见。

最后，可以通过冠状像鉴别，冠状像多可较完整显示板股韧带，在该韧带与外侧半月板后角之间无线样高信号存在。因此，在MRI矢状像上，当外侧半月板后角内侧出现线样高信号及在考虑外侧半月板后角撕裂时，应注意与板股韧带引起的假撕裂相鉴别。

前、后板股韧带与外侧半月板后角及后交叉韧带关系密切，在临床工作中，要对两韧带位置、走行方向及形态有一定了解，避免引起误诊。

第五节 搏动伪影

腘动脉搏动造成的相位干扰（即鬼影）常被投射到交叉韧带上，所致的信号强度增高与交叉韧带撕裂表现相似。与其他运动伪影一样，搏动伪影出现在相位编码方向上。

一般相位编码方向与检查部位的最短径平行，对于轴面和矢状面图像则常常是前后方向。因此，在矢状面和轴面成像时应将相位编码调至上下或左右方向，以减少血管搏动伪影对交叉韧带和膝关节软骨的干扰，从而得到比较好的图像。如在成像区域的上、下应用预饱和脉冲能减低血流信号强度，也可以减轻此类伪影。

第七章 膝关节肿瘤

第一节 膝透明细胞肉瘤

软组织透明细胞肉瘤,又称软组织恶性黑色素瘤,多见于20~40岁,女性略多。好发于下肢足部和踝部,也可见于上肢远端,头颈和躯干少见,一例发生于左侧膝关节更为少见。

肿瘤多位于四肢深部软组织,瘤径多为1~5 cm,呈结节状,境界欠清,无包膜,与肌腱腱膜或筋膜关系密切,但很少侵及其上覆盖的皮肤和其下的骨骼及关节。肿瘤质地较硬,其内部可有黏液样变、坏死或囊性变。

此病术前诊断困难,临床和影像表现均缺乏特征性改变。以下几点提示此病的可能:年轻女性;四肢软组织肿块,无明显疼痛或疼痛较轻;肿块多位于肌腱腱膜或筋膜起止点附近,与肌腱或筋膜关系密切;附近骨质无明显异常;MRI呈长T_1、长T_2信号,肿块长轴与肌腱或筋膜走向一致,部分内可见肌腱或筋膜影。

此病确诊有赖于病理及免疫组织化学检测。

第二节 腘窝钙化性纤维性肿瘤

详见本书 本卷 第一篇 第二章 第八节 腘窝钙化性纤维性肿瘤病例。

第三节 膝关节周围骨巨细胞瘤与软骨母细胞瘤鉴别

膝关节是骨巨细胞瘤和软骨母细胞瘤的好发部位,且都可以出现膨胀、溶骨、偏心、硬化边等征象;临床上都可以出现疼痛和局部肿胀。年龄对于鉴别二者有一定价值,小于20岁者软骨母细胞瘤的可能性较大,大于30岁者骨巨细胞瘤的可能性大,但二者的好发年龄也有一定的重叠,主要在20~30岁。一组处在重叠年龄段20~30岁的例数分别占二者的43.8%和30%。

1. 病变的影像征象 一项研究发现,瘤内钙化、分叶、病变横径大于载瘤骨直径、病变长轴与载瘤骨一致、病灶边缘到达膝关节面的距离可以作为二者区别的观察指标。

2. 具有鉴别诊断价值的征象

(1)瘤内钙化灶:此组软骨母细胞瘤出现瘤内钙化灶的比例为70%,多表现为小点状或沙砾样,这主要是因为软骨类肿瘤的软骨细胞周围的嗜碱性基质钙化所致。而巨细胞均未见瘤内钙化。文献偶见报道巨细胞瘤内高密度影的个例报道,原因尚不明确。

(2)分叶 肿瘤向各个方向生长速度不一,或受周围结构阻挡,轮廓呈多个弧形凸起,弧形相间则为凹入而形成分叶形,与其堆积式或膨胀式生长方式有关。软骨母细胞瘤常常表现为浅分叶状或浅波浪状,与肿瘤的大小未发现明显关系。

（3）病变横径大于载瘤骨直径 1/2 软骨母细胞瘤和骨巨细胞瘤都可发生膨胀，但由于软骨母细胞瘤瘤体本身体积一般较小，所以绝大部病变直径都小于载瘤骨直径的 1/2。而骨巨细胞瘤由于瘤体本身较大，膨胀明显，所以瘤体直径大都大于载瘤骨直径。

（4）病变长轴与载瘤骨一致 骨巨细胞瘤的膨胀性一般较软骨母细胞瘤大，且沿载瘤骨长轴方向生长较明显，其瘤体长轴与载瘤骨长轴大多一致，而软骨母细胞瘤体却趋向于横向生长，只有少数长轴与载瘤骨一致。

（5）病灶边缘到达膝关节面的距离 一般软骨母细胞瘤距关节面的距离较骨巨细胞瘤大。一项研究发现，当病变距关节面的距离大于 3 mm 时，软骨母细胞瘤的可能性较多，当达到 10 mm 时，可能性就非常大了。如果病变突破关节面或距离在 2 mm 以内，骨巨细胞瘤可能性稍大。这与骨巨细胞瘤多发生在骨端，而软骨母细胞瘤多发生在骺板或骺板附近有关。

3. 诊断和鉴别诊断价值比较小的征象

（1）硬化边：硬化边是机体反应性改变，它反映的是病灶的生长率，可据此评估病变的侵袭性。此组软骨母细胞瘤硬化边的出现率为 80%，包括全部硬化边和部分硬化边，巨细胞瘤的硬化边的出现率为 75%，皆为部分硬化，硬化边长度较小。对所有患者出现硬化边在其最长层面所占瘤区边缘长度的比例进行 ROC 曲线分析，结果无一合适比例可以区分二者，进一步支持上述结论。

（2）骨皮质不完整和软组织肿块：传统认为巨细胞瘤边缘骨皮质不完整比较多见，但本组软骨母细胞瘤的骨皮质不完整比例更高，可能与二者有明显膨胀、内部破骨活动大于外部成骨而致骨皮质中断吸收有关，也可能和其侵袭方式有关。当二者出现突破骨皮质或骨包壳出现软组织肿块时，往往提示侵袭性的生物学行为。

（3）偏心：偏心是骨巨细胞瘤的特征性表现，但此组所有的软骨母细胞瘤均为偏心性生长，其比例高于骨巨细胞瘤。偏心性生长是肿瘤的体积从小到大、逐渐由偏于载瘤骨的一侧向整个骨骼侵袭过程中的一个时间段的表现。

（4）骨膜反应：有的学者认为 30%~50% 的软骨母细胞瘤会引起骨膜炎，导致骨膜增生，病理机制与软骨母细胞瘤相伴随的炎症反应有关，具有鉴别诊断价值。一组病例及一些学者的统计结果都明显低于此结果，考虑和病变部位及大小有关。该组骨巨细胞瘤 4 例骨膜反应全部出现于轻微骨折的患者，考虑该组所见的骨膜反应是由于骨折刺激骨膜导致。

（5）骨性间隔："皂泡样"改变是骨巨细胞瘤的典型 X 线表现，其实是巨细胞瘤内部残存的骨嵴和骨皮质在 X 线片上重叠所致。在该组只有 1 例软骨母细胞瘤术后复发的患者出现，考虑是术后修复、复发同时进行的结果。但当软骨母细胞瘤合并动脉瘤样骨囊肿时常常会出现分房样改变。

（6）边缘清晰：此现象在二者的出现率相差不多，是由于硬化边所致。病理骨折、骨嵴、液平面、跨越骺板（或相当于骺板的部位）在二者皆无统计学意义。

在骨巨细胞瘤和软骨母细胞瘤存在鉴别困难时，瘤内钙化、病变长轴与载瘤骨长轴一致、病变横径大于载瘤骨直径 1/2、分叶、病灶边缘到达关节面的距离可以作为二者在膝关节周围具有统计学意义的鉴别征象，再结合其他的征象就能做出正确的诊断。该研究存在软骨母细胞瘤的样本量不够大，会对数据造成一定的影响，有待于进一步收集完善。

第四节　误诊病例简介:骨结核与原发性骨淋巴瘤

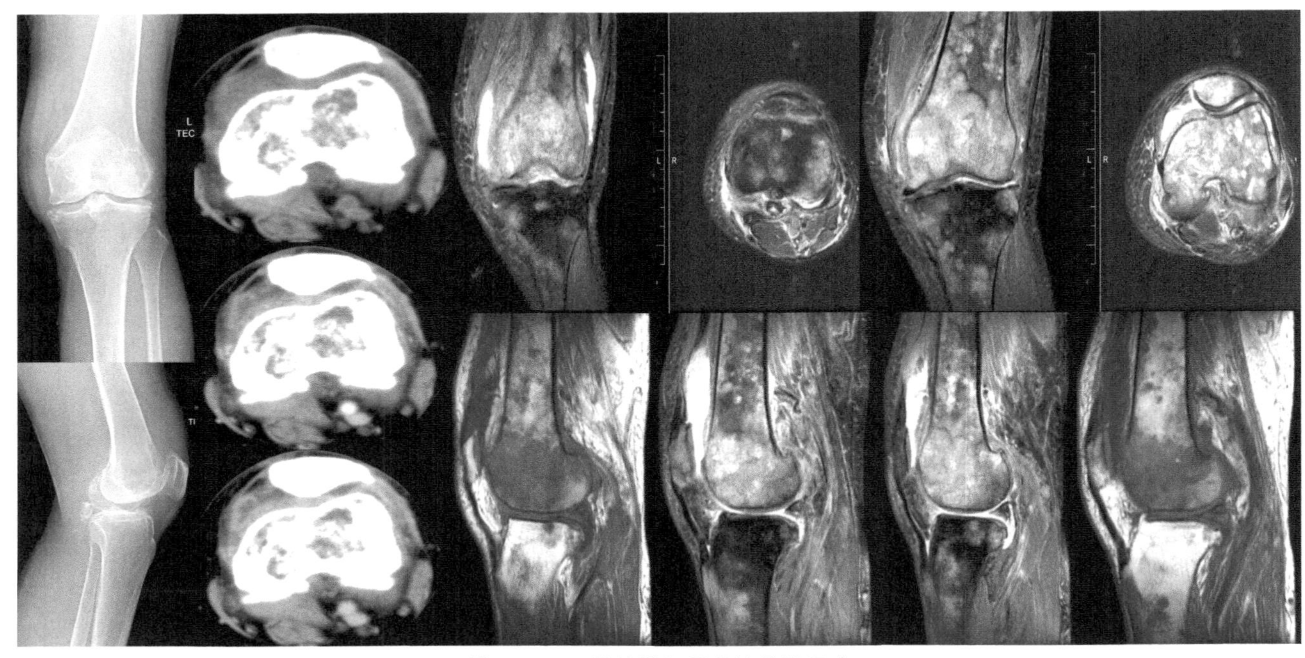

图 15-7-1　骨结核与原发性骨淋巴瘤

患者,女,61 岁。反复左膝关节疼痛 2 月余入院。查体:左大腿下端、膝部、小腿上端皮肤完好,稍肿胀,以内侧明显,外观无明显畸形,皮温稍高,内侧局部有压痛。无明确外伤史(图 15-7-1)。

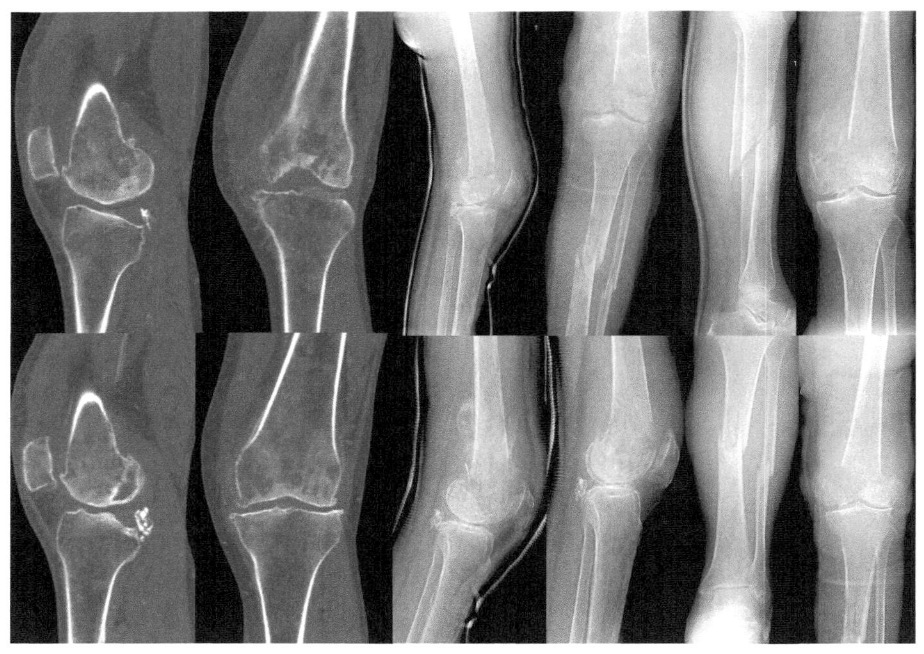

图 15-7-2　骨结核与原发性骨淋巴瘤

病理诊断：左股骨下端穿刺标本：骨干骺型结核。

两个月后，抗结核治疗效果不佳，且抗结核抗体阴性。该患者再次入院血常规提示贫血明显，血色素 5.6 g/L，入院诊断为溶血性贫血，复查间接抗人球蛋白试验阳性（+），直接抗人球蛋白试验阴性（-），但请血液科会诊，考虑患者面色发黄，且血常规提示网织红细胞，不排除巨幼红细胞性贫血可能。手术后病理检查：膝关节病变切除标本：免疫组化检测：阳性：CD20、CD79α、LCA、CD5、Bcl-6、MUM1、Ki-67（约80%）；阴性：CD10、CD3、CD45R0、CD7、CD38、CD138、κ 链、λ 链、CD99、TTF-1、NSE、Vim、EMA、CK（P）、CK7、CK20、Villin、CD23、TdT。免疫组化诊断：免疫组化检测结果符合弥漫性大 B 细胞淋巴瘤。该病例肿瘤首发部位在左膝周围股骨、髌骨及胫骨，临床和其他辅助检查未发现骨骼外其他部位淋巴瘤存在，属于原发性骨淋巴瘤（图 15-7-2）。

第五节　膝关节内腱鞘巨细胞瘤

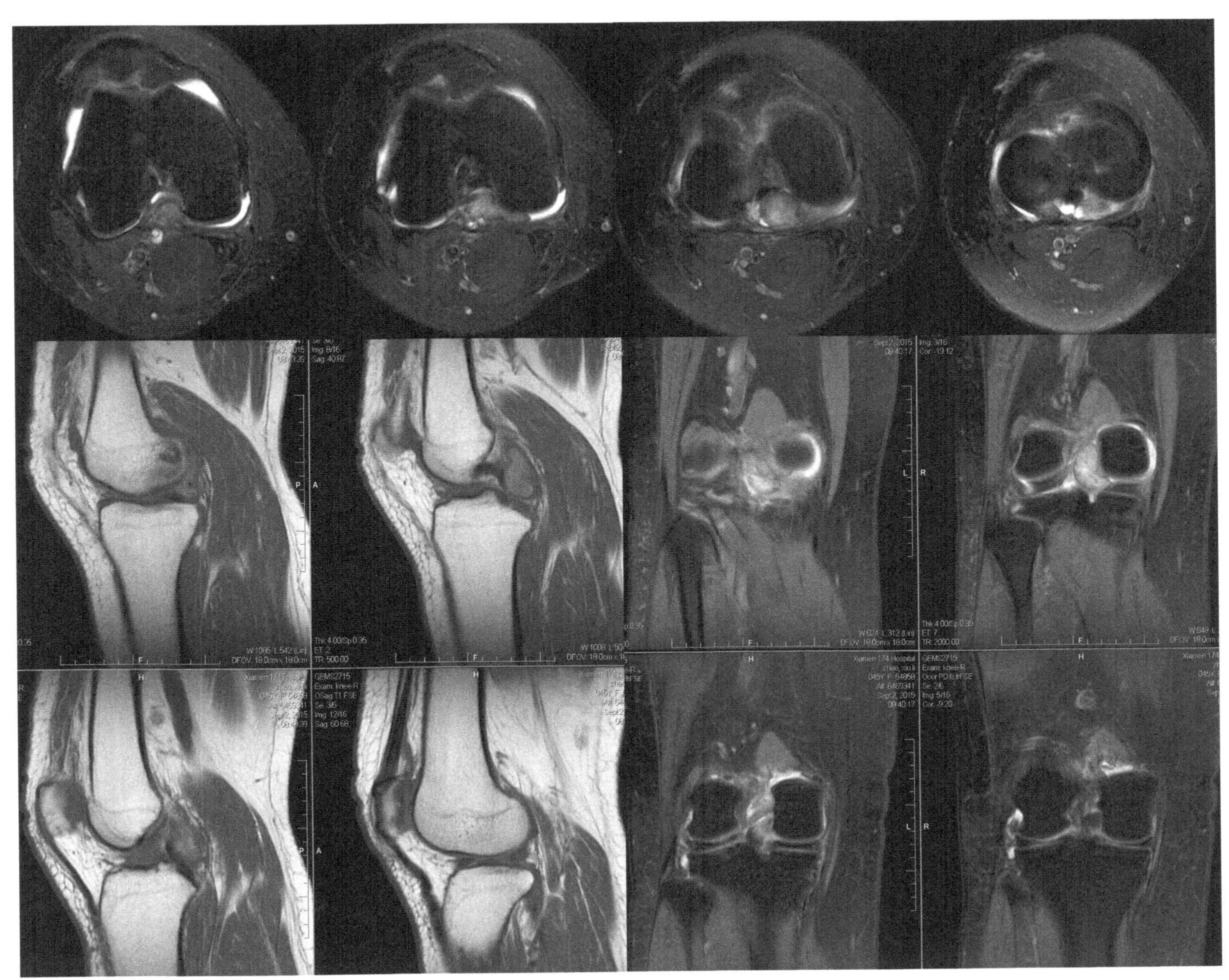

图 15-7-3　膝关节内腱鞘巨细胞瘤

患者，女，45 岁。患者于 1 月前工作时不慎扭伤，导致右膝关节剧烈疼痛、肿胀，活动受限。伤后，患者即就诊外院行 MRI 检查提示：右膝关节交叉韧带损伤、右膝关节积液。

手术所见：患膝滑膜组织轻度增生，髌骨向外半脱位，髌骨关节软骨磨损、毛糙，外侧半月板后角部分撕裂，前、后交叉韧带完整、稍松弛，后交叉韧带后方可见一外表黄色颗粒状肿物。然后用髓核钳摘除肿物，送病理。

病理检查：右膝肿物活检标本：灰红灰黄色组织一堆，总体积 2.5 cm × 2 cm × 0.5 cm。病理诊断：右膝肿物活检标本：符合腱鞘巨细胞瘤，伴显著出血坏死（图 15-7-3）。

第八章 滑膜

第一节 类似原发骨肿瘤的膝关节弥漫性绒毛结节性滑膜炎

Jergesen 等(1978)报告伴有骨质破坏的膝关节绒毛结节性滑膜炎。一例右膝关节间歇性疼痛肿胀6年,起初X线片未见骨质异常,后在胫骨近端出现大片溶骨改变,X线诊断巨细胞瘤,活检亦然,切除胫骨近端手术病理方确诊为绒毛结节性滑膜炎。

另一例小腿近侧肿痛多次急性发作,X线片示腓骨近端及邻近胫骨溶骨性变化,认为起源于腓骨近端的巨细胞瘤软组织蔓延至胫骨,活检确诊为本病。本病之局部大面积骨破坏少见,出现骨破坏时则可见近关节骨的囊状区。临床未怀疑本病时常难以诊断。恰当的诊断可避免不必要的根治术。

第二节 膝关节色素沉着绒毛结节性滑膜炎

色素沉着绒毛结节性滑膜炎是一种原因不明、相对少见的发生于关节囊、腱鞘、黏液滑囊内层滑膜的慢性良性增生性疾病,常侵及关节、腱鞘、黏液滑囊或肌腱组织,多发生于四肢大关节,66%~80%累及膝关节,起病缓慢,临床症状及体征无特异性,容易误诊。色素沉着绒毛结节性滑膜炎病因至今仍不十分清楚,多数研究者认为本病的发生与关节创伤出血、脂质代谢紊乱,变态反应等有关。本病名称甚多,如黄色瘤、黄色肉芽肿、腱鞘巨细胞瘤、出血性绒毛滑膜炎、巨细胞纤维肉瘤、纤维含铁血黄素肉瘤、恶性滑膜多形细胞瘤等。

一、发病机制

本病的病因不明,致病机制可能包括炎性过程、肿瘤过程、局部脂类代谢异常、慢性创伤和反复出血等。

本病具有炎症性和肿瘤性双重特性的观点已被广泛接受,目前国外研究认为,前期慢性炎症增加了关节内出血的机会,扰乱了局部滑膜中巨噬细胞对铁的处理能力,过量的铁导致了贮铁的滑膜巨噬细胞化生为B型滑膜细胞和成纤维细胞,持续的细胞增殖使色素沉着绒毛结节滑膜炎具有了肿瘤样的行为。

二、病理学

色素沉着绒毛结节性滑膜炎是一种少见的慢性良性关节疾患,病变主要累及滑膜、滑囊和腱鞘。病变滑膜肿胀,呈不均匀性增厚,伴有局限性圆形,类圆形,分叶样的软组织结节,并突向囊腔内,表面凹凸不平,常有铁锈斑,滑膜病变可使邻近的关节软骨及软骨下骨质发生破坏。

病理上分为局限型和弥漫型两种。局灶型:关节囊内单发结节性为主,内为多核巨细胞,有类脂质积聚的泡沫细胞以及含铁血黄素沉着;弥漫型:滑膜广泛增厚、绒毛状增生和含铁血黄素沉着。组织病理表现特点是滑膜增生,形成很多绒毛和结节状突起,绒毛表面大量增殖的滑膜细胞。

光镜下显示滑膜上皮呈乳头状增生,滑膜细胞增生伴胶原增生及散在的多核巨细胞,相互融合成结节状,结节中央可见玻璃样变性的纤维组织、多核巨细胞及增生的血管,常见较多含铁血黄素沉积于细胞内外,有泡沫细胞聚集。间质中大量淋巴细胞浸润。

局限型仅有单个或数个息肉样团块附着于滑膜上,弥漫型整个关节面上由绒毛样及结节样增殖的团块状物覆盖,绒毛结节的大小不等,可使关节腔填塞,绒毛中心有高度扩张的毛细血管和少量的纤维组织,随着病程的进展,增生的滑膜绒毛结节形成血管翳样团块,并自边缘开始侵犯关节,进而侵犯骨组织。

绒毛结节还可突破关节囊长入周围软组织,或脱落形成游离体,晚期关节间隙变窄,出现继发性退行性骨关节病。

本病具有炎症性和肿瘤性双重特性的观点已被广泛接受,目前研究认为,前期慢性炎症增加关节内出血的机会,扰乱了局部滑膜中巨噬细胞对铁的处理能力,过量的铁导致了贮铁的滑膜巨噬细胞化生为 B 型滑膜细胞和成纤维细胞,持续的细胞增殖使色素沉着绒毛结节性滑膜炎具有了肿瘤样的行为。

三、临床表现

色素沉着绒毛结节滑膜炎是关节滑膜、滑囊和腱鞘的增生性改变,是介于炎症和肿瘤之间的一种滑膜疾病。临床较为少见,发生率约为 18/100 万。

本病好发于中青年, 20~40 岁为发病高峰期,女性略多于男性。膝、髋、腕、肘、肩等大关节好发;以单关节受累多见,最常发生于膝关节,占 80%,髋关节、踝关节、肩关节、肘关节的发病率依次减少。临床表现无特异性,因而术前影像学诊断显的犹为重要。临床症状轻,而影像学表现重为其特点。临床表现多以关节肿胀、疼痛及活动受限为主,部分病例关节周围可触及局限性肿块。

四、影像学研究

1. X 线检查　基于以上病理特点,色素沉着绒毛结节性滑膜炎具有较特异的影像学表现,即增生的滑膜肿块及含铁血黄素的沉着。在常规 X 线片上主要表现为关节及关节周围的分叶状结节状软组织肿块,其密度较肌肉高而低于骨性密度,密度欠均匀。严重病例可见骨性关节面承重区及非承重区骨质破坏,呈弧形或分叶状骨质缺损区,边缘清晰,有硬化边,关节间隙正常,狭窄或增宽,有一定的诊断价值。

一组 33 例中,关节间隙增宽均为弥漫型,可能与软组织肿块形成,关节腔内积液量多导致关节腔内压力增高有关;关节间隙狭窄病例中, 2 例弥漫型, 4 例为局灶型,可能与病程较长,半月板或关节软骨破坏有关。

上述征象中,关节周围软组织肿块及关节间隙异常对本病诊断有提示作用,但缺乏特异性。且由于普通平片组织结构重叠,缺乏较高的软组织分辨力,影响其对关节内非骨性结构的清晰显示,容易造成早期色素沉着绒毛结节性滑膜炎的漏诊。

值得注意的是,个别病例可表现为类似原发骨肿瘤的弥漫性色素沉着绒毛结节性滑膜炎。Jergesen 等(1978)曾报告伴有骨质破坏的膝关节色素沉着绒毛结节性滑膜炎。一例右膝关节间歇性疼痛肿胀 6 年,起初 X 线片未见骨质异常,后在胫骨近端出现大片溶骨改变,X 线诊断骨巨细胞瘤,活检诊断亦然,切除胫骨近端手术病理方确诊为色素沉着绒毛结节性滑膜炎。另一例小腿近侧肿痛多次急性发作,X 线片示腓骨近端及邻近胫骨溶骨性变化,认为起源于腓骨近端的巨细胞瘤软组织蔓延至胫骨,活检确诊为本病。本病之局部大面积骨破坏少见,出现骨破坏时则可见近关节骨的囊状区。临床未怀疑本病时常难以诊断。恰当的诊断可避免不必要的根治术。

2. CT 和 MRI

(1)CT 能显示关节囊积液,滑膜增厚及突向关节腔内的滑膜结节,表现为近似或略高于肌肉密度。如出现骨质破坏, CT 观察则比 MRI 更为清楚和全面。

(2)MRI 具有高度的软组织分辨率,良好的组织对比度和多层面、多方位成像的特点,可提供非常清晰的关节内解剖细节,对血管、脂肪、液体、出血等有较高的敏感性,可清楚地显示病变的大小和范围及向邻近骨质和软组织侵犯的情况,并可在一定程度上反映色素沉着绒毛结节性滑膜炎的病理组织学特性。因而在早期和缺乏典型 X 线表现的色素沉着绒毛结节性滑膜炎病例中具有很高的影像诊断价值。

MRI 在绒毛结节性滑膜炎的术前诊断中具有定性价值,一方面 MRI 具有良好的软组织对比度和分辨率,能反映病变的组织成分,包括含铁血黄素、脂肪、炎症及纤维化等。另一方面 MRI 可进行三维成像,任意方向重建,能清晰显示膝关节病变的程度。对于术前治疗方案的制订和预后的判断有重要价值,目前 MRI 检查是诊断色素沉着绒毛结节性滑膜炎最敏感的方法。

(3)绒毛结节和含铁血黄素沉着:色素沉着绒毛结节滑膜炎的关节滑膜增生形成绒毛结节和含铁血黄素沉着两大病理特征是MRI信号改变的基础。MRI信号表现依赖于脂质、含铁血黄素、纤维组织、血管翳、液体及细胞成分的比例,具体表现为:早期关节滑膜增生形成结节、结节内出血甚至破裂,出血形成结节内的 T_1WI 高信号、T_2WI 等或高信号表现;随着病程的进展,关节内出血的吸收引起含铁血黄素在滑膜和绒毛结节中的沉积,由于含铁血黄素的顺磁性效应而形成 T_1WI 等、低信号, T_2W1 低信号改变;后期含铁血黄素被吸收转运而减少,绒毛结节的纤维化及玻璃样变,供血减少,出血也减少,而形成了 T_1WI 等信号、T_2WI 高信号改变。

因此,色素沉着所致的 T_1WI 等、低信号, T_2WI 低信号是色素沉着绒毛结节滑膜炎的典型或特征性MRI表现,但其病程早期和后期没有这种典型表现,说明色素沉着是病变发展的中间过程。

(4)滑膜弥漫性增厚:色素沉着绒毛结节性滑膜炎的MRI影像表现具有一定的特征性,可分为弥漫型和局限型,局限型又称腱鞘巨细胞瘤。其中弥漫型较为多见,表现为滑膜弥漫性增厚,呈结节样绒毛样改变,部分融合呈分叶状肿块, T_1WI 上中等或中等偏低信号, T_2WI 上呈混杂信号,较具特征性的表现是在 T_2WI 上见结节样斑片样的低信号影,与含铁血黄素沉着引起局部 T_2 弛豫加快有关。

一组12例中,有9例增生滑膜表现为 T_1WI、T_2WI 均呈低信号,其病程为21个月~5年,平均为3.5年。2例为 T_1WI 低信号、T_2WI 高信号,病程分别为5年、7年,无一例在 T_1WI 呈高信号。表明色素沉着在病程发展过程中占较长时期,也与早期患者对疼痛的耐受未及时就诊难以发现有一定关系。

除滑膜增生的表现,还有关节囊肿胀积液,其信号与单纯关节腔积液比较在 T_1WI 呈相对稍高、T_2WI 呈相对较低信号,这是由于积液内含有结节与出血。随着病程进展,增生滑膜可侵蚀关节软骨、骨质、韧带等组织,部分病例滑膜结节可侵及关节外甚至完全位于关节囊外。

一组33例均在 T_2WI 上呈混杂信号影,分析认为与增生滑膜的成分多样有关,包裹于增生滑膜内的液体呈高信号,呈炎性反应的滑膜为稍高信号,而含铁血黄素沉着区则为明显低信号,所不同的只是各种成分比例的差别。该组病例中3/33例弥漫结节样增生的病例中见多发游离体,结合平片为非骨性结构,因此考虑为增生滑膜结节的脱落,而呈弥漫绒毛样增生者均未见关节腔内游离体。

(5)明显的侵袭性:弥漫型色素沉着绒毛结节性滑膜炎具有明显的侵袭性,可累及关节软骨,软骨下骨质,韧带,肌腱,半月板等结构。该组7/33例有外侵表现者,都有关节囊外的侵犯,表现为沿腘肌腱鞘蔓延入关节囊外,并沿肌间隙生长。而仅1例同时伴有关节囊后部的破坏,结合局部解剖特点,腘肌腱鞘经过关节囊后外侧处为一薄弱区域,局部压力的增大均可使增生的滑膜组织易于经此向关节囊外蔓延。可以解释其中1例局限于外侧的少量滑膜增生也可引起关节囊外的蔓延。而仅1例滑膜增生极明显者才出现关节囊后部的局灶性破坏。

该组7/33例有骨质破坏者均可见股骨远端及胫骨近端骨质出现不同程度软骨及骨质侵犯,软骨破坏表现为软骨变薄、毛糙、中断、消失,软骨下骨侵犯表现为侵蚀区域充满增生滑膜,位于承重区或非承重区,其信号特点与关节腔内滑膜结节类似,并见其与关节腔内增生的滑膜相连续。

骨侵蚀较为明显,与病程较长有关,且均为弥漫型。骨质侵蚀早期,骨内病变边界模糊,后期边界清楚并在 T_1WI、T_2WI 上都出现低信号的硬化边。Gd-DTPA 静脉注射后扫描病变区多呈明显的均匀或不均匀强化。该组仅出现2/33例半月板受侵犯,表现为后角内出现与增生滑膜相连的异常信号。病变在 T_1WI、T_2WI 上呈明显低信号特征性表现可作为色素沉着绒毛结节性滑膜炎诊断依据之一。

综上所述,色素沉着绒毛结节性滑膜炎具有特征性的影像学表现, MRI可作为术前确诊的检查手段。弥漫型色素沉着绒毛结节性滑膜炎具有较明显的侵蚀性,可侵犯关节内结构及关节面下骨质,且易沿腘肌腱鞘蔓延出关节囊外,较少直接破坏关节囊。其中,结节样增生者,增生结节可脱落形成游离体。局限型色素沉着绒毛结节性滑膜炎几乎不侵犯周围结构。

3. *间接磁共振造影* 间接磁共振造影是通过静脉内注射顺磁性对比剂 Gd-DTPA 关节运动10~15 min后成像,由于 Gd-DTPA 在体内的半衰期较长,故在关节充分运动之后,增强了关节的血流灌注,使对比剂能迅速渗入关节腔内并均匀弥散于关节滑液中。与直接向关节腔内注射 Gd-DTPA 的直接造影法相比,具有简便、可行、无创、安全等优点。且直接磁共振关节造影向关节内注射对比剂本身对关节积液就产生了人为干扰可能导致误判，直接磁共振关节造影对关节滑膜的信号不产生影响，因而也不能提高增生的滑膜与周围组织的对比度。

间接磁共振造影使用频率选择预饱和压脂法所获得的 FS-T_1WI，既可获得良好的压脂效果，又可以明显提高关节滑膜、关节软骨、关节滑液三者之间的噪声比（CNR）：对比剂弥散于关节滑液中形成高信号的背景；关节滑膜呈中等到明显强化的高信号，其强化程度与其病程进展以及滑膜内血管翳形成多少成正相关。

4. 与常规 MRI 对比　增生滑膜对关节骨质侵蚀常规 MRI 表现为较低信号之关节软骨及低信号之骨皮质连续性中断，长 T_1、短 T_2 信号滑膜结节侵蚀其中，但其对比不够明显，同样半月板受侵犯时，常规 MRI 表现为 T_1WI、T_2WI 低信号的半月板内出现稍高信号，也仅以 FLASH-2D 序列上表现明显。间接磁共振造影则能清晰地显示出强化的高信号滑膜结节对低信号的关节软骨、骨皮质以及半月板的侵蚀，有着鲜明的对比。

另外，色素沉着绒毛结节滑膜炎因其滑膜内多种成分并存，在常规 MRI 信号复杂，尤其是当滑膜结节较小且出血较少时，表现为长 T_1、长 T_2 信号，此时常规 MRI 可能难以发现，而间接磁共振造影在关节运动后能明确地显示出其滑膜内血管翳。所以与常规 MRI 相比，间接磁共振造影能将滑膜增生的程度、所累及的范围显示得更加清晰，并且能将增生滑膜对关节软骨等周围正常组织的侵蚀以及其血管形成的病理改变在影像上早期表现出来。

但关节周围的大血管会在注入对比剂之后在图像中形成较大的搏动伪影，影响对病变的观察。该组认为可以通过在动脉血流入关节前加一饱和带改善这一现象。

该研究表明，在常规 MRI 扫描基础上，行间接磁共振造影能更清晰地显示出色素沉着绒毛结节滑膜炎滑膜增生累及的范围和程度、血管生成以及对正常组织的侵蚀等病理改变，从而可进一步提高对色素沉着绒毛结节滑膜炎的定性及分期的准确性。

五、鉴别诊断

由于许多疾病均可引起关节肿胀，积液和骨质破坏，故色素沉着绒毛结节性滑膜炎需要与下列疾病鉴别。

（1）滑膜型关节结核：一般说来，滑膜型关节结核，首先为不承重的关节边缘出现局限性骨质破坏，进而逐渐累及整个关节面及骨端，而色素沉着绒毛结节性滑膜炎的骨质破坏是从持重面扩展到关节面边缘，且 MRI 上可见特征性的含铁血黄素沉着信号改变。滑膜型关节结核骨质疏松明显，滑膜增生较均匀，没有大小不等的结节状软组织肿块。

（2）滑膜炎：在滑膜炎，滑膜增厚较均匀，仅局限在关节腔内，与色素沉着绒毛结节性滑膜炎的特点不同。

（3）滑膜软骨瘤及滑膜骨软骨瘤病：滑膜软骨瘤在 X 线及 CT 表现为关节周围软组织肿胀，可见关节腔内骨性游离体，无明显滑膜增厚表现。在滑膜骨软骨瘤病，骨关节面及关节软骨的改变轻微，关节积液量少，病变内有钙化，X 线平片及 CT 可协助诊断。

（4）类风湿性关节炎：在类风湿性关节炎，骨内可有小囊状破坏，边缘无硬化，关节间隙明显变窄，功能障碍显著，后期可出现关节畸形，另外，类风湿性关节炎多有对称性，多发性，小关节多见，类风湿因子阳性等特点，易于鉴别。类风湿性关节炎多关节发病时鉴别不难，如为单关节发病时则须注意，类风湿因子阳性，无大量的含铁血黄素沉着，骨质普遍疏松，关节内无软组织肿块可资鉴别。

（5）滑膜肉瘤：滑膜肉瘤较少发生于膝关节。病变进程较快，疼痛剧烈，骨质溶解破坏，边缘模糊，关节周围软组织肿胀明显，软组织内可见散在不规则钙化斑，无硬化，有骨膜反应。

（6）血友病性骨关节病：在血友病性骨关节病，发病年龄较轻，主要为男性，多关节发病，凝血因子缺乏。

MRI 检查具有优良的软组织分辨率，可多参数任意方向成像，亦可三维成像任意方向重建，能清晰显示关节内外各组织结构的改变，并在一定程度上反映色素沉着绒毛结节性滑膜炎的病理组织学特点，在早期诊断色素沉着绒毛结节性滑膜炎具有很高的影像诊断价值，是早期诊断色素沉着绒毛结节性滑膜炎的理想检查方法。

第三节 滑液

正常膝关节腔大约含有 1 ml 的滑液，MRI 上能显示液体的存在。少量积液最初出现在股骨髁和髌下脂肪垫之间；随着积液量的增加，它可蔓延至髌上囊和后交叉韧带的后内侧；大量积液时才累及半月板滑膜隐窝和腘肌腱鞘。

冠状面图像上关节间隙两旁的“鞍袋”状表现为关节积液的确切指征，积液向后可延伸至腓肠肌内侧头与半膜肌腱内侧之间。当积液向后延伸明显并伴有明显临床症状时，一般称之为 Baker 囊肿。静脉注射钆对比剂后延迟扫描，可见滑液增强。具有某种关节造影的效果，对标准序列诊断不能确定的半月板撕裂大有裨益。

第四节 滑膜皱襞

膝关节滑膜皱襞是关节滑膜在关节囊内层局部返褶形成的纤细、富血管的结构，是胚胎发育的残留组织。根据其部位分为髌上、髌下、髌内侧及髌外侧滑膜皱襞。滑膜皱襞的功能尚不完全清楚，可能有助于关节润滑。临床上一般无临床症状。

在某些急、慢性损伤后导致滑膜皱襞局部炎症、纤维化粘连及周围软骨损伤引起膝关节疼痛、功能障碍等临床症状时称之为滑膜皱襞综合征。最常见于髌内侧滑膜皱襞，是青少年和成人膝前区及膝内侧疼痛的常见原因，但临床上常常易被忽视。

1. 滑膜组织　由于在滑膜与滑液之间没有对比度，标准的 T_1WI 和 T_2WI 不能很好显示正常滑膜。滑膜增生在 T_1WI 上信号稍高于滑液，而在 T_2WI 上信号则稍低于滑液。

静脉注射钆对比剂可清晰显示滑膜炎、滑膜增生和其他滑膜病变。注射对比剂后立即扫描可见关节间隙周边强化，为对比剂经滑膜的早期扩散，不应误认为是滑膜炎症的表现。

2. 滑膜皱襞　膝关节是人体内滑膜分布最广泛和最复杂的关节，滑膜内层局部凹陷形成小的皱褶称为滑膜皱襞。关于其形成机制目前最被广泛接受的理论是胚胎发育时膝关节腔被间充质隔膜分隔成内侧、外侧和髌上 3 个独立的囊腔，在胚胎 9~12 周时这些间充质隔膜吸收退化，膝关节形成单个关节腔，滑膜皱襞就是这些没有完全吸收的分隔残留物。

滑膜皱襞根据其解剖部位分为髌上、髌下、髌内侧和髌外侧滑膜皱襞，组织学上主要有由滑膜层和内部脂肪组织、神经、血管组成，滑膜层主要有滑膜细胞和成纤维细胞构成。

滑膜皱襞非常常见，文献报道对 200 例尸体标本检测中仅有 10% 没有发现滑膜皱襞。Nakayama 等(2011)报道 3889 例膝关节镜下髌内侧滑膜皱襞的发生率为 79.9%，A、B、C、D 型内侧滑膜皱襞发生率依次为 35.2%、22.4%、12.3% 和 10.0%。

3. 髌内侧滑膜皱襞　一项研究根据 Sakakibara 分型方法将 157 例髌内侧滑膜皱襞分为 4 个亚型：A 型 78 例(49.7%)，表现为髌股关节内侧壁小而薄的索条状滑膜隆起；B 型 46 例(29.3%)，呈髌股关节内侧“棚架”状结构，基底较 A 型宽，但内侧缘没有覆盖到股骨内侧髁前面的关节软骨；C 型 28 例(17.8%)，较 B 型“棚架”状形态更粗大且部分或完全覆盖股骨内侧髁前面的关节软骨；D 型 5 例(3.2%)，滑膜皱襞伴有中央部开窗，可见裂隙，内侧部分游离类似“桶柄”状撕裂。

正常髌内侧滑膜皱襞位于内侧髌股关节间隙内，起自膝关节内侧壁，斜向下走行植入髌下脂肪垫覆盖的滑膜，MRI 表现为髌骨关节内侧线样或带状低信号影，厚度一般 1~2 mm，边缘清晰锐利，当关节囊有一定积液时在横轴位和矢状位 T_2WI 高信号背景下尤易观察。

4. 各部位滑膜皱襞出现率　在另项研究中，统计各部位滑膜皱襞出现率依次为：髌下滑膜皱襞(640 例，86.8%)> 髌上滑膜皱襞(468 例，63.5%)> 髌内侧滑膜皱襞(157 例，21.4%)> 髌外侧滑膜皱襞(28 例，3.8%)。髌内侧滑膜皱襞 4 个亚型的出现率依次为：A 型(78 例，49.7%)>B 型(46 例，29.3%)>C 型(28 例，17.8%)>D 型(5 例，3.2%)。这与国内外文献报道基本相似。

对于某些差异,一般认为一方面可能是种群的差异;另一方面可能是一些研究多为关节镜和尸检结果,而一些研究采用MRI影像观察,对于形态较小的滑膜皱襞、没有关节积液背景衬托和完全脂肪化的滑膜皱襞等的观察检出有一定限度。

髌内侧滑膜皱襞位于内侧髌股关节间隙内,起自膝关节内侧壁或股内斜肌内侧支持带下方,平行于髌骨内侧软骨斜向下走行植入髌下脂肪垫覆盖的滑膜,其边缘大部分游离,故容易接触邻近结构:正常MRI表现为矢状位和横轴位上线样低信号影,边缘清晰锐利,当关节囊有一定积液时在T_2WI高信号背景下显示更清楚,厚度一般1~2 mm,宽度一般不覆盖同侧股骨内髁,多为A型和B型,一般不引起临床症状。C型和D型由于较宽大,容易嵌插在髌股关节中。

髌内侧滑膜皱襞是膝关节常见的关节结构,在某些情况下可以导致关节疼痛引起内侧滑膜皱襞综合征。当发现内侧滑膜皱襞明显增厚、增宽并覆盖同侧股骨内髁呈C型或D型,同时伴有边缘毛糙,形态扭曲,信号增高,并见邻近股骨内髁或髌骨骨软骨损伤,在排除其他关节结构如半月板、韧带等病变后,结合临床应考虑内侧滑膜皱襞综合征。

若上述征象不典型且MRI不能完全充分诊断时也考虑存在过度肥厚的内侧滑膜皱襞,提示存在内侧滑膜皱襞综合征可能并建议随访观察。

第五节 误诊病例简介:右膝滑膜软骨瘤病与肌腱囊肿

详见本书 本卷 第四篇 第一章 第三节 误诊病例简介:右膝滑膜软骨瘤病与肌腱囊肿。

第九章 膝关节骨性关节炎

第一节 膝关节假性关节间隙狭窄

在观察膝关节间隙是否狭窄时,务必要注意对胫骨内侧平台的轮廓的认识,如不了解此点,则常致误诊。

胫骨内侧平台在正位膝关节照片时,有时可呈现双重轮廓,导致膝关节间隙内侧狭窄的错觉,重照隧道位照片,此假性狭窄则不复存在。

应注意,测量膝关节间隙的宽窄时,应从股髁远端关节面至胫骨关节面最远边缘,这样数值才比较准确。

第二节 膝关节骨性关节炎

骨性关节炎是老年人群中最常见的关节疾病之一,膝关节受累最为常见,其引起的下肢疼痛、活动受限等症状的概率明显高于其他疾病,局部疼痛是骨性关节炎患者最常见的主诉,部分患者最终不得不接受关节置换,严重影响老年人群的生活质量,因此对于膝关节骨性关节炎的研究显得更为迫切和重要。

膝关节骨性关节炎被普遍认为是一种多因素的疾病,累及全膝关节,包括局灶或弥漫性关节透明软骨丧失,软骨下骨质改变,边缘及中央性骨赘形成,半月板损伤,韧带松弛,滑膜炎症及关节周围肌肉活力减低等改变。MRI 能多序列、多平面的显示这些病理改变,从而对膝关节骨性关节炎进行全面评价。

骨性关节炎患者中关节软骨退变缺损是一个极其重要的初始病理改变。一项 28 例研究,主要采用 3D-SPGR 和 3D-SSFP 序列对膝关节骨性关节炎患者的关节软骨进行评价, 31 个膝关节中, 17 个膝关节的 69 个关节表面(37.1%)发现不同程度的软骨异常改变,与术中评价相对应。部分外侧胫骨平台边缘和股骨滑车的病灶,因局部解剖结构复杂,软骨本身厚度不均匀,使得 MRI 评价常低估此类病灶。

MRI 对于骨性关节炎患者半月板的病理改变具有较高的敏感性和特异性。该研究结果中Ⅰ~Ⅲ级异常者占 32.3%,但未发现有或无半月板异常的骨性关节炎患者之间的疼痛程度有差别。

MRI 对前交叉韧带完全撕裂的敏感度和特异度可达到 96% 和 98%,对前交叉韧带部分撕裂的敏感度和特异度不高。该研究中前交叉韧带部分撕裂患者达 38.7%。7 例手术患者中 4 例前交叉韧带部分撕裂(57.1%),其中 2 例术前 MR 漏诊,但未发现前交叉韧带部分撕裂者与无撕裂者之间疼痛程度有差别。

MRI 检查对骨髓的病理改变十分敏感。Zanetti 等(2000)对 16 例行膝关节置换的重度骨性关节炎患者的 MRI 与病理对照研究发现 MRI 上骨髓水肿样改变信号区对应的病理改变包括骨髓坏死、骨髓纤维化、重塑的骨小梁结构,而骨髓水肿却不是主要构成。

Felson 等(2005)在 330 例样本的研究中发现骨髓水肿样改变范围的扩大与骨性关节炎疼痛症状加重之间存在相关性。而 Link 等(2003)对 50 例不同 Kellgren-Lawrence 分级的骨性关节炎 MRI 研究发现其中 30 例出现骨髓水肿样改变,与疼痛程度之间无相关性。

该研究显示骨性关节炎患者骨髓水肿样改变的出现率为 45.2%。轻度疼痛组 45.5%（5/11），重度组 45%（9/20），而两组患者间骨髓水肿样改变出现率差异无显著性意义。

骨赘形成是骨性关节炎的重要病理表现，它能一定程度上代偿并稳定关节。MRI 能对骨赘进行良好的显示，以 T_1WI 序列显示较佳。Kornaat 等（2006）研究显示髌股关节的骨赘形成与骨性关节炎患者膝关节疼痛有关，当膝关节骨赘数目超过 4 个时，骨赘数目与疼痛之间存在关联。Felson 等（2005）研究显示大的骨赘与对应侧的关节失稳间存在明显相关，与骨性关节炎的进展关联性不大。

该组研究中患者均有不同程度的骨赘形成，以中度骨赘形成的比例最高，达 67.7%。但未发现轻、重度疼痛组患者间骨赘形成的差异显著性意义。

滑膜炎是骨性关节炎早期的一种常见表现，被认为是一种继发性的反应性炎症。该组研究中 15.1% 的对象观察到滑膜增厚或滑膜炎的表现。

MRI 对评价关节积液有较大价值，在质子加权、T_2WI 上表现为关节腔内的高信号。研究表明骨性关节炎中关节积液很常见。Hill 等（2005）学者发现在骨性关节炎患者中，疼痛症状的患者出现中、重度积液的比例明显要高于无疼痛症状者。Link 等（2003）研究表明骨性关节炎患者的积液虽然与临床症状没有相关性，但有关节积液患者其疼痛更加明显。

该研究对象中出现积液的比例为 67.7%，其中以轻度积液为主（41.9%），统计学检验发现轻、重度疼痛组患者间关节积液的出现率的差异有显著性意义（P=0.004），轻度积液组与中度积液组之间的疼痛程度的差异有显著性意义，但中、重度积液组间的差异无显著性意义。现在多认为骨性关节炎中关节积液引起疼痛的主要原因是关节积液引起关节囊受牵拉，刺激其内分布的神经末梢从而产生疼痛。

该研究证实 MRI 对于膝关节骨性关节炎患者全关节结构的评价具有明显优势，能很好地显示骨性关节炎患者关节软骨缺损、半月板异常、前交叉韧带撕裂、膝关节软骨下骨髓水肿样改变、骨赘形成、滑膜增厚、关节积液等病理改变，为膝关节骨性关节炎患者临床提供更全面翔实的资料，有助于针对性的治疗计划的制订。同时，该研究表明关节积液是造成患者疼痛症状的主要因素。

第十章 膝关节自发性骨坏死

Ahlback 等(1968)首次将膝关节自发性骨坏死作为一个独立的疾病进行描述。以后也有人将其命名为膝关节特发性骨坏死或原发性骨坏死。由于发生在膝关节传统的骨缺血坏死多继发于外伤、激素治疗、酗酒、减压病、血液病及器官移植等疾病,因而称为膝关节继发性骨坏死,并被人们所熟知。但对膝关节自发性骨坏死尚认识不足,常导致误诊、漏诊。

一、病因

目前病因仍不明确,可能与下列因素有关:如骨质疏松、半月板损伤、骨关节炎、肥胖或关节镜术后,因为在有上述改变的病人中,膝关节自发性骨坏死发病率较高。在一组膝关节自发性骨坏死的病例中,内侧半月板损伤和骨关节炎的发病率分别为95.6%和79%,肥胖者超过60%。也有学者借用股骨头缺血坏死的致病因素,提出血管闭塞为其病因,但并未提出明确导致血管闭塞的因素,只是推论骨髓脂肪细胞肥大、血管内微小栓子等导致血管闭塞。

二、发病机制

1. *机械性机制* 由于半月板损伤、骨关节炎及关节镜术后等皆可引起膝关节生物力学的改变,使局部软骨下骨受到较大应力。体重过高或肥胖时可加重这种应力的发生。骨质疏松可使骨的强度下降,使骨质对应力的抵抗力下降。

由于软骨下骨较关节软骨更易受应力的影响,当关节受到上述应力反复作用时,软骨下骨就会出现微小裂隙,产生微细骨折或应力性骨折,并引起软骨下骨板及附着其上的部分关节软骨塌陷,这使得来自关节软骨的液体和代谢物可流至邻近骨髓间隙,压迫髓内静脉造成其回流障碍,严重的静脉回流障碍可引起髓腔内压力增高并产生疼痛,髓内高压压迫骨内微血管导致微循环障碍,进而加重髓内高压,形成恶性循环。这使得血供逐渐减少、中断,最终发生骨坏死。Uchio 等(2001)通过实验的方法分别测量膝关节自发性骨坏死和膝关节骨关节炎病人的髓内压与静脉回流情况,并进行了比较,结果表明,膝关节自发性骨坏死病人的髓内压较骨关节炎病人的髓内压明显增高,且静脉回流也有明显障碍。

Yamamoto & Bullough(2000)通过膝关节自发性骨坏死病例术后组织病理学研究,发现骨坏死区周围的骨折线以及大量的骨痂和肉芽组织围绕,并且发现骨坏死区面积很小,只出现在骨折线和关节面之间。而传统的骨缺血坏死病变面积大、范围广且类似楔形。

也有学者报道膝关节自发性骨坏死合并同侧胫骨平台及股骨内侧髁下应力性骨折的病例,进一步支持应力性损伤为膝关节自发性骨坏死最初的始动因素。

2. *血管机制* 支持局部缺血理论者是根据被广泛接受的关于股骨头缺血性坏死的观点,认为骨髓脂肪细胞肥大、血管内微小栓子等导致供应股骨髁血管闭塞而干扰了骨内微循环。一方面血管闭塞可直接导致骨坏死;另一方面也可产生广泛骨髓水肿,引起髓内压力增高,进而引起血运更加减少,结果加重骨缺血坏死。

但股骨髁由于有膝上、膝中动脉和数支骨内动脉供血而使得血运非常丰富,而且它们之间存在很多侧支循环,故很难用单一血管闭塞来解释骨缺血坏死。

三、病理学

最早表现为股骨髁承重区表浅软骨下骨折,随后产生部分骨坏死区,病变周围有不同厚度的纤维血管肉芽组织包绕。局部破骨细胞活动增加,并有组织细胞对坏死组织再吸收。随着病变进展,局部软骨碎裂、塌陷,与相连的骨折片可形成活动的骨软骨片,与正常骨组织分界更明显。进一步发展,骨软骨片可与股骨髁分离,在股骨髁上形成坑状骨质缺损区，上覆纤维软骨组织。晚期为继发骨关节炎病理改变。

四、临床表现

病人发病年龄多在60~75岁之间，文献中报道最年轻者为30岁。女性病人较男性多见，男女比例为1∶3。本病在一般人群发病率很低，但在65岁以上人群中发病率可达9.4%。病人一般无激素治疗、酗酒及外伤史，但大多数病人都有不同程度的骨关节炎和骨质疏松，一部分病人肥胖或有关节镜诊治病史。病人多因在走路或休息时出现一侧膝关节的突然剧痛而就诊，常可回忆起疼痛发作的确切时间，疼痛常局限于膝关节的内侧，可在持重、上下楼梯或夜晚加重，但活动一般不受影响。症状可持续6~8周，以后逐渐缓解。如治疗不当，后期可出现骨关节炎的临床症状。

临床查体时可见患膝肿胀、积液，在股骨髁或胫骨平台坏死部位常存在明显压痛，最敏感疼痛点靠近关节间隙。晚期可出现关节持续肿胀、活动受限或关节绞锁。

五、影像学研究

病变可位于股骨髁、胫骨平台及髌骨。但90%以上位于股骨内髁承重区关节软骨下，而且多为一侧发病。病变在胫骨平台和承重相对较轻的外侧股骨髁少见，发生在髌骨则更为少见。

1. X线检查　在早期阶段通常表现为正常，有时甚至在疾病的整个过程中都表现为正常。以后，一般在2~4个月内可表现为受累的股骨髁变平，随病变进展，可以出现软骨下骨透亮区，周围骨质硬化。进一步发展，骨坏死区范围变大，硬化环增厚，股骨髁局部明显塌陷。最终，发展为继发性骨关节炎，表现为关节间隙变窄，关节面硬化及骨赘形成。

Aglietti等（1983）提出了X线平片5分期法，并被多数学者引用，其分期如下：Ⅰ期，表现正常；Ⅱ期，可表现为受累股骨髁的持重区变平；Ⅲ期，出现软骨下大小不等的透亮区，其近、远侧端周围部分硬化；Ⅳ期，透亮区周围有明显硬化环包绕，软骨下骨塌陷似钙化条；Ⅴ期，发展为继发性骨关节炎，表现为关节间隙变窄、软骨下硬化、骨赘形成及骨侵蚀。

2. MRI　可以直接显示软骨结构，且显示骨内病灶的敏感性极高，目前已成为显示本病最佳的诊断手段。早期阶段表现为正常，病变进展，出现骨髓水肿信号及股骨内髁软骨下异常信号，特征性的表现为T_1WI、T_2WI都呈类似应力性骨折的线样低信号，且平行于关节面，周围可见较大范围骨髓水肿信号。进一步发展，软骨下骨坏死区局部关节软骨及软骨下骨塌陷。晚期出现关节间隙变窄，骨赘形成。Lotke等（2004）对发生在胫骨平台的膝关节自发性骨坏死进行了描述，这些病变也多出现在承重力较重的内侧，它们可以单独存在，也可与股骨内髁病变同时存在。

根据病变的大小和累及范围，在MRI上可分为A、B、C 3型。A型：胫骨平台软骨下T_1WI呈轻微低信号改变，范围局限；B型：低信号区位于软骨下，但可蔓延到胫骨骺线下方的干骺端，边界不清；C型：软骨下改变仍很局限，而干骺端改变更加广泛，并可见边缘清楚的低信号区周围被反应骨形成的不规则形低信号带围绕，可有X线平片不易发现的小范围软骨下塌陷。

3. CT　作为X线平片的辅助检查，在病变进展期，能提供更多信息，如显示病变范围及周围骨硬化程度。

4. 核素扫描　病变早期即可表现为病变处局部高浓度摄取，其敏感性高，但特异性较差。

Soucacos等（1997）综合临床表现、X线平片、核素扫描、CT及MRI，提出4分期法，但因其描述复杂、混乱，没有被多数学者们认可。

六、早期诊断

病变早期阶段诊断比较困难，误诊、漏诊率很高。有研究者认为，其主要原因是从出现临床症状到MRI检查显示异常信号需要6~10周。而X线平片检查表现为异常时则需2~4个月。股骨内侧髁的突发疼痛类似于半月板急性损伤的症状，而在老年人，内侧半月板的损伤发生率非常高，这也容易忽略本病的存在。早期正确诊断膝关节自发性骨坏死非常重要，可避免不必要的关节镜检查，而后者可能会加重临床症状，并加速膝关节的退变。同时，早期诊断也可早期治疗，对减少后期骨关节炎的发生很重要。

当老年人出现膝关节突发剧烈疼痛，或行关节镜半月板切除术后症状仍持续存在时，应考虑到膝关节自发性骨坏死的可能，此时需进行影像学检查及随访观察。

早期膝关节自发性骨坏死的X线平片检查多

呈阴性，核素扫描和MRI是最敏感的方法。核素扫描检查显示病变处高浓度摄取，是正常时的5~15倍，但缺乏特异性，诊断价值较小。MRI能提供更为详细的信息，如早期的骨髓水肿和软骨下骨内的异常信号，同时也能显示关节内其他病变，如关节软骨、半月板及韧带损伤情况，并能进行影像随访观察。

早期膝关节自发性骨坏死在MRI出现的软骨下弥漫性的骨髓水肿信号，并无特异性，也常出现在其他一过性骨骺疾病中。膝关节自发性骨坏死病变是不可逆的，而后者是可逆和能自愈的病变，如一过性骨质疏松、一过性骨髓水肿及交感神经反射性营养不良等。

一过性骨质疏松常发生于髋关节，其次是膝关节，常见于怀孕妇女和中年男性，与一过性骨髓水肿一样，其骨髓水肿具有迁移性，经保守治疗后，随访6~12个月可见其自行消失。交感神经反射性营养不良通常出现在关节镜或关节切开术后，尤其在全关节置换术后，病人夸大临床症状，表现为膝关节感觉过敏，且易伴有皮肤、温度改变及血管舒缩功能障碍，有时发展到软组织挛缩。

Lecouvet等(2005)提出早期膝关节自发性骨坏死有以下MRI表现，可与上述一过性病变相鉴别：①在T_2WI上股骨髁软骨下出现低信号区，局部骨骺凹陷；②T_1WI、T_2WI均显示线样低信号，且位于受累股骨髁深部。Lecouvet等(2005)同时指出当软骨下低信号区厚度超过4 mm，长度超过14 mm，或其表面积大于3 cm^{2}时，能确定诊断膝关节自发性骨坏死。如果没有上述特征或软骨下低信号区非常局限时，此时的病变趋向于可逆性。当MRI显示局部骨骺变形和软骨下液体样信号的骨折裂隙时也提示膝关节自发性骨坏死的诊断。

当然，弥漫性骨髓水肿也可见于骨创伤、感染等，根据不同的临床表现一般可以鉴别。

七、鉴别诊断

1. *膝关节继发性骨坏死* 膝关节继发性骨坏死发病率仅次于发生在髋关节的骨缺血坏死而居第2位，与膝关节自发性骨坏死在以下几方面可以鉴别。

(1)膝关节继发性骨坏死主要见于年轻人，发病年龄多在55岁以下；而膝关节自发性骨坏死多见于老年女性，多数大于60岁。两者男女发病比例都约为1∶3。

(2)膝关节继发性骨坏死发病缓慢，症状轻微，局部肿胀、隐痛，可有运动障碍。一部分病人甚至没有症状，只是在怀疑膝关节其他病变时摄片偶尔发现。而膝关节自发性骨坏死一般在无明确外伤史情况下以一侧膝关节突发疼痛就诊，夜晚疼痛加重为其特点，患侧膝关节活动无明显受限，症状持续6~8周后可逐渐缓解。

(3)膝关节继发性骨坏死病人多继发于外伤、激素治疗、酗酒、减压病、戈谢病、血液病等。而膝关节自发性骨坏死病人无上述致病因素，却常有不同程度骨质疏松、骨关节炎，部分病人过于肥胖。

(4)膝关节继发性骨坏死病变部位多位于外侧股骨髁，也可累及相邻胫骨平台，一般是双侧受累，同时可伴有其他部位骨坏死，如股骨头、肱骨头等。而膝关节自发性骨坏死病变范围多较局限，常位于内侧股骨髁或胫骨平台承重区关节软骨下，外侧股骨髁、胫骨平台及髌骨少见。

(5)MRI显示膝关节继发性骨坏死病变范围较大，可累及整个股骨髁，典型表现为地图样改变，最显著的早期表现是分界边，T_2WI可见双晕征，骨髓水肿可弥漫分布于骨骺、干骺端、骨干。MRI显示膝关节自发性骨坏死的特征性表现是软骨下区病变在T_1WI和T_2WI上均呈平行于关节面且类似应力性骨折的线状低信号影，病变周围常伴较大范围骨髓水肿。

2. *剥脱性骨软骨炎* 由于剥脱性骨软骨炎在影像学上的表现与膝关节自发性骨坏死极为相似，故鉴别很困难。膝关节自发性骨坏死经常被误认为是成人发作的剥脱性骨软骨炎，但两者还是有许多不同点可以鉴别：①剥脱性骨软骨炎好发年龄在15~30岁，很少小于10岁或超过50岁，一般以青少年或年轻运动员居多，男女比例为3∶1。多数认为慢性创伤可能是剥脱性骨软骨炎主要致病因素；②剥脱性骨软骨炎临床上可有关节慢性疼痛、肿胀和运动障碍，关节内游离体形成后，可出现关节弹响、绞锁。也有许多病人并无症状，只是在检查时偶尔发现；③剥脱性骨软骨炎可发生于所有滑膜关节，累及膝关节者大约占75%。病变主要位于膝关节非承重部位，常见于股骨内侧髁的外侧部分与髁间切迹处，而发生在股骨髁承重部位大约占10%，且双侧同时受累者占25%以上。MRI根据不同时期表现为软骨面的厚薄不均和信号异常，以及软骨下局灶性坏死病变。剥脱时形成的游离体常见，而膝关节自发性骨坏死则罕见。

3. 膝关节骨关节炎伴软骨下骨假囊肿 一般鉴别不难，但膝关节自发性骨坏死晚期继发骨关节炎后则不易鉴别：①原发性和继发性骨关节炎均可形成软骨下骨假囊肿。原发性者较常见，其发病年龄与原发病变类似。发病率随年龄增长而增加；继发性者多由于外伤、骨发育异常等引起，而与年龄无关；②软骨下骨假囊肿的临床症状不能从骨关节炎病变中区分出来，多由于骨关节炎引起症状时行影像学检查而发现，其形成机制多与软骨下骨小梁的重塑以及关节软骨的损伤、退变有关；③软骨下骨假囊肿 MRI 常表现为内侧股骨髁或胫骨平台持重区关节软骨下 T_1WI、T_2WI 上呈半圆形、大小不等、多发混杂信号区，边缘环绕低信号，可见反应性骨髓水肿。严重时也可出现在外侧股骨髁、胫骨平台及髌骨关节软骨下，并可见骨关节炎相应的影像学表现。

第十一章　髌股关节及膝关节周围

髌股关节紊乱

髌股关节紊乱临床不少见，由于不具典型的临床特征，若影像检查方法选择不当时，常易误诊和漏诊。髌股关节紊乱，也称髌股不稳，是由于多种因素造成的髌股轨迹失常，故又称为髌股轨迹病。由于症状和体征不具有特征性而多为临床忽视，早期治疗或避免过度创伤可以减缓膝关节的退变。

一组 42 例显示，病理性髌股运动轨迹影像学异常的标志是髌骨外侧半脱位。其他相关改变有髌内侧支持带异常、股骨沟角异常和股骨滑车发育不良等。该研究显示，内侧支持带的松弛无力是造成髌骨半脱位的主要原因之一。

解剖学发现，髌内侧支持带分深浅两层，浅层较薄，深层由内侧髌股韧带、内侧髌胫韧带和内侧髌半月板韧带这 3 部分组成，而阻止脱位的主要抑制力为内侧的髌股韧带。多数文献均认为内侧支持带的改变是外伤因素致使其部分或完全撕裂，但该组病例发现，髌骨外侧半脱位双侧者占很高比例，而且是以一侧关节外伤或疼痛就诊，由 MRI 检查发现的双侧性异常，同时也发现双侧髌内侧支持带变薄，而且也多为双侧性。

若结合股骨沟角的增大及股骨髁突的发育不良等改变，该组认为与髌骨失稳相关的重要因素之一，即内侧支持带的失常除损伤因素外还可能存在发育缺陷。

此外，对于髌支持带的内外薄厚的显著差异，也可能存在另一种病理机制，即髌外侧支持带的挛缩增厚，文献报道可达 8 mm。显而易见，髌骨内外侧支持带的力量失衡使得髌骨在运动中失稳，以至于造成髌 - 股关节面的受力不均。因此早期诊断和治疗尤其对年轻患者更具有意义。有外伤者的髌内侧支持带横轴面 T_2WI 压脂肪未发现信号异常，也许限于解剖特点所致：深层的 3 部分均较薄（起点厚度不足 1 mm），可能不足以形成可视的信号改变。

股骨沟角增大和股骨滑车凹深度变浅均提示股骨滑车发育不良，而当股骨外侧髁突也同时伴随发育不良时，股骨沟角则近似于平角，为最不稳定的关节。显然，髌骨关节侧的形状决定了与其对应的股骨滑车的特定解剖形状，即沟角。

滑车与沟角的生长性缺陷使髌骨活动所依赖的“关节臼效应”缺失，髌股关节运动自由度增大，并与髌骨支持带制约力的失衡而形成互促的病理机制。可以有理由说，这类膝关节的失稳可能是综合性生长缺陷在先，形成的不稳定因素而诱发慢性失稳或急性损伤在后。

与一般的骨性关节病不同的另一点，一组 42 例的年龄比较年轻化，30 岁以下占近 20%，45 岁以下占 49%。髌骨与股骨关节面缘侧的软骨损伤或软骨下囊变是髌股关节失稳的创伤改变，是一种必然的转归，需与一般的退行性骨关节病鉴别。这种病理改变主要表现在外侧关节面，同时伴有外侧的关节间隙变窄。有学者将这种外侧间隙的变窄称为“过度外侧压迫综合征”，是由于单髌骨面的运动使外侧髌股关节面的压力增加，导致关节软骨损害所致。

股侧的软骨损伤与囊变均发生在髌股的运动轨迹区域，在矢状面图像上具有特征性，表现为股骨下端前缘的软骨破坏和骨修复形成的混杂信号以及皮质下的囊变或水肿，即局灶性 T_1WI 低信号、T_2WI 高信号区。

股骨滑车缘的“修补”性的赘生骨是本病退行性变的特点之一。发生在髌骨的软骨下囊变多位于其外侧份，而有别于单纯性髌骨软化，且后者不伴有髌骨脱位，仅靠矢状面图像两者不易区分。不同场强的磁共振设备的图像均可用于诊断检查，超高场强的磁共振可用于显示细微的软骨及软骨下损伤。

该组中 X 线平片信息不敏感，普通 CT 可观察髌股关系的异常以及伴随的骨增生硬化，而显示韧带及软骨损伤及囊变、骨髓水肿不及 MRI。

需要指出，膝关节 MRI 检查需将髌骨横轴面扫描纳入常规序列，否则极易漏诊髌股关节紊乱。尤其是临床表现有前膝痛症状的患者。

形成髌股关节紊乱因素很多，还包括股骨前倾和胫骨扭转、Q角、髌骨上下的位置以及伸肌发育不良等。但有些因素则不能由影像学明确或者测量复杂。

该组病例从临床应用出发，研究了髌股关节紊乱在MRI检查中的异常，可用其明确本病诊断，同时也可发现异常髌股轨迹创伤的程度，能为临床治疗的选择以及预后的判断提供帮助。

附：具体研究资料：髌骨外侧脱位的程度：在内、外侧髁顶点作连线，再在该连线外髁顶点处作向上的垂线，测量垂线外侧的髌骨横径（正常≤5 mm）；髌内侧支持带的评价（厚薄与外侧支持带对照），前后全程明显薄于外侧者为异常；股骨沟角：即股骨滑车内外侧间的夹角，大于140º为异常；股骨内外侧髁的发育状况：分别经股骨外髁顶点、股骨滑车凹最低点做两条平行线，两线间的垂直距离即为股骨滑车凹深度，小于5 mm为异常（正常外侧髁高于内侧髁）；髌股关节面及间隙改变：关节缘有无软骨的损伤或软骨下囊变，关节间隙有无变窄；其他伴随的异常。

第十二章　膝关节其他疾病

第一节　诊断陷阱

1. *生长板(干骺线)*　发育期的骨骺生长板尚未闭合,其信号增高伪影是由于生长板软骨与邻近骨髓脂肪界面的化学位移伪影所致,不要误认为异常信号增高和病变。

2. *造血骨髓*　股骨远端、胫骨近端干骺端常有造血骨髓即红骨髓存留,但随年龄增长其比例逐渐减少,而为脂肪化骨髓取代。成人贫血、骨髓浸润病人和吸烟者可见脂肪化骨髓复原为红骨髓。残留和/或复原的红骨髓在生殖期女性较为多见,可能是由于存在生理性贫血所致。红骨髓正常存在于干骺端区域,相对于周围的脂肪骨髓在 T_1WI 和 T_2WI 上表现为低信号,但在脂肪抑制和短 TI 反转恢复序列上红骨髓信号可高于脂肪骨髓。

3. *其他病变*　胫骨内侧软骨下承重骨小梁的增多可能引起骨髓局限性信号减低。股骨远端和胫骨近端的穿支血管,常造成局限性点状信号改变。骨岛为常见变异,为密质骨的聚集所致,在所有序列上均表现为骨髓内的局限性信号减低区。

4. *血管搏动伪影*　由腘动脉搏动而造成的伪影可以重叠在骨性结构上,这些伪影信号强度可以发生变化而可能类似于骨髓病变,此种伪影沿相位编码方向与腘动脉排成一条直线,且超出解剖结构之外。在这种情况下,也可看到伪影的大小形状与相应的血管大小、形状一致。

5. *部分容积效应*　在髁间切迹附近,骨髓脂肪与邻近密质骨或其他组织的部分容积效应常导致骨髓内信号减低,类似股骨远端的骨软骨缺损。同样,在年轻病人的轴面图像上骨髓脂肪可与生长板软骨的部分容积效应及骨髓侵袭性病变相似,此时详细对比各个层面的图像,有利于对此情况的鉴别。

6. *磁敏感性伪影*　磁敏感性伪影由假体、固定装置或其他来源的金属引起去相位效应所致,其低信号影干扰对骨结构的观察,此伪影在脂肪抑制像上加重,常影响骨髓的全面评价。

7. *发育变异*　先天性髌骨阙如是膝关节周围骨结构多种发育变异的一种,更常见的变异是二分髌骨,可很像骨折。髌骨背侧缺损多发生在髌骨关节面的上外侧。这种良性病变多有硬化的边缘和完整的关节软骨,在 T_2WI 上中央缺损区信号强度增高。

腓骨长度的变异也很常见,并能引起胫腓关节结构的变化。髌髁切迹系指股骨外侧髁前面的正常浅凹,必须与骨软骨嵌入骨折区分,后者的凹入更明显。

腓肠豆骨是股四头肌外侧头内的籽骨,由于内含脂肪骨髓,T_1WI 上呈局限高信号,T_2WI 上信号减低,不要误认为软组织肿块或其他病变。

8. *术后软组织变化*　曾行关节镜检查的病人,髌下脂肪垫内可见线样信号减低,为关节镜的通道所致,不要误认为该部位滑膜炎所引起的炎性改变。软组织内的金属碎屑伪影,提示曾接受过关节镜检查。

第二节　膝关节胫骨平台痛风石结节

患者,男,51岁。右膝外侧疼痛1年余入院。缘于1年前,患者无明显诱因出现右膝部疼痛,尤其夜间痛明显,行走时稍有加重，但局部未触及任何包块等。予口服镇痛药物处理，无好转，余未见异常。专科检查：右膝部未见明显肿胀，局部未见皮肤充血、瘘管等；右胫骨上端外侧肿胀，未见明显包块，但有明显的固定压痛；患膝屈伸活动受限。

MRI：右膝关节退行性变伴少量积液。CT 怀疑动脉瘤样骨囊肿，单纯骨囊肿？关节腔及髌上囊少量积液。

手术所见：行病灶刮除及植骨术。见股骨端肿瘤瘤腔外侧壁薄弱，内容物为血性浆液，瘤腔壁硬化，无软组织附着，骨皮质无穿破，伸入刮匙将硬化瘤腔壁刮除送检。对胫骨侧肿瘤显露方法及步骤同前，可见瘤腔狭长，瘤腔壁硬化，腔壁上可见筋膜样软组织附着，内容物亦为血性浆液，刮除瘤腔壁的硬化骨质。

病理检查：右股骨肿瘤切除标本：灰白色碎组织一堆，总体积 2 cm × 2 cm × 0.5 cm，质硬。右胫骨肿瘤切除标本：灰白色碎组织一堆，总体积 2 cm × 1.5 cm × 0.5 cm，部分质硬。

病理诊断：右股骨肿瘤切除标本：镜下示送检组织为破碎而游离的成熟骨组织及少许纤维结缔组织，请结合临床。右胫骨肿瘤切除标本：镜下示送检碎骨组织中见痛风石结节，请结合临床。

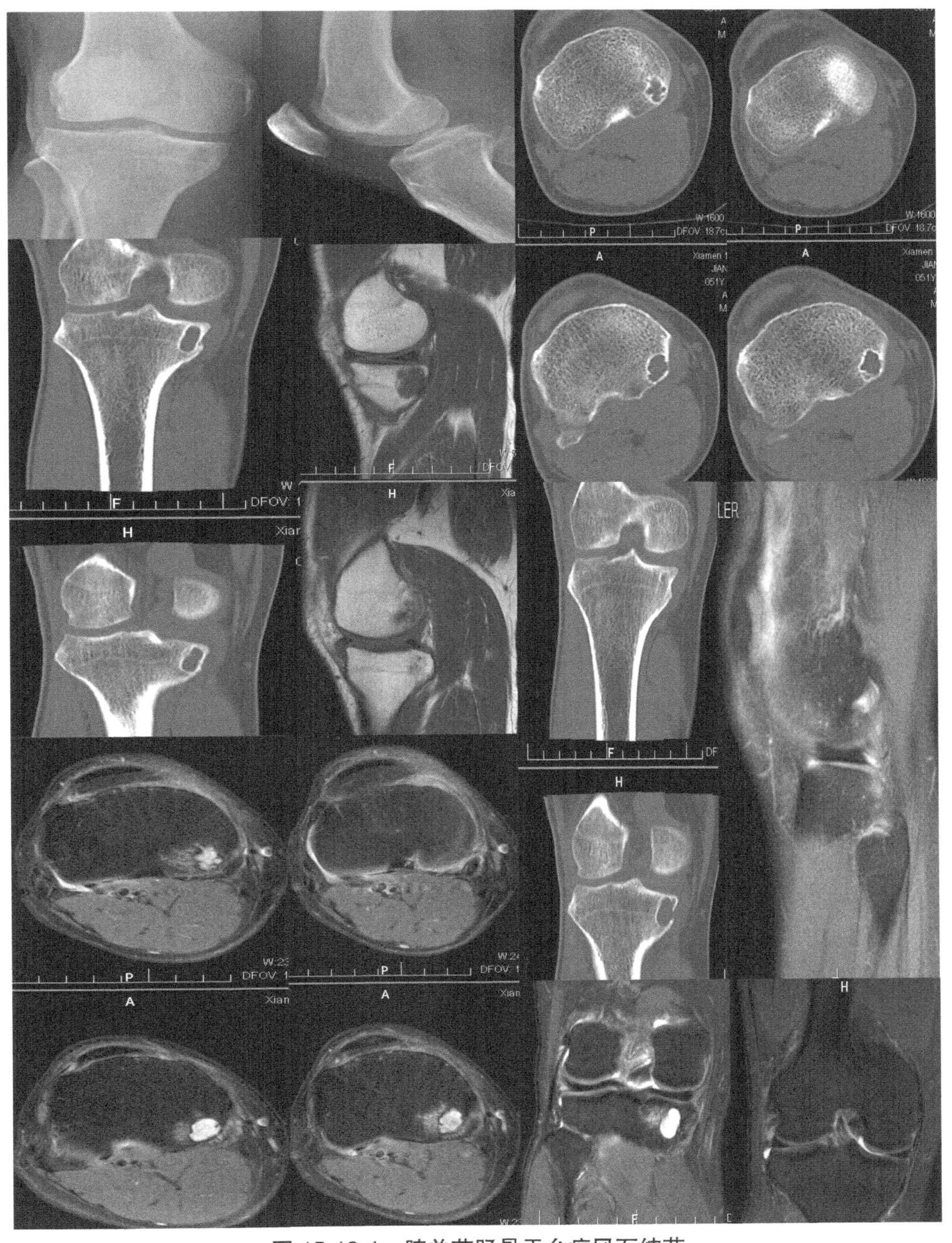

图 15-12-1　膝关节胫骨平台痛风石结节

第三节 误诊病例简介:膝关节巨大痛风结石

痛风系嘌呤代谢紊乱所致的全身性异质性疾病,临床特点是高尿酸血症、痛风性关节炎及痛风石形成。多见于男性,男女之比 20∶1, 15%~25% 有家族史。除中枢神经系统外,尿酸盐结晶可以沉积在身体的任何部位,第一趾跖关节最为好发。影像特征表现为邻近关节骨穿凿样侵蚀,边缘悬挂状,无明显骨质疏松,关节周围软组织非对称性结节样肿胀。

痛风石多出现于发病后 5~10 年,最常沉积于关节滑囊、韧带腱鞘、肢体末梢的皮下组织内,当痛风石充填在关节腔内或在关节外形成软组织肿块时,则在临床上难以与关节肿瘤相鉴别。皮下痛风结节较大可能溃破,流出石灰样尿酸盐结晶,关节出现僵硬畸形、运动受限。Barthelemy 等(1984)对 60 例痛风性关节炎患者进行回顾性分析,只有 36 例患者可从影像上得出痛风性关节炎的诊断,其中 24% 以上的患者否认关节症状而有关节痛风的影像改变,42% 无关节痛风石的临床证据。

痛风发生于膝关节则相对较少见,近来有文献报道以膝、踝、髋等大关节疼痛肿块为主要临床表现,由于与典型症状不相吻合而致误诊。而发生于髌韧带、胫骨结节处则甚为罕见。

肿物相对较小且局限,术前均误诊为胫骨结节骨软骨炎或骨软骨瘤。

一例局部症状极不典型、缺乏全身的临床表现,以关节外髌韧带尿酸盐结晶沉积致巨大肿块实属少见。影像上除胫骨结节局部骨质侵蚀外,右膝诸骨及关节囊内均相对保持正常,肉芽组织包裹痛风石形成的肿块则沿关节间隙呈铸型改变,因此术前难获诊断。

尿酸高只是术前例行检查发现,该例误诊为关节前软组织髌韧带来源的良性肿瘤或肿瘤样病变——腱鞘巨细胞瘤(或色素沉着绒毛结节性滑膜炎)、骨外软骨瘤。最终确诊有赖于手术病理检查,石灰样尿酸盐结晶具有诊断特征性。

第四节 非典型的膝-腘窝囊肿

Shepherd 等(1981)报告 1 例病人,经远侧股骨 CT 横断扫描时发现一软组织密度块影,位于右股骨远端后外分,经膝关节造影证实为一不典型的腘窝囊肿向上伸延。偶尔,不典型的腘窝囊肿可围绕膝关节蔓延,CT 在此区如发现软组织包块,应将此病考虑在内。

第五节 膝关节 MR 关节造影的检查技术与误诊

MR 关节造影:膝关节 MR 关节造影主要是检查半月板修复后的再撕裂。

由于修复后残留的半月板通常有外形异常、变小、外形不规则及信号增加,而这些征象是常规诊断半月板撕裂的主要依据,即在没有手术修复过的半月板,当看到线状高信号延伸到半月板表面时,可诊断为半月板撕裂,但手术后半月板内的高信号可以代表愈合的半月板或者半月板的退行性变。

因此,半月板术后诊断半月板再撕裂主要依靠 T_2WI 上对比剂进入半月板实质内,MR 关节造影能够清晰显示增加的关节内对比剂及外压下液体进入撕裂的半月板间隙内;再者,在 T_1WI 脂肪抑制序列上,由于手术造成半月板内的高信号变为低信号,只有进入裂隙的对比剂显示高信号,膝关节 MR 关节造影诊断半月板术后再损伤具有重要价值。

常规 MRI 难于准确显示术后半月板复发撕裂。Vives 等(2003)评价了 MR 关节造影发现半月板复发撕裂的价值,常规 MRI 诊断准确率为 66%,MR 关节造影为 85%;残余半月板的大小影响诊断的准确率,半月板切除小于 25% 时 MRI 和 MR 关节造影的准确率均为 89%,切除 25%~75% 后再发撕裂,前者的准确率为 65%,后者为 87%;对切除超过 75% 的患者,前者为 50%,后者为 100%。

Laredo(2006)评价了 MR 关节造影检测膝关节软骨病变的价值,61 例软骨缺损中,MR 关节造影显示 52 例,敏感度为 85%, MRI 仅显示 42 例,敏感度为 69%。

该研究者还比较了剥脱性骨软骨炎的 MRI 和 MR 关节造影, 24 例患者进行了造影前后的 T_1WI 和 GRE。平扫 39% 的患者可由 MRI 准确分期, GRE 为 57%,注入对比剂后 T_1WI 为 93%, GRE 为 100%。

Harman 等(2003)对髌骨软化症的 MRI、MR 关节造影和 CT 关节造影进行研究,也得到了类似的结果。此外,膝关节 MR 关节造影还有助于诊断膝关节内游离体和评价剥脱性骨软骨炎的稳定性。

MRI 检查技术与误诊: MRI 在评价膝关节方面具有明显优势,常被用于判断膝关节内可疑的紊乱。业已证明, MRI 能正确诊断膝关节半月板和膝关节内及其周围的韧带异常。

然而膝关节 MRI 检查及诊断过程中仍有许多潜在的因素导致误诊。

随着 MRI 新技术的应用和检查范围的扩展,误诊的原因也在不断地变化。它通常与下列一种或几种因素有关:① MRI 独特的物理原理;②清晰显示解剖结构的能力,但此种能力又不易为其他影像检查手段所解释;③不熟悉层面上显示的解剖结构;④正常发育变异的多样性。

第六节　膝关节腔内游离体病变

关节腔内游离体,又称关节鼠,是指关节腔内可移动的软骨或骨软骨碎片。关节腔内游离体可来自软骨、骨软骨或滑膜,可以是完全游离,也可以有软组织束带相连。

典型的关节腔内高密度游离体病变 X 线即可明确诊断, CT 能更清晰地显示悬垂体与游离体,显示病灶的范围及方位,为术前了解病灶数量、范围及手术入路提供可靠的依据。MRI 可以多方位扫描,且软组织分辨力高,对滑膜的增厚、积液及软骨性病灶显示更佳,也可以界定病变的范围和尚未完全钙化的游离体。

1. *滑膜骨软骨瘤病*　滑膜骨软骨瘤病特点是在滑膜或滑囊、腱鞘结缔组织化生转化致滑膜增厚形成结节。结节不断生长或脱落于关节腔内逐渐长大,亦可发生钙化或骨化,形成关节悬垂体及游离体。典型的滑膜软骨瘤病 X 线即可明确诊断,当骨软骨体未钙化或骨化时, X 线片可无阳性发现。CT 可更清晰地显示悬垂体与游离体。MRI 可以界定病变的范围和尚未完全钙化的游离体。

一组 24 例钙化结节在 T_1WI 及 T_2WI 上大多表现为低信号,也有部分在 T_1WI 及 T_2WI 上表现为周边低信号中间高信号,这与病灶钙化或骨化程度有关,后者可能是因为中间部分含有黄骨髓成分。部分病例关节囊内有不同程度积液, T_2WI 图像上在关节囊或滑膜囊内积液的高信号衬托下,多发钙化的悬垂体及游离体低信号(或周边为低信号)与高信号积液对比显示明显,形似“铺路石样”,为滑膜骨软骨瘤病的典型 MRI 表现。

2. *滑膜软骨肉瘤*　滑膜软骨肉瘤十分少见,可起自滑膜,也可继发于滑膜软骨瘤病,影像表现与滑膜软骨瘤病非常相似,前者对关节周围骨质破坏较多见。

3. *色素沉着绒毛结节性滑膜炎*　色素沉着绒毛结节性滑膜炎是一种相对少见,侵及关节、腱鞘、黏液滑囊和肌腱组织的良性增生伴色素沉着的病变,外伤引起关节反复出血及脂肪代谢紊乱可能是诱发因素,常见于成年人,单发,膝关节最易受侵。X 线片及 CT 均可显示关节囊肿胀及骨质改变, X 线片显示关节囊肿胀,可见孤立或多发结节状、分叶状密度增高的肿块影,无钙化,相邻骨质受侵,可出现骨质缺损,有硬化边缘。CT 可见关节腔内软组织结节伴滑膜囊肥厚,突破关节囊在关节外形成分叶状软组织肿块,密度不均,平扫 CT 值 30~60 HU;增强后不均匀结节样强化, CT 值 60~90 HU;结节边界清楚,大小不等,相邻骨质受侵,局部缺损,呈锯齿样改变,边缘硬化。关节腔内单个或多个强化的软组织结节样或滑膜不规则增厚伴密度较高的关节积液是其特征性 CT 表现。以滑膜增生为主,表现为滑膜不规则结节状增生或弥漫性增生,关节囊积液呈长 T_1、长 T_2 信号,增生的滑膜和结节内沉着含铁血黄素 MRI 上 T_1WI、T_2WI 均呈低信号,此病极少有钙化。

4. 神经营养性骨关节病　神经营养性骨关节病是因中枢神经或周围神经深感觉神经疾病导致的关节慢性无痛性损伤,特点为患者轻微的自觉症状与关节严重的骨质吸收影像学之间的不相称,关节腔内游离体为异位钙化和/或游离骨质碎片。

有报道将其分为增生型、吸收型和混合型,早期表现无特异性,为关节积液增多,关节间隙增宽,关节肿胀,周围韧带松弛可致关节脱位和半脱位;随着病变进展,影像表现多向增生型和吸收型分化,增生型受累者骨端软骨下骨质增生硬化或骨膜生成新骨,可合并病理骨折造成骨质小碎片游离于关节腔内;吸收型者受累骨端吸收平整,状如刀削,可合并少许骨质增生;混合型者吸收增生两种表现兼而有之。X 线对骨改变显示直观,CT 可显示细微及容易重叠的骨质改变。

5. 骨性关节病　骨性关节病有骨质增生,骨赘形成,骨皮质下的小囊样变,关节间隙变窄,关节面变形引起关节对应关系紊乱,促进了骨赘脱落形成关节游离体,关节腔内游离体多位于关节囊的松弛部,游离体较小较少,亦无硬化环围绕,边缘光整或不规则,密度多不均匀。

6. 剥脱性骨软骨炎　剥脱性骨软骨炎是一种累及关节表面的病理状态,是一类由于慢性损伤及其他原因引起关节软骨及软骨下骨坏死,并与周围健康骨质相分离为特征的疾病,主要发生在股骨内外侧髁,根本改变为关节软骨及与之相连的软骨下骨片从关节表面脱离,多为单个游离体,同时关节面有局限性的骨缺损区。

X 线平片及 CT 只能发现晚期的骨质缺损区及关节游离体,而早期改变则很难发现。MRI 可详尽地显示膝关节解剖结构,直接显示软骨结构的独特能力及对骨髓病变显示极其敏感,已成为早期诊断剥脱性骨软骨炎的有效方法,其中 T_1WI 显示最明显,坏死骨片的信号强度随其髓腔内脂肪组织的多少及骨硬化和水肿程度的不同而改变。

晚期关节软骨碎裂,局部坏死骨吸收被纤维组织代替,脱落形成游离体,MRI 表现为边界清楚的类圆形或不规则形,T_1WI、T_2WI 均呈低信号,合并关节积液,此时游离体显示更为清晰。

7. 关节内血凝块　关节内血凝块在 T_1WI 和 T_2WI 上均为低信号,因此不要将其误认为是关节内游离体或其他肿块,如绒毛结节性滑膜炎。尽管绒毛结节性滑膜炎常含铁质,但血凝块在 T_1WI 上的信号相对增高和梯度回波序列上出血区的"开花"效应均有助于对其识别。

8. 类似于骨软骨游离体或滑膜增生的其他病变　关节脂血病的脂肪球、关节抽吸术后残留的空气或真空征以及关节内金属碎屑等。半月板碎片、前交叉韧带撕裂碎片以及半月板股韧带增生,也可能类似关节游离体的表现。实际上关节内常有骨软骨屑存在,但很难在 MRI 图像上显示。关节内游离体可借助于关节积液或关节内对比剂的存在而得以显示。

9. 膝关节囊内的钙化　膝关节囊内的钙化,该组血肿钙化 2 例,关节囊内炎性渗出液钙化 2 例,钙化由关节腔内血肿或关节内发生感染后产生的渗出液中的纤维素沉积,经机化而成的小块形成。钙化性血肿多伴有外伤,如骨折、脱位、挫伤,钙化呈蔓状。渗出液的钙化多表现为簇状,可呈圆形、卵圆形或分叶状。

10. 鉴别诊断　膝关节内游离体病变种类繁多,表现多样,但大多数病变有一定特征性,以下几点有助鉴别。

(1)关节腔内游离体为单发或多发:单发多见于退变性骨关节病、剥脱性骨软骨炎、血肿钙化及滑液钙化;多发多见于滑膜骨软骨瘤、滑膜软骨肉瘤、神经营养性骨关节病及色素沉着绒毛结节性滑膜炎(多为软骨游离体)。

(2)关节骨质是否有改变:多发游离体关节骨质破坏多见于神经营养骨关节病及滑膜软骨肉瘤,软骨性游离体并相邻骨质受侵变薄多为色素沉着绒毛结节性滑膜炎;单发游离体并骨质局限性缺损多见于剥脱性骨软骨炎,退变性骨关节病多伴有相邻关节面骨质增生,血肿钙化多伴有骨折、错位,滑液钙化则多无继发骨质改变。

(3)游离体位置:骨性关节病、剥脱性骨软骨炎游离体多见于关节间隙;滑膜骨软骨瘤、滑膜软骨肉瘤、色素沉着绒毛结节性滑膜炎可见于关节间隙及其周围;血肿钙化、滑液钙化游离体可见于关节囊内。

11. 典型影像学表现　T_2WI 呈"铺路石征",为滑膜骨软骨瘤病的典型 MRI 表现;无钙化,增生的滑膜和结节双低信号为色素沉着绒毛结节性滑膜炎的特征性 MRI 表现;关节退行性变,合并关节间隙内少而小的游离体，为退行性骨关节病的特征性影像学表现；关节无痛性肿大，关节结构严重破坏紊乱，半脱位并邻近散在不规则碎骨片，患者轻微的自觉症状与关节严重的骨质吸收影像学不相称，为神经营养性关节病的特征性征象；血肿钙化多伴有外伤史，而渗出液的钙化多伴有其周围脂肪间隙的炎性表现，并需与骨化性肌炎、韧带钙化、黏液囊钙化相鉴别：韧带钙化显示股骨内上髁邻近的软组织内新月形、长条形、圆形或三角形，长短及厚薄不一的钙化影，黏液囊钙化表现为弧线形或斑点状密度增高影，骨化性肌炎表现为结构与一般骨质相同，走行方向与肌肉行径一致，并与骨骼相连。

膝关节腔内游离体病变虽然诊断困难，但部分病变仍具有特征性影像表现，对于表现典型的病例应明确诊断，而对于表现不典型者应结合临床病史及多种影像表现进行综合分析，并给出合理的鉴别诊断及定性评价。

第七节　X 线膝关节造影时的误诊

1. 膝关节造影容易犯的错误　X 线膝关节造影时，正常的解剖结构和一些技术因素在内侧和外侧半月板的某些区域可类似于撕裂，这些假性撕裂与未认识的真性撕裂常见于内侧半月板的后角。下半月板隐窝与后内半月板冠状韧带的不规则常表示为不完全撕裂。过量的关节内阳性对比剂可局限化而伪似关节内游离体。

Hall（1976）对上述内容进行介绍，同时分七个问题对此详细讨论，这些问题是：①前内半月板假性撕裂；②半月板内带假性撕裂；③不完全撕裂与内侧后下半月板的关系；④内侧半月板冠状韧带的撕裂；⑤内后半月板上表面的假性撕裂；⑥内后半月板的假性正常表现；⑦假的关节体。

该学者在三年后更进一步指出，关节造影可诊断内侧半月板后部分离，但如果病变只限于该局部，关节镜检或关节切开可能看不到。半月板尖端斜行撕裂时半月板仍可表现为光滑的三角形，而被误认为正常。没有侧位观察可能发现不了股骨髁表面的糜烂和缺损。

根据软骨轮廓内存在透光区可怀疑此类改变，股骨髁不同位置的透视可帮助发现这样的软骨缺损。因半月板切除而引起的软骨软化是术后疼痛常见原因，半月板切除后应仔细检查软骨表面。半月板变性可不显示裂缝，但因其表面不规则且对比加大，而可识别。

2. X 线关节造影时髌上囊内的假性包块　髌上滑膜囊内的透光性充盈缺损可见于关节造影时，因其难与非特异性滑膜软骨瘤病区别，而可导致不必要的手术。

Sadler 等（1980）报告单对比膝关节造影 133 例和 10 例标本的关节造影，被检者约一半在髌上囊可见一个或多个充盈缺损，其大小变化为 1~5 cm，少见于囊的后外侧缘。

此类缺损类似于滑膜软骨瘤病、血友病、色素性绒毛结节样滑膜炎、滑膜血管瘤、类风湿性关节炎或树枝状脂肪瘤的表现。在透视下，这些块状充盈缺损能够改变轮廓。

标本造影发现髌上囊的此类表现可能为滑膜皱襞的正常表现。

第八节　误诊病例简介：假丝酵母菌感染致化脓性膝关节炎

假丝酵母菌，亦称念珠菌，属真菌类。假丝酵母菌种类很多，但能对人致病的仅有几种，以白色假丝酵母菌即白色念珠菌最为常见，致病力也最强。

假丝酵母菌属是人体正常寄生菌之一。当大量使用广谱抗菌药物时，人体正常菌群多被杀灭或抑制，体内机会致病菌大量繁殖，终致菌群失调。真菌分布于人体各部，但以呼吸道、尿道、消化道最为常见，发生于关节内并导致大范围骨质破坏者十分罕见。其好发人群为长期使用抗生素者、免疫功能低下者、糖尿病患者、体内留置导管者。一些患者发病原因较为明确，即由于糖尿病患者并骨性关节炎在外院多次膝关节穿刺注射药物治疗，在免疫功能低下或操作不规范的情况下,膝关节继发假丝酵母菌感染。因此,对于任何患者反复膝关节穿刺亦应列为真菌感染的易发因素之一。

1. 临床表现 真菌感染后临床症状与金黄色葡萄球菌所致化脓性关节炎有类似之处,即均表现为红肿热痛及关节功能障碍。但一例从末次膝关节穿刺后发病到就诊时为期 2 个月,出现典型的红肿热痛及功能障碍仅十余天,这说明其发病过程又相对较慢。

2. 影像学研究 CT 表现上,整个膝关节周围软组织肿胀并关节腔内积液,滑膜增厚,膝关节诸骨均可见较为广泛的骨质破坏,关节间隙略显变窄,髌骨、股骨髁、胫骨平台均有严重的"虫蚀样"骨质破坏,破坏区并未出现明显的增生硬化(修复期表现),表明患者就诊时病变仍在进展且破坏程度、速度明显大于骨质本身的增生修复。此外,该例患者膝关节与健侧对比,尽管骨质破坏严重,但未出现明显的骨质疏松。

该例 CT 表现与膝关节结核表现极为类似,因此术前误诊为膝关节结核。回顾性分析该例与膝关节结核的鉴别要点有以下几点:①膝关节结核多较明显的骨质疏松,而该例不明显;②关节结核骨质破坏多从关节非承重面开始,位于膝关节时,关节边缘出现大块死骨,多呈底朝向关节面的三角形,当同时出现在关节的对面,形成颇为特征的"吻形死骨"。

该例骨质破坏无规律性可循,膝关节诸骨在承重面、非承重面均出现骨质破坏,这种破坏与"吻形死骨"不同的是,骨质破坏位于关节面下呈囊状且近关节侧骨质破坏范围小,远离关节侧反而范围扩大。

第九节 膝关节外骨病伪似关节内骨病

Joyce & Mankin(1983)报告 4 年期间所见到的 11 例膝关节以外骨质病变(原发性骨肿瘤或脓肿)伪似关节内疾病,指出在作关节镜之前务必进行一系列 X 线照片以及关节造影,以分辨清楚病变究属关节内或外。要确定病变在关节内,必须联系病史、体征及系列 X 线平片所见一并考虑。

第十节 慢性痛风性滑膜炎酷似类风湿性关节炎

Trentham & Masi(1976)报告 1 例 66 岁老者患痛风性关节炎,不论从临床还是 X 线平片看都类似于类风湿性关节炎。双膝的大的腘窝囊肿和双腕的普遍的滑膜的皱纹。在一系列关节造影片上,犹如类风湿性关节炎的表现,为解释平片所示提供了证据。

第十六篇　小儿肌骨与脊柱

第一章　小儿脊柱

第一节　脊柱发育变异和诊断陷阱

为正确认识脊柱影像，需要全面了解正常脊柱的相关知识。正常脊柱的限定及成像方式与每个病人的特殊性有关，比如正常发育变异在CT和MRI图像上有各自的特殊表现。此外，这种表现除与所用的MRI序列有关外，还与观察的切面位置（如横轴面、重建的矢状面、冠状面或三维重建CT）有关。另外，尚必须熟悉各种脊柱或成像技术上的特殊伪影。偶尔，影像学上也可能将一良性、静止的结构误认为病变。儿童肌肉骨骼系统发育成熟之前，存在着大量发育变异，可能会与病理性改变混淆。

1. 儿童的脊柱　不同年龄的脊柱有不同的表现。婴儿脊柱椎体呈椭圆形；前后方有横行的V形骨质缺损相当于血管沟；椎体与椎弓分离；椎体间距较远。在儿童，椎体逐渐成为长方形；血管沟仍甚明显；椎体前缘上下角由于关节软骨的厚边压迫产生缺损，侧位像上椎体外形如阶梯状。7~20岁期间，椎体上下缘的环形骨化中心开始骨化，侧位照片示多数致密小点，逐渐融合成为环形，前缘较厚，正位表现为花边状曲线。

半椎体畸形可见于整个脊柱，还可与邻近脊椎融合；其他先天性异常包括蝴蝶椎以及椎弓根或椎板的发育不良或阙如。为了代偿因病侧椎弓根或椎板发育不良所致的对侧椎弓的压力增加，对侧的椎弓可以肥大。在X线平片上可表现为椎弓根密度增高，很像转移瘤。

2. 椎体软骨结合　根据椎体的胚胎学知识可以理解椎体的发育变化。椎骨由椎体和椎弓的三个原发骨化中心构成，在婴幼儿期逐渐骨化并融合，但其遗迹仍可以看到，表现为椎体-椎弓根结合部的斜行对称透亮区，在横断图像上清楚可见，不要误认为骨折。这些透亮区在较大儿童仍可以看到，并可能有一硬化缘。

3. 硬膜外静脉丛　硬膜外间隙含脂肪组织，其内有丰富的静脉丛。在低密度脂肪组织的衬托下，可以看到静脉丛，呈条弧形，紧贴椎体的后缘，很像椎管内的占位病变。但静脉注射对比剂后，硬膜外静脉丛的强化情况与周围其他血管相似。

4. 骶椎软骨结合　骶尾椎的发育成熟是一个复杂的过程。它包括50~60个骶骨及8个尾骨骨化中心融合过程，这个过程直到30岁才完成。轴面CT图像上，这些骨化中心之间的生长板融合处可以不对称而类似骨折线。它可出现于骶椎的任何部位，但以骶骨翼与骶骨体为多见，一般两侧对称，如出现不对称则可出现诊断困难，此时，结合临床体征与症状十分重要，这在临床上需要特别注意。

5. 椎管的大小　婴儿椎管比成人椎管宽大，这是十分值得注意的问题，如忽视此正常现象，即可误认为病理性椎管扩张。有时，由于照片时头部屈曲，新生儿颈椎椎管可更明显增大（正位）。正常儿童颈、胸椎椎管可增大，但并无颈、胸髓或颈、胸椎的病变，平片可见椎管变宽增大，脊髓造影可显示大硬膜囊，但脊髓无异常。

6. 骨内骨现象　Brill等（1974）著文讨论儿童脊柱椎体的骨内骨现象，认为该现象在新生儿，1~2月婴儿均为正常表现，并不是病理情况。新生儿胸、腰椎体，侧位片上可见为卵圆形，上、下缘为浓密增厚的骨板，为透光的中央分离，前和后缘皆向中央内凹，示为血管走行处，后缘凹入可持续存在到成人，前缘凹入消逝时间个体差异较大。随着个体发育成长，新生儿后期椎体中央出现团状致密影，则形成骨内骨现象，即上下缘致密的卵圆形椎体中央又略为浓密，形似骨内又出现骨。椎体的骨内骨现象除正常见于新生儿外,还可见于石骨症,骨质感染后,放射治疗后,以及铅中毒。

7.椎体与血管　在正常新生儿,胸椎椎体可呈夹心饼干状,侧位片上显示清楚,上、下缘致密,中层透光,犹如三明治,此现象为静脉窦造成。有时,幼儿胸椎侧位片清楚可见椎体前方有孔状透光区,如豆大,边缘清晰,多为邻近数椎皆同存此孔,此即为静脉窦残留的痕迹。在学龄前儿童,偶可见椎体前部中央的横行血管沟及椎体前角出现切迹,皆为此年龄组儿童的正常表现。椎体后部血管沟表现为椎体后部中央部分的条状或片状密度减低区,它是椎体营养动脉和静脉的出入口。它的表现可以酷似椎体的溶骨性病变。

8.婴儿和儿童期椎体的红骨髓　在婴儿和儿童期椎体的红骨髓很丰富,在MRI图像上,无论是T_1WI还是T_2WI,红骨髓均为低信号。儿童正常骨髓在钆对比剂增强扫描时可有强化,椎体的信号强度随年龄的增长而改变。在出生后的第1个月,椎体在T_1WI及T_2WI上均为低信号,但在T_2WI上可见椎体内的椎基底静脉所致的条状高信号影。围绕椎体骨化中心的是透明软骨,在T_1WI、T_2WI上均为高信号,透明软骨同样会强化。在1~6月龄的小儿椎体信号强度逐渐增加,并自椎体终板向椎体中心移行;至7月龄时,椎体和软骨之间呈相对等信号。

9.儿童的安全带型损伤　儿童的安全带型损伤多发生于腰椎中部,非常具有特征性。因儿童的重心比成人高,相对于身体的高度而言,头的比例相对较大,且髂嵴的发育也不完全。这些因素引起腰椎中部过度屈曲,并骑跨在骨盆上方"安全带区域",从而易导致脊柱及内脏的损伤。因此,儿童容易在腰椎中部出现骨折,且常为横向骨折,在横轴面影像上易漏诊。螺旋CT辅以矢状面及冠状面重建图像,较易显示此种骨折。对这种特殊的外伤病儿行腹部及骨盆CT检查时,应进行螺旋CT检查,以便进行矢状面和冠状面重建。

10.脊柱及脊旁软组织　颈椎棘突通常分叉,低位颈椎有或无外侧结节。横突孔也可有变异,在椎动脉较粗大的一侧,横突孔亦可较大。C_7横突孔可以缺如,亦可见副横突孔。

齿状突常向后倾斜,它可发生于寰椎的前弓,也可不与枢椎相连(齿状突小骨),易误认为骨折。齿状突甚至可以阙如。颈椎还可以发生一些异常的融合,寰椎部分或全部与枕骨融合或与枢椎融合,寰枕融合可与寰枢关节半脱位并存,亦可合并C_2~C_3融合。在婴幼儿,寰椎正常的椎弓联合不应误诊为Jefferson骨折。颈椎部分或全部融合可导致融合平面上下椎体的损伤,这是因为椎体融合处对外来的应力(如突然减速)缺乏生理性的缓冲所致。

寰椎其他的一些发育变异还包括前、后弓的不全骨化。颈椎的横突及肋突有多种变异。偶尔,下位颈椎发出颈肋。骶尾骨在数目及大小上均可发生变异。

11.椎间盘　婴儿期椎间盘大而膨隆。随着年龄的增长,椎间盘体积逐渐减小。成年人的正常椎间盘为中等T_1和长T_2信号。当年龄进一步增长,椎间盘体积变小,在T_2WI上信号也逐渐降低。这种椎间盘的改变在小儿及成年人中均可观察到。小儿椎间盘退变是异常情况,可能是外伤引起。MRI图像上,椎间盘髓核中心区可见线带状低信号,为脊索退化后的纤维性残留物。这种低信号影的消失可能是椎间盘感染的一个继发征象,但也可以是正常变异或是椎间盘退行性变的一个征象。

随着年龄的增长,椎间盘的信号同样也有改变,T_1WI上正常椎间盘呈低信号,T_2WI上信号增高。由于椎间盘中结合水的丢失以及组织成分的改变而引起椎间盘退行性变,此时椎间盘T_2WI呈低信号,在长回波时间序列如梯度回波T_2WI上或快速SE序列中,这种改变更加明显。椎间盘的退行性变一般发生在年龄较大者,但也可在儿童中见到。退行性变并不都有症状,经常能见到无症状的病人。

雪莫结节为椎间盘疝入椎体终板所致,这在MRI图像上显示更清楚,可误认为转移瘤。转移瘤与雪莫结节不同,雪莫结节位于椎间隙邻近椎体的边缘,典型表现为中心透光区而周围有一边缘清楚的硬化带。曾报道1例"隧道式雪莫结节",椎体上下的雪莫结节贯通椎体,产生一纵向贯穿整个椎体的通道。在Scheuermann病(青年驼背症)时,椎体终板异常软化,可导致多平面的雪莫结节的出现以及脊椎的压缩。

12.脊柱后部附件　隐性脊柱裂是脊椎后部的不全融合所致,常见于骶椎,可认为是一种正常发育变异。其他变异包括L_5和S_1横突间假关节形成,这种情况常伴有移行椎。椎管直径也有变异,例如C_4平面颈椎管前后径为13~22 mm,13 mm以下为该处椎管狭窄,可伴有椎弓根短缩。椎间小关节缺损或椎板骨折可引起椎骨滑脱(脊椎前移)。MRI

轴面图像可能不能显示，但在CT轴面图像上，可以诊断脊椎骨滑脱。若仍不能诊断，可参考矢状面重建图像。通常在定位像上即可确定是否有脊柱前移。矢状及旁矢状面MRI是评价脊椎滑脱的最好方法。由于骨赘部分容积效应的影响可导致脊椎前移的假象。此外，骨硬化累及附件也可造成发育缺陷的假象。

退行性半脱位假性滑脱和脊椎前移（真性滑脱）的鉴别；退行性半脱位，也称为假性脊椎滑脱，椎管直径通常会减小。在脊柱滑脱时，由于椎弓峡部缺损，椎管的直径可保持不变，在矢状面上可见神经孔（椎间孔）变窄。

其他易误诊的情况：阶梯状缺损。在幼儿胸椎腰椎侧位照片上，偶可见到数个椎体前缘上份与下份（或前上角与前下角）呈现阶梯状缺损，为正常表现，勿误为异常。

冠状裂。在新生儿腰椎侧位片上，偶尔发现椎体中部或稍偏后，有一冠状面走行的透光索条影将几个腰椎椎体分成前后两半，此即为新生儿腰椎椎体冠状裂，多见于男婴，属发育中的正常变异。骶骨假骨折。在幼童骶骨侧位片上，有研究者报告可见第2、3骶椎体之间出现透光横行裂隙，不甚光滑，酷似骨折缝，有时上下椎体还略有错位，前后缘排列弧线不完整，更似骨折伴移位。事实上，这也是幼儿发育中的正常变异，且并不少见，值得注意。

第二节　先天性脊柱侧弯

先天性脊柱侧弯是由于发育过程中胚胎受到损伤而造成的椎体或椎节构形错误所致，并非遗传所致。这类畸形出生时便存在，且程度轻重不等。由于先天性脊椎发育不全，如先天性半脊椎、楔形椎体、椎弓及其附属结构的发育不全，均可引起脊柱侧弯。此种畸形多发生在胸腰段或腰骶段，侧弯出现早，发展快，一般3~4岁的患者就可以有较显著的畸形，先天性缺陷在患儿的成长过程中可加剧脊柱的侧弯程度。其治疗的关键在于早期发现、密切观察、根据畸形的类型制订个体化的治疗方案，合理治疗方案的制订要建立在对畸形范围正确判断的基础上。

先天性脊柱缺陷可分为以下3个基本类型：形成不良；分节不全；混合型。单纯的形成不良或分节不全较为少见，大多数患者表现为两者并存，这一类型在以往X线检查中较难判别和评估，需加以定期随访。

第二章 椎间盘

第一节 小儿椎间盘病

小儿椎间盘病包括椎间盘突出、膨出及钙化性椎间盘病(也叫小儿椎间盘钙化)。

一、小儿椎间盘突出及膨出

小儿椎间盘突出及膨出者与成年人病因不同,后者多在椎间盘退变及磨损的基础上,外加创伤引起,前者则因直接外伤引起。

钙化性椎间盘病则为椎间盘由于变性、渗出、钙盐沉积。两者在影像学上各有其特征性改变。成人椎间盘钙化多见于胸腰椎且多无临床症状,而小儿椎间盘钙化多发生于颈椎,常伴有明显的临床症状。一组病例颈部椎间盘钙化占到椎间盘钙化的81.3%。而且该组病例显示小儿颈部椎间盘钙化常发生于 $C_{3\sim4}$(10/32)、$C_{4\sim5}$(16/32),且以 $C_{4\sim5}$ 更为常见;椎间盘钙化的病因不明,有外伤、感染、变性、维生素D代谢异常、血行障碍等原因。

一般认为儿童椎间盘在8岁之前有血供,在10岁以后血供来自邻近椎体软骨板的小穿通支血管。小儿椎间盘病变中,部分病例可从病史中询问出前驱感染史,一组73例中30例有前驱感染史。如在椎间盘病变之前有上呼吸道感染,发热、咳嗽(23例),或腹泻(11例),或有明确的脊柱损伤史,该组病例有70起脊柱损伤史,其中车祸伤42例,高处坠落伤28例。起病方式急性起病(57例),有的隐匿起病(14例)。

小儿椎间盘膨出、突出症并不常常具备成人椎间盘膨出、突出症的常见体征和症状。小儿椎间盘突出症疼痛多不明显,一般不表现腰背痛,而只表现为下肢疼痛,神经学检查也罕有阳性发现。该组41例椎间盘膨、突出病例中颈椎屈曲试验阳性14例;直腿抬高试验阳性17例。阳性率均未占到50%。这可能与小儿椎间盘结构的生理特征有关。

小儿椎间盘膨、突出症容易误诊的原因是患病组织对压力有很好的耐受力。小儿纤维环柔韧性好,髓核突出后产生局部化学刺激征少。患儿在活动过程中易以姿势矫正,消除椎间盘突出对局部神经根的压迫。故在检查诊断时要注意有无脊柱畸形。该组病例中脊柱侧弯、后凸畸形21例,其中明显畸形5例,经仔细查体发现16例。

二、小儿钙化性椎间盘病

临床通常将其分成3型:消失型,急性发病,症状持续数月后椎间盘钙化消失;休眠型,先发现椎间盘钙化,而后出现临床症状;静止型,X线检查发现椎间盘钙化但始终无临床症状。

通过跟踪检查发现消失型属于常见类型。该组病例有28/32例属于消失型,均在1年后复查时消失;未见休眠型;静止型4例,是在检查中偶然发现,但始终没有临床症状。这说明小儿椎间盘钙化多属自限性疾病。小儿椎间盘钙化的症状以颈部疼痛最常见,可伴有肩痛、斜颈、颈部僵硬及活动受限等表现,有时可伴发热、白细胞增多、全身乏力等上呼吸道感染症状。该组病例均具有以上典型的临床症状。

三、影像学研究

1. X线平片 该组32例椎间盘钙化患儿X线平片均能明确显示。椎间隙均可见棒状,横条状,点状高密度影。而对于椎间盘膨、突出病变,X线平片无明确的直接征象。正侧位可见受损阶段的脊椎有侧弯、后凸畸形,如颈椎可见椎体生理曲度变直,反曲成角;受损椎体变形,变扁或楔形样变。

2. CT 扫描　在小儿椎间盘膨出、突出症疾病检查中，为临床最常用的影像检查技术。CT 表现文献上多见报道。而对于椎间盘突出，按突出位置分为：中央型；外侧型；远外侧型。

该组病例为青少年组，突出类型主要为中央型（11 个，占 44%）和外侧型（14 个，占 56%）。除未见椎间盘真空征、黄韧带肥厚及椎体小关节增生肥大外，其余 CT 表现与成人腰椎间盘突出类同。故在腰腿痛怀疑椎间盘膨出、突出的青少年患者中，宜首选 CT 检查。

对于椎间盘钙化，CT 扫描可明确显示椎间盘钙化的范围和形态。其形态和部位与髓核相吻合。该组病例显示椎间盘钙化以点状钙化最多见，占到 59.4%。多层螺旋扫描后进行图像后处理所得三维重建图，包括容积重建（VR）及多平面重建（MPR）图像对小儿椎间盘钙化的发现更容易。

3. MRI　椎间盘钙化在 T_1WI、T_2WI 中均呈低信号或混杂信号，但不及普通 X 线平片及 CT 扫描清晰，MRI 多方位成像直接显示椎间盘病变较多层螺旋 CT 扫描方式简单，但要结合 X 线平片及临床病史。矢状位显示椎间盘形态改变也优于 CT，但轴位像中，不及 CT 显示椎间盘形态清晰，在应用及诊断中仍有局限性。

四、鉴别诊断

小儿椎间盘突出症大多数都有脊柱损伤史，脊柱两侧局部压痛，查体有神经定位或直腿抬高试验、曲颈试验阳性，结合实际 CT 及 X 线检查不难诊断。

小儿椎间盘钙化需与下列疾病鉴别。

（1）褐黄病：褐黄病临床有深褐色尿，关节僵直，X 线表现椎体边缘增生，连续多个椎间隙出现钙化，其形态呈扁薄椭圆形或双重横行层状，以腰椎为著。

（2）维生素 D 中毒：维生素 D 中毒临床有高热、昏迷，X 线示骨质疏松、硬化。维生素 D 中毒症，其钙化主要在纤维环处，而不是在髓核部，且有维生素 D 长期服用史。

（3）椎间盘炎：椎间盘炎由创伤或感染致椎间盘缺血坏死，相邻椎间隙变窄，相邻上下椎体边缘反应性增生硬化。

（4）颈椎或椎管内肿瘤：二者虽可有相似的临床症状，但颈椎或椎管内肿瘤不会侵及椎间盘，椎间盘本身也不会发生肿瘤，而且突入椎管内的团块与钙化的椎间盘连续。

（5）黑尿酸症、假痛风等：这些病症多见于成人，且都有相应的临床和实验室改变易鉴别，椎间盘有广泛多见的纤维环伴环状钙化。

第二节　儿童钙化性椎间盘病

儿童钙化性椎间盘病是一种病因不明的少见疾病，Luschka（1858）第一次报道后，至今国内外有数百例的文献报道。儿童钙化性椎间盘病临床少见，好发于 6~10 岁儿童，男性居多。好发生在颈椎，胸椎次之，故又名儿童颈椎间盘钙化症。小儿椎间盘钙化一般为一个椎间盘钙化。与老年性钙化不同，它是暂时性钙化，有症状，出现于髓核，而老人钙化是持久不变，无症状，局限于纤维环内，虽然椎间盘钙化的病因，已解释为外伤、炎症、高维生素 D、钙代谢改变，及组织黄变症等，但儿童特发性椎间盘钙化的病因目前尚未明确。

一、病因

儿童钙化性椎间盘病是一种病因不明的少见疾病，以欧美报道多见。近年报道稍增多，可能同现代影像检查 CT、MR 广泛应用有关。本病病因不明，有多种学说。

1. 外伤学说　有学者提出小儿椎间盘钙化病与外伤有关。外伤后椎间盘局部出现血肿，继而血肿机化，最后钙化。但通过统计既往报道小儿椎间盘钙化病例，有明确外伤史者仅占 30% 左右，一组 5 例无 1 例有明确外伤史。有学者认为可能与儿童活动量较大，轻微外伤未被注意有关。

2. 感染学说　Newton（1958）认为本病可能为椎间盘感染，20%~30% 的患者出现血沉增快，白细胞增高。也有学者认为小儿椎间盘血运丰富，有邻近椎体终板穿通血管供血，细菌可能通过血液进入椎间盘。然而，文献报道绝大多数病例未使用抗生素症状消失。

3. 其他　有新陈代谢障碍学说及缺血坏死等综

合因素有关。

二、分型

Rechtman 等(1956)将小儿椎间盘钙化分为三种临床类型:①消失型:钙化逐渐吸收,在数周至数月期间钙化完全消逝;②静止型:椎间盘钙化显示于症状出现之前,常为偶然发现,症状出现后,再追踪观察,可见钙化消逝;③无症候型:在临床上一直无症状出现。

Rechtman 等(1963)把儿童椎间盘钙化病分为3型:①消失型:急性症状发病,X 线示椎间盘钙化,数月至数年后消失。一组 6 例均属此型,钙化椎间盘在 6 个月至 3 年消失;②潜伏型:先发现椎间盘钙化,而后出现临床症状;③静止型:X 线检查发现椎间盘钙化,但始终无临床症状。文献报道后 2 型较少,可能同后 2 型早期无症状或始终无症状,病人未就诊有关。

三、临床表现

一般钙化多犯及颈椎且通常有症状。Schechter 等(1972)报告 2 例小儿无症状的胸腰椎间盘钙化。该 2 例在偶然发现钙化后保持无症状分别是 8 个月与 3 年。症状主要是肌肉痉挛、局部疼痛及非特异性低烧,如颈椎受犯,可出现斜颈。临床经过多为良性,卧床休息及止痛常可缓解症状。儿童椎间盘钙化常伴存疼痛、发热、白细胞总数增多、血沉升高,为良性病程。随钙化的自发性逐渐吸收,症状亦渐减轻。钙化性髓核疝是少见并发症,症状不重,但 X 线表现却引人注目,提示需神经外科处理。

四、影像学研究

本病多发生在颈椎,以单个椎间盘发病为主,偶有多椎间盘钙化发生,X 线表现为椎间盘钙化,髓核脱出,椎体改变和曲度失常。

1. 椎间盘钙化　可表现为团块状、盘状、碎裂状。团块状髓核钙化代表髓核整体钙化,盘状钙化表示髓核钙化并被压扁,碎裂状钙化可能是团块状钙化灶处于吸收、消散期改变,也可能为髓核破裂。一组 3 例团块状钙化,追踪过程中均出现碎裂状改变至沙砾状改变,直至最后消失。在 X 线表现上,髓核钙化位于椎间盘中心部位,可呈圆形、卵圆形或菱形;环状纤维钙化则常位于前面,上面和下面,或前后周围。有症状者通常为髓核钙化,而环状纤维钙化一般无症状出现。在成人,椎间盘钙化被认为属于变性,而在儿童,椎间盘钙化的原因尚待明确。

2. 髓核脱出或移位　钙化的髓核可以向各种方向脱出。一组 6 例中,2 例向后脱出。向后或侧后方脱出,临床多表现神经系统压迫症状,相应神经节段感觉异常、肌力减低等;向前脱出一般无明显症状,严重者可表现为食管吞咽异常。

3. 椎体形态异常　椎体改变是本病的重要组成部分。一组病例中,5 例合并不同程度的椎体改变,椎体的改变主要为:椎体变扁、楔状改变,椎体缘尖刺样改变,严重者呈“口钳征”,椎间隙一般无明显改变。椎体改变发生率高,说明本病不只限于椎间盘。多位学者支持本病影响“椎间盘髓核 - 纤维环 - 椎体椎板”的观点。CT 能够详细地显示髓核钙化的情况及吸收的演变过程,钙化的髓核 CT 值最高达 800 HU,能够充分显示周围软组织受压程度。钙化的髓核在 MRI 上表现为不同形态的低信号灶,MRI 能够详细地显示软组织受压程度,有无神经根受压,脊髓有无水肿,有辅助诊断作用。

在 X 线表现上,髓核钙化位于椎间盘中心部位,可呈圆形、卵圆形或菱形;环状纤维钙化则常位于前面、上面和下面,或前后周围。有症状者通常为髓核钙化,而环状纤维钙化一般无症状出现。MSCT 扫描后进行图像后处理所得三维重建图包括容积重建(VR)及多平面重建(MPR)图像对儿童椎间盘钙化的发现更容易。

椎间盘钙化在 T_1WI、T_2WI 中均呈低信号或混杂信号,但不及普通 X 线平片及 CT 扫描清晰,MRI 多方位成像直接显示椎间盘病变较 MSCT 扫描方式简单,但要结合 X 线平片及临床病史。矢状位显示椎间盘形态改变也优于 CT,但轴位像中,不及 CT 显示椎间盘形态清晰,在应用及诊断中仍有局限性。

五、鉴别诊断

1. 维生素 D 过剩症　维生素 D 过剩症可引起纤维环的钙化,但不引起髓核钙化。临床有高热、昏迷,X 线示骨质疏松、硬化。且有维生素 D 长期服用史。

2. 黄褐病　黄褐病是一种常染色体隐性遗传病,可见软骨内因尿黑酸的聚集而发生钙化,但为全椎间隙钙化,至今未见儿童病例报道。临床有深褐色尿,关节僵直,X 线表现椎体边缘增生,连续多个椎间隙出现钙化,其形态呈扁薄椭圆形或双重横行层状，以腰椎为著。

3. 结核及感染性疾病　结核及感染性疾病主要表现为：椎体的破坏，椎前软组织影增厚或椎旁脓肿，间隙狭窄。通过 CT 可以明确的了解骨质情况及软组织情况。儿童椎间盘钙化病 CT 表现只在椎间盘层面见不同形态钙化，通过二维重建能够了解椎体的确切改变。

4. 椎间盘炎　椎间盘炎常由创伤或感染致椎间盘缺血坏死，相邻椎间隙变窄，相邻上下椎体边缘反应性增生硬化。

5. 颈椎或椎管内肿瘤　儿童钙化性椎间盘病与颈椎或椎管内肿瘤，二者虽可有相似的临床症状，但颈椎或椎管内肿瘤不会侵及椎间盘，椎间盘本身也不会发生肿瘤，而且突入椎管内的团块与钙化的椎间盘连续。

6. 黑尿酸症、假痛风等　这些病症多见于成人，且都有相应的临床和实验室改变易鉴别，椎间盘有广泛多见的纤维环伴环状钙化。

第三章 小儿脊柱肿瘤及肉芽肿

第一节 误诊病例简介:腰椎骨肉瘤与骨巨细胞瘤

原发性骨肉瘤是由肿瘤细胞直接形成肿瘤性类骨组织或骨组织的恶性肿瘤,是最常见的恶性骨肿瘤。Ilaslan 等(2004)统计的 4887 例原发性骨肉瘤病例中,198 例发生于脊柱,仅占所有病例的 4%,在脊柱原发性骨肿瘤中骨肉瘤也仅占 3.6%~14.5%。

一、临床表现

临床主要表现为病变部位疼痛,夜间加剧,逐渐加重。60%~80% 的脊柱原发性骨肉瘤患者伴有不同程度的神经损害症状,尤其是肿瘤累及颈椎时。神经损害症状一般由肿瘤直接压迫脊髓和神经根导致,也可以因肿瘤侵蚀脊椎引起病理性骨折造成的压迫导致,常表现为肢体麻木无力、行走困难、大小便功能障碍等,甚至截瘫。

二、影像学研究

脊柱骨肉瘤的 X 线表现并不像四肢骨肉瘤一样出现骨膜三角及骨膜反应等典型特征。脊柱骨肉瘤可以是成骨改变或溶骨改变,但两者混合更多见,还可见脊椎病理性压缩骨折征象。X 线片仅用作脊柱骨肉瘤筛选手段之一。CT 可以发现细微的钙化和 / 或骨化等脊柱骨肉瘤的异常表现,能为诊断提供依据。MR 检查能很好地显示受骨肉瘤侵犯的软组织范围、脊椎破坏程度以及脊髓神经受压等情况,是目前诊断、鉴别脊柱骨肉瘤的最好方法。核素全身骨显像可以发现多发病变和远隔部位转移,但无法鉴别良、恶性肿瘤,故诊断脊柱原发性骨肉瘤的价值有一定局限性。

脊柱原发性骨肉瘤早期症状不明显,影像学表现多样,病理特征变化较大,所以早期诊断较为困难,常被误诊为骨结核、骨巨细胞瘤、骨淋巴瘤以及畸形性骨炎等。

一例发生在腰椎,与文献报道脊柱骨肉瘤好发部位一致,椎板及棘突受侵犯呈膨胀性结节样改变,呈溶骨性破坏,与术中所见肥皂泡样突起相符,椎旁未见明显软组织肿块。

三、鉴别诊断

1. 椎体结核　椎体结核典型表现是连续 2 个或多个椎体受累,多侵犯椎间盘,椎间隙变窄,椎体骨质破坏,椎旁软组织肿胀。临床上中毒症状较常见。

2. 骨巨细胞瘤　骨巨细胞瘤多位于骶椎,病变常起源于椎管前部附件,偏心性较多,溶骨性破坏,无硬化边和瘤内钙化,常跨越椎间盘或骶髂关节生长。在 MRI 上,骨巨细胞瘤多为实性或囊实性,常有较多低信号纤维组织。

3. 骨淋巴瘤　发生于脊椎,累及椎管内,有包绕脊髓呈纵形生长的趋势时,要首先想到淋巴瘤,特别是有全身浅表淋巴结肿大、肝脾肿大等。

4. 畸形性骨炎　畸形性骨炎,又名 Paget 病,为一种原因未明的,可能为先天性骨代谢异常所致的局限性变形性疾病。椎体 X 线呈方框椎、CT 呈象牙椎及 MRI 表现为双凹征等征象对畸形性骨炎的诊断有重要意义。畸形性骨炎实验室检查结果多为血清碱性磷酸酶升高,尿排泄羟脯氨酸总量增加,血清钙、磷含量一般正常。

特殊情况鉴别困难时,可行 CT 引导下穿刺活检定性。同四肢骨肉瘤一样,脊柱原发性骨肉瘤由产生类骨质和骨质的肉瘤组织细胞组成。病理学检查是其确诊的唯一方法。

总之,椎体骨肉瘤发病率很低,当椎体发生病理性骨折呈压缩改变时,诊断更加困难。但结合 X 线平片、CT 和 MRI 表现，可进行术前准确定位，明确邻近组织受侵范围，有助于手术方案的制订和术后放化疗的监测。

附：具体病例资料：患者，女，13 岁。以腰部间断性疼痛 4 月，加重 2d 为主诉入院。查体：脊柱呈生理弯曲，下腰部棘上、棘间及右侧椎旁有压痛，无放射痛，会阴区及双下肢感觉正常，双下肢直腿抬高试验阴性，肌力、肌张力正常，双侧膝反射、踝反射正常。DR 示：L_4 椎体压缩性骨折。CT 示：L_4 椎体变扁，呈楔形变伴低密度影，考虑骨巨细胞瘤或椎体骨囊肿。MRI 示：L_4 椎体信号混杂，呈长 T_1 混杂长 T_2 信号，形态变扁，呈楔形改变，L_4 椎体棘突膨大，右侧椎间孔受累，MRI 诊断：L_4 椎体、棘突、附件肿瘤，考虑骨巨细胞瘤。SPECT-CT 扫描：第 4 腰椎放射性分布异常浓聚。

术中所见：L_4 椎体棘突和椎板呈肥皂泡样突起，骨皮质变薄，椎体呈鱼肉样改变。术后病理诊断：L_4 椎体骨肉瘤，骨母细胞型为主。

第二节　诊断陷阱

1. *扩大的腰升静脉*　有研究者发现，在肝脏水平下腔静脉梗阻的患儿，CT 扫描发现两侧椎旁包块，大小对称，增强扫描证实为双侧扩大的腰升静脉。

2. *椎体后部血管沟*　椎体后部血管沟表现为椎体后部中央部分的条状或片状密度减低区，它是椎体营养动脉和静脉的出入口。它的表现可以酷似椎体的溶骨性病变。

第三节　误诊病例简介：朗格汉斯细胞组织细胞增生症与淋巴瘤

患儿，女，5 岁。腰背部疼痛、活动受限伴畸形 1 月入院。CT：胸椎及腰椎生理曲度存在，T_{11} 椎体变扁，左窄右宽，可见不规则骨质破坏，以左半椎体明显，周围软组织肿胀，部分突入椎管内，局部椎管略变窄。CT 诊断：T_{11} 椎体骨质改变，性质待定，结核？肿瘤？建议结合临床进一步检查。6 天后 CT 增强扫描：T_{11} 椎体变扁，左窄右宽，可见不规则骨质破坏，以左半椎体明显，内见软组织肿块，大小约 2.3 cm×2.0 cm，边界模糊，周围软组织肿胀，平扫 CT 值 65 HU，增强后动脉期明显不均匀强化，CT 值 114 HU，静脉期及延迟期强化减低，CT 值 96~101 HU，部分突入椎管内，局部椎管略狭窄。CT 诊断：T_{11} 椎体骨质破坏性质待定，怀疑淋巴瘤，不除外朗格汉斯细胞组织细胞增生症。

MRI：T_{11} 椎体压缩变扁呈楔形变，以左侧更明显，椎体内可见斑片状异常信号影，T_1WI 低信号，T_2WI 压脂高信号，累及双侧附件，局部硬膜囊稍受压，椎旁未见明显异常软组织块影。胸段脊髓及圆锥形态正常，信号均匀，边界清楚。MRI 诊断：T_{11} 椎体骨质破坏伴病理性骨折，考虑淋巴瘤可能。

手术所见：①左侧腋窝淋巴结活检术：淋巴结大小约 1.5 cm，质稍硬，与周围软组织少量粘连；②一周后，后路胸 $_{11}$ 椎体椎板切除并肿瘤刮除和植骨术：左侧部分椎板及椎弓根被骨肿瘤组织侵犯，可见少量肉芽样肿瘤组织，取刮匙沿椎弓根向前方仔细刮除骨肿瘤组织，向前方及内侧仔细刮除椎体内骨肿瘤组织。

病理检查：左侧腋窝淋巴结活检标本：灰红色软组织一块，大小 2.5 cm×1.8 cm×0.8 cm。常规病理诊断：左侧腋窝淋巴结内可见组织细胞增生，多核巨细胞反应及较多嗜酸性粒细胞浸润，待免疫组化检测进一步明确诊断。

免疫组化检测：阳性：组织细胞：S-100，CD1a（但吞噬淋巴细胞的组织细胞阴性），CD68，CD163，Vimentin，Ki-67（<5%）；阴性：CK-P，EMA。免疫组化诊断：左侧腋窝淋巴结活检标本：符合淋巴窦组织细胞增生伴巨淋巴结病（又名：Rosai-Dorfman 病）。

本病例镜下特征性表现为组织细胞和多核巨细胞吞噬淋巴细胞，符合 Rosai-Dorfman 病。但另一特征性现象表现为较多嗜酸性粒细胞浸润，所以仍需进一步排除朗格汉斯细胞组织细胞增生症，若有可能建议病理会诊。

外院会诊 1：免疫组化检测：阳性：S-100，CD1a，CD6（弱）8，CD163，CD207；阴性：CD30，ALK，LCA，Ki-67。诊断意见：左腋窝淋巴结朗格汉斯细胞组织细胞增生症。

外院会诊 2:左腋窝淋巴结:淋巴窦中见组织细胞显著增生伴嗜酸性粒细胞浸润及多核巨细胞;结合原单位免疫组化结果及临床表现,考虑为朗格汉斯细胞组织细胞增生症,主要病变在胸椎,潜在恶性。

第四章　小儿脊柱的其他疾病及诊断陷阱

第一节　骶椎的假性骨折

在侧位骶椎照片上，儿童骶骨可出现假性骨折，这种现象在儿童的第2、3骶椎并非罕见。第1、2骶椎之间后部间隙增宽，为年轻人发育中的变异，不要误认为破坏性病变。有研究者报告一例13岁儿童第1、2骶椎之间后部间隙增宽，被误诊为骨折，3个月后随访复查照片却未见丝毫变化。

前后位骶椎照片上，15岁男孩骶骨翼副骨化中心表现为骶骨翼两侧外上角分离的三角形骨块，两侧可对称，也可不对称。

3岁幼儿前后位骶椎照片上，可见骶骨翼与骶骨体部之间的软骨联合，为由外上向内下走行的低密度的透光线条影，此联合通常在1~7岁时闭合。

骶椎侧位照片时，如稍有旋转，常见到骶骨前缘不平整，甚至出现假性裂隙，宛如骨折，待再作标准侧位片，此类假性骨折多不复存在，盖因骶骨前表面凸凹不平所致。

在幼儿骶椎，侧位片上常见到第2、3骶椎上下或其间骶椎排列稍有顿挫，同时可见横行裂隙位于骶曲线不光滑处，颇似该处已存骨折，事实却为假性骨折，值得注意。

第二节　生理性半脱位

在儿童，第2~3颈椎连接处正常运动最大，头部屈曲时尤著，此刻拍摄屈曲侧位片常可见第2~3颈椎半脱位，再摄中立位片此半脱位立即消失，故称为假性半脱位或生理性半脱位。第2~3颈椎生理性半脱位也可见于成人，有的成人在颈前屈、后仰时出现生理性半脱位，而在中立位时又不可见及半脱位。有学者提出，在此类生理性半脱位与真正半脱位之间在X线侧位片上可以做出区别，即观察后颈线的表现，在前者后颈线不会改变，而在真半脱位时后颈线常有改变。

第三节　儿童的安全带型损伤

儿童的安全带型损伤多发生于腰椎中部，非常具有特征性。因儿童的重心比成人高，相对于身体的高度而言，头的比例相对较大，且髂嵴的发育也不完全。这些因素引起腰椎中部过度屈曲，并骑跨在骨盆上方“安全带区域”，从而易导致脊柱及内脏的损伤。

因此，儿童容易在腰椎中部出现骨折，且常为横向骨折，在横轴面影像上易漏诊。螺旋CT辅以矢状面及冠状面重建图像，较易显示此种骨折。对这种特殊的外伤病儿行腹部及骨盆CT检查时，应进行螺旋CT检查，以便进行矢状面和冠状面重建。

第四节 发育变异和诊断陷阱

1. 发育变异 儿童肌肉骨骼系统发育成熟之前，存在着大量解剖上的正常发展变化及发育变异，可能会与病理性改变混淆。

2. 椎体软骨结合 根据椎体的胚胎学知识可以理解椎体的发育变化。椎骨由椎体和椎弓的三个原发骨化中心构成，在婴幼儿期逐渐骨化并融合，但其遗迹仍可以看到，表现为椎体 - 椎弓根结合部的斜行对称透亮区，在横断图像上清楚可见，不要误诊为骨折。这些透亮区在较大儿童仍可以看到，并可能有一硬化缘。

3. 椎体后部血管沟 椎体后部血管沟表现为椎体后部中央部分的条状或片状密度减低区，它是椎体营养动脉和静脉的出入口。它的表现可以酷似椎体的溶骨性病变。

4. 硬膜外静脉丛 硬膜外间隙含脂肪组织，其内有丰富的静脉丛。在低密度脂肪组织的衬托下，可以看到静脉丛，呈条弧形，紧贴椎体的后缘，很像椎管内的占位病变。但静脉注射对比剂后，硬膜外静脉丛的强化情况与周围其他血管相似。

5. 婴幼儿的颈椎 幼儿的颈椎，一般在两侧椎弓之间为软骨联合，1 岁以前常常可见一侧未融合，而表现为线状竖行的透光影，有时，这些软骨联合可持续至 3~6 岁，一侧可比另侧延迟数月闭合。在颈椎正位片或侧位片上可以看见，不能误诊为骨折。

正常儿童颈椎管增大，但并无颈髓病变证据。椎管造影显示大硬膜囊，但脊髓未见异常，有的胸椎也可见同样变化。婴儿椎管比例大于成人，如忽视婴儿的这个差异，可误认为病理性椎管扩大。

6. 楔形椎体 在幼儿，常常看到第 3~7 颈椎椎体呈楔形改变，前矮后高，此为正常表现，勿误认为压缩性骨折，有时以第 3 颈椎尤其明显，而常与骨折混淆。颈椎楔形椎体有时可持续存在至成人，表现为第 3~5 颈椎或其中某一椎（以第 3 颈椎为多）椎体呈楔形，前者为多数椎体，一般易于识别，后者为单一椎体，则极易误诊，值得我等警惕之。

7. 腰椎的血供 腰椎的血供是由 5 对腰动脉组成。上 4 对腰动脉自上 4 个腰椎平面的腹主动脉后壁发出，第五对腰动脉起源变异较大，常常从骶动脉发出。

8. 儿童宽大的骶髂关节间隙 与成人相比，儿童的骶髂关节间隙相对较宽大，如不注意，在临床上可误诊为外伤性骶髂关节分离。结合两侧对称、盆腔其他部位没有骨折、没有软组织血肿以及临床病史等有助于做出正确诊断。一般认为，骶髂关节间隙宽度的低限为 2 mm。韧带部间隙随层面上升逐渐加宽，形态不一，变异颇大。骨皮质，尤其骶骨面边缘不规则，酷似侵蚀，实为韧带附着处。

9. 骶椎软骨结合 骶尾椎的发育成熟是一个复杂的过程。它包括 50~60 个骶骨及 8 个尾骨骨化中心融合过程，这个过程直到 30 岁才完成。轴面 CT 图像上，这些骨化中心之间的生长板融合处可以不对称而类似骨折线。它可出现于骶椎的任何部位，但以骶骨翼与骶骨体为多见，一般两侧对称，如出现不对称则可出现诊断困难，此时，结合临床体征与症状十分重要，这在临床上需要特别注意。

第五章　小儿软组织肿瘤

第一节　婴儿型纤维肉瘤的临床病理及影像分析

婴儿型纤维肉瘤，又称先天性纤维肉瘤，临床多表现为婴幼儿肢体肿块进行性增大。该病预后良好，但容易与婴幼儿常见的血管瘤相混淆。因此影像诊断至关重要，有助于避免肿瘤过度治疗。

一、病理学

肿瘤一般未见包膜，与邻近组织分界不清；切面呈灰白色或灰褐色，实性、质韧，部分肿瘤内部可见囊样坏死。镜下见肿瘤细胞致密，梭形细胞弥漫性增生，成束状或编织状排列，核分裂明显，肿瘤浸润至横纹肌。组织学特征为梭形细胞束互相交叉，排列成鲱鱼骨样，部分呈旋涡状；血管丰富，常见灶性的管外皮瘤样裂隙或鹿角状血管，多核巨细胞罕见。免疫组织化学示肿瘤细胞表达 Vim；肌源性标志 SMA 染色不定，部分呈灶性阳性。

二、临床表现

一些研究者检索自 2004 年至 2010 年文献报道资料完全的婴儿型纤维肉瘤病例共 15 例，结合一组 5 例进行统计，婴儿型纤维肉瘤发病年龄均小于 1 岁，17 例在出生时即被发现，最小年龄为妊娠 19 周胎儿。病灶发生于四肢者 18 例、背部 1 例、头皮 1 例。临床多表现为四肢肿块进行性增大，质韧，部分皮肤表面呈暗红色。

婴儿型纤维肉瘤预后较好，以往文献报道 5 年存活率大于 90%，偶见肝转移的报道。本病的特点是局部易复发，复发率在 17%~43%。

三、影像学研究

1. X 线检查　一组 5 例均为四肢单发软组织肿块，均未见钙化；3 例骨质形态改变，其中 2 例呈明显的骨质破坏。

2. CT 表现　5 例肿块直径为 4.5~14.2 cm，平均（7.5 ± 4.1）cm。按生长部位及 CT 影像特点分为深在型与浅表型。浅表型病变均位于皮下软组织，平扫肿块密度混杂，可见大片低密度坏死区及略高密度出血灶，CT 值 14~74 HU；未见骨质破坏及钙化灶；增强扫描动脉期病灶呈明显不均质强化，静脉期及延迟期强化程度明显减弱，呈快进快出的强化方式。深在型病变均位于四肢深部组织，呈中心性生长，平扫肿块密度均匀，其内无明显坏死囊变区及钙化灶，密度等或稍低于肌肉组织；深在型肿瘤组织均包绕邻近骨骼生长，可见骨质破坏及骨质变形。增强扫描可见动脉期肿块呈明显周边环形强化，静脉期病灶强化均匀，结合血管造影检查可见对比剂由周边向病灶中心充填，延迟期无强化。

3. MR 表现　3 例中浅表型病灶 1 例，平扫 T_1WI 呈等、低信号，T_2WI 呈不均质高信号，病灶与周围软组织分界欠清晰，邻近骨骼未见受累；深在型 2 例，均呈骨质破坏及骨髓受累表现，平扫 T_1WI 均呈等信号，1 例在 T_2WI 呈不均质高信号、病灶内见数个小囊状影，1 例呈均质高信号。

4. DSA 表现　动脉期婴儿型纤维肉瘤瘤体供血动脉增粗、迂曲、紊乱，肿瘤内有丰富而紊乱的新生血管；实质期可见较明显染色；静脉回流通畅。

与下肢相比婴儿型纤维肉瘤好发于上肢，四肢远端较近端好发，躯干及头颈部略少；位于四肢的肿瘤复发率低于其他部位；中轴部位的病变虽少见，但临床过程更具有侵袭性。

婴儿型纤维肉瘤生长较局限，部分与邻近肌肉分界欠清晰，可能与病变浸润横纹肌生长有关。深在型与浅表型婴儿型纤维肉瘤在影像表现上有所不同。深在型病灶包绕骨骼生长,可见明显骨质破坏或变形;而浅表型邻近骨骼未见受累。深在型肿块密度较均匀,体积虽然较大,但内部坏死囊变少,仅T_2WI显示部分肿块内有少量小囊状坏死灶。

结合血管造影可见肿瘤内部有丰富的肿瘤新生血管,由病灶周围向中心生长,增强扫描时动脉期肿块呈明显环形强化,并逐渐向中心填充,并且肿瘤强化后消退也快,这种强化方式明显有别于血管瘤及一般软组织肉瘤,可作为影像诊断的特征性改变;而浅表型肿块密度不均,越靠近皮肤肿瘤坏死越明显,因其离供血动脉较远,呈明显不均质强化。浅表型无环形强化,但也呈快进快退的强化方式。

四、鉴别诊断

1. *血管瘤* 临床上婴儿型纤维肉瘤常需要和良性的血管瘤进行鉴别诊断。一组5例中有2例被误诊为血管瘤。因为血管瘤是该年龄段软组织肿块最常见的肿瘤,同时,婴儿型纤维肉瘤与新生儿血管瘤相比,还有以下相似点:在新生儿中两者都生长迅速;浅表型婴儿型纤维肉瘤外观呈暗红色;婴儿型纤维肉瘤病灶可呈环形强化;婴儿型纤维肉瘤内部血供丰富,常可见血管影,与血管瘤相似;婴儿型纤维肉瘤内部可见出血,可引起消耗性凝血病,与血管瘤内出血引起凝血病相似,易误诊为K-M综合征。

另外,相对于婴儿型纤维肉瘤,血管瘤更为常见,也容易导致误诊,但两者的临床治疗方式及预后大不相同。

2. *结合婴儿型纤维肉瘤的临床特点,鉴别诊断可参考以下几点* 婴儿型纤维肉瘤发现时体积较大,巨大的血管瘤在临床上并不多见;婴儿型纤维肉瘤常呈类圆形并突出于皮肤,而血管瘤常呈斑块状,带分叶;血管瘤质地较柔软,婴儿型纤维肉瘤质地较硬;与血管瘤比较,婴儿型纤维肉瘤符合肉瘤在增强扫描后“快进快出”的强化特点,无延迟强化。

3. *横纹肌肉瘤及淋巴瘤* 少数病例临床可被误诊为淋巴管瘤或横纹肌肉瘤。横纹肌肉瘤好发于泌尿生殖道、腹膜后,四肢少见;恶性度较高,形态较婴儿型纤维肉瘤更不规则,预后差,较早发生远处转移等可供鉴别。

第二节 软组织海绵状血管瘤

一、病理学

海绵状血管瘤并非真性肿瘤,而是一团发育异常并互相吻合的血管或血窦,因其切面形态类似海绵而得名。发生于四肢肌间的海绵状血管瘤临床少见,国外文献报道仅占血管瘤的0.8%。由于瘤灶内血流异常,易导致血栓、静脉石形成及新生血管生长,瘤灶破裂则可导致反复出血并继发血肿机化、纤维组织增生及钙化,此外,瘤灶内尚含有不等量的脂肪组织。由于成分复杂,MRI上海绵状血管瘤的信号多不均匀。

二、临床表现

本病起病年龄普遍偏小,以儿童及青少年多见。四肢肌间海绵状血管瘤多幼年起病,表现为局部的软质肿块,以单发多见。多数病例伴有患肢疼痛。疼痛多为间歇性,休息后可缓解,并随病程呈进行性加重。但患肢疼痛程度与肿块大小似无明显相关性,该组病例中个别疼痛显著的病例并未触及明确肿块,仅行MRI检查时发现。由于肿块位置深在,表面皮肤一般无明显异常,肿瘤表面皮肤可呈青紫色,个别病例局部皮肤呈淡青色。

本病虽为良性病变,但其对周围组织有一定破坏性,病程长者易导致多种并发症,如破溃出血、感染化脓、败血症等,而一旦患肢重要肌肉或关节受累,则可导致患肢活动受限甚至功能丧失,所以四肢肌间海绵状血管瘤的早期确诊对指导本病的及时治疗有重要意义。

三、影像学研究

软组织海绵状血管瘤不仅含有以血窦为主的血管结构,部分病灶内尚有脂肪、纤维和肌肉组织,此外,病灶易于出血、钙化、机化和静脉石形成,是海绵状血管瘤的主要病理特征。MRI多能反映海绵状血管瘤的上述病理基础,因此,MRI已成为诊断软组织海绵状血管瘤的最佳影像学检查手段。

SE序列T_1WI,绝大多数海绵状血管瘤呈等于或略高于骨骼肌的信号,辨认有一定难度,SE序列

T_2WI 和 GER 序列 T_2WI 海绵状血管瘤常呈明显高信号，更易于检出和显示肿瘤的轮廓及范围。

一组 43 个软组织海绵状血管瘤中 T_1WI 上 41 个等于或略高于骨骼肌信号，仅 2 个病灶稍低于骨骼肌信号。T_1WI 更易于显示病灶内高信号结构，这可能代表着高信号的脂肪或含有 MHB 的亚急性或慢性期出血，此时使用脂肪抑制序列有助于二者的鉴别。

软组织海绵状血管瘤中存在脂肪甚为常见，但常呈线条状分布于病灶内或病灶周围，该组以周围分布较多，此种表现临床报道较少；而出血常呈结节状位于病灶中心，随时间延长，可见含铁血黄素沉积的黑环征。该组病例中 21 个病灶内 MRI 可确定有脂肪组织，占 48.8%（21/43），12 个病灶中心 MRI 可确定有出血，占 27.9%（12/43）。

T_2WI 和 Gd-DTPA 增强扫描病灶常信号不均，除前面所提到的出血、脂肪组织外，尚与其内钙化、纤维间隔和机化组织有关。

软组织海绵状血管瘤的钙化形态多样，可呈环形或曲线样钙化，但静脉石的出现是海绵状血管瘤的特征性影像学表现。在显示钙化和静脉石方面，MRI 不及 CT 和 X 线平片。

软组织肿块周围出现异常的血管是海绵状血管瘤的一个重要征象，MRI 在显示这些异常血管方面较 CT 和 X 线平片敏感。该组病例发现颈部软组织海绵状血管瘤的形态常更规则，多发病灶者较四肢更多，这一结果尚需更多病例研究支持。该组病例还发现四肢海绵状血管瘤与沿肢体长轴生长，这一点与文献报道一致。

软组织海绵状血管瘤常伴有邻近骨的改变，这是由于肿瘤压迫导致邻近骨的骨质溶解吸收或反应性新骨形成。对海绵状血管瘤常引起的邻近骨改变进行的研究认为，骨的改变与肿瘤的大小及与邻近骨的距离有关，而骨的改变与临床症状没有关系。

软组织海绵状血管瘤邻近的骨改变，多为压迫性骨质吸收，边缘光整、锐利，或出现不规则的骨膜新生骨，少数肿瘤对邻近骨产生侵蚀性破坏，出现骨的变形。

MRI 表现为骨皮质不完整或增厚，与正常骨髓信号相比，受累骨 T_1WI 上信号降低，T_2WI 上信号升高。位于关节附近的病灶易导致多种破坏征象，如骨皮质破损、软骨增生、韧带水肿、滑膜增厚、关节囊积液等。

位于不同部位的病灶其 MRI 表现有一定差异，主要为邻近关节者与远离关节者之间的差异。远离关节者，其表现较单纯，肿块形态规则，边界清晰，周围组织受累征象轻，以邻近肌肉水肿为主。邻近关节者则表现较为复杂，尤其是位于膝关节和肘关节者。其原因可能与关节结构及功能的复杂性有关。关节的组成结构复杂，除肌肉附着外，尚有大量软骨、韧带、肌腱等成分，加之膝、肘两大关节运动频繁，承受重力大，对局部摩擦、挤压作用显著，故易加重瘤灶的破坏，导致瘤灶破溃、出血及坏死，继而导致邻近诸结构的反应性改变。

由于静脉石是诊断软组织海绵状血管瘤的特殊征象，而 MRI 对静脉石的显示较差，这是 MRI 诊断软组织海绵状血管瘤的一大缺憾。因此，MRI 怀疑软组织海绵状血管瘤的病人，应加照 X 线平片或 CT 以确定有无静脉石。

1. *归纳起来，本病 MRI 表现有下列特点*　四肢病灶多单发，且其长轴与受累肢体长轴一致，形态多不规则；头颈部病灶常多发，病灶常较规则。病灶内特别是病灶边缘有条状或花边状脂肪存在，是 MRI 诊断软组织海绵状血管瘤的一个重要征象。T_1WI 上部分瘤灶与肌肉信号接近，边界可不清晰。T_2WI 上瘤灶信号明显高于肌肉信号，边界多清晰可辨，T_2WI 显示病灶范围更具优势；病灶易于出血。瘤灶周边组织一般不受侵犯，周围组织受其挤压可有不同程度的移位或变形。可见血流异常所致局部软组织受损征象，主要表现为周围肌肉的水肿；T_1WI 上病灶以等、低信号为主，部分病灶可呈稍高信号，T_2WI 上以高信号为主，其内常可见斑片及条索状低信号区，提示血栓机化、纤维化及钙化等成分存在。脂肪组织常见，于 T_1WI、T_2WI 均呈高信号，抑脂相信号降低；肿瘤周围 T_1WI、T_2WI 可见低信号环，系瘤周含铁血黄素沉积所致，为四肢软组织海绵状血管瘤的特征性表现；瘤灶内，可见蚓状、条状或斑点状血管流空影，此征象亦为海绵状血管瘤鉴别于其他软组织肿瘤的特异性表现。若能结合 X 线片发现海绵腔内静脉石，则更能支持该病的诊断；增强扫描病灶明显强化。四肢肌间海绵状血管瘤血流丰富，为四肢动脉的分支供血，故增强扫描强化明显；T_2WI 的明显高信号或 Gd-DTPA 增强扫描明显强化病灶内常有点条状低信号，提示纤维间隔或机化组织、钙化或陈旧性出血存在，有别于其他肿瘤的 MRI 表现。

由于静脉石是诊断软组织海绵状血管瘤的特殊征象,而MRI对静脉石的显示较差,这是MRI诊断软组织海绵状血管瘤的一大缺憾。因此,MRI怀疑软组织海绵状血管瘤的病人,应加照X线平片或CT以确定有无静脉石。

2. *误诊简介* 一组病例术前MRI诊断正确者11例(11/13)。2例误诊者,1例位于右前臂肌间隙内,瘤灶内部有一不规则形无强化区,考虑为瘤灶的局部坏死,术前MRI误诊为恶性血管外皮细胞瘤。另1例误诊者为膝关节结构广泛破坏者,误诊为色素沉着绒毛结节性滑膜炎。

四、鉴别诊断

四肢肌间海绵状血管瘤应与其他几种肿瘤鉴别。

1. *血管外皮细胞瘤* 血管外皮细胞瘤临床少见,位于四肢软组织者以良性为主。肿瘤MRI信号变化更加复杂,且其强化更明显。肿块较大时多呈分叶状,并易发生出血、坏死及囊性变,恶性者有较强的侵袭性,对周围骨质的侵犯表现为溶骨性破坏,结合CT或X线表现,可以做出诊断。

2. *色素沉着绒毛结节性滑膜炎* 色素沉着绒毛结节性滑膜炎最好发于膝关节,在MRI上主要表现为滑膜增厚、关节囊内的弥漫性或局限性肿块、关节积液和骨侵蚀。由于含铁血黄素的大量沉积,典型的色素沉着绒毛结节性滑膜炎结节在T_1WI、T_2WI上均呈低信号,不同于海绵状血管瘤周围的低信号环。

3. *软组织内神经源性肿瘤* 神经源性肿瘤形态规则,边界清楚,肿瘤发生与神经血管束关系密切,沿神经束分布,并可有神经支配的肌肉萎缩;血管瘤则随体位变化,病灶大小和形态有变。

4. *软组织恶性肿瘤* 多数软组织恶性肿瘤边界不清,周围软组织充血水肿,T_1WI呈中等信号,T_2WI呈中高信号,其内部信号常不均匀,增强扫描轻中度强化,缺乏静脉石。

5. *脂肪肉瘤* 下肢软组织为脂肪肉瘤的最好发部位,分化较好的脂肪内瘤含有较多的脂肪成分,T_1WI及T_2WI均呈高信号,增强扫描呈轻微强化,此易与海绵状血管瘤鉴别。分化较差者,可不含或仅含少量脂肪成分。但此类肿瘤浸润性强,瘤灶多呈分叶状,与周围组织分界不清,瘤周可有明显水肿,与海绵状血管瘤鉴别需综合考虑。

6. *脂肪瘤* 高信号的海绵状血管瘤需与脂肪瘤鉴别。血管瘤的短T_1高信号常不均匀,而脂肪瘤信号均匀。压脂序列脂肪瘤信号均匀衰减,而血管瘤则脂肪成分高信号衰减,且血管成分仍呈高信号。

7. *纤维瘤* 机化为主的海绵状血管瘤应同纤维瘤鉴别。纤维瘤T_1WI、T_2WI均呈较低信号,Gd-DTPA增强无明显强化。

总之,作为一种无创的检查方法,MRI对发生于四肢肌间的海绵状血管瘤有较高的诊断价值。发生于不同部位的病灶其MRI表现有较大差异,有时需结合临床资料及其他影像学检查综合分析。若软组织海绵状血管瘤鉴别存在困难时,应行病理活检确诊。

第三节　小儿腋下脂肪母细胞瘤与脂肪瘤

患儿,女,5岁。患者于3年前无明显诱因发现右侧腋窝肿物,质软,无疼痛不适,右上肢活动正常,无运动、感觉功能障碍。2年前就诊外院行彩超:右侧腋下皮下脂肪层内偏强回声肿物,考虑皮下脂肪瘤。右侧腋窝下实性低回声团块,性质待定。未予治疗,肿物逐渐增大。今门诊以"腋下肿物"收住入院。

手术所见:麻醉成功后,右侧腋窝皮纹弧形切口,长约5 cm。沿包膜钝锐性结合分离肿块,见两个包膜完整的肿物,大小分别约7 cm×3 cm、6 cm×4 cm。质软,包膜完整,与周围组织界限清楚。

病理检查:右侧腋下肿物:结节状肿物一块,大小8 cm×5.8 cm×4 cm,内含胶冻状物,切面灰红质软,囊壁厚0.1~0.2 cm,易剥离,包膜完整。右腋下脂肪瘤:淡黄色组织一堆,总体积7 cm×5 cm×2 cm,呈多结节状,最大结节大小5 cm×3.5 cm×2 cm,切面淡黄质软,包膜完整。常规病理诊断:右侧腋下:脂肪细胞肿瘤,局部富于黏液样物质及胶原纤维,待免疫组化进一步确定具体类型。右腋下:脂肪瘤。

免疫组化检测:阳性:S-100,CD34,Vimentin;阴性:Collagen Ⅳ,SMA。免疫组化诊断:右腋下脂肪母细胞瘤与脂肪瘤。注:脂肪母细胞瘤中局部富于梭形细胞、黏液样物质及胶原纤维。

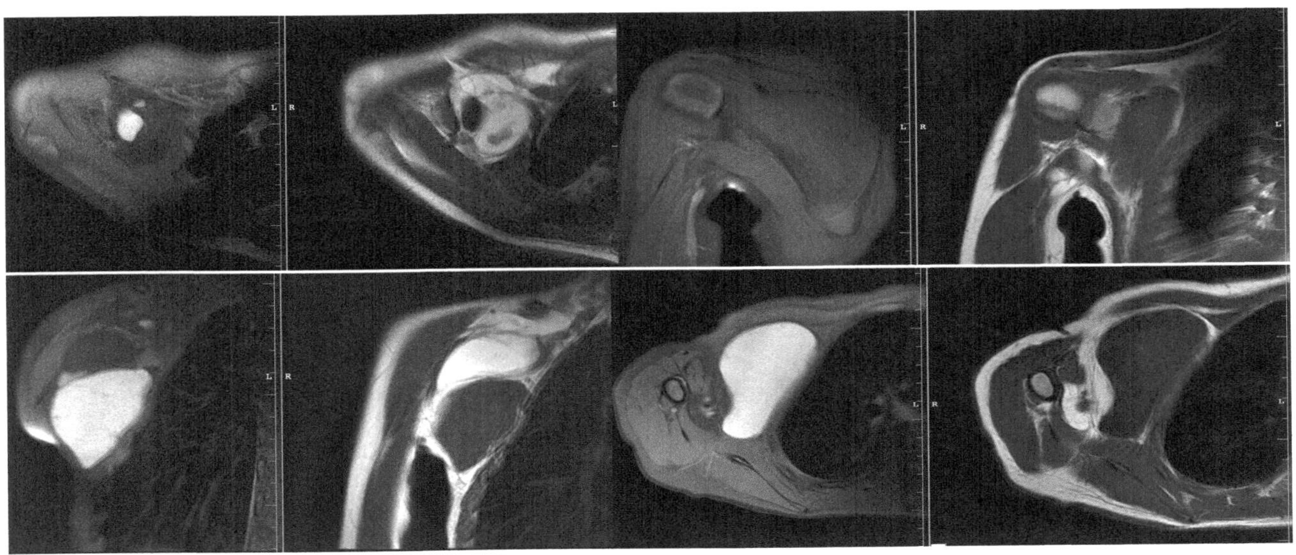

图 16-5-1　小儿腋下脂肪母细胞瘤与脂肪瘤

第四节　儿童软组织脉管性病变及误诊简介

脉管性病变在儿童软组织病变中最常见，一些学者报告 5 年期间在该院进行影像检查的脉管性病变患者共 3120 例中，有 185 例经手术及病理证实为脉管性病变。185 例患者接受的影像学检查方法包括 US、MRI 和 CT。

一、分类

1996 年国际脉管性病变研究协会（ISSVA）提出了最基本的脉管性病变分类，使得这类疾病的命名更加规范。共分两类：脉管性肿瘤和脉管畸形，其临床表现、影像和病理特征、生物学特性及治疗方法均完全不同。

1. 脉管性肿瘤　新分类显示脉管性肿瘤包括婴儿型血管瘤、先天性血管瘤、梭形细胞血管内皮瘤、获得性簇状血管瘤（合并或不合并 K-M 综合征）、Kaposiform 血管内皮瘤（合并或不合并 K-M 综合征）及其他（罕见血管内皮瘤及皮肤获得性血管瘤）。其中婴儿型血管瘤最常见，属于良性血管内皮增生，出生时不存在，大部分在生后 4~6 个月出现，婴儿期迅速增大，儿童期逐渐消退。而先天性血管瘤出生即存在，分快速消退型和永不消退型，前者约在生后 1~2 年消退，后者不消退。获得性簇状血管瘤和 Kaposiform 血管内皮瘤较少见。

（1）婴儿型血管瘤与先天性血管瘤：脉管性肿瘤中最常见的婴儿型血管瘤与先天性血管瘤在影像上较难鉴别。两者的典型 MRI 表现为分叶状软组织块影，T_1WI 上与肌肉信号相同，T_2WI 上呈高信号，中央和周围可见流空信号，增强后呈较均匀的明显强化，高时间分辨力对比增强 -MRA 显示早期动脉期强化。彩色多普勒超声显示病灶区密集血管影。两者的临床表现及病理特征明显不同，免疫组化 GLUT1 呈阳性为婴儿型血管瘤，阴性为先天性血管瘤。增殖阶段的婴儿型血管瘤有时候其影像表现与一些恶性肿瘤，如血管肉瘤、纤维肉瘤、横纹肌肉瘤等相似，此时需依靠活检来鉴别。

（2）获得性簇状血管瘤：获得性簇状血管瘤和 Kaposiform 血管内皮瘤非常少见，较常合并 K-M 综合征，病变范围较广，与周围组织分界不清。该组 1 例获得性簇状血管瘤 CT 平扫时呈等密度，增强后早期较明显不均匀强化，但是于静脉期可见强化程度加重，且其内部及周边可见较多血管影。

（3）梭形细胞血管瘤：梭形细胞血管瘤是一种罕见的血管性肿瘤，是一种反应性的血管增生。有文献报道呈孤立性肿块者多见于男性，而多病灶表现在女性中多见。该研究中 1 例梭形细胞瘤行 CT 检查，影像表现为右侧竖脊肌内类圆形孤立性软组织肿块，无明显钙化，早期不均匀强化，以周边较明显，可见填充现象，并有小血管影与其交通。

2. *脉管畸形* 脉管畸形基于血流动力学及有无异常血管腔又分为两个亚型:慢血流型和快血流型。慢血流型主要包括毛细血管畸形、静脉畸形和淋巴管畸形,快血流型主要包括动脉畸形、动静脉瘘和动静脉畸形。混合畸形既包括快血流型又包括慢血流型病变,如毛细血管静脉畸形、毛细血管淋巴管畸形、毛细血管淋巴管静脉畸形、淋巴管静脉畸形或淋巴血管畸形、淋巴管动静脉畸形和毛细血管动静脉畸形等。

快血流型的动静脉畸形由供血动脉、引流静脉及较多发育异常的连接两者的血管组成,约占外周血管畸形的10%,临床上可以触及振颤,可引起疼痛,皮肤可有缺血、溃破,甚至可致心力衰竭。

慢血流类型中静脉畸形占脉管畸形超过50%,由内皮细胞的无数血窦组成,体格检查可见表皮呈蓝色,体位移动试验阳性,即头低位时病损区充血膨大,恢复正常位置后肿胀随之缩小,恢复原状。病变呈非实质性肿块样改变,浸润性生长,大多发生于皮肤和皮下组织,但也经常会累及深层的肌肉、骨骼、关节和脏器等。淋巴管畸形在脉管畸形中亦较为多见,仅次于静脉畸形,由淋巴管发育异常所形成。

二、影像学研究

许多脉管性疾病根据临床病史及体格检查即可做出诊断。但是影像检查和在影像导引下治疗脉管性肿瘤是脉管性肿瘤准确诊断及合理治疗的不可分割的一部分,MRI是排除恶性病变的主要诊断方法,可评估病变侵及附近解剖结构的情况、显示病变范围等。

1. *超声和MRI* 国际脉管性病研究会提出目前脉管性病变主要的影像诊断方法为超声和MRI。在婴儿型血管瘤及动静脉畸形的诊断中首选超声,而在静脉畸形和淋巴管畸形中首选MRI,血管造影用于动静脉畸形的诊断及脉管性病变的治疗中。

近年来MRI两项新技术对于脉管性病变的诊断有帮助,一为高时间分辨力对比增强MRA,另一种为血池对比剂的出现。高时间分辨力对比增强-MRA具有与动态DSA相近的成像效果,可用来区别慢血流和快血流血管畸形,但空间分辨力有一定限制。血池对比剂静脉注射后静态血管影像可保留较长时间,有助于诊断复合型血管畸形或血流动力学延迟的病变。该项研究中,以超声作为唯一诊断方法者仅占14.1%,总的检查人数占43.8%,MRI总检查人数占47.0%,CT总检查人数占38.4%。CT的软组织对比度不及MRI,且CT具有电离辐射,在脉管性病变的诊断中不作为首选诊断方法。

2. *静脉畸形* 脉管畸形中静脉畸形最常见,MRI显示分叶葡萄状聚集成团的异常信号影,T_1WI上呈低信号~中等信号,可有散在高信号(为脂肪信号),T_2WI压脂序列上呈高信号,增强后明显强化,强化范围与T_2WI压脂序列上相似,可有延迟强化。

CT表现为低密度或不均匀密度,团注对比剂后周边缓慢强化,延迟后强化程度增加,静脉石和脂肪成分有时会清楚显示。超声大多表现为低回声或不均匀回声的病变,彩色多普勒超声显示单向、低速血流。

3. *淋巴管畸形* 淋巴管畸形由充满浆液的囊状结构组成,分为微囊型和巨囊型,微囊型囊直径小于2 mm,巨囊型直径大于2cm。MRI多表现为分叶状、有分隔的非实质性团状信号影,T_1WI上呈中等信号~低信号,T_2WI压脂序列上呈高信号,合并出血可见到液-液面,增强后仅见囊壁和间隔强化,微囊型的密集的囊隔和囊壁强化使病变似侵袭性肿瘤的表现。

巨囊型的超声表现为无回声有薄壁的囊性病变,彩色多普勒超声显示无彩色血流;微囊型显示多小囊状改变伴弥漫性高回声囊隔组织。该组中淋巴管畸形单纯型19例,混合型105例(血管淋巴管畸形或淋巴管血管畸形)。在病理表现上血管淋巴管畸形或淋巴管血管畸形为静脉畸形与淋巴管畸形复合畸形,血管淋巴管畸形即病灶中以淋巴管畸形成分多于静脉畸形,反之淋巴管血管畸形即以静脉畸形成分多。

单纯大囊性淋巴管畸形的CT和MRI诊断较为简单,微囊型淋巴管畸形较易误诊为其他疾病,该组19例中仅1例为微囊性淋巴管畸形诊断为软组织肿瘤,性质待定。105例中的血管淋巴管畸形大部分影像诊断为淋巴管畸形,某些病灶中的小的强化灶被忽视或无法显示静脉畸形的信号特征。血管淋巴管畸形在T_2WI压脂序列上显示的高信号范围大于T_1WI压脂序列增强所见,而淋巴血管畸形则小于T_1WI增强所见。

4. *其他慢血流型的脉管畸形* 其他慢血流型的脉管畸形,如毛细血管畸形有局限性皮肤增厚呈红色,一般很少做影像检查。快血流型如动静脉畸形由供血动脉、引流静脉及较多发育异常的连接两者的血管组成，占外周血管畸形的 10% 左右。MR T_2WI 可见流空血管影，高时间分辨力对比增强 -MRA 可显示动脉及病灶早期强化，并可见静脉回流早显。该组软组织病变中仅 1 例动静脉畸形患儿行 MRI 检查，表现为 T_1WI 上团状混杂信号，T_2WI 上呈流空信号，增强后不均匀强化。复杂的混合畸形 MRI 信号多变，准确诊断较为困难。

5. 误诊简介　该组 185 例中 183 例行影像学检查，其中 163 例诊断为脉管性病变，影像诊断符合率 88.1%。11 例术前影像诊断为非脉管性病变，包括诊断为纤维瘤、畸胎瘤、皮样囊肿、横纹肌肉瘤等；9 例未明确定性，最终病理证实为复杂混合型脉管畸形较多。

在 163 例诊断为脉管性病变中，没有按照国际脉管性病变研究协会命名的病例占大多数，脉管畸形诊断中大多是称为瘤，如淋巴管畸形称淋巴管瘤，静脉畸形呈血管瘤等。

超声和 MRI 为脉管性病变的首选影像诊断方法。

第五节　小儿右小腿海绵状血管淋巴管瘤

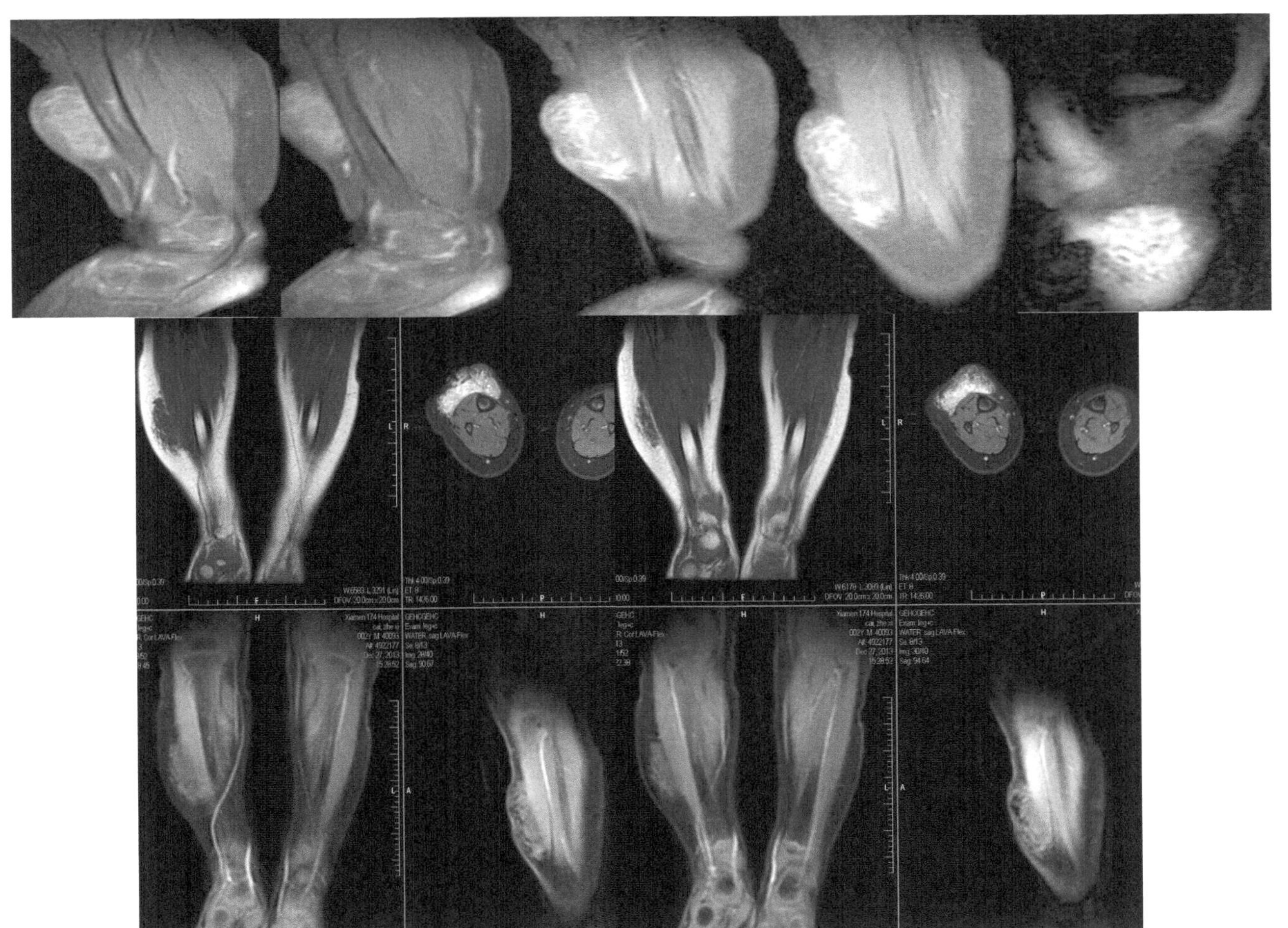

图 16-5-2　小儿右小腿海绵状血管淋巴管瘤

患儿，男，2 岁。发现右小腿肿物 21 月入院。缘于患儿出生后不久，患儿家属无意间发现右小腿可触及一肿物，不伴皮肤红肿、疼痛、活动受限，肿物随患儿生长逐渐增大，一年前来门诊行超声检查提示：右小腿前部皮下囊性占位，因考虑患儿较小，暂未手术治疗；近几天来患儿家属发现右小腿肿物较前增大，部分皮肤表面瘀青，来门诊拟“右小腿肿物”收住入院。

手术所见:见肿物大小约 4.0 cm×3.0 cm×4.0 cm,质软,浅层为脂肪成分,与皮肤及皮下组织粘连,深部为暗红色,包膜较完整,境界较清楚,无与深部组织粘连,无明显蒂部,完整切除肿物送检。

病理检查:右小腿肿物切除标本:带皮组织一块,大小 6.5 cm×4 cm×2.5 cm,皮肤面积 4.5 cm×2 cm,切开见一结节,大小 3 cm×2 cm,切面呈蜂窝状,界不清,质中。病理诊断:右小腿肿物切除标本:海绵状血管淋巴管瘤。

第六章　软组织其他疾病

磁共振动态磷谱（^{31}P-MRS）对青少年肌炎的功能性研究

青少年肌炎是一种自身免疫性肌病，临床表现为光感性皮疹、严重近侧肌肉乏力和疲劳等症状，激素治疗有效，但长时间激素治疗会影响患儿的生长发育，因而需要敏感有效的方法对此病进行早期诊断及疗效评价。

一项研究目的在于用磁共振磷谱（^{31}P-MRS）无创性探测炎性肌肉的生物化学特征，为进一步了解青少年肌炎的病生理表现提供功能性信息。

一些研究者对 13 例症状典型的青少年皮肌炎患者和 8 例年龄匹配的健康志愿者大腿肌肉进行动态磷谱分析。计算无机磷（Pi）、磷酸肌酸（CP）和三磷酸腺苷（ATP）等化合物的峰下面积；在静止期、运动期及恢复期的高能磷酸化合物进行绝对定量研究；分析炎性肌肉能量代谢特性，并通过计算磷酸二酯（ADP）含量及无机磷 / 磷酸肌酸比值评价活细胞线粒体功能。

研究结果显示，所有试验者运动时磷酸肌酸含量均明显低于静止状态，运动停止后又恢复到正常静止状态。正常儿童及大多数患儿细胞内三磷酸腺苷值在静止、运动及恢复期保持稳定，只有 4 例患儿运动状态细胞内三磷酸腺苷值较静止期降低 11%~27%。

肌炎患者大腿肌肉内能量代谢明显异常：各个含磷化合物峰均明显低于正常儿童；静止状态肌炎组患儿平均磷酸肌酸含量较正常组平均值低 37。运动期及恢复期低 40%；肌炎患儿的三磷酸腺苷缺陷与磷酸肌酸相似，静止状态、运动状态和恢复期低较正常儿童分别低 38%、37% 和 44%，高能含磷化合物的明显降低与乏力和疲劳等临床症状相一致。

无机磷的平均值仅在静止状态较正常人低 20%，运动期及恢复期两组间没有显著性差异；患儿静止状态胞浆内磷酸二酯的含量高于对照组 4.5 倍，运动状态其含量仅高 2.5 倍，细胞内磷酸二酯含量的升高提示氧化磷酸化功能障碍。

肌炎患儿无机磷 / 磷酸肌酸比值升高，提示肌肉生成和利用磷酸肌酸和三磷酸腺苷能力降低。静止期和运动期病例组无机磷 / 磷酸肌酸值均高于对照组，但因为标准误较大，此差异没有统计学意义。恢复期则肌炎组无机磷 / 磷酸肌酸明显高于对照组，提示肌肉线粒体功能下降。^{31}P-MRS 研究提示肌炎患儿肌肉内高能磷酸化合物明显降低，细胞线粒体功能异常，与临床上乏力疲劳症状一致。该方法可以在体评价肌肉能量代谢及线粒体功能，深入探讨青少年肌炎的病生理改变，使得磁共振对病变的研究从解剖学水平上升到病理生物化学水平。并早于 MRI 敏感地发现生化异常及治疗后功能的好转，有利于及时调整治疗方案，避免过量应用激素影响患儿生长发育。

第七章　四肢骨关节

第一节　儿童急性白血病与四肢骨关节

以骨关节疼痛为早期症状的急性白血病患儿，在首诊时容易被误诊为骨髓炎或类风湿性关节炎等。对各类以骨关节疼痛来就诊的患儿，常规的诊断步骤是通过X线平片来了解是否有骨关节病变，但以骨关节疼痛为主诉的急性白血病患儿，X线平片的阳性率小于50%。急性白血病是骨髓源性恶性肿瘤，MRI能非常敏感地发现骨髓中异常的改变。

一、临床表现

急性白血病是儿童最常见的恶性肿瘤，常见的临床症状有乏力、厌食、面色苍白、发热、紫癜、骨关节痛、肝脾和淋巴结肿大等，以骨关节疼痛为主诉就诊的情况并不多见，首诊经常被误诊为骨髓炎或类风湿性关节炎等。以四肢骨关节疼痛为早期症状的急性白血病患儿，相对于其他如贫血、出血等为首发症状的患儿，其早期的外周血象更接近于正常值，甚至无明显异常，并且少有肝脾及淋巴结肿大，导致初诊医师延迟了对这类患儿做骨髓穿刺细胞学检查的时间。

二、影像学研究

1. X线检查　有骨关节痛的患儿，X线平片为临床首选的影像检查方法，但X线检查的阳性率并不高。Sinigaglia等(2008)报道47例骨关节疼痛的急性白血病患儿，其X线检查阳性率仅有34%。一组13例患儿共有21处肢体疼痛，X线检查发现12处部位共14处表现异常，阳性率高于文献。急性白血病患儿四肢骨X线平片骨质异常的征象包括骨质疏松、骨膜反应、干骺端透亮带、溶骨性骨质破坏、高低混杂密度骨质破坏、病理性骨折等，但这些X线表现并非急性白血病的特异性表现，它们同样可见于其他慢性疾病及系统性疾病。该组未发现病理性骨折的病例，可能与该组病例骨关节疼痛明显、患儿就诊较及时、病程较短等因素有关，关于这些X线异常的病理学基础，由于该组患儿没有行病变部位活检或尸体解剖，所以还不能确定。

据Thomas等(1961)通过取急性白血病死亡者的股骨进行尸检，并将病理结果与X线检查进行对比研究后发现，当白血病细胞浸润引起骨小梁、骨板及骨膜等骨性结构的异常改变时，X线检查可观察到干骺端透亮带，普遍性骨质疏松，生长停滞线，溶骨性骨质缺损等异常表现，而当白血病细胞仅浸润骨髓组织而未累及骨小梁等骨性结构时，X线检查往往表现正常。

2. MRI　正常造血性红骨髓的MRI表现为等T_1、等T_2信号，病理性白细胞的MRI表现为长T_1、长T_2信号，而骨髓内脂肪成分的MRI表现为短T_1、长T_2信号。白血病骨髓浸润是病理性白细胞取代了骨髓正常的造血性细胞及脂肪，所以，白血病患儿病理性白细胞骨髓浸润处MRI常表现为长T_1、长T_2信号改变，这种浸润在中轴骨表现明显，相关研究报道较多，但对四肢骨浸润的研究报道尚少，该组对8例共11个疼痛肢体作了MR检查，发现四肢骨髓浸润病灶的分布形式分为：均匀弥漫性分布；斑片状弥漫分布；局灶性分布。浸润性病灶中可合并或不合并局灶性骨髓坏死。

弥漫性骨髓浸润性病变在急性白血病中轴骨常见，但并不是白血病特有的表现，这种表现亦可见于多发性骨髓瘤、淋巴瘤等。白血病细胞浸润引起的骨髓坏死是指骨髓基质及造血细胞大面积坏死，临床诊断主要依赖骨髓穿刺、骨髓活检及尸解，但临床在骨髓活检中发现的病例仅为2.2%左右，因此，较少有患者在世时诊断为骨髓坏死。

该组中发现2处骨髓坏死灶，MRI表现为地图状病灶，坏死灶中心为液化坏死病变，MRI为很长T_1、长T_2信号，坏死灶边缘可出现特征性的双边征，即在T_2WI或T_2WI脂肪抑制序列上病灶边缘可见内层的1条高信号带及外层的1条低信号带。

文献报道，高信号带对应病理学上包绕在坏死组织边缘的肉芽组织，低信号带则对应纤维性硬化或钙化，局灶性骨髓坏死可能正是骨关节剧烈疼痛的主要原因，临床使用化疗药物以后疼痛迅速缓解的事实也间接证明了这个推测。

骨髓坏死的最常见的原发疾病是恶性肿瘤（约占90%），恶性肿瘤中急性白血病是最主要的原发疾病（约占41%），所以，MRI显示肢体骨髓坏死性病变时，应除外急性白血病的可能。白血病细胞的浸润引起骨髓坏死确切的发病机制还不十分清楚，目前认为，是多种原发疾病、多种因素导致骨髓微循环衰竭的共同结果。长骨干骺端的透亮带通常认为是白血病细胞异常聚集并破坏干骺端的骨性结构从而产生低密度的透亮带，故这条透亮带亦被称为"白血病带"，X线平片表现为长骨干骺端生发带下的透亮带，MRI各序列中均呈低信号。

Thomas等（1961）就干骺端透亮带进行病理研究，病理表现为细小、稀疏的骨小梁结构，范围较宽，并且没有发现骨小梁破坏及白血病细胞浸润。而该组中干骺端透亮带在MRI各序列上均呈低信号，亦提示可能为骨性结构，且缺少细胞组织。

3. 比较影像学　该组有8例患儿总共11处疼痛肢体同时进行了X线平片和MR检查，结果发现MRI全部发现局部骨髓异常，但X线平片仅发现2处有异常征象，说明急性白血病患儿发病早期，骨性结构仍正常时，MRI较X线平片更容易发现骨髓内的浸润性及坏死性病变。该组4例患儿具有完整的治疗前、后X线平片和MRI资料，复查均在化疗完全缓解后1周内进行，MRI显示骨髓浸润性病变明显好转，骨髓中脂肪成分重新出现，而骨髓坏死性病变范围明显缩小，而相同病例X线平片治疗前、后改变不明显，提示有肢体骨痛的急性白血病患儿，MRI可能可作为临床疗效监测的一个无创性指标，但由于该组病例尚少，此观点仍有待进一步研究。

第二节　胫骨慢性骨髓炎

详见本书　本卷　第十四篇　第十六章 第四节　胫骨慢性骨髓炎。

第三节　儿童四肢长骨朗格汉斯细胞组织细胞增生症

朗格汉斯细胞组织细胞增生症是以朗格汉斯细胞异常增生为特点的一组疾病。

本病好发于儿童，可累及多个部位和多个系统。有关脊柱及颅骨朗格汉斯细胞组织细胞增生症影像表现的文献报道较多，四肢长骨朗格汉斯细胞组织细胞增生症相关报道较少。

朗格汉斯细胞组织细胞增生症临床及病理特征：Lichestein（1953）将勒-雪病、韩-雪-柯病、嗜酸性肉芽肿统称为组织细胞增生症X。免疫组织化学方法证实增生的细胞非常接近于组织细胞中的朗格汉斯细胞，故现定名为朗格汉斯细胞组织细胞增生症。1987年国际组织细胞学会建议命名为朗格汉斯细胞组织细胞增生症。实际上勒-雪病、韩-雪-柯病、嗜酸性肉芽肿是朗格汉斯细胞组织细胞增生症的不同类型或不同发展阶段的表现形式。确诊朗格汉斯细胞组织细胞增生症依靠病理及免疫组化检查，朗格汉斯细胞组织细胞增生症免疫组化特征性表现为S-100及CD1a阳性。一组患儿两者均为阳性。朗格汉斯细胞组织细胞增生症好发于儿童及青少年，男性多于女性，发病高峰为1~3岁。该组患儿年龄1~8岁，中位年龄3岁；男性患儿占2/3，与文献报道相符。

1. 影像学研究　该组病例X线平片与CT表现相同，为病变处骨干增粗，骨皮质变薄，内见溶骨性、囊性、膨胀性骨质破坏；病灶边界清，硬化缘不明显，骨膜反应常见，呈层状、线样、葱皮状骨膜增生。但

CT 重建图像对病灶显示更清楚。MRI 检查病变在 T_1WI 上为等或稍低信号;T_2WI 上为高信号或混杂高信号,周围可见环形、层状骨膜反应,呈袖套征改变,邻近髓腔内见广泛异常信号;压脂序列上病灶均呈高信号。

该组患儿病变位于股骨 6 处、胫骨 6 处、肱骨及桡骨各 3 处、尺骨 1 处,仅 1 例累及骨骺,与相关报道朗格汉斯细胞组织细胞增生症好发股骨,其次为肱骨和胫骨,很少累及骨骺一致。有报道朗格汉斯细胞组织细胞增生症病变起自长骨的骨髓腔,向外导致骨皮质变薄、骨质破坏,破坏的骨质常表现为圆形、卵圆形病灶;骨破坏类型有囊状破坏和溶骨性破坏,常见骨嵴或骨间隔,病变易突破骨皮质出现葱皮状或层状骨膜反应。该组病例中 9 例出现骨膜反应。

本病病灶边界常较清晰,硬化缘不明显,该组仅 2 例出现硬化缘,在 MRI 上呈环形低信号;病灶周围多伴有软组织肿胀,较少形成肿块,该组仅 1 例出现软组织肿块。MRI 对病变硬化缘及髓腔内外软组织肿块显示较好,因显示范围包括病灶周围骨髓水肿,显示病灶范围较 CT 大。长骨的朗格汉斯细胞组织细胞增生症在矢状面或冠状面的 MRI 扫描,病变周围常出现较为特征的袖套征,为病灶周围层状骨膜反应。

2. 鉴别诊断　需与朗格汉斯细胞组织细胞增生症鉴别诊断的疾病,主要包括尤文肉瘤、感染性病变和骨囊肿等。

(1)尤文肉瘤:好发于长骨或者干骺端。CT 上见骨松质和骨皮质呈边界不清的虫蚀状溶骨性骨破坏,骨膜反应明显,肿瘤穿破骨皮质形成软组织肿块,早期可发生肺或骨转移。

(2)感染性病变:主要为化脓性骨髓炎或者结核等。骨髓炎局部皮肤有红、肿、热、痛表现,早期可有骨髓水肿,继而出现虫蚀状骨质破坏,可见死骨,边界不清,可形成骨膜下脓肿。

(3)骨囊肿:骨囊肿病变清晰、无软组织肿块及骨膜反应。

3. 影像检查对疗效的评估　X 线片和 CT 检查是朗格汉斯细胞组织细胞增生症常用的影像检查方法;MRI 检查没有辐射,对于儿童为更易接受的检查方式。根据 2009 年 4 月国际组织细胞协会发布的《朗格汉斯细胞组织细胞增生症评估与治疗指南》,提出了评估治疗反应程度的 3 个标准:较好反应、中度反应及恶化反应。标准是根据原发病灶是否消失及是否有新的病灶出现进行划分。因此影像检查对于朗格汉斯细胞组织细胞增生症预后判断有着重要作用。该组病例中 7 例病程较长患儿,在随访过程中,3 例病灶密度逐渐趋于均匀,骨质密度增高,周围出现硬化缘,髓腔可见,相应骨皮质增厚,有局限趋势,预后属于中度反应;2 例患儿长骨朗格汉斯细胞组织细胞增生症治疗后病灶基本消失,预后达到较好反应。有报道治疗后硬化缘出现是病灶局限的表现。该组 2 例多发病灶患儿治疗后未见明显改善,并有新病灶出现,属于恶化反应。有报道单发病灶患者的预后较好。随访中,影像检查能显示病灶修复程度和发现新病灶;因此,对病变的预后评估以及指导临床治疗有着重要的作用。

综上所述,儿童患者四肢长骨干骺端出现类圆形或椭圆形骨质破坏,周围骨膜反应明显,伴周围软组织肿胀或肿块;MRI 表现为 T_1WI 等或等低信号、T_2WI 高信号,STIR 序列示邻近髓腔内广泛高信号,应考虑朗格汉斯细胞组织细胞增生症可能性。

综合运用 X 线、CT 及 MRI 影像检查手段,可以有效提高术前诊断率,但是最终确诊仍需要依靠病理及免疫组织化学检查。影像检查可对朗格汉斯细胞组织细胞增生症预后评估及指导临床治疗提供重要依据。

第四节　婴儿骨皮质增生症

婴儿骨皮质增生症通常见于婴儿期,为一种病因不明的侵犯骨骼和肌肉筋膜的疾病,生后 5 个月内发病,没有种族倾向,曾有家族发病的报道。明显的受累部位是骨(特别是下颌骨、锁骨和肋骨)及其邻近的筋膜、肌肉和结缔组织。

1. 临床表现　临床主要症状为受累骨处的软组织肿胀、触痛、硬块;患儿几乎均有发热,血沉加快,血清碱性磷酸酶升高;50% 患儿有血红蛋白增多,贫血,假性瘫痪,胸膜炎,苍白等表现;还可有骨关节疼痛和胸痛等。应用皮质激素治疗症状可缓解。

肿胀的软组织和触痛虽非常明显，但不热，不红，可逐渐消退，又可随时在原位或另外部位复发。疾病的严重程度和病程极其不同，大部分在发病几周至数月自行好转，也可持续至青春期。一般不遗留后遗症，但严重者可产生畸形，一直到成年。

2. 影像学研究　婴儿骨皮质增生症分为三期：急性期，病变主要为骨膜增生；亚急性期，骨膜以正常形态重建；晚期，为骨的塑形。X 线表现为骨皮质增厚和残余骨桥。

X 线表现：病骨周围软组织肿胀，特点为软组织肿胀范围和病骨基本一致，与皮下脂肪层分界清楚。骨膜增生是本病的主要征象，但骨膜增生的形态不同，有单层和多层、丘状、带状、花边头、簇状等；骨皮质实际上无增生，多表现正常，少数出现松化、模糊，与增生的骨膜融合而分界不清，髓腔一般正常。

除脊柱、指骨、腕、跗骨外，全身骨骼均可受累。家族性发病者，往往下肢发病机会多，且发病年龄较早。下颌骨最常受累，病变首先由邻近的软组织肿胀开始，而后累及其下方的骨膜，骨膜不断骨化，致使骨皮质增厚。通常病变在 6 个月至 1 年内可自限，并自身吸收、改变和塑形，大多可恢复正常。但病变可随时在原位或其他部位复发。

两侧锁骨内侧可对称受累，大量骨膜增生，致使病变区锁骨肥大；肋骨受累通常由肋骨下缘出现骨膜增生。长、短管骨均可受累，皮质的内外缘增生，致使骨干增粗，髓腔狭窄。管状骨的病变累及骨干和干骺，骨骺不受累。

在病变的修复期，增厚的骨皮质可分层或多孔状改变，有时还出现囊样骨缺损。痊愈期后，还可见有某些残余改变，如骨干膨胀、增长和弯曲畸形，以及相邻骨之间的骨桥。一般在 3~12 个月内消失。

3. 鉴别诊断

（1）外伤性骨膜下出血：外伤性骨膜下出血多单发，皮肤有瘀血。

（2）骨折后骨痂：骨折后骨痂有产伤史。

（3）急性化脓性骨髓炎：急性化脓性骨髓炎病变从干骺端开始向骨干蔓延，并有髓腔骨质破坏。

（4）维生素 A 中毒：维生素 A 中毒有服用过多维生素 A 史，多见跖骨受累。

此外，还应与厚皮性骨膜病、骨梅毒、进行性骨干发育不良、肢端肥大症、正常早产儿或婴儿生理性骨膜炎等疾病鉴别。

第八章　小儿骨肿瘤

第一节　遗传性多发性骨软骨瘤

多发性骨软骨瘤是一种先天性骨骼发育异常，常有家族史，一般认为是常染色体显性遗传性骨病，所以又称为遗传性骨软骨瘤、多发性外生骨疣、遗传性外生骨软骨瘤病等。此病累及软骨内化骨的骨骼系统，而不侵犯膜内化骨的骨骼。一般2~6岁发病到青春期后停止生长。遗传性多发性骨软骨瘤（HMO）首先由Jaffe（1943）命名。发病原因可能为：先天性胚胎缺陷。骨骺板错置移位。由骨膜内层的残存幼稚细胞化生而成。干骺端骨膜生长不完全，未能约束骨软骨的增生，引起骨软细胞畸形生长而生的骨赘。骨骼生长过程中干骺失去其塑形能力，使干骺增宽并连续增殖而形成骨赘。

1. 流行病学　遗传性多发性骨软骨瘤的发病率在欧美地区的平均发生率为0.009‰~0.014‰，该病为常染色体显性遗传，几乎完全外显，一般3岁前发病率达50%。12岁时为96%~100%，如12岁时未发病则一般不会再患该病。Buhler & Malik（1984）认为遗传性多发性骨瘤的突变可能位于8q上的8q24.1区，遗传性多发性骨软骨瘤的病变骨一般侵犯软骨内化骨，而不侵犯膜内化骨，如颅骨等。该病倾向于在肩胛骨、髂骨、肋骨等处发病。但膝关节周围骨上也应存在病变。如果膝关节周围骨上没有外生骨疣，则遗传性多发性骨软骨瘤的诊断不能成立。

2. 遗传学　文献记载遗传性多发性骨软骨瘤有显著的家族遗传史，占64%。经父系遗传占73%，经母系遗传占27%。该调查显示：父系遗传占60%，母系遗传占20%，1例无家族遗传史。

3. 影像学研究　该组病例中，发病部位多见于胫腓骨近端和股骨远端，所调查19例（2例已死亡）患者中，膝关节周围骨均有瘤骨生成，瘤骨的发病部位在长管状骨大多数以对称性发病，个别例外，且不对称性发病的患者岁数均较小（10岁以下），这种情况可能与瘤骨的生长不完全有关，有待进一步追访。

形成的病骨在长管状骨中背向关节生长，在短骨状骨中有面向关节生长的趋向。调查中显示瘤骨的发病部位具有家族特征性，1~9号为同一家族，他们的瘤骨生成在短管状骨及不规则骨中较长管状骨更明显而突出。

遗传性多发性骨软骨瘤较单发性骨软骨瘤易于恶变，有11%~20%恶变为软骨肉瘤，多见于骨盆，也有恶变为骨肉瘤和纤维肉瘤。1~9号家族中，1例恶变可疑，1例确诊为恶变。说明遗传性多发性骨软骨瘤的恶变具有家族倾向性。提示患者：如果家族中有恶变病例，应加强随诊，尤其在青春发育期后如果出现某部位骨瘤突然增大，尽早做骨瘤手术切除，防止恶变。提示恶变的X线征象有肿瘤顶端的透明软骨区增大、扩大，钙化灶减少或消失，出现骨膜反应和软组织瘤块。该组病例调查中还发现遗传性多发性骨软骨瘤具有隔代遗传的特征。这与文献报道遗传性多发性骨软骨瘤的发病为常染色体显性遗传不相符合。

五十多年前，我们曾见一例老年男性患者因大便困难肠梗阻来院就诊，门诊诊断怀疑直肠癌来科行钡剂灌肠，钡剂灌肠前透视即发现盆腔内有一巨大的外形不规则的密度不均匀的菜花状骨性肿块，几乎占满整个盆腔，灌肠见直肠被该肿块挤压明显变扁，管腔狭窄，再行多角度观察和X线照片，发现该骨性肿块与左侧坐骨棘相连，手术病理证实为发生于左侧坐骨棘的巨大骨软骨瘤。术后再行X线检查，见该患者左肱骨及右胫骨上端均见骨软骨瘤，再对其子女进行X线检查，发现其儿子四肢亦有多发性骨软骨瘤，遂诊断为本病。

4. *诊断与鉴别诊断*　根据患者体征及 X 线片的特征性表现，结合病理检查，易于诊断。

本病应与多发性内生软骨瘤鉴别，后者病变多发生于干骺端的骨内，与该病的骨赘突出于骨干外并伸入软组织内生长不同，而且缺乏遗传特点。

第二节　外生性骨软骨瘤致假性马德隆畸形

1. *马德隆畸形*　马德隆畸形，又称屈腕畸形，为常染色体显性遗传，于 1878 年首次报道，系桡骨远端内侧 1/3 骺软骨发育障碍，在骨生长发育过程中引起尺骨桡骨、腕关节及近排腕骨一系列畸形改变。本病多见于女性，常见于 6~13 岁的女孩，多数为双侧，双侧对称发病者约占 75%，1/3 病例有遗传，表现为前臂短而弯曲，尺骨茎突突出，手腕乏力，腕关节功能不同程度受限，活动后可引起前臂及腕肿痛等症状。

马德隆畸形是桡骨远端尺侧及掌侧骨骺发育障碍所引起的腕部畸形，桡骨远端关节面向掌侧和尺侧进行性倾斜，伴尺骨远端背侧半脱位，为一种少见的先天性前臂骨畸形。

其发病原因尚不明确，Duyer 认为与外伤后损害有关；Braisford 认为是局限性骨软骨营养不良所致；Kosowuer 认为偶发于性腺发育不良与特纳综合征患者等。但是大多数学者认为马德隆畸形系桡骨远端内侧 1/3 软骨发育异常造成的同一部位骨骺与骨干发育障碍性疾病，桡骨下端外 2/3 发育仍正常。该病可见分为真正型和症状型两类，也即真性型和假性型。前者有遗传关系，而后者系因骨折或其他疾患所造成的并发症。

2. *骨软骨瘤*　骨软骨瘤，亦称骨软骨性外生骨疣，是指突出于骨表面并覆以软骨帽的骨性突出物，是最常见的骨肿瘤。骨软骨瘤来源学说认为：①骨骺板的软骨由于发育障碍而垂直骨皮质层向外形成肿瘤；②由骨膜内层发育出软骨而来；③在干骺续连症的基础上发展而来的。外生性骨软骨瘤在临床上多见，占原发骨肿瘤的 1/4，青少年居多。

3. *外生性骨软骨瘤致假性马德隆畸形*　外生性骨软骨瘤致假性马德隆畸形，表现为桡骨远侧干骺端尺侧缘的外生性骨疣致使尺、桡骨远端发育不良，压迫尺骨呈弧形凹陷和移位，其间有透亮区，代表外生骨疣软骨帽的厚度，患手向桡、掌侧倾斜。一例为 6 岁男性，属于少见外生性骨软骨瘤致假性马德隆畸形。

4. *鉴别诊断*　假性马德隆畸形为其他疾患的后遗症或并发症，以下疾病易造成假性马德隆畸形，需要与之鉴别。

（1）佝偻病：佝偻病表现全身骨骼受累。干骺端呈杯口状，边缘呈毛刷状。骨化中心模糊，骨干普遍性骨质疏松，骨皮质变薄。愈后虽然长骨可弯曲畸形，但干骺端正常。

（2）桡骨远端骨折愈合不良：桡骨远端骨折愈合不良，多有明确的外伤骨折史，桡骨无发育畸形，患手倾向桡背侧。

（3）桡骨远端骨感染：在桡骨远端骨感染，患者有明确的感染史，病端骨畸形，骨质增生硬化显著。

（4）奥利病：奥利病为病骨干骺端膨大变形，由于多量软骨柱存在而表现为干骺端伸向骨干的数条透亮带影，并有不规则钙化。

假性马德隆畸形其症状以原发病为主兼有手背部向后背屈，尺骨茎突异常突出。该例为桡骨远端外生性骨软骨瘤生长于桡骨远端内侧所致，X 线表现类似真性畸形改变，但其畸形程度较真性畸形程度轻。本病鉴别诊断困难时，可以加照对侧尺、桡骨正侧位对比即可明确诊断。

第三节　右髂骨嗜酸性肉芽肿

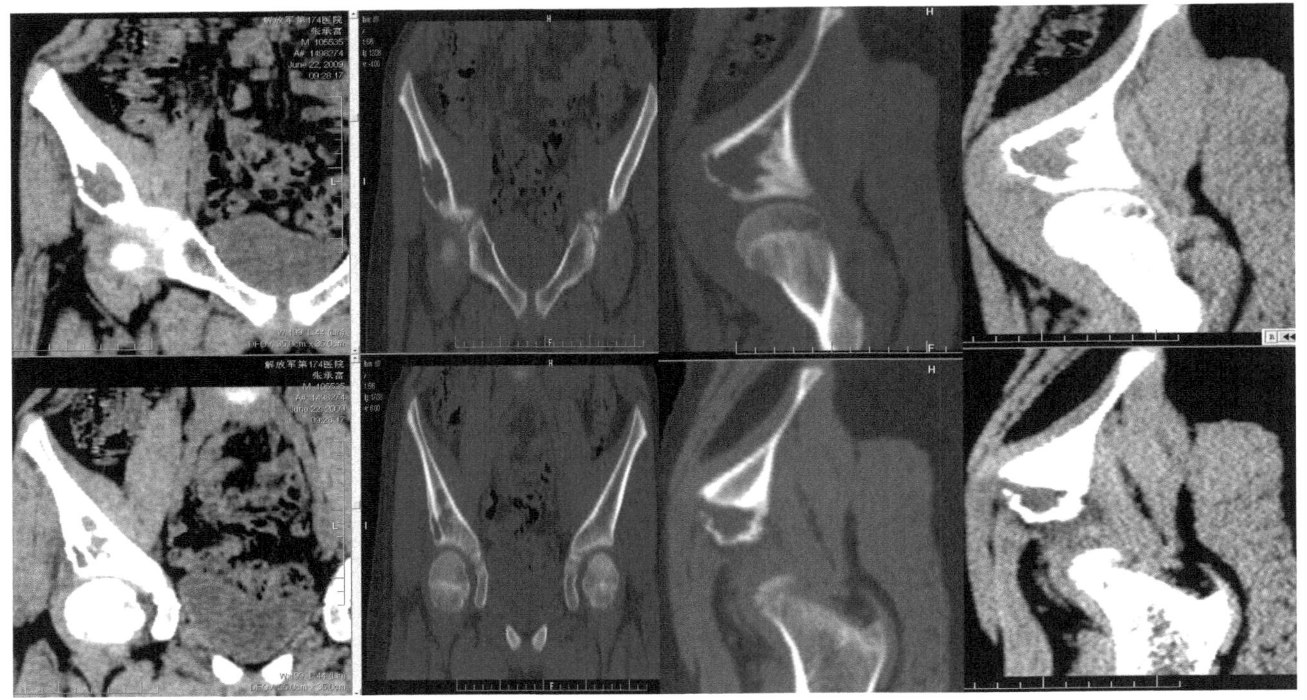

图 16-8-1　右髂骨嗜酸性肉芽肿

患儿,男，12 岁。外伤后右髂部疼痛 1 个月入院。外院 MRI 示:右侧髂骨翼骨质破坏,可见大片混杂异常信号,少量骨膜反应,病灶累及周围软组织。增强后病灶呈不均匀明显强化。

专科情况:体温不高,右髂前上棘皮肤完整,未见红肿破溃,未见包块状物;右髂前上棘压痛阳性,骨盆挤压试验阳性,双下肢直腿抬高试验阴性，4 字试验阴性,双髋关节活动良好无受限,双下肢等长。

手术所见:病灶周围可见肉芽组织生长,骨凿凿除病灶骨皮质,见病灶内容物为鱼肉样物及黄色黏稠样物,彻底刮除病灶连同骨皮质及周围软组织送病理检查。

病理诊断:嗜酸性肉芽肿侵袭皮质骨伴周围反应性骨形成,病灶内有少量死骨。

第四节　误诊病例简介:少见硬化型尤文肉瘤误诊为慢性骨髓炎

尤文肉瘤,也称未分化网状细胞瘤,较少见,约占恶性骨肿瘤的 9.17%。病变发展快,恶性度较高,早期即可发生转移,预后不佳,硬化型极少见。

一般认为尤文肉瘤起源于骨髓内的小圆细胞,是恶性非成骨性的骨肿瘤,与原始神经外胚层肿瘤相似或属于原始神经外胚层肿瘤,包括骨尤文肉瘤、骨外尤文肉瘤、原始神经外胚层肿瘤和胸壁原始神经外胚层肿瘤四型。尤文肉瘤的病理基础是肿瘤沿骨髓腔生长及哈佛小管浸润,穿透骨膜致骨膜掀起,主要征象是骨髓腔破坏、骨膜反应及软组织肿块等。

1. 临床表现　疼痛早期呈间歇性,病变进展转为持续性,约 70% 的病例会形成明显的软组织肿块,压痛明显,皮温可增高。实验室检查白细胞增高、血沉增快,可继发贫血。病变恶性度高,肺转移出现早,预后较差。一例患者年龄小,发生于管状骨,疼痛为持续性,无软组织肿块,皮温增高,白细胞增多，血沉增快，无肺转移灶。以10~20岁患者最为多见，好发于男性，低年龄组多发生于管状骨，20岁以上则多发生于扁状骨。

2. 影像学研究　影像学表现以溶骨性表现为主，反应性新生骨在扁骨中少见。尤文肉瘤细胞不具成骨性，不能形成瘤软骨和/或瘤骨，只能形成反应性骨硬化或骨内见到残留的骨碎片，但可形成形态多样的反应性新生骨，此为尤文肉瘤常见的X线表现。

尤文肉瘤特征性的X线、CT表现是长短、粗细比较一致的短针状新生骨及长骨病灶横断面同心圆状骨质改变。X线和CT对骨质破坏及骨膜反应显示佳，但对软组织肿块显示欠佳。骨质破坏呈虫蚀状自内向外，但少见大范围的骨质破坏。

青少年尤文肉瘤患者的骨膜反应明显，年龄大者骨膜反应较轻。骨膜反应可表现为层状葱皮样、日光放射状、条状或针状，甚至可形成骨膜三角，其中以层状及针状骨膜反应最为常见。尤文肉瘤生长突破骨皮质时，可形成密度较均匀的明显的软组织肿块，肿块内多合并有出血、坏死，瘤周可见水肿。

尤文肉瘤恶性程度高，病变早期亦可形成较大的软组织肿块，肿块有假包膜时边界清晰，如呈浸润性生长则边界不清。CT对肿块形态、边界以及其内密度改变可清晰显示，但对瘤周水肿显示不佳。

一例较为特殊，既无骨膜反应，又无软组织肿块。MRI对肿瘤骨髓腔内的早期浸润敏感，对瘤细胞侵犯骨髓的范围显示更加确切，肿瘤多呈不均匀T_1WI低信号、T_2WI等或稍高信号，但MRI对骨膜反应的显示不敏感，对软组织肿块及肿胀可清晰显示。MRI图像中肿块内肿瘤细胞产生的纤维间隔多呈线条状或带状低信号，该例为硬化型，肿块不明显，水肿显示清晰。该例为硬化型，髓腔内密度不均匀增高，无软组织肿块及骨膜反应。

尤文肉瘤影像表现缺乏特征性，误诊率高，因此需结合多种影像检查、临床及病理才可确诊。X线检查是基础，可显示病变部位、范围、大小、骨质结构的改变、骨膜反应及病灶内的钙化等基本征象。CT提高了对骨结构细微改变的显示，可清晰显示骨破坏区内的增生硬化及残存骨片。MRI对肿瘤的浸润范围、骨骺受侵情况、软组织肿块、瘤周水肿以及周围神经血管束的受累显示效果佳，可为手术方案的制订提供依据。

附：具体病例资料：病例，女，8岁，主因左小腿疼痛4周就诊，无发热、无恶性肿瘤病史及外伤史，疼痛夜间加重。查体：左下肢轻度跛行，左小腿中上皮温增高，轻压痛，无静脉怒张、无红肿，左膝、左踝活动可，左腹股沟可触及肿大淋巴结，左足趾活动、血运尚可。实验室检查：淋巴细胞及单核细胞增高，血沉增快，碱性磷酸酶增高，CA199增高。X线照片示胫骨中上段骨干增粗，骨皮质增厚，髓腔密度不均匀增高，未见骨膜反应及软组织肿块影。CT平扫示左胫骨中上段骨干膨大，骨皮质明显增厚，骨髓腔密度不均匀弥漫性增高，髓腔变窄，无骨膜反应及软组织肿块影。MR平扫示左胫骨中上段呈明显硬化信号改变，其内可见条片状T_1WI低信号、T_2WI高信号，信号不均匀，远端边界清晰，周围软组织肿胀。胸部CT未发现转移灶。病理诊断：骨尤文肉瘤，免疫组化：PAS(+)，NSE(+)，CD99(+)，CD56(+)，CD30(-)，Vimentin(+)，LCA(-)，S-100(-)，CK(-)，Syn(-)。

第五节　小儿右肱骨动脉瘤样骨囊肿

患儿，男，10岁。发现右肱骨近端骨肿瘤1月余入院。缘于2014年1月前，患儿与小朋友打闹时不慎摔伤，致右肩关节疼痛，活动受限。就诊外院行X线检查示：右肱骨上段多发囊状透亮线影伴右肱骨大结节骨折。诊断右肱骨骨囊肿伴病理性骨折。

手术所见：外观见肱骨外科颈以下骨皮质菲薄，C臂X线机定位骨骺线，在骨骺下方，向囊肿方向凿开，即见较多暗红色液体流出，开窗约2 cm×1 cm大小，见其内呈空壳状，囊壁骨皮质薄，界限尚清楚。

病理检查：灰褐色碎组织一堆，总体积5 cm×3 cm×1 cm。病理诊断：右肱骨上端骨囊肿刮除标本：结合临床、影像学检查及组织学图像，符合动脉瘤样骨囊肿。

动脉瘤样骨囊肿，又称为骨膜下巨细胞瘤、骨膜下血肿。该病属肿瘤样病变，由Jaffe & Lichtenstein(1942)首次报道，是骨内起因不明的病损，发病率较其他肿瘤低，但临床上并不少见，且本病多数影像表现并不典型，术前容易出现误诊。

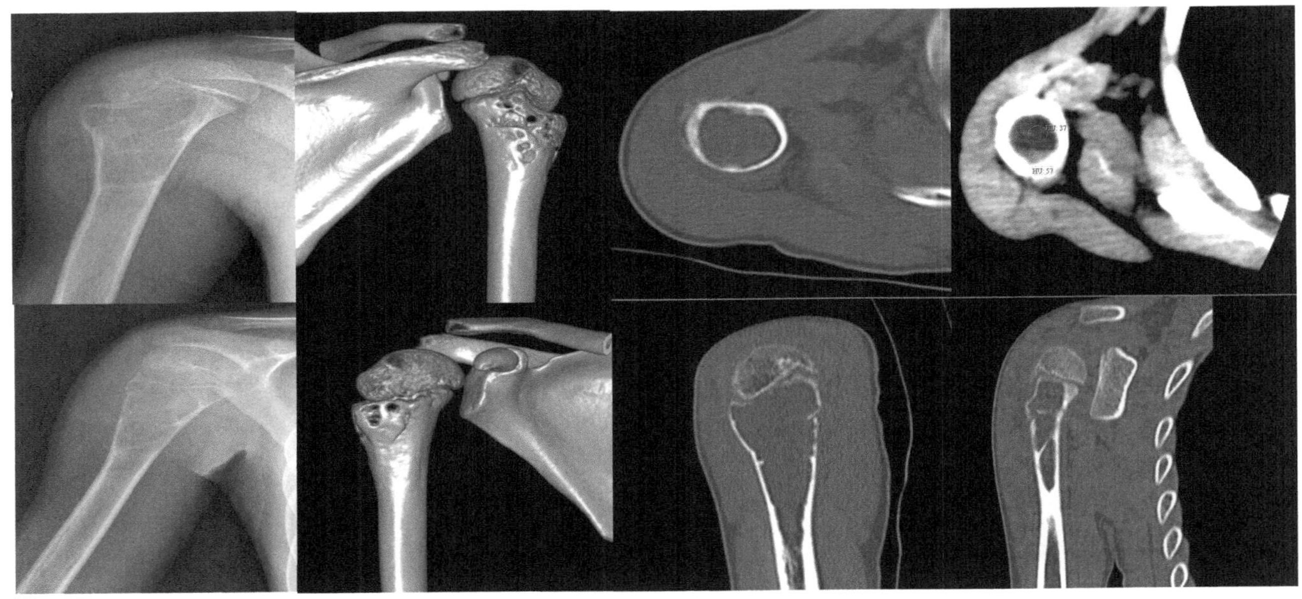

图 16-8-2 小儿右肱骨动脉瘤样骨囊肿

第六节 误诊病例简介：儿童骨原发性非霍奇金淋巴瘤

原发于骨的非霍奇金淋巴瘤是一种较为少见的骨恶性肿瘤，占所有骨恶性肿瘤的 7%；在一些学者的报道中占 5.4%。儿童骨原发性非霍奇金淋巴瘤占骨原发性淋巴瘤的 13%。儿童骨原发性非霍奇金淋巴瘤发病年龄最小为 3 岁，中位年龄在 11~13 岁间，男性略多于女性。一组 3 例中年龄最小者 5 岁，最大者 8 岁，均是男性患儿。其中 2 例有外伤史，均以局部肿胀疼痛而就诊，不伴有全身系统症状。儿童骨非霍奇金淋巴瘤按组织学分型以弥漫大 B 细胞型为主，还有相当一部分为淋巴母细胞型。Furman 等（1989）报道的 11 例儿童骨原发性恶性淋巴瘤中，3 例为淋巴母细胞型。该组 3 例中弥漫大 B 细胞型 1 例，淋巴母细胞型 1 例，1 例未分型。骨非霍奇金淋巴瘤常为单骨发病，以扁骨和长骨多见，长骨病变多发生于骨干和干骺端，发生在干骺端者易侵及骨骺，该组有 1 例侵及骨骺。多骨侵犯少见，该组有 1 例为双侧股骨对称受累。儿童骨非霍奇金淋巴瘤好发于长骨，其中股骨最为常见。该组 1 例发生在腓骨、1 例在胫骨、1 例为双侧股骨。

骨质破坏范围广泛，骨皮质破坏较轻或完整，正常和异常移行带很宽，无或仅有细小的骨膜反应，而有巨大软组织肿块，并包绕病骨周围生长、具有穿透性，是非霍奇金淋巴瘤的特征性表现；该组腓骨受侵患者与此特征相符。

该组有 2 例有明显骨膜反应，不仅范围广，而且骨质破坏周围均有骨膜反应。非霍奇金淋巴瘤肿瘤细胞可穿透骨骺板，浸润关节软骨。骨质破坏区常见大小不等、程度不一的骨质硬化，多位于骨质破坏边缘，亦可与骨质破坏间杂，表现为小斑片样或颗粒状高密度致密影。该组股骨颈部受侵患者侵及骨骺，伴有局部骨质硬化，并有病理骨折。

因此，本病单发者需与尤文瘤、急性骨髓炎、骨肉瘤等鉴别；多发者需与嗜伊红肉芽肿相鉴别。

该组 3 例患者术前均未考虑非霍奇金淋巴瘤的诊断。分析其原因主要有：① 3 例均为儿童，并非非霍奇金淋巴瘤的好发年龄，这是误诊的主要原因；② 2 例病变位于骨干，容易误诊为尤文肉瘤；③影像表现易误诊为骨干骨肉瘤、骨髓炎。

第七节　干骺端纤维性缺损 / 非骨化性纤维瘤

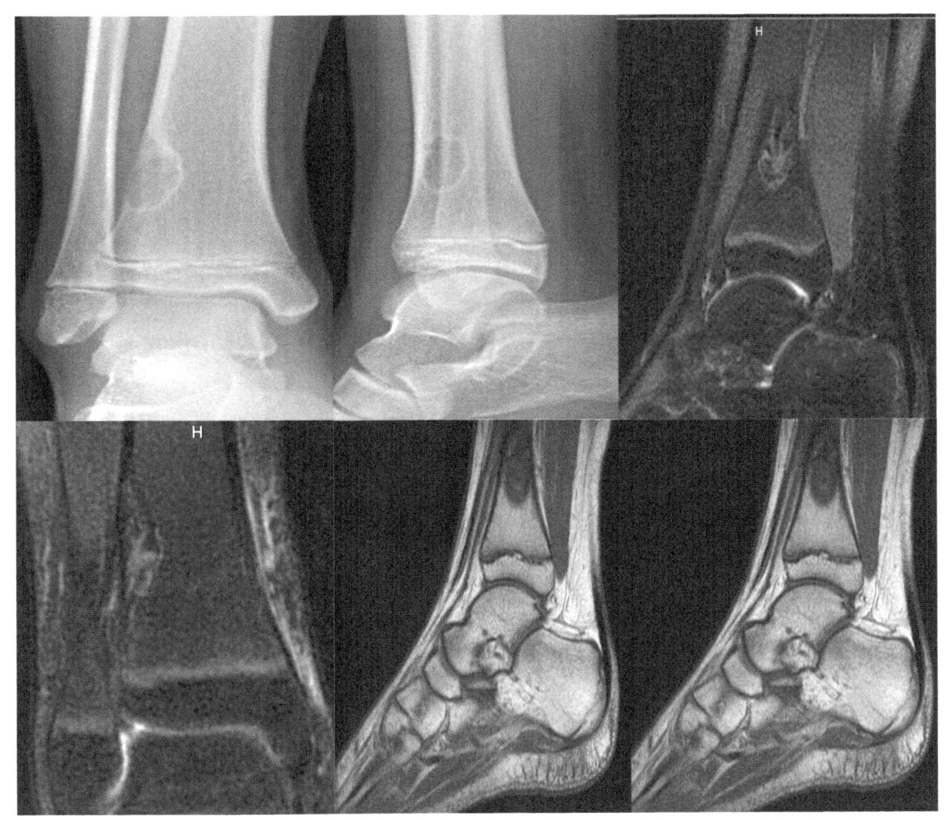

图 16-8-3　干骺端纤维性缺损 / 非骨化性纤维瘤

患儿，女，11 岁。因右小腿黑色肿物渐增大 10 年余于入院，目前诊断：右小腿色素痣；行术前 X 线检查。

手术所见：见右胫骨下段一溶骨性占位，呈多房状，中为黄褐色软泥状物，周围硬化，予以刮除占位病灶，刮除周围硬化骨。

病理检查：右胫骨下段骨肿瘤切除标本：暗褐色碎组织一堆，总体积 2 cm × 2 cm × 0.5 cm。病理诊断：右胫骨下段骨肿瘤切除标本：结合临床及影像学所见，符合干骺端纤维性缺损 / 非骨化性纤维瘤。注：前者病变限于骨皮质，后者累及骨髓腔，请结合手术所见。

第九章　上肢及肩带

第一节　上肢发育变异和诊断陷阱

1. 喙突底部软骨结合　喙突二次骨化中心底部与肩胛骨其余部分的结合部形成软骨结合,表现为不规则的透光线或低密度影,骨化中心形状可呈现规则或不规则,而在X线平片和CT图像上类似骨折。一般说来,它两侧对称分布,与对侧对比有助于正确诊断。

2. 肱骨上段　正常肱骨头骨化中心:肱骨近端生长线是由大结节和肱骨头骨化中心以及肱骨干结合而成,在较大青少年,这个生长线闭合后类似于该骨的成骨性病变。在CT横断图像上有时可以见到,亦可被误认为骨折线。

3. 肱骨头内半侧继发性骨骺钙化　在小儿,肱骨头内半侧继发性骨骺钙化常出现较早,当大粗隆的骨骺未钙化时,正位照片上肱骨头的骨骺常偏于一侧;在内旋位照片时,此骨骺外移而位于骨干正中,此为正常发育情况,不应误认为异常。

4. 正常肱骨头骨骺　肱骨近端生长线是由大结节和肱骨头骨骺以及肱骨干结合而成,在较大青少年,这个生长线闭合后类似于该骨的成骨性病变。在CT横断图像上有时可以见到,亦可被误认为骨折线。有学者报告13个月幼儿双侧肱骨头重复骨骺,表现为两个骨骺,互不分离。

5. 肱骨上端骨骺线　在青少年肱骨上端骨骺线常可不规则,又由于X线束不可能与骺板平面平行,故骨骺线多为二条或更多透光线影。如X线束正通过骨骺线一端,骨骺或/和干骺可略凸出成鸟嘴状影,甚至不规则欠连续,不应误认为撕裂伤。如二条骨骺线由于投照因素致分离较远,对一条骺线多可正确辨认,而对另一条重叠于肱骨上端的不规则透亮的骺线,则常误认为骨折,这是X线诊断年轻大夫处理急症X线照片时常犯的错误之一。

6. 肱骨头鸟嘴形骨骺线　有学者报道16岁男孩肱骨头鸟嘴形骨骺线。此种突起,尤其是骨骺线的突起,亦可见于其他部位,不可误认为撕脱伤。在临床上,经常出现将正常骨骺线误认为骨折的情况,这是值得注意的诊断陷阱。有时,骨骺线部分较宽,部分较窄,前者常被误认为骨折。

7. 肱骨上端干骺端骨刺　有学者报告19个月幼儿肱骨上端干骺端骨刺,表现为干骺端边缘毛糙,伸出小骨片,为生长期的正常变异。

8. 肱骨切迹(肱骨上切迹)　肱骨上切迹见于青少年者,有的切迹深浅不一,有的较深,有的类似恶性病变。在10~16岁儿童,肱骨头骨骺内下方肱骨颈处可出现皮质毛糙,不规则,甚至呈现浅碟状皮质缺损,称为肱骨切迹,它乃代表生长发育阶段的一种过程,类似于肱骨远端、桡骨远端及胫骨近端的干骺区同期的皮质改变,部分病例还难与恶性病变区别。

一些学者报告11岁男孩双侧上肱骨切迹,表现为肱骨颈干交界处内侧局限性骨质凹陷,周围骨质可稍现硬化。此现象见于儿童,代表生长阶段。

个别人在肱骨下端髁上段前侧或内侧皮质也出现此类切迹,有的切迹周围还有硬化,有的只是皮质线不甚完整而与肱骨内上髁的发育孔类似,均为此年龄组中的发育变异。

9. 肱骨上段的二头肌间沟　在肩关节X线照片上,在新生儿前臂外旋或高举时,肱骨上段的二头肌间沟阴影呈现为双线轮廓,颇似局限性骨膜炎。在2岁以下儿童,深的肱二头肌间沟可被误认为异常的骨质缺损。在婴幼儿,肱骨干上段外侧的二头肌沟可造成局限性皮质切迹,也可产生较深较长的槽状皮质缺损,其边缘光滑规则,浅者易于辨认,深者则易误认为异常。

10. *三角肌附着处*　在婴幼儿肱骨上段照片，常常可见到三角肌附着处骨皮质的局限性梭形增厚，形似骨膜炎表现。

11. *肱骨生理性“骨膜炎”*　一些学者报告2例婴儿肱骨生理性“骨膜炎”，一为3月，一为8月，此现象不发生于一个月内的新生儿，一般双侧对称，但不一定呈同心性，且只见于一个位置投照的照片上。表现为肱骨两侧平行骨干的细线条状透亮影，有长有短。一段时间后复查，自然消失。

12. *肱骨良性皮质缺损*　一些学者报告4岁儿童两侧肱骨良性皮质缺损，表现为局限性皮质缺损，边缘略显不规则硬化，5年后复查，左侧肱骨皮质缺损完全消失，右侧残留硬化瘢痕。有学者报告成人肱骨近端多发性良性皮质缺损，这些纤维性病变可为单发或多发，均无临床意义。表现为大小不等的边缘不规则稍硬化的透亮区。

13. *肱骨下段*　上髁骨翼：在婴儿，偶尔在肱骨下段髁上区见到皮质成层状增厚，颇似骨膜炎，有学者称之为生理性骨膜炎，它一般在骨的两侧对称分布，但不一定同心，也可只见于一个投照位置上。肱骨外上髁处，在成人，可为正常薄骨翼，如不注意则可误认为骨膜炎，这又被称作上髁骨翼。

14. *上髁突*　上髁突一般很少出现症状，它位于肱骨内上髁上方之内前部，为一细长骨突由该处伸出，一般其尖端指出下前内，它可长可短，一般为1~3 cm长。

15. *肱骨下端*　骨骺线：有时，在肱骨外上髁骺线上方可见明显的骨不连接，为青年长骨干骺端常见发育变异，它与肱骨近端、桡骨远端、股骨远端及胫骨近端皮质改变相类似。此情况可与骨骺脱位或破坏性病变混淆。但如连续观察追踪数年，常可见该骨不连接处逐渐连接，痕迹渐渐消失，说明此情况乃属暂时性现象。

16. *鹰嘴窝*　肱骨鹰嘴窝的骨壁有时可能很薄，在正位片上显示较透光，有时可能根本无骨板而成为一个空洞，名滑车上孔。有时该洞内又有一骨桥通过。偶尔，在幼儿肱骨下端，鹰嘴窝上方稍现骨质疏松，侧位投照可伪似一囊肿性病变，正位照片则澄清此类混淆。在少年，尺骨鹰嘴突骨骺在正位伸直照片时恰重叠于鹰嘴窝内，类似滑车上孔骨或骨折，如疑及此，可行肘屈曲侧位照片，则真相大白。

17. *肱骨下端骨骺*　肱骨下端骨骺情况比较复杂，变异较多，经常造成误诊和混淆。

18. *肱骨滑车骨骺*　肱骨滑车骨骺，有时6岁女孩即可见到，如一绿豆大骨核。肱骨滑车骨骺正位照片上位置、形状、大小无异常，在侧位片上有时显示从肱骨下端孤立地突出，却可被误认为骨折，此时，务必要注意结合临床情况分析研究。

19. *肱骨小头骨骺*　一些学者报告12岁男孩肱骨小头骨骺两侧发育不对称，一侧骨骺线光滑完整，另侧却表现为毛糙及不规则，两侧骨骺大小与形状也有差异。这种正常的结构不对称及生长速度不一致在肘关节部位特别常见，不可误认为创伤。肱骨小头正常情况下可出现不规则的骨化，不可误认为骨折。有学者报告一侧11岁男孩肱骨远端骨骺，在正位肘关节照片上，出现不规则骨化，骨骺边缘毛糙、不规则，伴多个小的骨质缺损，颇类似多处骨折。

20. *肱骨内上髁的骨骺*　在肱骨内上髁的骨骺，在少年期骨骺板较宽时，侧位照片上此骨骺可重叠于肱骨下端后方，而伪似骨折块。有的少年肱骨远端各骨骺，部分呈现形状不规则，边界不整齐，部分骨骺呈分裂状，似骨折或骨骺断裂，而且两肘又可不对称，故给诊断带来一定困难，此刻密切结合临床，必要时追踪复查，方能解决诊断的疑难。有学者报告14岁男孩骨骺与肱骨骨性侧壁之间的生长板透亮影重叠，造成肱骨内上髁骨骺骨折的假象。注意正位照片时轻微屈肘时，滑车下缘与尺骨喙突重叠，形成一横行透亮线，酷似滑车骨折。

21 *两侧骨骺发育不对称*　有学者报道，一少女肱骨滑车骨骺，一侧与一般所见一样，呈边缘清楚卵圆形骨块，另侧却与之完全不同，分裂成几小块，且浓淡不匀，酷似缺血性坏死，经观察证实却非为疾病，而为发育变异。两侧骨骺发育不对称，还表现为一侧已出现某骨骺（例如外上髁），而另侧却还未出现，即出现时间的差异，这在临床经常见到。

22. *投照技术与误解*　个别青少年的肱骨远端骨骺的骨化呈现不规则，从而导致骨骺内有一些不整形的透光线影或透光斑影，而类似骨折，引起误诊。有时，由于投照时前臂位置未置中立位，或未置侧位，而呈斜位投照，可使肱骨小头骨骺移位，伪似骨骺分离，当将前臂位置重新摆好再行摄片，此种误解多可纠正。

23. *肘部诊断陷阱*　有学者报告儿童近侧桡骨干骺端斜行透亮裂隙，这条斜行的裂隙是儿童骺线附近的常见现象，不能误认为干骺端骨折。在肘关节正位片上,桡骨结节常常表现为局限性类圆形透亮区,如不认识这种情况,可被误认为骨破坏区。有学者报告一例4岁男孩的桡骨结节,在侧位片上表现为局限性透亮区,十分类似局灶性破坏性病变。

骨化中心发育的正常不对称在肘关节相当常见。有学者报告11岁女孩肱骨外上髁骨化中心阙如。有学者注意到在肘关节侧位片上,11岁男孩尺骨鹰嘴上方出现骨刺样向上伸出,可能为肱骨小头的边缘。

24. 短暂性的发育性表现　有学者报告12岁男孩骨骺线上端显似骨不连续,为青春期长骨干骺端发育变异,与肱骨近端、桡骨远端、股骨远端及胫骨近端皮质病变类似。此类现象可能与骨骺分离或肱骨破坏性病变相混淆。该病例16岁时复查照片,见该处只剩余细微变化,骨不连续早已消逝,说明此类现象为短暂性的发育性表现。

25. 假骨折　有学者报告6岁女孩肱骨滑车骨化中心的早期表现,为很小的游离骨块。滑车骨化中心很少在还没有出现内上髁骨化中心时出现。有学者报告10岁女孩肱骨远端骨化中心正常的不规则影,表现为骨化中心碎裂,或肱骨下端两侧的小骨块,伪似骨折,它往往为单侧性,病人无临床症状。正常情况下,青春期尺骨冠状突尖部可出现小的骨化中心和小的骨块。陈旧性撕裂伤也可表现为此类小骨,此时外伤史及临床症状就成为必须认真了解的内容。

26. 骨刺和硬化　有学者报告一例5岁儿童尺骨鹰嘴骨刺,考虑可能是一种塑形以吸收骨突的方式,尚未骨化。在肘关节正位片上,有学者报道一例11岁男孩桡骨小头骨骺正常的硬化表现,双侧对称,密度均匀性增高,边缘清楚,形状规则,骨骺线光滑整齐。偶尔还可见正常的桡骨小头骨骺出现细微的裂隙。

27. 桡骨上端干骺端切迹　有学者报道6岁女孩桡骨上端干骺端外侧出现切迹,或骨的陷窝,导致干骺端形成梯状或局限性凹陷表现。该切迹在儿童发育过程中会因骨骺的进一步生长而填充、消失。同样的机制亦可见于胫骨结节的生长过程。

28. 骨骺裂隙　有学者报告15岁男孩双侧肱骨内上髁骨骺裂隙。因怀疑左侧骺裂为骨折,将左肘关节固定了2周。实际上这是发育变异的表现。此类裂隙边缘光滑完整。

29. 不对称的骨化中心　有学者注意到,一些青春期少女肱骨滑车骨化中心,两侧可表现为明显的不对称,一侧为完全的一个,另侧却为分裂的两个,其裂隙较窄,然而并无临床症状。由此可见,一般都是两侧对称发育,但不是绝对的,一成不变的,发育过程中也可两侧略有差异,这也是发育变异的一类表现。

30. 尺骨或桡骨下端　有学者报告2例11~13岁健康女孩和3例同龄健康男孩尺骨或桡骨下端骨骺软骨内的小骨刺,为正常表现,无临床意义。有学者报告13岁男孩桡骨下端骨骺板内反向生长的“骨桩”,由骺板向干骺端凸出,嵌入干骺端骨内的骨块影,犹如一骨性桩突进干骺端。

31. 尺骨远端皮质隧道和发育性凹陷　在婴儿和较大儿童中有的可见尺骨远端皮质隧道,表现为该区外侧皮质内细小的斜行透亮线条影,无临床意义。有学者报告尺骨远端近桡骨远端处出现发育性凹陷,表现为浅弧形切迹,边缘骨质密度增加,但边缘光滑完整。

32. 腕骨　有学者报告10~12岁间小孩豌豆骨远侧正常不规则表现,伪似骨折;此年龄段个别小孩可出现多中心骨化的豌豆骨,或双侧豌豆骨发育不规则。这些情况仅见于腕部的侧位X线照片上。个别小孩月骨位置可以过低,几乎与尺骨远端直接接触,但较少见。有学者报告一10岁男孩,双侧月骨向掌侧倾斜,无临床意义。当腕关节受伤时,注意月骨向掌侧倾斜,而事实上腕关节是背伸的。有学者报告11岁男孩单侧舟状骨多个骨化中心发育。一例10岁男孩舟状骨副骨化中心,5个月后复查见骨化中心已部分联合。双侧腕关节正常发育时,骨化中心的发育不一定对称,在婴幼儿尤其如此。

33. 掌骨　第1掌骨头骨节样发育性变异,表现为掌骨头的局限性骨质隆起,边缘光滑,不与掌骨分离,有的还伴有分离的小骨,多见于14岁以前的少年,有的为双侧,有的只见于一侧,其解剖结构起源不明,不要与无蒂的骨软骨瘤相混淆。在掌骨内外侧均可见及,有学者称之为“Keats大结节”。3岁健康儿童第1掌骨及中节指骨发育异常,表现为短而粗,有家族特征。有学者报告一例13岁男孩腕掌关节明显的清晰条纹,形似掌骨基底部脱位。有学者报告一例13岁男孩二次骨化中心闭合的残迹,表现为第2掌骨基底桡侧、第5掌骨基底尺侧出现小的切迹状骨质缺损。当第5掌骨基底尺侧出现此类裂隙时,特别容易被误认为骨折。

34. 指骨　儿童手部象牙样骨骺，表现为某一指节骨近端骨骺密度明显增高，形如象牙的密度，可孤立发生，无临床意义，更多见于发育迟缓的儿童。有学者报告 1 例 10 个月健康幼儿远节指骨数量过多，一直观察到 19 岁再照片，发现所有副骨化中心均已正常闭合，完全与常人一样。有学者报告 1 例 11 岁男孩第 4 指骨近节指骨头部副骨化中心，可能会被误认为骨折。偶尔可见近节指骨骨骺副骨化中心，类似撕裂伤。有时，指骨骨骺与干骺端重叠产生 Mach 效应，形似骨折。指骨骨骺中有时可见到正常的透亮裂隙，可被误认为骨折。

35. 过度肥胖　过度肥胖可伴骨龄加快生长，有学者报告一例 2 岁过度肥胖男孩的骨龄约为正常同龄儿的 3 倍。

第二节　小儿肱骨干骺端成软骨细胞瘤

成软骨细胞瘤占全部良恶性骨肿瘤的 1.88%，多见于 10~20 岁青少年，四肢长骨多见，82% 原发于骨骺，尤其是股骨上端和肱骨上端最多，可能与该处骨骺较多有关。

有学者报告一例患儿发生于肱骨干骺端的骨质破坏，破坏边缘不完整硬化、皮质变薄及破坏区内点状、片团状钙化且无骨膜反应，因此术前考虑为软骨黏液样纤维瘤，而成软骨细胞瘤一般多位于骨骺。

该例患儿骨质破坏区局限于肱骨干骺端，虽然 X 线平片见骺板欠规整，但骺板仍可见。遗憾的是患儿未行 MR 检查，骺板及骨质破坏范围及周围软组织改变未明确了解。

比较明确的是病变主体在干骺端，骨骺未见异常改变，这与文献统计有很大不同。患儿合并病理骨折，可能与患儿外伤有关。从破坏区内点状片团状钙化这一点符合软骨性肿瘤特点。但是该例患儿年龄 5 岁，与文献报道好发年龄段有一定差异。

本病应与软骨黏液样纤维瘤鉴别。

第三节　小儿腋下脂肪母细胞瘤与脂肪瘤

详见本书 本卷 本篇 第五章 第三节 小儿腋下脂肪母细胞瘤与脂肪瘤。

第四节　误诊病例简介：肱骨原发性黄色瘤与骨纤维瘤

骨原发性黄色瘤指原发于骨骼、不伴高脂血症等脂质代谢障碍和外伤，组织学以纤维组织细胞、大量泡沫细胞和多核巨细胞增生为特点的病变，极其罕见。目前病因不明确。

好发于 20 岁以上男性，男女之比为 2∶1，主要累及颅骨、髂骨、肋骨等扁骨，常为单发。临床表现较轻或无，Bertoni 等（1988）认为临床大多有疼痛，1/3 为偶然发现，一些学者认为临床上常无明显症状，有时可有疼痛，常在影像检查时偶然发现，另有学者报道 5 例中 4 例有疼痛史。组织学上，镜下见大量泡沫细胞及多少不等的多核巨细胞聚集，瘤细胞核小，无异型性，无核分裂象，伴轻度不等的慢性炎症，混有不等量的纤维组织，可有出血、坏死，可见胆固醇裂隙和含铁血黄素沉积。有报道骨的原发性黄色瘤可能为一种骨的局灶性反应性脂质吸收性病变，不是真性肿瘤。

1. 影像学研究　X 线和 CT 表现为骨内类圆形的溶骨性病变，轻度膨胀性，边缘清晰，常见边缘硬化带，骨皮质变薄，表面光滑，无骨膜反应及软组织肿块，CT 显示病灶内呈均匀的软组织密度影；MR 表现为病灶内 T_1WI 等或低信号，T_2WI 高信号，FS-T_2WI 为高信号，边缘硬化带表现为低信号，邻近骨皮质变薄但光整，无骨膜反应及软组织肿块，增强扫描病灶内可见中度强化。

2. 鉴别诊断　骨原发性黄色瘤的临床表现较轻，影像表现有一定特征性，需与以下病变鉴别。

（1）骨囊肿：骨囊肿 20 岁以下多见，囊腔内为液体，增强扫描无强化。

（2）纤维结构不良：骨成分较多者，密度较高，硬化明显；纤维成分较多者密度较低，磨玻璃样外观为特征性表现。

（3）嗜酸性肉芽肿：儿童多见，1~15 岁为发病常见年龄，颅骨的特征表现为“穿凿样外观”，上下颌骨表现为“浮牙”征，长骨常伴层状骨膜反应。黄色瘤进展缓慢呈良性经过，手术切除效果较好，一般无复发。最终确诊依赖于病理检查。

第五节　手指丛状纤维组织细胞瘤

丛状纤维组织细胞瘤是一种罕见的低度恶性间质肿瘤，属于中间型纤维组织细胞瘤，主要发生于儿童和青少年体表，上肢多见，呈局部浸润生长。Enainger & Zhang（1988）首先报告本瘤，目前国内多为病理个案报告。

1. 病理学　组织学特点为瘤组织有相似于单核和多核的组织细胞样细胞及分化好的成纤维细胞样细胞组成的结节状或丛状的结构。免疫组织化学和超微结构特点为波形蛋白（vimentin）和平滑肌肌动蛋白（SMA）免疫反应呈阳性（主要是多核巨细胞和单核组织细胞样细胞）及 CD68 阳性（主要是成纤维细胞样细胞）。

2. 临床表现　丛状纤维组织细胞瘤多表现为生长缓慢的皮下孤立的结节，质韧，边界不清，大多位于真皮深部，向上可延伸至真皮浅层，但不累及表皮，向下浸润皮下层，甚至肌肉层，文献报道 1 例侵犯肝脏，1 例侵犯手指骨质，均较少见。

3. 影像学研究　病变累及骨质，影像学上难以判断起源，术前考虑为骨组织病变侵犯软组织。与其他骨组织来源病变不同的是，它表现为软组织病变明显，蜂窝状骨质破坏，但指骨形态保持，无明显变形，是否能考虑为软组织病变包绕浸润并破坏骨质形成，或周围肿块压迫骨供血血管造成骨梗死有待进一步考证。

4. 鉴别诊断　应与急性骨髓炎、骨结核鉴别。急性骨髓炎临床上有红、肿、热、痛的改变，X 线可见虫蚀样骨质破坏及骨膜反应，骨髓腔内密度增高，侵犯相邻关节致使关节间隙模糊变窄，软组织肿胀；MRI 则可更早发现病变，在 T_2WI 上病变骨髓及周围软组织呈无明确边界的片状均匀高信号。指骨是小儿骨结核较常见的发生部位，X 线可见骨干圆形或卵圆形骨破坏，或呈多房性并向外膨隆，呈“骨气臌”改变，病变大多位于骨中央，可有轻度硬化，但很少侵及关节。其他需要鉴别的病变包括内生软骨瘤、软骨母细胞瘤等。

丛状纤维组织细胞瘤罕见，该例为进一步认识和学习该病变生物学行为提供线索。

第五节　多发掌骨近端骺离骨折畸形愈合

发生在儿童掌骨远端的骨折，由于骨骺尚未与干骺端结合，外力可经过骺板达干骺端而引起骺离骨折。X 片上，骨折线不能显示，只显示为骺线增宽或骺与干骺端对位异常，导致误诊；还可以是骺与干骺端一并撕脱。

第十章 骨盆和下肢

第一节 骨盆与下肢发育变异和诊断陷阱

1. 骨盆 软骨生长板：髂骨、坐骨和耻骨的骨化中心由髋臼中部三向辐射的“Y”形软骨板连结，该软骨板在16~18岁消失。在此之前应认识到它属于正常结构而不要误认为骨折。

2. 坐耻骨软骨联合 在临床上，常见到坐骨下支与耻骨下支之间软骨联合处表现为膨大、不规则、结构紊乱、密度不匀，一般两侧对称，这是青少年发育过程中的暂时现象，属正常表现，不要将此误认为骨软骨病。有时两侧表现不一致，甚至一侧如上表现，一侧完全如常，则给诊断带来更大混淆，尤应细心。坐耻骨软骨结合位于耻骨下支耻骨和坐骨骨化中心的结合处，在7~8岁时融合。融合前软骨结合在轴面像上表现为轮廓清晰的线状影。软骨结合也会不对称不规则融合，可类似于周围有硬化环的溶骨性病灶。

3. 髂坐软骨联合 髋骨由髂骨、坐骨、耻骨三骨联合而成，三骨间皆籍软骨联合。X线检查时，在少年的骨盆正位片上，骨盆内缘坐骨棘上方，与髋臼遥遥相对处，有时可见一透光裂隙与骨盆内缘垂直相交，容易误认为骨折。实际上，这是髂骨、坐骨间软骨联合的遗迹。有时髂坐软骨联合两侧闭合不同步，导致影像不对称，则更易误认为骨折。

4. 盆腔二次骨化中心 髂嵴和坐骨结节的二次骨化中心约在青春期出现，并在15~25岁间与原发骨化中心融合。融合前，在CT横断图像上，这些部位的二次骨化中心可十分类似于撕脱骨折。但是，它的两侧对称表现有助于排除骨折。髋臼顶及髋臼缘骨化中心大约在8~9岁出现，在青春期时增大形成髋臼骨质内的不规则骨化，在轴面图像上颇类似于骨折，有时甚至类似于粉碎性骨折，此时，结合临床情况分析研究相当重要。这些骨化中心大约在16~18岁融合。

5. 髂骨血管沟 髂骨臀面的血管出入孔向骨内延伸为大的血管沟，轴面图像上这些血管沟很像小的溶骨性病灶或骨折线。在临床上如果见到，一定要结合临床分析研究。

6. 髋关节与股骨上段 髋关节的真空现象：在小儿髋关节照片上，有时可见股骨头顶上出现半弧状透光线影，犹如一悬空的帽戴于股骨头上，常两侧对称出现，一般容易认识。在成人髋关节侧位片上，偶尔亦见此类透光弧形条影，粗细长短不一，有的适重叠于髋臼窝内，酷似骨质破坏；有的正横过股骨头，颇似股骨头裂纹状骨折。如熟悉此类髋关节真空现象的表现，误诊的可能性则大为减少。

7. 髋臼切迹 正常情况下，髋臼骨化中心下部中心轻度下陷（髋臼切迹），在盆腔轴面切面图像上可以看到髋臼后份下部局限性小的切迹样改变。髋臼切迹呈双侧对称分布，不要误认为压缩内陷性骨折片。成人也可见到此类表现。

8. 婴幼儿的股骨头 在婴儿股骨头骨骺核，正常可出现不规则钙化，形同爆玉米花，这并不一定提示为疾病，经随访追踪观察，此类花斑状骨化中心可继续生长发育有如常人，属正常现象。10个月婴儿正常骨化中心点彩状表现，这些骨化中心随进一步生长发育为正常轮廓。有学者报告一例18个月幼儿，双侧股骨头骨骺呈点彩状表现，随生长发育演变为正常外观，30个月复查时双侧股骨头骨骺完全如常。

股骨头骨化中心在1岁内出现，以后逐渐增大，至青春期时与股骨干和股骨颈骨化中心结合，形成X线平片上很明显的生长线。该生长线约在18~19岁时闭合。闭合前在轴面图像上很像骨折，而且在生长线相切的轴面图像上,生长线可表现为明显的硬化区而类似股骨头的成骨性病变。闭合前在轴面图像上的表现各式各样。在CT扫描时,由于双侧股骨头在髋臼中的位置不一致,它可以表现两侧相当不对称,一侧表现为股骨头边缘双边征,很像撕脱骨折,而另一侧在与生长线相切的轴面图像上生长线却表现为明显的硬化区,而类似股骨头的成骨性病变。婴儿髋关节股骨头骨化中心可表现为花斑状、骨碎块堆砌成一团,继续发育它们则逐渐变为正常骨组织。

9. 股骨头正常发育性不规则　股骨头骨化中心在幼儿可表现为形状不规则,密度不甚均匀,甚或出现小囊状透光区,有时两侧股骨头骨化中心大小、形状不甚对称,这些均属正常发育变异,幼儿不出现髋关节症状。一例5岁男孩股骨头内形似透亮区,常常是因为此年龄段儿童髋臼正常不规则重叠所致。有学者报告2例无髋关节症状的儿童股骨头正常发育性不规则,一为3岁男孩,一为4岁半男孩。股骨头骨化中心正常不规则钙化,此现象见于婴儿的单骨化中心,不一定提示为疾病。

偶尔,股骨头骨骺有2个骨化中心,二者紧邻或稍有分离,此为正常变异,并不提示为疾病。有的双骨化中心分离较远,有的分离很近,表现骨骺出现裂隙。股骨头骨化中心正常大小不对称,并不一定是股骨头先天性脱位。

10. 关于Shentoh线　有时,尤其在新生儿,Shentoh线并不一定可靠,它在两侧并非完全对称,但幼儿临床上皆无脱位症状和体征,这在日常工作中应予留心。有学者提出沿股骨颈引线检查股骨头骨骺滑脱的方法,但引线相交切出的股骨头部分却可有较大的变异,有学者报告,尽管已有部分骨骺被切出来,但事实上并无骨骺滑脱。

11. 股骨头切迹　有学者报告2例9岁儿童股骨头切迹,表现为股骨头骨骺顶出现切迹状骨质缺损,边缘光滑,轮廓完整。关节造影时,见该缺损不与关节腔相通,考虑多为软骨性的。它可见于4岁左右的儿童,经过数月或数年后逐渐消失。

骨盆正位片上,双侧股骨头陷窝表现不对称,属正常表现。有时股骨头陷窝形似股骨头骨折或无菌性坏死,此时,认真的观察和分析十分重要。

12. 股骨头窝　股骨头窝为股骨头圆韧带附着处,常规骨盆正位片摄制时,双足取中立位,一般两侧股骨头窝的大小、形状、结构均较对称,不易误认为病变。在个别情况下髋关节正位片上股骨头窝可显示不规则而伪似股骨头骨折或缺血性坏死,此刻常需拍摄断层照片以辨别其真伪。股骨头窝是股骨头关节面中心的一个向后下凹陷的小压迹,是股骨头圆韧带的附着处,当其在横断图像上表现两侧不对称时,在初学者,它常常可被误认为股骨头骨软骨炎或溶骨性病变。

13. 股骨头骨质增生貌似股骨颈骨折　偶尔,在髋关节正位照片上,股骨头及颈均现骨质增生、骨结构紊乱、甚至骨唇出现,股骨头远端重叠于髋臼前或后唇处,或股骨头颈交界处可呈现与股骨颈纵轴互相垂直的透亮线影,十分类似不全性股骨颈骨折,引起诊断的混淆。

14. 股骨大、小转子骨化中心　在幼儿股骨上端照片上,偶可见股骨大转子或小转子骨化中心外形或密度呈现不规则状,有时骨化不规则相当突出。转子的骨骺线亦可毛糙不平、增生变白,皆为正常。间或还可见转子骨化中心骨化过程出现变异,表现为长片状骨块附着于转子处皮质,而其间有一透亮的缝隙,酷似骨折。转子骨化中心正常可为多个。

15. 股骨大、小转子正常不规则的骨化中心　股骨大转子二次骨化中心在4岁时出现,而小转子的是在青春期出现,这些骨化中心在18~19岁时与股骨干愈合。在CT图像上清楚可见。虽然这些骨化中心可发生撕脱骨折,但不要把正常的生长板误认为是骨折。与股骨头一样,它们也可因为两侧的投照位置不尽相同,而表现为两侧相当不对称,此时,更须注意不要误认为骨折。在3岁女孩、12岁男孩有时可见股骨大、小转子正常不规则的骨化中心。7岁男孩正常不规则的股骨转子骨突线。15岁男孩大转子骨化变异,形成一片骨质密度影盖于大转子上,伪似骨折。16岁女孩大转子副骨化中心,表现为小块骨质密度影。

16. 小儿股骨上端骺线　在幼儿,股骨上端的骨骺线正常可表现为不规则,形如锯齿;由于投照的X线束成角,此骨骺线有时呈现为宽窄不一,一侧宽一侧窄,有时骨骺线之干骺端侧骨质还可变白,伪似骨质增生,这些均为正常表现。在骨盆正位片上,幼儿股骨颈的干骺端骺线正常出现不规则,为发育的变异。

17. 股骨颈处明显的纵行骨条纹　有学者报告一例12岁正常女孩股骨颈处明显的纵行骨条纹,与周围骨纹明显不同,实为发育变异。

18. 股骨颈上侧皮质　在幼儿股骨上端正位片上，有时可见股骨颈上侧皮质呈现双重轮廓，其间隔以一透亮线，边缘规则光滑，无骨质增生与破坏征象，为幼儿股骨颈的正常表现，勿误认为异常。骨盆正位片上，4 岁男孩股骨颈上方皮质正常可出现双重轮廓现象，为此年龄段儿童的正常表现。

19. 幼年良性骨皮质缺损　一般所见的典型的幼年良性骨皮质缺损，偶可见于股骨颈。其轴位观，为一类圆形或圆形透光区，边界清楚、光滑而无硬化；其切面观则为一小的皮质缺损性切迹。此类缺损初可随年龄增大而略有增长，以后则逐渐消失殆尽。有学者报告 1 例 7 岁男孩，三年后该缺损略有增大。

20. 股骨上段切迹　有学者报告一例 13 岁男孩股骨上段切迹，表现为股骨颈轮廓的不规则或毛糙，可见较浅的切迹样骨质缺损。同样的表现也可见于股骨颈及其他干骺端处。此现象在生长过程中逐渐消失，并无临床意义。

股骨颈上缘边界模糊，也是此年龄段的正常表现。在成人，偶尔也可见到类似股骨上段切迹的表现，可能为股骨上段切迹的残迹。

21. 股骨干　早产儿正常的骨质硬化：有时，在下肢 X 线片上，可见双侧股骨干明显变白，为早产儿正常的骨质硬化，由于骨皮质相对较厚和骨髓腔发育不完全所致。出生后几周即转为正常。

22. 新生儿及婴儿的生理性"骨膜炎"　在 X 线检查时，有时可见新生儿及婴儿的生理性"骨膜炎"，表现为双侧股骨干表面平行的线状稍高密度影，一个月内新生儿中无此现象，呈对称性分布，但一定呈同心圆状，可能仅见于一种体位的照片上。一例 4 月婴儿生理性"骨膜炎"6 月时照片即已基本消失。

23. 双侧股骨生理性向前轻度弯曲　有学者报告一例 19 个月肥胖女孩，可见双侧股骨生理性向前轻度弯曲，为自限性现象，发育成熟时自动消失。

24. 青少年股骨前侧皮质不规则　有学者报告 3 例（均为男孩，分别为 11 岁、13 岁、15 岁）股骨前侧皮质不规则，位于骨骺线上方，此现象多见于青少年（11~16 岁），为一过性表现。

25. 婴幼儿的股骨干　在早产儿，股骨干偶尔可呈骨质硬化状，乃因皮质增厚和髓腔不发育所致，常于一周后即转为正常。在婴儿的股骨干，有时出现生理性骨膜炎，表现为对称而不同心的骨膜层状反应性增生，可以左右两侧对称，也可以一骨内外侧均出现，但常仅见于某一体位，一般无临床症状，多在 2~3 月后自然消逝。另外，在 1~2 岁幼儿，有时可见股骨干呈现轻微前弓，此亦为生理性现象。随着生长发育，此现象逐渐消除。有学者报告，在股骨上段正位 X 线照片上，大粗隆骨骺与股骨之间的骨骺线有时表现为锯齿状，或不规则，需要注意与骨质破坏鉴别。

26. 股骨下端　伪似囊肿的透光区：临床上股骨下端侧位片上常可见一类圆形透光区重叠于内外髁影中心偏前，其上缘多与干骺线相齐，下缘可呈弧形，也可呈三角形，其走行一般平行于髁的关节面边缘，此透光区在初学者颇易误认为囊肿，实际上是由内外髁重叠阴影构成，为正常所见，在青少年尤易见到。在膝关节侧位照片上，一例 12 岁男孩股骨远端骨骺前部正常透亮区，实际是由于前部横向的骨量比后部少所致。此类透亮区还可伪似囊肿。正位膝关节片，股骨下端髁间窝有时可见局限性三角形透亮区，可与剥脱性骨软骨炎的缺损相混淆。在股骨下端髁间窝处偶尔还能见到滋养血管孔。

27. 幼年良性皮质缺损　此类良性皮质缺损，常见于股骨下端，文献已报告不少。它的表现甚为多样：它可为下端一侧皮质的圆形（或类圆形、或多囊形、或不规则形）透光区；周围边界稍现硬化或不硬化；其壁厚薄不一，有的几乎无壁可言，有的却有明显的条带状硬化的骨壁；在切线位照片，它多表现为不规则的皮质缺损，其大小相差甚大（有的仅小指头大小，有的却达 5 cm × 3 cm × 2 cm）；缺损可靠近骨骺线，也可离骨骺线甚远；有时还见到细小的垂直的骨针出现于缺损区；缺损区的密度除与缺损大小有关外，还与缺损内容物骨化情况密切相连。这些皮质缺损可伪似撕脱骨折（切线位象），或良性或恶性肿瘤（轴位象）。

不少学者报告此类病灶活检均为纤维性组织，它与发育生长有一定关系，年龄增大后消失，如行核素骨显像，它皆为冷性，说明并非撕裂。它的遗迹可为硬化，也可为皮质不规则。一般发生于少年儿童，成年时多消失殆尽，个别人在成年后仍持续存在，其临床意义仅在于可将之误诊为病理情况。典型幼年良性皮质缺损，表现为局限性皮质的骨质缺损，大小不等，多为类圆形，有时还表现为多房性，边缘呈波浪状，伴存硬化边缘，常见于股骨远端，无临床意义。如对此类病人随访，常常可见皮质缺损逐渐愈合，表现为密度明显增高的硬化团块。有学者报告一例18岁的巨大的已愈合的此类骨质缺损，从股骨中段直达股骨下端。

28. 骨皮质不规则缺损 股骨远端后内侧皮质不规则缺损，为12~16岁常见的现象，此为纤维性改变，常有细小垂直的骨针出现，可被误诊为恶性骨肿瘤。它起源于发育，随年龄增大而消失，与同龄身体其他部位干骺端不规则病灶性质相似。重要的是，应注意股骨内后侧干骺端的不规则，核素扫描时阴性，说明不是撕脱性的病灶。有个别的临床报道，它也可出现于成人。此类皮质不规则缺损，在MRI T_1WI显示为低信号，T_2WI显示为高信号。它大小不等，大者半径可达3cm，小者半径几毫米。有学者报告一例12岁患儿股骨后侧较大的不规则缺损经活检证实为纤维性的病灶。在18岁以后的成人股骨下端照片，有时可见此类残存的皮质缺损，或愈合中的缺损，或缺损愈合后的残迹，它还可能伴一细的骨环。

29. 股骨下端纵行条纹 在青少年股骨下端正位照片上，偶可见下端骨质内呈现纵行条纹，此条纹有宽有窄，可多可少，多者一般不至于误诊，少者则易与纵行裂缝型骨折混淆，结合临床则可澄清。股骨下端皮质的牵曳病灶：在股骨下端一侧皮质，有时可见一小骨刺状突出，称之为牵曳病灶，在内侧者，多代表大收肌附着点的新骨形成，无临床意义。副韧带钙化常位于髁的附近，一般不难辨认。青少年股骨远端内侧的“牵拉”病灶，代表大收肌附着处新骨形成。有时此类突起类似一骨软骨瘤。青少年股骨远端内外两侧出现的“牵拉”病灶，可能继发于股内、外侧肌的牵拉。此类牵拉病灶有时还可表现为局限性皮质增厚，这是比较常见的征象。成年人股骨内髁上缘有时可见小片状骨质密度影，常为内侧副韧带钙化。腓肠肌内侧头附着点隆起，表现为股骨后侧，髁上方的局限性骨质增厚或隆突。

30. 小儿的股骨下端 正常新生儿股骨下端干骺端下缘可表现为横行线状透光区伴硬化，相对胫骨上端干骺端也可呈同样表现，示干骺端新骨密度较低，不应误诊为疾病。少年儿童股骨下端正常干骺端也可出现细长的线状致密影横亘于该段骨质，可为多数平行的横线，不应一见此横线即称为疾病。小儿股骨下端预备钙化带密度高，常可能误认为金属中毒线，事实上，此线在健康儿童中厚度不一，同一儿童也可因年龄不同而有差异，一般在2~5岁时此线较厚。在幼儿，股骨下端干骺端一侧正常可出现不规则骨化，表现为毛糙不齐，密度欠匀，随发育进展，该区逐渐变为一般所见，不规则的表现渐渐消逝。股骨外髁正常可能变平，不要误认为嵌插骨折。

31. 股骨下端骨化中心 在少年，此骨化中心两侧不一定完全对称，个别人一侧有如常人，为扁圆形骨骺核，而另一侧却只有前者一半大，另一半可阙如，也可呈现小片毛糙的骨质密度，此属正常变异，临床无症状体征。有时，此骨化中心一侧出现毛糙不整，或呈不规则碎块；或一端可见圆形或类圆形透光区，其边界不硬化；或一端看见竖行短的透光线，酷似骨折；或在侧位片上发现骨化中心为一前后斜行走向的裂隙所劈开(事实上，此为多个骨化中心融合过程中所见)；或骨骺远端不规则毛糙(这容易误认为骨软骨病)等，均属正常变异，临床无症状体征，勿误认为疾病。

幼儿股骨远端骨骺外侧正常的发育性透亮区，可类似破坏性病变。幼儿股骨远端骨骺可出现发育性透亮条纹，可伪似骨折。股骨远端骨骺不对称发育，表现为两侧骨骺形状、大小都不相同，但膝关节并无症状。幼儿膝关节正常可出现不规则骨化，表现为股骨下端干部骺端轮廓局限性不规则，或局限性隆起；骨骺边缘毛糙，局限性缺损。

32. 假性剥脱性骨软骨炎 有学者报告6岁、10岁男孩膝关节照片见股骨内、外髁不规则，常被误诊为骨软骨炎，有称之为假性剥脱性骨软骨炎。有学者报告1例11岁男孩假性剥脱性骨软骨炎，正位片未见不规则现象，轴位照片清晰显示不规则，侧位片见其位于后侧，MRI梯度回波T_2WI显示关节软骨正常表现。

33. 骺板闭合后 一些学者报告一例13岁男孩股骨远端骺板闭合后的斑点状表现，不要与内含类软骨基质的肿瘤相混淆。有学者报告1例13岁男孩股骨内髁明显的骨化变异。前后位照片显示细小的透亮区，侧位片未见异常，MRI冠状断面梯度回波T_2WI显示该区信号改变。MRI矢状位梯度回波T_2WI显示软骨下骨缺损，其性质与股骨头切迹相同，与病人症状无关。有学者报告13岁正常女孩明显的股骨下端纵行条纹。

34. 股骨远端干骺端 在幼儿股骨远端干骺端常可见局限性的不规则骨化，多出现于后侧，在正位照片上由于它的重叠，可能导致该处出现局限性透亮区，如不小心，可被误认为囊肿。股骨远端干骺端横行“生长”线，虽然常与病态有关，但也常见于无病史的人。有学者报告2例新生儿正常干骺端透亮带伴有骨质硬化。干骺端新骨形成常较透亮，可能被误诊为全身系统性疾病，此现象常发生于宫内压迫。股骨下端与胫骨上端预备钙化带密度增高，常可被误认为重金属中毒线。此带状影在健康儿童中厚度不一，同一儿童亦因年龄不同而异，2~5岁时相对较厚。

35. 股骨下端不规则类似恶性病变　Barnes & Gwinn（1974）研究100例儿童的膝外旋照片，对股骨下端后内分的不规则进行评价，发现它多见于男孩、左侧，可能被误认为恶性病变。它表现为皮质明显的破裂、不规则，伴小的针状体形成，实际上属正常表现。它为内上髁一骨嵴所致，从内收大肌伸肌腱束的部分腱膜鞘沿内上髁此骨嵴附着，肌的力量和生长发育促进此嵴的凸起。有学者称之为内收结节。内上髁的此骨嵴通常不见于学龄前，而见于10~15岁，一般在膝的侧位或斜位件上可见，常一直存在至股骨下端骨骺融合才逐渐消逝。认识此类情况有助于不混淆于恶性病变，从而避免不必要的活检。

股骨远端后侧不规则，为青春期常见现象，常被误认为肿瘤的新骨形成，无临床意义。核素扫描阴性，说明并非撕脱伤，而更可能是一种生长发育现象。

36. 股骨下端骨骺发育缺损　详见本书 本卷 第十四篇 第十五章 第三节　1. 股骨下端骨骺发育缺损。

37. 膝　生理性弯曲和生理性膝交锁：在1~2岁幼儿，有的股骨与胫骨呈现生理性弯曲，股骨下端内侧与胫骨平台内侧干骺端均呈鸟嘴状内凸，其骨化中心内侧也呈楔形，股骨及胫骨内侧皮质略有增厚，一般在2岁之前膝呈内翻状，到2~12岁膝呈外翻状，膝呈生理性交锁。这些皆为生理现象，能自动矫正，并且无结构的紊乱。

38. 脂肪垫　在少年膝关节侧位片上，髌骨上方和股骨下端干骺端前方偶尔可见一竖行的梭形透光区位于软组织影内，此为四头肌腱与关节囊之间的脂肪垫，不应误认为关节脂肪或血的积聚。

39. 髌骨不规则　正常髌骨轮廓规则平滑，但也可呈现不规则，认识此点，可避免不少误诊。在生长发育过程中，髌骨形态常有变异，有的可为条形，其轮廓犹如许多致密颗粒胡乱堆砌，极不规则。有的髌骨在正、侧位片上表现尚可，在屈膝切线位上却可见前缘不甚规则。有的髌骨不仅轮廓不规则，密度也不均匀，其内有多个密度减低区，边缘多个缺损，酷似骨折，这多出现在少年儿童发育过程中。有的成人的髌骨下缘出现切迹，但边缘完整。这些都是正常现象。

40. 髌骨的分离小骨核　详见本书本卷 第十五篇 第四章 第一节　3. 髌骨的分离小骨核。

41. 胫骨上端　有学者报告4岁儿童胫骨上端前侧正常凹陷。随着胫骨结节骨化中心的发育，凹陷消失。

42. 少年良性胫骨皮质缺损　少年良性胫骨皮质缺损，此现象常见于胫骨，无临床意义。良性胫骨皮质缺损之大小、形状常不相同，多为类圆形，有的最大径可达5 cm以上，有的只有1 cm左右。当良性胫骨皮质缺损愈合后则形成与原缺损体积和形状相近的高密度影块影，可为梭形，可为类圆形，不可误认为病变。偶尔腓骨也可出现良性皮质缺损，其愈合后表现与胫骨相类似。

43. 青少年胫骨干骺端内侧皮质不规则　青少年胫骨干骺端内侧皮质不规则，为发育变异现象，类似表现可见于肱骨、桡骨及股骨。随访观察常常可见此类不规则逐渐为典型的皮质缺损所替代，说明两者之间的关系。

44. 胫骨上端干骺端　胫骨上端干骺端有时表现为一侧较隆起，为发育性改变，勿误认为异常。有的干骺端内侧皮质不规则，在随访过程中发现此不规则已由典型良性骨皮质缺损所替代，既说明此不规则多系生长发育中的变异，也表示此不规则与良性皮质缺损关系密切。在成人，部分人的胫骨干骺端内侧出现一切迹，称之为胫骨干骺端内侧窝，不应误认为骨质缺损。老年人由于胫骨上端关节边缘多有骨刺，使此窝越发明显，更要注意勿视为异常。偶尔，胫骨平台一侧骨质可出现小的切迹，边缘光滑完整，亦非异常。

45. 腓骨上端　在成人，偶见腓骨头的副骨化中心未融合，呈一小骨片附着于腓骨头一侧，与腓骨头不能分离，勿误认为骨折。有的腓骨干骺端内侧不规则毛糙，多见于青少年，随生长发育而渐渐消逝。个别腓骨颈膨胀有如翼状，为发育变异。临床上，常常因腓骨头含有大量松质骨，表现局部密度减低，混淆于囊肿形成，值得注意。腓骨上端干骺端的比目鱼肌腱附着处，常造成牵曳性骨质突起或不规则，不应误认为骨软骨瘤。

46. 胫骨的良性皮质缺损　详见本书本卷 第十四篇 第十六章 第一节　6. 胫骨的良性皮质缺损。

47. 胫腓骨的生理性弯曲　详见本书本卷 第十四篇 第十八章 第一节　4. 胫腓骨的生理性弯曲。

48. 胫骨下端　在儿童,偶见胫骨下端骨骺之内踝尖端有一豆大透光区,其周围骨质稍现硬化,此多系该处继发骨化中心所致,追踪数月后可见该区随生长发育而消逝。胫骨下端骨骺外侧在青少年偶尔也可见到规则的裂隙,不应误认为骨折。有学者报告一例 8 岁儿童胫骨远端骨骺内缘不规则钙化,与股骨远端骨骺所见类似。有学者报告 8 岁男孩双侧内踝游离的二次骨化中心,可能会被误认为骨折。有的女孩还可出现双侧内踝多发骨化中心。另有学者报告 14 岁男孩内踝较大的游离骨化中心,被误诊为骨折。有学者报告 9 岁男孩内踝发育性透亮区,继发于出现二次骨化中心以后, 4 个月后随访,二次骨化中心闭合中,该透亮区的密度有所增高,提示透亮区内骨质增多。

49. 胫腓骨下端骨骺线或骨骺板　在青少年踝关节正侧位照片上,经常可以见到胫腓骨远端骨骺线不平整,上凸成角,或波浪重叠不一致,甚或出现局限性凹陷(称骨骺板陷窝),以胫骨更为常见,皆为正常现象,此类陷窝一般均向骨骺侧凸入,而不向干骺端凸进。腓骨下端骨骺线常呈锯齿状,颇似外踝骨折的骨折线,此刻务必紧密结合临床。腓骨下端骨骺正常可稍向胫侧偏移少许,不应误认为通过骨骺线的骨折。腓骨下端骨骺线闭合过程中均是部分先闭合,部分待闭合,在临床上,误认为骨折者真是屡见不鲜,而且,它闭合后的遗迹也可误诊为骨折。在成人,腓骨下端骨化中心如未完全融合,或骨骺线持久不闭,亦十分类似于骨折。

50. 胫腓骨下端骨骺　任何骨骺或骨突皆可由多个骨化中心发育而来,胫腓骨下端骨骺亦不例外,有的胫骨下端内踝骨骺与下端骨骺略有分离,酷似内踝骨折。有的分离甚远,加之该骨骺甚小,边缘不甚整齐,颇似游离的骨折碎块。有的胫骨下端骨骺内侧端边缘毛糙,出现不规则钙化,其机制及表现与股骨下端骨骺相类似。有时在青年的胫骨下端骨骺内踝下方亦见到不规则的数枚钙化团,其大小不一,皆与内踝骨骺有一透光裂隙相隔,宛如骨骺核碎裂,实际上系发育变异。有的成人内踝的关节面附近也出现少许不规则钙化,个别成人内踝内侧呈现小点状骨质突起,皆不应误诊为撕裂伤。偶尔腓骨下端外踝骨骺下份也出现不规则的钙化,致外踝骨结构紊乱,常与骨折混淆。

51. 跗骨　跟骨近端不规则:在幼儿,跟骨近端近侧可呈现不规则形状,这为骨化中心发育过程之短暂现象,随发育进展而逐渐消逝。在成人,跖骨近端两侧缘有时也呈现形状不规则,皮质厚薄不匀,轮廓凸凹不平,但边缘清楚锐利,皆为正常表现。

52. 跗骨正常不规则骨化　有学者报告 4 例 4 岁到 6 岁儿童右足跗骨正常不规则骨化,表现为跟骨及距骨双骨化中心和楔状骨形态不规则。距骨后方可残存不规则。有的还见到持续存在的跟骨部分性分裂。

53. 跗骨发育性不规则　有学者报告 4 岁和 6 岁男孩各一例,双侧多个跗骨发育性不规则,表现为轮廓或形状不规则,甚至呈毛刷状,密度尚均匀,有的密度还稍有升高,这种不规则现象在生长过程中逐渐消失。

54. 舟骨两个不规则骨化中心　在少年儿童,偶尔可见舟骨正常骨化起源于内外并列的两个不规则的骨化中心,正位片见二者似连非连,交界不规整,似纵行骨折;侧位片有的可显示二骨化中心为上下各一,其间可有不规则裂隙,更似骨折。在双骨化中心闭合过程中,经常被误认为骨折。有的一骨化中心较大,另一个(甚或 2~3 个)骨化中心较小,酷似骨软骨病或骨折,应引起注意。有时,舟骨内侧缘在发育过程中表现不规则,不应误认为异常。这常常只是暂时性现象,随生长发育而渐渐消逝。有学者报告 6 岁儿童舟状骨正常骨化,表现为来自重复的不规则骨化中心的舟骨较小,且呈两小段变扁的骨块,伪似骨骺坏死,还可误认为 Köhler 病。舟状骨的重复骨化中心还可以大小不一,一大一小,其体积相差很大。

55. 骰骨远端外侧副小骨　骰骨远端有时可见外侧副小骨。骰骨前份可见横行的透亮线状影,为腓长肌长腱沟。有学者报告 12 岁男孩侧位片上显示骰骨假性囊肿,实为骰骨本身骨小梁分布所致。

56. 楔状骨不规则骨化　在幼儿足部照片,偶尔可见楔状骨不规则骨化,边缘不整齐,似锯齿,似缺损。常见仅第 1 楔状骨部分周界不规则,此类不规则骨化为正常发育的暂时性表现,勿误认为异常。

57. 楔状骨中心致密区　在幼儿正位足部照片上,第 1 楔状骨偶尔在中心呈现环状致密影,随年龄增大，它也增大，使整个楔状骨粗看犹如镜下所见红细胞，为双轮盘状。以后随发育生长，此影渐渐消失，故亦为发育期的暂时现象。

58. *副楔状骨和双楔状骨*　在第1楔状骨之内侧，有时可见副楔状骨。它为扁条形骨块，可游离，而与第1楔状骨有一透亮线相隔，不难识别，它与楔骨融合过程中，似连非连时易误认为撕脱骨折。有的小孩楔状骨发育中，出现双第一楔状骨。正位照片上偶见第1楔骨中部横断，犹如骨折，事实上是双楔状骨化中心所致，二中心一般大小差异不大。在青少年的足部正位片和侧位片上，经常可见第一楔状骨与第一跖骨基底部骨骺重叠，导致该处结构“紊乱”，伪似骨折，仔细观察和分析图像常常可避免误入陷阱。

59. *跟骨体骨化中心*　跟骨体双骨化中心，可呈现多种形式，有的二骨大小近似，有的二骨大小悬殊。双骨化中心可见于婴儿骨发育异常，也可见于正常婴儿。在新生儿，可表现为跟骨中央有一透光裂隙，称作跟骨中央裂，实为双骨化中心紧贴所致。双骨化中心融二为一时，其间可有一硬化线，随时间推移和生长发育，此硬化线逐渐消失殆尽，二中心完全合二而一。在青少年，跟骨结节继发骨化中心表现各式各样，大小不一，边界不齐，形态轮廓不规则，密度不匀，分段为几节，真是五花八门，但皆系正常生长的不同表现。有的小到呈数颗粒状，有的大到呈现围绕跟骨后部的完整条弧形致密影。有学者报告4例4岁到6岁儿童右足跗骨正常不规则骨化，表现为跟骨及距骨双骨化中心和楔状骨形态不规则。距骨后方可残存不规则。有的还见到持续存在的跟骨部分性分裂。个别婴幼儿可出现跟骨发育不全，表现为跟骨骨化中心较小，或呈现为半个圆形，而不是正常的圆形或类圆形。跟骨体双骨化中心变异可出现各种各样的形态。跟骨体双骨化中心可见于患有骨骼发育不良的婴儿，亦可偶见于并无其他明显异常的婴儿。双骨化中心一般表现为一大一小，有的差异相当大，二者可分离，也可部分融合，也可逐渐融合成一块；它们还可出现不规则的钙化。

未融合的跟骨结节继发性骨化中心，可表现为跟骨结节处一小片骨块，酷似跟骨结节骨折。在青年人跟骨后方骨突，跟骨轴位片上，有时可见在骨突一侧有骨块游离，或骨片附着，皆系未融合的继发性骨化中心，此影像在一般跟骨侧位片上皆难见到。在跟骨结节骨突骨化中心融合之前，偶尔可见该处一小骨刺状伸出，且不完整，颇类似跟骨结节骨折。事实上，这是该骨突骨化中心之尾尖伸入下方软组织所致。跟骨后方骨突之未闭合的骨化中心可位于跟骨后下结节处，也可位于后方骨突后上方，皆表现为附着于跟骨的致密小块骨片，一般侧位照片容易见到，勿误认为骨折。跟骨侧壁滑车顶部的继发骨化中心一般仅见于跟骨斜位照片上，滑车突也可较明显凸出，宛如一外生骨疣。滑车突与骨化中心之间多见一细线状透光影将二者分隔开。

60. *跟骨发育性骨刺*　在婴儿足部侧位照片上，偶可见到跟骨后下缘有向下伸出的骨刺状结构，一般较短钝，此即为发育性骨刺，为一发育变异，多于一岁左右消失。另有学者报告4例婴儿短暂性发育性跟骨骨刺，为生长发育变异的表现，一般在1岁前后逐渐消失。

61. *距骨顶不规则骨化*　有学者报告6岁儿童距骨顶不规则骨化，表现为距骨顶出现不规则，略显不平整，皮质厚薄不一，踝关节无症状。

62. *楔状骨不规则骨化*　在幼儿足部照片，偶尔可见楔状骨不规则骨化，边缘不整齐，似锯齿，似缺损。常见仅第1楔状骨部分周界不规则，此类不规则骨化为正常发育的暂时性表现，勿误认为异常。

63. *跖骨基底部不规则*　在幼儿，跟骨近端近侧可呈现不规则形状，这为骨化中心发育过程之短暂现象，随发育进展而逐渐消逝。在成人，跖骨近端两侧缘有时也呈现形状不规则，皮质厚薄不匀，轮廓凸凹不平，但边缘清楚锐利，皆为正常表现。

64. *拇趾和跖骨*　有学者报告3~13岁男孩拇趾近节基底部骨骺分裂，并非骨折。在斜位投照片上常常被误诊为粉碎骨折。在1~3岁幼儿，第1跖骨外侧可出现结节样膨胀。第1跖骨远端发育性切迹。远端干骺端出现斜行裂缝，不要误认为骨折。第1跖骨远端有时可出现副骨化中心。跖骨内收为多数婴儿的生理现象，承重后可自动纠正，有学者报告一例4月婴儿足部正位片清楚显示各跖骨内收明显，一岁半时复查，见其显示与正常毫无异样。

65. *拇趾第一节趾骨近端骨骺*　在发育过程中，拇趾第一节趾骨近端骨骺变异较多。它可以分段，照片示该骨骺中断，中部有一纵行透光裂隙，多见于少年儿童，以男孩居多。此裂隙也可位于骨骺的一侧，导致骨骺成一大一小两块，小块者位置还可变化，酷似撕脱骨折或骨骺分离。此种骨骺分段有的还一直持续存在至成年，造成该节趾骨近端皮质不完整或欠规则,甚或小骨块部分游离于一侧,似连非连,宛如撕脱骨折。一般说来,骨骺分段多随发育生长而消逝。此骨骺偶尔在照片上表现颇为致密,亦为正常,勿误认为骨软骨病。此骨骺线有时表现甚不规则,照片上重叠于该节趾骨阴影中,也可被误诊为骨折,如有怀疑,改换投照体位再行照片,常可一目了然。

66. 趾骨的发育性缝隙　在趾骨发育过程中,有时可见横行的不全性透光裂隙,有的甚浅,形如缺口;有的较深,形如不全横断,均为暂时性的发育现象,勿误认为异常。此类缝隙,有的仅见于某一趾骨的一节,有的则可见于多个趾骨之多节,其形状规则边缘光滑,宛如刀切。

67. 趾骨边缘不规则或缺损　在第2~5趾之第二节趾骨的发育过程中,有的表现边缘不甚规则,或出现切迹,整节趾骨中段的两侧皆略凹陷,且不平整,这是常见的正常表现,切勿误认为病理情况。在各趾的第一节趾骨一侧或两侧皮质可稍增厚或不规则,颇类似于骨膜炎,此种情况尽管少见,但仍值得警惕。在各趾的第一节趾骨的远侧,近趾间关节处的一侧边缘偶尔出现规则的皮质缺损,有的边缘还可出现硬化,其原因目前尚意见不一,但大多数学者皆认为无甚临床意义。有学者指出,在健康小儿,各末节趾骨的远端骨簇阙如并不一定皆伴存于疾病,它可为正常表现,称作尖形趾骨。

第二节　新生儿及婴儿先天性髋脱位及髋关节发育不良

先天性髋脱位和发育性髋关节发育不良是一种多见的运动系统遗传性疾病,在我国的发病率为0.9‰~3‰不等,男女比例为1∶4.5,它严重影响儿童的健康成长。一组学者对26例47个先天性髋脱位和发育性髋关节发育不良的病例和30例对照组正常婴儿的60个髋关节进行X线检查的对比研究。

1. 关于髋臼形态　有文献指出婴儿出生初期髋关节稳定性较差,主要因为臼深指数较小,圆韧带过长以及髋关节周围肌肉薄弱。所谓臼深指数即髋臼深度与髋臼直径之比。新生儿期髋关节尚未负重,股骨头对髋臼尚未形成刺激,因而髋臼浅平,正常髋臼在正位冠状位投影上呈清晰的"一"字形。该组研究结果认为婴儿早期髋臼正常为"一"字形,形态不清或形态模糊"一"字形均发展为不同程度的发育性髋关节发育不良,应视为异常,至少应视为高危范畴。髋臼形态异常对诊断发育性髋关节发育不良敏感度、特异度和准确度极高,分别为100%,91.59%,85%。所以该学者认为新生儿及婴儿早期髋臼形态异常对诊断发育性髋关节发育不良有重要意义。

2. 关于闭孔线　Shenton线是判断髋关节有无脱位的常用方法,但是在股骨头及股骨颈尚未完全骨化的婴儿早期用Shenton线判断髋关节脱位与否较为困难。闭孔线即两侧闭孔内上缘最高点的连线。此线的应用是受Shenton线的启迪。由于婴儿早期股骨头骨骺未骨化,Shenton线不易确定,而闭孔连线容易确定且不受投照体位不标准因素的影响。正常股骨内上端喙突应在闭孔内上缘最高点连线以下或与之重叠,否则应考虑先天性髋脱位。该组47个异常髋关节闭孔线阳性18髋,阴性29髋;对照组60个正常髋闭孔线阳性2髋,阴性58髋。统计学显示 $P<0.05$,差异显著。该研究组和对照组均有如此随访证实的例证。但该组研究证明闭孔线只对诊断先天性髋脱位有效,其敏感性为100%,特异性为96.7%,准确度71.1%,说明闭孔线有极好的临床实用性。

3. 关于股骨颈轴线　发育成熟正常髋关节髋臼成半圆形覆盖于半圆形的股骨头表面,2个半圆围绕同一圆心,称之为头臼同心。根据力学原理既然头臼同心,股骨颈轴线必然通过髋臼中心。如果髋臼指数变大,股骨颈轴线必然向髋臼上缘偏移;如果脱位,则股骨颈轴线一定会离开髋臼。根据这一原理该学者对研究组47个异常髋和对照组60个正常髋股骨颈轴线与髋臼的关系进行了统计学比较,卡方检验结果 $\chi^2=42.667$,$P<0.001$,差异极显著。同时对研究组47髋与其中37髋经过治疗前后的股骨颈轴线进行统计学比较,卡方检验 $P=0.111$,说明短期治疗对于发育性髋关节发育不良和先天性髋脱位的髋臼形态改变影响不大。

研究组47髋中10髋先天性髋脱位股骨颈轴线均阳性,37髋发育性髋关节发育不良股骨颈轴线可疑17髋，阴性20髋。无1例阳性。说明股骨颈轴线偏离髋臼中心并离开髋臼（阳性）对诊断先天性髋脱位有重要意义，其敏感度为57.45%，特异度为98.33%，准确度为80.37%。股骨颈轴线偏离髋臼中心但未离开髋臼（可疑）可考虑发育性髋关节发育不良的诊断。虽然敏感性不高，但特异度和准确度较高，对先天性髋脱位和发育性髋关节发育不良的诊断同样有重要的临床意义。一些学者认为，对儿科临床的高危人群，如臀位产、女婴、两侧臀纹不对称者均应做影像学检查，必要时建立随访关系，以抓住先天性髋脱位和发育性髋关节发育不良最佳治疗时机。

第三节 小儿股骨头软骨母细胞瘤

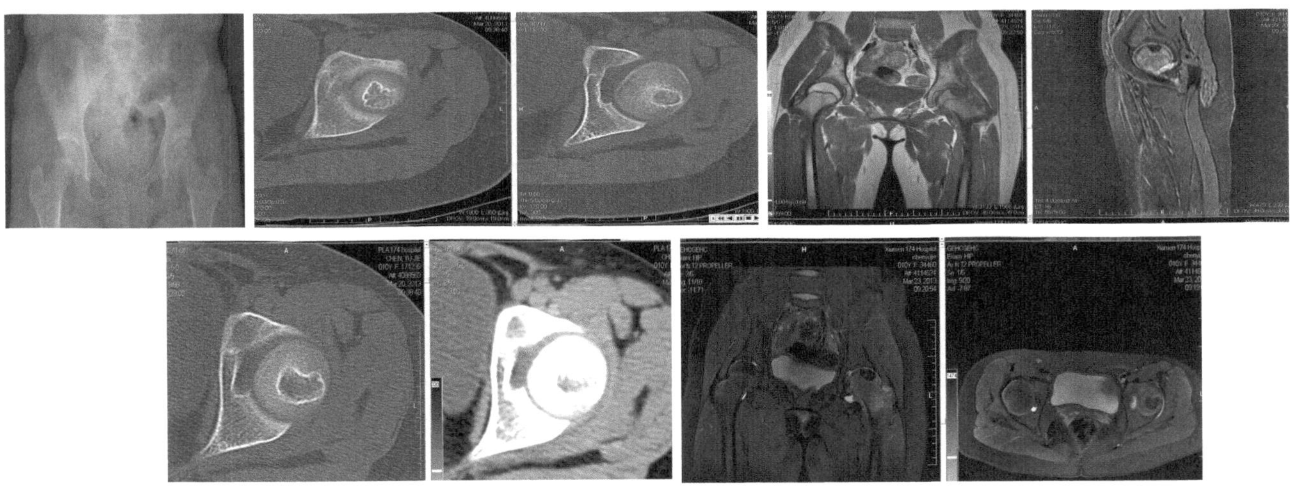

图 16-10-1 小儿股骨头软骨母细胞瘤

患者，女，11岁。左髋关节反复疼痛，活动受限5月入院。

手术所见：电钻扩孔，刮匙扩大开口，暴露瘤腔，见腔内容物为黄白碎沙样，刮除腔内容物及周围硬化组织。

病理检查：左股骨头外侧骨骺病变切除标本：灰褐色碎组织一堆，总体积2.5 cm×2 cm×1 cm。病理诊断：左股骨头外侧骨骺病变切除标本：软骨母细胞瘤。

第四节 小儿胫腓骨的骨纤维结构不良

患者，女，13岁。因发现右小腿上段一硬性肿物3年入院。查体：右小腿上段前侧可触及一硬性包块，约4 cm×3 cm大小，局部皮温无升高、充血或瘘管等；包块质地坚硬，表面光滑，与周围软组织分界清晰，无粘连，无移动度；局部压痛。

手术所见：胫骨上段前方骨肿瘤处，骨皮质菲薄，骨膜反应明显，部分突破骨膜引起周缘骨膜及软组织反应，将部分骨膜及软组织切除后，取刮匙将骨肿瘤骨皮质及骨髓腔内肿瘤组织彻底刮除，刮除组织为部分鱼肉样及硬化肿瘤组织。胫骨中段骨肿瘤处骨皮质完整，用刮匙将骨髓腔内肿瘤组织完全刮除。腓骨中下段肿瘤处明显增生变粗，部分骨膜反应，沿肿瘤上下端用骨刀打断。

病理检查：右胫腓骨肿块切除标本：灰白色灰褐色组织一堆，总体积5 cm×4 cm×2.5 cm，切面灰白，质中偏硬，并见游离的骨组织一块，大小3 cm×1.5 cm×1 cm。病理诊断：右胫腓骨肿块切除标本：初步诊断骨纤维结构不良，需做免疫组化检测进一步证实，请联系病理科。

免疫组化检测：阳性：Vimentin，Catenin-β，CD99，Bcl-2，CD34，P63（散在+），Ki-67（+，<5%）；阴性：S-100，CD68，CD163，P53，PAS染色，Masson染色，PAM染色，WT-1。免

疫组化诊断:右胫腓骨肿块切除标本:经免疫组化检测,符合骨纤维结构不良。

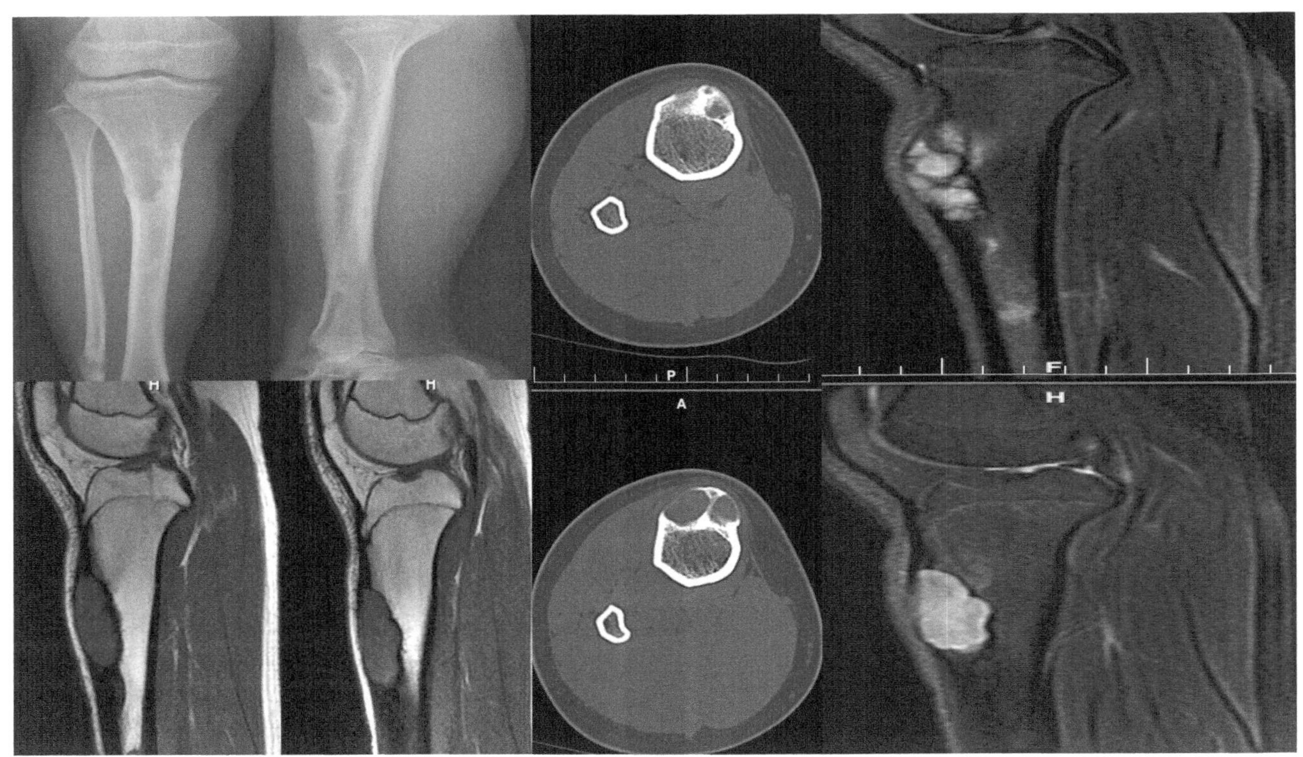

图 16-10-2 小儿胫腓骨的骨纤维结构不良

第五节 胫骨骨纤维结构不良二年后复发再手术

患儿,男,3岁。患者家长诉一月前开始发现患者右小腿畸形,不伴局部红肿及行走异常,不伴局部压痛,故未就诊;后发现患者右小腿畸形进行性加重,入我院进行检查。

手术所见:局部骨皮质稍膨隆,瘤腔内见条索状稀疏骨质,未见其他性质新生物。病理检查:右胫骨病变组织切除标本:暗褐色碎骨组织一堆,总体积 5 cm×5 cm×1 cm,质硬。病理诊断:右胫骨病变组织切除标本:骨纤维结构不良。

术后一年取出内固定装置,复查时发现右胫骨肿瘤复发,术后二年再行手术,术中见局部骨皮质膨隆,胫骨向前方成角,未见有肿瘤组织浸润于骨膜、肌肉等软组织中,胫骨前缘骨皮质及局部髓腔内骨质松脆,可轻易被刮除,局部骨质强度明显降低,切除松脆的骨皮质,直至正常骨质,于其深面显露瘤腔,以超声刀刮除瘤腔内的松脆骨质,直至正常骨皮质外露为止,髓腔两端的硬化骨亦被切除。

病理检查:右胫骨上段骨肿瘤切除标本:灰白色破碎骨组织一堆,总体积 5.5 cm×3.5 cm×1.2 cm,切面灰白质硬。病理诊断:右胫骨上段骨肿瘤切除标本:骨纤维结构不良。

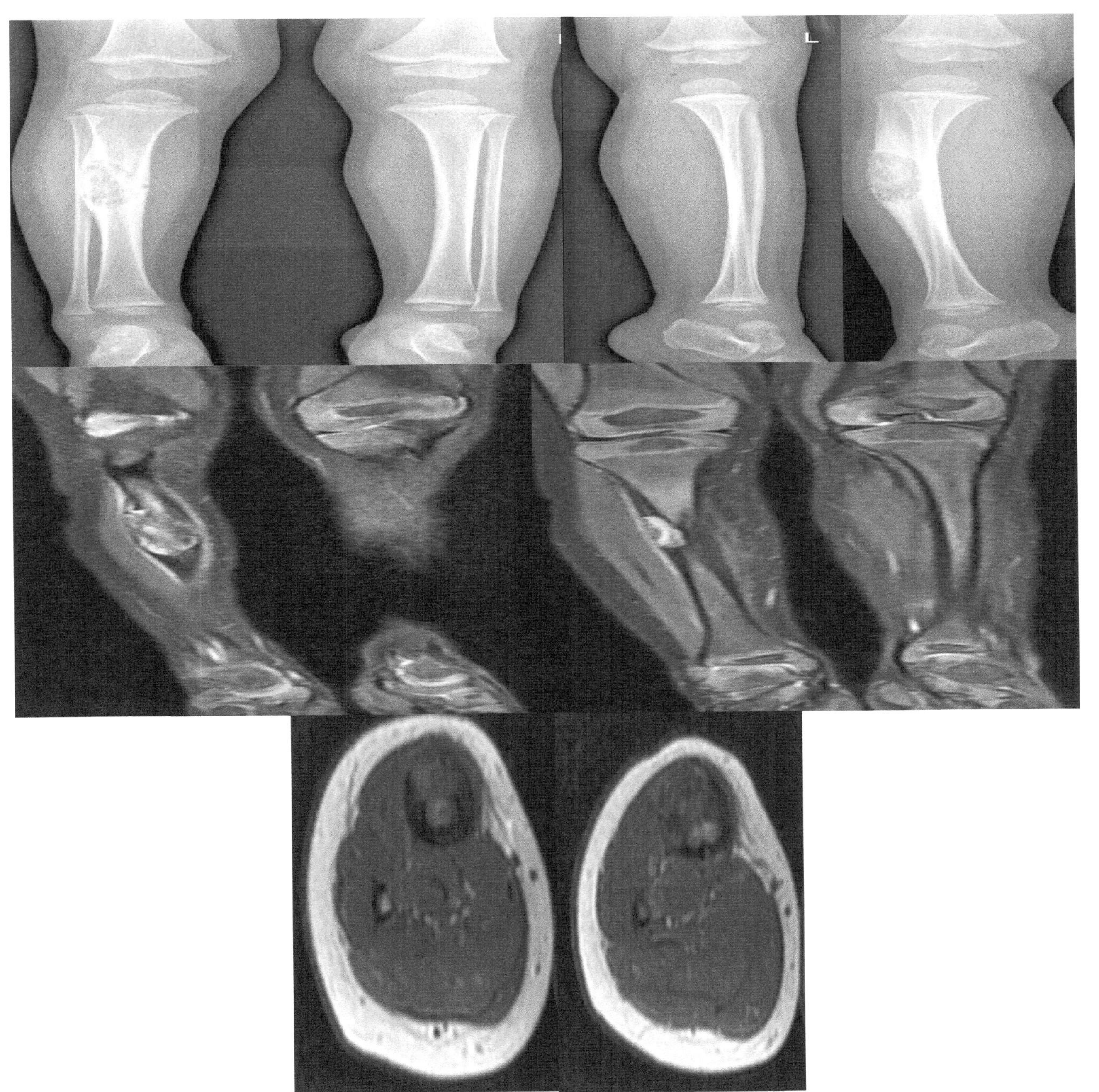

图 16-10-3　胫骨骨纤维结构不良

第六节　误诊病例简介：跖骨卡波西样血管内皮细胞瘤与骨髓炎

卡波西样血管内皮瘤是一种来源于血管内皮，形态学类似卡波西肉瘤的一种潜在恶性肿瘤，卡波西样血管内皮瘤多见于婴幼儿及 10 岁以内的儿童，成人少见。卡波西样血管内皮瘤多发生于四肢的皮肤及深部软组织如后腹膜、纵隔等，临床上较大的肿瘤可伴有消耗性凝血病，累及骨的卡波西样血管内皮瘤罕见。

1. 病理学　卡波西样血管内皮瘤是一种脉管内皮源性交界性罕见肿瘤，属良恶性之间的中间型和不定型，呈侵袭性生长。多见于婴幼儿和儿童，无性别差异，少见于成人。常发生于四肢和躯干的皮肤和深部软组织，亦可发生于纵隔和腹腔，原发于骨骼是罕见的。

卡波西样血管内皮瘤确诊主要靠病理组织学及免疫组化。组织病理上可以见到肿瘤团块呈不规则生长，可蔓延侵入深部软组织，团块内小而圆的毛细血管样的管腔与狭长的裂隙样的管腔混合存在，并可见含铁血黄素沉积。免疫组化染色多数肿瘤细胞表达，部分肿瘤细胞还表达Ⅷ因子。

2. 临床表现　临床表现为局部疼痛和肿胀，皮肤红斑或紫红色斑块，结节状软组织肿块。常伴有凝血机制障碍和血小板减少和紫癜，称卡梅现象。目前认为病变完全切除是治疗卡波西样血管内皮瘤的最佳手段，但由于肿瘤的部位及大小，许多患者的肿瘤不能完全切除，放疗和化疗也往往不能根治，对于伴发卡梅综合征者，采用长春新碱化疗有一定疗效。患者的预后决定于原发肿瘤的大小、部位、出血程度以及是否有并发症。

3. 影像学研究　X线平片和CT扫描表现为不规则溶骨性骨质破坏，呈虫蚀状或蜂窝状，其间可见残存骨小梁，骨破坏边界清楚或模糊，局部软组织肿块影，可发生于全身任何骨骼，但多见于腕、跗、掌、跖骨，多为单发性。CT显示骨质破坏和软组织肿块较X线平片敏感，CT显示软组织肿块密度不均匀，其间可见条索状低密度影，增强扫描病灶强化明显，此为血管性病变的特征表现。MRI较CT更敏感，病变区T_1WI呈低信号，T_2WI呈高信号，STIR则成更高信号。瘤体内可见条索状或分隔状结节影，或血管流空现象，此提示肿瘤来之于血管组织。增强扫描病灶明显强化。CT和MRI不仅能精确显示病变部位和范围，而且对于诊断和鉴别诊断亦有帮助。为了提高影像学诊断的符合率，要和临床以及实验室检查结果紧密结合考虑。该例X线及CT均考虑为骨髓炎，因其影像学缺乏相对特异性，慢性化脓性骨髓炎影像学主要表现为骨质破坏、增生、皮质增厚、髓腔不规则、死骨及窦道。该例患者年龄小、病史长，结合X线及CT表现术前很难鉴别骨髓炎与肿瘤性病变。

4. 鉴别诊断　本病需与幼年型毛细血管瘤、卡波西肉瘤、丛状血管瘤、梭形细胞血管内皮瘤等鉴别。

附：具体病例资料：患儿，男，5岁。左足肿痛、活动障碍2年余，加重半年入院。查体：左足背肿胀明显，压痛，皮温稍高，左足蹲伸肌肌力Ⅳ级，感觉正常。实验室检查无明显异常。X线片：左足第1跖骨骨皮质增厚，髓腔密度增高，其内见点状死骨，骨骺与干骺端间隙狭窄。CT平扫：左足第1跖骨骨皮质及其骨骺骨质破坏，部分骨皮质增厚，髓腔密度增高，周围软组织肿胀。X线片及CT诊断：左足第1跖骨骨髓炎并侵犯骨骺。手术所见：第1跖骨中远段呈黑色，骨质呈致密细孔蜂窝状、质脆，周围软组织瘢痕增生明显。送检标本呈灰褐色碎组织，大小2 cm×2 cm×0.8 cm。病理诊断：卡波西样血管内皮细胞瘤。

第十一章　小儿肌骨其他疾病

第一节　误诊病例简介：少年痛风与风湿性关节炎

痛风是一组嘌呤代谢紊乱所致的疾病，病理改变为尿酸盐以结晶形式沉积于关节和关节周围，引发局部组织慢性异物反应，形成异物结节即所谓痛风石，晚期邻近骨质可出现不规则或分叶状骨质缺损。

痛风多见于成年男性及更年期女性，而青少年及儿童期痛风少见，往往为继发性。

一例为女性少年，曾根据临床、影像学及实验室改变，被误诊为风湿性关节炎，可能系风湿性关节炎是少儿时期常见的结缔组织病的缘故。

但是，该例 X 线表现为右手第 1~5 掌骨远侧干骺端骨密度不均匀，第 5 掌骨外侧骨皮质半圆形缺损，右掌指关节局部软组织肿胀等与风湿性关节炎好发于双手近端指间关节，软组织呈梭形肿胀而无局限性结节，多侵犯小关节干骺端并造成关节间隙狭窄等征象不符。表皮破损后可见似钙盐样物析出，血尿酸明显增高。另外，跟骨后方较大囊状不规则骨质缺损也与风湿性关节炎所致穿凿状骨质缺损不同。

因此，对于青少年和儿童出现反复关节肿痛，关节周围皮下组织结节样增生，有骨质破坏缺损，血尿酸增高等要考虑痛风的可能。如皮肤结节处表皮破损出现似钙盐样物析出则诊断更明确。该例双侧跟骨后部较大不规则骨质破坏缺损，考虑与痛风石形成有关。

第二节　肾性骨营养不良之骺性硬化类似骨坏死

肾性骨营养不良的组织学表现包括纤维囊性骨炎（甲状旁腺功能亢进）、骨软化和骨硬化。

骨质硬化常出现于肾衰（约占 20% 的病例），但 X 线片上表现骨密度增加只局限于多个管状骨的骨骺区，手足的小骨报告甚少。在肾衰病人给予过量的维生素 D，可引起骨硬化，且常局限于干骺端，儿童尤甚。

肾性骨营养不良的骨硬化在躯干骨最明显，常犯及骨盆、肋骨与脊柱。活检可见小梁增粗和纤维化。

椎体上下部分可产生“厚紧身内衣”征。Jaffe（1933）认为，此来自于骨髓纤维化和软骨下海绵骨的新骨形成造成骨小梁“压缩”在一起。此种限局于干骺区的骨硬化在小儿比成人典型，多因在未成熟的骨骺中，干骺区是迅速生长的区域。

如不了解这些，则可把骺区硬化误诊为骨质坏死。Galver 等（1981）详细讨论了此类情况。

第十二章　关于骨骼发育年龄

第一节　骨龄测定精确性的影响因素分析

骨骼年龄,简称骨龄,是一种生物学年龄鉴定方法。较生活年龄不同,骨龄更能体现一个人的生长发育状况。目前广泛应用于临床医学、法医学、体育领域、考古等领域。因此骨龄测定的精确性显得尤为重要。

1. 不同测量方法对骨龄精确性的影响　骨龄测定的方法众多,目前较为公认的方法有 G-P 图谱法、TW2 法、CHN 法等。各种测量方法各有其优缺点,有研究认为如能获得高质量的 X 线片、并能熟练使用 CHN 法、注意利用位置和角度的变化正确判定骨骺分级,CHN 骨龄基本可满足活体年龄鉴定的需要。一些学者通过对 11464 名正常汉族青少年儿童手腕骨骨龄研究发现 CHN 法骨龄高于生活年龄,在大部分年龄组 RC 骨龄与生活年龄基本一致。并指出选择适用的骨龄评价标准是提高年龄推测可靠性的重要方面。

CHN 计分法和六大关节法,是经国内有关权威部门鉴定通过的科研成果,在司法实践骨龄鉴定中被公认为是准确性高的方法。有学者通过鉴定实践,认为对 17 岁以上青年骨龄鉴定采用六大关节法更好, CHN 计分法对 17 岁以下青少年骨龄鉴定准确性高。

一项研究通过对青少年男性单一大关节骨龄判定的可靠性研究,发现在不同年龄阶段每种方法的准确性是不同的,在 15~16 岁之前,百分位数法,CHN 法、肩关节法、肘关节法和腕关节法的准确性更高一些。在 15~16 岁之后六大关节法、膝关节法、踝关节法和髋关节法的准确性更高一些。

有学者研究发现长期反复的高强度训练可刺激骨骺生长,导致骨骺早熟,骨龄异常提前,对于骨发育不同步的情况,需要考虑运动及劳动情况,综合多关节骨龄去除劳作因素,增加骨龄测定的精确性。

一些学者研究制定了中国人手腕骨发育标准——中华 05 法,认为其可靠性较高,适合中国人使用。通过中国五个城市儿童手腕部桡、尺、掌指骨骨龄与腕骨骨龄差发现男女儿童 TW3-C RUS 与 TW3-C Carpal 骨龄差值随年龄而增加,分别在男 4.5 岁和女 3.5 岁左右达到最大。因此选取不同部位进行骨龄测量对其精确度亦有影响。

某些学者认为 G-P 图谱法判定婴幼儿骨龄较为适宜,因其主观因素较强,对于大龄儿童可用于骨龄的大体估计。

2. 骨龄标准建立对骨龄精确性的影响　Tanner 等根据欧洲儿童生长发育的长期趋势,制订了美国北方儿童的 Tw-RUS 骨龄评价标准,即 US90 标准。后又修改制订了新的骨龄标准和评价图表,称为 TW3 方法。在我国儿童青少年身高生长亦存在长期变化,骨骼发育也呈现出骨化和成熟提前的变化。

骨龄标准的建立和更新对骨龄精确度的保障至关重要。多位学者从不同角度阐述了如何建立精确度高的骨龄标准。有学者指出根据发育等级特征及测量学方法建立骨龄标准精确性较好。另有学者指出使用 DR 拍摄左手腕骨龄 X 线片,是提高骨龄测评准确性的基础之一。

一些学者指出骨龄评价的可靠性是提高青少年年龄推测精确性的重要基础, RC 图谱法中掌握好骺覆盖和融合成熟度指征的定义与特征,即可准确应用等级标准图谱,更为精细地评价骺的发育程度,提高了骨龄评价的可靠性,从而提高骨龄测定的精确性。

一项研究通过对桡骨干骺开始融合早期的 X 线表现研究指出,位置和角度的轻微变化可影响骨桥的显示，从而对骨龄的测定产生影响。故而细化X线分级，建立相应的诊断标准有利于提高骨龄测定的精确性。

Schmeling等和Schmidt等将骨骺与骨干完全融合的定义扩展到了骺线消失。一些学者应用手腕部桡尺骨骺线指征将以往手腕部骨龄方法的评价范围扩展到了男20岁、女19岁，亦提高了骨龄的精确度。有学者指出，选用多部位、多指标综合推断骨龄可提高准确率。

骨的发育会受到多因素的影响，有些因素还互相影响、互相干扰，因此，在实际工作中，应充分考虑到诸多因素对骨龄评价的影响，如地域间儿童青少年骨龄存在差异，各有其特点，依区域不同建立不同的骨龄标准图谱势在必行，可大大提高骨龄测定的精确性。

随着时代的进步和发展，人民生活水平发生了很大变化，青少年的生长发育有了明显加快趋势。代表骨骼发育的骨龄亦相应的发生了变化。有研究发现青少年的骨发育有明显提前趋势，因此有必要制定新的反映青少年骨发育水平的骨龄标准。

3. 超声及计算机引入对骨龄精确性的影响 2004年有学者提出了一种连续性骨龄算法设计，认为其有利于提高骨龄的计算精度和速度，减少人为评价误差对骨成熟度评价结果的影响，对促进骨龄自动评价系统的突现具有很大的推动作用。

在计算机快速发展的时代，一些学者提出了一种基于手部X线图像骨龄自动评价算法，运用SVM方法进行骨龄识别，并设计和实现了一个骨龄评价系统，系统具有全自动评估、可视化的特点，同时允许用户在评估过程中对骨骺特征点位置进行可视化交互调整。在一定程度上减少了人工的主观因素带来的骨龄测定误差。提高了骨龄测定的精确度。当然这种精确度的提高也是基于骨龄标准图库的确立。

超声骨龄仪的总体稳定性良好，可重复性实验，结果表明两次测试的骨龄均值无显著性差异且呈高度相关。对超声骨龄结果与X线骨龄均值比较的显示，无论是区分年龄段还是性别，两种评定结果之间均有较大的系统误差和随机误差，二者不可替代。仪器评价的骨龄要明显超过根据G-P法判出的骨龄。

一些学者认为超声骨龄的精确性较X线骨龄高。有学者认为以G-P为标准建立的超声骨龄若引入中华05标准，可能会大大提高超声骨龄的准确性。超声骨龄模式的选择对超声测定骨龄精确度亦有影响，有学者认为Sun-CFfN比Sun-GP更加适用于中国青少年儿童的骨龄评价。超声因无辐射，其前景值得期待和研究。

骨龄测定者对于骨龄精确性的影响：人工测定骨龄，主观因素可导致误差，尤其G-P图谱法主观因素更强。需要加强骨龄测定者的定期培训，以便增强精确性。欲增加年龄推测的准确性，鉴别被评价者是否存在生长发育紊乱的征兆，骨龄测定者应当结合被评价者身体其他系统生长发育状况综合评价。一些学者制订了青少年骨龄标准身高、体重和体重指数生长图表，为年龄推测时评价青少年基本发育状况提供参考。

总之，骨龄精确性的影响涉及面广，区域化骨龄标准图谱的建立及更新是骨龄精确性提高的根本。鉴定者定期培训必不可少。而超声及计算机辅助测量则在一定程度上减少了人为因素造成的骨龄测定精确性的下降。如何找出新的评价方法，尤其是实现评价的自动化，使得临床骨龄评定达到简单、快速、准确、可重复性强的要求，也就成了国内外众多研究机构的研究重点。

第二节 基于手腕部影像传统关注特征区域深度学习的人工智能骨龄评估

骨龄检测主要通过对被检测者左手腕部X线摄影，根据其掌、指骨、腕骨及尺、桡骨远端等骨化中心及籽骨影像特征解读、研判骨骼发育状况和骨龄来实现，其业已广泛应用于临床医学、生物学、体育学、法医人类学上。然而，基于人工视觉读片的影像骨龄评估机械、费时、主观性强，各家采用方法和参照标准不一，且标准图谱准确性、人群普适性存疑等，致使其技术效率低下、结果误差大。

同时，医学影像医师，尤其儿科方面医学影像医师数量和质量的缺口较大、工作负荷相当繁重。因此，实现自动智能化骨龄检测乃众望所归，也无疑一直是计算机视觉、影像医学等相关领域国内外学者竞相探究的热点。

一项研究采用深度学习技术，通过定位、识别、提取手腕部影像传统重点关注的17个区域深度学习特征和性别、年龄先验信息融合的多模态高阶视觉特征，训练骨龄回归模型，成功实现了人工智能骨龄检测，初步实验效果较好。

骨龄评估自动化与人工智能技术：20世纪80年代，Pal & King（1983）将模糊集理论应用于手腕骨边缘检测中，成功设计出第一个计算机辅助骨龄评估系统，随后Michael & Nelson（1989）研发了基于手腕骨自动分割的骨龄分析系统。Rucci等（1995）运用浅层人工神经网络学习手骨的形状特征，实现了基于TW_2法的骨龄智能检测。Pietka等（1993，2001）年利用动态阈值等技术，通过对指骨、腕骨区域分割等，也初步实现了基于TW_2法的自动骨龄评价。

Gertych等（2007）则通过将骨龄评估细化为腕骨自动分割、形态学特征提取和模糊分类三步骤来提高模型的性能。Thodberg等（2009）研发的BoneXpert骨龄自动评价系统更接近临床实用，该系统3层架构中的第1层用于重建骨块边缘、第2层计算每个骨块的骨龄、第3层将各骨骨龄转换成整体骨龄，使用形状、强度、纹理信息共同预测骨龄，无需先验知识，具有较高的准确度。

Lee等（2017）则提出了基于深度学习的骨龄评估方法，较好地实现了对整个手腕区域所反映骨龄值的回归预测，真正实现了骨龄智能检测。2016年一些学者利用区域生长法等进行桡骨图像分割、提取其灰度、纹理特征并使用k近邻分类算法，实现了桡骨骨龄智能检测。

但上述方法大多停留在经典计算机视觉领域和浅层神经网络的机器学习，其主要通过提取人工预设的特征描述并使用传统分类方法实现骨龄预测。

随着深度学习技术深入，堆栈自编码网络、卷积神经网络、全卷积神经网络、生成对抗网络等方法日臻完善，实现了组成深度神经网络的多层非线性运算单元中的每个较低层的输出作为更高层的输入，从而以层次化方式从海量输入数据中对有效的数据特征表示进行学习，并用高阶特征来表示从输入到输出复杂映射建模。

为此，深度学习的优势，不仅在于能够自动提取出表示图像信息的高维度特征，还能进一步提高构建模型的表示和拟合能力。该项研究应用目标检测方法Faster R-CNN深度学习方法，采用一种区域建议网络（RPN，一个基于全卷积结构的网络、基于滑窗的无类别目标检测器）来替代之前应用的选择性搜索（selective search）等方法，通过端到端的方式进行网络训练，生成高质量的建议区域（region proposals）和检测网络共享全图的卷积特征，使得建议区域检测几乎不花时间，提升了检测效率。

基于局部结构特征骨龄评估模型的临床价值与限度：该项研究发现，人工智能模型对17个传统关注区域的定位准确度较高、平均精度均值达91%，对骨龄值预测接近2名以上经验丰富儿科放射医师综合评估结果，整体MAE小于6个月，达到甚至高于国外类似研究的0.5~0.8年，基本达到了临床要求。同时，模型自动化评估骨龄不受主观因素影响，每份骨龄评估运行时间仅约0.2s，实现了亚秒读骨龄。

不过，同时也发现，9.03%的模型骨龄预测值误差达1岁以上，虽然这些过估结果主要出现在相应年龄段训练集数据较少或拇收肌、拇屈肌籽骨出现或骨骺融合或医院信息系统生活年龄错误等的数据中，模型也充分学习到了把腕骨作为整体的这17个区域不同骨龄阶段影像特征之间的差别，但一定程度上说明了这17个特征区域以外的其他区域包括籽骨结构特征也会决定和影响骨龄预测。

该项研究的局限性在于所采用的方法和样本均尚不能直接作为临床应用的依据。由于使用的数据集不同，各模型之间优劣比较及意义解读存在不确定性，且骨龄预测依赖于性别、年龄等先验信息，医院信息系统错误会严重影响其准确度。

其次，该项模型骨龄回归采用1D特征分类，影像原有结构纹理信息或有丢失，高阶视觉特征与影像组学特征关联性也不甚明了，期待更优回归模型。

再次，骨龄回归依赖于定位结果，定位算法不准或影像质量不高如模糊、倾斜度较大等导致定位不准确，会影响骨龄预测结果。因此，研究仍需深入，模型尚待优化与完善。

第十七篇
肌骨遗传代谢性疾病和先天异常

第一章　肌骨遗传代谢性疾病

第一节　异位骨化

异位骨化主要指在软组织内出现成骨细胞，并形成成熟的板层状骨组织。异位骨化的定义及分类尚不统一。根据发病原因可分为原发性和获得性2种类型。

原发性异位骨化是指进行性骨化性肌炎，为一种先天性遗传性疾病。

获得性异位骨化包括以下三类。

（1）创伤性异位骨化，发生于任何形式的肌肉、骨骼损伤后，常见于骨折、脱位、人工关节置换、肌肉或软组织挫伤患者。

（2）神经性异位骨化，发生于中枢神经损伤后，如脊髓损伤、闭合性颅脑损伤、中枢神经系统感染、脑肿瘤及脑血管意外等引起的神经瘫痪患者。

（3）其他原因的异位骨化，如代谢性、感染性、血管性疾病，烧伤、血友病、破伤风等患者。异位骨化可发生于肌肉、肌腱、韧带、关节囊及关节软骨内。

第二节　畸形性骨炎

畸形性骨炎，又称Patet病（PD），是一种病因不明的慢性骨病。多见于欧洲和中东，其发生率在3%~3.7%并随年龄增高而增多，90岁的老人高达10%。本病病因不清楚，可能为感染、代谢或为肿瘤进程。畸形性骨炎病理学表现，早期为活动期或破坏期；中期为混合期，骨质破坏与修复同时存在；晚期为硬化期或骨形成期。本病发病男女之比为2:1。多见于40岁以上成人。

本病好发于骨盆、脊柱和头颅。椎体是畸形性骨炎继髂骨之后的第2个最好发的部位，多发性占66%，其中侵犯脊椎的占35%~50%。可侵犯单个或多数椎体，多见于$L_{4\sim5}$椎体（58%），依次是胸椎（45%）和颈椎（14%）。

影像学研究

1. *颅骨*　首先是外板破坏而内板仍保持完整，晚期弥漫性增厚。

2. *长管状骨*　除骨小梁减少外，还可见骨皮质变薄。病变与正常皮质骨分界处可见到“V”形分界线。长管状骨则可见骨皮质增厚，骨小梁粗乱，并可发生弯曲变形，不完全横形骨折及病理性骨折。

3. *脊椎*　畸形性骨炎常常首先侵犯椎体，连带部分附件；单独发生在附件或椎体者甚为少见。早期表现为病理压缩性骨折。病程晚期骨骼发现硬化并增生，密度增高呈“象牙椎”，大小形态可以正常。椎体和后部结构增生硬化，增厚至正常的2~3倍，但椎间隙多保持正常。椎体前后径和横径均膨大，但上下高度无变化。可见终板下类似骨皮质的密度增高，而中央密度较低，即形成典型的“相框征”。弥漫性囊性扩张多见于腰骶部。出现椎管狭窄时导致脊髓受压。

在畸形性骨炎的溶解硬化混合期，CT横断图像上可伪似多发性骨髓瘤，甚或血管瘤。骨质增生累及中央管有助于认识本症。在X线侧位照片上，畸形性骨炎所表现的椎体骨质硬化增生也难与骨髓瘤区别。弥漫性骨质硬化犯及椎体及后部分亦为畸形性骨炎特点，偶尔，小关节的变质性疾病也可有此类似表现，造成混淆。

第三节　大量激素导致四肢多骨骼损害

糖皮质激素治疗可引起多种不良反应,其中骨质损害病例明显增多,出现骨质疏松、骨坏死、骨折等,严重影响生活质量,增加社会负担,因此日益受到重视,也成为近年来研究的热点之一。有学者报道1例应用大量激素造成四肢多骨、多形式的骨损害。

1. *激素性骨损害的形成机制*　正常骨组织处于不断重建的动态平衡中,即骨吸收和骨形成,破骨细胞对骨吸收,成骨细胞覆盖在骨吸收点上并分泌类骨质,类骨质钙化转变为骨。

骨吸收与骨形成之间的平衡决定任何点的骨量,骨吸收增加或骨形成下降都将导致骨丢失和骨折危险性增加。

2. *激素对骨产生多方面作用*　引起破骨细胞活性增强,骨吸收增多;抑制成骨细胞功能,类骨质不能钙化成骨,使骨生成减少,造成骨质疏松,并出现钙的堆积;引起脉管炎、脂肪栓塞、脂肪细胞肥大及骨内压增高等,导致骨内血液循环障碍,骨因缺血而坏死;激素的消炎、止疼等,干扰了骨细胞网络的机械敏感性,机械应力降低,在负重情况下,可发生骨折。综合以上各因素,骨受力损伤后得不到及时修复,出现多种形式骨损害。

3. *激素性骨损害病理及X线表现*　一些学者通过大量激素喂养家兔实验,显示由骨质疏松转化为骨硬化的骨质改变过程。即在喂食激素后2个月,松质骨骨小梁内发生洞穴性骨吸收,周围并有较多破骨细胞发生骨质破坏,把骨小梁纵行分开,一分为二,洞穴内吸收有成纤维细胞增生,X线表现为骨小梁变细、紊乱、骨质疏松;2个月后,这种洞穴性吸收增多,洞穴内血管旁细胞增生,髓腔内形成大量的新生骨组织,骨髓下细胞明显减少或消失,此时成骨与破骨紊乱进行,X线表现为骨密度增高,骨质增多,骨纹理模糊,失去正常的骨结构。与之对应的是该例右侧肱骨、胫骨、尺桡骨及跟骨、足舟骨等出现骨小梁部分增粗及环、弧状不规则致密钙化影。随病程进展及时间延长,成骨抑制、钙质堆积、受力及缺血改变,X线表现为骨质变形,骨密度增高及囊变,关节面塌陷,脆性骨折。如该例中双侧股骨头、右侧股骨髁及距骨均发生了骨坏死改变。X线表现分期与病理过程一致。

4. *激素性骨损害的相关因素*　部位:激素性骨损害有一定的部位特异性,骨坏死常见部位是持重关节,股骨头坏死最多见,占98%,其他2%发生于肱骨头、距骨等,也可发生于膝关节周围,只是其发病率较低而已。该例中双侧股骨头、右侧股骨髁及距骨均发生了骨坏死改变,与文献报道完全一致。其次是四肢骨的干骺部出现骨纹理增粗、紊乱,钙质堆积。如该例中右侧肱骨、胫骨、尺桡骨的干骺部及跟骨、足舟骨等均出现骨小梁部分增粗及环、弧、索状不规则致密钙化影。由该病例可推测骨生长、代谢活跃的管状骨干骺部及力线上的松质骨正是激素作用的靶点所在,有待更多病例证实。

5. *时间、剂量*　临床出现症状最早为开始用激素后2周,主要为髋、膝关节的疼痛、酸胀,激素量越大,症状出现越早。激素引起的骨质疏松在用药1周后就可出现,骨量丢失、骨密度下降骨折危险性增加与用药时间密切相关,在1年内成倍增加。激素治疗后6~12个月骨量丢失最严重,松质骨远大于皮质骨,在用药的前几月内骨小梁骨丢失可达30%。

Koo等(2002)对22个股骨头坏死1期的病例回顾性分析,其中20个均于激素治疗过程中的12个月内发病,认为激素治疗1年后是股骨头坏死的危险期。一些学者报道静脉大剂量激素治疗50例,全部出现不同程度的骨质疏松,30%发生骨坏死,其中激素总量小于2000 mg病例中,短期股骨头坏死发生率为0;总量2000~5000 mg、5000~10000 mg、10000 mg以上时,股骨头坏死的发生率分别为17.6%、43.5%、80%。骨坏死在应用激素2月至2年内出现,与激素的疗程、用量、给药方式及个体差异有关。

6. *激素性骨损害的诊断*　骨质疏松症的诊断以骨密度测定为主要依据,其中双能X射线吸收测定为诊断的金标准。X线片诊断是一种定性检查方法,易确诊严重骨质疏松症。当骨矿物质丢失达30%~50%时,X线片才能显示,故不适于早期骨质疏松的评估。由于激素造成成骨异常、钙质堆积,密度增高,与骨质疏松重叠显影,X线片主要显示密度差异,该例均以骨密度增高为主,未见明显骨质疏松征象。以此可与原发性骨质疏松、密度减低为主鉴别。

7. 股骨头缺血坏死的诊断　由于激素性骨坏死最多见于股骨头，股骨头缺血性坏死的诊断分期尤为重要，参照一些学者的修订标准分 5 期，X 线片及 CT 对股骨头缺血性坏死往往不易在早期（0 期）做出诊断，一些学者报道 80 例中Ⅰ～Ⅳ期分别为 15 例、36 例、24 例、5 例，可见多数已达中期。该例中双侧股骨头（股骨髁、距骨也同样）出现骨坏死，变形、密度增高及囊性变，关节面塌陷或脆性骨折，已达影像分期的Ⅱ～Ⅲ期。股骨头坏死的早期诊断可用 MRI，双线征为其特征性表现。

附：具体病例资料：患者，男性 49 岁，因骨肿瘤行左侧股骨截肢术，并安装义肢 8 年，由于残端时常感染、疼痛、发热，自备强的松片口服治疗，每次 5~10 mg，每日 3 次，每月 5~7d，每年 6~8 个月服用，共服 8 年，总量约 3600~13440 mg，平均 8520 mg。临床表现：患者断续出现双髋关节、右侧膝、踝关节、右侧肩、腕关节及双肘关节的疼痛不适，酸沉乏力及关节活动受限就诊。

X 线表现：右侧股骨头变形，呈密度不均匀增高及囊变影，关节面塌陷，骨折形成。左侧股骨头出现斑片状密度增高影，无明显变形，关节面及关节间隙未见异常。右侧距骨变形，出现密度增高及囊变影，关节面塌陷，骨折形成，未见明显骨痂。右膝关节股骨髁出现密度增高的环弧状及索条状影，关节面骨质脆性骨折，未见明显骨痂。右肱骨近段、右尺桡骨远段、右胫骨远近段诸骨的干骺部及右足跟骨、舟骨均显示骨小梁增粗、紊乱，出现斑点、环弧状、索状纵向为主的高密度钙质堆积样影。双肘及左肩关节未见异常。X 线诊断：双侧股骨头、右侧股骨髁、右侧距骨符合骨缺血性坏死伴骨折。右尺桡骨、右胫骨的干骺部及右足跟骨、舟骨呈现钙质堆积征，早期骨坏死不除外。

第二章　痛风

第一节　痛风结节

痛风是一组症候群,由嘌呤代谢障碍和/或尿酸排泄减少引起,临床特征为高尿酸血症,进而尿酸盐结晶沉积在关节和周围软组织导致痛风性关节炎,其特异性表现为痛风结节。

1. 病理学　痛风结节一词最早来源于拉丁文"Tephus",含义为"筋痛""结节"和"肿块",病灶中心是由结晶或无定形尿酸组成的,周围包绕炎性组织,含组织细胞、淋巴细胞、成纤维细胞和异物巨细胞,血供丰富,本质为尿酸盐沉积引起的异物性肉芽肿反应。

2. 临床表现　痛风的临床表现分为4个阶段:无症状期、急性关节炎期、间歇期和慢性关节炎期。痛风结节一般出现在慢性关节炎期,是痛风的临床特征之一。痛风结节可发生于关节的任何部位,包括关节软骨、滑膜、关节囊、肌腱、韧带、骨质内和皮下组织,还可见于耳郭。四肢关节多见,中轴关节少见,少数晚期病人引起腕管综合征、椎间盘炎和截瘫。

3. 影像学研究　痛风结节的CT表现为形态不规则的肿块,密度高于软组织,但低于钙化,CT值介于70~250 HU,而在MR上信号多变,缺乏特异性。长T_2信号可能与痛风结节中心的蛋白成分有关,短T_2信号可能与痛风结节中的钙化、纤维组织、晶体、含铁血黄素沉积,以及质子的稳定性有关。以往文献笼统地将痛风结节分为骨内和非骨内痛风结节,但很多痛风结节部分在骨内,部分在骨外,因此以往分类方法并不严谨。该项研究尝试找出一种兼顾各种情况的科学分类方法,从而将痛风结节分为3组:骨内组、邻骨组、骨外组。

(1)骨内组:分叶状的痛风结节在以往报道中较少。尿酸盐可引起相邻骨质的破坏和骨膜反应,激活的破骨细胞和成骨细胞重塑骨质结构,分叶状可能与重塑速度不均有关。Dalbeth等(2009)的研究中骨内痛风结节最多见,而在一组23例研究中仅占14.4%,一方面该项研究均为大关节,且数量远少于前者的手腕小关节,另一方面Dalbeth等(2009)可能把一部分邻骨组痛风结节算作骨内痛风结节,差异可能与此有关。边缘翘起的蛋壳样骨皮质为骨内痛风结节的典型表现,是与类风湿性关节炎的鉴别要点,后者骨质破坏较小,多为小弧形,且边缘无硬化。该组病例在MR上没有优势信号,周围骨质骨髓水肿多见。

(2)邻骨组:在该项研究中最多见。该组学者推测当尿酸盐局限沉积在韧带或肌腱上时,可能显示为结节状;范围较大时,可能显示条块状;当同时累及数条韧带和肌腱时,则形态不规则。蛔虫团状高密度在以往文献中未提及,值得注意。此征象都显示于踝关节,这可能与踝关节韧带的解剖结构有关。踝关节韧带的凹陷部和突起部相互交错排列如梳齿状走行,而尿酸盐多沉积于凹陷部,从而形成类似于蛔虫团的高密度,推测此征象可能是踝关节痛风结节的特异性表现,不过还需要更多病例的进一步证实。

痛风结节能引起相邻骨质破坏,是关节破坏进展的主要原因。该组中54.7%的痛风结节相邻骨质破坏,比例不足以支持前述结论,原因可能是正常关节的韧带和肌腱的部分骨附着点上可见边缘硬化的弧形压迹,为正常表现,有时与痛风结节引起的弧形骨质破坏难以区分,从而造成部分病变遗漏。该组痛风结节多为长T_1短T_2信号,在脂肪抑制T_2WI上为混杂信号,相邻骨质骨髓水肿信号多见,几乎均有周围软组织水肿。

还有 3 个为形状特殊的巨大痛风结节，就像“盔甲”一样穿在关节上，其中 2 个关节属于同一病人。2 例病人的病程分别为 16 年和 22 年，为该项研究中病史最长的 2 例。该组学者假设发病初期，痛风结节较小且为多个，彼此并不相连，但 2 例病人未经有效治疗，使得痛风结节随着病程的延长而增大增多，最终彼此融合为“盔甲”。痛风结节的增大可能是融合生长的结果，将来可通过长期观察验证。

（3）骨外组：在该项研究中显示极少，仅见于皮下脂肪和肌腱。痛风的典型体征为触诊到的皮下柔软或柔韧的结节，以往文献也认为皮下脂肪为痛风结节发生的一个重要部位。该项研究中单独的皮下脂肪痛风结节极少，多为肌腱和韧带的痛风结节累及皮下脂肪，这与以往认识不同。痛风结节的信号缺乏特异性，这给统计和描述带来了麻烦，因此该组学者尝试找出一种简化信号描述的办法。根据该项研究统计情况，将痛风结节信号分为 3 型：Ⅰ型最多见，为长 T_1 短 T_2 信号，在脂肪抑制 T_2WI 上为混杂信号；Ⅱ型次之，为长 T_1 长 T_2 信号，在脂肪抑制 T_2WI 上为高信号；Ⅲ型为除Ⅰ型和Ⅱ型以外的其他信号。

该项研究病例较少，因此提出的一些影像学表现还需要大样本病例的进一步验证。关节囊是关节的一个重要组成部分，部分痛风结节可能累及关节囊，但关节囊较薄，难以辨识，故未将关节囊纳入研究指标。结果中Ⅰ型痛风结节最多，与 Chen 等（1999）所述基本相同，不过痛风结节 MR 信号 3 型分法还有很多不完善的地方，需要进一步的验证和总结。

双能量 CT 技术和 ^{31}P-MRS 技术为近年研究的热点，前者国内外都有与痛风相关的报道，后者目前还未见痛风相关应用。2 种技术都能分析物质的成分，这有助于痛风结节的影像病理研究，并提高痛风性关节炎的诊断和鉴别诊断水平。综上所述，踝关节和膝关节的痛风结节好发于韧带和肌腱，多呈条块状邻骨质生长，周围骨质多显示弧形和波浪状骨质破坏，内常显示砂石样高密度，周围常见骨髓水肿信号和软组织水肿，可能有融合生长的趋势。

第二节　假痛风

原发性软骨钙质沉积症，或称假痛风，特点是纤维软骨和透明软骨、半月板、关节囊和关节旁结构之斑状和线状钙化，它突出表现在膝、手、耻骨联合、椎间盘和髋关节。胸锁关节、肩和肘关节受累较少。在疾病的进展期，继发侵犯脊柱以及其他关节，偶有骨质破坏，有时受犯膝关节的病理性钙化又可消逝，关节病变逐渐加重。

在 X 线检查时，关节软骨的细微钙化容易遗漏，尤其当人们未重视的时候更是如此。之所以称软骨钙质沉积症，是因为焦磷酸钙沉积，膝关节滑膜中含有典型的晶状体；名为假痛风，是由于本症具有痛风样发作。本症多见于老人，一般有家族性倾向，伴存特殊的酶合成晶状体，为慢性疾病慢性进程。Luska 等（1974）报告 7 例，为 51~84 岁，症状 1~25 年，钙化显示在膝 14 次，腕 8 次，髋、指各 5 次，肘 3 次，肩锁关节和耻骨联合各 2 次。临床表现为疼痛、肿胀、关节渗出伴运动受限。Resnick & Utsinger（1974）报告 18 例，以桡腕关节最多，特征为关节间隙狭窄、硬化，软骨下囊肿形成。Resnick 等（1977）介绍 85 例，皆由尸检或手术活检证实，指出本症 X 线表现颇具特征性，最常见部位在膝、腕和掌指关节，主要表现是软骨、关节囊壁、关节内韧带和软组织的钙化，这些钙化的发生率在膝是 79%，耻骨联合 69%，腕关节 65%。有时有关节间隙缩窄。虽然这些改变表面上类似于骨关节炎，但本症更为严重且为进行性，常伴广泛骨碎片，产生关节内骨小体。另外，焦磷酸盐沉积还可出现于不通常的部位，例如腕的桡腕部分，膝的髌股部分。

本症之椎间盘及脊柱韧带钙化可造成诊断困难，有时难与骨软骨炎和脊柱炎鉴别。本症的钙质沉积必须与继发性甲状旁腺功能亢进鉴别。鉴别诊断还应包含 Wilson 病、褐黄病、肢端肥大症、低磷酸酯酶症、痛风和神经性关节病等。

第三节　误诊病例简介：右踝痛风与滑膜炎

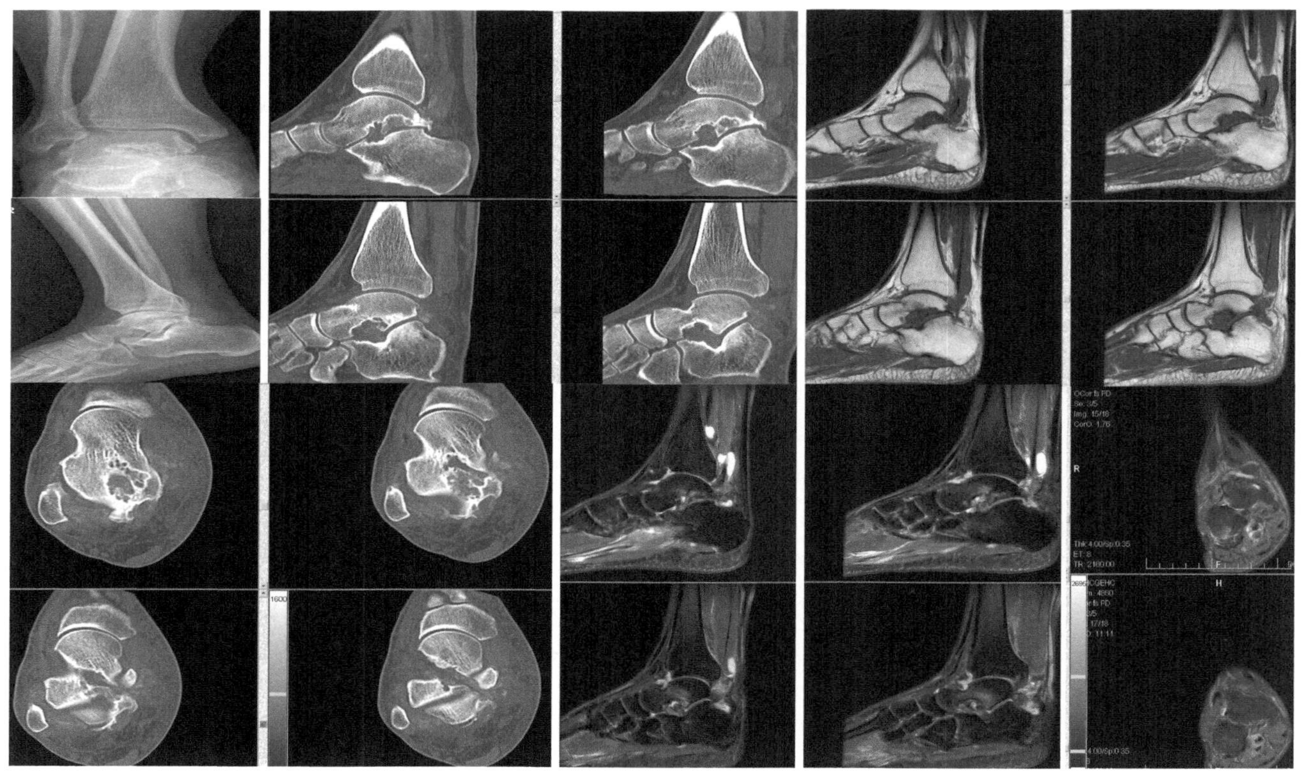

图 17-2-1　右踝痛风与滑膜炎

患者，男性，41 岁，右踝关节酸痛 2 年余，加重 3 天。查体：右下肢稍跛行，右踝轻度红肿，内踝皮温稍高，内踝周围压痛，外翻试验（+-），抽屉试验（-），踝关节屈伸活动稍受限，足各趾感觉、运动及末梢血运正常。入院查尿酸：尿酸 565.0 μmol/L。

CT：右距骨下部病变伴踝关节周围肌肉广泛病变，性质待定，滑膜炎？恶性肿瘤？建议进一步检查。

MRI：右侧踝关节及跟距关节滑膜炎伴少量积液；右侧拇长屈肌及趾长屈肌腱鞘囊肿。

术中所见：患踝滑膜组织轻度增生，关节面布满白色豆渣样痛风结晶，距骨关节面受累，胫骨关节面骨质增生，拇长屈肌腱表面、关节面布满白色豆渣样痛风结晶，距骨关节面受累，胫骨关节面骨质增生。

病理检查：踝关节沉淀物活检标本：灰白色组织一堆，总体积 1.5 cm × 1.5 cm × 0.3 cm。病理诊断：踝关节沉淀物活检标本：痛风结节。

第四节　慢性痛风性滑膜炎酷似类风湿性关节炎

Trentham & Masi（1976）报告 1 例 66 岁老者患痛风性关节炎，不论从临床还是 X 线平片看都类似于类风湿性关节炎。双膝的大的腘窝囊肿和双腕的普遍的滑膜的皱纹。在一系列关节造影片上，犹如类风湿性关节炎的表现，为解释平片所示提供了证据。

第五节　膝关节胫骨平台痛风石结节

详见本书本卷第十五篇第十二章第二节膝关节胫骨平台痛风石结节。

第六节　警惕痛风导致肾功能衰竭

近年研究证实，尿酸与肾脏疾病关系密切，除尿酸结晶沉积导致肾小动脉病变和慢性间质炎症使肾损害加重外，尿酸可直接使肾小球入球小动脉发生微血管病变，导致慢性肾脏疾病。长期高尿酸患者的肾脏病理检查几乎均有损害。大约 1/3 的痛风患者在病程中有肾脏病的临床症状。痛风性肾病呈慢性渐进性发展，在早期可以没有任何临床表现，即使到了肾功能衰竭的中期，氮质血症期症状也不典型，只是表现为腰部酸痛、疲劳乏力、夜尿增多、蛋白质或血尿，有些也会出现水肿、高血压等，而这些肾病发出的信号经常不易被察觉。晚期肌酐清除率下降，血肌酐和血尿素氮升高，最后发展为肾功能衰竭和尿毒症致死。

此种情况占痛风死亡原因的 20%~30%。极少数痛风患者在痛风急性发作时血尿酸明显升高，可在短期内发生急性肾功能衰竭而导致死亡。血尿酸是肾脏疾病进展的独立危险因素，因此，痛风性肾病的防治最关键的一点是控制高尿酸血症，将血尿酸浓度降下来并维持在正常范围内，方可预防肾损害，减少肾病发生率和延缓肾病发展。

医生出诊时要提醒痛风患者，在饮食上必须限制高嘌呤食物的摄入，多饮水，碱化尿液。避免使用对肾脏有毒性的药物，如磺胺类药物、氨基糖甙类药物等。降压药可以选用血管紧张素转换酶抑制剂（ACEI）、氯沙坦等。

第三章　高磷酸酶症和低磷酸酶血症

第一节　高磷酸酶症

高磷酸酶症最早由 Bakwin(1956)报道,临床分为先天性和迟发性。

1. 病理学　本病为常染色体隐性遗传,多在 2、3 岁前发病,男女均可罹患。本病病因不明,大多认为与胶原纤维代谢有关。

2. 临床表现　临床主要特点是智力低下,血清碱性磷酸酶(ALF)过高和骨骼粗大畸形。此外,可伴有高血压、肌无力及耳聋和视力障碍。股骨向外呈弓形弯曲,胫腓骨向前凸出,步态呈鸭步。随着年龄增大,椎体普遍性变扁,使颈部和躯干变短而呈躯干侏儒。

3. 影像学研究　本病的 X 线表现较有特征性,在已报道过的病例中,颅骨增厚占 95%,颅骨棉球状致密占 60%;长骨增粗呈对称弯曲和骨皮质异常增厚或变薄占 85%,结构透明呈网眼占 65%,其中出现横线 55%,髓腔增宽或变窄 40%;指骨增粗占 50%,椎体变扁占 50%,椎体疏松占 30%,椎间隙增宽占 25%。

4. 鉴别诊断

(1)石骨症:石骨症较少发生侏儒或肢体弯曲畸形,椎体不变形,但可出现骨中骨,颅骨均匀致密,无棉球样致密块和圆形透亮区。

(2)畸形性骨炎:畸形性骨炎大多 40 岁以上发病,多局限性或区域性累及单骨或数骨,从不累及全身所有骨骼。

(3)成骨不全:成骨不全表现为颅骨薄,全身普遍性骨质稀疏,长骨纤细而弯曲,皮质变薄,极易发生病理骨折。

(4)进行性骨发育不全:在进行性骨发育不全,只对称性累及骨干,不累及干骺或骨端,骨皮质结构内外增厚,骨干呈梭形或带状增粗,髓腔窄细。

(5)泛发性骨皮质增厚症:泛发性骨皮质增厚症患者的骨密度普遍性增高,皮质均匀向内增厚,髓腔细窄,骨外形正常,无长骨弯曲增粗和颅骨增厚致密等表现。

第二节　低磷酸酶血症

低磷酸酶血症是一种罕见的遗传性代谢性骨病,发病率约 1/10 万。

1. 病理学　碱性磷酸酶在碱性环境下能使糖中的磷酸释放,去磷酸化。血碱性磷酸酶的减少造成不能释放足够的磷酸与钙结合形成钙 - 磷酸盐结晶(羟基磷灰石),大量血钙无法以磷酸钙的形式在骨内沉积,导致血钙升高,骨钙化不足,引起骨脆性增加、易骨折,牙齿过早脱失。低磷酸酶血症病因在于编码非特异性碱性磷酸酶(TNSALP)的基因突变。编码人类 TNSALP 的基因称为 ALPL,位于 lp36.l-34,包含 12 个外显子,长度超过 50 kb。错义突变、无义突变、剪接位点突变和移码突变,都可使 ALPL 基因丧失正常功能而引起本病,但以错义突变为多(占 80%)。

2. 临床表现　本病为常染色体隐性或显性遗传,临床上表现为骨矿化不足及骨化不全,易骨折;血液及骨骼和其他组织中的碱性磷酸酶(ALP)活性低下或消失,血清碱性磷酸酶降低;血清和尿中磷酸氨基乙醇(PEA)、无机焦磷酸盐(PPi)、吡哆醛-5'-磷酸(PLP)水平升高、血钙升高;重症低磷酸酶血症预后差,病死率达60%;有些患者病情也可呈自限性。

3. 诊断依据 血清碱性磷酸酶降低,血清和尿中磷酸氨基乙醇升高是低磷酸酶血症的诊断指标。

4. 分型 根据发病年龄及骨骼病变的程度,目前将该病分为6型:围产型(新生儿型)、婴幼儿型、儿童型、成年型、牙型、假性低磷酸酶血症。假性低磷酸酶血症有类似于低磷酸酶血症的特征性影像表现,但不伴随典型的生化指标异常。牙型患者仅表现牙齿矿化受阻及乳牙过早脱落,无其他骨骼异常。

5. 影像学研究 低磷酸酶血症的X线表现,主要为骨矿化不足的表现。

(1)四肢管状骨的改变:管状骨的异常表现主要为长骨密度减低,长骨弯曲,干骺端增宽凹陷,临时钙化带变薄或消失,骨骺小,出现延迟,多发骨折。一组5例均显示骨密度减低,摄有长骨X线片的4例均显示长骨弯曲。4例患儿(除1例成年型外)显示干骺端增宽凹陷,临时钙化带模糊或消失;其中1例婴儿型患儿骨骺小并出现延迟。1例成年型患者骨骺已闭合,显示为骨端增宽,并见双侧胫骨多发骨折线。

(2)颅骨表现:颅骨骨化不全,可引起颅缝早闭,出现头颅狭小和颅压增高的X线征象。该组中1例婴儿型表现为颅骨密度减低,颅盖骨菲薄,颅缝与囟门增宽;此例患儿还表现为颅面骨相对较小,而颅盖骨相对较大,两者不相称。

(3)牙齿异常:牙齿矿化受阻可引起牙齿畸形、严重牙周炎或龋齿、乳牙过早脱失。牙型患者仅表现牙齿改变,一般没有骨骼系统的其他异常;但牙齿矿化不良常出现于低磷酸酶血症其他类型中,成为其临床表现之一;该组1例3岁患儿因乳牙提前自行脱落就诊,进一步检查发现全身骨骼骨化不全和血碱性磷酸酶降低。

(4)脊椎改变:该组1例成人型表现腰椎轻度侧弯和腰椎上下终板密度增高。腰椎骨质密度基本正常。

(5)成人型与儿童型比较:成年型病情轻微,与婴儿型、儿童型不同,因成人型骨骺已闭合,所以不显示干骺、骨骺和临时钙化带的异常,但保留骨端增宽的异常。少数患者在关节、肌腱和椎间韧带周围发生钙化,该组1例成人型病例未见此征象,但出现腰椎上下终板密度增高的征象。

6. 鉴别诊断

(1)佝偻病及骨质软化症:佝偻病及骨质软化症X线表现与低磷酸酶血症类似,但血钙降低,血碱性磷酸酶升高,维生素D治疗有效,与低磷酸酶血症相反。

(2)苯丙酮尿症:苯丙酮尿症X线表现脱钙、干骺端增亮凹陷,与低磷酸酶血症类似,但临时钙化带增厚与低磷酸酶血症相反;该病骨干呈条纹状改变、干骺端两侧缘呈鸟嘴状突起、血苯丙氨酸增高、血碱性磷酸酶正常,与低磷酸酶血症不同。

(3)成骨不全:成骨不全X线表现为骨密度减低和多发骨折与低磷酸酶血症类似,里无干骺端增宽凹陷和临时钙化带变薄或消失、无乳牙过早脱落、血碱性磷酸酶正常,与低磷酸酶血症不同。

(4)软骨发育不全:在软骨发育不全,干骺端增宽凹陷、长骨弯曲与低磷酸酶血症类似,但骨密度不减低、$L_{1\sim5}$椎弓根尖距逐渐缩小、血碱性磷酸酶正常,与低磷酸酶血症不同。

第四章 蜡泪样骨病和骨斑点症

第一节 蜡泪样骨病

蜡泪样骨病,即蜡油样骨病,又称蜡流样肢骨硬化、肢骨纹状增生症、Leri 病及 Leri-Joanni 综合征等,是一种罕见的骨质硬化性疾病,是一种慢性先天性软骨内和膜内成骨障碍的混合型硬化性骨发育障碍,属于少见的非遗传性骨发育异常,好侵犯单一肢体。骨质增生的特点为自上而下沿骨干的一侧流注,似蜡烛表面的向下流注的烛泪,故命名为蜡泪样骨病或烛泪骨。本症由 Leri-Joanni(1922)首次描述, Leri & Liever(1928)命名。病因不详,可发生在任何年龄,多见于 5~20 岁。常局限于一侧肢体,但至少 2 块骨被侵犯,颅骨、肋骨和脊柱很少发病。

1. 临床表现 一般无临床症状,当患骨压迫神经时,可出现不同程度的疼痛,病变处局部皮肤变硬。

2. 影像学研究 X 线表现有特征性,即单肢诸骨的偏侧性骨质增生硬化。病变好发于长管状骨并可跨越关节波及邻骨,但以关节不受累,关节面始终保持光滑为特点。

X 线检查是本病的主要诊断依据,表现为骨皮质明显增厚,可延伸到肢体的全长,两骨并行时往往仅侵犯其中的一骨,且该骨的病变均沿同一侧延伸,增生的骨质可表现为骨皮质内硬化,也可以向皮质外突出,堆积如肿块,外缘呈波浪状。在晚期,软组织内常出现异位骨化。病变侵犯腕骨、跟骨等短骨时,多以斑片状或斑点状致密硬化的形式出现。骨质硬化病变跨关节生长为本病特点,关节两端虽有明显的新生骨堆积,但关节面仍可保持光滑。

蜡油样骨病患者除了受累骨骼具有异常之外,还常伴有周围软组织异常,包括软组织内肿块形成及钙化等。CT 扫描能更好地显示有无软组织肿块及肿块内有无钙化。MRI 有助于观察骨皮质和骨髓信号有无变化、有无早期的骨膜反应、有无软组织内肿块形成、有助于判断肿块的成分等。一例 MRI 发现受累桡骨的骨内膜及骨外膜均明显增生,考虑骨膜化骨可能为本病形成的一个病理基础。本病的诊断是主要根据特征性的 X 线表现,组织病理学所见是增生的正常骨组织,并无组织特异性, CT 及 MRI 对于观察有无软组织内肿块、钙化及有无早期的骨膜病变具有重要价值。

3. 鉴别诊断 蜡泪样骨病应与骨斑点症、石骨症、进行性骨干发育异常及硬化性骨髓炎相鉴别。

(1)骨斑点症:骨斑点症的典型表现为在干骺和骨骺的松质骨内,散在有数量不等的圆形、椭圆形或条状致密影,长轴与骨长轴平行。

(2)石骨症:石骨症的“骨中骨”表现颇具特征,在骨内有一雏形小骨,大小和形态类似新生儿的骨骼。

(3)进行性骨干发育异常:进行性骨干发育异常为幼年发病,全身长骨骨干中段呈对称性骨皮质及骨内膜增生,多不侵犯干骺端及骨骺。

(4)硬化性骨髓炎:硬化性骨髓炎多发生于一骨,皮质增厚,局部呈梭形隆起,髓腔增生硬化,局部可见骨质破坏及骨膜新生。

第二节　骨斑点症

骨斑点症，又称波 - 欧综合征（Buschkeollenclorf 综合征）、骨质斑驳症、局限性骨质增生症、弥漫性致密性骨病、弥漫性浓缩性骨病、周身性致密性骨炎、周身性脆性硬化症、播散性致密性骨病、斑点骨及点状骨病等多个名称，是一种罕见的骨质硬化性疾病，发病率为 1/50000。国内外报告百余例左右。由 Stieda（1905）首先描述，A1bers-Schonbery（1915）报道典型病例，Ledoux（1916）将其命名为骨斑点症，一直沿用至今。骨斑点症为松质骨内出现局限性多个灰白色圆形或椭圆形致密小骨块，主要分布在干骺端和骨骺等软骨内化骨生长活跃的部位，少见于管状骨骨干，与骨皮质和骨骺无关。

1. *病因学*　以往认为骨斑点症的病因尚不明确。Benli 等（1992）对 4 个家系 49 例本症患者进行分析，认为本症为常染色体显性遗传疾病。Hellemans 等（2004）通过对 3 个家族性骨斑点症的研究显示，骨斑点症与 LEMD3 基因（位于 12q14，由 13 个外显子构成）杂合突变有关。有学者认为 LEMD3 基因功能的丧失为本症的致病原因。而 Baadanjav 等（2010）报道骨斑点症除 LEMD3 基因突变外也与 EXT1 基因（位于 8q24.11-q24.13，由 11 个外显子构成）杂合突变有关。本症男女均可发病，可见于任何年龄，但 3 岁前少见，家族发病者属常染色体显性遗传，病人双亲中必有一位为患者。骨斑点症可以散发，也可以具有家族遗传性，近 40% 的骨斑点症患者有家族史，与遗传有密切关系，一组 8 例，2 例为散发病例，6 例为 1 家系 3 代病例；另组 3 例具有家族性，一家三代即父亲、女儿及外孙发病。

一组一个家系 6 例患者，因先证者的爷爷、奶奶已故，未能证实两者谁为患者，但可支持本症为一常染色体遗传疾病学说；另 2 例散发病例与此无关，推测可能为基因突变的结果。

2. *病理学*　本症病理改变为在海绵骨内呈现圆形或卵圆形致密骨块，镜检为多数厚薄不等、排列较为规则的骨小梁组成。这种骨小梁较正常周围骨小梁稍厚，排列比较紧密，大部分与骨长轴平行，少数斜行排列，骨皮质及关节软骨正常，斑点骨主要分布在手足短骨及长骨干骺端、骨骺及腕骨等软骨内化骨活跃部位，而膜内化骨和混合化骨如下颌骨、锁骨及颅骨等常无异常改变，因而骨斑点症可能与软骨内化骨的先天性成骨紊乱有关。

Lagier 等（1984）报道，骨斑点症反映了海绵骨由于机械压力而发生重构，这种重构主要位于海绵骨骨小梁交叉处，靠近骨皮质及交叉骨小梁附近。组织学上，磷灰石结晶含量增加反映了机械压力增加。

病变位于海绵骨内，与皮质骨及关节软骨无关，骨轮廓正常，表现为散在多发局限性骨硬化区。镜下可见此硬化区由排列紧密的骨小板组成，边缘不整，状似骨瘤。该骨小板较周围正常骨小板略厚，排列比较紧密，大多与骨的长轴平行。多个硬化区可融合成一较大的致密块，其大小由数毫米至 2 厘米，硬化区未发现过软骨组织。本症不发生炎症、坏死、病理骨折及恶变。综合分析一组 8 例，斑点骨主要位于手足短骨和长骨，双手及双腕的发病率为 100%，股骨头的发病率为 87.5%，骨盆与胫腓骨的发病率为 75%，肩关节、膝关节、足及尺桡骨的发病率为 62.5%，腰骶椎发病率稍低，为 37.5%，但颅骨未见有骨斑点分布。生化检查包括钙磷代谢及磷酸酶正常。

3. *临床表现*　骨斑点症在临床上较少见，男女发病率无明显差异，任何年龄均可发病。

临床上骨斑点症一般无症状，常因偶然摄片发现，但仔细研究其影像学表现，正确诊断该病有一定的临床价值。临床与影像综合分析可估计患者的遗传途径，是散发发病还是家族发病；有学者报道，骨斑点症与局部关节疼痛有相关性，其解释为局部骨小梁重构或相邻滑膜的增生。一项研究报道的 3 例家族性骨斑点症患者中，仅例 2 出现双手及双侧下肢疼痛，类似风湿性关节疼痛。实验室检查均无异常。该症常与其他结缔组织疾病合并发生，Gunal 等（1993）报道了 5 例合并泪囊炎的骨斑点症的病人。

本病合并皮肤纤维瘤时，即为波 - 欧综合征（由 Buschke & Ollendorff（1928）首次提出）。一组先证者父亲即是该综合征患者，而且还合并法洛四联症。该组另 1 例病例合并有蜡泪样骨病，病变发生在肢体骨端,即肢体骨骨骺及干骺端软骨生长活跃部位,因此该组推测,据两病发病部位相似,可能同为软骨发育障碍所致,或可能为同一病因的不同阶段或不同表现。

4. 影像学研究　骨斑点症X线表现为无数边缘清晰、密度均匀的小圆形或卵圆形的致密结节,位于手、足、骨盆及长骨骨骺和干骺端,长骨骨干常无改变,结节大小不一,可从数毫米到数厘米不等,结节的形状可为斑点状、片状或条状。有学者根据X线表现,将骨斑点结节分为3型:斑点型或结节型,此型最常见;线条型,清晰可辨的线条阴影,一般与长骨的长轴平行而有规则地排列于干骺端,在肩胛骨则向关节盂内放射分布,此型少见;混合型,即由上述斑点和条状阴影混合而成。

骨斑点大多静止不变,一组有2例年轻患者,跟踪观察4年无明显变化。文献报道,部分病例可随年龄的增加骨斑点会增加,多发生在年轻患者;部分人可随年龄增长骨斑点可逐渐消失,多见于中老年患者。一组患者行CT扫描,病变大多数位于骨松质区,并与骨小梁分布一致,少数可位于皮质骨内,并可与内或外骨皮质粘连,表现与X线上所见大致相同,但因CT密度分辨率高,可发现更多及更小的病变。

有学者报道,本症不累及椎骨,一组不同意以上观点,该组3例病例,椎体上特别是骶尾椎上亦可见斑点骨出现,但一般分布密度不及手足短骨及长骨斑点骨的分布。颅骨较少见到斑点骨分布,该组8例患者颅骨未见有骨斑点分布。

MRI及X线平片示肢体及骨盆双侧性、对称性分布多发散在的圆形、椭圆形、大小不一、边界清楚的高密度斑点影,部分病灶呈条片状,病灶长轴与骨长轴一致,愈靠近关节处,病灶愈密集;MRI表现为长T_1、短T_2低信号,呈"斑点"状及"条"状,边界清晰,T_2WI脂肪抑脂序列病灶呈低信号,说明病灶含水量低,呈钙化病灶信号,因此,X线表现为高密度"斑点"状及"条"状高密度影。

有学者通过对一组病例的X线及MRI表现分析,发现病灶主要分布于干骺端、管状骨、骨盆骨的骨松质内,愈靠近关节病灶越密集,骨皮质完整,皮质未见病灶,颅骨、脊柱、肋骨及锁骨未发现病灶。该组病例的年龄为儿童、青年到老年,因此,本病的发病与年龄无明显相关性。

通过对一组病例的X线表现比较,例2松质骨内病灶分布较例1及例3松质骨内病灶密集,因此,骨斑点症病灶的密集程度以青年患者松质骨病灶较密集,儿童及老年患者松质骨内病灶相对少。与文献报道的对儿童病例进行多年随访发现病灶可随年龄的增长而增多、增大、缩小或消失,成年后病灶趋于稳定基本一致。

该组学者发现老年患者同一部位长骨松质骨内病灶较青年患者少,说明该病病灶在青年患者较活跃,到老年后可能部分病灶缩小或消失。有学者利用放射性核素检查证明骨斑点症病灶是多发性活性增加的病灶。

广泛密集分布的斑点骨互相融合时则形成蜡泪样骨病的影像学表现,部分学者亦持类似观点。此外,还有文献报道,提出本症与内分泌、结核、糖尿病、梅毒、硬皮病、伤寒、骨肉瘤等并发,该组病例未见类似情况。但这对于认识本症及相应并发症有着相当重要的临床价值,也为进一步探讨本症病因提供了新的途径和切入点。

骨斑点症具有以下特点:与年龄、性别无关,一般无明显临床症状,多为意外发现;X线示病灶呈弥漫多发圆形、椭圆形、结节状密度增高影,形态走行部分与骨的长轴一致。

越靠近关节病灶越密集,且密度越高。密度高的斑点状病灶的边缘不甚清晰、锐利,越靠近中心部位密度越浓,边缘部位密度略淡;病灶多累及长骨的两端,密集于干骺端及骨骺,亦累及骨盆、手、足及不规则骨;病灶侵及松质骨,骨膜及关节软骨不受侵犯,关节间隙光整清晰。骨斑点症虽是一种无害的疾病,不发生炎症、坏死及病理性骨折,但有资料报道骨斑点症有伴发骨肉瘤的趋势,应给予高度重视。

5. 鉴别诊断　本症应与成骨性转移瘤、减压病等鉴别。

(1)成骨性转移瘤:成骨性转移瘤常发生于松质骨内,多呈单发或散在多发性骨质增浓病灶,无密集对称性,很少转移到手足诸骨,一般呈圆形、大小不等的团状高密度影,边界相对模糊;临床症状有明显的疼痛,常见于老年患者,常有原发恶性肿瘤病史,如结肠黏液性癌、鼻咽癌、肺癌、男性前列腺癌等;全身骨骼均可有病灶,与骨斑点症的松质骨内点状高密度影,近关节处病灶密集,颅骨、脊柱及肋骨无病灶发现等特点鉴别。

(2)减压病:减压病,成条索状硬化斑,并有囊状透光区,好发于长管状骨两端,很少发生于手足诸骨，有潜水作业史。

（3）蜡泪样骨病：蜡泪样骨病可与骨斑点症并发，该病的影像表现特点为沿骨皮质呈“蜡泪”状骨质增生，骨干增粗，软组织内可见骨化影，常单肢发病，而骨斑点症为对称性发病，病灶位于松质骨内，软组织无异常。

（4）纹状骨病：纹状骨病，又称 Voorhoeve 病，是一种骨的发育畸形。常见于 10~15 岁男性，好发于四肢管状骨干骺端，X 线表现为两侧对称分布纵行条纹状致密影，病灶由骨干两端向中间逐渐变淡，直至消失。条纹影平行于骨长轴，与骨斑点症的影像表现为对称性点状高密度影相鉴别，且与年龄无关。

（5）石骨症：在石骨症，全身骨骼密度显著升高，椎体两端高密度，中间低密度，呈“夹心饼干”状，骨盆呈“年轮”状改变，而骨斑点症在脊柱、颅骨及肋骨未发现病灶，与石骨症全身骨骼发病相鉴别。

综上所述，家族性骨斑点症的 X 线及 MRI 表现有一定的特征，发病与年龄无明显关系，患者常无临床症状，部分病例有风湿样疼痛症状，实验室检查无异常，病灶分布愈靠近关节愈密集，青年患者较儿童及老年患者的同一部位的病灶多且密集。

第十八篇　骨关节炎症

第一章　骨关节结核与骨髓炎

第一节　肺外结核

肺外结核的诊断较困难，认识和熟悉其影像学表现，对诊断很有帮助。肺外结核诊断常感困难，虽然阳性胸片表现及皮肤结核菌素试验阳性可支持诊断，但阴性结果并不能除外肺外结核。因此，认识和熟悉各种肺外结核的影像表现对诊断是十分有用的。约有 1%~3% 结核病人的骨关节受累，在这些病人中，至少 50% 的病人同时伴有活动性肺结核。

1. 骨关节结核　骨关节结核为一种常见的慢性炎症性疾患，继发于肺结核、胸膜结核或其他脏器结核，据统计男性发病率略高于女性，其比例为 1.15 : 1。

2. 结核性骨髓炎　好发于股骨，胫骨及手、足的短骨。典型的累及干骺端。X 线表现包括：骨质减少、边缘模糊的溶骨性破坏和不同程度硬化。同样，CT 和 MR 可显示活动性感染的范围及并发症。囊性结核是一种特殊类型结核性骨髓炎。在平片上呈圆形或卵圆形、边缘清晰的透亮区，伴不同数量的硬化。这种囊性结核的 X 线表现同嗜酸性肉芽肿、结节病、囊性血管瘤、浆细胞性骨髓瘤、脊索瘤、真菌感染和转移瘤的表现相似。发生在手、足短骨的结核称结核性指趾炎，这种结核好发于儿童。最常见的 X 线表现为梭形软组织肿胀和骨膜炎。当骨结构破坏后形成囊样空洞，残余骨质膨胀，称为骨气鼓（风帆征）。

结核性骨髓炎可与化脓性或真菌感染混淆。结核可经骨骺播散，这种征象有助于与化脓性感染区别，但真菌感染也能发生经骨骺的蔓延。儿童中的梅毒性指趾炎呈两侧对称性发生，很少有软组织肿胀和死骨分离。其他如结节病、血红蛋白病、甲状旁腺机能亢进以及白血病等也可以有类似结核性指趾炎的改变。

3. 结核性关节炎　关节结核的特点是单关节病变，好发于膝和髋关节。关节两端骨质疏松，局部边缘骨质糜烂及关节间隙变窄，称为“Phemister 三联征”，是结核性关节炎所特有的。但这些征象也可见于真菌性疾病和类风湿关节炎。早期关节间隙高度正常提示为结核性关节炎，而类风湿性关节炎的早期关节间隙丧失是较典型的表现。结核性关节炎最终导致关节纤维性强直，偶尔也发生骨性强直，但后者在化脓性关节炎中更多见。

此外，骨膜炎、骨质增生在化脓性骨髓炎中要比结核性关节炎更多见和更广泛。

第二节　骨结核与原发性骨淋巴瘤

详见本书 本卷 第十五篇 第七章 第四节 误诊病例简介：骨结核与原发性骨淋巴瘤。

第三节 右股骨粗隆结核

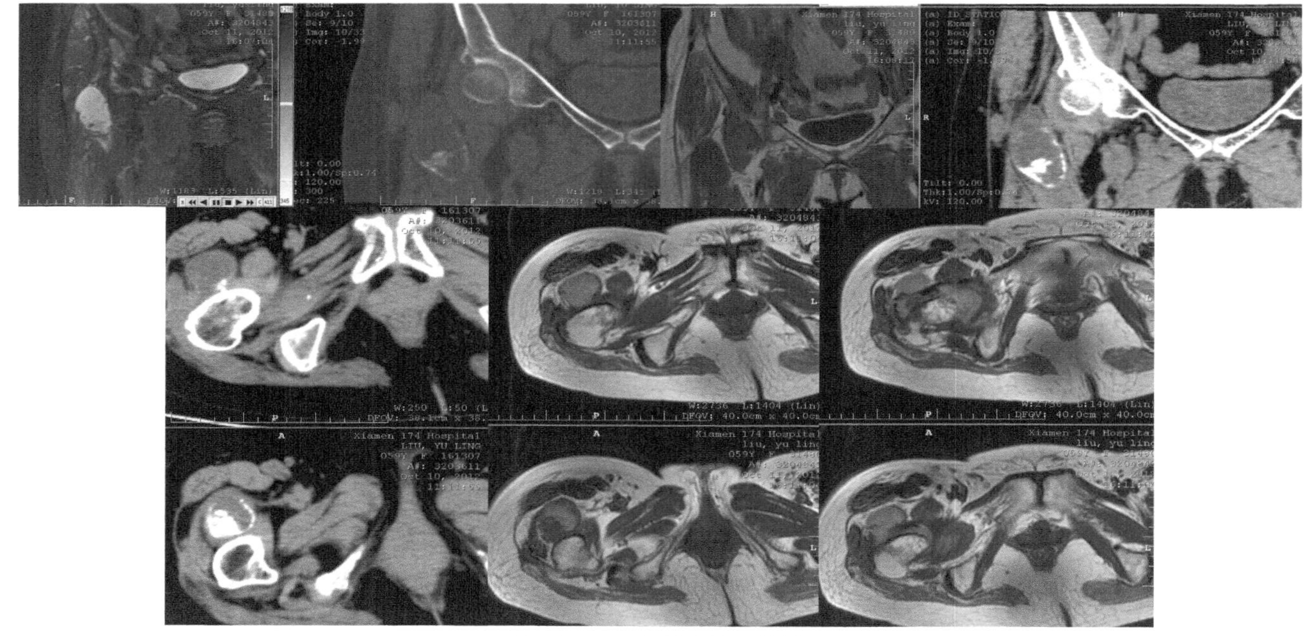

图 18-1-1 右股骨粗隆结核

患者，女，59 岁，反复右髋部疼痛，活动受限 1 年余。

手术所见：见病灶中为白色粉末状物，无包膜，与周围组织粘连，刮除病灶组织送病理检查。

病理检查：右股骨粗隆包块切除标本：灰白碎组织一堆，总体积 4 cm × 3 cm × 1 cm。病理诊断：右股骨粗隆包块切除标本：见大片干酪样坏死伴死骨，考虑结核，建议临床完善结核杆菌检测以进一步佐证。

第四节 右胫骨慢性骨髓炎

详见本书 本卷 第十四篇 第十六章 第四节 胫骨慢性骨髓炎。

第五节 各部位的结核

脊柱：脊柱是骨结核最好发的部位。脊柱结核约占骨结核的 50%。最常见的是在第 1 腰椎，典型的累及一个以上椎体。但也可发生在单个椎体而不侵犯椎间盘者。病程常开始于终板附近的椎体前缘部分，通过多种途径侵及椎间盘。可沿着前纵韧带和后纵韧带或直接扩展到终板，脊柱后部较少受累。椎体塌陷，特别是椎体前缘的塌陷，导致了结核性脊柱后突。椎旁腰大肌受累感染形成腰肌脓肿，它可伸展到腹股沟和大腿部。脓肿内钙化是结核病特征性的征象。关于脊椎结核的好发部位，一些学者报告最常见部位是胸椎下段、腰椎上段，颈椎次之，而该组资料显示，腰椎发病率最高，其中以 $L_{1\sim2}$ 及 $L_{4\sim5}$ 椎体最为多见，其次为胸椎。发病部位应与患者身体承重部位有关。

脊柱结核可由血行播散、直接扩散和经蛛网膜下隙扩散，以血行播散进入到骨髓腔最常见，血行播散开始侵犯部位多在终板椎体前下部，与该处血供丰富有关，多侵及前部，很少侵及后部，这与椎体微循环系统解剖结构有关。其次，与患者身体状态、环境等因素亦有关系，该组病例，患者大多来自农村、牧区，生活环境、机体抵抗力较差，发病率较城市居民为高。脊柱结核早期表现不典型者，X线平片往往容易漏诊，该组病例中有4例漏诊，其中1例X线正、侧位片椎体骨质均未见明显破坏，椎体间隙未发现异常，椎旁软组织未见肿胀，行CT扫描发现L_5椎体前缘骨质破坏，椎体前方有冷脓肿形成，抗结核治疗，随访1年后痊愈；其次，椎体附件结核X线平片早期亦难以确诊，而CT扫描却清晰可见，同时，CT能够显示骨质破坏程度、死骨形成、椎旁脓肿以及脓肿内的钙化。

CT和MR对发现骨感染的小病灶和确定疾病范围有价值。

许多疾病包括转移瘤、低度化脓性感染，如布鲁氏杆菌病、真菌感染和结节病的影像学表现可与脊柱结核很相似。如有大的椎旁钙化而无硬化或新骨形成支持结核的诊断，相反，椎间盘的破坏是化脓性感染的特征。布鲁杆菌脊柱炎的特征表现包括椎间盘内积气，小的椎旁肿块，无脊柱后突并好发于低位腰椎。脊椎结核还需与下面疾病鉴别：脊椎骨软骨炎、许氏结节、脊柱溶骨性转移瘤、脊柱原发肿瘤（血管瘤、骨样骨瘤、骨巨细胞瘤等）、脊椎化脓性骨髓炎及椎体压缩性骨折。

2. 骶髂关节　骶髂关节结核少见，占全身骨关节结核的2%，多由滑膜结核引起，部分继发于骶骨或髂骨结核，资料显示：多由腰椎结核冷脓肿感染引起，骶前脓肿大多合并单侧髂窝脓肿是骶髂关节结核的一个特征，常发生在有髂窝脓肿一侧，这说明骶髂关节结核的发生与冷脓肿的长期慢性侵蚀、感染有关，CT显示骶髂关节呈不规则骨质破坏，关节面模糊、糜烂、关节间隙增宽，可见死骨、冷脓肿。

需与以下疾病鉴别：强直性脊柱炎骶髂关节受累、致密性骨炎等。该组中1例合并同侧肾及输尿管结核，1例合并单侧耻骨联合结核，表现为耻骨联合局限性低密度影，伴骨硬化缘，同侧耻骨骨质密度增高。

3. 髋关节　髋关节结核在关节结核中居首位，且骨型较滑膜型多见，病理上以肉芽增生为主，渗出较少，多不形成脓肿，骨型结核多继发于髋臼或股骨头部结核，该组4例均为骨型，CT可见骨性关节面侵蚀，髋臼及股骨头骨质破坏、髋臼变浅或变平、关节脱位，有死骨形成。本病需与化脓性髋关节炎鉴别。

4. 膝关节　膝关节结核发生率仅次于髋关节，根据发病情况可分成原发型（滑膜型）和继发型（骨型）2类，膝关节是滑膜最丰富的关节，故结核大多数起源于滑膜，占80%。滑膜感染结核后，开始产生充血、肿胀，关节囊渗出液增多，随后出现结核性肉芽组织，这样可保持较长时间而不伴发明显骨质破坏。病变发展后在附近关节面的边缘开始，逐渐破坏覆盖软骨，进而破坏关节面及其下方的骨骼，亦可进入周围组织形成脓肿，所以，滑膜型关节结核早期X线可无异常改变，或仅表现为关节周围软组织轻度肿胀，因诊断困难而易被漏诊，而CT薄扫具有较高的密度分辨率，对上述病理变化反应更敏感，能较X平片提前数周甚至数月发现上述不明显的病变。

应与化脓性关节炎、类风湿关节炎、色素沉着绒毛结节状滑膜炎等鉴别。

5. 腕、踝关节　腕、踝关节结核多为骨源性干酪坏死型结核，该组病例中3例腕关节、1例踝关节结核均见广泛性关节破坏，关节间隙狭窄，侵犯邻近桡、胫骨。造成上述改变的主要原因是该区域血供较差，此外与腕、踝关节不规则骨多，关节面多而滑膜少，不易形成滑膜型结核有关，由于关节间互有交通，病变在进入关节后可迅速扩散，导致严重的结核性全关节炎，因此，早期发现并积极治疗邻近骨结核十分重要，也是减少严重继发病变的关键，腕部结核应注意与类风湿关节炎鉴别。

总之，从上述分析中不难看出，CT对骨关节扫描优势明显大于X线，CT可发现早期滑膜型关节结核的变化，对于脊椎，可显示X线平片难以发现的早期轻度的骨质破坏及隐蔽的脓肿，显示病变的范围及其对椎管内的累及程度，对于骨关节结核的早期诊断、早期抗结核治疗、预后、随访及指导病灶根除、预防复发、术后观察具有重大价值。

第六节 膝关节结核伴炎性肉芽组织形成

详见本书 本卷 第十五篇 第一章 第二节 膝　关节结核伴炎性肉芽组织形成。

第二章　布氏杆菌病与麻风病

第一节　布氏杆菌性脊柱炎与脊柱结核

布氏杆菌病是由布鲁菌属球杆菌引起，是一种世界范围内的传染人和动物的疾病。传播本病的最常见形式是食用未经消毒或被污染的牛奶或奶制品等。布鲁菌侵及脊柱者占20%~40%左右。布氏杆菌性脊柱炎与脊柱结核（尤其是结核早期）的鉴别诊断具有一定困难。

1. 病理学　布氏杆菌性脊柱炎是由各型布鲁杆菌引起的人畜共患的全身感染及变态反应性疾病，好发于富含骨髓的骨组织，其病理变化有布氏杆菌性肉芽肿，化脓性炎症，增生性骨炎，骨膜炎，椎间盘退变，椎间软骨坏死，椎间小关节和韧带炎等。其中最基本、最常见的是肉芽肿。本病发病部位最常见于腰椎，其次是胸腰段及胸椎，颈椎少见。

布鲁菌首先侵及椎板软骨缘下髓腔内，进而侵蚀骨质和椎间盘，引起骨质破坏和椎间隙狭窄，有时可有多发肉芽肿与多发小化脓灶并存。病理损害和免疫保护往往交织在布氏杆菌性脊柱炎的全过程中，并表现出一过性，可逆性和复发性，因此以修复为主，破坏修复共存，交替进行是慢性布鲁菌病的主要病理特征。

脊柱结核在骨关节发病率约25%~50%，好发于青年及老年。由体内原发灶经血行传播，最易侵犯血供丰富的骨松质。脊柱结核通常是以破坏为主，发展较缓慢的一种病变，结核性肉芽组织产生干酪性坏死，骨髓逐步破坏，与坏死的肉芽组织液化形成脓肿，脓肿穿破椎体骨质向外扩展到椎旁软组织和腰大肌，形成椎旁肿疡和腰大肌脓肿，如经皮肤破溃，则形成窦道。早期骨破坏多发生在椎体前中部，破坏区内多见细小死骨形成。结核趋于愈合时则发生纤维化和钙化，脊柱结核腰椎发病率最高，胸椎次之，颈椎较少见。

2. 临床表现　布氏杆菌性脊柱炎常有急性感染病史，一般有波浪形热或不规则低热，热退后出现全身关节酸痛。受侵部位剧烈疼痛，活动受限，脊柱常被迫处于固定姿势，疼痛常向下肢放射，似椎间盘突出症，少见临床神经障碍症状。脊柱结核多数病人发病缓慢，易感劳累，精神不佳，午后发热，夜间盗汗，消瘦，血沉增快，脊柱活动受限，腰背部疼痛，活动时加重，脊柱后突，棘突压痛，可引起放射性疼痛，部分严重者可引起截瘫，二便失禁等。

3. 影像学研究　布氏杆菌性脊柱炎多累及椎体-椎间盘连接处的终板，椎体形态结构和皮质边缘完整，不伴有脊柱畸形，相邻椎体上下缘片状长T_1长T_2，信号较均匀，椎间盘T_2WI像上信号可增高，并缺乏核间裂。慢性期反复发作者信号可不均匀，可见多个类似于许莫氏结节的缺损伸到椎体内不同深度，椎间隙狭窄或正常，椎体可有明显不规则骨质硬化，椎体前部骨赘形成（鹦鹉嘴）为本病的特征性表现。死骨及椎旁脓肿非常罕见。

脊柱结核早期可见椎体骨髓炎性水肿，表现为椎体内的片状长T_1长T_2信号，当椎体骨质破坏时，椎体正常形态消失，骨皮质不连续，椎体内T_1WI、T_2WI信号均呈混杂信号，脓肿多呈典型的长T_1长T_2信号，边界清，部分脓肿信号可不均匀，呈“蜂窝状”。骨质内可见有死骨及干酪性小脓肿形成，可有病理性压缩性骨折，若椎间盘受累，椎间盘髓核内“裂隙”样结构消失，呈较均匀的长T_1长T_2信号。晚期则椎间隙狭窄或消失，椎体融合，脊柱畸形，椎旁和腰大肌可见大小范围不等的冷脓肿形成。

MRI是脊柱和脊髓最佳的无创性检查方法，对显示脊柱病变内部结构，病变累及范围等较常规X线片、CT片有无可比拟的优势，但仍有其局限性，如对钙化、死骨、椎小关节和韧带炎等的观察不如常规CT。

布氏杆菌性脊柱炎最常表现肉芽肿形成,骨质破坏较轻、较小,无死骨及椎旁脓肿形成,病灶发展相对缓慢,全身多关节受累多见,可高达80%~90%。该组1例行膝关节检查,胫骨平台受侵。急性布氏杆菌性脊柱炎临床已难见到,慢性布鲁菌病椎体软骨缘可见新生的骨样组织。几乎在骨破坏的同时,修复过程即开始出现,随病程延续,机体免疫力增强,增生硬化性改变愈明显,部分破坏灶被增生硬化的新生骨取代。有学者认为骨质增生硬化是慢性布氏杆菌性脊柱炎的特征。

脊柱结核可选择性累及椎体的部分或全部(包括椎弓根、椎板、后附件等),骨质破坏范围较大,破坏灶内常有沙砾样死骨及钙化病灶发展较快,全身多关节受累少见,可造成椎体病理性压缩骨折及畸形、椎体融合等;若骨碎片或脓肿突入椎管内,可造成椎管狭窄,脊髓受压。早期脊柱结核缺乏特征性体征和症状, MRI征象不特异,在与其他脊柱感染性疾病鉴别方面,临床表现或影像检查所见均不可靠,诊断最终要靠活检或细菌学和组织病理学检查。也有学者认为,骨内小脓肿和/或椎旁脓肿形成以及受累椎体终板破坏是MRI诊断早期脊柱结核的重要依据。

慢性布氏杆菌性脊柱炎与典型脊柱结核鉴别不难,但急性布氏杆菌性脊柱炎与早期脊柱结核鉴别仍较困难,需密切结合临床病史,最终诊断需靠穿刺活检或细菌学和组织病理学等实验室检查。

第二节 布氏杆菌病侵犯肝脾与骨

布氏杆菌病是一种人畜共患性传染病,牧区患病率较高。人患病后典型临床表现主要为波浪热,常伴多汗、头痛、乏力,游走性关节痛(主要为大关节)。急性布氏杆菌病患者常有弥漫性肝脾受累,大约50%的患者表现为肝脾增大。

1. 影像学研究 Ariza等(2001)报道所有患者CT图像上都可发现肝脾低密度病变区周围有钙化灶。Carazo(2005)总结6例布氏杆菌病患者的肝脾CT表现,认为大部分病变呈实性,边缘不规则,呈低密度,其中可有或无微小密度更低的囊性坏死部分,并可见微细或粗大的强化小梁分隔。肝脾病灶内还可见中心部或边缘区粗大、致密的钙化灶。

有学者报告一例患者肝脾病变内未见典型钙化灶及强化小梁分隔,且两个病灶呈不同强化方式,可能是由于病变处于不同发展阶段所致,其中一强化结节内的点状低密度影可能提示坏死。由于病变本质为肉芽肿性,多呈浸润性生长,故可见邻近器官、结构如大网膜、膈肌、肺等部位的累及, Vaquero-Gajate等(1989)和Colmenero等(2002)各报道1例均发现前腹壁受累的表现。

布氏杆菌病除累及腹部脏器外还可侵及骨骼系统,产生布氏杆菌关节炎,该例即并有脊柱的受累,表现为第2、3、5椎体多发骨质破坏区及椎前软组织脓肿。骨关节受累时CT检查急性期表现为关节积液和周围软组织肿胀;发病2~3个月后形成骨性关节面和邻近骨质的局限性破坏,如该例所示;早而广泛的骨修复反应是本病的特点,表现为软骨下和破坏灶周围弥漫性骨质硬化;病变还可造成关节间隙变窄、肌腱韧带附着处骨化、甚至骨性强直。

2. 鉴别诊断 本病主要应与肝脾其他弥漫性病变鉴别,包括肝脾感染性病变(肝脾真菌性脓肿、肝脾结核)和肝脾肿瘤性病变(弥漫型肝癌、肝脾淋巴瘤、肝脾转移瘤)。

然而,仅仅根据影像学表现常较难鉴别,患者与动物(牛、羊等)接触史、波浪热表现以及血清学布氏杆菌虎红玻片凝集试验和布氏杆菌试管凝集试验则是明确诊断的主要依据。

第三节 麻风病侵犯骨与关节

麻风病目前基本上已得到控制,但是仍然有一些散发病例。对于这些散发病例如果不提高认识,常常导致误诊。麻风病是由麻风分枝杆菌感染所引起的一种慢性传染病,主要表现在皮肤及周围神经,但亦可侵犯内脏及骨关节,尤其在晚期。经过多年麻风病诊断和治疗的研究,使得麻风病发病率已经明显下降,但是仍然存在有散发的病例,有关麻风病骨与关节损害的影像学研究报告不多。

1. 临床表现　麻风病主要侵犯人体网状内皮系统、皮肤、神经、血管和骨骼。据文献报道,麻风病骨关节损害发生率约为25%~50%,主要见于瘤型及结核样型患者,可分为麻风菌(瘤)所致的直接性(原发性)骨损害(特殊性损害)、神经血管病变所致的继发性骨关节损害(非特殊性损害)、骨质疏松。特殊性骨损害以麻风性骨炎及膨胀性骨质破坏为主,非特殊性损害以骨质吸收及夏科关节为主。

2. 影像学研究

(1)麻风性骨炎:X线表现为小囊状低密度骨质破坏,主要分布于指(趾)掌(跖)、跗骨松质骨内,较少分布于骨干。系麻风菌侵入人体后在松质骨骨髓内形成的麻风小结(瘤)侵蚀破坏松质骨所致。一组有7例现症患者或治愈者可找到单发或多发小囊状低密度骨质破坏,约占58%,其中2例麻风病治愈20年后随访者指骨仍可找到多个小囊状低密度破坏区,说明麻风性骨炎可能具有不可逆性,与一些学者报告的小囊状骨质破坏可修复的报道有所不同。该组中小囊状低密度骨质破坏发生率较高,可能与DR摄影检出率显著高于传统X线摄影有关。

(2)膨胀性骨质破坏:表现为骨干外形增粗,髓腔膨胀扩大,骨干皮质变薄。系麻风菌侵入人体后在骨干骨髓内形成的麻风小结(瘤)自腔内侵蚀破坏骨质所致。该组中2例均发生于足部短管状骨,亦与一些学者报告的常发生于四肢长骨及躯干骨的报道不同,可能与该组病例X线检查范围较小有关。

(3)骨质吸收:指骨的吸收多始于末节指尖,开始指尖呈"V"形缺口或如笔尖状变尖,进而指尖如刀削状。骨质吸收继续上延,末节指骨大部溶解消失或脱落,或残留少许碎骨条。继而第2节、第1节指骨逐渐不规则,依次被吸收,但很少累及掌腕骨;足骨的吸收始于末节趾骨和趾跖关节,与指骨吸收过程类似。趾跖关节的吸收开始表现为关节面模糊、糜烂,继而间隙变窄,可有脱位或半脱位。足骨的吸收可累及跖、跗骨。此外,该组病例还可见到密集性骨质吸收,主要表现为短骨骨干均匀变细,髓腔变窄,皮质相对增厚,骨密度可增高,骨端可保持原形,整个受累骨骼呈哑铃形。该组12例均具有不同程度骨吸收表现,其中10例为混合性骨质吸收,占83%,2例具有一般性骨质吸收表现,占17%。未见单纯密集性骨质吸收。同一病例,不同骨骼,既可表现为同一类型骨质吸收,亦可表现为不同类型骨质吸收。同一骨骼,不同部位,既可表现为同一类型骨质吸收,亦可表现为不同类型骨质吸收。既往有关麻风病骨关节损害的文献报道大都将麻风病所致骨质吸收简单分为一般性骨质吸收与密集性骨质吸收。

(4)继发性骨髓炎:由于病变部位浅,感觉丧失,皮肤软组织损伤后感染蔓延累及附近骨与关节,发生麻风性骨膜炎、骨炎、骨髓炎。麻风骨髓炎与一般化脓性骨髓炎类似。该组中发现足部继发性骨髓炎2例,1例表现为足部多发死骨块残留,1例表现为跖骨虫蚀样低密度骨质破坏。共同特点是病程缓慢,破坏多,修复慢,骨质破坏与骨质吸收并存。

(5)继发性关节损害:一项研究报道麻风结节直接侵犯骨与关节极少,多是由于周围神经受损,感觉缺乏,致使关节反复发生外伤,局部血管扩张充血,破骨细胞活跃,从而导致骨的吸收和溶解。麻风性关节炎好发于指(趾)间关节、趾跖关节、踝关节,表现为骨质吸收缺损、关节脱位或半脱位及畸形、关节融合、关节毁损,可有小碎骨片零乱残存,与其他原因所致的夏科关节病类似。该组中10例具有继发性关节损害表现,占83%,其损害具有不可逆性,X线表现不具有特异性。

3. 鉴别诊断　X线检查是判断麻风病骨关节损害程度的有效手段,并为其他类似病变提供鉴别依据。麻风病特殊性骨损害主要需与结节病骨侵犯、结核性骨气臌鉴别;麻风病骨关节非特殊性损害主要需与糖尿病足、硬皮病骨侵犯、骨髓炎、脊髓空洞症、脊髓痨或其他神经损伤所致的继发性夏科关节病鉴别。X线表现与临床表现相结合是麻风病骨关节损害鉴别诊断的关键。

特殊性骨损害是麻风菌直接侵犯骨骼的结果。瘤型麻风含菌量多,特殊性骨损害发生率高。行DR或CR检查,调整窗宽窗位,适度放大图像,是发现特殊性骨损害的有效方法。非特殊性损害、继发性关节损害、继发性骨髓炎、骨质疏松是多种因素共同作用的结果。结核样型麻风周围神经损害较早,易于发生外伤和感染,非特殊性骨关节损害较普遍。

特殊性骨损害、非特殊性骨关节损害、继发性骨髓炎、骨质疏松X线表现与非寻常皮肤损害、皮肤损害区麻木、闭汗等典型临床表现相结合可准确排除其他神经损伤所致的继发性夏科关节病。

第十九篇　骨质疏松症

第一章　骨质疏松症

第一节　暂时性骨质疏松

暂时性骨质疏松是原因不明的不常见的自限性病变，多见于中年男性，好发于髋关节，特征性症状是髋部疼痛。暂时性骨质疏松由 Curtiss & Kincaid (1959)首先报道 3 例妊娠中后期的妇女出现髋关节骨质疏松，命名为暂时性的骨量减少。此后文献上出现的名称有区域迁移性骨质疏松、迁移性骨质疏松、局部性骨质疏松、痛性营养不良、暂时性骨髓水肿综合征和反射性交感神经营养不良等。Lequesne 等(1977)将其命名为暂时性骨质疏松，反映出暂时性骨质疏松可出现关节周围骨矿物质密度减低的 X 线特征。自 MRI 应用之后，对此病有了进一步的认识。暂时性骨质疏松是一种少见的病因不明的自限性疾病，表现为不伴有外伤史的髋关节疼痛。骨髓水肿是暂时性骨质疏松的主要 MRI 表现，与早期股骨头缺血坏死继发骨髓水肿的 MRI 表现极为相似，容易引起误诊。

1. *发病机制*　暂时性骨质疏松至今病因未明，Lakhaupal 等(1987)认为是反射性交感神经性营养不良。有的学者持不同意见，认为暂时性骨质疏松与反射性交感神经性营养不良是两种不同性质的病变。骨髓水肿是非特异性表现，可见于骨缺血性坏死、骨梗死、应力性骨折和反射性交感神经性营养不良等，因此有学者将骨髓水肿的 MRI 表现称为暂时性骨髓水肿综合征，它代表骨坏死的早期 MRI 表现。尽管暂时性骨质疏松国内外文献屡见报道，但到目前为止，暂时性骨质疏松的发病机制依然没有阐明。有研究认为神经元性压迫、非外伤性交感神经营养不良和静脉回流障碍导致局部充血等因素可能与本病的发生有关。

2. *病理学*　骨髓脂肪坏死，骨吸收，骨髓组织周围呈水肿样变化和轻度纤维化，常伴有血管性充血和/或间质性出血，细小分离的骨小梁局灶区为骨样组织和活性成骨细胞复盖，以及滑膜炎表现。有的可见软骨下骨折，伴有骨痂和肉芽组织，未见骨坏死的表现。

3. *临床表现*　暂时性骨质疏松可发生于任何年龄段，此病的特点是好发于中年男性，女性患者多出现在妊娠中后期，男女发病比例为 3∶1。如发生于女性，多为 30 岁左右，在妊娠期开始 3 个月。暂时性骨质疏松是众多可引起髋部疼痛和骨髓水肿的疾病之一，患者多无明显诱因自发性出现急性髋关节疼痛，疼痛通常较为剧烈，同时伴有跛行和髋关节功能减退，负重可进一步加剧疼痛。临床病程为特发性或渐进性疼痛发生，疼痛部位为腹股沟、臀部或大腿前方。疼痛加重约在发病后 4~8 周，并持续一段时间，之后疼痛逐渐减轻至完全消失。疼痛完全消失约在发病后 6~12 个月。疼痛是暂时性骨质疏松的主要临床表现，临床检查病变部位关节运动受限，特别是外展和内旋转。于股骨大粗隆、耻骨、坐骨区有触痛，局部无炎症或萎缩的表现。可参考的诊断标准：①疼痛，无感染、外伤及服用激素史；② MR T_1WI 示骨髓腔信号减弱，T_2WI 信号正常至增高，这是与正常骨髓信号强度比较而言；③临床症状自发性消失。

4. *影像学研究*　X 线平片检查不宜作为常规首选检查，当症状出现时 X 线平片不能显示异常表现。发病后 4~8 周行 X 线平片检查时，有些病例可显示股骨头颈部不同程度的骨质疏松，关节间隙正常，但股骨头形态无明显异常，无软骨下骨的塌陷，关节间隙无明显改变。这种骨质疏松表现无任何特异性。CT 有时能够发现早期的骨质疏松。MRI 对显示骨髓异常十分敏感，它可以检出骨髓水肿的变化,明确骨髓水肿范围和程度,在症状出现的 48 h 内就可出现骨髓信号的异常。骨髓水肿在 T_1WI 上表现为弥漫性、边界不清的低信号, T_2WI 及 STIR 像上呈高信号,可同时累及整个股骨头、颈,甚至转子间,也可仅累及股骨头的一部分,但很少见于髋臼。以髋部为好发部位,亦可发生于膝关节。偶尔发生于肩关节。骨髓水肿的范围与患者疼痛的时间和程度无相关性。但也有学者研究认为,骨髓水肿的范围越大,患者恢复需要的时间越长。

Malizos 等(2004)认为, T_2WI 上所观察到的骨髓水肿实际代表了病变区血流灌注或毛细血管通透性增加,而不是缺血性反应。组织病理学研究进一步证实,细小分离的骨小梁区为骨样组织和活性骨细胞覆盖,同时伴有血管性充血和 / 或间质性出血,而没有任何骨坏死的表现。有的病例伴有关节面下的低信号带,此低信号带呈窄的直线或匐形状,平行于关节面(凸面), T_1WI 呈很低信号, T_2WI 亦呈低信号,以 T_1WI 显示最佳。这种关节面下低信号带表现于病理学上反映为骨骺软骨下应力性骨折或机能不全性骨折以及修复组织。

关节囊肿胀及关节间隙积液是常见的伴随表现,少量积液多聚集在上方的髋臼唇隐窝和下方靠内侧的横韧带处。Miyanishi 等(2001)将关节渗液分为 4 级:0 级(无渗液)、1 级(轻度)、2 级(渗液围绕股骨颈周围)、3 级(渗液扩展到关节囊隐窝)。

MR 检查序列以 T_1WI、T_2WI 为主,以冠状面为好。有的学者报道应用 MR 脂肪抑制技术可显示软骨下异常改变;并可除外潜在化学位移伪影。暂时性骨质疏松导致的骨髓水肿缺乏特异性,与早期股骨头缺血坏死所致的骨髓水肿在临床和影像学表现方面均有很大的重叠,即使是有经验的医师也容易误诊。研究表明暂时性骨质疏松骨髓水肿的范围弥漫,且信号较为均匀。股骨头缺血坏死所致的骨髓水肿一般较为局限且信号混杂。

Vande Berg 等(1999)认为在冠状面 T_2WI 或增强 T_1WI 上缺乏软骨下骨质缺损表现强烈提示为暂时性骨质疏松,阳性预测值为 100%。疼痛缓解后复查 MRI,所有病例骨髓水肿消失,股骨头信号恢复正常。股骨头缺血坏死常常在软骨下出现一条带状的异常信号,即 T_1WI 表现为低信号, T_2WI 表现为中等强度的高信号或"双线征",为股骨头缺血坏死特有表现,约 80% 的病例有此征象。然而小的软骨下骨质病变有可能因广泛的骨髓水肿而掩盖,或者变得较为模糊而难以辨认。增强扫描有助于发现小的软骨下骨质病变。MRI 增强扫描示病变区均匀一致的强化,且强化范围与 T_2WI 上显示的水肿区域一致。

5. 鉴别诊断　主要是与骨缺血性坏死鉴别。骨缺血性坏死的 MR T_1WI 信号减弱特征性部位是股骨头,涉及股骨颈、股骨干上段罕见, T_2WI 呈不均质信号。T_2WI 可见软骨下新月状低信号,凹面向关节面,此称为新月征,新月征表示软骨下萎缩, MR 增强扫描示软骨下区强化,新月状区无强化。一旦软骨下萎陷出现,提示其临床症状和骨萎陷呈进行性发展。

核素显像对于暂时性骨质疏松与股骨头缺血坏死的鉴别诊断有一定的帮助,暂时性骨质疏松通常表现为股骨头和颈部均匀一致的放射性浓聚,提示局部病变区域的由血流灌注增加以及不同程度的成骨反应。而股骨头缺血坏死的放射性浓聚强度不及暂时性骨质疏松,范围通常局限于股骨头,有时可观察到由于血流灌注下降而出现局灶性冷区。

暂时性骨质疏松任何时候均要与早期股骨头缺血坏死鉴别,股骨头缺血坏死多具有明确的病因, MRI 水肿范围多较局限,软骨下出现带状的低信号影或"双线征"为其特点。X 线片和 CT 检查有助于鉴别诊断,股骨头缺血坏死可见骨质硬化,透亮区和软骨下骨质塌陷,一般不见骨质疏松。如果对于两者的鉴别确实存在困难时,建议半年后复查 MRI,将对两者的鉴别诊断有很大帮助。

6. 病变的转归　暂时性骨质疏松是一种自限性疾病,多无明显诱因,常单侧发病,一般通过减轻负重、对症治疗后 3~12 个月可自行痊愈。此时复查 MRI,骨髓信号恢复正常。而股骨头缺血坏死是一种进行性疾病,多有导致股骨头坏死的相关诱因,常双侧发病,根据对此病的自然病史研究,未经有效治疗的股骨头缺血坏死,约 80% 会在 1~4 年内进展到股骨头塌陷。因此为了防止对可以自发消退的暂时性骨质疏松给以过度治疗或对预后不良的股骨头缺血坏死给以保守治疗,正确的临床诊断就显得尤为重要。

暂时性骨质疏松可以原位复发,也可以迁徙到其他邻近关节,后者称为区域性迁徙性骨质疏松症。一些病例在症状完全缓解数年后,出现对侧髋关节的暂时性骨质疏松,临床症状与第一次完全一样。

综上所述,对于中年男性或妊娠中后期孕妇,出现急性髋关节疼痛，X 线片或 CT 检查为阴性或仅表现为弥漫性的骨矿物质密度减低，MRI 上表现为弥漫性骨髓水肿而无软骨下骨质病变，增强 MRI 扫描表现为均匀一致的强化时，应想到暂时性骨质疏松的可能。

第二节　骨质疏松症防治的误区

骨质疏松症已经成为严重威胁人类健康的慢性疾病之一。诊治过程中容易碰到的误区值得我们关注。由于糖皮质激素在临床上的广泛应用，经常会见到各种骨质疏松症的患者。骨质疏松症是一种以骨量减少、骨组织微结构破坏、骨脆性增加和易于骨折为特征的骨代谢异常综合征。其发病率高，病程长，常伴有骨折等并发症，明显降低了患者生活质量，甚至因此致残、致死，故已经成为严重威胁人类健康的慢性疾病之一。此防治骨质疏松症尤为重要。虽然随着网络科普知识的普及，大家对防治骨质疏松症有了一定的认识，但仍然存在着一些误区。

1. 误区 1　老年人才会有骨质疏松症：通常大家都认为只有老年人才会得骨质疏松症，才需要服用钙片，其实不然。骨质疏松症分为原发性骨质疏松症、继发性骨质疏松症和特发性骨质疏松症 3 类。其中，原发性骨质疏松症主要包括老年性骨质疏松和绝经期后的骨质疏松症，这一类型的骨质疏松症是老年人多发，与年轻人无关。而继发性骨质疏松症则继发于多种因素，如长期应用糖皮质激素、长期饮酒，伴有甲状腺功能亢进、糖尿病、骨髓瘤、慢性肾病、长期卧床等等，这一类型的骨质疏松症就可发生于各种年龄层人群，不止老年人。

特发性骨质疏松症包括青少年骨质疏松症、青壮年骨质疏松症、成人骨质疏松症、妊娠期及哺乳期骨质疏松症，这一类型以年轻人多见。

2. 误区 2　骨质疏松症是衰老的现象，不需要治疗：有些人认为骨质疏松症是自然衰老的过程，不需要用药物干预治疗。其实临床上因骨质疏松症引起的症状还是很多的，往往需要治疗。骨质疏松症主要的症状和体征有周身疼痛，身高缩短、驼背、脆性骨折及呼吸受限等，其中周身疼痛是最常见、也是最主要的症状。原因主要是由于骨转换高，骨吸收增加，在吸收过程中骨小梁的破坏、消失，骨膜下皮质骨的破坏等均会引起全身骨痛，以腰背痛最为多见，另一个引起疼痛的重要原因是骨折。

患有骨质疏松症的骨骼是非常脆弱的，有些轻微动作常常不被感知（即没有明显的外伤史），但可以引起骨折，如咳嗽、打喷嚏、用力提重物或抱小孩、甚至用力呼吸，这些轻微的骨折可以给患者带来严重的后果，大大影响了患者的生活质量，甚者可缩短寿命。好发部位为胸腰段椎体、股骨近端、桡骨远端、肱骨近端、踝关节等。有些老人会说老了缩了，比之前矮多了，变矮其实就是骨质疏松症惹的祸，在无声无息中身高缩短，因此骨质疏松症常被称为“静悄悄的疾病”。这些症状、体征都告诉我们骨质疏松症需要治疗，需要早期检查、及时通过药物及生活方式改变来预防周身疼痛、骨折等后果的产生。

3. 误区 3　血钙正常，即使有骨质疏松症也无须补钙：临床上很多患者会关注自己的血钙水平，认为血钙正常就不用补钙了。其实血钙正常不等于骨骼中的钙正常。血液中的钙含量需要通过多种激素的调节，使其维持在狭小的正常范围内，这些激素是甲状旁腺激素、降钙素、活性维生素 D。当钙摄入不足或丢失过多而导致机体缺钙时，会通过激素调节破骨细胞重吸收骨质而使骨骼这一巨大的钙储备库中的钙释放到血液中，以维持血钙于正常范围内，此时骨中的钙发生流失。当膳食中钙摄入增加时，则通过成骨细胞重新形成骨质而重建钙的储备，上述平衡如被打破即会引发骨质疏松症。需要强调的是，原发性骨质疏松症即使发生严重的骨折，其血钙水平仍然是正常的，因此补钙不能简单地只根据血钙水平而定。

4. 误区 4　骨质疏松症吃钙片就可以了：临床中，很多患者在查出有骨质疏松症后会说：“我已经在吃钙片预防了啊，怎么还会有骨质疏松症？”或者“为什么我吃着钙片骨质疏松症还在加重呢？”这两句话反映出了很多患者的心声。认为补钙就可以预防骨质疏松症的患者一般是认为骨钙的流失导致了骨质疏松症的发生，其实骨钙的流失仅是引起骨质疏松症的一个方面，其他因素如性激素低下、吸烟、过度饮酒、过度饮咖啡和碳酸饮料、体力活动缺乏、饮食中钙和维生素 D 缺乏（光照少或摄入少）等等均可以导致骨质疏松症。因此,单纯的补钙不能预防骨质疏松症的发生,还要改善生活方式,减少其他危险因素。

其次,钙在摄入人体后,需要维生素 D 的辅助才能被转运和吸收。骨质疏松症的患者单纯补充钙片的话,能被吸收的量很少,不能完全补偿人体流失的钙,所以出现了补充钙片的同时还有骨质疏松症加重的现象。因此,在临床中对于骨质疏松症的患者补钙的同时要加用维生素 D 的制剂。目前市面上维生素 D 制剂有阿法骨化醇和骨化三醇两种,两种都是活性维生素 D 成分,不过前者需要经过肾脏进一步转化后才能起作用,后者能直接发挥作用。因此在肾功能不全的患者中可直接选用骨化三醇联合钙片防治骨质疏松症。

5. 误区 5　喝骨头汤能预防骨质疏松症:其实这是一个饮食的误区。大多数人都知道,钙在体内主要以骨骼形式存在,因此很多人都认为,如果用骨头熬汤,就能将骨头中含有的钙熬进汤中,通过喝汤就能够达到补钙的效果。其实骨头里面的钙是不会轻易溶解出来的,一般骨头汤中的钙含量实际上与水中钙含量接近,其数值并不高。实验证明,在高压锅蒸煮 2 h 之后,骨髓里面的脂肪纷纷浮出水面,但汤里面的钙仍是微乎其微。如果想用骨头汤补钙,可以考虑煮汤的时候加上半碗醋,再慢慢地炖上一两个小时,因为醋可以有效地帮助骨钙溶出。其实,补钙效果最好的食物是牛奶,平均每 100 g 牛奶中含有的钙质有 104 mg,成人每日适宜的钙摄入量为 800~1000 mg,因此每天喝 500 ml 牛奶就能补充一大半量的钙。此外酸奶、豆制品、海鲜等含钙质也较多,可均衡选择食用。

6. 误区 6　有骨质增生不能补钙:老年人退行性骨关节病中常常骨质增生和骨质疏松症并存,有些人认为有骨质增生(即骨刺)就不能补钙了。其实骨质增生形成的根本在于缺钙,是骨质疏松症后机体的代偿过程中发生钙异位沉积所致。补钙可以纠正机体缺钙状态,从而部分纠正这一异常过程,减少“骨刺”的形成,甚至使已经形成的“骨刺”变小。因此有骨质增生的患者仍需要补钙治疗。

7. 专家提示　以上陈述了几个在临床中常见的骨质疏松症的防治误区,希望对大家有所帮助。临床中除了补充钙剂和维生素 D 外,对于重度骨质疏松症的患者,我们还需要加用一些抑制破骨细胞的药物,如阿仑膦酸盐等,1 年 1 次的骨矿物质密度检查也是必需的。生活调护方面需告诫患者多晒太阳、均衡饮食、适当运动,通过自身的调理来预防骨质疏松症的发生,已经出现的防止其加重。

第二章　骨矿物质含量的测量

第一节　关于临床骨质疏松骨矿物质含量或骨量测量

随着国内对骨质疏松防治工作重要性认识的不断提高，人们对骨质疏松给社会造成负担的重视程度也日益增加。因此，国内针对各地区人群所进行的相关研究也层出不穷，其中骨矿物质含量或骨量测量及评估不仅是许多临床研究中的“必由之路”，也是目前诊断骨质疏松的唯一量化方法。

1. 关于研究观察的例数　在骨矿物质含量或骨量测量及评估研究中，其所需的观察例数多与其他临床常见病研究所需的观察例数有所不同，其原因不仅是骨质疏松的发病率明显高于这些临床常见病的发病率，特别是绝经后妇女的发病率更高，且骨质疏松的发病与人种、地理、年龄、生活习惯及遗传等众多因素相关，而骨质疏松发病过程等变异又因这些因素的不同而有所不同。因此，在国内外有关骨矿物质含量或骨量测量及评估研究中所选的研究对象或观察例数多不限于十几例或几十例，而多为数百例或上千例以上，其主要的目的之一是通过增大观察例数来减少本病有关变异较大的因素对所进行研究结果的影响。

然而，近来在国内的一些刊出的论文和投稿中，有时可见到相关的研究所选的观察例数仅为十几例或几十例，且几十例观察人群中的年龄范围又较大，尽管其研究的结论与众多权威刊物或学者的研究结果相似或有其新的见解，但仅从其研究所选择观察例数较小的因素分析，其所得相应结论的可信性可能显得不够充分。

诚然，若仅限于骨矿物质含量或骨量测量方法的研究，而非临床观察的研究，其观察例数可较小或选少数标本进行研究，但若将其研究结果推广至临床病例观察等相关研究也应增加观察例数，以保证其研究结果的可信性及增强其结论的说服力。

2. 关于研究观察的年龄范围　目前国内外有关骨质疏松研究的人群范围多集中在绝经后妇女人群，但也有关于绝经前中、青年以及男性各组年龄人群的报道，但关于男、女儿童的研究报道并不多见。众所周知，骨质疏松的发生过程与年龄因素密切相关，各年龄人群的骨质疏松及骨矿物质含量或骨量均存在着不同程度的差异，如绝经前、后妇女的年龄范围可在 10 岁左右，但其间骨矿物质密度或骨量的差异和变化则较大，不应混为一谈。

因此，在选择骨质疏松和骨矿物质含量或骨量测量及评估的研究时，应考虑到年龄因素或所选例数的年龄范围因素在研究中的重要性。简单地观察 1 组年龄范围较大的人群（如 30~75 岁）且病例数较少，或又未分别分析各年龄组的例数特点，据此所得的相关结论可能不足以揭示这种与年龄密切相关疾病的特征，且从其研究观察人群的年龄因素分析，其研究结论可能因年龄因素的重叠而失去其研究的严谨性。

但如选择 1 组年龄范围较小的或特定的年龄人群进行观察时，其所得结论应限于其相应的研究年龄人群，不应将其结论扩展至其研究以外的其他年龄组的人群。

3. 关于测量的质量控制　骨矿物质含量或骨矿物质密度测量结果是目前骨折前诊断骨质疏松的唯一指标，但仅就目前已有的测量方法［如双能 X 线吸收仪（DXA）、定量 CT（QCT）、定量超声（QUS）和单光子吸收仪（SPA）等］分析，其测量结果均有不同程度的误差，仅就此方面比较其测量结果远不如临床血压计测量血压的结果稳定。因此，在临床骨矿物质含量或骨量测量及评估中，测量质量控制的作用尤为重要。目前骨矿物质含量或骨量测量及评估的质量控制主要集中在2个方面:一是测量的重复性;二是随访观察中测量仪的稳定性。测量的重复性主要用于截面研究,其结果即可评估测量仪的稳定性,也可反映工作人员操作和分析情况以及受检者因素对测量结果的影响程度。

若为长期随访的研究,则需评估研究前或研究开始至研究结束期间测量仪的稳定性,以此可消除随访过程中测量仪变化因素(如漂移或位移等)对最终观察结果的影响,并力争确保随访所观察对象及其骨矿物质含量或骨量变化的真实性和可靠性。

因此,在研究或撰写此方面研究论文中,应将其测量的重复性或随访过程中测量仪的稳定程度给予相应的说明,据此,增强其研究的科学性或严谨性。

4. 关于诊断标准的选择　尽管骨质疏松的发病因人种、国家或地区等因素而异,但WHO仍建议将Kanis提出的用于白种人绝经后妇女的双能X线吸收测量技术测量结果作为目前诊断骨质疏松的“金标准”。虽此标准仍有其局限性,如仅适于白种人且仅限于绝经后妇女等人群的骨质疏松诊断,但WHO和国际临床骨测量学会(ISCD)等机构仍认为其他地区人种、绝经前妇女及男性的骨量评估或骨质疏松诊断可参照此“金标准”。

然而,不同国家和地区的学者都试图找到其相应国家、地区、人种的骨质疏松诊断标准,国内也有学者和相关机构对建立骨质疏松诊断标准表示出极大的关注,并进行了相应的探讨或研究。值得指出的是:虽诊断标准对骨质疏松的诊治至关重要,但其标准的制定应由专业学术机构制定或颁布。

另外,WHO推荐Kanis的骨质疏松诊断标准主要是依据所选地区人种骨矿物质密度正常分布及其生存期(1ifetime)骨折危险性的数据而定,因国内尚未见到有关我国或某地区、某民族人种的生存期(1ifetime)骨折危险性的报道,故从方法学角度,目前还没有足够的资料用以参照WHO推荐的骨质疏松诊断标准的制定方法来制定我们自己的骨质疏松诊断标准。

尽管制定本地区人种的骨质疏松诊断标准有利于指导临床实际工作,但在全球范围内,各国家地区在未找到本国家地区人种的骨质疏松诊断标准时,仍采用WHO(1994)推荐的骨质疏松诊断标准,国内外相关学者的临床和学术研究报道也多采用或参照此诊断标准, WHO(2003)骨质疏松专题组发表的文件也还沿用此诊断标准,该学者作为WHO骨质疏松专题组中国代表(即专题组委员)也参与了此方面的讨论及相关文件草案的修改,尽管该标准存在局限性,但各国代表经充分的讨论后并按联合国文件通过的程序最后以举手表决的方式一致同意此文件的终稿。

因此,该学者认为在目前还未制定出我国自己的骨质疏松诊断标准前,上述WHO推荐的骨质疏松诊断标准对我们现阶段的临床和科研工作仍具有指导意义。诚然,若在临床研究中选用或引用其他的诊断标准时,应予讨论或说明其选用标准的理由,以便读者对其研究结论做出明确的判断。

该学者就上述临床骨质疏松骨矿物质含量或骨量测量研究中的一些常见问题浅谈了自己的看法,虽然还有许多问题值得探讨,且有些问题涉及的学科知识面较广,如涉及了流行病学、统计学、临床研究设计等方面的知识,但该学者愿与同道们共同努力,以提高今后临床骨质疏松骨矿物质含量或骨量测量研究的水平。

第二节　身高、体重与骨矿物质密度

6~10岁男女孩之间身高、体重差异无显著性意义，11岁时女孩的身高明显高于男孩，13岁以后男孩的平均身高高于女孩。女孩在14岁以前其身高每年增长较明显,男孩在16岁以前其身高每年增长较明显,之后男女孩的身高几乎不再增加或增长不明显。11岁时女孩的平均体重大于男孩,12岁以后男孩的平均体重始终高于女孩。

6~10岁男女孩之间骨矿物质密度无明显差异，11岁时女孩骨矿物质密度高于男孩，12、13岁时男女孩之间骨矿物质密度无差异，14岁时女孩骨矿物质密度高于男孩，15岁以后男孩骨矿物质密度始终高于女孩。女孩在14岁以前其骨矿物质密度年增长较快,男孩在16岁以前其骨矿物质密度年增长较快,其后男女孩的骨矿物质密度年增长均不明显,但随着年龄的增长其骨矿物质密度仍呈缓慢上升趋势。

在骨矿物质密度的增长过程中，男女均出现2次骨矿物质密度增长突增期（年增长显著加快）：女孩出现在11和14岁时，男孩出现在12和15岁时。

6~10岁男女孩之间骨矿物质含量无明显差异，11岁时女孩骨矿物质含量明显高于男孩，12~14岁男女孩之间骨矿物质含量无明显差异，15岁以后男孩骨矿物质含量始终高于女孩。女孩骨矿物质含量在14岁以前年增长较明显，男孩骨矿物质含量在16岁以前年增长较明显，其后男女骨矿物质含量的年增长就都不明显，但仍有不同程度的增加。

1. 身高、体重与全身总的骨矿物质密度的关系　6~12岁女孩的身高与全身总的骨矿物质密度呈明显正相关（$P<0.001$，$r=0.485\sim0.575$），13岁以后女孩的身高与全身总的骨矿物质密度无相关性。6~14岁男孩的身高与全身总的骨矿物质密度呈明显正相关（$P<0.01$，$r=0.402\sim0.814$），15岁以后男孩的身高与全身总的骨矿物质密度无相关性。6~19岁男女孩的体重与骨矿物质密度始终呈显著性正相关（$P<0.001$，$r=0.654$）。

2. 骨矿物质密度增长的关键时期　女孩骨矿物质密度增长的关键时期在14岁以前，平均年增长率为5.9%，至14岁时其全身总的骨矿物质密度值达0.930 g/cm³，已达成年女性（机器内国人参考值）平均骨矿物质密度值的90%左右。男孩骨矿物质密度增长的关键时期在16岁以前，平均年增长率为5.3%，至16岁对其全身总的骨矿物质密度值为1.010 g/cm³，约为成年男性平均骨矿物质密度值的95%左右。

在骨矿物质密度增长的过程中有2次骨矿物质密度增长突增期，其骨矿物质密度的年增长速度明显加快，高于平均年增长率，即：女孩骨矿物质密度突增期年增长率为11岁时6.9%和14岁时9.4%，男孩骨矿物质密度突增期年增长率为12岁时6.6%和15岁时11.3%。

在第2次突增期之后，男孩骨矿物质密度还有1年的稍快增长期，而女孩骨矿物质密度的年增长就不明显，男女都进入较长时间的缓慢增长阶段。因此，有学者认为，在儿童和青少年时期，特别是突增期前后，应增加钙的摄入，采取改善营养等干预措施，保证将来能有较高的骨峰值。有报道女性在28岁左右有个小高峰，男女均在35岁左右达峰值骨量高峰。

3. 身高、体重与骨矿物质密度　有研究表明，6~10岁男女之间在身高、体重、骨矿物质密度、骨矿物质含量等方面均无明显差异（$P<0.05$）。11岁时女孩的平均身高、体重大于男孩，其骨矿物质密度、骨矿物质含量也高于男孩，说明女孩体格发育比男孩早。

女孩在14岁以前和男孩在16岁以前是身高增长的重要时期，之后身高增加不明显或几乎不再增加。身高、体重对骨矿物质密度、骨矿物质含量有重要的影响作用，曾有报道身高、体重与前臂骨矿物质密度、全身总的骨矿物质密度呈明显正相关。

有研究显示，身高与全身总的骨矿物质密度的相关性在一定的年龄范围内才成立，女孩在12岁以前，男孩在14岁以前，之后男女身高与全身总的骨矿物质密度无相关性。

但体重与全身总的骨矿物质密度始终呈显著性正相关，与有关文献报道一致，表明体重对骨矿物质密度的影响更大。

第三章 骨质疏松症与疾病

第一节 全身骨骼广泛性骨质疏松与甲状旁腺腺瘤

为对比甲状旁腺腺瘤的各种无创伤性影像学检查方法与表现,一项研究对其诊断价值进行初步评估。其方法是对手术病理证实的19例甲状旁腺腺瘤病例的临床与各种无创伤性影像学资料进行回顾性分析。研究结果发现,手术病理证实18例为原发性甲状旁腺腺瘤,1例为继发自主性甲状旁腺腺瘤。共摘除20枚腺瘤,19例中,15例位于甲状腺上极,3例位于甲状腺下极,1例位于甲状腺内。

X线片表现为全身性骨质疏松19例,指骨骨膜下骨吸收18例、纤维囊性骨炎15例,颅盖骨的磨玻璃或颗粒样变12例,颌骨牙槽骨吸收14例。

19例X线检查均做出提示性定性诊断,CT,超声,^{99}Tc-MIBI SPECT可做出定位诊断,其中:CT做出定位诊断7例(7/10),超声15例(15/16),^{99}Tc-MIBI SPECT 14例(14/14)。

该项研究认为,全身骨骼广泛性骨质疏松及指骨骨膜下骨吸收是X线做出甲状旁腺腺瘤定性诊断的可靠征象,定位诊断主要依靠超声,CT,^{99}Tc-MIBI SPECT等影像学检查,其中,^{99}Tc-MIBI SPECT双时相法对于甲状旁腺腺瘤的定性诊断是一种很有应用前途的方法。

第二节 误诊病例简介:棕色瘤

详见本书 面颈与多系统多部位疾病卷 第二部分 第十篇 第八章 第二节 误诊病例简介:棕色瘤。

第三节 肝性骨病

慢性肝脏疾病患者中出现骨矿物质密度整体改变的一种代谢性骨骼疾病,称为肝性骨病,表现为骨软化症和骨质疏松症,是慢性肝脏疾病患者常见而又经常被忽视的并发症。

肝性骨病可严重影响患者的生活质量和长期预后。

第四章　骨质疏松与股骨微结构

男性骨质疏松症与股骨头松质骨微结构

骨质疏松症是一种年龄相关性骨骼疾病，以骨量减少和骨微结构破坏、导致骨脆性增加、容易发生骨折为其特征。一直以来骨矿物质密度是临床上骨质疏松骨折诊断的标准，WHO 建议用骨矿物质密度来预测骨折危险性。然而随着对骨质疏松骨折的深入研究，发现低骨量只是骨质疏松的危险因素之一。单纯测量骨量无法体现骨微细的几何特征和密度结构不均一性对骨强度的影响，不能完全解释骨折的发生。

美国国立卫生研究院（NIH）于 2001 年对骨质疏松重新定义时特别强调了骨力学强度的意义，骨的力学强度下降是骨质疏松的本质特征，骨的力学强度取决于骨微结构、有机基质、矿物成分、微损伤及修复状态。其中骨微结构是骨脆性的决定因素，独立于骨矿物质密度而起作用。因此，对于骨小梁微结构的深入研究成为解决骨质疏松问题的关键。在骨质量评价手段上三维的显微 CT 方法应用最为广泛。

在正常情况下，骨组织可以适应骨量和骨微结构的变化，从而维持其力学性能。骨质疏松相关性骨折在轻微外力作用下即可发生，这是由于骨质疏松患者骨吸收和骨形成不平衡，使得这种适应能力下降，导致骨量丢失，微结构退变，骨强度下降，骨组织不能抵抗外力而最终发生骨折。

许多学者已经研究了骨微结构与骨质疏松之间的相关性，这包括容易发生脆性骨折的各个部位，如椎骨、髋部、跟骨、桡骨远端。这些研究发现，骨质疏松患者松质骨骨体积分数、骨小梁厚度下降，各向异性度增加。然而尽管骨量丢失，但应力方向力学性能仍然较好，而非应力方向骨强度下降。

基于这些结果，他们认为骨质疏松患者的松质骨能很好地适应应力方向的微结构变化，从而维持其力学性能，而在非应力方向骨的力学性能下降。Waarsing 等（2006）的研究与上述结果一致，他们发现，年龄相关性和绝经后大鼠模型从正常到骨质疏松的过程中骨的适应能力随之增加。Homminga 等（2004）关于椎骨的研究已经证实，不同应力部位的松质骨微结构存在区域差异。

Singh 等（1970）的研究显示，大部分年龄相关性松质骨微结构改变主要发生在股骨颈。然而，由于作用于髋部的应力是通过股骨头主应力区传递给股骨颈的，随着骨量的丢失，人们在股骨头也发现了骨微结构的退变。因此，选择股骨头松质骨作为研究对象来分析股骨颈骨折危险性是很有价值的。

决定骨小梁的整体力学性能的主要微结构指标是骨体积分数。Nazarian 等（2006）的研究显示人椎骨松质骨的骨折更容易发生在低骨体积分数的部位，最低骨体积分数是优于其他微结构参数的预测骨折危险性最好的微结构因子。

该研究结果显示，骨质疏松骨折组，非主应力区的骨体积分数显著低于主应力区。而在外伤骨折组，不存在这种差异性。分别分析骨质疏松骨折组和外伤骨折组非主应力区骨体积分数，该组发现前者显著低于后者，而主应力区无此差别。以上结果说明相对于外伤骨折组，骨质疏松骨折组由于应力适应作用，骨微结构退变，骨体积分数下降是存在区域差异性的。随着骨质疏松的发生，其主要发生在非主应力区，主应力区的变化并不明显。

按照应力适应的原理推断，由于主应力区应力能力的增加，骨小梁数量应该较非主应力区增加，这在该研究中也得到了证实，无论整体分析主应力区骨小梁数量，还是分别分析骨质疏松骨折组和外伤骨折组主应力区骨小梁数量均高于非主应力区，虽无统计学意义，但也显示了主应力区和非主应力区之间的差别。

然而有趣的是，在该研究中，发现骨质疏松骨折组主应力区骨小梁数量较外伤骨折组是下降的。这恰恰也说明了在骨质疏松发生过程中，骨小梁表面代谢异常，骨吸收大于骨形成，骨小梁逐渐变薄以致消失，骨小梁数量减少。主应力区的应力适应能力并不能阻止骨质疏松的发生及发展。

Mittra 等(2008)的研究显示,在力学性能下降的过程中,跟骨骨小梁厚度改变不明显,而骨小梁间隔和数量与力学性能关系更为密切,骨体积分数的下降与骨小梁数量减少和骨小梁间隔增加有关,与骨小梁厚度无关。这一结果可以解释为骨丢失导致的骨折是发生在特殊方向的,与应力平行方向的骨小梁是得到保护的,骨丢失首先发生在非应力方向,导致这个方向的骨小梁数量减少及连接性下降,而应力方向的骨小梁厚度没有下降甚至会增加,从而使骨小梁厚度的平均值变化不明显。Ding & Hvid(2000)也发现了同样的现象,在 79 岁之前,人胫骨骨小梁厚度变化并不显著。

而该研究结果显示,骨质疏松骨折组区域差异主要表现为非主应力区骨小梁厚度的减少,而不是骨小梁数量减少和骨小梁间隔增加。而且整体分析主应力区与非主应力区差异时,只有骨小梁厚度具有统计学意义。这说明股骨头部位骨体积分数的改变与骨小梁厚度的改变关系更为密切,骨小梁厚度是髋部松质骨微结构改变导致骨折发生的主要预测因子。

骨小梁各向异性度是评价骨小梁结构方向的指标,反映骨小梁顺应力分布的优势方向及骨强度的优势方向。该研究结果显示,骨质疏松骨折组非主应力区各向异性度显著高于外伤骨折组。相对于主应力区松质骨,骨质疏松骨折组与外伤骨折组非主应力区的各向异性度都增加,虽然差异只有 0.03($P>0.05$),但足以使骨组织的机械性能有差异。

也就是说,随着骨体积的下降,骨小梁各向异性度增加,才能使得残余的骨小梁足以承受原方向上的外力作用,这将补偿骨量丢失和体积分数下降而维持其力学性能。这种适应能力在松质骨生长过程中也可以看到。以上结果同前人的研究一致,Ciarelli 等(2000)研究骨折患者股骨头松质骨,发现骨质疏松与非骨质疏松 2 组之间各向异性度的差异,这种差异增加了骨质疏松患者骨折的危险性。以上结果显示骨质疏松患者骨量丢失,骨微结构退变在主应力区变化并不明显,这种退变主要发生在非主应力区。

Homminga 等(2002)的研究显示,在主应力区,骨折和非骨折人群的应力能力无差别。因此,结合该研究结果,该组发现骨质疏松患者更容易发生骨折是由于非主应力区骨小梁各向异性度增加,骨微结构退变,应力能力下降的结果。

骨质疏松患者股骨头松质骨骨量的丢失和微结构的改变是存在区域差异的,在非主应力区的这种退变更加明显。主应力区骨量和骨微结构的保持并不能阻止股骨颈骨折的发生。股骨头部位骨小梁厚度的改变较骨小梁数量和间隔变化更加明显,可能是与股骨颈骨折关系最密切的微结构指标。鉴于骨质疏松骨小梁数量丢失的难以逆转性,深入阐明骨小梁厚度变化的力学和生物学机制,可能会为骨质疏松的早期预防和治疗开辟一条新的思路。

也有一些研究得出的结论与以上结果不同,如在鼠失用性骨质疏松模型试验中,8 周之后未发现骨的这种适应性变化。Verhulp 等(2008)关于股骨骨质疏松的研究也没发现这种适应性变化。其原因为骨骼的这种适应能力只发生在因激素或其他代谢紊乱导致的骨质疏松,而不适用于失用性骨质疏松。在失用性骨质疏松中,各个部位骨微结构的退变是一致的,因为骨吸收是均匀的。

该研究也存在着一些不足,如研究对象数量有限且仅限于男性。搜集年龄和性别匹配的骨质疏松骨折和外伤骨折患者标本比较困难,而足够的标本量有利于进行大样本观察,从而预测股骨颈骨折危险因子。

第二十篇　肌骨系统其他疾病

第一章　骨质溶解

第一节　大量骨质溶解症

骨溶解症是一组慢性、进行性骨质破坏和吸收性疾病。目前国内缺乏对该组病变的规范性命名及分类。一些学者认为 Resnick 对该组病变的分类方法较为全面。大量骨质溶解症为一种罕见的骨质进行性吸收性疾病，是由于骨的毛细血管或淋巴管良性增生、侵蚀骨骼所致。曾被称为 Gorham 病、鬼怪骨、Gorham-Stout 综合征等。查阅国内外相关文献，病例总数不足 200 例，且多为个案报道。大量骨质溶解症为良性骨的血管或淋巴管增生导致一骨或多骨骨吸收为特征的类肿瘤疾病。该病无遗传倾向，不伴肾病，无皮肤及角膜病变。

1. 流行病学特征　大量骨质溶解症年龄分布较广，据国内文献荟萃分析显示发病年龄 10 个月至 76 岁，男性发病多于女性，男女之比约为 2.2∶1，这与国外文献报道无性别差异不同。发病年龄以 10~40 岁最多，占 72%，中位年龄为 32 岁，这与国外报道一致。虽然该病病变几乎可累及任何骨骼，但以肩带骨中心、骨盆和颌面骨好发。一组 11 例显示手部骨骼也是好发部位之一。据国内文献分析，大量骨质溶解症以单中心多骨发病形式为主，即病变的进展方式为一骨发病，相邻多骨进行性受累。

2. 病理学　大量骨质溶解症的病理特点为正常骨质被广泛增生的脉管组织及纤维结缔组织代替，类似血管瘤或淋巴管瘤。病变分为早期阶段和晚期阶段，但两者之间没有明确分界，且可相互转化。早期阶段骨吸收区被新生的薄壁脉管组织所取代，脉管组织可以是毛细血管、窦状血管或海绵状血管或淋巴管；晚期阶段骨吸收区被纤维组织取代。瘤灶内及瘤灶周围未见破骨细胞。因此，推测骨吸收消失是源于骨有机物的自行溶解所致。

3. 临床表现　常表现为病变部位隐匿性疼痛、活动受限和进行性功能减退；颌面骨及颅骨受累常因局部变形，不对称，牙齿松动就诊；椎体受累可引起脊神经相关症状；胸廓、肺和胸膜受累可引起胸腔积液或乳糜胸，重者可导致呼吸困难甚至死亡。体检时患处很少触及软组织肿块，常可见明显肌肉萎缩改变。有学者荟萃分析显示，43 例见肌肉萎缩，仅 8 例触及软组织肿块。实验室检查一般无特异性，有时可有碱性磷酸酶及嗜酸性细胞轻度增高。

4. 影像学研究　大量骨质溶解症的骨溶解程度及影像表现与临床症状严重程度并非一致，往往影像上骨质消失显著而临床症状轻微。X 线及 CT 影像表现：本病的 X 线特点为一骨及相邻的多骨进行性骨质吸收、消失，无硬化及骨膜反应。一般经历骨内阶段和骨外阶段。骨内阶段 X 线表现为受累骨髓内或皮质下可见透亮区，骨皮质变薄，可向髓腔塌陷，受累骨变细；骨外阶段出现骨皮质侵蚀和邻近软组织受累，皮质毛糙，继而出现骨质溶解吸收。

当有大块骨骨质溶解吸收时，X 线可见骨质缺损，残端呈尖削状。病变可通过邻近软组织病变侵及相邻骨，同一解剖部位的骨质可全部溶解吸收。邻近肌肉可有萎缩征象。该组受累的管状骨均具有上述典型表现。由于体位的关系及骨结构重叠较多，部分不规则骨及扁骨的骨皮质改变观察欠清晰。

CT 因具有较高的空间和密度分辨率，对受累骨及肌肉的病变显示均明显好于 X 线平片。该组 3 例颌骨病变，在 CT 上同管状骨表现相似，同样显示骨外形变细，皮质变薄、毛糙，骨质结构部分或大块消失，无硬化及骨膜反应。因此，结合该病的病理特点，该组学者认为用“萎缩性骨质吸收”来描述大量骨质溶解症的骨改变及影像表现更为合理。该组中 1 例尺桡骨病变，放疗后 2 年复查骨质吸收区边界变得清楚。有学者认为溶骨与残留骨边界模糊、界限不清者提示病变处于发展阶段,而分界清楚、锐利者提示处于静止阶段。

MRI 表现: MRI 比 CT 及 X 线平片能更清楚显示病变的范围及周围软组织受累情况。该组病例显示受累骨质在 T_1WI 上为均匀或不均匀的低信号,在 T_2WI 上为均匀或不均匀的高信号。周围软组织以弥漫的水肿样信号为主;也可以为弥漫的肿物,边界不规则,缺乏明显的占位效应;病变区相邻肌肉萎缩,肌间脂肪间隙增宽。荟萃分析结果显示大量骨质溶解症的 MRI 表现差异较大,T_1WI 和 T_2WI 上受累骨质的信号可为低、中等或高信号,信号均匀或混杂,若周围软组织受累,则可以表现为类水肿样信号,也可以表现为弥漫或局限的肿物。MRI 增强扫描可见病灶形态和增强方式亦各有不同。

这种复杂多样的信号可能与病变处组织成分不同有关,如 T_1WI 呈略低信号, T_2WI 呈明显的高信号,增强病灶明显强化,符合疾病早期的诊断,因为该期血管组织增生活跃。

如 T_1WI 和 T_2WI 都呈低信号,增强后无强化,可能是瘤灶纤维组织取代了血管组织,或瘤灶以淋巴管瘤为主要组成成分所致。Yoo 等(2002)报道的 1 例股骨病变,病情稳定 10 年,增强 MRI 仍表现为混杂强化。因此,他们认为病变强化与疾病的活动性是否存在相关性尚需商榷。虽然 MRI 信号变化不具有特征性,但可以通过前后多次扫描中病灶信号强度的变化来了解病灶的变化特点,结合临床表现,指导临床治疗及协助预后判断。

5. 鉴别诊断　大量骨质溶解症的诊断需结合临床、影像和组织学特点综合分析。鉴别诊断除外原发及转移性溶骨性肿瘤,尚需考虑代谢性、内分泌性、免疫性及神经性疾病引起的骨质溶解,并除外创伤后骨质溶解和其他骨溶解综合征。常需要鉴别的疾病包括以下几种。

(1)骨血管瘤:病理上与大量骨质溶解症有时不易区分,但骨血管瘤骨质破坏多为局限性,无进行性骨质溶解吸收的特点。

(2)恶性溶骨性骨肿瘤:可造成骨的弥漫性浸润性破坏,有时影像表现与大量骨质溶解症相似,但恶性溶骨性骨肿瘤可有瘤骨形成及骨膜反应,并常伴有软组织肿块。须结合病史及临床资料仔细区别。

(3)甲状旁腺机能亢进所致的囊性纤维性骨炎:患者通常有弥漫的骨质疏松,化验血清钙增高、磷降低、碱性磷酸酶增高,可有关节周围软组织钙化。

(4)创伤后骨质溶解症:与外伤密切相关,好发于锁骨远端,尺桡骨远端和坐、耻骨,常局限于一个骨骼,有自限性,并有自发性骨重建表现。

(5)特发性肢端骨质溶解症:主要表现手足骨进行性骨质吸收,多起始于指(趾)骨远端,骨质溶解远端多呈“平截状”或“杯口状”,并伴指(趾)端软组织肿胀、溃烂、增粗、变短呈“杵状”。该病有家族聚集性,为常染色体显性遗传。

综上所述,大量骨质溶解症有如下特点:好发于10~40 岁患者,男性多见。以单中心多骨发病形式为主,肩带骨区、骨盆、颌面骨和手部是最好发的部位。临床症状与影像表现不呈对应关系。X 线及 CT 显示受累骨质呈“萎缩性骨质吸收”,无硬化及骨膜反应。MRI 显示受累骨质信号复杂多样。软组织病灶占位效应不明显,相邻肌肉多有萎缩。

该项研究的局限性在于大量骨质溶解症罕见,研究样本量较少。对于一些较早的病例缺乏 CT 及 MRI 检查,对其影像研究不完善。随访病例较少且时间较短。

附:具体研究资料:一组 11 例均符合 Wells & Gray(2011)提出的诊断标准:①临床及实验室检查:没有遗传倾向,实验室检查一般无异常发现,少数可有碱性磷酸酶及嗜酸性细胞轻度增高;②组织病理检查:为脉管增生,无细胞异形性及营养不良性钙化,无成骨或极少成骨反应;③影像表现:有一骨或多骨局部或进行性骨质破坏,无增生硬化及骨膜反应,无膨胀和溃疡性病变,并排除肿瘤、感染、代谢、内分泌、免疫、神经因素所致的骨质破坏。11 例中,男性 7 例、女性 4 例;年龄 16~66 岁,中位年龄 32 岁;病程 0.5~10.0 年。11 例均拍摄 X 线平片;4 例行 CT 检查,颌骨 3 例、手部 1 例;5 例行 MRI 检查,手部 4 例、颌骨 1 例,行颌骨检查的患者同时进行了增强扫描。该组患者主要临床症状为:病变部位疼痛、肿胀及活动受限。颌骨病变的患者有面部不对称、牙齿松动。7 例患者出现局部肌肉萎缩。手术治疗 3 例,放疗 1 例,保守治疗 3 例,治疗方法不详 4 例。5 例有随访,随访时间 0.5~4.0 年。

5 例获得随访。手部 3 例, 1 例随访半年病灶无明显进展;1 例随访 9 个月,受累骨质逐渐变细并出现病理骨折;1 例行植骨术,术后随访 3 年见骨质溶解区逐渐骨化。尺、桡骨 1 例随访半年受累骨质进一步吸收,后行放疗, 2 年后见骨质进一步吸收,骨质吸收区边界变清楚,但无新骨形成。1

例髋臼病例随访4年，病变范围逐渐扩大，并累及坐骨、耻骨上支及股骨头，出现髋关节脱位。病理结果：组织标本显示骨小梁吸收、变细，骨小梁间隙被增生的脉管组织及纤维结缔组织代替，以新生的薄壁的毛细血管增生为主，1例以淋巴管增生为主，1例毛细血管及淋巴管均有增生。无钙化及成骨反应，无细胞异行性。均未见破骨细胞。免疫组织化学检查示血管内皮细胞CD31和CD34阳性。

文献复习结果：检索国内1981年至2014年中国知网和万方医学网，共报道81例，与该组11例相加共92例进行综合分析。92例中男性63例，女性29例；年龄10个月至76岁，中位年龄28岁，其中10~40岁占72%（66例）；单骨发病24例、双骨或多骨发病68例，其中多中心发病为9例、单中心发病59例。

好发中心排前4位的从高到低依次为肩带骨（肋骨、肩胛骨、肱骨、锁骨及胸骨）受累30例；骨盆（髂骨、耻骨、坐骨及股骨）受累27例；颌面骨18例；手部11例。临床表现依据其受累部位不同表现亦不同。43例出现肌肉萎缩，而仅有8例出现软组织肿块。

第二节　原因不明骨病（大块骨质溶解症）

详见本书 本卷 第十三篇 第四章 第三节 原因不明骨病（大块骨质溶解症）。

第三节　创伤后骨质溶解症

1. 发病机制　创伤后骨质溶解症由Dupas（1936）首先报道。创伤后骨质溶解症病理机制尚不完全明了，许多学者认为其发病与脉管瘤样改变、关节软骨盘损伤和局部出血后积血压迫等有关。

2. 病理学　病理特点为患骨大量骨质吸收，被增生的血管和纤维组织所替代。

病变肉眼观察有明显的骨质溶解、变软或消失，仅残留部分骨质；骨膜增厚、内面粗糙不平，增厚的骨膜与骨皮质间有宽窄不等的腔隙，其间有灰白色丝状物（sharpy纤维）与少量血管相连；骨皮质表面呈虫蚀状，切面见骨皮质不规则变薄，部分溶解；骨髓充满脂肪，其中可见不规则小囊腔，腔内无血液，部分骨质呈海绵状。

光学显微镜下骨组织切片见少量局灶性血管增生，形成血管瘤样改变；血管壁菲薄，管腔明显扩大，内充满血液；管壁周围有少量淋巴球及少量浆细胞浸润，并可见多数扩大且相互通连的淋巴腔隙；软组织和骨膜内有大量新生毛细血管，血管周围淋巴管扩张；骨膜内血管呈瘤状增生，新生血管的管壁较薄，其间可见多数狭长或囊状扩张的淋巴腔隙；溶解部分骨质几乎全被吸收，仅留下毛细血管及淋巴管的间质组织；骨髓内有时有局灶性增生并扩张的血管和淋巴管，可形成海绵状血管瘤的改变，并见高度扩张且互相通连的多数淋巴腔，腔壁薄而内衬有上皮细胞。有学者报道的患者中2例行切开活检，术中见病灶区广泛充血，关节面周围骨质吸收，软骨下骨再塑形及关节滑膜充血、增生、纤维化。活检组织病理显示纤维软骨组织增生，滑膜充血、增生，骨坏死，破骨细胞活跃，可见骨组织化生和不同范围的纤维化。

3. 临床表现　创伤后骨质溶解症发病与急性创伤或运动损伤有关，临床主要表现为损伤部位持续性疼痛。

4. 影像学研究　早期X线表现无异常，晚期表现为局部骨质溶解，X线改变与恶性骨肿瘤相似。创伤后骨质溶解症典型的X线表现为软组织轻度肿胀，骨囊性变，进行性骨质溶解，以致完全消失、缺损；长骨者骨质破坏溶解区残端边缘常呈削尖状变细；近关节者骨皮质呈不规则骨吸收，软骨下骨破坏，甚至相邻关节附近骨质溶解、吸收。

本病具有以下X线表现：病变多见于锁骨远端、耻骨、坐骨。一些学者报道的一组6例中，3例位于耻骨、坐骨，3例位于锁骨远端。一组中2例位于耻骨、坐骨，1例位于锁骨远端，可见锁骨远端、耻骨、坐骨是本病最好发部位。骨质以块状和斑片状吸收溶解，界限清楚是主要的X线表现。该组中以块状和斑片状吸收溶解6例，而囊状改变仅1例，说明本病以块状和斑片状吸收溶解为主。骨质以完全溶解，溶解区无残留骨组织是本病主要特征表现。有学者报告中3例和该组中4例完全性骨质溶解，溶解区无残留骨组织,残端锐利整齐。溶解区边缘无硬化,邻近骨质无骨膜增生和骨皮质增厚,这与肿瘤病变和感染性病变有完全不同的征象。该组6例邻近骨质骨膜和骨皮质均未见异常。患部软组织轻度肿胀,而无软组织肿块及其他异常密度影是本病与肿瘤性病变鉴别的征象之一。该组6例均未见软组织肿块和异常密度影。骨质吸收、溶解、修复是本病的特征。不同于其他骨质溶解和骨质破坏性病变。

5. 鉴别诊断

(1)大块骨质溶解症:大块骨质溶解症一般无外伤史,X线表现为大量骨质吸收、消失伴骨膜反应及骨质增生,骨质吸收程度与临床症状不成比例,吸收的骨质不遗留任何痕迹,无连续的骨质轮廓,也无大块残留骨。而创伤后骨质溶解症有明确外伤史,骨质溶解范围相对较小,自行骨重建是创伤后骨质溶解症与其他骨质溶解性疾病的最大区别之一。

(2)溶骨性骨转移瘤:创伤后骨质溶解症在影像上不易与溶骨性转移瘤鉴别,创伤史是创伤后骨质溶解症的特点。骨质溶解与骨质破坏存在本质上差异,前者组织学切片中无破骨细胞和成骨细胞活动,骨组织的消失为其自行吸收所致。骨转移瘤绝大多数有原发瘤病史,骨质呈不规则性溶骨性破坏,破坏区常残留残缺不齐骨组织,有程度不同的软组织肿块,溶骨破坏的骨组织不出现自行修复。

(3)骨髓炎:骨髓炎有感染症状和体征,骨质破坏不出现完全溶解,骨质破坏与骨质硬化常混合存在,绝大多数患者有骨膜反应和骨皮质增厚、硬化,病变区与正常骨组织界限模糊不清,慢性期常出现死骨片,软组织肿胀明显。

第四节 Hajdu-Cheney 综合征

Hajdu-Cheney 综合征是一种罕见的代谢性骨病。自 Hajdu 等(1948)报道第一例散发性病例及 Cheney 等(1965)发现家族性发病的患者至今,全世界只有数十例报告。

1. 发病机制 关于本病的发病机制有多种理论学说,Cheney(1965)认为局灶性的缺血和毛细血管进入到骨组织内,导致骨质溶解。也有学者指出指趾骨远端的改变同致密性成骨不全症一样,是一种假性溶骨,其病因是骨质的发育不全(缺陷),而不是已经形成的骨质的破坏。

Hajdu-Cheney 综合征为常染色体显性异常所致,有学者报道多宗家族性发病的病例。但也可以散在发病,无家族史,出现这一现象的原因被认为是由于染色体基因突变引起。

Elias 等(1978)发现在受累的组织中肥大细胞生长过度,由此认为这些肥大细胞可能是导致骨质溶解的局部因素或是促进因素。

2. 病理学 病理组织学检查见骨质呈灶性溶骨改变,骨小梁间纤维组织和血管形成。Iwayal 等(1979)报道1例10岁患儿,DSA 示血管狭窄,病理组织见在基质内大量水肿的血管纤维组织,骨质变性,组织细胞和淋巴细胞浸润,滑膜肉芽组织增生,成骨细胞活跃程度不显著,没有见到成骨。

3. 临床表现 本病在临床上有多种表现形式,也存在多种形式的命名,多数学者采用 Hajdu-Cheney 综合征;有些学者称为关节-齿-骨发育不良及肢端溶骨症。

Hajdu-Cheney 综合征从婴幼儿即发病,但有些病例,到青少年,甚至到成年后才出现相应的临床症状。男、女发病率相近。儿童时期发病者多同时合并有多系统、多器官先天发育畸形,如先天性心脏大血管疾病、听力减退或丧失,容易发生呼吸道感染等,受伤后易骨折等。也有文献报道多囊肾病也是本病的重要合并症。青少年后期发病者多数表现为四肢关节病变,出现类似退行性骨关节病改变;指(趾)骨远端骨质溶解变形等。

4. 影像学研究 本病的影像学表现具有一定的特征性,颅骨X线平片显示有缝间骨、颅缝未闭合、颅底扁平甚至凹陷、后前位X线片见颅盖骨呈梯形、侧位片见枕骨向后下方延伸;四指(趾)远端骨质溶解消失、指间关节面下骨质破坏、关节间隙变窄,甚至脱位等;下颌骨全景平片示牙齿发育不良、过早脱落等。少数病例在影像学上可见中枢神经系统的改变,如 Arnold-Chiari 畸形及梗阻性脑积水、鞍区扩大等。

Currarino(2009)总结归纳出发生率超过50%的一些症状体征有15项:肢端骨质溶解;指(趾)骨异常:末梢指(趾)变短,软组织粗厚呈球形,如假性杵状指；缝间骨；牙齿异常：松动或过早脱落，牙槽骨质溶解使牙齿呈“悬空”样改变；关节松弛，在过伸、负重后关节畸形；骨质密度降低：脆性增加，易骨折；小颌畸形；颅缝未闭；寰枢关节畸形/颅底凹陷症；蝶鞍斜坡异常；身材矮小；毛发浓密和拱形眉毛；显著的眼距增宽；额头宽大（梯形头）；短颈。

Brennan & pauli（2001）总结出 Hajdu-Cheney 综合征成人和儿童的诊断标准，即具备下列 7 项特征中的 3 项即可诊断：缝间骨或颅缝未闭；颅底扁平；过早牙齿脱落；中面部扁平；小颌畸形；头发粗密；身材短小。家族史是 Hajdu-Cheney 综合征确诊的重要补充因素。

第二章 肌骨系统疾病术后

第一节 术后相关并发症

植入物位置不正在X线正侧位上即可清楚显示,CT长轴面、冠状面、矢状面多平面重组图像可显示更多细节,表现为植入物位置倾斜、与关节端对位不良。假体松动是骨关节术后常见的并发症之一,年轻患者髋关节置换术后股骨假体松动发生率约为13%,髋臼假体松动发生率约为34%。X线平片对诊断骨水泥松动较敏感,而对生物型假体松动的评估效果仍不明确。一般而言,由于骨水泥收缩和周围纤维组织增生,将在骨水泥边缘形成薄层硬化线,在骨与骨水泥、金属与骨水泥、植入物与骨之间可见小于2 mm的透亮线。若此透亮线大于或等于2 mm或X线平片复查透亮线进行性增宽,骨水泥折断、负重摄片或透视显示植入物有移位、关节造影显示对比剂进入假体与骨水泥之间,则提示有假体松动。假体位置的改变是评价其稳定性最主要的指标,假体、骨水泥壳、内衬、螺钉断裂是假体机械性失败的确切指标。

假体磨损常引起假体材料脱落、碎裂,引发肥厚性滑膜炎,也刺激组织细胞增生导致骨质溶解。X线平片或CT显示关节间隙狭窄提示有假体材料磨损。MRI可清楚显示继发的滑膜增厚和滑膜炎,表现为等T_1、长T_2信号异常软组织影。骨外露、固定物外露表现为骨或固定物延伸至皮肤外,在X线平片、CT和MRI上均可清楚显示。CT三维图像可显示其立体图像及与周围结构的相对关系。植入物断裂、脱落、周围结构压迫在影像上表现为植入物连续性中断、与附着部分离或移动并压迫邻近结构。

肌骨系统术后并发症繁多,包括骨折、感染、骨溶解、假体松动与磨损或断裂、肿瘤术后复发等,影像表现多样,区分术后正常与异常表现较困难,原因包括术后器官结构发生改变、偏离正常解剖,假体或植入物与自然结构混杂,加之对手术方式和术后表现认识不足,造成肌骨术后影像诊断的困难。目前,术后并发症研究越来越引起国内外研究者重视。

1. *术后骨质溶解* 术后骨质溶解是由于聚乙烯、金属或陶瓷碎片等植入物被巨噬细胞吞噬、积聚,形成异物性肉芽肿并刺激破骨细胞活动,引起假体周围骨质吸收所致。有报道髋关节置换术后6年,约20%患者有骨质溶解,在X线片和CT上表现为骨质低密度区。

根据X线特征可分为衬性骨溶解和扩张性骨溶解,前者表现为假体周围骨质出现与假体边缘平行的均匀骨透亮区,宽度约2 mm;后者表现为假体周围的骨透亮区范围明显扩大,边界不规则,呈扩张性、进行性发展,骨透亮区内无骨小梁存在,与骨吸收不同。

假体松动伴骨质溶解表现为骨水泥外表面有囊性改变或扇形骨质透亮区。CT上,骨质溶解表现为边界清楚、无骨小梁的低密度区,可有膨胀,可合并软组织肿块,增强扫描边缘明显强化。CT对骨质溶解的检出率达82%,而X线平片只有2%。MRI上骨质溶解区表现为长T_1、长T_2信号,增强扫描呈中高信号。

2. *术后血肿* 骨关节血肿是术后常见并发症之一,如腰椎术后硬脊膜外血肿可压迫神经根及马尾神经,致下肢瘫痪及大小便失禁,部分可危及生命,发生率为0.1%~0.2%。若疑为此并发症,应立即行MR检查。

MRI表现为椎管后外侧或硬膜囊背侧梭形异常信号,急性期T_1WI、T_2WI显示等信号影,少数表现高低混杂信号影;亚急性期均呈高信号。关节术后血肿也较常见,全髋关节置换术后血肿发生率约为 1.7%~3.3%。关节周围血肿 CT 表现为软组织内的高密度，多有低密度区环绕；慢性期血肿有时诊断困难。

MRI 对术后血肿的显示和诊断有独特优势，软组织血肿 MRI 信号的演变规律与颅内血肿基本相似。由于血肿所处环境不同，信号变化出现的时间也有所不同，但亚急性期血肿在所有序列均为高信号，对血肿的检出和诊断有重要意义。术后血肿 T_2WI 边缘可见低信号环（含铁血黄素沉积）。

3. *术后感染*　肌骨系统术后部分患者可合并感染，其中膝关节置换术后感染率为 1.6%，而高血压、糖尿病患者术后感染率高达 10.3%。双膝同期置换可能会增加术后感染的风险。采用闭合复位或微创手术行骨折内固定者，感染的风险相对较低，钢板固定时，缺血区主要在钢板和骨之间，感染往往沿钢板、螺钉扩散，累及钢板深面的骨骼；髓内钉固定时，无论扩髓与否，均可造成髓腔内壁骨质的坏死，感染容易沿着髓内钉和髓腔扩散。

金属假体产生的磨屑可抑制巨噬细胞对细菌的吞噬能力，导致迟发性感染；而高分子聚乙烯假体感染率明显降低。金黄色葡萄球菌、假单胞菌与金属假体相关性高，表皮葡萄球菌与超高分子聚乙烯假体相关性高。骨水泥易造成局灶性骨坏死，增加感染的可能性，用抗生素骨水泥可有效预防。

术后感染的病原菌中，革兰阳性球菌占 64.7%，革兰阴性杆菌占 35. 3%，前者以金黄色葡萄球菌（54.6%）、表皮葡萄球菌（18.2%）为主。后者以大肠埃希菌（50.0%）、铜绿假单胞菌（33.3%）、肺炎克雷伯菌（16.7%）为主。人工关节术后感染时，76.0% 为革兰阳性球菌感染，其中金黄色葡萄球菌感染为 45.0%。

感染早期软组织轻度水肿，MRI 上呈片状异常信号区域，边界不清。术后骨髓炎早期在 X 线平片和 CT 上出现花边状骨膜反应，进而出现局部不规则的骨侵蚀或溶解；或术后早期假体周围出现渐进性透亮线（假体松动），同样应怀疑合并感染：手术部位软组织肿胀、软组织内气泡影、滑膜增厚、关节积液等也是感染征象，特别是 MRI 上 T_2WI 抑脂像出现软组织或骨内的大片高信号时，强烈提示感染。椎间盘感染在 CT 上表现为相邻椎体上下终板和椎体的骨质破坏区，可见小死骨，同时有周围骨质硬化和椎间隙变窄，T_2WI 上椎间盘呈高信号，相邻终板及椎体内见长 T_1、长 T_2 异常信号。

4. *术后骨折*　术后骨折是常见的并发症。术后患肢或关节常伴有骨质疏松，可能会引起应力性骨折。影像检查是诊断术后骨折的主要方法，在 X 线平片和 CT 上显示骨质不连续，MRI 上骨折线表现为低信号区，周围骨髓水肿呈弥漫性长 T_1、长 T_2 信号。骨折延期愈合 X 线表现为骨折线清晰，无连续骨小梁通过，骨断端有吸收但无硬化，软骨性骨痂出现晚。骨折不愈合或骨不连 X 线表现为骨质断端分离、骨质硬化，髓腔封闭，骨折端萎缩或有骨缺损、假关节形成等。

5. *软组织异位骨化（骨化性肌炎）*　骨化性肌炎系指肌腱、韧带腱膜及骨骼肌的胶原性支持组织的异常骨化，发生率文献报道差别巨大，可达 69.0%，髋关节置换术后的发生率约 53.0%，髋臼骨折内固定术后的发生率超过 60.0%。最常发生于髋关节周围，尤其是人工关节置换或髋臼骨折术后。其他常见部位包括肘、膝、肩关节周围、肱部肌肉和股四头肌。临床表现为术后局部肿块。

（1）X 线表现：术后 3~4 周，局部软组织肿块内示毛状致密影，邻近骨有骨膜反应。术后 6~8 周，病变边缘部被致密骨质所包绕，具有新生骨样改变。肿块中心部有时呈囊性变且逐渐扩大，晚期呈蛋壳状改变。术后 5~6 个月，肿块收缩，与邻近骨皮质和骨膜反应之间出现 X 线透亮带。

（2）CT 表现：基本同 X 线，可明确异位骨化的部位及与周围软组织的关系，指导手术切除。部分患者 CT 可发现骨化与周围肌肉间的低密度影，可能是具有骨化潜能的结缔组织，术中应一并切除，否则易复发。

（3）MRI 表现：早期，骨化发生之前，肿块在 T_1WI 上呈等信号（与肌肉相比），T_2WI 上呈高信号伴周围软组织水肿。亚急性期，肿块外周出现骨化，中心部 T_1WI 呈与肌肉等或稍高信号，周边骨化带呈完整或局部低信号；T_2WI 中心部呈高信号，周边部呈低信号，伴周围广泛水肿。慢性期与成熟骨信号类似，中心呈脂肪信号，外周呈低信号骨化。部分病变可表现为等 T_1、稍高 T_2 信号，代表纤维性修复。

6. *肿瘤术后局部复发*　肌骨系统肿瘤术后复发在 CT 上表现为手术区骨质破坏、溶解、瘤骨形成、骨质硬化及软组织肿块等。CT 显示骨质异常比 MRI 优越，但显示软组织肿块不如 MRI。MRI 表现为手术区骨质异常信号和软组织内结节或肿块。手术区骨质正常骨髓信号被异常软组织信号替代，

T_1WI呈低信号,在T_2WI抑脂像上呈高信号。

软组织肿块呈长T_1、长T_2信号,且常与原发肿瘤相似。手术前后或随访的图像对比对肿瘤复发的诊断非常重要。

7. 术后肢体静脉血栓 术后卧床、运动减少、血流缓慢、手术创伤等因素造成血管内皮损伤和血液高凝状态,常可引起肢体深静脉血栓形成,以下肢大静脉多见。

骨科术后深静脉血栓发生率为18.1%~48.4%。临床表现为患肢增粗。CT或X线造影显示深静脉管腔增粗、腔内见充盈缺损。深静脉血栓可随静脉血回流导致肺动脉栓塞,后者在肺动脉CT血管成像上表现为肺动脉低密度充盈缺损影。

肌骨系统术后并发症繁多,影像表现多样,区分术后正常与异常表现较困难,原因包括术后器官结构发生改变、偏离正常解剖,假体或植入物与自然组织混杂,加之对手术方式和术后表现认识不足,造成肌骨术后影像诊断的困难。因此,有必要对肌骨术后影像检查进行系统研究并密切结合临床,才能提高肌骨系统术后的影像诊断水平,为临床提供更多帮助。

第二节 肌骨系统术后去除金属伪影

1. 能谱CT去除金属伪影 肌骨系统术后金属植入物产生的伪影,严重影响对病变的观察,甚至造成漏诊、误诊。常规CT对技术伪影无有效办法去除。能谱CT在单能量成像的基础上应用去伪影技术,可有效降低金属置入物伪影,使金属周围结构的显示清晰度明显提高。国内外研究者均在进行详细研究。

2. MR去除金属伪影 MRI金属伪影同样严重影响对肌骨系统术后的评价,可通过增加带宽、使用快速自旋回波替代常规自旋回波序列,避免使用梯度回波序列,应用STIR序列替代T_2脂肪抑制序列,降低回波时间,应用大频率编码矩阵,频率编码方向平行于植入物的长轴方向等措施来减轻金属伪影。一项研究应用IDEAL T_2WI和IDEAL T_1WI增强扫描序列降低了MR金属伪影,有效改善了图像质量,可清楚显示腰椎术后硬膜囊及周围肌肉。

对比国内外影像学进展,在能谱CT的实验研究、关节软骨、骨质疏松的影像学评价、骨髓MR分子探针与示踪成像等方面,国内外基本同步;而对于影像学新技术,尤其是MR新技术在肌腱与韧带、关节疾病、骨肿瘤等方面的研究,国内尚有较大差距。

参考文献

[1] 中华医学会影像技术分会,中华医学会放射学分会.CT 检查技术专家共识 [J]. 中华放射学杂志,2016,50(12):916.

[2] 中华医学会影像技术分会,中华医学会放射学分会.MRI 检查技术专家共识 [J]. 中华放射学杂志,2016,50(10):724.

[3] 巫北海.X 线检查中不常见的意外死亡 [J]. 重庆医药,1983,(2):30.

[4] 巫北海.X 线检查时的意外死亡与休克 [J]. 中华放射学杂志,1985,19(5):307.

[5] 巫北海主编.X 线解剖图谱 正常·变异 [M]. 重庆:科学技术文献出版社重庆分社,1985.

[6] 巫北海. 努力减少 X 线诊断的误诊与漏诊 [J]. 中级医刊,1988,23(12):41.

[7] 巫北海. 实用影像诊断手册 [M]. 重庆:科学技术文献出版社重庆分社,1988.

[8] 巫北海. 医学影像正常解剖——《X 线解剖图谱 正常·变异》续编 [M]. 重庆:科学技术文献出版社重庆分社,1989.

[9] 巫北海,戴帜. 矮身材的防治 [M]. 成都:成都科技大学出版社,1991.

[10] 巫北海. 影像诊断中的误诊 [M]. 成都:四川科学技术出版社,1995.

[11] 巫北海. 专家评述:学习实事求是,力争实事求是 [J]. 中华放射学杂志,1993,27(12):815.

[12] 向武昌,巫北海. 骨化性纤维瘤少见 X 线表现(附 7 例报告)[J]. 实用放射学杂志,1993,9(8):461.

[13] 巫北海. 专家论坛:质量保证和质量控制与诊断医师密切相关 [J]. 中华放射学杂志,1996,30(5):367.

[14] 巫北海,牟玮. 专家经验谈:学习,学习,再学习——浅谈调整知识结构以促进介入医学的发展 [J]. 介入医学杂志,1997,2(4):153.

[15] 巫北海. 活体形态学·脊柱脊髓与肌骨卷 [M]. 北京:科学出版社,2006.

[16] 曹庆选,徐方坚,刘红光,等. 体质性骨病影像诊断图谱 [M]. 北京:人民卫生出版社,2012.

[17] 龙从杰. 局限性骨病影像鉴别诊断学 [M]. 北京:人民军医出版社,2013.

[18] 陈克敏,陆　勇. 骨与关节影像学 [M]. 上海:上海科学技术出版社,2015.

[19] 陈　凡. 放射诊断学征象 [M]. 武汉:同济大学出版社,1995.

[20] 全冠民,陈　敏,袁　涛.CT 和 MRI 诊断 - 重点、热点问题精讲. 第 1 辑(修订版)[M]. 北京:人民军医出版社,2012.

[21] 全冠民,袁　涛,耿左军.CT 和 MRI 诊断 - 重点、热点问题精讲. 第 2 辑 [M]. 北京:人民军医出版社,2013.

[22] 全冠民,陈为军,袁　涛. 磁共振基本病例诊断·鉴别诊断·CT 对照 [M]. 北京:人民军医出版社,2012.

[23] 陈克敏. 能谱 CT 的基本原理与临床应用 [M]. 北京:科学出版社, 2012.

[24] 杨天和. 少见病影像诊断分析 [M]. 福州:福建科学技术出版社, 2016.

[25] 白荣杰,程晓光,顾翔,等. 长骨骨干骨肉瘤 X 线、CT 及 MRI 表现 [J]. 中华放射学杂志, 2011, 45:60.

[26] 卢光明,张龙江. 积极进行能量 CT 的创新性研究 [J]. 中华放射学杂志,2011,45:101.

[27] 马智军,冯强,张素娟,等. 双源 CT 双能量肺灌注成像对肺栓塞的初步研究 [J]. 中华放射学杂志,2011,45:116.

[28] 周长圣,郑玲,张龙江,等. 双源 CT 单能谱成像技术在骨折金属固定术后的应用 [J]. 中华放射学杂志,2011,45(2):124.

[29] 宋少辉,杨海涛,王仁法,等. 腓骨上皮样血管内皮瘤恶变伴多发骨转移一例. 中华放射学杂志,

2011,45:217.

[30] 鲁珊珊,王德杭,李永军,等. 全身 MRI 与核素骨扫描对骨转移瘤诊断价值的对照研究 [J]. 中华放射学杂志,2011,45(5):459.

[31] 上官景俊,徐文坚,李文,等. 骨肿瘤与瘤样病变周围组织影像表现分析 [J]. 中华放射学杂志,2011,45:463.

[32] 潘昌杰,钱农,薛跃君,等. 双能量 CT 单能谱成像技术在骨折金属固定术后的应用 [J]. 中华放射学杂志,2011,45:496.

[33] 吴华伟,程杰军,李剑颖,等.CT 能谱成像定量碘基物质图对肺栓塞的诊断价值 [J]. 中华放射学杂志,2011,45:727.

[34] 林晓珠,陈克敏,沈云,等.CT 能谱成像的基本原理与临床应用研究进展 [J]. 中华放射学杂志,2011,45(8):798.

[35] 牛金亮,梁聪聪,李俊峰,等. 急性白血病椎体骨髓浸润的扩散加权成像研究 [J]. 中华放射学杂志,2011,45:807.

[36] 王峻,郝文静,牛金亮,等. 急性白血病骨髓浸润的动态增强 MRI 研究及临床意义 [J]. 中华放射学杂志,2011,45:817.

[37] 陆微,陈爽,杨军. 髌骨位置与髌骨软化症之间相关性的 MRI 研究 [J]. 中华放射学杂志,2011,45:955.

[38] 张云燕,顾雅佳,彭卫军,等. 侵袭性纤维瘤病的 MRI 诊断 [J]. 中华放射学杂志,2011,45:1155.

[39] 李小虎,余永强,王万勤,等.CT 能谱成像对肾结石成分分析的初步研究 [J]. 中华放射学杂志,2011,45:1216.

[40] 吴海军,曾辉,梁长虹,等. 骨良性纤维组织细胞瘤的影像表现 [J]. 中华放射学杂志, 2012, 46:148.

[41] 崔凤珍,崔建岭,王世雷,等. 全身 MR 扩散加权成像测量骨髓的正常值 [J]. 中华放射学杂志,2012,46:340.

[42] 郭智萍,赵建,李石玲,等. 股骨下 1/3 螺旋骨折合并后踝隐匿性骨折的影像分析 [J]. 中华放射学杂志,2012,46:544.

[43] 曹泳瀚,程晓光,栾贻新,等. 股骨颈关节囊内骨样骨瘤的临床及影像特点 [J]. 中华放射学杂志,2012,46(11):1006.

[44] 孙伟杰,苏永彬,王玲,等. 增强扫描 CT 值在骨巨细胞瘤诊断中的价值 [J]. 中华放射学杂志,2013,47:444.

[45] 胡倩倩,邹月芬,陈其春,等. 正常肘管内尺神经的 MR 研究 [J]. 中华放射学杂志, 2013, 47:534.

[46] 程晓悦,肖江喜,袁新宇,等.Menkes 病的 MR 影像表现 [J]. 中华放射学杂志, 2013, 47(7):599.

[47] 温洋,彭芸,尹光恒,等. 儿童 Kallmann 综合征的影像表现 [J]. 中华放射学杂志,2013,47:603.

[48] 李新民,陈建宇,程晓光. 北京及广州地区汉族男性儿童青少年手腕骨骨龄的差异分析 [J]. 中华放射学杂志,2013,47:1063.

[49] 赵旭东,胡奕,潘诗农,等. 沈阳及北京地区儿童青少年手腕骨骨龄评价 [J]. 中华放射学杂志,2013,47:1066.

[50] 陈海松,李晓飞,耿青,等. 病变周围骨髓及软组织水肿征象在良性骨肿瘤和骨肿瘤样病变中的表现特征 [J]. 中华放射学杂志,2015,49(3):199.

[51] 李辛子,赵滨,孙焱,等.Menkes 病的 MR 影像表现一例 [J]. 中华放射学杂志, 2015, 49(3):231.

[52] 李斌,王超,张敏鸣. 腱鞘巨细胞瘤的影像表现特征 [J]. 中华放射学杂志,2015,49(6):454.

[53] 李玉清,张泽坤,刘记存,等.Gorham 病临床及影像特点分析:附 11 例报告及文献复习 [J]. 中华放射学杂志,2015, 49(6):458.

[54] 张一秋,石洪成,顾宇参,等.SPECT/CT 骨显像对肺癌骨转移诊断的增益价值 [J]. 中华核医学杂志,2011,31(3):219.

[55] 陈定章,郑敏娟,丛锐,等. 高频超声在臂丛椎间孔内神经根损伤及病变诊断中的应用 [J]. 中华超声影像学杂志,2011, 20(8):699.

[56] 赵亮,程建高. 发育性髋关节脱位的超声早期诊断现状 [J]. 中华超声影像学杂志.2011,20: 355.

[57] 吕银章,孔祥泉,刘定西,等.3.0T 磁共振在臂丛神经成像中的应用研究 [J]. 中华手外科杂志,2011,27(3):153.

[58] 李冠武,汤光宇,刘勇,等. 磁共振波谱成像联合显微 CT 动态评估快速诱导的兔骨质疏松模型 [J]. 中华内分泌代谢杂志,2011,9:770.

[59] 付荣凤,杨仁池. 原发性骨髓纤维化的治疗进展 [J]. 中华血液学杂志,2011,32:458.

[60] 肖志坚. 重视骨髓增生异常综合征铁过载的诊断和治疗 [J]. 中华血液学杂志,2011,32:390.

[61] 林建华,张文明,王柠,等. 表现为上肢近端肌肉萎缩的平山病临床与影像学特点 [J]. 中华骨科杂志,2011,31:29.

[62] 石泽锋,陈仲强,刘宁,等. 胸腰段椎间盘突出症与休门病 [J]. 中华骨科杂志,2011,31(5):436.

[63] 顾玉东. 臂丛神经损伤的分型与手术方案 [J]. 中华手外科杂志,2011,27(3):131.

[64] 曹树明,杨蓊勃,虞聪. 磁共振对臂丛神经损伤诊断准确率的分析 [J]. 中华手外科杂志, 2011, 27(1):41.

[65] 张一秋,石洪成,陈曙光,等.SPECT/CT 联合三相骨显像对骨骼良恶性病变鉴别诊断的增益价值 [J]. 中华核医学杂志,2012,32(5):363.

[66] 张广英,郑霄,史浩,等. 高频超声与磁共振对急性外伤性髌骨外侧脱位后内侧髌股韧带损伤的对比研究 [J]. 中华超声影像学杂志,2012,21:1060.

[67] 兰天,肖军,史占军. 人工全髋关节假体聚乙烯磨损的测量 [J]. 中华医学杂志,2012,92:645.

[68] 徐丽,陈裕,马言旭,等. 小儿常见血液病的骨髓 MRI 与磁共振氢质子波谱分析 [J]. 中华医学杂志,2012,92:587.

[69] 李忠海,马辉,付强,等. 脊柱骨母细胞瘤的临床特点与手术治疗 [J]. 中华外科杂志, 2012, 50(2):110.

[70] 龚旭波,张晓红,卢兴国,等. 原发性骨髓纤维化早期患者骨髓形态学特征研究 [J]. 中华血液学杂志,2012,33:25.

[71] 郑鹏超,胡仲贤,李磊. 左侧腰大肌非典型性纤维黄色瘤一例 [J]. 中华临床医生杂志(电子版),2012,6:7007.

[72] 曹树明,杨蓊勃,虞聪. 磁共振对臂丛神经损伤诊断准确率的分析 [J]. 中华手外科杂志, 2011, 27(1):41.

[73] 文川,梁青春,万伍卿,等. 儿童 Erdheim-Chester disease 一例 [J]. 中华儿科杂志, 2011, 49:231.

[74] 张光辉,刘旭林,初英萍,等. 超声和 X 线平片对膝关节囊内骨折的诊断比较及两种方法联合诊断价值研究 [J]. 中华临床医师杂志(电子版), 2012,6:322.

[75] Akgiil T, Bora Goksan S, Bilgili F, et al. Radiological results of modified Dega osteotomy in Tonnis grade 3 and 4 developmental dysplasia of the hip[J]. J Pediatr Orthop B, 2014,23:333.

[76] Albuja Echevema BO, Alvear Lozano MB, Ordonez Paredes CP. Congenital insensitivity to pain with anhidrosis.Clinical diagnosis, evolution and complications: case report[J].Arch Argent Pediatr, 2014, 112(5): e200.

[77] Cheng C, Heiss C, Dimitrakopoulou-Strauss A, et al. Evaluation of bone remodeling with (18)F-fluoride and correlation with the glucose metabolism measured by (18)F-FDG in lumbar spine with time in an experimental nude rat model with osteoporosis using dynamic PET- CT[J].Am J Nucl Med Mol Imaging, 2013,3:118.

[78] Chhabra A, Thakkar RS, Andreisek G, et al. Anatomic MR imaging and functional diffusion tensor imaging of peripheral nerve tumors and tumorlike conditions[J].AJNR,2013,34:802.

[79] Choi BB, Jee WH, Sunwoo HU, et al. MR differentiation of low-grade chondrosarcoma from enchondroma[J]. Clin Imaging,2013,37:542.

[80] Chu S, Karimi S, Peck KK, et al. Measurement of blood perfusion in spinal metastases with dynamic contrast -enhanced magnetic resonance imaging: evaluation of tumor response to radiation therapy[J]. Spine, 2013,38:E1418.

[81] Clarke NM. Developmental dysplasia of the hip: diagnosis and management to 18 months[J]. Instr Course Lect, 2014, 63:307.

[82] Duthon VB. Acute traumatic patellar dislocation[J]. Orthop Traumatol Surg Res, 2015, 101(1 Suppl):S59.

[83] Fayad LM, Mugera C, Soldatos T, et al. Technical innovation in dynamic contrast-enhanced magnetic resonance imaging of musculoskeletal tumors: an MR angiographic sequence using a sparse k-space sampling strategy[J]. Skeletal Radiol, 2013, 42:993.

[84] Ferrari A, Alaggio R, Meazza C, et al. Fibroblastic tumors of intermediate malignancy in childhood[J]. Expert Rev Anticancer Ther, 2013, 13(2): 225.

[85] Fischer MA, Pfirrmann CW, Espinosa N, et al. Dixon-based MRI for assessment of muscle-fat content inphantoms, healthy volunteers and patients with achillodynia: comparision to visual assessment of calf muscle quality[J].Eur Radiol,2014,24:1366.

[86] Fritz J, Lrme B, Miller TT. Imaging of lup arthroplasty[J]. Semin Musculoskelet Radiol, 2013, 17:316.

[87] Gallo J, Goodman SB, Konttinen YT, et al.Particle disease: biologic mechanisms of periprosthetic osteolysis in total hip arthroplasty[J]. Innate Immun,2013,19:213.

[88] Girish G, Melville DM, Kaeley GS, et al. Imaging appearances in gout[J]. Arthritis, 2013,2013:673401[2013-04-25].

[89] Ha KY, Deleon P, Hamilton R. Breast fibromatosis mimicking breast carcinoma[J].Proc(Bayl Univ Med Cent),2013,26(1):22.

[90] Haneder S, Apprich SR, Schmitt B, et al. Assessment of glycosaminoglycan content in intervertebral discs using chemical exchange saturation transfer at 3.0T: preliminary results in patients with low-back pain[J]. Eur Radiol,2013,23(3):861.

[91] Honeyman JN, Theilen TM, Knowles MA, et al. Desmoid fibromatosis in children and adolescents: a conservative approach to management[J].Pediatric Surg,2013,48(1):62.

[92] Huss S, Nehles J, Binot E, et al. Beta-catenin (CTNNB1) mutations and clinicopathological features of mesenteric desmoid-type fibromatosis[J]. Histopathology, 2013,62(2):294.

[93] Jacob PM, Nair RA, Koshy SM, et al. Solitary plasmacytoma of the metacarpal bone in an adolescent[J].Indian J Pathol Microbiol, 2014,57:323.

[94] Jones JG,Cen SY,Lebel RM,et al. Diffusion tensor imaging correlates with the clinical assessment of disease severity in cervical spondylotic myelopathy and predicts outcome following surgery[J].AJNR, 2013,34:417.

[95] Kang HJ, Wang F, Chen BC, et al. Non-surgical treatment for acute patellar dislocation with special emphasis on the MPFL injury patterns[J].Knee Surg Sports Traumatol Arthrosc, 2013,21:325.

[96] Kepler CK,Ponnappan RK,Tannoury CA,et al. The molecular basis of intervertebral disc degeneration[J]. Spine J,2013 ,13:318.

[97] Kijowski R, Blankenbaker DG, Munoz Del Rio A, et al. Evaluation of the articular cartilage of the knee joint: value of adding a T_2 mapping sequence to a routine MR imaging protocol[J].Radiology,2013,267:503.

[98] Kim HK, Shiraj S, Anton CC, et al. Age and sex dependency of cartilage T_2 relaxation time mapping in MRI of children and adolescents[J].AJR,2014,202:626.

[99] Lewallen LW, Mclntosh AL, Dahm DL. Predictors of recurrent instability after acute patellofemoral dislocation in pediatric and adolescent patients[J]. Am J Sports Med,2013,41:575.

[100] Li AE, Creditzer HGT, Melisaratos DP, et al. MRI findings of spinal accessory neuropathy[J]. Clin Radiol, 2016, 71: 316.

[101] Li J, Wilson N, Zelazny A, et al. Assessment of diffraction-enhanced synchrotron imaging for cartilage degeneration of the human knee joint[J]. Clin Anat, 2013, 26: 621.

[102] Liu Y, Cao L, Hillengass J, et al.Quantitative assessment of microcirculation and diffusion in the bone marrow of osteoporotic rats using VCT, DCE-MRI, DW-MRI, and histology[J]. Acta Radiol, 2013, 54:205.

[103] Madelin G, Babb J, Xia D, et al. Articular cartilage: evaluation with fluid-suppressed 7.0-T sodium MR imaging in subjects with and subjects without osteoarthritis[J].Radiology, 2013, 268:481.

[104] Malviya A,Ng L,Hashmi M,et al. Patterns of changes in femoral bone mineral density up to five years after hip resurfacing[J].J Arthroplasty, 2013,28:1025.

[105] Martetschlager F, Imhoff AB. Shoulder dislocation in athletes: Current therapy concepts[J]. Orthopade, 2014, 43:236.

[106] McCarthy MM, Voos JE, Nguyen JT, et al. Injury profile in elite female basketball athletes at the Women's National Basketball Association Combine[J]. Am J Sports Med,2013 ,41:645.

[107] Mitsutake T, Sakamoto M, Chyuda Y, et al. Greater cervical muscle fat infiltration evaluated by magnetic resonance imaging is assocrated with poor postural stability in patients with cervical spondylotic radiculopathy[J]. Spine, 2016, 41: E8.

[108] Mochizuki T, Nimura A, Tateishi T, et al. Anatomic study of the attachment of the medial patellofemoral ligament and its characteristic relationships to the vastus intermedius[J]. Knee Surg Sports Traumatol Arthrosc, 2013, 21 : 305.

[109] Nardo L, Karampinos DC, Lansdown DA, et al. Quantitative assessment of fat infiltration in the rotator cuff muscles using water-fat[J].J Magn Reson Imaging, 2014, 39: 1178.

[110] Negahi Shirazi A, Chrzanowski W, Khademhosseini A, et al. Anterior cruciate ligament: struCTure, injuries and regenerative treatments[J]. Adv Exp Aled Biol, 2015, 881: 161.

[111] Nicole S, Chaouch A, Torbergsen T, et al. Agrin mutations lead to a congenital myasthenic syndrome with distal muscle weakness and atrophy[J]. Brain, 2014, 137: 2429.

[112] Omeroglu H. Use of ultrasonography in developmental dysplasia of the hip[J]. J Child Orthop, 2014, 8: 105.

[113] Paiva B, Chandia M, Vidriales MB, et al. Multiparameter flow cytometry for staging of solitary bone plasmacytoma: new criteria for risk of progression to myeloma[J]. Blood, 2014, 124: 1300.

[114] Park SY, Park JS, Jin W, et al. Diagnosis of acetabular labral tears: comparison of three-dimensional intermediate-weighled fast spin-echo MR arthrography with two-dimensional MR arthrography at 3.0 T[J]. Acta Radiol, 2013, 54: 75.

[115] Pascual E, Andres M, Vela P. Criteria for gout diagnosis[J]. J Reumatol, 2013, 40: 356.

[116] Patel BN, Thomas JV, Lockhart ME, et al. Single-source dual-energy spectral multidetector CT of pancreatic adenocarcinoma: optimization of energy level viewing significantly increases lesion contrast[J]. Clin Radiol, 2013, 68: 148.

[117] Pessis E, Campagna R, Sverzut JM, et al. Virtual monochromatic spectral imaging with fast kilovoltage switching eduction of metal artifacts at CT[J]. Radiographics, 2013, 33: 573.

[118] Petri M, von Falck C, Broese M, et al. Influence of rupture patterns of the medial patellofemoral ligament(MPFL) on the outcome after operative treatment of traumatic patellar dislocation[J].Knee Surg Sports Traumatol Arthrosc, 2013, 21: 683.

[119] Rao UN, Hood BL, Jones-Laughner JM, et al. Distinct profiles of oxidative stress-related and matrix proteins in adult bone and soft tissue osteosarcoma and desmoid tumors: a proteomics study[J].Hum Patho, 2013, 44(5): 725.

[120] Rao RN, Agarwal P, Rai P, et al. Isolated desmoid tumor of pancreatic tail with cyst formation diagnosed by beta-catenin immunostaining: a rare case report with review of literature[J]. JOP, 2013, 14(3): 296.

[121] Renz DM, Diekmann F, Schmitzberger FF, et al. Pharmacokinetic approach for dynamic breast MRI to indicate signal intensity time curves of benign and malignant lesions by using the tumor flow residence time[J]. Invest Radiol, 2013, 48: 69.

[122] Rhim JH, Kim JH, Moon KC, et al. Desmoid-type fibromatosis in the head and neck: CT and MR imaging characteristics[J].Neuroradiology, 2013, 55(3): 351.

[123] Ruan MZ, Dawson B, Jiang MM, et al. Quantitative imaging of murme osteoarthritic cartilage by phase-contrast micro-computed tomography[J]. Arthritis Rheum, 2013, 65: 388.

[124] Saad SS, Corbachova T, Saing M. Meniscal tears: scanned, scoped, and sculpted[J]. Radiographics, 2015, 35: 1138.

[125] Schwarz D, Weiler M, Pham M, et al.Diagnostic signs of motor neuropathy in MR neurography: nerve lesions and muscle denervation[J]. Eur Radiol, 2015, 25: 1497.

[126] Sedano MJ, Canga A, DePablos C, et al. Muscle MRI in severe Guillain-Barre syndrome with motor nerve inexcitability[J]. J Neurol, 2013, 260: 1624.

[127] Shang XL, Zhang JW, Chen JW, et al. Features of acetabular labral tears on X-ray, magnetic res-

onance imaging and hip arthroscopy-the observational piolt study[J]. Arch Med Sci,2013,9:297.

[128] Shiraj S, Kim HK, Anton C, et al. Spatial variation of T_2 relaxation times of patellar cartilage and physeal patency: an in vivo study in children and young adults[J]. AJR,2014,202:W292.

[129] Smolders JM, Pakvis DF, Hendrickx BW, et al.Periacetabular bone mineral density changes after resurfacing hip arthroplasty versus conventional total hip arthroplasty.A randomized controlled DEXA study[J]. J Arthroplasty, 2013,28:1177.

[130] Song Y, Cho G, Suh JY, et al. Dynamic contrast-enhanced MRI for monitoring antiangiogenic treatment: determination of accurate and reliable perfusion parameters in a longitudinal study of a mouse xenograft model[J]. Korean J Radiol, 2013,14:589.

[131] Stephen JM, Kader D, Lumpaopong P, et al. Sectioning the medial patellofemoral ligament alters patellofemoral joint kinematics and contact mechanics[J].J Orthop Res,2013,31:1423.

[132] Suri P, Dharamsi AS, Gaviola G, et al. Are facet joint bone marrow lesions and other facet joint features associated with low back pain? a pilot study [J]. PMR,2013,5(3):194.

[133] Takeuchi Rl, Kamada H, Mishima H, et al. Evaluation of the cartilaginous acetabulum by magnetic resonance imaging in developmental dysplasia of the hip[J]. J Pediatr Orthop B, 2014, 23:237.

[134] Tanaka S, Ikeda K, Uchiyama K, et al. ^{18}F-FDG uptake in proximal muscles assessed by PET/CT reflected both global and local muscular inflammation and provides useful information in the management of patients with polymyositis/dermatomyositis[J]. Rheumatology(Oxford),2013,11(3):261.

[135] Thuring T, Guggenberger R, Alkadhi H, et al. Human hand radiography using X-ray differential phase contrast combined with dark-field imaging[J]. Skeletal Radiol, 2013, 42: 827.

[136] Trigui K, Bouassida M, Kilani H, et al. Huge desmoid tumor of the anterior abdominal wall mimicking an intraabdominal mass in a postpartum woman: a case report[J]. Pan Afr Med J, 2013, 14(1):52.

[137] Uda T, Takami T, Tsuyuguchi N, et al. Assessment of Cervical Spondylotic Myelopathy using Diffusion Tensor MRI Parameter at 3.0 Tesla[J]. Spine (Phila Pa 1976),2013 ,38:407.

[138] van Tiel J, Bron EE, Tiderius CJ, et al. Reproducibility of 3D delayed gadolinium enhanced MRI of cartilage (dGEMRIC) of the knee at 3.0 T in patients with early stage osteoarthritis[J].Eur Radio1, 2013,23:496.

[139] Vanel D, Kreshak J, Larousserie F, et al . Enchondroma vs. chondrosarcoma:a simple, easy-to-use, new magnetic resonance sign[J]. Eur J Radiol, 2013, 82:2154.

[140] Vavken P, Wimmer MD, Camathias C, et al. Treating patella instability in skeletally immature patients[J]. Arthroscopy,2013,29:1410.

[141] Verfaillie G, Vanhoeij M, Hoorens A, et al. Abdominal wall desmoid tumours[J]. Acta Chir Belg,2013,113(1):54.

[142] Viddeleer AR, Sijens PE, Van Ooiken PM, et al. Quantitative STIR of muscle for monitoring nerve regeneration[J]. J Magn Reson Imaging, 2016, 44:401.

[143] Wijesekcra NT, Gunaratne MM, Khan N, et al. Tail-end troubles: imaging of soft-tissue buttock tumours[J]. Clinical Radiol,2013,68(10):1074.

[144] Wu N, Liu H, Chen J, et al. Comparison of apparent diffusion coefficient and T_2 relaxation time variation patterns in assessment of age and disc level related intervertebral disc changes[J]. PLoS One, 2013,8 :69052.

[145] Yan D, Zhang J, Liang W, et al. Magnetic resonance imaging and histopathological analysis of experimental muscle injuries in a rabbit[J]. Biomed Environ Sci, 2013, 26:841.

[146] Zhang Y, Haga N. Skeletal complications in congenital insensitivity to pain with anhidrosis: a case series of 14 patients and review of articles published in Japanese[J].J Orthop Sci, 2014, 19(5): 827.

[147] Zhao L, Wang G, Yang L, et al. Diffusion -weighted MR neurography of extremity nerves with unidirectional motion-probing gradients at 3 T: feasibility study[J]. AJR,2013,200: 1106.

本卷有关医学影像词汇

在研究误诊时，我们发现不少误诊都源自于对中文的英译原文理解和翻译错误，而同一外文词条下的中译又五花八门，一些翻译者相当随意，其中在缩略语的随意性更是达到登峰造极，导致不少读者理解的混淆和概念的混乱。因此，我们将专业的医学影像词汇收集起来，介绍给读者，使其在临床上随时可查阅，以减少诸如此类的混淆和错误。

本书各卷书末所附的医学影像词汇，为便于读者查阅和使用，均按英文字母次序排列：有缩写词者按缩写词英文字母次序排列；无缩写词者按首位单词首位字母排列。缩写词相同者，酌情同排于一个词条或多个词条。同一英语词条，不同中译文者均排于同一词条；同一中文词条，不同英语译文者亦排于同一词条。

A

analog，A（模拟），analog image（模拟图像）

atherosclerotic abdominal aortic aneursm，aAAA（动脉粥样硬化性腹主动脉瘤）

acute aortic dissection，AAD（急性主动脉夹层）

atypical adenomatous hyperplasia，AAH；atypical adenomatous hyperplasis，AAH（不典型腺瘤样增生，非典型腺瘤样增生）

aggressive angiomyxoma，AAM（侵袭性血管黏液瘤，即血管黏液瘤），又称为 deep angiomyxoma（深部血管黏液瘤）

America rheumatoid association，aARA（美国风湿病学会）

acute aortic syndrome，AAS（急性主动脉综合征），又称为急性胸痛综合征，包括一组有相似临床症状的异质性疾病：典型的 acute aortic dissection，AAD（急性主动脉夹层）、intramural hematoma，IMH（主动脉壁内血肿）和 penetrating atherosclerotic ulcer，PAU（穿透性粥样硬化性溃疡）

AASLD（美国肝病研究学会）

α-AT（α 抗胰蛋白酶），α-1-AT（抗胰蛋白酶）；α-ACT（α 抗糜蛋白酶），α-1-ACT（抗胰糜蛋白酶）

Avidin-Biodin-Peroxidase Complex，ABC 法（抗生物素 - 生物素 - 过氧化物酶复合法）

avidin-biotin comeplex，ABC（卵白素 - 生物素 - 过氧化物酶复合物，卵白素 - 生物素复合物法）

aneurismal bone cyst，ABC（动脉瘤样骨囊肿）

automated border detection，ABD（自动边缘识别技术）

abdominal fibromatosis（腹壁纤维瘤病）

arm abducted and externally rotated，ABER（上肢外展外旋位），abduction and external rotation，ABER（外展外旋位诊断斜轴面造影）

analyzer-based imaging，ABI（晶体分析成像）

ABI（踝 - 臂血压指数）

arterial blood pressure，ABP（动脉血压）

anabolic charge，AC（合成代谢负荷）[AC=PME/（PME+PDE）]

atypical carcinoid，AC（非典型类癌）

abdominal cocoon，AC（腹茧症），又称为 Idiopathic sclerosing peritonitis（特发性硬化腹膜炎）、小肠禁锢症、小肠纤维膜包裹症等

anterior cingulate cortex，ACC（前扣带回）

acceleration factor（加速因子）

accessory collateral ligament（附属侧韧带）

accessory neurenteric canal（副神经原肠管）

anterior cervical decompression and fusion，ACDF（前路颈椎间盘摘除植骨融合术）

axial compression in extension，ACE（腰椎轴向负荷，轴向负荷）

ACE（血管紧张素转化酶）

accuracy，Ace（准确性）

auto-correlation function，ACF（自相关函数）

acetylcholine，Ach（乙酰胆碱）

airway centered interstitial fibrosis，ACIF（气道中心性间质纤维化）

anterior cruciate ligament，ACL（前交叉韧带），posterior cruciate ligament，PCL（后交叉韧带），medial collateral ligament，MCL（内侧副韧带）

antibody-conjungated paramagnetic po1ymerized liposomes，ACPLs（抗体耦联的顺磁性多聚酯质体）

American College of Rheumatology，ACR（美国风湿病学会，美国风湿协会）

American College of Rheumatology/European League Against Rheumatism，ACR/EULAR（美国风湿病学会/欧洲抗风湿病联盟）

ACRIN（美国大学放射成像网络）

acroostelysis（肢端骨质溶解症）

acute coronary syndrome，ACS（急性冠状动脉综合征）

autologous chondrocyte transplantation，ACT（自体软骨细胞移植术）

ACTH（促肾上腺皮质激素）

Actin（肌动蛋白，免疫组织化学指标之一）

Active Matrix（主动矩阵）

Acetazolamide，ACZ（乙酰唑胺）（商品名 diamox）

aortic dissection，AD（主动脉夹层）

American Diabetes Association，ADA（美国糖尿病协会）

真正的 ADC 值（真性扩散系数），D*（假性扩散系数）

acute disseminated encephalomyelitis，ADEM（急性播散性脑脊髓炎）

adherent stromal cell（附着基质细胞）

adiabatic inversion pulse（绝缘隔热反转脉冲）

adiponectin（脂联素）

ADI（获得性免疫缺陷综合征指征性疾病，AIDS 指征性疾病）

ADI（寰齿前间隙），AACD（寰枢关节复合脱位），AARD（寰枢关节旋转脱位），AALSD（寰枢关节侧方半脱位），rotating angle of atlas on dentate，RAAD（寰枢椎相对旋转角度）

automatic exposure control，AEC（自动曝光控制）

atrial fibrillation，AF（心房颤动，即房颤）

aggressive fibromatosis，AF（侵袭性纤维瘤，侵袭性纤维瘤病），又称 desmoid tumours，DT（硬纤维瘤）、desmoid-type fibromatoses，DF（韧带样型纤维瘤病），韧带样型纤维瘤，纤维瘤病，瘤样纤维组织增生

affinity component（亲和组件）

angio-follicular lymphnodehyperplasia，AFH（血管滤泡性淋巴结增生症）

the advanced glycation endproducts，AGE（晚期糖基化终末产物）

acromiohumeral interval，AHI（肩峰肱骨间隙，肩肱间隙，肩峰至肱骨头间的距离），即肩峰下间隙，肩峰－肱骨头间距，肩峰下关节间隙、第二肩关节间隙

anisotropy index，AI（各向异性指数）

artifact index，AI（伪影指数）

acetabular index，AI（髋臼指数），bony acetabular index，BAI（骨性髋臼指数），cartilaginous acetabular index，CAI（软骨性髋臼指数），acetabular quotient，AQ（髋臼商），developmental dislocation of the hip，DDH（发育性髋关节脱位）

auto immune disease，AID（自身免疫性疾病）

acquired immunodeficiency syndrome，AIDS（获得性免疫缺陷综合征，艾滋病）

arterial input function，AIF（动脉输入函数，供血动脉输入函数）

American Joint Committee on Cancer，AJCC（美国癌症联合会，美国癌症协会，美国癌症联合委员会）

anterior radiculomedullary artery（前根髓动脉），即为 Adamkiewicz artery，AKA（Adamkiewicz 动脉），亦称大根髓动脉（the great radiculomedullary artery），大根髓动脉（artery of Adamkiewicz，AA），“大前根动脉”（the great anterior radicular artery），或“大前髓动脉”（the great anterior medullary artery）

AKA（抗角蛋白抗体）

acute leukemia，AL（急性白血病），acute myeloid leukemia，AML（急性髓系白血病、急性髓细胞白血病），chronic myeloid leukemia，CML（慢性髓系白血病），lymphocytic leukemia（淋巴细胞性白血病），ALL（急性淋巴细胞白血病），ANLL（急性非淋巴细胞白血病）

Albers-Schonberg 病（骨硬化病）

anaplastic large cell lymphoma，ALCL（间变性大细胞淋巴瘤，又称为 Ki-1 淋巴瘤）

alcoholic liver disease，ALD（酒精性肝病）

amplitude of low frequency fluctuation，ALFF（低频振幅）
abnormal localization of immature precursor，ALIP（幼稚前体细胞异常定位）
anaplastic lymphoma kinase，ALK（间变性淋巴瘤酶）
activin receptor-like kinase-1，ALK-1（活化受体激酶基因）
alkaline phosphatase，ALP（碱性磷酸酶），AP（碱性磷酸酶）
the anterior labral periosteal sleeve avulsion（ALPSA损伤），the glenolabral articular disruption（GLAD损伤），posterior labrocapsular periosteal sleeve avulsion（POLPSA损伤）
amyotrophic lateral sclerosis，ALS（肌萎缩侧索硬化症）
alanine aminotransferase，ALT（丙氨酸转氨酶，丙氨酸氨基转移酶）
Alveolar Rhabdomyosarcoma（腺泡状横纹肌肉瘤）
AMACR是α-2methylacyl CoA racemase（α-甲酰基辅酶A消旋酶），又称作P504S
anteromedial bundle，AMB（前内侧束），posterolateral bundle，PLB（后外侧束）
AMI-25（商品名Feridex）
angiomyolipoma，AML（血管平滑肌脂肪瘤）
acute mountain sickness，AMS（急性高山病）
ANCA（抗中性粒细胞胞质抗体），pANCA（核周型抗中性粒细胞胞质抗体），MPO-ANCA（髓过氧化合物酶-抗中性粒细胞胞质抗体）
Anderson病灶（椎间盘炎），Anderson骨折（椎体的不完全骨折）
avascular necrosis of the femoral head，ANFH（股骨头缺血性坏死），avascular necrosis，AVN（股骨头缺血性坏死）
angular variation（角度位移），horizontal displacement（水平位移）
anisotropic（各向异性）
anterior sublabral recess（前唇下缝隙）
angiolymphoid hyperplasia with eosinophilia（血管淋巴增生伴嗜酸性粒细胞增多）
artificial neural network，ANN（人工神经网络）
ANOVA（单因素方差分析）
avascular necrosis of talus，ANT（距骨缺血坏死）
Antoni type A area（细胞密集型），Antoni type B area（细胞稀疏型）
array processor，AP（阵列处理器）
A/P（前后方向），R/L（左右方向），S/I（头/足方向）
AP-1（转录激活蛋白），AP-1相关基因c-fos、c-jun
adenomatous polyposis coli，APC（腺瘤性结肠息肉病）
apophysis（骨突）
APP（抗核周因子抗体）
apparent contrast to noise ratio，AppCNR（表观对比噪声比）
amine precursor uptake and decarboxylation，APUD（胺前体摄取及脱羧细胞）肿瘤；APUD（脱羧基化，胺前体摄取脱羧化）；胺前体摄取脱羧细胞神经内分泌肿瘤罕见，归类于APUD（弥散的神经内分泌细胞）肿瘤；摄取胺前体和脱羟基，胺前体摄取脱羧细胞弥散的神经内分泌细胞（APUD），Szijj还把这类肿瘤描述为“apudoma”
acetabular quotient，AQ（髋臼商）
anti-aquaporin-4，AQP4；Aquaporin-4，AQP-4（水通道蛋白4）
American Rheumatism Association，ARA（美国风湿病协会）
association research circulation osseous，ARCO（国际骨循环协会）
association research circulation osseous，ARCO（股骨头缺血坏死的国际骨循环协会分期法）
acute respiratory distress syndrome，ARDS（急性呼吸窘迫综合征）
ARF（急性肾功能衰竭）
articular facet syndrome（小关节面综合征）
Arthro-dento-osteo dysplasia（关节-齿-骨发育不良），或称Hajdu-Cheney syndrome，HCS（Hajdu-Cheney综合征），Acroosteolysis（肢端溶骨症）
ankylosing spondylitis，AS（强直性脊柱炎），AS spine MRI-activity（ASspiMRI-a评分系统）
angiosarcoma，AS（血管肉瘤）
alveolar sarcoma，AS（腺泡状肉瘤），alveolar soft-part sarcoma，ASS，ASPS（腺泡状软组织肉瘤），alveolar bone sarcoma，ABS（骨腺泡状肉瘤）
anomalous systemic artery，ASA（异常体循环动脉）
anterior spinal artery，ASA（颈髓前动脉），anterior spinal artery，ASA（脊髓前正中动脉或仍称脊髓前动脉），posterior spinal artery，PSA（脊髓后

动脉)

anterior spinal artery syndrome, ASAS(脊髓前动脉综合征,也称 Beck 综合征)

adipose stem cell,ASC(脂肪分化干细胞)

anterior shifting of posterior dura matter, ASD(硬脊膜囊后壁前移,背侧硬脊膜前移)

adaptive statistical iterative reconstruction, ASIR(适应性统计迭代)

peripheral primitive neuroectodermal tumors, pPNETs(外周原始神经外胚层肿瘤),如发生在胸肺区域骨或软组织又称 Askin 瘤

arterial spin labeling, ASL(动脉血流自旋标记法,动脉血质子自旋标记法), arterial spin labeling technigue,ASL(动脉自旋标记技术),分为 continuous arterial spin labeling, CASL(连续式)和 pulsed arterial spin labeling, PASL(脉冲式)。FAIR 是 PASL 的一种,分别采用选层与非选层的反转恢复脉冲对成像层面进行射频激发,将所得图像减影得到灌注图像。three dimensional artery spin labeling, 3D ASL(三维动脉自旋标记技术)灌注成像

active shape modeling,ASM(有效形态模型)

arteriosclerosis obliterans, ASO; arterio-sclerotic occlusive disease, ASO(动脉硬化闭塞症,动脉粥样硬化闭塞症,动脉硬化闭塞)

抗链球菌溶血素 O,ASO(抗"O")

alveolar soft part sarcoma, ASPS(腺泡状软组织肉瘤)

array spatial sensitivilty encoding technique, ASSET(ASSET 技术,又称空间并行采集成像技术)

ATFL(距腓前韧带), PTF(胫腓后韧带), CFL(跟腓韧带)

aspartic aminotransferase, AST(天冬氨酸转氨酶,天冬氨酸氨基转移酶)

adipose tissue,AT(脂肪组织)

anterior distal tibiofibular ligament, ATIFL(下胫腓前韧带), posterior distal tibiofibular ligament, PTIFL(下胫腓后韧带)

acute transverse myelitis,ATM(横贯性脊髓炎)

atom number(原子序数)

adenosine triphosphate, ATP(三磷酸腺苷), α-ATP, β-ATP,γ-ATP

arbitrary units(增幅值 a.u.)

area under curve, AUC^{SROC}(曲线下面积),area under the curve, AUC(曲线下面积), Az 值, area under the ROC curve,AUC(ROC 曲线下面积),area under the receiver operating characteristic curves, AUROC(受试者操作特征曲线下面积)

AULAR(欧洲抗风湿联盟)

AUR(放射学者协会)

advanced vessel analysis,AVA(高级血管分析)

avidin-biotin(抗生物素 - 生物素)

additional valuable information, AVI(有价值附加信息,增加有效信息)

avascular necrosis,AVN(缺血性坏死)

avulsion(跟腱撕脱)

axial field of view(纵向视野)

B

b(扩散梯度因子)

骨髓 B%(骨髓原幼细胞百分比)

bone age,BA(骨骼年龄),简称骨龄

bronchiolo-alveolar carcinoma, BAC(细支气管肺泡癌)

β- actin(β 肌动蛋白)

Bankart 病变(盂肱关节前脱位,前下关节盂前缘病变,前下关节盂唇病变)

盂唇损伤可以合并关节盂骨质损伤,称为骨性 Bankart 病变,即关节盂前下缘撕脱骨折,关节盂骨折;Bankart 病变(前下关节盂前缘病变),Bankart 损伤(前下盂唇损伤),反 Bankart 损伤(后下盂唇损伤)

Bath Ankylosing Spondylitis Functional Index, BASFI(强直性脊柱炎病变活动性临床评分通常采用功能评分)和 Bath Ankylosing Spondylitis Disease Activity Score Index, BASDAI(疼痛评分)

brown adipose tissue, BAT(褐色脂肪组织,棕色脂肪)

basal cell nevus syndrome, BCNS(基底细胞痣综合征),亦称为 Gorlin' s syndrome

base density,BD(片基灰雾)

anterior spinal artery syndrome, ASAS(脊髓前动脉综合征,也称 Beck 综合征)

Bence-Jones 蛋白(本 - 周蛋白)

bevacizumab(贝伐单抗)

Bezier surface(贝济埃曲面)

blood flow, BF（血流量）[ml/100ml/min]
basic fibroblast growth factor，bFGF（碱性成纤维生长因子，碱性成纤维细胞生长因子）
bFGF、aFGF（碱性和酸性成纤维细胞生长因子）
T_2 B-FFE（平衡式快场回波）
benign fibrous histiocytoma，BFH（良性纤维组织细胞瘤，骨良性纤维组织细胞瘤）
bright facet sign, BFS 征（腰椎小关节积液）
binomial excitation（二项式激励）
Human chorionic gonadotrophin，b-HCG（绒毛膜促性腺激素）
bucket handle tears，BHT（桶柄状撕裂），meniscal subluxation（半月板半脱位），meniscal displacement（半月板脱位），meniscal protrusion or extrusion（半月板突出），radial displacement of meniscus（半月板周缘性移位）
BIA（生物电阻抗法）
biliary hemartoma（胆管性错构瘤），又称 von Meyenburg 综合征
biomarker imaging（标志物显像）
BIR（英国放射学会）
BLADE（刀锋伪影校正）
blastoma cell（母细胞）
block design（组块设计）
blood-nerve barrier（血 - 神经屏障）
$\beta_2$microglobulin, β_2M（β_2 微球蛋白），β_2 microglobulin amyloidosis, Aβ_2M（β_2 微球蛋白淀粉样变性病）
bone mesenchymal stem cell, BMC（骨髓间充质干细胞，亦称之为基质成纤维细胞）
bone mineral content, BMC（骨矿物质含量）
bone mineral density, BMD（骨矿物质密度），即骨矿含量与骨密度之比，简称骨密度。BMD 定量测量的方法从最初的 RA（X 线吸收法）、SPA（单光子吸收法）、DPA（双光子吸收法）发展到 DXA（双能 X 线吸收测定法）
bone marrow edema，BME（骨髓水肿），the bone marrow edema syndrome，BMEs（骨髓水肿综合征），transient bone marrow edema（一过性骨髓水肿）
bone marrow edema-like lesions，BMEL ，BMELs（骨髓水肿样病变），BMELs 表面的软骨（cartilage overlying BMELs, OC）
malignant fibrous histiocytoma of bone，BMFH（骨恶性纤维组织细胞瘤）
body mass index, BMI（体质量指数，体重指数）
bone marrow lesions, BML（骨髓病变）
biomedical microimaging，BMMI（生物医学显微图像学）
bone morphogenetic protein，BMP（骨形态发生蛋白），bone morphogenetic proteins-2, BMP-2（骨形态发生蛋白 -2）
Bouchard’s nodes，BN（布夏尔结节），即 primarily nodal generalized 骨性关节炎
bone contusion（骨挫伤）
bone quality（骨质量）
Botryodes Sarcoma（葡萄状肉瘤）
boutonniere deformity（钮孔样畸形）
Back Propagation, BP（误差反向传播，误差反向传播模型）
base pair, bp（碱基对）
MPFL（内侧髌股韧带），MPTL（内侧髌胫韧带），MPML（内侧髌骨半月板韧带）
benign prostate hyperplasia, BPH（良性前列腺增生）
bizarre parosteal osteochondromatous proliferation，BPOP（奇异性骨旁骨软骨瘤样增生，也称 Nora 病）
blue rubber bleb nevus syndrome，BRBNS（蓝色橡皮大疱痣样综合征，又称 Bean 综合征）
brucellosis（布氏菌病），又名布鲁氏菌病，Malta fever（马耳他热）、地中海弛张热、波浪热
Behcet’s syndrome, BS（白塞综合征）
bone scintigraphy, BS（核素骨显像）
body surface area, BSA（体表面积）
bright stippled aggregates, BSA（聚集的明亮斑点簇）
bisect offset, BSO（髌骨移动率）
balanced steady-state free precession，bSSFP（平衡稳态自由进动），balanced steady-state free precession, bSSFP（3D 平衡稳态自由进动）
broadband ultrasound attenuation，BUA（超声振幅衰减，US 振幅衰减）
thrombosis angiiitis obliterance，TAO（血栓闭塞性脉管炎，也称 Buerger 病）
Buford complex（Buford 复合体），为盂肱中韧带束样增厚伴盂唇前上部缺如
blood urea nitrogen，BUN（血液尿素氮）
bursting heart syndrome（心脏爆裂综合征）

Buschkeollenclorf 综合征(骨斑点症,又称波 - 欧综合征)

blood volume,BV(血容积,血容量)[ml/100ml]

Birmingham vasculitis activity score, BVAS(伯明翰血管炎活动性评分)

bone volume fraction, BV/TV(骨体积分数), BV/TVmin(最低骨体积分数)

BW(带宽)

C

cavernous angiomas,CA(海绵状血管瘤)

extracellular Ca^{2+}, $[Ca^{2+}]o$(细胞外高钙离子水平), intracellular Ca^{2+},$[Ca^{2+}]i$(细胞内钙离子)

chronological age,CA(实际年龄)

congruence angle,CA(髌股顺应性角)

CA199(消化道癌抗原)

carbohydrate antigen 125,CA125(糖链抗原 -125)

carbohydrate antigen 153,CA153(糖类抗原 153)

coracoacromial arch,CAA(喙突肩峰弓,喙肩弓)

CAAT -enhancer -binding proteins, C/EBP(CAAT 增强子结合蛋白), C/EBP 是一类拥有 6 个成员的转录因子家族,包括 C/EBPα 到 C/EBPζ

computer aided diagnosis,CAD(计算机辅助诊断,计算机辅助诊断技术),computer aided design, CAD(计算机辅助设计), computer-aided detection, CAD(计算机辅助监测系统), computer aided detection/diagnosis,CAD(计算机辅助检测和诊断)

cystic adventitial disease of the popliteal artery, CAD-PA(腘动脉外膜囊肿),cystic adventitial degeneration of the popliteal artery(腘动脉囊性外膜变性)

Caffey 病(先天性婴幼儿骨膜增生症,又称婴儿骨皮质增生症)

CAG(糖胺多糖)

cartilaginous acetabular index, CAI(软骨性髋臼指数)

cam impingement(凸轮样撞击征),pincers impingement(钳样撞击征)

cAMP(环腺苷酸)

Camurati-Engelmann 病(进行性骨干发育异常,或称骨干发育异常,又称英格曼病)

chronic necrotizing aspergillosis, CAN(慢性坏死型曲菌病),又称为 semiinvasive aspergillosis(半侵袭性曲霉病)

CAR(加拿大放射学会)

classification and regression tree, CART(分类与回归决策树)

continuous arterial spin labeling, CASL(连续式动脉自旋标记,持续性动脉自旋标记)

Castleman's disease(巨淋巴结增生症,又称 Castleman 病),或 giant lymph node hyperplasia, GLNH(血管滤泡性淋巴样增生)

Cathepsin D(组织蛋白酶 D)

chondroblastoma, CB(软骨母细胞瘤),又名 Codman tumor(成软骨细胞瘤)、良性成软骨细胞瘤

cost-benefit analysis,CBA(成本 - 效益分析)

choline+creatine/citrate, CC/C 比值 [Cho(胆碱)+Cre(肌酸)/ Cit(枸橼酸盐)] 比值]

clear cell chondrosarcoma, CCCS(透明细胞软骨肉瘤)

charge coupled device,CCD(电子耦合原件)

CCD panel sensor(CCD 平面传感器)

cyclic citrullinated peptide, CCP(抗环瓜氨酸多肽), anti-cyclic citrullinated peptide, CCP(抗环瓜氨酸肽)抗体,抗 CCP 抗体(抗环瓜氨酸肽抗体)

chromophobe cell renal carcmoma, CCRC(嫌色细胞肾癌)

chronic compartment syndrome, CCS(慢性骨筋膜室综合征)

clear cell chondrosarcoma,CCS(透明细胞软骨肉瘤)

clear cell sarcoma of tendons and aponeuroses, CCS(肌腱和腱膜的透明细胞肉瘤)

Castleman's disease,CD(巨淋巴结增生症),后又称滤泡性淋巴网状瘤、血管性淋巴错构瘤、良性巨淋巴结、类胸腺样纵隔淋巴结肿大。Localized Castlemanrs disease, LCD(局灶型巨淋巴结增生症)。giant lymph node hyperplasia, GLNH(巨淋巴结增生症)

cluster of differentiation,CD(分化群的概念)

platelet/endothelial cell adhesion molecule(血小板内皮细胞粘连分子,CD31);CD31,也称为血小板内皮细胞粘附分子 1(PECAM-1);抗 CD31(platelet/endothelial cell adhesion molecule)抗体

leucocyte common antigen, LCA,CD45(白细胞共同抗原)

CD-68(巨噬细胞,免疫组织化学指标之一)

CD117(c-kit 原癌基因的蛋白产物),为Ⅲ型酪氨酸

激酶生长因子受体，属免疫球蛋白超家族成员。

color Doppler energy，CDE（彩色多普勒能量），CDF（彩色多普勒超声），color doppler flow imaging，CDFI（彩色多普勒超声，彩色多普勒血流显像技术，彩色多普勒血流成像，彩色多普勒血流显像法），CDI（彩色多普勒成像），CDPI（彩色多普勒能量图），color Doppler ultrasound，CDUS（彩色多普勒超声技术），CDU（彩色多普勒超声检查）

congenital diaphragmatic hernia，CDH（先天性膈疝）

congenital dislocation of the hip，CDH（先天性髋关节脱位）

cDNA microarray analysis（cDNA 微点阵分析法）

conventional digital radiography，CDR（常规数字 X 线摄影）

crowned dens syndrome，CDS（皇冠齿突综合征）

central edge angle，CE 角（中心边缘角）

carcino-embryonic antigen，CEA（癌胚抗原）

cost-effectiveness analysis，CEA（成本 - 效果分析）

CAAT-enhancer-binding proteins，C/EBP（CAAT 增强子结合蛋白），C/EBPα（CCAAT/ 增强结合蛋白）

celery stalk sign（"芹菜茎征"）

cellular neurothekoma（富于细胞的神经粘液瘤）

cementoma（牙骨质瘤）

centrigular displacement（半月板离心性位移）

contrast enhanced MRA，CEMRA（钆对比剂 MRA 增强扫描，对比剂增强磁共振血管成像），3D CE-MRA（三维对比剂增强磁共振血管成像），four-dimensional contrast enhanced magnetic resonance angiography，4D CE-MRA（四维对比增强 MR 血管成像）

c-erbB-2（癌基因）

chemical exchange saturation transfer，CEST（化学交换饱和转移成像）

contrast enhanced ultrasonography，CEUS（超声造影）

computational fluid dynamics，CFD（计算流体动力学）

cerebral fat embolism syndrome，CFE（脑脂肪栓塞综合征）

coronar flow reserve，CFR（冠状动脉血流储备）

calcifying fibrous tumor，CFT（钙化性纤维性肿瘤）

congestive gastropathy，CG（充血性胃病），或 portal hypertensive gastropathy，PHG（门脉高压性胃病）

chromogranin A，CgA（嗜铬素 A，嗜铬蛋白 A，免疫组织化学检查指标之一，嗜铬颗粒蛋白 A，嗜铬粒蛋白 A）

chronic granulomatous disease，CGD（慢性肉芽肿病）

cavernous hemangioma，CH（海绵状血管瘤）

chance node（概率节点）

characterization（特征化）

charcot neuroarthropathy（夏科神经关节病）

charleyhorse（股四头肌僵痛）

Chapel Hill Consensus Criteria，CHCC（Chapel Hill 会议）

chronic hepatitis B，CHB（慢性乙型肝炎）

chemsat（预饱和脂肪抑制）

^{11}C-HED（^{11}C- 对羟麻黄碱）

chemical shift imaging（化学位移成像）

chemical shift selective，CHESS（频率选择化学位移，化学选择性脉冲，化学位移选择性）；chemical shift selective saturation，CHESS（化学位移选择饱和）

Chloroma（绿色瘤）

Choline，Cho（胆碱类化合物，胆碱）

chordoma 或 ecchordosis physaliphora（脊索瘤），notochord（脊索），typical chordoma（典型脊索瘤），chondroid chordoma（软骨瘤样脊索瘤），chondroid chordoma（软骨脊索瘤），dedifferentiated chordoma（未分化型脊索瘤），parachordoma（周围型脊索瘤），the persistent intravertebral notochord canal（永存的椎体内脊索管），parachordoma（副脊索瘤），chordoma periphericum（外周脊索瘤），ecchordosis physaliphora（脊索残余物）。有学者认为"chordoma"是肿瘤，而"ecchordosis physaliphora"不是肿瘤。

chronic overuse syndrome（慢性过度使用综合征）

chondrosarcoma，CHS（软骨肉瘤）

cardiac index，CI（心指数）

confidence interval，CI（置信区间）

CIDP（慢性炎症性脱髓鞘性多发周围神经病）

cine（电影），cine loop（电影回放模式）

congenital insensitivity to pain with anhidrosis，CIPA（先天性无痛无汗症）

CIS 阶段（早期的多发性硬化）

clinically isolated syndrome，CIS（临床孤立综合征）

constructive inference in steady state，CISS（T_2WI 稳

态干扰构成序列）

3D constructive interference in the steady state, 3D-CISS（三维稳态进动结构相干，T_2WI 三维稳态干扰构成序列，薄层三维积极干预稳态序列），constructive interference in steady-state, 3D-CISS（三维稳态相长干扰）

Citrate, Cit（枸橼酸盐）

charcot joint, CJ（夏科氏关节病）

CK（角蛋白，细胞角蛋白，免疫组织化学检查内容之一），cytokeratin, CK（细胞角蛋白 18），cytokeratin-18, CK18（细胞骨架蛋白），CK19（细胞角蛋白 19），CKPan（细胞角蛋白）

CK（血清肌酸激酶，肌酸激化酶，肌酸肌酶）

color kinesis, CK（彩色室壁动力分析）

clinical economic evaluation（临床经济学评价）

chondroid lipoma, CL（软骨性脂肪瘤）

centrilobular fibrosis, CLF（小叶中心性纤维化）

cross-linked iron oxide, CLIO（交联氧化铁微粒，交联化氧化铁）

clip injury（夹击损伤）

cluster of differentiation（抗原决定簇）

chromomycosis, CM（着色真菌病），CM 分为 phaeohyphomycosis, PHM（暗色丝孢霉菌病）和 chromoblastomycosis, CBM（着色芽生菌病）

cost-minimization analysis, CMA（最小成本分析）

congenital muscular dystrophies, CMD（先天性肌营养不良），progressive muscular dystrophy, PMD（进行性肌营养不良）

CME（医学继续教育）

^{11}C-MET（^{11}C- 蛋氨酸）

chondromyxoid fibroma, CMF（软骨黏液样纤维瘤）

chronic myelocytic leukemia, CML（慢性粒细胞性白血病）

carboxymethyllysine-hemoglobin, CML-Hb（羧甲基赖胺酸 - 血红蛋白）

chondromalacia patella, CMP（髌骨软化症）

curved multiplanar reformation, CMPR（曲面多层面重建）

cardiovascular magnetic resonance, CMR（心血管 MR）

conventional MRI, cMRI（传统 MRI）

cytomegalovirus, CMV（巨细胞病毒）

cutaneomeningospinal angiomatosis（皮肤 - 脊膜 - 脊椎血管瘤病），又称 Cobb 综合征

central neurocytoma, CNC（中枢神经细胞瘤）

chronic necrotizing pulmonary aspergillosis, CNPA（慢性坏死性肺曲霉病）

contrast to noise ratio, CNR; contrast noise ratio, CNR（对比噪声比）

category name retrieval test, CNRT（种类名称提取测试）

cardiac output, CO（心肌每分输出量）

iliac vein compression syndrome（髂静脉受压综合征），也称 Cockett 综合征或 May-Thurner 综合征

Codman 瘤（软骨母细胞瘤，又称成软骨细胞瘤）

coherence（黏合）伪影

cold paresis（寒冷麻痹）

C- Ⅲ, type Ⅲ collagen（Ⅲ型胶原蛋白）

C- Ⅳ, type Ⅳ collagen（Ⅳ型胶原蛋白，Ⅳ型胶原）

collateral ligament proper（固有侧韧带）

compartment syndrome（肌筋膜室综合征）

congential-infantile fibrosarcoma（先天性婴儿型纤维肉瘤），也称婴儿型纤维肉瘤

contractile fasciculation（伸展性束颤）

contrast-enhanced imaging（对比增强成像），contrast enhanced ultrasound（对比增强超声）

contusion（肌肉挫伤）

cryptogenic organizing pneumonia, COP（隐源性机化性肺炎），原称 BOOP

chronic obstructive pulmonary disease, COPD（慢性阻塞性肺疾病）

coracoacromial ligament（喙肩韧带）

coronal STIR-FSE（冠状位快速自旋回波短 TI 反转恢复序列）

coronal T_2 fat-suppressed imaging（自旋回波 T_2 冠状位抑脂序列）

coronal and axial PD imaging（冠状位和横断位质子密度加权序列）

Cox Asckievirus（柯萨奇病毒），Cox A16（A16 型）

calibration phantom, CP 体模（四标样固体校验体模），quality assurance phantom, QA 体模（质量保证体模）

chronic periaortitis, CP（慢性主动脉周围炎）

CP（铜蓝蛋白）

congenital polydactyly, CP（先天性多指畸形）

CPD（持续专业发展）

Carr-Purcel-Meiboom-Gill（CPMG）序列
calcium pyrophosphate dehydrate，CPPD（双水焦磷酸钙晶体）
curved planar reconstruction，CPR（曲面重建），或curred multiplanar reformation，CPR（曲面重建）
CPT（肉碱软酯酰转移酶）
computed radiography，CR（计算机X线摄影术）
creatine，Cr，Cre（肌酸，代表神经元和神经胶质的能量代谢）
Cr/PCr（肌酸/磷酸肌酸）
crazy paving appearance（碎石路征）
chronic renal failure，CRF（慢性肾功能衰竭）
cerebral radiation injuries，CRI（放射性脑损伤）
cysticradiolucencies，CRL（骨质内囊性变）
CRMO（慢性复发性多灶性骨髓炎）
C-reactive protein，CRP（C反应蛋白）
clinic-radiologic-pathologic diagnosis，CRP diagnosis（临床-影像-病理诊断）
cathode ray tube，CRT（阴极射线管），Cathode Ray Tube（CRT显示器）
cross-sectional area，CSA（横截面积，横断面积）；CSAC（椎管横断面积）；CSADS（硬膜囊横截面积）
cross-sectional MPR（横断面多平面重建）
cat-scratch disease，CSD（猫抓病），又称良性淋巴网状细胞增多症
closed spinal dysraphism，CSD（闭合型神经管闭合不全）
CSE（常规自旋回波）
chemical shift imaging，CSI [磁共振化学位移成像，（多体素的）化学位移成像，MR化学位移成像，化学位移成像，即MR波谱分解成像技术]，即in phase imaging/opposed phase imaging，IPI/OPI（同相位/反相位成像），CSI（三维化学位移），CSI（化学位移成像定位方法），又称MV技术；CSR（化学位移率）
cervical spordylotic myelopathy，CSM（脊髓型“颈椎病”）
corticospinal tract，CST；cortical spinal tract，CST（皮质脊髓束）
CT（计算机断层检查），HRCT（高分辨力CT），micro-CT（显微CT），peripheral QCT，pQCT（周围骨定量CT），QCT（定量CT），volumetric QCT，vQCT（容积QCT）
calcitonin，CT（降钙素）
computed tomography angiography，CTA（CT血管成像），CT arteriography，CTA（CT血管造影，或CT动脉造影，动脉造影CT）
computed tomography during arterial portography，CTAP（动脉法门静脉造影CT扫描，动脉期CT门脉造影，动脉性门静脉造影CT，动脉性门脉CT成像检查，经动脉门静脉造影性CT，经肠系膜上动脉-门脉增强肝脏CT扫描，经动脉门静脉CT成像）；spiral CT during arterial portography，SCT-AP（螺旋CT动脉门脉造影），three-dimensional CTAP，3D-CTAP（动脉性门静脉造影CT三维重建像）
connective tissue disease，CTD（结缔组织病）
lymphangiography，CTL（淋巴管造影CT）
CT myelography，CTM（CT脊髓造影，脊髓CT造影），即CT椎管成像
CT perfusion，CTP（多层螺旋CT灌注成像，CT灌注成像），CT perfusion imaging，CTPI（CT灌注成像）
cardiothoracic ratio，CTR（心胸比率）
carpal tunnel syndrome，CTS（腕管综合征），俗称鼠标手
direct CT venography，CTV（下肢静脉CT造影）
CT virtual gastroscopy，CTVG（CT仿真胃镜）
CT venography and pulmonary angiography，CTVPA（MSCT肺动脉和下肢静脉成像联合扫描，CT静脉
血管成像和肺动脉血管成像联合扫描），combined CT venography and pulmonary angiography，
CTVPA（CT肺动脉造影联合间接法下肢静脉造影）
cost-utility analysis，CUA（成本-效用分析）
CUBE-FLEX（MR三维容积采集水脂分离技术）
CV（变异系数）
common variable immunodeficiency，CVID（普通变异型免疫缺陷病）
two-compartment exchange model，2CXM（两室腔药代动力学模型）
cystic lymphangioma（囊性淋巴管瘤）
cytokerantin-19-fragment，CYFRA21-1（细胞角蛋白19的可溶性片段，细胞角质素）

D

two dimension, 2D(二维), three dimension, 3D(三维), four dimension, 4D(四维)

degree of anisotropy, DA(各向异性程度,各向异性度)

2D TOF MRA(心电门控二维时间飞跃 MR 血管成像)

3D TOF-MRA(三维时间飞跃法 MR 血管成像)

3D constructive inference in steady state, 3D-CISS(三维稳态构成干扰序列)

3D FSPGR(无间隔三位扰相梯度回波,三维快速扰相梯度回波)

three-dimensional proton MR spectroscopic imaging, 3D MRSI(3D 氢质子磁共振波谱成像)

3D-volumetric interpolated breath-hold examination, 3D-VIBE(三维容积式内插法屏气检查)

DAB(二氨基联苯胺)

death-associated protein kinase-1, DAPK1(死亡相关蛋白激酶)

dark disc("黑间盘")

data acquisition system, DAS(数据采集系统)

disease activity score, DAS 评分(疾病活动性评分), DAS28(疾病活动指数 28), disease activity score, DAS28 评分(临床活动度评估)

dashboard injury(仪表盘式损伤)

dorsal articular surface width, DAW(背侧关节面宽度), palmar articular surface width, PAW(腹侧关节面宽度)

dark-field contrast, DC(暗视场对比)

average fiffusion coefficient, DCavg(平均扩散系数,平均扩散系数图)

decompensation cirrhosis, DCC(失代偿期肝硬化)

dynamic contrast enhancement MRI, DCE-MRI(常规 MR 动态增强,动态对比增强 MRI,动态增强 MRI, MRI 动态增强扫描 MRI), 3D DCEMRA (3D 对比增强 MRA)

decompression sickness, DCS(潜水减压病)

double-contour sign, DCS(双轮廓征)

dural sac cross-sectional area, DCSA, D-CSA(硬膜囊横断面积)

Dallas discogram description, DDD(达拉斯 CT 椎间盘造影评价系统)

degenerative disc diseases, DDD(椎间盘退变性疾病)

developmental dysplasia of the hip, DDH(发育性髋关节发育不良,髋臼发育不良,发育性髋关节异常,髋关节发育不良)

dedifferentiated liposarcoma, DDLS(去分化脂肪肉瘤)

double end gel electrophoresis, 2-DE(双向凝胶电泳)

decision tree(决策树), decision node(决策节点)

dual energy CT, DECT(双能量 CT), DE-CTPA(双能量 CT 肺动脉成像)

driven equilibrium Fourier transform, DEFT(驱动平衡傅立叶变换), 3D-DEFT(三维驱动平衡傅立叶转换)

degenerative osteoarthrosis(退行性骨关节病), hypertrophic arthritis(也称增生性关节炎), degenerative arthritis(变性性关节炎)

dysplasia epiphysealis hemimelica, DEH(半肢骨骺发育异常,又称 Trevor 病、良性骨骺骨软骨瘤、单侧骨骺发育不良、跗骨骨骺连续症等)

diffraction enhanced imaging, DEI(衍射增强成像)

demarcation rim(分界边)

de novo synthesis of unique imaging agents(探针合成途径)

dual energy subtraction, DES(双能减影)

desmin, DES(结蛋白,对结蛋白,免疫组织化学检查内容之一)

dual-echo steady state, DESS(稳态双回波,双回波稳态)

3D dual excitation in the steady state sequence with fat satuation(三维双激励脂肪饱和稳态序列)

three-dimensional double-echo steady state, 3D-DESS (三维双回波稳态,三维双重回波稳态)

dual energy X-ray absorptiometry, DEXA(双能 X 线吸收测量法,双能 X 线吸收测量仪)

diabetic foot, DF(糖尿病足)

DF(纤维肉瘤), dermatofibrosarcoma protuberan, DFSP(隆突型皮肤纤维肉瘤,皮肤隆突性纤维肉瘤)

desmoids-type fibromatosis, DF(侵袭性纤维瘤病,又称韧带样型纤维瘤病),也称 desmoids tumor,

DT(韧带样瘤、硬纤维瘤)

display field of view, DFOV(重建范围)

delayed gadolinium-enhanced MR imaging of cartilage, dGEMRIC（MR 软骨延迟增强扫描技术，延迟增强软骨成像，延迟钆增强 MR 软骨成像，软骨延迟动态增强 MRI，软骨延迟动态增强成像，延时钆增强软骨磁共振成像技术，软骨的延迟钆增强 MRI，延迟钆增强磁共振成像，延迟动态增强软骨 MRI 技术）

delayed gadolinium-enhanced MR imaging, dGEMRI（延迟钆增强 MRI）

diagnostic nerve block（诊断性神经阻滞法）

Diastematomyelia（脊髓纵裂）

digital imaging and communication in medicine, DICOM（医学数字成像和传输，医学数字影像和通信（标准），医学数字成像与通信标准）

diffusion tensor magnetic resonance micro-imaging（扩散张量显微磁共振成像）

digital fibromatosis（手指纤维瘤病）

distal interphalangeal point, DIP（远侧指间关节，远位指间，远端指间关节）; distal interphalangeal joint, DIPJ（远节指间关节）; PIP（近位指间，近端指间关节）

Diplomyelia（双脊髓）

dual inversion recovery, DIR（双重反转恢复）

discounting（年贴现率）

DISH（特异性脊柱肥大症，特发性泛发性骨质增生症）

diet induced thermogenesis, DIT（饮食诱导性产热）

divergent（分离移位性损伤）

disseminated lymphangiomatosis, DL（弥漫性淋巴管瘤病）

diffuse large B-cell lymphoma, DLBCL（弥漫性大 B 细胞淋巴瘤）

direct lymphography, DLG（直接淋巴管造影）

dose length product, DLP（剂量长度乘积）

degenerative lumbar spondylolisthesis, DLS（退变性腰椎滑脱）

degenerative lumbar spinal disease, DLSD（退变性腰椎疾病）

dermatomyositis, DM（皮肌炎）

Data Mining, DM（数据挖掘）

diabetic muscle infartion, DMI（糖尿病性肌肉梗死）

default mode network, DMN（静息状态默认网络）

dynamic MRI, dMRI（动态增强 MRI）

dimethyl sulfoxide, DMSO（二甲亚砜）

diffuse neuroendocrine system, DNES（弥散神经内分泌系统），DNES 是具有分泌功能的神经元和有 amine precursor uptake and decarboxylation, APUD（摄取胺前体脱羧功能）的细胞的统称

degenerative osteoarthrisis, DOA（退行性骨关节炎）

difference of Gaussian, DOG（高斯差分）

delay onset muscle soreness, DOMS（延迟性肌肉酸痛，运动后延迟性肌肉酸痛）

dysbaric osteonecrosis, DON（减压性骨坏死）

diabetic osteoporosis, DOP（糖尿病性骨质疏松症）

Dopastatin（多巴胺受体的嵌合体）

Doppler（多普勒），, Doppler effect（多普勒效应），Doppler shift（多普勒频移），Doppler tissue velocity, DTV（多普勒组织速度图），Doppler tissue acceleration, DTA（多普勒组织加速度图），

Doppler tissue energy, DTE（多普勒组织能量图），Doppler tissue pulse wave, DTPW（多普勒组织频谱图），Doppler tissue M-mode, DTM-mode（多普勒组织 M 型）

single oreo cookie（单层馅饼征），double oreo cookie sign（双层馅饼征）

dual-photon absorptiometry, DPA（双能光子测量仪，双光子吸收法），single photon absorptiometry, SPA（单光子骨矿分析仪）

disseminated peritoneal adenomucinosis, DPAM（弥散性腹膜黏液腺瘤病）

digital radiography, DR（数字化 X 线摄影术），digital radiology, DR（数字化 X 线照片）

dialysis-related amyloidosis, DRA（透析相关性淀粉样变性），也称作 β_2 microglobulin amyloidosis, $A\beta_2M$（β_2 微球蛋白淀粉样变性病）

digital rectal examination, DRE（直肠指检）

depth-resolved surface coil spectroscopy, DRESS（深部分辨表面线圈波谱，深部分辨表面线圈波谱分析法，深部分辨表面波谱分析法）

dorsal root ganglion, DRG（背根神经节、后根神经节），dorsal root ganglia, DRG（脊神经节）

drug candidates（药物候选者）

distal radioulnar joint, DRUJ（桡尺远侧关节）

driven equilibrium Fourier transfer imaging（驱动平衡傅里叶转换成像）

degenerative spondylolisthesis, DS（退变性脊柱前

滑脱)

digital subtraction angiography, DSA(数字减影血管造影)

destruction spondyloarthropathy,DSA(破坏性脊柱关节病)

dynamic susceptibility contrast-enhanced, DSC(动态磁敏感对比剂增强)

dynamic susceptibility contrast-enhanced perfusion MR imaging,DSCE-MR(动态磁敏感性对比增强 MR 灌注成像)

dural sac cross-sectional area, DSCA, DCSA(硬膜囊横截面积)

dual-source CT,DSCT(双源 CT)

dual source CT coronary angiography, DSCTCA(双源 CT 冠状动脉血管成像)

dynamic susceptibility contrast MRI, DSC-MRI(T_2*加权成像序列,即动态磁敏感增强 MRI)

dynamic susceptibility contrast-enhanced MRI, DSC-MRI(动态磁敏感对比增强 MRI)

doubling time,DT(倍增时间)

desmoid tumor, DT(硬纤维瘤), DT(韧带样纤维瘤),又称 aggressive fibromatosis(侵袭性纤维瘤病)或 desmoid-type fibromatosis(韧带样型纤维瘤病)

desmoplastic fibroma,desomid tumor of bone(发生在骨骼系统的侵袭性纤维瘤病统称为骨侵袭性纤维瘤,骨韧带样纤维瘤,或骨促结缔组织增生性纤维瘤)

diffusion tensor imaging, DTI(扩散张量成像,或弥散张量成像)

diffusion tensor tractography, DTT(扩散张量纤维束示踪成像,纤维示踪技术)

3D dual excitation in the steady state sequence with fat satuation(三维双激励脂肪饱和稳态序列)

diastolicv velocity,DV(舒张期末流速)

dorsoventral head height, DVH(内侧面宽度,即腹背方向高度)

deep venous thrombosis, DVT(深静脉血栓,深静脉血栓形成), venous thromboembolism, VTE(静脉栓塞症)

diffusion weighted imaging, DWI(扩散加权成像,弥散加权成像)

diffusion weighted imaging with background body signal suppression,DWIBS(MR 背景抑制扩散成像,背景信号抑制扩散加权成像,背景抑制扩散加权成像序列)

diffusion-weighted whole-body imaging with background body signal suppression, DWIBS(MR 背景信号抑制全身 DWI,背景信号抑制扩散加权体部成像,背景抑制全身扩散加权成像,全身扩散背景抑制技术,背景抑制扩散加权全身成像技术,背景躯体信号抑制的 MR 全身扩散加权成像),也称“类 PET”技术

diffusion weighted magnetic resonance neurography, DW-MRN(扩散加权磁共振神经成像)

three-dimensional diffusion-weighted reversed fast imaging with steady state precession, 3D DW-PSIF(三维扩散加权反转稳态进动快速成像)

dual-energe X-ray absorptiometry, DXA, DEXA, dual X-ray absorptiometry, DXA(双能 X 线吸收测定法,双能 X 线骨密度仪,双能 X 线吸收法,双能 X 线吸收测量法,双能 X 线吸收仪)

DynaWell L-spine(戴纳维应力器)

E

epithelioid angiosarcoma,EA(上皮样血管肉瘤)

exponent apparent diffusion coefficient, eADC(指数表观扩散系数)

electroanatomic mapping,EAM(电解剖标测系统)

epithelioid angiomyolipoma, EAML(上皮样血管平滑肌脂肪瘤)

experimental autoimmune neuritis,EAN(实验性自身免疫性神经炎)

EB 病毒(人类疱疹病毒)

extrathoracic bronchogenic cyst,EBC(胸外支气管囊肿), ectopic bronchial cyst, EBC(异位支气管囊肿)

electric beam computed tomography, EBCT(电子束 CT)

evidence based medicine,EBM(循证医学),evidence medicine(循证医学), EBHC(循证保健学), evidence-based medical imaging, EBMI(循证影像学),EBR(循证放射学)

ECD(Erdheim-Chester 病是罕见的非朗格汉斯组织细胞增生症,又称脂质性肉芽肿、多骨硬化性组织细胞增生症、非朗格汉斯细胞组织增生症)

electrocardiography, ECG(心电图)
extracellular matrix,ECM(细胞外基质)
emission computed tomography, ECT(发射型计算机体层扫描术,发射 CT)
effective dose,ED(有效剂量)
enhancement degree,ED(强化程度)
exposure data recognizer,EDR(曝光数据识别)
expanding disability status scale, EDSS(扩展残疾状态分数,扩展残疾状况量表)
ethylenediamine tetraacetic acid, EDTA(乙二胺四乙酸钠)
end-diastolic volume, EDV(舒张末期容量,或舒张末期容积)
electroencephalography,EEG(脑电图)
EER(早期强化率)
extraskeletal Ewing's sarcoma,EES(骨外尤文肉瘤)
extravascular extracellular space,EES(血管外细胞外间隙)
elastofibroma dorsi,EFD(背部弹力纤维瘤)
effective labeling width(有效标记宽度)
effectiveness(效果值)
electro magnetic radiation(电磁辐射), electro magnetic spectrum(电磁波谱)
electron-hole pair(电子空穴对), electronic cassette(电子暗盒), electronic linear scanner(电子线形扫描器), electronic pair effect(电子对效应), electronic phased array scanner(电子相控阵扫描器)
epidural flow void,EFV(血管流空信号)
eosinophilic granuloma,EG(骨嗜酸细胞性肉芽肿), eosinophilic granuloma of bones, EGB(骨嗜酸性肉芽肿,骨嗜酸细胞性肉芽肿),又称 localized Langerhans-cell histiocytosis of bone(局限性朗格汉斯细胞组织细胞增生症)
epidermal growth factor, EGF(表皮生长因子), EGFR(表皮生长因子受体)
epithelioid hemangioendothelioma, EH(上皮样血管内皮细胞瘤),epithelioid hemangioendothelioma, EHE(上皮样血管内皮瘤,上皮样血管内皮细胞瘤病,亦称组织细胞样血管瘤、组织细胞样血管内皮细胞瘤和硬化性内皮样肉瘤);hepatic epithelioid hemangioendothelioma,
HEHE(肝上皮样血管内皮瘤), Neoplasms of the perivascular epithelioid cell, PEComas, PEC(血管周围上皮样细胞瘤), pulmlonary epithelioid hemangioendothelioma, PEH(肺上皮样血管内皮瘤),又称 IVBAT(血管内支气管肺泡肿瘤)
EI 值(X 线曝光指数)
enzymeimmunoassay, EIA(酶免疫分析法)
Eigenvalue(本征值),Eigenvector(本征向量)
elastography(弹性成像)
early lung cancer action project, ELCAP(国际早期肺癌行动计划)
enzyme-linked immunosorbent assay, ELISA(酶联免疫吸附法,固相夹心法酶联免疫吸附实验,酶联免疫吸附试验)
epithelial membrance antigen, EMA(上皮细胞膜抗原,上皮膜抗原,免疫组织化学检查内容之一)
maximum percentage of enhancement, E_{max}(最大强化率,灌注峰值增强百分率,峰值增强百分率,最大线性斜率)
extra skeletal myxoid chondrosarcoma, EMC(骨外软骨肉瘤,骨外黏液软骨肉瘤), extraskeletal mesenchymal chondrosarcoma, EMC(骨外间叶型软骨肉瘤)
EMCL(骨骼肌肌细胞外脂质)
extramedullary hematopoictic,EMH(髓外造血)
extraosseous plasmacytoma, EOP(骨外浆细胞瘤), extramedullary plasmacytoma, EMP(髓外浆细胞瘤), extramedullary plasmacy, EP(髓外浆细胞瘤), solitary plasmacytoma of bone, SPB(孤立性骨浆细胞瘤), WHO 将 SPB 和 EMP 统称为 solitary plasmacytoma,SP(孤立性浆细胞瘤)
endomesenchymal tract(内胚层间充质束)
European Neuroendocrine Tumor Society, ENETS(欧洲神经内分泌肿瘤学会)
endoglin,ENG(基因)
end effect(终末效应)
enterogenous cyst(肠源性囊肿),又称 neurenteric cyst(神经肠性囊肿)
erosive osteoarthritis,EOA(侵蚀性骨性关节炎)
excretory phase,EP(分泌期)
echo planar imaging, EPI(回波平面成像,单次激发平面回波成像,平面回波序列,平面回波成像); SSEPI(单次激发快速自旋回波成像), spin echo-echo planar imaging, SE-EPI(T_2 加权), gradient

echo-echo planar imaing, GE-EPI（重 T_2 加权）, inversion recovery echo planar imaging, IR-EPI（T_1 加权）, echo planar imaging diffusion-weighted magnetic resonance imaging, EPI-DWI（扩散加权平面回波成像）

epidural abscess（硬膜外脓肿）

echo planar imaging DWI, EPI-DWI（回波平面 DWI，平面回波扩散加权成像）

breath-hold single-shot EPI-DWI（屏气单次激发扫描技术）, free-breathing multiple-averaging single-shot EPI-DWI（自由呼吸多次平均扫描技术）

estrogen receptor, ER（雌激素受体，雌二醇受体）

enhancement-rates, E-rates（强化率）

extrarenal rhabdoid tumor, ERRT（肾外恶性横纹肌样瘤）

ERS（欧洲呼吸病学会）

ERT（酶替代治疗）

endolymphatic sac, ES（内淋巴囊）

epithelioid sarcoma, ES（上皮样肉瘤）

extracapsular spread, ESC（包膜外受侵）

enhancement slope, ES（强化斜率，增强斜率）, steepest enhancement slope（最陡增强斜率）

Esees-Lopresti（艾 - 洛）骨折是指桡骨头骨折合并下尺桡关节脱位

extrapleura solitary fibrous tumor, E-SFT（胸膜外孤立性纤维瘤）

epitenon synovium giant cell tumor, ESGCT（腱鞘滑膜巨细胞瘤）

electrospray ionization tandem mass spectrometry, ESI-MS/MS（电喷雾电离质谱分析）

erythrocyte sedimentation rate, ESR（血沉，红细胞沉降率）

end-systo1ic volume, ESV（收缩末期容量，或收缩末期容积）

ejection time, ET（射血时间）

endothelin-l, ET-1（内皮素 -l）

enhancement time curves, ETCs（时间 - 信号强度曲线，增强 - 时间曲线）

echo train length, ETL（回波序列（链）长度）

Ellis-van Creveld（EVC）综合征（软骨外胚层发育不良）

event-related（事件相关设计）

Enterovirus 71, EV71（肠道病毒 71 型）

epidural venous plexus, EVP（硬膜外静脉丛）, epidural venography（硬膜外静脉成像）

Ewing's sarcoma, EWS（尤文肉瘤，Ewing 肉瘤）; Ewing's sarcoma of bone, ESB（骨尤文肉瘤，骨 Ewing 肉瘤）; extraosseous Ewing's sarcoma, EOE; extraskeletal Ewing's sarcoma（骨外尤文肉瘤，骨外 Ewing 肉瘤）

expansile osteolysis（扩张型骨溶解）

extra-abdominal fibromatosis（腹壁外纤维瘤病）

F

flip angle, FA（反转角）

fractional anisotropy, FA（各向异性分数，部分各向异性分数，部分各向异性，部分各向异性图，各向异性分量，各向异性指数，各向异性比值），FA 是扩散张量的各向异性成分与整个扩散张量的比值，也就是归 1 后的扩散张量，反映了扩散椭球的形状

fiber assignment by continuous tracking, FACT（纤维分配连续示踪技术）

femoroacetabular impingement, FAI)（femoroacetabular impingement syndrome, FAI（髋关节撞击综合征，髋臼撞击综合征）, cam impingement（凸轮样撞击征，凸轮型撞击）, pincers impingement（钳样撞击征，钳夹型撞击）

flow-sensitive alternating inversiong recovery, FAIR（流入敏感性交替反转恢复技术，血流敏感性的交替反转恢复）

flow sensitive alternating inversion recovery with an extra radiofrequency pulse, FAIRER（外在射频脉冲的的血流敏感性交替反转恢复）

flow-sensitive alternating inversion recovery exempting separate T_1 measurement, FAIREST（流速敏感交替反转恢复免除独立 T_1 测量）

fractional alleilic loss, FAL（部分等位基因缺失）

fast acquisition with multiple excitation, FAME（多次激发快速采集技术）

familial adenomatous polyposis, FAP（家族性腺瘤性息肉病）

FAQ（常见问题解答）

fast twitch muscle（快肌）

FAT（脂肪量）, fat saturation method（脂肪饱和法）, fat saturation, FATSAT，又称 CHEMSAT/CHESS

（脂肪饱和序列）

fat-blood interface, FBI; fat-blood interface sign, FBI sign（脂肪 - 血液界面征,FBI sign）

fetal bovine serum, FBS（胎牛血清）

fibrous cortical defect, FCD（纤维骨皮质缺损,纤维皮质缺损）

fixed charge density,FCD（固定电荷密度）

F-18 fluorocholine,FCH（^{18}氟胆碱）

fibrous dysplasia, FD（纤维结构不良）,可分为 monostotic（单骨型）和 polyostotic（多骨型）

fibrous dysplasia of bone, FDB（骨纤维异常增殖症）,现称为纤维结构不良

^{18}F-fluorodeoxyglucose, ^{18}F-FDG; fluorine-18 fluoro-deoxy-glucose, FDG（^{18}F 脱氧葡萄糖,氟代脱氧葡萄糖）, fluorodeoxyglucose, FDG（脱氧葡萄糖,氟脱氧葡萄糖）,F-18 fluorodeoxy- D- glucose,

FDG（^{18}氟脱氧葡萄糖）, FDG（2-[fluorine-18]fluoro-2-deoxy-D-glucose）-PET 成像,

2-^{18}F-fluolo-2-deoxy-D-glucose, ^{18}F-FDG（葡萄糖同功异质体）

flexor digitorum profundus, FDP（指深屈肌腱）, flexor digitorum superficialis, FDS（指浅屈肌腱）

field echo, FE（场回波）

finite element, FE（有限元）; finite element analysis, FEA（有限元分析,有限元分析法）

femoroacetabular impingement（股骨髋臼碰撞综合征）

femoral head-neck off-set（股骨头颈偏距）

Fenh（增强因子）

γ-Fe_2O_3（磁赤铁矿）,Fe_3O_4（磁铁矿）

Feridex（菲立磁）

ferumoxides（超顺磁性氧化铁）, Ferumoxides 或 SPIO（超顺磁性三氧化二铁制剂）,

Ferumoxtran-10 或 US-PIOs（超小超顺磁性三氧化二铁制剂）

fat embolism syndrome, FES（脂肪栓塞综合征）

fatigue fracture, FF（疲劳性骨折）

FF（脂肪分数）, fat fraction, FF（脂肪分数值）, fat fraction%, FF%）（percent fraction %, FF%（脂肪百分含量,脂肪含量）,脂肪含量 = 脂水比 /（脂水比 +1）× 100%

fast field-cycling, FFC（快速梯度回路）

full field digital mammography, FFDM（全视野数字化乳腺摄影,全数字化乳腺摄影）

fast gradient echo, FGE, fast gradient echo, FGRE, FFE（快速梯度回波）

^{18}F-FET（氟代乙基酪氨酸）

^{18}F-fluorodopamine（^{18}F- 氟多番）

^{18}F-FMISO（^{18}F- 氟硝基咪唑）

fractional flow reserve, FFR（部分血流储备分数）; DeFACTO（“根据解剖 CTA 定量 FFR”）; DISCOVER-FLOW（“无创性 FFR 评估诊断导致缺血的狭窄病变”）

fast Fourier transform, FFT（快速傅里叶变换）

focal ground glass opacity, fGGO（局灶性磨玻璃密度影）

femoral head extrusion index, FHEI（股骨头突出指数）

fibroblastic/myofibroblastic tumours（纤维母细胞 / 肌纤维母细胞肿瘤）

fibroneuro-vascular bands（纤维神经血管带）

fibrous xanthoma（黄色纤维瘤）

free induction decay, FID（自由感应衰减）, free induction decay signal, FID（自由感应衰减信号）

balance steady state free precession, B-SSFP（平衡稳态自由进动）,不同厂家分别称为快速平衡稳态成像,稳态采集快速成像,快速 T_2WI 序列即快速稳态进动采集序列,快速成像稳态采集,三维稳态进动快速成像,快速稳态自由进动序列, fast imaging employing steady-state acquisition, FIESTA（快速稳态进动成像）、fast imaging with steady-state precession, FISP（稳态进动快速成像）和真实稳态自由进动,真稳态进动快速序列, true fast imaging with steady-state precession, true FISP; three-dimensional Fourier transformation, 3DFT（真实稳态自由进动序列）;平衡稳态自由进动序列在 Siemens 称为 True FISP,在 GE 称为 FIESTA,在 Philips 称为平衡快速场回波（B-FFE）

three-dimensional fast imaging employing steady-state acquisition, 3D FIESTA（三维稳态采集快速成像,稳态进动快速三维成像）: 3D-FIESTA 序列是 Balance-SSFP 在 GE 公司的名称;在 Siemens 公司称之为 true fast imaging with steady-state precession, True FISP（真稳态进动快速成像）;在 Philips 公司称之为 balance fast field echo, B-FFE（平衡式快速场回波）

3D-FIESTA-c（三维循环相位稳态采集快速成像序列，三维稳态进动快速成像）：3D-FIESTA-c 是 3D-FIESTA 序列的改进，在 Siemens 公司的设备上被称为 3D-CISS（三维稳态进动结构相干）

international federation of gynecology and obstetrics，FIGO（国际妇产科协会）

firefly luciferase（萤光素酶）

fast inversion recovery motion，FIRM（快速反转恢复运动抑制序列），fast inversion recovery motion insensitive sequence，FIRM（快速 T_1WI，即反转恢复运动抑制序列）

first-order gradient moment，m_1（磁场梯度 - 阶矩）

fast imaging with steady-state precesston，FISP（稳态进动快速成像），time reversal of FISP，PSIF（时间反转稳态进动快速成像）

fluorescein isothiocyanate，FITC（异硫氰酸荧光黄）

fluid attenuated inversion reeovery，FLAIR（液体衰减反转恢复成像，液体抑制的（流动衰减）反转恢复，液体衰减反转恢复序列，液体衰减反转恢复序列）

fast low angle shot，FLASH（小反转角激励，快速小角度激发序列）

gradient eho sequence，fast low angle shot；T_1W-3D GRE sequence，FLASH（T_1 加权快速小角度激发梯度回波序列），three-dimensional fast low angle shot imaging，3D-FLASH（三维快速小角度激发成像序列）

fibrolamellar carcinoma，FLC（纤维板层肝细胞癌），fibrolamellar hepatocellular carcinoma，FL-HCC（纤维板层型肝细胞癌，肝纤维板层样肝癌）

fatty liver disease，FLD（脂肪性肝病）

FLEX（组织成份成像）

flexion cervical MRI（颈椎过屈位 MR 扫描）

fibrolipomatous hamartoma，FLH（纤维脂肪瘤性错构瘤）

fluids artificially effused（非自然渗液）

fast multiplanar spoiled gradient-echo，FMPSPGR（快速多层面扰相梯度回波）

functional magnetic resonance imaging，fMRI（功能磁共振成像）

fast multiplanar spoiled gradient-echo，FMSPGR（快速多平面毁损梯度回波）

FNA（股骨颈前倾角），femoral head-neck offset（股骨头颈偏距）

false negative，FN（假阴性），false negative fraction，FNF（假阴性概率）

甲 - 髌综合征命名较多，又称遗传性指甲 - 骨发育不良、家族性爪甲骨发育障碍、Fong 综合征、Turner 综合征

fibrodysplasia ossificans progressive，FOP（进行性骨化性纤维发育不良）

myositis ossificans progressive，MOP（进行性骨化性肌炎），又称为 fibrodysplasia ossificans progressive，FOP（进行性骨化性纤维发育不良），Munchmeyer 病

follicular occlusion triad，FOT（毛囊闭塞三联症）

field of view，FOV（视野）

first-pass period，FP（首过期）

false positive，FP（假阳性），false positive fraction，FPF（假阳性概率）

flat panel detector，FPD（平板探测器）

FRFSE（快速恢复快速自旋回波）

stress fracture（应力性骨折），march fracture（行军骨折），亦称 fatigue fracture（疲劳骨折）

free receiver operating characteristic，FROC（无条件限制性 ROC）

from bench to bedside（从实验室到病床边）

Florid Reactive Periostitis，FRP（富炽性反应性骨膜炎）曾有多种名称：

如骨化性肌炎、纤维骨性假瘤、parosteal fasciitis（皮质旁筋膜炎）、nodular fasciitis、fasciitis ossificans、parosteal osteochrondromatous proliferation

framingham risk score，FRS（Framingham 危险积分）（有关冠心病）

fat suppression，FS（脂肪抑制序列，脂肪抑制）

FSD-bSSFP（平衡稳态自由进动序列非增强 MRA 技术）

flow-sensitive dephasing，FSD（血流敏感散相，血流敏感梯度）

FSD-bSSFP（平衡稳态自由进动序列非增强 MRA），balance steady-state free precession，bSSFP（平衡稳态自由进动）

fast spin echo，FSE（快速自旋回波序列，快速 SE，快速自旋回波序列）

fast spin-echo DWI，FSE-DWI（快速自旋回波 DWI）

3D fat-suppressed echo planar imaging，3D FS EPI

（三维脂肪抑制回波平面成像序列）
FS-3D-FISP（脂肪抑制三维稳态旋进快速成像）
fat-suppressed 3D fast low angle shot，FS-3D-FLASH（脂肪抑制三维快速小角度成像）
FSE FS T_2WI（脂肪饱和快速自旋回波 T_2 加权序列）
FS-3D-FISP；3D-True FISP（脂肪抑制三维稳态旋进快速成像）
FSH（促卵泡成熟素）
FS-PD 序列（脂肪抑制质子密度加权序列）
fat saturation proton density weighted imaging，FS-PDWI（抑脂质子密度加权成像序列）
3D-fast spoiled gradient recalled echo，3D-FSPGR；3D-FSPGR（三维扰相梯度回波脂肪抑制，三维快速扰相梯度回波）
快速扰相梯度回波同相或反相位成像（fast spoiled gradient recalled echo in-phase/opposedphase imaging，FSPGR IP/OP）；二维快速扰相梯度回波同/反相位成像（2D FSPGR in-phase/ opposed-phase，2D FSPGR IP/OP）
three-dimensional fat suppression spoiled gradient echo，3D-FS-SPGR[脂肪抑制小角度激发梯度回波序列（例如 FS-SPGR 序列）；三维脂肪抑制扰相梯度回波，三维抑脂扰相梯度回波]
functional spinal unit，FSU（脊椎功能单位）
fiber tracts，FT（示踪纤维），fiber tractography，FT（纤维束示踪技术，纤维示踪技术）
FT 图（扩散张量的示踪图），fiber tractography，FT（纤维束示踪技术图）
three-dimensional Fourier transform，3D-FT（三维傅立叶转换序列）
FTA 角（股骨长轴与胫骨长轴之间的夹角）
fibroma of tendon sheath，FTS（腱鞘纤维瘤）
full-scan（全程扫描）
funnel-map（漏斗图）
fusion imaging（融合成像）
the fibular width，FW（腓骨宽度）
full width at half maximum，FWHM（全宽半高值，半高全宽）

G

Gauss，G（高斯），Gaussian pulse（高斯脉冲）
γ-GABA（γ- 氨基丁酸）
glycosa minoglycan，GAG（黏多糖，糖胺聚糖，氨基葡聚糖，葡萄糖胺聚糖）
glycosaminoglycan chemical exchange saturation transfer，gagCEST（黏多糖化学交换饱和转移成像技术）
ganglioneuroma（节细胞神经瘤，又称神经节细胞瘤、节细胞神经纤维瘤）
glyceraldehyde-3-phosphate dehydrogenase，GAPDH（三磷酸甘油醛脱氢酶）
Gardner 综合征，即家族性结肠息肉症，即三联征：结肠息肉、软组织肿瘤和骨瘤。侵袭性纤维瘤病是一种交界性的软组织肿瘤，当伴有骨肿瘤、结肠息肉病时又被称为 Gardner 综合征
glioblastoma multiforme，GBM（多形性胶质母细胞瘤）
Guillain-Barre syndrome，GBS（免疫调节变态反应性多神经炎，即格林 - 巴利综合征，又称急性炎症性脱髓鞘性多发性神经病，或吉兰 - 巴雷综合征）
giant cell tumor，GCT；giant cell tumor of bone，GCT（骨巨细胞瘤）
granular cell tumor，GCT（颗粒细胞瘤）
giant cell tumor of tendon sheath，GCTTS（腱鞘巨细胞瘤，又称腱鞘良性纤维组织细胞瘤，或良性滑膜瘤）；epitenon synovium giant cell tumor，ESGCT（腱鞘滑膜巨细胞瘤）
Gaucher’s disease；Gaucher disease，GD（类脂质沉积症，即戈谢病，高雪病，高谢病）
diffusion sensitive gradient，Gd（扩散敏感梯度）
gadobcnatc，Gd-BOPTA（钆贝葡胺，贝酸二甲葡胺钆）
Gd-DOTA（钆特酸葡甲胺）
Gadolinium diethylenetriamine pentaacetic acid，Gd-DTPA（钆喷替酸葡甲胺，钆 - 二乙烯五胺乙酸，二乙三胺五醋酸钆），Gd-DTPA（二乙二胺五醋酸钆），Gd-DTPA^{2-}（gadopentetate dimeglumine，Magnevist）
Gd-PBCA-NP（Gd-DTPA 聚氰基丙烯酸正丁酯纳米微粒）
gradient echo，GE（梯度回波序列）
GE-STIR（梯度回波脂肪抑制序列）
general radiology（一般放射学，普通放射学）
3D-GE-FS（三维梯度回波抑脂序列）
gene mutation（基因突变）

gastroenteropancreatic neuroendocrine tumors, GEP NET(胃肠胰神经内分泌肿瘤)

Gf(Gadofluorine M)

glial fibrillary acidic protein, GFAP(血管周围瘤细胞胶质纤维酸性蛋白,胶质纤维酸性蛋白,胶原纤维酸性蛋白,免疫组织化学检查内容之一)

green fluorescent protein, GFP(绿色荧光蛋白)

glomerular filtration rate ,GFR(肾小球滤过率)

ganglioglioma, GG(神经节细胞胶质瘤),以往称为节细胞胶质瘤

ground-glass opacity, GGO(磨玻璃密度影), simple GGO or pure GGO(单纯磨玻璃影)或者 nonsolid nodule(非实性结节); pure GGO, pGGO(纯磨玻璃影); complex GGO(混杂磨玻璃影)或 sub-solid nodule(亚实性结节); mixed GGO(混合性磨玻璃影)

gamma glutamyl transferase, GGT(γ 谷氨酰转肽酶)

GH(生长素)

grating interferometry, GI(光栅干涉成像)

Gibbs 现象(截断伪影)

gastrointestinal mesenchymal tumor, GIMT(胃肠道间叶源性肿瘤)

gastrointestinal stromal tumors, GIST(胃肠道间质瘤)

消化道以外的腹腔软组织如网膜、肠系膜:腹膜后等处亦可发生与 GIST 形态、免疫表型及分子遗传特征类似的肿瘤,称为 EGIST

gastrocs lateral head, GL(腓肠肌外侧头), gastrocs medial head, GM(腓肠肌内侧头)

giant lymph node hyperplasia, GLNH(巨淋巴结增生症,巨大淋巴结增生症),又称 Castleman's disease(Castleman 病)或血管滤泡性淋巴样增生

GLAD(关节盂、盂唇及软骨损伤); GLOM(盂唇卵形肿块)

glomangiomyoma(球血管肌瘤)

Glu/Gln(谷氨酸和谷氨酰胺,代表神经递质), glutamate, Gln(谷氨酸盐), Glutarate, Glu; glutamic acid, Glu; Glu(谷氨酸), Glx(谷氨酸盐), Glx(谷氨酰胺和谷氨酸复合物)

Glucagon(胰高血糖素)

gluteal muscle contracture, GMC(臀肌挛缩症)

ganglioneuroma, GN(节细胞神经瘤,神经节细胞瘤,良性节细胞神经瘤,节细胞神经纤维瘤)

ganglioneuroblastoma, GNB(节细胞神经母细胞瘤,节细胞成神经细胞瘤)(包括混合型及结节型)

generalized osteoarthritis, GOA(全身性骨性关节炎)

golden sign(横 S 征)

Gorham-Stout 综合征,即大块骨溶解, massive osteolysis, MOL(大块骨质溶解症)、又称鬼怪骨病、自发性骨吸收, disappearing bone disease(自发性骨吸收病), acute spontaneous absorption of bone(特发性骨质溶解症),侵袭性血管瘤病, Gorham 病, Gorham 综合征, phantom bone disease(幻影骨)

gossypiboma(纱布瘤)

gottron 征,即好发于掌指关节或近端指间关节伸肌的红斑和丘疹,伴有鳞屑

GPC(甘油磷酸胆碱); GPE(甘油磷酸乙醇胺)

glucocorticoid receptor, GR(糖皮质激素受体)

gradient inversal pulse(梯度翻转脉冲)

gradient magnetic field(梯度磁场)

gradient phase dispersion(梯度相位发散), gradient phase effect(梯度相位效应)

grading of recommendations assessment, development and evaluation, GRADE(推荐评价、攻进和评估分级工作组)

Granulocytic sarcoma, GS(粒细胞肉瘤)

generalized autocalibrating partialy parallel acquisitions, GRAPPA(全面自动校准部分并行采集)

gradient and spin echo, GRASE, gradient spin-echo, GSE(梯度自旋回波)

gradient-recalled acquisition in the steady state, GRASS(超快损毁)

3D GRASS(稳态进动快速成像序列)

granular cell tumor, GrCT(颗粒细胞瘤)

gradient recalled echo, GRE; gradient echo, GRE; gradient echo, GE(梯度回波,梯度回波序列), three-dimensional gradient echo, 3D GRE(三维梯度回波), gradient-echo plannar imaging,

GRE-EPI(梯度回复回波 - 回波平面成像),

扰相 GRE: GE 公司称之为 SPGR; Siemens 公司称之为 FLASH(快速小角度激发序列);

Philips 公司称之为 T_1-FFE

GRAPPA(Generalized Autocalibrating Partial Parallel Acquisition)

bombesin(铃蟾肽,又称蛙皮素,GRP)

Grayscale standard Display Function, GSDF(灰阶标准显示函数)
growing skull fracture, GSF(外伤后蛛网膜囊肿,又称颅骨生长性骨折)
gemstone spectral imaging,GSI(能谱成像)
GST-π(胎盘型谷胱甘肽 -S- 转移酶 -π)
Guillain-Barre syndrome(格林巴利综合征)
graft versus host disease,GVHD(移植物抗宿主病)

H

hyaluronic acid, HA(透明质酸)
highly active antiretroviral therapy, HAART(高效抗逆转录病毒治疗)
HAGL(盂肱下韧带肱骨头止点处的撕脱损伤)
hepatic arteriohepatic-venous shunting,HAHVS(肝动脉 - 肝静脉分流)
Hajdu-Cheney syndrome, HCS(Hajdu-Cheney 综合征),即 Arthro-dento-osteo dysplasia(关节 - 齿 - 骨发育不良),也称 Acroosteolysis(肢端溶骨症)
half-Fourier Imaging(半傅里叶成像), half Fourior Acquisition(半傅里叶采集)
hamartoma(错构瘤),即 angiomyolipoma, AML(血管平滑肌脂肪瘤)
Hand-Schuller-Christian disease(黄脂瘤病)
hepatic arterioportal-venous shunting, HAPVS(肝动脉 - 门静脉分流)
health assessment questionnaire, HAQ(健康评估调查问卷)
half-Fourier acquisition single-shot turbo-SE, HASTE(半傅里叶采集单次激发快速自旋回波), half-Fourier acquisition single shot turbo spin-echo, HASTE; half-fourier single-shot turbo spin-echo, HASTE(半傅里叶采集单次激发快速自旋回波)
hyperechoic cloudy areas,HCA(高回声云雾区)
histoplasma capsularum,HC(荚膜组织胞浆菌)
hilar cholangiocarcinoma,HCCA(肝门部胆管癌)
human chorionic gonadotropin, HCG(绒毛膜促性腺激素)
hypertrophic cardiomyopathy,HCM(肥厚型心肌病)
helical CT arthrogram,HCTA(螺旋 CT 关节造影术)
Hodgkin' s disease,HD(何杰金病)
hirayama disease, HD(平山病),又称 juvenile muscular atrophy of distal upper extremity,JMADU(青年上肢远端肌萎缩症)
HDL(高密度脂蛋白),LDL(低密度脂蛋白)
hematoxylin eosin, HE 染色(苏木素 - 伊红染色)
health care system(医疗服务体系)
hemolysis, elevated liver enzymes, and low platelet count, HELLP 综合征(溶血、肝酶升高和低血小板综合征)
hemangioblastom(血管母细胞瘤),又称 angioreticuloma(血管网状细胞瘤)
hemangioendothelioma(骨血管内皮细胞瘤,血管内皮细胞瘤)
hemangiopericytoma(血管外皮细胞瘤), malignant hemangiopericytoma(恶性血管外皮细胞瘤)
hemangiopericyte sarcoma(血管外皮肉瘤),又称血管周细胞瘤,malignant hemangiopericytoma,
MH(恶性血管外皮瘤)
hemophilic arthropathy(血友病性关节病), hemophilic pseudotumor(血友病假肿瘤)
hyperostosis frontalis interna, HFI(额骨内板骨质增生)
hand-foot-mouth disease,HFMD(手足口病)
heel fat pad,HFP(跟前脂肪垫)
HGBLs(血管母细胞瘤)
high grade dysplasitic nodule, HGDN(高级别异形增生结节)
hereditary hemorrhagic telangiectasia, HHT(遗传性出血性毛细血管扩张症),又名 Osler-Weber-
Rendu 综合征,Osler 病,Rendu-Osler-Weber 病
herniation pit of the femoral neck(股骨颈疝窝)
HHV-8(人疱疹病毒 8 型)
hypoxic-ischemic encephalopathy, HIE(新生儿缺氧缺血性脑病)
high intensity focused ultrasound, HIFU(高强度聚焦超声)
hypoxic-ischemic injury,HII(缺氧缺血损伤)
Hill-Sachs 病变(盂肱关节前脱位), Hill-sachs 病变(肱骨头后外侧骨质病变);反 Hill-sachs 病变(肱骨头前内侧骨质病变)
Hirayama disease(平山病),又名青少年上肢远端肌萎缩症, juvenile muscular atrophy of the distal upper extremity,JMADU(青年上肢远端肌萎缩)
hospital information system,HIS(医院信息系统)
histaminase(组胺酶)

human immunodeficiency virus，HIV（人类免疫缺陷病毒）
high intensity zone，HIZ（高信号强度区，高信号区）
HL（何杰金淋巴瘤）
human leukocyte antigen，HLA（人类白细胞抗原），$HLA\text{-}B_{27}$（人类白细胞抗原）
human being Leuckocyte B27 antigen，HLA-B27（血清人类白细胞 B27 型抗原）
HMB45（黑色素瘤特异性抗体）
hereditary multiple exostoses，HME（遗传性多发性外生骨疣），又称为 hereditary multiple osteochondroma，HMO（遗传性多发性骨软骨瘤），遗传性骨软骨瘤、多发性外生骨疣、遗传性外生骨软骨瘤病
^{1}H proton magnetic resonance spectroscopy，^{1}H-MRS（氢质子磁共振波谱，质子磁共振波谱）
Heberden’s nodes，HN（希伯登结节），又名 Heberden’s nodositis 或 Heberden’s polyarthrosis deformans
helerotopic ossification，HO（异位骨化）
hypertrophic osteoarthropathy，HOA（肥大性骨关节病），hypertrophic pulmonary osteoarthropathy，HPO（肥大性肺性骨关节病），又称为 Marie-Bamberger 综合征，继发性肥大性骨关节病，简称肺性骨病
Homer-Wright rosettes（Homer-Wright 菊形团，H-W 菊形团，霍 - 赖玫瑰花结）
Honeycombing（蜂窝）
horizontal trabeculae（横向骨小梁）
helicobacter pylori，Hp（幽门螺旋杆菌，幽门螺杆菌）
histoplasmosis，HP（组织胞浆菌病）
hemangiopericytoma，HPC（血管外皮细胞瘤），又称为血管周细胞瘤，Zimmermann 细胞瘤，周细胞血管肉瘤
hyperparathyroidism，HPT（甲状旁腺功能亢进）
HRA（手运动区）
high resolution computed tomography，HRCT（高分辨力 CT）
hemodynamic response function，HRF（血流动力反应功能）
high-resolution magic angle spinning MR spectroscopy，HRMAS MRS（高分辨魔角旋转磁共振波谱）
high-resolution MR，HRMR（高分辨力 MR）
horse-radish peroxidase，HRP（辣根过氧化物酶）
HRS（高分辨率闪烁显像）
high-resolution ultrasonography，HRUS（高分辨率超声）
heat stroke，HS（热射病）
human serum albumin-gadoliniumdiethylenetriamine pentaaceticacid，HSA-Gd-DTPA（钆喷替酸葡甲胺 - 白蛋白）
hereditary sensory and autonomic neuropathy，HSAN（遗传性感觉和自主神经病），共 5 型，CIPA（先天性无痛无汗症）即为 HSAN Ⅳ型
hematopoietic stem cell，HSC（造血干细胞），hematopoietic stem cell transplantation，HSCT（造血干细胞移植），adipose stem cell，ASC（脂肪分化干细胞）
hysterosalpingography，HSG（X 线子宫输卵管造影）
hyperechoic spots in the synovial fluid，HSSF（滑膜液中的高回声点）
human herpes simplex virus，HSV（单纯疱疹病毒）
high time-resolved，HTR MRA（高时间分辨力对比增强）
Hounsfield unit，HU（X 线衰减系数，CT 值单位）
meniscofemoral ligament（板股韧带）；Humphry 韧带（前板股韧带）；Wrisberg 韧带（后板股韧带）
Huntington（舞蹈病）
hyaline vascular type，HV（透明血管型）
HVJ-Es（hemagglutinating virus of Japan envelopes）
half value layer，HVL（半价层）
hyperintense vessel sign，HVS（高信号血管征）
hybrid techniques（杂合技术）
hyperextension injury（过伸损伤）
Hyperintense disk sign（椎间盘高信号征）
hypophosphatasia（低磷酸酶血症）

I

inflammatory abdominal aortic aneurysm，IAAA，IAAAs（炎性腹主动脉瘤）
The International Association for the Study of Lung Cancer，IASLC（国际肺癌研究会，国际肺癌研究协会，国际肺癌研究联合会）
inflammatory bowel disease，IBD（炎症性肠病）
intraclass correlation coefficient，ICC（评价者间的相关系数）

ICC（间质细胞）

ICER（增量成本 - 效果比）

indocyanine green，ICG（吲哚菁绿）

International Cartilage Repair Society，ICRS（国际软骨修复协会）

IDCS（指突状树突细胞肉瘤）起源于淋巴组织中的 IDC（指突状树突细胞），又称为 IRCS（指突状网状细胞肉瘤）、ICS（指突状细胞肉瘤）

internal disc disruption，IDD（椎间盘内紊乱），bulging（腰椎间盘膨出），protrusions（椎间盘突出），extrusion（椎间盘脱出），free fragment/sequestrated fragment/migration（游离髓核）

iterative decomposition of water and fat with echo asymmetry and least-squares estimation，IDEAL（迭代分解水和脂肪的回声不对称与最小二乘法估计技术，最小二乘估计脂水分离技术，结合最小二乘估计脂水分离技术）

iterative dixon water-fat separation with echo asymmetry and least-squares estimation，IDEAL（非对称回波三点法水脂分离，基于化学位移的水脂分离），IDEAL 技术是一种改进的三点式 DIXON 水脂分离成像技术

Idiopathic phalangeal osteolysis（特发性（趾）肢端骨溶解）

idiopathic osteonecrosis（膝关节特发性骨坏死）

idiopathic demyrlinating optic neuritis，IDON（特发性脱髓鞘性视神经炎）

idoxifene（药物）

interictal epileptiform discharges，IEDs（发作间期痫样放电）

IEPI（隔行扫描 EPI）

intermidiate filament，IF（中间丝，又称中间纤维）

ischiofemoral impingement，IFI（坐骨股骨撞击综合征）

interferon，IFN（干扰素），interferon，IFNγ（干扰素 γ）

infantile fibrosarcoma，IFS（婴儿型纤维肉瘤），又称先天性纤维肉瘤

immunoglobulin，Ig（免疫球蛋白），抗 IgG 抗体（也称二抗，或桥抗体）

IgG4-related disease，IgG4RD（IgG4 相关性疾病）

IHH（Indian hedgehog）；Ihh-PTHrP（Indian hedgehog-parathyroid hormonerelated）途径

idiopathic inflammatory myopathy，IIM（特发性炎性肌病）

interleukin，IL（白细胞介素），IL-6（白介素 -6）

interstitial MR lymphangiography（间质 MR 淋巴成像）

Interstitial lung disease，ILD（肺间质性疾病，肺间质性改变）

international myositis assessment and clinical studies group，IMACS（国际肌炎评估和临床研究组）

intramyocellular lipids，IMCL（骨骼肌肌细胞内脂质）；extramyocellular lipids，EMCL（骨骼肌肌细胞外脂质）

idiopathic myelofibrosis，IMF（原发性骨髓纤维化）

meta-iodo-benzyl guanidine，^{123}I-MIBG（间位碘代卡胍）

immunohistochemical technique（免疫组织化学技术）

impingement（后上盂唇撞击）

indirect MR arthrography，I-Mra（间接磁共振关节造影，间接磁共振造影）

inflammatory myofibroblastic tumor，IMT（炎性肌纤维母细胞瘤），曾称为炎性假瘤、肌纤维母细胞瘤、肺外炎性假瘤、浆细胞假瘤、组织细胞瘤、假性淋巴瘤、纤维黄色瘤、炎性纤维肉瘤、浆细胞肉芽肿、炎症性肌纤维母细胞瘤、炎性成肌纤维细胞瘤和黄瘤性炎性假瘤；intestine inflamematory myofibroblastic tumor，IMT（小肠炎性肌纤维母细胞瘤）

IMT（内膜 - 中膜厚度），IMT（颈总动脉内的中膜厚度）

^{111}In-DTPA-D-Glu-minigastrin

individualization（个性化）

initial dip（“初始下陷”）

Sanders 等（2000）膝关节创伤分型：Ⅰ型 pivot shift injury（轴向旋转损伤），Ⅱ型为 dashboard injury（仪表盘式损伤），Ⅲ型为 hyperextension injury（过伸损伤），Ⅳ型为 clip injury（夹击损伤），Ⅴ型为 lateral patellar dislocation（髌骨外侧脱位）

in-phase（同相）

interinα4β1（整连蛋白 α4β1）

interleaving（插入）采集技术

internal impingement（内在撞击综合征）

intra-abdominal and mesenteric fibromatosis（腹腔内和肠系膜纤维瘤病）

intradermal nevus(皮内痣);pigmented nevus(色痣)
intracortial porosity(皮质骨内外层之间的穿孔)
intramuscular myxoma(肌肉内黏液瘤)
intranuclear cleft sign(髓核征)
intraosseous ganglion(骨内腱鞘囊肿),又称为 juxta-articular bone cysts(邻关节骨囊肿)、关节旁骨囊肿、骨内粘液囊肿或滑膜囊肿
intraosseous lipoma(骨内脂肪瘤)
intraosseous well defferentiated osteosarcoma(髓内高分化骨肉瘤),又称 low grade central osteosarcoma(低度恶性中心型骨肉瘤)
intraspinal enterogenous cyst(椎管内肠源性囊肿),也称为神经肠性囊肿,肠源纵隔囊肿,胃囊肿, intramedullary neurenteric cyst, spinal endodermal cysts,gastrocystoma of the spinalcord
inverted funnel plot(倒漏斗图)
interosseous ligament,IOL(骨间韧带)
in of phase,IP(同相位),in phase,IP(同相位)
Iohexol,Omnipaque(碘苯六醇)
Iotrolan,Isovist(伊索显)
invasive pulmonary aspergillosis, IPA(侵袭性肺曲霉菌病)
iPAT(并行成像采集技术)
Idiopathic phalangeal osteolysis(特发性(趾)肢端骨溶解)
iPTH(甲状旁腺激素)
image quality control system, IQCS(影像质量控制系统)
inversion recovery, IR(反转恢复序列)
impulse resedue function,IRF(推动剩余函数)
time of arrival,IRF To(对比剂到达时间)
immune reconstitution inflammatory system, IRIS(免疫重建炎性综合征)
isthmic spondylolisthesis,IS(狭窄性脊椎前移)
impingement syndrome,IS(卡压综合征,肩部卡压综合征)
The International Society for Clinical Densitometry, ISCD(国际临床骨测量学会)
image selected in vivo spectroscopy, ISIS(在体成像选择波谱,在体成像选择波谱分析法,图像选择活体波谱分析法)
isotropic, iso(各向同性值,各向同性); isotropic imaging(各向同性成像)
ISR(国际放射学会)
inferior spine of vertebral lamina,ISVL(椎板下棘)
intranuclear cleft sign(裂隙状低信号,髓核征)
iliac vein compression syndrome, IVCS(髂静脉受压综合征,髂静脉压迫综合征),也称 Cockett 综合征或 May-Thurner 综合征
intravoxelincoherent motion, IVIM(体素内不相干运动成像)
intravenous leiomyomatosis, IVL(静脉内平滑肌瘤病)
intravertebral vacuum pheomenon,IVP(椎体真空征)
incidental venous thrombo embolism, IVTE(意外检出静脉血栓栓塞症)

J

JAMA(美国医学会杂志)
Jersey fingers(球状指)
juvenile idiopathic arthritis, JIA(青少年特发性关节炎)
judgment of line orientation test, JLOT(直线方向判断测试)
JSN(关节间隙狭窄)
juxtacortical chondroma(皮质旁软骨瘤),又称 periosteal chondroma(骨膜软骨瘤)
junctional zone,JZ [联合带,结合带(子宫)]

K

bronchiectasis-sinusitis-inversus syndrome(支气管扩张 - 鼻副窦炎 - 内脏转位综合征),又名 Kartagener 综合征
karzinoide(类肿瘤的)
Kawasaki disease, KD(川崎病),又称皮肤黏膜淋巴结综合征
K/L(Kellgren-Lawrence 评分标准)
Keratin(角蛋白,免疫组织化学检查内容之一)
kiloelectronvolts,keV(千电子伏特)
Kaposiform hemangioendothelioma, KHE(卡波西样血管内皮瘤)
Kimura 病(嗜酸性淋巴肉芽肿,又称木村病)
Kasabach-Merritt phenomenon,KMP(卡梅现象)
knee injury and osteoarthritis outcome score, KOOS(膝关节损伤和骨关节炎结果评分)
KPS(通透性参数图)

klebsiella rhinoscleromatis，KR（克雷伯鼻硬结杆菌）

定量灌注参数 K^{trans}、K_{ep}、V_e：K^{trans} 取决于单位体积的流量、渗透性及毛细血管的表面积，显示 Perfusion（灌注）和 Permeability（通透性）双重特征；速率常数 K_{ep}；V_e

Ktrans（对比剂体积交换常数）

Kulchisky 细胞（消化道和支气管黏膜腺体的嗜银细胞），神经嵴 Kulchisky 细胞（嗜银细胞），肠黏膜的嗜银细胞（又称 Kulchitsky 细胞）或 enterochromaffin cells，EC（肠嗜铬细胞）

Kummel 病（脊椎缺血坏死）

L

lipoma arborescens，LA（树枝状脂肪瘤）

lateral acromion angle，LAA（外侧肩峰角）

labeling efficiency（标记效率）

labeling shift（标记位移）

the labral-ligamentous complex（盂唇韧带复合体），labrocapsular complex（盂唇关节囊复合体）

lactate，Lac（乳酸），Lacticacid，Lac（乳酸）

lateral atlantodental interval，LADI（齿突侧块间隙），variance of bilateral LADI，VBLADI（双侧齿突侧块间距差）

lymphangioleiomyomatosis，LAM（淋巴管平滑肌瘤病），又称淋巴管肌瘤病，淋巴管肌瘤，lymphangioleiomyoma（淋巴管平滑肌瘤），淋巴管瘤病、淋巴管平滑肌增生症、或淋巴管血管平滑肌增生症

Laminin（层粘连蛋白），Laminin-2（层粘连蛋白 -2），Laminin-α2（层粘连蛋白 -α2），即 Merosin

Langenn（朗格汉斯细胞抗原）

Lap-belt injuries（安全带型损伤）

lateral patellar dislocation（髌骨外侧脱位）

low back pain，LBP（腰痛，腰背痛，下腰痛）

leukocyte common antigen，LCA（白细胞共同抗原）

liquid crystal display，LCD（平面显示器，液晶显示器）

lateral center edge，LCE；lateral center edge angle，LCE（中心边缘角，外侧中心边缘角）

Langerhans cell histiocytosis，LCH（朗格汉斯细胞组织细胞增生症），即 Langerhans 细胞组织细胞病，以前曾称为 HX（组织细胞增多症 X）。可分为 Letterer-Siwe disease，LSD，即勒 - 雪综合征（勒 - 雪病）或 Litterer-Siwe 病，L-S 病（莱特勒西韦综合征）；Hand-Schuller-Christian disease，韩 - 薛 - 柯病，H-S-C 病，HSCD，即韩 - 薛 - 柯综合征（黄脂瘤病）；和 eosinophilic granuloma，EG，即嗜伊红细胞肉芽肿（嗜酸细胞性肉芽肿）或 eosinphilic granuloma of bone，EGB（骨嗜酸肉芽肿）3 型

laser capture microdissection，LCM（激光捕获显微切割技术）

large congenital melanocytic naevi，LCMN（先天皮肤巨大黑色素痣）

large cell neuroendocrine carcinoma，LCNEC（大细胞神经内分泌癌）

Langerhans cells，LCs（朗格汉斯细胞）

low-dose CT，LDCT（低剂量 CT），low dose computed tomography，LDCT（低剂量 CT）

lumbar disc herniation，LDH（腰椎间盘突出症，腰椎间盘突出）

lactic dehydrogenase，LDH（乳酸脱氢酶）

LDL（低密度脂蛋白），ox-LDL（氧化低密度脂蛋白）

living donor liver transplantation，LDLT（活体肝移植）

labelled dextran polymer，LDP（酶标聚合物法），又称 Envision 法，二步法

low-dose digital radiogrophic device，LDRD（低剂量数字 X 线机）

lea body mass（去脂肪体质量）

LEAN（瘦体质），leptin（瘦素）

LEP（低能磷酸盐）

Leri 病（肢骨纹状增生症，蜡泪样骨病）

Letterer-Siwe 病（勒雪病）、Hand- Schuller-Christian 病（韩 - 薛 - 柯病）及嗜酸性肉芽肿，实际上是同一种疾病的不同类型或不同发展阶段的表现。Lichtenstein（1953）将这 3 种疾病统称为 histiocytosis X，HX（组织细胞增生症 X）

lumbar facet joint，LFJ（腰椎椎小关节，即腰椎关节突关节），也称 Z 关节

low-grade central osteosarcoma，LGCOS（低度恶性中心型骨肉瘤，低级别中心型骨肉瘤），又称 intraosseous well defferentiated osteosarcoma（髓内高分化骨肉瘤）

low-grade endometrial stromal sarcoma，LGESS（低级别的子宫内膜间质肉瘤）

Low-grade fibromyxoid sarcoma，LGFMS（低度恶性

纤维黏液样肉瘤)
low grade myofibroblastic sarcoma, LGMS(低度恶性肌纤维母细胞肉瘤,低级别纤维肉瘤)
LH(黄体生成素)
lumbar intervertebral foramen, LIF(腰椎间孔)
laser imaging fluorescence endoscopemeter, LIFE(荧光支气管镜)
liner osteolysis(层型骨溶解)
Lipid, Lip(脂质)
lipoblastomas(脂肪母细胞瘤),又称胎儿脂肪瘤、胎儿细胞脂肪瘤、胚胎性脂肪瘤、先天性脂肪瘤样肿瘤
Lisfranc 韧带,位于第 2 跖骨基底内缘和内侧楔骨外缘间,是维持跗跖关节稳定的重要结构
high affinity high specificity element quasi peptide-two carbonate compound, LLP2A-Ale(高亲和力高特异性素拟肽 - 二碳酸盐化合物)
lipoma-like liposarcoma, LLS(脂肪瘤样脂肪肉瘤)
laminin, LN(层黏连蛋白,层黏蛋白)
loss of attachment, LOA(失连接现象,与邻近椎板失连接现象),也称为 LOA 征象(即正常情况下硬膜囊后壁应紧贴两侧椎板内壁,平山病患者的硬脊膜位置明显前移,与椎板分离)
loss of heterozygosity, LOH(杂合性缺失)
L/P 值(Insall-Salvati 指数)
linear prediction, LP(线性预测)
lateral patellar displacement, LPD(髌骨外侧移位)
lipopolysaccharide, LPS(脂多糖)
positive likelihood ratio, +LR(阳性似然比); negative likelihood ratio, -LR(阴性似然比)
LRP5/6(低密度脂蛋白相关受体蛋白 5/6)
LSDI(线阵扫描扩散成像)
lipid storage myopathy, LSM(脂质沉积性肌病)
lumbosacral trunk, LST(腰骶干)
LTH(泌乳素)
luminescence center(发光中心)
linewidth, LW(线宽),线宽是化合物最大峰值 1/2 处的波谱宽度,亦称 full width at half maximum, FWHM(半高全宽)
lesion water index, LWI(病变含水指数)
lipid water ratio, LWR(脂肪与水的波谱波峰下面积的比率,脂水比,脂水峰比), LWR(脂水率) 脂肪含量 = 脂水比 /(脂水比 +1)× 100%,脂水比 = 水峰值 / 脂肪峰值
lyso(溶菌酶)
LYVE-1(淋巴管内皮透明质酸受体 -1)

M

first-order gradient moment, m_1(磁场梯度 - 阶矩)
mycobacterium avium intracellulare, MAC(分枝杆菌复合体,鸟型胞内分支杆菌复合体)
Machado-Joseph disease(Machado Joseph 综合征)
matrix-associated autologous chondrocyte transplantation, MACT(自体软骨细胞伴基质移植术,自体软骨细胞移植,与基质相关的自体移植软骨,基质联合自体软骨细胞移植)
mean apparent diffusion coefficient, mADC(平均表观扩散系数值)
Madelung 综合征 [肥颈综合征, Launois-Bensaude 病, benign symmetric lipomatosis, BSL(良性对称性脂肪瘤病),多发性对称性脂肪瘤病]
Madelung(马德隆)畸形,又称屈腕畸形
Maffucci(马凡)综合征,马方综合征
magic angle effect(魔角效应)
Gd-DTPA^{2-}(gadopentetate dimeglumine, Magnevist)
malignant bone aneurism(恶性动脉瘤)
mallet finger(槌状指)
marble bone disease(大理石骨病),又称为 Albers-Schönberg 病, chalky bone(粉笔样骨), osteosclerosis generalisata fragilis(广泛性脆性骨质硬化症)
margin sharpness(边缘锐利度)
Maroteaux-Lamy 病(固缩骨发育障碍)
marrow ratio(骨髓信号比)
MAP(促分裂原活化蛋白)
mean arterial pressure, MAP(平均动脉压)
metal artifacts reduction system, MARs(金属伪影消除技术)
macrovesicular steatosis, MaS(大泡性脂肪变性)
MAS(McCune-Albright 综合征),在临床上表现为骨骼损害、咖啡斑、性早熟,同时引起 1 个或多个内分泌器官功能亢进
mASH1(achaete-scute homologue 1)
matched filtering(匹配滤过)
middle articular surface width, MAW(远侧端,即中间关节面宽度)

iliac vein compression syndrome（髂静脉受压综合征），也称 Cockett 综合征或 May-Thurner 综合征

Mazabraud 综合征（多发性肌肉内黏液瘤伴有多骨型纤维结构不良，被称为骨纤维结构不良）

myelin basic protein，MBP（髓磷脂碱性蛋白）

McArdle 病（糖原分解异常），肌磷酸化酶缺乏症（也称糖原贮积病 V 型）

mild cognitive impairment，MCI（轻度认知损害，轻度认知功能障碍）

medial collateral ligament，MCL（内侧副韧带），又称胫侧副韧带；LCL（外侧副韧带），即腓侧副韧带

metacarpal length，MCL（掌骨长度），metacarpal head size，MHS（掌骨头大小）

monocyte chemoattractant protein-1，MCP-1（单核细胞化学诱导蛋白 -1，巨噬细胞趋化蛋白 1）

metacarpal joint，MCPJ（掌指关节），MCP（掌指关节），MCP2，3（食中指掌指关节）

Menkes disease，MD（卷发综合征，又称 Menkes 病）

mean diffusivity，MD；mean diffusion，MD（平均扩散系数，平均 ADC，平均扩散度），mean diffusivity，MD（平均扩散率）

multi-slice helical CT（多层螺旋 CT），multirow detector CT，MDCT（多列探测器 CT），multidetector CT，MDCT（多探测器螺旋 CT），multidetector-row spiral CT，MDCT（多层螺旋 CT），multidetector row computed tomography，MDCT（单源多层 CT）

multiple directions diffusion weight，MDDW（多方向扩散加权）

Multidrug Resistance，MDR（多药耐药性），initial resistence（天然性耐药）或称 Primary resistance（原发性耐药），Acquire resistance（获得性耐药）或称 Secondary resistance（继发性耐药）

myelodysplastic syndromes，MDS（骨髓异常增生综合征，骨髓增生异常综合征）

multiecho data image combination，MEDIC（多回波组合梯度回波），Multi Echo Data Imagine Combination，MEDIC（多回波数据联合成像），multiple-echo data image combination sequence，MEDICS（MR 多回波数据组合序列）

three-dimensional multiple echo data image combination，3D-MEDIC（三维多回波数据图像融合序列）：3D-MEDIC 序列是多回波合并成像进行 3D 的 T_2*WI 的 GRE 序列，在 Siemens 公司称为 MEDIC 序列；在 GE 公司设备上的 2D 采集模式称 MERGE（multiple echo recalled gradient echo），3D 采集模式称 COSMIC（coherent oscillatory state acquisition for the manipulation imaging contrast）

mediterrean anemia（地中海贫血），又称 thalassemia（海洋性贫血）

murine embryonic fibroblast，MEF（胚胎成纤维细胞，成纤维细胞）

multiple-echo gradient echo，ME-GRE（多回波梯度回波成像）

Melanoma（黑色素瘤）

MELAS 综合征（线粒体脑肌病、乳酸性酸中毒与脑卒中样事件）

melorheostosis（蜡流样肢骨硬化），又称蜡泪状骨病、肢骨纹状增生症、肢骨纹状肥大症、Leri 病及 Leri-Joanni 综合征

multiple endocrine neoplasia，MEN（多发性内分泌肿瘤），multiple endocrine neoplasia type 1，MEN1（多发内分泌肿瘤 1 型，又称 Wermer 综合征）；multiple endocrine neoplasia type 2，MEN2（多发内分泌肿瘤 2 型）

Multiple endocrine neoplasia，MEN（多发性内分泌腺瘤病，多发性内分泌肿瘤），multiple endocrine neoplasm syndrome，MENS（多发性内分泌肿瘤综合征）

meniscal ossicle（半月板小骨）

meniscofemoral ligament（板股韧带）

mentality of abundance（团结协作的精神）

MER（最大强化速率）

multiple-echo spin echo，ME-SE（多回波自旋回波）

methionine，MET（甲基蛋氨酸）

systematic review（系统评价）或 meta-analysis（meta 分析）；meta-analysis（定性或定量合成）

metaphseal fibrous defect，MFD（干骺端纤维缺损）

malignant fibrous histocytoma，MFH（恶性纤维组织细胞瘤），WHO（1994）将 MFH 分为 storiform-pleomorphic type，S-P（席纹 - 多型）型、myxoid type，My（黏液）型、giant cell type，GC（巨细胞）型和 inflammatory type，In（炎症）型

microfracture therapy，MFX（微骨折治疗），microfracture therapy，MFX（微裂隙治疗）

myoglobin，MG（肌红蛋白）

MGUS(单克隆丙种球蛋白病)
major histocompatibility complex, MHC(主要组织复合体,主要组织相容性复合物)
MHLW(日本劳动和福利健康部)
meningeal hemangiopericytoma, MHP(脑膜血管周细胞瘤)
molecular imaging,MI(分子影像学)
myo-inositol,MI(肌醇)
131 碘 - 次碘苄基胍核素扫描(MIBG)
micro-computed tomography, Micro-CT(显微 CT)
microelectronics(微电子)
Mills 征(肌腱牵拉试验)
minimally invasive therapy/surgery (微创治疗/外科)
minimum intensity projection, MinIP(最小密度投影,最小信号强度投影,最小强度投影)
MION(单晶氧化铁)
magnetic iron oxide nanoparticles, MION(顺磁性氧化铁纳米粒子)
maximum intensity projection, MIP(最大强度投影,最大密度投影,最大信号强度投影)
misregistation(配准不良)
mixed type,MIX(混合型)
mycobacterium kansasii,MK(堪萨斯分支杆菌)
Malignant Lymphoma,ML(恶性淋巴瘤)
maximum lumbar cord area, MLCA(最大腰髓横轴面面积)
medio-lateral oblique,MLO(内外侧斜位)
myxoid liposarcoma,MLS(黏液性脂肪肉瘤)
multiple myeloma,MM(多发性骨髓瘤)
malignant melanoma,MM(恶性黑色素瘤)
malignant myoepithelioma,MME(恶性肌上皮瘤)也称 myoepithelial carcinoma,MC(肌上皮癌)
multifocal motor neuropathy, MMN(多灶性运动性神经病,多灶性运动神经病)
MMP(基质金属蛋白酶), MMP-3(基质金属蛋白酶 -3),金属基质蛋白酶 MMP-3 及 MMP-13,基质金属蛋白水解酶, mattix metalloproeinases, MMPs(金属蛋白酶)
mini–mental status examination, MMSE(简易精神状态量表)
malignant melanoma of soft parts, MMSP(软组织恶性黑色素瘤),又名透明细胞肉瘤
motor neuron disease,MND(运动神经元病)
multiple-level noncontiguous spinal fracture, MNSF(多节段非相邻脊柱骨折)
swelling rate of the median nerve, MNSR(正中神经肿胀率), flattening rate of the median nerve, MNFR(正中神经扁平率)
massive osteolysis, MO(大块骨溶解症),又名特发性骨溶解病、急性特发性骨吸收症、进行性骨溶解症、Gorham 综合征、Gorham-Stout 综合征、Disappearing bone disease(消失骨病)、Phantom bone disease(幻影骨)、幽灵骨、鬼怪骨病
MOCART(magnetic resonance observation of cartilage repair tissue)评分; MOCART(magnetic resonance observation of cartilage repair tissue)评分; molecular/genetic imaging(分子/基因成像)
molecular imaging(分子影像学)
molecular marker(分子标志物)
molecular pathology(分子病理学),又称 molecular genetic pathology(分子遗传病理学)
molecular phenotype(分子表型)
multiple organ dysfunction syndrome,MODS(多器官功能障碍综合征)
monochromatic image,Mono(单能量图像数据)
monochromatic(单色器)
monoenergetlc or spectral imaging(能谱技术)
myositis ossificans progressive, MOP(进行性骨化性肌炎),又称为 fibrodysplasia ossificans progresssive, FOP(进行性骨化性纤维发育不良), Munchmeyer 病
morphology(组织形态学)
motion-triggered cine MRI(运动激发电影 MRI)
microscopic polyangiitis,MPA(显微镜下多血管炎)
multipath curved planar reformations, MPCPR(多路径曲面重建)
MP-FGRE(磁化准备快速梯度回波序列),也称 TFE 序列
medial patellofemoralligament, MPFL (内侧髌股韧带)
multiplanar reformat, MPR(多平面重建), multiplanar reformation, MPR(多平面重组), multi-plane reconstruction, MPR(多平面重建), multiplanar reconstruction, MPR(多层面重建), MPVR(多平面容积重建)

malignant peripheral nerve sheath tumor，MPNST（恶性外周神经鞘瘤，恶性周围神经鞘瘤，恶性周围神经鞘膜瘤，恶性外周神经鞘膜瘤），又称为神经源性肉瘤，伴横纹肌母细胞分化时又称为 malignant triton tumor，MTT（恶性蝾螈瘤）

myeloperoxidase，MPO（过氧化物酶，髓过氧化物酶）

medial plica syndrome，MPS（内侧滑膜皱襞综合征）

magnetic resonance angiopraphy，MRA）（磁共振血管成像

fast contrast-enhanced 3D MRA（快速对比三维增强MRA）

MR-arthrography，MRA，MRAr（磁共振关节造影），direct MRA，D-MRA（直接 MRA），indirect MRA，I-MRA（间接 MRA），abduction and external rotation，ABER（外展外旋位）MRA，adduction and internal rotation，ADIR（内收内旋位）MRA

magnetic resonance direct thrombus imaging，MRDTI（下肢深静脉血栓磁共振直接成像）

MR Diffusion-Weighted Imaging，MR-DWI（磁共振扩散加权成像）

MR DWI 扩散敏感梯度可以与多种脉冲序列相融合，包括 SE-DWI、fast spin-echo DWI，FSE-DWI（快速自旋回波 DWI）、steady-state free-precession DWI，SSFPPDWI（稳态自由进动 DWI）、EPI-DWI 等

MR Elastography，MRE（MR 弹性成像，磁共振弹性成像）

three-dimensional isotropic MRI，3D-MRI（三维各向同性 MRI）

interstitial MR lymphangiography，MRL（间质磁共振淋巴造影）

magnetic resonance myelography，MRM（磁共振脊髓水成像），MRM（MR 脊髓造影术），又称 magnetic resonance myelography，3D-MRM（MR 椎管水成像，脊髓水成像序列），three dimension magnetic resonance myelography，3DMRM（磁共振脊髓成像）

magnetic resonance neurography，MRN（磁共振神经成像，磁共振神经成像术，MR 神经成像，MR 神经成像术）

mRNA（信息核糖核酸）

Multidrug resistance associated protein，MRP（多药耐药性相关蛋白）

magnetic resonance principle of selective excitation technique，MR-PROSET（MR 选择性激励成像技术）：PROSET 是选择性水激励脂肪抑制技术在 Philips 公司的名称，在 Siemens 公司则称之为 Water Excit 技术

MR perfusion weighted imaging，MR PWI（MRI 灌注成像）

MR spectroscopy，MRS（MR 波谱成像），single volume spectroscopy，SVS（单体素波谱），multi volume spectroscopy，MVS（多体素波谱），chemical shift imaging，CSI（多体素的化学位移成像），即 MR 波谱分解成像技术

malignant rhabdoid tumor，MRT（恶性横纹肌样瘤），malignant rhabdoid tumor of kidney，MRTK（肾恶性横纹肌样瘤），extrarenal rhabdoid tumor，ERRT（肾外横纹肌样瘤）

CIS 阶段（早期的多发性硬化）

MR Venography，MRV（MR 静脉成像法）

metabolic syndrome，MS（代谢综合征）

myeloid sarcoma，MS（髓细胞肉瘤）

MSC（间叶干细胞）

multiple-slice spiral CT，MSCT（多层螺旋 CT）

median sagittal diameter，MSD（正中矢状径）

microsatellite instability，MSI（微卫星不稳定）

monosodium urate，MSU（单钠尿酸盐，单钠尿酸，尿酸盐结晶）

musculoskeletal ultrasound，MSUS（肌骨超声）

MT（平均时间）

magnetization transfer，MT（磁化传递），magnetization transfer contrast，MTC（磁化传递对比），magnetization transfer imaging，MTI（磁化传递成像），magnetization transfer ratio，MTR（磁化传递率）

mtDNA（线粒体脱氧核糖核酸）

MTJ（肌肉肌腱连接处）

mTOR（雷帕霉素靶蛋白）

malignant triton tumor，MTT（恶性蝾螈瘤）

mean transit time，MTT（平均通过时间）MTT=BV/BF

methotrexate，MTX（甲胺喋呤）

multimodality imaging（联合多仪器成像）

multivalency（多价）

multimodality imaging（多模式成像）

multi shot(多次激发)
muscle laceration(肌肉刺伤)
muscle denevation(肌肉去神经营养)
MW(半月板宽度),RMT(半月板与胫骨比):MW/WT>20%(半月板宽度/冠状面上胫骨平台宽度),PCM(半月板覆盖率),CAPH(前后角连续性)
mean velocity,MV(平均流速)
MV(多体素)
micro-vascular decompression,MVD(神经微血管减压术)
microvascular density, microvessel density, MVD(微血管密度)
microvessels quantity,MVQ(微血管数)
myelocytic leu-kemia(髓细胞白血病)
myeloid sarcoma(髓样肉瘤),过去曾称 chloroma(绿色瘤)、granulocytic sarcoma(粒细胞肉瘤)
Myoglobin, Myosin(肌红蛋白,标记肌源性肿瘤的免疫组化); myoglobin proton spectroscopy(肌红蛋白质子谱)
myositis ossificans(骨化性肌炎)
myotomal segments(生肌节),sclerotome(生骨节)
myxoid chondrosarcoma(黏液样软骨肉瘤)

N

N-acetylaspartate,NAA(N-乙酰天门冬氨酸,氮-乙酰天门冬氨酸)
normal-appearing brain tissue, NABT(看似正常脑组织),实际上通过进一步检查却发现与真正的正常脑组织有很多差异,说明可能是早期病理改变的表现
neoadjuvant chemotherapy, NACT(新辅助化疗方法)
nicotinamide adenine dinucleoride dhosphate,NADPH(烔酰胺腺嘌呤二核苷磷酸)
normal appearing gray matter, NAGM(正常表现灰质,表现正常脑灰质)
nanomolecular imaging(纳米分子影像学); nanopartieulate(纳米颗粒)或 ultrafine particle(超微颗粒),直径 <100nm 的颗粒物质称为 nanopartieulate(纳米颗粒)或 ultrafine particle(超微颗粒); nanotechnology(纳米科技)
normal-appearing white matter, NAWM(看似正常白质,正常表现白质,表现正常脑白质),实际上通过进一步检查却发现与真正的正常白质有很多差异,说明可能是早期病理改变的表现
normal cartilage,NC(正常软骨)
National Comprehensive Cancer Network, NCCN(美国国立综合癌症网络,美国国家综合癌症网络)
national cancer institute,NCI(美国国立癌症研究所)
neurocutaneous melanocytosis, NCM(神经皮肤黑变病)
non contrast MRA, NC-MRA(非增强 MR 血管成像)
the National Council on Radiation Protection and Measurements,NCRP(国际辐射保护与测量委员会)
noradrenaline,NE(去甲肾上腺素)
neurilemmoma(神经鞘瘤), malignant neurilemmoma,MN(恶性神经鞘膜瘤)
neuroendocrine carcinoma, NEC(神经内分泌癌), neuroendocrine tumor,NET(神经内分泌肿瘤)
number of excitation, NEX(激励次数)
neurofibromatosis, NF(神经纤维瘤病), NF-1 型, neurofibromatosistype Ⅰ, NF-Ⅰ(神经纤维瘤病Ⅰ型),又称 Von Recklinghausen 病,或周围型神经纤维瘤病
neurofilaments, NF(神经微丝), neurofilament protein,NFP,NF(神经微丝蛋白)
nodular fascilitis, NF(结节性筋膜炎), necrotizing fascitis,NF(坏死性筋膜炎)
nodular goiters,NG(结节性甲状腺肿)
non-Hodgkin's lymphoma,NHL(非何杰金淋巴瘤)
Niemann-Pick Disease(尼曼匹克病)
near-infared,NIF(近红外线)
National Instituition of Health,NIH(美国国家健康学会,美国卫生部,美国国立卫生研究院,美国国家卫生研究院)
near-infrared spectroscopy,NIRS(近红外光谱仪)
neuromyelitis optic, NMO(视神经脊髓炎),也称 Devic 病或 Devic 综合征;NMO-IgG(视神经脊髓炎抗体),NMO-IgG(AQP-4 抗体); relapsing neuromyelitis optica,RNMO(复发型视神经脊髓炎)
neurogenic myositis ossification, NMO(神经源性骨化性肌炎)
Nocardiosis(诺卡菌病,奴卡菌病)
nonossifying fibroma, NOF(非骨化性纤维瘤),曾被

称作孤立性黄色瘤、黄色纤维瘤、黄色肉芽肿、黄色瘤型巨细胞瘤、巨细胞型骨囊肿或纤维性骨炎等

non-deconvolution method（非去卷积法）

neuropathic pain，NP（神经病理性疼痛）

nail-patella syndrome，NPS（甲髌综合征，指甲 - 髌骨综合征）

negative predictive value，NPV（阴性预测值）

neonatal respiratory distress syndrome，NRDS（新生儿特发性呼吸窘迫综合征）

又称 hyaline membrane disease，HMD（肺透明膜病）

nodal risk formula，NRF（淋巴结风险公式）

non-stereo corresponding contours，NSCC（非立体对应周线算法）

neurone specific enolase，NSE（神经元特异性烯醇化酶，神经元特异性烯醇酶，神经元特异烯醇酶免疫组织化学检查内容之一）

nontrumatic spinal epidural hematomas，NSEH（非创伤性硬膜外血肿）

nephrogenic systemic fibrosis，NSF（肾源性系统纤维化）

NSIT（放射性核素显像术）

nerve sheath tumors，NSTs（神经鞘瘤，神经鞘肿瘤）

nontuberculous mycobacteria，NTM（非结核分枝杆菌）

Nyquist（乃奎斯特）

O

osteoarthritis，OA（骨性关节炎，骨关节炎），erosive osteoarthritis，EOA（侵蚀性骨性关节炎），generalized osteoarthritis，GOA（全身性骨性关节炎），Polyarticular osteo-arthritis（多关节的骨性关节炎）。primarily nodal generalized 骨性关节炎，即 Bouchard' s nodes，BN（布夏尔结节）

osseous acetabular index，OAI（骨性髋臼指数），acetabular index，AI（髋臼指数）

osteitis condensans ilii，OCI（致密性髂骨炎，髂骨致密性骨炎）

osteochondritis disease，OCD（剥脱性骨软骨炎）

oriental cholangiohepatitis，OCH（东方人胆管性肝炎）

osteocalcin，OCN（骨钙素）

osteofibrous dysplasia，OFD（骨纤维结构不良）

offset ratio（偏距率）

osteogenesis imperfecta，OI（成骨不全症），又称脆骨病、特发性骨质脆弱、间充质发育不全和遗传性脆骨三联征等

oligemia（血量减少）

oligocystic（少囊性）

multipie enchondromatosis（多发性内生软骨瘤），又称为奥利尔（Ollier）病，Ollier 病是Ⅰ型内生软骨瘤病，Ⅱ型即为 Maffucci 综合征，Ⅲ型（Metachondromatosis）为混合性软骨瘤病，Ⅳ型称为 Spondyloenchondrodysplasia，Ⅴ型（Dysspondyloenchondromatosis）为不规则椎体的内生软骨瘤，Ⅵ型（Cheirospondyloenchondromatosis），Ⅶ型常有不规则椎体受累及手足骨的中度侵犯，Ⅷ型常合并有粘多糖病，Ⅸ型则以椎体凹面受累为特点

orthotopic liver transplantation，OLT（原位肝移植）

osteochondral lesions of the talus，OLT（距骨骨软骨损伤）

Outcome Measures in Rheumatology Clinical Trials，OMERACT（国际类风湿学临床试验结果测量），OMERACT（Outcomes of Rheumatoid Arthritis Clinical Trails）的类风湿性关节炎评分系统，类风湿性关节炎临床实验预后评分，OMERACT（类风湿病学临床试验结果测量小组），OM-5 RAMRIS（MRERACT 5 RA 的 MRI 评分系统）

omics（组科学）

osteonectin，ON（骨连接蛋白）

osteonecrosis of femoral head，ONFH；avascular necrosis of the femoral head，ANFH（股骨头坏死，股骨头缺血性坏死），avascular necrosis，AVN（缺血性坏死）

out of phase，OP；opposed-phase（反相位），opposed-phase gradient echo technique（反相位梯度回波技术）

osteoporosis，OP（骨质疏松症），osteoporotic fracture，OP（骨质疏松骨折）

osteoprotegerin，OPG（成骨细胞分泌的骨保护素，骨保护素）

OPLL（后纵韧带骨化症）

osteopontin，OPN（骨桥蛋白）

optimum contrast（优化对比技术）

odds ratio，OR（比值比），效应值 OR 或 relative risk，RR（相对风险度）

organizer(组织原——即胚胎的一部分对于另一部分具有形态建设的刺激作用,可促使后者分化)

hereditary hemorrhagic telangiectasia, HHT(遗传性出血性毛细血管扩张症),又称为 Rendu- Osler-Weber 病

opticospinal multiple sclerosis,OSMS(视神经脊髓型多发性硬化)

ossifying fibroma(骨化性纤维瘤),亦称 fibrous osteoma(纤维骨瘤)

osteoblastoma(骨母细胞瘤,成骨细胞瘤), chondroblastom(软骨母细胞瘤), gonadoblastoms(性腺母细胞瘤), sialoblastoms(唾液腺母细胞瘤), pleuropulmonary blastoms, PPBs(胸膜肺母细胞瘤), pancreatoblastoms(胰母细胞瘤), pineoblastoms(松果体母细胞瘤), medullomyoblastoms(髓肌母细胞瘤)。hemangioblastom(血管母细胞瘤),又称 angioreticu-

loma(血管网状细胞瘤)

osteochondral fracture(骨软骨骨折)

osteochondral lesion of talus(距骨骨软骨病变)

osteochondroma(骨软骨瘤),亦称骨软骨性外生骨疣

osteogenic tumours(成骨性肿瘤)

Osteopetrosis(石骨症),最早由 Albers-Schönberg(1904)报道,因此又名 Albers-schonberg 病。石骨症,又称 marble bone disease(大理石骨病)、osteosclerosis generalisata fragilis(广泛性脆性骨质硬化症)、chalky bone(粉笔样骨)、congenital osteosclerosis(先天性骨硬化症)

Osteopoilosis(骨斑点症),又称 Buschkeollenclorf 综合征(波 - 欧综合征)、骨质斑驳症、弥漫性致密性骨病、局限性骨质增生症、弥漫性浓缩性骨病、点状骨病、周身性致密性骨炎、周身性脆性硬化症、播散性致密性骨病及斑点骨等

Os trigonum syndrome(三角籽骨综合征),后踝撞击综合征或距骨受压综合征

osterix,OSX(成骨相关转录因子)

Otto 骨盆(原发性前突)

os sacromiale(肩峰骨)

Os trigonum syndrome,OTS(副三角骨综合征)

owl' s eye sign(猫头鹰眼征)

P

“4P”医疗,即 prediction(预测)、personalization(个性化)、prevention(预防)和 participation(参与)医疗

“5 P”征:pain(疼痛)、paresthesia(感觉异常)、paralysis(麻痹)、pulselessness(无脉)和 pallor(苍白)

psoriatic arthritis,PA(牛皮癣性关节炎)

Pachydermodactyly(厚皮指症)是一种良性 digital fibromatosis(手指纤维瘤病)

pseudoaneurysm following ankle sprain,PAFAS(踝关节扭伤后继发假性动脉瘤形成)

Paget' s disease(佩吉特骨病,即畸形性骨炎,又称为 Paget 骨病或变形性骨炎)

Picture Archiving and Communication System, PACS(图像存储与传输系统,图像归档与通讯系统,图像存档与传输)

pulmonary arterial hypertension,PAH(肺动脉高压)

pyogenic spinal infection, PAI(脊柱化脓性感染), suppurative spondylitis(化脓性脊椎炎), pyogenic discitis(化脓性椎间盘炎),pyogenic facet joint infection(化脓性小关节感染)

PAI- Ⅰ(纤维蛋白溶解酶原激活因子抑制剂)

panarteritis nodosa,PAN(结节性全动脉炎)

peripheral arterial occlusive disease,PAOD(外周动脉闭塞性疾病,外周动脉闭塞病,外周动脉梗阻性疾病,外周动脉阻塞疾病,周围动脉闭塞性疾病)

PAP(Peroxidase-antiperoxidasse Complex)技术

prostate acid phosphatase, PAPh(前列腺酸性磷酸酶)

peroxidase antiperoxidse method,PAP(过氧化物酶抗过氧化物酶法)

paradoxical suppression(矛盾抑制)

parallel imaging(平行成像技术)

paraxialradialhemimelia(先天性桡骨缺如、部分缺如,又称完全性及不完全性轴旁桡侧半肢畸形),先天性 club hand(棒状手)

pulsed arterial spin labeling, PASL(脉冲式动脉自旋标记)

partial articular supraspinatus tendon avulsion, PASTA(关节侧大结节止点处外伤性撕脱), partial articular supraspinatus tendon avulsion(岗上肌腱止点

处的下表面撕脱），partial articular surface tendon avulsion（肩袖关节侧的撕脱）
parallel imaging techniques，PAT（并行采集技术）
patellar sink（髌骨后沉）
Pavlov 比值（椎管与椎体矢径的比值，正常为 1 左右）
Prussian blue，PB（普鲁士兰）
polybutylcyanoacrylate，PBCA（聚氰基丙烯酸正丁酯）
peripheral blood monocyte，PBMC（外周血单个核细胞）
phosphate buffered saline，PBS（磷酸盐缓冲液）
PBSCT（自体周围血干细胞移植术）
phase contrast，PC（相位对比），phase contrast imaging，PCI（相位对比成像）
phase contrast MRA，PC MRA（相位对比 MRA）
phosphocholine，PC（磷酸胆碱）
type Ⅲ procollagen，PC Ⅲ（Ⅲ型前胶原）
principal components analysis，PCA（基本成分分析）
pubococcygeal line，PCL（耻骨尾骨线），即耻尾线，pubo-coccyx line，PCLtip（耻骨联合下缘至末节尾骨关节连线），pubosacrococcygeal joint line，PCL-jnt（耻骨联合下缘至骶尾关节间隙连线）
polymerase chain reaction，PCR（聚合酶链反应）
phosphocreatine，PCr（磷酸肌酸）
PDFASAT（质子脂肪抑制序列）
proton-density fat-saturated，PD-FS（质子密度脂肪抑制）
phosphodiester，PDE（磷酸二酯）
PDGF（生长因子）；PDGF（血小板衍化的生长因子）
power doppler sonography，PDS（能量多普勒超声）
proton density weight image，PDWI（质子密度加权成像，质子密度加权，质子加权）
PE（磷酸乙醇胺）
PEA（血清和尿中磷酸氨基乙醇）
peel back（果皮反转）
perivascular epithelioid cells，PEC，PECs（血管周上皮细胞），血管周上皮样细胞瘤，perivascular epithelioid cell tumor，PEComa（血管周围上皮样肿瘤）
pediatric intervertebral disc calcification（儿童钙化性椎间盘病）
pulmlonary epithelioid hemangioendothelioma，PEH（肺上皮样血管内皮瘤）
PEK（磷酸果糖激酶），PFK（肌糖原激酶），PGK（磷酸甘油激酶）
Pelligrini-Stieda 病（内侧侧副韧带近端附着处的钙化）
PER（最大强化率）
pericyte（周细胞）
periprosthetic osteolysis（假体周围骨溶解）
personalized medicine（个性化医疗）
perspiration test（碘淀粉法发汗定性试验）
pes anserinus（鹅足三肌）
positron emission tomography，PET（正电子发射计算机体层成像）
PET/CT（positron emission tomography，computed tomography，PET/CT）
Peutz-Jeshers 综合征（色素沉着息肉综合征）
PF-SF36（the physical function component of the SF36）
PF（血浆流量），PV（血浆容量）
polyostotic fibrous dysplasia，PFD（多发性骨纤维结构不良）
patellofemoral joint disorder，PFD（髌股关节紊乱），也称 patello femoral instability（髌股不稳），patello femoral maltracking（髌股轨迹病）
protein proteoglycan，PG（蛋白聚糖，聚蛋白多糖，蛋白多糖），proteoglycans，PG（蛋白多糖聚合物）
prostaglandins，PG（前列腺素）
transforming growth factor，TGFβ（转化生长因子-β）
prostacyclin，PGI（前列环素），prostacyclin，PGI_2（前列环素）
multidrug resistance MDRl P-glycoprotein，Pgp（多药耐药相关蛋白）
P-glycoprotein，P-gp（膜糖蛋白）
protein gene product9.5，PGP9.5（蛋白基因产物 9.5）
prostaglandins，PGs（前列腺素）
Pulmonary hypertension，PH（肺循环高压）
phase cycling gradient recalled echo（相位循环梯度回波）
pleomorphic hyanilizing angiectaic tumor of soft parts，PHAT（软组织多形性透明变性血管扩张性肿瘤）

phenotype(临床表现)
phaeochromocytomas,PHEO(嗜铬细胞瘤)
phlebothrombosis(静脉血栓)
PHM(暗色丝孢霉菌病)
postherpetic neuralgia,PHN(带状疱疹后遗神经痛)
phosphatasis alkaline(碱性磷酸酶)
primary hyperparathyroidism, PHPT(原发性甲状旁腺功能亢进性骨病),又称为泛发性纤维囊性骨炎
physaliferous cell(液滴细胞)
Physical Anthropology(体质人类学)
inorganic phosphate, Pi(无机磷酸), inorganic phosphate, Pi(无机磷酸盐), inorganic phosphorus, Pi(无机磷)
pulsatility index,PI(搏动指数,脉动系数)
pincer effect(钳压效应,嵌压效应),或称 functional cord impingement(功能性脊髓撞击)
proximal interphalangeal joint,PIP,PIPJ(近侧指间关节,近节指间关节)
pistol-grip deformity(手枪柄样畸形)
膝关节创伤分为 5 种类型,其中Ⅰ型为 pivot shift injury(轴向旋转损伤),Ⅱ型为 dashboard injury(仪表盘式损伤),Ⅲ型为 hyperextension injury(过伸损伤),Ⅳ型为 clip injury(夹击损伤),Ⅴ型为 lateral patellar dislocation(髌骨外侧脱位)
percutaneous kyphoplasty, PKP(经皮穿刺脊柱后凸成形术)
pulmonary lymphangiomyomatosis, PLAM(肺淋巴管肌瘤病)
placental alkaline phosphatase, PLAP(胎盘碱性磷酸酶)
plexiform fibrohistiocytic tumor(丛状纤维组织细胞瘤)
primary lymphoma of bone, PLB(骨原发性淋巴瘤,原发性骨淋巴瘤,骨原发性恶性淋巴瘤), primary non-Hodggkin lymphoma, PNHLB(原发性非何杰金淋巴瘤), secondary lymphoma of bone, SLB(继发性骨淋巴瘤), SLIB(继发性淋巴瘤骨浸润)
primary leiomyosarcoma of bone, PLB(原发性骨平滑肌肉瘤)
posterolateral corner,PLC(膝关节后外侧角)
pulmonary langerhans cell histiocytosis, PLCH(肺朗格汉斯细胞组织细胞增生症)
PLD(经皮腰椎间盘髓核摘除术)
paraneoplastic limbic encephalitis, PLE(副肿瘤边缘叶脑炎)
PLL(多聚赖氨酸)
primary leptomeningeal melanomatosis,PLM(原发性脑脊膜黑色素瘤病)
pelvic lymph node dissection, PLND(盆腔淋巴结切除术)
PLP(吡哆醛 -5' - 磷酸)
pleomorphic liposarcoma, PLS(多形性脂肪肉瘤), round-celled liposarcoma, RCLS(圆形细胞脂肪肉瘤)
Pfirrmann 分级(简称 Pm 分级),主要根据 T_2WI 正中矢状面椎间盘信号、形态、高度变化分级
polymyositis, PM(多发性肌炎)/ dermatomyositis, DM(皮肌炎)
PMC(后内侧角), posterolateral corner, PLC(后外侧角)
progressive muscular dystrophy, PMD(进行性肌营养不良)
phosphomonoester,PME(磷酸单酯),PME、Pi、PDE(低能磷酸盐),Pi(无机磷),PDE(磷酸二酯)
popliteomeniscal fascicule, PMF(腘肌半月板纤维束),也称腘半月板韧带
primary multifocal osseous lymphoma, PMOL(原发性多灶骨淋巴瘤)
posteromedial structure,PMS(后内侧结构)
^{31}Phosphorus magnetic resonance spectroscopy, ^{31}P-MRS(磁共振磷谱,MR 磷谱)
pneumolipohemarthrosis(关节积气脂血病)
peripheral neurocetodermal tumor, PNET(外周神经外胚层瘤)
primitive neuroectodermal tumor, PNET(原始神经外胚层肿瘤,原始神经外胚层瘤,原始神经外胚叶肿瘤); peripheral primitive neuroectodermal tumors, pPNETs(外周性原始神经外胚层瘤,周围型原始神经外胚层肿瘤,外周原始神经外胚层肿瘤),发生在胸肺区称之谓 Askin 瘤; central nervous system PNET, cPNET(中枢型原始神经外胚层肿瘤), peripheral primitive neuroectodermal tumors, pPNET(外周原始神经外胚叶肿瘤)
Ewing's sarcoma family tumor/peripheral PNET

（pPNET 与形态及组织学上与其相似的尤文肉瘤家族统称为 ESFTs/pPNET）
peripheral nervous system，PNS（周围神经系统）
POEMS 综合征，又称 Crow-Fukase 综合征、Takatsuki 综合征，为具有五类病变的综合性表现临床症候群。POEMS 综合征的名称由其主要临床特点的首字母构成，即：Polyneuropathy（多发周围神经病变）；Organomegaly（脏器肿大与淋巴结肿大及浆膜腔积液）；Endocrinopathy（内分泌异常）；monoclonal gammopathy，M（单克隆丙种球蛋白病）或 Monoclonal protein，即单克隆球蛋白病（M 蛋白）；Skin change（皮肤改变）
pancreatic polypeptide，PP（胰多肽）
Polyarticular osteoarthritis（多关节的骨性关节炎）
PP（总磷酸潜能），PP（氧化磷酸化潜能）
peroxisome proliferator-activated receptory，PPARγ（过氧化物酶体增殖物激活受体 γ，过氧化物配体增物激活受体）
PPi（无机焦磷酸盐）
parts per million，ppm（百万分之比数），ppm 表示 10^{-6}，百万分之一（ppm，$\times 10^{-6}$）
palmoplantar pustulosis，PPP（掌跖脓疱病）
PET predictive ratio，PPR（PET 预测率）
peripheral pulse unit，PPU（外周脉动门腔）
positive predictive value，PPV（阳性预测值）
progensterone receptor，PR（孕激素受体）
point resolved spectroscopy，PRESS（点分辨率波谱，点分辨波谱成像，点分辨波谱法，点分辨自旋回波序列）
prevalence rate，Pre（患病率）
pre-adipocyte（前脂细胞），pre-osteoblast（前骨细胞）
precession（旋进）
predictor（预测变量）
pre-reader（预识别）
presamping（预抽样）
presaturation（预饱和）
preset pulse（预置脉冲）
pre-targeting（预定位），pretargeting approach（预定位技术）
pretension（预张力）
primary chondrosarcoma（原发性软骨肉瘤），原发性软骨肉瘤可分为：conventional intramedullary chondrosarcoma（普通髓腔型），clear cell chondrosarcoma（透明细胞型），mesenchymal chondrosarcoma（间充质型），juxtacortical chondrosarcoma（骨膜（皮质旁）型），myxoid chondrosarcoma（黏液型），dedifferentiated chondrosarcoma（去分化型）
primarily nodal generalized OA（原发性结节状全身性骨性关节炎）
primary parameter（初级参数）
primary somatic sensory cortex（第一躯体感觉皮层）又称 S Ⅰ区（体感 1 区）
probability（概率）
prodictive（预测）
projection reconstruction spectroscopic imaging（投影重组波谱成像）
pro-osteoclastic inflammatory factor（前破骨细胞炎性因子）
periodically rotated overlapping parallel lines with enhanced reconstruction，PROPELLER（螺旋浆成像技术，又称为 Propeller 技术）
periodically rotated overlapping parallel lines with enhanced reconstruction，PROPELLER）（周期性旋转重叠平行线采集和增强后处理重建技术（螺旋桨）
principle of selective excitation technique，PROSET（选择性激励技术，选择性水激励脂肪抑制，选择性水激励脂肪抑制技术）
psoas-relaxed position，PRP（仰卧腰大肌放松体位，腰大肌放松体位）
Pruning（剪枝征）
Permeability surface area product，PS（血管表面渗透面积）
phosphatidylserine，PS（磷脂酰丝氨酸）
protocol（记录）
pericaranii sinus，PS（颅骨膜血窦）
permeability-surface area product，PS（表面通透性），surface permeability，PS（表面通透性），permeability surface，PS（表面通透性），permeability of capillary vessel surface，PS（毛细血管表面通透性）
proteus syndrome，PS（变形综合征）
paraneoplastic syndrome，PS（副肿瘤综合征），paraneoplastic pempkigus，PNP（副肿瘤性天疱疮）

prostate-specific antigen，PSA（前列腺特异性抗原、前列腺特异抗原、前列腺血清特异性抗原），tPSA（总前列腺特异性抗原），fPSA（游离前列腺特异性抗原）
posterior spinal artery，PSA（脊髓后动脉），anterior spinal artery，ASA（脊髓前动脉）
time reversal of FISP，PSIF（时间反转稳态进动快速成像），PSIF（镜像稳态快速成像序列）
progressive spinal muscular atrophy，PSMA（进行性脊髓性肌萎缩症）
primary synovial osteochondromatosis，PSO（原发性滑膜骨软骨瘤病）
primary sjgren's syndrome，PSS（原发性干燥综合征）
prothrombin time，PT（凝血酶原时间），prothrombin activity，PTA（凝血酶原活动度）
patellar tilt angle，PTA（髌骨倾斜角）
percutaneous transluminal coronary angioplasty，PTCA（经皮经腔冠状动脉血管成形术）
pseudotumors of the craniovertebral junction，PTCVJ（颅颈连接区假瘤，头颈关节假瘤）
percutaneous needle biopsy，PTNB（经皮针吸活检）
post-traumatic osteolysis，PTOL（创伤后骨质溶解症）
publication bias（发表偏倚）
puborectal muscle syndrome（耻骨直肠肌痉挛综合征）
pustulotic arthro-osteitis（脓疱性骨关节炎）
peak velocity，PV（峰值流速）
tissue plasma volume，PV（组织血浆容量）
positive predictive value，+PV（阳性预测值）；negative predictive value，-PV（阴性预测值）
pigmented villonodnlar synovitis，PVNS（色素沉着绒毛结节性滑膜炎）
percutaneous vertebroplasty，PVP（经皮椎体成形术，经皮穿刺椎体成形术）
PVR（肺循环血管阻力）PVR=（mPAP-PCWP）/CO（mPAP：肺动脉平均压；PCWP：肺毛细血管楔压；CO：心输出量）
portal vein stenosis，PVS（门静脉狭窄）
Pyle（蒲艾病），又称对称性长骨扩展症，家族性干骺发育不良
perfusion-weighted imaging，PWI（MR 灌注加权成像，MR 灌注成像），又称对比剂首过磁共振灌注成像
peripheral zone，PZ（前列腺周围带，正常外周带），transitional zone，TZ（移行带）

Q

quality assurance phantom，QA 体模（质量保证体模），calibration phantom，CP 体模（四标样固体校验体模）
quality-adjusted life year，QALYs（质量调整生命年）
quantitative bone ultrasonometry（定量骨超声测量），quantitative ultrasound，QUS（定量超声）
quantitative computed tomography，QCT（定量 CT），volumetric QCT，vQCT（容积 QCT）
quantitative magnetic resonance imaging，QMRI（定量磁共振成像）
quantitative-magnetization transfer imaging，qMTI（定量磁化传递成像）
quantization（量化）
quantum mottle（量子斑点）

R

R_2*（即 1/T_2*）
the relative anisotropy，RA（相对各向异性），Relative Anisotropy，RA（相对各向异性值）
rheumatoid arthritis，RA（类风湿性关节炎）；rheumatoid factor，RF（类风湿因子）；抗 RA33（抗类风湿性关节炎 33 抗体）；rheumatoid arthritis MRI score，RAMRIS（类风湿性关节炎的 MRI 评分系统，类风湿关节炎 MRI 评分）
RA（X 线吸收法）
relative apparent diffusion coefficient，rADC（相对表观扩散系数）
RAGE（晚期糖基化终末产物的受体）
receptor activator of nuclear factor κ B Iigand，RANKL（激活因子配体）
rapid acquisition with relaxation enhancement，RARE（快速采集弛豫增强）序列
Raynaud syndrome（雷诺综合征）
^{82}Rb（Rubidium-82）-PET
rocking curve，RC（摇摆曲线）
randomized controlled trial，RCT（随机对照研究，随机对照试验）
receptor binding/internalization（受体结合或/和

内化）
response evaluation criteria in solid tumors，RECIST（实体肿瘤疗效评价标准）
regional migratory osteoporosis（局限性游走性骨质疏松）
regional homogeneity，ReHo（局部一致性）
Reiter（瑞特）综合征
relative signal-intensity ratios（相对信号强度比）
relaxation time mapping（弛豫时间图）
remasking（更换掩模）
remodeling（重塑）
reporter probe（限制报告探针）
reporter proteins（报告蛋白）途径
resting-state functional MRI（静息态脑功能成像）
Revised European-American Classification of Lymphoid Neoplasms（欧美淋巴瘤分类）
RER（相关增强率）
radio frequency，RF（射频）
rheumatoid factor，RF（类风湿因子），RF 因子（类风湿因子），rheumatoid arthritis，RA（类风湿关节炎）
rhabdmyolysis（横纹肌溶解）
recombinant human granulocyte colony-stimulating factor，rhG-CSF（重组人类粒细胞刺激因子，重组粒细胞集落刺激因子）
resistance index，RI（血管阻力系数、阻力指数、阻力系数、阻抗系数）
RI（滞留指数）
radioimmunoassay，RIA（放射免疫法）
radiology information system，RIS（放射科信息系统，放射信息系统）
RIs（肾脏（多点的）阻力指数）
risedronate（利塞膦酸钠）
Rluc/Fluc（双报告基因）
rhabyolydomsis，RML（横纹肌溶解症）
root mean square，RMS（均方根值），root-mean-square variation（变异均方根）
rhabdomyosarcoma，RMS（横纹肌肉瘤），Pleomorphic Rhabdomyosarcoma（多形性横纹肌肉瘤），Spindle Cell Rhabdomyosarcoma（梭型细胞性横纹肌肉瘤）
relative mean transit time，rMTT（相对平均通过时间）
renal oncocytoma，RO（肾嗜酸细胞腺瘤），也称为肾嗜酸细胞瘤
sinus histiocytosis with massive lymphadenopathy，SHML（窦组织细胞增生伴巨大淋巴结病），又称为 Rosai-Dorfman 病
receiver operating characteristic，ROC（受试者操作特征曲线、受试者操作特性解析、受试者操作特性曲线、受试者工作特性曲线、受试者工作特性曲线）；summary ROC，SROC（集成受试者工作特征曲线）法；Az 值（ROC 曲线下面积）
renal osteodystrophy，ROD（肾性骨营养不良）
region of interest，ROI（兴趣区），regions of interest，ROIs（感兴趣区）
Romanus 病灶（椎体炎发生于前角病灶，椎体炎边角病灶）
rotator interval tear（肩袖间隔撕裂）
relative pulmonary blood flow，rPBF（相对肺血流量）
relapsing polychondritis，RP，RPC（复发性多软骨炎）
rapid plasma reagin test，RPR（快速血浆反应素环状卡片试验）
Rrim-center（边缘 - 中心向心性强化程度比）
Rrim-cenBF（边缘 - 中心血流量差异率）和 Rrim-cenBV（边缘 - 中心血容量差异率）。公式为：
Rrim-cenBF=（BFrim-BFcen）/（BFrim+BFcen）；Rrim-cenBV=（BVrim-BVcen）/（BVrim+BVcen）；
式中 BFrim、BVrim、BFcen 和 BVcen 分别为边缘的 BF 和 BV 值、中心的 BF 和 BV 值
relative speed，RS（相对感度）
RS（类风湿性关节炎）
Reed-Stemberg，R-S 细胞（里 - 斯细胞）
resurfacing arthroplasty of the hip，RSAH（髋关节表面置换术）
RSD（交感神经反射性萎缩），reflex sympathetic dystrophy，RSDS（交感神经反射性营养不良）
relative signal intensity，RSI（相对信号强度）
Radiological Society of North America，RSNA（北美放射学会）
road map mode（路标方式），road map test，RST（道路地图检测）
regenerated tissue，RT（退变组织）
relative tissue blood flow，rTBF（相对组织血流量）
relative tissue blood volume，rTBV（相对组织血

容量)
reversal transcription-polymerase chain reaction, RT PCR(逆转录聚合酶链反应)
rugger jersey(厚紧身内衣征)
runt-related transcription factor 2, RUNX2(成骨特异性转录因子抗体 2)
rise value,RV(增幅,CT 值增幅)

S

streptavidin,SA(蛋白链酶素)
skeletal age, SA; bone age, BA(骨骼年龄),简称骨龄
sacroiliac joint(骶髂关节), axial sacroiliac joint(轴向骶髂关节), accessory sacroiliac joint(副骶髂关节)
sagittal dual FSE(双回波快速自旋回波矢状位序列)
sagittal T_1 GE fat-suppressed imaging(矢状位梯度回波 T_1WI 抑脂序列)
sagittal T_1-weighted imaging(自旋回波 T_1WI 矢状位成像序列)
sagittal T_1-SE(自旋回波矢状位 T_1WI 序列)
salt-pepper pattern(盐椒状)
amyloid P component,SAP(淀粉样 P 物质)
SAPHO(获得性骨肥大综合征), Chamot 等(1987)建议将患有皮肤病变和骨关节炎等病变的获得性骨肥大综合征称为 SAPHO 综合征(synovitis acne pustulosis hyperostosis osteomyelitis); SAPHO 综合征(synovitis,acne,pustulosis,hyperostosis,osteitis, syndrome)为滑膜炎、痤疮、脓疱疮、骨肥厚、骨炎综合征的简称
Sappey 上静脉位于镰状韧带上部,接受来自胸内和膈下血管的供血; Sappey 下静脉位于镰状韧带下部,接受腹部和脐旁静脉的供血
specific absorption rate,SAR(特异性吸收率)
saturation artifact(饱和伪影)
saturation inversion pulse(饱和反转脉冲)或 adiabatic inversion pulse(绝缘隔热反转脉冲)
spinal bronchial cyst 或 spinal bronchiogenic cyst, SBC(椎管内支气管源性囊肿)
Shwachman-Bodian-Diamond syndrome, SBDS (Shwachman-Bodian-Diamond 综合征), Shwachman-
Diamonct 综合征(舒 - 戴二氏综合征)
synovial chondromatosis,SC(滑膜软骨瘤病)
surrounding cartilage,SC(周围的软骨)
subacute combined degeneration, SCD(亚急性联合变性)
shoulder-capsular distance,SCD(肩关节囊的距离)
single-chain fragment of the V region, scFv(单链抗体)
spinal cavernous hemangioma, SCH(脊髓海绵状血管瘤),亦称脊髓海绵状血管畸形
spindle cell hemangioma,SCH(梭形细胞血管瘤)
Schmorl 结节(雪莫结节,许莫结节,休莫结节)
Spinal cord injury without fracture and dislocation, SCIWOFAD(无骨折脱位型颈髓损伤)
sclerotome(生骨节)
split cord malformation,SCM(脊髓分裂畸形)
spiral CT during arterial portography, SCTAP(螺旋 CT 动脉门脉造影)
short echo time projection reconstruction imaging(短回波时间投影重建成像)
signal-difference-to-noise ratio, SDNR(信号差异噪声比)
spinal dural arteriovenous fistula, SDAVF(硬脊膜动静脉瘘)
spin echo, SE(自旋回波序列), spin angular momentum(自旋角动量), spin-echo planar imaging(自旋回波平面成像), spin-lattice relaxation(自旋 - 晶格弛豫), spin-spin relaxation(自旋 - 自旋弛豫), spin-echo plannar imaging, SE-EPI(自旋回波 - 回波平面成像)
soluble egg antigen,SEA(可溶性卵抗原)
sacral extradural cyst,SEC(骶部硬膜外囊肿)
spinal epidural cavernous angioma, SECA(椎管内硬膜外海绵状血管瘤)
spondyloepiphyseal dysplasia tarda with progressive arthropathy, SEDT-PA(晚发性脊柱骨骺发育不良伴进行性关节病),又称儿童进行性假类风湿性关节病
spin-echo DWI, SE-DWI(自旋回波扩散加权成像,自旋回波 DWI)
spin-echo planar imaging diffusion weighted imaging, SE-EPI-DWI(单次激发回波平面扩散加权成像)
sclerosing epithilioid fibrosaroma, SEF(硬化性上皮样纤维肉瘤)

selective excitation routines（选择性激励技术）
Senh（增强斜率）
Senier 综合征（身材矮小，指（趾）甲发育不全综合征）
sensitivity，S（感光度、敏感性、灵敏度），sensitivity，Sen（敏感性），sensitivity，SEN（敏感性）；
sensitivity encoding，SENSE（敏感性编码，敏感性编码技术，敏感（度）编码，敏感梯度编码）；sensitivity encoding parallel acquisition，SENSE（敏感编码并行采集）
sclerosing encapsulating peritonitis，SEP（硬化包裹性腹膜炎）
seroma（血浆瘤）
5-TH，serotonin（5- 羟色胺）
serum ferritin，SF（铁蛋白）
solitary fibrous tumors，SFT（孤立性纤维性肿瘤），也称局限性纤维瘤、孤立性间皮瘤，E-SFT（胸膜外孤立性纤维瘤），c-SFT（中枢神经系统孤立性纤维瘤），malignant solitary fibrous tumor，MSFT（恶性孤立性纤维瘤）
sinus histocytosis with massive lymphadenopathy，SHML（窦组织细胞增生症伴巨大淋巴结病），又称 Rosai-Dorfman 病
short echo time projection reconstruction imaging（短回波时间投影重建成像）
shading（遮蔽伪影）
small hepatocellular carcinoma，SHCC（小肝癌）
small hepatic metastatic tumor，SHMT（小的肝内转移瘤）
super labrum antero-posterior，SIAP（盂唇上部前后方向）
sporadic inclusion-body myositis，sIBM（散发性包涵体肌炎）
subchondral insufficienency fractures，SIF（软骨下应力性骨折）
SI_0（增强前信号强度），SI_{max}（增强后最大信号强度），T_{max}（达到 SI_{max} 所需的时间）
signaling component（信号组件）
sacroiliac joint，SIJ（骶髂关节）
（类赫反应 similar Hexheimer reaction），与驱梅治疗时 Hexheimer reaction（赫克斯海默反应）相似，也称作 paradoxical reaction，PR（矛盾反应）
signal intensity ratio，SIR（信号强度比）
signet-ringlike apperance（印戒细胞）
subacromial impingement syndrome，SIS（肩峰下撞击综合征），又称 shoulder impingement syndrome，SIS（肩关节撞击综合征）
skier' s thumb（滑雪者拇指，滑雪指）或 gamekeeper thumb（猎场看守人拇指）
spin-lock，SL（自旋锁定）
superior labrum anterior posterior tear，SLAP（上盂唇前后向撕裂，上盂唇前后撕裂），SLAP 病变（前上盂唇损伤）
secondary lymphoma of bone，SLB（继发性骨淋巴瘤）
systemic lupus erythomatosis，SLE（系统性红斑狼疮）
sleeve fracture（套状骨折）
secondary lymphoma infiltration of bone，SLIB（继发性淋巴瘤骨浸润）
sentinel lymph node，SLN（前哨淋巴结），SLNA（前哨淋巴结活检）
slope（强化斜率），$Slope_{max}$（最大强化斜率值），slope method（斜率法）
slow twitch muscle（慢肌）
sclerosing liposalcoma，SLS（硬化性脂肪肉瘤）
solitary myeloma，SM（孤立性骨髓瘤），又称孤立性浆细胞瘤
sclerosing mesenteritis，SM（硬化性腹膜炎）
smooth muscle actin，SMA（平滑肌细胞的肌动蛋白）
SMAD（核转录共抑制因子抗体）
small cell/oat cell carcinoma（小细胞 / 燕麦细胞癌）
smart probes（智能探针）
SMC（初级运动皮层）
secretin-enhanced magnetic resonance cholangiopancreatography，S-MRCP（胰泌素刺激后 MRCP）
SMT（脊柱推拿治疗）
superior mesenteric venous thrombosis，SMVT（肠系膜上静脉血栓形成）
sinus node artery，SNA（窦房结动脉）
solitary necrotic nodule，SNN（孤立性坏死结节）
signal-to-noise ratio，SNR（信噪比）
sympathetic nervous system，SNS（交感神经）
"Soap Bubble"图像后处理软件是 Philip 公司的产品
synovial osteochondromatosis，SOC（滑膜骨软骨

瘤病)

soleus, SOL(比目鱼肌); tibialis posterior, TP(胫骨后肌); peroneus longus, PL(腓骨长肌); tibialis anterior, TA(胫骨前肌)

SOD1(超氧化物歧化酶)

solid neuroendocrine carcinoma(实性神经内分泌癌)

solitary plasmacytoma of bone(孤立性骨浆细胞瘤)

somatostatin, Som(生长抑素)

spontaneous osteonecrosis of the knee, SONK(膝关节自发性骨坏死),又称膝关节 idiopathic osteonecrosis(特发性骨坏死),或 primary osteonecrosis(原发性骨坏死);膝关节 secondary osteonecrosis of the knee, SON(继发性骨坏死)

speed of sound, SOS(超声声速)

synovial plica, SP(滑膜皱襞)

solitary plasmacytoma, SP(孤立性浆细胞瘤), solitary plasmacytoma of bone, SPB(孤立性骨浆细胞瘤)

SP 法(链霉素抗生物素蛋白 - 过氧化物酶连接法)

single photon absorptiometry, SPA(单光子骨矿分析仪), SPA(单光子吸收法); dual-photon absorptionmetry, DPA(双能光子测量仪)

spondyloarthropathies, SpA(脊柱关节病),也称 seronegative spondylo-arthropathy, SPA(血清阴性脊柱关节病), undifferentiated spondyloarthritis, uSpA(未分化性脊柱关节病)

sampling perfection with application-optimized contrast using different flip angle evolutions, SPACE(三维质子加权快速自旋回波)

sampling perfection with application-optimized contrasts by using different flip angle evolutions, SPACE(三维快速自旋回波)

sampling perfection with application optimized contrasts using varying flip angle evolutions, SPACE(不同翻转角的优化对比三维扰相自旋回波)

spectral attenuated inversion recovery, SPAIR(频谱衰减反转恢复序列,精准频率反转恢复,频谱变细反转恢复技术)

Spectrally selective Attenuated Inversion Recovery, SPAIR(脂肪抑制序列), Philips 公司的(Spectral Inversion Recovery, SPIR)序列, GE Healthcare 的 SPECIAL(SPECtral Inversion At Lipids)序列, spectral saturation inverision recovery, SPIR(频谱饱和反转恢复法脂肪抑制术)

SPARCC(加拿大脊柱关节病研究协会系统评分, Spondyloarthritis Research Consortium of Canada)

spatially resolved spectroscopy, SPARS(空间分辨波谱分析法)

spatial-spectral selective(空间选择性)

solitary plasmacytoma of bone, SPB(骨孤立性浆细胞瘤,孤立性骨浆细胞瘤), extramedullary plasmacytoma, EMP(髓外浆细胞瘤), WHO 将 SPB 和 EMP 统称为 solitary plasmacytoma, SP(孤立性浆细胞瘤)

GE Healthcare 的 SPECIAL(SPECtral Inversion At Lipids)序列

specificity, Spe(特异性)

single photon emission computed tomography, SPECT[单光子发射计算机体层摄影(简称 ECT)]

Spinoglenoid cyst(肩胛岗关节盂囊肿)

spoiled gradient recalled acquisition in steady-state, SPGR(稳态扰相梯度回波采集序列, T_1 加权稳态扰相梯度回波采集序列); SPGR(容积扰相梯度回波); SPGR(3D 容积扰相梯度回波)

3D spoiled gradient recalled acquisition in steady state, 3D-SPGR(三维扰相梯度回波,三维扰相梯度脉冲序列), 3D SPGR(脂肪抑制三维扰相梯度回波序列); 3D SPGR, 3D-spoiled-GRE(三维扰相梯度回波)

spinal canal enterogenous cyst(脊椎肠源性囊肿)

superparamagnetic iron oxide, SPIO(超顺磁性氧化铁颗粒,超顺磁性氧化铁纳米粒子,超顺磁性氧化铁)

spectral presaturation by inversion recovery, SPIR(频谱预饱和反转恢复序列,频谱预饱和反转恢复), SPIR(频率敏感脂肪抑制), Philips 公司的 SPIR(Spectral Inversion Recovery)序列

spiral tuist(螺旋状扭拧)

spit notochord syndrome(脊索裂综合征)

solitary plasma myeloma, SPM(单发性浆细胞骨髓瘤),也称孤立性浆细胞瘤

statistical parametric mapping, SPM(统计参数图)

solitary pulmonary nudole, SPN(孤立性肺结节), SPN-to-aorta ratio(SPN 与主动脉增强峰值比)

spongiosa(海绵状骨松质)

spot-weld(点焊现象)

Sprengel 畸形(先天性高肩胛症,又称肩胛下降不全)

solid—psuedopapillary tumors of pancreas, SPTP(胰腺实性 - 假乳头状瘤)

systemanc review,SR(系统性分析)

small round cell tumor of Bone, SRCT(骨小圆细胞肿瘤)

skeletal-related events,SRE(骨相关事件)

SRS(生长抑素受体显像)

microsatellites (微卫星),又称 simple repeat sequence,SRS(简单重复序列)

synovial sarcoma,SS(滑膜肉瘤)

steepest slope,SS(最大斜率)

shaded surface display,SSD(表面阴影显示),shaded surface display,SSD(表面遮盖显示法),

shaded-surface display,SSD(遮蔽表面显示)

spontaneous spjnal epidural hematoma, SSEH(自发性脊髓硬膜外血肿)

SSEPI(单次激发快速自旋回波成像)

single shot echo planar imaging DWI, SS-EPI-DWI(单次激发平面回波 DWI), DWI 多采用单次激发平面回波(SS-EPI-DWI)

steady-state free-precession,SSFP(稳态自由进动)序列, balanced steady-state free precession, SSFP(平衡稳态自由进动序列),SSFP(快速稳态自由进动梯度回波序列), Philips 公司称为 balanced fast field echo, balance TFE(快速平衡稳态梯度回波序列); GE 公司称为 fast-imaging employing steady-state acquisition, FIESTA(快速平衡稳态采集序列); Siemens 公司称为 true fast imaging with steady-state precession, True FISP(真实稳态进动快速成像)

SSFP(稳态自由进动)成像序列:如 3D-FIESTA(3D 稳态快速采集成像序列), WE-FS(水激励脂肪饱和序列), 3D wide-brand steady state free precession(3D-WBSSFP 序列)

steady-state free precession, SSFP(稳态自由进动序列); 3D steady-state free precession, 3D-SSFP(三维稳态自由进动)

balance steady state free precession, SSFP(薄层三维双激发平衡式稳态自由进动序列;又称为 CISS 或 FIESTA 序列)

steady-state free precession DWI, SSFP-DWI(稳态自由进动 DWI,稳态自由进动扩散加权成像,稳态进动扩散加权成像), steady-state free-precession DWI,SSFPPDWI(稳态自由进动 DWI)

single-shot fast spin-echo, SSFSE(单激发快速自旋回波,单次激发快速自旋回波序列,单激发 FSE),又称 single-shot rapid acquisition with relaxation enhancement, single-shot RARE(单次激发弛豫增强快速采集)、half-Flourier acquisition single-shot turbo spin-echo, HASTE(半傅里叶采集单次激发快速自旋回波)

slice sensitivity profile, SSP(层面敏感分布曲线), slice sensitivity profile, SSP(螺旋层面灵敏度), slice selection(选层),slice thickness(层厚)

spasmodic torticollis,ST(痉挛性斜颈)

slab thickness, ST(投影块厚度), thin-slab(薄块), thick-slab(厚块)

signal targeting alternating radio-frequency, STAR(信号靶向交替射频)

stimulated echo acquisition mode, STEAM(激励回波采集模式,激励回波探测序列,受激回波采集方法,激励回波探测法)

soft tissue edema, STE(软组织水肿)

steepest enhancement slope(最陡增强斜率)

stimulated-echo DWI, STE-DWI(激励回波 DWI)

stiffness index(硬度指数)

Still 综合征(慢性多发性关节炎,伴肝脾肿大,称斯蒂尔病)

short TI inversion recovery, STIR(短反转时间反转恢复序列,短 TI 的反转恢复序列),又称为 turbo inversion recovery magnitude, TIRM 序列

short time inversion recovery, STIR(短时反转恢复)

STIR(3D- 短时反转恢复), 3D-STIR(三维短反转时间反转恢复)

short time inversion recovery, STIR(短 T_1 反转恢复时间成像,短 T_1 反转恢复,快速翻转恢复序列,翻转恢复成像,短时间反转恢复序列,短反转时间反转恢复技术); STIR(short tau inversion recovery)序列,短 T_1 反转恢复, Short T_1 inversion recovery, STIR(短 T_1 反转恢复(STIR)技术),

短时反转恢复, short time inversion recovery, STIR(短时反转恢复序列)

STIR(结合短 T_1 反转恢复时间成像)、EPI(单次激发平面回波成像)等技术,其在 STIR-EPI 技术基

础上增加 DWI,又被称为(short turbo inversion recovery-diffusion weighted imaging-echo planar imaging,STIR-DWI-EPI)或 STIR-EPI DWI

fat-saturated T_1-weighted sequence,STIR(抑脂序列)

short time inversion recovery magnetic resonance imaging, STIR-MRI(全身短时反转恢复序列磁共振成像)

stress shielding(应力遮挡)

sublabral recess or sublabral sulcus(盂唇下凹), sublabral foramen or sublabral hole(盂唇下孔)

subspecialities(专业分工)

suddenjerk(迅速跳跃)

substance P(P 物质)

sunitinib malate(苹果酸舒尼替尼)

superficial fibromatosis(表浅性纤维瘤病)

superior labrum-biceps tendon complex(上盂唇二头腱复合体)

superior intracapsular ligament(关节囊内上韧带)

standerdized uptake value, SUV, SUV ratio(标准摄取值,标准化摄取值,标准摄取率), maximum standar-dized uptake value, SUV_{max}(最大标准摄取值)

single voxel, SV(单体素), multi voxel, MV(多体素)

super vena cava syndrome, SVCS(上腔静脉阻塞综合征,上腔静脉综合征)

single energy x-ray absorptiometry, SXA(单能 X 线吸收测量仪)

synaptophysin, Syn(神经突触素), synaptophysin, Syn(突触囊泡蛋白),乳头间瘤细胞突触素

Syn(突触素,免疫组织化学检查内容之一)

T

Tesla,T(特斯拉)

$T_1\rho$ mapPing($T_1\rho$ 图), $T_1\rho$(自旋 - 晶格弛豫时间成像),自旋晶格弛豫, the spin-lattice relaxation in the rotating fram,$T_1\rho$(旋转框架内自旋晶格弛豫)

Takayasu arteritis,TA(Takayasu's 动脉炎,多发性大动脉炎,大动脉炎)

time attenuation curve,TAC(时间 - 密度曲线)

transcatheter arterial chemoembolization, TACE(经导管动脉化疗栓塞术)

transarterial chemotherapy embolization, TACE(经动脉栓塞化疗)

transarterial embolization,TAE(经动脉栓塞)

Tagging-MRI(MRI 标记技术)

tangent sign(切线征)

thrombosis angiiitis obliterance, TAO; thromboangitis obliterans, TAO(血栓闭塞性脉管炎),也称 Buerger 病

target accessibility(靶可接近性)

targeting therapeutics(靶向治疗学)

Tarlov 囊肿(神经束膜囊肿),又称神经周围囊肿、神经根囊肿

tarsal tunnel(踝管,又称跗管)

total bilirubin, Tbil(总胆红素)

tracheobronchomegaly, TBM)(气管支气管巨大症,又称 Mounier-Kuhn 综合征

transient bone marrow edema, TBME(一过性骨髓水肿)

trabecular number, Tb.N.(骨小梁数量), trabecular thichness,Tb.Th.(骨小梁厚度)

typical carcinoid,TC(典型类癌)

tumoral calcinosis,TC(瘤样钙质沉积)

total cholesterin, TC(总胆固醇), TG(甘油三脂), LDL-C(低密度脂蛋白胆固醇)

transcranial Doppler ultrasound, TCD; transcranial Doppler,TCD(经颅多普勒超声)

transverse carpal ligament,TCL(腕横韧带)

total creatine,TCr(总肌酸)

tethered cord syndrome,TCS(脊髓栓系综合征)

thrombotic diatheses,TD(血栓特异质)

time density curve, TDC 曲线(时间密度曲线)

tissue doppler imaging,TDI(组织多普勒成像)

tumefactive demyelinating lesion, TDL(肿胀性脱髓鞘病变)

echo time,TE(回波时间),time of echo,TE(回波时间), echo time or last echo time, TE 或 TE last(回波时间)

Technetium-^{99m} labeled methylene diphosphonate, ^{99m}Tc-MDP(锝 ^{99m} 标记亚甲基二膦酸盐)

Trans-Atalantic Inter-Society Consensus, TASC(泛大西洋协作组织)

transesophageal echocardiography, TEE(经食管超声心动图)

telangiectatic osteosarcoma(血管扩张型骨肉瘤)

terminal node（终末节点）
terrible triad of the elbow（肘关节恐怖三联征）
tissue factor，TF（组织因子）
TF（肿瘤浸润分数）
triangular fibrocartilage，TFC（三角纤维软骨盘），triangular fibrocartilage complex，TFCC（三角纤维软骨复合体）
tibiofibular clear space，TFCS（胫腓间距）
turbo field echo sequence，TFE（快速场回波）
MP-FGRE（磁化准备快速梯度回波序列），也称 TFE 序列；3D-nSSFP 是 TFE 序列的一种，也有作者称之为 B-SPIR-TFE 序列
T_1-FL3D（小角度激发快速梯度回波三维 T_1WI 成像）
tibiofibular overlap，TFO（胫腓重叠）
thin film transistor，TFT（薄膜晶体管）
tight filum terminale syndrome，TFTS（终丝紧张综合征）
triglycerides，TG（甘油三酯），triglyceride，TG（血脂）
thyroglobulin，TGB（甲状腺球蛋白）
transforming growth factor，TGF（转化生长因子）
TGF-b（转移生长因子 -b），transforming growth factor-α，TGF-α（黏膜转化生长因子）
transforming growth factor β，TGF-β（转化生长因子 -β，转变生长因子 β）
total hip arthroplasty，THA（全髋关节置换术）
transient hepatic attenuation difference，THAD（一过性肝密度差异）
the unique biological attributes（生物学特征 / 特质）
transient hepatic parenchymal enhancement，THPE（一过性肝实质强化）
inversion time，TI（反转恢复时间），inversion time，TI（反转时间）
Transient Ischemic Attacks，TIA（一过性脑缺血，短暂性脑缺血发作）
time-intensity curves，TICs（时间 - 信号强度曲线），TIC（时间 - 信号曲线）
tidemark（潮线）
total imaging matrix，TIM（全身成像矩阵，全景成像矩阵，全景矩阵成像技术）
timing bolus（团注测定循环时间）
tissue inhibitor of metalloproteinase，TIMP（金属蛋白酶组织抑制因子）
transjugular intrahepatic porto-systemic shunt，TIPS（经颈静脉肝内门 - 体分流术）
TIRM（快速反转恢复序列）
T_2 leision load（T_2 病灶负荷，指 T_2WI 上所有病灶的体积和）
total liver perfusion，TLP（肝总灌流量）
total liver perfusion，TLP（全肝总灌注量）TLP=HAP+PVP
T_1-map（T_1 图），T_1 mapping（T_1 值映射）
T_2 mapping（T_2 图），T_2 mapping（T_2 弛豫时间图）；T_2 star 图，T_2* mapping（T_2 * 图）
T_{max}（达峰时间）
total mesoretal excision，TME（全直肠系膜切除术）
total muscle lipids，TML（骨骼肌内总脂质含量），intramyocellular lipids，IMCL（骨骼肌细胞内脂质），
extramyocellular lipids，EMCL（骨骼肌细胞外脂质）
triple negative breast cancer，TNBC（三阴性乳腺癌）
TNF（抗肿瘤坏死因子），TNF-amRNA（肿瘤坏死因子 -amRNA）
TNSALP（非特异性碱性磷酸酶）
transient bone marrow edema（一过性骨髓水肿）
transient demineralization of the hip（髋部暂时性去矿化）
transient osteoporosis of hip，TOH（髋暂时性骨质疏松症）
transient osteoporosis，TO（暂时性骨质疏松或一过性骨质疏松），regional migratory osteoporosis（局限性游走性骨质疏松）
two-dimensional time of flight magnetic resonance angiography，2D TOF MRA（二维时间飞越法磁共振血管成像）
time of flight，TOF（时间飞跃法）
Toggling-Table（多层同层技术）
inferior transverse ligament，TOL（胫腓横韧带）
thoracic ossification of ligamentum flavum，TOLF（胸椎黄韧带骨化症）
Toluidine blue（甲苯胺蓝）
Topoisoinerase Ⅱ（拓扑异构酶Ⅱ）
telangiectatic osteosarcoma，TOS（血管扩张型骨肉瘤），又称毛细血管扩张型骨肉瘤
thoracic outlet syndrome，TOS（胸廓出口综合征，下干型胸廓出口综合征）

total incongruity(全部同侧移位性损伤), partial incongruity(部分移位性损伤)

TP(组织灌注)

trepomema pallidum hemagglutination assay, TPHA(梅毒螺旋体血球凝集试验)

tumor polysaccharide substance, TPS(组织多肽特异性抗原)

trafficking(蛋白质运输)

TNF-related apoptosis-inducing ligand, TRAIL(肿瘤坏死因子相关凋亡诱导配体)

repetition time, TR(重复时间)

translate-rotate, T-R(平移 - 旋转)

trabecular bone volume fraction(小梁骨骨容积分数), trabecular number, Tb.N.(小梁骨数量), trabecular thichness, Tb.Th.(小梁骨厚度), trabecular spacing(小梁骨间距)

trim and fill(剪切 - 添补法)

trimethylamine N-oxide(三甲胺)

tropism(不对称性)

Trough 病变(盂肱关节后脱位), Bankart 病变(盂肱关节前脱位)

true-FISP(真实稳态快速梯度回波)序列

T_1 sagittal and coronal spin echo sequence(T_1WI 矢状位和冠状位自旋回波成像序列)

3D T_1-weighed image with fat saturation and 30º flip angle(三维 T_1WI 脂肪饱和序列 - 翻转角 30º)

T_2 TIRM(T_2 快速反转恢复脂肪抑制序列)

trans atlantic intersociety consensus, TSAC(泛大西洋国际研讨组织)

tuberous sclerosis complex, TSC(结节性硬化症)

turbo spin echo, TSE(快速自旋回波序列)

TSH(促甲状腺素)

T_2 "shine through"(阳光照射)效应, T_2 透射效应

three dimensions T_2 sampling perfection with application optimized contrasts using different flip angle evolutions, 3D T_2 SPACE(三维 T_2 可变反转角快速自旋回波)

TSS(Sharp 总评分)

Tstart(强化起始时间)

TTP(峰值时间), time to peak, TTP(达峰时间、到达峰值时间)

Tuffier 线(两侧髂嵴最高点连线)

turbo fast low-angle gradient-echo sequence, turbo-FLASH(二维快速小角度激发梯度回波)

transrectal ultrasound, TURS(直肠超声)

transvaginal sonography, TVS(经阴道超声)

3D T_1-weighed image with fat saturation and 30ºflip angle(三维 T_1WI 脂肪饱和序列 - 翻转角 30º)

type 1 spino-cerebellarataxia(脊髓与小脑运动失调 - Ⅰ型)

turbo fast low-angle gradient-echo sequence, turbo-FLASH(快速小角度激发梯度回波)

TZ(前列腺移行带)

TZD(噻唑烷二酮)

U

uterus cervical cancer, UCC(子宫颈癌)

upper cervical cord area, UCCA(上颈髓面积)

ultrasonic cardiogram, UCG(超声心动图), ultrasonic cardiograph, UCG(超声心动图仪)

ulnar collateral ligament, UCL(尺侧副韧带)

UDPS(二磷酸尿苷糖)

ultrashort echo time, UET(超短回波时间)

International Union Against Cancer, UICC; union international contrele cancer, UICC(国际抗癌联盟)

usual interstitial pneumonia, UIP(普通间质性肺炎, 普通型间质性肺炎, 寻常型间质性肺炎, 间质性肺炎, 寻常性间质性肺炎)

UK biobank(英国生物样本库计划)

nanopartieulate(纳米颗粒)或 ultrafine particle(超微颗粒)

Ultrasound elastography(超声弹性成像)

undifferentiated pleomorphic sarcoma(多形性未分化肉瘤)

united nations scientific committee on the effects of atomic radiation, UNSCEAR(联合国原子辐射效应科学委员会)

unsharp masking(不鲜明蒙片)

UPA(尿激酶型纤维蛋白溶解酶原激活剂)

unsuspected pulmonary embolism, UPE(意外检出肺动脉栓塞)

undifferentiated pleomorphic sarcoma, UPS(未分化多形性肉瘤, 多形性未分化肉瘤)

undifferentiated spondyloarthritis, uSpA(未分化性脊柱关节病)

ultrasound imaging, USI(超声成像)

ultrasmall superparamagnetic iron oxide，USPIO；ultrasmall superparamagnetic particles of iron oxide，USPIO（超微型超顺磁性氧化铁颗粒，超小超顺磁性氧化铁，超超顺磁性氧化铁微粒子，微超顺磁氧化铁，超微超顺磁性氧化铁纳米颗粒，超微超顺磁氧化铁，超小超顺磁性氧化铁，超小型超顺磁性氧化铁颗粒），代表产品有 AMI227（Combidex），另一种 SPIO（超顺磁性氧化铁粒子）类产品为 AMI-25（菲立磁）

ultrashort echo time，UTE（超短回波时间）

V

vestibular aqueduct，VA（前庭水管）

Valsalva maneuver（体位移动试验）

Van Buchem 病（骨内膜肥厚症）

visual analogue score，VAS（视觉模拟法，视觉模拟评分法，疼痛视觉模拟评分法）

visceral adipose tissue，VAT（腹腔内脂肪）

voxel-based morphometry，VBM（基于体素的形态测量学方法，基于体素的形态测量学，基于体素的形态测定法，以单体素为基础的形态学分析法，基于体素的形态学测量）

volumetric computed tomography，VCT（容积 CT）

volume doubling time，VDT（倍增时间，体积倍增时间）

virtual endoscope，VE（仿真内窥镜，仿真内镜）

Venc（速度编码），velocity encoded cine MR imaging，VEC-MRI（速度编码电影 MRI）

visual evoked potential，VEP（视觉诱发电位）

vertebral hemangioma，VH（脊柱血管瘤）

家族性视网膜及中枢神经系统血管瘤病，又称为 VHL（Von Hippel-Lindau）综合征，VHL 病，von Hippel-Lindau disease，VHLD （von Hippel-Lindau 病）

von Hippel-Lindau tumor-suppressor gene（VHL 抑癌基因）

volume imaging for breast assessment，VIBRANT（乳腺容积成像技术）

Vidal-Jacquet syndrome（掌跖皮肤角化病）

vimentin，Vim（波形蛋白，免疫组织化学检查内容之一）

vasoactive intestinal peptide，VIP（血管活性肽，血管活性肠多肽）

Virchow-Robin 腔（血管周围间隙）

Vogt-Koyanagi-Harada syndrome，VKHS（Vogt-小柳-原田综合征）是一种伴有神经系统及皮肤、毛发改变的双眼内源性葡萄膜炎

vasculogenic mimicry，VM（血管生成拟态）

vanillylmandelic acid，VMA（香草扁桃酸），正常值 17~85nM/24h

volume measurement error，VME（体积测量误差）

vastus medialis obliquus，VMO（股内斜肌）

virtual noncontrast，VNC（虚拟平扫）

volume of interest，VOI（兴趣区）

3D-Volume-FFE（三维快速回波容积扫描）

Voor hoeve 病（条纹状骨病）

voxel-size（分辨率）

volumetric quantitative computed tomography，vQCT（容积定量 CT）

volume ratio，VR（体积比），VrA 是 volume ratio，VR（体积比）的变化量，VR 等于椭球的体积与半径为平均扩散率的球体积之比。VR 随着各向异性的增加而降低，VrA=1-VR，它随着各向异性的增加而增加。

volume rendering，VR（容积再现，容积再现法，容积重建），volume ratio，VR（容积比率），Volume Ratio，VR（容积比），1-VR（1-容积比），3DVR（三维容积重建），volume rendering technique，VRT（容积再现技术）

VRS（主诉疼痛分级法）

volume rendering technique，VRT（容积再现技术）

venous thromboembolism，VTE（静脉血栓栓塞，静脉栓塞症）

Vertebral Unit，VU（椎体单位）

vesiculo-vascuolar organelles，VVO（血管囊泡小体）

factor Ⅷ related antigen，F-Ⅷ；von willibranel factor，VWF（第八因子相关抗原，Ⅷ因子相关抗原）；F Ⅷ-Ag，即 von willebrand factor，vWF（抗Ⅷ因子相关抗原）

varicella zoster virus，VZV（水痘带状疱疹病毒）

W

white adipose tissue，WAT（白色脂肪）

3D-WATS（三维扰相脂肪抑制梯度回波）

whole body DWI，WB-DWI（全身 DWI，全身扩散加权成像，全身扩散加权成像技术），whole-body dif-

fusion-weighted magnetic resonance imaging，WB-DWI(磁共振全身扩散加权成像)
whole-body magnetic resonance imaging，WB-MRI(全身磁共振成像,全身一体化磁共振成像)
WB MR DWI(全身磁共振扩散加权成像)，whole body MR diffusion weighted imaging，WB MR DWI(全身 MR 扩散加权成像)
3D wide-brand steady state free precession(3D-WBSSFP 序列)
WC(腰围)
atypical lipomatous tumour(非典型性脂肪瘤性肿瘤)/ well differentiated liposarcoma，WD(高分化脂肪肉瘤)
wear debris(磨损颗粒)
WebMD(美国最大的医疗健康服务网站)
water-excitation 3D fast low angle shot，WE-3D-FLASH(水激发三维快速小角度成像)
water excitation fat saturation，WE-FS(水激励脂肪饱和序列)
Wegener's granulomatosis，WG(韦格纳肉芽肿)
Whipple 病(肠脂质营养不良,肠源性脂肪代谢障碍)
whole body magnetic resonance imaging(MRI 全景扫描)
World Health Organization，WHO(世界卫生组织)
waist to hip ratio，WHR(腰臀围比值)
window of opportunity(机会窗)
window level，WL[窗位(窗水平)]，window technology(窗技术)，window width，WW(窗宽)
white light bronchoscopy，WLB(普通纤维支气管镜)
water to lipid ratio，WLR(水脂比)
Wnt protein(细胞外因子蛋白)
wormian bones(缝间骨)
whole organ magnetic resonance imaging score，WORMS(全器官 MRI 评分,全器官磁共振成像评分)
whole pelvic radiotherapy，WPRT(完全性盆腔放射疗法)
Wrisberg 韧带(板股韧带)
Wiener spectrum，WS(威纳频谱)
wall shear stress，WSS(壁面剪应力)

X

X-ray computed tomography，CT(X 线计算机断层摄影术)
xanthogranulomatous cholecystitis，XGC(黄色肉芽肿性胆囊炎)
X-linked spinal and bulbar muscular atrophy(X- 连锁脊柱和延髓肌萎缩)
X-ray absorption(X 线吸收)
X-ray maximum linear dose(X 线最大的线性剂量)
X-ray spectrum(X 线谱)

Y

^{99}Y-minigastrin(小胃泌素)
^{99}Tc^{m}-neuropeptide Y(神经肽 Y)
yolk sac tumor，YST(卵黄囊瘤)，也称内胚窦瘤
Youden index(约登指数)

Z

Zeeman effect(塞曼效应)
Zimmerman 细胞(毛细血管的外皮细胞)
ZOOM-EPI(区域放大倾斜多层 EPI)

常用文献类型及对应的标志代码：M(普通图书)，C(会议录)，G(汇编)，N(报纸)，J(期刊)；常用电子文献载体及对应的标志代码：CD(光盘)，OL(联机网络)。